T0254757

HANDBUCH DER HALS= NASEN= OHREN= HEILKUNDE

MIT EINSCHLUSS DER GRENZGEBIETE

BEARBEITET VON

W. ADRION · W. ALBRECHT · G. ALEXANDER · K. AMERSBACH · G. ANTON · K. BECK · O. BECK
R. BENEKE · C. E. BENJAMINS · E. BENTELE · G. BEVER · H. BIRKHOLZ · A. BLOHMKE
F. BLUMENFELD · W. BROCK · A. BRÜGGEMANN · G. BRÜHL · H. BRUNNER · H. BURGER
A. J. CEMACH · W. CLAUSEN · A. DENKER · R. DÖLGER · R. EDEN† · A. ECKERT-MÖBIUS
C. v. EICKEN · K. ELZE · R. ESCHWEILER · G. FINDER · TH. S. FLATAU · O. FLEISCHMANN
F. FREMEL · O. FRESE · W. FRIEDBERG · V. FRÜHWALD · M. GIESSWEIN · E. GLAS · M. GOERKE
K. GRAUPNER · K. GRÜNBERG · L. GRÜNWALD · M. HAJEK · L. HARMER · L. HAYMANN
J. HEGENER · B. HEINE · P. HEIMS-HEYMANN · V. HINSBERG · G. HOFER · A. JESIONEK · R. IMHOFER
O. KAHLER · W. KLESTADT · A. KNICK · H. KOENIGSFELD · O. KÖRNER · O. KREN · L. KÜPFERLE
A. KUTTNER · A. LAUTENSCHLÄGER · L. LEDERER · E. LEXER · A. LINCK · E. MANGOLD
M. MANN · H. MARSCHIK · H. MARX · K. MENZEL · EDMUND MEYER · MAX MEYER · W. MIN-
NIGERODE · O. MUCK · GEORG K. MÜLLER · M. NADOLECZNY · F. NAGER · H. NEUMANN
H. NEUMAYER · TH. NÜHSMANN · B. OERTEL · A. PASSOW · K. PETER · A. PEYSER · W. PFEIFFER
F. PICK · E. RANZI · E. REHN · E. RUTTIN · K. L. SCHAEFER · A. SCHEIBE · R. SCHILLING
E. SCHLANDER · F. SCHLEMMER† · E. SCHLITTLER · P. SCHNEIDER · S. SCHUMACHER
O. SEIFERT · A. SEIFFERT · R. SOKOLOWSKY · E. v. SKRAMLIK · V. SONNENKALB · F. SPECHT
P. STENGER · H. STERN · O. STEURER · A. STIEDA · H. STREIT · W. STUPKA · A. THOST
W. UFFENORDE · E. URBANTSCHITSCH · C. VOGEL · O. WAGENER · F. WANNER · J. WÄTJEN
G. WETZEL · K. WITTMAACK · J. ZANGE · C. ZARNIKO · F. ZAUSCH · H. ZWAARDEMAKER

HERAUSGEGEBEN VON

A. DENKER UND O. KAHLER
HALLE A. S.   FREIBURG I. Br.

ERSTER BAND

DIE KRANKHEITEN DER LUFTWEGE UND DER MUNDHÖHLE I

SPRINGER-VERLAG BERLIN   925   J. F. BERGMANN
HEIDELBERG GMBH   MÜNCHEN

DIE KRANKHEITEN DER LUFTWEGE UND DER MUNDHÖHLE

ERSTER TEIL

ANATOMIE · ENTWICKLUNGSGESCHICHTE PHYSIOLOGIE · UNTERSUCHUNGSMETHODEN

BEARBEITET VON

W. ALBRECHT-Tübingen · R. BENEKE-Halle · H. BRUNNER-Wien
C. v. EICKEN-Berlin · K. ELZE-Rostock · K. GRAUPNER-Berlin
L. GRÜNWALD-München · H. KOENIGSFELD-Freiburg · L. KÜPFERLE-
Freiburg · E. MANGOLD-Berlin · M. NADOLECZNY-München
A. PASSOW-Berlin · K. PETER-Greifswald · R. SCHILLING-Frei-
burg · S. SCHUMACHER-Innsbruck · A. SEIFFERT-Berlin
E. v. SKRAMLIK-Freiburg · A. THOST-Hamburg · G. WETZEL-
Greifswald · C. ZARNIKO-Hamburg · H. ZWAARDEMAKER-Utrecht

MIT 709 ZUM TEIL FARBIGEN
ABBILDUNGEN

SPRINGER-VERLAG BERLIN   1925   J. F. BERGMANN
HEIDELBERG GMBH   MÜNCHEN

ISBN 978-3-540-01020-3   ISBN 978-3-642-92481-1 (eBook)
DOI 10.1007/978-3-642-92481-1

Zur Einführung.

Als vor mehr als einem Jahrzehnt die Verlagsbuchhandlung Julius Springer an uns mit dem Vorschlage herantrat, ein Handbuch der Hals-, Nasen- und Ohrenheilkunde herauszugeben, haben wir uns sofort bereit erklärt, diese mühevolle Aufgabe zu übernehmen. Die Herausgabe eines solchen Werkes schien uns geradezu ein Bedürfnis zu sein. Seit dem Erscheinen des SCHWARTZESCHEN Handbuchs der Ohrenheilkunde und des HEYMANNSCHEN Handbuchs der Laryngologie hatte unsere Fachwissenschaft einen solchen Aufschwung genommen, daß diese ausgezeichneten Nachschlagwerke, die gewiß zum Aufblühen unseres Faches mitbeigetragen hatten, nicht mehr genügten. Ganz neue Gebiete, die in diesen Werken gar nicht oder nur ganz kurz besprochen wurden, waren Gemeingut unseres Faches geworden. Bald war ein Stab von Mitarbeitern gewonnen und wir waren erfreut, daß kaum einer der von uns aufgeforderten Kollegen seine Mitarbeit versagte.

Dann kam der Krieg. Die Vorarbeiten kamen ins Stocken und konnten erst nach dem Friedensschluß wieder in Angriff genommen werden. Zu unserem größten Bedauern sah sich SIEBENMANN, der ursprünglich Mitherausgeber war und die Redaktion des otologischen Teiles übernommen hatte, aus Gesundheitsrücksichten genötigt, von der Herausgeberschaft zurückzutreten. Wir verteilten die Redaktion nun derart, daß DENKER die Otologie und Rhinologie und KAHLER die Pharyngologie, Laryngologie und die Grenzgebiete übernahm. Leider verzögerte sich die Herausgabe des Werkes, das schon im Jahre 1924 erscheinen sollte, durch mißliche Umstände. Einige Kollegen traten in letzter Stunde, teils wegen Krankheit, teils wegen Überbürdung mit anderer Arbeit zurück. Auch der Tod riß Lücken in die Reihen unserer Mitarbeiter. Tief beklagen wir ihren Verlust und werden ihnen ein treues Gedenken bewahren. Für den unvergeßlichen GUTZMANN, der mehrere phonetische Kapitel übernommen hatte, trat NADOLECZNY ein. An die Stelle des feinsinnigen KATZENSTEIN, dem die Bearbeitung der Untersuchungsmethoden der Stimme und Sprache anvertraut war, trat SCHILLING. Der hoffnungsvolle Wiener Kollege SCHLEMMER hatte, ein Muster von Pünktlichkeit, als einer der wenigen sein Kapitel zum festgesetzten Termin abgeliefert. Sein sorgfältig ausgeführter Beitrag zu den Krankheiten der Speiseröhre wird nun 2 Jahre nach seinem allzufrühen Tode erscheinen und zeigt, wieviel unsere Wissenschaft an dem Verfasser verloren hat. Erst vor wenigen Tagen verloren wir durch einen Unfall EDEN, den begabten Freiburger Chirurgen, der die Kapitel „Krankheiten der Speicheldrüsen" und „Die Geschwülste der Zunge" übernommen hatte. Auch diese Beiträge liegen druckfertig vor und geben uns ein Bild von der Gründlichkeit und dem umfassenden Wissen des Autors.

Die Einteilung des Stoffes war nicht ganz leicht. Vor dem Kriege war geplant, die Krankheiten der Nase, des Rachens und des Kehlkopfes, ähnlich wie im HEYMANNSchen Handbuch, getrennt in einzelnen Bänden abzuhandeln. Die wirtschaftliche Lage nach dem Kriege veranlaßte uns aber, um den Umfang des Werkes einzuschränken, die zuerst von MORITZ SCHMIDT in seinem Lehrbuch angewandte Bearbeitung der einzelnen Krankheitsprozesse in ihrem Einfluß auf die gesamten oberen Luftwege zu wählen. Diese Einteilung schien uns Vorteile zu haben, weil manche Wiederholung vermieden werden konnte, andererseits aber auch Nachteile, da manches Kapitel etwas gezwungen eingereiht werden mußte.

Die Zergliederung des Stoffes mag manchen zu stark erscheinen, wir hatten aber mit Absicht so viele Bearbeiter gewählt, um eine möglichst rasche Herausgabe des Werkes zu ermöglichen. Leider war unsere Rechnung falsch. Manche Autoren sind trotz der relativ kleinen Aufgabe, die sie zu erledigen hatten, in der Ablieferung der Manuskripte nicht pünktlich gewesen.

Das vorliegende Werk wird 9 Bände umfassen. Die Bände 1—5 enthalten die Krankheiten der Luftwege und der Mundhöhle, die Bände 6—8 die Krankheiten des Gehörorgans, Band 9 die Krankheiten der Speiseröhre und des äußeren Halses.

Auf eine ausführliche historische Einleitung glaubten wir verzichten zu können. Das vorzügliche Werk POLITZERS über die Geschichte der Ohrenheilkunde und die lückenlose Bearbeitung der Geschichte der Laryngologie und Rhinologie durch HEYMANN in seinem Handbuch schienen uns einen zusammenfassenden historischen Überblick unnötig zu machen. Doch finden sich soweit angängig bei jedem Kapitel kurze historische Bemerkungen. Wir hielten es auch nicht für zweckmäßig und nötig, die spezielle Operationslehre im Zusammenhang bearbeiten zu lassen. Die einzelnen Operationsmethoden werden ausführlich bei den einschlägigen Kapiteln abgehandelt. Nur die Tracheotomie wurde als typische Operation anhangsweise im Anschluß an die allgemeine Operationslehre bearbeitet.

Im übrigen hatten wir uns die Aufgabe gestellt, ein umfassendes Bild von dem heutigen Stand unserer Fachwissenschaft zu bringen. Es wurden daher auch physiologische und pathologisch-anatomische Fragen ausführlich erörtert, doch wurde der Therapie ein besonders breiter Rahmen eingeräumt, damit auch der Praktiker voll auf seine Rechnung kommt. Daß auch die Grenzgebiete, die Phoniatrie, die Mundkrankheiten und die Erkrankungen des äußeren Halses Aufnahme gefunden haben, wird wohl jeder begrüßen. Es war natürlich nicht möglich, wie in dem HEYMANNschen und SCHWARTZeschen Handbuch, die gesamte Literatur anzuführen. Sie ist so umfangreich, daß das Verzeichnis allein mehrere Bände gefüllt hätte. Es sind daher nur die wichtigeren Arbeiten am Schlusse jedes Abschnittes alphabetisch geordnet angeführt, insbesondere solche, in denen sich lückenlose Kasuistik findet.

Wir sind uns wohl bewußt, daß auch unserem Handbuch wie den meisten dieser Sammelwerke, Fehler anhaften. Wiederholungen waren nicht ganz zu vermeiden; der eine Abschnitt mag zu ausführlich, der andere zu kurz behandelt sein. Wir werden uns bemühen, diese Mängel in der zweiten Auflage nach Möglichkeit zu beseitigen und erbitten dafür den Rat und die Unterstützung der Kollegen.

Der mühevollen Aufgabe der Anfertigung des Sachverzeichnisses hat sich Herr Professor SCHAEFER unterzogen. Wir sind ihm dafür zu besonderem Danke verpflichtet. — Angenehme Pflicht ist es uns auch, den Herren HAJEK, HEYMANN, KÖRNER, KÜMMEL, PASSOW und SIEBENMANN zu danken, die auf unsere Bitte dem Redaktionsausschuß beigetreten sind und uns mit Rat und Tat unterstützt haben.

Ganz besonderer Dank aber gebührt unseren Mitarbeitern, die stets bereitwillig auf unsere Vorschläge eingegangen sind, und der Verlagsbuchhandlung, die trotz der schweren Zeit in großzügiger Weise für eine vorbildliche und glänzende Ausstattung des Werkes gesorgt hat.

Halle a. d. S. und Freiburg i. B., Februar 1925.

A. Denker.   O. Kahler.

Inhaltsverzeichnis.

I. Anatomie und Entwicklungsgeschichte.

Inhaltsverzeichnis.

II. Physiologie.

III. Pathologie und Therapie.

A. Allgemeiner Teil.

I. Untersuchungsmethoden.

I. Anatomie und Entwicklungsgeschichte.

1. Deskriptive und topographische Anatomie der Nase und ihrer Nebenhöhlen.

Von

L. Grünwald-München.

Mit 77 Abbildungen.

Die nachfolgende Darstellung will und kann nicht erschöpfend sein; das verbietet schon der zur Verfügung stehende Raum; auch ist das nicht die Aufgabe einer Zusammenfassung, die sich im wesentlichen an Fachmänner wendet und daher nicht in letzter Linie Zwecken der Praxis dienen soll, für welche die wissenschaftlichen Grundlagen zu geben genügt. So konnte aus der Osteologie, zu deren erschöpfender Kenntnis genug Lehrbücher der allgemeinen Anatomie zur Verfügung stehen, nur soviel und in solcher Form entnommen werden, als zur Einsicht in den Aufbau der Nase usw. dient [1]). Für das weite Gebiet der Einzelerscheinungen ferner darf der Wissensbegierige auf die angeführte Literatur, im besonderen auf die Monographien verwiesen werden. Es erschien am wichtigsten, für die fast unübersehbare und oft nur verwirrende Fülle der dort beschriebenen Vorkommnisse einen systematischen Leitfaden zu geben. Ihm dient neben der Phylo- vor allem die Ontogenese als Grundlage. Auf die Bedeutung der „typischen Varianten“ wird hingewiesen. Leider ist die Kenntnis ihrer relativen Häufigkeit besonders im Bereich der Genese auf unserem Gebiete sowie ihrer gegenseitigen Beziehungen noch zu gering, um die Aufstellung fester Typenreihen und damit jene Einfügung in eine Stammesgeschichte zu ermöglichen, deren allerdings noch in weiter Ferne stehende Vollendung allein erst volle Klärung zu gewähren imstande sein wird.

Geschichtliches.

Wenn man heutzutage einen Arzt oder gar einen Facharzt über die Beschaffenheit des Naseninneren befragt, wird man immer mehr oder weniger gründlichen Aufschluß über die menschlichen Verhältnisse gewinnen; Tatsachen der vergleichenden Anatomie aber zu kennen, dürfte immer als ein Zeichen besonderer Gelehrsamkeit angesehen werden.

Gehen wir dagegen auf jene Zeiten zurück, in denen die Grundlagen unserer heutigen positiven Kenntnisse gelegt wurden, so begegnen wir der auffallenden

---

[1]) Bei der Auswahl der Präparate wurde auf Vorführung besonders seltener Vorkommnisse und für den Rhinologen wichtiger Einzelheiten Bedacht genommen, zur Ergänzung des in den allgemein-anatomischen Lehr- und Handbüchern vorfindlichen Materials.

Tatsache, daß lange bevor das menschliche Naseninnere gründlich und einwandfrei erforscht wurde, umfangreiche Untersuchungen, deren Ergebnisse noch heute vollgültig sind, über das Naseninnere der ganzen Wirbeltierreihe angestellt wurden. Erwähnungen und oberflächliche Andeutungen über die Beschaffenheit der Nase und ihrer Nebenräume beim Menschen gehen zwar schon auf das graue Altertum (Galen) zurück; die besten Arbeiten des 16.—18. Jahrhunderts, auch die des Realdus Columbus, entbehren aber vorerst noch der für eine wissenschaftliche Darstellung der komplizierten Verhältnisse unumgänglichen bildlichen Ergänzung und beschränken sich bezüglich der normalen Verhältnisse auf meist recht oberflächliche Andeutungen, während dagegen Abnormitäten mit großer Vorliebe behandelt werden.

Demgegenüber finden wir bereits 1685 bei Collins vorzügliche Kupfer, die Endigungen, den Verlauf und Ursprung der Geruchsnerven verschiedener Fische darstellend. Die ganze Arbeit ist überhaupt durchweg auf den Vergleich der menschlichen Anatomie mit der, nicht nur sämtlicher Tiere, sondern sogar der Pflanzen aufgebaut, und sie hat auf dem benachbarten Gebiete einen noch gründlicheren Vorgänger in Casserius, der bereits 1600 in seinem: „De vocis auditusque organis historia anatomica" betitelten Werk eine große Reihe genauester Abbildungen vom Menschen und 12 anderen Wirbeltierspezies bringt. Erst 1753 finden wir bei Albinus wenigstens eine Tafel mit genaueren menschlichen Nasenabbildungen; doch die vorzügliche Anatomie des Gehör- und Geruchsorgans von Scarpa (1789) beschäftigt sich ebenso wie Harwoods vergleichende Anatomie (1799) wieder im wesentlichen mit tierischen Verhältnissen.

Allerdings bringt Reiningers Dissertation (1722) etwas früher schon genauere Aufschlüsse über die Nebenhöhlen und Hallers umfassender Geist gestaltet bereits ein anschauliches Bild der gesamten Region; dennoch dauert es bis 1809, daß Soemmering vollkommen genaue Zeichnungen wenigstens des Naseninneren brachte; und erst 1839 entwirft uns Pirogoff einwandfreie Bilder der Nebenhöhlen und entwirrt ihre komplizierten Verhältnisse, ohne daß es jedoch bis in die neueste Zeit, dank der völligen Unterdrückung des großen Russen, gelungen wäre, die so nötige Klarheit der Anschauung wiederzugewinnen, die durch Zuckerkandls ungeheure Materialanhäufung zwar vorbereitet, aber nichts weniger als gefördert wurde. In neuester Zeit erfolgte dann Killians großzügiger, genetisch begründeter Versuch einer Systematik.

Ohne auf die Geschichte der Fortschritte unserer Erkenntnis im einzelnen eingehen zu wollen (hierzu bietet sich Gelegenheit bei dem Bericht über die Sonderteile unseres Gebietes), müssen wir uns nach der Ursache der hier geschilderten Bevorzugung der tierischen vor der menschlichen Anatomie fragen: sie liegt wohl in erster Linie in der Dürftigkeit menschlichen Materials gegenüber dem tierischen, wenigstens in frischem Zustande. Und nur ein solcher kam in Betracht, vor allem für die physiologisch wichtigen Grundlagen der Sinnesvorrichtungen, hier des Geruches, also der Nervenverbreitungen, denn die Anatomie alter Tage ging im wesentlichen vom Dienste der Physiologie aus. Wer weiß, ob nicht auch die Psychologie hier ein Wort mitgesprochen hat? Man denke an Buffons Wort: „Quelqu' interest que nous avions a nous connoitre nous mesmes, je ne sais si nous ne connoissons pas mieux tout ce qui n'est pas nous."

Die nur oberflächlichen und rudimentären, oft sehr irrigen Berichte vom Bau der Nebenhöhlen beruhen jedenfalls ganz wesentlich mit darauf, daß sie als Teil der Osteologie studiert wurden — das frische Material war eben unzureichend —, so daß der unmerklich ruinöse Zustand der so überaus gebrechlichen zarten Knochenwände die falschesten Vorstellungen erwecken mußte. So ist es kein Zufall, daß eine umfassende Kenntnis der pneumatischen

Räume erst mit PIROGOFFS Untersuchungen an frischen, durch Gefrieren konservierten Köpfen einsetzte. Der im Verhältnis zu anderen Körperteilen auffallend starke Anteil, den noch bis in die neueste Zeit hinein die vergleichende Anatomie auf unserem Gebiete eingenommen hat, beruht im übrigen darauf, daß die Erklärung der komplizierten Verhältnisse auf diesem Wege zu suchen, recht nahe lag. Erst den letzten Jahrzehnten war es vorbehalten, wesentlich in den Vorgängen der Ontogenese die einfachen Ursprünge der in ihrer Vollendung oft viel zu verwirrend sich darstellenden Bildern zu erkennen. An diesem Punkte der Darstellung angelangt, werden wir denn auch der Schilderung des Bestehenden einen durchaus genetischen Gang zu geben haben.

I. Die einzelnen Bestandteile der Nase und ihrer Anhänge.

I. Die Knochenbestandteile.

Die Gestalt der Nase, im weitesten Sinne, hängt sowohl von der Art, wie ihre Bestandteile sich zueinander fügen, als auch besonders von der Beschaffenheit dieser einzelnen Bestandteile ab. Da diese letzteren die Voraussetzung für das Ergebnis der Zusammenfügung, also den eigentlichen Aufbau, bilden, empfiehlt es sich, der für die Betrachtung in jeder Hinsicht entscheidenden Darstellung dieses Aufbaues erst eine kurze Schilderung der einzelnen Bausteine, soweit sie zum Gesamtaufbau beitragen, vorauszuschicken. Haben wir die Teile in der Hand, wird sich das geistige Band immerhin noch knüpfen lassen. Wir werden uns dabei auf den „normalen", d. h. prozentual häufigsten Befund beschränken und die für den Aufbau entscheidenden Varianten der Zusammenhangsschilderung überlassen dürfen.

Die Oberkieferknochen.

Diese kann man als eigentliche Nasenknochen bezeichnen, als Hauptteil des Nasenskelettes, für die Gestalt der äußeren Nase sowohl als die der Haupträume der inneren maßgebend.

Der sog. Körper ist gänzlich hohl; solid sind nur die sog. Fortsätze, eine Tatsache, die nahe legen würde, diese mit einem weniger appendikalen Namen zu bezeichnen und dem sog. Körper, als nur räumlichem Ergebnis des Auseinanderweichens der äußeren maßgebenden Teile, geringere Wichtigkeit beizulegen. Doch ist nicht zu vergessen, daß ursprünglich, d. h. embryonal der Körper tatsächlich solid war und erst durch Aushöhlung vom Naseninneren her einerseits, durch Herabtreten der Zahnkeime andererseits seine definitive Gestalt gefunden hat. So kann man gedanklich die bei der Betrachtung von außen sich ohnedies ergebende Vorstellung eines festen Körpers mit Fortsätzen festhalten, ohne die Fiktion bei Anwendung der üblichen Nomenklatur zu übersehen.

Von der Seite her sehen wir (Abb. 1) vor uns eine annähernd quadratische „Fläche", unten die Reihe der Zähne tragend, oben in eine in leichtem Schwunge medial sich erhebende Fläche auslaufend, vorne sich zu einem anstatt der Spitze zackig endenden schmalen pyramidenförmigen Fortsatz, *Processus frontalis,* erhebend.

Wenden wir das ganze Stück um 90⁰/₀ zur Betrachtung der Vorderseite, so stellt sich vom Processus frontalis nur der schmale obere Auslauf dar, um so schmäler, als sein medialer Rand, je mehr nach unten, desto stärker ausgeschweift verläuft. Nur geringer Phantasie bedarf es, um am Verlauf dieser Ausschweifung die Gestalt der Nasenöffnung zu erkennen, wie sie uns am Totenschädel angrinst. Tatsächlich haben wir es ja hier mit der lateralen Begrenzung der Apertura piriformis zu tun, deren Gestalt also ausschließlich vom Oberkiefer abhängt.

1*

Wieder um 90% gedreht, so daß die mediane Seite sich darbietet, erscheint die nasale Fläche im hinteren oberen Drittel von einem klaffenden Loch — *Hiatus maxillaris* — unterbrochen, in das hineinblickend man den ganzen Körper als bloßen Hohlraum (Abb. 2) erkennt, der die vorderen und unteren 2/3 derart einnimmt, daß die beim Außenanblick solid erscheinenden Knochenwände sich nur als flache, besonders im vorderen Teile recht dünne Platten darstellen. Abgesehen von dem auf seiner Innenseite der Außenfläche recht

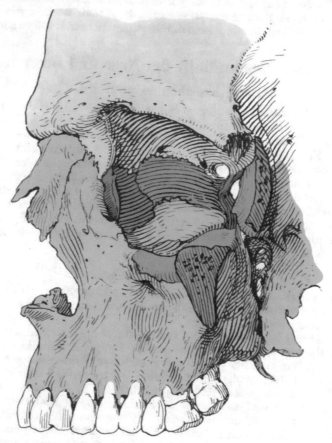

Abb. 1. Oberkieferknochen (gelb) im Zusammenhang mit Nasenbein (hellblau), Stirnbein (violett), Tränenbein (rot), Papierplatte des Siebbeins (braun), Jochbein (grau), Flügelfortsatz des Keilbeins (grün). Die beiden (dunklen) Löcher an der Grenze der Orbitalplatte des Stirnbeins und der Papierplatte des Siebbeins: Foramen ethmoidale anterius und posterius. (Seltene Form und Lage.)

ähnlichen Stirnfortsatz, der hier nur eine mäßige Ausbuchtung der unteren Hälfte aufweist — und dem für uns unbeträchtlichen Jochfortsatz — ist also der ganze Oberteil des Oberkieferknochens eigentlich nichts als ein Vorwand für das Bestehen der Oberkieferhöhle. Auf diese wird unten näher einzugehen sein, hier nur noch soviel, daß wir beim Hineinblicken von der großen Öffnung aus erkennen, daß die von außen gesehen leicht ansteigende Fläche, die übrigens zugleich einen Teil der unteren Augenhöhlenbegrenzung bildet — *Planum orbitale* — dem Hohlraum als Decke dient, und daß der Grund von einem, die Zahnreihe tragenden immerhin recht soliden Knochenlager, das nach der Innenseite sanft ansteigt, dem *Processus alveolaris*, gebildet wird.

Die Gesichts- oder Vorderseite, im mittleren Teil ziemlich frontal gelegen, fällt je mehr seitlich, um so steiler nach hinten ab, so daß eine flache Aushöhlung, die *Fossa canina* entsteht. An ihrem seitlichen oberen Ende birgt sich unter dem Ansatz des Jochbogens ein Loch, *Foramen infraorbitale*, dessen Fortsetzung als Röhre, *Canalis* (nervi) *infraorbitalis*, derart die flache Orbitalplatte durchzieht, daß ihre untere Umrahmung, da sie in der Platte keinen Platz findet, als rundlicher Wulst in die Höhle von oben her vorspringt (Abb. 2).

Vom unteren Abschnitt des Knochens interessiert uns vornehmlich die Gaumenplatte. Diese, beim Anblick von oben ersichtlich, erstreckt sich hori-

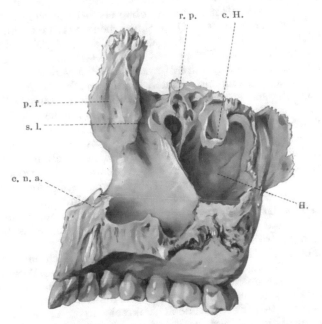

Abb. 2. Oberkieferknochen von innen her gesehen.
p. f. Processus frontalis. s. l. Sulcus lacrymalis. c. n. a. Crista nasalis anterior. H. Hohlraum. c. H. (Seitenteil einer) Cellula HALLERI. r. p. Recessus praelacrymalis.

zontal, in etwa der vorderen Hälfte des medialen Randes entspringend, endigt hinten mit einer frontal gelegenen, der Gaumenbeinplatte zur Anlehnung dienenden, Nahtfläche und springt vorne in Gestalt eines medial zugespitzten Dreiecks vor, der beiderseitigen Hälfte der *Spina nasalis anterior*, die für die Gestalt der äußeren Nase Bedeutung besitzt (s. u. S. 22). Von ihr aus erhebt sich auch der innere Rand der Gaumenplatte steil zu einem sagittal stehenden Sporn, der mit dem gleichen Vorsprung der anderen Seite zusammen die *Crista nasalis* bildet; nach rückwärts verläuft dieser Nahtteil wieder flacher als *Processus palatinus*. Beiderseits der Crista interessieren uns die in den unpaaren *Canalis incisivus* einmündenden *Foramina incisiva*, vor der Reife noch dem Zwischenkiefer angehörig, dessen Nahtspuren noch beim Kinde eine Zeitlang sichtbar sind. Der unscheinbare Kanal wurde erst im Jahre 1622 von STENO mit Sicherheit beschrieben.

Die Gaumenbeine.

Während der Oberkieferknochen nach Gestalt und Funktion (Höhlenträger) ein auch tektonisch geschlossenes Ganzes bildet, gewinnt man bei Betrachtung des Gaumenbeines den Eindruck eines Rudimentes, das tatsächlich auch erst im Zusammenhang mit seinen Nachbarknochen verständlich wird. Es besteht fast nur aus Haftflächen an einem an sich unerheblich gestalteten schmalen Körperchen, die noch dazu nach allen Dimensionen sich erstrecken, weil sie der Vermittlung zwischen Körpern, deren jeder eine andere Ebene einnimmt, dienen.

So kommt es, daß der eigentliche Körper nicht einmal einen Namen hat; er besteht aus einem ziemlich gleichmäßig etwa 2 mm dicken und 1 cm breiten, in der Haupterstreckung etwa 3 cm hohen Plättchen, das von seiner Basis aus in einem Winkel von 10° nach hinten oben ebenso wie nach innen ansteigt. Diese Basis wird außer von dem Querschnitt noch von einer an diesen sich medial anschließenden dünnen Platte gebildet. Diese, obgleich dem Volumen nach der kleinste Teil, hat dem ganzen Knochen seinen Namen verschafft, sie hilft im Anschluß an die Basalplatte des Oberkiefers den Gaumen und zugleich den Boden der Nasenhöhle, als den hintersten Teil beider bilden. Dementsprechend ist ihr hinterer, stark eingebogener Rand scharf, ihr vorderer, als Nahtteil, zackig.. Ebenso verhält es sich mit den Flächen der Hauptplatte. Die mediale Fläche (Abb. 7) fällt noch in den hinteren Nasenbereich und ist dementsprechend als hinterster Nasenteil glatt, nur von einer horizontalen Kante, der *Crista turbinalis* (als Widerlager der unteren Muschel) unterbrochen; die laterale Fläche dagegen durchweg rauh und mannigfach gewendet zur Verbindung mit mehreren Nachbarteilen: Körper und Flügelfortsatz des Keilbeines, Oberkiefers; der ganzen Länge nach durchschnitten von einer tiefen Hohlrinne als Halbteil des *Canalis pterygopalatinus*. Die beiden Kanten dagegen, vorn und hinten, sind rauh, da hier das Knöchelchen nirgends frei, sondern überall zwischengebettet liegt.

Von erheblichem Einfluß auf die Gesamtgestalt ist endlich noch eine $^3/_4$ ovale glatte Einkerbung des oberen Randes als Bildungsanteil des Foramen sphenopalatinum, so tief einschneidend, daß dadurch zwei Fortsätze getrennt werden; eine Gliederung, die auch namentlich festzustellen um so berechtigter erscheint, als der vordere orbitale Fortsatz noch senkrecht bzw. sagittal stehend dem Gesamtverlauf des Körpers folgt, während der hintere sphenoidale, einer leicht spiraligen Innenwendung des obersten platten Teiles entsprechend, sich stark median dreht, und annähernd horizontalen Hauptverlauf zeigt. Verständlich, das ist wiederholt zu betonen, wird vor allem dieses Knochenstück nur durch die Betrachtung als Zwischenglied und Verbindungsstück.

Das Siebbein.

Dieser Knochen (Abb. 3, 4, 7, 8) ist nur scheinbar unpaarig: an einer medianen, horizontal liegenden Platte setzen sich beiderseits symmetrische Kästchen an, das Ganze also ein Verschmelzungsergebnis paariger Organe. Die horizontale Platte ist, wenigstens in ihrem hinteren größeren Anteil, vielfach durchlöchert, — *Lamina cribrosa* —, denn sie dient den aufgefaserten Ästchen des Riechnerven zum Durchtritt, woraus sich ergibt, daß sie oben liegt, und daß ein in ihrer Mitte oben vorn aufragender stumpfer Sporn — *Crista galli* — bereits in den Schädelbereich fällt. Außer diesen kleinen Löchelchen führt sie vorne jederseits, meistens durch ein Knochenleistchen geschieden, zwei etwas größere, nach vorne durch entsprechende Fortsätzchen des Stirnbeins zu Löchern geschlossene Incisuren, deren laterale [1] sich rückwärts in den „Sulcus ethmoidalis" (STIEDA)

---

[1] Über den lateralen „Canalis ethmoidalis" s. Näheres bei v. WICHERT.

fortsetzt, den zuerst HENLE beschrieben und auf den neuerlich v. WICHERT wieder aufmerksam gemacht hat. Das mediale Loch wird von einem zipfligen Fortsatz der Dura ausgefüllt, das laterale vom N. ethmoid. anterior (s. diesen).

Ihm gegenüber an der Unterseite verläuft ebenso medial eine flache Platte in der ganzen Länge der horizontalen, die *Lamina perpendicularis* (s. Abb. 9). Ihre senkrechte Erstreckung beträgt an der tiefsten Stelle, die sich ziemlich weit hinten befindet, über ²/₃ ihrer Länge. Von hier steigt ihr unterer Rand nach vorne ganz allmählich, nach hinten aber, nur von einer seichten Einbiegung unter-brochen, jäh in etwa 65⁰ auf. Unten und hinten rauh zur Angliederung anderer Knochen, verlaufen beiderseits auf der Fläche, allmählich sich verflachend und verlierend, eine Reihe leicht geschwungener streifiger Furchen abwärts, der Aufnahme von Nerven- und Gefäßzweigen dienend.

Die beiderseitigen Kästchen setzen sich aus einer größeren Anzahl durchaus unregel-mäßig gestalteter, durch dünne Knochen-wände geschiedener Hohlräume zusammen, deren oberste Reihe man meistens längs der Siebplatte sich öffnen sieht. Mitunter deckt sie bereits eine, unter Umständen poröse Platte (s. Abb. 3). Nur lateral und medial sind sie immer abgeschlossen; dort durch eine nach unten sanft lateral ausbiegende flache, glatte und sehr dünne Platte — *Lamina papyracea* —, so dünn, daß man die Querwände durch sie hindurchschimmern sieht und mitunter Dehiszenzen auftreten (s. Abb. 8); hier durch eine in halber Höhe sich erstreckende rauhe Fläche, von deren vorderem Drittel ein wieder horizontal rück-wärts ziehender rauher, der Decke einer Flußmuschel ähnlicher Körper — *Concha ethmoid. infer.* — herabhängt (Abb. 4, 7, 22), während der frei verlaufende hintere Ab-schnitt der Medialfläche als *Concha superior* bezeichnet wird. Vorn an der Abbiegungs-

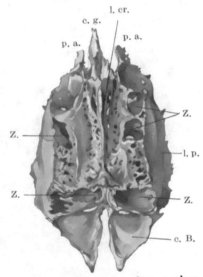

Abb. 3.   Siebbein von oben gesehen.
c. g. Crista galli. p. a. Processus alares.
l. p. Lamina papyracea. Z. offene Zellen
(dazwischen durchlöcherte Decken von
solchen). l. cr. Lamina cribrosa.
c. B. Concha sphenoidalis BERTINI.

stelle der Concha e. i. entspringt seitlich, also durch die Concha verdeckt, ein eigentümlicher hakenförmiger Fortsatz, im Verlauf nach hinten unten den Horizont der Concha e. i. erheblich unterschneidend — *Processus uncinatus* (BLUMEN-BACH). Die ihn tragende Knochenplatte haftet oben bereits an der horizontalen Platte und dient etwas weiter rückwärts einem weiteren sehr ähnlich geformten und oberhalb des Hakenfortsatzes in gleicher Richtung mit ihm verlaufendem Wulst als Ursprung (s. Abb. 8). Dieser *Torus lateralis* (GRÜNWALD) ist nicht flach, sondern konvex, mit oberer Konkavität; in 38⁰/₀ meiner Fälle solid, sonst pneumatisiert (hierüber weiter unten S. 42, 73).

Der zuerst von SOEMMERING, dann von PIROGOFF als „Pars turgida ossis ethmoidei" differenzierte Wulst ragt übrigens hinten nicht frei, wie der Haken-fortsatz ins Innere, sondern haftet hier bereits am Siebbeinkörper.

Er selbst, vielleicht auch der Processus uncinatus dürfen im Rahmen der vergleichenden Betrachtung als Paraturbinalia (Nebenmuscheln) angesprochen werden. Homologa dafür finden sich auffallenderweise bei niederen Säugern und niederen Affen eher als bei Anthro-poiden, von denen nur der Gorilla bei SEYDEL einen Seitenwulst erkennen läßt, so daß es sich im wesentlichen um ein känogenetisches, im Sinne der Phylogenese kaum verwertbares Produkt handelt (GRÜNWALD VIII).

Zwischen den beiden Fortsätzen klafft der *Hiatus semilunaris*, den wir zweckmäßig im Gegensatz zu einem ähnlich geformten Spalt über dem Torus lateralis als *inferior*, diesen als *Hiatus semilunaris superior* bezeichnen werden (Grünwald V).

Nur die Seiten der senkrechten Mittelplatte und die medialen Flächen der Seitenkästchen, also die Muscheln, liegen oberflächlich unter der (Schleimhaut-) Weichteildecke; die beiderseitigen Papierplatten dagegen schließen sich unmittelbar an die oberen Ränder der Laminae orbitales der Oberkieferknochen an und helfen so den medialen Abschluß der Augenhöhle bilden (s. Abb. 1).

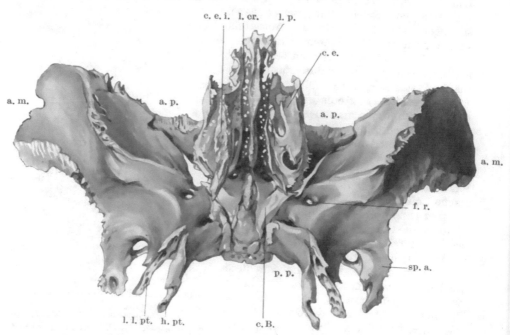

Abb. 4. Keilbein und Siebbein im Zusammenhang von unten gesehen.
Keilbein: a. m. Ala magna. a. p. Ala parva. p. p. Processus pterygoideus. l. l. pt. Lamina lateralis processus pterygoidei. h. pt. Hamulus pterygoideus. sp. a. Spina angularis. f. r. Foramen rotundum.
Siebbein: l. p. Lamina perpendicularis. l. cr. Lamina cribrosa. Links: c. e. i. Concha ethmoid. inferior. Rechts: (c. e. i. weggebrochen): c. e. Corpus ethmoidale. c. B. Concha sphenoidalis Bertini.

Umgekehrt bedürfen die (meistens) oben völlig einsehbaren Hohlräume eines Abschlusses; er wird durch entsprechende Formationen des Stirnbeines (s. u.) gewährt, ebenso wie hinten der Abschluß nicht immer vollkommen ist und dann durch anliegende Keilbeinteile ergänzt wird (s. Abb. 5), mitunter auch durch das Gaumenbein. Diese Tatsachen allein schon weisen darauf hin, wie unergiebig und unklar die von der Anatomie des Siebbeins allein ausgehende Betrachtung der Siebbeinzellen sein muß und wie sie notwendig zur Konstruktion des Labyrinthbegriffes führen mußte, während tatsächlich, wie im Zusammenhang gezeigt werden wird, ein sehr klares System der Räume besteht, völlig unabhängig von der sozusagen akzidentellen Gestaltung und Erstreckung der knöchernen Stützen, deren regionale Lagerung und Erstreckung von der durch andere (statische) Gesetze bedingten Lagerung ihrer Kerne abhängt.

Ähnlichen Schwierigkeiten begegnen wir auch an der Hinterwand der Kästchen. Hier schließen sich unten beiderseitig die *Ossicula Bertini*, bei Erwachsenen mit dem Siebbeinkörper verbunden (Abb. 3, 5), tektonisch aber zum Keilbein gehörend, an. Wesentlich sind sie Schaltknochen weder dem einen noch dem anderen Knochenkomplex von Anfang an zugehörig. Ihre funktionelle Notwendigkeit für das Keilbein weist ihnen aber ihren Platz bei diesem an (s. u.).

Den hakenförmigen Fortsatz sehen wir ebenfalls erst im Zusammenhange Bedeutung gewinnen:

Während der untere Rand der lateralen Zellwände sich an die obere mediane Umrandung des Kieferhohlraumes anlehnt, ragt der Fortsatz frei in den klaffenden Hiatus hinein und wir werden (S. 31) erfahren, welch wichtige Rolle er hier in der Gestaltung des sich schließlich ergebenden Kieferhöhlenostiums spielt.

Das Keilbein.

Auch hier ein unpaares gleichmäßig teilbares Mittelstück mit (grob) symmetrischen Seitenteilen. Für uns am bedeutungsvollsten das erstere, ein annähernd quadratisches, nach vorne sich öffnendes Kästchen, dessen Hohlraum (meistens) medial geteilt ist, so daß auf der Vorderfläche zwei Fenster sichtbar werden. Diese sind allerdings erheblich schmäler als die rückliegenden Räume, da jedes etwa 3 mm breite Umrahmung trägt. Sagittal verläuft zwischen den beiden Rahmen eine scharfe niedere Kante — *Rostrum sphenoidale* — nach unten schnabelförmig vorspringend (Abb. 5)[1].

Die hintere Fläche dient ausschließlich der vorderen Hinterhauptbeinbegrenzung als Widerlager, die obere, als Basis der mittleren Schädelgrube, ist tief eingesattelt vom unteren Hirnanhang, der Hypophyse.

Die untere Fläche (Abb. 4) ist ein historisches Schaustück: Der mittlere unpaare Teil von stumpfpyramidenförmiger Gestalt, nach vorne zulaufend, trägt hinten eine Querfurche als Andenken an die ursprüngliche Zusammensetzung des ganzen Körpers aus zwei (Wirbel-) Teilen. Seitlich schließen sich zwei dünne dreieckige Blättchen mit median vorn konvergierenden, das Rostrum umfassenden Spitzen an — *Conchae sphenoidales* (BERTINI). Ihr Dasein entspricht einer höheren Entwicklungsstufe, es beginnt erst mit dem zweiten Lebensjahre, während vorher der von ihnen gebildete Boden des Kästchens von spongiösem Knochen begrenzt wurde, wie denn überhaupt ursprünglich nur solider Knochen den ganzen Körper bildete und erst sekundär von zwei vorderen Einbuchtungen — den späteren Fensterchen — her ausgehöhlt worden ist. Es ist also vorzustellen, daß dem drohenden Durchbruch der Hohlräume nach unten durch Vorschieben der soliden Blättchen Einhalt geschah. Jetzt ragen sie mit ihrem vorderen Rande so weit vor, daß dieser in konkavem Schwung die untere Umrandung des Fensters bildet (Abb. 4, 5).

Seitlich werden sie von zwei wieder im wesentlichen dreieckigen Blättchen mit hinten medial vorspringenden Spitzen, den *Processus vaginales*, derart überschnitten, daß sich zwischen den Plättchen jederseits eine flache falzähnliche Rinne auftut, deren Bedeutung unten erörtert werden wird.

Öffnen wir den einen der beiden Hohlräume durch einen paramedianen Schnitt, so sehen wir — nicht immer — im oberen Winkel der Außenwand eine gleichmäßig kreissegmentförmig gewölbte Einbiegung verlaufen, den Eindruck eines Kanals, der hier den soliden Knochen, von der oberen (basalen) Einsattelung her durchzieht, als Durchtritt für den Nervus opticus (Abb. 9).

---

[1] Die auf dem Präparat seitlich vom Rostrum sichtbaren Gruben (s. Z.) sind ein sehr seltenes Vorkommnis. Sie bilden die sphenoide Rückergänzung hinterster Siebbeinzellen.

Für unser Gebiet ist diese Tatsache besonders beachtlich, wie denn überhaupt das ganze Keilbein durch seine Nachbarschaftsverhältnisse Einblick in vielfache pathogene Bedeutung der hinteren Nasenteile vermittelt. Beiderseits schließen sich nämlich an das mediane Kästchen Seitenflügel an, die teils in, teils zwischen sich weitere wichtige Nervenbahnen bergen. Der Umstand, daß die anatomischen Namen teils zwar von der Gestalt entlehnt, teils aber der Nachbarschaft angepaßt sind, ist allerdings nicht geeignet, von ihnen eine deutliche Vorstellung zu geben.

Unbefangen betrachtet, sehen wir den Körper seitlich in je einen breiten flachen Flügel auslaufen, so daß im ganzen eine Schmetterlingsfigur sich dar-

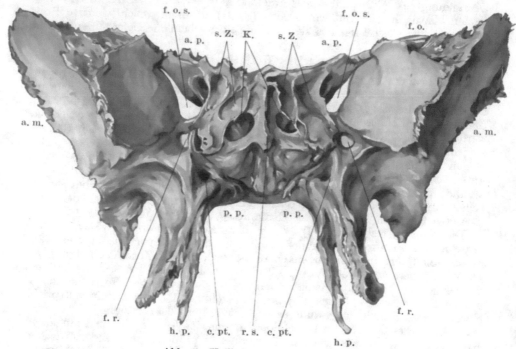

Abb. 5.   Keilbein von vorn gesehen.
a. m. Ala magna. a. p. Ala parva. f. o. Facies orbitalis. f. o. s. Fissura orbitalis superior. s. Z. sphenoidale Zellabschnitte (Hintergrund entsprechender Siebbeinräume). K. Keilbeinhöhlen. f. r. Foramen rotundum. c. pt. Canalis pterygoideus. p. p. Processus pterygoideus. h. p. hamulus pterygoideus. r. s. Rostrum sphenoidale.

stellt (Abb. 4, 5). Diese Hauptfortsätze, — Alae magnae — laufen nach unten wiederum, und zwar von ihrer Ansatzstelle am Körper her, in je einen dünnen nach hinten konkav ausgehöhlten Stiel — Processus pterygoideus — aus; von diesem spaltet sich median ein ebenfalls leicht seitlich konkaver Fortsatz — Hamulus pterygoideus — ab. Da die großen Flügel nicht von der ganzen Seitenfläche des Körpers, sondern nur von seiner unteren Hälfte auslaufen und ihr oberer Rand steil nach außen aufsteigt, klafft hier ein dreieckiger Spalt, der aber durch einen weiteren, ziemlich horizontal von der oberen Körperkante her entspringenden Vorsprung — Ala parva —, der sich seitlich breit an den großen Flügel anlehnt, überbrückt wird. So entsteht eine ziemlich schmale, dreieckige Spalte — Fissura orbitalis superior — die den Übergang aus der hinteren Schädelgrube in eine leicht konkave Ausbuchtung des großen Keilbeinflügels vermittelt, welche als hinterer seitlicher Teil die Augenhöhle mitbilden hilft — *Facies orbitalis alae magnae*. Die Fissur dient den Augenmuskelnerven und der oberen Augenvene zum Durchtritt, die also durch diese Nachbarlage zum hintersten Ausläufer des Naseninneren wesentlich an dessen Wohlbefinden interessiert sind.

Noch mehr gilt das vom N. opticus, dessen Durchtritt durch die Wurzel der Ala parva, das Foramen opticum, unmittelbar an der oft sehr dünnen Außenwand des Hohlraumes des Keilbeinkörpers, unter Umständen ebenfalls Bedingung gemeinsamen Schicksals beider wird.

Gleich unterhalb vom unteren Winkel der Fissur durchbohrt das große *Foramen rotundum* die Wurzel der Ala magna, vermöge schrägen Verlaufes nach außen der Keilbeinhöhle meist nur in kürzerem Verlaufe anliegend, doch immerhin den in ihr lagernden N. maxillaris (Trigem. II) der Höhle ebenfalls gelegentlich verpflichtend.

In ähnlicher Weise durchbricht der *Canalis pterygoideus* (VIDIANUS) den Ansatz des gleichnamigen Processus, so daß der inliegende, vom Ggl. sphenopalatinum (Trigem. II) herstammende N. Vidianus ebenfalls noch den Nachbarschaftseinwirkungen der Nasenanhänge ausgesetzt ist. Von seiner Durchbruchsstelle an der Vorderwand abwärts verläuft zwischen dem Hauptteil des Processus pterygoideus und seinem Hamulus eine seichte Rinne, augenscheinlich der Eindruck eines Weichteilstranges. Tatsächlich hilft sie denn auch entsprechenden Furchen des Oberkiefer- und Gaumenbeins, die also an dieser Stelle mit dem Flügelfortsatz zusammenstoßen, den *Canalis pterygopalatinus* bilden, in dem die Gaumen- und hinteren Nasenäste des Ggl. shenopalatinum abwärts laufen.

Das Stirnbein.

Wiederum ein medialer, wenn auch ganz kleiner Stamm mit seitlich symmetrischen Ausläufern. Nur die *Spina frontalis* kann als unpaarer Basalteil bezeichnet werden, sie lehnt sich an die Processus alares der Crista galli (s. o.) an. Ihre Gestalt wechselt stark, worüber im Zusammenhang mit der entsprechenden Variabilität der Nasenbeine zu sprechen sein wird. Von ihr gehen zwei seitliche, zusammen ein nach unten sich öffnendes Hufeisen darstellende Horizontalbögen und nach oben eine ursprünglich, bis zum 2. Jahre, ebenfalls paarige, beim Erwachsenen aber meist einheitliche senkrechte Platte aus. Zwischen beiden erstreckt sich eine nach unten ausgeschweifte, die Augenhöhle mit der *Facies orbitalis* überdachende Platte. Der Hufeisenteil ist bis nahe zur Spaltung hin stark angerauht zum Kontakt mit den unten ansetzenden Nasenbeinen und den Stirnfortsätzen der Oberkiefer. Seine völlig getrennten Seitenflügel tragen eine Reihe von Gruben, die Dächer entsprechender Siebbeingruben, mit denen sie Zellabschlüsse herstellen. Jederseits durchsetzen quere Löcher hinten und in der Mitte die Seitenwände dieser Gruben und enden lateral in halbrunden Einschnitten des unteren Randes, um mit entsprechenden Incisuren der Lamina papyracea zusammen den Canalis (anter.) und ein Foramen (poster.) ethmoidales, die Durchlässe des hinteren und vorderen Siebbeinnerven zu umschließen (s. Abb. 1). Ebenso schneidet in den, den Orbital- vom Stirnteil schneidenden starken First — Margo supraorbitalis — medial eine Incisur als Lager des Supraorbitalnerven (selten überbrückt und dann Foramen supraorbit., Abb. 6, f. s.) ein.

Der untere Teil der Stirnplatte, ausgehend vom Ansatz an den orbitalen Teil, ist regulär ausgehöhlt, worüber des näheren bei den Pneumatisationsvorgängen (S. 65). Bemerkenswert ist noch der Auslauf des Orbitalrandes in einen kräftigen, mit einem entsprechenden Vorsprung des Jochbeins korrespondierenden *Processus zygomaticus*.

Auf der Rückfläche trägt die Platte unmittelbar vor der Spina ein *Foramen caecum*, den Rest einer ursprünglich zwischen dem knorpelig angelegten Basal-knorpel und den Deckknochen, aus denen Stirn- und Nasenbein gebildet wird, bestehende Lücke, durch welche kurze Zeit noch ein Durazipfel in die mediane

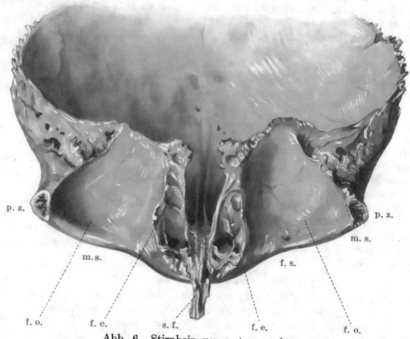

Abb. 6. Stirnbein von unten gesehen.
s. f. Spina frontalis. f. e. Foveolae ethmoidales (Deckkuppeln der entsprechenden Siebbein-hohlräume). m. s. Margo supraorbitalis. f. s. Foramen supraorbitale. f. o. Facies orbitalis. p. z. Processus zygomaticus.

Nasenfurche vortritt: die Anlage pränasaler Hernien und endocephaler Ekto-dermeinschlüsse. Im Falle des Persistierens, wobei unten zwei Öffnungen bleiben, trifft der von HYRTL eingeführte Name *Porus cranio-nasalis* zu.

Die Tränenbeine.

Dünne, je in der Mitte durch einen senkrechten First in zwei (nach außen) konkave Flächen geteilte Plättchen mit vorne unten scharfem Vorsprung, *Hamulus lacrymalis*, durch diese eigentümliche Gestalt an einen Feuerstein-splitter erinnernd (s. Abb. 1). Auf der medianen Fläche im ganzen leicht ausgebuchtet, decken sie hier häufig *lacrymale* Hohlräume des Siebbeins ab (s. u. S. 49), während die äußere vordere Konkavität zusammen mit einer entsprechenden Vertiefung des Stirnfortsatzes des Oberkiefers den Tränensack aufnehmen hilft.

Die großen Verschiedenheiten der Gesichtsgestaltung spielen sich nicht nur am nasalen Anteil des frontalen Oberkieferfortsatzes (vorne), sondern auch hinten ab, so daß der lacry-male Anteil davon nicht unberührt bleibt, was wiederum Einfluß auf das Tränenbein aus-übt. Wenn dieses auch bei allen Rassen die gleiche Größe beibehalten soll (MACALISTER), so sind doch die individuellen Varietäten um so größer. FRÉDÉRIC sah 6mal bei den ver-schiedensten Rassen völligen Defekt; außerdem Querteilungen und wohl in gleichem Sinne zu deutende obere oder untere ,,Schaltknochen'' sowie vordere Nebentränenbeine in ähnlicher Verteilung, so daß der Gedanke an ursprünglich mehrfache Knochenkernanlagen, wie sie beim Nasenbein bereits bekannt sind, nahe liegt. Das von ZUCKERKANDL III beobachtete Fehlen, sehr häufig des vorderen, aber auch des hinteren Anteils sprechen in gleichem Sinne.

Die Nasenbeine.

Der variabelste Teil des Nasenskeletts, stellen sie sich in ihrer ausgebildetsten Form zusammen annähernd in Gestalt eines Sanduhrdurchschnittes dar: längliche Platten mit lateraler Einschnürung. Zwischen Stirnbein und Oberkiefer eingeschoben, tragen sie also (mit der medialen, sie vereinigenden Naht) drei Nahtränder und nur der untere, die Apertura piriformis abschließende obere Rand ist glatt. Die Rückseite trägt einen längs verlaufenden *Sulcus ethmoidalis* zur Aufnahme des Nervus ethm. anter., von dem aus Zweigchen durch ein oder mehrere *Foramina nasalia* die Platte durchbohren.

Entsprechend der Vielgestaltigkeit der äußeren Nase, deren Rücken sie bilden, gibt es keinen Knochen von größerer Variationsbreite.

Im allgemeinen kann bei den Hominiden eine starke Reduktion der Nasenbeine gegenüber niederen Säugern beobachtet werden, bis zu völligem Schwund (ADOLPHI) mit allen denkbaren, beim Menschen nicht auf Rassen beschränkten Schwankungen; nur sollen „pithekoide" Merkmale an Chamäprosopen häufiger vorkommen (KOLLMANN). Schon bei den Primaten wurde solche Schwankungen, sowie große Artunterschiede beobachtet, die nach MARTIN in vier Haupttypen auftreten: 1. bei Cebus und Cynocephalus dreieckig, mit der Spitze oben, von R. VIRCHOW als „katarrhine" Form bezeichnet; 2. beim Orang-Utan schmale lange Sanduhrform; 3. beim Gorilla und Cercocebus Lanzettform mit hoher, ins Frontale eingreifender Spitze (ein mir vorliegendes ♂ Exemplar vom Orang zeigt denselben Typ; 4. bei Hylobates und Schimpanse angedeutete breite kurze Sanduhrform. Letzterem scheinen die Nasenbeine des 2. Neandertalers (nach BOULE 66,6 Index) und des Gibraltarschädels entsprochen zu haben.

Die größte beim heutigen Menschen beobachtete Länge wäre nach HOVORKA 31 mm, nach ZUCKERKANDL sogar 34 mm, die größte Breite 17 mm (HOVORKA), die kleinste 5 mm (ZUCKERKANDL) bis zu völligem Schwinden des einen oder beider, derart, daß am Nasenrücken an ihre Stelle die Spina frontalis oder die Stirnfortsätze der Oberkiefer treten.

Letzteres Verhalten liegt im Rahmen der ursprünglich stärkeren, bei Kriechtieren in Form des Os praefrontale auftretenden, Bedeutung des lacrymalen Teiles des Oberkieferbeines, die erst allmählich phylogenetisch jener stärkeren Entwicklung des Septum interorbitale weicht, die in letzter Instanz von der höheren Ausbildung des Frontalhirns abhängt. Im Bereiche dieses Interorbitale aber spielt sich das Wachstum der eigentlichen Nasenbeine ab, so daß das ursprünglich mehr maxillare Präfrontale später vorwiegend nasal wird, mit anderen Worten die größere Breite des lacrymalen Teiles des Stirnfortsatzes des Oberkiefers für „niederere" Rassen charakteristisch ist (PERNA), im Einklang mit der hier (besonders bei Eskimos) wie bei Anthropoiden größeren Schmäle der Nasenbeine (MANOUVRIER).

Da phylogenetisch der Vorgang sich, wie schon angedeutet, derart abspielt, daß die ursprünglich eng beieinander liegenden Oberkieferfortsätze durch das stärker wachsende Septum interorbitale immer weiter auseinander gedrängt werden, ist man nur dort, wo Kleinheit oder Defekt der Nasenbeine bei engem Interorbitalraum besteht, von mangelhafter Entwicklung (Dysgenesie) zu sprechen berechtigt (Beobachtungen von WAHBY, Fall 1; GOLLING, Abb. 58 und 61), wogegen die gleiche Erscheinung bei breitem Nasenrücken (ADOLPHI; GOLLING, Abb. 48, 52, 84, 85) die Deutung erlaubt, daß entweder eine mangelhafte Entwicklung sekundär durch stärkeres Wachstum der Nachbarknochen kompensiert wurde, wie dies beim Vorragen der Spina frontalis in die Lücke der Fall ist, oder eine primär höhere Wachstumstendenz der Oberkieferfortsätze als archaistische Erinnerung trotz der neuen Breite des Septum interorbitale vorwaltet. Immerhin also eine allgemeine Rückschlags- oder auch Verwandtschaftserscheinung. Im besonderen können aber die in diesem Rahmen auftretenden Verschmälerungen des oberen Abschnittes nicht nur erscheinungsweise als *katarrhin* bezeichnet werden, da die so hergestellte Affenähnlichkeit sich zwar vereinzelt auch anderwärts, im wesentlichen aber bei Australnegern (GOLLING) findet. Generelle Folgerungen oder gar Stammbaumaufbau hierauf zu gründen, verbietet allerdings die bei Negern in Übereinstimmung mit den Europäern und im Gegensatz zu allen andern Rassen beobachtete gleiche Breite der Nasenbeine mit dem Augenhöhlenabstand (GOLLING).

Die Erscheinungen der Dysgenesie wurden, bisher wenigstens, noch nicht in der Form von Ausfall oder Verschiebung der (einzelnen) seitlichen Knochenkerne beobachtet, wahrscheinlich werden solche durch Verschmelzung infolge des kompensatorischen Seitendruckes der Oberkieferfortsätze zur Unmerklichkeit ausgeglichen. Dagegen hat Dysgenesie der oberen und unteren Kerne Trennung in einen oberen und unteren Abschnitt zur Folge, die dadurch zur Erscheinung kommt, daß sich beiderseits die Oberkieferfortsätze in den Spalt einschieben, ein Ereignis, das in reiner Form allerdings bisher nur einmal beim Menschen von Manouvrier, sonst bei Cercopithecus cynomolgus und zweimal beim Orang (v. d. Hoeven) gesehen wurde; während in einem Falle Adolphis sich überdies noch die Spina frontalis zwischen die beiden Processus frontales einschob (ähnlich die Fälle von Zuckerkandl III, T. III, Abb. 10—12).

Eine andere Form der Dysgenesie spricht sich in mangelnder medianer Vereinigung der Nasenbeine aus, zwischen welche, bisweilen · bei Europäern, öfter bei Malayen und Javanern (v. d. Hoeven) die Lamina perpendicularis oder ein mit dieser unbeweglich verbundenes Knochenstück oben eingeschoben war. Unten findet sich bisweilen ein Defekt an den mittleren Rändern, der zum Klaffen der Naht in Form eines unregelmäßigen Dreieckes führt (Hiatus nasi nach H. Virchow). Vollständiger Defekt als Endergebnis der Reduktion darf nicht mit pathologischen Produkten (s. R. Virchow) verwechselt werden. Immerhin dürften die 4 sicheren (Zuckerkandl III, S. 45) oder in dieser Beziehung vielleicht unverdächtigen Fälle (Hovorka Abb. 6a; Golling Abb. 48, 52), zu denen augenscheinlich auch der Fall Manouvriers gehört, weniger auf phylogenetisch noch dazu nicht stützbarer Bildungsabweichung (ein einzelner, von Chudzinski angeführter Fall eines Orang ist nicht generalisierbar), als auf individueller Aplasie der Knochenkerne des mittleren Nasen-(Stirn-)fortsatzes beruhen, worauf die Fälle 1 und 2 von Wahby deutlich hinweisen. Nur bei Negritos und Araukanern erwähnt R. Virchow ähnliches Verhalten. Auch kann ein Defekt durch völlige Ausgleichung der Nähte vorgetäuscht werden (Golling Abb. 28, 84).

Ungleiche Breite verzeichnet endlich Stier in 18 unter 172 Fällen.

Entsprechend der Größenvariabilität ist auch die *Gestalt* der Nasenbeine von größter Verschiedenheit, besonders im oberen Abschnitt; zufolge der oben erörterten phyletischen Beziehung zum lacrymalen Oberkieferteil besteht nicht zu selten ein seitlicher oder orbitaler Fortsatz (Manouvrier) von 3—12 mm Länge (Perna) zwischen Stirnbein und Processus frontalis eingeschoben; nach Manouvrier eine fast allen süd- und zentralamerikanischen Indianern zukommende Eigentümlichkeit, jedoch ohne Rassenbedeutung, da auch sonst vielfach angetroffen, u. a. von Hovorka bei einem Uniamwesi. Andererseits wirkt die normal nur das Verschwinden dieses Fortsatzes bewirkende Reduktion derart weiter, daß oben anstatt gewölbten Verlaufes ein steiler Seitenabfall, dann eine Abschleifung der so gebildeten Spitze fortschreitend auf den ganzen Körper einsetzt, bis schließlich nur spärliche Reste das gänzliche Verschwinden (ein sicherer Fall von Zuckerkandl, III., Taf. III, Abb. 16) ahnen lassen. Einseitige, durch stärkeres Wachstum des anderen Nasenbeins bedingte oder ausgeglichene Reduktion kommt natürlich auch vor, wodurch die sonst mediale Internasalnaht völlig verlagert wird.

Im allgemeinen verläuft der untere Rand jeden Nasenbeins nicht horizontal, sondern steigt mehr oder weniger steil nach innen auf, so daß die Vereinigung beider ein nach unten offenes Dreieck als obere Grenze der Apertura piriformis darstellt. Auch hier gibt es die mannigfachsten Abweichungen; besonders bemerkenswert ist eine oft recht steile, jeden Rand einkerbende Furche („Incisur") von 2—10 mm Tiefe (s. Abb. 1), die sich im übrigen bei allen (niederen?) Säugern finden soll und die Perna, entsprechend einer Vermutung von Hovorka uns als Rest der ursprünglichen Entstehung jeden Nasenbeins aus zwei Teilen erkennen gelehrt hat. Als weitere Reste solch doppelter Herkunft finden sich hier und da noch Nähte in sagittaler oder auch querer Richtung im Knochen selbst vor. Wenn solche stark ungleich teilen, entsteht die Vorstellung von „Schaltknochen"; wo die Teilung quer einsetzt, die „Schaltknochen" also ein- oder doppelseitig am unteren Ende vorliegen, reicht die Vorstellung der Bildung aus hominiden Knochenteilen nicht zu, sondern wir müssen mit Mayer an Analoga zum Os proboscideum einiger Kurzrüßler oder mit Hyrtl an solche zum Os praenasale einiger Zahnlosen denken. Möglicherweise handelt es sich um phyletisch gleichartige Gebilde bei jenen kleinen, der Innenfläche der Nasalia angelagerten Ossa subnasalia, die Zuckerkandl zuerst beschrieben hat. Die Entstehung aus dem Chondrocranium, die Zuckerkandl dafür beansprucht, würde (auch wenn erwiesen), diese Erklärung nicht ausschließen.

Irgendeine der geschilderten Größen- oder Gestaltsveränderungen als Rassenmerkmal zu verwenden, besonders im Sinne einer Hominidenbeziehung, ist kaum angängig. Spricht doch hiergegen allein schon die für den Orang (Golling) charakteristische Enge des Septum interorbitale. Die Katarrhinie findet sich ferner zwar sehr häufig bei Hottentotten, Australiern und Südseeinsulanern, aber auch bei Chinesen, Japanern und besonders Eskimos, sowie Indianern und fehlt nicht, wenn auch nur in 5%, bei Ungarn (Golling) und 0,13 bis 1,3% an oberbayrischen Schädeln (Ranke), so daß von einer Eigentümlichkeit niederer

Rassen zu sprechen sich um so mehr verbietet, als dieser Begriff an sich etwas anfechtbar erscheint. Im allgemeinen könnte nur von geringerer Ausbildung des Nasenrückens besonders der Nasenbeine als einer Funktion der Chamaerrhinie die Rede sein, wie das aus dem bedeutend höheren Anteil breitnasiger Völkergruppen (10,1%) gegenüber Europäern (1,5%) nach ZUCKERKANDL hervorgeht. Auch steht die große Ähnlichkeit von Malayen und Orang (R. VIRCHOW) zunächst vereinzelt da. Dagegen scheint die bei allen Simiae, besonders aber beim Orang (CHUDZINSKI), wie überhaupt allen Anthropoiden (MANOUVRIER) früh einsetzende Verwachsung der Internasalnaht (bei Semnopithecus und Hylobates gelegentlich nur der nasofrontalen) beim Menschen mit seltenen Ausnahmen (HENLE) nur „Negern" (Neubritanniern und Wedda) zuzukommen (MARTIN). Auch hier ist die pathologische Natur gelegentlicher Vorkommnisse wohl zu beachten (R. VIRCHOW).

Das Pflugscharbein.

Ein zu Anfang der Bildung, wie alle anderen, paariger Belegknochen der primitiven knorpeligen Nasenscheidewand (auch diese nur ein restierendes Ergebnis der beiderseits vorschreitenden Aushöhlung), wird es nach Schwund der zwischenliegenden Knorpelplatte zu einem unpaaren Knochenblatt von unregelmäßig rhombischer Gestalt. Am oberen Rande besteht die primäre Spalte noch fort: die *Alae vomeris*, zugleich von dickerer Masse, breiten sich hier zur Umfassung des Rostrum sphenoidale (s. o.) aus, der untere Rand korrespondiert mit dem Horizontalteil der Crista nasalis (Oberkiefer und Gaumenbein), der schmale, etwas nach hinten unten geneigte vordere mit dem hinteren Abhang der Crista nasalis, und nur der hintere leicht konkave Rand ist glatt, da als Septum choanarum frei liegend; während der in einem Winkel von etwa 40° nach vorne unten verlaufende obere Rand sich zu nahe $^4/_5$ dem unteren Rande der Lamina perpendicularis des Siebbeins anlegt und nur im vordersten Fünftel in gleich verlaufender Linie mit dem oberen Rande der Crista nasalis dem unteren Rande des Scheidewandknorpels als Unterlage dient (Abb. 9).

Die Muschelbeine (unteren Muscheln).

Während die oberen Muscheln noch dem Siebbein untrennbar angehören, lassen sich diese unteren völlig isolieren. Platten von muschelartig ausgehöhlter Gestalt, bald mehr, bald weniger über die Fläche gekrümmt, so daß sie im Extrem dem oberen oder unteren Flügel einer Flußmuschel gleichen (Abb. 7, 9).

Im Fötalleben fand DURSY eine vom oberen Rande sich erhebende Leiste, in Analogie zu der bei einigen Säugern vorkommenden doppelten Abbiegung; am erwachsenen Menschen wurde sie bisher wahrscheinlich einmal, von STURMANN, gesehen.

Erinnerungsbilder an die bei den meisten niederen Säugern übliche Oberflächenvergrößerung durch Spaltung in einzelne Blätter finden sich, wenn auch selten, in Gestalt von Furchen oder Spalten der medianen Fläche, was vereinzelt sogar zu höhlenartigen Abschlüssen führen kann (ein Fall von BAUROWICZ, s. GRÜNWALD, VIII, S. 596). Eher kommt solche Höhlenbildung noch durch Einrollungen, in Erinnerung an dütenförmige Gestaltungen dieser Art bei Säugern zustande.

Auf der Fläche vielfach fein durchlöchert, schlägt sich der obere Rand hinten seitlich zu einem *Processus maxillaris* (Abb. 50) um, dessen Anlehnung an den unteren Rand des Hiatus maxillaris (s. S. 59) letzteren wesentlich verkleinern hilft, während sein (inkonstanter) oberer Teil als Processus ethmoidalis Anlehnung an den vorderen Rand des Gaumenbeins sucht und ebenfalls (von hinten her) den Hiatus maxillaris verengt, vorne aber den Proc. uncinat. des Siebbeins stützt (s. Abb. 8. p. t.). Vorne erhebt sich der *Processus lacrymalis* mit leichter lateraler Aushöhlung dem gleichnamigen Sulcus des Oberkiefers (s. Abb. 2) gegenüber zur Deckung des Tränenkanals. Die Durchlöcherungen der Fläche führen in enge Gefäßkanäle oder weitere unregelmäßige Markräume (HERZFELD), so daß unter Umständen ein schwammähnliches Gebilde sich darstellt.

Nach BERGEAT soll bei „Negern" das M.-Bein die größte Massivität, bei Indianern die größte Ausdehnung erreichen, ohne daß jedoch bei jenen ein durchgreifender Unterschied gegenüber Javanern und vielen Europäern besteht. Den gewölbten Typus führt er auf die ursprünglich einfach gewundene Form zurück.

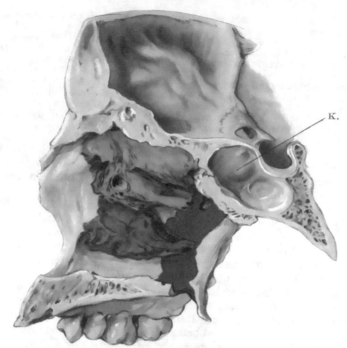

Abb. 7.   Siebbeinmuscheln (Basalwulst) gelb, Muschelknochen („untere Muschel") grün,
Gaumenbein rot.

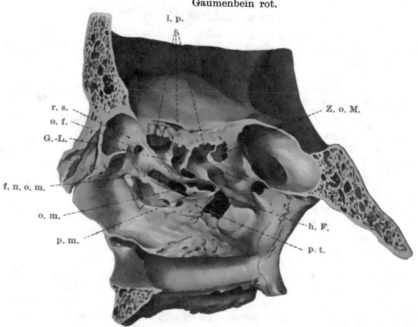

Abb. 8.   Bild der Seitenwand der Nase nach Wegbruch der Siebbeinmuscheln.
l. p. Lamina papyracea. r. s. Recessus subfrontalis. o. f. Ostium frontale. G.-L. Grenz-
lamelle zwischen Basalwulst und Seitenraum. f. n. o. m. Facies nasalis ossis maxillaris.
o. m. Ostium maxillare. p. m. Processus maxillaris, p. t. Processus turbinalis (beide am
Processus uncinatus). h. F. hintere Fontanelle.

2. Die knorpligen Bestandteile.

Der Scheidewandknorpel.

Eine dünne, im allgemeinen rhombische Platte, deren vorderer unterer Rand etwas dicker zuläuft und hier leicht eingefalzt ist. Ihre Erstreckung in der Sagittalen und ebenso in der Senkrechten ist von entscheidender Bedeutung für die äußere Nasengestalt, besonders für die des Nasenloches.

Hinten in den an Öffnung stark wechselnden Winkel zwischen Lamina perpendicularis einerseits, oberem Rande der Crista nasalis und vorderstem freien Fünftel des Vomer andererseits eingeschoben (Abb. 9), trägt die Platte

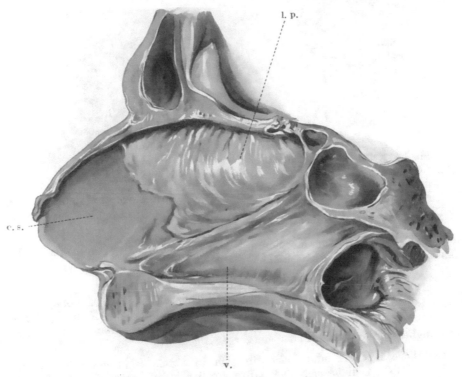

Abb. 9. Nasenscheidewand, skelettiert.
l. p. Lamina perpendicularis. c. s. Cartilago septi. v. Vomer.

hier häufig Ausläufer nach hinten, die *Processus sphenoidales* (KÖLLIKER), welche den Vomerknochen zwischen sich fassen (s. S. 35).

Der vordere obere Rand liegt nur zum kleinsten Teil (unten) frei, sonst wird er überdeckt von den

Seitenknorpeln,

die, ursprünglich paarig, jedoch meistens in der Mitte untereinander und (hinten) mit dem vorderen Rande des Septumknorpels verschmolzen, sich jetzt nur mehr einheitlich darstellen. Da die Seitenteile schroff von der schmalen Mittelkante abfallen, entsteht so das Nasendach im Anschluß an die entsprechend gelagerten Nasenbeine, deren seitliche Naht (mit den Stirnfortsätzen des Oberkiefers) in gleicher Flucht mit den Seitenrändern der Seitenknorpel verläuft (Abb. 10).

2

Die Spitzenknorpel (H. Virchow).

(Großer Flügelknorpel nach der älteren Benennung.)

Völlig paarig, da in der Mitte durch den untersten Ausläufer des Septumknorpels getrennt, ähnelt jede Hälfte einigermaßen einer aufgeklappten Fluß-
muschelschale: seitliche etwas stärkere
Platten — Crus laterale — mit medialen, im spitzen Winkel anschließenden, leicht spiralig nach seitlich oben
gedrehte und mäßig ausgehöhlten
Flügeln — Crus mediale —. Der Spalt

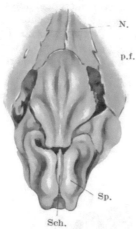

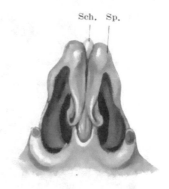

Abb. 10. Äußere Nase enthäutet.
Sch. Scheidewandknorpel. Sp. Spitzen-
knorpel. N. Nasenbeine. Dazwischen die
Seitenknorpel. p. f. Processus frontales der
Oberkiefer. (Zwischen diesen und den
Flügelknorpeln Bindegewebsmembranen.)

Abb. 11. Spitzenknorpel von unten gesehen.
Sch. Scheidewandknorpel.   Sp. Spitzenknorpel.

der Mitte (Spurgats Angulus pinnalis) verleiht, besonders wenn er klafft, der
Nasenspitze besondere Eigentümlichkeit (Abb. 10, 11).

Die kleinen Flügelknorpel.

sind nur leicht isolierte Stützpartikel der (seitlichen) Nasenflügel von geringer
Größe und veränderlicher Zahl und Gestalt (Sesamknorpel). Nach Spurgat,
dem ein einschlägiges Präparat zur Verfügung stand, wären sie aus einer
ursprünglich einheitlichen Platte hervorgegangen.

Sämtliche Knorpel sind jeder für sich in eigene Bindegewebsfächer eingebettet. Oben schiebt sich das ganze Gerüst etwas unter die Ränder der
knöchernen Apertur ein; eine besondere Stellung kommt dem paraseptalen
„Huschkeschen“ Knorpel zu, einem Stützskelett des Jacobsonschen Organs,
der in verschiedener Häufigkeit (nach Sappey konstant) vorkommt. Seine
Form ist mannigfaltig, bei stärkster Ausbildung eine dünne, eng dem Oberkieferfortsatz angeschmiegte Platte, deren untere Begrenzung sich vom hinteren
unteren Winkel des Hauptstückes des Scheidewandknorpels in sehr scharfen
Bogenlinien nach vorne und seitlich hinzieht, bis sie den vorderen Rand des
Canalis naso-palat. im Halbbogen umkreist (Spurgat). Häufiger finden sich
nur einzelne Stücke oder ein kleines (s. Abb. 83 b. Grünwald V).

II. Der Aufbau.

1. Die äußere Nase.

Zusammengesetzt seitlich aus den Stirnfortsätzen der Oberkieferknochen,
oben aus dem untersten Stirnbeinauslauf, in der Mitte aus den Nasenbeinen,
an welche sich unten die Seitenknorpel und die an diese angelehnten Flügel-

knorpel anschließen, wird der völlige Verschluß durch Bindegewebseinlagen herbeigeführt (s. Abb. 10) und die Gestalt im allgemeinen durch den geringeren oder größeren Anteil der einzelnen Bestandteile nicht verändert.

So sind also die oben geschilderten Kompensationserscheinungen gegenüber „abnorm" kleinen Nasenbeinen an sich ohne Belang für die äußere Gestalt; die Pars nasalis des Stirnbeines kann stark herabrückend einen großen Teil des Nasenrückens einnehmen (MANOUVRIER, Abb. K; GOLLING, Abb. 50), sich sogar in Form eines Zapfens bis tief zwischen die Oberkieferfortsätze vorschieben (HOVORKA, Abb. 6c), ohne daß dadurch die Gestalt wesentlich geändert wird. Ebenso beim Ersatz durch die Stirnfortsätze des O.-K., selbst wenn letztere sich einmal zwischen die verkümmerten Nasenbeine und das Stirnbein einschieben (WAHBY, Fall 4). Wenn in solchen Fällen, wie bei dem abnormen Schädel MANOUVRIERS (Abb. 2) oder dem eines Buginesen (R. VIRCHOW) einmal eine besonders große Breite des Stirnbein-Nasenbeins bis zu 26 mm beobachtet wird, ändert das natürlich das Aussehen. „Pithekoider" Typus, wie er in letzterem Falle durch gleichzeitig starkes Vorspringen der Spina nasalis anterior inferior bedingt wurde, ist dabei nur als

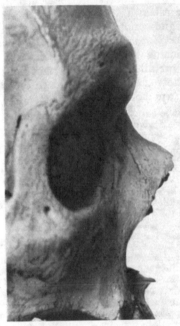 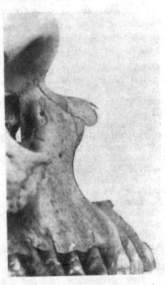

Abb. 12. Hochlage der Nasenwurzel eines 58jährigen Deutschen mit Meßlinien. (Nach H. VIRCHOW.)

Abb. 13. Tieflage der Nasenwurzel eines Neupommern. (Nach H. VIRCHOW.) (Zugleich starke Aufrichtung des Nasenrückens.)

phänomenal zu bezeichnen. Das geht schon daraus hervor, daß drei andere Schädel, von Celebes, den Sulu- und Samarinseln ähnliches „pithekoides" Verhalten bei durchweg starker sonstiger Verschiedenheit aufwiesen.

Auch die umgekehrte Erscheinung, daß die Nasenbeine in den Bereich des Stirnbeins vordringen, ist unerheblich. (Beim Orang scheint nach ADOLPHIS Beobachtungen und seiner Deutung des v. d. HOEVENschen Falles dieses Verhalten seitens rudimentärer Nasenbeine die Regel zu sein.) Ebenso ändert ein Vorragen der Nasenbeine in die Apertur auf Kosten der Knorpel (H. VIRCHOW I, Abb. 32) wohl das Aussehen der letzteren, aber nicht das der Gesamtnase.

Von wesentlicher Bedeutung für die Gestalt sind dagegen die absoluten Größenverhältnisse des gesamten Komplexes, die Krümmungsverhältnisse einzelner Teile sowie die Lage der beiden Hälften zueinander.

In ersterer Beziehung entscheidet der Hinweis R. VIRCHOWS, daß für die nach BROCA hergebrachte Beurteilung durch den Nasenindex die Verhältnisse

2*

der Stirnfortsätze der O.-K. maßgeblicher sind, als die der Nasenbeine, da von jenen die Gesamtlänge der Nase (Entfernung der Stirnnasennaht vom Nasenstachel) abhängt. Die *Erscheinung* dagegen wird sehr wesentlich durch die beiden letzteren Umstände bedingt. Diese zahlenmäßig zu erfassen, ist allerdings sehr schwer und nur Reches Vorschlag, der Form der Nasenbeine durch Messung der Differenz zwischen dem von ihnen gebildeten Bogen und seiner Sehne gerecht zu werden, gibt Anhalt. Doch würde damit auch nur der, allerdings wichtigste Gestaltteil, der Nasenrücken, charakterisiert.

Im ganzen beherrscht die äußere Nase die Gesamtphysiognomie, so daß einerseits die Kunst von jeher ihrer Gestalt die größte Aufmerksamkeit geschenkt hat, andererseits der Rassenkunde ihre Ausmaße als Hauptteil der wiederum für diese Wissenschaft am meisten entscheidenden Schädelverhältnisse bedeutsam erscheinen. In jener hat für das Profil vor allem Lionardo in einer großen Reihe von Karikaturen, dann Dürer (nach ihm auch H. S. Beham u. a.) in systematischen Studien, größtenteils nach der Natur, die Nasengestalt hervorgehoben. Für die Rassenforschung sind genaue Maße erforderlich, um der Vergleichung feste Anhaltspunkte zu geben, vor allem am knöchernen Schädel, da dieser vorzugsweise der Forschung zu Gebote steht und außerdem die Meßpunkte besser festgelegt werden können, als am bekleideten Skelett.

Im allgemeinen zeigte sich bald, daß die Einzelmaße bzw. die Einzelteile weniger bestimmend sind, als ihre gegenseitigen Verhältnisse und daß wiederum die Verhältnisse der einzelnen Gesichts-(Schädel-)Teile sich gegenseitig zu entsprechen, wenigstens scheinen. So hat die Anthropologie das Verhältnis der Länge (Höhe) zur Breite (mal 100) als Index aufgestellt, woraus sich dann die Typen der Dolicho-, Meso- und Brachycephalie (anschließend an die Gesichtsmittelmaße als Ausdruck des Verhältnisses von Schädel und Gesicht ergaben, denen die Typen der Lepto-, Meso- und Plathyrinie entsprechen sollen; das ist aber nicht durchweg der Fall; und wenn man gerade in der Übereinstimmung beider Typen Rassenmerkmale sieht (Kollmann), so gibt es wieder auffallende Unterschiede beider, die eine Rasse noch markanter hervorheben, ohne daß etwa Kreuzung (Kollmann) vorläge. So zeigen die Indianer Leptorhinie bei Chamaeprosopie. Auch kann die Erscheinung der Gesamtnase von der des knöchernen Gerüstes wesentlich abweichen, z. B. bei Feuerländern und Eskimos (Martin). All das weist bereits darauf hin, daß Eigentümlichkeiten einzelner Teile nicht restlos den *Gesamthabitus*, der uns die Rassenunterschiede auffällig macht, bestimmen. Wir brauchen *Charakteristika* und diese sind mitunter zwar in einzelnen Maßen und Indices, oft aber nur in einer Kombination mehrerer Merkmale zu finden, so daß die verschiedenen Versuche, Rassen nach Indices allein zu bestimmen, gewaltsam und daher nicht durchschlagend sind. Der überhaupt und daher auch für die Rasse charakteristische *Gesamthabitus* ergibt sich nur aus der Kombination aller eigentümlichen Einzelheiten mit den Indices. Jedenfalls muß daher zunächst das Verhalten der einzelnen Aufbauteile festgestellt werden:

a) Knöcherne Nase.

Diese bildet im wesentlichen die Obernase, den Hauptteil des Nasenrückens, dessen Breite weniger von der absoluten Größe seiner Komponenten, der Nasenbeine und Kieferfortsätze, als von ihrer Stellung zur Mittellinie abhängt (vgl. Abb. 1, 10). Aus der einfachen Plattenform der Säuger, auch noch der meisten Simiiden, die also überhaupt keinen Gesichtsvorsprung, daher keine eigentliche Nase im gewöhnlichen Sinne besitzen, geht durch mehr oder weniger steile Winkelstellung der Nasenbeine und Kieferfortsätze die Dachform hervor. Es entspricht also bei gleicher Größe der Knochenteile einer breiten eine flache, einer schmalen eine hohe Nase. Dagegen bedingt sich eine flache schmale Nase aus geringer Größe ihrer Bestandteile, vor allem der Nasenbeine (Orang).

Die flache Nase auch der höheren Säuger ist völlig eben, kein Anspruch mimischer Muskulatur stört sie; es kann daher vielleicht als bemerkenswertestes Merkmal der „Menschlichkeit", des veränderlichen Gesichtes, die von H. Virchow I auf flachen Negernasen gesehene, dem Depressor glabellae als Ansatz dienende Längsleiste betrachtet werden. Etwas Ähnliches zeigt sich nach Manouvrier und Zuckerkandl (III, S. 44) am Gorilla. Steilere Nasen können diese Crista entbehren.

Der oberen Nasenbreite diente bisher der Abstand der „Dacrya" als Maß, an deren Stelle, als unzuverlässig, H. VIRCHOW die oberen Enden der Cristae lacrymales zu setzen vorschlägt.

Der Nasenrücken bildet mit der Stirne einen Winkel, indem er entweder sich von ihr nach oben abbiegt oder hinter sie zurücktritt: Hoch- oder Tieflage der Nasenwurzel; erstere am stärksten bei Mongolen und Mongoloiden, letztere bei Australiern (MARTIN). Von Stirn- und Nasenbeinen diese Beziehung abzuleiten, ist bei der ganz unzuverläs igen und speziell für den Winkel belanglosen Lage der Sutura nasofrontalis unmöglich, an ihre Stelle hat einfach die sichtbare Abknickungsstelle zu treten. Für die Bemessung der Tieflage hat H. VIRCHOW seine Senkrechte, durch die Mitte der Maxillo-Nasalnaht

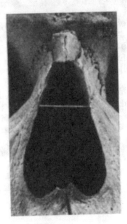

Abb. 14.   Apertur, mit Meßsehne, eines Europäers. (Nach H. VIRCHOW.)

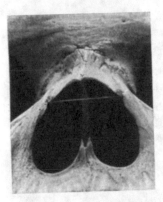

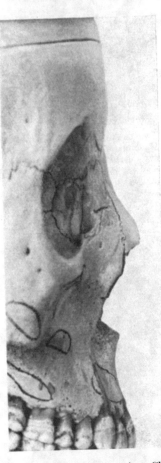

Abb. 15.   Apertur, mit Meßsehne, eines Herero. (Nach H. VIRCHOW.)

Abb. 16. Profil der Apertur eines Chinesen. unterer Rand abfallend. (Nach H. VIRCHOW.)

auf die „deutsche Horizontale" gezogen (Abb. 12), eingeführt, während für die Abbiegung der Winkel der Nasenbeine zu dieser Horizontalen entscheidet: Aufrichtungswinkel der Nasalia, am kleinsten bei Europäern, größer bei Wedda und Australiern (Abb. 13), am größten bei Mongolen und Mongoloiden (MARTIN). Dieser bestimmt auch den für das Profil bedeutungsvollsten Abfall oder Vorsprung des Nasenrückens und damit der Gesamtnase aus der Gesichtsfläche, ebenso wie die Höhe der Nasenapertur. Diese erscheint von vorne gesehen niedriger, der Nasenrücken höher bei gleicher Länge der Nasenbeine, falls diese steiler stehen, so daß der Eindruck des Vorderanblickes unbedingt der Ergänzung durch das Profil bedarf, um eine richtige Gesamtvortellung zu erwecken.

Die Breite der Apertur, nur durch das größte anlegbare Maß dargestellt, gibt daher kein Wirklichkeitsbild, es muß durch die untere und obere — Weiteabstand der unteren Enden

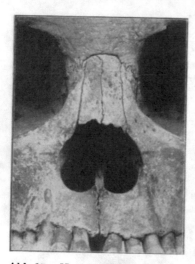

Abb. 17 a. Nasenpartie vom Schädel einer Buschmannsfrau. (Nach H. Virchow.) Niedrige Apertur, hoher Nasenrücken, durch steilen Stand der Nasenbeine bedingt.

beider Suturae naso-maxillares und Abstand der Cristae conchales (nach H. Virchow) — ergänzt werden. Ihre Höhe erstreckt sich vom unteren Ende der Sutura internasalis bis zur Spitze der Spina nasalis. Der Vergleich der oberen Nasenbreite mit dem auf sie entfallenden Höhenanteil ergibt ohne weiteres das Bild des Bogens, dessen Sehne jene erstere darstellt (vgl. Abb. 14, 15).

Der *Seitenrand* ist nur im Profil charakteristisch. Bestimmungen können durch Projektion auf H. Virchows Senkrechte getroffen werden. Sehr auffallend differiert der bei vielen europäischen und anderen Rassen im allgemeinen gerade Verlauf (Abb. 16, 17 b) schräg abwärts von dem bei „Negern" vom unteren Ende der Maxillo-Nasalnaht an zu beobachtenden konkaven Ausschnitt der unteren Hälfte (Abb. 18), dem ähnliches allerdings auch bei uns vorkommt (Abb. 1).

Am *unteren Rande* fällt die Spina nasalis am stärksten auf (Abb. 1). Wenn man die Vorstellung starken Vorragens der Nase mit einer langen Spina als Stützpunkt um so lieber in Verbindung bringt, als weder jenes noch diese bei den Anthropoiden anzutreffen sind, so widerspricht dem das Fehlen dieses Stützpunktes an manchen Exoten-, sogar einzelnen Europäernasen, deren Vorspringen doch aus dem Anblick des Obernasenprofils erhellt, wenngleich das

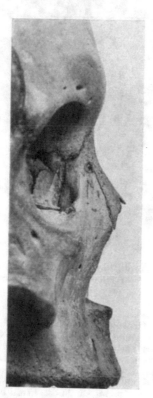

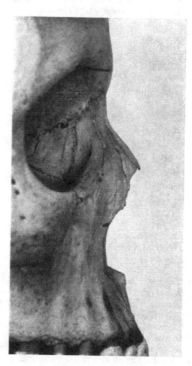

Abb. 17 b. Apertur mit geradem Seitenrand, Grönländer. (Nach H. Virchow.)

Abb. 18. Konkaver Ausschnitt der unteren Hälfte der Apertur bei einem „Neger" unbekannter Herkunft. (Nach H. Virchow.)

ausnahmslose Vorkommen stark vorspringender Spinae an 22 jüdischen Schädeln (HOVORKA) auffällt.

Im allgemeinen allerdings wächst die Nasenlänge mit der Orthognathie: Von 2,6 mm bei „Negern" auf 3,3 bei Ozeaniern, 4 bei Mongolen und prognathen Europäern bis 5,5 bei solchen mit orthognathem Typus (HAMY). Die Länge hängt wesentlich von der Stellung der Alveolarpartie ab (MARTIN). Letztere kann auch die Stellung der Spina entscheiden, die in seltenen Fällen nach vorne aufragt, wodurch eine Hebung des Septums mitsamt der Nasenspitze, also eine Stumpfnase zustande kommen muß.

Die Seitenteile des Unterrandes sind nicht ohne weiteres bestimmbar; während aller dings die „anthropine" (besser Europäer-) Form sich durch einen scharfen Rand kennzeichnet, ist schon bei europäischen Kindern häufig (in 22% nach BLIND) dieses Verhalten weniger klar. Die Verhältnisse lassen sich wohl am besten dadurch festlegen, daß man die an die Spina nasalis bzw. an ihrer Andeutung seitlich anschließenden, wenn auch noch so flach vorspringenden Bögen als vordere Nasengrenze (Seitenteil des Unterrandes der Apertur) bezeichnet. Was von da ab nach vorne sich abspielt, gehört nicht mehr zur Nase, ist also *pränasal.* (Allerdings sind diese Bögen mitunter nur, wie bei Ozeaniern und „Negern", ideal konstruierbar, so daß schließlich gar keine feste Nasengrenze unten besteht.)

Beim erwachsenen Menschen der meisten Rassen schließt sich nun vorne in ziemlich steilem Abfall der Alveolarfortsatz an, so daß überhaupt kein Bedürfnis vorliegt, von „pränasal" zu sprechen. Dagegen findet sich bei allen Affen pränasal eine sehr flache, nur in geringem Winkel vom Nasenbogen her ab-fallende Grube, deren seitliche, der Nasen-apertur gleichlaufende Erstreckung durch zwei bogenförmige stumpfe Kanten seitlich begrenzt wird, die jedoch nach vorne sanft verlaufen, so daß die Grube keine scharfe untere Begrenzung findet. Diese „Affenrinne" (TOPINARD), von HOLL präzise abgegrenzt und als *Planum prae-nasale* bezeichnet (Abb. 19), wird dadurch, daß die Seitenbögen sich weiter medial fortsetzen und schließlich gegen die Spina sich erheben und diese umschließen, zur *Fossa praenasalis,* die zugleich durch stärkere Vertiefung aus-geprägtere Gestaltung gewinnt (Abb. 20). Eine Übergangsform zwischen Rinne und Fossa be-steht dort, wo der Anschluß der Vorderbögen an die Spina noch nicht vollendet ist: *Forma infantilis* (HOVORKA) (Abb. 21). So unter-scheiden sich morphisch vier Bildungen: 1. die anthropine Form, 2. die Affenrinne, 3. die Forma infantilis, 4. die Fossa praenasalis.

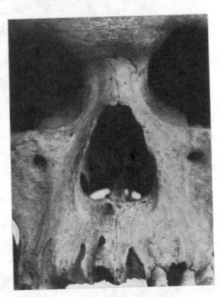

Abb. 19. Affenrinne bei einem Australier. (Nach H. VIRCHOW.)

Die ganze Tatsache pränasaler Bildungen, wie sie sich am ausgeprägtesten in der Affen-rinne darstellt, beruht, wie schon angedeutet, auf der Möglichkeit der Unterscheidung von Nasenboden und Alveolarfortsatz. Dieser Übergang von der Tierschnauze zur Gesichts-bildung findet sich ausgesprochen zuerst bei den Anthropoiden, als Funktion der begin-nenden Abknickung des Nasenbodens, die bei einigen Menschenrassen, so nicht selten bei Indianern und Telengeten (ABRAMOW) sowie Pandschab (CHARLES), in der Regel bei Austra-liern (v. BONIN) durch den *Clivus naso-alveolaris* (SERGI) markiert wird. Schon mittlere Grade der Prognathie, gar aber geringere können aber (s. o.) kein *Planum praenasale* mehr zulassen, so daß diese Erscheinung nur durch starke Prognathie ermöglicht wird. Dement-sprechend läßt sich aus HOVORKAS (S. 41) Notizen ihr Vorkommen bei 93 „Negern" zu 37,6%, bei 22 Malayen zu 23% errechnen, während 22 andere Gelbe nur 5%, 27 Ägypter (inkl. Mumien) 8% und 895 Weiße nur 3,8% (Altbayern nach RANKE gar nur 1,5%), 26 Juden gar kein Planum aufwiesen.

Genetisch hat damit die Fossa praenasalis und ihr geringerer Ausdruck in infantiler Form (soweit diese nicht etwa eine ausgeprägtere Form der Affenrinne darstellt), zunächst nichts zu tun, worauf schon das Vorkommen bei niederen Säugern (Robben) hinweist. Mit v. BONIN dürfte diese Tatsache richtig aus dem Höherstande des Zwischenkiefers bei niederen Rassen zu erklären sein, der bei „Negern" in charakteristischer Weise einen Wall bildet und so eine Abgrenzung gegen den Nasenboden bewirkt. Die Prognathie trägt dem-nach zwar nicht direkt zur Bildung, wohl aber unter Umständen zur Erhaltung der Erschei-

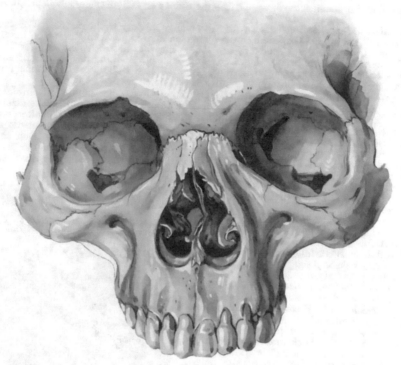

Abb. 20. Fossa praenasalis.

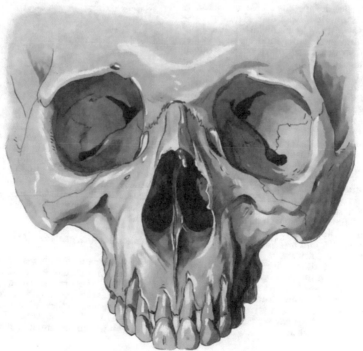

Abb. 21. „Infantile" Form des Naseneinganges.

nung insofern bei, als mit ihrer Abnahme, zugleich mit der allgemeinen Rückbildung des Oberkiefers, der Zwischenkiefer bis zum Verstreichen der Grube gedehnt wird. Doch bedarf dies Verhältnis zur Prognathie, wenigstens bei erwachsenen Europäern (0,1% nach MINGAZZINI, 5,5% bei Altbayern nach RANKE, 7% bei Franzosen nach LE DOUBLE, nach HOVORKA zu 5,1% in ausgesprochener und 25% in infantiler Form), noch der Kontrolle, da ja europäische Herkunft und Meso- bzw. Orthognathie durchaus nicht zusammen fallen; während ihre Häufigkeit bei stärker prognathen Rassen (Uraltaier 18,7% nach ABRAMOW, Ostinsulaner 42,8% nach VOLZ, 36 bzw. 29% bei ,,Negern", große Häufigkeit bei Malayen nach HAVORKA, S. 39) den Zusammenhang nicht verkennen läßt.

Ob eine stärkere Ausbildung von Venenplexus (HOVORKA) oder des N. nasodentalis (ZUCKERKANDL) mit seinen gleichnamigen Gefäßen primär zu der Bildung beiträgt oder sie nur sekundär benützt, steht noch dahin.

Für die *kraniometrischen Maße* ist bisher noch nicht die von H. VIRCHOW gewünschte Messung verwendet worden; sie müssen daher so angegeben werden, wie sie für die Herstellung der Indices konventionell geworden sind; speziell der ,,Nasalindex" =
$$\frac{\text{Nasenbreite (größte Breite der Apertura piriformis}}{\text{Nasenhöhe (vom ,,Nasion" zum ,,Nasospinale"}} \times 100, \text{ als Grundlage der allgemeinen}$$
Darstellung der Gestalt.

Kraniometrisch benennt man danach seit der ,,Frankfurter Verständigung"

Leptorhine	mit einem Index von			x—46,9,
Mesorhine	,,	,,	,,	,,	47—50,9,
Chamaerhine	,,	,,	,,	,,	51—57,9,
Hyperchamaerhine	,,	,,	,,	,,	58—x.

Der Nasalindex gehört nicht nur seinem großen Spielraum nach (von 24—72) zu den variabelsten Schädelmerkmalen, sondern er schwankt auch innerhalb der Hauptgruppen der Menschenarten so stark, daß nur große Unterschiede als Rassenmerkmale dienen können. Und auch das noch mit jener Einschränkung, die v. TÖRÖK mit Recht für jede statistische Betrachtung verlangt hat, daß nämlich nicht etwa das einfache arithmetische Mittel als Durchschnittsmaß genommen werde, da diesem die größten Extreme und Zwischenwerte von prozentual verschiedenster Häufigkeit zugrunde liegen können. Demnach dürfen Mittelgrößen als typisch nur dort, wo die Abweichungen nach unten oder oben nicht zu stark sind, gelten.

Als rein lepthorin haben sich bisher nur einige Europäergruppen, moderne Ägypter und merkwürdigerweise Eskimos erwiesen, die Mehrzahl der Menschen ist mesorhin, wobei die meisten Europäer im Anfang, Asiaten und Amerikaner am Ende der Reihe stehen; chamaerhin sind einige Mongolen, Südseeinsulaner und Australier, hyperchamaerhin besonders Südafrikaner und der Homo Neandertal (MARTIN).

b) Die Weichteilnase.

Vollständig wird das Bild der äußeren Nase natürlich erst nach seiner Ergänzung durch Knorpel und andere Weichteile. Dadurch gewinnt die Unternase Rücken, Flügel und Öfnung, besonders aber die charakteristisch anthropine Form: das Nasenknorpelskelett aller Affen ist sehr spärlich (SPURGAT, WIEDERSHEIM).

Die Gestalt des Nasenrückens hängt nicht nur von der Einzelerscheinung der ihn zusammensetzenden Nasalia, der Flügel- und Spitzenknorpel, sondern ebenso von ihrer gegenseitigen Lage ab. Man unterscheidet in der Hauptsache *gerade, konvexe* und *konkave* Nasenprofile.

Erstere werden außer Geradlinigkeit der einzelnen Kanten vor allem durch kontinuierlichem Verlauf der Einzelteile in einer Linie bedingt.

Konvexität der Nase beruht zunächst auf starker Bogenkrümmung der unteren Hällten der Nasalia, der mitunter ein gleicher, gewöhnlich aber ein weniger gebogener Verlauf des Flügelknorpels sich anschließt. Ist letzterer nahezu grade und springt unter ihm der Spitzenknorpel stärker vor, so entsteht das Bild der Höckernase.

Die *konkave* Nasengestalt beruht im wesentlichen auf Winkelbildung zwischen Septum- und Spitzenknorpel; einer Vertiefung im oberen Nasenteil pflegt pathologische Nasenbeinveränderung zu unterliegen; ausgesprochene Sattelform findet sich normal nur selten als Rassenmerkmal, so bei den Senoi (MARTIN).

Als Rassenmerkmal ist übrigens die Gestalt des Nasenrückens nur sehr bedingt verwertbar: „altbayerische" Nasen sind zu 44% gerade, zu 31% konvex, „französische" überwiegend gerade (Martin, S. 458). Handelt es sich denn aber in beiden Fällen um einheitliche Rassen? Sicher so wenig (wenn auch etwas mehr), als bei „Juden", deren starke Stammesverschiedenheiten, wie im Gesamthabitus, so auch in den höchst ungleichen Nasentypen sich aussprechen. So hebt Weissenberg die Ungleichheit deutscher und russischer Juden hervor: bei jenen 38%, bei diesen nur 10% „semitische" (richtiger hethitische) Nasen[1]), bei jenen 48, bei diesen sogar 69% (!) gerader Nasenrücken, dort nur 2%, hier 7% Stumpfnasen; ziemlich häufig also bei russischen Juden eine starke, wohl erklärliche Annäherung an Mongoloidentyp. Nur 14% beider Arten wiesen Konvexität auf, in Übereinstimmung mit Fischbecks auf großes Material (4130 Fälle) gestützten Beobachtungen an New Yorker Juden, unter denen nur 14,2% männliche und 12,7% weibliche Erwachsene konvexe, ca. 58% gerade, 6,4 bzw. 14% platte und 22 bzw. 14% konkave Nasen trugen; letztere Erscheinung wohl auf dem stärkeren Anteil östlicher Elemente beruhend.

Die Einsenkung der Nasenwurzel wird, allerdings selten bis zum völligen Verstreichen, durch den M. depressor glabellae (Procerus) erheblich verflacht. Die Haut spielt hier weniger mit, erheblich mehr an der Nasenspitze, wo sie den wesentlichsten Teil der Flügel bildet; allerdings wird deren Form und damit auch die der Nasenöffnungen schon durch die Spitzenknorpel vorbedingt, jedoch stellt erst die Haut den völligen Abschluß her, besonders seitlich die Lücke zwischen Spitzenknorpel und Knochen überbrückend. Diese Lücke bleibt daher der schwächste Punkt der Nasenflügel, die an dieser Stelle dem ansaugenden Inspirationsdruck zu folgen geneigt sind.

Die *Muskeln* — M. nasalis propr., mehr noch Dilatator (Caput angulare quadrati labii sup.) — spielen an den Flügeln nur eine kleine Rolle, sie gehen im wesentlichen in Bindegewebe auf und stützen die Lücke zwar durch ihren Tonus, aber nur in sehr geringem Maße. Etwas mehr Halt gewähren ihr eventuell vorhandene Sesamknorpel. Die benannten kleinen Muskeln haben nur einige physiognomische Bedeutung durch geringe Verbreiterung der Nasenseitenfläche, die erweiternde Wirkung des Dilatator tritt nur bei wenigen Individuen deutlich zutage, ebenso wie vereinzelt Senkung der Nasenspitze beim Sprechen als Mitaktion zum M. orbicularis oris durch dessen mediale Abzweigung, den Depressor septi, vermittelt wird.

Die *Nasenspitze* wird zwar hauptsächlich vom Spitzenknorpel gebildet, ihre Lage, der „Nasenvorsprung", hängt aber außer der sagittalen Erstreckung des Knochengerüstes wesentlich von der Hoch- oder Tieflage des Vorderendes des Septumknorpels ab, wenngleich die Erstreckung des Spitzenknorpels in der Längsachse diese Lage einigermaßen beeinflußt. Jedenfalls wird dadurch aber die Ausdehnung der Nase in sagittaler Richtung bestimmt und damit die

Lage des Nasenloches.

Nahezu vollständige Querlage (bei niederen Säugern konvergieren sie sogar labialwärts, erst bei Hominiden apical) und nahezu sagittaler Verlauf bilden die Extreme, zu deren Erreichung sowie zu den Zwischenstufen, allerdings die absolute Länge der Seitenteile des Spitzenknorpels insofern beiträgt, als kürzere Seitenteile die Konvergenz der Nasenlöcher erhöhen. So erklärt sich die bei Europäern stärkere Konvergenz, die allerdings niemals völlige Parallelität erreicht, gegenüber der nahezu völligen Querstellung bei manchen Negerrassen. Dazwischen liegen mannigfaltige Übergänge, mehr noch von individuellem als von Rassencharakter.

Im allgemeinen ist die *Lochfläche* oder äußere Nasenöffnung nach unten gerichtet, jedoch verschiebt bei gleichliegendem Ansatz der Seitenflügel an der Apertur eine höhere Lage der Nasenspitze auch die Richtung der Löcher, so daß Kürze des Nasenrückens ein Erfordernis der Stumpf- oder Stülpnasenform

---

[1]) Vgl. hierzu Abb. 10 u. f. in: „Hethitische Kunst", Orbis Pictus, Bd. 9. Berlin 1922.

bildet. Tritt Chamaerhinie noch zur Sichtbarkeit der Lochfläche, so entsteht die „australoide" Form.

Die Abhängigkeit der Nasenspitzenform von ihrer Lage und dieser Lage wiederum vom Knochengerüst spricht sich sehr deutlich im Verhalten kindlicher gegenüber Erwachsenenstufen des gleichen Typus aus. Die beim Kinde noch sehr starke Oberkieferentwicklung, andererseits die Altersrückbildung dieses Knochens bedingen die Hochlage der Nasenspitze in der ersten Lebenszeit entgegen ihrer im Alter bemerkbaren Senkung. So kommt es, daß bei jenen nach BLIND die „australoide" Form vorwaltet (bei Neugeborenen gibt er sie zu 67% an), bei diesen die Lochfläche mit zunehmenden Jahren sich immer mehr in die Horizontale oder unter diese stellt. Dabei spielt, wie nach obigen Ausführungen selbstverständlich, der allgemeine Nasenindex wesentlich mit: er sinkt mit zunehmendem Alter durchweg, ja verkehrt sich von der Chamaerhinie zur Meso- und Leptorhinie (HOUZÉ); in gleicher Weise haben Kinder nach BLIND höhere Nasenindices, also eine weit mehr zur Chamaerhinie neigende Nasengestalt, als ihre, wenigstens großenteils, ihnen rassen- und typgleichen Mütter (97 gegen 4%); im auffallenden Gegensatz zu ihrer allgemeinen Gesichtsgestaltung, die einen weit höheren Prozentsatz von Hyperorthognathen aufweist als diejenige Erwachsener (68 gegen 29%). Dieser schroffe Gegensatz gegenüber dem Verhältnis von Mensch und Anthropoiden bzw. niederen Säugern, wo Orthognathie und Leptorhinie der mit Prognathie vergesellschafteten Chamaerhinie gegenüberstehen, beweist, daß aus dem kindlichen Verhalten keinerlei atavistische Folgerungen gezogen werden können; um so mehr als auch bei Säugern im Kindesalter stärkere Stirnentwicklung besteht und die Rückbildung dieser hier wie dort also offenbar eine größere Rolle in der Gestaltung des Gesichtswinkels spielt, als die Oberkieferentwicklung, die beim Menschen jedenfalls mehr von der Verschiebung des Schädelgrundes abhängt als vom eigentlichen Kieferwachstum [1]): das Obergesicht wächst nach HOYER weniger als das Untergesicht. Wir müssen daher jeden mehr als formalen Gebrauch des Wortes „australoid" ablehnen, ja man darf seine Wahl als nicht sehr glücklich bezeichnen, da nach MARTIN zwar bei erwachsenen Senoi und Akka, dagegen nicht bei den viel breitnasigeren Negroiden und Australiern ein Tiefstand des Nasenflügelansatzes zu finden ist, im Gegensatz zum erwachsenen Europäer, bei dem das umgekehrte Verhalten vorliegt. Gerade darauf aber beruht hier der relative Hoch- bzw. Tiefstand der Nasenspitze, der die Lage der Lochfläche entscheidet und mit dem der Übergang von konkavem zu geradem und gebogenem Nasenrücken Hand in Hand geht. Vom 1. bis zum 30., ja bis zum 50. Lebensjahre ließ sich diese Entwicklung von BERTILLON an Franzosen, von HOYER an Belgiern verfolgen. Beachtenswert ist dabei der Hinweis von BERTILLON, daß gewisse Rasseneigentümlichkeiten sich erst gegen das Ende der gesamten Wachstumsperiode ausbilden; doch müssen wir genaue Grenzfestsetzung für letztere verlangen, um die Konvexität des höheren Alters auszuschalten, da Rückbildungsvorgänge etwas anderes sind, als Entwicklungserscheinungen.

Die selbständige Entwicklung des Knorpelskeletts gegenüber derjenigen der Schädelbestandteile darf dabei nicht unbeachtet bleiben; darauf verweist in geradezu grotesker Weise die Nase des Nasenaffen, die von der kindlichen Form aufgestülpter Kurznasen bloß durch Knorpel- und Hautwachstum (WIEDERSHEIM) zu der bekannten abenteuerlichen Rüsselform übergeht. Auch scheinen nach HOYERS Untersuchungen die Veränderungen nach dem 50. Jahre nur mehr die Unternase zu betreffen. So ist auch die Eigentümlichkeit der Kindernase weniger kraniometrisch als durch noch geringere Entwicklung des Knorpelskeletts bedingt. Bemerkenswert ist übrigens die Weichheit (Dünne) der Knorpel bei „Negern" (TOPINARD).

Bei allen Rassenvergleichen empfiehlt es sich außerdem, den Frauentyp nur mit großer Vorsicht zu verwerten, da er überhaupt nicht so stark ausgeprägt ist, wie der männliche und durchweg dem kindlichen Typ näher steht. Dieser verschwindet selbst bei älteren Frauen nicht gänzlich, nur die Vergrößerung der Gesamtnase trifft beide Geschlechter im höheren Alter ziemlich gleichmäßig, vielleicht das weibliche sogar etwas stärker, da Konvexität und Abwärtsrichtung der Nasenlöcher hier ausgeprägter sind (HOYER).

Die *Größe* oder *Weite* des Nasenloches hängt in erster Linie natürlich von der absoluten Größe seiner Komponenten, also des den Nasensteg bedingenden Mittelteils und der Länge der Seitenflügel der Spitzenknorpel ab; bei gleichen Ausmaßen aber zunächst von dem in der Lochebene liegenden Winkel zwischen beiden: je größer dieser, desto weiter klafft auch die Öffnung, so daß im allgemeinen die steilgestellten Orificia der Europäer kleiner sind, als schräg- oder quergestellte anderer Rassen; ferner aber auch vom Abweichen der Seitenflügel

---

[1]) Die Kontroverse über die Abhängigkeit der Prognathie von der Abknickung der Schädelbasis s. b. MARTIN, S. 784.

aus der (idealen) Lochebene: je höher der Seitenflügel gegenüber dem Mittelteil steht, desto weiter die Öffnung, und das kommt bei „Negern" dadurch zustande, daß der seitliche Knorpelansatz an dem, außerdem weiteren Ausschnitt der knöchernen Apertur höher liegt, als die Spitze. So wird das Nasenloch einerseits weiter, da sein Umfang nicht mehr mit seiner Projektion in die Lochebene übereinstimmt, andererseits klafft es seitwärts, wie man das sonst nur beim Blähen der Nasenflügel sieht. Bei Japanern kommt eine ähnliche Erscheinung durch, schon von der Spitze an beginnende, Hebung des Seitenrandes zustande (H. VIRCHOW II).

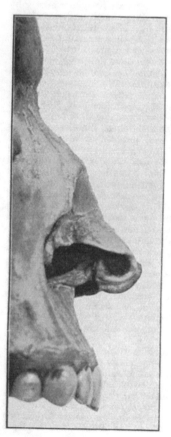

Abb. 21 a.   Knochen-Knorpel-skelett eines „Negers". (Nach H. VIRCHOW.) (Nur an der Nasen-spitze unten ist die Haut er-halten.) Hochstand des unteren Randes des lateralen Schenkels des Spitzenknorpels.

Die *Nasenkuppe* ist mitunter spitz, häufiger irgendwie gerundet. Ihre Gestalt hängt so eng mit der Länge und Form des Nasenrückens zusammen, daß diese beiden Faktoren fast ausschließlich über jene entscheiden. Eine einzige Eigentümlichkeit kann neben und unabhängig von ihnen zutage treten, das ist eine Verdickung und zugleich mehr oder minder starke Abwärtskrümmung: das einzige wirkliche Charakteristikum, nicht der semitischen Rasse, wohl aber der spezifisch „jüdischen" (richtiger hethitischen) Abart (s. S. 26), dessen Feststellung die auch von HOVORKA beklagte Lücke in der Fixierung des doch allgemein anerkannten Typus ausfüllt. Wo diese Kleinigkeit fehlt, gibt es auch kein „jüdisches" Aussehen der Nase.

Die verschiedensten Formen all dieser Einzelheiten, besonders der Nasenkuppe und Nasenlöcher, zu klassifizieren und mit mehr oder weniger treffenden Bezeichnungen zu belegen, wie das besonders der systematisierenden Neigung der Franzosen entspricht (TOPINARD, BERTILLON), bietet kein weiteres anatomisches Interesse. Bedeutungsvoll dafür ist besonders die Gestalt der Spitzenknorpel, ihr Aneinanderliegen oder Auseinanderweichen und das Verhalten der Haut, die bei größerer Dicke diese Verhältnisse verhüllt, wenn dünn, sie oft in recht markanter Weise zutage treten läßt.

Aus all diesem ergibt sich wiederum, daß, abgesehen etwa von der hethitischen Nasenspitzenform, kein einzelnes Merkmal Charakteristik im Sinne von Rassenunterschieden beanspruchen kann und daß nur Kombinationen dafür bedeutungsvoll werden. Nach R. VIRCHOW sind wir nicht einmal soweit, für Germanen, Kelten oder Slaven typische Unterschiedsmerkmale aufzustellen; spielen doch vor allem Kreuzungen derart mit, daß z. B. BROCA den Nasenindex heutiger Franzosen als Endprodukt der Vermischung der zugewanderten (weit höher indicierten) Franken mit der Urbevölkerung und romanischen Frühsiedelung auf die Höhe der Steinzeit zurückgekehrt sah! Nur die Hauptgruppen der Gesichtsnasengestaltung, wie sie sich am Lebenden ergeben, decken sich annähernd und in großen Zügen mit Rassengruppen.

Hier kommt der *äußere Nasenindex*, der wesentlich andere Verhältnisse als der kraniometrische betrifft, zur Geltung. Er wird von der Nasenbreite — Entfernung der beiden „Alaria" — der Punkte größter seitlicher Ausladung der beiden Nasenflügel — und Nasenhöheabstand des „Nasion" (Nasenwurzel) vom „Subnasale" — Ansatz des Nasensteges — entnommen.

Der Index $= \dfrac{\text{Breite}}{\text{Höhe}} \times 100$ stellt sich für

Leptorhinie   auf 55,0—69,9,
Mesorhinie   ,,   70,0—84,9,
Chamaerhinie   ,,   85,0—99,9,
Hyperchamaerhinie   ,,   100 und darüber.

Die drei ersten Hauptgruppen decken sich nun annähernd mit Weißen, Gelben und Schwarzen (COLLIGNON und TOPINARD), die letzte mit afrikanischen Negroiden und Australiern. Die außerordentliche Variationsbreite innerhalb der Gruppen bedingt Überschreiten der Grenzen und damit der Klassen nach beiden Richtungen. Dabei handelt es sich sowohl um Einreihungen zweifellos verschiedener Rassen in die Hauptgruppen, als innerhalb jener besonders wieder um Rassenmischungen. Das erhellt unter Umständen daraus, daß zwischen vorderindischen Gruppen, die infolge der strengen Kastengliederung sich nicht kreuzen, typische (Gesichts- und) Nasenunterschiede bestehen, wie sie sich sonst kaum finden (MARTIN, S. 452).

Eine wertvolle Ergänzung dieser Indicierung liegt in dem Nasenbreiten-Tiefenindex; obwohl noch nicht auf das exakte H. VIRCHOWSche Tiefenmaß basiert, liefert er doch beachtliche Ergebnisse: bei Europäern bis 100 ansteigend, sinkt er bei ,,Negern" bis 20. Aber auch hier sind die Variationen sehr stark, so bei 58 brasilianischen Indianern von 28—42, bei ebensoviel Bayern von 48—100 (MARTIN, Abb. 180).

Im ganzen kann also auch bei der äußeren Nase die Anthropologie nur mit Komplexen rechnen und es wird später erst die Abspaltung dieser Komplexe in ,,typische Varianten" (GRÜNWALD VII) in Frage kommen.

c) Der Naseneingang.

Die *innere Nasenöffnung*, die den Nasenvorhof vom eigentlichen Inneren scheidet, wird seitlich durch die Plica vestibuli (ZUCKERKANDL) markiert, einen nahezu sagittal laufenden Schleimhautvorsprung unter dem Rande des Seitenflügels des Spitzenknorpels. Medial schließt sich ihr zunächst etwas hinter ihrem Rande gelegen, das Limen vestibuli (GRÜNWALD V, S. 38 und 187; VII) an, eine Schleimhautfalte, frontal zwischen dem Vorderende des Seitenflügels des Scheidewandknorpels und dem Spitzenknorpel ausgespannt. Mitunter wird diese Schwelle noch stärker durch das Hinuntertreten des Scheidewandseitenflügels in sie betont und dadurch in schräge, nahezu sagittale Richtung gebracht. Jedenfalls bildet sie erst den entscheidenden Abschluß des Nasenvorhofs nach hinten. Diesen Abschluß etwa an der Kante der knöchernen Apertur zu suchen, wäre verfehlt, da diese sich gar nicht von dem hinter der Schwelle verlaufenden kurzen Weichteilgang abhebt. Die Varianten der Limengestaltung können funktionswichtig werden, insofern stärkeres Vorspringen, vornehmlich auf Grund der Einwärtsbiegung des Seitenflügels des Septumknorpels zum erheblichen Atmungshindernis werden kann. Genetisch ist ein Zusammenhang mit dem Atrioturbinale mancher Säuger nicht abzulehnen (GRÜNWALD VIII).

2. Die innere Nase.

Die Zusammensetzung aus den oben geschilderten Einzelteilen erfolgt in folgender Weise:

Dem Oberkieferknochen setzt sich vorne das äußere Nasenskelett in schon erörterter Art an, oben, und zwar an der hinteren Partie des Innenrandes der Lamina orbitalis, die Papierplatte des Siebbeins. Zwischen dieser und dem Nasenfortsatz des Oberkiefers schiebt sich das Tränenbein ein. Diese drei Knochenteile bilden zusammen mit dem Oberrande der Nasenbeine einen nahezu horizontal verlaufenden gemeinsamen Rand, durch eine Naht mit dem unteren Rande des Stirnbeins verbunden (Abb. 1). Da dieses vorne sowohl als seitlich sich erheblich in horizontaler Richtung erstreckt, deckt es zugleich vorne das Naseninnere, seitlich die nach oben offenen Hohlteile des Siebbeines. Die korrespondierenden Hohlräume beider Knochen finden dementsprechend ihre untere bzw. obere Deckung; und da die beiderseitigen Scheidewände dieser Hohlräume sich genau entsprechen, wird so die Zellgestalt auch im oberen Siebbeinabschnitt hergestellt, seitlich vorne durch die Tränenbeine ergänzt. Die Nahtlinie wird am vorderen und hinteren Ende der Papierplatte durch je ein Loch — Foramen ethmoidale anterius und posterius — die Durchtrittsstellen der gleichnamigen Nerven und Gefäße, unterbrochen.

Der Zusammenschluß all dieser Knochen, hinten noch durch den Processus orbitalis des Gaumenbeins ergänzt, dient zugleich mit seiner lateralen Fläche der Orbita als mediale Begrenzung, doch nimmt der Oberkiefer daran nur mit einem minimalen Abschnitt seines Nasenfortsatzes teil. Sonst steht die größte Masse dieses Knochens, ebenso wie die Nasenbeine und die Stirnplatte des Stirnbeins im Gesichtsbereich und eine scharfe Kante des Nasenfortsatzes ebenso wie des Stirnbeins, inmitten allerdings durch flacheren Verlauf unterbrochen, scheidet Augenhöhle und Gesicht.

Obere, untere und hintere Wand.

Die eigentliche *Nasenhöhle* wird oben zunächst in einem sehr kleinen Abschnitt vom Stirnbein gedeckt, in der Hauptsache aber durch die Lamina cribrosa des Siebbeins. Dieser Teil des inneren Raumes, das *Nasendach*, ist

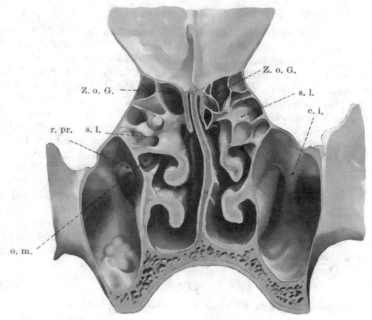

Abb. 22. Frontalschnitt des Gesichtsschädels hinter der Crista galli.
Z. o. G. Zellen des oberen Ganges. s. l. Sinus lateralis. r. pr. Recessus praelacrymalis.
o. m. Ostium maxillare. c. i. Canalis infraorbitalis.

außerordentlich schmal, da beiderseits der Zellenteil, mächtig ausgedehnt, nahe an die Mittelebene herantritt. So auch im gesamten Innenverlauf, so daß zwischen den die Zellkomplexe medial deckenden Muschelplatten und der Nasenscheidewand ein nach oben sich immer mehr verjüngender, nur schmaler Zwischenraum verbleibt (Abb. 22, 23). Unterhalb des Siebbeins ergänzt vorne die untere Muschel, unter ihr die Facies nasalis des Oberkiefers, hinten die Nasenplatte des Gaumenbeins die *Seitenwand* (vgl. Abb. 7). Allerdings nur für den Oberflächenanblick. Denn seitlich von der unteren Muschel verbirgt sich ein weiterer Teil der Facies nasalis mit dem vor dem Hiatus maxill. gelegenen Bett

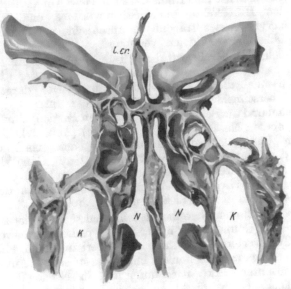

Abb. 23. Nasendach im Verhältnis zur Lamina cribrosa (l. cr.).
N Nasenhohlraum. K Kieferhöhle.

des Tränenkanals (Abb. 2) und nach Abtragung der mittleren Muschel wird weiterer Aufbau sichtbar. Hier schieben sich vorne der Processus uncinatus, hinten unten der (inkonstante) Proc. ethmoid. der unteren Muschel vor den Hiatus maxillaris und verdecken so den mittleren Teil des am Oberkieferbein allein weit-gähnenden Loches (Abb. 8, 50). Die unten noch ver-bleibende Lücke wird durch eine Schleimhautduplikatur (von ZUCKERKANDL Nasen-fontanelle genannt) über-spannt. Eine Unterschei-dung von hinterer und vor-derer „Fontanelle" ist nur bei Vorhandensein eines Processus ethmoid. conchae inferioris bzw. Proc. turbi-nalis des Proc. uncinatus (Abb. 8) möglich, sonst be-steht ein einheitlicher, in jedem Falle sich bis hinter den Proc. uncin. erstrecken-der Verschluß (Abb. 24). Oben bleibt die Lücke offen, da der Proc. uncin. die

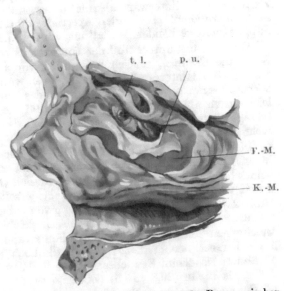

Abb. 24. F.-M. Fontanellen-Membran, den Raum zwischen Processus uncinatus (p. u.) und Kiefermuschel (K.-M.) auskleidend. t. l. Torus lateralis.

Seitenwand nicht erreicht: es klafft der Hiatus semilunaris inferior. Beachtenswert ist ferner der Zusammenschluß der Konkavität des Proc. lacrymal. der unteren Muschel mit dem *Sulcus lacrymalis* des Oberkiefers zum Tränenkanal, an den sich oben zunächst eine Rinne zwischen einer Konkavität des Oberkieferkörpers und dem Hinterrande seines Stirnfortsatzes, endlich ganz oben die Fossa (sacci) lacrymalis des Tränenbeins anschließt, mit dem Hamulus in die Incisura lacrymalis des Oberkiefers verankert.

Es ergibt sich, daß der Begriff der Seitenwand in eine Anzahl kulissenartig sich verdeckender noch dazu recht mannigfaltig gestalteter Flächen aufgelöst werden muß, nämlich die Seitenwand des Hauptganges, dargestellt durch die teilweise sich überschneidenden Medianflächen der unteren, „mittleren" und „oberen" Muschel und die Seitenwände der tieferen Partien, nämlich des unteren, mittleren und oberen Nasenspaltes (vulgo Gänge) (Abb. 22). Erstere, nämlich die des unteren „Ganges", wird seitlich durch die Facies nasalis des Oberkiefers, hinten durch das Gaumenbein begrenzt; der mittlere „Gang" hinten ebenfalls durch letzteres, ferner durch die Processus lacrymalis und ethmoidalis der unteren Muschel unten, durch die vorragenden Teile des Siebbeins oben; der obere „Gang" nur durch eine zellendeckende Siebbeinplatte (Abb. 23).

Zur *unteren Wand*, dem Nasenboden schließen sich die horizontalen Platten des Oberkiefer- und Gaumenbeins in der Satura palatina transversa zusammen. Ihr lateraler Teil verbirgt sich unter der überhängenden unteren Muschel. Im allgemeinen nur ganz wenig konkav mit etwas stärkerem Anstieg nach vorne, biegt sie sich mitunter stärker nach unten aus, in seltenen Fällen derart, daß eine Art länglicher Grube direkt zu Sekretverhaltungen (in pathologischen Fällen) dienen kann. Vom Canalis nasopalatinus des Skeletts, am Weichteilkopf nur bei Kindern noch als feinster STENSONscher Gang erhalten, bleibt bei Erwachsenen nur ein kleiner Trichter oben übrig.

Die *Hinterwand* besteht körperlich nur in geringem Ausmaß, nämlich oben im Bereiche der Vorderwand des Keilbeines, dessen Crista, durch die Hinterwand der senkrechten Siebbeinplatte gedeckt, diese Partie in der Mitte scheidet. Zugleich ist die Hinterwand also als Vorderwand der Keilbeinhöhlen zu betrachten, in die hier die entsprechenden Aperturae führen, größtenteils von Schleimhautduplikaturen verkleidet, so daß nur ein sehr kleines Ostium verbleibt.

Dort, wo der untere Teil der Hinterwand zu suchen wäre, gähnen an seiner Stelle die *Choanen*, seitlich und unten von den Rändern der Gaumenbeine, medial vom Hinterrand des Vomer, oben von der Unterfläche des Keilbeinkörpers begrenzt. Der schräge Verlauf des Vomers bedingt noch mehr, als die leicht nach oben aufsteigende Konkavität des Gaumenbeinrandes ihre steilschräge Stellung zum Hauptgange, so daß das Fenster je weiter oben, immer mehr nach hinten zurückweicht.

Die Weite der Choanen entspricht im allgemeinen der Breite des Naseninneren, wird jedoch ziemlich häufig durch eine mediane Ausbiegung des Gaumenbeines bzw. seines Proc. pteryg. unten seitlich (Abb. 187 b GRÜNWALD V) sowie durch wulstige Auflagen am Vomer beiderseits in mittlerer Höhe eingeengt (Abb. 25); beides natürlich unabhängig von einander und in verschiedenem Ausmaße, so daß dadurch wesentliche Ungleichheiten der Choanen sowie Abweichungen von der im allgemeinen längsovalen Gestalt bedingt werden. Beim Neugeborenen noch nahezu so breit als hoch (durchschnittlich 6,3 : 7,7 mm), verändert sich beim Erwachsenen dies Verhältnis zu nahezu doppelt so großer Höhe als Breite (29,8 : 15,5) (ZUCKERKANDL).

Ein irgendwie sicheres Verhältnis zum Schädelindex hat sich weder seitens der absoluten Größe noch seitens der Gestalt bisher ergeben, dementsprechend lassen sich auch Rassenunterschiede, soweit sie überhaupt in wesentlichem Ausmaße bestehen, nur sehr bedingt verwerten: Europäer mit einem Durchschnittshöhenmaß von 30 mm stehen zwar hoch über den nächsten Maßen der Chinesen von 27 mm; diesen dagegen Australier und Neukaledonier mit 25 mm noch ziemlich nahe und erst Tasmanier mit 22 mm und besonders Wedda mit 19 mm, von denen der Schimpanse mit 16 mm nicht mehr sehr weit absteht (MARTIN), zeigen auffallenderen Unterschied. Hier fehlt es noch an umfangreicheren Feststellungen.

Im allgemeinen sind die Choanen durchaus symmetrisch (SCHAUS), Abweichungen von dieser Regel, nach STIER in 16%, scheinen, wenn man nach BERGEATS I Befunden urteilt, nur zum Teil auf allgemeiner Asymmetrie des Schädels (wobei wohl besonders Vereinigungsanomalien der Keilbeinkörperteile entscheidend wirken), zu beruhen. Meist dürfte es sich um pathologische Einflüsse (Rachitis, Hydrocephalus) handeln, so daß für Aufstellung eines Variantentyps oder ethnologischer Eigentümlichkeiten kaum etwas übrig bleibt.

Die überziehende, den Knochen und Knorpeln glatt anliegende Schleimhaut ändert an der Gestalt der geschilderten Flächen nur sehr wenig, auch die Öffnungen der anliegenden Hohlräume (außer denen des Oberkiefers und Keilbeins),

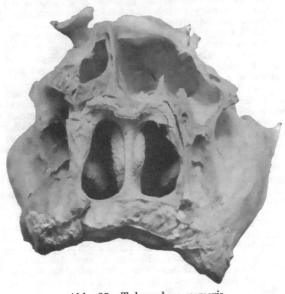

Abb. 25. Tuberculum vomeris.

nämlich diejenigen des Sieb- und Stirnbeins werden durch sie nicht wesentlich verkleinert. Sie setzt sich natürlich in alle angrenzenden Kanäle, speziell den Tränennasengang, dessen Mündung im vordersten Bereiche des unteren Ganges liegt, sowie den Canalis incisivus, bei Erwachsenen, ihn völlig verschließend, fort. Ein einziges Gebilde liegt nur im Schleimhautbereich, das bereits RUYSCH bekannte *Organon vomeronasale* (JACOBSONII), von DURSY am Kinderschädel mit der Säugerbildung identifiziert; ein Rudiment prämammaliarer Bedeutung; es besteht in einem feinsten kurzen und seichten, vorne mündenden Gang an der Scheidewand, hinter und über dem Eingang zum Canalis incisivus. Beim Neugeborenen noch fast regelmäßig anzutreffen, bewirkt die fortschreitende Reduktion seine größere Seltenheit im Reifealter (von ANTON 4mal in 7 Fällen gefunden).

Mittelwand.

Die *Mittelwand*, zugleich Scheidewand der beiderseitigen Haupträume, setzt sich oben aus der senkrechten Siebbeinplatte, unten dem Vomer zusammen, zwischen welche vorne die Cartilago quadrangularis eingefalzt ist (Abb. 9). Wo diese das Septum der äußeren Nase bildet, ergänzt sie sich vorne durch das Crus mediale der Spitzenknorpel. Unten vorne stützen diese Knorpel bzw. der vorderste Vomeranteil sich schließlich noch durch Vermittlung der Crista incisiva (RAMBAUDS und RENAULTS, „Os sous-vomérien") auf den Processus nasalis des Oberkiefers und dahinter auf die Processus palatini dieses Knochens und des Gaumenbeins. Vorne treten in wechselnder Weise bald die Lamina perpendicularis, bald an ihrer Statt die Cartilago septi mit der Spina nasalis ossis frontis und den Nasenbeinen in Verbindung (vgl. Zuckerkandl, III, S. 6 und Stier).

Betrachtet man diesen Aufbau, der nur durch den Zusammenschluß sich entgegenwachsender Knochenplatten untereinander und mit den ebenfalls wachsenden, wenn auch schon primitiv vorhandenen Knorpelplatten zustande kommt, so ist nicht verwunderlich, daß ungleich rasches und daher auch ungleich starkes Wachstum des einen oder anderen Teiles unter Umständen zu größerer Beanspruchung jenes Raumes führt, der eigentlich seinem Nachbarn vorbehalten ist. Solche Erscheinung beobachteten wir ja bereits am gegenseitigen Verhalten der die äußere Nase aufbauenden Einzelknochen, wo die Konkurrenz in sehr einfacher Weise durch Übergreifen einzelner Teile in sonst den anderen angehörende Regionen erledigt wird. Das kommt natürlich auch am Septum vor, außerdem aber eine besondere Erscheinung, welche durch die Eigentümlichkeit der Zwischenlagerung von relativ wenig wachsendem, weil schon vorangelegtem Knorpel zwischen die sekundär wachsenden Knochenkerne bedingt wird.

Der Knorpelraum ist schon besetzt, wenn letztere sich erst noch unter Umständen ungebührlich auszudehnen streben, und so bleibt sämtlichen Teilen, sowohl den Knochenbestandteilen untereinander als besonders dem mehr passiven, schon fertigen Knorpel, nichts anderes übrig, als auszuweichen, wo kein Widerstand vorliegt, das ist also seitlich; und zwar entweder einseitig oder beiderseits, letzteren Falles in S-Form. Ebenso kann sich nur seitlich ein eventuelles stärkeres Wachstum von vornherein gegebener seitlicher Komponenten aus den Oberkiefer- und Gaumenbeinkernen (Crista nasalis) richten. Abweichungen dieser Art sind im ganzen Körper nicht selten (Asymmetrien bilden nach Gaupp geradezu die Regel); hier aber müssen bereits ihre geringeren Grade, die sonst kaum bemerkbar werden, vermöge der sich vergrößernden Winkelöffnungen in höherem Maße zutage treten, und so kommt es zu den so überaus häufigen, ja man möchte sagen regulären Schieflagen des Septum (Heymann fand unter 250 Nasen nur 9 mit einigermaßen gerader Scheidewand) in seinem vorderen Teil, wo allein diese Begegnungskämpfe sich abspielen. Gefördert wird das Abweichen hier noch durch die nach vorne zunehmende Verflachung des Vomerfalzes, in welchem der Fuß des viereckigen Knorpels ruht; die Wahl dieser Stelle wird überdies dadurch begünstigt, daß diese Grenze der Linie entspricht, in welcher der primitive ethmoidale Teil des Septum durch den später herunterwachsenden sphenoidalen Teil ergänzt wird, so daß Anhäufungen oder Verschiebungen von Bildungsmaterial leicht zustande kommen.

Übrigens wirken bereits in frühester Zeit Momente der Asymmetrie direkt mit: so wendet nach Henle schon in den ersten Embryonaltagen die Frucht dem Dotter oder der Nabelblase die linke Seite zu; später nehmen die beiden Stirnfortsätze mitunter in ungleicher Weise an der Bildung des Zwischenkiefers teil (vgl. Grünwald V., Abb. 4); und endlich steigt vor Eintritt des Gaumenverschlusses die Zunge zunächst auf der einen, dann erst auf der anderen Seite hinab, so daß die Gaumenleisten sich nicht gleichseitig entgegenwachsen. Auch dies findet im Bereiche des Zwischenkiefers statt, und so erklären sich aus letzteren beiden Momenten Abweichungen sowohl als einseitig exzessives Wachstum gerade des vordersten Knochenteils (Crista incisiva und Crista nasalis) im Bereiche des Canalis incisivus. Natürlich handelt es sich zunächst um Material- und Richtungsanlagen, die erst in Zeiten und durch die Verhältnisse stärkeren Wachstums ihre eigentliche Auswirkung zeigen und so kommen zwar Abweichungen bereits bei der Geburt (Patrzek) vor, wo Anton sie unter 56 Fällen 9mal (16%) fand; ihre eigentliche Häufigkeit aber tritt erst unter den Vorgängen der zweiten Dentition zur Zeit des zugleich einsetzenden Pubertätswachstums des Gesichtsskelettes zutage (Schaus); auch hier wieder höchstwahrscheinlich durch ungleiche Wachstumsvorgänge verstärkt. Auf der linken Seite setzt nämlich der Wechsel des Incis. I um 4 Tage, des Incis. II und des Eckzahnes um 4 Wochen, des Prämol. I um 6—8 Wochen und des Mol. II um 2½ Monate später als auf der rechten Seite ein (Daffner). Beretta fand diese Prävalenz der rechten Seite in bezug auf den Durchbruch der zweiten Zähne (wahrscheinlich auch schon die Bildung der Milchzähne) in 46% gegen 8% der linken. Nur in 46% bestand Gleichheit.

Ungleichheit des Wachstumsfortschrittes der Scheidewand im ganzen und des sie umfassenden „Rahmens" (der Schädel- und Gesichtsknochen) sollen nach Chassaignac mitspielen, aber bei Gaumenhochstand findet sich dieses Mißverhältnis in besonders hohem Grade ohne die gleiche Folge (s. auch Stier). Die übrigen, nur historisch interessanten mannigfachen Ideen früherer Zeiten über die Ätiologie bewegen sich meist nur in der Richtung der Pathologie und sind schon deshalb für uns unerheblich.

Bemerkenswert ist die relative Häufigkeit dieser *Septumskoliose* beim männlichen Geschlecht gegenüber dem weiblichen (nach Jurasz 193 gegen 132), wohl durch die stärkeren Wachstumsvorgänge beim ersteren erklärlich.

Die auffallende Häufigkeit der Abweichungen im knöchernen Anteil bei Europäern (39,5%) gegenüber anderen Völkerschaften (27% nach ZUCKERKANDL, II, S. 12) dürfte eine Funktion der Prognathie sein, da die mit dieser verbundene stärkere Entwicklung des Kiefers dem Septum weiteren Spielraum gewährt. Denn auch diese Skelettanomalien spielen sich nur im vordersten Anteil, wo die gegenseitigen Wachstumswirkungen aufeinanderstoßen, ab.

Im übrigen schreitet die Verschiebung der Teile, sobald sie einmal aus der Lage gebracht, leicht zur Luxation vor; der dadurch entlastete Knorpel sowohl als Knochen findet geringeren Wachstumswiderstand und schreitet zu Exzeßbildungen, die allerdings den auch weitest gesteckten Rahmen der Normalanatomie überschreiten und daher der Pathologie zu überlassen sind. Typisch ist nur der geringere Grad einer solchen Abweichung, WELCKERS „Crista lateralis", eine Exzeß- oder Entlastungsbildung an der oberen Vomerkante bis zum Knorpel-Knochenwinkel hin, oder in der ganzen Länge in Form eines meist einseitigen, selten beiderseitigen Kammes. Auch hier spricht sich der größere Spielraum, den die Prognathie gewährt, in der geringeren Frequenz bei Nichteuropäern (14,9%) gegenüber Europäern (20,1 nach ZUCKERKANDL) aus.

Eine andere Vorbedingung scheinbar pathologischer, tatsächlich typischer Variationsbildungen liegt ebenfalls noch im Normalbereich, nämlich die Persistenz des „Processus

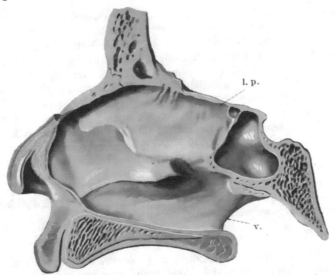

Abb. 26. Exceßbildung des Processus sphenoidalis cartilaginis septi.
l. p. Lamina perpendicularis. v. Vomer.

sphenoidalis septi cartilaginei" (KÖLLIKER) über die Wachstumszeit hinaus (HENLE). Es handelt sich um einen beim Erwachsenen bis über 1/2 cm breiten Knorpelstreifen, der von der hinteren Ecke des viereckigen Knorpels bis zum Rostrum sphenoid. emporzieht; ein Rest des Primordialknorpels der Scheidewand, die ja bis zum 2. Monat rein knorpelig ist; unter Umständen auch mit dem präsphenoidalen Teil des Intersphenoidalknorpels (R. VIRCHOW I) identisch. Letzterer Name rührt daher, daß der an dieser Stelle das Knorpelgerüst ersetzende Vomer aus zwei Seitenplatten aufgebaut wird, die erst nach Schwund des zunächst noch zwischenliegenden Knorpels sich derart vereinigen, daß von der ursprünglichen Doppelanlage keine Spur mehr bleibt. Erklärlich wird aus dieser Vorgeschichte, daß der fragliche Fortsatz jedenfalls in einem eigenen Canalis ossis vomeris, und zwar an Stelle der oberen, sonst mit der Lamina perpendicularis zusammenstoßenden Vomerkante verläuft und sich äußerlich nur durch die Auftreibung dieser Gegend bemerkbar macht. Mitunter jedoch, wenn das Wachstum des Knorpelstreifens das des einen oder anderen Deckknochens übertrifft, liegt er zutage und zwar vorwiegend auf der linken Seite. Als Ausdruck erhöhter Wachstumspotenz, sei es auch nur durch Entlastung, findet sich dann nicht zu selten an der „Durchbruch"stelle ein flacher Würfelabschnitt kurz hinter dem Knorpel-Knochenwinkel (Abb. 26). Auch diese Variante unterliegt den Einwirkungen der Orthognathie.

Der hintere Abschnitt des Vomer pflegt völlig median zu stehen; eine einzige abweichende Beobachtung W. GRUBERS ist für die Normalanatomie unbeachtlich.

Asymmetrie im ganzen Bereich der Nasenmitte.

Welcker hat zuerst die Aufmerksamkeit auf den Zusammenhang von Verbiegungen des Vomer und der äußeren Nase gelenkt. Es handelt sich um eine, vielleicht noch mehr der Lamina perpendicularis als dem Vomer zukommende einseitige Ausbiegung, der eine entgegengesetzt gerichtete Verbiegung der Nasenbeine und der Weichteilnase entspricht, ebenso wie ein Tiefstand des unteren Randes der Nasenapertur auf der Konvexitätsseite der Scheidewandausbiegung. Da infolgedessen die Aperturae piriformes nicht mehr symmetrisch sind, sondern die höher gelegene und weitere (Konkavitäts-) Seite mehr rundlich, die andere annähernd halbherzförmig erscheint, was an die Gestalt der Ulmenblätter erinnert, hat Welcker diese Erscheinung „Pteleorhinie" genannt. Es kombinieren sich also Pteleorhinie, einseitige Nasen- und andersseitige Septumverbiegung. Diese Gegenseitigkeit der Abbiegung ist natürlich als Kompensationswirkung zu deuten; zweifellos aber in, der Deutung Welckers, der die Verbiegung der äußeren Nase [1]) für primär ansieht und ihr sekundär das Knochenseptum in statischer Nachfolge sich anpassen läßt, entgegengesetztem Sinne, nämlich als primäre Wachstumsverlagerung des Septum infolge von Kiefer- bzw. Zwischenkieferasymmetrie (jedenfalls schon auf Unregelmäßigkeiten in der Anlage der Stirn-Nasenfortsätze zurückgehend) mit nachfolgender Überkompensation durch das äußere Nasenwachstum.

Wesentlich gestaltverändernd kann der *Weichteilüberzug* wirken. Im allgemeinen schließt er sich zwar eng dem Skelettkontur an, vorne oben aber findet sich regulär eine, schon Morgagni bekannte, Verdickung, das *Tuberculum septi*, vorwiegend durch eine stärkere Drüsenanhäufung, aber auch durch Ansammlung kavernösen Gewebes bedingt, wie sich das durch sehr deutliche Abschwellung am Lebenden auf Adrenalineinwirkung kundgibt und anatomisch von Hoyer und Schiefferdecker bestätigt wird.

Im Vomerbereiche findet sich ferner nicht selten eine schräg nach hinten aufziehende Faltenbildung als Residuum einer zunächst von Kölliker, dann von G. Killian regelmäßig im Frühleben gefundenen Erscheinung, im übrigen ohne Bedeutung. Denn das am Choanenrand häufig vorfindliche *Tuberculum vomeris* (Abb. 25) hat mit jenen Falten gar nichts zu tun. Den Menschen (vielleicht auch Simiiden) allein eigentümlich, verengt es hier die gegenüber den niederen Säugern weitaus größere Choanenöffnung und ist ebenfalls größerer Drüsen- und Bindegewebsanhäufung zu verdanken.

Die Seitenwand.

Der Zusammenschluß der Knochen zur Gesamtbildung wurde schon oben erörtert. Durch Hinzutreten des Weichteilüberzuges erst wird die Gesamtgestalt ergänzt. Im allgemeinen schließt auch hier die ziemlich dünne Schleimhaut sich eng der Knochenunterlage an, nur an der unteren Muschel trennt beide das reich entwickelte kavernöse Gewebe und am Hiatus maxillaris bilden sich von den die Ränder überschreitenden Duplikaturen (Fontanellen) aus ebensolche Auskleidungen des Hiatus semilunaris inferior (s. u. S. 47). Überblick über die Gesamtgestalt sowie Einsicht in die überaus reichen Einzelerscheinungen besonders der Tiefenpartien muß neben der reinen Bildbetrachtung zugleich von der Genese ausgehen, um irgendwelches Verständnis zu gewinnen.

Betrachten wir so die ganze Seitenwand, so bietet sich zunächst vorne eine etwas konkave Fläche dar, hinten bogenförmig durch einen vom oberen Rande der unteren Muschel aufsteigenden Kamm begrenzt, der mitunter nur durch einen leichten Wall am oberen Ende markiert wird. Dieser *Agger nasi* (H. Meyer) ist der spärliche Rest des noch bei den Affen oft recht gut ausgebildeten Nasoturbinale, also einer eigentlichen Muschel. Auch beim Menschen kommen

---

[1]) Die Ursache der äußeren Nasenverbiegung sieht Welcker im einseitigen Druck bei habituellem Schlafen auf einer Seite (?), übersieht aber, daß dabei wohl die Wange, nicht aber die Nase selbst belastet wird.

gelegentlich stärkere Ausdrücke ihrer früheren Bedeutung, besonders in Form von Pneumatisationsvorgängen vor.

Die nach vorne von dem Kamme liegende Fläche bildet die Seitenwand des *Atrium nasi*, eines Weichteilraumes, während dem Kamm selbst bereits der Rand der knöchernen Apertur unterliegt, daher er sich am Lebenden durch Ausdehnung des Nasenflügels deutlicher darstellen läßt (vgl. Abb. 27).

Im eigentlichen Naseninnern fallen drei oder vier *Längswulste* auf. Der unterste, die *Kiefer-* (vulgo untere) *Muschel* entspricht dem ganz ähnlich geformten Maxilloturbinale der Säuger. Da sie der ganzen Länge nach oben und ebenso am vorderen Ende angewachsen ist, ragen nur unterer und hinterer Rand frei vor, seltener, durch Freibleiben eines Stückchens des Oberrandes, ein kleines hinteres Ende. Der drüsenreiche, von einem kavernösen Venengeflecht median und unten gepolsterte Überzug mit Fältchen- und Warzenmodellierung der Oberfläche läßt sie, besonders am Lebenden, wesentlich umfangreicher erscheinen als ihr Skelett vermuten läßt. Da die kavernösen Einlagen sich in die Grübchen der medianen Knochenfläche einbetten, ist der Überzug hier schwer von der Unterlage trennbar, während er lateral sich leicht ablösen läßt.

Der ganze übrige Teil der Seitenwand wird vom „Basalwulst" (GRÜNWALD V, VII), wie man ihn entsprechend der Genese benennen darf, eingenommen, als einheitliches Gebilde auch schon am Skelett erkennbar. da ihm ausschließlich das Siebbein zugrunde liegt (s. Abb. 7).

An seiner sichtbaren Fläche erscheinen die untere, obere und unter Umständen oberste Siebbeinmuschel (konventionell als mittlere, obere und oberste Nasenmuschel bezeichnet) (Abb. 7, 45).

Man hat über die Zahl der Siebbein- und somit auch sämtlicher Nasenmuscheln sich in recht unklaren Anschauungen bewegt, solange mannigfache Gestaltabweichungen bei Erwachsenen bald diese, bald jene Deutung erlaubten. Erst die systematische Erforschung der Genese erlaubte, alle Varianten auf zwei unverrückbare Urtypen, den zweimuscheligen und dreimuscheligen, zurückzuführen. Mehr als drei Siebbeinmuscheln gibt es nicht; scheinbare Überzahl beruht auf Residuen transitorischer Oberflächenvorgänge, die sich jedoch niemals auf den primordialen Weichteil- oder Knorpelaufbau oder das Knochenskelett erstrecken (GRÜNWALD VIII).

Die untere Siebbeinmuschel ist schon nach ihrem Skelett, aber auch durch ihren dünnen Überzug, der nur an einzelnen Stellen kavernöse Einlagen aufweist, wesentlich schlanker als die Kiefermuschel. Sonst dieser im allgemeinen an Gestalt gleichend, zeigt sie nur (regelmäßig beim Foetus, aber häufig auch beim Erwachsenen) an ihrem Vorderende einen lappigen Vorsprung, den Lobulus (KILLIAN), in Erinnerung an die ausgesprochene spitze Dreiecksform dieser Muschel bei niederen Säugern. Eine Beobachtung BERGEATS II an je einem Indianer und Ostaustralier, bei denen an der vorderen unteren Ecke des Knochen ein hanfkorngroßes schwammiges Knötchen sich vorfand, scheint daran zu erinnern.

Der Winkel, den die Vorderkante mit dem Unterrande bildet, bewegt sich um 90° herum, ist aber häufiger etwas stumpf.

Der Gedanke liegt nahe, daß starke Prognathie in ihrer Annäherung an tierischen Typus sich auch in Zuspitzung dieses Winkels äußern würde. Aber eigene Untersuchungen an 5 höchst prognathen Exotenschädeln haben so große Schwankungen, zwischen 56° und 95°, ergeben, daß Schlußfolgerungen unmöglich sind. Bei der großen Schwierigkeit, Material (zersägte Schädel) für solche Untersuchungen zu gewinnen, wird die Frage, ob die Entwicklung des Vorderschädelgrundes hier nicht die Funktion der Kieferentwicklung (eventuell über-) kompensiert, wohl noch länger offen bleiben.

Von individuell außerordentlich verschiedener Länge und Höhe, so daß sie nach unten zwar (meistens) den oberen Rand der Kiefermuschel erreicht oder sogar überragt, andererseits weit darüber stehend, sonst verborgene Teile der Seitenwand aufdeckt, wechselt auch ihre Gestalt: Von sehr geringer Oberflächenkrümmung bis zu ausgesprochener Viertelkreisform des Querschnittes mit lateral gewendeter Konkavität (vgl. rechts und links auf Abb. 22). Im allgemeinen solid, wird sie vereinzelt ausgehöhlt, welches Vorkommnis in den Bereich der Pneumatisationen fällt.

Nach Zuckerkandls (III, S. 64), jedoch nicht durch Einzelbelege gestützter, Angabe soll auch eine Krümmung in verkehrtem Sinne, d. h. mit der Konkavität nach innen, und zwar stets beiderseitig, vorkommen.

Die *obere Siebbeinmuschel* erscheint als wesentlich schmälere und kürzere (im allgemeinen gegen die untere etwa halb so große) Leiste ohne Vorderkante, da sie hier ganz mit dem Basalwulst verwachsen ist, und geht mit ihrem „Stiel", d. h. hinteren Auslauf, häufiger flach in die Seitenwand über, als daß sie von ihr abgehoben ist. Bald gerade, bald nach unten gekrümmt, bald flach, bald mehr oder weniger vorspringend, schwankt auch ihre Gesamtgestalt beträchtlich, jedoch nur wenig von ihrem Weichteilüberzug beeinflußt, der ihr glatt und wenig dick anzuliegen pflegt.

Nur in 23% aller Fälle ausgebildet, dazu noch in 10% rudimentär, findet sich beim Erwachsenen eine *oberste Siebbeinmuschel*, während sie im Fötalleben weit häufiger, bis zu 47 bzw. 48% im 8.—10. Monat vorkommt (Grünwald VIII). Genetisch ausgesprochen bedeutet das, daß es von vornherein und dauernd Typen zweiwulstiger und dreiwulstiger Ethmoidalformen gibt, daß aber ein Teil der letzteren auf dem Wege der Reduktion in die erstere Form überführt wird. Dieser gewöhnlich vor der Geburt schon vollendete Reduktionsvorgang spricht sich beim Erwachsenen auch in den rudimentären Formen aus, wie denn alle obersten Muscheln in Gestalt und Größe noch mehr Schwankungen zu zeigen pflegen, als die oberen. Erklärt sich das bei letzteren aus dem (prozentual eruierbaren) größeren Anteil von Bildungsmaterial, das von ursprünglich bemerkbaren obersten Wülsten herrührt, so ist umgekehrt der unvollkommene, nicht bis zum völligen Verschwinden führende Reduktionsvorgang für die kleineren Dimensionen der obersten Wülste anzuschuldigen.

Oberflächenverschiedenheiten durch typische Variation sowie (selten) Pneumatisationsvorgänge werden auch hier beobachtet.

Schon ein Teil der unteren, mitunter auch der oberen, jedenfalls aber der obersten Siebbeinmuscheln sowie der oberste Abschnitt des Basalwulstes liegen dem Blick nicht mehr frei, sondern werden von den vorgebuchteten Keilbeinkörper überschnitten, so daß der an dieser Stelle liegende *Recessus sphenoethmoidalis* (Abb. 27) oft nur nach Wendung des Präparates eingesehen werden kann.

Teilwulstbildungen.

Nicht allzu häufig, aber doch so oft, daß sie als „Normal"bildungen selbst bei engster Fassung dieses Begriffes imponieren, finden sich auf den Muscheln Einschnitte, die bei größerer Tiefe bis zu völliger Abschnürung in Teilwülste führen.

An der Kiefermuschel finden sich solche, noch dazu sehr seichte Längsfurchen nicht gerade häufig; ganz selten senken sie sich vorne oder hinten zum Rande hinab, so daß unter Umständen sogar eine mehr oder weniger tiefe Einkerbung entsteht und der Eindruck einer Zweiteilung erweckt wird.

Weitaus häufiger ist die untere Siebbeinmuschel längsgefurcht (Abb. 7), ähnlich einem entsprechenden, wenn auch nicht generellen und innerhalb einer Spezies ebenfalls individuell schwankenden Verhalten der ganzen Säugerreihe.

Die phylogenetisch schwankende Bedeutung kommt auch in dem von der frühen Fötal- zur Reifezeit abfallenden Prozentsatz der Häufigkeit (59%) im 5. Fötalmonat bis 6% bei Erwachsenen zum Ausdruck; daß der Spalt erst am ausgebildeten Kopf seine volle Erstreckung erreicht, während intrauterin nur schmale, wenn auch mitunter recht tiefe Einschnitte sich darstellen, spricht nicht dagegen.

Am häufigsten bietet sich dem Auge eine nach oben vertiefte Längsfalte in 3/4 der Ausdehnung der Muschel dar; vereinzelt beschränkt sich die Einsenkung auf die Mitte der Fläche und erreicht diesfalls größere Breite, so daß das Bild dem beim Schimpanse stark ähnelt; ja es kommt sogar bis zu völliger Aushöhlung an dieser Stelle. In seltenen Fällen überschreitet die Spaltung die hintere oder vordere Grenze des Wulstes. Ersterenfalls ist ein Irrtum über seine rein sekundäre Bedeutung kaum möglich, wenn die Spaltung den unteren Anteil betrifft; nur am oberen Rande kann sie, zumal wenn zugleich Tiefenlagerung

des oberen Abschnittes dazutritt, zu der irrtümlichen Auffassung führen, als ob eine überzählige, also vierte oder eine „Neben"muschel vorliege (vgl. Zuckerkandl III, Taf. V,
Abb. 2, 5, 6). Spaltung am vorderen Rande mit dem Ergebnis der Affenähnlichkeit, wie sie
Zuckerkandl (II, Taf. VI, Abb. 4) in einem Falle gesehen hat, dürfte nur Zufallsprodukt
einer Aplasie im Bereiche des mittleren Stirnfortsatzes sein.

An der unteren Fläche kommt die Spaltung überaus selten, im übrigen morphologisch,
wahrscheinlich auch phylogenetisch den anderen gleichwertig vor. Auch mehrfache, wenngleich meist mehr oberflächlichere, selten tiefere Furchen, allein der medialen Fläche oder
zugleich hier und an der unteren Kante, haben dieselbe Bedeutung.

Auch an der oberen Siebbeinmuschel werden solche Teilwulstbildungen intrauterin
nicht ganz vermißt; von der Reife ist noch kein Fall bekannt. Mannigfaltige Analoga aus
der Säugerreihe verraten ihre phyletische Herkunft.

Bezüglich aller Einzelheiten ist auf die einschlägige Arbeit (Grünwald VIII, S. 628 ff.)
zu verweisen.

3. Die Innenräume.

Der Nasenhohlraum

liegt zwischen den eben geschilderten vier Wänden und seine Gestalt hängt
daher von ihnen durchaus ab. Im allgemeinen ist er oben am schmälsten, da
hier bereits vorne die unteren Siebbeinmuscheln weit mehr in das Innere vorragen, als die Kiefermuscheln, und verengt sich weiter hinten, wo die oberen
bzw. obersten Siebbeinmuscheln die Seitenbegrenzung übernehmen, noch mehr
bis zu einem, oft nur ideellen Spalt. Im ganzen wird dieser obere Ausschnitt
als *Riechspalt* bezeichnet, da hier vorzugsweise die Riechnervenendigungen
sich verbreiten, doch ist zweckmäßigerweise der vordere Abschnitt, den schon
Merkel „seiner Gestalt wegen „Carina nasi" genannt hat, als *Spatium subfrontale* (Grünwald V) zu unterscheiden; phylogenetisch wichtig als Ausgang der
Stirnbeinpneumatisierung der Säugetiere, anatomisch durch die Bildung von
Rudimenten derartiger Aushöhlung, „Subfrontalbuchten" (s. u. S. 69 u. Abb. 8)
in einzelnen Fällen.

Mit dem seitlichen Ausweichen des hintersten Anteils des Siebbeins im
Bereiche der jeweils obersten Muschel erweitert sich der Spalt wieder und endet
schließlich hinten in einer Grube zwischen Siebbein und Keilbeinvorderwand
(Abb. 27), dem Recessus sphenoethmoidalis (H. Meyer); beachtenswert als Rudiment einer bei den niederen Säugern der größten Menge der Ethmoturbinalia
zur Behausung dienenden weiten Aushöhlung, deren Homologon im frühesten
Fötalleben noch als „Recessus posterior" erkennbar ist (Grünwaild VIII).

Der der Höhe nach mittlere Anteil ist wesentlich breiter, da die unteren
Siebbeinmuscheln an sich hier schon seitlicher liegen und außerdem unten noch
seitlich ausweichen (Abb. 22). Nur vorne bedingt das Tuberculum septi eine,
verschiedentlich starke, Verengung, während die im ganzen bedeutend größere
Weite des hinteren Abschnittes durch das Einragen des Tuberculum vomeris
(Abb. 25) nicht so wesentlich beeinträchtigt wird. Immerhin ist es gewöhnlich
nicht möglich, durch diesen Spalt hindurch auf die unteren Abschnitte der
Keilbeinvorderwand hinzusehen; auf derjenigen Seite, die bei Asymmetrie des
Septums weiter würde, tritt kompensierend die untere Siebbeinmuschel häufig
wiederum so weit medial, daß der gewonnene Vorteil ausgeglichen wird. Im
allgemeinen ist aber der vordere Abschnitt dieses mittleren Raumes weit breiter
als der hintere, in dem das Vortreten der oberen Siebbeinmuschel entsprechend
der Ausladung der Siebbeinräume sich geltend macht. So ergibt sich ein Zusammenhang zwischen Breite der Nasenhöhle einerseits, des Oberkiefers und
Siebbeins andererseits, im allgemeinen verfolgbar, im einzelnen (individuell)
jedoch durchaus nicht immer zutreffend.

Die recht unklare Benennung „*mittlerer Nasengang*" läßt sich am ehesten
noch rechtfertigen, wenn man sie auf diesen Teil des Nasenhohlraumes zu
klinisch-praktischer Anwendung bringt.

Ähnlich verhält es sich mit dem „*unteren Nasengang*", also dem unteren Abschnitt des Gesamthohlraumes. Seine seitliche Begrenzung liegt eigentlich nicht nur an der Medialfläche der Kiefermuschel, sondern auch an dem unter dieser liegenden Teil der Seitenwand, der allerdings je nach dem Herunterragen dieser Muschel sehr klein ausfallen, ja ganz verschwinden kann. Konventionell (klinisch) versteht man unter unterem Gang auch den vorne oft ganz verschlossenen Raum zwischen „unterer" (Kiefer-) Muschel und Seitenwand. Der starke Anteil des Schwellkörpers am Umfange der Kiefermuschel bedingt übrigens im Leben einen starken Wechsel in der Breite beider Räume.

Wichtig ist das Verhalten des *Nasenbodens*. Im allgemeinen ziemlich flach mit geringer Konkavität, zeigt er nicht selten vorne eine bedeutende Aus- ladung nach unten, so daß unter Umständen eine Art von Recessus der An- sammlung von Sekreten in klinisch bedeutsamer Weise Vorschub leistet.

Zur Breite des Oberkiefers steht der untere Gang in ziemlich nahem Verhältnis. Wenn auch Messungen noch nicht vorliegen, so kann doch im allgemeinen ein Zusammenhang zwischen der Oberkieferbreite der Chamäprosopen und Weite des unteren Ganges nicht verkannt werden. Speziell bei „Negern" Nordamerikas hat Braislin den weiteren (und kürzeren, also chamärhinen) unteren Gang hervorgehoben und Martin nimmt eine all- gemeine Bevorzugung der Chamärhinen gegenüber Leptorhinen in dieser Richtung an. Wenn Blumenbach und später Sömmering bereits die größere Weite der Nasenhöhle bei „Negern" hervorheben, so dürfte das im wesentlichen auf den unteren Gang zu beziehen sein.

Bei der Unbestimmtheit des Begriffes darf man dem unteren Gang auch den durch die Kiefermuschel verdeckten Anteil hinzurechnen, der von einen engen Spalt bis zu einem $^1/_2$ cm und darüber weiten Halbkanal schwankt. Bemerkens- wert ist hier die nicht weit hinter dem vorderen Ansatz der Muschel gelegene Mündung des Tränenkanals. Die Schleimhaut umlagert ihn in Gestalt einer frei vorne nach unten auslaufenden Falte, die von verschiedenster Ausdehnung, sich bis zu einer ventilartig die Mündung überdeckenden Klappe auswächst (Abb. 27).

Die Gestalt und Weite des *Gesamthohlraumes* schwankt nach alledem in weitesten Grenzen. Messungen der Kapazität müssen daran scheitern, daß die Nebenräume jeweils gar nicht zugängig sind, jeweils an der Bemessung teil- nehmen. Wenn also Mantegazza ein Mittelmaß von 84 ccm an Männern und 69 ccm an Weibern erhebt, so sind die Schwankungen in den Einzelfällen, von 52—120 und 43—96 ccm (!), teilweise wohl eher auf jenen Umstand, als auf Weitendifferenz der Nase selbst, zu beziehen.

Die von Jakobi beim Gorilla, Orang-Utan und Schimpanse erhobenen riesigen Unter- schiede zwischen Männchen und Weibchen von 220 : 80, 134 : 89 und 72 : 50 cm sind dagegen bei dem erstaunlich großen Kopfübermaß der ersteren ohne weiteres verständlich.

Die Gesamtgestalt des Naseninneren läßt sich nach H. Virchow durch ein „Nasen- viereck", begrenzt durch „Nasion", Vorderende der Spina nas. ant., Hinterrand der Spina nasalis posterior und Ansatz der hinteren Kante des Vomer an der Schädelbasis graphisch darstellen. Der Winkel der Grundlinie dieses Vierecks mit der „deutschen Horizontale" entscheidet und scheint a priori besonders unter dem Einfluß des Gesichtswinkels zu stehen. Jedoch ergaben Messungen an 24 Schädeln Differenzen um 14⁰, aber ohne entsprechende Anlehnung an den Gesichtswinkel. Bei Chinesen und Buschmännern fanden sich 91 und 92⁰, bei Europäern aber 82—85,5⁰ in Nachbarschaft mit 82⁰ bei Loangonegern und Neupommern. Allerdings lehnt Virchow den Einfluß der bei Europäern besonders langen Spina anterior nicht ab, so daß jedenfalls dieser vordere Meßpunkt ungeeignet erscheint und vielleicht von seiner Ersetzung durch den Ansatz der Spina zuverlässigere Ergebnisse zu erhoffen sind. Auch die Messungen an Anthropoiden haben bisher nicht genügend orientiert, da, bei allgemein niederem vorderem Winkel (69,5—74⁰), doch bei einem Schimpansen das Maß von 84⁰ mitten in die menschliche Reihe hineinführte. Also auch hier wieder, darf man sagen, liegt im Einzelmaß allein keine Charakteristik.

Der Seitenraum (Spatium laterale).

Dieser, wenn auch seinem Begriffe nach ausführlich begründete, Namen (Grünwald VII) muß erst noch Bürgerrecht gewinnen. Der Begriff recht- fertigt sich, sobald man von der rein oberflächlichen Erscheinung beim Erwachsenen absieht, besonders in der Onto- und Phylogenese, wo man bald mit dem „mittleren Gang" nichts mehr anfangen kann.

Es handelt sich um die Tatsache, daß zwischen dem ursprünglichen „Basalwulst" (s. o. S. 26), also dem Ethmoidalkomplex des Erwachsenen einerseits und der Kiefermuschel unten, dem Agger nasi (Nasoturbinale) vorne andererseits sich ein Raum von größter Ausdehnung und reichem Inhalt erstreckt, von dem noch dazu die umfangreichsten Pneumatisationen ausgehen.

Sichtbar wird der Raum erst nach Abtragung der unteren Siebbeinmuschel, wonach sich auch seine vordere Grenze durch eine mehr oder weniger ausgesprochene Kante, die vom Ansatz der Siebbeinmuschel zum oberen Rande der Kiefermuschel herunterzieht, markiert (Abb. 27). Hinten verläuft er flach

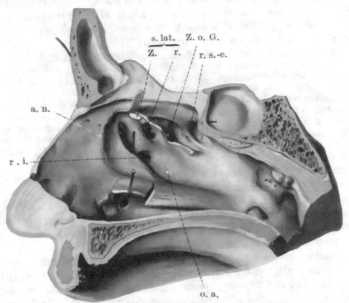

Abb. 27. Seitenraum der Nase, durch Abschneiden der unteren Siebbeinmuschel sichtbar gemacht.
Z. Zelle. r. Recessus des (s. l.) Sinus lateralis. Z. o. G. Zelle des oberen Ganges. r. s.-e. Recessus spheno-ethmoidalis. a. n. Agger nasi. r. i. Recessus inferior des Hiatus semilun. inferior. o. a. Ostium accessorium der Kieferhöhle. Unter dem emporgeklappten Stück der Kiefermuschel das Ostium lacrymale sichtbar. Unter der abgeschnittenen Umbiegung der unteren S.-Muschel erstreckt sich der flache Recessus frontalis.

in die Seitenwand, während er in der Mitte in drei Abteilungen sich seitlich vertieft. Nur ganz vorne oben pflegt die Vertiefung unter dem Ansatze der Siebbeinmuschel einheitlich als *Recessus frontalis* (KILLIAN) zu verlaufen, doch in 27% (GRÜNWALD VII) setzt sich die Gliederung der Mitte auch bis ganz oben fort, so daß kein Recessus besteht.

Die drei Abteilungen werden dadurch hergestellt, daß zwei genetisch als Wandmuscheln (Paraturbinalia) zu charakterisierende Leisten die Seitenwand durchziehen, unten der *Processus uncinatus*, oben der *Torus lateralis* (GRÜNWALD VII). Ersterer ist als Ausläufer des Agger zu betrachten, er verläuft hinten mehr oder weniger flach auf der Mitte des Oberrandes der Kiefermuschel und ist beim Erwachsenen immer ungegliedert, in der Regel auch nicht anders als flach, also unausgehöhlt, anzutreffen. Nur seine Breite ist sehr verschieden, ebenso wie die Konkavität seines oberen freien Randes — unten verbindet ihn ja die Schleimhaut der „Nasenfontanelle" (s. o. S. 26) kontinuierlich mit dem Überzuge der Kiefermuschel — was für die Gestaltung des Zugangs zur Kieferhöhle belangreich ist.

Die obere Leiste, der Seitenwulst, zuerst von Soemmering (Taf. 3, Abb. 3) dann wieder von Pirogoff entdeckt, hat die Gestalt eines rundlichen dicken, leicht nach unten ausgebogenen Balkens. Primär solid, verliert er diese Beschaffenheit beim Erwachsenen in 62% des Vorkommens, so daß die in mehr als $1/3$ der Fälle verbleibende Solidität, die ihm von Zuckerkandl gegebene generelle Bezeichnung als „Bulla ethmoidalis" durchaus verbietet. Von seiner Mitte nach oben zieht relativ häufig eine Abzweigung (selten zwei, Abb. 27) zum Ansatz der oberen Siebbeinmuschel, von ebenda, seltener etwas weiter hinten (in nahezu 4% der Fälle) eine andere, das *Crus laterale* oder Hallerscher Fortsatz (Grünwald) nach unten. Letzterer kann ebenso wie der Wulst selber ausgehöhlt werden (cellula Halleri), worüber im Rahmen der Pneumatisationsvorgänge zu berichten sein wird (s. u. S. 72).

Der Seitenwulst ist den multiplen Paraturbinalbildungen niederer Säuger nicht nur ganz allgemein homolog, sondern findet auch in seiner differenten Gestalt bei Simiiden schon ganz vereinzelt seinesgleichen. Seydels Bilder zeigen einen solchen bei einem Cebus hypoleucus, während ich ähnliche Vorkommnisse bei Semnopithecus, Meerkatze und jungem Nasenaffen beobachtet habe; im Gegensatz zu den Anthropoiden, die weder Zuckerkandl noch mir (IX) irgend etwas Ähnliches darboten, während allerdings Seydel einen Fall von Gorilla abbildet. So dürfte der Seitenwulst als interessantes Erbstück unserer Ahnenreihe betrachtet werden, allerdings kontinuierlich nur unserer jüngsten. Dafür spricht die besondere Größe bei „Negern", wo Bergeat II ihn in 75% bereits von vorne erblicken konnte.

Zwischen dem Seitenwulst und dem Processus uncinatus dehnt sich der *Hiatus semilunaris inferior*, oberhalb von ihm, vom Ansatz der oberen Siebbeinmuschel begrenzt, der *Hiatus semilunaris superior* (Grünwald V, IX). Diese letztere Sonderbezeichnung rechtfertigt sich u. a. auch dadurch, daß von ihm sehr wichtige Pneumatisationen ausgehen. Auch seinesgleichen findet sich bereits vereinzelt beim Schwanzaffen.

Beide Spalten können vorne abgeschlossen sein, so daß sich vor ihnen der Recessus frontalis abgrenzt (s. u. S. 47), können aber auch unmerklich in ihn übergehen, was bei der oberen Spalte allerdings nur sehr selten und in nicht zweifelsfreier Form, bei der unteren dagegen bis zu 5% des Vorkommens beobachtet wird. Wesentlich häufiger findet sich eine Fortsetzung des Spaltes bis zum Ansatz der Siebbeinmuschel, und zwar gewöhnlich beider zugleich, sehr selten nur des einen oder anderen.

Der untere Spalt bleibt entweder von seiner Entstehung an schmal und seicht, oder er vertieft sich aus breiter Anlage zu einer lateral vom Processus uncinatus verlaufenden Rinne, dem *Canalis semilunaris* (Grünwald V, VI), dessen Seitenwand von der Facies orbitalis des Oberkiefers und zuweilen des Tränenbeines gebildet wird. (Der irreführende Name „infundibulum" für diese Rinne ist zu verwerfen.) Über die drei Endigungsformen des Spaltes am Vorderende wurde schon gesprochen. Vorn können sich Aushöhlungen in mancherlei Form erstrecken (s. u. S. 47).

Von besonderer Bedeutung für die Gestalt des Spaltes ist die Stellung der Fläche des Processus uncinatus, die vom völlig senkrechtem (Abb. 8) bis zu nahezu wagrechtem Verlauf schwankt, ebenso wie die mitunter vorkommende Umbiegung seiner vorderen Hälfte, derart, daß es bis zu völliger Duplikatur in Form etwa einer stark aufgerollten Hutkrempe (aber mit dem freien Rande nach unten) kommt (Abb. 28). Dann ist die Rinne vorne sehr weit und schließt medialwärts nur unvollständig ab. Ebenso bedeutungsvoll ist Ansatz, Gestalt und Lage des Processus maxillaris. Hierauf kommen wir bei der Betrachtung des Kieferhöhlenostiums (S. 63) zu sprechen.

Der *Hiatus superior* darf im allgemeinen als menschliche Neuerwerbung bezeichnet werden — nur bei Cebus hypoleucus fand sich bisher eine ähnliche Bildung — was wohl mit der im wesentlichen dem Menschen zukommenden Art der Siebbeinpneumatisation zusammenhängt, die in ganz anderer Weise als bei allen Simiiden verlaufend als Funktion der dem humanen Typus zukommenden Gesichtsbreite anzusehen ist. Als Teilerscheinung davon ist bereits der *Sinus lateralis* (GRÜNWALD V, IX) zu bezeichnen, der eine Vertiefung und Verbreiterung des Spaltes seitlich abwärts und nach oben bedeutet und an dessen Stelle in 13% meiner Fälle 2, selten 3 Vertiefungen (Abb. 27) auftreten können, die ebenfalls weitere Aushöhlungen vermitteln.

Die Entstehung all dieser Gebilde aus primären kleinen Vertiefungen läßt sich in der Entwicklung aufs schönste verfolgen, der Hinweis darauf soll hier nur begreiflich machen, daß diese Raumparzellierungen nicht durch

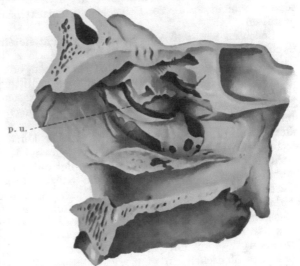

Abb. 28. Besondere Gestalt des Processus uncinatus: Umkrempelung des Randes, sehr breiter und durchlöcherter Processus turbinalis.

p. u. Processus uncinatus.

„Auswüchse" zwischen dem Seitenwulst und der oberen Siebbeinmuschel bedingt sind, sondern daß die Wülste usw. lediglich Aussparungen der Substanz zwischen den Vertiefungen darstellen.

Je nachdem die eben im einzelnen geschilderten Spalten („unterer Gang", Seitenraum usw.) mit dem Hauptraum offen zusammenhängen oder nicht, nimmt ihre Luftsäule an der Atmung Anteil. Davon ebenso wie von der Gesamtgestalt des Hauptraumes hängt also die Atmungsfunktion der Nase b. Da in der postfötalen Entwicklung, besonders in der Frühkinderzeit, diese Verhältnisse die größten Abweichungen gegenüber dem Reifestadium aufweisen, gewinnen sie erhebliche Bedeutung für den Atemmechanismus. Hierfür muß, da die Darlegung dieser Verhältnisse in den Bereich der Entwicklungsgeschichte und Physiologie entfällt, auf DISSES grundlegende Untersuchungen verwiesen werden.

Die oberen Gänge.

Die zwischen den Siebbeinmuscheln selbst sich erstreckenden Räume, der, klinisch gesprochen, obere und eventuell oberste Gang — anatomisch besser als Spalt zu bezeichnen — sind genetisch von gleicher, morphotisch von wesentlich geringerer Bedeutung als die vorher geschilderten. Ihre Längs- und Höhen-, vor allem aber ihre Seitenerstreckung ist sehr gering, gegenüber den Spalten des Seitenraumes; sie sind ja nur Gliederungen des Basalwulstes, während jener durch seine Lage von vornherein zu einer hervorragenderen Rolle bestimmt ist. Paraturbinalien entsprechende Tiefengliederungen kommen hier überhaupt nicht vor, denn die scheinbaren Gebilde solcher Art, wie sie irrtümlich sogar als überzählige Muscheln gedeutet worden sind, sind nur recessive Spaltungsergebnisse (s. o. S. 37). An der obersten sind solche, wie bei ihrem geringen Material verständlich, überhaupt noch nicht beobachtet worden.

Die pneumatischen Räume.

Diese auffallenden Bildungen haben von jeher die Aufmerksamkeit erregt und die mannigfachsten Deutungen erfahren, die vor allem solange irreführen mußten, als man nur von Zweckvorstellungen ausging, an deren Stelle man bloß die Frage nach „Funktion" in physikalisch-mathematischem Sinne zu setzen braucht, um die Betrachtung vorurteilslos und damit fruchtbar zu gestalten.

Beachten wir, daß von Seite der Weichteile eine gewisse Größe der Oberfläche als Unterlage beansprucht wird — wie z. B. am Oberkiefer unten die Zähne, seitlich die Muskeln ihren Platz suchen, oder wie die Stirnwölbung über das Maß des Gehirnwachstums hinaus der Mittelgesichtsgröße zu folgen gezwungen ist, oder wie die Atemfunktion des Naseninneren das seitlich liegende Siebbein zu raumverengernder Ausdehnung zwingt — so werden solide Knochen unter dieser Oberfläche liegen müssen, wenn an sie gleichzeitig starke Druck- oder Zugansprüche herantreten; wenn aber keine solche statische Belastung vorhanden ist, oder wenn sie später verschwindet, so waltet auch kein Wachstumstrieb im Knocheninneren, dieses folgt daher einer etwa notwendigen Oberflächenvergrößerung nicht nach, die Stützbälkchen schwinden oder werden überhaupt nicht ausgebildet; ebenso setzt es von innen her wirkendem Aushöhlungsdrang, der (phyletisch) kompensierend wirkt, keinen Widerstand entgegen. Auf all diesen Wegen kommt es der relativ großen Oberfläche gegenüber zur Innenleere, also zur Pneumatisation. Diese kann dort, wo gar keine Druckvorgänge auf der Oberfläche lasten, wie z. B. an der Kiefer- und Stirnhöhle des Menschen, in ganz gleichmäßiger Weise das Innere ergreifen, oder sie kann, bei großer Oberflächenausdehnung und damit starker Belastung durch das Eigengewicht, zu vielfacher durch Stützbälkchen unterbrochener Zellbildung führen, wie das an der Stirn des Elefanten zu beobachten ist. Zwischenbilder und besonders Reste der Stützbalken in Form von mehr oder weniger unvollkommenen Scheidewänden finden sich vor. Der mächtigen Hebeldruckwirkung der Kiefer bei den stark prognathen Anthropoiden muß eine größere Stärke der unmittelbar über dem Oberkiefer liegenden Knochen begegnen (Golling) und so sehen wir beim Orang die Stirn entweder ganz solid, oder, wie auch beim Gorilla (Golling) die spärlichen oder auch größeren Hohlräume von starken Stützbalken oder multipler Spongiosierung durchzogen. Über die Art, wie die zur Herstellung der Aushöhlung nötigen formativen Kräfte der Intrauterinentwicklung, in Vorahnung sozusagen späterer statischer Ansprüche einsetzen, darüber allerdings läßt sich keine Auskunft geben, so wenig wie über das gleichsinnige Rätsel der Arbeit nach dem phyletischen Modell, wie sie sich an jedem Foetus voll ieht. Gelegentlich führen diese formativen Kräfte über den Rahmen des Bedürfnisses (oder richtiger des Mangels an Bedarf von solidem Knochen) hinaus, sie gewinnen Eigenbedeutung und so kommt es, daß unter Umständen die Knochenwände vorgetrieben werden, wie dies an der Kieferhöhle lateral und an der Stirnhöhle vorne — Auftreibung der Stirnplatte — beobachtet wird. Das sind aber zugleich Ausnahmen und Neuerscheinungen, die die Grundbedingungen des Hohlwerdens nicht berühren.

Im ganzen stellt sich uns demnach jede Pneumatisierung als *Ausdruck partieller oder totaler statischer Indifferenz der von ihr befallenen Knochen* dar. Sie ist nur Wirkungsergebnis, nicht Zwecksvoraussetzung.

Den Beginn jeder Pneumatisierung macht eine grubige Vertiefung, meist von Kugel- oder Eisegmentform, und zwar schon sehr frühzeitig im Fötalleben; dann schreitet die Vertiefung zugleich in der Richtung auf den betreffenden soliden Knochen und exzentrisch, also ihn aushöhlend und auftreibend, weiter fort. Vielfach bleibt sie aber im Anfangsstadium stehen, so daß unter Umständen auch bei Erwachsenen an Stellen, wo sonst tiefere oder ganz tiefe Hohlräume erscheinen, nur Gruben zu finden sind.

Die Ausdehnung dieser Räume erstreckt sich nun sehr häufig auf ganz andere Regionen, im besonderen auf ganz andere Knochen als in denen sie begonnen hat. Und erst die Unterscheidung der Partien der Ausmündung von denjenigen der Erstreckung bzw. die Rücksicht auf beiderlei Partien in der Namengebung vermochte in dem bis dahin existierenden „Labyrinth" Klarheit zu schaffen. Es mag auch heute noch nicht überflüssig sein, zu betonen, daß es überhaupt kein Zell-„Labyrinth" gibt, d. h. daß man, abgesehen etwa von Dehiscenzen der Wände nirgends erst von einem Hohlraum in den anderen gelangt[1]), sondern nur von jedem peripheren Raum oder indirekt durch einen ihm mit anderen gemeinsamen Vorraum in die Hauptnasenhöhle. Man kann sich also nirgends verirren. Dagegen gelangt man häufig von einem Ostium im Bereiche eines bestimmten Knochens aus in einen Hohlraum im Bereiche eines anderen Knochens, in dem unter Umständen Räume verschiedenen Ursprunges beisammen liegen können.

Hält man sich immer vor Augen, daß (im allgemeinen) die peripheren Pneumatisierungen nur durch Ausdehnung fötal präformierter Furchen oder Gruben entstehen, so wird sich die Namengebung von selbst herstellen: Wenn wir z. B. von „frontalen Zellen des Hiatus semilunaris inferior" sprechen, so wird man ohne weiteres wissen, daß es sich um in der Stirntafel gelegene Räume handelt, die vom Hiatus semilunaris inferior ausgegangen sind und daher auch dort ausmünden.

N. J. WEBER (S. 13) hat bereits diese eindeutigen adjektiven Hinweise auf den Lagerungsort der Räume, wenn auch nicht ganz konsequent, verwendet; selbstverständlich, wie alles rationelle, mit negativem Erfolge. Auf die Verlegenheit, die durch die Lage mancher Höhlen in mehr als einem Knochen oder durch die Zugehörigkeit des Ausganges zu einem anderen als dem von der Höhle eingenommenen Gebiet, erwächst, haben bereits REISINGER (§ XI) und SANTORINI (S. 90) hingewiesen. Von neueren und neuesten Schriftstellern ist die Schwierigkeit durch Ignorieren umgangen worden.

Arten der Pneumatisierung.

Dies vorausgeschickt — die Einteilung im einzelnen folgt unten — müssen wir uns zunächst mit den einzelnen Arten beschäftigen, in denen überhaupt die Pneumatisierungen erfolgen. Deren sind dreierlei:

1. Es dehnen sich frühestens (bereits embryonal) präformierte Furchen, in vollem Unfange oder nur teilweise peripher aus. Dies ist, wie schon erwähnt, die wesentliche Form der Aushöhlung der Nachbargebilde des Naseninneren. Die primären Furchen liegen im allgemeinen zwischen den Ethmoidalwülsten (Turbinalia, SEYDEL) bzw. zwischen Nebenwülsten (Paraturbinalia); seltener handelt es sich um Furchen der Wülste selber, also um Nebenfurchen (GRÜNWALD V, VIII). Immer aber liegt *einfache Expansion präformierter Spalten* mit oder ohne endständige Verzweigung vor.

2. Auf den soliden Flächen der Turbinalia selber, seltener an anderen Stellen, entstehen noch intrauterin, doch erst im Fötalstadium, grubenartige Vertiefungen, die in fortschreitender Ausdehnung ihren Untergrund, gewöhnlich also ein Turbinale, bis zu weitestem Umfange aushöhlen (GRÜNWALD V, VIII) etwa in der Art, wie ein Töpfer einen soliden Tonklumpen durch Einbohren der Faust aushöhlt oder wie wenn man eine Eisenstange zu einer Röhre ausbohren würde. Mitunter wird die Unterscheidung, ob die Aushöhlung eines Turbinale auf diesem Wege oder auf dem ersten (durch Erstreckung einer zunächst interturbinalen Furche in den anliegenden Muschelkörper) stattgefunden hat, kaum

---

[1]) Diese lange verloren gegangene Erkenntnis hat bereits REISINGER besessen (§ XIII).

zu treffen sein; jedoch kann eine Aushöhlung von der Kante her nur im besprochenen Sinne gedeutet werden.

3. Platte Turbinalia (also bereits in weiteren Stadien der Entwicklung) rollen sich einseitig, gewöhnlich lateral, um, bilden so mehr oder weniger tiefe Buchten und können sogar durch die Umrollung Dütenform erlangen, so daß ein im allgemeinen abgeschlossener (intraturbinaler) Hohlraum mit weiterem oder schmälerem, unter Umständen nur lochförmige Zugang entsteht. Dieser bei niederen Säugern reguläre Pneumatisierungsvorgang wird beim Menschen nur sehr selten in ausgebildeter Form, häufiger unvollkommen angetroffen. Auch er spielt sich nur intranasal, nicht peripher ab.

Die hiernach sich ergebenden Raumbildungen können für sich bleiben oder sich in mannigfacher Weise kombinieren. Die einfachen Ausbuchtungen der Furchen reichen entweder vorne bis an die Stirnplatte oder seitlich bis an die tiefen Gesichtsweichteile oder die mediale Orbitalplatte, oder oben bis an die Schädelbasis hin, sind also in all diesen Fällen *wandständig*. Zwischen sie können sich aber auch anderswo entspringende Vorbuchtungen *intermediär* lagern, können sich ferner, ebenso wie die nach dem zweiten Schema gebildeten, *intraturbinal* oder *interlamellär* erstrecken oder auch sich von hinten oder unten schon anderweitig hergestellten Räumen *unterlagern* oder gar sich in sie blasenförmig *einschachteln*; ebenso können sie sich nebeneinander in Knochenpartien, die sonst nur einfach pneumatisiert werden, nachbarlich einlagern, so daß Doppelräume (im Kiefer-, Stirn- und Keilbein) entstehen. Letztere können allerdings auch auf die schon erwähnte endständige Spaltung einer am Ausgangspunkt einheitlichen Furche zurückgehen.

All diese Vorkommnisse lassen sich am Präparat sehr einfach durch genaue Betrachtung der peripheren Erstreckung und andererseits Ermittelung der Ausmündung mittels Sondierung feststellen. Ausgeschlossen ist letzteres nur an sog. *blinden* Räumen, d. h. solchen ohne Ausgang (dessen Mangel sich durch Retention eingefüllter Flüssigkeit feststellen läßt.)

Bei der ganz generell zentralen Genese sämtlicher, also auch dieser Räume, kann es sich dabei nur um sekundäre Verschlußvorgänge noch unbekannter Art handeln. Das Vorkommen solcher Blindräume konnte ich an 130 Präparaten 5mal ermitteln. Von Interesse dürfte sein, daß es sich nicht auf den Menschen beschränkt, bei einer Katze konnte ich einmal den gleichen Befund erheben. Zum ersten Male in der Literatur erwähnt es bereits Reisinger (§ XV). Seitdem sind nur je ein Fall von K. Boege und Hudler bekannt geworden.

Wie mannigfaltig die peripheren Pneumatisationsergebnisse originär bedingt sind, ersieht man am besten aus den farbigen Darstellungen (Abb. 44—49), wo alle gleichmäßig entspringenden Räume, also Derivate derselben Furchen, mit gleicher Farbe (Erklärung s. S. 54) bezeichnet, oft in den verschiedensten peripheren Lagen sich darstellen; ja man kann sehen, wie der Ursprung eines ganz vorne gelegenen Raumes ganz hinten liegen kann; alles Dinge von größter klinischer Bedeutsamkeit, deren Vorkommen zu kennen und zu bestimmen gegebenenfalls für wirksames Handeln entscheiden wird.

Einteilung der Hohlräume.

Da die Existenz sämtlicher Hohlräume von ihren Ausgangsstellen abhängt, lassen sie sich hiernach auch am besten einteilen und zwar in drei Hauptgruppen:

1. Derivate des Seitenraumes,

2. Derivate des Basalwulstes, denen sich noch als eigene Nebengruppe, genetisch zwar in die ersten jener zwei Hauptgruppen einreihbar, topographisch aber eigentümlicher Art, die intralamellären Räume anschließen mögen,

3. Derivate des Recessus parasphenoidalis.

1. Derivate des Seitenraumes.

a) Die (oberflächlich gelegene) *Pars anterior* vertieft sich

α) zu einem einfachen Recessus frontalis (KILLIAN) (Abb. 27), der unter Umständen erhebliche subfrontale Ausdehnung gewinnt (Abb. 8) oder

β) sie teilt sich seitlich in seichte Gruben oder tiefere „Zellen des Recessus frontalis" (Abb. 31, 47).

Sowohl a) von dem einfachen Recessus (Abb. 30) als b) von einem seiner Segmente aus (Abb. 29, 31) kann das Stirnbein pneumatisiert werden, während letzterenfalls die Derivate der anderen Segmente nur zu „Siebbeinzellen" werden (Abb. 29, 31: Typ Ia, b).

b) In der *Pars posterior* sind wieder die Derivate der beiden hier gelegenen Spalten zu unterscheiden.

α) Diejenigen des Hiatus semilunaris superior sind identisch mit dem Sinus lateralis, der entweder einfach bleiben (Abb. 32) und dabei mehr oder weniger Tiefenerstreckung gewinnen oder sich in zwei, drei (Abb. 27), höchstens und sehr

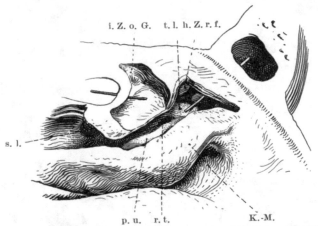

i. Z. o. G.   t. l. h. Z. r. f.

s. l.

p. u.   r. t.   K.-M.

Abb. 29. Seitenraum, nach Abtrennung des überragenden Teils der unteren Siebbeinmuschel. K.-M. Kiefermuschel. r. t. Recessus terminalis des Hiatus semilun. inf. p. u. Processus uncinatus. s. l. Sinus lateralis. i. Z. o. S. interlamelläre (in den Körper der unt. S.-Muschel eingedrungene) Zellen des oberen Ganges. t. l. Torus lateralis. h. Z. r. f. hintere Zelle des Recessus frontalis (dessen vordere Abteilung sich in das Stirnbein erstreckt).

selten in 4 Unterabteilungen spalten kann. In 4% meiner Fälle findet eine Erstreckung, und zwar immer nur aus dem ganzen Spalt, nach vorne in das Stirnbein statt (Abb. 32, 33), so daß auf diese Weise eine Stirnhöhle zustande kommt; der Ausgang dieser liegt entweder lateral vom Recessus frontalis und ist infolgedessen verdeckt (Abb. 32) oder er fließt (ganz selten) mit dem Recessus zusammen (Abb. 33: Typ IIa, b).

β) Die Derivate des Hiatus semilunaris inferior sind mannigfaltig; zunächst am Vorderende. Hier treten sie natürlich nur dann in Erscheinung, wenn kein flacher Übergang in den Recessus frontalis besteht (Abb. 34), da sonst nur dieser für die Gliederung in Betracht kommt. Von solch gemeinsamen Raume geht in 16% der Fälle Stirnhöhlenbildung aus. Wenn sie sich vom Recessus frontalis deutlich absetzen, kommt es dagegen zu eigenen Bildungen, unter denen wir *Derivate* des vorderen, *bis zur unteren Siebbeinmuschel offenen Endes* und solche *des vorher abgeschlossenen Endes, also hinter dem Recessus frontalis,* zu unterscheiden haben:

Derivate des bis zum *Muschelansatz vorgehenden Endes* (Abb. 69) finden unter Umständen ihren Platz vorne im Stirnbein, sie liefern 40% der Stirnhöhlen (Abb. 34, 35: Typ III a′, a″).

Das *(hinter dem Recessus frontalis)* versenkte Ende kann blind bleiben und endet dann nicht selten in Form einer Kuppel (Abb. 40) oder es bildet den Ausgang tieferer Aushöhlungen entweder in direkter Fortsetzung des Spaltes,

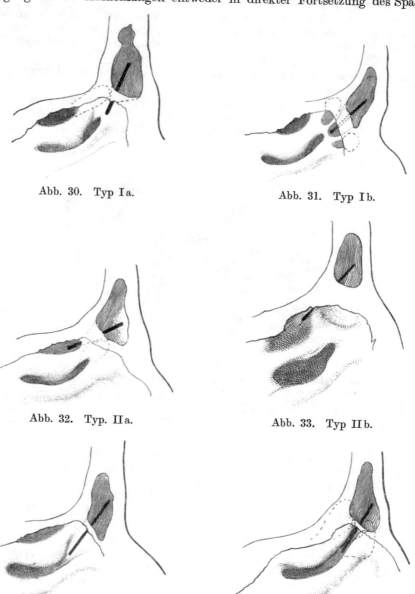

Abb. 30.   Typ I a.   Abb. 31.   Typ I b.

Abb. 32.   Typ. II a.   Abb. 33.   Typ II b.

Abb. 34.   Typ III a′.   Abb. 35.   Typ III a″.

Abb. 30—35.   Typen der Stirnhöhlenbildung (zugleich der Mündungsverhältnisse). (Halbschematisch nach Originalpräparaten.)

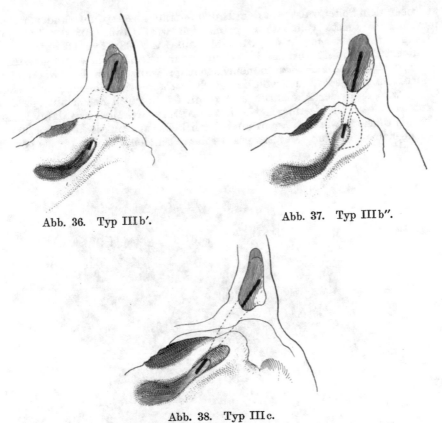

Abb. 36. Typ III b′.

Abb. 37. Typ III b″.

Abb. 38. Typ III c.

Abb. 36—39. Typen der Stirnhöhlenbildung (zugleich der Mündungsverhältnisse).
Halbschematisch nach Originalpräparaten.

und zwar einfach oder gegliedert als *Terminalzellen* (HEYMANN-RITTER) oder neben dem Spalt sich seitlich abzweigend, gewöhnlich in einfacher, selten in zwei- oder gar dreisprossiger Form (Abb. 37). Sofern ein solches Derivat in den Bereich der Facies ethmoidalis des Tränenbeines zu liegen kommt (in 25% der Fälle), unter dem es sich oft in sehr weiter Ausdehnung erstreckt, habe ich (IV) es als *Recessus ethmolacrymalis* bezeichnet; er kann ebenfalls einfach oder gegabelt auftreten. Sein Verhältnis zum Hiatus selbst ist sehr deutlich dadurch gekennzeichnet, daß er hinter dem terminalen Recessus, also bereits etwa in der Mitte des ganzen Spaltes einsetzt und im weiteren Verlauf durch eine

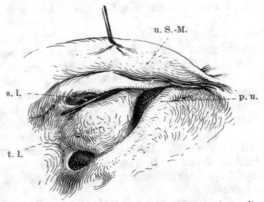

Abb. 39. s. l. Sinus lateralis. t. l. Torus lateralis.
p. u. Processus uncinatus. u. S.-M. untere
Siebbeinmuschel.

4

zwischen dem Seitenwulst und dem Hakenfortsatz ausgespannte knöcherne oder membranöse Platte vom Hiatus geschieden wird (Abb. 56); von hier gehen Stirnpneumatisierungen in 6% der Fälle aus (Abb. 38: Typ III c).

Recht kompliziert wird das Bild dann, wenn beiderlei Abzweigungen, direkte und seitliche, etwa noch dazu in mehrfacher Sprossung neben- bzw. übereinander lagern. Da von jeder, auch von den seitlichen aus Stirnhöhlenbildung erfolgen kann, wird dann der Ausführungsgang von den übrigen Zellen umlagert. Die Tatsache dieser Umlagerung hat schon HARTMANN erkannt und dann KILLIAN klar als solche gewürdigt, wenn auch noch keine systematische Scheidung der Einzelgebilde getroffen. Der aus praktischen Gründen von ihm für sie gewählte

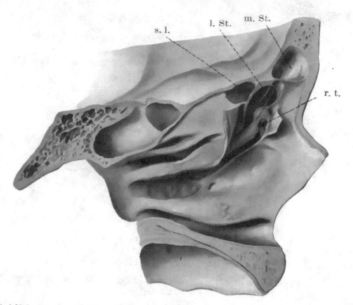

Abb. 40. Einblick in den Seitenraum und Nachbarschaft. Vorderer Teil des Operculum der unteren Siebbeinmuschel auseinandergeklappt, oberer Teil des Basalwulstes fensterartig aufgeschnitten. Aus dem Recessus frontalis sind eine mediale (m. St.) und eine laterale Stirnhöhle entstanden, letztere durch einliegende Sonde (l. St.) markiert.
s. l. Sinus lateralis. r. t. Recessus terminalis des Hiatus semilunaris inf., kuppelartig abgeschlossen.

Name „Stirnzellen" ist aber, da es sich nur um subfrontale, der Stirn nahe, aber nicht in ihr gelegene Räume handelt, abzulehnen.

Natürlich kann solche Umlagerung seitens aller Arten von Zellen eintreten, gleichgültig auch, wie die Stirnhöhlenbildung erfolgt ist oder, umgekehrt gesprochen, wo die Stirnhöhle mündet. Beispiele solcher Umlagerungen eines Stirnhöhlenausganges durch Nachbarzellen sieht man in Abb. 31: Umlagerung einer Mündung in der Mitte des Recessus frontalis durch seitliche Recessuszellen; Abb. 35: Umlagerung einer Mündung im nach vorne durchgehenden Hiatus semilunaris inferior durch terminale Zellen desselben; Abb. 37: Umlagerung einer Mündung im abgeschlossenen Hiatus semilunaris inferior durch terminale Zellen.

Mitunter erstreckt sich die Expansion sowohl direkter als seitlicher Derivate des unteren Spaltes in Form von Halb-, sehr selten richtiger Zellen nach unten, so daß der Processus uncinatus bzw. der Agger nasi von ihnen aufgebläht wird;

sehr selten sind ähnliche Erscheinungen in der Mitte des Canalis semilunaris oder gar hinten anzutreffen.

Als *Derivat des hinteren Endes* (seltener weiter vorne oder gar außerhalb des Hiatus) entsteht der größte und konstanteste aller Nebenräume, die *Ober-kieferhöhle*. Während aber alle anderen Derivate sich als unmittelbare partielle Fortsetzungen des Spaltes in die Tiefe der jeweiligen Abzweigungsstelle erweisen, haben wir es hier mit der auffallenden Erscheinung zu tun, daß die Höhle erst durch einen meist recht komplizierten Gang aus dem Spalt zugängig wird und unterhalb von, größtenteils vor ihm liegt.

Das ist nur aus der Genese begreiflich: Die erste Anlage der Höhle, bereits im dritten Monat, beginnt (im allgemeinen) am hinteren Anteil des präformierten Hiatus und der Pneumatisierungsdrang richtet sich zunächst nach hinten und außen als der Richtung des geringsten Widerstandes. Bei weiterem Gesichtswachstum aber und besonders im Laufe der Zahnungsvorgänge verschiebt sich die Gewebsmasse nach vorne sowohl als nach außen, später nach unten, und in diesen Richtungen, denen der Entlastung, folgt auch die Pneu-

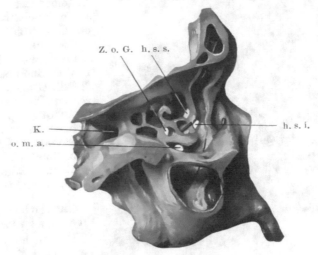

Abb. 41.

h. s. i. Hiatus semilunaris inferior. h. s. s. Hiatus semilunaris superior. Z. o. G. Zellen des oberen Ganges. K. Keilbeinhöhle. o. m. a. Ostium maxillare accessorium.

matisation: schließlich sehen wir im Hiatus einen zunächst lateral, dann nach vorne und etwas nach unten verlaufenden Halbkanal und im Anschluß an ihn die ganze weite Höhle als *Leerform der am Werke gewesenen Treib- und Zugkräfte* überbleiben. Es ist also wiederum ein Teil der Geschichte der Gesichtsbildung, der sich hier abspiegelt und der die, im Gegen-satz zu fast allen anderen Nebenräumen, patho-physiologisch höchst unvorteilhafte Tief-lage der Höhle gegenüber ihrer „Mündung" und dem merkwürdigen, spiralig gedrehten Zugangsweg bedingt. Sehr schön zeigen die verschiedenartigen Gestalten der Höhle und der „Zahnhöhle" in den Abbildungen DISSES aus den Kinderjahren den begangenen Weg.

Es liegen also die Ausmündungen sowohl des vorderen als des hinteren Teiles des Hiatus semilunaris inferior in einem gemeinsamen (idealen) Raum, der im Falle von „Kanal"bildung tatsächlich zu einem solchen wird: dann konfluieren sie in nächster Nachbarschaft und die Eigentümlichkeit, daß die vorderen Ausgänge nach hinten, der hintere, der der Kieferhöhle, aber nach vorne schaut, kann dazu führen, daß eine z. B. von einer Stirnhöhle oder von einer in direkter Fortsetzung des Kanals gelegenen Siebbeinzelle aus in ihm eingeführte Sonde ihren Weg direkt in das Ostium der Kieferhöhle findet, ja unter Umständen sogar in diese selbst (Abb. 41, 49). Den gleichen Weg nehmen natürlich und noch eher, Sekrete der oberen Hohlräume. In besonderem Maße

4*

trifft das alles zu, wenn die Ostien der vorderen Derivate sehr tief (lateral) im Kanal gelegen sind, also vorwiegend bei sublacrymaler Lage und zwar gleichgültig, ob die Ausdehnung dieser Vorderräume sich bis in die Stirntafel erstreckt, oder noch im Siebbeinbereiche liegt. Ersteres trifft in 8%, letzteres in 20% meiner Präparate zu.

Bereits Pirogoff (S. 70) hat den Zusammenhang von Stirn- und Kieferhöhle ausdrücklich erörtert. Den Literaturbelegen der von mir (II) eingehend geschilderten Zusammenhänge ist zuzufügen, daß die erste, wenn auch nicht bewußt gewürdigte Beobachtung der Art sich bei Highmorus, S. 226, dann bei Reisinger (§ XIV u. XX), Haller I, S. 142 Jourdan und Cloquet vorfinden und später Lothrop (S. 45 u. Taf. 67) anatomische Belege dafür beigebracht hat.

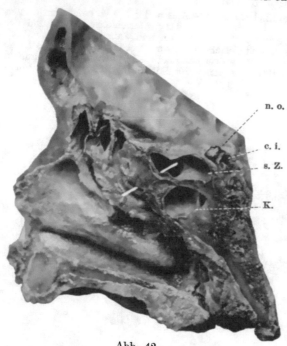

Abb. 42.
K. Keilbeinhöhle. s. Z. sphenoidale Zellen des obersten Ganges. n. o. Nervus opticus. c. i. Carotis interna.

3. Außerhalb der fest abgegrenzten Partien des Seitenraumes kommt es, wenn auch recht selten, ebenfalls zu Tiefenaussprossungen. So zur Kieferhöhlenbildung hinter dem Hiatus semilunaris inferior (2 Fälle Grünwald VI) oder vor dem Processus uncinatus (Pirogoff App., Tab. 4, Abb. 5). Auch sind hierher Aushöhlungen der unteren Siebbeinmuscheln von der lateralen Fläche her (s. u. S. 72) zu rechnen.

2. Hohlräume des Basalwulstes.

Die Aushöhlung erfolgt hier nie aus einer Spalte im ganzen, sondern immer nur partiell in Grubenform, die dann entweder in geringerer Vertiefung als Recessus bestehen bleibt, oder zu ausgedehnter, mitunter auch verzweigter Zellbildung führt. Die so aus dem oberen bzw. obersten Spalte („Gange") gebildeten Zellen pflegen sich seitlich zur Orbita, nach oben zur Schädelbasis zu erstrecken, nach vorne nur bis zur Siebbeingrenze. Ein einziges Mal bisher (Ritter) ist die Erstreckung einer Zelle des oberen Ganges bis in die Stirntafel, und zwar als Seitenteil einer anderen regulär gebildeten Stirnhöhle beobachtet worden. Hinten enden die Zellen des Basalwulstes gewöhnlich im Bereiche des Siebbeins, greifen jedoch auch gelegentlich in den Keilbeinkörper über, wo sie dann die eigentliche Keilbeinhöhle verdrängen (Abb. 42, 43) oder in das Gaumenbein, um hier ebenso die Kieferhöhle zu beeinträchtigen (Abb. 49).

Auch hier geht die Differenzierung von jeder Stelle der Elementarfurchung aus; man kann vordere, seitliche, obere und hintere Zellen jedes „Ganges" unterscheiden.

3. Hohlraumbildung im Recessus parasphenoidalis.

Der Recessus besitzt nur frühfötale Sonderexistenz als hinterster Teil des primitiven Nasenblindsackes, zugleich als phylogenetisch überaus verkümmerter Rest eines bei den niederen Säugern mit Ethmoidalwülsten angefüllten Raumes.

Zunächst nur ein schmalster Spalt, verbreitet er sich durch Seitenausdehnung des Keilbeinkörpers zum bleibenden Recessus spheno-ethmoidalis, während der Bildungstrieb des Epithels am hintersten Ende, nämlich vom hinteren Rande des letztgebildeten Ethmoturbinale aus, dem mangelnden Widerstande des statisch indifferent werdenden Keilbeinknochens folgend, diesen aushöhlt. Die Stelle der tiefsten Epithelsprossung ist mehr oder weniger seitlich zu suchen. Dort liegt also auch das spätere Ostium der Keilbeinhöhle. Besaß diese hinterste Ausbuchtung Keil- statt Spitzform, so kann die Tiefenaussprossung zugleich am oberen und unteren Ende erfolgen; als Rest dieser Doppelsprossung finden sich dann nicht zu selten horizontale Subsegmentierungen der Keilbeinhöhle. Zu eigentlichen Doppelbildungen aber kommt es nie, da eine andere als diese hinterste Aussprossung, also etwa aus dem Recessus spheno-ethmoidalis selbst als einem sekundären, sozusagen passiven Gebilde ausgeschlossen ist. Wo eine, durch sagittale Scheidewand abgetrennte Höhle neben der eigentlichen Keilbeinhöhle liegt, handelt es sich immer um ein Derivat des oberen bzw. obersten „Ganges". Das läßt sich in nicht ohne weiteres klaren Fällen dadurch feststellen, daß der Recessus sphen.-ethm. und die aus ihm gebildete Keilbeinhöhle von dem jeweils obersten Basalwulstspalt immer durch den jeweils letzten Basalwulst (obere bzw. oberste Siebbeinmuschel) getrennt bleiben; ebenso aber auch von

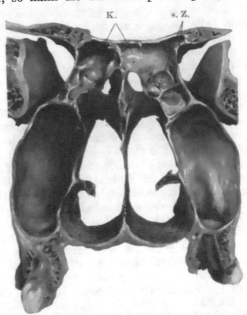

Abb. 43. Frontalschnitt vor der Fissura orbitalis superior.
K. Keilbeinhöhlen. s. Z. sphenoidale Zellen des oberen Ganges.

der Mündung einer eventuellen zweiten lateralen oder oberen Höhle im Keilbein.

Die Einzelergebnisse der Pneumatisation.

In den Ausführungen über die Entstehung der Derivate des Seitenraumes und des Basalwulstes wurde bereits bemerkt, daß alle nur aus Vertiefungen primitiv angelegter Furchen und Spalten hervorgehen. Solche Vertiefungen trifft man aber im Bereiche des Siebbeins nur beim Menschen an — weder bei niederen Säugern noch bei Affen bis zu den Anthropoiden hinauf werden sie beobachtet — und dementsprechend ist auch *die zellenartige Pneumatisierung des Siebbeins eine rein menschliche Erscheinung.* Ich kann ZUCKERKANDLS Beobachtung am Orang, daß sich zwischen Papierplatte und Muschelfläche des Siebbeins ein einziger großer Hohlraum in weitem Zusammenhang mit der Kieferhöhle findet, nach zwei Präparaten von ♂ und ♀ dahin ergänzen, daß dieser Hohlraum auch kontinuierlich das Keilbein in typischer Form pneumatisiert und daß zu diesem großen Gemeinschaftsraum nur ein einziges maxillares Ostium führt, daß also ZUCKERKANDLS Vermutung einer Bildung „von der Kieferhöhle aus" insofern zutrifft, als wir es hier mit einem einzigen gemeinsamen Derivat des Seitenraumes zu tun haben. Eine von ZUCKERKANDL bei

Mycetes beobachtete Ausdehnung der typisch gebildeten Keilbeinhöhle in den Siebbeinbereich hinein kann nichts an der Feststellung ändern, daß die Zellbildung im Siebbein durchaus human ist, jedenfalls eine Funktion des Mißverhältnisses zwischen der Gesichtsbreite und dem verhältnismäßig geringen Raumbedürfnis des Naseninneren.

Hier interessieren uns im wesentlichen

Lage und Gestalt der Siebbeinräume.

Soweit nicht die sehr seltene *intermediäre* Lage in Betracht kommt, bei der eine Zelle sich gewissermaßen in die knöcherne Scheidewand zwischen zwei andere hinein ausdehnt, ohne irgendwo die Peripherie des Siebbeins zu erreichen (vgl. S. 46), finden die Zellen ihre periphere Grenze entweder nur an der Lamina papyracea oder, sehr selten, nur am kranialen Stirnbeinteil (Abb. 69) oder an diesen beiden Knochenplatten zugleich. Ersterenfalls werden wir sie als *orbitale*, zweitenfalls als *kraniale*, letzterenfalls als *kranio-orbitale bezeichnen*. Erstreckung in den Keilbeinbereich rechtfertigt die Bezeichnung als *sphenoidal* (unter Umständen in Kombination mit einer der anderen Lagebezeichnungen und ihre Lage zum vorderen Teil des Stirnbeines erfordert weitere Kennzeichnung. Falls sie unterhalb der Stirntafel liegen, nennen wir sie *subfrontal*, falls sie das Stirnbein selbst noch aushöhlen, *frontal*, falls sie hinter eigentliche Stirnräume treten, *retrofrontal*; und im Falle der Einschachtelung in solche *intrafrontal*; wobei wir immer daran festzuhalten haben, daß ohne Rücksicht auf die Lage der Mündung rein semiotisch der anatomischen Zugehörigkeit zu einem bestimmten (hier dem Siebbein-) Knochen Rechnung zu tragen ist und daß nur kleine Übergriffe in andere Knochengebiete vorliegen dürfen, um den adjektiven Hauptnamen nicht zu ändern. Es wird also die Hauptzugehörigkeit hier (wie auch an anderen Teilen) durch das Hauptwort (Siebbeinzelle) bezeichnet, die Erstreckung durch das Adjektiv kranial usw.) und nur die Herkunft, zugleich Mündung, durch einen Genitiv (des Sinus lateralis, des obersten Ganges usw.).

Der Mangel solcher Systematik hat bisher zur größten Unklarheit in der Namengebung und den sich an sie knüpfenden Vorstellungen geführt. „Siebbeinzellen" in der Stirntafel, eine „Stirnhöhle". unterhalb des Supraorbitalrandes oder am Schädelgrunde (ohne Beteiligung der Stirntafel) und ähnliches zu beschreiben, ist nicht nur widersinnig, sondern gibt auch dem Leser kein Bild. Sprechen wir dagegen von frontaler Erstreckung einer Höhle des Sinus lateralis oder von kranio-orbitaler oder rein orbitaler Erstreckung einer Siebbeinzelle des Hiatus semilunar. inferior usw., so wird man sofort wissen, womit man zu tun hat. Man wird auch verstehen, daß z. B. eine (irgendwie, etwa aus dem Recessus frontalis) entstammende „Stirnhöhle" kranio-orbitale oder sogar sphenoidale Erstreckung gewinnen oder andererseits (bei solider Stirntafel) eine nur kranio-orbitale, laterale oder mediale, Zelle des Hiatus semilunaris inferior oder des Recessus frontalis usw. vorliegen kann. Daß am Lebenden die genaue Bestimmung des Ursprunges (der Mündung) nicht immer einwandfrei gelingt, und man sich z. B. damit begnügen muß, nur von Herkunft aus (Mündung in) dem Vorderteil des Seitenraumes („mittleren Ganges") zu sprechen, ist ein praktischer — aber weder der systematischen Nomenklatur widersprechender, noch ihr allein anhaftender — Mangel. Selbst am Präparat läßt sich dieser Nachweis oft nur sehr mühsam erbringen.

Die überaus mannigfachen Lage- und Erscheinungsformen haben wir an einigen besonders auffallenden Beispielen durch Farbverschiedenheiten deutlich zu machen versucht (Abb. 44—49). Lage und Erstreckung ist aus den Knochengrenzen ersichtlich, der Ursprung aus

Seitenraum	{	Recessus frontalis *violett*,
		Hiatus semilunaris sup. (Sinus lateralis) *grün*,
		Hiatus semilunaris inferior *gelb*.
Basalwulst	{	oberem Gang *rot*,
		oberstem Gang *blau* gekennzeichnet.

Intermediär gelagerte Zellen sind durch Schraffierung kenntlich.

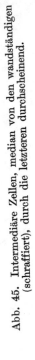

Abb. 45. Intermediäre Zellen, median von den wandständigen (schraffiert), durch die letzteren durchscheinend.

(Farbenerklärung der Abb. 44—49 s. S. 54.)

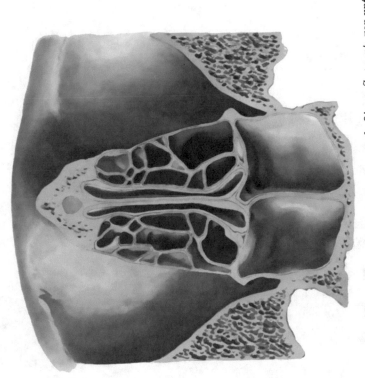

Abb. 44. Horizontalschnitt in Höhe der Nasenwurzel. Oberes Segment, von unten gesehen. Intermediäre Einschiebung verschiedener Zellen zwischen wandständige.

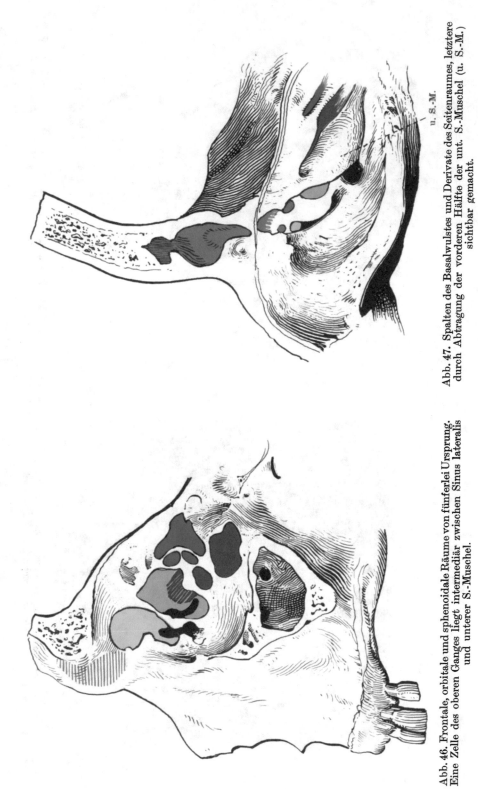

u. S.-M.

Abb. 47. Spalten des Basalwulstes und Derivate des Seitenraumes, letztere durch Abtragung der vorderen Hälfte der unt. S.-Muschel (u. S.-M.) sichtbar gemacht.

Abb. 46. Frontale, orbitale und sphenoidale Räume von fünferlei Ursprung. Eine Zelle des oberen Ganges liegt intermediär zwischen Sinus lateralis und unterer S.-Muschel.

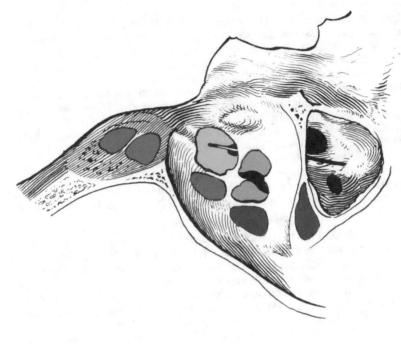

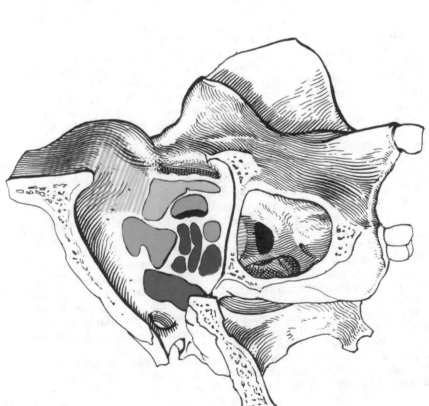

Abb. 48. Viererlei Arten von Pneumatisierung. Der Sinus lateralis setzt sich zwischen Lamellen des Orbitalbodens als HALLERsche Zelle (grün schraffiert) fort. Frontale Ausladung des Recessus terminalis (Hiatus semilun. inferior).

Abb. 49. Viererlei Arten von Aushöhlung. Maxillo-palatinale Zelle des oberen Ganges, eine zweite Kieferhöhle vortäuschend. Kommunikation (Sonde) zwischen dem oberen Ausläufer des Hiatus und seinem unteren (Kieferhöhle). In letzterer semilun. infer. und seinem unteren (Kieferhöhle). In letzterer (hinten) ein Ostium accessorium.

Im allgemeinen sieht man, wie der vordere Anteil des Siebbeines vom Seitenraum, der hintere vom Basalwulst her pneumatisiert wird und wie sich die Derivate des Hiatus semilunaris inferior, entsprechend seiner gewöhnlich weiter vorragenden Endigung, vor denen des Hiatus superior zu lagern pflegen; letztere sind gewöhnlich in einem rückkonvexen Bogen um das Foramen ethm. ant. als Mitte angeordnet, während erstere mit ihren vorderen Ausläufern in den Bereich der Pars ethmoidalis des Tränenbeines und gelegentlich bis in die Stirnschuppe aufsteigen. Eine Ausdehnung einzelner Siebbeinzellen auch in den Oberkieferhöhlenbereich usw., worauf schon S. 52 verwiesen wurde, kommt ausnahmsweise vor, Abb. 49 zeigt eine solche Überlagerung der Kieferhöhle durch eine palatinale Zelle des oberen Ganges.

Entsprechend der sozusagen Auffaltung des Gesichtsschädels läßt sich eine leicht radiäre Anordnung der fronto-okzipital laufenden Grenzlamellen (s. Abb. 8) nicht verkennen. Selbstverständlich muß auch sie statisch begründet sein.

Die Oberkieferhöhlen.

Ihrer Lage nach sind sie uns schon bekannt; ihre Gestalt mit einem Worte zu beschreiben ist schon der der mannigfachen Variationen wegen nicht angängig; überdies ist der sehr gangbar gewordene Vergleich mit einer dreikantigen Pyramide um so weniger brauchbar, als von den einen die Spitze dieser Pyramide nach unten, von den anderen nach oben gelegt wird, und schließlich nach Merkel sogar eine Vierkantform herauskäme. Es muß genügen, Dach, Boden, Vorder- und Hinterwand, Seiten- und Innenwand zu unterscheiden.

Das *Dach* wird vom größeren (medialen) Teil des Augenhöhlenbodens gebildet, fällt demnach mehr oder weniger steil seitlich und vorwärts ab. Seine seitliche Grenze entspricht ungefähr der Lage der Fissura orbital. infer. Medial überschreitet es häufig den Bereich des Oberkiefers und fällt somit noch mit einem Teil der Papierplatte zusammen. Innerhalb verläuft der Canalis (nervi) infraorbitalis mit mehr oder weniger starkem Längsvorsprung in das Innere der Höhle, der sich auch noch etwas auf die Vorderwand fortsetzt (Abb. 22, 56). Ziemlich in der Mitte der Innenfläche wird nicht selten durch Einragen einer vom Torus lateralis her gebildeten Hallerschen Zelle (s. o.) eine mehr oder weniger starke Vorwölbung sichtbar, welche unter Umständen auch die Größe der Ostialpartie wesentlich beeinträchtigt (Abb. 27).

Von einer eigentlichen *Vorderwand* kann nur in ca. $\frac{1}{3}$ der Fälle (30% meiner Präparate) die Rede sein, wenn sie nämlich ganz oder annähernd in frontaler Richtung verläuft. Im allgemeinen ist sie identisch mit dem Bereich der Fossa canina. In 27% aber liegt diese Ebene in einem Winkel von (mittel) 45° zum Gesicht, so daß schon nicht mehr von eigentlicher Vorderwand die Rede sein kann, und 43% zeigen einen derart steilen Abfall, daß man überhaupt nur mehr von Seitenwand sprechen kann. Dann, und auch bei halb als Vorder-, halb als Seitenwand anzusprechendem Verlauf, ist vorne (in den wenigen reinen Vorderwandfällen medial) die Kante der Apertura piriformis als Grenze anzusehen. Allerdings reicht die Höhle nicht immer derart bis zu dieser Kante, daß man nach deren Anbrechen sofort sich im Hohlraum befinden würde, sondern es ist nicht selten bis dahin eine bald größere, bald kleinere Strecke soliden Knochens abzutragen. All diese Verhältnisse sind wohl zu beachten, wenn man von diesem vorderen Winkel her die Höhle zu erreichen sucht, da es unter Umständen erst in ziemlicher Tiefe gelingt.

Je frontaler die Vorderwand steht, desto schwächer ist sie, oft papierdünn; je mehr ihre Lage sich der seitlichen nähert, desto stärker pflegt sie zu sein.

Die *Seitenwand* ist im hinteren und besonders oberen Teil eigentlich nicht mehr als solche anzusprechen, hier deckt sie der starke Jochfortsatz, den man also sagittal absägen muß, um in die Höhle zu gelangen.

Die *Hinterwand* verläuft im allgemeinen ziemlich frontal, durch den soliden Knochen des Keilbeinkörpers begrenzt, unten durch die Tuberositas maxillaris als Vorderwand der Fossa pterygopalatina. Hier erreicht die Höhle meistens die größte Höhenerstreckung.

Der *Boden,* durchweg auf dem Alveolarfortsatz des Oberkiefers ruhend, weist die größten Verschiedenheiten der Erstreckung in sagittaler sowohl als vertikaler Richtung auf. Erstere stellt sich am Verhältnis zu den Zähnen dar, über welchen die Höhle lagert (s. u. S. 88). Im vordersten, noch mehr aber hinteren Anteil läßt sich das allerdings nur bedingungsweise aussprechen, da der Boden hier sanft ansteigt; die Überlagerung der beiden letzten Molaren findet daher zwar immer in der Projektion statt, doch nicht immer unmittelbar, da eine mehr oder weniger dicke Knochenschicht den Boden von den Alveolargruben trennt.

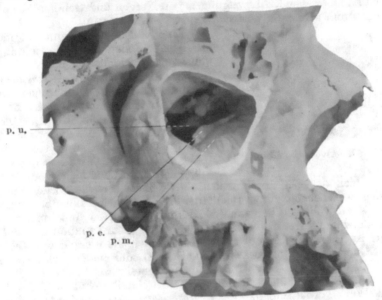

Abb. 50. p. m. Processus maxillaris, p. e. Processus ethmoidalis der Kiefermuschel. p. u. Processus uncinatus.

Die vertikale Erstreckung, also die allgemeine Tieflage des Höhlenbodens hängt unmittelbar von dem geringeren oder stärkeren Hinabtreten des Alveolarfortsatzes im ganzen ab, zunächst einer Funktion des Wachstums des Untergesichtes. Da dieses Wachstum sich ebenso nach der Breite wie nach der Tiefe (vom Scheitel aus) erstreckt, außerdem die Größe, also auch Tiefenerstreckung des Alveolarfortsatzes eine Funktion der Größe des Gebisses ist, ergibt sich ohne Rücksicht auf andere Nachbargestaltungen tieferes Hinabreichen und zugleich größere Ausdehnung der Höhlen in größeren Gesichtern, insbesondere bei stärkerem Gebiß: Männer und Breitgesichter haben größere Höhlen mit tieferstehendem Boden als Weiber und Schmalgesichter.

Die *Innenwand,* die einzige nicht geschlossene, trägt die in oben (S. 31) geschilderter Weise zustande kommende Umrandung des Ausganges zur Nase (Abb. 50). Soweit vom Kieferknochen gebildet, also im untersten Teil, noch von einiger Mächtigkeit, weist der vom Processus maxillaris der Kiefermuschel gelieferte Anteil oft nur Papierdünne aus, so daß er unmittelbar unter dem Ansatz des Muschelkörpers meistens mit Leichtigkeit durchdringbar ist. Ganz vorne springt hier gelegentlich der Tränenkanal mit rundlicher Wölbung in das Innere vor (Abb. 52).

Während man im allgemeinen in der durch die geschilderten Wände umschlossenen Höhle ohne Aufenthalt von einer Wand zur anderen passieren kann, treten häufig Unterbrechungen dieser Kontinuität durch Buchtenbildungen (ZUCKERKANDL) ein, bedingt durch partielle Ausdehnung der Pneumatisation oder durch Vorspringen von Nachbarteilen oder auch als Produkt beider Momente. So kann stärkeres Vorspringen des Canalis infraorbitalis oder des Tränenkanals bzw. Vertiefung der im ersteren Falle beiderseits, letzteren Falles nur der davor liegenden Partien als *Infraorbital-* oder *Prälacrymalbucht* (KILLIAN) zum Ausdruck kommen. Mitunter findet sich hier eine weitere Bucht, bedingt durch das Vorspringen eines Canalis alveolaris anterior, der, zum Boden des Infraorbitalkanals ziehend, Abzweigungen von Nerven und Gefäßen aus diesem zu den Foramina alveolaris posterior führt (RESCHREITER).

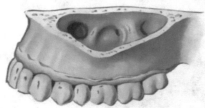

Eine allgemeine Raumveränderung findet am Boden durch Vertiefung nach unten *(Alveolarbucht)* oder, was sehr selten, durch Ausdehung zwischen die Gaumenplatten, also unter dem Nasenboden hin statt *(Gaumenbucht*, ZUCKERKANDL, III, Taf. 25, Abb. 2). Der ungleiche Widerstand, den die zweiten Zähne der Pneumatisation entgegensetzen, sobald diese bis zu der die Wurzeln umhüllenden Knochenschicht vorgedrungen

Abb. 51.   Alveolarbuchten.

ist, äußert sich dagegen durch mehrfache kleinere Alveolarhöcker mit entsprechenden zwischengelagerten Buchten. Der Knochen kann über einzelnen Alveolen bis zu völligem Schwund verdünnt werden, so daß einzelne oder mehrere Zahnwurzeln frei in die Höhle ragen, was DIEMERBROOK zuerst beobachtet hat. Auch kann die Alveolarbucht durch einen, die Wurzeln des Molaris II bergenden Querwulst (ZUCKERKANDL, III, S. 282) oder auch durch zwei solche Wülste (Abb. 51) in zwei bzw. drei Gruben abgeteilt werden.

Mitunter (unter 57 Fällen RESCHREITERS dreimal) dehnt sich die Höhle auch in die Wurzel des Jochbeines aus *(Jochfortsatzbucht)*, wie das HYRTL zuerst sah, oder auch in das Gaumenbein *(Gaumenbeinbucht)*, was allerdings nur bei partieller Ausdehnung dieser Partie zu wesentlicher Gestaltsveränderung führt. Vorbedingung ist natürlich eine Ausdehnung der Höhle bis in den Bereich des Gaumenbeins, welches für gewöhnlich nur knappen Anteil an der Wandung hat.

Als *Keilbeinbucht* darf die Ausdehnung zwischen Keilbein- und Siebbeinräumen in einem Fall ONODIS bezeichnet werden.

Wenn die Ausdehnung der Wände im allgemeinen, abgesehen von den Einzelvorbuchtungen, mehr der Ausdruck der phyletisch bedingten Gesichts- und Kieferbildung als der ihr folgenden Pneumatisation ist, so sind es Gesetze der letzteren allein, die zur Erscheinung der *Abkammerung* führen. Ungleichmäßiges Vorschreiten der Expansion äußert sich nämlich darin, daß aus der Haupthöhle sozusagen partielle Vorstöße erfolgen, wie wenn man die Finger mehr oder weniger weit aus der Fauststellung vorstreckte. Der Druck der schließlich sich berührenden Zwischenwände dieser partiellen Vorwölbungen gegeneinander kann sekundär zum Schwund des größten Teils der Zwischensubstanz führen oder auch einen mehr oder weniger umfangreichen, jedoch immer nur dünnen Rest davon zurücklassen. Je nach der Ausdehnung bleiben nur seichterere Haustra (Abb. 52) oder auch schließlich fast vollständige Abkammerungen (in 5% der Fälle) mit nur kleinem Zugange zurück; die Zwischen-

wände bestehen meist nur aus Schleimhautduplikaturen (Abb. 53), aber auch
aus dünnen Knochenlamellen (Abb. 54). In Einzelfällen verweisen in diesen
verlaufende Nerven- und Gefäßzweigchen (s. o.) auf einen anderen Entwicklungs-
mechanismus: partielle Hemmung der Pneumatisation oder sekundären Wand-
einwuchs; letzteres jedenfalls nur in sehr beschränktem Maße, da die Gefäß-

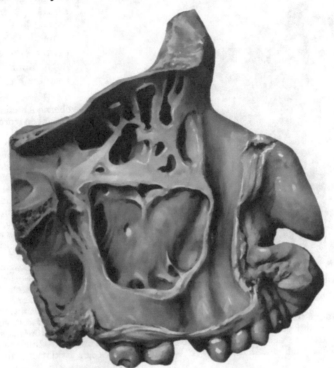

Abb. 52. Haustra der Kieferhöhle.

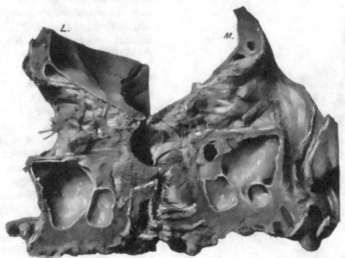

Abb. 53. Membranöse Abkammerungen der Kieferhöhle.

nervenanlage sehr früh, die Pneumatisation dagegen sehr spät ihren Abschluß findet. Zu einer vollständigen, abgeschlossenen Teilung durch Knochenwände führt der Prozeß seinem Wesen gemäß niemals, ausnahmsweise könnte etwa in gleicher Weise wie am Ausgang der Haupthöhle (s. u.) sekundär Verschluß im Bereiche einer Trennungsmembran eintreten; doch liegt noch kein autoptischer Fall vor.

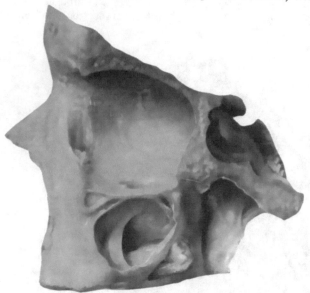

Abb. 54. Knöcherne Scheidewand im vorderen Teil einer (durch Zahnretention verengten) Kieferhöhle.

Wo solche totale knöcherne Abkammerungen beschrieben worden sind (Zukkerkandl III, S. 285) handelt es sich bei dem oberen Raum immer nur um ein genetisch anderes und selbständiges Derivat des oberen Ganges (s. o. S. 52), wie auch in zweien meiner Fälle, also nicht um eigentlicher Doppelbildung einer Kieferhöhle, sondern Überlagerung durch eine maxillare bzw. palatinale Zelle des oberen Ganges (Abb. 49). Ganz isoliert stehen fünf Beobachtungen W. Grubers von totaler knöcherner Abkammerung mit Ausmündung der hinteren bzw. der oberen Abteilung im mittleren Gang. Es muß auf neue Vorkommnisse dieser Art mit genauer Beschreibung der nasalen Verhältnisse, die Gruber gar nicht schildert, gewartet werden, nm ein Urteil über diese genetisch unerhörte Bildung zu gewinnen, da die erwähnte Möglichkeit sekundären Wandeinwuchses zur Erklärung nicht ausreicht.

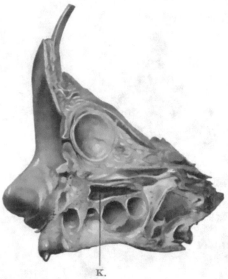

K.

Abb. 55. K. Kieferhöhlenanlage bei einem 19 Monate alten Kinde.

Die *Größe* der Höhle muß natürlich entsprechend dem Ausmaß der Pneumatisationsvorgänge sehr schwanken, am auffälligsten auf Grund mangelhafter oder geringer Ausbildung dieser Funktion. Wenn Braune und Clasen 14,4 ccm, Schürch bei Männern durchschnittlich 18,5, bei Weibern 12 ccm Inhalt fanden und letzterer als Höchstmaß 29 ccm feststellte, so stehen dem andererseits sehr geringe Inhalte bis zu 5 (Schürch) und 2,5 ccm (Catlin) hinunter und schließlich sogar völliger *Defekt* einer Höhle gegenüber.

Dieser ist ganz überaus selten. Morgagni berichtet von beiderseitigem Defekt bei einem Weibe. Sonst ist nur ein Fall derart von Benjamins bekannt. Nicht so selten dagegen findet sich ein Stillstand auf infantiler Stufe, entsprechend etwa jener Größe und Gestalt, die die Höhle hat, bevor sie durch die Vorgänge der zweiten Dentition und die Gesamtentwicklung des Kiefers während der Pubertät entlastet, ihre endgültige Ausdehnung gewinnt (vgl. Disses Abbildungen).

Diese infantile Gestalt, die bald nach den ersten Aushöhlungsvorgängen gewonnen wird, ist auf dem Sagittalschnitt flach dreieckig, mit schmaler vorderer Basis (Abb. 55); der Boden erreicht noch nicht das Niveau des Nasengrundes und das Dach hat noch weiten Abstand von der Augenhöhle. In den Seitenraum öffnet sie sich mit schmalem, sparkassenähnlichem Schlitz.

Abweichungen von dem hier an Stelle eines Typus geschilderten Einzelfalle gibt es sicher in Menge; wie denn auch Reschreiters immer nur je einem Exemplar entnommene Beschreibungen der Entwicklungsbilder der Höhle vom 3. Fötalmonat aufwärts nur Einzel-, aber nicht Allgemeingeltung beanspruchen können; auch hier haben wir sicher mit einer Reihe gleichwertiger typischer Varianten zu rechnen. Mangels ausreichenden, sehr schwer erlangbaren Massenmaterials (auch Onodis Abbildungen sind zu spärlich dafür) müssen wir uns daher mit diesen fiktiven Typen begnügen. Das ist um so eher angängig, als die rudimentären Stufen sich in ähnlicher Form darzustellen scheinen. Leider ist nämlich das einschlägige Material einerseits nur klinisch, also nicht genügend beobachtbar; anatomische Beschreibungen andererseits (so auch die Abbildungen Zuckerkandls) lassen bisher durchweg genetische Gesichtspunkte vermissen und betonen nur die raumergänzenden Momente der Nachbarschaft, ohne eine klare Vorstellung von der Entwicklungsmechanik zu geben. Mir selbst stehen aber außer dem abgebildeten Präparat nur zwei durch Operationsbefund erhärtete Lebendbeobachtungen zur Verfügung. Diese, ebenso wie zahlreiche Befunde von sehr hoher und rückwärtiger Lage kleiner und kleinster Höhlen, durch Probepunktion bzw. am Röntgenbilde erhoben, gravitieren allerdings sämtlich in die Richtung des Stillstandes der Pneumatisation auf „infantiler" Stufe. (Es ist dabei bemerkenswert, daß Merkel bereits 1822 von „fötusähnlich unentwickelten" Nebenhöhlen spricht). Das kann im Rahmen allgemeinen Stillstandes der Oberkieferausbildung liegen, so daß entweder doppelseitig oder (meist) einseitig die ganze Wangengegend eingefallen erscheint (Zuckerkandl III, Taf. XXVI, Abb. 3; Taf. XXV, Abb. 1, 2, 3; Taf. XXVI Abb. 2, 3, 4), und es drängt sich der Gedanke auf, daß vielleicht vorzeitige Entlastung durch verfrühte zweite Dentition diese Unterbrechung der normalen Entwicklung des Kiefers, die eine komplizierende Pneumatisation überflüssig machte, herbeigeführt hat. Oder es ist die Pneumatisation selbst, unter sonst gleichen Außenbedingungen, d. h. bei scheinbar normaler Kieferentwicklung, aus unbekannten Gründen ausgeblieben oder unterbrochen worden.

Schließlich wird noch eine kleine Reihe von Fällen sekundärer Verkleinerung der Höhlen durch Knochenhyperplasien, wie im Falle von Ilg und auch Zuckerkandls Abb. 4, Taf. XXVI beschrieben, die aber, als durchaus pathologisch, nicht hierher gehören.

Pneumatisationsexzesse mit dem Ergebnis ganz ungewöhnlicher Größe der Höhlen erfolgen im wesentlichen in Form partieller Ausdehnungen in der Richtung der verschiedenen oben beschriebenen Buchten, häufig allerdings zum Bilde allgemeiner Expansion kombiniert.

Die Verhältnisse des Zusammenhanges der Höhle mit dem Naseninneren sind überaus kompliziert und erst neuerlich analysiert worden (Grünwald VI). Morphotisch hängen sie sowohl von der Gestalt, Größe und Lage des Processus uncinatus und des Torus lateralis als von der Weichteilfüllung der Zwischenräume zwischen den Knochenteilen ab; auf diese kann hier in allen Einzelheiten nicht eingegangen werden, nur soviel:

Die *Mündung* erfolgt *unmittelbar* oder mittelbar. Ersterenfalls bildet der Hiatus semilunaris inferior zugleich den Zugang zur Höhle, und zwar in vollem Umfange oder nur teilweise. Im vollen Umfange geschieht das infolge von Hypoplasie der ganzen Umrahmung des Hiatus maxillaris und des Processus uncinatus (wie ich solche bereits an einem zweimonatlichen Foetus feststellen konnte,) so daß ein weites Fenster, dessen Rahmen in einer einzigen Ebene klafft, vorliegt. In Teilform erfolgt die unmittelbare Kommunikation auf Grund medialer Depression des Processus uncinatus, auch hier fensterförmig, doch in wesentlich geringerem Ausmaß.

Die *mittelbare Verbindung* wird nicht durch ein „Ostium" hergestellt, wie man traditionell die häufigste Form des Höhlenzuganges zu benennen pflegt, sondern durch einen *Gang* mit nasaler sowohl als lateraler Ausmündung, die aber beide auch nicht allseitig umgrenzt sind, sondern im wesentlichen nur an der unteren Hälfte. Der Gang hat also die Gestalt einer Rinne, da er meist von geringer Tiefe, d. h. sehr seicht ist. Wenn der Hiatus semilunaris inferior sich zu einem Canalis semilunaris erweitert, bzw. vertieft (s. o. S. 42), gewinnt

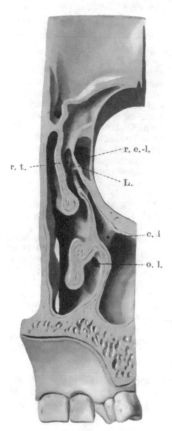

er halbkreisförmigen Querschnitt und wird somit zum Halbkanal. Die Mündung liegt meist am hintersten Teil des halbmondförmigen Spaltes. Im übrigen verläuft der Gang, wie das bereits im Zusammenhange der Pneumatisationsfrage (S. 51) ausgeführt wurde, spiralig von hinten innen nach außen vorne; und, während die hintere Abgrenzung seines nasalen Ausganges nicht immer scharf zu bestimmen ist, da er hier oft flach ausläuft, ist das antrale, seitliche Ende durch die *Plica maxillaris* besser umschrieben, eine annähernd frontale, vom hinteren Ende des Hakenfortsatzes (Proc. maxillaris) zum Dach bzw. dem unter dieses einspringenden Vorsprung des Torus lateralis (unter Umständen HALLERsche Zelle, Abb. 48) hin verlaufende Schleimhautduplikatur. Daß das stärkere Vorragen der oberen Anheftungsfläche dieser Falte, also des Torus lateralis, die ganze Mündungspartie wesentlich verengern muß, versteht sich. Die Plica gewinnt übrigens meistens eine, von der frontalen abweichende Lage, dadurch daß sie der von hinten innen nach vorne außen verlaufenden Richtung des Processus maxillaris des Hakenfortsatzes folgt; so lagert sie sich dem inneren (lateralen) Höhlenzugang vor, und die spiralige Ganggestalt wird vollendet, unter Umständen sogar zu richtiger Trichterform verändert.

Diese nicht ganz leicht vorzustellenden, an sich schon variablen elementaren Verhältnisse unterliegen mehrfacher Modifikation.

Zunächst dadurch, daß (in 11%) die mediale Öffnung nicht vom Recessus posterior des Hiatus semilunaris inferior, sondern beträchtlich weiter vorne ausgeht; dann durch knappen Abstand des Processus maxillaris von der Facies nasalis des Oberkiefers. In beiden Fällen wird der Gang kurz und die Ostien gewöhnlich eng.

Mitunter steht der Processus maxillaris ganz horizontal, die Plica steht daher ebenso und verwächst mit der Seitenwand; so entsteht ein Diaphragma als oberer Abschluß der Höhle und über diesem erst steigt der Gang spaltförmig nach oben.

Abb. 56. Vorderer Teil eines Frontalschnittes hinter dem Prämolaris II.

L. Lamelle, den Recessus terminalis (r. t.) von einem Recessus ethmolacrymalis (r. e.-l.) trennend. c. i. Canalis infraorbitalis. o. l. Ostium lacrymale.

Ferner liegen mitunter außer der gewöhnlichen Plica noch andere Faltenbildungen vor, entweder von ihr selbst aus horizontal das innere Ostium überbauend oder in gleicher Richtung vom vorderen Rande des Torus lateralis bzw. einer HALLERschen Zelle nach unten ziehend, so daß unter Umständen das laterale Ostium die Gestalt eines Tunneleinganges gewinnt oder sogar durch Vorspannung weiterer Falten sich noch ein eigener lateraler Eingang dem Ostium vorlegt. Das innere Tor kann sogar gedoppelt erscheinen und durch diese Zweiteilung der Kieferhöhlenmündung eine ursprüngliche Doppelanlage vorgetäuscht werden (3% meiner Präparate und ein Fall von ZUCKERKANDL II, Abb. 73).

Ganz selten beginnt die Höhlenbildung überhaupt außerhalb des Bereiches des Hiatus semilunaris inferior, entweder dahinter (2 meiner Präparate, s. auch GRÜNWALD VI, Abb. 26) oder sogar weit davor (ein Fall PIROGOFFS, App. Tab. 4, Abb. 5). Es dürfte sich um sekundären Abschluß solcher einzelner Fenster handeln, wenn schließlich (einer meiner Fälle) gar keine Öffnung vorliegt, die Höhle also vollkommen verschlossen oder *blind* ist. Diese Vorkommnisse alle fallen aber eigentlich schon in den Bereich der Mißbildungen.

Außer dem genetisch bedingten Zugang findet sich nicht selten (bis 25%, GRÜNWALD VI) eine zuerst bei ALBINUS, dann von M. J. WEBER (S. 147) allerdings irrtümlich als normales Ostium beschriebene *accessorische* Öffnung, die jedoch weiter nichts als eine Dehiscenz in der beim Wachstum gedehnten zu dünnen Fontanellenmembran vorstellt. Dementsprechend schwankt ihre Größe von Stecknadelkopf- (Abb. 27) bis zu etwa $^3/_4$ cm Durchmesser (Abb. 49) und ihre rundliche bis längsrundliche Gestalt sowie ihre verdünnten Ränder weisen auf ihren Ursprung hin. Gewöhnlich liegt sie unter dem hinteren Ende des Hakenfortsatzes, selten davor, als Stellen der höchsten Spannung. Mitunter finden sich zwei solcher Öffnungen, ganz selten, wie in einem Falle MENZELS, drei; hier mündete die eine in den oberen Gang, bis wohin sich die außergewöhnlich starke Kieferpneumatisation erstreckte.

Die Stirnhöhle.

Ihre erste Beschreibung findet sich im Jahre 1521 bei BERENGARIUS. Nicht jede in irgendeinen Teil des Stirnbeins reichende Höhle verdient diesen Namen, nur die Aushöhlungen der Stirntafel können mit Recht so genannt werden. Denn es handelt sich um Höhlen in der Stirngegend und unsere Namengebung muß im Hauptwort streng topographisch bleiben. Jeder ausschließlich anders liegende Hohlraum im Stirnbein aber ist nur als „Stirnbeinhöhle" zu bezeichnen. Übergriffe der Stirnaushöhlung in Nachbargebiete, besonders in die orbitale und supraorbitale Gegend dürfen dagegen ohne Unklarheit hierher gerechnet werden, sofern nur die Haupthöhle im Stirnbereich liegt.

Denn die Erstreckung dieser Höhle ist besonders variabel, die Zahl vollkommener Defekte in der Stirntafel, ja sogar im Stirnbein überhaupt so hoch, rudimentäre Gestaltung so häufig, daß hier offenbar eine Ausnahme gegenüber allen anderen Pneumatisationen vorliegt Da im allgemeinen Höhlenbildungen nur das Mißverhältnis zwischen übermäßiger Oberfläche und mangelnder statischer Beanspruchung des Knocheninneren ausgleichen (s. o.), erhebt sich hier die Frage nach der Notwendigkeit so großer Stirnfläche, daß ihr durch Aushöhlung entgegengewirkt werden muß. Die Hirnentwicklung, wenn auch phyletisch (eventuell auch individuell) durch Frontalhirnausbreitung noch so groß, würde keine Vergrößerung der Außenfläche in wesentlich anderem Um'ange als der der Innenfläche ist, verlangen; die Stirnplatte könnte also dünn bleiben. Wenn die Außenfläche trotzdem über dies Maß hinaus vergrößert wird, so liegt dem kein Oberflächenanspruch seitens irgendwelcher Weichteile zugrunde, wie am Kiefer für die Kaumuskulatur oder an der Augenhöhle für das Sehorgan. Die über den Hirnbedarf reichende Ausdehnung der Stirn kann also nur im Rahmen der allgemeinen Gesichtsausbildung liegen; die beim Menschen so stark einsetzende Entwicklung des Interorbitale verlangt ein entsprechendes Wachstum des Stirnteils, um nicht sozusagen im leeren zu liegen. Der so, im Aktivitätssinne, überschüssige Knochen wird dann, da statisch unbelastet, pneumatisiert.

Dementsprechend sehen wir bei Australnegern dem mangelhaften Nasenvorsprung (der durch scheinbaren Subraorbitalvorsprung maskiert wird) keine wesentliche Stirnbildung und daher auch keine oder nur geringe Stirnhöhlung folgen (ZUCKERKANDL). MINKEMA fand dagegen unter 100 Papuaschädeln, bei denen 20mal Höhlen fehlten, meistens starke Protuberanzen. Doch sind diese letzteren wohl auf Übergreifen der Knochenentwicklung von dem hier statisch stärker beanspruchten Proc. zygomaticus zu beziehen.

Der Widerspruch zwischen der (relativ) gleichbleibenden Hirnausdehnung und der wechselnden Oberflächenbeanspruchung drückt sich darin am stärksten aus, daß die Hinterwand kleinster wie größter Höhlen gleichmäßig dünn, meist unter 2 mm bleibt, während die Vorderwand sehr verschiedene Stärken, bis zu 1 cm, aufweist.

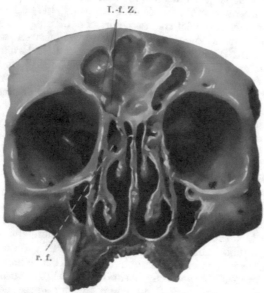

Form (Aushöhlung der Spongiosa) sowie Ausdehnung der Stirnhöhlen sind demnach im wesentlichen menschliches Eigengut, Ausdruck der Stirn als Teil der eigentlichen Gesichtsbildung.

Diese rein sekundäre und tatsächlich nur von der Entwicklung des Interorbitale abhängige Entstehungsmechanik erweist sich auch daran, daß keine Höhle so spät, nämlich erst im Reifealter, vom 2. bis 7. Jahre ab ausgebildet wird (PETIT, HAIKE, ONODI IV), frühere, vor allem fötale Pneumatisationen der Stirntafel durchaus unbekannt sind; allerdings nicht ihre Anlagen in Gestalt unscheinbarer, nur die Tendenz des Epithelschlauches in bestimmter Richtung verratender Gruben und Buchten (A. ONODI IV). Diese weisen darauf hin, daß teilweise bereits ein phyletischer Bildungstrieb besteht, der aber ontogenetisch kaum, vielleicht gar nicht über das Anfangsstadium hinaus wirksam sein kann:

Abb. 57. Appendikale linke Stirnhöhle.
r. f. Recessus frontalis, I.-f. Z. Intrafrontale Zellen.
Beiderseits, zwischen Kieferhöhlen und Kiefermuscheln, die längsgeschnittenen Tränennasengänge.

bei Säugern gibt es wohl Stirnhöhlen, sie sind aber direkte Ausdehnungen des Naseninneren, zustande gekommen auf Grund des Raumbedarfes der bei diesen Osmatikern so reich ausgebildeten Ethmoturbinalia.

Damit stimmt es überein, daß im allgemeinen den niederen Affen wie auch anderen

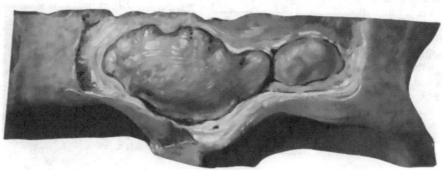

Abb. 58. Die rechte Höhle überragt die Mittellinie um 1,6 cm.

Mikrosmatikern (Delphin usw.) Stirnbeinhöhlen (von Stirnhöhlen kann mangels eigentlicher Stirnbildung nicht die Rede sein) fehlen und daß bei Anthropoiden, deren schmales und flaches Interorbitale keine oder doch nur sehr geringe Stirnbildung bedingt, die trotzdem vorhandene starke Ausdehnung der Frontalwand statischer Belastung, nämlich zur Abwehr des enorm starken Kaudruckes vor der Caninusgegend her ihr Dasein verdankt;

demgemäß ist der mächtige Stirnknochen oft gar nicht oder nur gering, wie beim Gorilla pneumatisiert und teilweise oder ganz von mächtigen Trajektorien oder multiplen Spangen (Spongiosierung) durchsetzt (GOLLING).

Die Aushöhlung der Stirntafel selbst ist, wie schon angedeutet, überaus verschiedengradig. BOEGE vermißte sie einseitig in 6,9%, beidseitig in 4,9%,

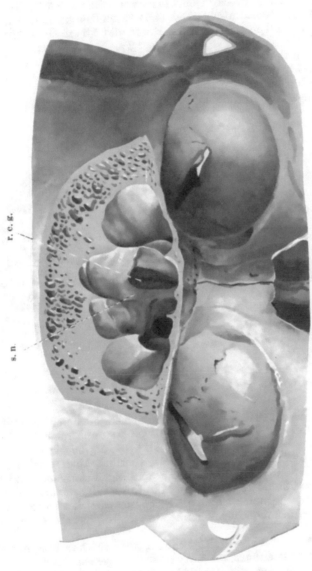

Abb. 59. Die rechte Stirnhöhle überschreitet beträchtlich die Mittellinie und senkt sich lateral vom Septum narium (s. n.) tief in die linke Nasenhöhle hinunter und zugleich rückwärts in die Crista galli: r. c. g. Recessus cristae galli.

v. D. HOEVEN in 10% von 200 Fällen. TURNERs Zahlen (16 und 12,5%), sowie die meinigen (15,3 und 15%, auf 42 Schädelhälften und 35 ganze Schädel bezogen) und die MINKEMAS (20%) bei Papuas sind erheblich höher. In 15% meiner Fälle waren geringfügige Aushöhlungen der subfrontalen Knochenpartien, teilweise nur supraorbital sich erstreckend, bemerkbar. Andererseits kann die Aushöhlung weit in die Orbitalplatte zurück bis nahe zum Keilbein

5*

hin (DESCHAMPS) greifen, so daß sie die Orbita ganz überdeckt (Abb. 73), oder sich seitlich bis in den Jochfortsatz ausdehnen; nach oben überschreitet sie niemals den Stirnbeinbereich, kann jedoch die „Haargrenze" erreichen. Mitunter (in drei meiner Fälle) steigt sie bis in den Nasenstachel hinunter (SCHULZ) oder auch in die Crista galli (WINSLOW, PALFYN, W. GRUBER I). Besonders diese basalen Erstreckungen, oft schwer bei einfacher Eröffnung erkennbar, können von höchstem klinischen Belange werden. Die größten bisher beobachteten Ausmaße sind 4,6 cm Tiefe, 7,2 cm Breite und 5,5 cm Höhe (SHAMBAUGH); die mittelgroßen Höhlen von $1^1/_2 : 3—3^1/_2 : 2^1/_2—3$ cm bilden die Mehrzahl.

Im allgemeinen findet, da äußere und innere Gründe der Aushöhlung gleichmäßig für die Stirnplatte gelten, die Pneumatisation, obwohl von zwei Seiten her, doch ziemlich gleichmäßig statt, nur sehr selten bleibt sie einseitig ganz aus. Sonst führt mangelnder Aushöhlungstrieb einer Seite zu Kompensation seitens

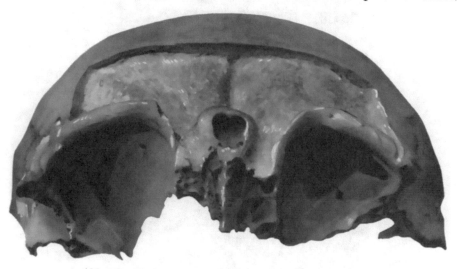

Abb. 60. Rechte Stirnhöhle erscheint allein in Front.

der anderen, d. h. die eine Höhle ragt je nachdem mehr oder weniger weit über die Mittellinie hinaus in den eigentlich der anderen zukommenden Bereich (asymmetrische Lage des Septum interfrontale, Abb. 57, 58, 59; ja es kann zu ausschließlich einseitiger Ausdehnung mit dem Resultat einer einzigen, ziemlich symmetrisch gelagerten Höhle, aber nur mit einseitigem Ausgange und natürlich auch ohne Zwischenwand, kommen (Abb. 60) (hinter der die andere zweighafte völlig verschwindet). Mitunter treten als Folge nur partieller Ungleichmäßigkeit Vor- oder Überlagerungen der einen Höhle auf; ausgesprochene Überkreuzungen sehe ich in 15%.

In derselben Weise wie an der Kieferhöhle, aber viel häufiger finden sich an der Peripherie des Pneumatisationsvorstoßes Ungleichmäßigkeiten, zumeist in Form von Impressiones digiatae (Abb. 57); bei tieferem Eindringen der Teilvorstöße bleiben restlich höhere Knochenkämme mit zwischenliegenden tieferen Nischen zurück. Wenn diese Buchtenbildung schon tief einsetzt, so kommt es zu umfangreichen Subdivisionen der Höhle mit oft nur geringen Zusammenhängen (Abb. 59); ihre Anzahl kann so groß werden, daß die ganze Höhle wie eine Bienenwabe aussieht (CRYER, Abb. 16) oder „ut tota pars cavernosa appareret" (SANDIFORT); also eine unvollständige Pneumatisation nach

Analogie der Erscheinung bei Anthropoiden. Beginnt die Teilung des Vor-
stoßes schon im Anfang, so entstehen zwei bis fünf (CRYER) völlig getrennte
und nur im Ostium zusammenfließende Kammern (8 meiner Präparate), was
schon MORGAGNI beobachtete. R. COLUMBUS kannte auch schon die Tatsache
mehrfacher Höhlenbildung.

Da die Möglichkeiten der Stirnbeinaushöhlung mannigfaltig sind (s. o.),
können sie sich auch kombinieren, d. h. es kann gleichzeitig auf einer Seite von
mehreren der potentiellen Bildungsstellen aus der Vorstoß erfolgen. Bei der
Enge der räumlichen Verhältnisse ist
das bisher allerdings nur in der
Doppelzahl beobachtet worden (Abb.
40). Das Ergebnis ist die Bildung
zweier durch eine dünne, aber vollständige Knochenwand geschiedenen
Räume auf einer Seite (Abb. 61),
wobei nicht übersehen werden darf,
daß auch hier die Möglichkeit völligen
Übergreifens solch einseitig entstandener Bildungen auf die andere
Seite besteht, so daß unter Umständen zwei auf den ersten Anblick in gewöhnlicher Weise voneinander geschiedene Stirnhöhlen,
aber mit nur auf einer Seite liegenden Ausgängen vorkommen könnten.
Bisher sind diese Ereignisse allerdings nur in einseitiger Endlage beobachtet worden, an meinem Material
in über 3%. Diese *Doppelhöhlen*
können sich über- oder nebeneinander lagern, unter Umständen
übertrifft die eine die andere derart,
daß die kleinere nur als Anhängsel
erscheint. Das Bild der Zweiteilung
ist dasselbe, wie das bei der völligen

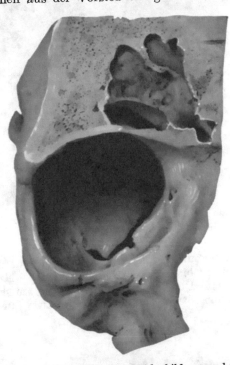

Abb. 61. Doppelte Stirnhöhlenbildung rechts.

Kammerbildung, nur am Ausgang
ergibt sich der Unterschied. Doch können in Einzelfällen Zweifel über die Art
der Entstehung Platz greifen.

So ist aus der Literatur die Scheidung von Kammer- und Doppelbildung nicht durchweg
mit Sicherheit zu entnehmen; doch scheint Kammerbildung in den Fällen von SCHEIER,
HANSEN und PLUDER, HEYMANN und RITTER (Abb. 1—4) vorzuliegen. Doppelhöhlen
sieht man in RITTERS Fall 7, und zwar, ein Unikum, Bildung der seitlichen Abteilung aus
dem oberen Gang.

Wenn die Gestalt der Höhle durch Überkreuzungen, Doppelanlage und
Kammerbildungen schon wesentlich verändert wird, so geschieht das in anderer
Weise häufig durch Einwölbungen *subfrontaler* oder *retrofrontaler* Nachbarzellen,
noch mehr aber durch *Einschachtelungen* (GRÜNWALD V, Fig. 62). In meinem
Material sind vier letzterer Vorkommnisse zu verzeichnen, was sicher zwar den
Durchschnitt übersteigt, immerhin aber bemerkenswert ist. Drei von diesen
Einstülpungen, deren zwei die Höhle fast ganz ausfüllen, so daß nur ein schmaler
Zwischenraum zwischen der Außenwand jener und der Innenwand dieser besteht,
gehen vom Sinus lateralis aus, nur eine vom Hiatus semilunaris inferior, in der
Hauptsache also von hinten her. Geringere Grade dieser Nachbareindrängung

finden sich ebenso oft unten (Abb. 62, 63), wo sie besonders geeignet sind, den Zugang zur Höhle zu verengern und die Gestalt des *Bodens* zu verändern.

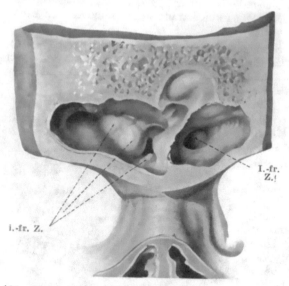

Im allgemeinen neigt sich dieser leicht dachförmig gegen einen Tiefenpunkt in der Projektion der Crista lacrymalis, nicht weit von der Vorderplatte entfernt, entsprechend dem Ausgang der Höhle im Seitenraum. Natürlich ändert sich die Lage des zugleich den Tiefpunkt darstellenden Innenostiums je nach der unter Umständen wesentlich lateral liegenden Ursprungsstelle (etwa im Sinus lateralis oder einem Seitenausläufer des Hiatus semilunaris inferior). Jedenfalls bleibt aber immer und besonders vorne ein Stück frei, da ja die Ursprungsstelle der Höhle mehr oder weniger tief im Naseninnern, ihre Vorderwand aber ganz vorne liegt. Letztere vom Boden zu unterscheiden,

Abb. 62. i.-fr. Z. Intrafrontale Zellen, den Höhlenboden emporwölbend.

geht kaum an, der Übergang erfolgt unmerklich, während zur Hinterwand ein spitzer bis nahezu rechter Winkel — *Angulus cranio-orbitalis* — zu bestehen pflegt. Der Boden ist ungleich dick, am stärksten (3,5—15 mm) nach WINCKLER unmittelbar neben der Mittellinie, wo ihn die Vereinigung von Processus nasalis oss. front. und Proc. front. oss. nasal., sowie unter Umständen das Os nasale selbst verstärken. Von da ab fällt der Durchmesser stark ab, wenige Millimeter weiter bis zu Papierdünne, so daß hier, besonders in der hinteren Hälfte, WINCKLER unter 66 Präparaten 35 mit der Sonde durchstoßen konnte.

Der Abfall zum Ausgang hin, im allgemeinen sanft, kann schroff, bis zur Trichterform erfolgen, was besonders beim Anblick von unten her auffällt. Der Ausgang ist dann natürlich besonders unten, verengt; diese Bildung kommt wesentlich durch Nachbarverdrängungen zustande.

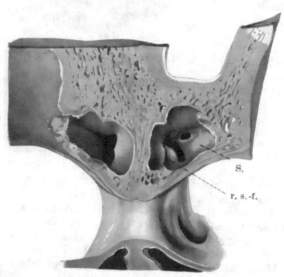

Abb. 63. r. s.-f. Recessus subfrontalis (der Carina nasi) den Boden emporwölbend. S. Scheidewand innerhalb der linken Höhle, mit Dehiscenz.

Steigt die Höhle in den Nasenstachel hinunter (s. o.), so verlegt sich natürlich der tiefste Bodenteil hierher und reitet dann auf dem Septum narium.

Die *Hinterwand*, im allgemeinen glatt und nach hinten unten durch den kranio-orbitalen Winkel deutlich begrenzt, läßt letzteren nur bei besonderer Rücklage des Ostium vermissen und wird durch retrofrontale Einwölbungen (s. o.), bei denen dieser Winkel ebenfalls verstreicht, gestaltlich besonders verändert. Wenn solche etwa zugleich die Crista galli pneumatisieren, so kann der nach Eröffnung dieser Einragung vorspringende seitliche Sporn als Teil einer weiteren Retrofrontalzelle imponieren (Abb. 64), so daß bei weiterem Vorgehen irrtümlich die Schädelhöhle eröffnet wird. Gleiches findet sich, wenn bei asymmetrischen Höhlenseptum die überragende Höhle selber von vorne in die Crista galli eindringt (BÖNNINGHAUS); die steile Form des vorspringenden Sporns wird vor Verwechslung schützen.

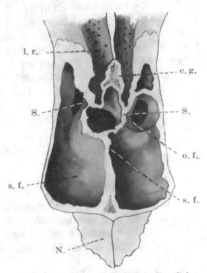

Abb. 64. Pneumatisierung der Crista galli (c. g.), Bildung eines Sporns (S.) vor der Riechgrube. s. f. Sinus frontales. o. f. Ostium frontale. N. Nasenbein. l. cr. Lamina cribrosa (SIEUR-JACOB).

In der *Zwischenwand*, deren Lage und Ausdehnung natürlich ganz von den Verhältnissen der beiderseitigen Höhlen abhängt, kommen nicht allzuselten, nach BOEGE in 1%, Dehiscenzen des Knochens, ja sogar der Schleimhautmembranen, vor. Auch an den anderen Wänden werden sie insbesondere beobachtet.

Mündung und Ursprünge sind identisch, es kann im allgemeinen für jene auf das bereits oben (S. 48 ff.) für diese ausgeführte verwiesen werden. Je nach der Lage und Umgebung sind die topischen Verhältnisse aber sehr verschieden. Zunächst macht es einen sehr wesentlichen Unterschied, ob vom zuführenden Spalt aus direkt, durch ein mehr oder weniger weit klaffendes *Loch* oder mittelbar erst durch einen kürzeren oder längeren *Gang* die Höhle zugängig ist. Das hängt in erster Linie davon ab, ob neben der Ursprungsstelle sich noch andere gleichsinnige oder nachbarliche Derivate entwickelt haben und besonders, ob sie sich ebenfalls, neben der Stirnpneumatisierung, in die Höhe erstrecken. Eine systematische Einteilung ist angesichts der großen Menge von Kombinationsmöglichkeiten nicht denkbar, wohl aber im Einzelfalle eine ganz klare Analyse nach den oben (S. 48 ff.) aufgestellten Gesichtspunkten, so daß man z. B. sagen kann, das Stirnhöhlenostium liege weit offen im Recessus frontalis (Abb. 30) oder: ein enger Gang zwischen einer Hakenfortsatzzelle und dem Sinus lateralis eingezwängt, führe durch den Canalis semilunaris in die Höhle empor (Abb. 36). Dabei braucht ein einfaches, sogar ein oberflächlich (direkt) aus dem Recessus frontalis hervorgehendes Ostium nicht immer weit zu sein, wenn dies auch bei 15 unter 18, also in über 80% solcher Bildungen in meinem Beobachtungsbereich zutrifft; auch bedingt die Gangform nicht immer, sondern nur in 60% schlechte Zugängigkeit, am meisten (89%) bei Zellumlagerungen; durchweg schlecht wird sie aber durch Verdrängungen, die nach allen Seiten eintreten können. So stellt sich (ohne Rücksicht auf die anderen anatomischen Einzelbedingungen) unter 73 meiner daraufhin untersuchten Präparate 38mal, d. h. in 52% die Höhle gut, 35mal, d. h. in 48% mehr oder weniger schlecht zugängig dar. WINCKLER konnte (wie es scheint an frischen, also weniger günstige Bedingungen bietenden Köpfen) bei Männern nur $^1/_6$, bei Weibern $^1/_4$ der Höhlen sondieren. Daß hier auch die Richtung und besonders stärkere Krümmung oder gar Knickung eventueller Gangbildung entscheidend wirkt, ist klar; auch kann unter Umständen schon der unterste Zugang selber durch Verlagerung unzugängig sein, ebenso wie durch stark laterale Lage des Vorderteils der unteren Siebbeinmuschel oder des oberen Septumabschnittes (GRÜNWALD V, Fig. 146).

Die merkwürdige Erscheinung *doppelter Ausmündung* einer im übrigen einheitlichen Höhle dürfte nur auf sekundärem Schwund entweder in der Scheidewand ursprünglich getrennt angelegter Höhlen (einer meiner Fälle) oder im Dach einer der Stirnhöhle unterlagernden Siebbeinzelle (2 Präparate), also nicht auf genetischen Gründen beruhen. Dehiscenzen dieser Art finden sich ja nicht selten, in kleinerem oder größerem Umfange, an fast allen dünnen Knochenplatten, besonders unseres Bereiches vor, und quantitative Unterschiede sind unberechenbar. Am Lebenden gelingt die Feststellung der Entstehungsweise nicht immer; so bei RÖPKE, wo „der Ductus nasofrontalis aus zwei Gängen bestand"; während ich einmal die Reste ursprünglicher zweifacher Anlage feststellen konnte. Die klinische Bedeutung solcher Vorkommnisse ist groß.

Die überaus große Menge und Verschiedenheit der Einzelvorkommnisse kann in vorliegendem Rahmen nicht erschöpft werden. Ich muß dafür auf meine bezüglichen Zusammenstellungen (V, S. 395, 404, 418—428) verweisen.

Höhlen in Turbinalwülsten („Muschelzellen").

Diese Hohlräume sind die einzigen, denen die oben (S. 45) geschilderten Wege 2. und 3. der Pneumatisierung zu Gebote stehen. Betroffen werden die untere Siebbeinmuschel ungefähr ebenso häufig, wie der Seitenwulst (zu je ca. 6 und 8%), sehr selten die obere Siebbeinmuschel (in nur einer meiner Beobachtungen).

An der unteren Siebbeinmuschel kommt als fast einzigem der betroffenen Wülste (nur einmal sah ich gleiches an der oberen Muschel) die vollständige Aufrollung als Fortsetzung der überdies nicht seltenen Teileinrollung, in Analogie zu Hund, Katze, Schaf usw. (GRÜNWALD VIII) vor; es bildet sich eine Düte mit schmalem länglichem Zugang; als Anfang solcher Aufrollung entsteht eine Halbblase.

Gewöhnlicher geht die Aushöhlung in vollkommener Anlehnung an die Entstehung einiger Siebbeinzellarten, besonders derjenigen am Vorderende des Hiatus semilunaris inferior, von einer zunächst kleinen Grube, gewöhnlich des hinteren Randes der betreffenden Muschel, aus und setzt sich dann gleichmäßig in die Tiefe fort.

In beiden Fällen entsteht schließlich eine den Muschelkörper einnehmende und häufig stark gegenüber dem gewöhnlichen Ausmaß vergrößernde („SANTORINIsche") Blase, ersterenfalls mit seitlichem breitem, letzterenfalls mit hinterem Zugang, vom oberen Gange aus, in Form einer kleinen ovalen Öffnung, wie das bereits M. J. WEBER (S. 133) beschreibt. Letztere Art der Pneumatisierung sehe ich auch an der oberen Siebbeinmuschel (vom obersten Gange aus) und in der Hälfte der Fälle von Aushöhlung des Seitenwulstes (Abb. 65). Diese Aushöhlungen sind nicht mit der weitaus häufigeren Bullaform des Torus lateralis, wie sie durch Einsenkung des Sinus lateralis hinter (seitlich und unter) den Seitenwulst entsteht (s. oben S. 47), zu verwechseln. Diese gewöhnlichen Formen sind nicht ganz geschlossen, also nur Halbblasen, während durch fortschreitende Aushöhlung des Körpers von der Kante her eine mit Ausnahme des schmalen rundlichen Zugangsloches allseitig umschlossene Blase gebildet wird. Die Erstanlage und somit auch die Mündung im reifen Zustande liegt dabei entweder im Seitenraum, also medial (ein Fall) oder im oberen Gange (drei Fälle meiner Beobachtung), also hinten. Abb. 66 zeigt eine solche Blasenbildung von hinten her, und zwar zugleich in den Torus lateralis und die untere Siebbeinmuschel sich erstreckend. Äußerst selten ist das Vorkommen zweier solcher Muschelzellen in einemWulste nebeneinander, wie ich das dreimal an der unteren Siebbeinmuschel in Kombination vorderer Düteneinrollung und hinterer Kantenaushöhlung bemerken konnte. ZUCKERKANDL (II, Taf. 14, Abb. 4) bildet benachbarte Hohlräume der unteren und oberen Siebbeinmuschel ab.

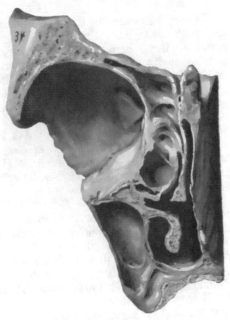

Bemerkenswert ist die starke Expansionstendenz all dieser Wulstblasen, sozusagen ins Ungemessene; daher sind die Beobachtungen vorwiegend am Leben den, wo sie zu erheblichen Verdrängungen der Nachbarteile und Verlegungen des Nasenraumes führten, gemacht und im pathologischen Sinne gedeutet worden; solchen kann aber höchstens das übertriebene Wachstum beanspruchen, und es liegt vielleicht näher, auch dieses einem, dieser absolut känogenetischen Bildung

Abb. 65. Blasenform des Torus lateralis. („Bulla ethmoidalis".)

noch innewohnenden Mangel an Einordnung in das Gesamtwachstum, im Zusammenhang damit zuzuschreiben, daß dies Wachstum bei den Nachbarorganen schon früh in der Kindheit aufgehört hat, während es bei diesen phyletisch späten Neubildungen auch ontogenetisch spät verläuft.

Merkwürdigerweise ist bis in die Neuzeit diese Zellbildung in Muscheln im allgemeinen den Anatomen entgangen, obwohl bereits SANTORINI sie als regulär beschreibt, SÖMMERING

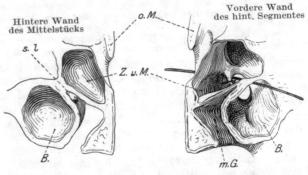

Abb. 66. Z. u. M. Zelle der unteren S.-Muschel. B. Blase des Torus lateralis. m. G. Mittlerer Gang. o. M. obere S.-Muschel. s. l. Sinus lateralis.

ihr normales Vorkommen bei „Negern" im Gegensatz zur Seltenheit bei Europäern erwähnt und auch BLUMENBACH die „Sinus Santorini" an einem Indianerschädel Nordamerikas stark ausgebildet sah. (Letzteren Namen beizubehalten, verbietet sich wegen der ungleichen Herkunft und Beschaffenheit der Hohlräume.)

In auffallendem Gegensatze zu diesen ethnologischen und meinen (s. o.) Beobachtungen an Münchner Material hat Bergeat II die Zellen der unteren Siebbeinmuschel an „Münchnern" in 18%, bei „anderen Rassen" nur ausnahmsweise gesehen.

Keilbeinhöhle.

Die erste Erwähnung dieser Höhlen findet sich bei Fallopia. Seitdem haben sie, noch mehr aber ihre Varianten, die Aufmerksamkeit vieler Beobachter erweckt. Ihr Fehlen stellte Wertheim in $1^1/_2\%$ seiner Fälle, ich nur in $^1/_2\%$ fest, es dürfte also in größeren Reihen 1% kaum übersteigen. Zuerst scheint es Vesal, dann Riolan, Reininger, Haller und Bertin sowie van Doeveren gesehen zu haben. Wenn neuerdings die Möglichkeit des Defektes ganz in Abrede gestellt werden will (van Gilse), so handelt es sich um Verwechslung mit der Keilbeinhöhlenanlage bzw. den Recessus spheno-ethmoid., die selbstverständlich überall vorhanden sind, während das Eindringen in den Keilbeinkörper eben völlig ausbleiben kann, und zwar einseitig sowohl als doppelseitig; in welch letzterem Falle also jede eigentliche Höhlenbildung fehlt. Einseitigen Defekt hat, wie es scheint, zuerst Morgagni erwähnt und Palfyn genauer beschrieben, auch Portal gesehen.

Im übrigen pflegen die Höhlen beiderseits symmetrisch im Keilbeinkörper zu liegen, und zwar meist im Ausmaß einer kleinen Haselnuß; jedoch wird nicht selten Walnußgröße erreicht, und extrem stellte sich mir der sagittale Durchmesser auf 3,6, der vertikale auf 2,7 cm. Dann erstreckt sich die Höhle außer dem Keilbein auch in den anschließenden Teil des Os occipitale bis zum Foramen lacerum hin (Cloquet), es werden auch beide Flügel und Flügelfortsätze (Caldani, Haller, Zuckerkandl III, S. 339, Winckler II, Touberts Fall 2, B. Douglass, Onodi I, eigene Beobachtung), mitunter auch das Rostrum sphenoidale, ja sogar der Vomer (Parkers „Bulla spheno-vomerina") ausgehöhlt, ein Vorkommnis, das bereits Cloquet feststellte.

Ob Defekt der eigentlichen Pneumatisation vom Recessus spheno-ethmoidalis aus in den Fällen zusammenhängender Höhlenbildung in Stirn- (Sieb-) und Keilbein vorliegt, ist aus den bisherigen spärlichen Beobachtungen nicht zu entnehmen. R. Columbus hat dies überaus seltene Ereignis, wie es scheint, als Norm betrachtet und C. Schmidt am Lebenden gesehen. Daß, wenigstens größtenteils, Kompensation durch vom Siebbein (aus dem oberen bzw. obersten Gang) ausgehende Zellausdehnung eintreten kann, wissen wir schon (vgl. Abb. 37).

Daß solche Kompensationen, die die normale Pneumatisation bis zu der oben erörterten Dürftigkeit einengen, auftreten, beruht auf dem phyletisch nachweisbaren statischen Allgemeinbedürfnis nach Aushöhlung des Keilbeinkörpers, das beim Menschen dem Wesen nach in gleicher Weise wie bei allen Säugern, nur der Form nach verändert, besteht. Wenn nicht anders, persistiert schließlich sogar der primitive Recessus parasphenoidalis in Gestalt einer weit offenen Bucht mit flachem Übergang zur Seitenwand (s. u. S. 75).

Ungleichmäßiger Ausdehnungsdrang macht sich auch hier bemerkbar, selten von Anfang an in Form von Doppelausbuchtung oben und unten mit Bildung zweier Ostien (Scheier, O. Hirsch, vielleicht auch Lüders); häufig auch erst im Verlaufe, so daß als Endergebnis mehr oder weniger vollständige Subsegmentierungen bis zu scheinbarer Doppelbildung durch horizontale, gewöhnlicher durch sagittale Knochenleisten, schließlich auch nur Buchten, durch Kämme abgeteilt, gesehen werden. Solche Vorkommnisse beschreibt schon Sandifort (S. 127), Blumenbach (S. 170) und Meckel (S. 409).

Sonst sind die Wände glatt, die *untere* mitunter seitlich durch Vorspringen des Canalis Vidianus vorgewölbt, die *seitliche* ebenso, aber viel häufiger, durch den Canalis opticus und die *obere* seitlich durch den Canalis carotideus (der in einem meiner Fälle die Höhle fast ausfüllt) ,in der Mitte durch die Sella turcica eingebuchtet. Diese Vorsprünge sind natürlich sehr verschieden stark, je nachdem die Höhle in der betreffenden Richtung sich ausdehnt, so verläuft in einem meiner Präparate der Canalis carotis nahezu frei, in $^3/_4$ seines Umfanges sichtbar;

und dementsprechend ändert sich auch die Wandstärke an den fraglichen Stellen, unter Umständen bis zum Auftreten von Dehiscenzen. Solche ermöglichen unmittelbare Berührungen der Höhlenschleimhaut mit der Dura oder der Innenmembran des Canalis opticus, Canalis carotid., auch einem der Nachbarnerven (s. u. S. 93) oder dem Gewebe der Flügelgaumengrube, auch der Schleimhaut einer anliegenden Siebbeinzelle. In 90% von 30 Fällen YOUNGs war die Wand und zwischen Canal. opt. at. Höhle zum Durchscheinen dünn.

Wesentlich verändert wird die Gestalt natürlich auch durch Ersatzvorgänge seitens von Derivaten der oberen bzw. obersten Gänge („Keilbeinzellen des oberen oder obersten Ganges"), die neben oder über der eigentlichen Höhle, sogar in ihre Scheidewand sich einschieben und vorzugsweise, da es sich dabei fast immer um ausgedehnte Pneumatisationen handelt, den Optikuskanal umschließen. Beiderlei Arten von Räumen habe ich daher als „Optikusräume" bezeichnet. Asymmetrien bis zu Überkreuzung oder Ersatzbildungen treten durch ungleichmäßige Ausbildung einer Höhle gegenüber der anderen auf, im Extrem bis zur beiderseitigen Aushöhlung von einer Seite her, wobei die Gestaltveränderung schließlich gegenüber dem praktischen Problem der Mündung, die natürlich in solchen Fällen einseitig liegt, zurücktritt.

Auf diese Art können auch Beziehungen besonderer Art zum Sinus cavernosus usw. eintreten.

Die Mündung, durch eine Schleimhautduplikatur in dem an sich weiten Knochenostium wesentlich, unter Umständen bis zu Stecknadelkopfgröße verengt, liegt immer oben, oft knapp unter dem Dach; denn die Höhle folgt in ihrer Ausdehnung dem nach unten erfolgenden Wachstum des Gesichtsschädels, während der Basisteil unverrückt bleibt; auch liegt das Ostium stark lateral, entsprechend dem Ursprung aus dem Recessus spheno-ethmoidalis und oft hinter der vorspringenden Wand der jeweils hintersten Siebbeinzelle verborgen. Dieser Recessus kann übrigens durch die starke Expansion der hintersten Zelle ganz verstreichen, ebenso wie er andererseits einmal zu tiefer Halbzellform sich ausdehnen kann, so daß bei eventuell noch medialem Vorspringen der hintersten Siebbeinzelle die Bucht, wie in einem meiner Präparate mit $1/2$ cm weitem Eingange sich 1 cm seitlich erstreckt .

Buchtenbildungen.

Die letztgeschilderte Ausdehnung des Recessus sphen.-ethm. ist atypisch. Es gibt dagegen, wenn auch selten, in ihrer Art typische und als Variationsbildungen aufzufassende Buchten:

1. Im Bereiche des fötalen Recessus parasphenoidalis (GRÜNWALD V, S. 45, 60, Fig. 29). Diese, oben geschilderten, sind als Vollerinnerungsbilder des Verhaltens bei niederen Säugern, wo dieser Recessus die hinteren Ethmoidalwülste birgt, nur dann zu bezeichnen, wenn sie an Stelle einer nicht zustande gekommenen Keilbeinhöhle den Keilbeinkörper aushöhlen, ein außerordentlich seltenes Ereignis; es öffnet sich dann eine weite Bucht mit flachem Übergang zur Seitenwand hin im Keilbeinkörper, scheinbar ein Defekt der Vorderwand der Keilbeinhöhle, tatsächlich aber diese ganz andere Art der Aushöhlung. Die Existenz einer Bucht neben einer regulär gebildeten Keilbeinhöhle dagegen könnte nur als Erinnerung an eine ausgestorbene (oder als lebendige) Übergangsform zwischen Säuger- und humaner Form gedeutet werden, wo der Recessus parasphenoidalis noch nicht ganz verschwunden ist, aber keinen Inhalt mehr besitzt, während die neohumane Form der Keilbeinpneumatisierung daneben bereits eingesetzt hat.

2. Im Bereiche des Recessus frontalis. Auch hier handelt es sich um einen Säugerrest, denn die Stirnhöhlung geht bei den Quadrupeden nur von dieser

Stelle aus, ist infolgedessen auch imstande, vordere Ethmoturbinalia aufzunehmen. Beim Menschen kommen starke Ausdehnungen dieser, normal kaum angedeuteten, medial neben dem Septum gelegenen, „Carina nasi" sowohl nach vorne bzw. unten, als aufwärts (Recessus subfrontalis, Abb. 8) vor, wo sie dann den Boden der lateral entstandenen Stirnhöhle emporzuwölben oder ihren Ausgang wesentlich zu verengen vermögen.

3. Im unteren Gange kommt es mitunter durch laterale Ausbiegung der Seitenwand unter Mitwirkung entsprechenden Anschlusses des Vorderendes der Kiefermuschel zur Bildung einer tiefen, praktisch fast abgeschlossenen Bucht, die Sekretverhaltungen als Unterlage dienen kann (Grünwald I, S. 166). Doch bietet diese, von mir seitdem noch mehrmals, allerdings nur am Lebenden beobachtete Variante nicht nur praktisches Interesse, sie erinnert vor allem an die von Bolke beim Gorilla als „Bulla maxillaris" beschriebene hochgradige, die Kieferhöhle verdrängende Ausbuchtung an gleicher Stelle.

4. Im Seitenraum finden sich mitunter hinten Buchten größerer oder geringerer Tiefe und Ausdehnung an atypischer Stelle, wie in einem meiner Präparate hinter einer Hallerschen Zelle oder bei Zuckerkandl III (Taf. 9, Abb. 2c) unter dem hinteren Auslauf des Proc. uncinatus.

III. Die Auskleidung der Nase.

zeigt im *Vorhof* ein der anschließenden Epidermis noch sehr ähnliches, geschichtetes Pflasterepithel mit Talgdrüsen, Haarbälgen und Haaren (vibrissae). Die Grenze dieses „Vorhofs" gegen die eigentliche innere Nase entspricht beiläufig der Abgrenzung der äußeren knorpeligen Nase gegen die knöcherne, und am Nasenboden und Septum einer den Nasenstachel des Oberkiefers mit der Spitze des Nasenbeins verbindenden Linie, in welche auch noch das Vorderende der unteren Muschel fällt. Hier liegt dann eine *Übergangszone* mit rundlichem Epithel, aber noch ohne Drüsen. Erst wo diese beginnen, rechnet man eigentliche Schleimhaut. Den mit Geruchszellen ausgerüsteten Teil derselben nennt man Pars oder Rima olfactoria; den anderen Pars respiratoria.

Die Schleimhaut der letzteren ist größtenteils dünn.

Größere Dicke erreicht die Schleimhaut dort, wo sich in ihr Stroma die für die Nase so charakteristischen *Schwellkörper*, und zwar in einer schmäleren, nur geringere Lumina aufweisenden Rindenschicht und einer zentralen Schicht großer Gefäßräume einbetten. Dies sind Schaltstücke im Gefäßnetz, die ihren Zufluß aus, der A. nasal. post. entstammenden, kleinsten Kapillaren der Oberfläche erhalten und selbst nach den Venen der Submucosa hin Abfluß haben. Obgleich also selbst Venen, enthalten die Wandungen ihrer einzelnen Gefäße doch reichliche elastische Fasern und mächtige Muskellagen, welche in das Lumen als balkenartige Vorsprünge hineinragen. Diese Schwellkörper lagern an der unteren Muschel (reichlicher auf der medialen als auf der lateralen Fläche), am Rande und Hinterende der mittleren und hinten an der oberen Muschel, ferner noch an einem, im übrigen meist aus Drüsen aufgebauten Vorsprung der Scheidewand gegenüber dem Vorderende der mittleren Muschel, dem *Tuberculum septi* (s. S. 36). Für gewöhnlich kontrahiert, stellen die gefüllten Schwellkörper ein dickes rotes Polster dar, welches ein Nasenlumen von normaler Weite ganz ausfüllt, so daß keine Luft durchgeht. Naturlich gibt es auch Zwischenstufen der Füllung.

Hier ist der Zusammenhang des Schwellungsnetzes der Nase mit dem *Plexus lacrymalis* zu erwähnen. Dieser nimmt im unteren Teil des Tränennasenganges die Schicht zwischen Schleimhaut und Periost ein und schließt nach Henle den Gang gegen die Nase zu ab; dies erklärt wohl (durch Anteilnahme an den pathologischen Füllungszuständen des Nasenschwellkörpers) manche, durch Abschwellung (Adrenalin) leicht zu behebende Epiphora.

Am dünnsten ist die Schleimhaut in den Nebenhöhlen, wo ihr Stroma zugleich das Periost darstellt, so daß die Membran, welche hier auch nur wenige Gefäße und oft auf weite Entfernungen fast gar keine Drüsen enthält, als zartes graues Häutchen erscheint. Die *Drüsen* hier und in der Pars respiratoria überhaupt sind meist acinös und sondern vorwiegend Schleim, jedoch auch etwas Serum ab. Die Drüsen der *Regio olfactoria* hingegen sind tubulöse Eiweißdrüsen mit wäßrigem Sekret. Diese Region erstreckt sich jederseits über ein etwa 2—3 qcm bemessendes Gebiet des Nasendaches, der oberen Muschel und der Scheidewand, ziemlich in der Mitte des Sagittaldurchmessers der Nase (Abb. 67) und zeichnet sich vor der übrigen roten Schleimhaut durch gelbbräunliche Farbe aus. Kleine Inseln von gewöhnlicher Schleimhaut mit Flimmerepithel sind eingesprengt.

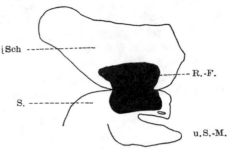

Abb. 67. Riechfeld (R.-F.) auf der emporgeklappten Scheidewand (Sch.) und der Seitenwand (S.) (E. Read).

Das subepitheliale Lymphzellenlager ist, so wie dort die Basalmembran, ebenfalls von feinen Basalkanälchen durchbrochen, deren Zusammenhang mit dem subarachnoidalen und subduralen Lymphraum (bei Kindern!) erwiesen ist (s. S. 79).

Die Ernährung der Nase[1])

erfolgt durch Zweige der *Carotis interna* und externa. Aus der ersteren ist es die durch das For. opt. in die Orbita tretende Art. ophthalmica, deren Äste: Ethmoidalis ant. und post. durch die gleichnamigen Löcher im Verein mit den ebenso benannten Nerven tretend, den oberen und vorderen Teil des Septum und Naseninneren einerseits, die Siebbeinregion andererseits versorgen, während die endständige Art. frontalis Nasenwurzel und -rücken ernährt.

Aus der *Carotis externa* treten durch Vermittlung der Art. max. ext. kleine Äste zum beweglichen Septumteil (ein Seitenast der Art. labial. sup.) und zum Nasenflügel und -rücken (Art. angularis), während die Art. maxill. int. durch den Ramus alveol. sup. post. außer der Gegend der Molaren und Prämolaren die Kieferhöhlenschleimhaut, gemeinsam mit dem Ramus infraorbitalis versorgt. In letztere gelangen auch noch Endzweige der gleichfalls aus der Art. max. int. abgespaltenen Art. *sphenopalatina*, welche im übrigen das Hauptgefäß des Naseninneren darstellt. In dieses tritt sie durch das Foramen sph.-pal. ein und teilt sich sofort in die lateral verlaufenden Rami nasales posteriores und in die eigentliche Art. post. septi (nasopalatina). Diese gabelt sich wieder in einen schwächeren oberen zur Lamina perpendicularis verlaufenden und den stärkeren unteren, schräg über den Vomer ziehenden Ast, dessen kranialer Zweig wieder zur Cartilago quadrangul. geht, während der caudale ziemlich tief die Crista palatina kreuzt und schließlich durch den Canalis incisivus hindurch mit der Art. palat. ant. in Verbindung tritt.

Letztere Verlaufsverhältnisse zeigen, daß eine stärkere Blutungsmöglichkeit bei operativen und anderen Verletzungen am Septum eigentlich nur ganz unten in der vorderen Hälfte und weit hinten oben besteht.

Kollateralen bestehen zwischen Endzweigen dieser benachbarten Gefäße, und zwar zwischen den Art. ethmoidales untereinander, zwischen der Art.

---

[1]) Angesichts der vorzüglichen bildlichen Darstellungen der Gefäße und Nerven in den allgemeinen anatomischen Atlanten erübrigt hier die Anbringung eigener Bilder.

ethmoid. posterior und nasal. posterior, dann vorderen Zweigchen der letzteren und solchen der Maxill. ext., ferner den aus dem Ramus alveol. super. poster. und den aus dem Ramus infraorbitalis der Art. maxill. int. stammenden Kieferhöhlenäste her, endlich zwischen Frontal- und vorderen Nasenzweigen.

So fällt die Haupternährung der Carotis ext. zu, doch ist die Kompensation durch die Verbindungen mit dem ophthalmischen Aste der Carotis int. gesichert.

Die *Blutabflußwege* folgen im allgemeinen den arteriellen und Nervenbahnen, haben aber speziell im Gesicht und dessen Nachbarschaft eigentümliche Tiefenverbindungen (Abb. 68).

Die Venen der äußeren Nase münden, gemeinsam mit einem kleinen, den Oberkiefer durchsetzenden endonasalen Zufluß, durch Vermittlung der V. angu-

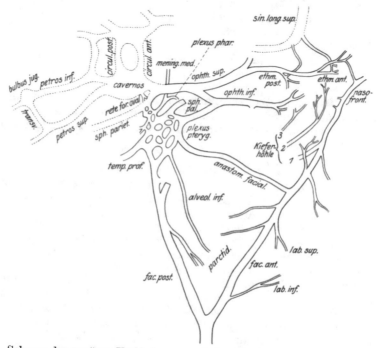

Abb. 68. Schema der venösen Verbindungen zwischen Gesicht, Nase, Auge und Schädelinnerem (letztere gestrichelt).
(Größenverhältnisse u. Lage der einzelnen Teile zugunsten der Übersicht vernachlässigt.)

laris in die V. facial. anter. Die hier abzweigende V. anastomot. facial. nimmt noch unterwegs eine die Kieferwand durchbohrende Vene der Kieferhöhlenschleimhaut (Gurwitsch, S. 54) auf und führt in den *Plexus pterygoideus*. Da sich in diesen außerdem die, das Naseninnere und den Epipharynx ableitende V. spheno-palat. und (durch die Fissura orbital. inf.) ein Ast der V. ophth. inf. ergießt, ist hier, nämlich über die *Fossa pterygo-palat.*, der kürzeste Weg zum Fortschleichen phlebitischer Prozesse zwischen Orbita, Nase, Schläfen- und Parotisgegend gewiesen. Aber auch von etwas entfernteren Gebieten, durch die ebenfalls, indirekt oder direkt, mit dem Plexus zusammenhängenden Vv. temporalis prof., masseterica, partotidea post. und alveolar. inf.; endlich bestehen durch Vermittlung der Vv. faciales von sämtlichen anderen in diese mündenden Ästen Zugänge zum Plexus.

Besonders wichtig sind nun die Zusammenhänge mit dem Sinus cavernosus, mit dem sowohl die V. ophth. inf., direkt oder durch Vermittlung der ophth. sup., als auch der Plexus pteryg. vermittels des Rete foraminis oval. kommuniziert; durch dieses besteht andererseits wieder eine Verbindung mit den Vv. meningeae mediae nach aufwärts, sowie einem (zum Plexus pharyng. gehörigen) Venengeflecht im Seitenwinkel des Pharynx (POIRIER) und der V. jugul. int. nach unten.

Das Naseninnere erreicht engen Anschluß an diese gefährlichen Netze dadurch, daß Abflüsse der Vv. ethmoid. und nasofront. (von den Muscheln, Sieb- und Stirnbeinräumen her in die V. opth. sup. ziehen, in 5% der Fälle auch eine Vene aus einem kleinen Plexus in der Stirnhöhle durch den Knochen der Unterwand zur V. ophth. sup. tritt (GURWITSCH, S. 63).

Weitere wichtige Zusammenhänge mit dem Schädelinhalt werden durch direkte Verbindungen von Endzweigchen der Vv. ethmoid. zur Dura und zum Sinus longitudinal. sup. hergestellt, ferner durch eine aus dem vordersten lateralen Nasenabschnitt (Agger nasi) aufsteigende kleine Vene, die mit einer stärkeren Vene des Frontallappens oder dem Venennetz des Tract. olfact. zusammenfließt, oder in seltenen Fällen (ZUCKERKANDL III, S. 135) direkt in den oberen Längsblutleiter mündet.

Schließlich gewähren die BRESCHETschen Diploëvenen durch Anastomosen auch dem aus der Nase (und den Nebenhöhlen) herstammenden Blute Zutritt zum Schädelinneren: ZUCKERKANDL sah Füllung der Stirnhöhlen- und angrenzenden Knochenvenen bei Injektion des Sinus longit. sup.

Weniger belangreich erscheinen die aus einem oberflächlichen (Muschel-) Netz zu den Vv. pharyngeae und aus einem tieferen (hauptsächlich Schwell-) Netz zur V. sphenoidal. verlaufenden Abflüsse. Natürlich sind aber auch Infektionsmöglichkeiten der Fossa sphenomaxillaris und zum Schädelinneren hin (s. o.) auf diesem rückwärtigen Wege gegeben.

Verbindungen des Venenplexus (GURWITSCH, S. 54) der Kieferhöhle mit der Orbita usw. werden dadurch ermöglicht, daß 1. ein starker Venenast durch die Vorderwand tretend, sich in die V. angularis ergießt (Verbindung zur V. ophthalm. sup.), 2. durch das For. infraorbitale die kleine V. opthal. inf. zum M. rect. und obliquus inf., die „Orbitalis interna" zum oberen Teil des „inneren Augenmuskels führt, 3. aus dem Rec. praelycrym. kleine Ästchen zum Unterlid treten (ZIEM; s. Abb. 68, 1, 2, 3). Letztere vermitteln auch Zusammenhänge mit dem Plexus lacrymalis (s. S. 76).

Gefäßverbindungen der Schleimhaut des Siebbeins mit der Orbita (KILLIAN) sowie der Keilbeinhöhle mit der Opticusscheide durch den Opticuskanal hindurch (UFFENORDE) werfen Licht auf klinische Zusammenhänge.

Eine besondere Gefäßanordnung zeigt der vorne unten am Septum belegene, schon VALSALVA bekannte „*Locus Kiesselbachii*": unter einem sehr dünnen Pflasterepithel hohe und schmale Papillen mit sehr weiten Venen und einem dichten Kapillarnetz.

Die Lymphwege.

Hier sind zwei nach unseren bisherigen Kenntnissen streng getrennte Systeme zu unterscheiden, ein subbasales und ein abführendes. Das erstere liegt zwischen dem Subduralraum und dem Naseninneren, muß also den Knochen durchdringen. Noch vor nicht langer Zeit war es nur bei Hund und Kaninchen bekannt, erst neuerlich ist CUNÉO und ANDRÉ und später ZWILLINGER die Darstellung beim Menschen, allerdings bisher nur an Kindern bis zum ersten Jahre, gelungen. Nach ZWILLINGER stellt sich die Verbindung in zwei getrennten Formen dar, einmal als freies Netz im Bereich des Riechfeldes (s. S. 77) vorzugsweise am Septum, dann vereinzelt Fasern des N. olfactorius umspinnend. Am einjährigen

Kinde werden diese Verbindungen bereits weniger dicht und so ist es wahrscheinlich, daß sie beim Erwachsenen ganz oder größtenteils obsolet werden. Diese Vermutung wird besonders durch Zwillingers weitere Untersuchungen über Verbindungen zum Stirnhöhleninneren gestützt. Hier konnte er an 7 Präparaten von Erwachsenen nur einmal durch perimeningeale Injektion Schleimhautfüllung, noch dazu recht geringfügiger Art, erzeugen, und der Weg durch den Knochen war unauffindbar, was eigentlich wenig Vertrauen zu dem Gesamtergebnis einflößt.

Keinesfalls ließ sich ein Zusammenhang der vom Schädel her injizierten Bahnen mit denjenigen des Naseninnern finden, welche in diesem entspringend abwärts ziehen. Hier haben wir dreierlei Netze zu unterscheiden:

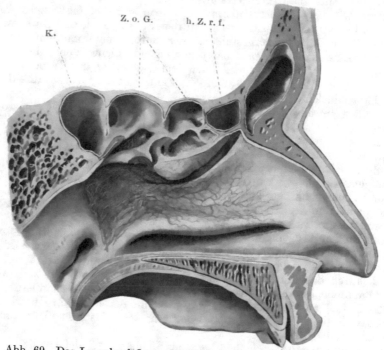

Abb. 69. Das Lymphgefäßnetz der Nebenhöhlen und des Seitenraumes.
h. Z. r. f. hintere Zelle des Recessus frontalis.   Z. o. G. Zellen des oberen Ganges.
K. Keilbeinhöhe.   (Die übrigen Erklärungen siehe bei den vorhergehenden Abb.)

Vom vorderen Abschnitt, schon entwicklungsgeschichtlich vom hinteren different, im wesentlichen äußere Nase, Vestibulum und Atrium bis zur Aggerkante umfassend, ziehen die Zweigchen abwärts, durch harten Gaumen und Wangenschleimhaut zu mandibularen, unterhalb der hinteren Hälfte des Unterkiefers palpablen Drüsen. Von der äußeren Nasenhaut aus werden auch bukkale, am vorderen Masseterrand gelegene Schaltdrüschen gespeist.

Vom hinteren Abschnitt aus ziehen ganz getrennte Wege, zuletzt in kleinen Stämmchen am unteren Choanenrande vereinigt, zur Tubengegend, wo sie mit Abflüssen des Mittelohrs, weiter des Epi- und Mesopharynx zusammentreffen, um endlich retropharyngeale (Simon, Most), nuchale (André), suboccipitale und tiefe Cervicaldrüsen zu speisen. Die peripheren Quellen dieses Abflußgebietes lassen sich wieder in oberflächliche, von der Schleimhaut der Muscheln und der Scheidewand ausgehende und in tiefere der Nebenhöhlen unterscheiden, erstere besonders von MOST dargestellt, letztere erst neuerlich gefunden (GRÜNWALD II). Sie umfassen sämtliche Höhlen, sind natürlich, je weiter oben, desto spärlicher, während in den oberflächlicher gelegenen Teilen des Seitenraumes sich ein sehr dichtes Netz darstellt. Tiefenverbindungen durch die Zellwände oder andere Knochenplatten hindurch bestehen nicht; durchweg handelt es sich nur um oberflächliche Schleimhautbahnen.

Nervenversorgung.

Die Bahnen des spezifischen *N. olfactorius* beginnen peripher im Riechfeld (S. 77), verlassen es mit zahlreichen Ästchen (Abb. 70, 71), die die Löcher der

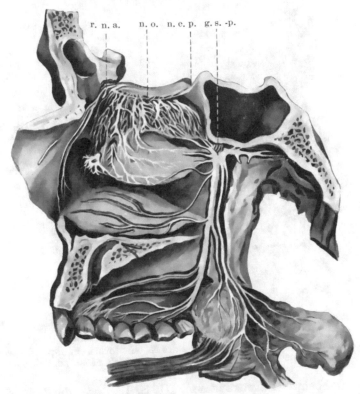

r. n. a.   n. o.   n. e. p.   g. s. -p.

Abb. 70. Seitliche Nervenverteilung (SCARPA).
r. n. a. Ramus nasalis anter. (des N. ethmoid. ant.). n. o. Olfactoriusbündel.
n. e. p. N. ethmoidalis poster. g. s. p. Ganglion spheno-palatinum.

Lamina cribrosa durchziehen, um sich an der Basis zum Nervenstamm zu vereinigen und nach ganz kurzem Verlauf im Bulbus olfact. zu enden, der seinerseits in den rückwärts an der Basis des Stirnhirns bis zum N. opt. ziehenden Tractus olf. übergeht; dort wendet sich dieser seitlich, das Trigon. olf. bildend, welches bereits als Teil des Rhinencephalon zur Hirnrinde zählt.

Die *sensiblen Bahnen* zerfallen in eine vordere obere, und eine hintere Abteilung.

Der aus dem Ram. I trig. entspringende N. nasociliaris versorgt im *N ethm. post.* zunächst die Keilbeinhöhle und die benachbarten Siebbeinräume, also den hinteren obersten Abschnitt des Naseninneren.

Der *N. ethm. ant.* nimmt einen komplizierteren Verlauf: er verläßt gleich nach seinem Abgange die Orbita wieder durch das For. ethm. anter., verläuft ein kurzes Stück in der Schädelhöhle zwischen Dura und Lamina cribrosa, meistens in einer Furche, dem, wie es scheint, zuerst von Bertin (S. 125) erwähnten „Sulcus ethmoidalis" (Stieda) und tritt dann erst wieder an die Unterfläche der letzteren.

Auf dem Wege von der Orbita zur Schädelbasis ruht er in einem kurzen Knochenkanal, der durch Überwallung vom unteren Rande der orbitalen Öffnung mitunter sich in einen (orbitalen) Halbkanal fortsetzt. Nicht selten wird der den kurzen Kanal umfassende Knochen in die Pneumatisierungsvorgänge miteinbezogen, so daß dann der Nerv nebst seinen begleitenden Gefäßen frei

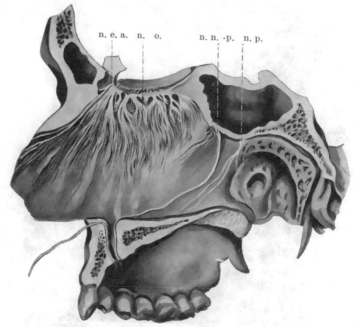

Abb. 71. Nerven der Scheidewand (Scarpa).
n. e. a. N. ethmoidalis anterior.   n. o. Bündel des N. olfactorius.   n. n.-p. N. nasopalatinus
(Nasalis posterior).   n. p. zweiter Zweig des N. nasal. posterior.

durch eine Siebbeinzelle (Zuckerkandl III, S. 130) *oder durch die Stirnhöhle* verläuft (eigene Beobachtung).

Seine Verzweigung erstreckt sich über die ganze vordere Partie des Naseninneren, welches sein Endast durch das Nasenbein hindurch oder an dessen unterem Rande verläßt, um noch die *äußere Nasenhaut* zu innervieren.

Ein weiter hinten entspringender Ast, der N. frontalis, zwischen Periorbita und Augenhöhleninhalt verlaufend, sendet ein Zweigchen zum Stirnbein und endet in den die Stirnhaut versorgenden Nn. frontalis (medial) und supraorbitalis an der gleichnamigen Incisur.

Die hinteren (unteren) Teile der Innennase *(Basalwulst)* und dessen Hohlräume, sowie die sekundär angelegten Teile des Septum (s. o. S. 34) bis zum For. incisivum hinunter, aber auch die hinteren Partien der unteren Muschel und der Kieferhöhle werden aus den zum Ggl. spheno-pal. hinziehenden Fasern des Trig. II *(Nn. spheno-palat.)* versorgt, welche durch Vermittlung der Nn.

nasales poster. auf dem Wege über das Foramen sphen.-palat. ihre Endbestimmung erreichen (Abb. 70).

Im Canal. incis. erfolgende Anastomosen (Abb. 71) mit dem Geflecht der Nn. alveolares supp. und palatt. sorgen für eine Überleitung sensibler Reize von und zu den *Zahnnerven*; ebenso wie die Häufigkeit sensibler, sekretorischer und vasomotorischer Erscheinungen am *Auge* bei Reizen im Naseninneren und umgekehrt, sich dadurch erklärt, daß eine Anzahl okularer Zweige aus dem N. nasociliaris abgehen: die „lange Wurzel" zum Ggl. ciliare, die Nn. ciliares longi zur Cornea und der N. infratrochlearis zu den Lidern, der Conjunctiva, dem Tränensack und der Haut des inneren Augenwinkels.

Die Ausstrahlungen feiner Endfasern im Tentorium und der Falx cerebelli, aus dem Ram. recurrens des ersten Astes, sowie im vorderen Durabezirke (aus dem Ram. mening. med. des zweiten Astes des Trigem.) erklären die Tatsache, daß bei Entzündungsreizen im nasalen Verbreitungsgebiete des Trig. I Schmerzen im Hinterkopf lokalisiert werden können, während andererseits Stirnkopfschmerz gerade bei Oberkiefererkrankungen durch die Verbindungen des N. frontalis mit den Sinus nasalis post. oder dem N. ethmoid. ant. auf dem Wege über das Ggl. Gasseri zustande kommen.

Reizung des Ggl. sphenopalatinum bewirkt Füllung des Schwellkörpers der unteren Muschel vermittels der *sympathischen* Fasern, welche ihm durch den N. *Vidianus* aus dem vom Plexus caroticus herstammenden N. petros. profund. und dem Petros. superfic. major zugebracht werden.

In dem gleichen Stamm verlaufen auch *sekretorische* Facialisfasern. Durch Anastomose mit dem Ramus maxill. trig. (II.) gelangen sensible Fasern zum Gesichte hin. Bei der engen Nachbarschaft zur Keilbeinhöhle (Abb. 70), an deren Schleimhaut der N. Vidianus mitunter direkt angrenzt, werden (s. u. S. 93) die weit entfernten Sensationen im Gesicht einerseits und anhaltenden Hyperämien der unteren Muscheln andererseits bei tiefliegenden Nebenhöhlenprozessen erklärlich. Auch die (inkonstante) Innervation der sphenoidalen Räume durch LUSCHKAS N. sph.-ethm. (aus dem Trig. II oder dem Ggl. sph.-pal.) leitet derartige Irradiationen.

Die *motorischen* Nerven für die wenigen Muskelbündel der äußeren Nase liefern die Rami buccales des N. facialis.

IV. Gegenseitige Lage der Nase und ihrer Nebenräume.

Soweit diese Beziehungen nicht bereits erörtert worden sind, bedürfen sie einiger Erläuterung.

Kieferhöhle, Nasenboden und unterer Gang treten in sehr wechselnde gegenseitige Lage, vor allem unter dem Einfluß der sehr großen Variabilität der Größe der Höhle. Starke Tiefenerstreckung ihres Bodens in Form einer weiten „Alveolarbucht" muß diesen unterhalb vom Nasenboden, der gleichzeitig den Boden des unteren Ganges darstellt, erscheinen lassen. Ersteres ist eine Begleiterscheinung größeren Gesamtgesichtes und besonders stärkerer Zahnentwicklung und so ist es verständlich, daß der Höhlenboden nach RÜDINGER (s. RESCHREITER, S. 39) bei Männern den Nasenboden bedeutend unterragt, bei Weibern ihm gleichsteht oder ihn überragt. Das gleiche ist aber auch bei Breitgesichtern aus demselben Grunde gegenüber Schmalgesichtern zu erwarten, obwohl bei letzteren nach KOLLMANN der Gaumen und damit auch der Nasenboden wesentlich höher steht als bei ersteren, also eigentlich auch den Höhlenboden überschneiden, letzterer also tiefer liegen müßte. Wenn das nicht geschieht, sondern nach SCHÖNEMANN (b. SCHÜRCH) bei kleinen Höhlen der Gaumen höher und vor allem schmäler sein soll, als bei großen, so ist das eben nur als Ausdruck der allgemeinen Gesichtsgrößenverhältnisse, nicht aber als besondere Funktion der Gaumengestaltung zu deuten. Wenn der Nasenboden wesentlich tiefer liegt, als der Höhlenboden, was ja auch durch unvollkommene Pneumatisation („infantile Form" s. o.) erfolgen kann, so kann die Höhle vom unteren Gange aus besonders dann durch Punktion unerreichbar werden, wenn dieser Gang nicht hoch hinaufreicht. Da diese Verhältnisse nicht nur bei Gaumenhochstand vorliegen, lassen sich Folgerungen auf schlechte Zugängigkeit der Höhle aus letzterem allein nicht mit Sicherheit ziehen.

Zu den Siebbeinzellen liegt die Kieferhöhle derart, daß die laterale untere Kante des Komplexes an den medialen oberen Auslauf der Höhle anstößt (Abb. 43). Nur die Cellula *Halleri* (s. S. 42) ragt gelegentlich in das Höhlenlumen ein (Abb. 48), ebenso wie eine Zelle des oberen Ganges mitunter den Eindruck regionalen Anteils erweckt (Abb. 49). Der Länge nach, also im Sagittaldurchschnitt, pflegt der Zellkomplex die Ausdehnung der Kieferhöhle besonders hinten etwas zu überschreiten; eine Senkrechte von der hinteren Stirnhöhlenwand fällt im allgemeinen mit der vorderen Kieferhöhlengrenze zusammen. Diese vordere Grenze ist allerdings vielfach nicht fest bestimmbar: In ca. 23% der Fälle findet sich hier oder doch kurz hinter dem oberen Medianwinkel ein Übergang in den Vorderteil des Hiatus bzw. Canalis semilunaris inferior oder dessen seitlichen Ausläufer, den Recessus ethmo-lacrymal. (s. S. 49) und unter Umständen von jedem dieser beiden Vorräume aus in die Stirnhöhle. Der damit gegebene Zusammenhang beider Haupträume (s. S. 51) und seine klinische Bedeutung sei hier nochmals betont.

Das beschriebene Verhältnis des Siebbeinkomplexes zur Kieferhöhle bedingt zugleich ihrer beider Verhalten zum Seitenraum: In seiner Mitte liegt sowohl die den höchsten Punkt der Kieferhöhle einnehmende Mündung dieser, als auch die untersten Abschnitte der Siebbeinräume und ihrer ebenso wie der frontalen Derivate Ausmündungen; alles bedeckt und etwas nach unten überragt von der freien Lamelle der unteren Siebbeinmuschel.

Mit der Keilbeinhöhle stößt der hintere obere innere Winkel der Kieferhöhle nicht selten zusammen, ist aber anderemale von ihr durch eine Zelle des oberen bzw. obersten Ganges (Abb. 43) oder auch durch soliden Knochen geschieden.

Daß wir medial von der unteren Siebbeinmuschel keine Zellräume mehr zu suchen haben, ergibt sich aus ihrem uns bekannten Verhältnis zum Seitenraum; in gleicher Weise ist das Verhalten der Derivate des oberen bzw. obersten Ganges zur oberen bzw. obersten Muschel geregelt. Auch Stirnhöhlenmündungen liegen nur lateral von der unteren Siebbeinmuschel. Der Boden der Stirnhöhle dagegen deckt medial noch den vordersten schmalen Nasenabschnitt, das Spatium subfrontale oder die Carina nasi (s. o. S. 39).

Wie die Stirnhöhle und besonders ihre Mündung sich in mannigfachster Art zu Siebbeinzellen verhält, wurde oben (S. 47) ausführlich erörtert: erstere kann sowohl zwischen letzteren, als medial oder lateral von ihnen liegen; die untere und auch die hintere Wand kann in engster Beziehung zu an- oder inliegenden Zellen treten.

Daß endlich die Stirnhöhle, wenn auch selten, in die sonst gewöhnlich den hinteren Siebbeinzellen (meist solchen der oberen Gänge) zukommende Berührung mit der Keilbeinhöhle eintreten kann, wurde schon oben erwähnt.

Es erübrigt noch, des sehr inkonstanten Verhaltens der vordersten Siebbeinausläufer zum Nasenraum zu gedenken. Während ihre vordere Grenze sehr häufig mit dem Ansatz der unteren Siebbeinmuschel am Agger nasi zusammenfällt (Abb. 27) oder auch noch hinter ihm liegt, erstrecken sie sich anderemale noch vor ihm und auch untere Ausläufer einer Stirnhöhle können natürlich

(s. S. 50) noch in diesen Bereich fallen. Die Häufigkeit des letzteren Ereignisses dürfte ungefähr mit demjenigen des Vorkommens eines Recessus ethmo-lacrymalis (25%) zusammenfallen oder es etwas übertreffen. Anatomische Merkmale an der Seitenwand für das eine oder andere sind nicht gegeben. Stärkeres Vorragen des Agger dürfte kaum dafür bezeichnend sein.

V. Die Nachbarschaftsverhältnisse der Nase und ihrer Nebenräume.

Vom *Gesicht* ist es wesentlich die Stirntafel, welcher die Stirnhöhle in verschiedenster Ausdehnung, im Extrem bis zur Schläfe reichend, anliegt; unterhalb

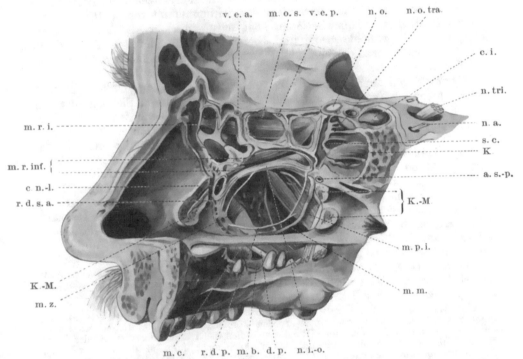

Abb. 72. Seitliche Nachbarschaft der Nebenhöhlen von innen her freigelegt (Killian III, Abb. 7).

v. e. a. Vasa ethmoidalia anter. m. o. s. Musculus obliquus super. v. e. p. Vasa ethmoidalia poster. n. o. Nervus opticus. n. o. tr. a. Nervi oculomotorius, trochlearis, abducens. c. i. Carotis interna. n. tri. Nervus trigeminus. n. a. Nervus abducens. s. c. Sinus cavernosus. K. Gegend der Keilbeinhöhle. a. s.-p. Arter. spheno-palatina. K.-M. Abschnitte der Kiefermuschel. m. p. i. Musculus pterygoideus int. m. m. Musculus masseter. n. i.-o. Nervus infraorbitalis. d. p. Ductus parotideus. m. b. Musculus buccinatorius. r. d. p. Rami dentales post. m. c. Musculus caninus. m. z. Musculus zygomaticus. r. d. s. a. Rami dentales superiores anteriores. c. n.-l. Canalis naso-lacrymalis. m. r. inf. Musculus rectus infer. m. r. i. Musculus rectus internus.

von ihr können sich gelegentlich auch noch frontale Zellen soweit vordrängen, daß ihre Vorderwand nach Abtragen des Augenbrauenbogens angetroffen wird.

Auch dem Proc. frontalis des Oberkiefers können Pneumatisierungen von beiderlei Art unterliegen, wenngleich man gewöhnlich in seinem Bereich oben nur freien Nasenraum, unten den obersten Ausläufer (Recessus praelacrymalis) der Kieferhöhle finden wird. Eine Bucht dieser Höhle, die Jochbeinbucht wird, falls vorhanden, dem zygomatischen Fortsatz des Oberkiefers unterliegen. Von Weichteilen sind es seitlich der M. masseter, unter ihm das Wangenfettpolster, vorne das Caput infraorbitale des M. quadratus labii sup., zwischen diesen beiden nur mehr Periost und Wangenschleimhaut, mit Ausläufern der Mm. caninus und zygomaticus, welche die Kieferhöhle decken. Über der Stirn sind es der M. epicranius frontalis und orbicularis oculi, unter deren Ausbreitung Stirnpneumatisationen fallen, während unmittelbar dem Periost aufliegend der N. supraorbitalis an der Incisura (Foramen) gleichen Namens zu finden ist.

An die *Orbita* lehnt sich *unten* das ganze Dach der Kieferhöhle in verschiedenem Umfange an, meistens den ganzen Orbitaboden einnehmend. Nur der vordere mediale Abschnitt wird nicht selten von Fortsätzen lacrymaler Siebbeinzellen bzw. ebensolchen Ausläufern der Stirnhöhle unterbaut. Die seitliche Grenze sämtlicher Pneumatisationen liegt naturgemäß an der Fissura orbit. inferior. Da Augenhöhlengrund und Kieferhöhlendach identisch sind, gehört beiden Räumen der die trennende Wand durchziehende N. infraorbitalis in gleicher Weise an.

Median liegen zunächst im Tränensackgebiet (Fossa lacrymalis) entweder freier Nasenraum (vor oder unter dem Ansatz der unteren Siebbeinmuschel) oder ebensolche Pneumatisationsausläufer an, letztere allerdings nur zum Teil, da ihre Erstreckung in den meisten Fällen nur unter die hintere Tränenbeinfläche fällt. Man gelangt also nach Abtragung sowohl des vorderen als des hinteren Tränenbeinanteils entweder unmittelbar in freiem Nasenraum (hinteres Aggergebiet oder Recessus subfrontalis) oder erst nach Durchschreiten eines Zellraumes (sublacrymale Zelle des Recessus frontalis oder einer Terminalzelle des Hiatus semilunaris inferior, sehr selten des Hiatus semilunaris superior) oder gar zweier oder mehrerer Zellräume, nämlich eines oder mehrerer Recessus ethmo-lacrymales und medial von diesem etwa noch einer Terminalzelle. Diese verwickelten Nachbarverhältnisse liegen allerdings seltener vor und, was praktisch ins Gewicht fällt, am seltensten (20,7% nach Thorsch) im Gebiet des Tränensackes. Da von all diesen Räumen aus auch Stirnpneumatisationen ausgehen können, fällt unter Umständen auch der unterste Stirnhöhlenausläufer noch in den fraglichen Bereich.

Untersuchungen von Zemann (welche auch am Lebenden mittels eines von ihm angegebenen Tasterzirkels vorgenommen werden können), geben über diese Verhältnisse nur insofern Aufschluß, als sie die Dicke der zwischen der Tränensackgrube und der freien Nasenfläche liegenden Schicht erkennen lassen, aber nicht ihren Inhalt, den sowohl der Ansatz der unteren Siebbeinmuschel als unterliegende Räume bilden können. Nur kann bei einer Dicke der Zwischenschicht von höchstens 3 mm Pneumatisationsunterlagerung ausgeschlossen werden. In 10% lag solche allein oder kompliziert durch Vorragen des Muschelansatzes vor.

Zusammenhängend mit dem Tränenbein ist dem *Tränenkanal* Beachtung zu schenken. Als unmittelbare Fortsetzung des Tränensackes zieht er zwischen dem Stirnfortsatz des Oberkiefers, weiter unten der Facies nasalis dieses Knochens einerseits und dem Muschelbein andererseits in der Projektion des 1. und 2. Prämolaren (Fein) oder auch noch des Eckzahns (Abb. 56) nach unten, wo er unmittelbar unter dem vordersten Umschlag der Kiefermuschel auszutreten pflegt (Abb. 27, 56). Sein oberstes Ende fällt noch in dasselbe Bereich wie die Tränengrube selbst, sein Verlauf wölbt mitunter (in etwa der Hälfte der Fälle Feins) als „Lacrymalwulst" die Medialwand größerer Kieferhöhlen ein, was die mehr oder weniger deutliche Ausbildung eines Recessus praelacrymalis dieser Höhle bedingt; während bei geringer Ausdehnung der Höhle beide eine starke Knochenschicht trennt. Medial dieser Stelle gegenüber, also etwa im oberen Drittel ihres Verlaufes trifft man häufig das vorderste Ende der unteren

Siebbeinmuschel, welches man also beseitigen muß, um hier an den Tränengang heranzugelangen; während er in anderen Fällen noch vor dem Muschelansatz liegt. Ein Vorsprung des Kanals in dieser Gegend, also entweder vor dem Ansatz der Muschel oder noch im vordersten Seitenraumabschnitt, CORNINGS „Tuberculum lacrymale", ist nach ZEMANN zu inkonstant (24%), um zur Orientierung dienen zu können. Der unterste Auslauf liegt nach HOLMES im Minimum 6 mm, im Maximum 22 mm, im „Mittel" 16 mm vom Nasenboden entfernt; vom Ansatz der Kiefermuschel, unter dem er sich verbirgt, mindestens 1, höchstens 10, durchschnittlich 6 mm entfernt. Letzterer Abstand ist aber, da der Ansatz der Muschel nicht mit mathematischer Sicherheit abzugrenzen ist, nicht genau feststellbar. Nur soviel ist sicher, daß man immer etwas hinter dem Ansatz und unter dem Umschlag der Kiefermuschel bleiben muß, um auf dem Wege vom unteren Gange in die Kieferhöhle nicht das Ostium lacrymale zu treffen. Die dieses Ostium öfter halb umkreisende Plica lacrymalis (Abb. 27), ein Entwicklungsrest, hat keine Bedeutung für die Abwehr exspiratorischen Luftstromes vom Ganginneren; Wichtigkeit in dieser Beziehung und topische Bedeutung kommt dagegen dem zwischen dem Schleimhautschlauch und dem Periost eingelagerten Venenplexus zu, dessen Schwellung den Kanal zu verlegen, dessen Erkrankung (meist im Zusammenhange mit seinen Venenverbindungen) die Tränenorgane zu benachteiligen imstande ist.

Dem hinteren Hauptteil der Medianfläche der Augenhöhle, also der Lamina papyracea liegen ausschließlich Siebbeinzellen in mannigfach wechselnder Weise an, wie aus den Abb. 44—49 ersichtlich ist. An ihrer *oberen* Kante, also recht hoch und bereits am Übergang zum Orbitaldach finden sich die Durchtritte der vorderen und hinteren Ethmoidalnerven und -gefäße. Speziell der erstere, praktisch interessante, liegt schon in beträchtlicher Tiefe, etwa 3 cm hinter der Nasenbeinkante, 2 cm hinter dem Orbitalrand.

Seitens des *Orbitalinhaltes*, nur durch die Periorbita und das Fettlager von den Wänden getrennt, kommen zunächst die *Muskeln* in Betracht, von denen der schmale M. obliquus sup., dann der M. rectus int. in größter Breite, der M. rectus inferior in schmälerer Ausdehnung und unter ihm noch der M. obliquus inferior in den medialen und unteren Wandbereich fallen. Die oberen beiden grenzen im wesentlichen an den Siebbeinbereich, vom Rect. int. fällt die untere Partie, ebenso wie der ganze Obliquus inferior dem Kieferhöhlendach zu. Starke Orbitalerstreckung der Stirnhöhle vermittelt natürlich auch direkte Nachbarschaft zu den oberen Muskeln, besonders zum M. obliqu. sup. Die Sehne dieses letzteren zieht durch die bindegewebige Trochlea am inneren oberen Augenhöhlenwinkel, die von dem hier sehr starken Periost des Orbitalrandes nicht ohne Substanzverlust abgetrennt werden kann. Eine präparatorische Schonung ist also nur dadurch zu erreichen, daß man das Periost nicht vom unterliegenden Knochen ablöst.

Von *Nerven* fällt zunächst außer dem N. infraorbitalis im gleichnamigen Kanal des Augenbodens der N. frontalis auf. Er zieht zwischen den Orbitaweichteilen medial oben und der nach vorne immer dünner werdenden Periorbita dahin und durchbricht sie unmittelbar nach dem Abgange seines Hauptastes, des N. supraorbitalis, so daß hier beide unten dem M. palpebralis, oben dem Stirnhöhlenboden unmittelbar anliegen. Vorne, durch die supraorbitale Incisur (Foramen) sich auf die Stirntafel umschlagend, steht der Supraorbitalnerv also noch mehr wie sein frontaler Stamm in unmittelbarster Beziehung zur Stirnhöhle.

Nur im allerhintersten Teil, und noch dazu nicht häufig, bestehen Beziehungen der Orbita zur Keilbeinhöhle, regelmäßig nur dann, wenn man der Augenhöhle das Foramen opticum noch zurechnet. Es wurde schon darauf hingewiesen, daß der N. opticus jedem den Keilbeinkörper einnehmenden Raum, sei es die typische Keilbeinhöhle, sei es eine Zelle des oberen bzw. obersten Ganges, unmittelbar anliegen kann, ja daß sich der Kanal häufig als halbrunder Vorsprung (Killians „Tuberculum n. optici") in den betreffenden Hohlraum vorwölbt (Abb. 9); bei cellulärer Durchsetzung des Keilbeins kann er sogar von Hohlräumen umschlossen werden (s. S. 75).

Diese Beziehung führt allerdings rückwärts bereits über den Orbitalbereich in das Gebiet der vorderen Schädelgrube. Auf dieses Gebiet soll im Zusammenhange eingegangen werden.

Zunächst ist noch die Nachbarlage der *Mundhöhle* zur Nase zu erörtern. Über dem harten Gaumen liegt der Nasenboden, zum Alveolarfortsatz tritt letzterer nur dann in Beziehung, wenn die Kieferhöhle diese nicht voll in Anspruch nimmt. Das hängt von ihren buchtenartigen Ausladungen ab, die in recht wechselnder Weise Nachbarschaftsverhältnisse eingehen.

Der Erstreckung und Ausdehnung der *Alveolarbucht* entsprechend wechselt ihr Verhältnis zu den *Zähnen*. Zunächst ist die sehr verschiedene Wanddicke des Alveolarfortsatzes zu beachten, die einmal weiten Zwischenraum zwischen Höhle und Zahnwurzeln setzt, andere Male ihn derart verkürzt, daß schließlich sogar die Wurzeln eines oder zweier Zähne frei in die Höhle hineinragen, wie dies Highmor zuerst beobachtet hat. Es handelt sich natürlich in erster Linie um diejenigen Zähne, die im allgemeinen der Höhle am nächsten liegen, was sich durch Vorspringen ihrer Alveolen am Höhlenboden ausdrückt. Solche Vorsprünge fand Zuckerkandl (III, S. 281) in 50%, und zwar vom 2. Molaren 15mal, vom 1. 11mal, vom 3. 4mal und vom 2. Backzahn 3mal. Die Höcker können dabei einer oder auch sämtlichen Wurzeln entsprechen. Diejenigen des zweiten Molaren sind nach Zuckerkandl häufig in einem Querwulst vereinigt, der die Alveolarbucht in eine vordere und hintere Grube teilt.

Da die Ausdehnung der Höhle am stärksten von hinten nach vorn fortschreitet, außerdem noch im hintersten Abschnitt, bleibt ihr vorderer Teil am längsten bzw. am häufigsten dem Alveolarfortsatz fern, nur der hinterste verhält sich ähnlich, am tiefsten steht also die hintere Hälfte, abgesehen von ihrem letzten Ausläufer. Dementsprechend liegen am häufigsten die Mahlzähne im Bereich der Höhle, nur 4mal unter 26 Fällen Zuckerkandls erreichte sie vorne den Eckzahn, 13mal den 1., 3mal den 2. Backzahn und der 3. Molar ist gewöhnlich schon wieder durch dickere Knochenschicht vom Höhlenboden getrennt. Daraus geht hervor, daß man von Zahnfächern des 1. und 2. Molaren aus so gut wie immer die Höhle erreichen wird, daß sie im allgemeinen wegen der verhältnismäßig geringsten Dicke des Bodens am leichtesten vom 2. Backzahn aus zugängig ist und daß man vom 1. Backzahn aus unter Umständen zum Nasenboden anstatt in die Höhle gelangen wird. Röntgenaufnahmen können am Lebenden über diese Verhältnisse Aufschluß geben. Erklärlich wird außerdem die Fortpflanzung von Wurzelerkrankungen auf die Höhle seitens aller Kauzähne, eventuell auch des Eckzahns. Auf die Möglichkeit der Verwechslung pathologisch entstandener Knochenhohlräume mit der Höhle darf hier verwiesen werden.

Am Übergange von der Orbita zur *Schädelhöhle* trafen wir oben schon den N. opticus an. Etwas unter und hinter ihm wölbt sich nicht selten der Canalis caroticus in die Seitenwand der Keilbeinhöhle ein. Jedenfalls liegt er aber häufig der Außenwand unmittelbar an und Dehiscenzen der sehr dünnen Zwischenwand können die Carotiswandung mit der Höhlenschleimhaut in Berührung treten lassen. Ähnlich verhält sich der die Carotis unten umhüllende Sinus cavernosus, nur daß, bisher wenigstens, noch keine Dehiscenzen an dieser Stelle bekannt sind.

Unterhalb von beiden trifft man den zweiten Ast des Trigeminus unmittelbar der Seitenwand der Keilbeinhöhle anliegend, bei sehr großer Dünne dieser also bereits der Schleimhaut fast benachbart. Da er andererseits von der Schläfenbeingrube nur durch die Dura getrennt ist, kann diese untere Partie der Höhlenseitenwand bereits in Beziehung zum eigentlichen Cavum cranii treten (Abb. 72).

Die drei übrigen Augennerven, Oculomotorius, unter ihm Abducens und Trochlearis liegen im Winkel zwischen N. opticus und Carotis int. der Höhlenwand etwas ferner, da vorne Bindegewebe und Orbitalfett, hinten der Sinus cavernosus dazwischen treten.

Gehen wir etwas nach unten und vorne, so treffen wir auf das in der Fossa pterygo-palatina gelegene Ggl. spheno-palatinum und dahinter den Canalis

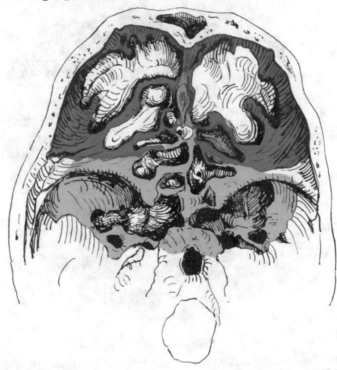

Abb. 73. Freigelegte Hohlräume im Verlauf des Stirnbeins (braun) und Keilbeins (grün). (Von der Schädelhöhle aus gesehen.)

pterygo-palatinus mit dem N. Vidianus der Nachbarschaft der Keilbeinhöhle, ersteres auch derjenigen der Kieferhöhle oder von hinteren Siebbeinzellen ausgesetzt, falls diese sich durch Pterygoidbuchten entsprechend erstrecken.

Diese Verhältnisse sind übrigens sehr variabel, die Trennung der benannten Nerven und Ganglien von der Höhlenwand kann auch, für erstere besonders bei geringem Umfang des Sinus cavernosus (SLUDER) direkter Nachbarlage Platz machen; und starke Ausdehnung der Höhlen kann ihre Wandungen aufs äußerste verdünnen und zur Einbeziehung der Nachbarschaft in ihr Bereich führen. So waren es nach L. ONODIS I Untersuchungen an 18 Präparaten speziell der N. oculomotorius und trochlearis in je einem, der N. abducens sowie der N. trigeminus I und II in je 6 Fällen, die der Höhlenwand unmittelbar anlagen und einmal, bei stark einseitiger Ausdehnung der rechten Keilbeinhöhle, berührte sie N. oculomotorius, trochlearis, abducens und trigeminus I der linken Seite.

Einer oder der andere Nerv kann sich auch durch Vorwölbung der Wand, ähnlich wie sonst N. opticus und carotis bemerklich machen. In einem Falle L. ONODIS II zog ein den

N. trigeminus II bergender 3 cm langer Halbkanal durch die Wand der Keilbeinhöhle; in einem anderen, sowie in einem Falle SLUDERS lag der N. Vidianus sogar vermittels einer Dehiscenz des frei am Boden der Höhle verlaufenden Kanals unmittelbar der Schleimhaut an usw. Auch kann die Höhle durch Ausdehnung bis zum Foramen rotundum direkte Anlehnung an Trigeminus I gewinnen.

Gleichzeitige Ausdehnung der benachbarten Höhlen im ethmo-sphenoidalen Winkel, also des seitlichen unteren Abschnittes der Keilbeinhöhle, der hintersten Siebbeinzellen und des pterygoiden Anteils der Kieferhöhle, erhöhen natürlich die Möglichkeit der besprochenen Eventualitäten noch erheblich, so daß unter Umständen alle drei Arten von Räumen am Foramen sphen.-pal. zusammenstoßen (L. ONODI II, Abb. 7).

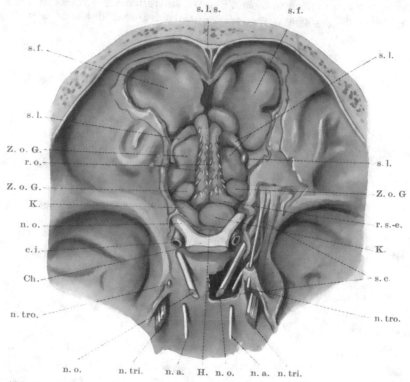

Abb. 74. Lage der Nebenhöhlen zum Schädelgrund (KILLIAN III, Abb. 9).
s. f. Sinus frontales. s. l. s. Sinus laterales (mihi). Z. o. G. Zellen der oberen Gänge. r. o. Rima olfactoria. K. Keilbeinhöhlen. n. o. N. opticus. c. i. Carotis interna. Ch. Chiasma. n. tro. Nervus trochlearis. n. tri. Nervus trigeminus. n. a. Nervus abducens. H. Hypophysis.

Die Schädelhöhle geht im Bereich der vorderen und mittleren Grube weitere Beziehungen zu unserem Gebiete ein. Im ersteren sind es vor allem die Stirnhöhlen, deren vertikaler sowohl als horizontaler Teil nach Abtragung des die Vordergrube begrenzenden Knochens zum Vorschein kommen (Abb. 74), je nach dem Umfang der Höhlen natürlich in verschiedenstem Ausmaße. Dieses bestimmt auch den Umfang, in dem etwa seitliche und hintere Siebbeinzellen in den meisten Fällen den, andere Male von Ausläufern der Stirnhöhle beanspruchten, Raum einnehmen. Im bescheidenen Umfange der Lamina cribrosa, hier aber unmittelbar, weil niemals von Hohlräumen überlagert, unterliegt der Riechspalte des freien Nasenraumes der Schädelbasis; das ist um so bedeutungsvoller, als der Knochen hier sehr dünn, mitunter sogar dehiscent erscheint.

Medial ist es also nur die Lamina cribrosa, seitlich die Decke von Siebbeinzellen (selten von Stirnhöhlenausläufern im Siebbein), die die Grenze zwischen
Schädel und Nasenhöhle bilden, und es ist praktisch sehr bemerkenswert,
das erstere ganz erheblich tiefer liegt, als letztere (Abb. 23), daß also das
Schädelinnere beim Vordringen von der Nase aus dort viel eher erreichbar,
also auch bedroht ist, als hier. Da die untere Siebbeinmuschel die nasale Grenze
beider Gebiete bildet, scheidet sie auch die engere (seitliche) von der weiteren
(medianen) Gefahrenzone; weiter umsomehr, als die seitliche Knochenpartie
meistens erheblich stärker, sehr selten (Abb. 3) dünn und durchlöchert, ganz
selten von größeren Dehiscenzen durchbrochen ist.

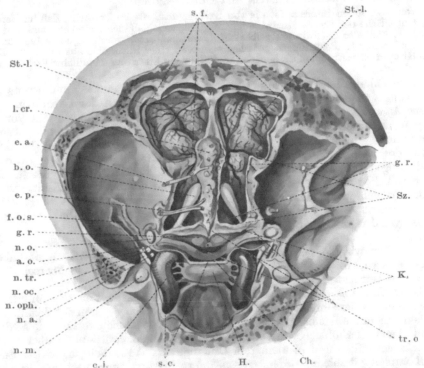

Abb. 75. Schädelinhalt von unten gesehen nach Entfernung der Knochendeckung und
Dura über den Nebenhöhlen (KILLIAN III, Abb. 13).
s. f. Gegend der Stirnhöhlen. St.-l. Stirnlappen. g. r. Gyrus rectus. Sz. Gegend der
Siebbeinzellen. K. Gegend der Keilbeinhöhlen. tr. o. Trigonum opticum. Ch. Chiasma.
H. Hypophysis. s. c. Gegend des Sinus cavernosus. c. i. Carotis interna. n. m. Nervus
mandibularis. n. a. Nervus abducens. n. oph. Nervus ophthalmicus. n. oc. Nervus oculomotorius. n. tr. Nervus trochlearis. a. o. Arteria ophthalmica. n. o. Nervus opticus.
f. o. s. Fissura orbitalis superior. e. p. hintere Ethmoidalnerven und -gefäße. b. o. Bulbus
olfactorius. e. a. vordere Ethmoidalnerven und -gefäße. l. cr. Lamina cribrosa.

Die *mittlere Schädelgrube* hat nur in ihrem vorderen Teil und hier meistens
eng begrenzte Beziehungen zu den Keilbeinhöhlen. Nur selten dehnen sich
diese bis unter die Mitte der Grube aus. Seitlich können sie bei stärkerer Ausdehnung bis zum vorderen inneren Winkel der *Schläfengrube* hinreichen.

In ganz seltenen Fällen kann dem vordersten Teil der hinteren Schädelgrube
der hintere Ausläufer einer abnorm weit bis unter den Clivus reichenden Keilbeinhöhle angrenzen.

Vom *Inhalt* der fraglichen Schädelräume kommt folgendes in Betracht:
Der die vordere Grube auskleidenden Dura liegen unmittelbar die Meningen und darüber die Substanz des Vorderhirnes auf. Von diesem deckt sich die Basis der ersten (oberen) Stirnwindung mit dem Stirnhöhlenbereich (soweit Stirnhöhlen überhaupt vorhanden sind!); die zweite (mittlere) Stirnwindung tritt nur mit den, immerhin nicht zu seltenen, seitlichen Ausläufern (Temporalbucht) von Stirnhöhlen in Nachbarschaft. Der median gelegene Wulst der Unterfläche des Stirnhirns, der Gyrus rectus, deckt Siebbeinzellen, die jedoch von ihm durch den Bulbus olfactorius getrennt sind, hinten wohl auch noch Keilbeinhöhlenraum im Bereiche des von Killian so benannten Trigonum opticum, des Dreieckes zwischen Chiasma und Opticusstamm.

Von besonderem Interesse ist die von Killian festgestellte Tatsache, daß im Bereich der Unterfläche der ersten Stirnwindung keine Arachnoidalfäden zwischen Dura und Pia hinziehen, daß also die Substanz selber mit ihrem Piaüberzug durch Liquor völlig von der Dura getrennt ist. Beziehungen zwischen etwa von einer Stirnhöhle aus infizierter Dura und Hirnsubstanz (Encephalitis) sind demnach erst nach Eintritt entzündlicher Verklebungen zu erwarten.

Vom Inhalt der mittleren Grube interessiert uns außer dem bereits am Übergang von der Orbita her erwähnten Sehnerven und der Carotis int. die *Hypophyse.* Ihre Lagerung in der Sella weist bereits darauf hin, daß ihr Vorderlappen nur durch eine dünne Knochenschicht von der Keilbeinhöhle getrennt sein kann und meistens auch ist. Vor ihr liegt ein kleines Stück *Dura* der Oberwand der Keilbeinhöhle an, so daß hier (im „Trigonum opticum") direkte Beziehungen pathologischer Art möglich werden. Letzteres trifft auch seitlich, wo gewöhnlich der *Sinus cavernosus* die Dura von der Decke des Keilbeinhohlraumes trennt, in den seltenen Fällen zu, wo der Sinus unterhalb vom zweiten Trigeminusast etwas seitlich zurückweicht. Dann tritt auch hier Dura und Höhlenwand unmittelbar aneinander.

Nachdem wir die gesamten Nachbarteile der Nase kennen gelernt haben, lohnt es sich, umgekehrt für jedes einzelne Gebiet seine Nachbarschaft in Kürze zu betrachten.

Dem *Nasenhohlraum* grenzen vorn die *äußere Nase*, unten das Munddach nebst den Vorderzähnen, unter Umständen auch dem ersten Backzahn an; seitlich: unten die Kiefermuschel und unterhalb bzw. seitlich von ihr die Medialwand der Kieferhöhle, eventuell ein Teil der Fossa canina; darüber vorne in manchen Fällen und in kleinerem Umfange das Tränenbein, sonst der Siebbeinkomplex mit seinen vordersten Ausläufern bis zum Agger nasi, häufiger nur bis zum Ansatz der unteren Siebbeinmuschel reichend; oben der medialste Stirnhöhlenabschnitt, dahinter der Schädelgrund (Lamina cribrosa) mit darüber lagernder Dura und Gyrus rectus. Am Boden vorne gegen die Scheidewand hin und an dieser selbst noch trifft man den Auslauf der Art. naso-palatina.

Von der *Kieferhöhle* aus trifft man vorne bzw. seitlich die Gesichtsfläche (Fossa canina); oben die Augenhöhle, mitunter auch das Tränensackgebiet; medial ganz vorne den Tränengang, sonst unten den unteren Nasengang, darüber den mittleren Gang, ganz oben unter Umständen eine einragende Siebbeinzelle; im oberen inneren Winkel den Grund des Siebbeinkomplexes; hinten dickere oder dünnere Knochenwand und darin die Fossa pterygo-palatina mit ihren Nerven und Gefäßen, mitunter ganz oben die Vorderwand sphenoidaler Räume, seien es Siebbeinzellen oder Ausbuchtungen der Keilbeinhöhle selber; unten im allgemeinen den Alveolarfortsatz mit mehr oder weniger Zähnen, ferner je nach geringer oder starker Ausdehnung entweder den unteren Gang oder den Nasenboden. Von Gefäßen kommen vorne der Plexus lacrymalis, von Nerven der N. infraorbitalis, hinten in seltenen Fällen das Ggl. sph.-palat. in Betracht.

Die *Stirnhöhlen* grenzen vorne an die Stirnfläche; unten: vorne außen an die Augenhöhlenwand bzw. an das Tränenbein, medial davon an den massiven Komplex, der aus Proc. nasalis des Stirnbeins, Proc. frontalis des Oberkiefers, unter Umständen auch aus dem Os nasale zusammengesetzt ist, ganz medial an den schmalen Subfrontalraum des Naseninneren, lateral an das Dach von Siebbeinzellen oder an den vordersten Teil des mittleren Ganges, endlich je nach Ausdehnung mehr oder weniger an das Augenhöhlendach; hinten an die vordere Schädelgrube mit Dura, dahinter das Stirnhirn (erste, mitunter auch zweite Stirnwindung), bei großer Ausdehnung in die Orbitalplatte hinein an hinterste Siebbeinzellen oder Keilbeinräume. Die Nn. supraorbitalis und ethmoidalis ant. liegen unten, letzterer durchzieht unter Umständen sogar eine Höhle.

Dem *Siebbeinzellenkomplex* liegt seitlich die Orbitalinnenfläche an, vorne in vielen Fällen auch das Tränensackgebiet, unten medial der lateralste Teil des Kieferhöhlendaches, vorne oben Stirnhohlraum; besonders häufig umgrenzen Zellen den Ausführungsgang der Stirnhöhle und weiter hinten seitlich den mittleren Nasengang; hinten stößt die Keilbeinhöhle und oben der Boden der vorderen Schädelgrube mit Dura und Gyrus rectus an. Ethmoidalnerven und -gefäße durchziehen ihn.

Die *Keilbeinhöhle* grenzt vorne unten außen mitunter an die Kieferhöhle, vorne seitlich an Siebbeinzellen, sehr selten an die orbitale Erstreckung eines Stirnhohlraumes; ganz seitlich unter Umständen an das Foramen rotundum mit Trigeminus I oder die Fossa pterygo-palat., unten an Keilbeinknochen mit dem N. Vidianus, weiter vorne an freien Nasen- bzw. Nasenrachenraum; oben an die vordere und mittlere Schädelgrube mit Hypophyse und davor Trigonum opticum. Seitlich liegen der Sinus cavernosus, weiter die Carotis int. und der N. opticus an, je nach Ausdehnung der Höhle einerseits, des Sinus cavernosus andererseits auch die motorischen Augennerven und Trig. II, unter Umständen sogar Trig. I.

Literatur.

ABRAMOW: s. MARTIN, S. 847. — ADOLPHI: Anat. Anz. Bd. 38, S. 181. 1910. — ALBINUS, B. S.: Tabulae ossium humanorum, Lugdun 1753. — ANDRÉ: Thèse de Paris 1905. — ANTON: Zeitschr. f. Heilk. Bd. 16, S. 355. 1895. — BENJAMINS: Arch. f. Ohren-, Nasen- u. Kehlkopfheilkunde Bd. 109, 1. T., S. 71. 1922. — BERENGARIUS, JAC.: Comment. super. anat. Mundini. Bologna 1521. p. 414. — BERETTA: Neurol. Zentralbl. 1921. S. 961. — BERGEAT: I. Arch. f. Laryngol. u. Rhinol. Bd. 4, S. 1. — II. Ibid. Bd. 6, S. 1. — BERTILLON: Revue d'anthropolog. Sér. 3, Tome 2. p. 188. 1887. — BERTIN: Traité d'osteologie. Tome 2, p. 100, 125, 363. Paris 1754. — BLIND: Inaug.-Diss. München 1890. — BLUMENBACH, J. F.: I. Decas collect. suae craniorum. Göttingen 1790. — II. Geschichte und Beschreibung der Knochen des menschlichen Körpers. Göttingen 1807. — BOEGE, K.: Inaug.-Diss. Königsberg 1902. — BOENNINGHAUS: Verhandl. d. Ver. dtsch. Laryngol. 1911. S. 187. — BOLK: Anat. Anz. 1917/18. H. 50, S. 277. — v. BONIN: Arch. f. Anthropol. 1912. N.F. 11, S. 185. — BORDENAVE: Mémoires de l'acad. royale de chirurg. Paris Tome 4, p. 225. 1768. — BRAISLIN: Science, Tome 21, p. 169. 1894. — BRAUNE und CLASEN: Zeitschr. f. Anat. u. Entwicklungsgeschichte Bd. 2, S. 1. 1876. — BROCA: Revue d'anthropol. Sér. 1, Tome 1, p. 1. 1872. — BUFFON: Histoire naturelle. Tome 4, p. 151. Paris 1749 ff. — CASSERIUS: De vocis auditusque organis histor. natur. Ferrâra 1600. — CATLIN: s. RESCHREITER, S 38. — CHARLES: s. MARTIN, S. 847. — CHASSAIGNAC: s. ZUCKERKANDL II, S. 46. — CHUDZINSKI: Bull. de la soc. d'anthropol. 1893. p. 788. — CLOQUET: Osphrésiologie. Übers. Weimar 1824. S. 9, 89. — COLLIGNON: s. MARTIN, S. 447. — COLLINS, SAM.: Systeme of anat. etc. London 1685. — COLUMBUS, REALD.: De re anat. libri XV. Basil. 1562. p. 45, 73. — CRYER: Journ. of the americ. med. assoc. Vol. 48, p. 284. 1907. — DAFFNER: Das Wachstum des Menschen. Leipzig 1847. — DESCHAMPS: Abhandl. über die Krankheiten der Nase und ihrer Nebenhöhlen. Übers. Stuttgart 1805. — DIEMERBROEK: Opera omnia anat. et med. Ultraject. 1685. — DISSE: Arch. f. Anat. u. Entwicklungsgesch. 1889. Suppl. S. 29. — v. DOEVEREN: Specimen observat. acad. etc. Groningen 1765. Tab. V u. p. 196. — DOUGLASS: Monatsschrift f. Ohrenheilk. u. Laryngo-Rhinol. 1901. S. 392. — DUCKWORTH: Journ. of anat. Vol. 41, p. 1. — DURSY: Zur Entwicklungsgeschichte des Kopfes. Tübingen 1869. — DWIGHT: Americ. journ. of the med. sciences. 1892. Febr. — FALLOPIA: Observat. anat.

Colon. 1562. p. 35. — Fein: Arch. f. Laryngol. u. Rhinol. Bd. 26, S. 29. 1912. — Fischer, E.: Verhandl. d. Ver. süddtsch. Laryngol. S. 10. — Frédéric: Zeitschr. f. Morphol. u. Anthropol. Bd. 12, S. 371. 1910. — Gaupp: Die normalen Asymmetrien des menschlichen Körpers. Jena 1909. — van Gilse: Arch. f. Laryngol. u. Rhinol. Bd. 33, S. 440. 1920. — Golling: Inaug.-Diss. München 1913. — Gruber, W.: I. Virchows Arch. f. pathol. Anat. u. Physiol. Bd. 65, S. 11. 1875. — II. Ibid. Bd. 77, S. 136. 1877. — III. Ibid. Bd. 113, S. 530. 1888. — Grünwald: I. Die Lehre von den Naseneiterungen. 2. Aufl. München 1896. — II. Arch. f. Laryngol. u. Rhinol. Bd. 23, 1. 1910. — III. Ibid. Bd. 23, 2. 1910. — IV. Anat. Hefte 125, S. 373. 1910. — V. Die Krankheiten der Mundhöhle, des Rachens und der Nase. 3. Aufl. München 1912. — VI. Anat. Hefte 145. 1913. — VII. Monatsschr. f. Ohrenheilk. u. Laryngo-Rhinol. 1914. S. 178. — VIII. Anat. Hefte 164, S. 559. 1917. — IX. Arch. f. Larngol. u. Rhinol. Bd. 33, S. 561. 1921. — Gurwitsch: Gräfes Arch. f. Ophthalmol. Bd. 29., S. 31. 1883. — Haike: Arch. f. Laryngol. u. Rhinol. Bd. 23, S. 206. 1910. — Haller, A.: I. Elementa physiologiae corp. hum. Lausanne Tome 5, p. 141. 1757—1780. — II. Iconum anat. fascicul. 1—8. Göttingen 1743—1756, Tab. 2, Fig. 3". — Hamy: Bulletin de la soc. d'anthropol. T. II, 4, S. 13. 1869. — Hansen und Pluder: 1903. — Hartmann: Anat. Anz. 1890. S. 236. — Harwood: System der vergl. Anatomie und Physiologie. (Cambridge.) Übers. Berlin 1799. — Henle: Handb. d. Anat. Bd. 1. 1855. — Herzfeld: Arch. f. mikroskop. Anat. Bd. 34, S. 197. 1889. — Heymann und Ritter: Zeitschr. f. Larngol., Rhinol. u. ihre Grenzgeb. Bd. 1, S. 1. 1908. — Highmorus, Nath.: Corpor. hum. disquisitio anat. Haag 1651. — Hirsch, O.: Arch. f. Laryngol. u. Rhinol. Bd. 26, 3. 1912. — v. D. Hoeven: I. Zeitschr. f. wiss. Zool. Bd. 2, S. 138. 1862. — II. Centralbl. f. Laryngol. 33. S. 75. 1917. — Holl: Wien. med. Wochenschr. 1882. S. 721, 735. — Hovorka: Die äußere Nase. Wien 1895. — Houzé: s. Martin, S. 453. — Hoyer: Morphol. Arbeiten. Bd. 4, S. 151. 1895. — Huschka: Vers. dtsch. Naturforscher u. Ärzte (Jena 1836). Weimar 1837. — Hyrtl: Handb. d. topogr. Anat. Wien 1853. — Ilg: s. Reschreiter, S. 41. — Josephi: Anatomie der Säugetiere. Göttingen Bd. 1, S. 123. 1787. — Jourdain: Abhandlung über die Krankheiten des Mundes. Übers. Bd. 1, S. 9. Nürnberg 1784. — Jurasz: Die Krankheiten der oberen Luftwege. Heidelberg 1891. — Killian, G.: I. Arch. f. Laryngol. u. Rhinol. Bd. 3, S. 17—Bd. 4, S. 1. 1895. — II. Handb. d. Laryngologie usw. Bd. 3, S. 985 ff. 1900. — III. Die Nebenhöhlen der Nase in ihren Lagebeziehungen zu den Nachbarorganen. Jena 1903. — IV. Internat. Larygol.-Kongr. S. 258. — Kölliker: Festschrift f. Rinecker 1877. — Kollmann, Jul.: Lehrb. d. Entwicklungsgesch. d. Menschen Jena 1898. — Lange, V.: Die Erkrankungen der Nasenscheidewand. Handb. d. Laryngol. u. Rhinol. Bd. 3, S. 440. 1900 (Literatur). — Langer: Anat. der äußeren Formen. Wien 1884. — Lothrop: The anat. and surg. of the frontal sinus etc. Ann. of surg. Boston 1899. — Macalister: I. Journ. of anat. Vol. 32, p. 223. — II. Proc. of the roy. soc. of London A u. B. 1884. p. 220. — Manouvrier: Bull. de la soc. d'anthropol. Tom. 12, p. 7. 1893. — Mantegazza: Arch. antropol. crim. psichiatr. e med. Vol. 3, p. 253. — Martin: Lehrb. d. Anthropol. Jena 1914. — Mayer: Arch. f. physikal. Heilk. 1849. S. 235. — Menzel: Monatsschr. f. Ohrenheilk. u. Laryngo-Rhinol. 1905. 9. — Meckel: Handb. d. pathol. Anat. Bd. 1. 1812 u. Bd. 2. 1816. — Mérejkowsky: Bull. de la soc. d'anthropol. Tom. 5, 3, p. 293. 1882. — Merkel, F.: Anat. Hefte 1, S. 213. 1892. — Meyer, G. H.: Lehrb. d. physiol. Anat. usw. Leipzig 1856. — Mihalkovics: Anatomie und Entwicklungsgeschichte der Nase und ihrer Nebenhöhlen. Handb. d. Laryngol. u. Rhinol. Bd. 1. 1900. — Minkema: Centralbl. f. Laryngol. 37. S. 75. 1917. — Mingazzini: Atti della R. Acad. d. Roma. Vol. 5, Ser. 2. 1890. — Morgagni, J. B.: Adversaria anat. Bologna 1716. Leyden Bd. 1, S. 38. 1723. u. Bd. 6, S. 116. — Most: Topographie des Lymphgefäßapparates des Kopfes usw. Berlin 1908. — Onodi, A.: I. Monatsschr. f. Ohrenheilk. u. Laryngo-Rhinol. Bd. 35, S. 392. 1904. — II. Die Nebenhöhlen der Nase. Wien 1905. — III. Das Gehirn und die Nebenhöhlen der Nase. Wien 1908. — IV. Die Nebenhöhlen der Nase beim Kinde. Wien 1911. — V. Zeitschr. f. Ohrenheilk. u. f. Krankh. d. Luftwege. Bd. 68, S. 275. 1912. — VI. Die Beziehungen der Tränenorgane zur Nasenhöhle usw. Wien 1913. — Onodi, L.: I. Arch. f. Laryngol. u. Rhinol. Bd. 26, S. 357. 1912. — II. Monatsschr. f. Ohrenheilk. u. Laryngo-Rhinol. Bd. 53. 6, 7. 1919. — Palfyn: Anat. chirurg. (von Petit). Paris Tom. 2, p. 409 ff. 1753. — Parker: Ref. Monatsschr. f. Ohrenheilk. u. Laryngo-Rhinol. 1908. S. 895. — Patrzek: Internat. klin. Rundschau. 1890. S. 575. — Perna: Arch. f. Anat. u. Entwicklungsgesch. 1906. S. 119. — Pirogoff: Anat. topogr. Petersburg 1859. — Portal: Cours d'anat. méd. Paris Tom. 1, p. 138. 1804. — Ranke: Der Mensch. Leipzig u. Wien. 1894. — Reche: Korrespondenzbl. d. dtsch. Ges. f. Anthropol. Bd. 38, S. 49. 1907. — Reschreiter: Inaug.-Diss. München 1878. — Reininger, Seb.: Inaug.-Diss. Altdorf 1722. — Riolan: bei Palfyn. — Ritter: Zeitschr. f. Laryngol., Rhinol. u. ihre Grenzgeb. Bd. I, S. 621. 1909. — Röpke, F.: Arch. f. Laryngol. Bd. 8, S. 308. 1898. — Ruysch: Thesaurus anat. Bd. 3, S. 49, 66. 1710. — Sandifort, P. J.: I. Observat. anat.-pathol. Leyden 1776. — II. Deglutitionis Mechanismus. Leyden 1805. — Santorini, J. D.: Observat. anat. Venedig 1724. — Scarpa, A.: Anat. disquisitiones de auditu et olfactu. Ticini 1789. — SAPPEY: Description et Iconographie des vaisseaux lymphatiques etc. Paris 1874—1885. — SCHAUS: Arch. f. klin. Chirurg. Bd. 35, S. 147. 1887. — SCHEIER: Arch. f. Laryngol. u. Rhinol. Bd. 12. S. 296. 1902. — SCHIEFFERDECKER: Handb. d. Laryngol., Rhinol. usw. Bd. 1, S. 115. 1900. — SCHMIDT, C.: Münch. med. Wochenschr. 1907. S. 237. — SCHMIDT, CHR.: Zeitschr. f. Ohrenheilk. u. f. Krankh. d. Luftwege Bd. 75, S. 324. 1917 (Korrosionsanatomie). — SCHÜRCH: Arch. f. Laryngol. u. Rhinol. Bd. 18, S. 229. 1906. — SERGI: SCHULZ, 1852. S. 28. — SEYDEL: Morphol. Jahrb. 17. 1891. — SHAMBAUGH: Journ. of the Americ. med. assoc. Vol. 48. p. 358. 1907. — SIEBENMANN: Festschrift f. KOCHER. 1891. S. 121. — SIEUR et JACOB: I. Bull. et mem. de la soc. anat. de Paris Tom. 84, p. 1028. 1899. — II. Recherches etc. sur les fosses nasales. Paris 1901. — SIMON, M. E.: Thèse de Paris 1859. — SIMON, PH. H. F.: Inaug.-Diss. Erlangen 1802 (mit älterer Literatur). — SLUDER: Arch. f. Laryngol. u. Rhinol. Bd. 27, S. 369. 1913. — SOEMMERING, S. TH.: Abbildungen der menschlichen Organe des Geruches. Frankfurt a. M. 1809. — SPURGAT: Anat. Anz. 1893. S. 228. — STENO, N.: Observat. anat. etc. Leyden 1662. S. 107. — STIEDA, L.: Anat. Anz. 1891. S. 232. — STIER: Inaug.-Diss. Rostock 1895. — STURMANN: Berl. klin. Wochenschr. 1901. S. 744. — THORSCH: Klin. Monatsbl. f. Augenheilk. Bd. 47, S. 530. 1909. — v. TÖRÖK: Internat. Monatsschr. f. Anat. Bd. 15, S. 81. 1898. — TOPINARD: Bull. de la soc. d'anthropol. Sér. 3, Tom. 4, p. 184. 1881. — TURNER, L.: Ref. Monatsschr. f. Ohrenheilk. u. Laryngo-Rhinol. Bd. 48, S. 92. 1899. — VIRCHOW, H.: I. Zeitschr. f. Ethnol. Bd. 44, S. 289. 1912. — II. Ibid. Bd. 45, S. 613. 1913. — VIRCHOW, R.: I. Untersuchungen über die Entwicklung des Schädelgrades. Berlin 1857. II. Abhandlg. d. Akad. d. Wissensch. zu Berlin 2. Abt., S. 1. 1876. — VESALIUS: De fabrica corpor. humani disquis. — VOLZ: bei MARTIN. — WAHBY: Journ. of anat. and physiol. Vol. 38, p. 49. 1904. — WEBER, M. J.: Vollst. Handb. d. Anat. usw. Bonn 1839. — WEBER, O.: Die Kunst der Hethiter. Orbis pictus. Bd. 9. 1922. — WERTHEIM: Arch. f. Laryngol. u. Rhinol. Bd. 11, S. 169. 1901. — v. WICHERT: Inaug.-Diss. Königsberg 1891. — WIEDEMANN, C. R. W.: Zusätze zu HARWOOD (s. d.) — WIEDERSHEIM: Zeitschr. f. Morphol. u. Anthropol. Bd. 3, S. 300. 1901. — WINCKLER, E.: I. Arch. f. Laryngol. u. Rhinol. Bd. 1, S. 178. 1894. — II. BRESGENS Samml. Bd. 3, S. 1. 1898. — WINSLOWE: Exposit. anat. de la structure du corps humain. Paris Tom. 1, p. 92. 1732. — ZEMANN: Arch. f. Laryngol. u. Rhinol. Bd. 28, S. 378. 1914. — YOUNG: Journ. of laryngology. 37. p. 613. 1922. — ZUCKERKANDL: I. Kranien der Novarasammlung. Wien 1875. — II. Normale und pathol. Anatomie der Nasenhöhle und ihre pneumatischen Anhänge. 2. Bd. 1892. — III. Dasselbe. Bd. 1, 2. Aufl. 1893. — ZWILLINGER: I. Arch. f. Laryngol. u. Rhinol. Bd. 26, S. 66. 1912. — II. Ibid. Bd. 28, S. 271. 1914 (Lymphbahnen).

2. Vergleichende Anatomie und Entwicklungsgeschichte der Nase und ihrer Nebenhöhlen.

Von

Karl Peter-Greifswald.

Mit 51 Abbildungen.

I. Vergleichende Anatomie des Geruchsorgans.

Einleitung.

Die chemischen Sinnesorgane, d. h. Organe, die das umgebende Medium, Wasser oder Luft, auf sein chemisches Verhalten prüfen, teilt man ein in Geruchs- und Geschmacksorgane.

Geruchsorgane finden sich bei Wirbellosen wie bei Wirbeltieren. Bei ersteren sind sie in sehr verschiedener Gestalt, Lage und Ausbildung anzutreffen. Sie sind bei den verschiedenen Klassen nicht homologe Bildungen, sind vielmehr polyphyletischer Herkunft und zeigen auch mit den entsprechenden Organen der Vertebraten keine Verwandtschaft. Bei diesen letzteren handelt es sich dagegen, wenn wir von Amphioxus absehen, um durchaus gleichwertige, homologe Organe, so verschiedenartig sie auch erscheinen mögen.

Im feineren Bau der Geruchsorgane lassen sich bei allen Klassen dem gleichen Zweck entsprechend dieselben Verhältnisse erkennen. Im Epithel der äußeren

Haut oder im Inneren des Körpers an Stellen, an denen Wasser oder Luft, die untersucht werden sollen, vorbeiströmen, entwickeln sich primäre Sinneszellen, die direkt einen Nervenfortsatz einem Ganglion oder Gehirn zuschicken. Am freien Ende differenzieren sich meist Härchen, die den Reiz aufnehmen. Zwischen diesen Sinneselementen bleiben (bei Wirbellosen nicht immer) indifferente Zellen bestehen, denen man Stützfunktion zuschreibt, oder die durch ihren Wimperbesatz den Wechsel des Wassers zu besorgen haben. Soll das Riechepithel der Luft ausgesetzt sein, so sorgen Drüsen für ein stetes Feuchthalten der Oberfläche, damit die Riechstoffe in gelöster Form an die Sinneshärchen herantreten können. Abb. 1 zeigt schematisch den Bau der Riechschleimhaut, wie sie sich in der menschlichen Nase findet.

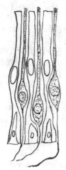

Abb. 1. Schema des Riechepithels des Menschen. (Nach MERKEL.) Riechzellen dunkel gehalten, Stützzellen hell.

Meist wird das Geruchsorgan in geschützte Tiefe verlagert, doch kann es bei Wassertieren auch auf Erhöhungen angebracht sein und dem zu prüfenden Medium entgegengebracht werden.

1. Wirbellose Tiere.

Ganz kurz seien die Organe erwähnt, die bei Evertebraten als Geruchsorgane gedeutet werden. Oft fehlt allerdings der Nachweis, daß die als solche angesprochenen Gebilde in dieser Weise funktionieren. Ist es doch selbst bei Wirbeltieren sehr schwierig, die Tätigkeit ihrer Sinnesorgane festzustellen, so daß uns diese Lücke in unserer Kenntnis des Sinneslebens der Wirbellosen nicht zu erstaunen braucht. Aber in einigen Fällen ist experimentell der Beweis geführt worden, daß die betreffenden Gebilde wirklich Geruchsorgane sind.

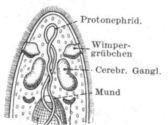

Abb. 2. Stenostomum leucops. Vorderende von der Dorsalseite. (Nach v. GRAFF.)
(Aus BÜTSCHLI: Vorlesungen über vergleichende Anatomie. Berlin: Julius Springer 1921.)

Riechgruben findet man schon bei Medusen sowie bei vielen Würmern. Abb. 2 zeigt sie in einfacher Gestalt am Vorderende des Kopfes von einem Strudelwurm. Doch können diese Organe in der großen Klasse der Würmer sehr komplizierte Formen annehmen.

Vergleichbar mit ihnen sind vielleicht die fühlerartigen Rhinophore der Mollusken, die wie die Geruchsorgane der Würmer zu dem Cerebralganglion in Beziehung stehen. Neu kommen bei den Weichtieren hinzu die den Kiemen benachbarten Osphradien.

Bei den Tunikaten wird eine Flimmergrube an der Stelle des vorderen Neuroporus als Geruchsorgan gedeutet. Sie öffnet sich in den Vorderdarm und kann sehr komplizierte Gestalt annehmen.

Ganz abweichend sind die Riechorgane der Arthropoden gebaut, in deren festem Chitinpanzer keine oberflächlich gelegenen Sinneszellen Platz finden können. An ihren Antennen finden sich Riechhaare, die einen Fortsatz der Riechzellen enthalten. Solche und ähnliche Bildungen treten in sehr verschiedener Gestalt und in oft überraschender Anzahl auf und erklären das staunenswerte Riechvermögen vieler Gliederfüßler.

2. Wirbeltiere.

Bei der Besprechung der Riechorgane der Vertebraten wollen wir systematisch vorgehen, die einzelnen Klassen in der üblichen Reihenfolge vom Amphioxus bis zu den Säugetieren berücksichtigend.

Lanzettfischchen, Amphioxus.

Das Lanzettfischchen steht auch in bezug auf sein Geruchsorgan in der Reihe der Wirbeltiere völlig isoliert da. Man hält die auf der linken Seite des Vorderendes gelegene Flimmergrube, die sich an der Stelle des vorderen Neuroporus bildet, für ein Riechwerkzeug. Sie öffnet sich nach außen und scheint der Wimpergrube der Ascidien homolog zu sein.

Anderen Acranierformen fehlt dieses Organ.

Kraniota.

Bei den Kranioten stellen die Geruchsorgane paarige Bildungen dar, die von zwei voneinander getrennten Ektodermverdickungen beiderseits am Vorderkopf in der Nähe des vorderen Neuroporus ihren Ursprung nehmen.

Einzig die Cyclostomen (Neunaugen und Schleimfische, Petromyzonten und Myxinoiden) bilden eine Ausnahme, indem bei ihnen die Anlage und in gewissem Sinne auch der definitive Zustand unpaar ist.

Daraufhin stellte man die Rundmäuler als monorhine den Kiefermäulern als amphirhinen Wirbeltieren gegenüber und hat in dieser Monorhinie eine Anknüpfung an die Verhältnisse bei Amphioxus zu finden gesucht, wie anderseits das spätere Auftreten seitlicher Riechanlagen bei Petromyzon die Brücke zu den Gnathostomen schlagen sollte. Auch bei den amphirhinen Vertebraten sollte in embryonaler Zeit ein Rest einer ursprünglichen Monorhinie zu finden sein, so daß die Cyclostomen so recht ein Bindeglied zwischen Amphioxus und den höheren Wirbeltieren darstellten. So einleuchtend und willkommen dieser Gedanke, den KUPFFER entwickelt hat, ist, so mußte er doch fallen gelassen werden, denn weder konnten die seitlichen Anlagen des Geruchsorgans beim Neunauge wiedergefunden werden, noch besitzen die Gnathostomen eine unpaare Anlage, sie sind von Anfang an amphirhin. Endlich fehlt auch der Anschluß an Amphioxus insofern, als das Organ bei dem Myxinoiden Bdellostoma nicht an der Stelle des vorderen Neuroporus erscheint, die unpaare Anlage also nicht als Homologon des Wimperorgans des Lanzettfischchens aufgefaßt werden darf.

Die Lücke zwischen Amphioxus und den Kranioten bleibt also bestehen; wir müssen annehmen, daß die Cyclostomen von amphirhinen Formen abstammen, und daß ihre Monorhinie sekundär entstanden ist, infolge des Parasitismus, der die Gestalt der Tiere ja in erstaunlichem Maße umwandeln kann. Einige Tatsachen (doppelter Riechnerv) sprechen auch für eine phylogenetisch ursprüngliche Paarigkeit dieses Organs.

Seinem feineren Bau nach ist das Geruchsorgan das einzige Sinnesorgan der Wirbeltiere, das seinen primitiven Charakter behalten hat und aus primären Sinneszellen besteht, die den Reiz aufnehmen und direkt ohne Umschaltung durch einen Zellfortsatz, der den Riechnerv bilden hilft, dem Gehirn zusenden (s. Abb. 1).

Das Riechorgan zeigt sich in der Wirbeltierreihe in sehr verschiedener Ausbildung. Diese richtet sich nach der Rolle, die der Geruchssinn bei der betreffenden Klasse spielt und läuft parallel der Entwicklung der Hautdrüsen, die Riechstoffe liefern. Beide Organe sind reich ausgebildet bei manchen Fischen (Cyclostomen), weniger bei Amphibien, Reptilien und Vögeln, welch letztere reine Augentiere sind, dagegen wieder besser bei Säugetieren. Auch innerhalb einer Klasse erreicht die Höhe der Ausbildung sehr verschiedene Grade; bei Formen, die des Riechorgans wenig oder gar nicht bedürfen, kann es mehr oder weniger zurückgebildet werden.

Bezüglich des Baues des Organs bestehen bedeutende Verschiedenheiten bei den einzelnen Wirbeltierklassen, und es ist interessant, einen Vergleich zwischen der ontogenetischen und phylogenetischen Entwicklung zu ziehen, indem sich die von den niedrigsten Fischen bis zu den Amnioten aufsteigende Entwicklungsreihe in der Individualentwicklung der höheren Formen wiederholt.

Für den Riechsinn ist es sehr wichtig, daß das zu untersuchende Medium in schnellem Wechsel an den Sinneszellen vorbeigeführt wird. Für diesen Zweck ist eine Grube, in der sich das Wasser fängt, bei sich schnell bewegenden Tieren wenig geeignet. Deshalb bildet sich diese in der Tierreihe bald zu einer Rinne aus, die sich dann zu einem Kanal umgestaltet, durch den das Wasser getrieben wird. Bei den Luftatmern müssen sich aber neue Verhältnisse einleiten: damit die zu prüfende Luft durch das Sinnesrohr durchgesaugt werden kann — denn nur auf diesem Wege ist ein rascher Wechsel der Luft möglich —, muß die eine Öffnung des Kanales in die Mundhöhle aufgenommen werden. So gewinnt das Geruchsorgan Beziehungen zum Atmungsapparat, und die Nase dient jetzt zwei Aufgaben: dem Geruchsinn und der Vorbereitung der einzuatmenden Luft, bestehend in Erwärmung, Reinigung, Feuchthalten. Beide Momente wirken zusammen, um eine Oberflächenvergrößerung der Nasenschleimhaut herbeizuführen, die einmal dem Riechepithel große Ausdehnung auf kleinem Raum gestattet und für die durchstreifende Luft ein dichtes Filter schafft. Daher legen sich die Wände des Riechorgans bei allen Tieren in sehr verschiedener Weise in Falten oder sie bilden ein oft äußerst kompliziertes System von Wülsten und Gängen.

Ferner nimmt die Nasenhöhle die Flüssigkeit, die die Hornhaut des Auges bei Luftatmern bespült, auf, indem sich ein Tränennasengang ausbildet.

Zur Befestigung des Sinnesorganes dient eine besondere Skelettkapsel aus Knorpel oder Knochen, die allmählich in das Kopfskelett mit einbezogen wird.

In seiner Gestalt wird das Geruchsorgan und seine Skelettkapsel erheblich von der Form des Kopfes beeinflußt. Bei abgeplattetem Kopf (Frösche, Krokodile) ist es niedrig und breit, bei hohem (Schildkröten) dehnt er sich mehr in der Höhenrichtung aus.

Sehen wir uns jetzt die Gestalt der Riechorgane in den einzelnen Klassen der Kranioten an.

Rundmäuler, Cyclostomen.

Bei den Rundmäulern finden wir, wie schon angedeutet, infolge des Parasitismus eigenartige Verhältnisse.

Als Beispiel diene das Neunauge. In Abb. 3a ist ein Mittelschnitt durch das Vorderende dargestellt. Aus der Oberseite des Kopfes leitet der lange Nasen-

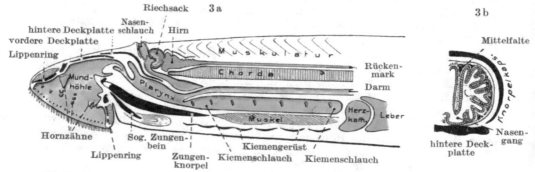

Abb. 3. Petromyzon fluviatilis. a Kopfregion in der Medianebene halbiert. b Querschnitt des Riechsacks. (Aus BÜTSCHLI.)

schlauch nach unten und hinten ins Innere. An seiner caudalen Wand hängt der scheinbar unpaare Riechsack. Der Eingang in ihn ist durch eine an der vorderen Wand angebrachten Klappe verengt. Der Gang setzt sich noch weiter nach ventral-caudal fort und wird als Hypophysengang bezeichnet. Bei den Neunaugen endet er blind, bei den Myxinoiden bricht er in den Vorderdarm durch. Diese Beziehung des Riechorgans zur Hypophyse ist für Cyclostomen charakteristisch und findet sich bei keinem anderen Wirbeltiere.

Wie der Querschnitt 3b zeigt, ist das Riechorgan durch ein Septum in eine rechte und linke Hälfte gegliedert, deren jede von einem Nerven versorgt wird. Sodann springen von den Seitenwänden lange Falten vor, die die Oberfläche vergrößern. In den Buchten zwischen ihnen erhält sich das Riechepithel. Um das Organ entwickelt sich eine Knorpelkapsel.

Durch die Atembewegungen des Kiemenkorbes wird auch der Nasenschlauch gefüllt und entleert, so daß ein wechselnder Wasserstrom das Geruchsepithel bespült.

Der Entwicklungsgang des Riechorgans ist eigenartig wie sein Bau. Eine unpaare Anlage bildet zwei seitliche Säcke. Diese Paarigkeit des Organs wird aber durch die weitere Entwicklung wieder etwas verwischt. Daß wir diese Unpaarigkeit als sekundär infolge des Parasitismus entstanden und die Cyclostomen von Formen mit paarigem Geruchsorgan ableiten müssen, wird schon oben ausgeführt.

Haifische und Rochen, Selachier.

Von den Selachiern an finden wir echte Amphirhinie, indem die Geruchsorgane aus zwei von Anfang an getrennten, am Vorderkopf liegenden Anlagen entstehen. Sie können bei diesen Fischen sich bereits zu einem unvollkommenen Kanal umbilden und Beziehungen zum Mund gewinnen. Von den seitlichen Rändern der zur Rinne ausgewachsenen Nasengrube entwickeln sich nämlich lappenartige Fortsätze, die sich übereinanderlegen, so daß ein nicht völlig geschlossenes Rohr entsteht mit zwei Zugängen, einem vorderen und einem hinteren (s. Abb. 4a). Das Organ liegt stets an der Unterseite des Vorderkopfes, bei manchen Arten weit entfernt vom Munde, bei manchen ihm genähert (s. Abb. 4a). Ja die hintere Nasenöffnung kann in die Mundhöhle aufgenommen werden (Holocephalen), so daß das Atemwasser direkt beim

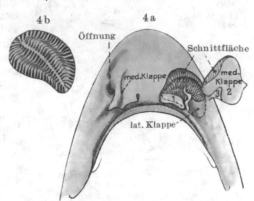

Abb. 4. Scyllium stellare, Sternhai, Kopf ventral. Rechtes Geruchsorgan unverändert. Links mediale Klappe abgeschnitten und nach außen umgeklappt, so daß man den Boden der Grube erblickt, der in b in ganzer Ausdehnung dargestellt ist. (Aus Bütschli.)

Einströmen in den Mund auf seine Beschaffenheit kontrolliert werden kann.

Das Innere der Nasenhöhle weist wieder eine bedeutende Oberflächenvergrößerung auf, indem sich hohe schmale Schleimhautfalten in Reihen erheben, die den Wänden ein zierliches Relief verleihen (s. Abb. 4b).

Schmelzschupper und Knochenfische, Ganoiden und Teleosteer.

Bei den Schmelzschuppern und Knochenfischen schlägt die Entwicklung des Riechorgans einen besonderen Weg ein, indem die bei den Selachiern angebahnte, bei den Vierfüßlern sich weiterausbauende Beziehung zur Mundhöhle meist aufgegeben wird. Das Geruchsorgan wandert während der Entwicklungsstadien von der Ventralseite lateral um den Kopf herum auf die Dorsalseite. Nur bei wenigen Formen stellt sich dabei eine Beziehung des Hinterendes zur Mundhöhle her, meist ist es ganz von ihr entfernt (s. Abb. 5a und 5b).

Eine Weiterbildung der von den Selachiern her bekannten Verhältnisse tritt aber insofern ein, als die beiden auch hier lateral und medial an der Riechgrube entstehenden „Nasenfortsätze" miteinander verwachsen. Damit bildet sich die noch bei Haifischen unvollkommen abgeschlossene Rinne zum Kanal um, dessen vordere und hintere Öffnung einander entweder sehr genähert sind oder weit auseinander liegen (s. Abb. 5). Nur bei wenigen Arten unterbleibt diese Kanalbildung.

Die Innenwände des Organs werden durch Faltenbildungen sehr kompliziert, auch können sich Aussackungen entwickeln. Im einzelnen finden sich besonders im inneren Ausbau sehr wechselnde Verhältnisse. Von dem komplizierten Riechorgan des Polypterus bis zu dem rudimentären der Plectognathen gibt es alle möglichen Übergänge.

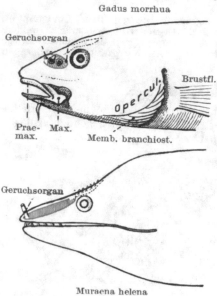

Lungenfische, Dipnoer.

Die Lungenfische schließen sich im Bau ihres Geruchsorgans wieder an die Selachier an, indem sich dessen Beziehung zur Mundhöhle weiter ausbildet. Doch steht es insofern auf einer höheren Stufe, als es wie bei den Knochenfischen einen Kanal mit vorderer und hinterer Öffnung darstellt. Der Eingang, die *Narina*, liegt an der Oberlippe, der Ausgang, jetzt *Choane* genannt, am Gaumen. Wir finden hier also zum ersten Male die Verhältnisse, wie sie bei Luftatmern stets ausgebildet sein müssen: Das Riechorgan ist in den Atmungsapparat eingeschaltet worden.

Abb. 5. Vorderende von Gadus morrhua (a) und Muraena helena (b). (Aus BÜTSCHLI.)

Eine weitere Ausbildung zeigt sich in einer reichen Faltenbildung im Inneren, die wahre Blindsäcke abschnüren kann, und in der Entwicklung einer eigenen knorpeligen Nasenkapsel.

Lurche, Amphibien.

Bei den Lurchen werden die von den Dipnoern geschilderten Verhältnisse noch weiter ausgebaut. Wir finden bei ihnen auch einen Riechsack mit einer vorderen (Narina) und einer hinteren, am Dach der Mundhöhle gelegenen Öffnung, der primitiven Choane (s. Abb. 6).

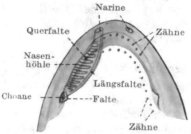

Abb. 6. Necturus. Gaumendach, rechte Nasenhöhle schematisch eingetragen. (Aus BÜTSCHLI nach ANTON.)

Allerdings ist die letztere nicht direkt vergleichbar mit der hinteren Nasenöffnung der Fische; sie entsteht nicht durch Verwachsen seitlicher Nasenfortsätze aus der Nasenrinne, sondern bildet sich in ganz isoliert dastehender Weise infolge Durchbruchs des Riechsacks in den entodermalen Vorderdarm. Diese Genese ist sicher sekundärer Natur und zurückzuführen auf das Freileben der Larven während dieser Bildungsprozesse. Die Oberfläche des Kopfes wird bei den Larven von Organen eingenommen, die diese zu ihrem Freileben benötigen (Hornkiefer, Haftnäpfe, Kieferbogenfortsätze). Die Entwicklungsvorgänge später funktionierender Organe müssen daher ins Innere des Kopfes verlegt werden, und so spielt sich die Entstehung des Riechkanals nicht an der Oberfläche, sondern im Inneren ab.

Die bei den Amphibien sich einstellenden Neuerungen sind von besonderem Interesse, da sie durch die Luftatmung hervorgerufen worden sind und bei den

Amnioten einen reicheren Ausbau erfahren. Besonders interessant ist es, ihre Ausbildung innerhalb der Klasse der Amphibien selbst zu verfolgen. Die niedersten wasserbewohnenden Formen der Ichthyoidea schließen sich mehr an die Fische an und entbehren zum Teil der Neubildungen, die die Luftatmer benötigen.

Bei den niedersten Formen (Proteus, Necturus, s. Abb. 6) verharrt das Riechorgan noch auf ähnlicher Stufe wie bei den Lungenfischen. Ein einfacher Schlauch trägt an seiner medialen Seite Riechepithel, an seiner lateralen indifferente Zellen. Er öffnet sich am Munddach in der Choane, die eventuell von einer kleinen Falte von medial her bedeckt wird. Die Oberflächenvergrößerung geschieht durch schmale Falten. In die vordere Nasenöffnung zieht sich das Oberhautepithel hinein, einen kurzen Vorraum, ein *Atrium* oder *Vestibulum* bildend.

Die höher stehenden Ordnungen, Schwanzlurche und Froschlurche, lassen aber schon im Bau ihres Geruchsorgans die Verhältnisse der Amnioten vorahnen. Einmal in bezug auf die Choanen. Eine langgestreckte Falte des Gaumens deckt von lateral her die hintere Nasenöffnung und verlagert die „primitive oder primäre Choane" — vom Munddach aus gesehen — in die Tiefe. Diese Falte ist die erste Andeutung eines *sekundären Gaumens,* der bei den anderen Tetrapoden eine so große Bedeutung gewinnt.

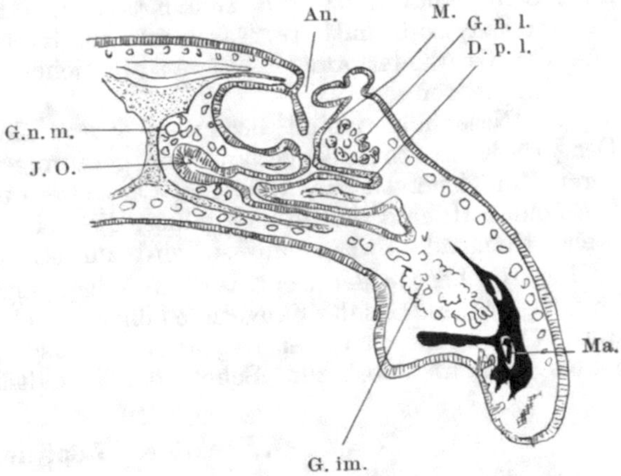

Aber auch das Innere der Riechhöhle gestaltet sich um. Statt der schmalen Falten ragen breitere Wülste in den Hohlraum ein, zwischen denen lange Blindsäcke von der Haupthöhle abgeschnürt werden (siehe Abb. 7). So entsteht ein verwickeltes Hohlraumsystem, in dem sich scharf ein mit indifferentem Epithel von einem mit Riechschleimhaut ausgekleideten Bezirk abtrennt. Gewöhnlich wird ersterer Pars respiratoria, letzterer Pars olfactoria genannt, aber mit Unrecht, da die Atemluft durch beide Teile der Nasenhöhle streicht.

Abb. 7. Frontalschnitt durch den Vorderkopf des Teichfrosches, vergrößert. (Nach GAUPP, aus mehreren Schnitten kombiniert.)
An. Apertura externa. D. np. Ductus nasolacrimalis. G. im. Glandula intermaxillaris. G. n. l. Glandula nasalis lateralis. G. n. m. medialis. M. Muschel. Ma. Os maxillare. Knochen schwarz, Knorpel punktiert, Epithel gestreift.

Das Innere des Geruchsorgans gleicht mit den breiten skelettgestützten Wülsten schon sehr dem der Amnioten, und man hat einen derselben an der lateralen Seite (Abb. 7 M) mit Recht als Vorläufer der *Muschel* der Reptilien bezeichnet. Im einzelnen ist das Organ der Froschlurche verwickelter gebaut, das der Schwanzlurche einfacher.

Besondere Erwähnung verdient ein von der medial-ventralen Wand aussprossender unterer Blindsack, der bei Fröschen und Salamandriden gut ausgebildet (s. Abb. 7), bei Cryptobranchiaten und Siren vorhanden, bei den übrigen Ichthyoiden vielleicht angedeutet ist. Man erblickt in ihm das Homologon einer sich bei Amnioten oft mächtig ausbildenden Nebennase, des JACOBSONschen Organes. Besonders entwickelt ist es bei den fußlosen Gymnophionen, deren Geruchsorgan auf einer sehr hohen Ausbildungsstufe steht.

Bemerkenswert ist für die Amphibien noch das Auftreten des *Tränennasen-gangs,* der die zur Befeuchtung des Auges notwendige Flüssigkeit in die Nasen-höhle ableitet. Es mündet unter dem Muschelwulst (s. Abb. 7). Den stets im Wasser lebenden Formen der Proteiden, Proteus, Necturus, Cryptobranchus fehlt er.

Endlich muß noch auf die Entwicklung von der medialen und der lateralen Wand entsprechenden *Drüsen* aufmerksam gemacht werden, die die Schleimhaut der Nasenhöhle feucht zu halten haben; die große laterale wölbt den Muschel-wulst vor (Abb. 7).

Amniota.

Das Geruchsorgan der Amnioten, der Reptilien, Vögel und Säuger, schließt sich in seiner Entwicklung an das der Dipnoer an, indem sich das Riechgrübchen in eine Rinne auszieht, die durch Verwachsung von Wülsten, die in der Mitte ihrer Seitenränder auftreten, zum Kanal umgestaltet wird. Medial bildet sich der mediale oder mittlere Nasenfortsatz, lateral der seitliche Nasenfortsatz und der Oberkieferfortsatz. Etwas abweichend verläuft die Genese nur bei den Säugetieren.

Die Nasenhöhlen sind bedeutend ausgedehnter als bei den Anamniern. Der größere Lufthunger verlangt ein geräumigeres Zuleitungsrohr mit beson-deren Einrichtungen zum Reinigen, Befeuchten und evtl. Vorwärmen der Luft. Die beiden Höhlen rücken sich näher, die bei den anderen Wirbeltieren meist breite trennende Zwischenmasse wird zur schmalen Nasenscheidewand.

Das Riechorgan der Reptilien und Vögel zeigt eine gewisse Gemeinsamkeit im Bau, während das der Säugetiere höher ausgebildet ist. Bei der Beschreibung werden wir von der äußeren Nasenöffnung ausgehend erst das Innere des Hohl-raums betrachten und zum Schluß die Verhältnisse der Choanen.

Kriechtiere, Reptilien.

Die vier Hauptgruppen der Kriechtiere, die Eidechsen, Schlangen, Schild-kröten und Krokodile weichen im Bau ihres Geruchsorgans etwas voneinander ab, doch sind die Differenzen mehr gradueller Natur. Jede Abteilung hat ihren Typus, der von Lebensweise und Kopfform abhängt. Der hohe Kopf der Schild-kröten bedingt eine kurze, in die Höhe entwickelte Nasenhöhle, der lange, niedrige der Krokodile eine lang ausgezogene, abgeflachte.

Abb. 8 zeigt die Seitenwand des Geruchsorgans einer Eidechse durch einen Sagittalschnitt durch den Kopf eröffnet. Sie veranschaulicht gut Form und Bau der Nasenhöhle. Ergänzt wird das Bild durch den Querschnitt Abb. 9. Die Apertura externa leitet in eine mit Plattenepithel bekleidete Vorhöhle, Vestibulum. Diese mündet in den weiten Hauptraum, der durch eine von der Seitenwand entspringende, der Oberflächenvergrößerung dienende Muschel (Concha) verengt wird (s. Abb. 8 und 9). Bei Schildkröten nur ein flacher Wulst, bildet sie bei Eidechsen und Schlangen eine bedeutende von der seit-lichen Nasendrüse erfüllte Einragung (s. Abb. 9). Einer besonderen Erwähnung bedarf noch die Nasenhöhle der Krokodile. Denn hinter der eigentlichen Muschel wölbt sich noch ein zweiter, als Pseudoconcha bezeichneter Wulst vor, eine Eigentümlichkeit der Krokodilnase, die vielleicht der oberen Muschel der Vögel zu vergleichen ist. Sie ist durch einen Luftraum vorgebuchtet, der in die Nasen-höhle mündet: das erste Beispiel einer Nebenhöhle, eines *Sinus paranasalis,* das uns in der Tierreihe entgegentritt. Nur bei einigen Sauriern ist dieser als „laterale Nasenhöhle" vorgebildet. Bei Vögeln und Säugetieren spielen die pneumatischen Nebenräume eine große Rolle.

Ein JACOBSONsches Organ, von der medialen Wand des Riechsacks abgeschnürt, ist hochausgebildet bei Eidechsen und Schlangen (s. Abb. 10). Es
ist mit hohem Riechepithel ausgekleidet, wird vom Riechnerven versorgt und mündet in die Mundhöhle.
Es dient wohl dazu, die Speise auf ihre
chemische Beschaffenheit zu untersuchen. Schildkröten und Krokodilen
fehlt es im erwachsenen Zustand.

Der Tränennasengang ist stets aus-

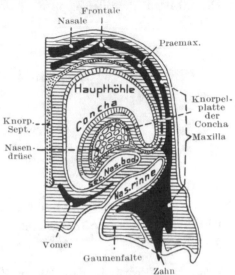

Abb. 9. Lacerta. Querschnitt durch rechte
Nasenhöhle. (Nach BORN aus BÜTSCHLI.)

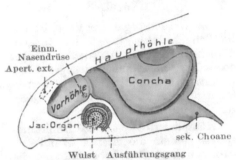

Abb. 8. Längsschnitt durch den Eidechsenkopf. Rechte Nasenhöhle eröffnet von medial
gesehen. (Nach LEYDIG aus BÜTSCHLI.)

gebildet, mündet bei einigen Arten aber infolge sekundärer Verschiebungen
in die Mundhöhle.

Sehr verschiedenartige Verhältnisse zeigen die hinteren Nasenöffnungen
der Reptilien. Bei einigen finden wir ganz
primitive Zustände, die durch alle möglichen
Übergänge zu weitgehenden Umbildungen
führen.

Bei Eidechsen sind die langausgezogenen
primären Choanen oft am Munddach sichtbar, nur durch die von den Amphibien her
bereits bekannten seitlichen Gaumenfalten
mehr oder weniger verdeckt. Diese Falten
(s. Abb. 11) sind von sehr verschiedener
Mächtigkeit, können sich auch in der Mittellinie treffen und so einen sekundären Gaumen
und einen darüber gelegenen Nasengaumengang andeuten. Bei Schlangen verwachsen
sie sogar im vorderen Teil. Bei Schildkröten
und Krokodilen ist bereits ein sekundärer
Gaumen gebildet, so daß die Nasenhöhlen
sich nicht mehr durch die primären Choanen
in die Mundhöhle öffnen, sondern erst am
Hinterende des neuen Munddaches des
sekundären Gaumens. Man nennt diese
Mündung die *sekundäre Choane*; die primäre

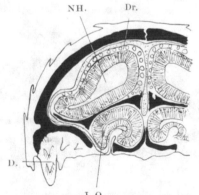

Abb. 10. Querschnitt durch den Vorderteil des Kopfes der Blindschleiche.
(Nach GEGENBAUR.)

D. Zähne. Dr. Drüsen. J. O. JACOBsonsches Organ. NH. Nasenhöhle.
Knochen schwarz, Knorpel punktiert,
Epithel gestreift.

liegt dann innerhalb der durch einen Teil der Mundhöhle erweiterten Nasenhöhle. Näheres darüber im entwicklungsgeschichtlichen Teil. Zwischen der primären und der sekundären Choane zieht sich der Nasengaumengang hin. Der sekundäre Gaumen ist kurz bei Schildkröten, sehr lang bei Krokodilen. Diese beiden Reptiliengruppen können infolge ihrer durch den sekundären Gaumen von der Nase abgeschlossenen Mundhöhle zugleich kauen und atmen, was bei den anderen Formen nicht möglich ist, da bei diesen die Mundhöhle mit der Nasenhöhle direkt durch die primären Choanen in Kommunikation steht.

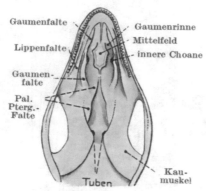

Abb. 11. Gaumendach von Lacerta viridis. (Aus BÜTSCHLI nach GOEPPERT.)

Vögel.

Das Geruchsorgan der Vögel ist einheitlich gestaltet, zeigt im Inneren manche Weiterbildung den Reptilien gegenüber, im Gaumen dagegen einen primitiven Zustand. Abb. 12 gibt einen Sagittalschnitt, Abb. 13 einen Querschnitt durch das Organ wieder.

Komplizierter ist das Hohlraumsystem, indem die laterale Wand drei Muscheln aufweist. In dem langen Vestibulum liegt eine neue Bildung, die Vorhofsmuschel. Sie trägt Pflasterepithel und dient als Schutz gegen das Eindringen von Fremdkörpern. Die mittlere Muschel, das Homologon der Reptilienmuschel, ist kräftig und oft mehrfach eingerollt (s. Abb. 13), so ein gutes Filter für die durchstreichende Luft bildend. Eine obere Muschel trägt Riechepithel

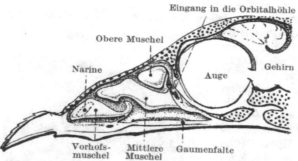

Abb. 12. Sagittalschnitt durch den Kopf eines Fasanen. Ansicht der rechten Nasenhöhle mit den Muscheln. (Aus BÜTSCHLI.)

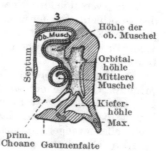

Abb. 13. Querschnitt durch die rechte Nasenhöhle des Huhnes. (Aus BÜTSCHLI.)

und ist durch einen luftführenden Sinus vorgebuchtet (s. Abb. 13). Das paranasale Hohlraumsystem ist gut ausgebildet.

Eine große seitliche Nasendrüse mündet in die Nasenhöhle aus. Das JACOBSONsche Organ, bei Embryonen (Hühnchen) in Resten auftretend, fehlt den erwachsenen Vögeln.

Das Munddach läßt die primären Choanen deutlich erkennen, da die sekundären Gaumenfalten sich nicht zur Bildung des sekundären Gaumens vereinigen, sondern sich höchstens berühren.

Säugetiere.

Im Leben der Säugetiere spielt der Riechsinn eine weit bedeutendere Rolle, als bei Amphibien, Reptilien und Vögeln. Die Nase ist oft das führende Sinnesorgan im Geschlechtsleben, beim Orientieren, bei dem Aufsuchen der Nahrung, beim Wittern des Feindes. Sekundär kann diese Bedeutung allerdings erheblich herabsinken infolge Ausbildung anderer Organe (Auge, Gehirn).

Infolgedessen teilt man die Säugetiere ein in *makrosmatische* Formen (die meisten Arten), in *mikrosmatische* (Robben, Bartenwale, Affen, Mensch) und in *anosmatische* (Zahnwale). Diese Verschiedenheit spiegelt sich am Bau des Geruchsorgans wieder. Doch ist es im allgemeinen schon im Interesse der Atmung hoch ausgebildet, und die schlecht riechenden Formen besitzen kein primitives, sondern ein aus höheren Stufen rückgebildetes Organ, das keinerlei Anklänge an das der niederen Wirbeltiere erkennen läßt.

Morphologisch stellt sich das Geruchsorgan der Säugetiere als ein weiter Hohlraum dar, der nicht mehr wie bei den Vögeln vor den Augenhöhlen liegt, sondern sich weit nach hinten erstreckend zwischen sie drängt und damit Anschluß an den Hirnschädel gewinnt, so daß ein Teil von dessen Basis, die Siebplatte, gleichzeitig die Nasenhöhle von oben und hinten begrenzt.

Die äußere Nasenöffnung führt in den *Vorraum,* der ohne scharfe Grenze in die Haupthöhle übergeht. In diese ragt ein bedeutend ausgebildeter *Muschelapparat* hinein. Die *Sinus paranasales* sind gut entwickelt. Das JACOBSONsche *Organ* zeigt wechselnde Ausbildung. Ein *sekundärer Gaumen* ist stets vorhanden, schon um das Saugen des Neugeborenen zu ermöglichen, so daß die Nasenhöhle sich durch die *sekundären Choanen* in den Schlund öffnet.

Diese einzelnen Punkte sollen noch genauer besprochen werden.

Muscheln. Die bedeutungsvollste Umgestaltung erfährt das Geruchsorgan bei den Säugetieren durch eine enorme Entfaltung des Muschelapparates, der den Binnenraum aufs äußerste komplizieren kann (s. Abb. 16), sowie durch Ausbildung der luftführenden Nebenräume. In bezug auf diese beiden Bildungen unterscheiden sich die Sinnesorgane der verschiedenen Formen ganz außerordentlich.

Für die morphologische Bedeutung dieser Muscheln sind genetische Gesichtspunkte maßgebend. Man hat zwei Arten zu unterscheiden. Eine Gruppe legt sich an der ursprünglichen Seitenwand der Nasenhöhle an. Nebenbei bemerkt entstehen alle Muscheln nicht durch Einwachsen von Fortsätzen in den Hohlraum, sondern sie werden durch Eindringen und Tieferwerden der Furchen zwischen ihnen gewissermaßen herausgeschnürt. Diese Muscheln werden nach den Knochen benannt, zu denen ihr Skelett Beziehungen hat, sie heißen *Maxilloturbinale* und *Nasoturbinale*. Erstere entspricht, nach neueren Untersuchungen (HALLER) vielleicht nur in ihrem kleineren vorderen Abschnitt, der Muschel der Reptilien und der mittleren der Vögel, letztere wahrscheinlich der oberen Muschel der Vögel. Als Neubildung treten bei den Säugern Vorsprünge hinzu, die vom hinteren Teil der septalen Wand des Riechsacks abgeschnürt und durch Wachstumsverschiebungen auf die laterale Seite geschlagen werden, die *Ethmoturbinalia* oder Riechmuscheln.

Die Lagerung dieser Muscheln ist aus Abb. 14, dem Mittelschnitt durch einen Kalbskopf zu ersehen. Maxilloturbinale und Nasoturbinale füllen den vorderen Teil der Nasenhöhle aus, zwischen beide schieben sich von hinten die Ethmoturbinalia ein.

Das Maxilloturbinale ist ausschließlich Atemmuschel und daher mit respiratorischem Epithel ausgekleidet. Es kann durch Aufrollung und reiche Verästelung zu einem sehr komplizierten Gebilde umgestaltet werden (Robben), das als dichtes Filter funktioniert. Bei anderen Formen (Primaten) ist es einfacher gebaut.

Das Nasoturbinale liegt über dem Maxilloturbinale und reicht hinten bis an das Siebbein, ist aber von den Riechmuscheln scharf zu unterscheiden und darf nicht mit deren Namen belegt werden, wie es noch oft geschieht. Es trägt nur im hintersten Abschnitt Riechepithel. Es ist einfach gestaltet und wird bei Affen und Mensch rudimentär (s. Abb. 17).

Die Ethmoturbinalia sind von hinten her in die Nasenhöhle eindringende Wülste von wechselnder Zahl, die sich auch teilen und so sekundäre Einragungen entstehen lassen können. Maßgebend für ihren morphologischen Wert ist ihre Genese: ein Ethmoturbinale ist ein selbständig aus dem hinteren oberen Teil der medialen Wand herausgeschnittenes Gebilde, das sich durch Sekundärfurchen in mehrere Riechwülste zerlegen kann. Eine einheitliche Grundzahl gibt es nicht. Gewöhnlich finden sich drei Ethmoturbinalia, doch kann die Zahl steigen (6 beim Schwein, 7 beim Gürteltier).

Legt man einen Schnitt frontal durch die Nasenhöhle parallel und dicht vor der Riechspalte (wie es der Strich in Abb. 14 zeigt), so trifft man alle Riechmuscheln sowie das Nasoturbinale und kann ihre Zahl und Ausbildung studieren. In Abb. 15 ist dies schematisch von der Ziege abgebildet, Abb. 16 zeigt nicht schematisch in Umrissen die komplizierte Gestalt der 5 Ethmo-

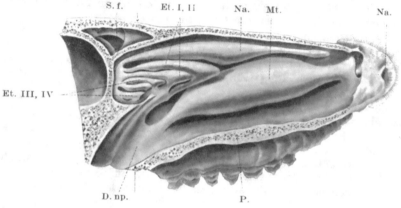

Abb. 14. Nasenseitenwand eines Kalbes nach Mihalcovicz. Die Pfeile zeigen die Richtung der Schnitte von Abb. 15 und 16 an.
D. np. Ductus nasopharyngeus. Et. I—IV erstes bis viertes Ethmoturbinale. Mt. Maxilloturbinale. Na. Nasenloch. Nt. Nasoturbinale. P. harter Gaumen. S. f. Sinus frontalis.

turbinalia des Pferdes. Diese Abbildungen lehren auch, daß sich zwischen den allein an der Seitenwand der Nase bei äußerer Betrachtung sichtbaren Muscheln noch in der Tiefe befindliche, von den eben genannten verdeckte *Zwischenmuscheln, Conchae obtectae,* von Paulli als Ektoturbinalia den Endoturbinalia gegenübergestellt in wechselnder Anzahl finden, die das Lumen des Sinnesorgans ungemein komplizieren. Auch sie werden durch Rinnenbildung aus der Nasenwand herausgeschnürt.

All diese Wülste können knöcherne Stützen erhalten, die mit den Knochen des Gesichtsschädels primär oder sekundär zusammenhängen (Maxillare, Nasale, Ethmoidale).

Bei Primaten wird diese Komplikation zurückgebildet und die Lage der Muscheln infolge der Horizontalstellung der Siebplatte verändert (s. Abb. 17). So schwindet beim Menschen das Nasoturbinale und seine Stelle wird nur durch den flachen Agger nasi angedeutet. Von den Riechmuscheln bilden sich nur zwei aus, die sich aber teilen können (eine Concha suprema ist ein Stück des zweiten Ethmoturbinale), Nebenmuscheln und Zwischenmuscheln werden wenig entwickelt (Bulla ethmoidalis). Alle Muscheln nehmen einfache Formen an und erscheinen nur als gekrümmte Lamellen. Die Stellungsänderung besteht darin, daß die Ethmoturbinalia nicht hinter, sondern infolge der Ausbildung des Stirnhirns über das Maxilloturbinale zu liegen kommen. Es entspricht also beim Menschen die untere Muschel dem Maxilloturbinale, die mittlere dem ersten, die obere und evtl. oberste dem zweiten Ethmoturbinale. Das Riech-epithel, bei makromatischen Säugern die Riechmuscheln zum größten Teil überziehend, beschränkt sich beim Menschen auf einen kleinen Fleck im hinteren oberen Winkel der Nasen-höhlen. Noch gewaltigere Rückbil-

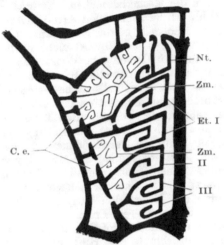

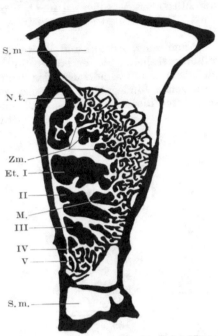

Abb. 15. Schematischer Schnitt durch die Nasenhöhle der Ziege parallel und dicht vor der Siebplatte (s. Abb. 14).
(Nach PAULLI.)
C. e. Cellulae ethmoidales. Et. I, II, III erstes bis drittes Ethmoturbinale. Nt. Nasoturbinale. Zm. Zwischenmuscheln.

Abb. 16. Schnitt durch die linke Nasen-höhle des Pferdes dicht vor der Siebplatte in Richtung der Linie in Abb. 14. Zeigt die hohe Kompliziertheit der Siebbeingegend.
(Nach PAULLI.)
Et. I—V Ethmoturbinalia I—V. Nt. Naso-turbinale. S. m. Sinus maxillaris. Zm. Zwischenmuscheln.

dungen, die den ganzen Muschelapparat zum Schwinden bringen können, finden wir bei den Waltieren. Den Zahnwalen fehlt jede Riechmöglichkeit. Auch bei anderen, nicht stets im Wasser lebenden Tieren (Schnabeltier, Biber, Robben) ist der zum Riechen benutzte Teil der Nasenhöhle einfach gestaltet oder verkümmert.

Drüsen. Von Drüsen führt die Nasenschleimhaut zahlreiche kleine, bei vielen Säugern auch eine große seitliche (vielleicht der seitlichen der Reptilien homolog), seltener eine sep-tale. BROMAN fand bei Nagern viele große Drüsen, die zum Teil sogar außerhalb der Nasenkapsel liegen. Sie dienen zum Befeuchten der Nasen-schleimhaut, des Ductus nasopalatinus und der äußeren Nase.

Nebenhöhlen. Schon bei Krokodilen und Vögeln stießen wir auf luftführende

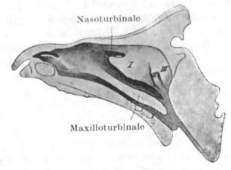

Abb. 17. Cynocephalus mormon. Rechte Nasenhöhle von innen.
(Nach SEYDEL [aus BÜTSCHLI].)

Nebenräume der Nasenhöhle. Bei Säugetieren können diese Bildungen gewaltige Dimensionen annehmen. Ihre Bedeutung besteht wahrscheinlich darin, daß sie den Schädel (zur Unterbringung von Gehirn und Sinnesorganen, zum Ansatz der Muskulatur) größer zu machen gestatten, ohne daß er erheblich schwerer wird. Daher fehlen sie bei kleinen Formen und bei Wassertieren (Robben, Wale).

Anordnung, Anzahl und Weite wechseln bei den verschiedenen Arten ganz außerordentlich. Sie entstehen in Weiterbildung der Herausschnürung der Muscheln durch Eindringen des Epithels der Nasenhöhlenauskleidung in das umliegende Bindegewebe. So gelangen sie in die Gesichtsknochen. Es erklärt sich durch diese Entstehung, daß eine Höhle bei verschiedenen Arten in ver-

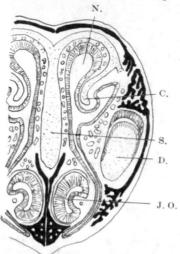

Abb. 18.   Querschnitt durch die Schnauze einer jungen Maus. (Nach GEGENBAUR.)
C. Maxilloturbinale, D. Schneidezahn, J. O. JACOBSONsches Organ. N. Nasenhöhle.

schiedene Knochen eindringen kann (die Kieferhöhle liegt beim Nilpferd nicht in der Maxilla, sondern in den umgebenden Knochen) und daß umgekehrt derselbe Knochen von ihrer Genese nach verschieden zu bewertenden Nebenräumen pneumatisiert werden kann. In solchen Nebenhöhlen können auch Muscheln abgeschnürt werden. Diese Ausweitung der Nasenhöhle kann an verschiedenen Stellen geschehen. Meist trifft man auf einen Sinus sphenoidalis, einen Sinus frontalis und einen Sinus maxillaris. Ersterer entsteht vom Hinterende der Nasenhöhle aus, die Stirnhöhle von ihrem oberen Ende, die Kieferhöhle zwischen dem Maxilloturbinale und dem ersten Ethmoturbinale. Bei Huftieren, vielen Fleischfressern und dem Menschen breitet sich außerdem (s. Abb. 16) ein System von kleinen luftführenden Höhlen im Siebbein aus (Cellulae ethmoidales), die aus den Spalten zwischen den Riechmuscheln entstehen und sich auch in andere Knochen ausweiten können.

JACOBSONsches Organ. Das JACOBSONsche Organ ist bei den Säugetieren sehr verschieden ausgebildet. Bei Embryonen stets vorhanden, kann es in der späteren Entwicklung verkümmern (Wassersäugetiere, einige Fledermäuse, Affen, Mensch). Auf einer hohen Stufe steht es bei Monotremen, Didelphiern, Nagern und Huftieren. Es stellt ein langes, sagittal gestelltes, in der Nasenscheidewand gelegenes Rohr dar (s. Abb. 18), dessen Querschnitt längsoval oder gekrümmt ist. Ausgekleidet ist es, nicht immer im ganzen Umfang, von Riechepithel, wird vom Olfactorius und Trigeminus versorgt und läßt Drüsen aussprossen. Es liegt in einer besonderen Knorpelkapsel. Seiner Lage nach wird es hier auch als Organon vomeronasale bezeichnet. Die Mündung, am oder nahe am Vorderende gelegen, geht meist vermittels des Canalis nasopalatinus (s. unten) in die Mundhöhle, doch kann sie sich auch in der Nasenhöhle selbst finden (Huftiere, Nager); dann ist dieser Mund- und Nasenhöhle verbindende Gang meist geschwunden.

Was seine Funktion angeht, so bezeichnet es BROMAN nach seinen experimentellen Untersuchungen als Wassergeruchsorgan, da es nie Luft, sondern stets von eigenen Drüsen, von der Tränendrüse oder der Mundhöhle gelieferte Flüssigkeit enthält. Es kontrolliert, je nach der Lage seiner Mündung, die Gerüche der Mundhöhle oder der Nasenhöhle. Ja bei Formen, bei denen der die Öffnung tragende Ductus nasopalatinus gegen Mund- oder Nasenhöhle abgeschlossen werden kann, kann es die Riechstoffe abwechselnd aus beiden Höhlen prüfen.

Choanen. Ähnlich wie bei den Krokodilen findet sich bei allen Säugetieren ein sekundärer Gaumen. Die seitlich an der primitiven Mundhöhle entspringenden Gaumenfalten verwachsen in der Mittellinie miteinander und mit dem Nasenseptum, eventuell nur das vorderste Ende der primitiven Choanen als *Ductus nasopalatinus* aussparend, der dann die Nasenhöhle mit der Mundhöhle direkt verbindet. So wird die obere Etage der primitiven Mundhöhle zur Nasenhöhle geschlagen, und die beiden völlig voneinander abgeschlossenen Nasenhöhlen münden vermittels eines verschieden langen *Ductus nasopharyngeus* weit hinten im Kopf unter der Schädelbasis durch die sekundären Choanen in den Rachen (s. Abb. 14). Doch sollen diese Gaumenfalten nicht den gleichen Gebilden der Reptilien entsprechen (HALLER); die Gaumenfalten der letzteren sind vielmehr aus mehr medial gelegenen Partien des Oberkiefers hervorgegangen, so daß der Gaumen der Reptilien nicht als gleichwertig dem der Säugetiere zu betrachten ist.

Äußere Nase. Am Vorderende der Nasenhöhle kann sich als Vorbau eine äußere Nase entwickeln, die sehr verschiedene Formen annehmen, auch als Rüssel lang auswachsen kann. Sie erhält bewegende Muskeln und ein stützendes Skelett.

II. Entwicklungsgeschichte der Nase und ihrer Nebenhöhlen.

Das Kapitel ,,Entwicklung der Nase" beschränkt sich auf die Schilderung der Entstehung der menschlichen Nase; auf die Verhältnisse bei den Säugetieren kann nicht eingegangen werden.

Die ersten Entwicklungsvorgänge werden absichtlich etwas kurz behandelt, um die den Praktiker besonders interessierende Ausbildung des Riechorgans nach der Geburt ausführlicher darstellen zu können, soweit es unsere geringen Kenntnisse auf diesem Gebiet gestatten. Aus praktischen Gründen trenne ich sogar auf die Gefahr hin, Zusammengehöriges auseinanderzureißen, die Entwicklung vor und nach der Geburt und bespreche erst die Genese des Geruchsorgans bis zur Geburt, gebe dann eine Übersicht über dessen Zustand beim Neugeborenen und schließe daran die Umbildungen der kindlichen Nase an.

1. Entwicklung des menschlichen Geruchsorgans bis zur Geburt.

Die Entwicklung des Geruchsorgans des Menschen schlägt eigenartige Wege ein. Sie geht nicht direkt auf ihr Endziel los, sondern macht Umwege. Es werden erst Zwischenstadien herausgebildet, aus denen sich sekundär der endgültige Zustand differenziert. Da diese Zwischenstufen unzweifelhafte Anklänge an das Verhalten des Riechorgans niederer Wirbeltiere im erwachsenen Zustand erkennen lassen, so bietet unser Organ ein schönes Beispiel für das embryologische Grundgesetz von der Wiederholung der Phylogenie in der Ontogenie.

Als erste Anlage finden wir eine Epithelverdickung, die *Riechplatte,* die sich zum *Riechgrübchen* einsenkt. Dieses zieht sich mundwärts zu einem Blindsack, dem ,,Riechsack" aus, der in das Dach der Mundhöhle durchbricht, so daß ein Kanal entsteht. Eine solche *,,primitive Nasenhöhle"* mit den beiden Öffnungen, der äußeren Nasenöffnung, der *Narine,* und der in die Mundhöhle durchgebrochenen hinteren, der *primitiven Choane,* sowie der zwischen beiden gelegenen Substanzbrücke des *primitiven Gaumens* (besser primitiven Nasenbodens) besitzen viele Fische, Amphibien und einige Reptilien. Zu dieser primitiven Nasenhöhle wird noch die obere Etage der Mundhöhle geschlagen, indem sich von den Seiten der Mundhöhle ein Zwischenboden, der *sekundäre Gaumen,* in den Mundraum einschiebt. Die so vergrößerte *sekundäre Nasenhöhle* öffnet sich hinter dem sekundären Gaumen in den *sekundären Choanen* in den Pharynx.

Im Innern der Nasenhöhle entsteht dann im Interesse der Oberflächenvergrößerung, die von dem Riechakt wie von der Atmung in gleicher Weise gefordert wird, ein kompliziertes Relief von Spalten und Wülsten, von Muscheln, Nasengängen und Nebenhöhlen, deren Genese genau geschildert werden muß. Auch die Entwicklung von Schleimhaut und Skelett wird berücksichtigt. Im einzelnen gestalten sich diese Entwicklungsprozesse folgendermaßen.

a) Entstehung der primitiven Nasenhöhle.

Am Anfang der dritten Embryonalwoche legt sich beim Menschen an der Spitze des Vorderkopfes beiderseits das Riechfeld an als Verdickung des bedekkenden Epithels. Diese Riechplatten sind von Anfang an voneinander getrennt, erst unscharf, dann schärfer gegen die Umgebung abgesetzt. Vorerst sind sie, wie Abb. 19 R zeigt, von der Mundbucht noch weit entfernt. Da sie aber bald in nähere Beziehungen zu ihr treten, so muß auch deren Genese hier gestreift werden. Die Mundhöhle bildet zu dieser Zeit eine breite, querliegende Spalte, die oben von dem *Stirnfortsatz,* wie man den die Nasenfelder tragenden Teil des Vorderkopfes nennt, überwölbt wird. Unten und seitlich wird sie vom Unterkieferbogen begrenzt, der sich schon ventral in die beiden in der Mitte durch eine seichte Furche getrennten Unterkieferfortsätze (U), seitlich in die Oberkieferfortsätze (O) gegliedert hat, ein Relief, das anfangs noch schwach ausgeprägt ist, sich bald schärfer hervorhebt.

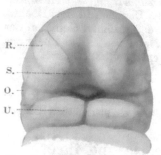

Abb. 19. Kopf eines Embryo (etwa vom 26. Tage) von vorn. O. Oberkieferfortsatz. R. Riechfelder. S. Stirnfortsatz. U. Unterkieferfortsatz. Die Abb. 20—40, 42—46 aus PETER: Atlas der Entwicklung der Nase. Jena: Fischer 1913.

Gegen Ende der dritten Woche senken sich die Riechfelder zu den Riechgruben ein (Abb. 21), und zwar durch selbständiges Einwachsen des Epithels unter Mitwirkung des die Ränder vorwölbenden Bindegewebes. Die Einbuchtung geht lateral und mundwärts eher und schneller vor sich als medial und kopfspitzenwärts, sie ist also nicht allseitig gleich tief. Durch diesen Prozeß entstehen beiderseits von der Riechgrube die Nasenfortsätze, lateral der seitliche (Abb. 20 s. Nf.), medial der mittlere (m. Nf.). Das orale Ende der letzteren wulstet sich stark als Processus globularis vor. Die ganze Gewebsmasse zwischen den Nasengruben bezeichnet man auch als mittleren Stirnfortsatz und beschränkt dann den Namen „medialer Nasenfortsatz" auf die seitlichen, durch die mediane Delle geschiedenen Wülste. Den eingesunkenen medialen Bezirk nennt man nach HIS Area infranasalis, eine dreieckige darüber gelegene Area triangularis (A. t., Abb. 22).

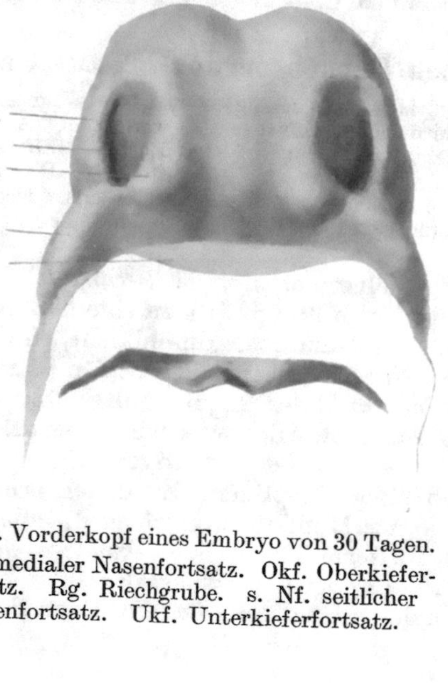

Abb. 20. Vorderkopf eines Embryo von 30 Tagen. m. Nf. medialer Nasenfortsatz. Okf. Oberkieferfortsatz. Rg. Riechgrube. s. Nf. seitlicher Nasenfortsatz. Ukf. Unterkieferfortsatz.

Wir finden also in der Mundgegend von Embryonen am Ende des ersten Monats (Abb. 22) jederseits vier Wülste, die immer deutlicher hervortreten und das Charakteristische des embryonalen Gesichts abgeben: ven-
tral den Unterkieferfortsatz (Ukf.),
seitlich den Oberkieferfortsatz
(Okf.), dorsal die Nasenfortsätze.
Zwischen ihnen liegen Spalten und
Rinnen: zwischen den Kieferfort-
sätzen die Mundspalte, zwischen
Oberkieferfortsatz und lateralem
Nasenfortsatz die Tränennasenfurche (Tnr.), zwischen medialem
Nasenfortsatz und den mit ihm in
Verbindung tretenden seitlichen
Nasenfortsatz und Oberkieferfortsatz die primitive Gaumenrinne
(p. G.). Diese Gebilde bedingen die
embryonale Physiognomie, die um

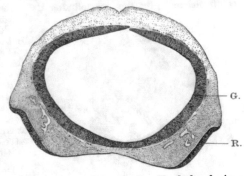

Abb. 21. Schnitt durch den Vorderkopf eines
6 mm langen Embryo mit den flachen
Riechgruben (R.). G. Gehirn.

den 30. Tag auf der Höhe ihrer Ausbildung steht (Abb. 22), später durch Ausgleichen der Rinnen an Prägnanz verliert und dem bleibenden Gesicht Platz macht.

Während der Heraus-
bildung des embryonalen
Gesichts sind im Geruchs-
organ wichtige Verände-
rungen vor sich gegangen,
zu deren Verständnis wir
Schnittbilder heranziehen
müssen. Die Riechgrube
zieht sich nämlich zu einem
nach dem Dach der Mund-
höhle gerichteten Blindsack
aus, deren Eingang die sich
verengende Riechgrube bildet. Diese Vertiefung ge-
schieht nicht durch aktives
Einwachsen des Sinnesepi-
thels, sondern durch Ver-
wachsung der Gesichtsfortsätze. Dieser etwas schwer
darzustellende Prozeß verdient wegen seiner Wichtigkeit für das Verständnis der
Genese der Gesichtsspalten
genaue Schilderung.

Der Oberkieferfortsatz, anfangs vom Riechgrübchen weit
entfernt (s. Abb. 19), wächst
nach medial vor und erreicht
den medialen Nasenfortsatz
(Abb. 20). Die sich berührenden
Epithelien beider Fortsätze verschmelzen miteinander (Abb. 22

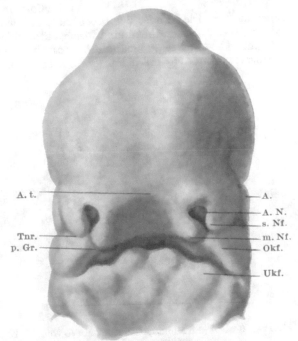

Abb. 22. Gesicht eines Embryo vom 31. Tage.
A. Augen. AN. äußere Nasenöffnung = Riechgrube.
A. t. Area triangularis. p. Gr. primitive Gaumenrinne.
Tnr. Tränennasenrinne. Übrige Bezeichnungen wie in
Abb. 20.

und 23). Da der mediale Nasenfortsatz die mediale Wand der Riechgrube enthält, so wird
durch diesen Vorgang das orale Ende dieser Grube gegen die Kopfoberfläche abgeschlossen,

in die Tiefe verlagert und zum Blindsack umgestaltet. An der Ventraloberfläche des Kopfes erscheint die Grenze zwischen den beiden verwachsenen Fortsätzen als seichte Furche, die vom oralen Ende der Riechgrube nach dem Munddach zieht. Die Länge dieser „primitiven Gaumenrinne" gibt die Ausdehnung des Nasenblindsacks an. Die verschmolzenen Epithelien bleiben vorerst erhalten und verbinden, wie das Schnittbild Abb. 23 lehrt, den Riechblindsack mit der primitiven Gaumenrinne.

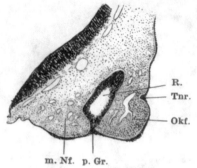

Diese Verwachsung ergreift einen immer ausgedehnteren Bereich des Oberkieferfortsatzes, überschreitet ihn sogar und springt später auch auf den lateralen Nasenfortsatz über, so daß die primitive Gaumenrinne in diesem Stadium (siehe Abb. 24) medial vom mittleren Nasenfortsatz, lateral vom Oberkieferfortsatz und vom seitlichen Nasenfortsatz begrenzt wird, worauf die zwischen letzteren liegende Tränennasenrinne in die primitive Gaumenrinne ausläuft.

Abb. 23. Schnitt durch den geschlossenen Teil des Riechsacks des in Abb. 20 dargestellten Embryo.
R. Riechsack. Übrige Bezeichnungen wie in Abb. 22.

Der Nasenblindsack entsteht also durch Verschmelzung der Gesichtsfortsätze, aber ohne daß vor der Verwachsung eine längere Spalte zwischen ihnen zu sehen wäre. Denn dieser Vorgang läuft in der Weise ab, daß sich die Fortsätze, sich Punkt für Punkt einander nähernd, schnell aneinanderlegen und sofort in diesem Umfang miteinander verschmelzen. Die Ränder der Riechgrube nähern sich auf längere Strecken nie so weit, daß zwischen ihnen eine Fissur entstünde; sie gehen gerundet oder nur auf ganz kleine Strecke genähert ineinander über, so daß der Eingang in den Riechsack birnförmig erscheint (s. Abb. 22). Eine offene Gesichtsspalte findet sich also normalerweise im embryonalen Gesicht nicht.

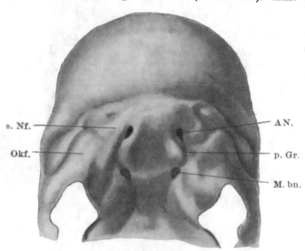

Unterbleibt aber diese Verwachsung, so entsteht an der Stelle der Gaumenrinne durch Annäherung der Gesichtsfortsätze eine lange offene Spalte, die vom Geruchssack nach dem Gaumen zieht und die seitlicher Lippenkieferspalte oder Hasenscharte bestehen bleiben kann. Diese ist also eine Hemmungsmißbildung, hervorgegangen aus einer fehlenden Verwachsung zwischen medialem Nasenfortsatz einerseits und Oberkieferfortsatz und seitlichem Nasenfortsatz andererseits.

Während der Verlängerung des Riechblindsacks, schon in frühen Stadien, etwa am 31. Tage reißt die Epithelmauer,

Abb. 24. Gesicht und Munddach eines Embryo vom 37. Tage nach Wegnahme des Unterkiefers.
M. bn. Membrana bucconasalis. Übrige Bezeichnungen wie in Abb. 22.

die den Sack an die Gaumenrinne heftet (s. Abb. 23), ein und läßt durch diese sich allmählich vergrößernde Lücke Bindegewebe hindurchtreten, so daß die medialen und seitlichen Gesichtsfortsätze bindegewebig vereinigt sind (s. Abb. 25). Nur das hinterste Ende des Blindsacks, das dem Munddach aufliegt, bleibt

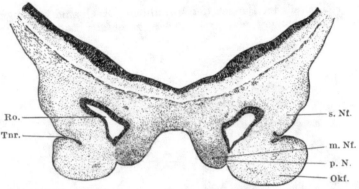

Abb. 25. Schnitt durch den Riechsack eines Embryo von 12 mm Länge.
Ro. Riechorgan.   p. N. primitiver Nasenboden.   Andere Bezeichnungen wie in Abb. 22.

mit dessen Epithel in Zusammenhang und wird nicht durch sprengen-
des Bindegewebe von ihm abgehoben.
Der Sack erweitert sich hier, so daß
der Abschluß gegen die Mundhöhle
durch eine dünne Lamelle gebildet
wird, die Membrana bucconasalis
HOCHSTETTERS, besser palatonasalis
zu benennen (s. Abb. 26). Am Munddach der Abb. 24 erscheint die
Membran als dunkler, etwas ein-
gesunkener Fleck.

Diese Membran reißt gegen den
40. Tag ein, und damit gewinnt das
Geruchsorgan eine hintere Öffnung,
die *primitive Choane* (s. Abb. 27
und 28), aus dem Blindsack ist ein
Kanal geworden.

Das Geruchsorgan besteht in
diesem Stadium aus einem im Bindegewebe des Gesichts vergrabenen Rohr,
dessen vordere Öffnung, jetzt als *äußere
Nasenöffnung* oder *Narine* bezeichnet,
von der durch die beschriebenen Ver-
wachsungsvorgänge verkürzten Riechgrube gebildet wird, dessen hintere
Mündung am Munddach die primitive
Choane ist. Die Substanzbrücke
zwischen beiden Öffnungen heißt *primitiver Gaumen* oder primitiver Nasenboden. Er trägt eine Zeitlang noch die
primitive Gaumenrinne. Damit ist die
primäre Nasenhöhle gebildet, die erste
Stufe der Entwicklung erreicht.

Während dieser Vorgänge hat sich
das Organ vor das Gehirn geschoben

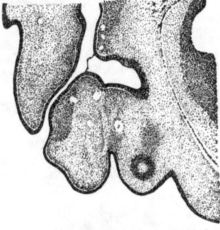

Abb. 26. Schnitt durch das orale Ende des
Riechsackes des in Abb. 24 abgebildeten
Embryo.

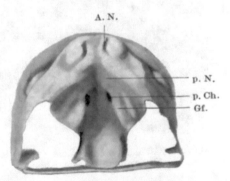

Abb. 27. Munddach eines Embryo von
7 Wochen.
A. N. verklebte äußere Nasenöffnung. Gf.
Gaumenfortsätze. p. Ch. primitive Choane.
p. N. primitiver Nasenboden.

8

und liegt größtenteils im Bereich der Mundhöhle. Auch sind in seinem Inneren bereits Differenzierungen eingetreten, wie gleichfalls äußerlich am Gesicht

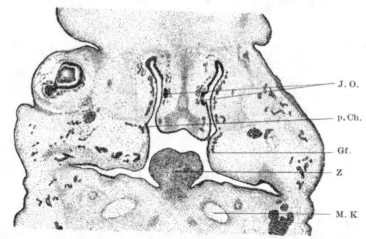

Abb. 28. Schnitt durch die primitive Choane des in Abb. 27 dargestellten Embryo. J. O. Jacobsonsches Organ. M. K. Meckelscher Knorpel. Z. Zunge. Sonstige Bezeichnungen wie früher.

Umbildungen sich geltend gemacht haben. Diese Prozesse werden späterhin besprochen werden.

b) Entstehung der sekundären Nasenhöhle.

Zuerst soll die Umwandlung der primären Nasenhöhle in die sekundäre geschildert werden. Dies geschieht durch die Bildung des *sekundären Gaumens*.

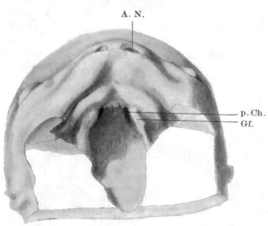

Abb. 29. Munddach eines Embryo der 8. Woche. Bezeichnungen wie Abb. 27.

Die Bezeichnung primitiver Gaumen für die Substanzbrücke zwischen den beiden Nasenöffnungen ist irreleitend, da dieses Gebilde nur zum Teil in den definitiven Gaumen eingeht; es enthält auch das Material für Oberlippe und Alveolarfortsatz, daher heißt es besser primitiver Nasenboden. Wir unterscheiden daher an ihm einen Gesichtsteil und einen Mundteil, die anfangs nicht voneinander gesondert (siehe Abb. 22), sich später gegeneinander abknicken (s. Abb. 27, 29). Der Mundabschnitt bildet den vorderen Bezirk des endgültigen Gaumens, wir nennen ihn *Vordergaumen*. Diese Bezeichnung ist richtiger als die gewöhnlich gebrauchte „Zwischenkiefergaumen" oder prämaxillarer Gaumen, da sein Knochengerüst, wie neuere Untersuchungen ergeben haben, nur einen Teil des Zwischenkiefers ausmacht und nicht diesen ganzen Knochen umgreift.

Die primitiven Choanen verlängern sich am Munddach (s. Abb. 29) beträchtlich und nähern sich auch einander. Die zwischen ihnen befindliche Masse, aus

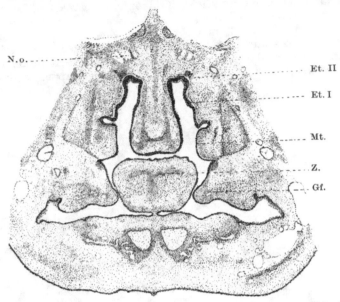

Abb. 30. Schnitt durch die primitive Choane des Embryo von Abb. 29.
E I, E II erstes, zweites Ethmoturbinale. Mt. Maxilloturbinale. N. o. Nervus olfactorius.
Übrige Bezeichnungen wie Abb. 28.

dem mittleren Stirnfortsatz hervorgegangen — FRAZERS phantastische Ansicht, daß Gewebe des Oberkieferfortsatzes in sie einwüchse, entbehrt jeder Grundlage —, wird zum Septum narium. Die unteren Ränder desselben und die gegenüberstehenden des Oberkieferfortsatzes, die die Choane gegen die Mundhöhle abschließen, wachsen sich entgegen und verschmälern diese Öffnung. Seit DURSY nennt man sie primitive Gaumenleisten, doch haben sie mit der Gaumenbildung nichts zu schaffen, daher besser mit INOUGE primitive Choanenleisten.

Die ersten Anlagen des sekundären Gaumens zeigen sich schon in der fünften Woche als seitlich am Munddach auftretende sagittal gestellte Leisten (sekundäre Gaumenleisten, Gaumen-

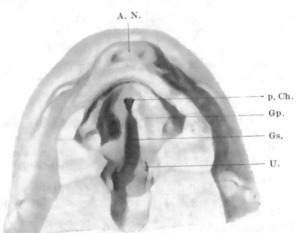

Abb. 31. Munddach eines 26 mm langen Embryo aus der 8. Woche.

A. N. äußere Nase mit verklebten Nasenlöchern. Gp. Gaumenplatten. Gs. Gaumenspalte. p. Ch. vorderes Ende der primitiven Choane. U. Uvula.

8*

platten, Gaumenfortsätze, Processus palatini), die am Vorderrand der primitiven Choane beginnend, diese Öffnungen von der Seite her umfassen, Mundhöhle und Schlund durchziehen und bis an den Kehlkopfeingang reichen. Langsam erhöhen sich die anfangs niedrigen Wülste und sind in der 8. Woche zu kräftigen Leisten herangewachsen (s. Abb. 29 und 30), die die Zunge zwischen sich fassen und bei Betrachten des Munddaches die primitive Choane in die Tiefe versenken.

Am Ende der 8. Woche zieht sich die Zunge aus dem Raum zwischen den sagittal gestellten Gaumenplatten zurück, und diese klappen in die Horizontal-

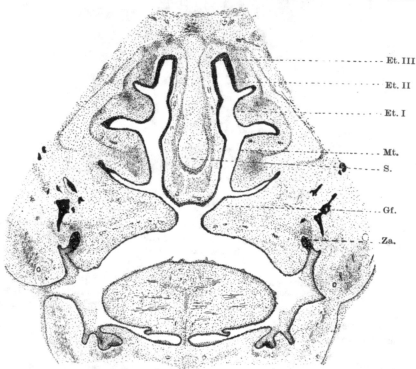

Abb. 32. ⅟₁ Schnitt durch die Nasenhöhle des in Abb. 31 dargestellten Embryo. E III Drittes Ethmoturbinale. S. Knorpeliges Septum. Za. Zahnanlagen. Sonstige Bezeichnungen wie früher.

richtung um, so daß ihre freien Ränder nicht mehr nach unten, sondern medial sehen (s. Abb. 31 und 32).

Wie dies geschieht, das kann hier nicht ausgeführt werden; die Umlagerung der Gaumenplatten bildet einen der am lebhaftesten diskutierten Vorgänge aus der Entwicklung des Kopfes.

Die Zunge liegt dann platt unter den Gaumenfortsätzen, wie Abb. 32 lehrt. Diese überlagern die primitiven Choanen, so daß diese am Munddach nicht mehr sichtbar sind (Abb. 31). Jetzt öffnen sich die langen, schmalen, primitiven Choanen und damit die primitiven Nasenhöhlen in einem Raum, der die obere Etage der primitiven Mundhöhle bildete, dessen Boden die Gaumenplatten darstellen und der seinerseits durch einen langen medianen Spalt, die embryonale Gaumenspalte, mit der definitiven Mundhöhle kommuniziert (vgl. Abb. 30 mit 32). Die embryonale Gaumenspalte ist vorn schmal und verbreitet sich nach hinten, da die Gaumenplatten hier kurz sind und an den

Seitenwänden des Schlundes verstreichen. An diesen kann man gut zwei Abschnitte unterscheiden: im vorderen Teil sind sie wie gesagt breit, im hinteren
schmal. Die Grenze wird durch eine
vorspringende Zacke jederseits gebildet, die Anlage des Zäpfchens
(Abb. 31).

Im vorderen Abschnitt nähern sich
die Gaumenfortsätze bis zur Berührung und verschmelzen miteinander,
erst epithelial, dann durch Sprengung
der trennenden Epithelmauer auch
bindegewebig (s. Abb. 33 und 34). Im
hinteren Teil bleiben sie getrennt und
liefern die Plicae palatopharyngeae.

Die Gaumenplatten verwachsen
aber nicht nur miteinander, sondern
auch mit dem Septum narium, so daß
die beiden Nasenhöhlen völlig gegeneinander abgeschlossen werden (vgl.
Abb. 34). Die einzige Öffnung der
Nasenhöhlen liegt dann am hinteren

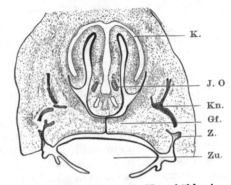

Abb. 33. Schnitt durch die Nasenhöhle eines
Embryo der 8. Woche. Nach KALLIUS.
Gf. Gaumenfortsatz.   J. O. JACOBSONSCHES
Organ. K. Knorpelkapsel. Kn. Knochen.
Z. Zahnanlagen. Zu. Zunge.

Ende des sekundären Gaumens und geht nach dem Pharynx. Es ist dies die
sekundäre oder definitive Choane, die mit der primitiven also nichts zu tun hat.

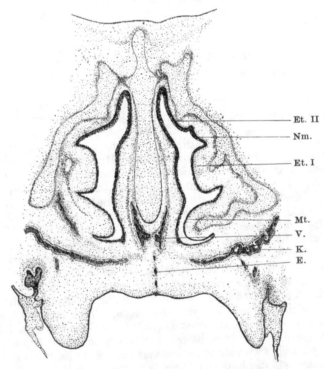

Abb. 34. Schnitt durch die Nasenhöhle eines Embryo der 10. Woche.
E. Epithelreste der Gaumennaht. K. Kieferknochen. Nm. Nebenmuschel. V. Vomer.

Wenn dieser Gaumenschluß durch einen pathologischen Einfluß verhindert wird, so bleibt die Gaumenspalte bestehen. Diese Hemmungsbildung ist der gespaltene Gaumen, Wolfsrachen, Palatum fissum.

Genaueres über Schluß und weitere Ausgestaltung des Gaumens wird das Kapitel Entwicklung der Mundhöhle bringen. Hier sei nur noch erwähnt, daß diese Verhältnisse am Vorderende des sekundären Gaumens etwas komplizierter ablaufen, indem die Gaumenplatten auch nach völligem Verschluß der embryonalen Spalte hier noch unter dem Vorgaumen nach vorn und medial gleiten und sich nachträglich noch eine Strecke weit miteinander vereinigen.

Damit hängt zusammen, daß beim Menschen kein Loch zwischen dem primitiven und sekundären Gaumen ausgespart wird. Bei den Säugetieren bleibt das Vorderende der physiologischen Gaumenspalte als Ductus nasopalatinus erhalten. Beim Menschen finden sich daselbst im Bindegewebe meist nur kurze Epithelstränge, die sich aber sekundär zusammenschließen können, vielleicht auch in einzelnen Fällen ein Epithel der Mund- und Nasenhöhle verbindender Epithelzug. Durch Aushöhlung dieser Stränge kann als Ausnahme eine Kommunikation zwischen Mund- und Nasenhöhle, ein *Nasengaumengang,* entstehen. Meist findet sich nur ein kurzer Gang am Boden der Nasenhöhle, der als Ausführgang der von den Wänden ausgesproßten Drüsen dient.

Durch den Gaumenschluß hat die Nasenhöhle einen neuen Boden erhalten und aus der primären Nasenhöhle ist die *sekundäre* (primäre + obere Etage der Mundhöhle) geworden. Die Grenze zwischen dem ursprünglichen Abschnitt und dem Zuwachs, die Lage der primitiven Choane, ist durch eine Linie gegeben, die vom Eingang in den Rest des Ductus nasopalatinus zum unteren vorderen Winkel des Keilbeinkörpers reicht. Allerdings verschieben sich die beiden Gebiete gegeneinander, so daß infolge der späteren Wachstumsprozesse der Muschelapparat, ein Produkt der primitiven Nasenhöhle, teilweise unter diese Linie zu liegen kommt.

c) Entwicklung der äußeren Nase.

Um die Oberflächenverhältnisse zum Abschluß zu bringen, sei hier die Entwicklung der äußeren Nase angeschlossen.

Das embryonale Gesicht besitzt noch keine äußere Nase (s. Abb. 22). Die Riechorgane liegen weit voneinander entfernt, gewissermaßen unabhängig voneinander zu beiden Seiten des Kopfes. Doch kann man schon in diesen Stadien das Material, aus dem die Nase entsteht, abgrenzen. Die äußere Nase entwickelt sich aus Stirnfortsatz, Nasenfortsätzen und Area triangularis. Der Oberkieferfortsatz nimmt nicht daran teil. Vom primitiven Gaumen wird also nur ein Teil des Gesichtsabschnitts benutzt, der Rest liefert den mittleren Bezirk der Oberlippe. Der laterale Nasenfortsatz liefert die Nasenflügel, der mittlere Stirnfortsatz stark verschmälert den Nasensteg zwischen den Nasenlöchern, die Area triangularis den Nasenrücken.

Die Entwicklung wird vorbereitet durch Verwischen des embryonalen Gesichts dadurch, daß die Rinnen zwischen den Gesichtsfortsätzen seichter werden und schließlich ganz verstreichen. Der Gesichtsteil des primitiven Nasenbodens knickt sich gegen den Gaumenteil ab (Abb. 27). Dabei verschmälert sich die Strecke zwischen den Riechsäcken zur Nasenscheidewand, nicht nur relativ, sondern auch absolut, wie Messungen direkt ergeben: von der 5. bis 10. Woche findet ein Zusammendrängen dieses Gewebes von 1,7 auf 0,8 mm statt. Dies geschieht aber nicht durch Verwachsung der Processus globulares, sondern es wird die sich anfangs etwas vertiefende mediane Furche des mittleren Stirnfortsatzes wie die anderen Gesichtsfurchen allmählich ausgeglichen. Eine embryonale Spalte besteht hier also nicht. Doch kann abnorme Vertiefung der Rinne zu einer medianen Oberlippenfissur führen.

Die äußeren Öffnungen der Riechorgane rücken so einander näher und um sie herum grenzt sich allmählich ein flacher Hügel ab (s. Abb. 27). Zuerst tritt eine quere Rinne über den Nasenöffnungen auf, die Nasenkante, und trennt diese Gegend von der Stirnwölbung ab (gegen den 40. Tag). Die sich in die Länge ziehende Area triangularis liefert die Hauptmasse dieser Erhebung, die durch reichliche Bindegewebsentfaltung vor dem Gehirn, His' Schnauzenfalte, ermöglicht wird.

Nach dieser Andeutung der Nasenwurzel zeigt sich unter ihr eine stumpfe Erhabenheit, die Nasenspitze; seitlich (7. Woche) wird die Nase gegen die Wangen durch die Nasolabialfalten abgegrenzt, dann nach unten gegen die Oberlippe (in Abb. 31 schon bemerkbar).

Das ganze Gebiet stellt im Anfang einen stumpfen, niedrigen, unscharf abgesetzten Hügel dar, der Nasenrücken ist ganz kurz. Die Nasenlöcher, durch den noch breiten Nasensteg geschieden, sehen nach vorn. Von der 8. Woche bis in den 5. oder 6. Monat werden diese durch Epithelwucherungen, die besonders von der medialen Wand ausgehen, verschlossen (siehe Abb. 35). Die Eröffnung geschieht durch Zugrundegehen der zentralen Epithelmassen, deren Reste noch lange kenntlich bleiben. Die Epithelpfröpfe ragen oft aus den Nasenlöchern heraus.

Alle Teile der äußeren Nase sind dann angelegt. Des weiteren verlängert sich besonders der Nasenrücken und die Spitze verschärft sich, wodurch die Nasenlöcher immer weiter nach unten rücken und allmählich nach vorn-unten gerichtet werden. Durch Zurücktreten des Stirnwulstes ragt die Nase mehr aus dem Gesicht heraus.

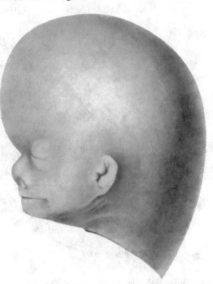

Abb. 35. Kopf eines Embryo von 10 Wochen. Nasenlöcher durch Epithelpfröpfe verklebt.

Des weiteren sollen die Umwandlungen besprochen werden, die die Wände der Nasenhöhle während der fetalen Entwicklung erfahren und die in der Bildung der Muscheln, der Nebenhöhlen und des JACOBSONschen Organs bestehen.

d) Entwicklung der Nasenmuscheln.

Schon früh werden an den anfangs glatten Wänden des Riechsacks längsgestellte Rinnen sichtbar, zwischen denen Wülste ins Lumen vorspringen. Die Rinnen — von der am frühesten auftretenden JAKOBSONschen Rinne soll später die Rede sein —, werden zu den Nasengängen, die Wülste zu den Muscheln. Diese Gebilde treten sowohl an der septalen, wie an der lateralen Wand auf. Die septalen Muscheln entwickeln sich zu den Ethmoturbinalien (mittlere und obere Muschel), die lateralen zum Maxilloturbinale (untere Muschel) und Nasoturbinale.

Das Aktive bei dieser Muschelbildung ist das Epithel, das in längsgestellten Rinnen in die bindegewebige Unterlage vordringt. Die Muschelwülste werden durch sie aus der Wand der Nasenhöhle herausgeschnürt. Sie wachsen also nicht ins Lumen vor, sondern sind stehengebliebene Reste der ursprünglichen Wand. Tieferes Einschneiden der Furchen führt zur Bildung der Nasengänge, lokalisiertes Wachstum und Ausweitung der dadurch gebildeten Räume zur Entwicklung der Nebenhöhlen. Daß durch Vermehrung des

Bindegewebes im Inneren der Muscheln diese Wülste in ihrer Gestalt modelliert werden, muß angenommen werden; das primär Aktive ist aber das Epithel.

Die Muscheln sind anfangs plumpe Wülste, die der Seitenwand mit breiter Haftfläche aufsitzen. Erst allmählich werden sie durch tieferes Vorwachsen und Ausweiten der sie begrenzenden Nasengänge schmäler und zierlicher, wobei sich das in ihrem Inneren befindliche mesenchymatöse Gewebe in Schleimhaut und Skelett sondert.

Zu den lateralen Muscheln gehören also Maxilloturbinale und Nasoturbinale.

Schon gegen Ende des ersten Monats springt an der Seitenwand der Nasenhöhle ein schwacher Wulst ins Lumen vor (Abb. 26, 36) — es ist dies die erste Andeutung der *unteren Muschel*. Die sie begrenzenden Rinnen werden tiefer (Abb. 30) und neigen sich mit ihren blinden Enden gegeneinander (Abb. 32), so daß die Haftfläche der Muschel schmäler wird. Aus den Rinnen werden unterer und mittlerer Nasengang. Ersterer bildet eine schmale Spalte, deren Epithelwände sich zeitweise unter Verdrängung des Lumens aneinander legen (Abb. 33). Noch vor der Geburt öffnet er sich wieder, bleibt aber vorerst noch sehr eng. Mit der Nasenhöhle wächst die Muschel in die Länge und durchzieht den Hohlraum von vorn nach hinten.

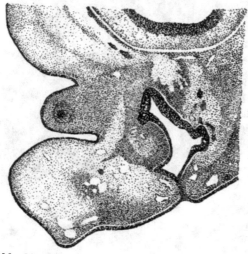

Abb. 36. Schnitt durch das Geruchsorgan eines Embryo von etwa 40 Tagen.

Ein *Nasoturbinale*, das bei den meisten Säugern gut ausgebildet ist, wird beim Menschen in der ersten Hälfte des 2. Monats über dem Maxilloturbinale als flacher Wulst angelegt, bildet sich aber vollständig wieder zurück. Später buchtet sich die Stelle, an der es erschien, etwas als Agger nasi vor.

Die *Ethmoturbinalia*, die *Riechmuscheln*, sind dagegen septalen Ursprungs. Doch spricht sich die Rückbildung, die der Riechapparat des Menschen erfahren hat, schon in der ersten Entstehung dieser Wülste aus. Einmal legen sich diese Muscheln später an, als bei den makrosmatischen Säugern (Kaninchen) und dann beanspruchen sie einen kleineren Bezirk des Septums als bei jenen. Der hintere obere Teil des Septums flacht sich ab (Anfang des 2. Monats) und wird auf die Seitenwand hinübergeklappt (s. Abb. 36). Durch Vertiefung der begrenzenden Furchen entsteht aus der Fläche ein Wulst, der über dem Maxilloturbinale liegt und zur mittleren Muschel, zum Ethmoturbinale I wird. Später flacht sich die hintere obere Ecke des Riechsacks von neuem ab und liefert durch den gleichen Vorgang das zweite Ethmoturbinale, die obere Muschel. In Abb. 30 ist sie gerade als Dach der Nasenhöhle zu erkennen, auf der Wanderung von der septalen nach der lateralen Wand begriffen.

Noch ein weiteres Mal kann sich dieser Prozeß wiederholen, doch gelangt ein drittes Ethmoturbinale, dessen Anlage Abb. 32 zeigt, nicht zur Entwicklung.

Beim Menschen bilden sich also nur zwei Siebbeinmuscheln aus, die sich allmählich verbreitern (Abb. 30, 32, 34). Somit trägt der Mensch drei Hauptmuscheln: das Maxilloturbinale und zwei Ethmoturbinalia. Doch werden außer diesen Hauptmuscheln auch noch durch Nebenfurchen zahlreiche *Nebenmuscheln* herausgeschnitten. Liegen die Rinnen auf den Hauptmuscheln selbst, so kann man die abgetrennten Wülste *Teilmuscheln* nennen. Zwischen den Hauptmuscheln in den Seitengängen vergrabene Wülste sollen mit Grünwald *Zwischenmuscheln* heißen, gleich in welchem Nasengang sie sich befinden. Vorübergehenden Bildungen geben wir die Bezeichnung transitorische Rinnen und Muscheln.

Speziell auf den Ethmoturbinalien zeigen sich sehr häufig in wechselnder Anzahl und Tiefe derartige Nebenrinnen (Abb. 30, 34). Die obere Muschel, das zweite Ethmoturbinale, wird oft in dieser Weise gespalten. Man bezeichnet dann die untere Partie als Concha superior, die obere als suprema. Das ist topographisch berechtigt, aber nicht entwicklungsgeschichtlich, denn beide Muscheln sind nur Teilmuscheln und entsprechen zusammen einer Hauptmuschel. Eine dritte Hauptsiebbeinmuschel bildet sich nicht, wie oben erwähnt.

Die Rinne zwischen unterer und mittlerer Muschel wird zum mittleren Nasengang, die zwischen beiden Ethmoturbinalien zum oberen. Ein oberster Nasengang ist nach dem eben gesagten keine Hauptfurche, sondern eine auf der oberen Siebbeinmuschel einschneidende Nebenrinne.

Der mittlere Nasengang nimmt insofern genetisch eine Sonderstellung ein, als er vor Abspaltung der Ethmoturbinalien den First des Nasensacks zwischen septaler und lateraler Wand darstellte. Trotzdem sehe ich keinen wingenden Grund dafür, der Rinne den eingebürgerten und topographisch berechtigten Namen „mittlerer Nasengang" zu nehmen und sie mit Grünwald „Seitenraum der Nase" zu nennen.

Die Siebbeinmuscheln werden allmählich zarter und ragen oft weit ins Lumen der Nasenhöhle vor. In bezug auf Mächtigkeit, Länge, Höhe und Zerteilung zeigen sie schon früh die große Variabilität, die den Muschelapparat des Menschen kennzeichnet. Ja, die Seitenwand der Nase von Embryonen und Feten ist sogar reicher gegliedert und verschiedenartiger gestaltet als die Erwachsener, natürlich nicht durch Haupt-, sondern durch Nebenfurchen. Grünwald (917) hat eine ganze Reihe von Typen herausgefunden, die durch Rückbildung, weniger durch Ausbildung die wenigen Formen der Reife liefern. Speziell findet sich bei Feten die oberste Muschel viel häufiger als bei Erwachsenen, so daß sich hier die Reduktion besonders geltend macht.

Während der weiteren Entwicklung werden die Nasengänge höher, ihr Grund flacht sich ab und läßt durch sekundäre Abfurchung wieder Wülste, *Zwischenmuscheln* entstehen, die erst durch Hochklappen der Hauptmuscheln sichtbar gemacht werden können. Eine solche Zwischenmuschel findet sich oft im oberen Nasengang, im mittleren konstant ihrer zwei. Die ventrale derselben, um den 60. Tag entstehend, bildet den Processus uncinatus, die obere, um den 70. Tag kenntlich, die Bulla ethmoidalis (Torus lateralis Grünwalds). Zwischen beide erstreckt sich als tiefe Nebenfurche das Infundibulum, dessen Eingang Hiatus semilunaris heißt.

Der Muschelapparat des Menschen ist also weit einfacher gestaltet als man früher, gestützt auf Killians Untersuchungen, annehmen mußte. Killian ging von der Erwägung aus, daß das Geruchsorgan der Säugetiere hochkompliziert gestaltet sei und daß man auch beim Menschen nach einer großen Zahl von Hauptmuscheln suchen müßte; so glaubte er deren 5 oder 6 nachweisen zu können. Doch stellte sich im Verlauf entwicklungsgeschichtlicher Untersuchungen heraus, daß auch bei den meisten Säugern nur drei Ethmoturbinalien angelegt werden, daß es also nicht angebracht ist, bei menschlichen Embryonen nach einer möglichst hohen Anzahl zu suchen. Weiterhin lehrten die Untersuchungen, daß beim Menschen höchstens drei Ethmoturbinalien angelegt, nur zwei ausgebildet werden, so daß die zahlreichen Wülste, die Killian bei menschlichen Feten fand, keine Hauptmuscheln, sondern Nebenmuscheln und zwar Teilmuscheln darstellen. Es entspricht also beim Menschen die untere Muschel dem Maxilloturbinale der Säugetiere, die mittlere dem ersten Ethmoturbinale, die obere dem zweiten, während eine oberste Muschel einen abgeschnürten Teil des zweiten Ethmoturbinale darstellt.

Außer diesen Muschelbildungen beschreibt Anton an Seitenwand und Nasenboden ein zartes Faltenrelief im hintersten Teil der Nase. Diese Schleimhautfalten, in die nasalen Gaumenfalten übergehend, werden im 5. Monat sichtbar und erreichen in den letzten Monaten ihre höchste Ausbildung. Über ihre Häufigkeit gibt Anton keine Angaben. Ich finde sie in einigen Fällen, in anderen vermisse ich sie.

e) Entwicklung der Nebenhöhlen.

Die Nebenhöhlen der Nase nehmen ihren Ausgang von den Nasengängen; nur der Sinus sphenoidalis entsteht vom hinteren oberen Winkel der Nasenhöhle selbst. Die blinden Endsäcke der Nasengänge wachsen schon von der 8. Woche an nicht mehr gleichmäßig weiter, sondern platten sich, wie bereits beschrieben, streckenweise ab (Abb. 37, 38). Später (12. Woche) werden an diesen Stellen blasenartige Vorstülpungen vorgetrieben, so daß sich seitlich von der Haupthöhle ein System von Nebenräumen anlegt. Verwachsungen von Muscheln, wie sie Killian für die Abschnürung von Nebenhöhlen annahm, kommen dabei nicht in Betracht. Das ganze komplizierte Labyrinth entsteht nur durch stärkeres lokalisiertes Wachstum der Nasengänge und der dadurch gebildeten Blasen. Diese Räume können sich wieder in einzelne Höhlen zerlegen und wachsen dahin, wo sie Platz finden, besonders nach der Seite und nach oben. Sie können auch in

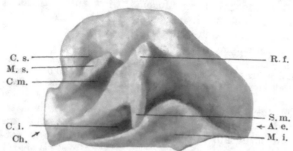

Abb. 37. Ausguß des linken Geruchsorgans eines Embryo der 12. Woche von außen gesehen. (Nach Kallius.)
A. e. Apertura externa. Ch. Choane. C. i. Concha inferior. C. m. Concha media. C. s. Concha superior. M. i. Meatus inferior. M. s. Meatus superior. R. f. Recessus frontalis. S. m. Sinus maxillaris.

die Muscheln selbst hineingelangen und diese pneumatisieren. Schon in der ersten Anlage zeigen diese Höhlen eine beispiellose Verschiedenheit nach Weite, Lage und Anzahl. Von einer Stelle kann sich eine oder mehrere Höhlen anlegen. Während ihres Wachstums treten sie in einen Wettstreit um den Platz ein; so können sie sich überlagern und in fremde Gebiete eindringen. Eine Siebbeinzelle kann z. B. das Keilbein neben oder anstatt der Keilbeinhöhle pneumatisieren, auch kann eine Stirnhöhle von Hohlräumen verschiedener Wertigkeit gebildet werden. Bestimmend für den morphologischen Wert eines Nebenraumes ist nicht seine Lage, sondern der Ort seiner Entstehung, also seine Öffnung in die Nasenhöhle.

Diese Variabilität beruht sicher zum großen Teil auf erblicher Anlage. Mechanisch werden größere oder geringere Ausdehnungsfähigkeit der Hohlraumanlagen in Verbindung mit den örtlich wechselnden Widerständen, die die Knochen bieten, das jeweilige Bild herbeiführen.

An der Entwicklung der Nebenhöhlen beteiligt sich besonders der mittlere Nasengang, dann auch der obere und in $3/4$ der Fälle, in denen er vorhanden ist, der oberste. Der mittlere läßt Oberkieferhöhle, Stirnhöhle und vordere Siebbeinzellen aussprossen, der obere hintere Siebbeinzellen. Die in den obersten Nasengang mündenden Nebenräume kann man als Cellulae postremae abgliedern. Das Schicksal der einzelnen Nasengänge sei erst kurz besprochen.

Mittlerer Nasengang. Der mittlere Nasengang, zuerst gebildet, läßt auch zuerst Anlagen von Nebenräumen erkennen. Sein seitlich gerichteter Grund plattet sich schon frühzeitig ab (8. Woche). Nach oben schickt er später einen Recessus frontalis, der, im 4. Monat zuerst bei einigen Embryonen blindsack-artig vorgetrieben, sich später in immer steigender Häufigkeit in dieser Form einstellt. In ihm können Gruben entstehen, die sich zu Stirnzellen ausbilden. Eine tiefe Rinne, das Infundibulum, läßt die Kieferhöhle aussprossen (s. Abb. 37, 38), nach vorn Cellulae infundibulares sowie eventuell die Stirnhöhle. Doch kann sich diese auch aus der Stirnbucht selbst, einer Stirnzelle oder einer anderen Siebbeinzelle entwickeln. Weiterhin findet man an der Wurzel der mittleren Muschel zwischen ihr und dem Seitenwulst (Bulla ethmoidalis) eine Rinne, GRÜNWALDS Hiatus semilunaris superior, der vorderen Siebbeinzellen den Ursprung gibt, deren eine auch den Torus lateralis zur Bulla pneumatisieren kann.

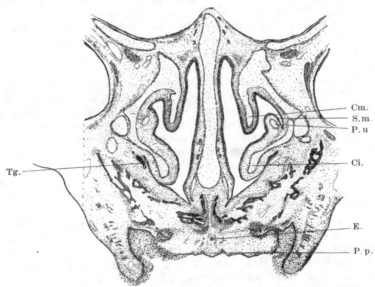

Abb. 38. Schnitt durch die Nasenhöhle eines 5 cm langen Embryos.
Ci. untere, Cm. mittlere Muschel. E. Epithelrest der Gaumennaht. P. p. Papilla palatina.
P. u. Processus uncinatus. S. m. Sinus maxillaris. Tg. Tränennasengang.

Oberer Nasengang. Meist läßt dieser nach Abplattung (s. Abb. 37) zwei Siebbeinzellen auswachsen, eine obere (vordere) und eine untere (hintere), denen sich noch eine vordere untere anschließen kann.

Oberster Nasengang. Aus ihm entstehen eine oder mehrere Zellen.

Aus praktischen Gründen sollen von den Nebenräumen zuerst die Sinus besprochen werden trotz ihrer örtlich verschiedenen Genese, dann die Siebbein-zellen.

Sinus frontalis. Die Stirnhöhle kann, wie erwähnt, auf verschiedenem Wege entstehen, aus der Stirnbucht, einer oder mehreren Stirnzellen (im letzteren Fall ist sie mehrfach) oder einer anderen Siebbeinzelle. Sie bleibt vorerst noch klein und erreicht vor der Geburt das Stirnbein nicht. Da man also bei Feten nicht entscheiden kann, welcher der Hohlräume zur Stirnhöhle sich entwickelt, so kann man, streng genommen vor der Geburt noch nicht von einem Sinus frontalis reden.

Sinus maxillaris. Die Kieferhöhle erscheint am Ende des zweiten Monats als nach unten gerichtete Aussackung des mittleren Nasenganges (s. Abb. 37,

38). Es entwickelt sich ein seitlich zusammengedrückter Sack mit langer oder kurzer Mündung an seinem oberen vorderen Ende. Er liegt innerhalb der Knorpelkapsel der Nase, die schon im 4. Monat usuriert werden kann. Allmählich dehnt er sich auch nach vorn und lateral aus.

Sinus sphenoidalis. Am Anfang des 3. Monats wächst vom hinteren oberen Ende der Nasenhöhle ein kleiner Blindsack nach hinten, der von der nach unten offenen knorpeligen Nasenkapsel umgeben ist. Diese Anlage der Keilbeinhöhle vergrößert sich sehr langsam.

Cellulae ethmoidales. Die Siebbeinzellen teilten wir ein in:

1. Cellulae anteriores, vom mittleren Nasengang entstehend (C. frontales, infundibulares, bullares).

2. Cellulae posteriores des oberen Nasenganges (C. anterior, posterior).

3. Cellulae postremae des obersten Nasengangs.

1. *Cellulae anteriores.* Im vorderen blinden Ende des mittleren Nasengangs, dem Recessus frontalis, stülpen sich bei guter Ausbildung 4 Cellulae frontales aus (13. Woche), zwischen denen Zwischenmuscheln stehen bleiben, die später zu Septen reduziert werden. Ihr Schicksal ist sehr wechselnd. Sie erlangen sehr verschiedene Größe, eine jede kann den Sinus frontalis entstehen lassen. Nach GRÜNWALD (917) sind sie sehr häufig im 5. Monat, während sie im 6. oder 7. merkwürdigerweise selten werden, um erst später wieder an Häufigkeit zuzunehmen, ein Verhalten, das sich bei anderen Differenzierungen wiederholt. Nach vorn von der Mündung der Kieferhöhle schickt sodann das Infundibulum eine oder mehrere Cellulae infundibulares aus, die in den Processus uncinatus oder in den Agger nasi gelangen können. Endlich entwickeln sich aus der Furche zwischen Bulla und mittlerer Muschel, GRÜNWALDS Hiatus semilunaris superior, auch selten von der Oberfläche der Bulla cellulae bullares, wechselnd an Zahl und Wachstumsenergie.

2. *Cellulae posteriores.* Die Zellen des oberen Nasenganges werden später sichtbar als die Differenzierungen des mittleren (13. Woche). Von seinem blinden Ende schnüren sich meist zwei Zellen ab, eine nach vorn oben, eine nach hinten unten. Sie wachsen nach oben und suchen im Wettstreit mit den übrigen Siebbeinzellen das Nasendach zu erreichen. Eine dicke Zelle, nach vorn unten gerichtet, kann aus einer dieser beiden hervorgehen oder selbständig aussprossen und pneumatisiert die Wurzel der mittleren Muschel.

3. *Cellulae postremae.* Eine oder mehrere Cellulae postremae können sich zwischen hintere Siebbeinzellen und Keilbeinsinus legen, diese in wechselnder Weise verdrängend.

Für die Entwicklung der Nasengänge und der Nebenräume besondere Bilder beizubringen, erübrigt sich wohl, da die Verhältnisse in den letzten Monaten nur unbedeutend von denen abweichen, die vom Neugeborenen (Abb. 38—41) dargestellt sind.

f) Entwicklung der Nasenscheidewand.

JACOBSON*sches Organ.* Das JACOBSONsche Organ, das in der Tierwelt bei vielen Formen eine große Rolle spielt, legt sich beim Menschen schon Ende der 4. oder Anfang der 5. Woche als eine langgestreckte, erst seichte, dann tiefere Rinne am unteren Teil der Nasenscheidewand an (Abb. 23, 25). Von dieser langen Rinne verstreicht der vordere Teil. Der hintere gräbt sich noch tiefer ein (Abb. 36) und schnürt sich zu einem Blindsack mit vorn gelegener enger Öffnung ab. Bei jungen Embryonen nimmt es einen großen Teil der Nasenhöhle ein, doch hält es nicht Schritt mit dem Wachstum des ganzen Riechorgans und wird so allmählich relativ kleiner. An seiner medialen Seite entsteht hohes Sinnesepithel, das Nervenfasern vom Olfactorius erhält. Im fetalen Leben zeigt es selten Zeichen der Degeneration, meist bildet es auch bei älteren Feten einen nach hinten laufenden Blindsack von 1—2 mm Länge. Die nadelstichförmige Öffnung liegt im vorderen unteren Teil des Septum (s. Abb. 39).

Septumfalten. Andere Differenzierungen an der Nasenscheidewand treten später auf. Die anfangs glatte Schleimhaut legt sich im 4. Embryonalmonat im unteren hinteren Abschnitt in horizontal gerichtete Falten, die durch tieferes Einschneiden der sie trennenden Rinnen schärfer hervortreten (s. Abb. 39). Im 8. Monat sind sie etwa $^1/_2$—1 mm breit. Sie sind sehr variabel nach Zahl und Ausbildung und können (im 8. Monat in $^1/_{10}$ der Fälle) fehlen. Im 9. und 10. Monat beginnen sie sich zurückzubilden und sind nur noch in 82,6% der Fälle vorhanden.

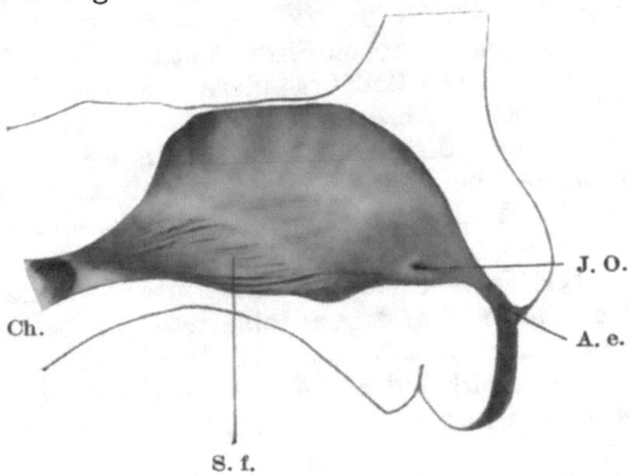

Verbiegungen des Septum. Die Nasenscheidewand steht bei Feten gerade. Der Knorpel

Abb. 39. Nasenscheidewand eines Foetus vom 5. Monat.
A. e. Apertura externa. Ch. Choane. J. O. JACOBSONsches Organ. Sf. Septumfalten.

kann sich allerdings nach einer Seite hin ausbiegen, ohne daß die Schleimhaut an dieser Asymmetrie teilnimmt.

g) Entwicklung des Tränennasengang.

Der Tränennasengang muß hier kurze Erwähnung finden, da er Beziehungen zur Nasenhöhle gewinnt.

Vom Augenende der Tränennasenfurche sproßt in der 6. Embryonalwoche ein solider Epithelstrang ins Bindegewebe (Abb. 25), der als solider Zapfen, vom Mutterboden abgeschnürt, dem Nasenepithel entgegenwächst (Abb. 36). In der 10. Woche legt er sich an das Epithel des unteren Nasengangs an, durch eine dünne Lage Bindegewebe von ihm getrennt (s. Abb. 38). In der 11. Woche höhlt er sich aus. Bald zeigt er Unregelmäßigkeiten in Form von Erhebungen des Epithels und Ausbuchtungen des Lumen, die streckenweise zu einer Verdoppelung führen können. Erst spät legen sich die Epithelien des Tränenkanals und des unteren Nasengangs, und dann auf eine längere Strecke, aneinander. Der Durchbruch findet etwa im 6. Monat statt, an ein oder zwei Stellen, am blinden Ende oder höher oben im Verlauf des Kanals. Daraus erklären sich die Verschiedenheiten der Mündung und der Klappen in seinem Inneren bei Erwachsenen.

h) Gewebsentwicklung in der Nasenhöhle.

Bei der Besprechung der Gewebsentwicklung ist die Schleimhaut vom Skelett zu trennen, bei der Schleimhaut muß Epithel und Bindegewebe gesondert abgehandelt werden.

Epithel. Das Epithel ist in den frühesten Stadien einheitlich (Abb. 21, 23). Später sondert es sich in eine Regio olfactoria, die Riechfäden aussprossen läßt, und eine Pars respiratoria. Dazu kommt dann noch das Pflasterepithel des Vorhofs.

Riechfeld und Riechgrube sind mit hohen prismatischen Zellen bedeckt (Abb. 21), deren Kerne in mehreren Reihen liegen. Ihr Epithel hebt sich deutlich, stellenweise scharf von dem umgebenden niedrigen Epithel ab, das bei Hervorwulstung der Gesichtsfortsätze wohl auch mit ein Stück weit in den

Riechsack einbezogen wird. Allmählich flacht sich die Bedeckung des unteren Teils der Nasenhöhle ab und das hohe Epithel zieht sich auf das Gebiet der oberen Muschel und des JACOBSONschen Organs zurück. Dies ist in der Folge der Abb. 36, 28, 30, 32 und 34 gut zu verfolgen.

Von diesem hohen Sinnesepithel, dem Riechepithel, wachsen die Fila olfactoria aus. Die Zellen sondern sich früh in Nerven- und Stützelemente. Die Riechfäden wachsen dem Gehirn zu und gelangen in der 5. Woche in den Bulbus olfactorius. Mit diesen Fortsätzen werden Zellen aus dem Sinnesepithel ins Bindegewebe verschleppt, die hauptsächlich zu Scheidenzellen werden. In der 13. Woche sind in der Riechschleimhaut Drüsen gefunden worden, die am Ende des 4. Monats noch wenig zahlreich und schwach ausgebildet sind.

Das Epithel der Regio respiratoria entstammt dem Riechgrübchen und der Mundhöhle. Aus dem abgeplatteten Zellbelag entstehen prismatische Elemente, an denen man etwa in der 12. Woche Flimmern nachweisen kann.

Das Epithel der Nasenöffnung, anfangs durch keine Besonderheiten ausgezeichnet, wuchert und verstopft wie erwähnt im 2. Monat die äußeren Nasenöffnungen.

Nasendrüsen.

Dem Menschen fehlen die große septale und laterale Nasendrüse. Von letzterer ist bei Embryonen von 18—74 mm Länge eine Anlage in der Gegend des Nasoturbinale zu finden, die aber bald verschwindet.

Die ersten Anlagen der kleinen Drüsen fand ich bei Embryonen der 10. Woche in der Kieferhöhle und im JACOBSONschen Organ. Im übrigen treten die ersten soliden Sprosse gegen die 14. Woche auf. Bald erhalten sie ein Lumen und verzweigen sich (19. Woche).

Die Schleimhaut der Nebenhöhlen ist bis in den 6.—7. Monat der der Nasenhöhle gleichgebildet. Später verdünnt sie sich und erscheint drüsenarm, da ihre Drüsen sich nicht vermehren, sondern mit dem Wachstum auseinandergezogen werden (TORRIGIANI).

Bindegewebe. Die Umgebung des Riechgrübchens und des Riechsacks besteht erst aus undifferenzierten embryonalem Mesenchym (Abb. 21 und folgende). Diesen Charakter behält die Schleimhaut (von einer solchen kann man eigentlich erst reden, wenn sich im 2. Monat das Skelett zu differenzieren beginnt) bis in den 5. Monat. Erst im 6. Monat treten die ersten Fibrillen auf (DELLA VEDOVA) und damit tritt das Gewebe in das Stadium des fibrillären Bindegewebes. Gefäße lassen sich schon im Beginn des 3. Monats in Menge feststellen und vermehren sich in der Folgezeit.

Knorpelskelett. Das Skelett des Geruchsorgans besteht in seinem ersten membranösen Stadium aus verdichtetem Bindegewebe, das sich erst unscharf (40. Tag, Abb. 28), dann schärfer von der Umgebung absetzt (Abb. 30). Im Septum erscheint diese Differenzierung zuerst. In der 2. Hälfte des 2. Monats beginnt die Verknorpelung dieser Verdichtung wieder zuerst im Septum, das in der Ausbildung immer vorauseilt, dann in den Seitenteilen (Abb. 32). Um den 68. Tag sind knorpelige Scheidewand und Seitenwände gut ausgebildet. Der untere Rand des Seitenwandknorpels liegt im Maxilloturbinale (Abb. 33). Die Ethmoturbinalia erhalten gleichfalls knorpelige Stützen (Abb. 34), später auch die Zwischenmuscheln (Abb. 38). Doch wachsen diese Knorpel nicht von der Seitenwand in die Muscheln hinein, sondern die Umbildung von Bindegewebe zu Knorpel vollzieht sich an Ort und Stelle.

Besonderer Erwähnung bedürfen die am unteren Rand des Septum gelagerten Cartilagines paraseptales, basales oder Jacobsoni (Abb. 33, 38, 40), letzterer Name von den Beziehungen des größten dieser Skelettstücke zu dem JACOBsonschen Organ bei den Säugern herrührend, die beim Menschen nicht bestehen.

Diese äußerst variablen Gebilde sind in der Literatur eingehend besprochen worden [ZUCKERKANDL (08), FAWCETT, BRUNI]. Sie entstehen aus dem gleichen Blastem wie der Septalknorpel (s. Abb. 28), der sich basal zu gabeln scheint, verknorpeln aber getrennt vom 2. Monat an zu 3—4 Platten verschiedener Ausdehnung, die im 3. Monat untereinander und mit dem Septum verschmelzen (BRUNI), dann sich aber vom Scheidewandknorpel und wohl auch voneinander wieder lösen. Der Hauptknorpel, Cartilago paraseptalis, kann in mehrere Stücke zerfallen. Morphologisch sind diese Knorpel nicht als Abkömmlinge des Septum, sondern als solche der Nasenseitenwand aufzufassen und stellen Reste einer Verbindung beider Knorpelplatten vor, die bei vielen Säugetieren als Lamina basalis anterior besteht.

Am Ende des 3. Monats steht das Knorpelgerüst auf der Höhe der Ausbildung (s. Abb. 40). Es setzt sich zusammen aus kräftigen Seitenlamellen, die innen die Muscheln tragen, oben durch die Lamina cribrosa mit dem septalen Knorpel, hinten mit dem Keilbein zusammenhängen.

Von diesem Knorpelskelett schwindet später der größte Teil durch Verknöcherung und Knochendruck. Die Hauptmasse der Kapsel ossifiziert zum Siebbein, die hintere Kuppel zur Keilbeinmuschel, die untere Muschel zum Os turbinale, der hintere Abschnitt des Septum wird zum Keilbein geschlagen. Zugrunde geht der Knorpel im Bereich des Vomer, zwischen unterer und mittlerer Muschel sowie unter den Nasenbeinen. Erhalten bleibt der vordere Teil der Nasenkapsel

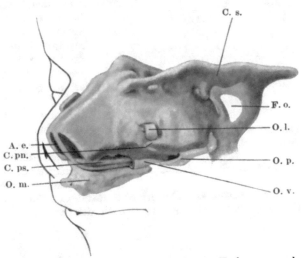

Abb. 40. Nasenskelett eines 8 cm langen Embryos von der linken Seite. Nach HERTWIG.

A. e. Apertura externa.   C. pn. Cartilago paranasalis. C. ps. Cartilago paraseptalis. C. s. Cartilago sphenoethmoidalis. F. o. Foramen opticum. O. l. Os lacrimale. O. m. Os maxillare. O. p. Os palatinum. O. v. Os vomeris.

als Stütze der äußeren Nase, Seitenteile, Septum und Stücke der Basalknorpel. Durch bindegewebige Platten werden aus der einheitlichen Knorpelmasse die einzelnen Knorpelindividuen der äußeren Nase herausdifferenziert.

Knochenskelett. Das knöcherne Nasenskelett entsteht bereits vor vollendeter Ausbildung der Knorpelkapsel. Die Deckknochen erscheinen im 2., die Ersatzknochen im 5. Monat.

Von den Deckknochen wird das Maxillare am Ende des 2. Monats als ein einheitlicher Knochenkern sichtbar. Frühere Angaben von Autoren, die deren mehrere fanden, sind als irrig zurückzuweisen (MALL, FELBER). Bald darauf legt sich der Zwischenkiefer an, der sich aus 3 Stücken zusammensetzt. Um dieselbe Zeit entstehen Gaumenbein und Vomer, das Nasenbein um die 12. Woche.

Von den Ersatzknochen interessiert uns besonders das Siebbein. Die erste Verknöcherung tritt in der Seitenwand auf, die in der mittleren Muschel im

5., in der oberen im 7. Monat. Kurz darauf ossifizieren auch die Spangen der Siebplatte. Die untere Muschel verknöchert im Beginn des 6. Monats.

2. Die Nase des Neugeborenen.

Die *äußere Nase* des Neugeborenen ist gut abgesetzt, aber kurz, stumpf, breit und flach. Die Nasenlöcher schauen nach vorn unten.

Die *Nasenhöhle* ist fertig ausgebildet. Muscheln und Nebenräume sind gut entwickelt. Die Muscheln sind wie der Frontalschnitt Abb. 41 lehrt, noch plump. Die Seitenwand ist reich gegliedert (Abb. 42), die Zwischenmuscheln angelegt (Abb. 43).

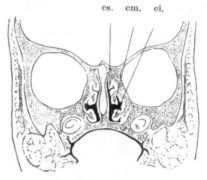

cs. cm. ci.

Abb. 41. Frontalschnitt durch die Nase eines Neugeborenen. (Nach Kallius.) ⁴/₅ nat. Größe.
ci. untere, cm. mittlere, cs. obere Muschel.

Doch sind die *Größenverhältnisse der Nase* des Neugeborenen ganz andere als die beim Erwachsenen. Einmal ist die Nasenhöhle natürlich kleiner: ihre Höhe beträgt 18 mm gegen 52 beim Erwachsenen, die Breite im unteren Nasengang 7 mm (gegen 14 beim Erwachsenen). Dann aber ist der Siebbeinabschnitt fast doppelt so hoch, wie der Kieferabschnitt (10,5 : 6 mm), während beide beim Erwachsenen gleich hoch sind.

Aus diesem Verhalten ergibt sich, daß die Gebilde im Kieferabschnitt besonders niedrig sind. Die *Choanen* sind fast rund und messen etwa 6 mm im Durchmesser

(Escat, Feldberg). Der hintere Rand des Septum steht fast horizontal; die *Tubenöffnung* liegt noch unterhalb der Ebene des harten Gaumens. Weiter-

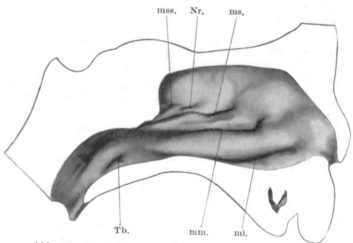

mss. Nr. ms.

Tb. mm. mi.

Abb. 42. Linke Nasenseitenwand eines Neugeborenen.
Nasengänge: mi. unterer, mm. mittlerer, ms. oberer, mss. oberster. Nr. Nebenrinne.
Tb. Tubenmündung.

hin ist der *untere Nasengang* sehr eng und niedrig. Die untere Muschel berührt mit dem Vorderende den Boden der Nasenhöhle, der untere Nasengang ist also noch nicht wegsam. Auch der *mittlere* ist noch sehr eng, der *obere* sehr seicht. Das Kind atmet also durch den gemeinsamen Nasengang, der stets offen ist.

Die Ausbildung der *Nebenräume* ist aus Abb. 44 kenntlich, die sie von der Seite nach Wegnahme der umgebenden Gewebsmassen darstellt, doch ist ihre Gestalt und Entwicklungshöhe individuell in hohem Grade verschieden. Sie sind alle noch rundlich, die Sinus noch nicht in den Knochen eingedrungen, die Kieferhöhle durch reiches Bindegewebe von der Grube im Oberkiefer getrennt. Die Wände zwischen den Siebbeinzellen sind bereits verknöchert. Ihre Schleimhaut ist dünner und drüsenärmer als die der Haupthöhle. Eine Stirnhöhle ist nicht immer sicher zu bestimmen. Die Kieferhöhle besitzt drei Flächen, eine seitliche, mediale und obere. Zu den Zahnkeimen hat sie keine Beziehungen. Ein Ostium

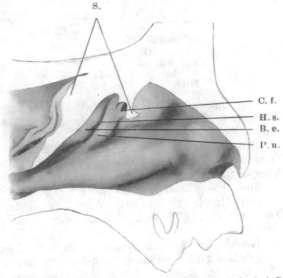

Abb. 43. Dasselbe Präparat wie Abb. 42, mit bei S abgeschnittener mittlerer Muschel.
B. e. Bulla ethmoidalis. C. f. Cellulae frontalis. H. s. Hiatus semilunaris. P. u. Processus uncinatus.

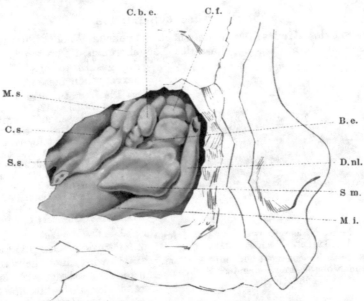

Abb. 44. Rechte Nasenseitenwand eines Neugeborenen von außen. Zeigt die Nebenhöhlen nach KILLIANS Methode hergestellt.
B. e. Bulla ethmoidalis. C. b. e. Cellulae bullae ethmoidalis. C. f. Cellulae frontales. C. s. Concha superior. D. nl. Ductus nasolacrimalis. M. i. Meatus inferior. M. s. Meatus superior. S. m. Sinus maxillaris. S. s. Sinus sphenoidalis.

accessorium existiert noch nicht. Die Keilbeinhöhle stellt einen kleinen Anhang am hinteren Ende der Nasenhöhle dar. Über die Ausmaße in Millimetern orientiert die beigegebene, auf ONODIS Daten fußende Tabelle:

Maße der Nebenhöhlen des Neugeborenen.

	Höhe	Länge	Breite
Stirnhöhle	4,5	3	2
Kieferhöhle	5	10	3,5
Keilbeinhöhle	4	2	2
Vordere Siebbeinzellen	1—3	1—5	1—3
Hintere ,,	4,5—5	2,5—5	1,5—2

Das JACOBSONsche Organ ist fast konstant vorhanden als 0,5—2,5 mm langer Blindsack. Die Falten im hinteren Nasenende (ANTON) sind an Seitenwand, Boden und Septum ausgebildet.

Die *Ductus nasopalatini* sind sehr selten durchgängig, meist nur blinde Schläuche. Sie lassen Drüsen aussprossen. In den knöchernen Nasengaumengängen findet man meist noch reichliche andere epitheliale Gebilde.

Der *Tränennasengang* ist nur 7,5 mm lang (GUNDOBIN). Seine Längsachse verläuft durch den vorderen Alveolarrand des zukünftigen 1. Milchmolaren. Die Öffnung liegt mehr am Boden der Nasenhöhle. Die meisten Falten sind angelegt.

Betreffs des inneren Baues ist zu bemerken, daß *Epithel* und *Drüsen* gut ausgebildet sind, letztere besonders an der medialen Fläche der mittleren Muschel. Am Boden und hinteren Ausgang sind sie schwach entwickelt. Das Skelett ist fast fertig gebildet. Der *Knorpel* der äußeren Nase setzt sich unter die Nasenbeine fort. Die *Deckknochen* sind alle vorhanden, ebenso sind die knorpeligen Seitenteile ossifiziert. Das Septum ist noch nicht verknöchert.

3. Die Nase des Kindes.

Während des Kindesalters laufen noch erhebliche Wachstumsvorgänge im Geruchsorgan ab, die aus der Nase des Neugeborenen die so verschieden von ihr gestaltete des Erwachsenen hervorgehen lassen.

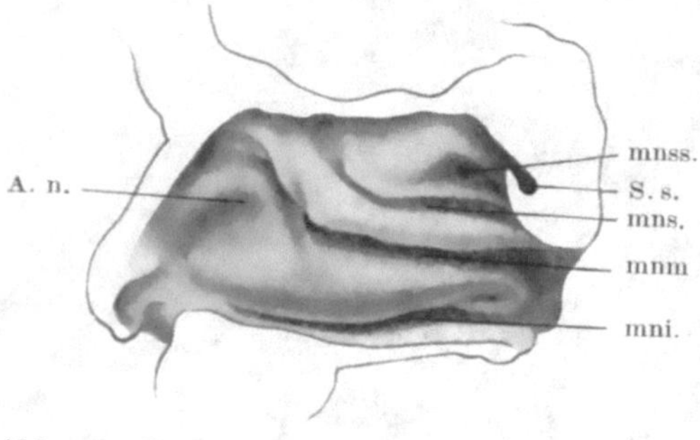

Abb. 45. Rechte Nasenseitenwand eines 2 Jahre alten Kindes. Nach KILLIAN.
A. n. Agger nasi. Nasengänge: mni. unterer, mnm. mittlerer, mns. oberer, mnss. oberster. S. s. Sinus sphenoidalis.

Die Literatur über dieses Kapitel ist sehr dürftig. Wir folgen den Angaben von DISSE und GUNDOBIN, der sich auf eine Dissertation von FELDBERG stützt. Die teilweise erheblichen Differenzen in den Maßangaben der beiden Autoren werden hauptsächlich in der Spärlichkeit des Materials begründet sein, das keine Durchschnittswerte, sondern individuelle Maße gibt. Für die Nebenhöhlen haben ONODI und TORRIGIANI Material geliefert.

Die *äußere Nase*, die schon bei Kindern deutlich individuelle Züge trägt, wird allmählich länger und schmaler, erlangt aber erst während der Pubertät ihre charakteristische Gestalt.

Das Aussehen der *Nasenseitenwand* ändert sich sehr. Sie kann in frühem Kindesalter durch Nebenrinnen noch reich gefurcht sein. Speziell verzeichnet GRÜNWALD (2), daß bei Kindern im 9. Jahre eine oberste Muschel noch in 49% der Fälle vorhanden ist, bei Erwachsenen dagegen in 12%. Die Reduktionsprozesse, die die Veränderungen hauptsächlich bedingen, laufen hier also besonders energisch ab. Vom 3. Jahre an schwinden die feinen Falten am Nasenausgang (ANTON), erst an der Seitenwand, dann am Nasenboden (dort bis ins 2. Jahrzehnt sichtbar), im frühesten Kindesalter auch die der septalen Wand.

Am auffallendsten ist natürlich das *Wachstum der Nasenhöhle* in Höhe, Länge und Breite. Besonders eingehend ist das erstere studiert worden. Das Wachstum steht in engem Zusammenhang mit dem des Schädels, das MERKEL untersuchte, und mit der Entwicklung der Zähne. Wie diese Vorgänge, so geschieht es auch nicht gleichmäßig, sondern in besonderen Perioden, die von Pausen unterbrochen werden. Während der Ausbildung der Zähne verhindert nach DISSE die Spannung innerhalb der Alveolen ausgedehnteres Knochenwachstum, das nach der Ent- spannung durch den Durchbruch der Zähne energisch einsetzt. Daher wachsen Kiefer und Nasenhöhle stark in den ersten 6 Monaten, wenig in den Zeiten der Ausbildung der Milchzähne (7. Monat bis 2. Jahr). Ausgedehnte Veränderungen finden statt sofort nach deren Durchbruch (bis zum 7. Jahr), woran sich wieder ein Stillstand während der Ausbildung der bleibenden Zähne schließt (7.—14. Jahr). Erneutes Wachstum tritt ein nach deren Durchbruch. So wächst die Nasenhöhle bis zum vollendeten Schädelwachstum.

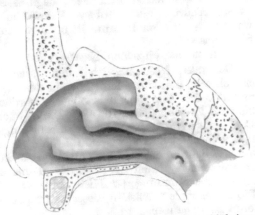

Abb. 46. Rechte Nasenseitenwand eines 6jährigen Mädchens. Nach DISSE.

Diese Zahlen stimmen gut mit MERKELS Daten überein, der im Wachstum des Schädels zwei Perioden unterscheidet: Die erste reicht bis zum 7. Jahr, dann Pause bis zur Pubertät, dann erneutes Wachstum.

Diese Beziehungen gelangen bei allen Teilen zum Ausdruck. Einmal betrifft dies die *Höhe der Nasenhöhlen* im ganzen. Sie beträgt mit 7 Jahren das Doppelte, beim Erwachsenen das Dreifache desselben Maßes beim Neugeborenen. Über einzelne Werte orientiert die Tabelle.

Wachstum der Nasenhöhle nach GUNDOBIN (G) *und* DISSE (D). *Maße der Höhenausdehnung in Millimeter, gemessen am Eingang der Nasengänge.*

Alter	Nasen- höhle	Siebbein- abschnitt	Kiefer- abschnitt	Nasengänge			Nasen- ausgang
				unterer	mittlerer	oberer	
Neugeborener .	18	12	6	0	2	1	5 (− 7 G)
6 Monate . .	22	13	9	0	2	Schlitz	9
1 Jahr	25	14	11	fast 0	3	,,	9
3 Jahre . . .	27	13	12,5	3	—	—	—
5 Jahre . . .	28	15	13	4	5	4	11 (15 G)
7—8 Jahre . .	33,5	18	15,5 (D 21)	6	8	4	20 (18,8 G)
13—14 Jahre .	38	23	16	4 (G)	4 (G)	—	20
20 Jahre . .	46	—	20	—	—	—	25
30 Jahre . .	52	27	25	6	9	—	

Die einzelnen Teile der Nasenhöhle wachsen allerdings in sehr verschiedenem Grade. Da die Zähne von besonderem Einfluß auf das Wachstum sind, so

9*

betrifft dieses hauptsächlich den Kieferteil. Man unterscheidet daher mit DISSE zweckmäßigerweise einen Kieferabschnitt und einen Siebbeinabschnitt.

Der Kieferabschnitt nimmt an Höhe besonders in den ersten 6 Monaten zu, dann läuft die Höhenzunahme langsamer ab. Da er aber im ganzen energischer wächst als der Siebbeinteil, so erreicht er langsam dessen Ausdehnung, und das Mißverhältnis zwischen den beiden Komponenten gleicht sich aus.

Weniger schnell, wie die Tabelle lehrt, wächst der Siebbeinabschnitt. An ihm unterscheidet man wieder zwei Etagen, die durch den oberen Nasengang getrennt werden. Der obere wächst in den ersten Monaten nach GUNDOBIN von 6 auf 8 mm und vergrößert sich langsam erst wieder vom 6. Jahre an. Erst in der Geschlechtsreife erreicht er die Höhe von 10—11 mm. Der untere Teil, die mittlere Muschel umfassend, beginnt erst im 2. Lebensjahr zu wachsen, ist erst niedriger als der obere (4 mm), holt ihn im 6. Jahr an Höhe ein und wächst bis auf etwa 15 mm. Er bedingt hauptsächlich die Höhenentfaltung des Siebbeins.

Nun zu den einzelnen Nasengängen.

Der *untere Nasengang* ist in den ersten 6 Monaten unwegsam. Dann öffnet er sich sehr langsam, bleibt aber in den ersten 2 Jahren sehr eng (s. Abb. 45 und 47). Mit 3 Jahren ist er höher geworden (3 mm) und bleibt in dieser Höhe bis zum 7. Jahr (Abb. 46, 48). Dann wächst er langsam auf 6 mm heran. Der *mittlere Nasengang* erhöht sich sehr langsam in den ersten 2 Monaten, dann fast völliger Stillstand bis zum 2. Jahr, erneutes Wachstum vom 3. Jahre an. Mit 14 Jahren beträgt seine Höhe erst das Doppelte desselben Maßes vom Neugeborenen. Nach der Pubertät dehnt er sich besonders nach unten aus, so daß die Mündung der Kieferhöhle an sein oberes Ende zu liegen kommt. Die Nasenhöhle wächst in dieser Zeit allein durch die Höhenzunahme des mittleren Nasenganges.

Man kann also zusammenfassend sagen, daß der Nasenraum in den ersten 3 Jahren durch Erhöhung des Oberkiefers, im 3.—14. Jahr durch die des Siebbeins, im 14.—20. durch Vertiefung des mittleren Nasengangs wächst.

Der *Nasenausgang* wächst stark in den ersten 6 Monaten (fast auf das Doppelte), sistiert im Wachstum bis zum 2. Jahre und nimmt dann langsam zu. Die Tubenöffnung steigt infolgedessen höher.

Die Nasenhöhle des Kindes nimmt auch an *Länge* zu. GUNDOBIN gibt als Längenmaße des harten Gaumens, der besonders bis zum 7. Jahr wächst, folgende Zahlen: Neugeborener 24 mm, 7 Monate 27 mm, 3 Jahre 42 mm, 6 Jahre 48 mm, 15 Jahre 50 mm.

Die *Breite* der Nasenhöhle, gemessen am Boden, nimmt in den 3 ersten Jahren langsam zu (Neugeborener 7 mm, 9. Monat 8 mm, 3. Jahr 9 mm) und pausiert dann im Wachstum bis zum 7. Jahre. Beim 14jährigen maß GUNDOBIN 11 mm, beim Erwachsenen 14 mm.

Das Atmen durch die Nasengänge wird erst durch das Wachstum des Kieferteils ermöglicht, das den unteren erst eröffnet und den mittleren erhöht. Letzterer wird vom 3. Jahre an nutzbar.

Nebenhöhlen. Die Nebenhöhlen gelangen nach Resorption und Ossifikation der knorpeligen Nasenkapsel in Beziehungen zu den Knochen, in die sie einwachsen sollen. Dies geschieht bei den einzelnen Sinus zu verschiedenen Zeiten. Im allgemeinen wachsen die Räume bis zum 6. oder 7. Jahr sehr langsam und behalten noch ihre rundliche Gestalt bei. Ihr Grund hat sich meist ausgeweitet, ihre Ursprungsstelle ist klein geblieben und stellt ihre Öffnung dar. Vom 6. Jahr ab vergrößern sie sich schneller und unregelmäßiger, da sie an verschiedenen Stellen auf Widerstände stoßen. Mit dem 12.—14. Jahr haben die Nebenhöhlen ihre endgültige Gestalt erreicht. Sie können sich aber noch weiter ausdehnen,

vielleicht bis ins späte Alter. Wann sie ihre endgültige Größe erreicht haben,
ist bei der enormen Variabilität nicht festzustellen. Über Wachstum und
Gestalt der Sinus im Kindesalter geben die Diagramme Abb. 49—51 (nach
TORRIGIANI) Auskunft, auch einige Maße sind
an ihnen zu nehmen.

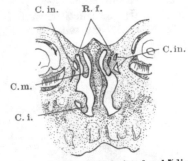

Von einem *Sinus frontalis* kann man erst
sprechen, wenn ein Hohlraum das Stirnbein
einbuchtet, etwa vom Ende des ersten Jahres
an (Abb. 47). Das Wachstum ist in den ersten
6 Jahren äußerst langsam. Am Ende des
6. Jahres stellt er eine rundliche, flaschen-
förmige Blase von Erbsengröße dar, deren Hals
in den mittleren Nasengang ausläuft (Abb. 48).
Vom 7. Jahre an beschleunigtes Wachstum
besonders nach lateral und medial, so daß er
unregelmäßiger gestaltet wird. Im 12.—14.
Jahre ist die Stirnhöhle in diesen Richtungen
hin fertig entwickelt (Abb. 48 und 49) und dehnt
sich bis zum 25. Jahre noch nach oben aus.

Abb. 47. Frontalschnitt durch die
Nase eines einjährigen Kindes.
$^4/_5$ nat. Größe. (Nach TORRIGIANI.)
C. i. Concha inferior. C. in. Cellula
infundibularis. C. m. Concha media.
R. f. Recessus frontalis.

Der *Sinus maxillaris* dringt mit dem Ende
des 1. Jahres weiter in den Oberkiefer vor und
erhält eine runde Gestalt, die er unter langsamer Vergrößerung bis zum 7. Jahre
behält (Abb. 48, rechts). Sein Boden steht am Ende des 2. Jahres etwas tiefer
als die Insertion der unteren Muschel, im 7. Jahre in der Mitte des unteren
Nasenganges (Abb. 50). Dann beginnt ein
rasches unregelmäßiges Wachstum. Die
Gestalt wird wieder eckig, eine Nasen- und
Orbitalfläche bildet sich aus (Abb. 48,
links). Im 12.—14. Jahr ist die Normal-
form mit den Ausbuchtungen nach den
Molaren und dem Tränennasengang erreicht, sein Boden steht in gleicher Höhe
mit dem der Nasenhöhle. Weitere Vergrößerung kann stattfinden, besonders
nach unten nach Ausfall der Zähne. Das
Ostium accessorium besteht bei Kindern
noch nicht.

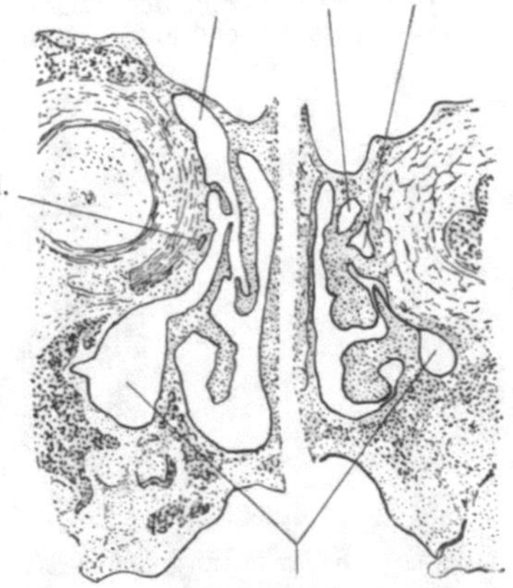

Der *Sinus sphenoidalis* wächst in den
ersten Jahren langsam nach unten. Im
ersten Jahr erreicht sein unterer Rand
nach Schwund der knorpeligen Umgebung
die Ossicula Bertini, in die er sich eingräbt
(s. Abb. 51). Im 5. Jahr kommt sein Hinterende mit dem Keilbeinkörper in Berührung
und weitet sich in ihm aus. Nach dem
7. Jahr wird die bis dahin rundliche Gestalt
unregelmäßig.

Abb. 48. Frontalschnitte durch die
Nasenhöhlen eines Kindes von 4 (rechts)
und von 11 Jahren (links). $^4/_5$ nat. Größe.
(Nach TORRIGIANI.)

C. b. Cellula bullaris. C. i. Cellula infundibularis. C. p. Cellula posterior. S. f. Sinus
frontalis. S. m. Sinus maxillaris.

Die *Cellulae ethmoidales* wachsen in den
ersten Jahren stärker. Im ersten ist ihre Gestalt rundlich (s. Abb. 47), im zweiten
verlängern sie sich, die oberen sind bestrebt, das Stirnbein zu erreichen und
sich in es einzugraben. Dann drängen sie sich etwas aneinander und beeinflussen
sich in ihrer Gestalt (Abb. 48). Im 7. Jahr ist ihre Form schon unregelmäßig,
aber noch abgerundet. Dann beginnen sie sich in die noch breiten Septen

zwischen den Zellen einzugraben, so daß ihre Gestalt eckig wird und neue Abkammerungen entstehen. Die Scheidewände werden so zu dünnen Lamellen
reduziert (vgl. Abb. 47 und 48). Auch sie haben im 12.—14. Jahr ihre endgültige
Gestalt, wenn auch noch nicht Ausdehnung erreicht.

Von der Nasenseitenwand ist nur noch zu erwähnen, daß vom 3. Jahre ab
sich nach ANTON die feinen Fältchen am Nasenausgang zu glätten beginnen,

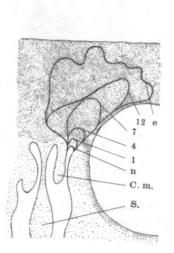

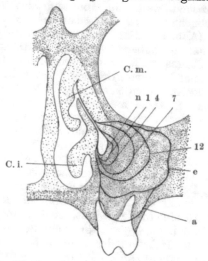

Abb. 49. Entwicklung der Stirnhöhle,
frontal gesehen. Bezeichnungen s. unten.

Abb. 50. Entwicklung der Kieferhöhle, frontal
gesehen. Bezeichnungen s. unten.

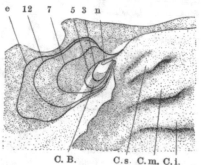

Abb. 51. Entwicklung der Keilbeinhöhle im Mittelschnitt. Bezeichnungen s. unten.

Abb. 49—51 sind Schemata, die die Entwicklung der Nebenhöhlen angeben. Nach TORRI-
GIANI. Die dicken Linien geben die Ausdehnung des Sinus zu verschiedenen Zeiten an:
n beim Neugeborenen, 1 im ersten, 4 im vierten usw. Jahr, e beim Erwachsenen, a im Alter.
C. B. Concha Bertini. C. i. Concha inferior. C. m. Concha media. C. s. Concha superior.
S. Septum.

erst an der Seitenwand, dann am Boden, wo sie bis zum 10. und 15. Jahr kenntlich
bleiben können.

Entwicklung der *Nasenscheidewand.*

Auch die *Plicae septi* schwinden im frühesten Kindesalter. Vom 10. Jahre an
findet man sie noch in $^1/_3$ der Fälle.

Über die Zeit der Degeneration des JACOBSONschen *Organs* liegen keine
Angaben vor. Die *Verbiegungen der Nasenscheidewand* findet MERKEL schon
im 2.—3. Jahr, WELCKER im 4.—5., ZUCKERKANDL (2) erst im 7. Jahre.

Die Verhältnisse im knöchernen *Nasengaumengang* sind bei Kindern noch nicht untersucht worden.

Der *Tränennasengang* wächst besonders in den Zeiten der Bildung und des Durchbruchs der Milchzähne (7. Monat bis 3. Jahr) sowie des Zahnwechsels (12.—14. Jahr), in der seine Länge von 14 auf 20 mm zunimmt. Er stellt sich immer schräger ein, indem das untere Ende seiner Längsachse nach hinten rückt. Es läuft im 9. Monat durch die Mitte, im 4. Jahr durch den hinteren Rand des ersten Milchmolaren, im 6. Jahr durch den Vorderrand des zweiten Milchmahlzahnes, im 15. Jahr wie beim Erwachsenen hinter dessen Hinterrand. Die Öffnung, in den ersten 6 Monaten eine sagittale Spalte, dann ein längsgestelltes Oval, rückt allmählich höher.

Innerer Bau der Nase des Kindes. Die Schleimhaut ist nach GUNDOBIN besonders zart und blutreich. Doch ist das kavernöse Gewebe in den ersten Lebensjahren im hinteren Abschnitt wenig entwickelt. Im 8. und 9. Jahr ist es deutlich wahrnehmbar und gestaltet sich in der Pubertät weiter aus.

Der Knorpel wird immer mehr reduziert. Im 1. Jahr ossifiziert die Lamina perpendicularis von mehreren Zentren aus. Doch erreicht der untere Rand ihrer Knochenplatte erst im 4.—5. Jahr die Höhe der mittleren Muschel. Im 6. Jahr vereinigen sich Seitenteile und septale Lamelle des Siebbeins, im 16. Jahr ist seine Verknöcherung vollendet.

Literatur.

Vergleichende Anatomie.

BROMAN, J.: Das Organon vomeronasale Jacobsoni ein Wassergeruchsorgan. Anat. Hefte Bd. 58. 1919. — DERSELBE: Über die Entwicklung der konstanten größeren Nasenhöhlendrüsen der Nagetiere. Anat. Hefte Bd. 60. 1921. — BÜTSCHLI, O.: Vorlesungen über vergleichende Anatomie. Bd. 1. Berlin 1921. — GAUPP, E.: ECKERS und WIEDERSHEIMS Anatomie des Frosches. Braunschweig 1904. — GEGENBAUR, C.: Vergleichende Anatomie der Wirbeltiere. Bd. 1. Leipzig 1898. — HALLER, GR.: Über den Gaumen der amnioten Wirbeltiere. Zeitschr. f. d. ges. Anat. Abt. I. Bd. 61 u. 64. 1921/22. — KÜCKENTHAL, W.: Vergleichende anatomische und entwicklungsgeschichtliche Untersuchungen an Waltieren. Jena 1889. — KUPFFER, C. v.: Über Monorhinie und Amphirhinie. Sitzungsber. d. Akad. München 1894. — LUBOSCH, W.: Vergleichende Anatomie der Sinnesorgane der Wirbeltiere. Aus Natur u. Geisteswelt. Bd. 282. 1910. — MIHALCOVICS, V. v.: Nasenhöhle und JACOBSONsches Organ. Anat. Hefte Bd. 11. 1898. — PAULLI, G.: Über Pneumatizität des Schädels bei den Säugetieren. Morphol. Jahrb. Bd. 28. 1900. — SARASIN, F. u. P.: Ergebnisse naturwissenschaftl. Forschungen auf Ceylon. Wiesbaden 1884—1886. — SCHWALBE, G.: Über die Nasenmuscheln der Säugetiere und des Menschen. Sitzungsber. d. physikal. Ges. Königsberg. Bd. 23. 1882. — SEYDEL, O.: Über die Nasenhöhle der höheren Säugetiere und des Menschen. Morphol. Jahrb. Bd. 17. 1891. — WIEDERSHEIM, R.: Vergleichende Anatomie der Wirbeltiere. Jena 1902.

Entwicklungsgeschichte.

ANTON, W.: Über ein transitorisches Faltensystem im Sulcus nasalis posterior und im rückwärtigen Teil des Nasenbodens. Arch. f. Laryngol. u. Rhinol. Bd. 28. 1914. — BRUNI, A. C.: Studii sullo sviluppo della regione intermascellare nell' uomo. Real. accad. science. Torino. Ser. II, Vol. 63. 1912. — DELLA VEDOVA, T.: Monografia e ricerche sullo sviluppo delle cavità nasali nell' uomo. Milano 1907. — DIEULAFÉ, L.: Les fosses nasales des vertébrés. Journ. of anat. et physiol. Année 40, 41. 1904/05. — DISSE, J.: Die Ausbildung der Nasenhöhle nach der Geburt. Arch. f. Anat. u. Physiol. Suppl. 1889. — DURSY, E.: Zur Entwicklungsgeschichte des Kopfes des Menschen und der höheren Wirbeltiere. Tübingen 1869. — ESCAT, J. M. E.: Évolution et transformations anatomiques de la cavité pharyngienne. Thèse. Paris 1894. — FAWCETT, E.: The development of the human maxilla, vomer and paraseptal cartilages. Journ. of anat. a. physiol. Vol. 45. 1911. — FELBER, P.: Anlage und Entwicklung des Maxillare und Prämaxillare beim Menschen. Morphol. Jahrb. Bd. 50. 1919. — FELDBERG: Die Besonderheiten der Nasenhöhle beim Kinde. Inaug.-Diss. Petersburg (russ.), zit. nach GUNDOBIN. 1906. — FRANKE, G.: Über Wachstum und Verbildung des Kiefers und der Nasenscheidewand usw. Zeitschr. f. Laryngol. u. Rhinol. Bd. 10. 1921. — FRAZER, J. E. S.:

A preliminary communication on the Formation of the nasal cavities. Journ. of anat. a. physiol. Vol. 45. 1911. — GAUPP, E.: Die Entwicklungsgeschichte des Kopfskeletts. O. HERTWIGS Handb. d. Entwicklungslehre. Bd. 2, Teil 1. 1906. — GROSSER, O.: Die Glandula nasalis lateralis und das Nasoturbinale beim Menschen. Anat. Anz. Bd. 43. 1913. — GRÜNWALD, L. (1): Die Krankheiten der Mundhöhle, des Rachens und der Nase. 3. Aufl. München 1912. — DERSELBE (2): Die Nasenmuscheln des Menschen, dargestellt auf Grund der Entwicklung und des Vergleichs. Anat. Hefte Bd. 54. 1914. — DERSELBE (3): Der Seitenraum der Nase. Arch. f. Laryngol. u. Rhinol. Bd. 33. 1910. — GUNDOBIN, N. P.: Die Besonderheiten des Kindesalters. Berlin. Deutsch von RUBINSTEIN. 1921. — HAIKE, H.: Die Röntgenuntersuchung der Nebennasenhöhlen des Kindes. Arch. f. Laryngol. u. Rhinol. Bd. 33. 1910. — HERZFELD, P.: Über das JACOBSONsche Organ des Menschen und der Säugetiere. Zool. Jahrb., Abt. f. Anat. Bd. 3. 1888. — HIS, W. (1): Anatomie menschlicher Embryonen. Bd. 1—3. 1880—1885. — DERSELBE (2): Beobachtungen zur Geschichte der Nasen- und Gaumenbildung beim menschlichen Embryo. Abhandl. d. sächs. Ges. d. Wiss., mathem. Kl. Bd. 27. 1902. — HOCHSTETTER, F.: Über die Bildung der primitiven Choanen beim Menschen. Verhandl. d. anat. Ges. 1892. — KALLIUS, E.: Geruchsorgan. BARDELEBENS Handb. d. Anat. Bd. 5, Abt. 1, Teil 2. 1905. — KEIBEL, FR.: Das Riechorgan. Handb. d. Entwicklungsgesch. d. Menschen. Bd. 2. Leipzig 1911. — KILLIAN, G.: Zur Anatomie der Nase menschlicher Embryonen. Arch. f. Laryngol. u. Rhinol. Bd. 2, 3, 4. 1895—96. — KÖLLIKER, A. (1): Über die Entwicklung der Geruchsorgane beim Menschen und Hühnchen. Würzb. med. Zeitschr. Bd. 1. 1860. — DERSELBE (2): Über die JACOBSONschen Organe des Menschen. Festschr. f. RINECKER. 1877. — DERSELBE (3): Zur Entwicklung des Auges und Geruchsorgans menschlicher Embryonen. Verhandl. d. phys.-med. Ges. Würzburg. N.F. Bd. 17. 1883. — LEBOUCQ, H.: Le canal nasopalatin chez l'homme. Arch. de biol. Tome 2. 1881. — LEVI, G.: Beitrag zum Studium der Entwicklung des knorpeligen Primordialcraniums des Menschen. Arch. f. mikrosk. Anat. Bd. 55. 1900. — MALL, FR. T.: On ossification centres in human embryos. Americ. journ.-anat. Vol. 5. 1906. — MERKEL, FR.: Beitrag zur postembryonalen Entwicklung des menschlichen Schädels. Festschr. f. HENLE, Bonn. 1882. — MIHALCOVICZ, V. v.: Anatomie und Entwicklungsgeschichte der Nase und ihrer Nebenhöhlen. Handb. d. Laryngol. Wien 1896. — DERSELBE: Nasenhöhle und JACOBSONsches Organ. Anat. Hefte. Bd. 11. 1898. — MONESI: Die Morphologie der fetalen Tränenwege beim Menschen. Kl. Monatsbl. f. Augenheilk. Jg. 42. 1904. — ÓNODI, A.: Die Nebenhöhlen der Nase beim Kinde. Würzburg 1921. — PETER, K. (1): Die Entwicklung des Geruchsorgans und JACOBSONschen Organs in der Reihe der Wirbeltiere. HERTWIGS Handb. d. Entwicklungslehre. Bd. 2. 1902. — DERSELBE (2): Atlas der Entwicklung der Nase und des Gaumens beim Menschen. Jena: Fischer 1913. (Hierin Literatur bis 1912.) — DERSELBE (3): Die Entwicklung der Nasengaumenstränge und anderer Epithelzüge im vorderen Teil des menschlichen Gaumens. Arch. f. mikroskop. Anat. Bd. 97. 1922. — DERSELBE (4): Die Entwicklung des Säugetiergaumens. Ergebn. d. Anat. 1924. — RETZIUS, G.: Über den Verschluß der Nasenlöcher bei menschl. Embryonen. Verhandl. d. anat. Ges. 1904. — SCHAEFFER, E. P.: The sinus maxillaris and its relations in the embryo, child and adult man. Americ. journ. of anat. Vol. 10. 1910. — DERSELBE: The lateral wall of the cavum nasi in man. Journ. of morphol. Vol. 21. 1911. — STEINER, F.: Über die Entwicklung der Stirnhöhlen. LANGENBECKs Arch. Bd. 13. 1871. — SYMINGTON, J.: The topographical anatomy of the child. Edinburgh 1887. — TORRIGIANI, C. A.: Lo sviluppo delle cavità accessorie delle fosse nasali nell'umo. Arch. ital. di anat. e di embriol. Vol. 12. 1914. — ZUCKERKANDL, E. (1): Die Entwicklung des Siebbeins. Verhandl. d. anat. Ges. 1892. — DERSELBE (2): Über die JACOBSONschen Knorpel und die Ossifikation des Pflugscharbeines. Sitzungsber. d. Akad. Wien, math.-naturw. Kl. Bd. 117, Abt. 3. 1908. — DERSELBE (3): Das JACOBSONsche Organ. Ergebn. f. Anat. u. Entwicklungsgesch. Bd. 13. 1910.

3. Der zentrale Riechapparat beim Menschen.

Von

Hans Brunner-Wien.

Mit 21 Abbildungen.

Im folgenden soll der nervöse Riechapparat des Menschen dargestellt werden, wie er sich auf Grund von eigenen Untersuchungen teils an selbst angefertigten Präparaten, teils an den Präparaten aus der reichhaltigen Sammlung des Wiener neurologischen Institutes, für deren Überlassung ich auch an dieser Stelle

Herrn Prof. Marburg meinen ergebensten Dank aussprechen möchte, dargestellt hat. Dem Zwecke dieses Handbuches entsprechend, sollen nur die Verhältnisse beim *Menschen* berücksichtigt werden, auf den nervösen Riechapparat der Tiere wird nur dann zurückgegriffen werden, wenn es für das Verständnis der diesbezüglichen Verhältnisse beim Menschen notwendig ist. Schließlich wird für die Leser, die sich mit der Hirnanatomie nicht näher beschäftigt haben, eine makroskopische Beschreibung des nervösen Riechapparates beim Menschen vorausgeschickt, damit die Terminologie, welche in der mikroskopischen Beschreibung als bekannt vorausgesetzt wird, besser verständlich ist.

Bevor das Thema dieses Kapitels dargestellt werden soll, ist es erforderlich, das Werk zweier Männer besonders hervorzuheben, die sich um die Erforschung des zentralen Riechapparates unvergängliche Verdienste erworben haben: Broca und Zuckerkandl Was immer auch später noch auf diesem Gebiete gefunden wurde, im wesentlichen muß doch jede Beschreibung des zentralen Riechapparates auf den Arbeiten dieser beiden Forscher fußen.

A. Makroskopische Beschreibung.

Die zentralen Ausläufer der Riechzellen, die sich in den Fila olfactoria gesammelt haben, passieren die in zwei Reihen angeordneten Löcher der Lamina cribrosa und strahlen größtenteils von vorne in die untere Fläche des Bulbus olfactorius ein.

Der *Bulbus olfactorius* (Abb. 1) zeigt eine wechselnde Form, doch hat er meist die Gestalt einer flach gedrückten Bohne. Er zeigt eine gelblichgraue

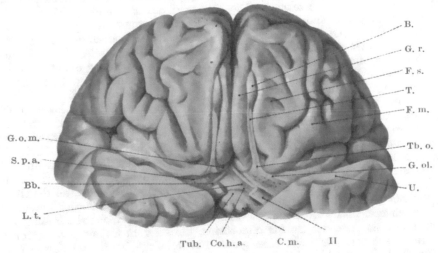

Abb. 1. Basis des Stirnhirnes.

B. Bulbus olfactorius. G. r. Gyrus rectus. F. s. Gyrus frontalis superior. T. Tractus olfactorius. F. m. Gyrus frontalis medius. Tb. o. Tuber. olfactorium. G. ol. laterale Olfactoriuswurzel. U. Uncus (an beiden Seiten gekappt). II Tractus opticus (Chiasma und N. opticus sind abgeschnitten). C. m. Corpora mammillaria. Co. h. a. Commissura hypothalamica anterior. Tub. Tuber cinereum. L. t. Lamina terminalis. Bb. Brocas diagonales Band, S. p. a. Substantia perforata anterior. G. o. m. Gyrus olfactorius medius.

bis braune Farbe und ist an seiner Oberfläche leicht granuliert. Das vordere Ende des Bulbus ist beim Erwachsenen abgerundet, beim Kinde läuft der Bulbus vorne spitz zu. In keinem Falle erreicht jedoch der Bulbus den vorderen Hemisphärenpol. Die beiden Seitenränder sind leicht gewölbt, in der Regel zeigt der mediale Rand einen stärker konvexen Bogen als der laterale (VILLIGER). Die untere Fläche des Bulbus ist flach und liegt der Lamina cribrosa auf. Doch bedeckt er speziell beim Kinde nicht die ganze Längsreihe der Foramina, weshalb ein Teil der Fila olfactoria, wie schon erwähnt, von vorne in den Bulbus einstrahlt. Die obere Fläche ist ebenfalls plan oder konkav und zeigt hie und da einen weißen Grat, der aus Fasern des Tractus olfactorius besteht, die sich eine Strecke in den Bulbus fortsetzen (RETZIUS).

Beim Erwachsenen ist der Bulbus scharf vom Tractus olfactorius abgesetzt, beim Kinde ist diese Grenze nicht so deutlich ausgesprochen. Der Bulbus ist etwa 8—10 mm lang.

Der *Tractus olfactorius* (Abb. 1) liegt im Sulcus olfactorius des Stirnhirnes und zeigt im Querschnitte die Form eines Dreieckes mit abgerundeten Ecken. Die obere Ecke dringt in den Sulcus olfactorius ein. Die Flächen des Tractus sind leicht konkav, und zwar liegt die mediale Fläche dem Gyrus rectus, die laterale Fläche dem Gyrus frontalis superior an, an der basalen Fläche verlaufen Kapillargefäße.

So wie der Bulbus olfactorius zeigt auch der Tractus olfactorius individuell variable Formen. Sehr häufig konnte ich beobachten, daß der rechte Tractus olfactorius in seinem hinteren Anteile auffallend schmal wird, was an dem linken Tractus sich nicht so deutlich erkennen läßt. Auch die Abb. 1 zeigt dieses Verhalten [1]).

Nach hinten zu geht der Tractus olfactorius in das *Tuber olfactorium* (Abb. 1) über, das als eine pyramidenförmige Erhabenheit am hinteren Ende des Sulcus olfactorius erscheint. Die Spitze dieser Pyramide geht einerseits in den Stirnlappen, andererseits in den dorsalen grauen Belag des Tractus olfactorius über und ist identisch mit der oberen Riechwurzel von HENLE (Racine olfactive supérieure von BROCA). Die Basis der Pyramide wird auch als *Trigonum olfactorium* bezeichnet. RETZIUS faßt das Tuber olfactorium als eine konstante Tiefenwindung auf, die der Pars orbitalis der unteren Stirnwindung angehört und bezeichnet sie als Gyrus tuberis olfactorii. Zu beiden Seiten wird das Tuber olfactorium von den beiden Schenkeln der Riechfurche begrenzt, von denen der mediale in seiner Ausbildung nicht wesentlich variiert, während der laterale Schenkel sich stark verlängert, die untere Stirnwindung ihrer ganzen Breite nach durchschneiden und mit der SYLVIschen Grube in Kommunikation treten kann [WEISBACH, EBERSTALLER, ZUCKERKANDL (1)]. Vom Tuber olfactorium gehen der äußere, der innere und der mittlere Riechstreifen aus, von denen die beiden ersteren im Embryonalleben zwei deutliche Windungen (Gyri olfactorii) darstellen und sich später erst zurückbilden.

Der kürzere, *innere Riechstreifen* wird vorne allerdings nicht regelmäßig von einem medialen Aste des Sulcus olfactorius, hinten vom Sulcus parolfactorius posterior begrenzt. Er zeigt eine graue Farbe, biegt in die mediale Hemisphärenfläche um und strahlt in das Stirnende des Gyrus fornicatus (BROCAS Feld, carrefour de l'hémisphère) ein, das hinten von der Fortsetzung des Sulcus parolfactorius posterior, vorne vom Sulcus parolfactorius anterior begrenzt wird, sich nach vorne in den Gyrus frontalis superior, nach oben in den Lobus corporis callosi (Gyr. fornicatus) fortsetzt (Abb. 2).

Der *äußere Riechstreifen* (Abb. 1) erscheint beim Menschen als ein weißer Strang, der vom Tuber olfactorium nach außen und hinten zieht und von der Substantia perforata anterior durch eine Furche, Sulcus arcuatus rhinencephali (RETZIUS), abgegrenzt wird. Diese laterale Wurzel kann auch in Form von

---

[1]) Es muß hier daran erinnert werden, daß TOULOUSE und VASCHIDE, HENNING u. a. nachweisen konnten, daß in der Regel links schärfer gerochen wird als rechts.

2—3 Bündeln aufgesplittert sein. Dieser Streifen zieht gegen das vordere Ende des Gyrus hippocampi.

Beim Embryo zieht der laterale Streifen als breite Windung gegen die Fossa Sylvii, bildet dort einen spitzen Winkel und verläuft dann nach hinten und medial zum vorderen Ende des Gyrus hippocampi, wobei er sich in einen medialen und einen lateralen Ast teilt. Den medialen Ast bezeichnet RETZIUS als Gyrus semilunaris, den lateralen als Gyrus ambiens, die voneinander durch den Sulcus semilunaris getrennt sind (Abb. 2). Die beiden Riechstreifen können in ihrem Verlaufe mannigfache Varianten zeigen, die von BECCARI genauer studiert wurden.

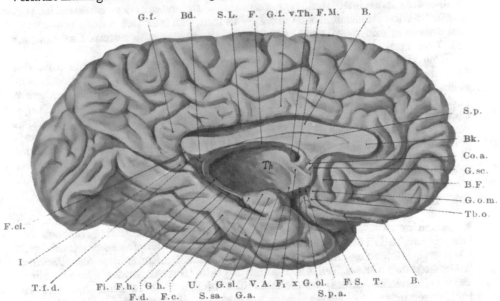

Abb. 2. Mediale Hemisphärenwand.

Bd. Balkendreieck. S. L. Striae Lancisii. F. Fornix. G. f. Gyrus fornicatus. v. Th. vorderes Ende des Thalamus opticus. F. M. Foramen Monroe. B. Balken. S. p. Septum pellucidum. Bk. Balkenknie. Co. a. Commissura anterior. G. sc. Gyrus subcallosus. B. F. BROCAS Feld. G. o. m. Gyrus olfactorius medialis. Tb. o. Tuber olfactorium. B. Bulbus olfactorius. T. Tractus olfactorius. F. S. Fissura Sylvii. S. p. a. Substantia perforata anterior. G. ol. laterale Olfactoriuswurzel. x BROCAS diagonales Band angeschnitten. F₁ Fornix (angeschnitten). V. A. VICQU D'AZYRsches Bündel. Th. Thalamus opticus (zum größten Teil entfernt). U. Uncus. F. c. Fissura collateralis. G. h. Gyrus hippocampi. F. d. Fascia dentata. F. h. Fissura hippocampi. Fi. Fimbria. T. f. d. Tuberculum fasciae dentatae. I. Isthmus. F. ci. Fasciola cinerea. G. a. Gyrus ambiens. G. sl. Gyrus semilunaris. S. sa. Sulcus semiannularis.

Die bisher geschilderten Teile wurden von HIS als Lobus olfactorius anterior zusammengefaßt, während dieser Forscher den mittleren Streifen und den Gyrus subcallosus als Lobus olfactorius posterior bezeichnet.

Der *mittlere Riechstreifen* (Espace quadrilatère von BROCA, Lamina cribrosa REIL, Substantia perforata ant.) ist ein unregelmäßiges Feld, das hinter dem Tuber olfactorium liegt und von diesem durch den Sulcus parolfactorius posterior getrennt wird (Abb. 1). Die laterale Grenze bildet der Sulcus arcuatus rhinencephali (RETZIUS), die hintere das BROCAsche Band, medial geht sie in das Septum pellucidum bzw. in den Gyrus subcallosus über.

Die Substantia perforata anterior zeigt beim Menschen eine gelbgraue Farbe, sie kann manchmal gegen die Umgebung ein wenig eingesunken erscheinen.

Nur in der nächsten Umgebung des Tuber olfactivum beobachtet man bisweilen eine leichte Erhabenheit, welche von BECCARI als Eminentia parolfactoria, von DÉJERINE als Colliculus nuclei caudati bezeichnet wird. Besonders in ihrem vorderen Anteile wird die Substantia perforata anterior von zahlreichen Gefäßen durchbohrt (eigentliche Substantia perforata anterior, Gyrus perforatus rhinencephali nach RETZIUS). FOVILLE hat darauf aufmerksam gemacht, daß die Löcher in der Regel dem vorderen Rande der Substantia perforata parallel angeordnet sind, wobei die lateral gelegenen Löcher einen größeren Durchmesser besitzen sollen als die medialen.

BECCARI berechnet den transversalen Durchmesser der Substantia perforata anterior durchschnittlich mit 17—18 mm, den lateralen antero-posterioren Durchmesser mit 8—9 mm, den medialen antero-posterioren Durchmesser mit 7—8 mm.

Eine richtige Auffassung von der Struktur der Subst. perforata ant. des Menschen ist nur dann möglich, wenn man die vergleichende Anatomie heranzieht. Von diesem Standpunkte aus ergibt sich, daß nicht wirklich das ganze oben abgegrenzte Areale der Subst. perforata ant. der makrosmatischen Säugetiere entspricht, daß vielmehr dieser nur der hintere Teil des abgegrenzten Areales homolog ist, während der vordere Abschnitt einen Hirnteil in sich aufgenommen hat, der beim makrosmatischen Tiere mächtig entwickelt, kaudal vom Tuber olfactorium liegt und als *Lobus parolfactorius* oder *Tuberculum olfactorium* bezeichnet wird. Die Stelle dieses Lobus parolfactorius ist beim Menschen hier und da durch ein Höckerchen im vorderen Teil der Sub. perf. ant. gekennzeichnet (RETZIUS, EDINGER).

Diese Tatsachen ergeben die Notwendigkeit, die Sub. perforata ant. des Menschen in zwei Teile zu teilen, wie dies auch schon vielfach geschehen ist. Der vordere Teil dieser Substanz wurde als „Rinde am Kopfe des Streifenhügel" (GANSER), Colliculus nuclei caudati (DÉJERINE), Eminentia parolfactoria (BECCARI), der hintere Teil als Planum septale (BECCARI) oder Planum olfactorium (KRYSPIN-EXNER) bezeichnet. Die beiden Teile werden hie und da auch durch einen „Sulcus diagonalis" geschieden. Wir wollen für den vorderen Teil des abgegrenzten Areales die DÉJERINEsche Bezeichnung „Colliculus nuclei caudati" wählen, die von BECCARI verwendete Bezeichnung jedoch ablehnen, da wir hervorheben müssen, daß durchaus nicht der ganze vordere Teil des beim Menschen gewöhnlich als Sub. perforata ant. bezeichneten Gebietes dem Lobus parolfactorius entspricht. Der hintere Teil soll als Substantia perforata ant. bezeichnet werden.

Sehr variabel in seiner Ausbildung ist endlich BROCAS *diagonales Band*, die Fortsetzung des Gyrus subcallosus (ZUCKERKANDL (2)) auf die basale Hirnfläche (Abb. 1). Dieses Band bildet, wie schon erwähnt in typischen Fällen die hintere Grenze der Substantia perforata anterior und zieht zum vorderen Ende des Gyrus hippocampi. Es unterscheidet sich deutlich durch seine weiße Farbe von der umgebenden Region. Das BROCAsche Band kann jedoch auch in Mehrzahl vorhanden sein und kann die Substantia perforata anterior quer durchziehen. In vielen Fällen ist es an der Oberfläche überhaupt nicht zu sehen.

Die zentralen Rindenteile des Riechnerven wurden zuerst von BROCA beschrieben, der dieses Zentrum in den „grand lobe limbique" verlegt (Gyrus fornicatus, Gyrus cinguli), welcher im Bogen die Mantelspalte umgibt und nach ZUCKERKANDL (1) in einen Lobus corporis callosi, einen Lobus hippocampi und einen Lobus olfactorius zerfällt.

Der Lobus corporis callosi liegt über dem Balken und ist von diesem durch den Sulcus corporis callosi getrennt. Gegen den übrigen Hirnmantel wird dieser Gyrus durch den Sulcus cinguli geschieden. Der Lobus corporis callosi zeigt eine große Zahl von Varianten in seiner Ausbildung, die von EBERSTALLER, RETZIUS, ZUCKERKANDL, VILLIGER u. a. genauer beschrieben wurden.

In der Nähe des Splenium corporis callosi verjüngt sich der Gyrus fornicatus zum *Isthmus*, welchen man häufig erst dann zu Gesichte bekommt, wenn man die beiden Lippen der Fiss. parieto-occipitalis und Fiss. calcarina auseinander drängt. Der Isthmus zeigt gewöhnlich eine tiefe Verbindung mit dem Cuneus, le pli cunéo-limbique (DÉJERINE), häufig auch eine oberflächliche Verbindung mit dem Praecuneus.

Nach vorne zu geht der Isthmus in den *Lobus hippocampi* (Abb. 2) über, der die Mantelspalte ventral begrenzt. Nach außen zu wird der Gyrus hippocampi von der Fissura collateralis mehr vorne von der Fissura rhinica begrenzt, von denen die letztere an ihrem vorderen Ende die Incisura temporalis (SCHWALBE) trägt. Nach innen zu gegen die Mantelspalte liegt die Fissura hippocampi, welche die direkte Fortsetzung des Sulcus corporis callosi darstellt. Wie der Lobus corporis callosi, so zeigt auch der Lobus hippocampi zahlreiche Varietäten, auf die hier nicht näher eingegangen werden kann.

In der Gegend der Substantia perforata anterior krümmt sich der Lobus hippocampi nach hinten und bildet so einen Haken, *Uncus* (Abb. 2), während er bei den makrosmatischen Tieren sich direkt in den Gyrus olfactorius lateralis fortsetzt. Die Oberfläche des Gyrus hippocampi zeigt speziell im hinteren Anteile eine weiße Farbe (Substantia reticularis, ARNOLD) und ist mit kleinen Knötchen besetzt (Verrucae gyri hippocampi RETZIUS).

Das vordere Ende des Lobus corporis callosi ist allerdings in seinem Verhalten ziemlich variant. In den meisten Fällen biegt jedoch der Gyrus fornicatus um das Rostrum des Balkens und geht in den Gyrus olfactorius medialis über, wodurch dann der Ring des „grand lobe limbique" von BROCA geschlossen ist. Nach innen zu vom „grand lobe limbique" liegen die Derivate der beiden Randbögen, die ebenfalls dem zentralen Rindengebiete des Riechnerven angehören. Es handelt sich hier um zwei Hirnwindungen, die annähernd parallel dem „grand lobe limbique" verlaufen, aber nur beim Embryo deutlich nachzuweisen sind, während man beim Erwachsenen nur Derivate dieser Bögen vorfindet. Bezüglich des Verhaltens dieser Randbögen bei den makrosmatischen Tieren muß auf die Arbeiten von ZUCKERKANDL (4), RETZIUS, SMITH u. a. verwiesen werden.

Man hat zu unterscheiden zwischen einem äußeren Randbogen, welcher an der Innenseite des Gyrus hippocampi beginnt und auf dem Rücken des Balkens in der Tiefe der Fissura corporis callosi liegt, und den Derivaten des inneren Randbogens, welcher ebenfalls an der Innenseite des Gyrus hippocampi beginnt und an der ventralen Fläche des Balkens verläuft.

Zum äußeren Randbogen gehören zunächst das *Ammonshorn* und die *Fascia dentata* TARINI, welche in der Tiefe der Fissura hippocampi liegen. Das Ammonshorn (Abb. 3 und 4) kommt dadurch zustande, daß die tief einschneidende Fissura hippocampi die mediale Hemisphärenwand nach innen gegen den Ventrikel zu vorwölbt. Dadurch nun, daß sich die mediale Hemisphärenwand mit ventrikelwärts gerichteter Konvexität wieder medialwärts herausrollt, kommt es zu der komplizierten Bildung des Ammonshornes. Der Teil des Gyrus hippocampi, von welchem die Bildung des Ammonshornes ausgeht, wird als *Subiculum* bezeichnet.

In der Konkavität des gegen das Unterhorn vorgewölbten Ammonshornes liegt als grauer, vielfach gekerbter Strang die Fascia dentata (Abb. 2), welche eine rudimentär entwickelte Hirnrinde darstellt. Die Oberfläche des Ammonshornes, die gegen den Ventrikel gerichtet ist, besteht aus weißer Substanz und wird als *Alveus* bezeichnet, der sich medialwärts in die *Fimbria* fortsetzt (Abb. 2 und 4).

Sehr kompliziert gestalten sich das vordere und das hintere Ende des Ammonshornes und der Fascia dentata. Verfolgt man zunächst die Fascia dentata nach vorne, so trennt sie sich von der Fimbria, verläuft dann als glattes Band (GIACOMINIsches Band, Abb. 3) über die untere Fläche des Uncus von außen nach innen und setzt sich dann von innen nach außen verlaufend auf die obere Uncusfläche fort. RETZIUS bezeichnet das ganze transversal verlaufende Stück der Fascia dentata als Limbus GIACOMINI und unterteilt diesen in eine Pars occulta, welche in der Tiefe der Fissura hippocampi liegt und in eine Pars aperta an der oberen Fläche des Uncus. In Abb. 3 [1] habe ich das GIACOMINISche Band an einem nach WEIGERT gefärbten Frontalschnitte durch das Gehirn dargestellt. Der Schnitt geht durch das vordere Ende der Ammonshornbildung,

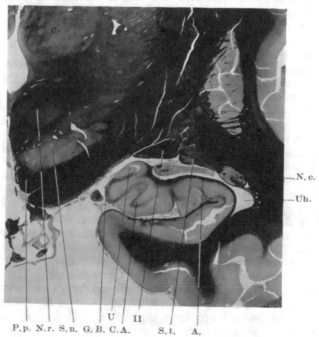

Abb. 3. Frontalschnitt durch das Gehirn. Färbung nach WEIGERT. Mikrophotogramm. N. r. Nucleus ruber. P. p. Pes pedunculi. S. n. Sub. nigra Soemmeringi. G. B. Band von GIACOMINI. U. Uncus. C. A. Cornu Ammonis. II Tractus opticus. S. t. Stria terminalis. A. Alveus. N. c. Nucleus caudatus. Uh. Unterhorn.

knapp vor dem Erscheinen des Mandelkernes, von dem übrigens die occipitale Spitze schon zu sehen ist, der aber in seiner vollen Entwicklung erst an noch weiter vorn gelegenen Schnitten durch die Spitze des Uncus getroffen werden kann.

Das Ammonshorn zieht nach vorne und unten, wird dabei immer breiter und zeigt leistenartige Erhebungen (Digitationes), welche den makrosmatischen Tieren fehlen. Es geht in das vordere Ende des Uncus über, doch ist seine genaue Endigungsweise noch strittig.

Ich habe die Endigungsweise des Ammonshornes am Uncus an Frontalserien durch das Gehirn studiert, doch konnte auch ich zu keinem sicheren Resultate

[1] Für die Anfertigung der Mikrophotogramme bin ich Herrn Doz. Dr. E. POLLAK zu bestem Danke verpflichtet.

gelangen. Man sieht nur folgendes: Wenn die graue Substanz des Ammonshornes mit dem Auftreten des Mandelkernes verschwindet, so findet man ein
Bündel schräg getroffener, sehr dicker Fasern, welche vorwiegend von lateral
nach medial verlaufen. Dieses Bündel liegt an der medialen Spitze des Unter-
hornes, zwischen der medialen Begrenzungsfläche des Mandelkernes und dem
Fasermark des Gyrus hippocampi. Es wird umgeben von unregelmäßig verlaufenden Fäserchen feineren Kalibers, welche mit Sicherheit der Faserung
des Mandelkernes angehören. Es läßt sich nun an WEIGERT-Präparaten nicht
entscheiden, ob diese feinen Fasern auch mit der grauen Substanz des Ammonshornes in Verbindung stehen, man sieht vielmehr nur an den mir zur Verfügung
stehenden Serien, daß das oben beschriebene, sicher aus dem Ammonshorne
stammende Bündel dicker Fasern plötzlich verschwindet und daß an seine
Stelle ein etwa dreieckiges Areale von unregelmäßig verlaufenden, feinen Fasern
tritt, die mit Sicherheit in das Innere des Mandelkernes zu verfolgen sind. Ob
nun mit diesen Fasern auch die aus dem Ammonshorne stammenden Elemente in
den Mandelkern ziehen oder ob die letzteren in benachbarte Hirngebiete (Hippocampusrinde) verlaufen, kann ich nicht entscheiden.

Die Untersuchung von Horizontalschnitten durch das Ammonshorn ergab
insoferne ein besseres Resultat, als man an solchen Schnitten Fasern finden kann,
welche vom Ammonshorne ausgehen und gegen die Rinde des Uncus nach vorne
verlaufen.

Bezüglich des hinteren Endes der in Rede stehenden Gebilde sei erwähnt,
daß sich die Fascia dentata unterhalb des Balkenwulstes von der Fimbria
trennt, mit welch letzterer sie das *Balkendreieck* (Abb. 2) abgrenzt und daß
die Fascia dentata an dieser Stelle eine leichte Verdickung aufweist, die ZUCKER-
KANDL (1) als *Tuberculum fasciae dentatae* bezeichnet hat. ZUCKERKANDL und
RETZIUS unterscheiden an dieser Stelle in der Fascia dentata zwei Teile, von
denen der medial gelegene Teil die Fortsetzung der eigentlichen Fascia dentata
darstellt, während RETZIUS den lateral gelegenen Teil als Gyrus fasciolaris
bezeichnet, der von der eigentlichen Fascia dentata hie und da durch eine
seichte Furche (Sulcus dentato-fasciolaris) getrennt ist. Nach vorne zu setzt
sich der Gyrus fasciolaris als eine schmale Windung fort, welche die Furche
zwischen Fascia dentata und Fimbria (Sulcus fimbrio-dentatus) ausfüllt. In
dem Gyrus fasciolaris, den ZUCKERKANDL (1) als Cauda cornu Ammonis
bezeichnet hat, sieht dieser Autor das hintere Ende des Ammonshornes.

Die morphologischen Verhältnisse unterhalb des Balkenwulstes werden
dadurch noch komplizierter, daß sich in dem Raume zwischen Balkenwulst,
Gyrus hippocampi und Fascia dentata eine Hirnwindung oder Rudimente
einer solchen einschieben. Diese Hirnwindung wird als *Balkenwindung* bezeichnet
und stellt nach ZUCKERKANDL (3) eine Ausstülpung des Lobus limbicus und
nicht der Fascia dentata dar, bevor sich dieser zum Ammonshorne einrollt.

Sowohl die Fascia dentata als auch die Balkenwindung ziehen als flacher,
glatter, grauer Strang (Fasciola cinerea) um den Balkenwulst auf den Balkenrücken und bilden hier einen grauen Belag, den man als *Induseum griseum*
bezeichnet. Dieser Belag stellt eine rudimentäre Hirnrinde dar und zeigt zu
beiden Seiten der Mittellinie je zwei Erhebungen, die man als *Striae Lancisii*
(Stria longitudinalis medialis et lateralis, Abb. 4) bezeichnet. Die lateral
gelegene Stria wird vom Gyrus fornicatus bedeckt, weshalb man sie auch als
Taenia tecta bezeichnet. Die beiden LANCISIschen Streifen variieren in ihrer
Ausbildung sehr bedeutend, sie verlaufen nach vorne, doch ist ihr vorderes
Ende beim Menschen nicht vollkommen klar. Während DÉJERINE die LANCISI-
schen Streifen nach vorne um das Knie des Balkens herum in den Gyrus sub-
callosus, der zwischen dem Stirnende des Gyr. fornicatus und dem Septum

pellucidum liegt, verfolgen konnte, von wo sie dann in dem diagonalen Bande
von BROCA zur Spitze des Gyrus hippocampi ziehen, konnte ZUCKERKANDL (4)
die Taenia tecta nur bis zum Balkenknie verfolgen, während die Stria medialis
neben dem Gyrus subcallosus in die mediale Hemisphärenwand einstrahlen soll.
Nach BLUMENAU (zit. nach KÖLLIKER) geht ein Teil der Stria medialis in den
Gyrus frontalis I über, ein anderer Teil jedoch mit den Fasern des Rostrum
direkt in den medialen Riechstreifen über. Es muß jedoch ausdrücklich betont
werden, daß die geschilderten Verhältnisse nur für das menschliche Gehirn
gelten, während beim makrosmatischen Tiere der morphologische Zusammenhang zwischen Riech-
nerven und Derivaten des
äußeren Randbogens viel
klarer zutage tritt.

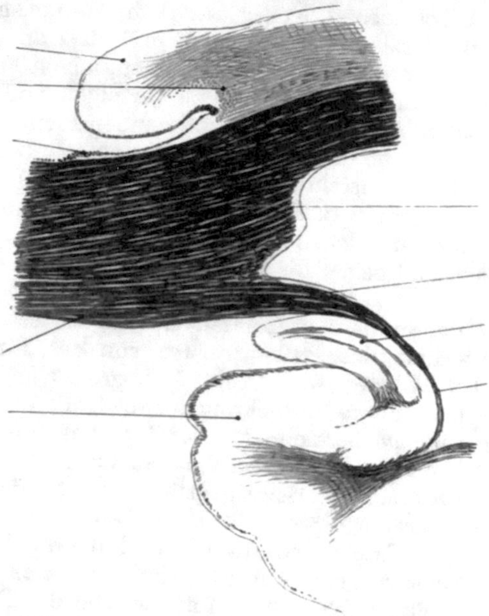

Die Derivate der inne-
ren Randwindung werden
durch den *Fornix* dar-
gestellt, welcher sich im
Ammonshorne aus der
Fimbria und dem Alveus
konstituiert (Abb. 4) und
in einem nach hinten kon-
vexen Bogen nach oben
und medial zieht, um unter
dem Körper des Balkens
mit dem Fornix der ande-
ren Seite zusammen zu
stoßen. Zwischen den
auseinander weichenden
Schenkeln des Fornix sind
Fasern ausgespannt, die
eine Kommissur zwischen
den Ammonshörnern der
beiden Seiten darstellen
und die beim Tiere viel
mächtiger entwickelt sind
als beim Menschen. Man
bezeichnet diese Fasern als

Abb. 4. Frontalschnitt durch das Gehirn.
G. f. Gyrus forniatus. Cg. Cingulum. B. Balken. Fi. Fimbria.
C. A. Cornu Ammonis. A. Alveus. G. h. Gyrus
hippocampi. Ps. Psalterium. S. L. Stria Laucisii.

Psalterium (Lyra Davidis). Speziell im hinteren Anteile erhält der Fornix Zuwachs
an Fasern, welche aus dem Induseum griseum, sowie aus dem Cingulum kommen
und den Balken durchbohren (Fibrae perforantes posteriores). Der Fornix
liegt dann in seinem Verlaufe nach vorne dem Thalamus opticus auf und zieht
an dessen vorderem Ende hinter der vorderen Kommissur nach abwärts (Colum-
nae fornicis), um zum größten Teile in den Corpora mammilaria zu enden.
Ein Teil des Fornix verläuft jedoch vor der vorderen Kommissur ventralwärts
(Processus olfactorius fornicis nach ZUCKERKANDL) und bildet zwei Bündel,
von denen das eine durch den Gyrus subcallosus in die mediale Riechwurzel
zieht (Fasciculus olfactorius proprius), während das andere im Gyrus subcallosus basalwärts in BROCAS diagonales Band übergeht (Fasciculus hippocampi ZUCKERKANDL).

Während das eben besprochene Derivat des inneren Randbogens den Rinden-
charakter vollständig eingebüßt hat, zeigen die übrigen Derivate dieses Randbogens, das Septum pellucidum und der Gyrus subcallosus noch immer eine
freilich rudimentäre Rindenstruktur. Das *Septum pellucidum* ist zwischen

Balken und dem Fornix gelegen. Zwischen den beiden Septa pellucida liegt beim Menschen ein ganz schmaler Spaltraum, der als Ventriculus septi pellucidi bezeichnet wird. Als *Gyrus subcallosus* bezeichnet ZUCKERKANDL (1) eine Stelle der medialen Hemisphärenwand, welche zwischen vorderer Commissur und dem Stirnende des Gyrus fornicatus gelegen ist, sich bald deutlich, bald weniger deutlich von der Umgebung abgrenzt und bald eine weiße, bald mehr grauweiße Farbe besitzt. Der Windungscharakter dieser Stelle tritt nicht immer deutlich hervor. Wie schon erwähnt, geht der Gyrus subcallosus an der Basis des Gehirnes in das diagonale Band von BROCA über.

Die Kenntnisse über die zentralen Rindenanteile des Riechnerven, wie sie im obigen kurz dargetan wurden, gründen sich vor allem auf vergleichend-anatomische Untersuchungen, die gezeigt haben, daß diese Teile beim makrosmatischen Tiere mächtig, bei mikrosmatischen Gattungen, zu denen auch der Mensch gehört, minder entwickelt sind, während sie beim anosmatischen Delphine so wie bei menschlichen Mißgeburten (Arhinencephalie) wenigstens zum größten Teile fehlen. Dadurch aber, daß diese Rindenanteile auch Verbindungen mit anderen Hirngebieten eingehen, stellen sie keine reinen Riechzentren dar, wozu noch kommt, daß die faseranatomischen Untersuchungen, insbesondere des menschlichen Gehirnes einen Zusammenhang aller dieser Rindenteile mit dem Riechnerven noch nicht mit Sicherheit ergeben haben. Die Ergebnisse der faseranatomischen Untersuchungen sowie die Beziehungen der vorderen Kommissur zum Riechnerven werden im folgenden mikroskopischen Teile genauer beschrieben werden.

B. Mikroskopische Beschreibung.

Wir rechnen zum Rhinencephalon den Bulbus olfactorius, den Tractus olfactorius, das Tuber olfactorium, die Substantia perforata anterior, das Septum pellucidum und die Riechrinde. Von allen diesen Teilen sollen im folgenden die Riechrinde und das Septum pellucidum nicht beschrieben werden, die erstere deshalb nicht, weil über diesen Gegenstand bereits die klassischen Untersuchungen von CAJAL, CAMPBELL u. a. vorliegen, auf die hiermit verwiesen wird, das Septum pellucidum deshalb nicht, weil seine zelligen Elemente vorwiegend dem Streifenhügel angehören (CAJAL), der jedoch keine sicheren Beziehungen zum Riechnerven besitzt. Der Riechanteil des Septum läßt sich beim Menschen heute noch nicht mit Sicherheit angrenzen, ist aber jedenfalls stets nur sehr gering entwickelt.

Bulbus olfactorius.

Der Bulbus olfactorius war vielfach Gegenstand genauer Untersuchungen, wobei allerdings immer nur der Bulbus der makrosmatischen Tiere berücksichtigt wurde. Dem menschlichen Riechkolben wurde insbesondere von Embryologen mehr Interesse entgegengebracht. Da es für das bessere Verständnis der Histologie des menschlichen Riechkolbens nötig ist, die Entwicklung dieses Gebildes zu kennen, so sei es mir gestattet, in aller Kürze die wichtigsten Angaben zusammenzustellen, wobei ich mich auf die jüngst erschienenen, unübertrefflichen Untersuchungen von HOCHSTETTER stützen kann.

Bei Embryonen von 12,84—13,80 mm größter Länge findet sich an der Basalfläche der Hemisphären eine leichte Vorwölbung, die Riechhirnausladung, die mit ihrer Spitze chiasmawärts, also nach hinten gerichtet ist. Diese Ausladung steht mit einem echten, einheitlichen Riechnerven in Verbindung und es muß also hervorgehoben werden, daß es in frühen Entwicklungsstadien des Menschen einen einheitlichen, echten Riechnerven gibt. Die Frage nun, wieso

10

es kommt, daß der menschliche Embryo in gewissen Stadien seiner Entwicklung einen einheitlichen Riechnerven besitzt, während später davon nichts
mehr zu sehen ist, vielmehr zahlreiche Nervenfasern die Verbindung zwischen
Riechhirn und Riechepithel herstellen, beantwortet Hochstetter mit Beziehung auf die verschiedene Lagerung von Riechhirn einerseits und Nasenhöhlenregion andererseits. „Ein einheitlicher Riechnerv, der sich über der Riechregion
der Nasenhöhle aus zahlreichen Zweigen, die der Riechschleimhaut und der
Schleimhaut des Jakobsohnschen Organes entstammen, bildet und zur Riechhirnausladung der Hemisphäre hinzieht, besteht solange, als die Riechhirnausladung noch nicht über die Regio olfactoria der Nasenhöhle zu liegen kommt.
Erst wenn sich die Nasenhöhlenregion des Kopfes an der unteren Fläche der
Hemisphäre allmählich soweit nach vorne verschoben hat, daß dieser Fall
eintritt, hört der Riechnerv als einheitlicher Nerv zu bestehen auf." In der
Tat sieht man bei Embryonen von etwa 27 mm Steiß-Scheitellänge, bei denen
sich die Nasenhöhle gegenüber dem Gehirne schon frontalwärts verschoben hat,
daß die Riechhirnausladung, die sich früher basal- und kaudalwärts erstreckt
hatte, sich nun in rein basaler Richtung ausdehnt, um sich endlich mit der
weiteren Verschiebung der Nasenhöhle basalwärts und nach vorne auszudehnen,
wobei Hand in Hand mit dieser Richtungsänderung der Riechhirnausladung
die Auflösung des Riechnerven in einzelne Faserbündel geht. Wir sehen jetzt
also im Prinzipe schon dieselben Verhältnisse vor uns wie im ausgebildeten
Zustande, nur ist die Absetzung des Bulbus vom Tractus olfactorius selbst
beim neugeborenen Kinde durchaus nicht eine so scharfe wie beim Erwachsenen.

Es muß noch bemerkt werden, daß die Riechhirnausladung, deren Lumen
zunächst in breiter Kommunikation mit der ursprünglichen Ventrikelhöhle
steht, auch in den spätesten Stadien des Embryonallebens, wenn sie also schon
die Gestalt des Bulbus olfactorius angenommen hat, in ihrer Gänze von einem
Ausläufer des Seitenventrikels, dem Riechventrikel, durchzogen wird.

So gut nun die Entwicklung des menschlichen Riechkolbens bekannt ist,
so liegen doch nur sehr vereinzelte Angaben über die Histologie des menschlichen Riechkolbens bei Broca, v. Gehuchten, Kölliker und Obersteiner
vor. Ich selbst habe den menschlichen Bulbus olfactorius an Horizontal- und
Sagittalschnitten untersucht, die nach Weigert, Nissl, Mallory-Pollak, Biel-
schowsky und Spielmeyer gefärbt waren und habe darüber in der Zeitschr.
f. Hals-Nasen-Ohrenheilk. berichtet. Im folgenden gebe ich eine zusammenfassende Darstellung der histologischen Verhältnisse und verweise bezüglich
der Details auf die erwähnte Arbeit.

Man unterscheidet bekanntlich am tierischen Riechkolben folgende Schichten:
1. Das Stratum nervosum, bestehend aus den zentralen Fortsätzen der Riechzellen, 2. das Stratum glomerulosum, 3. das Stratum moleculare, 4. das Stratum
cellularum mitralium, 5. das Stratum granulosum und 6. den Markkern. Alle
diese Schichten umziehen am Sagittalschnitte den Bulbus olfactorius in seiner
ganzen Ausdehnung und lassen sich gut voneinander sondern. Im menschlichen
Riechkolben ist beides nicht der Fall. Vor allem lassen sich die einzelnen
Schichten nicht scharf voneinander sondern, zweitens umziehen sie nicht den
ganzen Bulbus (Abb. 5). Das gilt schon von der Schichte der Fila olfactoria,
die nur an der ventralen Fläche und an der Spitze des Riechkolbens einstrahlen,
während an der dorsalen Fläche nur sehr wenige Fasern zu sehen sind. Zwischen
den Riechfasern liegen zahlreiche Gliazellen sowie ein sehr dichtes Gliafilzwerk.
Die Riechfasern strahlen in die Glomeruli ein, doch ist es bis jetzt nicht gelungen,
beim Menschen diese Einstrahlung zu demonstrieren.

Die Glomeruli olfactorii sind runde Körperchen, die nach Kölliker beim
Menschen 64—81—100 μ messen. Sie sind insbesondere an der ventralen Fläche des

Riechkolbens in Haufen angeordnet, finden sich auch an der Spitze des Bulbus, um an seiner ventralen Fläche spärlicher zu werden. Die Glomeruli stellen den Ort dar, an dem die Fila olfactoria mit den Dendriten der Mitralzellen ("Riechpinseln") in Beziehung treten, wo somit das zweite Neuron beginnt. Die Frage, ob die Fila hier mit den "Riechpinseln" ein ununterbrochenes Netzwerk bilden (GOLGI) oder ob die beiden Neurone nur durch Kontakt miteinander zusammenhängen (CAJAL), läßt sich für den Menschen noch nicht beantworten, da, wie erwähnt, eine genaue Untersuchung der menschlichen Glomeruli noch aussteht.

Zwischen den Glomeruli findet sich erstlich ein dichtes Gliafilzwerk mit den begleitenden Gliazellen. Weiter findet man aber hier auch markhältige Nervenfasern, die jedenfalls mit den Fila nichts zu tun haben, da letztere marklos sind. Diese interglomerulären Markfasern können sich an der Innenseite der Glomerulusschichte zu einer dichteren Markfaserzone vereinigen, welche man als "infraglomeruläre Markfaserschichte" be-

zeichnen könnte. Schließlich findet man zwischen den Glomeruli kleine Nervenzellen mit einem relativ großen Kerne, einem zentral gelegenen Kernkörperchen und einer stark ausgebildeten Kernmembran. Das Protoplasma dieser Zellen ist nur sehr gering entwickelt und gewöhnlich mit Tigroid ausgefüllt. Es handelt sich hier um die oberflächlichen Pinselzellen (KÖLLIKER) oder Celulas empenachadas perifericas (CAJAL), die nach CAJAL die einzelnen Glomeruli mit einander assoziieren sollen.

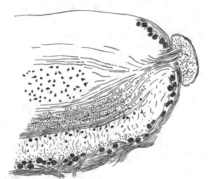

Abb. 5. Schematische Darstellung des Aufbaues des menschlichen Bulbus olfactorius aus Sagittalschnitten zusammengestellt.

Das Stratum moleculare läßt sich beim Menschen nur an einzelnen Stellen von der Schichte der Mitralzellen isolieren, weshalb beide Schichten zusammen besprochen werden sollen. Demnach findet man im Stratum moleculare des menschlichen Riechkolbens 1. Mitralzellen, 2. kleine protoplasmaarme Zellen und 3. Gliazellen.

Die Mitralzellen sind große polygonale Zellen mit 2—3 oft verzweigten Fortsätzen und einem zentral gelegenen, bläschenförmigen Kerne. Das Protoplasma ist ausgefüllt mit einem massigen Tigroid. In der Nähe des Kernes findet man in der Regel ein grünliches, glänzendes Pigment. Nach den Untersuchungen von VAN GEHUCHTEN am kindlichen Riechkolben senden die Mitralzellen ihre absteigenden Dendriten mit den "Riechpinseln" oft zu 2 Glomeruli, hingegen kann es aber auch vorkommen, daß ein Glomerulus mit 2—4 Mitralzellen zusammenhängt.

Schon OBERSTEINER erwähnt, daß man im menschlichen Riechkolben regressive Prozesse finden kann. Ich habe diese an den Mitralzellen sich abspielenden regressiven Prozesse genauer beschrieben und verweise diesbezüglich auf meine Arbeit.

Die protoplasmaarmen Zellen zeigen meist einen spindelförmigen, seltener einen polygonalen Zellkörper und einen auffallend großen Kern. Auch diese Zellen können Degenerationsformen zeigen, jedoch seltener als die Mitralzellen. Die Gliazellen zeigen die typische Form, nur an den Stellen, wo Ganglienzellen zugrunde gehen, kann man amöboide Gliazellen finden. An faserigen Bestandteilen, und zwar sowohl an markhältigen als auch an marklosen Fasern ist die Molekularzone sehr reich.

10*

Das Stratum granulosum des menschlichen Riechkolbens ist nur schwach entwickelt und zeigt die typischen, protoplasmaarmen Körnerzellen und zwischen ihnen ein reiches Netzwerk von Nervenfasern.

Eine Besonderheit des menschlichen Riechkolbens stellen die im Zentrum gelegenen Anhäufungen großer Zellen dar, die man, da sie sich auch im Tractus vorfinden, als „Bulbus- bzw. Tractuskerne" bezeichnen könnte. Diese Kerne zeigen eine recht verschiedene Größe und reichen dorsalwärts bis nahe an die Oberfläche des Bulbus. Man findet hier Zellen etwa von der Größe der Mitralzellen, aber von verschiedener Form. Immer zeigen diese Zellen jedoch ein gut entwickeltes Protoplasma mit feinkörnigem Tigroid. Zwischen diesen Zellen liegt eine vollkommen strukturlose Masse. Innerhalb dieser Kerne findet man nur ganz wenige, feine Nervenfasern, die Hauptmasse der Markfasern enden vielmehr am Rande dieser Kerne wie abgeschnitten.

Die Markfasern des menschlichen Riechkolbens nehmen vor allem dessen dorsale Partien ein. Sie ziehen im wesentlichen direkt nach vorwärts gegen die Spitze, wobei sie jedoch wegen der zwischengeschalteten „Bulbuskerne" verschiedene Krümmungen durchmachen müssen. An der Spitze des Riechkolbens bilden sie ein unentwirrbares Netzwerk, das bis in die Nähe der Glomerulusschichte vordringt.

Zum Schlusse möchte ich noch auf ein Gebilde aufmerksam machen, das, wie ich glaube, bis jetzt noch nicht beschrieben wurde. Dieses Gebilde liegt an der dorsalen Oberfläche der Riechkolbenspitze und ist hier mit der Schichte der Fila olfactoria verwachsen. Es enthält reichlich Körnerzellen und zahlreiche Markfasern, die zu groben Bündeln angeordnet, die Glomerulus- und Molekularschichte des anliegenden Bulbus durchbohren, um sich der Markfaserschichte im Inneren des Bulbus anzuschließen. Gegen die Annahme, daß es sich hier um ein Analogon des von KÖLLIKER bei Tieren beschriebenen „Nebenbulbus" handelt, spricht der Umstand, daß der tierische „Nebenbulbus" im hinteren Teile des Riechkolbens dorsomedial liegt, während das beschriebene Gebilde an der Spitze des menschlichen Riechkolbens gefunden wird. Aus diesem Grunde erscheint die Bezeichnung des beschriebenen Gebildes als „Nebenbulbus" unrichtig und ich habe deshalb vorgeschlagen, dieses Gebilde vorläufig als „Bulbuskörperchen" zu bezeichnen, bis weitere Untersuchungen die Funktion dieses Gebildes, insbesondere dessen Beziehungen zum N. terminalis geklärt haben.

Die gegebene Schilderung zeigt, daß der menschliche Riechkolben ein sehr kompliziert gebautes Gebilde darstellt. Die Leitungswege dürften allerdings beim Menschen im wesentlichen dieselben sein, wie beim Tiere, also Aufsplitterung der Fila in den Glomeruli, Weiterleitung durch die Riechpinsel in die Mitralzellen und von hier durch die Tractusfasern in das Gehirn. Die genaue histologische Darstellung dieses Leitungsweges steht freilich noch aus, ebenso fehlt die Kenntnis über die Bedeutung der mächtigen „Bulbuskerne". Aus der gegebenen Schilderung geht aber auch hervor, daß es nicht ohne weiteres angeht, den menschlichen Riechkolben einfach als rudimentäres Gebilde zu bezeichnen. Denn die quantitativ geringere Ausbildung des Zellmaterials beim Vergleich mit dem tierischen Bulbus wird wieder kompensiert durch die starke Entwicklung der „Bulbuskerne". Die Varianten in den feineren, histologischen Details, wie sie vor allem die Untersuchungen von VAN GEHUCHTEN dargelegt haben, finden sich auch sonst in den Rindengebieten des Gehirnes. Die regressiven Veränderungen, die wir im Bulbus beschrieben haben, sind mit Sicherheit als postembryonale Veränderungen zu deuten und sind vielleicht zu erklären, wenn man erstlich an die Experimente von v. GUDDEN denkt, wonach durch Verschluß eines Nasenloches bei neugeborenen Tieren eine Atrophie im Riechkolben erzeugt werden kann, wenn man zweitens die oft wiederholte Beobachtung in Erwägung zieht, daß es gewiß mehr kranke als gesunde Nasen gibt (MATTE u. a.) und wenn man schließlich bedenkt, daß durch diese Erkrankungen der Nase die sehr empfindliche Riechschleimhaut leicht Schaden erleiden kann. Wir möchten daher die regressiven Veränderungen im menschlichen Riechkolben auf die Veränderungen in der Riechschleimhaut zurückführen, wenn auch freilich unsere Kenntnisse über die pathologischen Veränderungen der Riechschleimhaut noch sehr geringe sind. Jedenfalls begründet das Vorhandensein dieser regressiven Veränderungen nicht genügend die Anschauung, daß der menschliche Riechkolben ein rudimentäres Gebilde darstellt, wozu noch kommt, daß in den mächtig entwickelten Bulbuskernen regressive Veränderungen in der Regel vermißt werden. Zusammenfassend muß man also sagen, daß der menschliche Riechkolben eine andere Struktur zeigt als der tierische, daß aber vorderhand zu wenig Beweise vorliegen, den Riechkolben des Menschen einfach als rudimentäres Gebilde zu bezeichnen.

Hier sei noch des N. terminalis gedacht, der zuerst bei niederen Wirbeltieren gefunden wurde, der aber nach den Untersuchungen von JOHNSTON, BROOKOVER (2) u. a. auch beim erwachsenen Menschen sich findet. Die beiden erwähnten Autoren behaupten sogar, daß der Nerv beim Menschen stärker ausgebildet ist als bei Fischen und Amphibien. Bei menschlichen Embryonen wurde der Nerv von DE VRIES, JOHNSTON, DOELLKEN, MC COTTER (2) und in letzter Zeit insbesondere von HOCHSTETTER genau beschrieben.

Beim Menschen entspringt der N. terminalis von der Schleimhaut des JAKOBSOHNschen Organes sowie von der Septalschleimhaut, welche vor diesem Organe liegt. Der Nerv soll insbesondere die Hauptarterien der Septumschleimhaut versorgen. Er ist von zahlreichen Ganglienzellen begleitet, die BROOKOVER (1) und LARSELL als sympathische Zellen auffassen. Der Nerv dringt durch die Lamina cribrosa und liegt medial vom Bulbus und Tractus olfactorius im Gewebe der Leptomeninx. Auch hier finden sich in seinem Verlaufe reichlich Ganglienzellen, die das Ganglion terminale bilden. Es ist noch fraglich, in welcher Beziehung dieses Ganglion terminale zu dem von mir beschriebenen „Bulbuskörperchen" steht, obwohl der Gedanke nahe liegt, daß das erwähnte Ganglion dem Terminalsysteme angehört. Für diese Auffassung fehlt aber noch der Beweis. Der Teil des Nerven, der aus der Schleimhaut des JAKOBSOHNschen Organes entspringt (N. vomeronasalis), steht beim Tiere im Zusammenhange mit dem „Nebenbulbus", der nach MC COTTER (1) in seiner Ausbildung parallel mit dem JAKOBSOHNschen Organe gehen soll. Hinter der Stria olfactoria medialis dringt der Nerv in das Gehirn ein, doch ist sein intracerebraler Verlauf beim Erwachsenen bisher nicht bekannt. Bei menschlichen Embryonen fand DOELLKEN die zentralen Endigungsstätten des N. terminalis im Septum pellucidum und im Gyrus fornicatus.

JOHNSTON behauptet auf Grund der Beobachtung, daß der N. terminalis bei Phocaena stark ausgebildet ist die Unabhängigkeit dieses Nerven vom Olfactorius.

Tractus olfactorius.

Im Tractus olfactorius lassen sich folgende Bestandteile unterscheiden: 1. Ganglienzellen, 2. Nervenfasern, 3. Reste des Ventrikelependyms, 4. Gliazellen, 5. Blutgefäße.

1. Die Ganglienzellen finden sich in der ganzen Ausdehnung des Tractus, besonders in seinen dorsalen Anteilen, also in dem Teil, welcher der basalen Stirnhirnfläche zugekehrt ist und es ist höchst wahrscheinlich, daß die grauen Flecke, welche KÖLLIKER in dem nach WEIGERT gefärbten Horizontalschnitte des menschlichen Bulbus und Tractus olfactorius (Abb. 752 der „Gewebelehre",

6. Auflage) abbildet, solchen Ganglienzellenhaufen entsprechen, die sich nach WEIGERT natürlich nicht färben. Denn wie schon erwähnt, können die Ganglien-zellen größere Ansammlungen bilden, so daß kernartige Bildungen entstehen. Es

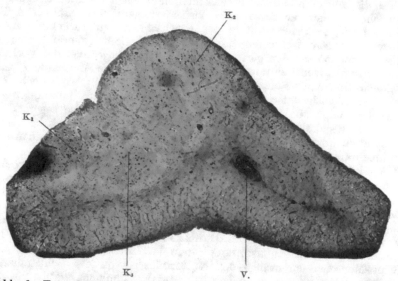

Abb. 6. Frontalschnitt durch den Tractus olfactorius. (Färbung nach NISSL. Mikrophotogramm.)
K_1, K_2, K_3 Kerngruppen im Tractus. V. Reste des Ventrikelependyms.

handelt sich hier meist um größere Zellen mit polygonalem Protoplasmaleib, gut entwickeltem Tigroid und bläschenförmigem Kern (Abb. 6).

Diese Zellen sind Endigungsstätten eines Teiles der Fasern, welche aus den Mitralzellen des Bulbus kommen. Von ihnen gehen wieder Fasern aus, welche

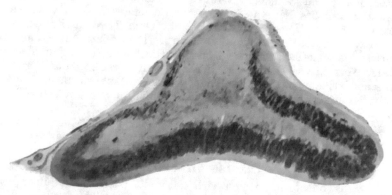

Abb. 7. Frontalschnitt durch den Tractus olfactorius. (Färbung nach WEIGERT. Mikrophotogramm.)

mit den übrigen Tractusfasern in das Tuber olfactorium einstrahlen, doch ist es mir nicht gelungen, die aus den Tractuszellen stammenden Fasern mit Sicher-heit von den übrigen Tractusfasern zu isolieren.

2. Die Faserelemente im Tractus sind an Frontalschnitten meist schräg getroffen und ziehen um die ganze Peripherie, ohne jedoch den Rand des Tractus selbst zu berühren. Die Faserzone ist am dicksten im ventralen Abschnitte des Tractus, wird an seinen beiden Seitenflächen bedeutend schmäler, um an der Spitze wieder an Breite zuzunehmen. Außer dieser peripheren Faserzone findet man noch im Inneren des Tractus feine Fäserchen, welche von dorsal nach ventral streichen. Es handelt sich hier wahrscheinlich um Fasern, welche teils zu den im dorsalen Abschnitte des Traktus liegenden Zellen ziehen, teils von diesen Zellen entspringen (Abb. 7).

Es ist nicht möglich gewesen, zu erkennen, welchen Verlauf die aus der vorderen Kommissur stammenden Fasern im menschlichen Tractus nehmen.

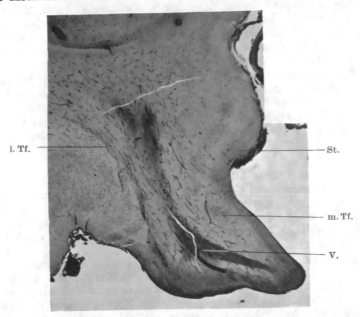

Abb. 8. Frontalschnitt durch die Verwachsungsstelle des Tractus olfactorius mit dem Gehirne beim Kinde. (Färbung nach WEIGERT. Mikrophotogramm.)
V. Reste des Ventrikelependyms. l. Tf. laterale Tractusfasern (schwach markhaltig). m. Tf. mediale Tractusfasern (schwach markhaltig). St. Stirnhirn.

Ich konnte nur an einer Frontalserie durch ein kindliches Gehirn, bei dem die vordere Commissur noch nicht markreif war, feststellen, daß sich hier im Tractus und Bulbus olfactorius dieselbe Anordnung der markhaltigen Fasern findet wie im Tractus des Erwachsenen. Da die Markfasern in diesem Falle sicher nicht der vorderen Commissur, die ja noch marklos war, angehören konnten, so läßt sich vorderhand nur der negative Schluß ziehen, daß nämlich die Fasern der vorderen Commissur im Tractus kein eigenes Gebiet besetzen, sondern vermengt mit den Olfactoriusfasern verlaufen müssen, was im Gegensatze steht zu den insbesondere von KÖLLIKER beim Tier erhobenen Befunden.

3. An Zellpräparaten durch den hinteren Teil des Tractus findet man speziell im ventralen Abschnitte oft große Anhäufungen von Zellen, die den im Gehirne weit verbreiteten Körnerzellen ähnlich sehen, mit ihnen aber nicht identisch sind. Diese Zellen bestehen aus einem Kerne, der bald mehr, bald weniger Chromatin enthält, das Protoplasma ist entweder überhaupt nicht oder nur als

schmaler Saum zu sehen. Diese Zellen können zu Streifen angeordnet sein und manchmal sogar einen Hohlraum einschließen. Es handelt sich hier um Reste vom Ependym des Ventrikels, der im Embryonalleben sich als eine Ausstülpung des Vorderhornes bis in den Bulbus olfactorius erstreckt hat (Abb. 6).

Daß diese Deutung richtig ist, beweisen Schnitte durch den kindlichen Tractus olfactorius, bei dem die in Rede stehenden Zellen noch viel zahlreicher sind als beim Erwachsenen. Hier sieht man aber auch, wie das aus Abb. 8 hervorgeht, daß diese Zellansammlung kontinuierlich vom Tractus in das Stirnhirn übergeht. Einen direkten Zusammenhang dieser Zellen mit der subependymären Glia des Vorderhornes kann man allerdings beim Kinde nicht mehr nachweisen, doch kann man sogar noch beim Erwachsenen medial vom Streifenhügel im Septum pellucidum Inseln der beschriebenen Zellen finden, die in Zügen gegen das Vorderhorn ziehen, wie das auch SPIEGEL beobachtet hat.

4. Die Glia des Tractus ist gut entwickelt, zeigt aber keine Besonderheiten. An den Rändern des Tractus bildet sie insbesondere in dessen hinteren Anteilen eine Art von Randschleier.

5. Gefäße sind in großer Anzahl, aber nicht so reichlich wie im Bulbus zu finden. Sie dringen in der Regel von der Peripherie ein und ziehen in das Innere des Tractus. Größere Gefäße liegen dem Tractus insbesondere an seinen Seitenkanten an (besonders an der medialen Seitenfläche), wo sie durch Druck Einbuchtungen erzeugen können, während ich von der dorsalen Spitze sehr selten ein Gefäß einstrahlen sah.

Tuber olfactorium.

Das Tuber olfactorium des Menschen ist, soweit ich die Literatur überblicke, bis jetzt noch nicht eingehend untersucht worden. Ich habe daher dieses Gebilde an einer nach NISSL gefärbten Frontalserie sowie an Sagittalschnitten, die mit Toluidinblau gefärbt waren, untersucht und möchte zunächst den an der Frontalserie erhobenen Befund mitteilen.

Verfolgt man die Serie von oral nach caudal, so sieht man zunächst, wie der im Querschnitt flach dreieckige Tractus in Form einer Spitze in das Innere der Fissura olfactoria hineinwächst. Kommt man weiter caudal, so verwächst der Tractus mit der Hirnrinde am Grunde der Fissura olfactoria, womit man das vordere Ende des Tuber olfactorium erreicht hat (Abb. 9). Das Tuber enthält eine große Menge mittelgroßer Zellen, von denen unten noch die Rede sein wird und es ist bemerkenswert, daß die Rinde des Stirnhirnes, die von den beiden Grenzwindungen der Fissura olfactoria kommt, sich im Bereiche des Tuber verschmälert, aber doch kontinuierlich über das Tuber hinweg von einer Windung in die andere zieht. An manchen Präparaten findet man sogar einen zellfreien Raum zwischen dem Tuber und der verschmälerten Rinde, so daß das Tuber zunächst ein mit der Rinde in gar keinem Zusammenhange stehendes Gebilde darstellt. Kommt man nun etwas weiter caudalwärts, so verschwindet der Raum zwischen Tuber und Stirnhirn, die Zellen des Tuber vermengen sich mit denen der Rinde. Kommt man noch weiter caudal, so wird das Tuber bedeutend breiter, verliert aber in demselben Grade in dorso-ventralem Durchmesser. Gleichzeitig strahlen die Fasern aus dem Tuber in das Stirnhirn ein und zerschneiden gleichsam das, wie erwähnt, über das Tuber hinwegziehende Rindenband und nun erkennt man, wie sich die Rinde der beiden Grenzwindungen zu beiden Seiten des aus dem Tuber kommenden Faserbündels in das Tuber einsenkt, an dessen basaler Fläche aber die zwischen den beiden Rindenanteilen gelegene Stelle zellfrei bleibt (Abb. 10). Je weiter caudal man kommt, desto flacher wird das Tuber olfactorium, desto breiter wird aber auch die zellfreie Stelle in der Mitte des Tuber entsprechend den immer zahlreicher in

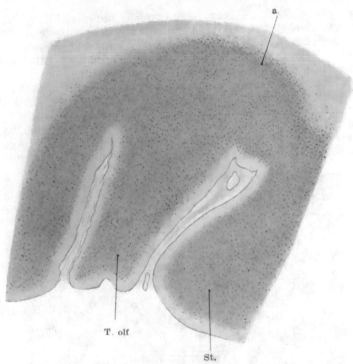

Abb. 9. Querschnitt durch das Tuber olfactorium. (Färbung mit Toluidinblau.)
T. olf. Tuber olfactorium. St. Rinde des basalen Stirnhirnes. a. Überbrückung des Tuber olfactorium durch die Stirnhirnrinde.

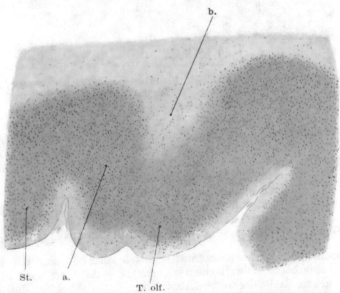

Abb. 10. Querschnitt durch das Tuber olfactorium. (Färbung mit Toluidinblau.)
T. olf. Tuber olfactorium. St. Rinde des basalen Stirnhirnes. a. Einsenkung der verschmälerten Stirnhirnrinde in das Tuber olfactorium. b. Ausstrahlung der Tractusfasern.

das Gehirn einstrahlenden Fasern. Im Bereiche dieser zellfreien Stelle fallen Häufchen von dunkelblau gefärbten Zellen auf, welche Reste des Ventrikelependyms darstellen (Abb. 11). Es muß also noch einmal hervorgehoben werden, daß an einer Stelle in der Mitte des Tuber olfactorium die Markfaserung bis an die Oberfläche des Gehirnes reicht.

Kommt man noch weiter caudal, so treten bald, vor allem in der Mitte des Tuber olfactorium die kleinen Zellen sowie die Körnerinseln des Colliculus nuclei caudati auf (s. u.).

In den oralen Abschnitten des Tuber olfactorium finden sich vorwiegend kleine, ovale oder spindelförmige Zellen, deren Protoplasmaleib nur sehr wenig entwickelt ist. An den beiden Seitenrändern findet man neben den erwähnten

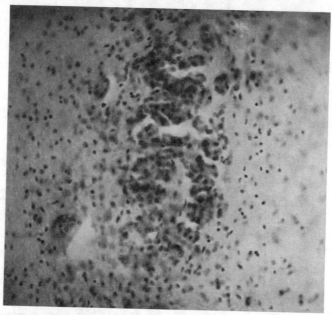

Abb. 11. Frontalschnitt durch das Tuber olfactorium. (Färbung nach NISSL. Mikrophotogramm.) Reste des Ventrikelependyms im Tuber.

Zellen auch polygonale Pyramidenzellen von mittelgroßem Kaliber, die in ihrem Bau den Pyramidenzellen der angrenzenden Stirnhirnrinde außerordentlich ähnlich sehen und immer zahlreicher werden, je weiter caudal man in der Serie gelangt. Gliazellen findet man vor allem in der Nähe der ventralen Oberfläche des Tuber, dort wo Ganglienzellen, wie schon erwähnt, nur in sehr geringer Zahl auftreten. Über die markhaltigen Fasern im Tuber olfactorium wird der nächste Abschnitt Auskunft geben.

Colliculus nuclei caudati und Substantia perforata anterior.

Der Colliculus nuclei caudati kommt dadurch zustande, daß der Kopf des Streifenhügels sich bis zur Oberfläche des Gehirnes senkt. Das beste Bild dieser Verhältnisse geben Sagittalschnitte (Abb. 12). Man sieht hier, daß die tiefe Riechstrahlung (S. 159) die graue Substanz des Streifenhügels vielfach zerklüftet. Am auffallendsten sind jedoch in diesem Gebiete Gruppen von Körnerzellen, die vollkommen unregelmäßig verstreut sind und aus kleinen Zellen bestehen, welche sich am Karminschnitte intensiv rot, am Toluidinschnitte intensiv blau färben. Sowohl durch diese intensive Färbung als auch durch ihre Kleinheit unterscheiden sich diese Körner deutlich von den größeren, meist blaß gefärbten Zellen im Kopfe des Streifenhügels. BECCARI fand an GOLGI-Präparaten, daß diese Körnerzellen etwa 18—20 μ groß sind. Die Achsencylinder dieser Zellen sind kurz und relativ stark verzweigt, ihre Dendriten nur wenig entwickelt und reich gezähnelt.

Wie KRYSPIN-EXNER fasse ich diese Körnergruppen als Reste der parolfaktorischen Rinde auf, die beim makrosmatischen Tiere stark entwickelt den Kopf des Streifenhügels überzieht. Freilich muß gesagt werden, daß sich diese Körner-

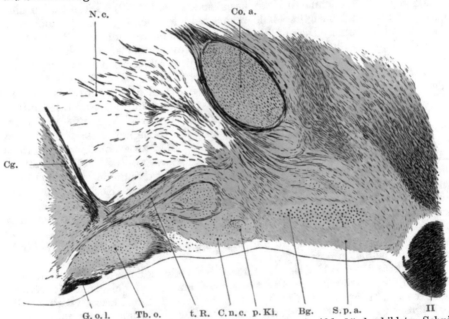

Abb. 12. Sagittalschnitt durch das Gehirn, lateral von dem in Abb. 15 abgebildeten Schnitte gelegen. (Färbung nach WEIGERT, Nachfärbung mit Alaun-Carmin [CZOKOR]). Co. a. Commissura anterior. II Tractus opticus. S. p. a. Subst. perforata anterior. Bg. Basalganglion. p. Ki. parolfactorische Körnerinsel. C. n. c. Colliculus nuclei caudati. t. R. tiefe Riechstrahlung. Tb. o. Tuber olfactorium. G. o. l. Stria olfactoria laterales. Cg. Cingulum. N. c. Nucleus caudatus.

gruppen beim Menschen nicht nur außerhalb des Streifenhügels finden, daß man sie vielmehr auch mit Sicherheit im Innern des N. caudatus beobachten kann.

Die beschriebenen Körnergruppen haben, wie dies schon BECCARI hervorgehoben hat, in ihrer Form gewisse Ähnlichkeiten mit den schon von GANSER gesehenen, von CALLEJA und CAJAL genau studierten „Riechinseln" in der Rinde des Lobus parolfactorius von makrosmatischen Tieren. Mit den Zellen dieser „Riechinseln" haben die beschriebenen Körnergruppen die Kleinheit der Elemente sowie die Affinität zu Farbstoffen gemeinsam, ein Unterschied liegt nur darin, daß die Zellen der „Riechinseln" doch größer sind und mehr Details erkennen lassen als die Körnerzellen des Menschen.

Schließlich fand BECCARI an der vorderen Grenze des N. caudatus gegen das Stirnhirnmark zu große, spindelförmige Zellen, die nach zwei Seiten hin ihre Dendriten längs der Oberfläche des N. caudatus entsenden. Achsencylinder dieser Zellen konnte er nicht sehen.

Die eigentliche Substantia perforata anterior enthält kleine Zellen, die sich mit Toluidinblau nur schwach färben. BECCARI fand hier ebenfalls mit der GOLGI-Methode dreieckige oder spindelförmige Zellen von etwa 12—16 μ Größe mit wenig verzweigten Dendriten und feinem, sehr kurzem Achsencylinder. Ganz an der Oberfläche der Sub. perforata ant. sah er CAJALsche Horizontalzellen und ziemlich reichlich Gliazellen, welch letztere ganz an der Oberfläche liegen und ihre Fortsätze tief in das Innere der Sub. perforata ant. hineinsenden. Neben diesen kleinen, nicht charakteristischen Zellen finden sich hier aber auch größere Zellen, die nach KÖLLIKER 20—30 μ groß sind und die den von MEYNERT als „Nucleus ansae peduncularis", von KÖLLIKER besser als „Basalganglion" bezeichneten Kern konstituieren (Abb. 12). Diese Zellen sind meist polygonal und enthalten bald mehr, bald weniger Pigment, je nach dem Alter des Individuums. Dieses Pigment ist nicht identisch mit dem Pigment der Zellen des Locus coeruleus, wie dies KÖLLIKER annimmt, sondern stellt das gewöhnliche Lipoid dar, das bekanntlich im Gehirne älterer Leute sehr verbreitet ist. Darauf hat übrigens schon SPIEGEL hingewiesen. Die Dendriten dieser Zellen sind nur wenig verzweigt, ihre Achsencylinder sehr kurz (BECCARI).

Das Basalganglion des Menschen wurde bis jetzt nur an Frontalschnitten von KÖLLIKER, SPIEGEL und KRYSPIN-EXNER studiert. Nach diesen Untersuchungen, die ich bestätigen kann, beginnt das Ganglion basale caudal im hintersten Teile des Corpus mammillare und liegt hier zwischen Tractus opticus und Hemisphärenanteil der Commissura anterior, ventral vom Putamen. Weiter nach vorne zu wird der Kern rasch größer und füllt den ganzen Raum zwischen Tractus opticus und vorderer Commissur aus. Kommt man noch weiter nach vorne, so sieht man, daß das Basalganglion sich nun auch medialwärts ausdehnt, wobei allerdings sein lateraler Teil immer mehr an Ausdehnung verliert. Je weiter nach vorne man kommt, desto mehr verschiebt sich das Basalganglion gegen die Mitte zu und läßt sich endlich bis an das vordere Ende des Septum pellucidum verfolgen.

Ein vollständiges Bild über die Lage des Basalganglions gewinnt man aber erst durch Sagittalschnitte. Hier sieht man an medial gelegenen Schnitten, welche noch den Septumstiel treffen, zwischen den feinen Fasern verstreut die relativ großen Zellen des Basalganglions. Die Zellen werden immer zahlreicher, je mehr die Sub. perforata ant. in oro-caudalem Durchmesser an Größe gewinnt. Mit dem Auftreten des Colliculus nuclei caudati beschränken sich die Zellen des Basalganglions auf die Sub. perforata ant., im Colliculus findet man sie nicht. Doch ist es bis jetzt noch immer nicht zu einer richtigen Kernbildung gekommen. Ein kompakter Kern tritt erst dann auf, wenn das Tuber olfactorium bereits in die Schnittebene fällt. In diesen Ebenen sieht man zwischen den schräg- und quergetroffenen Fasern der Sub. perforata ant. eine längliche Lichtung, in der die Zellen des Basalganglion liegen. Die Abb. 12 zeigt solch ein Bild. Doch sind die hier dargestellten Verhältnisse nur bei Lupenvergrößerung gezeichnet, es muß daher hinzugefügt werden, daß das Basalganglion nicht etwa nur das in der Abb. 12 dargestellte Areale einnimmt, seine Zellen breiten sich vielmehr von dieser Stelle noch nach allen Richtungen aus und sind zwischen den Fasern der Sub. perforata ant. verstreut gelegen. Kommt man in Ebenen, welche lateral vom Tuber olfactorium liegen, so wird das Basalganglion rasch kleiner und verschwindet bald vollständig. Aus dieser Schilderung geht hervor, daß das Basalganglion einen kompakten Kern nur in der Gegend der Sub. perforata ant. bildet, die hinter dem Tuber olfactorium liegt.

KRYSPIN-EXNER hat das Ganglion basale als „Nucleus plani olfactorii" bezeichnet. Wir möchten diese Bezeichnung deshalb nicht akzeptieren, weil sie eine Beziehung des Kernes zum Riechhirn ausdrückt, die gerade nach den

Untersuchungen von SPIEGEL, sowie KRYSPIN-EXNER, der das Basalganglion bei mikrosmatischen und anosmatischen Tieren relativ mächtig ausgebildet fand, nicht bewiesen ist. Aus diesem Grunde behalten wir trotz der Bedenken von SPIEGEL die Bezeichnung „Basalganglion" bei.

Das Ganglion basale ist in der Säugerreihe immer aufzufinden und KRYSPIN-EXNER konnte auf Grund sehr eingehender Untersuchungen dieses Ganglion unterteilen in einen medialen oder besser oro-medialen Anteil der mit dem Fasciculus olfactorius hippocampi (ZUCKERKANDL) in Beziehung stehen soll und einen lateralen bzw. caudolateralen Anteil, der dem „Kern des basalen Längsbündels" von GANSER entspricht. Aus der Tatsache nun, daß gerade der letzterwähnte Kern bei den mikro- und anosmatischen Tieren relativ mächtig entwickelt ist, folgt, daß der laterocaudale Anteil des Basalganglions sicher nicht nur mit dem basalen Längsbündel im Zusammenhange stehen kann. Hier müssen weitere Untersuchungen Aufklärung bringen.

Die Faserung der Sub. perforata ant. besteht vorwiegend aus Elementen, welche von lateral nach medial verlaufen. Es findet sich hier dorsal die Ansa lenticularis, ventral BROCAS diagonales Band, schließlich der untere Thalamusstiel, der zunächst von dorsal nach ventral verläuft und zum Teile in der Sub. perforata ant. endet, zum Teil jedoch lateralwärts in den Schläfenlappen zieht. Von allen diesen Faserbündeln wird im nächsten Kapitel noch die Rede sein.

Es sei hier noch erwähnt, daß die Gegend, in der die Linsenkernschlinge und das Basalganglion liegen, von REICHERT als Sub. innominata sublenticularis bezeichnet wurde. Aus der vorangegangenen Schilderung der histologischen Struktur der Sub. perforata ant. geht hervor, daß wir nicht berechtigt sind, in dieser Substanz einen Anteil der Hirnrinde zu sehen, daß vielmehr die Ansicht von MAYER, BECCARI, KRYSPIN-EXNER u. a. zurecht besteht, wonach es sich hier, sowie übrigens auch beim Septum pellucidum des Menschen um Anteile des Subcortex handelt.

Tractusfasern.

Unter Tractusfasern sollen alle die Fasern verstanden werden, die aus dem Tractus olfactorius kommen, ohne Rücksicht darauf, ob sie aus den Zellen des Bulbus olfactorius oder aus den Tractuszellen entspringen. Diese Fasern nehmen einen sehr verschiedenen und komplizierten Verlauf und an manchen Schnitten der Frontalserie gewinnt man fast den Eindruck einer fontäneartigen Einstrahlung der Tractusfasern in das Gehirn (Abb. 13). Um aber diese komplizierten Verhältnisse doch systematisch darstellen zu können, wollen wir, wie dies schon erwähnt wurde, zwischen einer medialen, einer lateralen und einer basalen Portion der Tractusfasern unterscheiden.

Die *Fasern der lateralen Portion* verlaufen vor allem in zweifacher Weise. Der eine Teil der Fasern bleibt an der Oberfläche des Gehirns, zieht hier vor der Sub. perforata ant. lateral und caudalwärts und läßt sich auch beim Menschen bis in den Gyrus uncinatus (vorderes Ende des Gyrus hippocampi) verfolgen. Es ist das die *Stria olfactoria lateralis* (oberflächliche Riechstrahlung nach DÉJERINE), die schon im makroskopischen Teile beschrieben wurde (Abb. 14). Diese Fasern geben beim makrosmatischen Tiere in ihrem Verlaufe nach CAJAL, VAN GEHUCHTEN u. a. reichlich Kollateralen, an die Zellen des Tuber olfactivum und der Substantia perforata ant. ab. PROBST konnte allerdings bei der Katze derartige Kollateralen nicht feststellen. Diese Fasern entstammen teils den Zellen des Bulbus olfactorius, teils der grauen Substanz im Tractus und im Tuber. Unter diesen Fasern finden sich auch Elemente, welche die einzelnen Zellgruppen des Bulbus des Tractus und des Tuber miteinander verbinden (Assoziationsfasern).

Der übrige Teil der lateralen Tractusfasern zieht in die Tiefe des Stirnhirnes. Diese Fasern bilden aber niemals ein so kompaktes Bündel wie die oberflächlich verlaufenden Fasern, weshalb ihre Verfolgung wesentlich erschwert wird. Immerhin ergibt die Durchsicht verschieden geschnittener Hirnserien, daß diese Fasern übergehen 1. in Fasern der vorderen Commissur, 2. in Fasern der tiefen Riechstrahlung, 3. in Fasern der Capsula externa.

1. Das Aussehen der vorderen Commissur an Basalschnitten durch das Gehirn eines makrosmatischen Tieres erinnert an zwei Hufeisen, die mit ihrer Konvexität aneinander stoßen, während ihre Konkavität nach vorwärts und nach rückwärts gerichtet ist. Man bezeichnet den vorderen Schenkel der Com-

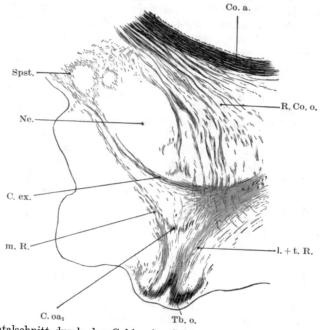

Abb. 13. Frontalschnitt durch das Gehirn im Gebiete des Tuber olfactorium. (Färbung nach Weigert.)
Co. a. Commissura anterior. R. Co. a. Riechanteil der Commissura anterior. C. ex. Capsula externa. l. + t. R. laterale und tiefe Riechstrahlung. Tb. o. Tuber olfactorium mit den Fasern des Tractus. C. oa₁ schräg getroffene Fasern stärkeren Kalibers, die wahrscheinlich der Commissura anterior angehören, m. R. mediale Riechstrahlung. Spst. Septumstiel.

missur als Riechanteil, den hinteren Teil als Hemisphärenanteil der Commissura anterior.

Beim Menschen ist der Hemisphärenanteil der vorderen Commissur gut entwickelt und zieht wahrscheinlich von dem Schläfelappen der einen Seite zu dem der anderen, seine genaueren Ursprungs- bzw. Endigungsstätten sind nicht bekannt. Sicher enthält die Commissura anterior nicht nur Commissurenfasern, welche identische Stellen in den beiden Hemisphären miteinander verbinden, sondern auch Dekussationsfasern. Einen vorderen Teil der Commissura anterior, wie er beim makrosmatischen Tiere so mächtig ausgebildet ist, kann man an Horizontalschnitten durch das menschliche Gehirn überhaupt nicht auffinden. Die Fasern, welche von der vorderen Commissur zum Riechhirne ziehen, nehmen vielmehr im menschlichen Gehirne einen etwas anderen Verlauf als beim Tiere und sind an frontalen Schnitten besser zu studieren als an horizontalen (Abb. 13 und 14). Diese Fasern zweigen im mittleren Teil der vorderen Commissur ab und verlaufen in lateral konvexem Bogen vermischt mit Fasern der Taenia thalami durch das Putamen des Linsenkernes ventral. Sie kreuzen dabei die Fasern der Capsula externa und ziehen zum größten Teile in den Tractus olfactorius. Ob diese Fasern *beim Menschen* im Bulbus oder in den Zellen des Tractus endigen, läßt sich nicht entscheiden. Ein kleiner Teil der Fasern der Commissura anterior zieht auch nach OBERSTEINER in die Sub. perforata anterior.

v. GUDDEN und GANSER, denen sich in jüngerer Zeit auch CAJAL anschloß, haben angenommen, daß die vordere Commissur ausschließlich Commissuren-

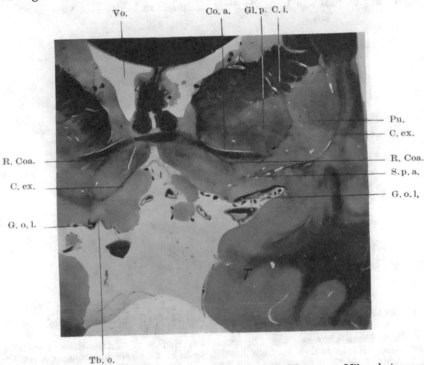

Abb. 14. Frontalschnitt durch das Gehirn. (Färbung nach WEIGERT. Mikrophotogramm.) Vo. Vorderhorn. Co. a. Commissura anterior. Gl. p. Globus pallidus. Pu. Putamen. C. i. Capsula interna. C. ex. Capsula externa. R. Coa. Riechanteil der vorderen Commissur. S. p. a. Substantia perforata anterior. G. o. l. Stria olfactoria lateralis. T. Uncus. Tb. o. Tuber olfactorium.

fasern enthalte und mit ihrem Riechanteile die beiden Bulbi olfactorii miteinander verbinde. LÖWENTHAL konnte hingegen zeigen, daß in der vorderen Commissur außer Commissurenfasern noch Fasern der tertiären Riechbahnen verlaufen, welche den Bulbus olfactorius der einen Seite mit dem Lobus pyriformis der anderen Seite, also nicht identische Rindenpartien miteinander verbinden. Die Mehrzahl der Autoren hat sich LÖWENTHAL angeschlossen und seine Befunde auch auf den Menschen übertragen (EDINGER, OBERSTEINER, DÉJERINE u. a.).

2. Unter der *tiefen Riechstrahlung* versteht DÉJERINE Fasern, welche aus den kleinen und mittleren Pyramidenzellen des Tractus und des Tuber olfactorium entspringen, in der Tiefe des Tractus olfactorius und des basalen Stirnhirnes

verlaufen, eine S-förmige Kurve beschreiben und von vorne nach hinten die Area olfactoria (die untere Partie vom Kopf des N. caudatus, die Sub. perforata anterior und die Sub. innominata sublenticularis von REICHERT) kreuzen. Sie ziehen dann unterhalb des vorderen Segmentes der inneren Kapsel und unterhalb der vorderen Commissur, wo sie divergieren; ein Teil zieht in die vordere Commissur oder nach aufwärts und nach innen, wo sie sich den Fasern der Stria terminalis und der Taenia thalami anschließen sollen, ein anderer Teil der Fasern kreuzt das BROCASche Band und zieht in den N. amygdalae, in das Tuber cinereum und in das Corpus mammillare. BECCARI unterteilt die tiefe Riechstrahlung in zwei Fasergruppen: a) eine dorsale Gruppe mehr lateral gelegen, welche in ihrem Verlaufe nach hinten etwa in der Höhe der Commissura

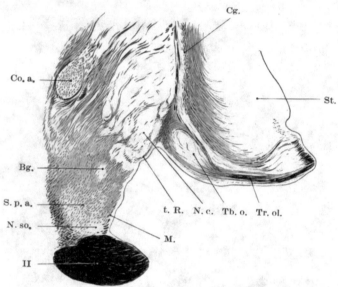

Abb. 15. Sagittalschnitt durch das Gehirn, lateral von dem in Abb. 17 abgebildeten.
(Färbung nach WEIGERT.)
Co. a. Commissura anterior. Cg. Cingulum. St. Stirnhirn. Tr. ol. Tractus olfactorius.
Tb. o. Tuber olfactorium. t. R. tiefe Riechstrahlung. N. c. Nucleus caudatus (Colliculus
nuclei caudati). M. MEYNERTsche Commissur. II Tractus opticus. N. so. Nucleus supra-
opticus. S. p. a. Subst. perforata ant. Bg. Basalganglion.

anterior die Stria terminalis sowie den unteren Thalamusstiel kreuzt und gegen das Corpus LUYSII zieht; b) eine ventrale Gruppe, mehr medial gelegen, welche die Ansa lenticularis kreuzt und oberhalb des N. supraopticus nach hinten verlaufend sich in der Eminentia lateralis hypencephali (RETZIUS) oder in dem N. postero-lateralis des Tuber cinereum (v. LENHOSSÉK) verliert. Überdies beschreibt BECCARI Fasern, welche von dem lateralen Riechstreifen ausgehend ganz oberflächlich nach hinten in die Sub. perforata ant. ziehen. Von der Existenz der letzterwähnten Fasern konnte auch ich mich überzeugen, aber bezüglich der anderen Teile der tiefen Riechstrahlung haben mich meine Untersuchungen zu nicht so sicheren Schlüssen geführt, wie sie die Befunde von DÉJERINE und BECCARI erlauben.

Zunächst muß hervorgehoben werden, daß in dem Verlauf der tiefen Riechstrahlung individuelle Varianten zu bestehen scheinen, was aus der Durchsicht mehrerer Sagittalserien hervorgeht. Trotzdem konnte ich ein Bündel, wie es

Déjerine auf Abb. 251 seines Werkes abbildet, nicht beobachten. Hingegen konnte auch ich wie Beccari eine dorsale und eine ventrale Fasergruppe in der tiefen Riechstrahlung erkennen, ohne jedoch sagen zu können, daß die dorsale Gruppe mehr lateral, die ventrale mehr medial liegt. Auffallend hingegen war der Umstand, daß die Elemente der ventralen Gruppe stets aus feinkalibrigen Fasern bestanden, welche niemals zu gröberen Bündeln vereinigt waren, während die dorsale Gruppe aus dicken, zu groben Faserbündeln vereinigten Elementen bestand (Abb. 15). Die ventralen Fasern kommen aus dem Tuber olfactorium, durchsetzen den Kopf des N. caudatus und lösen sich entweder noch im N. caudatus in einen sehr feinen Faserplexus auf, der mit den Fasern der Sub. perforata anterior in Zusammenhang steht oder sie lassen sich bis in die Sub. perforata ant. verfolgen. Eine weitere Verfolgung dieser Fasern wird entweder durch die Capsula interna oder durch den unteren Thalamusstiel verhindert. Daß Beccari diese Fasern bis in das Tuber cinereum verfolgen konnte, geht aus seiner Abb. 18 nicht hervor. Man sieht hier vielmehr nur einen Faserzug, der sich von der Fasermasse der Sub. perforata anterior ablöst und oberhalb der Meynertschen Commissur ins Tuber cinereum zieht. Solch einen Faserzug habe auch ich allerdings nur an einer der untersuchten Serien gesehen, doch schien dieser Faserzug identisch zu sein mit der von v. Lenhossék beschriebenen Stria tuberis alba.

Viel schwieriger als bei der ventralen Fasergruppe liegen die Verhältnisse bei der dorsalen Gruppe. Es geht ja aus den Untersuchungen von Déjerine zweifellos hervor, daß sich unter diesen Elementen auch Fasern finden, welche die direkte Fortsetzung von Tractusfasern darstellen. Da man aber nicht immer derartige Fasern sieht, so fällt es schwer, in diesem Fasersysteme die Fasern aus dem Tractus olfactorius von den Fasern des strio-thalamischen Systemes, von den Fasern des vorderen Thalamusstieles und schließlich von Fasern aus dem Cingulum zu differenzieren. Es ist gewiß richtig, daß all die letzterwähnten Fasern vorwiegend dorsal von der vorderen Commissur in den Streifenhügel einstrahlen, doch kann man mit Sicherheit auch derartige Fasern feststellen, welche ventral die vordere Commissur umgreifen, also in derselben Weise wie die tiefe Riechstrahlung von Déjerine.

An dieser Stelle muß auch des „Faisceau sépto-thalamique" (Vogt) Erwähnung getan werden, den Vogt beim Kaninchen mittels der Degenerationsmethode festgestellt hat. Es handelt sich hier um ein Faserbündel, welches hinter der vorderen Commissur vom Fornix abzweigt, dorsolateralwärts zieht, wobei es die absteigenden Fasern der Taenia thalami kreuzt und in den N. anterior thalami einstrahlt. Déjerine beschreibt diesen Faserzug auch beim Menschen und bildet ihn auf Abb. 253 seines Werkes ab. Nach Déjerine entspringt dieser Faserzug aus den Zellen der Area olfactoria und des Septums, kreuzt das Septum und konvergiert gegen die vordere Commissur. Er umgreift die Commissura anterior ventral, lehnt sich dann an den Fornix an, verläßt ihn aber wieder hinter der Commissur anterior, um in den Thalamus opticus und in das Ganglion habenulae einzustrahlen. Ich habe einen ähnlichen Faserzug, der ventral die vordere Commissur umgreift, in Abb. 19 abgebildet (ohne Bezeichnung), möchte aber bemerken, daß es mir an Weigert-Schnitten unmöglich ist, diesen Faserzug von den Fasern des vorderen Thalamusstieles zu trennen, zu welch letzteren übrigens Honegger bereits ähnlich verlaufende Faserzüge wie den „Faisceau sépto-thalamique" von Vogt-Déjerine zählt.

Trotz der Schwierigkeit, welche das Studium der tiefen Riechstrahlung an Weigert-Präparaten vom Menschen bietet, gelang es doch, einige Fasern der dorsalen Gruppe zu beobachten, welche sich in der Fasermasse der Sub. innominata sublenticularis in feinere Elemente auflösten und in die Richtung gegen das Corpus LUYSII zogen. Bis dahin waren sie jedoch nicht zu verfolgen, weil die Capsula interna eine weitere Verfolgung verhinderte. Es besteht immerhin die Wahrscheinlichkeit, daß es sich hier wirklich um Anteile der tiefen Riech-strahlung handelt.

3. Die Capsula externa (Abb. 13 und 14) stellt ein Faserband dar, welches nach PROBST Projektionsfasern enthält und zwischen Putamen des Linsenkernes und der Rinde der Insula REILII liegt. EDINGER und PROBST haben behauptet, daß sich Fasern der vorderen Commissur der Capsula externa anschließen und in ihr nach aufwärts gegen den Gyrus fornicatus ziehen. Ich konnte mich von der Existenz solcher Fasern nicht überzeugen; die mir zur Verfügung stehen-den Präparate erweckten vielmehr den Eindruck, daß sich Tractusfasern der Capsula externa anschließen.

Die größte Fasermenge entsendet die *basale Portion* der Tractusfasern (Abb. 13). Diese Fasern strahlen zum größten Teil in die Tiefe des basalen Stirnhirnes ein, ein ganz geringer Teil nur verläuft mit der oberflächlichen Riechstrahlung. Diese Fasern gehen über 1. in die vordere Commissur, 2. in die tiefe Riechstrahlung, 3. in die Septumfaserung.

1. Diese Fasern haben einen sehr verschiedenen Verlauf. Man kann hier erstlich Fasern sehen, welche vom Trigonum olfactorium direkt dorsalwärts ziehen, die Capsula externa durchbohren und gegen die Commissur verlaufen. Weiter kann man Fasern sehen, welche dorsolateralwärts zur Capsula externa ziehen, in der Capsula externa nach hinten verlaufen und dann erst dorsalwärts gegen die Commissur ziehen. In diesem Fasersysteme findet man sehr dicke Fasern.

2. Die Fasern aus der basalen Portion, welche zur tiefen Riechstrahlung ziehen, lassen sich nicht unterscheiden von den gleich verlaufenden Fasern aus der lateralen Portion.

3. Zum Septum pellucidum ziehen aus der basalen Portion des Tractus nur wenige Fasern, weshalb diese Elemente später besprochen werden sollen.

Die geringste Fasermenge entsendet die *mediale Portion* der Tractusfasern (Abb. 13). Diese Fasern ziehen wohl auch zum Teil dorsolateral, der größte Teil zieht aber dorsomedialwärts in die Rinde des Gyrus subcallosus und in das Septum pellucidum, wodurch diese Fasern Anschluß gewinnen an die Septum-faserung.

Unter „*Septumfaserung*" sollen alle Fasern verstanden werden, welche im Septum pellucidum von dorsal nach ventral verlaufen und mit der Riechsphäre im Zusammenhange stehen. Diese Fasern sind verschiedener Provenienz. ZUCKERKANDL (3) hat in der Septumfaserung zwei Faserzüge, den Fasciculus olfactorius proprius und den Fasciculus hippocampi (hippocampobasal bundle nach E. SMITH) besonders hervorgehoben. Der erstere zieht oberhalb des C. striatum direkt in den Tr. olfactorius, der letztere vor der vorderen Commissur an die Basis in die Sub. perforata ant. Diese Verhältnisse sind besonders deut-lich beim makrosmatischen Tiere, beim Menschen ist diese Unterteilung weniger deutlich ausgesprochen. BECCARI hat die Septumfaserung in drei Teile geteilt, in einen Ramus anterior, welcher vor allem die Fasern der Stria LANCISII enthält, einen Ramus medialis und einen Ramus posterior. Diese rein topographische Einteilung ist deshalb nicht glücklich gewählt, weil hier große individuelle Verschiedenheiten bestehen. Es ist vielmehr angezeigt, folgende Faserarten in der Septumfaserung zu unterscheiden: a) Fornixfasern (Riechbündel des Ammonshornes von ZUCKERKANDL), b) Cingulumfasern, c) Fasern der Striae LANCISII, d) Fasern aus dem Septumkern, e) Fasern aus der Rinde des BROCA-schen Feldes, f) Balkenfasern.

a) Unter *Fornix* wird ein komplexes Fasersystem verstanden, das unter dem Balken gelegen vor allem die Fortsetzung der Fimbria darstellt (s. makroskopischer Teil und Abb. 2) und daher zunächst nur aus Fasern besteht, welche dem Ammonshorn entstammen (ammonische Fornixfasern). Diesen Fasern gesellen sich aber bald andere hinzu, welche aus den dorsal dem Balken aufliegenden Systemen (Cingulum, Striae LANCISII, Gyrus fornicatus) stammen, den Balken speziell in seinem hinteren Teile durchbohren (Fibrae perforantes corporis callosi) und mit dem Fornix nach vorne verlaufen (extraammonische Fasern). Man hat vielfach diese extraammonischen Fasern, welche den dorsalen Teil des Fornixquerschnittes einnehmen, als Fornix longus (FOREL) oder Fornix

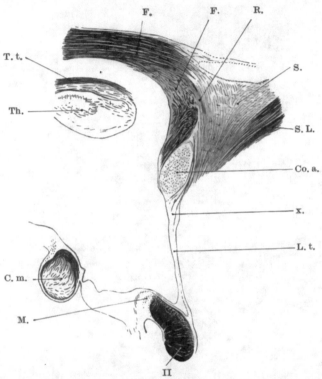

Abb. 16. Medial gelegener Sagittalschnitt durch das Gehirn. (Färbung nach WEIGERT.)
F. Fornix. R. Riechbündel des Ammonshornes (ZUCKERKANDL). S. Septumfaserung.
S. L. Striae Laucisii (in das Septum pellucidum ausstrahlend). Co. a. Commissura anterior.
x Fasern aus der Septumfaserung, die in die Lamina terminalis (L. t.) einstrahlen.
M. MEYNERTsche Commissur. II Tractus opticus. C. m. Corpus mammillare.
Th. Thalamus opticus. T. t. Taenia thalami.

superior (KÖLLIKER) dem Fornix inferior gegenübergestellt, welch letzterer die Fortsetzung der Fimbria darstellt.

Der gesamte Fornix, welcher zunächst enge der ventralen Fläche des Balkens anliegt, weicht in der Gegend des Balkenknies vom Corpus callosum ab und schließt mit dem letzteren das Septum pellucidum ein. Der Fornix selbst biegt in dieser Gegend ventralwärts (Fornixsäule), zieht hinter der vorderen Commissur gelegen an die untere Thalamusfläche, wendet sich hier nach hinten und endet größtenteils im Corpus mammillare.

Aber nicht alle Fasern des Fornix nehmen diesen Verlauf. Man sieht vielmehr an Sagittalschnitten, daß sich schon vom Fornixkörper Fasern absplittern, welche nach vorne in das Septum pellucidum einstrahlen und nun *vor* der Commissura anterior basalwärts ziehen. Zu diesen Fasern gesellen sich ferner Fasern, welche von der Fornixsäule abzweigen und ebenfalls vor der Commissura anterior zur Basis ziehen. Alle diese Fasern, die beim makrosmatischen Tiere viel reicher entwickelt sind als beim Menschen, wurden von Zuckerkandl (2) als „Riechbündel des Ammonshornes" zusammengefaßt (Abb. 16 und 17). Die Frage, inwieweit sich an der Zusammensetzung dieses Riechbündels beim Menschen die verschiedenen Faserarten im Fornix beteiligen, läßt sich nicht entscheiden. Honegger behauptet auf Grund seiner Untersuchungen, daß in das Septum nur

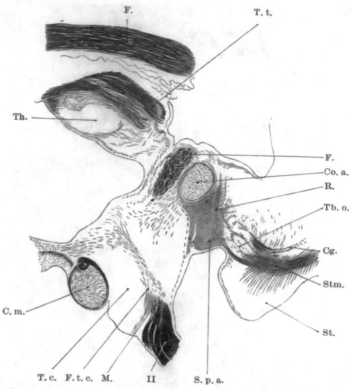

Abb. 17. Sagittalschnitt durch das Gehirn, lateral von dem in Abb. 16 abgebildeten.
(Färbung nach Weigert.)
F. Fornix. T. t. Taenia thalami. Co. a. Commissura anterior. R. Riechbündel des Ammonshornes. Tb. o. medialer Teil des Tuber olfactorium. Cg. Cingulum. Stm. Stirnhirnmark. St. Stirnhirnrinde. S. p. a. Sub. perforata anterior. II Tractus opticus. M. Meynertsche Commissur. F. t. c. Fasciculus tuberis cinerei. T. c. Tuber cinereum. C. m. Corpus mammillare. Th. Thalamus opticus.

der ungekreuzte Teil des Fornix longus[1]), also extraammonische Fasern, und nur ein ganz geringer Teil von ammonischen Fasern einstrahle. Vogt läßt beim Menschen nur Fibrae perforantes aus den medialen Lancisischen Streifen und aus dem Cingulum, also nur extraammonische Fasern in das Septum einstrahlen, während sich nach Déjerine hier sowohl ammonische als auch extraammonische Fasern aus dem mittleren und vorderen Balkendrittel finden, die zum Teil an den Zellen der Sub. perforata ant. enden, zum Teil aber bis in die Hakenwindung ziehen.

---

[1]) Es sei hier bemerkt, daß von Kölliker, Redlich u. a. eine Kreuzung der Fasern des Fornix longus energisch bestritten wird.

Was die Leitungsrichtung der Fornixfasern betrifft, so wurde von EDINGER und WALLENBERG, BISCHOFF, KASTANAJAN, SCHIPOW, PROBST u. a. festgestellt, daß die Fasern des Fornix und des Riechbündels von ZUCKERKANDL zum größeren Teil in der Richtung zum Corpus mammillare, also zentrifugal degenerieren und daß nur ein geringer Teil dieser Fasern in umgekehrter Richtung leitet. Auf die abweichende Anschauung von CAJAL wird hier nicht eingegangen, zumal diese Anschauung bis jetzt keine Bestätigung gefunden hat.

b) Das *Cingulum* (Abb. 4, 12, 15, 17) stellt ein System von Assoziationsfasern dar, welches erstlich die mediale dorsale Hemisphärenwand mit der basalen Olfactoriusgegend verknüpft, zweitens die ersterwähnten Rindenteile untereinander verbindet. Der Zusammenhang dieses Bündels mit der Riechsphäre ist schon lange bekannt und der Umstand allein, daß dieses Bündel bei den makrosmatischen Tieren viel stärker entwickelt ist als bei den mikrosmatischen (REDLICH) weist auf diesen Zusammenhang hin.

Das Faserbündel liegt im Gyrus fornicatus, biegt vorne mit den medialen LANCISIschen Streifen innig vereinigt um das Knie des Balkens und strahlt in das Septum pellucidum ein. Weiter kann man die Cingulumfasern beim Menschen nicht verfolgen, doch sei erwähnt, daß beim makrosmatischen Tiere ein Übergang der Cingulumfasern in den Lobus olfactorius sichergestellt ist.

Im Cingulum verlaufen sowohl Fasern von der Riechsphäre zum Cortex als auch umgekehrt leitende Fasern (REDLICH, PROBST und andere), wobei nach REDLICH die ersterwähnten Fasern überwiegen sollen, doch degeneriert das Cingulum weder nach isolierter Zerstörung des Bulbus olfactorius noch nach der des Cornu Ammonis (PROBST).

c) Die *Striae* LANCISII (Abb. 4 und 16) liegen medial vom Cingulum auf dem Balkenrücken und stellen, wie schon erwähnt, die Fortsetzung der Fascia dentata dar. Vorne nehmen sie einen ähnlichen Verlauf wie die Fasern des Cingulum. Die Frage, ob die Taenia tecta und die Striae mediales denselben Verlauf nehmen, läßt sich gegenwärtig nicht mit Sicherheit beantworten, es wurde jedoch schon im makroskopischen Teile erwähnt, daß ZUCKERKANDL die Taenia tecta nur bis zum Balkenknie verfolgen konnte, während die Striae mediales neben dem Gyrus subcallosus in die mediale Hemisphärenwand ausstrahlen sollen. Nach DÉJERINE endet die Taenia tecta meist im Stirnende des Gyrus fornicatus, manchmal auch die Striae mediales, meist vereinigen sich aber die Striae mediales mit dem Pedunculus septi pellucidi und beteiligen sich an der Bildung des BROCAschen Bandes. Sicher ist nur, daß die Fasern der Striae LANCISII, und zwar vor allem der medialen in die Septumfaserung übergehen. Die Frage, ob sie nun weiter zum Teil wenigstens die Striae olfactoriae mediales bilden, wie dies DÉJERINE, BECCARI u. a. behaupten, kann ich nicht entscheiden. MURATOFF konnte allerdings in einem Falle, in welchem der Lobus olfactorius zerstört war, Degeneration in den Striae LANCISII beobachten.

d) Der N. caudatus liegt im Stirnhirne nicht nur lateral vom Vorderhorne, sondern entsendet auch einen Ausläufer medial vom Vorderhorn, also in das Septum pellucidum. Dieser Kern wurde von verschiedenen Autoren in verschiedener Weise bezeichnet, wir wollen ihn einfach mit ZUCKERKANDL (1) N. septi nennen. Man kann mit Sicherheit annehmen, daß Fasern aus den Zellen dieses Kernes kommen und in der Septumfaserung basalwärts verlaufen (z in Abb. 20).

e) Basalschnitte durch das Gehirn zeigen, daß sich vom Knie sowie vom Rostrum des Balkens Fasern abzweigen, welche nach rückwärts in das Septum einstrahlen, wie dies auch KÖLLIKER beobachtet hat (y in Abb. 20). Es muß jedoch ausdrücklich betont werden, daß sich diese Angabe nur auf WEIGERT-Schnitte stützt und daß es immerhin möglich ist, daß diese vom Balken abzweigenden Fasern nicht wirkliche Balkenfasern sind, daß es sich hier vielmehr um Fasern handelt, welche vom Cingulum und den Striae Lancisii kommen, das Balkenknie durchbohren, um sich der Septumfaserung anzuschließen. Nur die große Menge dieser Fasern läßt den Gedanken, daß es sich hier doch um Balkenfasern handelt, möglich erscheinen.

f) Man sieht sowohl an Sagittalschnitten als auch insbesondere an Basalschnitten, daß sowohl aus dem tiefen Marke des Stirnendes vom Gyrus fornicatus als auch aus seiner Tangentialfaserschichte Faserbündel in die Septumfaserung einstrahlen (Abb. 18).

Alle die beschriebenen, sehr verschiedenen Fasern verlaufen basalwärts im „*Stiel des Septum pellucidum*", der bald mehr bald weniger von grauer Substanz bedeckt ist und daher von Zuckerkandl (1) auch als Gyrus subcallosus

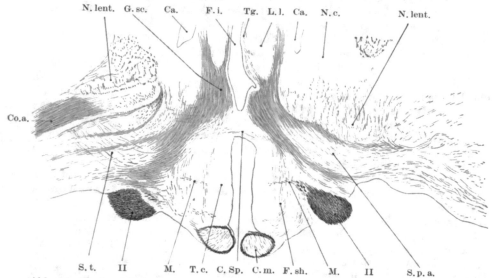

Abb. 18. Horizontalschnitt durch das Gehirn unterhalb der vorderen Commissur. (Färbung nach Weigert.)

F. i. Fissura interhemisphaerica. L. l. Stirnende des Lobus limbicus. Ca. Vorderhorn. N. c. Nuclens caudatus. N. lent. basaler Teil des N. lenticularis. S. p. a. Sub. perforata ant. mit dem Brocaschen Bande. II Tractus opticus. M. Meynertsche Commissur. F. sh. Fasciculus septohypothalamicus. C. m. Corpus mammillare. C. Sp. Commissur des Septumstieles. T. c. Tuber cinereum. S. t. Stria terminalis. Co. a. Commissura anterior. G. sc. Gyrus subcallosus. Tg. Tangentialfaserschichte des Lobus limbicus.

bezeichnet wurde. Ich habe den Verlauf des Septumstieles an mehreren Frontal-, Sagittal- und Horizontalserien durch das Gehirn studiert und habe hierbei folgendes gefunden: Die Elemente des Septumstieles bestehen durchwegs aus feinen Fasern, die niemals zu gröberen Bündeln angeordnet sind. Bevor sie die Hirnbasis erreichen, bilden sie eine allerdings nicht sehr stark ausgebildete Commissur, welche in der Lamina terminalis verläuft und welche man als „*Commissur des Septumstieles*"[1]) bezeichnen könnte (Abb. 16 und 18). Soviel ich sehe, wurde diese Commissur im Gehirne des Menschen und der Säugetiere noch nicht beschrieben.

---

[1]) Ich habe diese Commissur auch an Basalschnitten durch ein Affengehirn (Cercopithecus) sowie im Gehirne der Katze gefunden, bei welch letzterer diese Commissur ebenfalls schwach entwickelt war.

An der Hirnbasis angelangt, nehmen die Fasern des Septumstieles einen dreifachen Verlauf. Der größte Teil der Fasern zieht lateralwärts und ein wenig caudalwärts und bildet das BROCAsche Band, das annähernd parallel dem Hemisphärenanteil der vorderen Commissur in den Schläfenlappen zieht (Pars temporalis oder Fasciculus hippocampi des Riechbündels nach ZUCKERKANDL). Diese Fasermasse wird begrenzt caudal von den Fasern der MEYNERTschen Commissur, oral von einem dichten Faserplexus, der mit dem Streifenhügel im Zusammenhange steht, dorsal durch die Ansa lenticularis und die Capsula externa, ventral erreicht es die Oberfläche des Gehirnes.

Ein kleinerer Teil der Septumfaserung zieht in den Gyrus olfactorius medialis und von da vielleicht in den Tractus olfactorius. Diese Fasern bilden den beim Menschen stark rückgebildeten Fasciculus olfactorius proprius von ZUCKER-KANDL.

Der kleinste Teil der Fasern zieht direkt caudalwärts durch das Tuber cinereum gegen das Corpus mammillare und kreuzt auf seinem Wege die Fasern der MEYNERTschen Commissur. Diese Fasern lassen sich jedoch nicht weit caudalwärts verfolgen, sie stellen aber jedenfalls beim Menschen die Verbindung der Riechsphäre mit caudalen Zentren dar. Ich will diese Fasern, da sie jedenfalls aus der Septumfaserung kommen und in die Gegend unter dem Thalamus ziehen, als *Fibrae septo-hypothalamicae* bezeichnen (Abb. 18).

TROLARD beschrieb als „Faisceau olfactive medullaire" ein Bündel, welches von der Sub. perforata ant. an der Innenseite des Pes pedunculi in die Brückenhaube ziehen soll. Ein ähnlich verlaufendes Bündel hat schon BROCA im tierischen Gehirne beschrieben. Dieser Befund ist jedoch bis jetzt noch nicht bestätigt worden, was aber um so notwendiger wäre, als TROLARD seinen Befund auf Grund makroskopischer Untersuchungen machte. Die oben beschriebenen Bündel sind auch nicht identisch mit dem von LENHOSSÉK beschriebenen Bündel, das im lateralen Teile des Tuber cinereum dorsal vom N. supraopticus und dem N. ant. und post. lateralis tuberis cinerei zum C. mammillare zieht, da unser Bündel im medialen Anteile des Tuber cinereum verläuft. Das aus der Tiefe des Tuber cinereum aufsteigende und dann caudalwärts verlaufende Faserbündel kommt hier auch nicht in Betracht, da wir die Fasern unseres Bündels deutlich aus dem Septumstiele abzweigen sahen. Hingegen beschreibt HONEGGER auf S. 348 seiner Abhandlung ähnlich verlaufende Fasern, doch ist es nicht klar, ob der Autor dieselben dünnen Fasern meint, wie sie auf Abb. 18 dieser Arbeit abgebildet sind. Hingegen erinnert das beschriebene Bündel durch seinen Verlauf an den von GANSER als „basales Längsbüdel" beim Tiere beschriebenen Faserzug, der aus dem GANSERschen „Kern des basalen Längsbündels" entspringen soll. Die Untersuchungen von EDINGER, WALLENBERG, BISCHOFF, PROBST, KRYSPIN-EXNER u. a. haben jedoch gezeigt, daß es sich hier um ein kompliziert zusammengesetztes Faserbündel handelt, das zumindest folgende Bestandteile erkennen läßt: a) Ein zuerst von WALLENBERG beim Kaninchen mit der MARCHI-Methode dargestelltes Faserbündel, das zum größten Teil in der basalen Rindenschichte der Area olfactoria, vielleicht im Bulbus olfactorius entspringt, caudalwärts verläuft, wobei es sich vorübergehend der Markkapsel der Fornixsäule nähert und größtenteils ungekreuzt in der Haube des Mittelhirnes und der frontalen Brückenhälfte endet. Dieses von WALLENBERG als „basales Riechbündel" bezeichnete Fasersystem wurde auch von PROBST bei der Katze, von BISCHOFF beim Igel degenerativ dargestellt. b) Fasern aus dem Lobus parolfactorius und dem „Kern des basalen Längsbündels", welche ebenfalls caudalwärts verlaufen. c) Fasern, welche von der frontalen Brückenhälfte kommen und in den Lobus parolfactorius ziehen, von EDINGER als „Fibrae quinto (?)-parolfactoriae bezeichnet. Es liegt die größte Wahrscheinlichkeit

vor, daß das oben beschriebene Bündel den sub b genannten Fasern beim
Tiere homolog ist, womit ein dem basalen Längsbündel der Tiere homologer
Faserzug beim Menschen gekennzeichnet wäre.

In der Sub. perforata ant. treten aber noch drei weitere Faserzüge mit dem
Riechfelde in Beziehung, das ist die Stria terminalis, die Taenia thalami und
der untere Thalamusstiel.

Die *Stria terminalis* (Abb. 19) entspringt in dem Teil des Gyrus hippocampi,
welcher den N. amygdalae enthält und wahrscheinlich auch im Mandelkerne
selbst. Sie liegt eng dem N. caudatus an dessen medialer Seite an und liegt in
der Furche zwischen diesem und dem Thalamus opticus. Am vorderen Ende des
Thalamus senkt sie sich in die Tiefe basalwärts und endigt zum Teil vor der

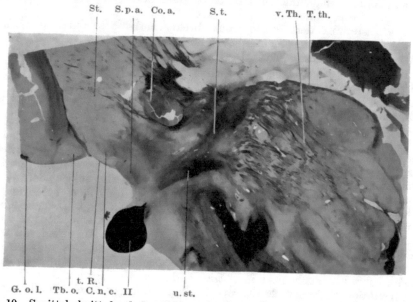

Abb. 19. Sagittalschnitt durch das Gehirn. (Färbung nach Weigert. Mikrophotogramm.)
St. Streifenhügel. S. p. a. Sub. perforata anterior. Co. a. Commissura anterior. S. t. Stria
terminalis. v. Th. vordere Thalamusstrahlung. T. th. Taenia thalami. u. st. unterer
Thalamusstiel. II Tractus opticus. C. n. c. Colliculus nuclei caudati. t. R. oberflächlichste
Schichte der tiefen Riechstrahlung (Beccari). Tb. o. Tuber olfactorium.
G. o. l. Stria olfactoria lateralis.

Commissura anterior im Septumkern (Pars praecommissuralis nach Zuckerkandl (4)[1]), zum Teil verläuft sie hinter der vorderen Commissur in den lateralen
Teil der Sub. perforata ant., wo sie in der Nähe des Basalganglions endet. Nach
Honegger empfängt die Stria terminalis auch Fasern aus dem Fornix, was
jedoch von Kölliker bestritten wird und bildet hinter der vorderen Commissur
eine Kreuzung, welche ich aber nicht sehen konnte. Die Stria terminalis enthält
sowohl Fasern, welche aus dem Riechfelde aufsteigen als auch Fasern, welche
in das Riechfeld ziehen.

Die *Taenia thalami* (Abb. 16 und 17) stellt einen Markfaserstrang dar, der in
den Ganglia habenulae am hinteren Ende des Thalamus entspringt, dann an der
Grenze zwischen medialer und dorsaler Fläche des Thalamus nach vorne ver-

---

[1]) Ob sich Fasern der Stria terminalis der vorderen Commissur anschließen, wie das
Kölliker behauptet, oder nicht, kann ich nicht mit Bestimmtheit entscheiden.

läuft. Hier entsendet die Taenia thalami nach LOTHEISSEN, GANSER, HONEGGER, KÖLLIKER u. a. ein Bündel zum Fornix, das im Fornix nach hinten verläuft. Dieses Bündel konnte allerdings von v. GUDDEN, EDINGER und WALLENBERG, VOGT (1) u. a. auf degenerativem Wege, von CAJAL mittels der GOLGI-Methode nicht festgestellt werden. Beim Menschen konnte ich dieses Bündel auf Horizontalschnitten nicht finden, an Sagittalschnitten sah ich hingegen Fasern, welche von der Taenia thalami ausgehen und in der Höhe der vorderen Commissur gegen den Fornix ziehen, so daß eine Verbindung zwischen Taenia thalami und Fornix auch beim Menschen anerkannt werden muß, wie dies übrigens schon HONEGGER, KÖLLIKER, TARASEWITSCH u. a. angegeben haben.

Am vorderen Ende des Thalamus biegt die Taenia thalami ventralwärts und verläuft teils hinter der vorderen Commissur, teils durch dieselbe hindurch zur Hirnbasis. Hier endigt sie nach LOTHEISSEN beim Tiere im „Kern des basalen Längsbündels" von GANSER. Ich konnte sie beim Menschen in dieselbe Gegend verfolgen (vgl. auch KÖLLIKER). CAJAL sah bei der Maus Kollaterale aus der Projektionsfaserung des Riechhirns in die Taenia thalami ziehen.

PROBST (2) zeigte durch Versuche an Katzen, daß in der Taenia thalami sowohl Fasern vom Gangl. habenulae als auch umgekehrt verlaufende Fasern sich befinden.

Der *untere Thalamusstiel* (Abb. 19) führt Fasern aus dem Schläfelappen zur Basis des Thalamus opticus und liegt lateral von der Fornixsäule. Nach ZINGERLE und FICKLER verbindet der untere Thalamusstiel den Mandelkern mit dem Sehhügel. Auch diesen Faserzug hat PROBST (2) bei Katzen untersucht, wobei er in ihm Fasern fand, welche vom Riechfelde zum Thalamus opticus degenerieren. Ich konnte den unteren Thalamusstiel nur bis in die Sub. perforata ant. verfolgen, da eine weitere Verfolgung des unteren Thalamusstieles durch die den unteren Thalamusstiel kreuzende tiefe Riechstrahlung unmöglich wurde.

C. Der intracerebrale Verlauf der Olfactoriusfasern und ihre kortikalen Zentren.

Will man auf Grund der obigen Untersuchungen ein Übersichtsbild über die Faserung des Riechhirnes gewinnen, so muß man stets bedenken, daß fast alle unsere diesbezüglichen Kenntnisse, soweit sie nämlich die Verhältnisse beim Menschen betreffen, auf dem Studium von WEIGERT-Präparaten beruhen. Daß diese Methode nicht genügt, um ein abschließendes Urteil über die Organisation der Riechfaserung zu gewinnen, ist klar. Man wird daher die nachfolgenden Ausführungen solange als provisorische betrachten müssen, als nicht andere Methoden uns zu besser fundierten Kenntnissen verholfen haben. Der Darstellung des Verlaufes der Riechbahnen liegt das in Abb. 20 wiedergegebene Schema zugrunde, welches so wie das in Abb. 21 abgebildete Schema eine Modifikation der von VILLIGER gegebenen Zeichnungen darstellt.

Die Einstrahlungsbezirke der Tractusfasern und die Riechrinde des Menschen: Die aus der Riechschleimhaut kommenden Fasern der Fila olfactoria splittern sich in den Glomerulis auf, wo sie mit den Mitral- und Büschelzellen des Bulbus olfactorius in Beziehung treten. Die Achsencylinder dieser Mitral- und Büschelzellen sowie die Achsencylinder der im Tractus olfactorius befindlichen Zellen bilden die Tractusfasern, welche zunächst in folgende Hirnteile einstrahlen: 1. In den vorderen Teil des Gyrus hippocampi durch die Stria olfactoria lateralis, 2. in die basale Riechsphäre der anderen Seite durch die vordere Commissur, 3. in das Septum pellucidum, 4. in die Sub. perforata anterior, 5. in den Hirnstamm. Am wichtigsten ist die Einstrahlung der Stria olfactoria lateralis in den Gyrus hippocampi, und zwar deshalb, weil wir somit in dem Gyrus hippocampi das eigentliche primäre Sinnesfeld des Riechnerven erblicken müssen. Cajal hat dieses Sinnesfeld histologisch am genauesten studiert und hat zu diesem Zwecke den Gyrus hippocampi in 5 Teile geschieden, die er in folgender Weise bezeichnet: Den am meisten vorspringenden Teil des Gyrus als „région olfactive principale", den Teil, der dem Cornu Ammonis am nächsten liegt als Subiculum, den Rindenteil, der zwischen den beiden eben genannten Teilen liegt als Präsubiculum, das äußere Drittel des Gyrus hippocampi, das an die Fissura collateralis grenzt, als „région fissuraire", endlich als „région olfactive superieure" den hinteren, oberen Teil des Gyrus hippocampi. Aus der ausführlichen Schilderung, welche Cajal von allen diesen Hirnteilen gibt, heben wir nur die Punkte kurz hervor, welche für die Struktur der eigentlichen Riechrinde charakteristisch sind. Diese Punkte sind: 1. an Stelle der Lamina granularis externa eine Schichte polymorpher Riesenzellen, welche zu Inseln angeordnet sind und mit Inseln kleiner Zellen abwechseln, 2. die Bildung feiner Dendritenbüschel an der Basis der großen und mittleren Pyramidenzellen, 3. das Fehlen einer Körnerschichte sowie der Riesenpyramiden, 4. die Verzweigung der Olfactoriusfasern in der Molekularschichte (im Gegensatz zu anderen Sinnesfeldern, wo sich die Sinnesfasern in den tiefen Rindenschichten verzweigen), 5. die geringe Zahl von Zellen mit kurzem Achsencylinder, 6. das Fehlen der Zellen mit doppelten Dendritenbüscheln und der Neurogliazellen.

Die direkte Verbindung der Tractusfasern mit der Riechrinde der anderen Seite durch die vordere Commissur ist ungewiß, hingegen die Verbindung mit dem Bulbus oder Tractus der anderen Seite auch beim Menschen sehr wahrscheinlich, wodurch indirekt wieder eine Verbindung der Traktusfasern auch mit der Riechrinde der Gegenseite besteht. *Wir müssen also eine direkte und wahrscheinlich auch eine gekreuzte bulbokortikale Bahn annehmen*, alle übrigen Bestandteile der Tractusfasern stellen bulbo-subkortikale Verbindungen dar. Von diesen letzteren wird später die Rede sein.

Wir haben bis jetzt nur einen Teil des Gyrus hippocampi als das zentrale Riechfeld bezeichnet, die einzelnen Teile dieses Gyrus stehen aber nach den Untersuchungen von Cajal nicht nur miteinander in enger Verbindung, sondern sie sind durch Assoziationsfasern auch mit dem Ammonshorne und mit der Fascia dentata verbunden, so daß man auch diese beiden Rindenteile als kortikale Riechzentren betrachten muß. Es ist selbstverständlich, daß alle die aufgezählten Rindenbezirke nicht die gleiche physiologische Valenz besitzen, es ist vielmehr mit Sicherheit anzunehmen, *daß das primäre Sinnesfeld des Riechnerven*, wie das auch Cajal ausführt, *nur durch die „région olfactive principale" der Hippocampusrinde dargestellt wird, während die übrigen Rindenanteile Assoziationszentren verschieden hoher Ordnung sind*. In ähnlicher Weise drückt sich auch Bechterew aus. Flechsig unterscheidet auf Grund myelogenetischer Untersuchungen eine frontale und eine temporale Riechsphäre, die am Grund der Insel miteinander zusammenhängen. Die frontale Riechsphäre umfaßt den gesamten hinteren Rand der Basis des Stirnlappens und den basalen Teil des Gyrus fornicatus, die temporale Riechsphäre, den Uncus und die benachbarten Teile des Schläfelappens. Hingegen soll das Subiculum cornuus Ammonis mit dem lateralen Sehhügelkern, hingegen nicht mit dem Riechhirne im Zusammenhange stehen.

Experimentelle Untersuchungen haben die Frage des kortikalen Riechzentrums nicht wesentlich gefördert. Während Luciani bei Läsionen des Ammonshornes oder des Gyrus hippocampi Geruchsstörungen nachweisen konnte, fielen die gleichen Versuche von Ossipow vollkommen negativ aus. Es ist ja auch auf Grund der anatomischen Untersuchungen zu erwarten, daß einseitige Läsionen der Riechrinde keine nachweisbaren Störungen des Geruchsinnes hervorrufen werden. Es ist aber auch weiter zu bedenken, daß geringe Störungen des Geruchssinnes beim Tiere nur sehr schwer nachzuweisen sind.

In der Klinik der Nervenkrankheiten sind die Störungen des Geruchsinnes bei der Tabes durch die Untersuchungen von Klippel allgemein bekannt geworden. Es handelt sich aber hier wahrscheinlich um Erkrankungen im peripheren Anteile des Riechapparates. Genaues ist aber hierüber nicht bekannt. Übrigens fehlen in den Untersuchungen von Klippel rhinologische Befunde.

Geruchsstörungen bei Tumoren und Abscessen des Schläfelappens insbesondere in Form einer olfaktiven (und gustatorischen) Aura vor den epileptischen Anfällen sind durch die Untersuchungen von Jackson, Jackson und Beevor, Jackson und Colman, Sander, Astwazaturow u. a. bekannt geworden. Aber auch diese Fälle beweisen nichts für unsere Frage, da man ja bei einem Tumor niemals wissen kann, welche Teile des Gehirnes durch Druck und andere Fernwirkungen geschädigt sind. Am wichtigsten sind noch die Untersuchungen von Bratz, der in Fällen von Sklerose des Ammonshornes bei Epileptikern intra vitam keine Geruchsstörung finden konnte, woraus er mit Recht den Schluß zieht, daß die Pyramidenzellen des Ammonshornes nicht der Sitz der Geruchsempfindung sein können, was aber nicht ausschließt, daß das Ammonshorn doch als Assoziationszentrum dem kortikalen Riechzentrum zuzuzählen ist. Jedenfalls erlauben auch die klinischen Erfahrungen keine genaue Lokalisation des Geruchszentrums beim Menschen (Campbell, Henschen).

Wenn man sich auf die oben dargelegte Weise die zentralen Rindenbezirke des Riechnerven abgrenzt, so muß die bedeutende Ausdehnung dieser Rindenbezirke auffallen, insbesondere dann, wenn man sich an die so oft wiederholte Angabe erinnert, daß der Riechnerv beim Menschen ein rudimentäres Gebilde darstellt. Das ist schon Trolard aufgefallen. Nun wurde bereits oben erwähnt, daß man im Tractus olfactorius allerdings Zeichen einer rudimentären Ausbildung erkennen kann, in der Riechrinde des Menschen findet man aber davon nichts. Denn wenn schon die Ausdehnung der Riechrinde gegen die Annahme einer rudimentären Ausbildung spricht, so liegt ein weiteres Gegenargument darin, daß man in der Struktur der Riechrinde durchaus keine Zeichen von rudimentärer Entwicklung findet, wenn man von der Fascia dentata und dem Induseum griseum absieht, die ja nur indirekt mit dem Riechnerven in Verbindung stehen und die auch beim makrosmatischen Tiere rudimentäre Hirnwindungen darstellen. Oskar und Cécile Vogt haben zwar darauf hingewiesen, daß die Rindenbezirke des Riechnerven dem supraradiären Rindentypus angehören, d. h. daß hier die Radiärfasern der Rinde bis in die Molekularschichte vordringen. Darin ist aber nur ein Zeichen einer weniger hochstehenden Differenzierung der Rindenstruktur, durchaus jedoch kein Zeichen einer nur rudimentären Ausbildung zu erblicken. Auch das Ammonshorn und die Fascia dentata zeigen beim Menschen und beim makrosmatischen Tiere, wie dies Kölliker hervorhebt, im wesentlichen dieselbe Struktur, wenn sich auch besonders im Ammonshorne Unterschiede in der feineren Struktur finden (vgl. diesbezüglich Kölliker).

Wenn man also zunächst auch zugeben will, daß die Riechrinde des makrosmatischen Tieres quantitativ eine noch bedeutendere Ausdehnung erreicht hat als die des Menschen (davon wird später noch die Rede sein), so muß doch gesagt werden, *daß auch die Riechrinde des mikrosmatischen Menschen qualitativ durchaus keine nur rudimentäre[1] Ausbildung erfahren hat.*

Die von der Riechrinde ausgehenden Fasersysteme: Die kortikalen Riechzentren entsenden nun wieder Commissuren-, Assoziations- und Projektions-

[1] Die rudimentäre Beschaffenheit eines Organes oder Gewebes wird durch das Auftreten von Variationen charakterisiert.

fasern, wobei unter Projektionsfasern, die Verbindungen zwischen Cortex und subkortikalen Zentren, unter Commissurenfasern die Verbindungen zweier identischer Rindenstellen in den beiden Hemisphären, unter Assoziationsfasern die Verbindungen zweier Rindenstellen auf ein und derselben Hemisphäre verstanden werden. Wir versuchen es, den gegenwärtigen Stand unserer Kenntnisse in der beigegebenen Tabelle darzulegen, wobei wir jedoch noch einmal ausdrücklich betonen, daß ein großer Teil der hier geschilderten Verhältnisse

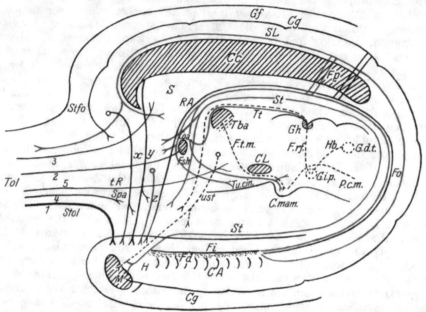

Abb. 20. Schematische Darstellung der intracerebralen Verbindungen des Olfactorius beim Menschen. Rot gezeichnet sind die Projektionsfasern, schwarz die Assoziationsfasern, strichliert endlich die subkortikal verlaufenden Bahnen.
M. Mandelkern. H. Gyrus hippocampi. F. d. Fascia dentata. Fi. Fimbria. C. A. Cornu Ammonis, Cg. Cingulum. Fo. Fornix. C. c. Corpus callosum. F. p. Fibrae perforantes. S. L. Striae Lancisii. G. f. Gyrus fornicatus. St. fo. Stirnende des Gyr. fornicatus. T. ol. Tractus olfactorius. St. ol. Stria olfactoria lateralis. S. p. a. Substantia perforata anterior. t. R. tiefe Riechstrahlung. x Verbindungsfasern zwischen Gyr. fornicatus und Gyr. hippocampi. y Verbindungsfasern aus dem Balken (Cortex?) zum Gyr. hippocampi. z Verbindungsfasern des Gyr. hippocampi mit dem Septum pellucidum. S. Septum pellucidum. R. A. Riechbündel des Ammonshornes. Co. a. Commissura ant. F. s. h. Fibrae septo-hypothalamicae. ust. unterer Thalamusstiel. S. t. Stria terminalis. Tu. cin. Tuber cinereum. C. L. Corpus Luysii. Tha. vorderer Kern des Thalamus. C. mam. Corpus mammillare. G. h. Ganglion habenulae. G. d. t. Ganglion dorsale tegmenti. G. ip. Ganglion interpedunculare. F. t. m. F. thalamo-mammillaris. T. t. Talma thalami. F. r. f. Fasciculus retroflexus. P. c. m. Pedunculus corpus mammillaris. Hb. Haubenbahn des Ganglion interpedunculare.

noch der Bestätigung bedürfen. Im übrigen sei auch auf das in Abb. 20 dargestellte Schema hingewiesen.

Es ergibt sich aus folgender Tabelle, daß wir in dem Riechbündel des Ammonshornes nicht ein reines Assoziationssystem zwischen den limbischen Windungen, dem Ammonshorn und dem Lobus olfactorius erblicken, wie dies ZUCKERKANDL (2) tut, sondern daß wir dieses Bündel als ein gemischtes System auffassen, welches sowohl Assoziations- als auch Projektionsfasern enthält. In ähnlicher Weise stellt dies auch DÉJERINE dar.

	Commissurenfasern	Associationsfasern	Projektionsfasern
Gyr. hippocampi	Commissura ant.?	a) mit dem Ammons-horn. b) Cingulum.	a) Stria terminalis. b) Fibrae perforantes a. d. Cingulum[1]). c) Fasern y[1]).
Ammonshorn	Psalterium	a) mit der F. dentata b) Riechbündel von ZUCKERKANDL	a) Fornix. b) F. corticohabenu-laris. c) Fibrae septo-hypo-thalamicae.
Fascia dentata	Psalterium?	Fornix (?)	a) Striae Lancisii b) Fornix (?)
Gyr. fornicatus	Balken	Cingulum Fasern x.	?

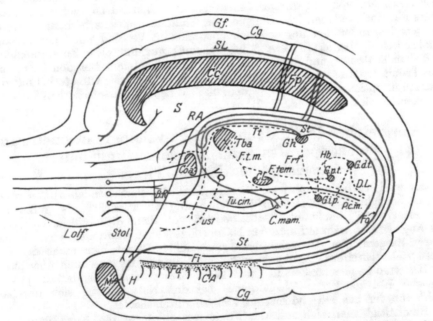

Abb. 21. Schematische Darstellung der intracerebralen Verbindungen des Olfactorius beim makrosmatischen Tiere. Bezeichnungen die gleichen wie in Abb. 20. Außerdem:
L. olf. Lobus olfactorius. B. R. Basales Längsbündel. F. tem. F. tegmento-mammillares. G. p. t. Gangl. profundum tegmenti. D. L. Dorsales Längsbündel.

Ferner sei erwähnt, daß durch das Cingulum und die in dem Schema in Abb. 20 mit x bezeichneten Fasern auch der Gyrus fornicatus in das Riechhirn einbezogen wird, wodurch auch durch die faseranatomischen Untersuchungen die Lehre BROCAS vom „grand lobe limbique" eine Bestätigung erfährt. Es muß noch betont werden, daß ein Vergleich der bis jetzt geschilderten Riechbahnen des Menschen mit den entsprechenden Bahnen des makrosmatischen Tieres

[1]) Diese beiden Fasergruppen sind irrtümlich in das Schema Abb. 20 schwarz statt rot eingezeichnet.

(Abb. 21) keine deutlichen Unterschiede im Verlaufe sowie in der quantitativen Entwicklung dieser Systeme erkennen läßt.

Verbindungen der Tractusfasern mit subkortikalen Zentren: Viel schlechter ausgebildet als die Verbindungen des Bulbus olfactorius mit der Rinde sind beim Menschen die Verbindungen des Olfactorius mit subkortikalen Zentren. Hier tritt der Unterschied zwischen dem mikrosmatischen Menschen und dem makrosmatischen Tiere viel deutlicher hervor (vgl. Abb. 20 und 21). Wir werden darauf noch im nächsten Kapitel zu sprechen kommen. Während wir nämlich beim Tiere eine gut ausgebildete Bahn zwischen den primären Olfactoriuszentren und den caudalen Abschnitten des Hirnstammes kennen (basales Riechbündel), ist diese Verbindung beim Menschen nur ganz rudimentär entwickelt. Wir kennen nur Tractusfasern, die im Grau des Septums, weiter Fasern, die in der Sub. perforata ant. und Fasern, welche in der subthalamischen Region, in der Nähe des Corpus LUYSII enden. Hierzu kommen noch die von mir beschriebenen Fibrae septohypothalamicae. Alle diese Verbindungen sind nur sehr schwach ausgebildet.

Zum Schlusse muß noch der Verbindungen des Olfactorius mit dem Thalamus opticus gedacht werden. Auch durch diese Verbindungen unterscheidet sich der Riechnerv von den übrigen Sinnesnerven. Während nämlich die letzteren stets ein stark entwickeltes Ganglion im Thalamus opticus besitzen, zeigt der Olfactorius außer den nur schwach entwickelten Verbindungen mit der subthalamischen Region (Fasern 3 im Schema) nur indirekte Zusammenhänge mit dem Thalamus, und zwar durch den unteren Thalamusstiel, den Fornix und die Taenia thalami. Auch bezüglich der Verbindungen des Olfactorius mit dem Thalamus opticus muß gesagt werden, daß sie beim makrosmatischen Tiere viel stärker entwickelt sind (Abb. 21).

D. Vergleichende Anatomie und Physiologie des zentralen Riechapparates beim Menschen und beim makrosmatischen Tiere.

Es wird häufig der zentrale Riechapparat des Menschen als rudimentäres Organ bezeichnet, worauf auch die Benennung des Menschen als „mikrosmatischen Wesens" hindeutet. Dabei werden vor allem die zivilisierten Völker ins Auge gefaßt, während man den Naturvölkern einen zumindest physiologisch besser ausgebildeten Geruchsapparat zuspricht. Es ist hier nicht der Ort, diese viel verbreitete Ansicht zu diskutieren, und es ist dies auch überflüssig, da HENNING in neuerer Zeit in klarer Weise nachgewiesen hat, daß die physiologische Wertigkeit des Riechorganes bei den Naturvölkern sich durchaus nicht von der bei den zivilisierten Völkern unterscheidet.

Beschäftigt man sich mit der Frage der rudimentären Entwicklung des zentralen Riechapparates beim Menschen überhaupt, so werden für diese Anschauung 1. anatomische, 2. physiologische Gründe angegeben. Faßt man zunächst die anatomischen Gründe ins Auge, so wurde bereits oben ausgeführt, daß die Riechrinde des Menschen histologisch wohl die Zeichen einer tieferen Entwicklungsstufe (C. und O. VOGT), nicht aber die Zeichen einer rudimentären Ausbildung zeigt. Qualitativ finden sich also keine Zeichen einer rudimentären Entwicklung, hingegen werden quantitative Unterschiede zwischen Mensch und Tier angegeben. Diese quantitativen Unterschiede bestehen vor allem darin, daß erstlich beim Tiere die Ammonshörner einschließlich der Fascia dentata die ventrale Fläche des Spleniums vollkommen überziehen und dadurch den Sehhügel und die Tela chorioidea superior fast vollkommen bedecken, während beim Menschen das Ammonshorn am Splenium des Balkens endet, zweitens darin, daß der Gyrus hippocampi beim Menschen vorne einen Hacken bildet, während er sich beim Tiere oralwärts mit dem Lobus olfactorius zum Lobus pyriformis vereinigt [ZUCKERKANDL (1)]. Was zunächst den ersten Punkt betrifft, so sei die Bemerkung gestattet, daß das Ammonshorn nach den Untersuchungen von CAJAL kein primäres Riechzentrum, d. h. nicht die Endigungsstätte von Olfactoriusfasern darstellt, sondern daß es ein assoziatives Zentrum ist, das wohl vorwiegend vom Olfactorius seine Impulse empfängt, das aber sicher auch mit anderen Rindenzentren in Verbindung stehen muß. Darauf weisen auch die Fälle von Arhinencephalie hin, bei denen Tractus und Bulbus olfactorius fehlten, das Ammonshorn jedoch gut ausgebildet war. Eine Verkleinerung des Ammonshornes beim Menschen muß also durchaus nicht nur vom Olfactorius abhängen.

Weiter muß daran erinnert werden, daß ZUCKERKANDL (3) immer nur die relative Größe des Ammonshornes vor Augen hat, d. h. die Größenentwicklung des Ammonshornes im Vergleiche zur Größenentwicklung anderer Hirnabschnitte, insbesondere des Sehhügels und des Balkens. Die veränderte Lage des Ammonshornes beim Menschen kann ebenso von der Größenentwicklung des Balkens bzw. des Sehhügels wie von der Größenentwicklung des Ammonshornes abhängen. Daran muß man um so mehr denken, als TURNER [zit. nach ZUCKERKANDL (3)] behauptet, daß das menschliche Ammonshorn absolut größer ist als das bei den Säugetieren im allgemeinen. Jedenfalls geht aus diesen Angaben hervor, daß man auf Grund der Ausbildung des Ammonshornes von einer rudimentären Entwicklung des zentralen Riechapparates beim Menschen nicht sprechen kann. Das gleiche gilt auch von der Fascia dentata. Das Induseum griseum hingegen zeigt unter den makrosmatischen Säugern selbst so viele Varianten in seiner stets rudimentären Ausbildung, daß man auf Grund der Entwicklung dieses Rindenbezirkes die Primaten kaum in Gegensatz zu den übrigen Säugern stellen kann.

Die verschiedene Form des Gyrus hippocampi beim Menschen und beim makrosmatischen Tiere steht im engen Zusammenhange mit der verschiedenen Ausbildung des Tractus olfactorius einerseits, des Lobus olfactorius andererseits. Es ist wohl zweifellos, daß der Tractus olfactorius des Menschen ein rudimentäres Organ darstellt, wenn man ihn mit dem bei manchen Tieren mächtig entwickelten Lobus olfactorius vergleicht und wenn man an die individuell verschieden ausgebildeten grauen Massen im Tractus denkt. Darf man aber wegen dieses Befundes schon den zentralen Riechapparat des Menschen als ein „rudimentäres Organ" bezeichnen? Das geht deshalb nicht an, weil wir auch im intracerebralen Verlaufe der übrigen Sinnesnerven beim Menschen einzelne, rudimentär entwickelte Kerne auffinden können. Man denke z. B. an die Entwicklung des Tuberculum acusticum beim Menschen und beim Tiere oder an die Verbindungen des Opticus mit den vorderen Vierhügeln beim Menschen und beim Quadrupeden. Diese Beispiele, die sich noch vermehren ließen, zeigen, daß vom anatomischen Standpunkte nicht genügend Gründe vorliegen, die kortikalen Riechzentren des Menschen sowie die Verbindungen des Olfactorius mit diesen Zentren generell als rudimentär ausgebildet zu bezeichnen. Man könnte höchstens den Tractus olfactorius in dieser Weise kennzeichnen, nicht aber den ganzen zentralen Riechapparat.

Wie schon erwähnt, steht in scharfem Gegensatz zu den Verbindungen des Olfactorius mit den kortikalen Riechzentren die Entwicklung der Verbindungen zwischen Olfactorius und subkortikalen Zentren beim Menschen, wie das schon BROCA erwähnt, so daß man zusammenfassend sagen kann, *die Verbindungen des Olfactorius mit der Riechrinde sowie die Riechrinde des Menschen selbst weist keine Zeichen einer rudimentären Ausbildung auf, hingegen sind die Verbindungen des Olfactorius mit den subkortikalen Zentren beim Menschen nur sehr schwach ausgebildet.*

Zu diesen anatomischen Verhältnissen stehen die Ergebnisse der physiologischen Forschung in einem bemerkenswerten Parallelismus. Es wurde wiederholt hervorgehoben, daß kein Sinn des Menschen sich mit dem Geruchsinne an assoziativer und gefühlsmäßiger Kraft messen kann (Zwardemaaker, Nagel, Henning u. a.), worin der Geruchsinn des Menschen den des Tieres übertrifft. Überdies zeigt der Geruchsinn des Menschen unter allen Sinnen die höchste Empfindlichkeit. Henning berechnet, daß eine scharfe Nase die Anwesenheit eines ausgiebigen Riechstoffes 100 000mal früher bemerkt, als sie sich spektralanalytisch und chemisch nachweisen läßt. Es liegt wohl sehr nahe, diese hohe Entwicklung des Geruchsinnes in physiologischer Beziehung in Parallele zu stellen mit der guten Entwicklung der kortikalen Zentren und der Rindenverbindungen des Olfactorius beim Menschen. Hingegen hat der Einfluß des Geruchsinnes auf die subkortikalen Zentren des vegetativen Lebens (Geschlechtstätigkeit, Nahrungsaufnahme usw.), der beim Tiere bekanntlich in hohem Grade besteht, beim *normalen* Menschen bedeutend abgenommen. Das hat schon v. Gudden, Nagel u. a. hervorgehoben. Auch hier ist der Parallelismus zu der Entwicklung der bulbo-subkortikalen Bahnen beim Menschen und beim Tiere nicht zu verkennen.

Zum Schlusse muß noch des von Edinger hervorgehobenen Oralsinnes gedacht werden. Darunter versteht Edinger „die Funktionen des immer vom Trigeminus besonders reichlich versorgten Schnauzenapparates". Als Zentren dieses Oral- oder Schnüffelsinnes nimmt er den Lobus parolfactorius (Tuberculum olfactorium) mit der Taenia thalami und dem Ganglion habenulae, die Stria terminalis und den Mandelkern, das Meynertsche Bündel und das Ganglion interpedunculare an. Edinger stützt seine Auffassung damit, daß erstlich im Lobus parolfactorius keine Olfactoriusfasern enden und daß zweitens diese Hirnteile bei allen Tieren mit stark entwickeltem Schnauzenapparate bzw. Schnabel stärker entwickelt sind als bei Tieren, bei denen diese Organe schwach ausgebildet sind. Gegen diese Auffassung hat zunächst E. Smith geltend gemacht, daß erstlich Olfactoriusfasern auch im Lobus parolfactorius enden (von Edinger bestritten) und daß zweitens dieser Lappen in seiner Entwicklung eine deutliche Abhängigkeit von der Entwicklung des basalen Riechhirnes zeige. Weiter hat Lotheissen darauf hingewiesen, daß das Ganglion habenulae in seiner Entwicklung nicht Schritt hält mit der Entwicklung des Lobus parolfactorius. Hingegen konnte Spiegel eine gewisse Parallele in der Entwicklung des Mandelkernes und des Lobus parolfactorius finden. Die Frage bezüglich des zentralen Apparates für den Schnüffelsinn ist also durchaus noch nicht geklärt, aber auch vom physiologischen Standpunkte scheint die scharfe Abtrennung des Oralsinnes vom Riechnerven nicht sonderlich glücklich, da ja letzten Endes das Schnüffeln doch nichts anderes als eine besondere Art des Riechens darstellt. Bedenkt man nun weiter, daß der Lobus parolfactorius des Menschen nach Edinger hochgradig verkümmert ist, eigentlich überhaupt nicht mehr existiert, so kommt man in Verfolgung der Auffassung von Edinger zu dem Schlusse, daß der Mensch überhaupt keinen Schnüffelsinn mehr besitzt. Da dies in diesem Maße nicht zutrifft, so muß man sich, solange experimentelle Untersuchungen nicht vorliegen, gegenüber der Existenz eines Oralsinnes skeptisch verhalten.

Literatur.

Beccari, N.: La sostanza perforata anteriore etc. Arch. di anat. e di embryol. Vol. 10. p. 261. 1911. — Bratz: Ammonshornbefunde bei Epileptischen. Arch. f. Psych. Bd. 31, S. 820. 1899. — Broca, P.: Mémoires sur le cerveau de l'homme. Paris 1888. — Brookover, Ch. (1): The peripheral distribution of the N. terminalis. Journ. of comp. neurol. Vol. 28, p. 349. 1917. — Derselbe (2): The N. terminalis in adult man. Journ. of comp. neurol.

Vol. 234, p. 131. 1914. — BRUNNER, H. (1): Der zentrale Riechapparat des Menschen. Monatsschrift f. Ohrenheilk. u. Laryngo-Rhinol. 1923. S. 158. — DERSELBE (2): Beiträge zur Histologie und Histogenese des menschlichen Bulbus olfactorius. Zeitschr. f. Hals-, Nasen-u. Ohrenheilk. Kongreßbericht a. Kissingen 1923. — CAJAL: Histologie du système nerveux de l'homme et des vertébrés. Tome 2. Paris 1911. — CAMPBELL, A. W.: Histological studies on the Localisation of cerebral Function. Cambridge 1905. — McCOTTER, R. E. (1): The connection of the vomero-nasal Nerve with the accessory olfactory bulb in the opossum and other mammals. Anat. Rec. Vol. 6, p. 299. 1912. — DERSELBE (2): A note on the course and distribution of the N. terminalis in man. Anat. Rec. Vol. 9, p. 243. 1915. — DÉJERINE: Anatomie de système nerveux. 1895, 1901. — DOELLKEN: Ursprung und Zentren des N. terminalis. Monatsschr. f. Psychiatr. u. Neurol. Bd. 26, S. 10. 1909. — EDINGER: Der Lobus parolfactorius (Tub. olfact., Lob. olfact. post). Anat. Anz. Bd. 38, S. 1. 1911. — EDINGER, L.: Über die dem Oralsinne dienenden Apparate im Gehirne der Säugetiere. Dtsch. Zeitschr. f. Nervenheilk. Bd. 16, S. 151. 1909. — EDINGER und WALLENBERG: Untersuchungen über den Fornix und die Corpora mammillaria. Arch. f. Psychiatr. u. Nervenkrankh. Bd. 35, S. 1. 1902. — FICKLER: Ein Fall von Erweichung des Marklagers einer Großhirnhemisphäre. Zeitschr. f. d. ges. Neurologie u. Psychiatr., Orig. Bd. 15, S. 48. 1913. — FLECHSIG, P.: Die Lokalisation der geistigen Vorgänge. Leipzig 1896. — GANSER: Über die vordere Hirnkommissur der Säugetiere. Arch. f. Psychiatr. u. Nervenkrankh. Bd. 9, S. 286. 1879. — v. GEHUCHTEN: Anatomie du système nerveux. Louvain 1916. — v. GUDDEN: Beiträge zur Kenntnis des Corpus mammillare usw. Arch f. Psychiatr. u. Nervenkrankh. Bd. 11. S. 428. 1881. — HENSCHEN: Über die Geruchs- und Geschmackszentren. Monatsschr. f. Psychiatr. u. Neurol. Bd. 45, H. 3, S. 121. 1919. — HENNING, H.: Der Geruch. Leipzig 1916. — HOCHSTETTER, F.: Beiträge zur Entwicklungsgeschichte des menschlichen Gehirnes. Bd. 1. Wien 1919. — HONEGGER: Vergleichende anatomische Untersuchungen über den Fornix usw. Rec. zool. suisse. Vol. 3, p. 201. 1890. — JACKSON and COLMAN: Case of epilepsy with tasting movements and „dreamy state" etc. Brain Bd. 21, p. 580. 1898. — JOHNSTON: The N. terminalis in man and mammals. Anat. rec. Vol. 8, p. 185. 1914. — KLIPPEL, M.: Des troubles du gout et de l'odorat dans le Tabes. Arch. d. neurol. Tom. 11, Serie 3, p. 257. — KÖLLIKER: Handb. d. Gewebelehre. Bd. 11. 1896. — KRYSPIN-EXNER: Vergleichend-anatomische Studien über die Sub. perforata ant. Arb. a. d. Wien. neurol. Inst. S. 418. 1919. — LARSELL, O.: Studies on the N. terminalis : mammals. Journ. of comp. neurol. Vol. 30. 1919. — v. LENHOSSÉK: Beobachtungen am Gehirne des Menschen. Anat. Anz. Bd. 2, S. 450. 1897. — LÖWENTHAL: Über das Riechhirn der Säugetiere. Beitr. z. wiss. Med. Braunschweig. 1897. S. 213. — LOTHEISSEN: Über die Stria medullaris thalami optici und ihre Verbindungen. Anat. Hefte Bd. 12, S. 227. 1894. — MARBURG: Mikroskopisch-topograph. Atlas des menschl. Zentralnervensystems. 2. Aufl. Wien 1910. — NAGEL: Der Geruchsinn. Handb. d. Physiol. Bd. 3, S. 589. 1905. — OBERSTEINER: Anleitung beim Studium des Baues der nervösen Zentralorgane. 5. Aufl. Leipzig u. Wien 1912. — OSSIPOW: Über die physiologische Bedeutung des Ammonshornes. Arch. f. Anat. u. Physiol. Suppl. Bd. 1. 1900. — PROBST, M. (1): Zur Kenntnis des Faserverlaufes des Temporallappens, des Bulbus olfactorius, der Commissura ant. und des Fornix usw. Arch. f. Anat. u. Physiol. Anat. Abtl. 1901. S. 338. — DERSELBE (2): Über die Rinden-Sehhügelfasern des Riechfeldes, über das Gewölbe, die Zwinge usw. Arch. f. Anat. u. Physiol. Anat. Abt. 1903. S. 138. — DERSELBE (3): Weitere Untersuchungen über die Großhirnfaserung und über Rindenreizversuche nach Ausschaltung verschiedener Leitungsbahnen. Sitzungsber. d. Akad. d. Wiss. Wien 1905. S. 114. — REDLICH, E.: Zur vergleichenden Anatomie der Assoziationssysteme des Gehirnes der Säugetiere. Arb. a. d. Wien. neurol. Inst. Bd. 10. 1903. — SANDER: Epilepsieanfälle mit subjektiven Geruchsempfindungen bei Zerstörung des linken Tractus olfactorius durch einen Tumor. Arch. f. Psych. Bd. 4, S. 234. — SPIEGEL: Die Kerne im Vorderhirne der Säugetiere. Arb. a. d. Wien. neurol. Inst. Bd. 22, S. 418. 1919. — TROLARD: De l'appareil nerveux central d'olfaction. Arch. de neurol. Bd. 20, 21, 22. 1890, 1891. — VILLIGER: Morphologie und Faserverlauf des Rhinencephalon. Habilitationsschrift, Leipzig 1904. — VOGT, O. (1): Über Fasersysteme in den mittleren und kaudalen Balkenabschnitten. Neurol. Zentralbl. Bd. 14, S. 208. 1895. — DERSELBE (2): Sur un faisceau sépto-thalamique. Cpt. rend. de la soc. de biol. 1898. p. 206. — VOGT, C. und O.: Allgemeine Ergebnisse unserer Hirnforschung. Journ. f. Psychiatr. u. Neurol. Bd. 25, S. 277. 1919—1920. — WALLENBERG: Das basale Riechbündel des Kaninchens. Anat. Anz. Bd. 20, S. 175. 1902. — ZINGERLE: Über einseitige Schläfelappendefekte beim Menschen. Journ. f. Psychiatr. u. Neurol. Bd. 18, S. 205. 1912. — ZUCKERKANDL, E. (1): Anatomie der Nasenhöhle. 2. Aufl. — DERSELBE (2): Das Riechbündel des Ammonshornes. Anat. Anz. Bd. 3, S. 425. 1888. — DERSELBE (3): Beiträge zur Anatomie des Riechzentrums. Sitzungsber. d. Akad. d. Wiss. Bd. 109. 1900. — DERSELBE (4): Die Riechstrahlung. Arb. a. d. Wien. neurol. Inst. Bd. 11. 1904.

4. Anatomie und Entwicklungsgeschichte der Mundhöhle und des Rachens.

Von

G. Wetzel-Halle a. S.

Mit 19 Abbildungen.

I. Die Mundhöhle.

Die **Lippen,** kräftige, von Muskulatur und Drüsen ausgefüllte Wülste, sind aktiv und passiv im hohen Grade formbar und dehnbar. Daher besteht bei allen Eingriffen ein leichter Zugang zum Vorhof und zur Mundhöhle selbst und nach Excisionen ist jede Plastik entbehrlich. Die Lippen begrenzen die Mundspalte und gehen an den Mundwinkeln mit einer schwächeren Falte, Lippencommisur (Commissura labiorum) ineinander über. Die Mundwinkel befinden sich (nach Merkel) meist vor dem ersten vorderen Backzahn. Bei Kindern ist die Mundspalte enger, sie schließt auch häufig beim Erwachsenen mit dem Eckzahn ab. Das Lippenrot grenzt sich gegen die Haut nicht gradlinig, sondern leicht wellig zackig ab. Es ist in der Mitte sagittal und nach den Mundwinkeln zu schräg gerunzelt.

Beim Neugeborenen zeigt die Lippe eine innere Zone, welche dem Schleimhautanteil angehört und nach Luschka an der Oberlippe 4 mm und an der

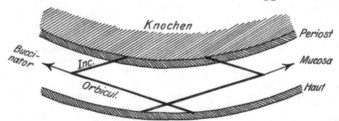

Abb. 1.   Schema der Anordnung der Muskulatur des Mundes. (S. Text.)
Inc. Fasern der Musculi incisivi. Orbicul. Fasern des M. orbicularis.

Unterlippe 3 mm tief ist. Die äußere Zone, die dem Lippenrot der Erwachsenen entspricht, ist etwa 2 mm tief. Dieser Zustand verliert sich in der Kindheit. Bleibt er bestehen, so nennt man ihn Doppellippe. Dicke und Höhe der Lippen sind nach Rasse und Rassenmischung verschieden.

Die Oberlippe ist durch das Tuberculum labii superioris und durch die Lippenrinne, Philtrum, charakterisiert. Die Grenzen des Philtrum entsprechen nicht den Verwachsungsstellen zwischen den embryonalen Stirn- und Oberkieferfortsätzen. Es entsteht vielmehr nach eingetretener Verwachsung selbständig. Die ursprünglichen Grenzen der Fortsätze liegen seitlich von ihm. Die Oberlippe ragt etwas weiter vor, als die Unterlippe. Diese berührt das untere Drittel der labialen Kronenfläche der oberen Schneidezähne.

Die Gebilde im Innern der Lippen und ihre Lage sind bei Schumacher [1] beschrieben. Der Druck der Lippen, ebenso der Wangen, hält die Zähne in normaler Stellung. Er beruht in erster Linie auf dem Tonus der Muskulatur,

[1]) Dieses Handbuch „Histologie der Mundhöhle".

in zweiter Linie auf dem Turgor der übrigen Gewebe. Hier bewirkt das in Bindegewebsfächer eingeschlossene Fettgewebe eine pralle Füllung. Im einzelnen sei für die Muskulatur hervorgehoben, daß die Anordnung der Mm. incisivi und des M. orbicularis oris derart ist, daß sie eine Art von Anlegevorrichtung an die Vorderzähne bilden. Die Incisivusfasern ziehen vom Jugum des seitlichen Schneidezahnes zur Schleimhaut am Mundwinkel, also von der tiefsten zur nächsthöheren Gewebslage. Die Orbicularisfasern wiederum ziehen von da zur oberflächlichsten Lage, also zur Haut, und zwar über die Mittellinie hinaus zur anderen Seite. Da der Mundwinkel, wo beide Fasern zusammenstoßen, durch die Spannung des Backenmuskels nach rückwärts fixiert ist, so werden Mundwinkel und Lippe durch die Spannung der Incisivi und des Orbicularis an die Zähne und den Alveolarfortsatz angelegt (Abb. 1).

Die *Schlagadern der Lippen* sind die obere und untere Lippenkranzader (A. coronaria labii superioris et inferioris) aus der äußeren Kieferschlagader (A. maxill. externa). Sie verlaufen an der Schleimhautseite nahe dem Lippenrande zwischen Muskel- und Drüsenschicht. An der Bildung des Arterienkranzes beteiligen sich auch Äste aus der Kinn- und aus der Unteraugenhöhlenschlagader. Von den Venen ziehen die der Oberlippe beiderseits als einfacher Stamm zur vorderen Gesichtsvene. Aus der Unterlippe begeben sich mehrere Stämmchen zur vorderen Gesichtsvene, zur V. submentalis und zur V. jugularis anterior [SESEMANN: Die Orbitalvenen usw. VIRCHOWS Arch. f. pathol. Anat. u. Physiol. 1869. S. 154 (nach MERKEL)]. Die Venenwände sind fester mit der Umgebung verwachsen, während die Arterien freier im lockeren Bindegewebe liegen. Die Innenfläche der Unterlippe ist historisch und praktisch dadurch interessant, daß HUETER an ihr als erster 1874 beim Menschen die Möglichkeit der Beobachtung des lebenden Blutkreislaufes, der Kapillaren und der kleineren Gefäße feststellte, und seine mikroskopischen Beobachtungen auch zur pathologischen Diagnostik verwertete (nach OTFRIED MÜLLER: Die Kapillaren der menschlichen Körperoberfläche 1922).

Die *Lymphgefäße der Lippen* lassen ein subcutanes und ein submuköses Geflecht unterscheiden. Die Abflüsse verhalten sich in der Ober- und Unterlippe verschieden. Die subcutanen Gefäße der Unterlippe ziehen in erster Linie zu den Unterkinnlymphknoten, in zweiter Linie zu einem der vorderen Unterkieferlymphknoten. Auch können unmittelbare Verbindungen zu den tieferen Halslymphknoten bestehen. Die subcutanen Lymphgefäße der Oberlippe haben zuweilen Verbindungen zu den subcutanen Lymphgefäßen der Unterlippe, oder direkt zu einer Lymphoglandula cervicalis superficialis, in der Regel aber schließen sie sich den submukösen an. Diese begeben sich von beiden Lippen in erster Linie zum mittleren Unterkieferknoten, zuweilen auch zum vorderen oder hinteren. Zusammenfassend kann man also sagen: Haut und Schleimhautseite der Oberlippe und Schleimhaut der Unterlippe geben ihre Lymphgefäße zu den mandibularen Knoten, die Hautseite der Unterlippe dagegen zu den submentalen Lymphknoten. Die sensible Nervenversorgung der Lippen stammt vom N. infraorbitalis (Oberlippe, 2. Trigeminusast) und vom N. mentalis (Unterlippe, 3. Trigeminusast) (Abb. 17).

Der **Vorhof der Mundhöhle** stellt eine senkrecht stehende, in horizontaler Richtung hufeisenförmig gebogene Spalte vor. Die Innenwand bilden die Zähne und der Alveolarfortsatz beider Kiefer. Die Außenwand wird von der Innenfläche der Lippen, seitlich von der Wange gebildet. Hinten endigt der Spalt zwischen der Plica pterygomandibularis und den letzten Mahlzähnen. Vorn bildet das obere und untere Lippenbändchen (Frenulum labii superioris et inferioris) oben und unten eine unvollständige Scheidewand. Das obere Bändchen ist mindestens doppelt so hoch als das untere.

In dem seitlichen Teil des unteren Sulcus alveolobuccalis findet sich beim Menschen (nach FAVARO) eine seitliche Falte (Plica lateralis) entsprechend dem Zwischenraum zwischen Eckzahn und erstem Prämolaren in 6% wohl entwickelt und in weiteren 15% wenig entwickelt vor. Bei den verschiedensten Säugetieren sind diese Falten im Zusammenhang mit den Backentaschen gut entwickelt. Im oberen Sulcus alveolobuccalis finden sich bei zahlreichen Tieren zwei Paare von Falten, die jedoch nur bei wenigen Spezies gleichzeitig vorkommen und beim Menschen nur als Varietät erscheinen.

An der Wangenschleimhaut liegt in der Höhe des zweiten oberen Mahlzahnes das obere Speichelwärzchen (Papilla salivalis superior), die Mündung des Ausführungsganges (Ductus parotideus sive Stenonis) der Ohrspeicheldrüse, meist eine flach liegende, unscheinbare, nach MERKEL häufig ovale Öffnung. Seltener steht sie auf einer niedrigen Warze (Abb. 2). Gelegentlich wird hier die Erscheinung des Speichelspritzens beobachtet. Der Parotisspeichel wird dabei in dünnem Strahl aus dem geöffneten Munde entleert. Gleitet man auf dem Zahnfächerfortsatz des Oberkiefers mit dem Finger nach hinten, so fühlt man die Zahnjoche (Juga alveolaria) und die

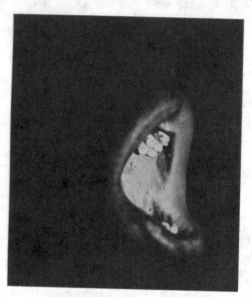

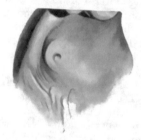

Abb. 2 a.   Abb. 2 b.

Abb. 2. a Linke Papilla salivalis superior eines Mannes, dem Teile des rechten Kiefergerüstes im Kriege weggeschossen waren. Lichtbild.
b Die Papille selbst und Umgebung bei stärkerer Vergrößerung.

Unterjochbeinleiste (Jugalwulst nach KLAATSCH, Crista zygomatico-alveolaris nach ZUCKERKANDL, Crista infrazygomatica nach KOPSCH). Am Unterkiefer fühlt man die Juga alveolaria nur an dem Eckzahn und an den Schneidezähnen.

Folgende anatomische Umstände sind nach STUPKA (1923) vermutlich als Ursache des Speichelspritzens heranzuziehen. Die Parotis selbst wird wahrscheinlich beim Würgen und ebenso beim Öffnen des Mundes zusammengedrückt. Der Fascienabschluß der Parotis gegen das Spatium parapharyngeum ist häufig durch eine schwache Stelle oder ganz unterbrochen (Abb. 18). Hierdurch könnte die unter Druck gesetzte Drüse nach innen in den genannten Raum ausweichen. Besteht diese Lücke nicht, oder liegt schon ein großer Drüsenzapfen im Spatium parapharyngeum, so könnte durch den Druck, der beim Öffnen des Mundes entsteht, die Parotis mit ihrem Ausführungsgangsystem und dem schon darin enthaltenen Speichel unter Druck gesetzt werden. Bei Fingerdruck auf die Fossa retromandibularis kann man gelegentlich bei geeigneten Personen einen Speichelstrahl hervorbringen. Der Druck wird dadurch bewirkt, daß der Kieferwinkel beim Öffnen nach hinten bewegt wird, außerdem wird aller Wahrscheinlichkeit nach die Anspannung des bei der Öffnung beteiligten äußeren Flügelmuskels einen Druck ausüben. Eine weitere Voraussetzung für das Speichelspritzen ist die Möglichkeit der zeitweiligen Absperrung des Duktus bei seinem Durchgang durch den Backenmuskel. Er streicht schräg durch diesen Muskel hindurch. Nach einer

Anzahl von Zeichnungen verschiedener Autoren besteht zwar nicht immer, aber wohl häufig eine zwingenartige Überkreuzung seiner Muskelfasern (nach Stupka, Abb. 143 bei Testut und Jakob, bei Zuckerkandl, Atlas der topographischen Anatomie, Bd. 1, Abb. 11 und bei Corning, topograph. Anatomie, Abb. 117). Ebenso fand Stupka in zwei Fällen bei der Präparation eine Zwingenbildung. In einem Falle stellte er fest, daß in der Faserhaut des Ductus parotideus „außen ein Bündel entsprang und schräg nach vorne unten zog, und daß ein schräg von hinten oben nach vorn unten direkt nach der Durchtrittsstelle ziehendes Bündel medianwärts abgelenkt wurde. Innen sah man an diesem Präparate wie die hinten oben zum Teil sich überkreuzenden Buccinatorbündel vom Duktus in Form eines dreieckigen Schlitzes auseinandergedrängt werden". Es werden noch weitere Einzelheiten über zwingenbildenden Verlauf der Fasern bei mikroskopischer Untersuchung mitgeteilt. Eine beim Öffnen des Mundes auftretende Strahlbildung wird dann dadurch erklärt, daß hierbei die Wirkung der Zwinge aufgehoben wird und nun der Druck auf die Parotis, eine starke Füllung ihres Gangsystemes vorausgesetzt, den Speichel im Strahl heraustreibt. Der Gang selbst verläuft nach dem Durchtritt durch die Muskulatur noch eine Strecke weit unter der Schleimhaut (nach Testut und Jakob 5—6 mm). Eine ampullenartige Erweiterung des Duktus in seinem Schleimhautabschnitt scheint wenigstens häufig vorhanden zu sein. Merkel läßt eine „ganz schwache Andeutung von spindelförmiger Erweiterung" (Topograph. Anatomie Bd. 1, S. 458) gelten.

Auf embryonalen Stadien findet man nach hinten von der Parotismündung einen etwa 1 mm langen Strang oder Gang (Chievitz 1885). Broman deutet ihn als den Rest einer Parotis primitiva, welche durch die Parotis secundaria der Säugetiere und des Menschen ersetzt worden ist. Er nennt ihn das „Chievitzsche Organ". Das jüngste Stadium, auf dem es gefunden worden ist (Arne Strandberg) ist ein 8 mm langer Embryo. Er erscheint also früher als die Parotisanlage, die bei ca. 15 mm langen Embryonen zuerst auftritt. An 114 mm langen Embryonen erscheint der Strang schon atrophisch (Strandberg). Seine Bildung geht vom Sulcus buccalis aus; dies ist die Tasche, welche sich vom Mundwinkel her zwischen dem Alveolarfortsatz des Ober- und Unterkiefers innen und der späteren Backe außen vorschiebt und den hinteren Abschnitt des Mundhöhlenvorhofes zur Anlage bringt. Das Organ wird auch bei einer großen Anzahl von Säugetierembryonen angetroffen. Es wurde nicht gefunden bei Amphibien, dagegen bei Reptilien. Bei Vögeln ist keine ihm sicher homologe Bildung gefunden worden. Broman hat nachgewiesen, daß es bei Mäusen bis nach der Geburt persistiert und bei fast geburtsreifen Maulwurfembryonen gefunden wird. Ob es beim Menschen noch zur Zeit der Geburt besteht, ist nicht festgestellt.

Die Schleimhaut des Vorhofes ist gleichmäßig rot und unterscheidet sich in der Farbe deutlich vom dunkleren Lippenrot. An der Wangenseite ist sie gefaltet, dagegen ohne Falten an den Lippen und am Zahnfächerfortsatz. Topographisch ist eine Wangenschleimhaut und Lippenschleimhaut sowie der obere und untere Umschlag der Wangen- bzw. Lippenschleimhaut auf den Alveolarfortsatz, Fornix buccalis oder Sulcus alveolobuccalis (Luschka), zu unterscheiden. An der Umschlagsstelle ist die Schleimhaut stark verschieblich, an den Wangen dagegen mit dem Perimysium der Backenmuskeln, an den Lippen mit dem die Drüsen enthaltenden submukösen Gewebe und dieses mit dem Perimysium der Lippenmuskeln verwachsen. Jedoch lassen sich an beiden Stellen schwache niedrige Falten aufheben, während am Zahnfächerfortsatz ein Aufheben des Zahnfleisches in Falten gänzlich ausgeschlossen ist.

Beim Betasten mit dem Finger erweist sich das Zahnfleisch (Gingiva) völlig glatt, dagegen läßt die Wangenschleimhaut wenig zahlreiche kleine Höckerchen, die Lippenschleimhaut viele solche wahrnehmen. Sie fehlen an den Lippen nahe dem Lippenrot und an der Wange nahe den Mundwinkeln und stehen in der Lippe in den seitlichen Teilen am dichtesten. Die Höckerchen sind nach Merkel (Topograph. Anatomie Bd. 1, S. 353) die kleinen Erhebungen, auf welchen die Drüsenausführungsgänge ausmünden.

Die Umschlagsfalte der Schleimhaut von der Wange oder der Lippe auf das Zahnfleisch des Alveolarfortsatzes liegt bei geschlossenem Munde etwa in halber Höhe der Zahnwurzeln. Infolge der Verschieblichkeit der Schleimhaut sind die Wurzeln jedoch, z. B. für Spitzenresektionen, in ganzer Länge zugänglich. Ferner kann man nach abwärts bis zum Foramen mentale (Austritt des Nervus mentalis) und aufwärts bis zum Foramen infraorbitale (Austritt des Nervus infraorbitalis) gelangen.

Die *Lymphgefäße der Wangenschleimhaut* sammeln sich an der oberen und unteren Umschlagsfalte und gelangen im Anschluß an die äußere Kieferschlagader über etwa vorhandene Backenlymphknoten (Lgl. supramandibulares und buccinatoriae) zu den mandibularen Lymphknoten, ohne besondere Bevorzugung eines bestimmten Knotens. Die Lymphgefäße der Wangenhaut bevorzugen dagegen den mittleren und den hinteren Unterkieferlymphknoten. Klinisch wird ein Fall beschrieben [1]), in welchem auch die Unterkinnlymphknoten, ja sogar die tiefen cervicalen Knoten der anderen Seite in Mitleidenschaft gezogen waren. Die gleichen Beobachter konnten einmal durch Injektion eine Verbindung von den Lgl. mandibulares einer Seite zu den tieferen Cervicalknoten beider Seiten feststellen.

Die sensible Versorgung der Wangenschleimhaut übernimmt der N. buccinatorius aus dem 3. Trigeminusast.

Alveolarfortsatz und Zähne. Am Zahn ist bei der bekannten Unterscheidung von Krone, Hals und Wurzel, der Hals als der über den knöchernen Alveolenrand hinausragende Teil der Wurzel zu bezeichnen, an welchem das Zahnfleisch befestigt ist.

Der Zahn ist durch die Wurzelhaut mit der Innenwand der knöchernen Alveole verbunden. Die Wurzelhaut enthält zahlreiche Blutgefäße, Nerven, spärliche Gruppen von Epithelzellen und neben einem füllenden kollagenen Interstitialgewebe die ebenfalls kollagenen Hauptfasern der Wurzelhaut. Die innerste Schicht der Wurzelhaut ist das Pericementum für das Zement des Halses und der Wurzel, die äußerste das Periost der Alveolenwand. Die Wurzelhaut ist das Ernährungs- und Sinnesorgan des Zahnes und sein mechanischer Befestigungsapparat, sowie der Mutterboden für die Anbildung des neuen Zementes. Sie geht am Alveoleneingang in das Zahnfleisch über. Hier häufen sich die Befestigungsfasern in besonders dichter Lage an. Außerdem bestehen zahlreiche Weichteilverbindungen durch den porösen Knochen zum Zahnfleisch auf der oralen und vestibularen Fläche des knöchernen Alveolarfortsatzes. Diesen Wegen folgen auch Verbindungen der Lymphgefäße der Wurzelhaut und des Zahnfleisches, sowie die Gewebsspalten, welche keine eigene Wandung besitzen. Am Wurzelloch besteht ein Übergang der Wurzelhaut in die Pulpa. Jedoch ist hier eine Injektion der Lymphgefäße der Wurzelhaut von der Pulpa aus nicht möglich. Ebensowenig bewirken infektiöse Zustände der Pulpa eine Schwellung regionärer Lymphknoten. Die Anwesenheit von Lymphgefäßen in der Pulpa ist bisher nur durch einen Untersucher (Schweitzer) nachgewiesen.

Die Hauptfasern der Wurzelhaut, die Befestigungsfasern des Zahnes sind nur topographisch von den im Zahnfleisch gelegenen Befestigungsfasern zu trennen und werden hier mit ihnen gemeinsam beschrieben. Dabei fassen wir die Gruppen einheitlich verlaufender Fasern unter dem Namen von Bändern zusammen.

1. Das obere Zahnband, früher auch unter Hinzunahme einiger benachbarter Fasermassen Lig. circulare dentis (Kölliker, Stöhr, v. Ebner, Angle usw.)

---

[1]) Polya, E. und D. v. Navratill: Untersuchungen über die Lymphbahnen der Wangenschleimhaut. Dtsch. Zeitschr. f. Chirurg. Bd. 66, S. 122—175. 1903 (nach Bartels).

oder Lig. dentale (ZUCKERKANDL, NOYES) genannt, enthält die vom Zahnhals in die Wurzelhaut der Oberfläche des Alveolarfortsatzes und zum Teil in den Knochen ziehenden Fasern. Es hält seines Verlaufes wegen den Zahn in der Alveole zurück. Seine Bedeutung beim Widerstand gegen den Kaudruck ist meiner Auffassung nach folgende: Dem Kaudruck leistet zwar in erster Linie der Zug des unteren Zahnbandes Widerstand, zugleich aber muß der ganze Inhalt der Alveole unter Druck gesetzt werden. Das Gewebe kann nur nach dem Eingang zu gedrängt werden, wo ein gegen die Fasern des oberen Zahnbandes gerichteter Druck entsteht, der diese anspannt, während sie gleichzeitig den Inhalt in der Alveole zurückhalten.

2. Das untere Zahnband ist am mächtigsten und widersteht durch seine Zugfestigkeit in erster Linie unmittelbar dem Kaudruck. Es enthält die in schräger Richtung von der Innenwand der Alveole spitzenwärts zum Wurzelzement verlaufenden Fasern. Zwischen 1 und 2 finden sich quer verlaufende Fasern, funktionell wohl zu 2 zu rechnen. Unbedeutend sind die Wurzelspitzenfasern.

3. Das Zwischenzahnband verbindet die einander zugekehrten Berührungsflächen der Zahnhälse miteinander, gehört also topographisch schon zum Zahnfleisch und bedingt den gegenseitigen Halt der Zähne aneinander.

4. Die eigentlichen Fasern des Zahnfleisches enthalten ganz dem Zahnfleisch angehörende Fibrae gingivodentales vom Zahnfleisch an den Hals und Fibrae gingivales circulares, die ringförmig um den Zahn verlaufen.

Die 32 Zähne des bleibenden Gebisses setzen sich in je einem halben oberen und einem halben unteren Gebiß aus zwei Schneidezähnen, einem Eckzahn, zwei vorderen Backzähnen (Prämolaren) und drei Mahlzähnen (Molaren) zusammen. Die Schneidezähne besitzen eine Kaukante, keine Kaufläche und keine Kauspitzen. Die oberen sind schaufelförmig, die mittleren bedeutend breiter. Der seitliche variiert in der Form. Am häufigsten ist er außer durch Schmalheit durch die Abrundung des dem Eckzahne zugekehrten (proximalen) Winkels[1]) und Verkürzung der Schneide von dem mittleren unterschieden. Dieser Form am nächsten steht die gegen den mittleren Schneidezahn zipfelförmig ausgezogene Varietät. Ferner kann er eckzahnähnlich sein, oder dem mittleren vollkommen gleichen und endlich zu einer rudimentären Zapfenform entarten.

Die unteren Schneidezähne sind meißelförmig, stets kleiner als die oberen und umgekehrt wie dort ist der mittlere der schwächere. Ihre Formunterschiede sind gering. — Die Wurzel aller Schneidezähne ist stets einfach. Im Knochen konvergieren die Wurzeln des mittleren und seitlichen Zahnes in beiden Kiefern nach der Wurzelspitze zu.

Die Eckzähne (Dentes canini) besitzen eine einzige Spitze und sind die stärksten einwurzeligen Zähne. Der obere Eckzahn hat eine breitere, der untere eine längere und schmälere Krone. Die Wurzeln sind einfach. Zweiwurzelige untere Eckzähne kommen vereinzelt vor, zweiwurzelige obere gehören zu den größten Seltenheiten.

Die vorderen Backenzähne (Prämolaren, D. buccales minores) besitzen als Grundform im Oberkiefer eine vierseitig prismatische Krone, deren Kaufläche eine höhere buccale und eine linguale etwas niedrigere Kauspitze trägt. Die Furche zwischen beiden Höckern führt häufig in eine tiefe schmale Schmelzspalte (Schmelzfissur), an derem Grunde nur eine dünne, oft schlecht entwickelte Schmelzschicht das Zahnbein deckt. Von hier aus beginnt daher leicht eine Caries. Die buccale Ansicht der Prämolaren ähnelt der eines Eckzahnes. Der erste obere Prämolar ist stärker als der zweite. Die Wurzel der oberen Prämolaren ist im Typus und in den meisten Fällen einfach, kann jedoch verschieden weit bis zum Vorhandensein einer Wangen- und einer Zungenwurzel gespalten sein. Selten kommen zwei Wangen- und eine Zungenwurzel vor.

An den unteren Prämolaren ist die Krone mehr zylindrisch. Sie sind stets einwurzelig. Umgekehrt wie oben ist der erste kleiner als der zweite und besitzt einen sehr niedrigen Zungenhöcker, während der des zweiten kräftig entwickelt ist. In einer nicht seltenen Varietät ist der Zungenabschnitt zweihöckrig. Die ganze Krone ist dann dreihöckrig und bildet einen Übergang zu den Mahlzähnen. Sehr selten sind Zähne mit drei Zungenhöckern.

---

[1]) Als proximal ist jedesmal der dem Kieferast näher liegende, als distal der dem Kinn näher liegende Punkt oder Teil bezeichnet. Vgl. WETZEL: Anatomie für Zahnärzte. 3. Aufl. S. 407 u. 411.

Die unteren Prämolaren sind im hohen Grade durch eine starke Neigung der Lippenfläche der Krone gegen die der Wurzel ausgezeichnet. Diese Eigentümlichkeit, nach Kopsch Kronenflucht genannt, findet sich ebenso an dem unteren Eckzahn und weniger auffallend an den unteren Mahlzähnen; sie fehlt dagegen sämtlichen oberen Zähnen und den unteren Schneidezähnen.

Die Mahlzähne (Dentes molares, D. multicuspidati), die stärksten Zähne des Gebisses, sind mit einer vierhöckerigen (mindestens dreihöckerigen) Krone versehen und mehrwurzelig, mindestens aber zweiwurzelig. Sonst sind die oberen und unteren sehr verschieden.

Die Kronen der oberen Mahlzähne haben einen schiefen rautenförmigen Umriß und sind im Typus vierhöckerig, mit zahlreichen Variationen. Es ist ein proximaler und ein distaler Wangenhöcker und entsprechend ein proximaler und distaler Zungenhöcker zu unterscheiden. Die oberen Mahlzähne besitzen eine proximale und eine distale Wangenwurzel und eine Gaumenwurzel, die weit gespreizt sind. Eine stärkere Variante des ersten oberen Mahlzahnes ist die Anwesenheit des Tuberculum anomale (Carabellischer Höcker), am distalen Zungenhöcker. Er kann kaum angedeutet oder bis zur Größe des proximalen (kleineren) Zungenhöckers entwickelt sein. Der zweite obere Mahlzahn ändert im Gegensatz zum ersten sehr stark ab. Bei der ersten Form ist er sehr schief rautenförmig, entspricht im übrigen aber noch dem Bilde eines ersten oberen Mahlzahnes. Bei der zweiten Hauptform wird er dreieckig, infolge Rückbildung des proximalen Zungenhöckers. Bei der dritten selteneren Form bildet er ein längliches Oval mit buccal palatinaler Längsachse und mehr oder weniger verschmolzenem buccal-proximalem und distallingualem Höcker. Der distal-buccale Höcker und der proximale linguale nehmen dann die verschmolzene Höckermasse zwischen sich. Der dritte obere Mahlzahn (oberer Weisheitszahn) wechselt in der Beschaffenheit der Krone und der Wurzel am stärksten. Er kann eine Vermehrung der Wurzeln auf vier, selten auf fünf zeigen, sowie Verminderung auf eine einzige kegelförmige Wurzel. In den Furchen zwischen den Höckern der Mahlzähne können Schmelzfissuren ebenso wie bei den Prämolaren ausgebildet sein. Ein gemeinsames Merkmal aller oberen Mahlzähne bildet das Vorhandensein verbindender Schmelzleisten zwischen den Wangen- und Zungenhöckern.

Die unteren Mahlzähne zeigen einen länglich-rechteckigen Kronenumriß; die längere Achse verläuft proximal-distal. Bei voller Ausbildung sind sie fünf- oder vierhöckerig. Bei der fünfhöckerigen Krone liegen an der Wangenseite drei Höcker, bei der vierhöckerigen liegen die kleineren Höcker an der Zungenseite. Zwischen den einzelnen Höckern bestehen keine verbindenden Schmelzleisten. Der erste untere Mahlzahn ist in einem Viertel der Fälle fünfhöckerig, in etwa dreivierteln vierhöckerig, selten sind sechs Höcker unter Auftreten eines dritten Zungenhöckers ausgebildet. Bei dem etwas kleineren zweiten unteren Mahlzahn überwiegt die vierhöckerige Form noch mehr. Der dritte untere Mahlzahn (unterer Weisheitszahn) variiert weniger als der obere. In mehr als der Hälfte der Fälle finden wir die vierhöckerige Form, nicht so häufig ist die fünfhöckerige, während der Rest der Formen bis zu sieben Höckern steigen oder bis zu drei Höckern herabgehen kann. Bei den unteren Mahlzähnen bestehen zwei Wurzeln, eine vordere und eine hintere, beide von vorn nach hinten abgeflacht und in der Richtung auseinanderweichend. Eine Vermehrung der Wurzeln gehört zu den Seltenheiten und tritt gewöhnlich nur an dem ersten unteren Mahlzahn auf, wo sich die neue Wurzel von der proximalen (hinteren) abzweigt oder zwischen der vorderen und hinteren steht. Am unteren Weisheitszahn treten etwas häufiger überzählige Wurzeln auf neben vollständiger Verschmelzung. Die Abweichungen sind jedoch nicht so häufig, als am oberen Weisheitszahn.

Das Zahnfleisch ist der Teil der Schleimhaut des Vorhofes und der Mundhöhle selbst, welcher die vestibulare und die orale Fläche des knöchernen Alveolarfortsatzes beider Kiefer bekleidet. Das Zahnfleisch erhöht die Tiefe der Alveole beträchtlich und bildet zwischen den Zähnen die Zahnfleischscheidewände (Zahnfleischsepten, auch interdentale Papillen genannt). Es ist mit dem Periost fest verbunden und sitzt mit ihm zusammen der knöchernen Grundlage unverschieblich auf. Es enthält einen großen Teil des Befestigungsapparates der Zähne (S. 182). In der Jugend füllt das Zahnfleisch die dreieckigen Spalten zwischen den Zähnen vollständig aus und bedeckt noch einen Teil der Krone. Bei starker Abmagerung und im Alter zieht es sich zurück, so daß die Krone von ihm frei und der Schmelzrand sichtbar wird.

Die *Schlagadern des Alveolarfortsatzes und der Zähne* des Oberkiefers und des Unterkiefers sind Zweige der inneren Kieferschlagader (Art. maxillaris interna) oder ihrer Äste. Den Oberkiefer versieht die Arteria infraorbitalis und die Arteria alveolaris superior posterior, den Unterkiefer die Arteria alveolaris inferior. Deren Endzweige sind in beiden Kiefer sowohl Arteriae dentales bzw. Rami dentales, welche durch das Wurzelloch in die Pulpa des Zahnes eintreten, als auch größere Arteriae interalveolares. Im übrigen ist die Verzweigung in beiden Stromgebieten verschieden.

Im Oberkiefer gehört die Art. infraorbitalis und die selbständig entspringende Arteria alveolaris superior posterior dem Endabschnitt der inneren Kieferschlagader, ihrer Verzweigung in der Flügelgaumengrube an. Die Art. alveolaris superior posterior gibt einen oder einige Zweige zum Zahnfleisch und den Weichteilen im Gebiete der hinteren Mahlzähne ab, ferner durch Foramina alveolaria posteriora Zweige in den Knochen am Tuber maxillare, zur Wandung der Kieferhöhle und zu den Zähnen. Ihr Stamm anastomosiert mit der aus dem vorderen Abschnitt der Art. infraorbitalis kommenden Art. alveolaris superior anterior und bildet mit dieser die im Knochen gelegene große Arterienarkade des Oberkiefers. Von dieser geht die Mehrzahl der Rami dentales und interalveolares für den Oberkiefer ab. Für die vorderen Zähne stammen sie unmittelbar aus den stets mehrfachen Art. alveol. super. anteriores.

Die Art. alveolaris inferior stammt aus dem Anfangsabschnitt der Art. maxillaris interna am Kieferhals. Ihre Rami dentales und interalveolares stammen für das Molaren- und Prämolarengebiet aus dem Hauptabschnitt der Art. alveolaris inferior bis zum Foramen mentale. Die Rami dentales für die Schneide- und Eckzähne und ebenso die entsprechenden Art. interalveolares gehen aus der Art. incisiva ab, dem Endast der Art. alveolaris, nachdem diese die Kinnarterie abgegeben hat.

Die Arteriae interalveolares sind die Hauptarterien des Alveolarfortsatzes beider Kiefer. Sie versorgen, abgesehen von der Versorgung des Knochens, mit ihren Rami perforantes alveolares die Wurzelhaut, mit ihren Zahnfleischästen, Rami perforantes gingivales, das Zahnfleisch. Die Interalveolararterien sind weit stärker als die eigentlichen Zahnarterien. Auf der Zerreißung ihrer zahlreichen Ästchen beruht vor allem die Blutung bei der Zahnextraktion.

Zu den Art. dentales und interalveolares kommen kleine ergänzende Gefäße hauptsächlich für die Weichteile. Schon genannt ist der Ast der Art. alv. sup. post. zur hinteren Molarengegend. Im Gebiet der Vorderzähne treten an das Zahnfleisch der palatinalen Seite Zweige der Art. nasalis posterior septi bzw. ihrer Anastomose durch den Canalis incisivus hindurch mit der Art. palatina major. Dazu kommen Ästchen der Art. palatina major selbst zum Zahnfleisch. Sowohl die Art. nasalis posterior septi wie auch die Art. palatina major gehören zur Endverzweigung der Art. max. interna in der Flügelgaumengrube. Das Zahnfleisch der palatinalen Seite des Unterkiefers erhält Zweige aus der Arteria sublingualis, einem Ast der Zungenarterie.

Das Gefäßnetz, welches sich aus den Arteriae interalveolares in der Wurzelhaut entwickelt, steht mit dem Gefäßnetz in der Spongiosa der knöchernen Alveole in unmittelbarem Zusammenhang und dieses wieder mit den Gefäßen des Zahnfleisches. Im Oberkiefer ist es von Bedeutung für die Entstehung der von den Zähnen ausgehenden Empyeme der Kieferhöhle, daß das Gefäßnetz in der Alveolenwand am Grunde der Alveolen mit der Kieferhöhlenschleimhaut in Verbindung steht, und zwar mit den tieferen Gefäßen, welche sich in dem periostalen Teil der Schleimhaut ausbreiten. Hierdurch sind die Wege zur Fortleitung entzündlicher Vorgänge geschaffen (STRUBELL 1904).

Die regionären Lymphknoten für die Zähne nebst der Wurzelhaut und dem Alveolarfortsatz nebst dem Zahnfleisch sind die Unterkieferlymphknoten. Als Schaltknoten, sofern sie vorhanden sind, kommt von den Backenlymphknoten (L. buccales) die Buccinatorgruppe (Lgl. buccinatoriae) in Betracht. Die Abflußwege der genannten regionären Knoten führen zu den verschiedenen Gruppen der Lymphoglandulae cervicales.   Nur für das vestibulare Zahnfleisch der vorderen Zähne kommen die Unterkinnlymphknoten in Betracht (Abb. 7).

Die Unterkieferlymphknoten, Lgl. mandibulares (auch submandibulares oder submaxillares [1]), in der gleichnamigen Region am Rande des Unterkiefers gelegen, umfassen die drei Lymphknoten a, b und c (Abb. 3) (Partsch, Stahr u. a.).

Der fast immer einfache Lymphknoten a, Lgl. mand. anterior, ist an der Vena submentalis unter dem M. mylohyoideus und am lateralen Rand des vorderen Bauches des Digastricus gelegen, mit dessen Fascie er verwachsen ist.   Selten ist er doppelt.

Der Lymphknoten b, Lymphoglandula mandibularis media, gewöhnlich

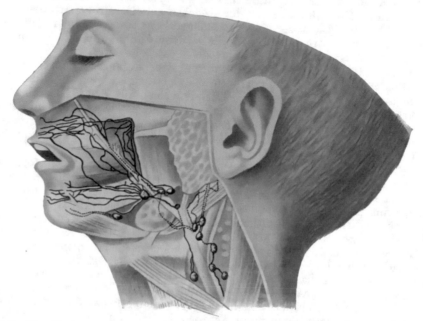

Abb. 3. Mandibulare Lymphknoten und obere mediale Gruppe der tiefen Cervicallymph-knoten. Von den ersten liegt der vordere (a) und der mittlere (b) typisch (siehe Text), der hintere (c) wird durch eine Gruppe von 3 Lymphknoten vorgestellt, von denen zwei in gleicher Höhe und hinter der Vena facialis anterior liegen, der dritte tiefer am Zusammenfluß der V. facialis anterior und posterior. — Injektion vom Zahnfleisch aus. (Nach G. Schweitzer aus Bartels: Das Lymphgefäßsystem, Abb. 35.)

der größte, liegt unmittelbar auf der Arteria maxillaris externa oder medial davon.

Der Lymphknoten c, Lymphoglandula mandibularis posterior, liegt lateral von der Vena facialis anterior oder auch zwischen ihr und der Art. maxillaris externa.   Auch im Winkel zwischen Vena facialis anterior und posterior wird er gefunden.   Hierher kann noch ein vierter Lymphknoten gerechnet werden, der, in einiger Entfernung davon oberflächlich gelegen ist und am unteren Rande der Unterkieferspeicheldrüse sich vorfindet.   Die Knoten b und c sind häufig in zwei bis mehrere Einzelknoten zersprengt. — Das Abflußgebiet der Mandi-bularknoten sind die cervicalen Lymphknoten.

---

[1] Zur Namengebung vgl. Bartels: Das Lymphgefäßsystem, S. 106.

Nur das vestibulare Zahnfleisch im Gebiete der unteren Schneidezähne, dessen Lymphwege aber auch zur Lgl. mandibularis a ziehen, ist den Unterkinnlymphknoten zugeteilt.

Die Unterkinnlymphknoten, Lymphoglandulae submentales, lassen zwei Gruppen unterscheiden: Die obere, Lgl. submentales superiores, liegt am M. mylohyoideus im Winkel zwischen dem Ansatz der beiden vorderen Bäuche des Digastricus. Ihre Zahl beträgt eine oder zwei, sie finden sich in etwas mehr als der Hälfte aller Fälle. Die untere Gruppe, konstanter als die obere, liegt weiter abwärts nahe dem Zungenbein rechts und links am medialen Rande der vorderen Digastricusbäuche und kann auch in doppelter Anzahl vorhanden sein.

Es handelt sich also im übrigen bei den regionären Lymphknoten des ganzen fraglichen Gebietes, des Alveolarfortsatzes und der Zähne beider Kiefer, nur darum, welche Gebiete den drei Knoten a, b und c zugehören.

Hierbei ist zu bemerken, daß die Lymphgefäße der einzelnen Zahn- und Zahnfleischgebiete an den Umschlagsfalten der Wangenschleimhaut Geflechte bilden, in denen Verbindungen zwischen allen Gebieten, auch mediane Anastomosen, bestehen. Es darf jedoch mit BARTELS angenommen werden, daß der Lymphstrom eines jeden Gebietes im allgemeinen immer die gleichen Wege, und zwar der nächstgelegenen Gefäße, benutzen und somit auch überwiegend zu denselben Knoten hinführen wird.

Wir geben eine Übersicht nach SCHWEITZER, welche sich jedesmal auf das ganze Gebiet eines Zahnes, d. h. einschließlich der Wurzelhaut und des zugehörigen Zahnfleischabschnittes bezieht.

Die Frontzähne des Unterkiefers führen zu einem Drittel zum vorderen, zu zwei Dritteln zum mittleren Knoten, nur ausnahmsweise zum hinteren. Das Prämolargebiet des Unterkiefers entsendet so gut wie alle Gefäße zum mittleren Knoten, das Molarengebiet sendet ebenfalls nur vereinzelte Gefäße zum hinteren (oder auch zum vorderen) Knoten.

Die Lymphgefäße sämtlicher Oberkieferzähne einschließlich der Frontzähne gehen zu dem mittleren und dem hinteren Knoten. Dabei bevorzugen die Frontzähne im Gegensatz zum Unterkiefer mit $^5/_6$ den mittleren Knoten, nur $^1/_6$ der Gefäße gehen zum hinteren, nur ausnahmsweise eines zum vorderen Lymphknoten. Von den Prämolaren des Oberkiefers gehen zwei Drittel der Wege zum mittleren, ein Drittel zum hinteren Knoten. Von dem Molarengebiet des Oberkiefers geht über die Hälfte der Wege zum hinteren, der Rest zum mittleren Knoten.

Zusammenfassend ist hervorzuheben, daß von beiden Kiefern her der mittlere Unterkieferknoten die meisten Gefäße aufnimmt. Von dieser allgemeinen Tatsache hebt sich im großen und ganzen nur die Erscheinung ab, daß die Molaren des Oberkiefers größtenteils den hinteren Knoten bevorzugen und daß der vordere Knoten, von Ausnahmen abgesehen, nur aus dem Frontzahngebiet des Unterkiefers nennenswerte Teile der Lymphbahnen ($^1/_3$) aufnimmt.

Lymphoglandulae paramandibulares sind Knoten im Kapselraum der Unterkieferspeicheldrüse, deren Zuflüsse aus der Zunge, der Lippe und der Unterkieferspeicheldrüse selbst stammen und deren Abflüsse zu den Lymphoglandulae mandibulares gehen. Sie sind nur zuweilen beobachtet.

Die *Nerven der Zähne des Oberkiefers* stammen sämtlich von Zweigen des Nervus infraorbitalis (2. Trigeminusast). Von diesen entsprechen die Nervi alveolares superiores posteriores den Molaren, der Alveolaris sup. medius den Prämolaren und der N. alveolaris superior anterior den Eck- und Schneidezähnen. Die Nerven bilden jedoch zunächst ein Geflecht, den Plexus dentalis superior und aus diesem erst ziehen die Rami dentales superiores zu den einzelnen Zähnen. Ferner werden nicht nur die vorderen Zähne von der Anastomose des

N. alveolaris superior anterior mit dem Plexus mit Nervenfasern versehen, sondern teilweise auch die Prämolaren und der erste Molar. Dies macht es erforderlich, bei der Leitungsanästhesie im Oberkiefer auch in die Umgebung des Foramen infraorbitale zu injizieren.

Die *Nerven der Zähne des Unterkiefers* stammen sämtlich vom Nervus alveolaris inferior. Der Hauptabschnitt des Nervus bis zum Foramen mentale versorgt die Molaren und die Prämolaren, der nach dem Abgang des Nervus mentalis noch weiter im Knochen nach vorn verlaufende Ramus incisivus versorgt die Eck- und Schneidezähne. Auch im Unterkiefer bilden die einzelnen Stämmchen zunächst einen Plexus dentalis inferior und dieser liefert erst die Rami dentales inferiores. Es ist zu beachten, daß die Enden beider Rami incisivi durch eine Anastomose über die Mittellinie hinweg miteinander verbunden sind. Daher findet die sensible Versorgung der vorderen Zähne des Unterkiefers teilweise von der anderen Seite her statt.

Das Zahnfleisch des Oberkiefers wird den Zähnen entsprechend von den Nervi alveolares superiores aus dem Unteraugenhöhlennerv versorgt. Im Bereich der Mahlzähne sind es Zahnfleischäste (Rami gingivales superiores) aus den hinteren Nervi alveolares superiores, für das Prämolarengebiet Zahnfleischäste aus den mittleren Nervi alveolaris superiores und für die Gegend der Eck- und Schneidezähne aus den vorderen oberen Alveolarnerven. Hierzu kommt ganz hinten ein unmittelbarer Zahnfleischzweig (Ramus gingivalis) des Unteraugenhöhlennerven für die Molarengegend. Die palatinale Seite erreicht ferner noch der Nervus palatinus anterior (2. Trigeminusast) und hinter den Schneidezähnen der Nervus nasopalatinus Scarpae (2. Trigeminusast). Dazu kommen noch die Endzweige des Nervus buccinatorius für das Molarengebiet überhaupt (Fischer, S. 134) [1]).

Das Zahnfleisch des Unterkiefers erhält seine Innervation ebenfalls zunächst entsprechend den Zähnen durch Zahnfleischäste (Rami gingivales) des Plexus dentalis inferior (3. Trigeminusast), und zwar wird die Gegend der Molaren und Prämolaren von den hinteren Rami alveolares inferiores bis zum Foramen mentale versorgt. Die Gegend der Eck- und Schneidezähne versorgt der Ramus incisivus mit den Zahnfleischästen der vorderen Rami alveolares inferiores. Außen kommen die Endzweige der Schleimhautnerven des Vorhofs in Betracht, also der Nervus mentalis im Gebiet der Vorderzähne und der Nervus buccinatorius im Prämolaren- und Molarengebiet, an der lingualen Seite der Nervus sublingualis (G. Fischer, l. c. Abb. 3 gibt genaue Grenzen an) (Abb. 17).

Der Zusammenhang der feinen Gefäßnetze der Wand der Kieferhöhle mit denen der Wurzelhaut und des Zahnfleisches ist schon beschrieben. Von besonderer Bedeutung sind noch die verschiedenen topographischen *Beziehungen der einzelnen Zahnwurzeln des Oberkiefers* zu den Gesichtshöhlen, besonders wieder *zur Kieferhöhle*. Die untere Wand der Kieferhöhle bildet eine Rinne, welche im Gebiet der hinteren Zähne dem Alveolarfortsatz folgt und dort ihre tiefste Stelle etwa dem ersten Mahlzahne entsprechend besitzt. Von da steigt sie allmählich oder sofort an, bis die vordere Begrenzung etwa die Richtung der vorderen Tränenkante annimmt. Die beiden Schneidezähne stehen daher nur in Beziehungen zum Boden der Nasenhöhle. Der Eckzahn liegt dem Übergange des Bodens der Nasenhöhle in ihre seitliche Wandung am nächsten. Die Wurzel des ersten Prämolaren liegt vor dem retroalveolären Spongiosaraum des Oberkiefers, meist ohne irgendwelche Beziehungen zur Nasenhöhle oder zur Kieferhöhle. Setzt sich jedoch der Boden der Kieferhöhle vom ersten Mahlzahn ab noch weiter in horizontaler Richtung nach vorn fort, nimmt er also

---

[1]) Guido Fischer: Die lokale Anästhesie in der Zahnheilkunde. 3. Aufl. 1914.

nicht sofort die aufsteigende Richtung an, so kann seine Wurzelspitze der Wand der Kieferhöhle näherkommen. Der zweite Prämolar nähert sich mit seiner Wurzel stets dem vorderen ansteigenden Teil des Bodens der Höhle. Die Wurzeln des ersten Mahlzahnes stehen in enger Beziehung zu ihrem Boden, ebenso die des zweiten und des dritten, welche jedoch wieder etwas weiter vom Boden entfernt bleiben können. Dabei umfassen die Gaumen- und Wangenwurzeln der Mahlzähne von der Gaumen- und von der Wangenseite her die Bodenrinne. Endlich hängt die innigere oder weniger innige Beziehung einer Zahnwurzel zur Schleimhaut der Kieferhöhle von der Beschaffenheit der Knochenwandung ab, welche gut entwickelt oder ganz defekt sein kann. In diesem Falle steht die Wurzelhaut direkt mit dem Periost der Höhle in Verbindung.

Diese Beziehungen der Zahnwurzeln werden ausgedehnter, wenn auf stärkerer Resorption beruhende Erweiterungen der Kieferhöhle bestehen. Bei der wichtigsten Erweiterung, der Alveolarbucht, kann der Boden der Kieferhöhle bis 11 mm tiefer als der der Nasenhöhle liegen, während er sonst mit dieser etwa in gleicher Höhe steht. Die Breite der Alveolarbucht kann bis zu 15 mm betragen. Die Alveolen der Zahnwurzeln ragen unter diesen Umständen in die Kieferhöhle hinein.

Setzt sich die Resorption medianwärts in den harten Gaumen fort, so entsteht die Gaumenbucht. Sie erstreckt sich zwischen den knöchernen Boden der Nasenhöhle und das knöcherne Dach der Mundhöhle. In diesen Raum ragen dann die Alveolen der Eckzähne und wenn der Raum sich weit genug medianwärts erstreckt, auch die Alveolen von Schneidezähnen hinein. Ihre Wurzelhautentzündungen können dann die Kieferhöhle in Mitleidenschaft ziehen. Die übrigen Erweiterungen der Kieferhöhle, die Infraorbitalbucht, die Jochbeinbucht und die Fortsetzung der Resorption in den Processus orbitalis des Gaumenbeines haben zur Mundhöhle keine Beziehungen. Dagegen sind diejenigen Fälle von Belang, in welchen bei der Resorption Scheidewände bestehen bleiben und die Höhle in mehrere getrennte Abteilungen zerlegen. In solchen Fällen kann es vorkommen, daß eine Erkrankung nur eine der beiden Abteilungen ergreift und die andere gesund bleibt.

Die **Mundhöhle im engeren Sinne, Cavum oris,** hat auf dem Frontalschnitt eine U-förmige Gestalt. Diese Form ist durch den Wulst der Zunge am Boden der Mundhöhle bedingt. Der Spalt läßt sich auch bei geschlossener Mundhöhle durch Bewegungen der Zunge zu einer geräumigen Höhle erweitern. Der zur Verfügung stehende Raum wird teils durch Verlagerung der Zunge nach dem Schlunde zu, teils durch Herabdrücken des Bodens der Mundhöhle gewonnen. Der letzte Vorgang wird durch Vorwölben des oberen Teiles des Halses äußerlich sichtbar. Vorn fließen die seitlichen Spalten des U miteinander hinter den Schneidezähnen und unter der Zunge zusammen. Auf dem Medianschnitt biegt daher der Spalt um die Zungenspitze nach unten und eine kurze Strecke rückwärts um. — Bei weitgeöffnetem Munde bildet die Mundhöhle einen vorn offenen Trichter mit verengtem Eingange (Abb 4).

Der Boden der Mundhöhle entspricht außen dem oberen horizontalen Teil des Halses bis zum Zungenbein. Zwischen der Schleimhaut am Boden der Mundhöhle und der Haut am Halse sind verschiedene Gebilde gelegen, für die man eine Schichtenabgrenzung der zum Mundhöhlenboden und der zum Halse zu rechnenden am natürlichsten in die Platte des M. mylohyoideus verlegt (MERKEL: Topogr. Anat. Bd. 1, S. 374). Den Boden der Mundhöhle bildet also die Oberfläche (obere und seitliche Flächen) der Zunge und unten daran anschließend die den Zungenwulst umgebende Rinne, der Sulcus circumlingualis.

Das Dach der Mundhöhle ist der harte und der weiche Gaumen. Die Seitenwände und die Vorderwand bilden die Zähne und die Innenfläche des Alveolarfortsatzes beider Kiefer. Hinten geht die Mundhöhle in die Schlundenge, Isthmus faucium, über. Die senkrecht stehende Oberfläche der Zungenwurzel sieht hier in die Rachenhöhle hinein und füllt, wenn sie deren Rückwand vorübergehend anliegt, die Schlundenge aus. Seitlich von der Schlundenge bildet beiderseits die Vorderfläche des vorderen Gaumenbogens einen schmalen Teil einer eigentlichen hinteren Wand bis zur Plica pterygomandibularis. Anatomisch ist jedoch die letztgenannte Falte als hintere Grenze der Wand des Vestibulum bzw. der Mundhöhle zu betrachten. Ihr liegt die Raphe pterygomandibularis zugrunde und diese trennt den zur Wange gehörigen Musculus buccinator von dem zum Schlundkopf gehörigen Musculus constrictor pharyngis superior.

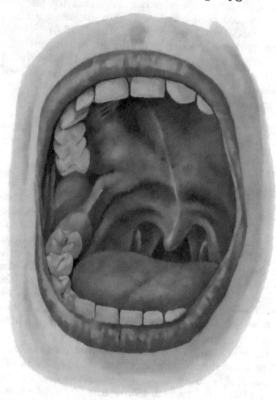

Schluckt man Speichel bei geschlossener Mundhöhle, so nimmt er nach Hasse folgende Wege: Der Parotidenspeichel strömt vom Vorhof durch das Spatium retromolare und seitlich vom Zungenrücken durch die Rachenenge. Der Speichel der Unterkiefer- und Unterzungendrüse sammelt sich unter der Zungenspitze und weiterhin seitlich vom Zungenkörper, von da fließt er in die Rachenenge. Das Sekret der Zungendrüsen fließt in einer der Hauptfurche der Zunge entsprechenden Rinne (Saugraum von Auerbach) und von da beiderseits vom Zäpfchen durch die Rachenenge. Der gesamte Speichel fließt von hier seitlich vom Kehldeckel und durch den

Abb. 4. Mundhöhle eines 12—13jährigen Knaben. Der zweite Molar ist noch nicht durchgebrochen. Rechts sind hinter den Schneidezähnen zwei Plicae palatinae transversae sichtbar. Sehr deutlich ist die Abgrenzung des harten Gaumens gegen den weichen. Im weichen Gaumen ist eine quere Wulstbildung wohl als Ausdruck der Kontraktion bei dem Anheben sichtbar.

Sinus piriformis zur Speiseröhre. (Spatium salivale parotideum, sublinguale, paralinguale bzw. laterale, medium bzw. suctorium, isthmi, pharyngolaryngeum.)

Die **Zunge** ist eine formveränderliche und sehr bewegliche Muskelmasse, die von einer an der oberen Fläche sehr derben und dort die Zungenpapillen tragenden Schleimhaut überzogen wird. Sie erhebt sich, wie man gewöhnlich sagt, vom Boden der Mundhöhle (Abb. 5). Der tiefliegende Teil des Bodens, der Sulcus circumlingualis, umgibt sie daher seitlich und vorn als eine Rinne, die in der Medianebene durch das Zungenbändchen (Frenulum linguae) teilweise unterbrochen ist. Die Rinne ist zugleich der Umschlag der Schleimhaut von dem Zahnfächerfortsatz auf die Unterfläche der Zunge. Neben dem Zungenbändchen liegt an der Unterfläche der Zunge eine besonders beim Neugeborenen stark gezackte und gefranste Schleimhautfalte, Plica fimbriata, von GEGENBAUR auch als Unterzunge bezeichnet (Abb. 6). Eine *Plica fimbriata* fehlt unter

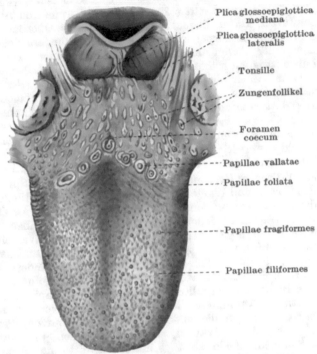

Plica glossoepiglottica mediana

Plica glossoepiglottica lateralis

Tonsille

Zungenfollikel

Foramen coecum

Papillae vallatae

Papillae foliata

Papillae fragiformes

Papillae filiformes

Abb. 5. Zunge mit Gaumenmandel und Kehldeckel. (Nach STIEDA-PANSCH.)

den Haussäugetieren dem Schwein und dem erwachsenen Pferde, ist vorhanden beim Rinde und beim Schaf. Sie ist durch das Vorkommen kleiner Schleimdrüsen, der Zungenranddrüsen, welche zusammen als Schleimdrüsenring von

oben

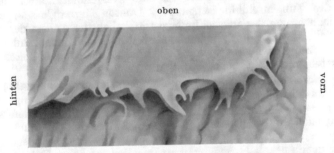

hinten

vorn

Abb. 6. Vordere Hälfte der Plica fimbriata eines Neugeborenen. Reiche Fransenbildung. (Vergrößert.)

OPPEL bezeichnet worden sind, charakterisiert. Die Plica fimbriata wird bei den Tieren, bei denen sie fehlt, durch den Zug der Zungenranddrüsen vorgestellt. Sie stellen phylogenetisch die erste Zungenanlage vor, welche als Drüsenzunge der Muskelzunge vorausging (LANGE, 1900).

Die Zunge des Neugeborenen ist länger und niedriger als die des Erwachsenen. Das 6jährige Kind steht noch dem Neugeborenen, das 13jährige dem Erwachsenen näher (Merkel nach Symington). Man unterscheidet an der Zunge zwei entwicklungsgeschichtlich in verschiedener Weise entstandene Teile, den Zungenkörper nebst der Zungenspitze, Corpus und Apex linguae, und die Zungenwurzel, Radix linguae. Die gemeinsame Oberfläche dieser Teile heißt Zungenrücken [1]. Körper und Spitze lassen besondere Seitenränder als Grenze zwischen einer oberen und unteren Fläche erkennen. Die Verwachsungsfläche der Zunge ist somit schmäler und kürzer als ihre Oberfläche. Die Zungenwurzel tritt nur mit einer oberen gewölbten Fläche zutage. Seitlich geht diese nach einem wenig steilen Abfall in die Seitenwand der Schlundenge und auf die Plica glossoepiglottica lateralis über. Die Zungenwurzel liegt zum Teil in der Schlundenge und bildet die verschiebliche Vorderwand der Mundabteilung des Schlundes. Ihr hinterster Abschnitt berührt den Kehldeckel. Die zwischen Zungenwurzel und Kehldeckel gelegenen Teile siehe beim Schlundkopf. In der Narkose kann die Zunge zurücksinken, den Schlund ausfüllen und den Kehldeckel zudrücken.

Eine V-förmige Grenzfurche, Sulcus limitans, deren Spitze nach hinten sieht, scheidet Körper und Wurzel an der Rückenfläche. Die Rückenfläche des Körpers und der Spitze ist von den dichtstehenden grauen je eine Gruppe von Epithelfortsätzen tragenden fadenförmigen Wärzchen, Papillae filiformes bedeckt. Zwischen ihnen liegen spärlich die keulenförmigen Wärzchen, Papillae fungiformes, die infolge ihrer glatten nur dünnen Hornschicht wegen des durchscheinenden Blutes rötlich erscheinen. An den Rändern und an der Spitze sind sie zahlreicher. Unmittelbar vor der Grenzfurche und mit ihr gleichlaufend liegt die Reihe der umwallten Zungenwärzchen, Papillae vallatae, deren Zahl 7—12 beträgt. Am hinteren Teil des Seitenrandes vor dem Abgang des Zungengaumenbogens liegen die blattförmigen Zungenwarzen, Papillae foliatae. Es sind eigentlich keine Warzen, sondern Blättchen, die durch Einschnitte zustande kommen. Beide Abhänge der Einschnitte und ebenso die Abhänge der ringförmigen Gräben um die P. vallatae sind beim Erwachsenen der ausschließliche Sitz der Geschmacksknospen. Beim Neugeborenen sind die Geschmacksknospen mit den in dieser Lebenszeit viel zahlreicheren Papillae fungiformes über die ganze Zunge verbreitet. An der Spitze der Grenzfurche liegt das blinde Loch der Zunge, Foramen coecum linguae. Es ist von individuell stark wechselnder Tiefe und kann als ein Gang bis zum Zungenbein herabreichen. Es ist der Rest des Zungenschilddrüsenganges, Ductus thyreoglossus, welcher die Stelle bezeichnet, von der entwicklungsgeschichtlich die Anlage der Schilddrüse ausgeht. Dicht davor beginnt die flache Mittelfurche der Zunge, Sulcus medianus linguae. Die Zungenwurzel ist mit den rundlichen Erhabenheiten der Balgdrüsen besetzt und trägt keine Papillen.

Die *Hauptarterie der Zunge* ist die Zungenarterie (A. lingualis). Sie geht aus der Carotis externa als zweiter Ast in der Höhe des großen Zungenbeinhornes ab. Nicht selten entspringt sie gemeinsam mit der äußeren Kieferschlagader. Sie tritt sogleich hinter den M. hyoglossus, hinter dem sie nach vorn zieht. Nahe seinem vorderen Rande wendet sie sich aufwärts und liegt dabei stets dem Kinnzungenmuskel, M. genioglossus, seitlich an. Zur Unterbindung ihres Stammes wird die Strecke hinter dem M. hyoglossus benutzt. Man findet die Arterie etwa in der Mitte einer Linie vom Warzenfortsatz zur Mitte des Zungenbeines. Hier trifft man nach Spaltung des Platysma und der Kapsel der Unterkieferspeicheldrüse sowie nach Aufwärtsschlagen dieser Drüse ein Dreieck,

---

[1] Jedoch wird die gesamte Oberfläche häufig auch so benannt: bis zum Sulcus terminalis Zungenrücken und von da ab Zungengrund.

das von folgenden Teilen gebildet wird [1]): der Zwischensehne des zweibäuchigen Muskels, dem Nervus hypoglossus und dem hinteren Rande des M. mylohyoideus. Den Boden des Dreiecks bildet der M. hyoglossus, hinter dem die Arterie liegt. Dringt man in diesem Dreieck durch die Fasern des M. hyoglossus vor, so trifft man den Stamm der Arterie. — Ein Ramus hyoideus bildet mit dem gleichnamigen andersseitigen Ast und dem R. hyoideus der oberen Schilddrüsenschlagader Anastomosen. Die Unterbindungsstelle liegt der seitlichen Pharynxwand sehr nahe, so daß ihre Verletzung bei unvorsichtigem Freilegen möglich erscheint. (TESTUT-JACOB, S. 257.)

Der hinterste große Ast der Zungenarterie ist die Zungenrückenarterie, A. dorsalis linguae. Sie versorgt die Zungenwurzel und am Körper das Gebiet der Papillae vallatae, reicht bis zu den Gaumenmandeln und dem Kehldeckel und anastomosiert mit den absteigenden Gaumenschlagadern. In der Fortsetzung des Stammes nach vorn, geht nahe dem Rande des Hyoglossus die Unterzungenarterie ab. Sie verläuft unter der Unterzungenspeicheldrüse, medial vom Ductus submandibularis (WHARTHONIANUS) und anastomosiert vorn mit der Unterkinnschlagader aus der äußeren Kieferschlagader. Sie versorgt den Mundhöhlenboden nebst der Unterzungenspeicheldrüse. Der Hauptstamm wendet sich als A. profunda linguae (A. ranina) aufwärts und zur Zungenspitze. In der Zungenmitte liegt sie etwa 1 1/2 cm unter der Oberfläche (C. KRAUSE nach MERKEL, S. 381), hier kann sie von Geschwüren angenagt und geöffnet werden. Die klinischen Beobachtungen sprechen daher dafür, daß sie oberflächlicher verlaufen kann als die anatomischen Angaben lauten. Vorn bildet sie über dem Zungenbändchen nur feine Anastomosen mit der anderen Seite, welche nach einseitiger Unterbindung der Lingualis nicht imstande sind, die ausgeschaltete Seite sofort wieder mit Blut zu versorgen. Unter der Zungenspitze liegt die Arterie oberflächlich. Von der tiefen Zungenschlagader dringen die Äste nach allen Seiten in das Muskelfleisch ein, jedoch sind die aufwärtsziehenden die stärksten. Beide Zungenarterien liegen nahe der Mittellinie, weshalb bei Verletzungen unter Umständen die Bestimmung der verletzten Seite nicht möglich ist.

Die Begleitvenen der tiefen Zungenschlagadern sind am schwächsten, stärker sind die Zungenrückenvenen und am stärksten die Unterzungenvenen. Der diese Venen aufnehmende Hauptstamm der Vena lingualis liegt auf der Außenseite des M. hyoglossus, durch ihn von der Arterie getrennt und ist dem Nervus hypoglossus angeschlossen.

Unter den *Lymphknoten,* in welche die *Lymphgefäße der Zunge* einmünden, bilden die eigentlichen Zungenlymphknoten [2]), Lgl. linguales nur unbedeutende Schaltknoten und liegen als kleine Gruppe zum Teil median zwischen den Kinnzungenmuskeln (Abb. 8) (MOST: vordere oder mediane Gruppe), ferner zur Seite des M. genioglossus (MOST: Lgl. subling. laterales), endlich in der Umgebung der A. lingualis und an der seitlichen Pharynxwand (KÜTTNER [3])).

Die regionären Lymphknoten der Zunge sind die obere mittlere Gruppe der tiefen Halslymphknoten, selten die Lgl. supraclaviculares, ferner die Unterkieferlymphknoten einschließlich der Lgl. paramandibulares und die Unterkinnlymphknoten. Das Netz der Zungenlymphgefäße für den Körper und die Spitze steht mit den Lymphgefäßen des Mundhöhlenbodens im engen Zusammenhange, ist jedoch mit den Lymphgefäßen des Zungengrundes nur durch spärliche

---

[1]) BERGMANN, BIER, ROCHS: Operationskursus. 5. Aufl., S. 26. 1908.
[2]) KRAUSE, W.: Handb. d. Anatomie d. Menschen. Leipzig 1903. S. 465 (nach BARTELS).
[3]) KÜTTNER, H.: Verhandlungen der dtsch. Ges. f. Chirurg. 26. Kongr. Berlin 1897.
— DERSELBE: Beitr. z. klin. Chirurg. 1898. — DERSELBE: Dtsch. med. Wochenschr. Bd. 23, Beilage Nr. 12. 1897. — DERSELBE: Münch. med. Wochenschr. Bd. 44. 1897.

Zweige in Verbindung. Küttner bringt dies mit der entwicklungsgeschichtlich selbständigen Entstehung des Zungengrundes in Zusammenhang. Die Abflüsse der Lymphgefäße kreuzen zuweilen die Mittellinie und münden in die Lymphknoten der anderen Seite [belegt durch Injektionen (Bartels) und durch Erkrankungen (Küttner, Eicke)]. Ebenso sind mediane Anastomosen vorhanden.

Mit Bartels unterscheiden wir folgende Lymphgefäßgebiete, welche den arteriellen Stromgebieten der Zungenrückenarterien (Rami dorsales linguae), den Endästen der tiefen Zungenarterie und der Unterzungenarterie entsprechen.

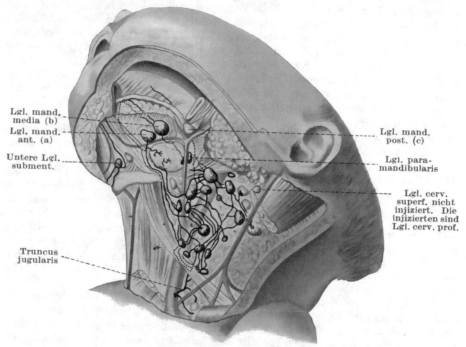

Abb. 7. Lymphgebiet der Zunge. (Nach P. Bartels.) Einstichinjektionen nahe der Zungenspitze. Unterkiefer, Schlüsselbein und Kopfwender teilweise entfernt. Die im Original eingezeichneten oberen Lymphoglandulae submentales sind bei der Wiedergabe verloren gegangen. — Vordere oberflächliche Abflußbahnen zu den Lymphoglandulae submentales. Injektion der tiefen Cervicalknoten.

1. Die den Rami dorsales entsprechenden hinteren Abflußbahnen vom Zungengrunde und der Gegend der Papillae vallatae, die mit einem mittleren unpaaren bis zur Plica glossoepiglottica mediana reichenden Geflecht und einer seitlichen Gefäßgruppe zur Gegend der Tonsillen ziehen. Hier durchbrechen sie die Schlundmuskulatur und erreichen im Anschluß an die Zungenschlagader die obere mittlere Gruppe der tiefen Halslymphknoten (Lgl. cervicales profundae sup. mediales). — 2. Die seitlichen Abflußbahnen verlaufen teils mehr oberflächlich vor und hinter der Unterzungenspeicheldrüse vorbei, durch den Mylohyoideus zu den Unterkieferknoten unter Bevorzugung des vorderen (Poirier, Most), zuweilen auch zum mittleren oder zu einer Lgl. paramandibularis[1];

---

[1] So benannt von Bartels, P.: Anatom. Anz. Bd. 31. 1907.

zum Teil ziehen sie tiefer in der Zunge im Stromgebiet der Unterzungenschlagader unmittelbar wie die hinteren Abflußbahnen zu der mittleren oder oberen Gruppe der tiefen Halslymphknoten. In die tiefen Abflußbahnen können die kleinen Zungenlymphknoten eingeschaltet sein, wenn sie vorhanden sind. Je einmal stellte KÜTTNER (klinisch) und BARTELS (Injektion) ein unmittelbar zu den Supraclavicularknoten ziehendes Gefäß fest. — 3. Auch die vorderen Abflußbahnen verlaufen teils oberflächlich, teils in der Tiefe. Die oberflächlichen ziehen im Zungenbändchen und durch den Mylohyoideus zu den Lgl. submentales. Die tiefen Lymphgefäße verlaufen zwischen den beiden Kinnzungenmuskeln abwärts und rückwärts, senden einen Zweig durch den Mylohyoideus zum vorderen Unterkieferlymphknoten und treten hinter dem Mylohyoideus

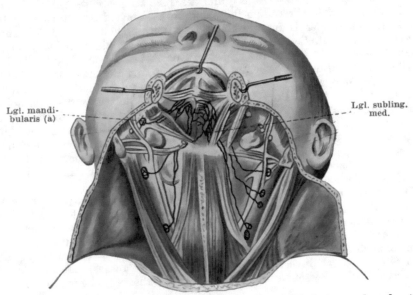

Lgl. mandibularis (a)

Lgl. subling. med.

Abb. 8. Vordere tiefe Abflußbahnen der Zunge zur Lgl. mandibularis a und zu den tiefen Cervicalknoten, in diesen letzten Bahnen ist ein Zungenschaltlymphknoten enthalten. Die nicht bezeichneten injizierten Gefäße ziehen zu den tiefen cervicalen Knoten bis zu denen weiter abwärts am M. omohyoideus. Ein die Mittellinie überschreitender Stamm ist zu beobachten. — Unterkiefer und Zungenmuskulatur (Genioglossus) sind median gespalten und auseinander gezogen. Nach MOST.

und entlang dem hinteren Bauch des Digastricus zu der oberen mittleren Gruppe der tiefen Halslymphknoten. Auch in ihren Verlauf können kleine Zungenlymphknoten eingeschaltet sein (Abb. 7 u. 8).

Die Fortbewegung des Inhalts der tiefen Lymphgefäße wird durch die Saugwirkung der Muskelbewegung befördert (HEIDENHAIN), Diskussion zu KÜTTNER: Verhandlungen d. dtsch. Ges. f. Chirurg. 26. Kongr. Berlin 1897, S. 124).

Das Lymphgefäßsystem der Zunge steht außer mit den Lymphgefäßen am Boden der Mundhöhle in enger Beziehung zu den Lymphgefäßen der Speicheldrüsen (Abb. 6).

Die regionären Lymphknoten der Unterzungenspeicheldrüse sind dieselben wie die der Zunge und die des Mundbodens. Als regionäre Lymphknoten der Ohrspeicheldrüse sind die in ihr gelegenen Lgl. parotideae, als regionäre Lymphknoten der Unterkieferspeicheldrüse, die ebenfalls in ihr gelegenen, von BARTELS sogenannten Lgl. paramandibulares anzusehen. Die nächsten Stationen sind

nach Injektionsversuchen von Most für die Ohrspeicheldrüse die Lymphoglandulae cervicales profundae und die am unteren Parotispol gelegenen Lymphoglandulae cervicales superficiales.   Für die Unterkieferspeicheldrüse sind es
ebenfalls die Lgl. cervicales profundae, während die Lgl. mandibulares sich
merkwürdigerweise von der Drüse aus nicht füllen ließen.

Abgesehen von der Zunge bildet der Sulcus circumlingualis den Boden der
Mundhöhle.   Man übersieht ihn beim Aufheben der Zungenspitze und der
Zungenseitenränder und bezeichnet dieses Gebiet auch als Unterzungengegend,
Regio sublingualis. Wir lassen sie in die Tiefe bis zum M. mylohyoideus reichen.
Es gehört ihr also vor allem die Unterzungenspeicheldrüse nebst dem Ductus
submandibularis, dem Nervus lingualis und der Arteria sublingualis an. An der
Unterfläche der Zungenspitze beginnt als median gestellte Schleimhautfalte
das Zungenbändchen (Frenulum linguae).   Es ist verschieden stark ausgebildet
und kann ein Hindernis für die Bewegung der Zunge bilden.   Nach abwärts
hört es vor dem Zahnfleisch auf und erreicht den Unterkiefer nicht. Beiderseits
neben seinem Ende liegen die unteren Speichelwärzchen (Papillae salivales
inferiores oder Carunculae saliv. inf.). Sie folgen den Bewegungen der Schleimhaut und des Zungenbändchens und liegen meist in ungleicher Höhe. Auf ihnen
mündet mit einer feinen Pore der Ductus submandibularis gemeinsam mit dem
Ductus sublingualis aus. Von den Wärzchen erstreckt sich seitwärts und nach
hinten zu die Unterzungenfalte, Plica sublingualis. Sie entspricht der Unterzungendrüse und enthält die feinen Öffnungen der kleineren Unterzungendrüsen (Glandulae sublinguales minores). Am Unterkiefer liegt in der Mitte
vor den Speichelwärzchen die kleine Drüsengruppe der Glandula incisiva, die
sich aber äußerlich nicht bemerkbar macht.

Die Unterzungendrüse zeigt nach Susanne (Arch. de physiol. normal et
pathol. Vol. 19, II. 1887, zitiert nach Merkel: Topogr. Anat. Bd. 1, S. 387)
folgende Altersverschiedenheiten: „Bei Kindern ist sie gewöhnlich wenig
voluminös, kann aber zuweilen ein recht beträchtliches Volumen erreichen.
Beim Erwachsenen erreicht ihre Größe ihr Maximum, besonders beim Mann.
Beim Greis aber ist diese Drüse der Sitz einer sehr ausgesprochenen Atrophie
und man findet zwischen den Drüschen dehnbares Zellgewebe in großer
Menge."

Der Ductus mandibularis liegt medial neben der Unterzungenspeicheldrüse,
zwischen ihr und dem Genioglossus. Ebenfalls an der Außenfläche des Genioglossus, aber tiefer als der Ductus mandibularis verläuft die Arteria und Vena
sublingualis. Weiter oben am Genioglossus, mehr der Zunge selbst zuzurechnen,
finden wir die Art. profunda linguae.

Den Nervus lingualis finden wir zuerst neben dem Ductus submandibularis,
dann zieht er unter ihm weg und liegt medial, um sich an die Zungenschleimhaut
zu verteilen. Der N. hypoglossus ist als Stamm nur im hinteren Abschnitt der
Gegend auf dem M. mylohyoideus zu finden und zerfällt dann in die Äste zu
den einzelnen Zungenmuskeln.

Die *Innervation der Zunge* geschieht auf dreifachem Wege, durch motorische,
sensible und Sinnesnerven. Die Zungenmuskeln innerviert der N. hypoglossus,
der N. lingualis vom 3. Trigeminusast ist sensibler und Geschmacksnerv für
Körper und Spitze, der Glossopharyngeus ist Gefühls- und Geschmacksnerv
für die Zungenwurzel und am Körper für das Gebiet der Papillae vallatae und
foliatae. Der Vagus endlich versorgt mit sensiblen Fasern beiderseits einen
kleinen hinteren Bezirk der Zungenwurzel. Dem Lingualis werden die Geschmacksfasern durch die Chorda tympani zugeführt (Abb. 9).

Die *Muskulatur der Zunge* setzt sich, kurz zusammengefaßt, wie folgt, zusammen: Sie wird durch das bindegewebige Septum linguae unvollkommen

in zwei Hälften geschieden. Die Gruppe der äußeren Zungenmuskeln, welche von Skeletteilen entspringen, enthält folgende:

1. M. genioglossus, Kinnzungenmuskel, von der Spina mentalis fächerförmig ausstrahlend von der Zungenspitze bis zu Zungenwurzel, Zungenbein und Kehldeckel.

2. M. hyoglossus, Zungenbeinzungenmuskel vom großen Horn und Körper des Zungenbeines in die seitlichen Teile der Zunge. Ihm angeschlossen ist der Chondroglossus, vom kleinen Zungenbeinhorn.

3. M. styloglossus, Griffelzungenmuskel, vom Griffelfortsatz und Lig. stylomandibulare in den Seitenrand der Zunge.

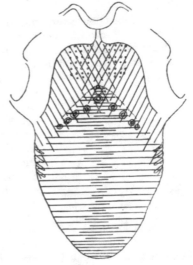

Die Gruppe der inneren Zungenmuskeln, von denen jeder in der Zunge entspringt und endigt, umfaßt:

1. M. transversus linguae, querer Zungenmuskel, vom Septum linguae an Seitenwand und Zungenrücken. Ein Teil geht in den M. glossopalatinus (vorderer Gaumenbogen) über, ein anderer in den oberen Schlundschnürer als Glossopharyngeus.

2. M. verticalis linguae, senkrechter Zungenmuskel, von der Schleimhaut der Unterfläche zur Schleimhaut des Rückens.

3. M. longitudinalis superior, oberer Längsmuskel, gitterartig vom Verticalis und den Genioglossusfasern durchsetzt.

4. M. longitudinalis inferior, unterer Längsmuskel, an der Unterfläche zwischen Genioglossus und Hyoglossus.

Das **Dach der Mundhöhle** bildet der **Gaumen.** Man unterscheidet den harten und den weichen Gaumen (Abb. 4). Die Knochengrundlage des harten Gaumens ist aus 5 Teilen zusammengesetzt, nämlich dem Zwischenkiefer bis zum Canalis incisivus, den beiden Gaumenfortsätzen des Oberkieferknochens und den horizontalen Platten des Gaumenbeines. Diese Teile sind durch die mediane und die quere Gaumennaht vereinigt. Zwischen

Abb. 9. Schema der Zungeninnervation nach R. ZANDER auf Grund von Präparationen und Funktionsprüfungen.

N. lingualis: quere Linie. N. glossopharyngeus: schräge Linien. N. vagus: kleine Kreise. In den doppelt innervierten Gebieten überdecken sich die Linien bzw. Kreise oder schieben sich ineinander.

Zwischenkiefer und dem Gaumenfortsatz des Oberkiefers ist die Grenze nur durch eine meist undeutliche Sutura incisiva gekennzeichnet. Im weichen Gaumen finden wir nur Bindegewebe und Muskulatur als Grundlage. Der harte Gaumen trägt eine sehr feste Schleimhaut, die von dem dünnen Periost durch eine im vorderen Teile nur Fettträubchen, im hinteren auch noch Schleimdrüsen enthaltende Schicht getrennt ist, die von festen bindegewebigen Strängen durchsetzt wird, welche die Schleimhaut am Knochen befestigen. Seitlich am Übergang zum Alveolarfortsatz finden sich gleichfalls Schleimdrüsen. Die fetthaltige Zwischenschicht schwindet etwa in halber Höhe des Alveolarfortsatzes und fehlt dem Zahnfleisch. Hier bildet die Schleimhaut mit dem Periost zusammen ein derbes unverschiebliches Polster.

Äußerlich zeigt der harte Gaumen eine blasse Farbe, die nach hinten zu etwas rötlicher wird. In der Mittellinie besteht eine helle weißliche erhabene Naht, Raphe palati mediana. Sie kennzeichnet die Stelle, an welcher die Verwachsung der beiden Gaumenplatten stattgefunden hat und kann sich bis auf das

Zäpfchen fortsetzen. Im vorderen Teil liegen jederseits quere Schleimhautfalten, deren Anzahl von einer bis sieben (MERKEL, Top. A. S. 389) schwankt. Sie sind stärker oder schwächer eingekerbt und mit ihrer Kante nach hinten gerichtet. Sie erscheinen beim Embryo nach Schluß des Gaumens als schwache Erhebungen und bilden sich mit der Differenzierung des Foetus fortschreitend aus. Gegen das Ende des Fötallebens wird nach GEGENBAUR die Anordnung unregelmäßig, hintere Falten verschwinden und die vorderen erscheinen auf den vorderen Teil des harten Gaumens zusammengedrängt. So bleibt es beim Neugeborenen und im Kindesalter. „Später tritt eine sehr langsame Rückbildung ein, die bis zur Herstellung einer völlig glatten Gaumenfläche führen kann" (GEGENBAUR).

Vor den Querfalten und dicht hinter den Schneidezähnen liegt die verschiedengeformte Gaumenwarze, Papilla incisiva, deren histologische Beschaffenheit bei SCHUMACHER und deren Entwicklung bei PETER beschrieben ist (dieses Handbuch). Nicht selten liegt unmittelbar neben ihr jederseits ein kurzer Blindsack, der STENSONsche Gang als Aushöhlung der epithelialen Nasengaumenstränge des Embryo. MERKEL fand unter 10 Fällen einmal eine unpaare Epitheleinstülpung. Selten ist der Kanal durchgängig.

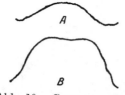

Die Wölbung des Gaumens ist individuell sehr verschieden, man unterscheidet als Extreme einen hohen und einen niedrigen Gaumen. Die Höhe der Wölbung nimmt während des Kindesalters bis zum Erwachsenen zu (Abb. 10). Im hinteren Teile des harten Gaumens treten zahlreiche kleine Öffnungen auf: die Mündungen der Schleimdrüsen, die im weichen Gaumen eine zusammenhängende Lage bilden. Am Übergang des harten in den weichen Gaumen liegt, in 50% bei

Abb. 10. Gaumenprofile:
A Neugeborenes Mädchen.
B 18jähriger Mann.
(Nach FRANKE.)

Kindern, in 70% bei Erwachsenen, jederseits neben der Gaumennaht ein etwas größeres Grübchen, das Gaumengrübchen, Foveola palatina. Hier münden eine Anzahl Gaumendrüsen gemeinsam aus (Abb. 4).

Der *weiche Gaumen, Gaumensegel, Palatum molle, Velum palatinum*, endigt hinten in der Mitte mit dem Zäpfchen, Uvula, das selten als Rest der Verschmelzung der Gaumenfortsätze eine Einkerbung an der Spitze aufweist. Der weiche Gaumen ist außerordentlich beweglich. Er hängt beim Erwachsenen an der Hinterfläche der Zungenwurzel in den Schlund herab, während er beim Neugeborenen, wo er verhältnismäßig kürzer ist, dem Zungenrücken flach aufliegt. Auch das Zäpfchen des Neugeborenen ist noch wenig ausgebildet, beim Greise dagegen voluminös (PÉTREQUIN nach MERKEL). Der hintere Rand des Gaumensegels geht unmittelbar in die seitliche Schlundwand über und setzt sich an dieser als flache Erhebung, hinterer Gaumenbogen, fort. Er entspricht dem nicht zur Verschmelzung gelangenden und als Erhebung niedrig bleibenden hintersten Ausläufer der Gaumenfortsätze.

Die **Schlundenge, Isthmus faucium,** führt aus dem Mund in den Schlundkopf hinüber. Ihre Wände werden aus Teilen der Mundhöhle und Teilen der Rachenwand gebildet. Das Dach der Schlundenge ist der weiche Gaumen, der Boden die Zungenwurzel, die Seitenwände bildet die Mandelgegend, die den vorderen Teil der Seitenwand des Mundrachens vorstellt. Daher zieht außen über die Mandelgegend der obere Schlundkopfschnürer, bedeckt von dem zugehörigen Teil der Fascia buccopharyngea. Die Gegend grenzt außen an den vorderen Abschnitt des Spatium parapharyngeum, der nach vorn von dem Griffelfortsatz und den an ihm entspringenden Muskeln gelegen ist (S. 212).

Die Schlundenge ist bei geöffnetem Munde bis auf den unteren Teil der Mandelgegend zu übersehen, welcher erst durch Herabdrücken der Zungenwurzel sichtbar wird.

Die Mitte der Gegend nimmt die Mandelbucht, Sinus tonsillaris, ein, die größtenteils von der Mandel, Gaumenmandel, Tonsilla palatina, ausgefüllt ist. Die Gaumenmandel ist vorn von dem vorderen Gaumenbogen, Arcus palatinus anterior oder Arcus palatoglossus, begrenzt, hinten von dem hinteren Gaumenbogen, Arcus palatopharyngeus. Im vorderen Gaumenbogen liegt der Musculus palatoglossus, im hinteren der M. palatopharyngeus. Der vordere Gaumenbogen erhebt sich von der Fläche des Gaumensegels nahe der Basis des Zäpfchens und erreicht den Rand der Zunge dicht hinter dem Sulcus terminalis. Von ihm geht am unteren Ende nach hinten in wechselnder Weise eine Falte, die Plica triangularis, ab, welche den unteren Teil der Mandel mehr oder weniger überdeckt. Bei sehr breiter Plica triangularis besteht zwischen ihr und der Vorderfläche der Mandel eine tiefe Tasche. Der steiler verlaufende hintere Gaumenbogen, Arcus palatopharyngeus verstreicht als Fortsetzung des freien Randes des Gaumensegels abwärts in der seitlichen Schlundwand.

Da die beiden Gaumenbögen oben nahe beieinander beginnen, so verschmälert sich die Mandelnische nach oben zu.

Die **Gaumenmandel, Tonsilla palatina,** ist eine Ansammlung von Lymphfollikeln. Die Schleimhaut senkt sich in einer großen Anzahl von Spalten, etwa 12—15, tonsillare Buchten, Fossulae tonsillares, in das lymphoide Gewebe hinein. Die Buchten sind Schlupfwinkel für Bakterien. Ihre histologische Beschaffenheit ist bei SCHUHMACHER beschrieben. Die Mandel ist sehr verschieden stark entwickelt und zeigt als Folge von häufigeren Entzündungen ein sehr verschiedenes, oft stark zerklüftetes Oberflächenbild. Bei mittlerer Entwicklung ist sie etwa haselnußgroß, länglichrund und etwas abgeplattet. Ihre seitliche Fläche sitzt auf der seitlichen Pharynxwand. Hinten liegt sie dem hinteren Gaumenbogen an. Ihre vordere Fläche sieht gegen den vorderen Gaumenbogen, von dem sie getrennt ist und zeigt wie die freie mediale Fläche die Buchten. Der obere Teil der Nische bleibt von dem Organ frei und bildet die Fossa supratonsillaris. Die nur wenige Millimeter breite Zone zwischen dem unteren Ende der Mandel und der Zungenwurzel ist mit kleinen Lymphfollikeln besetzt. Die das Organ abschließende, als selbständiges Gebilde bestehende Mandelkapsel (TRAUTMANN) bildet eine feine Haut, das bindegewebige Involucrum tonsillare, welches Scheidewände in das lymphoide Gewebe hineinsendet und auf diese Weise fest mit ihm verbunden ist. Vorn hört die Kapsel Hülle auf, ohne die Tonsille weiter zu begleiten. Nach oben reicht die Kapsel bis in die Fossa supratonsillaris hinein, die sie mit auskleidet. Die Mandelkapsel wird bei der Mandelexstirpation mitentfernt und ist von der Fascia pharyngo-basilaris (Tunica fibrosa pharyngis) zu trennen. — Nach außen projiziert, entspricht die Gaumenmandel dem Unterkieferwinkel.

Das Verhalten des Eintritts und der Endverteilung des oder der die Mandel versorgenden *Blutgefäße* ist folgendes: Der Ramus tonsillaris (in der Regel einer, selten zwei oder drei) tritt nach Durchbrechung der Pharynxmuskulatur in der Regel in der Höhe des unteren Tonsillenpoles in die Kapsel ein, in der er sich aufwärts verzweigt. Erst die feinen Endverzweigungen dringen in das Parenchym ein (R. LUND 1916). Auch die älteren Untersucher stellen überwiegend die Verzweigung in der Kapsel und den festen Zusammenhang mit dieser fest (näheres bei LUND). In 4 von 20 Tonsillenpaaren treten (nach LUND) ein bis zwei mit unbewaffnetem Auge sichtbare Arteriolae aus dem vorderen Gaumenbogen in den oberen Tonsillenpol ein. In 2 von 20 Fällen treten starke Äste unten, in der Mitte oder oben, direkt in das Parenchym ein.

In einem von 20 Fällen stieg der Ramus tonsillaris außen auf dem Schlundkopf-schnürer in die Höhe. Was die Gaumenbögen betrifft, so finden sich im vorderen Gaumenbogen häufiger stärkere Arterienzweige als im hinteren.

Die Ursprungsmöglichkeiten für den Tonsillenzweig sind nach Lund folgende: Der Tonsillenzweig entspringt entweder (bei weitem die Mehrzahl der Fälle) der äußeren Kieferschlagader direkt oder aus einem ihrer Zweige, und zwar in den meisten Fällen aus der Palatina ascendens. Selten kommt er aus der Pharyngea ascendens. Weniger häufig ist die Palatina ascendens ein direkter Zweig der Carotis. Auch nach den früheren Angaben ist der häufigste Ursprung des Ramus tonsillaris der aus der Arteria palatina ascendens. Ebenso wechselt nach den älteren Beobachtungen die Versorgung individuell erheblich. Nach der Zusammenstellung von Bulatnikow kommen folgende Ursprungsmöglichkeiten in Betracht: Aus der Carotis externa, Maxillaris externa, Palatina ascendens, Lingualis, Pharyngea ascendens, Palatina descendens. Eine Übersicht über die Versorgungsmöglichkeiten gibt Abb. 11.

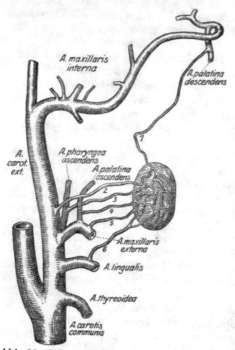

Abb. 11. Schema zur Variation der arteriellen Blutversorgung der Gaumenmandel. (Nach Bulatnikow mit Änderungen.) 1. Aus der A. palatina descendens, 2. aus der A. carotis externa, 3. aus der A. pharyngea ascendens, 4. aus der A. palatina ascendens, 5. aus der A. maxillaris externa. 4. und 5. bilden das häufigste Verhalten. 6. Aus der A. lingualis.

Die Grenze des weichen Gaumens gegen den harten ist beim Lebenden meist zu erkennen (Abb. 4). Die feste passive Grundlage des weichen Gaumens ist die vom hinteren Rand des knöchernen Gaumens entspringende fibröse Grundlamelle, Gaumenapo-neurose, Aponeurosis palatina.

Die Muskelmasse des weichen Gaumens enthält nur einen vollständig in ihm gelegenen Muskel, den Zäpfchen-muskel, M. uvulae, dicht unter der oberen Schleimhautschicht gelegen. Ursprung: hinterer Nasenstachel, An-satz: Schleimhaut des Zäpfchens. — Von Knochenteilen der Schädelbasis entspringen und gehen in den weichen Gaumen über: der Gaumenheber, M. levator veli palatini, und der Gaumenspanner, M. tensor veli pala-tini. Ursprung des Levator: Felsenbeinpyramide vor dem Canalis caroticus und Tubenknorpel. Ansatz: mittlerer Teil der fibrösen Grundlamelle. Er verursacht den Levatorwulst (s. Pharynx). Innervation: Zweige aus dem Plexus pharyngeus. Die Sehne schlingt sich um den Hamulus pterygoideus, wo ein Schleimbeutel gelegen ist und strahlt in die Gaumenaponeurose aus. Ursprung: Spina angu-laris des Keilbeines, lateraler Rand der Fossa scaphoidea und häutiger Teil der Tube. Innervation: Zweig vom Ramus pterygoideus internus des dritten Astes des Nervus trigeminus.

Zu Eingeweiden des Kopfes und des Halses gehen der Zungengaumenmuskel, M. glossopalatinus und der Schlundgaumenmuskel, M. pharyngopalatinus.

Der M. glossopalatinus entspringt von der Gaumenaponeurose und dem Tuben-knorpel, bildet die Grundlage des vorderen Gaumenbogens und geht in die Fasern des M. transversus linguae, zum Teil in den Zungenrand über. Inner-vation: Hypoglossus. Der M. pharyngopalatinus entspringt am unteren Rand des Tubenknorpels, an der medialen Lamelle des Flügelfortsatzes, am Flügel-haken und von der Gaumenaponeurose. Er verläuft in der Pharynxwand, inseriert am hinteren Rande des Schildknorpels und mit den medianwärts verlaufenden Fasern in ein fibröses Blatt, das vom unteren Horn des Schild-knorpels ausgeht. Innervation: Zweige des Plexus pharyngeus (S. 210).

II. Der Schlundkopf, Pharynx (Abb. 12).

Der Schlundkopf, Pharynx, ist etwa 12—14 cm hoch und gleicht einer auf den Hals gestellten Flasche, die in sagittaler Richtung flachgedrückt ist und sich nach dem Halse zu trichterförmig verjüngt. Der Boden der Flasche ent-spricht dem Schlundgewölbe, Fornix pharyngis, der Hals der Speiseröhre. Die Entfernung von der vorderen Zahnreihe bis zum Beginn der Speiseröhre beträgt 15—18 cm. Der Übergang in die Speiseröhre liegt an der unteren Grenze des 6. Halswirbels. In die dreimal unterbrochene Vorderwand münden nacheinander die Nasenhöhlen mit den beiden Choanen, die Mundhöhle mit der Schlundenge (Isthmus faucium) und in ihr liegt der Kehlkopfeingang (Aditus laryngis).

Von der **Wand des Pharynx** sei hier nur die gewöhnliche Zusammensetzung der Eingeweidewände aus einer Schleimhaut, Tunica mucosa nebst Submucosa, einer Muskelhaut (Tunica muscularis) und einer Faserhaut (Tunica fibrosa) hervorgehoben. Von diesen Schichten besitzen besondere Bedeutung als Befesti-gungsapparat die tiefen Schichten der Submucosa, die eine zusammenhängende Lage bilden, benannt als Tunica fibrosa pharyngis. Ihre Ursprungslinie an der Basis des Schädels ist gleichbedeutend mit dem Ansatz des Schlundkopfes. Nach abwärts wird die oben bindegewebige Haut elastisch, heißt Membrana elastica pharyngis und ist am Schildknorpel und am Zungenbein angeheftet. Im oberen Teil des Schlundkopfes fehlt die Muskelhaut und die Tunica fibrosa, welche hier mit der Schleimhaut und der Faserhaut allein die Wand bildet, wird als Fascia pharyngobasilaris bezeichnet. Sie enthält besondere Verstär-kungsstreifen: Das vom Tuberculum pharyngeum entspringende Lig. pharyngis medium, die von der Umrandung des Carotiskanales entspringenden Lig. pha-ryngis lateralia und die vom Tubenknorpel ausgehenden Lig. salpingopharyngea. Die Befestigung an der Schädelbasis steht durch eine starke Faserlage mit der Fibrocartilago basalis im Zusammenhang. Die Befestigung verläuft vom Tuberculum pharyngeum über die Synchondrosis petrooccipitalis nahe an dem vorderen Umfang der Öffnung des Carotiskanales zur Spina angularis des Keil-beines, von hier wendet sie sich entlang der Synchondrosis sphenopetrosa über die Ohrtrompete nahe ihrem Eingang zur medialen Lamelle des Flügelfort-satzes. Die sich anschließende Befestigung der vorderen Wand geht am Rand der mittleren Flügellamelle abwärts bis zum Hamulus des Flügelfortsatzes, um von da aus im Anschluß an das Lig. pterygomandibulare an ein bewegliches Knochenstück, nämlich das hintere Ende der Linea mylohyoidea des Unter-kiefers zu gelangen.

Die Muskelhaut besteht aus quergestreifter Muskulatur, welche sich präpa-ratorisch in die Schlundkopfschnürer (Constrictores) und die Schlundkopfheber (Levatores) gliedert. Die drei Schlundkopfschnürer sind der obere, mittlere und untere, von welchen immer der untere den nächstoberen etwas überdeckt. Ihre Fasern treffen sich in der Mittellinie der Hinterwand unter Bildung einer medianen Naht, Raphe pharyngis. Der untere, M. constrictor pharyngis inferior, entspringt vom Ringknorpel, den Bändern zwischen Ring- und Schildknorpel und der Linea obliqua des Schildknorpels. Der mittlere, M. constrictor pharyngis medius, entspringt vom großen Zungenbeinhorn als M. ceratopharyngeus, vom kleinen Zungenbeinhorn als M. chondropharyngeus, vom Lig. stylohyoideum und endlich vom Lig. hyothyreoideum laterale als M. syndesmopharyngeus. Zwischen den oberen und mittleren Schlundkopfschnürer tritt der Stylopharyn-

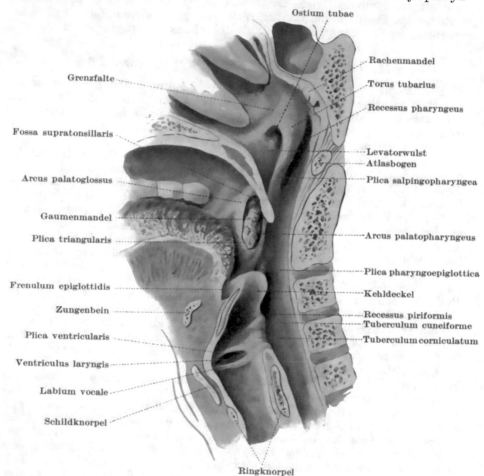

Ostium tubae

Rachenmandel

Grenzfalte

Torus tubarius

Recessus pharyngeus

Fossa supratonsillaris

Levatorwulst
Atlasbogen

Arcus palatoglossus

Plica salpingopharyngea

Gaumenmandel

Plica triangularis

Arcus palatopharyngeus

Plica pharyngoepiglottica

Frenulum epiglottidis

Kehldeckel

Zungenbein

Recessus piriformis
Tuberculum cuneiforme

Plica ventricularis

Tuberculum corniculatum

Ventriculus laryngis

Labium vocale

Schildknorpel

Ringknorpel

Abb. 12. Medianschnitt durch den Pharynx. (Etwas schematisch nach dem SOLGERschen Modell und nach Präparaten.)

geus mit dem Nervus glossopharyngeus ein, um in die nach innen von den Constrictoren liegende Längsmuskulatur überzugehen. Der obere Schlundschnürer, Constr. pharyngis superior entspringt von der medialen Lamelle des Flügelfortsatzes und dem Hamulus als Pterygopharyngeus, von der Raphe pterygomandibularis als Buccopharyngeus, von der Linea mylohyoidea als Mylopharyngeus und aus der Fasermasse des M. transversus linguae als M. glossopharyngeus. Einzelne Fasern des oberen Schlundschnürers gelangen über die Fascia pharyngobasilaris aufwärts zur Schädelbasis über den rein fibrösen Teil der Hinterwand hinweg.

Die Heber des Schlundkopfes sind der Griffelschlundmuskel, M. stylopharyngeus, der Gaumenschlundmuskel, M. pharyngopalatinus und der Trompetenschlundmuskel, M. salpingopharyngeus. Der Griffelschlundmuskel entspringt vom Griffelfortsatz nahe seiner Wurzel, tritt zwischen oberem und mittlerem Schlundschnürer hindurch und inseriert in der Submucosa, am oberen Rande des Schildknorpels und am Kehldeckel. Der Gaumenschlundmuskel entspringt am unteren Rande des Tubenknorpels an der medialen Lamelle des Flügelfortsatzes, am Hamulus und von der Gaumenaponeurose und setzt sich am hinteren Rande des Schildknorpels und an einer vom unteren Horn des Schildknorpels ausgehenden fibrösen Platte an. Der Trompetenschlundmuskel entspringt am unteren Ende des Tubenknorpels und zieht mit den Fasern des Gaumenschlundmuskels zur Schlundwand.

Innervation: M. stylopharyngeus direkt vom N. glossopharyngeus. Alle übrigen Muskeln vom Plexus pharyngeus durch Vagus-, z. T. Glossopharyngeusfasern.

Den **Binnenraum des Pharynx** teilt man nach den in der Vorderwand gelegenen Öffnungen in den Nasenrachen, Pars nasalis, den Mundrachen, Pars oralis, und den Kehlkopfrachen, Pars laryngea, ein. Außer diesen Benennungen werden die drei Abschnitte auch noch von oben nach unten als Epipharynx, Mesopharynx und Hypopharynx bezeichnet. Den Nasenrachen nannte man früher auch Cavum pharyngo-nasale, Mund- und Kehlkopfrachen zusammen Cavum pharyngolaryngeum. Von diesen Räumen ist der obere Abschnitt, durch welchen nur die Atmungsluft hindurchgeht, stets mit offener Lichtung versehen. Die beiden unteren Abschnitte können vorübergehend beim Zurücksinken der Zunge bis auf wenige Spalten ausgefüllt sein.

Der Nasenrachen besitzt einen Rauminhalt von etwa 14 qcm, entsprechend etwa der Größe einer Walnuß, jedoch sind die individuellen Schwankungen

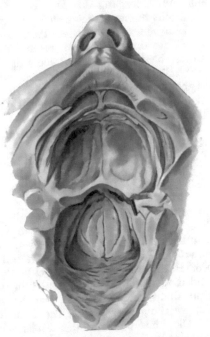

Abb. 13. Rachenmandel des Neugeborenen. ³/₄ der natürlichen Größe. In dem Ostium tubae links eine Sonde. Die Abbildung zeigt ferner das von BOLK so benannte Frenulum tectolabiale, welches Oberlippe und Gaumenpapille verbindet.

der Größe nicht unbedeutend, was für die Verlegung durch Geschwülste von praktischer Bedeutung ist. Die obere Wand ist das Rachendach, die seitlichen Wände sind vorn gegen die seitliche Nasenwand durch den Sulcus nasopharyngeus (gleich Sulcus nasalis posterior) begrenzt. Ein Abschluß nach unten besteht vorübergehend, wenn das Gaumensegel angehoben ist und sich der hinteren Schlundwand anlegt. Der Verschluß wird dann durch die Bildung des PASSAVANTschen Wulstes vervollständigt, der seinerseits dadurch funktionell zustande kommt, daß die kontrahierte Muskulatur hier leistenförmig vorspringt. Hängt das Gaumensegel dagegen schlaff auf den Zungengrund herab, so besteht keine untere Grenze des Raumes. Am Fornix breitet sich die Rachenmandel (Pharynxtonsille, LUSCHKAS Tonsille) aus. Infolge der fast unausbleiblichen häufigen Entzündungen besitzt sie bei Erwachsenen ein zerklüftetes unregelmäßiges

Aussehen, dem der Gaumenmandel ähnlich. In der Kindheit, wo diese Veränderungen noch fehlen, ist sie mit fünf bis sechs Buchten oder Spalten versehen, welche sich in die Tiefe des lymphoiden Gewebes einsenken. Die mittlere tiefste verläuft sagittal, die anderen bogenförmig und nähern sich hinten und vorn einander. Die Buchten sind jedoch weder symmetrisch, noch durchlaufen sie alle die ganze Länge der Tonsille von vorn nach hinten (Abb. 13). Die Rachenmandel nimmt (Symington) während der ersten 6—7 Lebensjahre an Größe allmählich zu, um sich dann wieder zu verkleinern und bildet sich schon bald nach der Pubertät zurück. Sie erstreckt sich auf der Höhe der Ausbildung vom Hinterrand des Septum narium über das Dach des Nasenrachenraumes bis zum Übergang des Daches zur Hinterwand.

Nicht immer findet sich hinter der Tonsilla pharyngea eine unpaare mediane Tasche von verschiedener Tiefe, Bursa pharyngea [1]; nach Merkel entspricht ihre Lage der Stelle, von welcher die Wülste der Rachenmandel ausgehen. Die Bursa bleibt auch nach der mit dem Abschluß der Wachstumsperiode eintretenden Rückbildung der Pharynxtonsille bestehen. Zu der Entstehung der Hypophyse hat sie keine Beziehung [2]. Die Form des Schlundgewölbes und die Weite des Nasenrachenraumes variiert mit dem stärkeren oder geringeren Vortreten des Keilbeinkörpers.

Es lassen sich nach Testut-Jacob drei Hauptformen des Schlundgewölbes unterscheiden. Bei der Mehrzahl der Fälle, der spitzbogigen Form, fällt das Dach schräg nach hinten ab und bildet mit der Hinterwand einen sehr stumpfen Winkel (Nasopharynx à voûte ogivale ou à recessus). Der ganze Raum erhebt sich bedeutend über der Oberfläche des Gaumens. Die zweite in einem Drittel der Fälle vorkommende rundbogige Form besitzt bei mittlerer Höhe ein nur in spitzem Winkel zur Horizontale geneigtes Dach, welches daher einen erheblichen, wenn auch ausgerundeten Winkel mit der hinteren Wand bildet. Der Raum erhebt sich über dem Gaumen zu mittlerer Höhe. (Nasopharynx à voûte cintrée). Die dritte niedrige Gewölbeform ist für das kindliche Alter typisch. Der Raum ist niedrig, das Schlundgewölbe liegt in Höhe der unteren Muschel und die Tubenöffnung in der Höhe des Gaumens (Voûte surbaissée). Auch hier sind die Übergangsstufen, welche den einzelnen Abschnitten der kindlichen Entwicklung entsprechen, noch nicht genügend untersucht (Abb. 14).

Die hintere Wand des Nasenrachenraumes liegt in der Höhe des craniovertebralen Bandapparates und des vorderen Atlasbogens, der sich durch einen deutlichen Wulst bemerkbar machen kann. Er liegt etwas unterhalb der Höhe des harten Gaumens.

Das bemerkenswerteste Gebilde der Seitenwand des Nasenrachenraumes ist die Mündung der Ohrtrompete (Ostium tubae), sie liegt beim Erwachsenen in der Höhe der unteren Muschel in ihrer unmittelbaren Fortsetzung. Bei Neugeborenen finden wir sie tiefer gelegen in der Höhe des harten Gaumens. Bei dieser Verlagerung ist die Tubenmündung wegen der Befestigung der Tube an der Schädelbasis der feste Punkt und der Boden der Nasenhöhle ist der bewegliche, der infolge der Zunahme der Höhe des Gesichtes und der Nasenhöhle abwärts steigt. Die Mündung ist nach vorn und unten gerichtet, ihre vordere Begrenzung, auch vordere Tubenlippe genannt, bildet nur eine schwache Falte, wogegen sich die hintere Tubenlippe als starker Wulst, Tubenwulst (Torus tubarius) bemerkbar macht. Die Öffnung kann dreiseitig sein, einen halbmondförmigen Schlitz oder eine kreisförmig gebogene Vertiefung bilden. Ferner nähert sich beim Erwachsenen die untere Muschel der Tubenöffnung.

---

[1] Recessus pharyngeus medius Ganghofner 1878 ist dagegen ein Spalt der Rachenmandel.

[2] Das Nähere siehe in der Entwicklungsgeschichte S. 220.

Die Falte der vorderen Tubenlippe läßt sich als Plica salpingopalatina zum weichen Gaumen herab verfolgen. In gleicher Richtung kann man von der Tubenlippe aufwärts eine Falte erkennen, beide zusammen werden als Grenzfalte bezeichnet. Die Grenzfalte entspricht in ihrem oberen Teile der Kante der medialen Platte des Flügelfortsatzes. Die Grenzfalte wird ferner (z. B. RAUBER-KOPSCH, Bd. 4, S. 190) als Plica nasopharyngea oder Choanenbogen bezeichnet. Vor der Falte liegt der Sulcus naso-pharyngeus (Sulcus nasalis posterior) (Abb. 12).

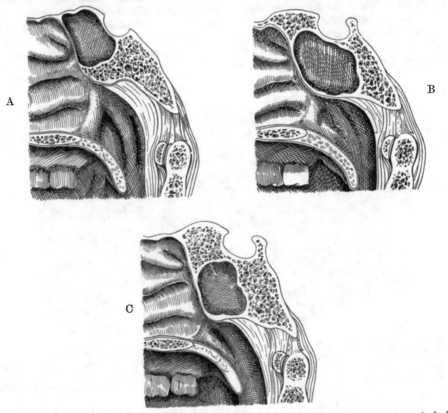

Abb. 14. Verschiedene Formen des Schlundgewölbes. A und B vom Erwachsenen: A. hohe spitzbogige Form, B. rundliche Gewölbeform, C. kindliche Gewölbeform (nach TESTUT und JACOB).

Für eine noch weitergehende Unterscheidung der einzelnen Falten führe ich MERKEL an (Topographische Anatomie, Bd. 1, S. 415): „Die Plica salpingo-palatina (TOURTUAL, l. c.) ist derjenige Teil des beschriebenen Wulstes, welcher sich von der Tubenmündung aus nach unten zieht; sie mit einer Bezeichnung zu versehen, hat noch am meisten Berechtigung, da sie mit dem in ihr enthaltenen gleichnamigen Ligament zuweilen stark vortreten kann, wodurch sie eine gewisse praktische Wichtigkeit erlangt. Der obere Teil des Wulstes, von der Tube bis zum oberen Teile der Nasenscheidewand wurde Plica salpingo-nasalis genannt (HOFMANN: zitiert von v. KOSTANECKI), eine leichte Erhebung vor dieser Falte wurde von v. KOSTANECKI (Arch. f. mikroskop. Anat. Bd. 29, S. 572. 1887) mit dem Namen Plica nasalis lateralis belegt. Die seichte Furche, welche zwischen dem Grenzwulst und der Plica nasalis lateralis befindlich ist, nennt ZUCKERKANDL (Norm. u. pathol. Anat. d. Nasenhöhle und ihrer pneumat. Anhänge. Wien 1882) Sulcus nasalis posterior."

Eine nicht seltene kleine Vertiefung oberhalb der Tubenmündung, einem Fingereindruck ähnlich ist von TOURTAL 1846 als Sinus faucium superior bezeichnet worden.

Hinter dem Torus tubarius und der Plica salpingopharyngea liegt die nach den Baseler nomina anatomica als Reccessus pharyngeus, früher als Rosen-müllersche Grube bezeichnete Vertiefung. Sie wurde früher auch als Recessus infundibuliformis bezeichnet (z. B. Merkel, Topograph. Anat. S. 416). In ihrer Vorderwand liegt als Grundlage die Knorpelplatte der Tube, ihre Außenwand grenzt, wie übrigens die ganze seitliche Wand des Nasenrachenraumes an das Spatium parapharyngeum. In der Wand des seitlichen Endes der Aussackung liegt das seitliche Pharynxband, Ligamentum pharyngis laterale. Die hintere Wand des Recessus liegt in einer Flucht mit der übrigen Hinterwand des Nasenrachens. An der die Tube überziehenden Wandung des Recessus und um die Tubenmündung ist die sehr verschieden ausgebildete Tonsilla tubaria gelegen. Die obere Wand wird über die Fissura petrooccipitalis seitlich hinweg von der Unterfläche der Felsenbeinpyramide gebildet.

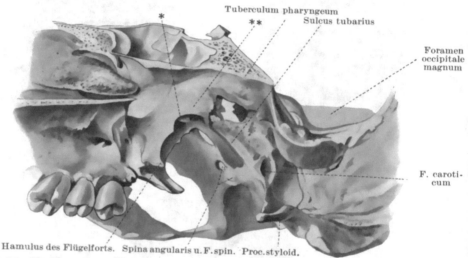

Abb. 15. Knochenteile, welche für den Pharynx von Bedeutung sind. * Ausschnitt an der medialen Platte des Flügelfortsatzes, welcher der Tube entspricht. ** Richtung der Grenzfalte (S. 205), welche entsprechend dem Rande der medialen Flügellamelle verläuft. Die Aufnahme der Abbildung verdanke ich freundlichen Hinweisen des Herrn Kollegen Eisler.

Unterhalb der Tubenmündung zieht ein schräger breiter Wulst nach abwärts und medianwärts zum weichen Gaumen, der Levatorwulst, hervorgebracht durch den Heber des Gaumensegels. Im Anschluß an den Tubenwulst beginnt die an der seitlichen Pharynxwand abwärts ziehende und in den Mundrachen hineinreichende Plica salpingopharyngea. Ihre Grundlage ist der Musculus salpingopharyngeus (Abb. 12).

Die beiden folgenden Abschnitte des Pharynx, der Mundrachen und der Kehlkopfrachen, gehen ohne jede anatomische Grenze ineinander über. Beide Räume sind stets eng und bei herabgesunkener Zungenwurzel bis auf spärliche Spalten geschlossen. Ferner sind beide Teile beweglicher als der Nasenrachenraum und ihre Wandungen sind gegen ihre Umgebung verschieblich. Befestigungspunkte sind abgesehen vom weichen Gaumen nur der Haken des Flügelfortsatzes und das hintere Ende der Linea mylohyoidea. Zwischen beiden Punkten spannt sich die Raphe pterygomandibularis aus. Die Verschieblichkeit der hinteren Wand ist durch das lockere Bindegewebe des Retropharyngealraumes bedingt.

Der Mundrachen entspricht etwa dem Körper des zweiten und dritten Halswirbels. Seine seitliche Wand grenzt an den unteren Teil des Spatium parapharyngeum. Als vorderer Teil der Seitenwand des Mundrachens ist die Tonsillengegend der Schlundenge zu betrachten. Dies wird klar, wenn man überlegt, daß der als Teil des oberen Schlundschnürers bekannte Musculus buccopharyngeus am Ligamentum pterygomandibulare entspringt und von hier über die Tonsillengegend nach hinten zieht, und daß das genannte Band die Grundlage der bei geöffnetem Munde sichtbaren Plica pterygomandibularis bildet.

Da der Zungengrund nach hinten gewölbt vorspringt, so ist der Querschnitt des Raumes halbmondförmig und nach hinten konvex. Jedoch erscheint auf Querschnitten gefrorener Leichen auf dem Zungengrund eine mediane Furche, von BRAUN als Sulcus respiratorius linguae benannt, die durch die Hinterwand des Pharynx zu einem Kanal geschlossen wird, der wohl dem Durchgang der Atmungsluft dient (DISSE 1899. S. 38). Die vom Kehldeckel gebildete Rinne setzt den Kanal nach unten fort. An der seitlichen Wand des Mundrachens verstreicht das untere Ende der Plica salpingopharyngea. Auf den Teil der Pharynxwand hinter dieser Falte läuft der Sinus piriformis sich verflachend aus. TOURTUAL hat diesen Spalt Sinus faucium lateralis genannt. Nach vorn von der Plica salpingopharyngea, die vordere Grenze der Seitenwand bezeichnend, verstreicht der Arcus pharyngopalatinus (hinterer Gaumenbogen), der bis zu den großen Zungenbeinhörnern herabreicht. Vor seinem Ende erhebt sich von den Rändern des Kehldeckels, also in seinem Beginn schon dem Kehlkopfrachen angehörig, als eine schwache Falte der Arcus pharyngoepiglotticus.

Der Kehlkopfrachen wird vom Mundrachen, gegen den er keine anatomische Grenze besitzt, willkürlich durch eine Ebene geschieden, die man sich durch die Spitze des Kehldeckels gelegt denkt. Damit gehören die Bildungen zwischen Kehldeckel und Zungengrund diesem Raume an. Während der Mundrachen vollkommen zu übersehen ist, kann der Kehlkopfabschnitt und sein wichtigster Teil, der Kehlkopfeingang nur durch den Kehlkopfspiegel sichtbar gemacht werden.

Im Kehlkopfrachen bilden die hinteren Teile der Schildknorpelplatten den vorderen Teil der seitlichen Wandung und in den Raum selbst springt der Kehlkopf, soweit er vom Ringknorpel und Gießbeckenknorpel gestützt ist, nach hinten vor. Daraus ergibt sich ähnlich wie im Mundabschnitt ein gebogener Querschnitt des Raumes, dessen Konvexität, ebenso wie im Mundrachen, nach hinten gerichtet ist. Durch diese Anordnung entsteht ferner jederseits neben der Epiglottis und den Plicae aryepiglotticae eine seitlich von der Platte des Schildknorpels begrenzte Bucht, der Sinus piriformis, früher auch Sinus pharyngolaryngeus genannt. Durch die Bucht geht eine häufig nicht sehr deutliche Falte, die vom Nervus laryngeus superior hervorgebracht wird und entsprechend als Plica nervi laryngei benannt ist.

Wird die Zunge nach vorn gestreckt oder betrachtet man ein herausgenommenes Zungenkehlkopfpräparat, so sieht man in der Mitte vom Zungengrunde zum Kehldeckel das Kehldeckelbändchen, Frenulum epiglottidis verlaufen, dessen Grundlage nach MERKEL das elastische Ligamentum glossoepiglotticum bildet. Am Seitenrand des Kehldeckels beginnt der schon beschriebene Arcus pharyngoepiglotticus, der nach aufwärts verschwindet und einen aufwärts sich verlierenden Bandstreifen, das Ligamentum pharyngoepiglotticum (HENLE) enthält. Am Beginn dieser Falte erhebt sich auch ein nach dem Zungenrande herüberziehendes Fältchen, das seitliche Kehldeckelbändchen, Plica glossoepiglottica lateralis. Zwischen ihr und dem Frenulum epiglottidis liegt jederseits eine Vertiefung, Vallecula glossoepiglottica (sinus glossoepiglott. nach

Tobold). Zuweilen finden sich in der Vallecula quer oder schräg verlaufende Schleimhautfalten, welche sie in zwei Gruben teilen.

Der Kehldeckel bildet die vordere Begrenzung des Kehlkopfeinganges, welchen die nach hinten zusammenneigenden Plicae aryepiglotticae seitlich begrenzen. Die Falten und ihre Umgebung besitzen ein besonders lockeres und leicht ödematös anschwellendes Bindegewebe. Der Kehldeckel selbst erscheint im Kehlkopfspiegel verkürzt und wird als Omegaförmig bezeichnet. Bei Kindern sieht er entenschnabelförmig aus, diese Gestalt findet sich auch bei Erwachsenen als infantile Form.

Die Plicae aryepiglotticae bilden am hinteren Ende je zwei rundliche Höcker, das von der Cartilago cuneiformis nebst einigen Drüsen hervorgebrachte Tuberculum cuneiforme und das Tuberculum corniculatum, dessen Grundlage jederseits der der Gießbeckenknorpelspitze aufsitzende gleichnamige Knorpel bildet. Zwischen beiden liegt die von der Plica interarytaenoidea ausgekleidete gleichnamige Incisur. Die genauere Beschreibung der Gebilde des Kehlkopfabschnittes siehe bei der Anatomie des Kehlkopfes.

Nach Rosenthal besitzt der untere Abschnitt des Pharynx neben der für normal gehaltenen Trichterform eine Gestalt, die vorzugsweise bei erwachsenen Männern vorkommt und in ihren höheren Graden als Beutelform bezeichnet werden könnte. Als häufigste Form sei die mit bald mehr, bald weniger deutlicher ringförmiger Verengerung am unteren Ringknorpelrand zu bezeichnen.

Die Topographie · der Gebilde in der Nähe des Kehlkopfes und der ihn umgebenden Räume siehe bei Elze (dieses Handbuch).

Die **Lymphgefäße des Schlundkopfes** bilden ein sehr dichtes Netzwerk in der Schleimhaut, besonders im Gebiet des lymphatischen Rachenringes. Die abführenden Lymphgefäße sind erstens vordere untere Abflußbahnen, die im Gebiet des Sinus piriformis austreten und ihre Quellen in dem untersten Abschnitt des Pharynx, dem Kehlkopfrachen besitzen. Sie vereinigen sich mit den Lymphgefäßen des oberen Kehlkopflymphgebietes und treten durch die Membrana hyothyreoidea nahe der oberen Kehlkopfarterie hindurch zu den lymphoglandulae cervicales profundae.

Die hinteren Abflußbahnen verlaufen an der hinteren Rachenwand und haben ihr ausgedehntes Quellgebiet am Rachendach, an der hinteren und der seitlichen Pharynxwand. Sie treten größtenteils in der Mitte der hinteren Wand heraus, wo sie in der Fascia buccopharyngea liegen und scharf nach außen umbiegen. Sie ziehen teils direkt, teils über die Lgl. retropharyngeales mediales und laterales zu den oberen mittleren tiefen Halslymphknoten, einige auch zu den seitlichen. „Wiederholt sah Most[1] auch ein Lymphgefäß zu einer Lgl. paratrachealis ziehen, und zwar „zu jener Drüse, welche hinter dem Anfangsteil des Oesophagus der hinteren Circumferenz des einen Schilddrüsenlappens anliegt." Diese stand dann mit Lgl. cervicales profundae in Verbindung. Einige aus den obersten Teilen des Rachens kommende Lymphgefäße gehen hinten um die beiden Musculi recti capitis herum und vereinigen sich erst mit den übrigen Lymphgefäßen. — Zum Teil treten die hinteren Abflußbahnen, und zwar hauptsächlich die der seitlichen Rachenwand am Umschlagswinkel der hinteren zur seitlichen Rachenwand aus, um sich den Hauptstämmen anzuschließen (Abb. 16).

Die seitlichen Abflußbahnen endlich kommen von der Tonsillengegend (Tonsilla palatina) und ziehen hinter dem M. digastricus und dem Nervus hypoglossus und vor der Vena jugularis interna nach vorn seitwärts und unten zu den Lgl. cervicales profundae superiores mediales. Einmal fand Most einen wohl zu den Lgl. linguales laterales zu rechnenden, in die seitlichen Abfluß-

---

[1] Nach Bartels. 1909.

bahnen eingeschalteten kleinen Knoten. Die regionären Lymphknoten des Pharynx sind also die Lgl. retropharyngeae und die oberen tiefen Halslymphknoten, sowohl die medialen, wie auch die lateralen.

Die genannten retropharyngealen Lymphknoten bilden in der Höhe des Atlas, also im Nasenrachen in der Fascia pharyngea eine konstante seitliche und eine inkonstante mediale Gruppe. Die seitliche Gruppe, Lgl. retropharyngeae laterales besteht jederseits in der Regel aus einem großen Lymphknoten, nahe dem Umbiegungswinkel der hinteren zur seitlichen Schlundkopfwand und medial der inneren Kopfschlagader dicht anliegend. Sie liegen also schon im Spatium parapharyngeum. Mitunter liegt der Knoten mehr seitlich, seltener weiter

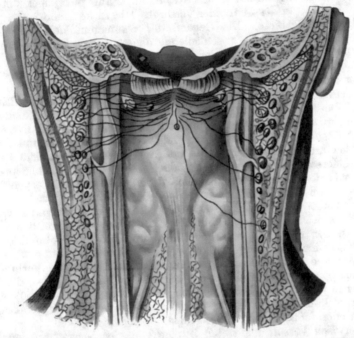

Abb. 16. Die seitlichen und mittleren retropharyngealen Lymphknoten und Lymphgefäße. Die Stümpfe der Mm. recti capitis sind umgeschlagen. Die median heraustretenden Gefäße ziehen vor und hinter dem M. rectus capitis seitwärts zu den mittleren und seitlichen Lymphknoten und hinter den großen Gefäßen und Nerven zu den tiefen Cervicalknoten. (Nach Most.)

medianwärts. Häufig finden sich beim Neugeborenen auch zwei, selten drei Lymphknoten, beim Erwachsenen selten mehr als ein Knoten. Die mediale Gruppe ist weniger bedeutungsvoll, nach Anzahl, Lage und Größe starken Schwankungen unterworfen und wird nach Most nur bei Neugeborenen und bei Kindern in den ersten Lebensjahren gefunden. Die Zuflußgebiete der beiden Gruppen der retropharyngealen Lymphknoten sind außer der Pharynxwand noch die Ohrtrompete und die Paukenhöhle und vor allem für die laterale Gruppe die Schleimhaut der Nasenhöhle (Abb. 16).

Die Lymphgefäße der Gaumenmandel, an Zahl 3—5, treten seitlich aus der Tonsille heraus durch die Kapsel, das peritonsilläre Bindegwebe, den oberen Schlundschnürer und die Fascie, um zwischen innerer Drosselvene und Griffelzungenbeinmuskel zu einem am hinteren Bauche des Musculus digastricus auf der inneren Drosselvene gelegenen konstanten Lymphknoten zu ziehen, der

14

in geschwollenem Zustande neben dem Rande des Kopfwenders zu fühlen ist und zu der Gruppe der Lgl. cervicales profundae superiores mediales gehört. Außerdem kommen als regionäre Knoten auch einer oder zwei lateral von der inneren Drosselvene gelegene, vom Kopfwender bedeckte Lymphknoten in Betracht.

Die **Blutgefäße des Schlundkopfes** stammen natürlich aus der äußeren Kopfschlagader. Das arterielle Hauptgefäß ist die Art. pharyngea ascendens. Sie verläuft zuerst zwischen der inneren und äußeren Kopfschlagader und dann zwischen der inneren und der seitlichen Schlundwand. Ihre Zweige zu den Hirnhäuten und zum Mittelohr kommen für uns hier nicht in Betracht. Die Pharynxwand wird gewöhnlich von drei Ästen, Rami pharyngei, entsprechend den drei Abschnitten des Schlundes versorgt. Hierzu kommen mehrere kleinere ergänzende Gefäßgebiete. Die Gegend der Gaumenmandel und die Mandel selbst, sowie die daran sich anschließende obere seitliche Pharynxwand erhält ihre besondere Versorgung von der Art. palatina ascendens. Sie ist meist der erste Ast der äußeren Kieferschlagader, kann aber auch aus der äußeren Kopfschlagader selbst oder als Ast der Pharyngea ascendens entspringen und folgt anfangs dem Stylopharyngeus, später dem Tensor veli palatini. Ein zweites Gebiet mit besonderer Versorgung ist das Schlunddach mit der Rachenmandel. Hier kommen zwei Endäste der inneren Kieferschlagader in Betracht. Die aus der Art. sphenopalatina entspringende Art. pharyngea suprema geht zum Schlunddach und zum obersten Teil der Rückwand. Der andere Endast der inneren Kieferschlagader zum Schlunddach ist die Art. canalis pterygoidei. Sie zieht von der Fossa pterygopalatina durch den Canalis pterygoideus nach rückwärts. Schließlich erhält der unterste Teil, der Kehlkopfrachen, noch eine ergänzende Versorgung durch Äste der oberen Schilddrüsenschlagader (vgl. S. 200).

Die **Venen des Schlundkopfes** bilden zunächst hinten und seitlich den Plexus pharyngeus, der den Constrictoren aufliegt und mit dem submukösen Plexus reichlich anastomosiert. Er nimmt die Vena canalis pterygoidei sowie die Venen der Ohrtrompete und des weichen Gaumens auf und steht in Verbindung mit dem Plexus pterygoideus und Plexus vertebralis. Seine Abflüsse, die Schlundvenen, Venae pharyngeae, haben ihren gewöhnlichen Abfluß in die Vena jugularis interna, können auch Abflüsse in die Vena lingualis, thyreoidea, facialis communis oder facialis posterior besitzen.

Zur **nervösen Versorgung** treten Zweige von vier Nerven an den Pharynx heran: des Glossopharyngeus, Vagus, Accessorius und Sympathicus. Diese Zweige bilden ein gemeinsames Geflecht, den Plexus pharyngeus, der auf der Außenfläche des mittleren Schlundschnürers gelegen ist. Das Geflecht steht in Verbindung mit einem an der Innenfläche der Schlundschnürer gelegenen und einem zweiten in der Submucosa befindlichen, die beide mit zahlreichen Ganglienzellen versehen sind und dem im Magendarmkanal als Plexus myentericus und Plexus submucosus bezeichneten entsprechen. Vom Plexus geht sowohl die sensible wie auch motorische Versorgung des Schlundes aus. Die motorischen Nerven ziehen zu den drei Constrictoren und versorgen von den Levatoren den M. palatopharyngeus und salpingopharyngeus. Der Stylopharyngeus wird dagegen unmittelbar vom Glossopharyngeus versorgt. Die Fäden, welche die Ursprungsnerven des Plexus zu diesem senden, sind folgende: Der 9. Hirnnerv schickt 2—3 Rami pharyngei an der inneren Kopfschlagader entlang, der 10. Hirnnerv entsendet zwei Äste. Die vom Accessorius stammenden Fäden werden schon durch die große Anastomose dem Vagus zugeführt und sind in dessen Zweigen enthalten. Die des Sympathicus entstammen den obersten Halsganglien. Von den beiden Hauptnerven versorgen motorisch der IX. mehr den oberen Abschnitt des Pharynx, der X. mehr den mittleren und unteren. Die sensible Versorgung übernimmt im Nasenrachen der II. Trigeminusast, im Mundrachen der Glossopharyngeus, im Kehlkopfrachen der Vagus (N. laryngeus superior) (Abb. 17).

Die **Topographie** der Umgebung des Schlundkopfes ist von besonderer Wichtigkeit. Durch das Dach des Schlundkopfes stößt man auf Knochen, nämlich die Unterfläche des Körpers des Keilbeines und die des Hinterhauptbeines bis zum Tuberculum pharyngeum. Dem Keilbeinkörper, und zwar der Mündung des nur sehr selten vorhandenen Canalis craniopharyngeus entsprechend

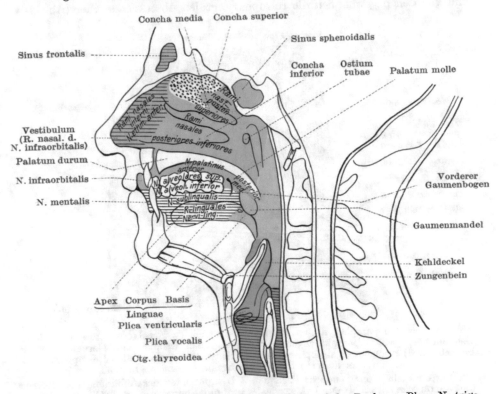

Abb. 17. Sensible Gebiete der Nasenhöhle, Mundhöhle und des Rachens. Blau: N. trigeminus 2. Ast; blau, schraffiert: N. trigeminus 1. Ast. Horizontale Schraffierung, weiß: N. trigeminus 3. Ast. Gepunktet, weiß: N. olfactorius. Gelb: N. glossopharyngeus. Grün, unschraffiert: R. laryngeus superior vagi. Grün, schraffiert: R. recurrens vagi. (Mit Benutzung einer Abbildung von HASSE.)

liegt die kleine Rachendachhypophyse (Hypophysis pharyngea) an, ein dem vorderen Lappen des Hirnanhangs ähnlich gebautes drüsiges Organ mit innerer Sekretion. Durch die Rachenrückwand hindurchgehend gelangt man auf den Musculus longus capitis, hinter diesem auf das vordere lange Wirbelsäulenband und im Nasenrachen auf die Bänder zwischen Atlas und Epistropheus, worauf die Knochen der Halswirbelsäule folgen. In geeigneten Fällen kann man (nach MERKEL) die Wülste, welche die beiden langen Kopfmuskeln verursachen, am Lebenden sehen. Nicht selten macht sich der vordere Bogen des Atlas als ein mehr oder weniger deutlich vorspringender Querwulst in der Höhe des harten Gaumens bemerkbar. Vor den langen Halsmuskeln liegt das tiefe Blatt der Halsfascie (Fascia colli profunda, auch Fascia praevertebralis genannt).

14*

Der Spalt zwischen ihr und dem Schlundkopf ist durch sehr lockeres Bindegewebe ausgefüllt, das der Adventitia pharyngis angehört. Es wird als retropharyngeales Bindegewebe und der von ihm erfüllte Spaltraum als Spatium
retropharyngeum bezeichnet. Das lockere Gewebe setzt sich in gleicher Beschaffenheit hinter der Speise- und Luftröhre in den hinteren Mittelfellraum fort.
in ihm entwickeln sich ausgedehnte Senkungsabszesse. Von Wichtigkeit sind
die im oberen Teil des Raumes gelegenen wenigen Pharynxlymphknoten, von
denen die seitlichen bei Erkrankungen der Nasenhöhle zu allererst anschwellen
und von denen gewöhnlich die retropharyngealen Abscesse ausgehen (Abb. 16).

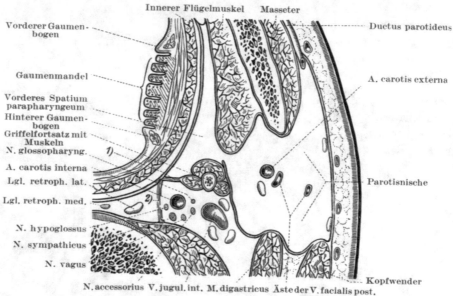

Abb. 18. Spatium parapharyngeum. (Schematisch nach Testut-Jacob, etwas verändert.)
Das hintere Spatium parapharyngeum mit den großen Gefäßen und Nerven ist nicht
bezeichnet. 1) Aponeurosis stylopharyngea. 2) Schwaches Septum, den Retropharyngeal-
raum vom hinteren Spatium parapharyngeum abgrenzend.
Die um die Vena jugularis interna liegenden 3 Lymphknoten der Abbildung von Testut
und Jacob sehe ich als oberste Lgl. cervicales profundae superiores an, bei Testut-Jacob:
Ganglion latéropharyngien. — Die Parotisnische ist nach dem vorderen Sp. parapharyngeum
offen.

Von den Seitenwänden des Pharynx gelangt man im Gegensatz zur oberen
und hinteren Wandung nicht auf Knochen, sondern nur in Bindegewebe, Gefäße
und Nerven einschließende Räume. Der wichtigste Raum, das *Spatium parapharyngeum*[1]), liegt zwischen der Pharynxwandung und der Nische der Parotis-
drüse, gegen diese durch das tiefe Blatt der Fascia parotidis abgegrenzt (Abb. 18).
Nach hinten grenzt der Raum an die tiefe Halsfascie und die seitlichen Teile
der Halswirbelkörper, nach vorn an den inneren Flügelmuskel und reicht
zwischen diesem und der Mandelgegend, also am Isthmus faucium verschmälert
nach vorn bis etwa zum vorderen Gaumenbogen; die Rückseite des Unter-
kieferastes liegt schon weiter auswärts vor der Parotisnische. (Luschka nennt
den Raum Interstitium pharyngomaxillare (Bulatnikow, S. 239), Testut-

---

[1]) Corning: Topographische Anatomie.

JACOB nennen ihn Espace sousglandulaire, BULATNIKOW Spatium lateropharyngeum). In diesem Raume liegt als eine Art Mittelpunkt der Griffelfortsatz mit den Griffelmuskeln. Von diesen durchzieht ihn der Griffelpharynxmuskel schräg abwärts zur Schlundkopfwand, um zwischen oberem und mittlerem Schlundkopfschnürer einzudringen. Der Griffelzungenbeinmuskel legt sich dem hinteren Bauch des Digastricus an. Der Griffelzungenmuskel zieht hinter den inneren Flügelmuskel zum Seitenrand der Zunge. Den Griffelfortsatz mit seinen Muskeln verbindet eine bindegewebige Membran [1]), frontal verlaufend, mit der seitlichen Pharynxwand. Durch beide Gebilde wird ein vorderer Raum, der im wesentlichen der Mandel entspricht und den nur Äste der Carotis externa erreichen, von einem hinteren getrennt, welcher hinten und median durch eine schwache Bindegewebsmembran vom Spatium retropharyngeum getrennt ist. Dieser Raum enthält die großen Gefäße und Nerven [2]): seitlich liegt die innere Drosselvene, medianwärts daneben die Carotis interna und in der Umgebung der beiden Gefäße der 9. bis 12. Hirnnerv nebst dem Grenzstrang des Sympathicus. Die Carotis interna ist gegen die Mandelgegend, wenn man von vorn her eindringt, durch den Stylopharyngeus und den Styloglossus und die daran median anschließende Aponeurosis stylopharyngea geschützt. Der Grenzstrang liegt hinter der Arterie. Zwischen Arterie und Vene trifft man hintereinander von vorn nach hinten den Glossopharyngeus, den Accessorius und den Vagus. An der Medianseite der Carotis liegt der Hypoglossus. Diese Nerven liegen unmittelbar nach ihrem Austritt aus dem Schädel somit im obersten Abschnitt des genannten Raumes unter seinem von der Felsenbeinpyramide und den Seitenteilen des Hinterhauptbeines gebildeten Dach. Bei ihrem Austritt aus der Schädelbasis liegen alle vier Nerven nach hinten von der Carotis. Im unteren Abschnitt des Raumes entfernt sich der Accessorius seitlich und abwärts über die vordere Seite der Drosselvene zum Kopfwender. Der Glossopharyngeus zieht dagegen nach vorn und median an der Hinterfläche des Griffelschlundkopfmuskels vorbei zur Zunge. Der Hypoglossus zieht schräg hinter dem Vagus und der Carotis und entweder zwischen Vena jugularis und Carotis, oder um die Außenseite beider Gefäße nach vorn und in einem abwärts konvexen Bogen außen auf dem M. hyoglossus zur Zunge. Das Spatium parapharyngeum ist eigentlich nur der oberste Abschnitt des Gefäßraumes des Halses, in welchem die Kopfschlagader, die innere Drosselvene, der Sympathicus und der Vagus noch die gleiche Lagerung zueinander beibehalten.

Von der seitlichen Pharynxwand aus kann der Griffelfortsatz, wenn er lang genug ist und gegebenenfalls das verknöcherte Ligamentum stylohyoideum gefühlt werden. Hier ist auch der sich fortpflanzende Puls der Carotis zu fühlen. Bei starker Krümmung des Anfangsteiles der Carotis interna liegt sie jedoch ausnahmsweise der Wand selbst sehr nahe. Die Entfernung der Arterie von der seitlichen Pharynxwand ist mit der Haltung veränderlich. Das Öffnen des Mundes, das Niederdrücken der Zunge und der Zug an der Mandel sind an der Leiche ohne Einfluß auf die Entfernung. Rückbeugung des Kopfes verlagert die Carotis interna nur ein wenig nach hinten; Vorwärtsbeugung nähert das Gefäß nur in geringem Grade der Pharynxwand. Dagegen verändert sich die Entfernung erheblich bei Drehung des Kopfes und gleichzeitiger Neigung auf die Seite der Drehung. Die Carotis nähert sich dabei dem Pharynx auf der Seite, von der der Kopf sich abwendet, ihr Abstand vergrößert sich auf der Seite, nach welcher der Kopf gedreht wird (HENKE, SALITSCHEW, DELITZIN, BULATNIKOW).

---

[1]) Aponeurosis stylopharyngea.
[2]) Die beiden Räume werden auch als Spatium lateropharyngeum anticum und posticum (BULATNIKOW) unterschieden. TESTUT-JACOB nennen den vorderen: Espace préstylien und den hinteren: Espace latéropharyngien ou rétrostylien.

Von Einfluß ist ferner das Alter. Die Angaben beziehen sich vor allem auf die Mandel. Nach älteren Untersuchungen von Merkel, Henke, Luschka und Pirogow und nach neueren von Bulatnikow, liegen die Gefäße bei Kindern entfernter von der Mandel als bei Erwachsenen. Jedoch sind die für das Kindes-alter vorliegenden anatomischen Untersuchungen nicht ausreichend. Insbeson-ders hat von den neueren Untersuchern Odeonsky das Alter der untersuchten Kinder nicht angegeben, Bulatnikow nur 3 Leichen im Alter von 10—12 Jahren untersucht. Über das Verhalten der großen Äste der Carotis externa in diesem Gebiete ist folgendes zu sagen. Im vorderen Gebiet des Spatium parapharyngeum liegt die Art. lingualis und maxillaris externa der Mandel nahe. In einem Falle betrug die Entfernung der Maxillaris externa vom unteren Mandelpol nur 0,9 cm (Bulatnikow, S. 270). Durch Kontraktion der Musculi digastricus und stylo-hyoideus und bei Entzündungsprozessen verringert sich die Entfernung der Carotis externa von der Mandel, ebenso die ihrer Äste.

In einem Falle von Bulatnikow lag, ähnlich wie von Allen Burns als wichtige Lageanomalie vermerkt, die Carotis externa in der Höhe der Mandel näher an der Schlundwand als die Carotis interna, die Art. lingualis lag un-mittelbar an der Schlundwand im Niveau des unteren Mandelpoles an (Bulat-nikow).

Über die Entfernung der Carotis externa und interna speziell von der Mandel-kapsel finden wir bei Bulatnikow auf Grund der älteren Untersuchungen und eigener Präparate folgende Angaben: Die Entfernung der Kapsel am oberen Mandelpol von der Carotis interna beträgt 2,8 cm, von der Carotis externa 4,1 cm. Die Entfernung der Kapsel im Bereich des unteren Mandelpoles beträgt: von der Carotis interna 1,1—1,7 cm, von der Carotis externa 2,3—3,3 cm (Bulat-nikow, S. 252).||

III. Entwicklungsgeschichte.

An der Anlage der Mundhöhle sind zwei primitive embryonale Räume beteiligt, die primitive Mundbucht und das kraniale Ende des Vorderdarmes. Die primitive Mundbucht liegt bei Embryonen von etwa 2 mm Länge als blind endigende Bucht vor dem Herzwulst. Oben ist sie begrenzt von dem Stirnfort-satz des Embryo, seitlich von den Oberkieferfortsätzen und unten (caudal) von den Unterkieferfortsätzen. Der Grund der Bucht ist die primitive Rachen-haut, welche sie von dem Kiemendarm oder Schlunddarm (auch Pharynxhöhle genannt) trennt. Die Rachenhaut ist zweiblättrig und besteht nach der Mund-bucht zu aus einem ektodermalen, nach dem Vorderdarm zu aus einem ento-dermalen Blatt. Zwischen beiden befindet sich kein mesodermales Gewebe. Die Mundbucht umfaßt außer der Mundhöhle auch noch einen Teil der späteren Nasenhöhle, andererseits wird zu der bleibenden Mundhöhle noch ein Teil des Schlunddarmes (Vorderdarmes) geschlagen.

Unmittelbar vor der primitiven Rachenhaut entsteht eine ektodermale, nach der Hirnbasis zu gerichtete Bucht, die Rathkesche Tasche oder Hypo-physentasche. Ihr cerebrales Ende wird zum Vorderlappen des Hirnanhanges, die Teile am Eingang der Bucht werden zur Hypophysis pharyngea. Die da-zwischen gelegene Strecke, der Hypophysengang, geht zugrunde, in seltenen Fällen bleibt hier ein Kanal im Körper des Keilbeins bestehen, Canalis cranio-pharyngeus. Hinter der primitiven Rachenhaut liegt eine entodermale Aus-stülpung, die Seesselsche Tasche, welche Beziehungen zur Bursa pharyngea besitzt (siehe unten).

Die Rachenhaut reißt sehr bald ein und verschwindet ohne Rest. Versuchen wir ihre Lage auf die bleibenden Gebilde des Mundes bzw. der Rachenhöhle zu übertragen, so ist eine Ebene zu nehmen, welche oben durch die Rachendachhypophyse an der Unterfläche des Keilbeinkörpers geht, unten hinter der Mitte durch den Zungenkörper. Genau ist die untere Grenzlinie nicht zu bestimmen.

Die primitive Mundbucht steht jetzt in weit offener Verbindung mit dem Schlunddarm. Am Dach der primitiven Mundhöhle münden die paarigen Riechsäcke mit den primitiven Choanen aus. Das Gebiet von den primitiven Choanen aus nach vorn ist der primitive Gaumen. Die primitiven Choanen sind anfangs durch je eine Membrana bucconasalis verschlossen, die erst bei etwa 15 mm langen Embryonen einreißt. Die Ebene der primitiven Choanen ist im ausgebildeten Körper hinten oben durch die Vorderkante des Keilbeinkörpers und vorn unten durch den Anfang des Canalis incisivus am Boden der Nasenhöhle zu legen.

Durch Verschmelzung der Gesichtsfortsätze wird jetzt die obere und untere Begrenzung des Mundes gebildet, so daß jetzt nur noch die Gliederung in Lippen und Alveolarfortsatz, die Entstehung des Vorhofes und die Bildung des Gaumens und der Zunge zu betrachten ist. Die obere Begrenzung des Mundes wird in der Mitte durch den Stirnfortsatz, seitlich durch die Oberkieferfortsätze gebildet, die untere durch die Verschmelzung der beiden Unterkieferfortsätze. An der Mundhöhlenfläche der oberen und unteren Begrenzung entsteht etwas nach einwärts eine Furche, die primitive Lippenfurche, in deren Bereich das Epithel in Form einer Leiste in die Tiefe wächst. Später, bei etwa 4 cm langen Embryonen zerfällt das Innere der Epithelleiste und eine vertiefte Furche, die sekundäre Lippenfurche (Labiotektalfurche nach BOLK) entsteht. Die Epithelleiste und die unter Epithelzerfall einhergehende Bildung eines Spaltes setzt sich auch von den Mundwinkeln nach hinten fort. Dadurch wird die Trennung der Alveolarfortsätze vorn von den Lippen und seitlich von der Wange durchgeführt und das Vestibulum oris angelegt[1]). In der Mittellinie dringen die beiden Furchen oben wie unten weniger tief ein und es wird eine obere und untere mediane Falte ausgespart, das obere und das untere Lippenbändchen. Die vom Facialis innervierte Muskulatur der Lippen und Wangen wandert wie die gesamte Facialismuskulatur von dem zweiten Kiemenbogen her ein, während die Anlagen der Lippen und der Backen selbst, soweit sie nicht vom Stirnfortsatz geliefert werden, vom Oberkieferfortsatz und Unterkieferfortsatz des ersten Kiemenbogens abstammen. — Der Mundwinkel der meisten Wirbeltiere ist als primär zu betrachten. Nur die Säugetiere bekommen während der Entwicklung einen sekundären Mundwinkel, und zwar dadurch, daß die hinteren Teile der Lippenränder miteinander verwachsen. Hierdurch wird die Wange auf Kosten der Lippen vergrößert.

Etwa gleichzeitig mit der primären Lippenfurche entsteht parallel mit ihr und etwas einwärts, die durch ihren Verlauf den Alveolarfortsatz bezeichnende Zahnleiste, von welcher die Anlagen der Milchzähne und der bleibenden Zähne ausgehen. Sie entsteht als eine leistenförmige Epithelwucherung.

An den Lippen tritt sekundär eine Veränderung des Verhaltens der Schleimhaut zum Hautüberzuge dadurch ein, daß sich die Schleimhaut nach außen vorschiebt und das Lippenrot bildet. Im vierten Embryonalmonat tritt eine weitere aber vorübergehende Veränderung hinzu, nämlich die Ausbildung eines zahlreichen Zottenbesatzes auf der inneren Hälfte des Lippenrotes (Pars villosa), der sich auch auf die Innenseite der Wangen bis zum hinteren Ende des Vorhofes ausdehnt. Im 7. Monat sind diese Zotten auf der Höhe ihrer Entwicklung und verschwinden in den ersten Wochen nach der Geburt. Bei Neugeborenen zeigt die Oberlippe auf ihrem zottigen Abschnitt noch einen besonderen Höcker (Tuberculum), welcher der Lage nach dem bleibenden individuell verschieden

---

[1]) Vgl. oben Sulcus bzw. Fornix buccalis S. 181.

ausgebildeten Tuberculum labii superioris innen gegenüber liegt. Er verschwindet mit der Pars villosa. Hiermit sind wir den übrigen Vorgängen weit vorausgeeilt.

Inzwischen ist durch die an der Innenfläche der Oberkieferfortsätze vorwachsenden Gaumenplatten die Trennung in Mund- und Nasenhöhle vorbereitet. Durch die Verwachsung der Gaumenfortsätze in der medianen Gaumennaht wird die Trennung vollendet. Die Verwachsung der Gaumenfortsätze geht von einer nahe ihrem vorderen Ende gelegenen Stelle sowohl in geringem Grade nach vorn, wie in ausgedehntem Maße nach hinten vor sich. Dort macht sie mit der Bildung des weichen Gaumens Halt, so daß der nun folgende Raum, der von jetzt ab als Pharynx zu bezeichnen ist, eine gemeinsame Straße für die Atmungsluft und die aufgenommene Nahrung vorstellt. Die Nasenhöhlen münden jetzt durch die bleibenden Choanen in den oberen Teil des Pharynx. Die Gaumenfortsätze selbst hören jedoch nicht mit dem weichen Gaumen auf, sondern setzen sich an der Pharynxwand bis etwa auf das Gebiet des dritten Kiemenbogens fort. Diese Fortsetzung jederseits ist der hintere Gaumenbogen, Arcus pharyngopalatinus, der also gewissermaßen eine nicht zur Durchführung gekommene Scheidung des Schlundkopfes andeutet.

Vorn vor den Gaumenfortsätzen bildet der primitive Gaumen, der zum Stirnfortsatz gehört, nach hinten von der Oberlippe und dem Alveolarfortsatz dauernd den vordersten Teil des Gaumens.

Dicht hinter der Labiotektalfurche, welche die Oberlippe von dem Teil des primitiven Gaumens trennt, der zum Dach der Mundhöhle verwendet wird, bildet sich in der Mitte eine kleine Erhebung, die Papilla palatina. Die vorderen Ränder der Gaumenplatten legen sich aneinander und an das Mittelstück des primitiven Gaumens, ohne daß hier, wie es bei den Säugetieren der Fall ist, ein Kanal als Verbindung zwischen Mund- und Nasenhöhle ausgespart wird. Die sich aneinander lagernden Epithelüberzüge bilden die von Peter [1] (2) sogenannten Grenzleisten. Die Gaumenplatten schieben sich noch weiter unterhalb des Mittelstücks des primitiven Gaumens vor und verbinden sich miteinander bis sie das hintere Ende der Papilla palatina erreichen. Das Nasenseptum bleibt nirgends zwischen den Gaumenfortsätzen und nimmt also keinen Anteil an der Mundhöhlenfläche des Gaumens, sondern verbindet sich mit der oberen Fläche der Gaumenfortsätze.

Die Ductus incisivi (= nasopalatini) werden beim Menschen nicht als solche, d. h. als offene Kanäle embryonal angelegt. Es muß also beim Menschen von Rachengaumen*strängen* (Tractus nasopalatini) gesprochen werden. Ihre Anlage führt sich auf die Grenzleisten zurück, von denen nur jederseits ein meist unterbrochener, seltener einheitlicher Strang übrig bleibt. Durch Epithelzerfall lichten sich die Stränge und es entstehen die meist blind endigenden Anfänge von Gängen an der Nasenseite und an der Gaumenseite, also die Stensonschen Kanäle.

Unter dem Druck der sich vorschiebenden Gaumenfortsätze kommt es zu besonderen epithelialen embryonalen Wucherungen an der Gaumenpapille, die von Peter (3) als Stauungsleisten bezeichnet werden und von denen eine mittlere und je eine seitliche entsteht. — Die Bedeutung der übrigbleibenden Epithelstränge, ebenso wie die der Epithelperlen an anderen Stellen des harten Gaumens liegt nach Peter (4) in der mechanischen Verstärkung des Gaumens.

Mit der gegen Ende des zweiten Monats auf die Gaumenfortsätze sich ausdehnenden Verknöcherung wird die Scheidung des harten und weichen Gaumens deutlich. Weiterhin entstehen im vorderen Gebiet des harten Gaumens 5—7 quere mit feinen fransenartigen Fortsätzen versehene Leisten, Plicae palatinae

---

[1]) Siehe Literatur S. 224.

transversae, die schon in der Embryonalzeit ihre feinen Fransen verlieren und von denen zur Zeit der Geburt die hintersten verschwunden sind (vgl. S. 198). — Die Hälften der Uvula sind schon an den noch nicht vereinigten Gaumenfortsätzen angelegt und verschmelzen als letzter Akt der Verwachsung. An Neugeborenen sieht man häufig noch ein gespaltenes Zäpfchen als Ausdruck des noch nicht ganz beendigten Vorganges.

Die Zähne, auf deren Entwicklung hier nicht näher einzugehen ist, entstehen in ihrer epithelialen Anlage, die zugleich für den Ort ihrer Entstehung bestimmend ist, von der Zahnleiste aus [dentogingivale Leiste nach BOLK (1)]. Sie legt sich nach innen von der tektolabialen Leiste an. Ihr Verlauf kennzeichnet den Alveolarfortsatz und die embryonale Lage des späteren Zahnbogens.

Bei der Entwicklung der Zunge bietet sich der Vorteil, daß ihre Geschichte mit der der Schilddrüse eng verknüpft ist und daß der Ursprung der Schilddrüsenanlage auch an der ausgebildeten Zunge stets an dem Foramen coecum linguae erkannt werden kann. Wenn im folgenden von der Anlage eines Teiles der Zunge die Rede ist, so sind damit zunächst nur die Schleimhautbestandteile gemeint. Die Muskulatur ist ganz anderen embryonalen Ursprunges. Sie stammt, dem sie innervierenden Nervus hypoglossus entsprechend, von den Occipitalmyotomen ab.

Die Schilddrüsenanlage entsteht in Form einer Erhebung der Schlundwand, also des Kiemendarmes, als Tuberculum thyreoideum auf der Area interbranchialis zwischen den beiden ersten Kiemenbögen. Die Anlage wächst von hier aus abwärts unter Ausbildung eines Ganges, des Ductus thyreoglossus. Die weitere Schilddrüsenentwicklung ist hier nicht zu verfolgen. Sie gehört in den Abschnitt der Drüsen mit innerer Sekretion. Der Ductus thyreoglossus verödet und verschwindet. Seine Mündung bleibt als Foramen coecum linguae erhalten. Vor dem Schilddrüsenhöcker entsteht hinter der Rachenhaut das Tuberculum linguale mediale in der Höhe des ersten Kiemenbogens, ist also entodermalen Ursprunges. Es bildet einen unpaaren Medianabschnitt des Zungenkörpers vor dem Foramen coecum, dessen Ausdehnung nach neueren Untersuchungen nicht sehr groß ist. Auf diesem Gebiet treten die Anlagen der Papillae vallatae auf, welche somit ebenfalls entodermalen Ursprungs sind. Zu dieser unpaaren Anlage des Zungenkörpers kommen als paarige Anlagen die seitlichen Zungenwülste hinzu, welche die Hauptmasse der Zunge bilden. Sie entstehen am Boden der primitiven Mundbucht auf dem Mandibularbogen vor der Rachenhaut, sind also ektodermalen Ursprungs. Ihre mediane Verschmelzungslinie ist durch den Sulcus medianus linguae gekennzeichnet. Die Radix linguae entsteht auf dem Gebiet des zweiten Schlundbogens, als paarige Anlage. Ihre Abgrenzung gegen die Anlage des Zungenkörpers bleibt außer durch das Foramen coecum noch durch den Sulcus terminalis kenntlich. Hinter der Anlage der Radix liegt als querer Wulst der Epiglottiswulst, die Anlage des Kehldeckels. Zwischen der Radix und dem Epiglottiswulst kommen die Valleculae glossoepiglotticae zur Anlage. Sie liegen wie die Epiglottis in der Höhe des dritten Kiemenbogens. Das starke Wachstum der verschmolzenen Zungenanlage, infolgedessen die Zunge auf früheren Stadien zeitweise zwischen den Gaumenfortsätzen hindurch in die Nasenhöhle hineinragt, und späterhin lange Zeit vorn aus der Mundhöhle herausragt, beruht auf dem Einwachsen der Muskulatur. Sie wird vom Hypoglossus innerviert und stammt aus den drei occipitalen Myotomen, deren zugehöriger segmentaler Nerv der 12. Hirnnerv ist.

Das Tuberculum linguale mediale entspricht dem Tuberculum impar von HIS, jedoch liegen nach neueren Untersuchungen (KALLIUS, GUTZEIT) die Verhältnisse insofern anders, als das Tuberculum impar wahrscheinlich nicht nur das jetzige Tuberculum linguale mediale, sondern auch noch das Tuberculum thyreoideum vorstellte. Außerdem wurde auch noch der größte Teil des Zungenkörpers von His auf das Tuberculum impar zurückgeführt.

Mit der Zunge ist ein wichtiger, zur Mundhöhle verwendeter Abschnitt des Kiemendarmes besprochen. Das Hauptgebilde, das aus dem Kiemendarm hervorgeht, ist der Schlundkopf nebst den Mandelanlagen und den Derivaten der Schlundtaschen. Die Kiemenbögen, die schon durch ihren Namen als Bestandteile des Kiemendarms gekennzeichnet sind, legen sich an die Mundhöhle unmittelbar anschließend an. Die untere Begrenzung der Mundhöhle wird durch den Unterkieferfortsatz des ersten Kiemenbogens geliefert. Jeder Kiemenbogen wird caudal von einer mit ihm gleich nummerierten Kiemenfurche begrenzt. Die Grundlagen der Entstehung des Kiemenapparates sind folgende: Vom Vorderdarm aus, also entodermal, entsteht hintereinander eine Reihe von Schlundtaschen, ihnen entsprechen von außen her die ektodermal ausgekleideten flachen Kiemenfurchen. Beide sind nur durch eine dünne Membran von einander getrennt, die Verschlußmembran, welche nur aus einem entodermalen und einem ektodermalen Blatt besteht. Bei den wasserlebenden niederen Wirbeltieren reißt die Verschlußmembran ein und es entstehen die Kiemenspalten, an denen sich die der Atmung dienenden reich vaskularisierten Kiemen selbst ausbilden. Unter den landlebenden Tieren brechen auf embryonalen Stadien, auf denen allein der Apparat, jedoch ohne die eigentlichen Kiemen selbst, ausgebildet wird, die Verschlußmembranen bei den höheren Säugetieren und dem Menschen nicht mehr durch, kommen jedoch bei den Vögeln und Reptilien zum Durchbruch. Peter (5) sieht den Grund hierfür in der eiweißhaltigen Flüssigkeit der sehr dotterreichen Eier der Vögel und Reptilien, welche mit zur Ernährung dient und durch die Kiemenspalten einen Zugang zur Darmhöhle besitzt[1]). Die zwischen je zwei Kiemenspalten stehenbleibenden Spangen der Körperwand sind die Kiemenbögen, Arcus branchiales. Der erste Kiemenbogen liegt kranial von der ersten Kiemenfurche, zwischen ihr und der Mundbucht.

Die Schlundtaschen lassen jede ein dorsales und ein ventrales Ende erkennen, deren weiteres Schicksal sehr verschieden sein kann. Weder die Schlundtaschen noch die Kiemenfurchen schneiden ventral bis zur Mittellinie durch und so bleibt hier ein Gebiet bestehen, in welches die Kiemenbögen vorn übergehen und das als Area interbranchialis bezeichnet wird. In die Area interbranchialis reicht die Perikardialhöhle mit dem Herzen hinein, später ist sie ein Teil der Halsoberfläche. Jedoch ist zur Zeit der höchsten Ausbildung der Kiemenbögen beim Menschen in der zweiten und dritten Woche des ersten Embryonalmonats noch nichts von einem Halse angedeutet. Das der Area interbranchialis an der ventralen Seite des Schlunddarmes entsprechende Feld ist von großer Bedeutung, da hier Teile der Zunge, die Schilddrüse und Teile des Kehlkopfes zur Anlage kommen.

Die Kiemenfurchen sind wichtig für die Entstehung der Halsfisteln. Hier sei nur angegeben, daß sie am Grunde einer vertieften Stelle, des Sinus cervicalis gelegen sind, welche von oben her durch den schon erwähnten Fortsatz des zweiten Kiemenbogens, das Operculum oder den Kiemendeckel, überwachsen wird. Die Beziehungen dieser Anlagen zu den Halsfisteln ist hier nicht zu behandeln. Eine wichtige normale Aufgabe des Epithels der Schlundtaschen ist die Anlage von Drüsen mit innerer Sekretion, der Thymusdrüse und der Glandula parathyreoidea (Sandströmsche Körper, Epithelkörper). Auch diese Beziehungen können hier nur angedeutet werden.

Aus der ersten Schlundtasche wird die Ohrtrompete und das Mittelohr (Paukenhöhle, Cavum tympani) die entsprechende Kiemenfurche wird zum

---

[1]) Vgl. H. Kranichfeld, Literatur S. 224.

Ausgang der Entwicklung des äußeren Gehörganges und das Trommelfell entsteht im Anschluß an die Verschlußmembran. Die Einzelheiten der Umwandlung sind beim Gehörorgan dargestellt. Es sei nur bemerkt, daß diese Teile aus dem dorsalen Ende der ersten Schlundtasche entstehen, während die ventrale Bucht rückgebildet wird.

Von der zweiten Schlundtasche verstreichen die ventralen Teile. Ihre dorsale Verlängerung dagegen wird zur primären Tonsillarbucht (Sinus tonsillaris) und zum Entstehungsort der Gaumentonsille. In der primären Tonsillarbucht bildet sich zunächst nach HAMMAR ein Tonsillarhöcker aus, der aber wieder zu einer Plica tonsillaris sich zurückbildet, die mit der Plica triangularis des Erwachsenen identisch ist. Eine weiterhin auftretende Falte, die Intratonsillarfalte, hat zur Folge, daß die eigentliche Tonsillenanlage aus einem vorderen oberen und einem hinteren unteren Tonsillenlappen aufgebaut wird. Die Intratonsillarfalte (Abb. 19 A) wird wieder rückgebildet. In den späteren Fetalmonaten

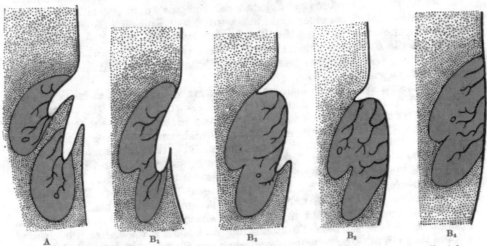

Abb. 19. A Schema der embryonalen Anlage der Gaumenmandel mit Intratonsillarfalte. B_1—B_4 die vier Formentypen der Gaumenmandel, Schemata nach HAMMAR. Siehe Text.

kann längs des hinteren Randes der Mandel die inkonstante Retrotonsillarfalte entstehen. Das verschiedene endgültige Verhalten der Plica triangularis und der Plica retrotonsillaris bedingt die Möglichkeit, vier verschiedene Formentypen (HAMMAR) der Gaumenmandel zu unterscheiden, zwischen denen natürlich Übergänge bestehen: 1. Es ist nur eine Plica triangularis vorhanden, 2. es sind beide Falten vorhanden und die Mandel ist gleichsam von einer ringförmigen Falte umrahmt, 3. die Plica triangularis ist ausgeglichen, die Retrotonsillarfalte aber vorhanden, 4. beide Falten fehlen und die Oberfläche der Tonsille liegt in einer Flucht mit der Umgebung (Abb. 19 B_1—B_4).

Die histologische Entwicklung des lymphoiden Gewebes erfolgt durch die Ansammlung von Lymphzellen im Anschluß an die Ausführungsgänge von Schleimdrüsen[1]). Eigentliche Follikel mit Keimzentren entwickeln sich erst nach der Geburt. Der vordere Rand der Tonsillarbucht wird zum vorderen Gaumenbogen, in welchen als Grundlage der Musculus palatoglossus von der Zungenmuskulatur hineinwächst. Er stammt mit dieser von den Occipitalmyotomen.

---

[1]) Vgl. auch v. SCHUMACHER dies. Handbuch.

Von dem ursprünglichen Sinus tonsillaris bleibt nur die oberhalb der Tonsille gelegene Fossa supratonsillaris übrig. Die Balgdrüsen der Tonsilla lingualis entstehen im Anschluß an die Ausführungsgänge der Schleimdrüsen der Zungenwurzel. An der Rachenmandel entsteht die Anlage durch die Bildung von Schleimhautfalten, wie sie für die kindliche Tonsille abgebildet sind, die sich mit lymphoidem Gewebe erfüllen. Die ganzen Gebilde des Anulus lymphaticus sind bei der Geburt noch schwach entwickelt und nehmen ihre stärkste Entwicklung in der ersten Kindheit. Von da bis zur Pubertät nehmen sie langsam ab. Die Rückbildung schreitet später noch weiter fort.

Speziell an der Rachentonsille bleibt nach Verflachung der übrigen Buchten in der Regel eine tiefe mediane Spalte beim Erwachsenen bestehen (Recessus pharyngeus medius) oder sie erhält infolge öfterer Entzündungen ein zerklüftetes Aussehen (S. 203).

Zur Entwicklung der Bursa pharyngea (S. 204) ist noch folgendes zu bemerken. Bei Embryonen von 5—8 mm Scheitelsteißlänge findet man nach Huber caudal von der Grube des Ductus thyreoglossus der Zunge an dem gegenüberliegenden pharyngealen Entoderm eine Stelle mit verdicktem Epithel. Dieses Feld liegt in der Gegend der Seesselschen Tasche am späteren Fornix pharyngis und bezeichnet die Stelle, an welcher sich die Bursa pharyngea entwickelt. In einer Anzahl von Fällen fehlt bei menschlichen Embryonen die Entwicklung einer Bursa pharyngea.

Die Seesselsche Tasche bleibt bei den Säugern einige Zeit unter der Form eines epithelialen Zapfens bestehen und verschwindet dann (F. Tourneux und J. P. Tourneux). Nach R. Meyer kommt die Bursa bei Embryonen von 14—28 mm Scheitelsteißlänge in 5 Fällen einmal zur Ausbildung. Sie ist entgegen Killian eine passiv durch Anheften zunächst des entodermalen Epithels an der Chorda, sodann des Schleimhautbindegewebes an der Chordascheide bedingte Bildung. Man muß mit Killian einen medianen Recessus des Pharynx (R. ph. medius s. o.) von der Bursa pharyngea unterscheiden. Der Recessus ist die tiefste und beim Erwachsenen am längsten bestehenbleibende Bucht der Rachentonsille und steht in keiner Beziehung zur Chorda dorsalis. Diese besteht bei der Bursa, welche röhrenförmig und beim Erwachsenen[1]) höchstens $1\frac{1}{2}$ cm lang ist, als Zusammenhang zwischen der Chorda und dem entodermalen Pharynxepithel. Es gibt Fälle, in denen zwei Bursae beim Foetus beobachtet wurden, welche beide zur Chorda in Beziehung stehen, eine Bursa principalis (Bursa von Luschka) und eine mehr vorn gelagerte Bursa accessoria. Die Bursa pharyngea ist früher ausgebildet als die Rachentonsille angelegt wird. Sie bildet im 4.—5. Monat eine Ausstülpung der Schleimhaut, die bis in das Periost der Schädelbasis eindringt (Killian). Die feste Verbindung mit dem Periost und dem Knochen der Schädelbasis ist auch beim Erwachsenen ein wichtiges Merkmal der Bursa. Das nicht allzuhäufige Gebilde hinterläßt an seiner Befestigung vor dem Tuberculum pharyngeum ein Grübchen im Knochen (J. C. F. Mayer 1842, Luschka, Disse, J. P. Tourneux 1911).

Zur Formentwicklung des Schlundkopfes sei folgendes bemerkt: Vor der Anlage der Schlundtaschen sind die Abschnitte des Pharynx in ihren Ausmaßen untereinander gleich. Mit der Anlage der Schlundtaschen dagegen, welche an Größe nach abwärts abnehmen, beginnt der obere Teil das Übergewicht zu erhalten. Infolge der Ausbildung der ersten und zweiten Tasche nimmt das Breitenwachstum in diesem Abschnitte bedeutend zu und da diese Taschen zum Teil dauernde Nebenräume oder Wandbestandteile des Pharynx bilden (Recessus pharyngeus, Gaumenmandel), so ist damit schon die spätere

---

[1]) Luschka 1868.

Trichterform des Pharynx gegeben. Auf dem Höhepunkt der Ausbildung der Schlundtaschen hat der embryonale Pharynx [GROSSER (1)] eine stark dorso-ventral abgeplattete, dorsal konvexe, im Umriß annähernd dreieckige Form mit oraler Basis und caudaler Spitze.

Die mit der Ausbildung des Gesichtes eintretende Höhenzunahme des Kiefer-gerüstes bedingt eine Höhenzunahme im Nasen- und Mundrachen. Der Nasen-rachen ist noch beim Neugeborenen niedrig und länglich in sagittaler Richtung. Mit der Höhenzunahme nimmt die Tiefe in sagittaler Richtung zugleich ab. Diese letzte Veränderung beruht (R. VIRCHOW) auf der in der Ebene der Nasen-scheidewand erfolgende Abwärtsdrehung des Abschnittes der Schädelbasis, an dem das Gesichtsgerüst befestigt ist. Dabei verändern folgende wichtige Punkte ihre Höhenlage. Der harte Gaumen liegt bei Neugeborenen noch in der Höhe der Mitte des Körpers des Hinterhauptbeines, beim Erwachsenen etwas oberhalb des vorderen Atlasbogens. Der Recessus pharyngeus ist bei Neu-geborenen noch wenig ausgebildet und der Tubenwulst springt wenig über die Ebene der Seitenwand des Schlundkopfes vor. Erst mit dem Wachstum des Tubenknorpels, der in den ersten fünf Lebensjahren gegenüber dem Neugebo-renen seine Länge verdoppelt und sich von da ab noch um etwa $1/6$ verlängert (SYMINGTON) bildet sich der Recessus pharyngeus aus. Die Tubenöffnung, die an der Schädelbasis fixiert ist, wird durch die angeführten Veränderungen des Gesichtsgerüstes aus der Höhe des harten Gaumens, die sie bei Neugeborenen einnimmt, in die Höhe der unteren Muschel beim Erwachsenen gebracht und rückt zugleich (infolge der oben geschilderten Drehung sowie wegen der Zunahme der Tiefe des Kiefergerüstes) näher an die untere Muschel heran.

Die Größenzunahme des Kehlkopfrachens geht in Abhängigkeit von dem Wachstum des Kehlkopfes vor sich. Die Spitze des Kehldeckels liegt (DISSE) beim Foetus wie beim Kinde von 4 Monaten in der Ebene des vorderen Atlas-bogens. Im 5. Jahre entspricht sie dem unteren Rande des Epistropheus, im 13. Jahre der Mitte des dritten Halswirbelkörpers. Diese Senkung ist zum größten Teil eine Folge der Höhenzunahme des Gesichtsgerüstes und der beiden oberen Abschnitte des Schlundkopfes. Die Zunahme dieser beiden Teile überwiegt relativ und absolut die Zunahme des Kehlkopfrachens (DISSE, S. 41), so daß also dieser relativ an Länge abnimmt. Das genauere über den Stand des Kehl-kopfes siehe bei ELZE (dieses Handbuch).

Der Recessus piriformis ist beim Neugeborenen noch nicht vorhanden. Er bildet sich erst mit der Vorwölbung des wachsenden Kehlkopfes und mit dem Wachstum der Cartilago thyreoidea aus und vertieft sich besonders zur Zeit des Stimmwechsels.

IV. Vergleichend-anatomisches.

Vom vergleichend-anatomischen Standpunkte aus betrachtet zeigen Mund- und Schlund-höhle in der Tierreihe teils vereinfachte Zustände, teils besondere zu bestimmten Zwecken ausgebildete Eigentümlichkeiten. Die Mundhöhle wird erst durch das Auftreten des Gaumens selbständig, erst von diesem Zeitpunkt ab ist eine Nasenhöhle und eine sekundäre definitive Mundhöhle zu unterscheiden. Wir finden diesen Zustand bei der Mehrzahl der Amnioten. Von den Reptilien besitzen erst die Krokodilier einen sekundären Gaumen, die übrigen Reptilien besitzen nur einen primitiven Gaumen und in das Dach der Mundhöhle öffnet sich die Nasenhöhle mit den primitiven Choanen. Die Krokodilier zeigen auch schon zuerst die Ausbildung eines weichen Gaumens. Das erste Auftreten eines Zäpfchens findet sich bei Giraffe und Kamel. Außer beim Menschen ist es bei einigen Affen stets vorhanden. Die jetzige Mundhöhle ist möglicherweise als eine Neubildung, das Neostoma, anzusehen, welches hinter dem phylogenetisch älterem Munde, dem Paläostoma entstanden ist. Nach der KUPFFERschen Hypothese ist die Anlage der Hypophyse als das Paläostoma zu betrachten. Das Neostoma entsteht nach DOHRN u. a. aus der Verschmelzung zweier prämandibularen Kiemenspalten. — Die erste Andeutung einer Entstehung des sekundären Gaumens bei Reptilien in Form von noch unbedeutenden Gaumenfortsätzen ist nach GÖPPERT schon von Wichtigkeit für die Atmung. Die Gaumenfortsätze werden durch die Zunge ergänzt und tragen mit ihr zusammen zum Abschluß eines Ductus nasopharyngeus bei.

Die am Eingang der Mundhöhle bei den Säugetieren liegenden Lippen sind nicht entwickelt bei den Monotremen (eierlegenden Säugetieren), Vögeln und Schildkröten, da hier die Kiefer von einem Schnabel oder einem diesem entsprechenden Hornüberzuge bekleidet sind. Die bei den Säugetieren kräftig entwickelte Muskulatur der Lippe tritt zuerst bei den Anuren auf.

Bei den Beuteltieren verengert sich die Mundspalte durch Verwachsung der Lippenränder vor der Geburt zur festen Umfassung der Zitze. Später erst entsteht durch Lösung dieser Verbindung der definitive Zustand. Besondere Ausstülpungen am hinteren Teil der Mundhöhle sind die Schallblasen vieler Anuren; die Backentaschen vieler Nager und der schmalnasigen Affen (Katharrhini) sind dagegen Aussackungen des Vorhofes der Mundhöhle. Die Seeschlangen haben gefäßreiche Falten an den Kiefern, welche der Atmung dienen. Das Epithel lungenloser Amphibien ist zum Zweck der Atmung reichlich vaskularisiert.

Die Drüsenentwicklung beginnt in der Mundhöhle erst beim Aufgeben des Wasseraufenthaltes, somit bei den Amphibien. Der Zweck dieser Drüsen ist teils die Feuchthaltung der Schleimhaut, was bei Wassertieren unnötig ist, teils aber die Sekretion von Verdauungssäften, die bei der ständigen Wasserdurchspülung des Mundes der im Wasser lebenden Tiere nicht zur Wirkung kommen könnten.

Bei Urodelen findet sich im Nasenseptum eine Glandula intermaxillaris sive internasalis. Bei Anuren kommt eine sogenannte Rachen- oder Schlunddrüse hinzu, welche ihr Sekret teils in die Choanen, teils in den Rachen ergießt. Endlich enthält die Zunge der Amphibien zahlreiche Drüsen.

Die Reptilien lassen als besondere Drüsengruppen Gaumendrüsen, Zungendrüsen, Unterzungendrüsen und obere und untere Mundwanddrüsen unterscheiden. Hiervon bilden sich bestimmte Gruppen in einzelnen Gattungen zu Giftdrüsen aus. Die Giftdrüse der Schlangen ist eine obere Mundwanddrüse (Oberlippendrüse), dagegen ist die Giftdrüse der Eidechsen, wie sie sich bei dem amerikanischen Heloderma horridum ausbildet, die Unterzungendrüse.

Die Vögel besitzen mediane und seitliche Gaumendrüsen und besonders die Klettervögel gut entwickelte Zungendrüsen. Lippendrüsen fehlen, die Mundwinkeldrüse ist wahrscheinlich keine hintere Oberlippendrüse, sondern ein Neuerwerb.

Bei den Säugetieren treten außer den wandständigen Mundhöhlendrüsen (auch kleinere Speicheldrüsen genannt) besonders die in besonderen Räumen gelegenen größeren Drüsen in den Vordergrund, die Ohrspeicheldrüse, Unterkieferspeicheldrüse, die Glandula retrolingualis und die Glandula sublingualis hervor. Alle diese großen und kleineren Drüsen sind den Mundhöhlendrüsen der niederen Wirbeltiere homolog. Die Parotis entspricht vielleicht der Mundhöhlendrüse der Vögel, die drei übrigen großen Drüsen entsprechen der Glandula sublingualis der Reptilien. Bei den Säugetieren, die sich sekundär wieder dem Wasserleben angepaßt haben, Cetaceen, Sirenia und Pinnipedia kommt es wieder zu einem vollkommenen oder teilweisen Fehlen der Mundhöhlendrüsen.

Die eigentlich lymphoiden Organe, Tonsilla palatina, Tonsilla pharyngea und Tonsilla lingualis treten erst bei den Mammalia auf. Lymphatische Bildungen finden sich jedoch schon von den Amphibien an.

Die bei den Fischen und auch noch bei den Dipnoern noch rudimentäre Zunge ist dort kein Bewegungsorgan und bildet einen Schleimhautwulst über dem Zungenbein. Sie wird im wesentlichen von dem mit Schleimhaut überzogenen vorderen Ende des Hypobranchialskelettes vorgestellt. Bei den Teleostiern kann sie mit Zähnen versehen sein, bei den Cyklostomen trägt sie Hornzähne und wirkt bei den Saugbewegungen als Kolben. Bei den parasitischen Myxinoiden dient sie zur Durchbohrung der Körperwand des Wirtes.

Bei den Amphibien entwickelt die Zunge eine eigene Muskulatur, die in einem hinteren Wulste enthalten ist, den ein vorderer Teil, die Drüsen enthaltend, hufeisenförmig umgibt. Beide Teile nehmen die Anlage der Schilddrüse zwischen sich, so daß hier schon die Grundzüge der Entwicklung der Zunge auch aller höheren Tiere gegeben sind. Die Aglossa (Pipa und Dactylethra) besitzen eine unentwickelte Zunge (rückgebildet). Bei den Amphibien ist sie nur teilweise am Vorderrande oder der Unterfläche angewachsen und kann zum Fangen von Tieren weit aus der Mundhöhle vorgeschleudert werden. Die Amphibienzunge wird vom Nervus glossopharyngeus versorgt.

Die Reptilien zeigen eine in der Form abwechslungsreiche, immer gut entwickelte Zunge. Bekannt sind die gespaltenen Zungen der Schlangen. Bei der Anlage der Reptilienzunge stellen wir ebenfalls einen vorderen Abschnitt (Tuberculum impar) und einen hinteren (Copula) fest, welche den Abschnitten der Amphibienzunge entsprechen. Dem vorderen Abschnitt schließen sich noch zwei seitliche Wülste, vom Mandibularbogen stammend, und vom Lingualis des Trigeminus versorgt, an. Die Chamäleonen können ihre Zunge wie die Amphibien zum Fang der Beute vorschnellen.

Die Zunge der Vögel, in der Entwicklung mit den Reptilien übereinstimmend, ist wenig beweglich und mit einer dicken Hornschicht überzogen. Unter den vielen im Zusammenhang mit der Nahrung eigenartig ausgebildeten Formen sei besonders die Zunge der Honig-fresser (Meliphagidae) und einiger Papageien erwähnt, welche an der Spitze einen Pinsel aus Hornwarzen zur Entnahme von Blumensäften tragen.

Die Zunge der Säugetiere ist reich entwickelt. Eine besondere Bildung bei Marsupialiern, Prosimiern und Primaten ist die Unterzunge, Sublingua, ein Vorsprung unter der Zunge, von welchem sich auch beim Menschen Spuren finden. Andere Säugetiere zeigen innerhalb der Zunge in ihrem unteren Teile einen bindegewebigen Strang, welcher manchmal auch ein Knochenstückchen enthält und als Lyssa bezeichnet wird. Die Lyssa ist wahrscheinlich ein Rest der Sublingua (für Hund und Mensch, NUSSBAUM und MARKOWSKI 1895—1898). GEGENBAUR faßte die Zunge der Säugetiere als eine Neubildung auf und nur die Sublingua sah er als Homologon der Zunge der niederen Wirbeltiere an. Die gemeinsame Art der Zungenentwicklung schon von den Amphibien an läßt dies jedoch übertrieben erscheinen.

Neben dem Zungenbändchen liegt beim Menschen an der Unterfläche der Zunge eine besonders beim Neugeborenen stark gezackte und gefranste Schleimhautfalte, Plica fim-briata, von GEGENBAUR auch als Unterzunge bezeichnet. Eine Plica fimbriata fehlt unter den Haussäugetieren dem Schwein und dem erwachsenen Pferde, ist vorhanden beim Rinde und beim Schaf. Sie ist durch das Vorkommen kleiner Schleimdrüsen, der Zungenrand-drüsen, welche zusammen als Schleimdrüsenring von OPPEL bezeichnet worden sind, bedingt. Die Plica fimbriata wird bei den Tieren, bei denen sie fehlt, durch den Zug der Zungen-randdrüsen vorgestellt. Sie stellen phylogenetisch die erste Zungenanlage vor, welche als Drüsenzunge der Muskelzunge vorausging und, wie angegeben, als Unterzunge zu bezeichnen ist (vgl. S. 191).

Die Schlundhöhle ist der ungeteilt gebliebene Rest der ursprünglich einheitlichen Ein-gangshöhle des Verdauungskanals, deren vorderer Abschnitt durch den Gaumen in die Nasenhöhle und die Mundhöhle geschieden wird. Die Schlundhöhle ist vergleichend anato-misch und entwicklungsgeschichtlich die Stätte des Auftretens der Kiemen und Kiemen-spalten. Vergleichend-anatomisch ist über das Verhalten des Kiemendarmes, dessen Um-wandlungsprodukte wir zum Teil in der Mundhöhle, zum Teil in der Schlundhöhle, zum Teil am Halse und bis in die Brust hinein (Thymusdrüse) antreffen, folgendes zu sagen:

Nur bei den wasserlebenden Anamniern ist der Kiemendarm in seiner ursprünglichen Form entwickelt. Er ist durch die beiderseitigen Reihen der Kiemenspalten mit der Außen-welt in Verbindung. Die Kiemenspalten entstehen durch entodermale Aussackungen (Schlundtaschen), denen ektodermale (Kiemenfurchen) entgegenwachsen. Die trennende Verschlußmembran reißt dann ein, wie im entwicklungsgeschichtlichen Abschnitt an-gegeben. Es ist also an jeder Kiemenspalte ein innerer, entodermal ausgekleideter und ein äußerer, ektodermal ausgekleideter Raum zu unterscheiden. Die an der Wand sich bildenden Kiemenblättchen sind bei den Cyklostomen entodermaler, bei den Selachiern, den Ganoiden, den Teleostiern und Amphibien dagegen ektodermaler Abkunft. An allen Kiemenbögen bilden sich deckende Falten aus.

Die vorderste Kiemenspalte wird zum Spritzloch (Spiraculum). Unter den schon erwähn-ten Falten der Kiemenbögen spielt die am Hyoidbogen entstehende große Falte, Operkular-falte genannt, bei den Amnioten, bei denen die eigentliche Kiemenbildung unterbleibt, eine große Rolle. Sie wächst nach unten und überdeckt den Sinus cervicalis, d. h. den ver-tieften Raum, in welchen die Kiemenöffnungen ausmünden.

Die Cyklostomen entwickeln sieben Paare von Kiemensäcken, die ältesten Selachier haben einschließlich des Spritzloches acht. Im allgemeinen besitzen die Fische nur fünf Kiemenspaltenpaare. In diesen Tierklassen und bei den Amphibien im Larvenstadium funk-tioniert der Kiemenapparat als Atmungsorgan und wird beständig vom Wasser durchspült. Bei denjenigen Fischen, welche imstande sind, das Wasser zeitweise zu verlassen, ermöglicht der Kiemenapparat auch die Aufnahme des Luftsauerstoffes. Unter den Amnioten, bei denen die Kiemenspalten nie funktionieren, bestehen bei den Reptilien fünf, bei den Vögeln und Säugetieren vier Spaltanlagen. Eine sehr große Zahl von Kiemenspalten besitzt der Amphioxus. Es ist anzunehmen, daß ursprünglich der ganze Darm als Atmungsapparat funktionieren konnte. Die Rückbildung der Kiemenspalten bis auf die vordersten steht im Zusammenhang damit, daß die Funktion der Atmung sich allmählich in der Tierreihe auch für die Ausbildung der Luftatmungsorgane auf den vordersten Teil beschränkte.

Schließlich ist die Frage zu berühren, warum die Kiementaschen bei den Amnioten, also auch den Säugetieren, doch zur Anlage gelangen, obwohl die Kiemen selbst unnötig geworden sind und nicht mehr angelegt werden. Mit PETER (Die Zweckmäßigkeit in der Entwicklungsgeschichte) beantworten wir die Frage so: Der kiementragende Apparat der wasserlebenden Wirbeltiere hat auch noch die Bedeutung eines Anlageorganes für die Thymusdrüse und die SANDSTRÖMschen Organe. Diese wichtige Aufgabe bleibt bestehen, auch wenn keine Kiemen mehr gebildet werden. Daher gibt es bei den Embryonen der höheren Wirbeltiere zwar keine Kiemen mehr, wohl aber Schlundtaschen und Kiemen-furchen. Die Schlundtaschen sind daher nicht funktionslos.

Literatur.

Agazzi, Benedetto: Studi anatomici e clinici sulla ipofisi Faringea. Pavia 1916. — Anton, W.: Transitorisches Faltensystem im Sulcus nasalis posterior und im rückwärtigen Teil des Nasenbodens nebst Beiträgen zur Histologie des weichen Gaumens. Arch. f. Laryngologie u. Rhinol. Bd. 28. 1914. — Arena, G.: Contributo alla conoscenza della cosidetta „ipofisi faringea" nell' uomo. Arch. ital. di anat. e di embriol. Vol. 10. 1912. — Bartels, P.: Das Lymphgefäßsystem. Handb. d. Anat. von v. Bardeleben. 6. Abteilg. Jena 1909. — Bolk, L. (1): Über die Gaumenentwicklung und die Bedeutung der oberen Zahnleiste beim Menschen. Zeitschr. f. Morphol. u. Anthropol. Bd. 14. 1911. — Derselbe (2): Zur Entwicklungsgeschichte der menschlichen Lippen. Anat. Hefte (Arbeiten) Bd. 44, H. 132. 1911. — Brachet, A.: Sur le tractus buccopharyngien, organe de Chievitz, „orbital inclusion". Compt. rend. des seances de la soc. de biol. Tome 82, p. 923—925. 1919. — Broman, Ivar: Über Chievitz' Organ (Ramus mandibularis ductus parotidei" oder „orbital inclusion") und dessen Bedeutung nebst Bemerkungen über die Phylogenese der Glandula parotis. Ergebn. d. Anat. u. Entwicklungsgesch. Merkel u. Bonnet Bd. 22. 1914. — Bulatnikow, Th. J.: Regio lateropharyngea. Topographie ihrer Arterien im Zusammenhang mit der Frage über gefährliche Blutungen bei operativen Eingriffen in der Regio tonsillaris. Arch. f. Laryngol. u. Rhinol. Bd. 29. 1915. (Hier die voraufgehende Literatur.) — Chievitz, J. H.: Beiträge zur Entwicklungsgeschichte der Speicheldrüsen. Arch. f. Anat. u. Physiol. Anat. Abteilg. Bd. 9. 1885. — Christeller, Erwin: Die Rachendachhypophyse des Menschen unter normalen und pathologischen Verhältnissen. Virchows Arch. f. pathol. Anat. u. Physiol. Bd. 218. 1914. — Citelli: L'ipofisi faringea nella prima e seconda infanza. Anat. Anz. Bd. 38. 1911. — Civalleri, A.: Sull' esistenza die una „ipofisi faringea" nell' noma adulto. Giorn. R. accad. med. di Torino 1907. — Cords, Elisabeth: Zur Morphologie des Gaumensegels. Anat. Anz. Bd. 37. 1910. — Disse, J.: Anatomie des Rachens. Heymanns Handbuch d. Laryngol. Bd. 2. 1896 (hier die ältere Literatur). — Fischer, Guido: Bau und Entwicklung der Mundhöhle des Menschen usw. Leipzig 1909. — Göppert, E.: Die Entwicklung des Mundes und der Mundhöhle mit Drüsen und Zunge. O. Hertwigs Handb. d. vergleich. u. experiment. Entwicklungslehre d. Wirbeltiere. Bd. 2. 1902. — Grosser, O. (1): Die Entwicklung des Kiemendarmes und des Respirationsapparates. Keibel-Malls Handb. d. Entwicklungsgesch. d. Menschen. Bd. 2. 1911. — Derselbe (2): Zur ersten Entwicklung des menschlichen Vorderdarmes. Verhandl. d. Anat. Ges. Leipzig 1911. Anat. Anz., Ergänzungsh. Bd. 38. 1911. — Grünwald, L.: Die Krankheiten der Mundhöhle, des Rachens und der Nase. Teil 1, 3. Aufl. 1912. — Derselbe (2): Ein Beitrag zur Entstehung und Bedeutung der Gaumenmandeln. Anat. Anz. Bd. 37. 1910. — Güttich: Über die sogenannte Kapsel der Gaumenmandel. Zeitschr. f. Laryngol., Rhinol. u. ihre Grenzgeb. Bd. 7. 1915. — Hasse, C.: Die Speichelwege und die ersten Wege der Ernährung und der Atmung bei dem Säugling und im späteren Alter. Arch. f. Anat. u. Physiol. Anat. Abt. 1905. — Hammar, J. A.: Notiz über die Entwicklung der Zunge und der Mundspeicheldrüsen beim Menschen. Anat. Anz. Bd. 19. 1901. — Huber, G. Carl: On the relation of the Chorda dorsalis to the Anlage of the pharyngeal Bursa or median pharyngeal Recess. Anatomical Record Vol. 6. 1912. — Jarmer, Karl: Über die mehrfache Anlage des Zwischenkiefers beim Menschen. Zeitschr. f. Anat. u. Entwicklungsgeschichte. Bd. 64. 1922. — Jurisch, A.: Über die Morphologie der Zungenwurzel und die Entwicklung des adenoiden Gewebes und der Tonsillen und der Zungenbälge beim Menschen und einigen Tieren. Anatom. Hefte (Arbeiten) Bd. 47, H. 141. 1912. — Kallius, E.: Beiträge zur Entwicklung der Zunge. Teil 3. Säugetiere. Anatom. Hefte (Arbeiten) 1910. H. 123/124. (Hier die früheren Arbeiten des Verfassers). — Keibel, F.: Zur Entwicklungsgeschichte und vergleichenden Anatomie der Nase und des oberen Mundrandes (Oberlippe) bei Vertebraten. Anat. Anz. Bd. 8. 1893. — Keibel, Fr. und Elze, K.: Normentafel zur Entwicklungsgeschichte des Menschen. Jena 1908. — Keibel, Fr. und Mall, Fr. P.: Handb. d. Entwicklungsgesch. d. Menschen. Bd. 2. 1911. — Kopsch, Fr.: Rauber-Kopsch, Lehrb. u. Atlas d. Anatom. d. Menschen. Abteilg. 4. Eingeweide. 12. Aufl. 1922. — Kranichfeld, Hermann: Einige Beobachtungen, welche die Annahme einer physiologischen Bedeutung der Schlundtaschen bei den Embryonen der höheren Wirbeltiere nahe legen. Anat. Hefte (Arbeiten) Bd. 50, H. 150. 1914. — Lange, E.: Untersuchungen über Zungenranddrüsen und Unterzunge bei Mensch und Ungulaten. 3 Taf. Inaug.-Diss. Gießen 1900. Arb. f. wiss. u. prakt. Tierheilk. Bd. 24. 1900. — Linck, A. (1): Beitrag zur Kenntnis der menschlichen Chorda dorsalis im Hals- und Kopfskelett, ihrer Entwicklung in der ersten Hälfte des Fetallebens und ihrer Beziehung zur Anatomie des Nasenrachenraumes usw. Anat. Hefte (Arbeiten) 1911. H. 128. — Derselbe (2): Über die Genese der Bursa pharyngea embryonalis. Zeitschr. f. Ohrenheilk. u. Krankh. d. Luftwege. Bd. 62. 1910. — Lund, Robert (1): Über die Arterien der Tonsille. Arch. f. Laryngol. u. Rhinol. Bd. 31. 1917. — Derselbe (2): Tonsillens Arterier. Nordisk tidskrift f. Oto-Rhino-Laryngol. 1916. — Luschka: Der Schlundkopf des Menschen. Tübingen 1868. — Magenau: Über die sogenannte Vertebra prominens im Nasenrachenraum. Arch. f. Laryngol. u. Rhinol. Bd. 11. 1920. — MAURER, F.: Die Entwicklung des Darmsystems. O. HERTWIGS Handb. d. vergleich. u. experim. Entwicklungslehre. Bd. 2. 1902. — MERKEL, FR.: Handb. d. topograph. Anat. Bd. 1. 1885—1890. — MOST, A.: Die Topographie des Lymphgefäßapparates des Kopfes und des Halses. Berlin 1906. — OPPEL, ALBERT: Verdauungsapparat. Ergebn. d. Anat. u. Entwicklungsgesch. Bd. 7, 10, 11, 13, 14, 15, 16. 1897—1906. — PARTSCH, E.: Erkrankungen der Zähne und Lymphdrüsen. Odontologische Blätter 1899. — PETER, K. (1): Atlas zur Entwicklung der Nase und des Gaumens beim Menschen usw. Jena 1913 (hier alle frühere Literatur). — DERSELBE (2): Die Entwicklung der Papilla palatina beim Menschen. Anat. Anz. Bd. 46. 1914. — DERSELBE (3): Die Entwicklung der Nasengaumenstränge und anderer Epithelzüge im vorderen Teil des menschlichen Gaumens. Arch. f. mikroskop. Anat. Bd. 97. 1923. — DERSELBE (4): Über die funktionelle Bedeutung der sog. „Epithelperlen" am Gaumen von Feten und Kindern. Dtsch. med. Wochenschr. 1914. — DERSELBE (5): Die Zweckmäßigkeit in der Entwicklung. Berlin 1920. — ROSENTHAL, WERNER: Über Formvarietäten des unteren Rachenendes (des Laryngopharynx). Internat. Monatsschr. f. Anat. u. Physiol. Bd. 20. 1903. — RYDZEK, A.: Über den vorderen Gaumenschluß beim Menschen. Arch. f. mikroskop. Anat. Bd. 97. 1923. — SICHER, HARRY: Die Entwicklung des sekundären Gaumens beim Menschen. Anat. Anz. Bd. 47. 1915. — STADELMANN, F.: Die sogenannten Gaumenfortsätze und die Umlagerung des Gaumens. Morpholog. Jahrb. Bd. 50. 1916. — STAHR, HERMANN: Über die Papillae fungiformes der Kinderzunge und ihre Bedeutung als Geschmacksorgan. Zeitschr. f. Morphol. u. Anthropol. Bd. 4. 1901. — STRUBELL, A.: Über die Beziehungen der Gefäße der Kieferhöhle zu denen der Zähne. Monatsschr. f. Ohrenheilk. 1904. Jg. 38. — STUPKA, W.: Über die Erscheinung des Speichelspritzens. Zeitschr. f. Laryngol., Rhinol. und ihre Grenzgeb. Bd. 11. 1923. — SYMINGTON, J.: The pharyngeal tonsil. Brit. med. journ. 1910. — TESTUT, L. et JACOB, O.: Traité d'Anatomie topographique. Tome 1. Paris 1905. — TOURNEUX, J. P.: Bourse pharyngienne et récessus médian du pharynx chez l'homme et chez le cheval, fossettes pharyngienne et naviculaire chez l'homme. Journ. d'anat. et de le physiol. Année 48. 1912. — TRAUTMANN, G.: Über die Kapsel und die benachbarten Fascien der Tonsille. Zeitschr. f. Laryngol., Rhinol. u. ihre Grenzgeb. 1915. — WETZEL, G.: Lehrb. d. Anat. f. Zahnärzte. 3. Aufl. 1922.

5. Anatomie des Kehlkopfes und des Tracheobronchialbaumes.

Von

Curt Elze-Rostock.

Mit 25 Abbildungen.

A. Tastbare Teile des Kehlkopfes.

Die Profillinie des Halses läuft, bei der Kopfhaltung mit geradeaus gerichtetem Blick, vom Kinn zurück sanft nach abwärts, biegt in stumpfem Winkel zum fast senkrechten, erst leicht aus-, dann leicht eingebogenem Verlaufe um. Bei jungen Kindern, deren Kinn verhältnismäßig viel weiter vor den Hals vorspringt, liegt die erste Verlaufsstrecke horizontal, der Winkel gegen die senkrechte Strecke ist ein Rechter. Am Scheitel des Winkels liegt beim Kinde wie beim Erwachsenen der untere Rand des Zungenbeinkörpers. Die darunter beim Erwachsenen folgende Konvexität entspricht dem Kehlkopf (*Pomum Adami* beim Manne). Vgl. Abb. 18 u. 19.

Vom *Zungenbein*, da es unmittelbar unter der Haut liegt, ist tastbar die Vorderfläche des Körpers und der großen Hörner bis gegen die Spitzen hin, die selbst für gewöhnlich nicht mit Sicherheit getastet werden können, auch nicht bei Seitwärtsdrehung des Kopfes, welche das Zungenbein mitmacht. Die kleinen Hörner sind nur ausnahmsweise zu tasten, wenn sie ungewöhnlich lang und verknöchert sind.

Etwas unterhalb des Zungenbeins trifft der Finger durch die hier dünnere, fettärmere Haut die *Prominentia laryngea*, hervorgerufen von dem unteren

Rande der *Incisura thyreoidea* des *Schildknorpels*. Von diesem sind zu tasten, weil unmittelbar unter der Haut gelegen: der obere Rand bis zum *Tuberculum thyr. superius* und der untere Rand bis zum *Tuberculum inferius*, sowie die Kante, welche die beiden *Laminae thyreoideae* durch ihr winkliges Zusammentreten in der Mitte abwärts von der Incisura thyreoidea miteinander bilden. Im übrigen sind die Laminae von den vorderen Halsmuskeln bedeckt und höchstens mittelbar durch diese hindurch tastbar. Das *Cornu superius et inferius* sowie der sie verbindende hintere Rand der Schildknorpelplatte sind dem tastenden Finger nicht erreichbar, auch nicht bei Seitwärtsdrehung des Kopfes, welche wohl

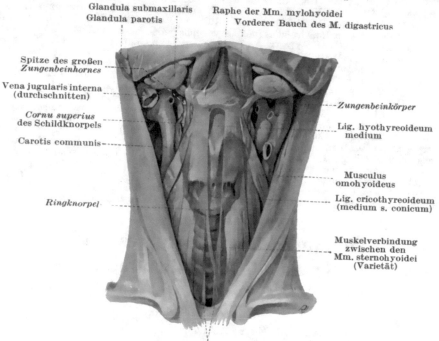

Abb. 1. Vorderansicht des Kehlkopfskelettes. Die vorderen Halsmuskeln sind durchsichtig gedacht. Die Musculi sternocleidomastoidei sind zurückgesunken, beim Lebenden reichen die vorderen Ränder bis unmittelbar an den Kehlkopf heran. Auch sonst liegen die Teile nicht genau in der gleichen Lage wie beim Lebenden.
(Aus BRAUS, Anatomie des Menschen. Bd. 2.)

vom Zungenbein, nicht aber vom Kehlkopf mitgemacht wird. Was beim Tasten als Cornu superius bzw. inferius angesprochen zu werden pflegt, ist das Tuberculum superius bzw. inferius; der Sternocleidomastoideus verhindert den Finger, so weit einzudringen, daß er die Hörner selbst erreichte. Versucht man, vom Tuberculum superius aus die zum Tuberculum inferius führende, freilich nicht konstante *Linea obliqua* zu tasten, so mißlingt dieses wegen der Überlagerung durch die Muskeln. Hingegen fühlt man dabei den Musculus omohyoideus, welcher unter dem Finger hinwegschnellt.

Tastet man in der Mittellinie von der Incisura thyreoidea abwärts, so trifft man am unteren Rande des Schildknorpels auf das nachgiebige *Ligamentum cricothyreoideum medium* s. *conicum*, das seitlich durch den Musculus cricothyreoideus der Betastung entzogen wird. Weiter gelangt man an den vorderen Bogen des *Ringknorpels*, welcher trotz des Musculus cricothyreoideus deutlich tastbar ist. Die hohe hintere Platte des Ringknorpels ist wie die Gelenkflächen der Betastung nicht zugänglich. Die Entfernung des Ringknorpelbogens vom unteren Schildknorpelrande ist stets deutlich feststellbar.

Die *Stellknorpel* sind von außen für den tastenden Finger unerreichbar.

Über die Lage der Kehlkopfhöhle zu den äußerlich tastbaren Teilen unterrichtet Abb. 2. Sie ist allerdings auf den Lebenden nicht ganz ohne weiteres übertragbar, da sie nach Röntgenaufnahmen vom formolfixierten Leichenpräparat gewonnen worden ist.

Die Untersuchung von außen könnte ergänzt werden durch die von der Rachenhöhle aus. Mindestens müßte der tastende Finger — natürliche oder

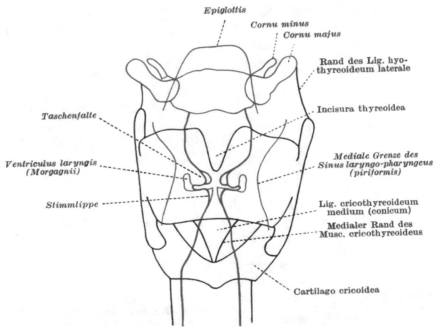

Abb. 2. Frontalprojektion des Kehlkopfhohlraumes. Röntgenaufnahme eines formolfixierten männlichen Kehlkopfes. Rot: die auf der Platte ohne weiteres erkennbaren Teile, schwarz: die Ergänzungen unter Kontrolle des Präparates.

künstliche Areflexie vorausgesetzt — die Anteile des Kehlkopfeinganges feststellen können: Epiglottis, Plicae ary-epiglotticae, Stellknorpel. Bessere Auskunft freilich vermittelt hier der Kehlkopfspiegel. Die Bilder, die er gibt, brauchen an dieser Stelle nicht erörtert zu werden.

Wichtige Aufschlüsse vermögen Röntgenaufnahmen zu geben (vgl. die Monographie von THOST, die von WEINGÄRTNER war mir nicht zugänglich). Epiglottis, Plicae ary-epiglotticae, Ventriculus laryngis sind erkennbar, vom Knorpelskelett abgesehen, das um so deutlicher wird, je mehr es verkalkt ist. Am deutlichsten kennzeichnet sich die Begrenzung des lufterfüllten Schleimhautrohres. Die feinen Ausschwingungen dieser Grenzlinie nach ihrer Lage zum Skelett zu bestimmen, bereitet große Schwierigkeiten. Typisch sind eine ventrale Ausbuchtung in der Höhe des Ringknorpelbogens und eine dorsale in der Höhe des Musculus arytaenoideus. In Abb. 3 habe ich versucht, nach den Bildern von THOST und nach eigenen Aufnahmen eines präparierten Leichenkehlkopfes die Beziehungen zwischen Schleimhautrohr und Skelett zur Darstellung zu bringen.

THOST glaubt aus dem Röntgenbild Rückschlüsse auf die Leistung des Kehlkopfes ziehen zu können. Ebenso weist THOST auf den Zusammenhang zwischen Kehlkopf und Gesamtmuskulatur, besonders des Nackens und des Schultergürtels hin. Die stiernackigen Hünengestalten der Bayreuther Wagnersänger sind nichts Zufälliges: ,,Leute mit schmalen dünnen Halsmuskeln und schlecht entwickeltem Biceps werden, wenn sie sonst voll entwickelt sind, nie große Sänger werden, selbst wenn gutes Gehör, allgemeine Bildung und auch Energie im übrigen vorhanden sind'', so lautet seine wohl etwas weitgehende These (THOST, S. 19).

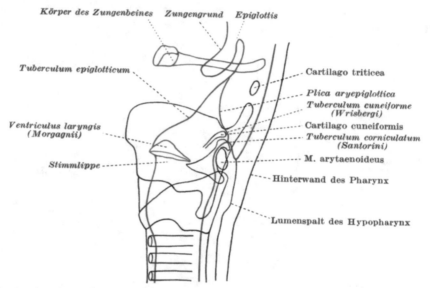

Abb. 3. Sagittalprojektion des Kehlkopfhohlraumes bei gerader Haltung des Halses. (Nach den Röntgenbildern von THOST und Röntgenaufnahmen vom fixierten Kehlkopf.) Bedeutung der roten und schwarzen Linien wie in Abb. 2.

B. Der Kehlkopfeingang und sein Verschluß beim Schlucken.

1. Der Kehlkopf als Pförtner der tiefen Luftwege.

In seiner primitivsten Form, bei den urodelen Amphibien, den Salamandern, ist der Kehlkopf nichts anderes als ein Verschluß der Luftröhre, der zum Zwecke der Atmung geöffnet werden kann, für gewöhnlich aber fest geschlossen ist, so daß weder Wasser noch Nahrungsbestandteile in die Lunge eindringen können. Diese Bedeutung als *Pförtner der Luftröhre* behält er, wenngleich in sehr veränderter Gestalt, bei den höheren Formen bei. Erst sekundär, und schon bei den anuren Amphibien, den Fröschen, wird er zugleich in den Dienst der Stimme gestellt. Bei den Formen, welche ununterbrochen atmen wie die Säugetiere, ist er nicht mehr ständig geschlossen, sondern ständig offen. Damit er trotzdem seinen unentbehrlichen ursprünglichen Dienst als Pförtner weiter erfüllen könne, müssen besondere Einrichtungen getroffen werden. Wir finden sie in einer mindestens dreifachen Sicherung der tiefen Luftwege gegen das Eindringen von Fremdkörpern.

Die Sicherung der Lungen gegen feine in der Luft schwebende feste Teilchen, soweit sie nicht in der Nasenhöhle abgefangen werden, ist gegeben in der das Epithel bedeckenden, durch die Flimmertätigkeit mundwärts bewegten dünnen Schleimschicht in Kehlkopf, Luftröhre und Bronchen. Die Sicherung ist unvollkommen, wie die Pneumonokoniosen beweisen. — Die Sicherung gegen gröbere Körper, um so nötiger als der Luftweg mit dem Speiseweg im Pharynx gekreuzt wird, ist wesentlich vollkommener, mindestens dreifach: 1. Verschluß des Kehlkopfeinganges durch Unterschieben unter die Zunge (beim Schlucken), 2. Sperre innerhalb des Kehlkopfes durch Verschließen der Stimmritze, 3. kurze heftige Luftstöße (Husten). Die Tätigkeit dieser dreifachen Sicherung erfolgt reflektorisch, zwangsmäßig.

Als eine weitere Möglichkeit, von der stets beim Pressen (CZERMAK), sonst aber wohl wenig Gebrauch gemacht wird, kommt hinzu der Verschluß des Kehlkopfeinganges durch Rückwärtsneigung der Epiglottis und Vorwärtsneigung der Aryknorpel. So auch beim Singen „offener" Töne (vgl. das Photogramm von MUSEHOLD 2, Taf. V, Abb. 9).

2. Aditus laryngis.

Der Kehlkopfeingang, begrenzt von Epiglottis, Plicae aryepiglotticae, dem Schleimhautüberhang der Stellknorpel und der Spalte zwischen ihnen, wechselt nach Größe und Gestalt von Individuum zu Individuum. Bei alledem ist Eines konstant als die wesentliche Grundlage der ersten Sicherung gegen das Eindringen von Fremdkörpern in die tieferen Luftwege: der steife Vorderrand (Epiglottis), der steife Hinterrand (Stellknorpel, Tuberculum corniculatum, Tuberculum cuneatum) und die zarten faltbaren Seitenränder (Plicae aryepiglotticae). Der Verschluß des Kehlkopfeinganges kommt dadurch zustande, daß unter Faltung der Seitenränder der Vorderrand auf den Hinterrand gedrückt wird.

Vorderrand des Kehlkopfeinganges: Epiglottis.

Epiglottis, der Knorpel, der über der Glottis schwebt, das ist ursprünglich der innere Raum des Kehlkopfes, in welchem die Stimme erzeugt wird (HYRTL 1, S. 244). Über frühere Bezeichnungen wie Coopertorium, Claustrum gutturis, Hederae folium, Principalissimum vocis organon usw. s. HYRTL (1, § 71, 4 u. § 72). Über Kälzunglin, Kälkrospel (-knorpel) s. HYRTL (3, S. 89), woselbst aber durchaus keine vollzählige Zusammenstellung aller Bezeichnungen, sondern mehr Curiosa als viel gebrauchte Ausdrücke wie etwa das häufig zu lesende „Atemzünglein".

Die formbestimmende Grundlage der Epiglottis bildet ein bald breites flaches, bald, wie stets beim Kinde, zugespitztes, zu einer tiefen Rinne zusammengerolltes, kurz in seiner Gestalt und Größe sehr wechselndes elastisches Knorpelblatt mit zugespitztem unterem Ende, Stiel, *Petiolus* (Deminutiv von pes). Über die Varietäten im einzelnen s. HENKE.

Der größere obere Teil der Epiglottis ragt über den Kehlkopfeingang hinaus frei in den Rachenraum: *Pars pharyngea* (P. H. EYKMAN, S. 522), der übrige bildet die Vorderwand des oberen Kehlkopfraumes (*Pars laryngea* EYKMAN) und ist in sehr wechselnder Form und Ausdehnung in der Längsrichtung vorgebuchtet (*Tuberculum epiglotticum,* Kehldeckelwulst, CZERMAK).

Die Pars laryngea ist in eigenartiger und funktionell bedeutungsvoller Weise, wie vor allem PASSAVANT gezeigt hat, vermittels eines keilförmigen Fettkörpers mit Schildknorpel und Zungenbein verbunden (Abb. 19). Zwischen Pars laryngea der Epiglottis, deren Petiolus durch das *Ligamentum thyreoepiglotticum* an den Schildknorpel geheftet ist, einerseits und Schildknorpel, Membrana hyothyreoidea, Zungenbein andererseits, besteht ein keilförmiger Raum, welcher oben an der Basis des Keiles, von einer breiten Bindegewebsplatte abgeschlossen wird, die vom Körper und den benachbarten Teilen der Hörner des Zungenbeins zur oberen Grenze der Pars laryngea epiglottidis ausgespannt ist (*Membrana hyoepiglottica*). Dieser Raum ist ausgefüllt von einem Fettpolster, *Corpus adiposum laryngis,* das, wie an anderen Stellen des Körpers, infolge seines Aufbaues aus flüssigkeitserfüllten Bläschen starker Formänderung bei gleichbleibendem Volumen fähig ist. Während es anderwärts, wie in den Gelenken oder als Corpus adiposum buccae (Bichati), nur als plastisches Füllsel formveränderlicher Räume dient, um die Wirkung des Luftdruckes auszuschalten, wirkt es hier außerdem als passives Glied des Bewegungsapparates. Wird durch Annäherung des Schildknorpels an das Zungenbein die Höhe des Fettkeiles vermindert, so muß sich seine Dicke entsprechend vergrößern: unter der Wirkung des M. hyothyreoideus wird die Pars laryngea der Epiglottis durch den Fettkörper herabgedrückt, was Eykman in seinen Abbildungen sehr anschaulich zur Darstellung gebracht hat. Unabhängig davon kann die Pars pharyngea gegen die Pars laryngea gebogen werden.

Der dünne Schleimhautbelag, dem Knorpel straff überzogen, läßt diese Bewegungen ungehindert geschehen. Das *Frenulum epiglottidis,* mit den *Plicae glosso-epiglotticae laterales* die *Valleculae* begrenzend, beeinträchtigt die Bewegungen nicht, vollends nicht, wenn es mitsamt dem Zungengrunde nach abwärts rückt, wenn dieser den Kehldeckel hinabdrückt.

Ein zierliches Netz feiner Arterien, von den beiden Arteriae laryngeae superiores gespeist, und ein noch reicheres Netz dünner Venen, mit den oberflächlichen Venen des Zungengrundes sowie mit den Venae laryngeae superiores in Verbindung stehend, breiten sich allenhalben zwischen Schleimhaut und Knorpel aus. Die Anordnung des Gefäßnetzes ist nicht symmetrisch, auch größere Arterienäste überschreiten die Mittellinie. Der Vagus übernimmt durch Zweige des N. laryngeus superior die Nervenversorgung.

Hinterrand und Seitenränder des Kehlkopfeinganges.

Wie der durch die Epiglottis gebildete Vorderrand des Kehlkopfeinganges ist steif auch der *Hinterrand.* Seine Grundlage bilden die beiden Stellknorpel mit den ihren rückgebogenen Spitzen aufsitzenden Hörnern (*Cartil. corniculatae Santorini*). Die locker übergehängte Schleimhaut senkt sich in der Mittellinie zwischen beiden Stellknorpeln tief oder flach ein, je nachdem die Knorpel einander genähert oder entfernt stehen. Durch deren größte Annäherung kann diese *Incisura interarytaenoidea* völlig geschlossen werden.

Dieses durch die Muskeln der Stellknorpel aktiv formveränderliche Gegenlager für den vom Zungengrund abwärts gedrückten Kehldeckel ist nach vorn und seitlich verbreitert durch die beiden Wrisbergschen Knorpel (*Cartil. cuneiformes*), so daß die Epiglottis sich breit auf die vier, wegen der elastischen Art der eingelagerten Knorpel nachgiebigen Knäufe des Hinterrandes des Aditus laryngis, die *Tubercula* Santorini und Wrisbergi, auflagern kann.

Damit dieser Abschluß erfolgen kann, müssen die Seitenränder faltbar sein. Sie sind gegeben in den zarten *Plicae aryepiglotticae,* deren dünner Schleimhaut nur ein ganz nachgiebiges lockeres Bindegewebe untergelegt ist, das bei entzündlichen Vorgängen große Mengen Ödemflüssigkeit aufnehmen, die sonst dünnen aryepiglottischen Falten zu unförmlichen Wülsten umbilden und dadurch einen Verschluß des Kehlkopfeinganges (sog. Glottisödem) hervorrufen kann. Der sanfte Bogen, in welchem jede dieser Falten vom Seitenrande der Epiglottis zur Spitze des Stellknorpels verläuft, würde viel tiefer sein, wäre nicht der Wrisbergsche Knorpel wie ein Korsettstab eingelagert.

Eindrucksvoller als beim menschlichen Kehlkopf kommt die Bedeutung der Plicae ary-epiglotticae und der WRISBERGschen Knorpel für die Bewegungen der Epiglottis und den Verschluß des Kehlkopfeinganges zur Anschauung bei tierischen Kehlköpfen, z. B. dem des Hundes.

Während die SANTORINschen Knorpel, mit der Spitze der Stellknorpel gewöhnlich durch Syndesmose, gelegentlich durch ein echtes Gelenk verbunden, niemals vermißt werden, können die WRISBERGschen Knorpel ganz fehlen oder jedenfalls sehr kurz sein. Präparatorisch ist dann kaum zu entscheiden, ob wirklich ein Knorpelchen vorhanden ist oder nur das dichte Lager kleiner Drüsen, in welches es ganz regelmäßig eingebettet ist. Seine gewöhnliche Gestalt ist die eines Stäbchens von etwa $^1/_2$ cm Länge, dessen dickeres Ende dem Tuberculum Wrisbergi zugrunde liegt, während das Stäbchen selbst dem vorderen Rande des Stellknorpels etwa parallel läuft und am hinteren Ende der Taschenfalte endigt, einen längsgestellten Schleimhautwulst an der Hinterwand des Kehlkopfraumes aufhebend. (Näheres bei LOSSEN; über die Benennung ,,WRISBERGsche" Knorpel s. außerdem FRÄNKEL.)

3. Verschluß des Kehlkopfeinganges.

Der Verschluß des Kehlkopfeinganges erfolgt automatisch beim Schlucken, indem der Kehlkopf unter den sich rück- und abwärts wulstenden Zungengrund untergestellt wird. Diese Bewegung des Kehlkopfes ist keine unmittelbare, denn kaum ein Muskel, der sie ausführt, heftet sich am Kehlkopf selber an. Bewegt wird in der Hauptsache das Zungenbein, und dessen Bewegung wird dem Kehlkopf mitgeteilt, dem wieder die Luftröhre folgen muß. Zungenbein, Kehlkopf und Luftröhre bilden, vom Gesichtspunkt des Schluckaktes betrachtet, ein einheitliches bewegtes System, dessen aktiver Bewegungsapparat hauptsächlich am Zungenbein angreift.

Die Verbindung des Kehlkopfes mit dem Zungenbein bewerkstelligt in erster Linie die *Membrana hyothyreoidea* (Abb. 1 u. 4), welche einerseits am ganzen oberen Rande des Schildknorpels einschließlich des oberen Hornes, andererseits am oberen Rande des Zungenbeinkörpers und des ganzen großen Zungenbeinhornes befestigt ist, und zwar am inneren Rande derart, daß die Membran an der Rückfläche des Knochens vorbeiziehend dessen obere Kante erreicht (Abb. 19). Infolge dieser Anordnung kann sich gegebenenfalls der Schildknorpel hinter den Körper des Zungenbeins schieben. Zwischen die Membran und die Rückfläche des Zungenbeinkörpers erstreckt sich sehr regelmäßig das obere Ende eines oft mehrkammerigen Schleimbeutels, der sog. Bursa musc. sternohyoidei (s. S. 234). Die Membran ist nicht gleichmäßig dick. Am dicksten ist sie im mittleren Abschnitt, zwischen Incisura thyreoidea und Zungenbeinkörper, so breit wie letzterer *(Ligamentum hyothyreoideum medium)*. Nächstdem ist am stärksten der hintere Rand, ein schmaler, vom oberen Horn des Schildknorpels zur Spitze des großen Zungenbeinhorns gespannter Streifen *(Ligamentum hyothyreoideum laterale)*, der nicht so selten, wenigstens einseitig, durch ein bis zum Zungenbeinhorn reichendes Cornu superius des Schildknorpels ersetzt wird. Diese im embryonalen Leben regelmäßig vorhandene Knorpelverbindung zwischen Thyreoid- und Hyoidanlage wird beim Menschen gewöhnlich zu dem Bande rückgebildet, doch bleibt meistens ein mittleres Stück der Knorpelbrücke in Gestalt der *Cartilago triticea* erhalten, die in das Ligamentum hyothyreoideum laterale eingelagert ist (Abb. 6). Die starre knorpelige Verbindung zwischen Zungenbein und Kehlkopf wird aufgegeben zugunsten der freieren membranösen.

Der Abschnitt der Membrana hyothyreoidea zwischen den infolge Einlagerung zahlreicher elastischer Fasern gelblich erscheinenden Ligamentum hyothyreoideum medium und laterale ist erheblich dünner, doch ist deshalb hier die Verbindung zwischen Kehlkopf und Zungenbein nicht weniger stark. Nur liegt die Verstärkung außerhalb der Membran; sie wird hergestellt durch den außen aufgelagerten *M. thyreohyoideus,* welcher im Gegensatz zur passiven Membran eine aktive Stellvorrichtung bildet und die Entfernung zwischen Kehlkopf und Zungenbein verändern bzw. feststellen kann.

Zwischen ihm und der Membr. hyothyreoidea ist gelegentlich ein Schleimbeutel gefunden worden: Bursa musc. hyothyreoidei.

Bewegungsapparat des Zungenbeins.

Das Zungenbein ist beim Menschen ohne knöcherne oder knorpelige Verbindung mit dem übrigen Skelett. Das war und ist nicht immer so: beim menschlichen Embryo ist es knorpelig mit dem Schädel verbunden, bei vielen Säugetieren bleibt diese Verbindung als ein von Synchondrosen unterbrochener Knochenstab erhalten. Beim Menschen wird auch hier die wenig bewegliche Verbindung zugunsten der freieren, beweglicheren aufgegeben, nur die Enden bleiben als Knorpel bzw. Knochen erhalten, der Mittelteil wird zu einem Bande rückgebildet: Cornu minus oss. hyoidei, Proc. styloides, Lig. stylohyoideum. Die ausnahmsweise vorkommende starre Verbindung des Zungenbeins mit dem Schädel führt zu Schluckbeschwerden (v. EICKEN).

Das auf solche Weise sehr freie Zungenbein ist aufgehängt in einen aktiven Bewegungsapparat, der in erster Linie die Aufgabe hat, das Zungenbein beim Schlucken schräg nach vorn oben gegen das Kinn zu ziehen (Arbeitsbewegung). Wie in jedem Bewegungsapparat, so wirken den eigentlichen Arbeitsmuskeln andere entgegen, wodurch erst wirklich koordinierte Bewegungen möglich werden. Sie können schwächer sein, da es bei ihnen nur auf den elastischen Gegenzug ankommt, weshalb sie mehr oder weniger durch passive, stoffwechsellose und energiesparende elastische Bänder ersetzt werden, wo die feine Regulierung des elastischen Gegenzuges, die nur durch aktive Muskeln möglich ist, entbehrt werden kann. Auch in die Zungenbeinbewegungen sind solche passiven elastischen Apparate eingeschaltet, die Membrana hyothyreoidea, sowie die Membrana elastica laryngis et tracheae, durch deren Vermittlung das Zungenbein mit einem elastischen Zug nach abwärts, gegen den Thorax hin, fixiert ist. Um das Bewegungsbild nicht unnötig verwickelt und unübersichtlich zu gestalten, sehe ich von der durch MINK genauer dargestellten Wirkung dieses elastischen Zuges und anderer passiver Anteile ab, beschränke mich auch beim aktiven Apparat auf die Hauptmuskeln. Es müßte sonst für jede Haltung von Kinn, Hals und Zunge die Bewegung einzeln analysiert werden.

1. *Arbeitsmuskeln (Agonisten)* für die Zungenbewegungen (Einzelheiten über die folgenden Muskeln bei EISLER).

a) *M. digastricus mandibulae.* Der hintere Bauch entspringt an der Schädelbasis aus der Fossa digastrica medial vom Proc. mastoides, der vordere unter Bildung zahlreicher Varietäten mit seinem Brudermuskel Mylohyoideus, aus der Fossa digastrica des unteren Kinnrandes neben der Mittellinie. Die Sehnen des hinteren und vorderen Bauches vereinigen sich zu einer gemeinsamen Sehne, welche durch ein gewöhnlich schlaufen- oder schleuderförmiges Band am Zungenbeinkörper in der Gegend des kleinen Hornes befestigt ist (Abb. 1 u. 4). — Durch diese gemeinsame Sehne sind zwei ursprünglich getrennte Muskeln, ein Facialismuskel (Digastricus posterior) und ein Trigeminusmuskel (Digastricus anterior) bei getrennt bleibender Innervation zu einer funktionellen Einheit zusammengefügt. Der hintere Bauch hat die längeren Fleischfasern, kann sich entsprechend um einen größeren Betrag verkürzen, der vordere ist dafür der kräftigere.

b) *M. mylohyoideus* (N. mylohyoideus des R. III. N. trigemini).

Die beiden M. mylohyoidei, von den Lineae mylohyoideae an der Innenfläche des Unterkiefers entspringend, vereinigen sich in einer medianen bindegewebigen Raphe, welche, allmählich sich verbreiternd, am Zungenbeinkörper ansetzt (Abb. 1). Die vorderen Muskelfasern verlaufen rein quer, die hinteren zunehmend schräger gegen das Zungenbein hin.

Die beiden Muskeln bilden gemeinsam den Mundhöhlenboden, der durch die Kontraktion gehoben, bei der Erschlaffung gesenkt wird.

c) *M. geniohyoideus* (N. hypoglossus): Ein sehnenloser balkenförmiger Muskel, welcher von der Innenfläche des Kinns zum Körper des Zungenbeins zieht.

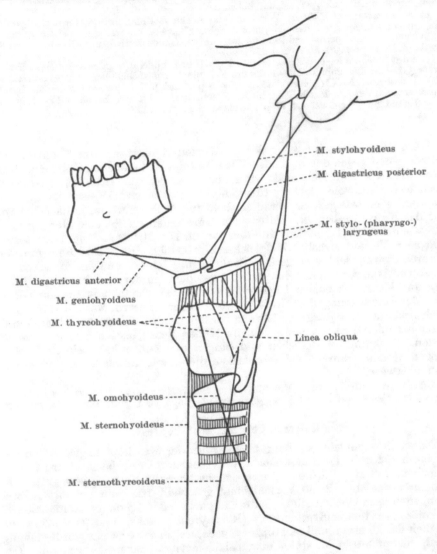

Abb. 4. Schema des Bewegungsapparates von Zungenbein und Kehlkopf. Schraffiert die passiven elastischen Anteile: Membr. hyothyreoidea, Membr. cricothyreoidea, Membr. elastica tracheae.

d) *M. stylohyoideus* (N. facialis): Fast gänzlich aus Fleischfasern bestehend zieht er vom Processus styloides zum Körper des Zungenbeins in der Gegend des kleinen Horns bei der Schlaufe der Digastricussehne, meist gabelig diese Sehne umfassend.

2. *Gegenhalter (Antagonisten)*. Über diese Muskeln gibt außer EISLER erschöpfende Auskunft M. FÜRBRINGER.

a) *M. sternohyoideus*, von der Innenfläche des Manubrium sterni zum Körper des Zungenbeins neben der Mittellinie (Abb. 1). Zwischen seinem Zungenbeinende einerseits, dem

Schildknorpel und der Membrana hyothyreoidea andererseits ein großer, häufig in mehrere kleinere unterteilter Schleimbeutel (*Bursa mucosa m. sternohyoidei*), bis an die Rückfläche des Zungenbeinkörpers reichend.

b) *M. omohyoideus*, von dem Oberrande der Scapula bogenförmig mit einer Zwischensehne zum Zungenbeinkörper, seitlich neben dem vorigen (Abb. 1).

c) *M. sternothyreohyoideus*: Von der Innenfläche des Manubrium sterni zum großen Zungenbeinhorn, an der Linea obliqua des Schildknorpels, oft nur durch einen zwischen deren Tuberculum superius und inferius gespannten Sehnenstreifen, unterbrochen, deshalb geteilt in *M. sternothyreoideus* und *M. thyreohyoideus*.

Die drei Muskeln a—c, das Rectussystem des Halses bildend, werden von Cervicalfasern versorgt, welche sich zum Teil der Bahn des N. hypoglossus anschließen (Ramus descendens N. XII. und Ansa N. XII., auch Ansa cervicalis profunda). Die Fasern für den M. thyreohyoideus verlaufen mit dem N. XII. bis zur Konvexität von dessen Bogen und zweigen sich als selbständiger Pseudoast des Hypoglossus zum Muskel ab.

Beim Schlucken wird gegen den elastischen Widerstand von Kehlkopf und Luftröhre und gegen den regelnden Widerhalt der Antagonisten das Zungenbein durch die Arbeitsmuskeln nach vorn und oben gezogen (Abb. 4): nach vorn gegen das Kinn vom Geniohyoideus, Mylohyoideus und Digastricus anterior, mit mehr oder weniger ausgeprägter Richtung nach aufwärts, je nachdem wie weit das Kinn erhoben ist. Unter allen Umständen erfolgt eine Hebung nach aufwärts durch Stylohyoideus und den ganzen Digastricus, indem dieser seinen gebogenen Verlauf streckt. Zu gleicher Zeit erfolgt durch eine Bewegung im Atlantooccipitalgelenk eine geringe Senkung des Kinnes und des Mundbodens. Die Aufwärtsbewegung des Zungenbeins geschieht in der Resultante aus Richtung und Kraft der beiden Digastricusbäuche, des Genio- und Stylohyoideus, kann durch Änderung der Kraft im einen oder anderen Muskelbauch sowie durch Änderung der Ausgangsrichtung (Hebung und Neigung des Kinnes durch Bewegung im Atlantooccipital- oder im Kiefergelenk) bis ins feinste abgestuft werden. So kann bei Sprechen und Singen das Zungenbein rein nach oben gezogen werden, während beim Schlucken die Bewegung nach vorn gegen das Kinn überwiegt.

Auf die Wirkung anderer Muskeln (Hyoglossus, Hyopharyngeus) sei nur nebenbei hingewiesen, ebenso auf die von MINK stark betonte Rolle des Ligamentum stylohyoideum.

Bewegungen des Kehlkopfes.

Diesen Bewegungen des Zungenbeins muß der Kehlkopf folgen wegen der Verbindung durch die Membrana hyothyreoidea. Doch bemerkt man beim Schlucken, daß er wohl die Aufwärts-, nicht aber die Vorwärtsbewegung voll- kommen mitmacht. Seine Verschiebung geschieht fast rein aufwärts. Zwei Eigenheiten ermöglichen diese Selbständigkeit: die schon erwähnte aktive, muskulöse Thyreohyoidverbindung (M. thyreohyoideus) und vor allem die Tätigkeit des M. stylo- und palatopharyngeus, wegen seiner wichtigen Beziehung zum Kehlkopf besser M. stylo- bzw. palato-laryngo-pharyngeus genannt. Der *M. hyothyreoideus* zieht beim Schlucken den Kehlkopf gegen Zungenbein und Zungengrund, verhindert damit zugleich, daß der Kehlkopf dem Druck der Zunge caudalwärts ausweicht. Der nur an seinem Ursprung vom Proc. styloideus bzw. aus dem weichen Gaumen in zwei Teile getrennte *M. stylo- bzw. palato-laryngo-pharyngeus* endet als flache Muskelplatte nicht bloß in der Submucosa des Pharynx, sondern auch am ganzen Hinterrand des Schildknorpels vom oberen bis zum unteren Horn sowie am oberen Rande vor dem oberen Horn. Er wirkt ähnlich auf den Kehlkopf wie der Stylohyoideus auf das Zungenbein: in der änderbaren Resultante aus seiner Tätigkeit und dem Vorwärtszug (durch Vermittlung des Zungenbeins) wird der Kehlkopf nach aufwärts gezogen, die in der Befestigung des Kehlkopfes am Zungenbein begründete vorwiegende Vorwärtsbewegung wird zugunsten der Aufwärtsbewegung aufgehoben (Abb. 4).

Die Mitarbeit der schräg aufsteigenden und letztlich an der Schädelbasis befestigten Fasern des *Laryngopharyngeus* (Constrictor pharyngis inferior) sei nur erwähnt.

Dieser ganze Muskelapparat hat außer der eben erörterten Aufgabe noch die weitere, nicht minder wichtige, den Kehlkopf im ganzen und den Schildknorpel im besonderen beim Sprechen und Singen nicht bloß zu bewegen, sondern auch fest zu stellen. So kann einerseits das dem tönenden Stimmapparat aufgesetzte Ansatzrohr nach Größe und Form verändert werden, andererseits der Spannapparat der Stimmlippen in jeder Höhenlage des Schildknorpels und damit des Kehlkopfes in Tätigkeit treten.

Erfolg der vereinigten Bewegung von Kehlkopf und Zunge.

Mit der Bewegung des Kehlkopfes nach aufwärts vereinigt sich eine Bewegung der Zunge, besonders des Zungengrundes, in der entgegengesetzten Richtung nach abwärts und rückwärts. Das wesentliche dieser Bewegung für den Verschluß des Kehlkopfeinganges ist das Vorwulsten des Zungengrundes in Richtung auf den Hypopharynx zu. Dabei rollt gleichsam der breite Wulst des Zungengrundes über den Kehlkopfeingang hin, die Pars pharyngea der Epiglottis niederdrückend, während gleichzeitig unter der Wirkung des M. hyothyreoideus (s. S. 230) die Pars laryngea epiglottidis bis auf die Taschenbänder gesenkt wird (PASSAVANT). Bei Fehlen der Pars pharyngea der Epiglottis, welche nur passiv über den Kehlkopfeingang gelegt wird, übernimmt der Zungengrund selbst die Rolle des Kehl-Deckels, was durch die klinische Erfahrung hinlänglich bestätigt wird. Auch kommt angeborener Mangel der Epiglottis vor (Literatur bei BECK).

Daß für die Bewegung der Epiglottis die Rollung des Zungengrundes entbehrt und die Senkung der Epiglottis allein durch die Wirkung des Fettkörpers erzielt werden kann, beweist der Umstand, daß man bei herausgestreckter und zwischen den Zähnen festgehaltener Zunge Wasser ohne Verschlucken schlucken kann.

Der Verschluß des Kehlkopfeinganges kommt nicht immer in der geschilderten Weise vorwiegend durch die Pars laryngea der Epiglottis zustande. Die Röntgenbilder von SCHEIER (2) zeigen, daß die Pars laryngea ihre Lage unverändert beibehalten und der Abschluß durch die Pars pharyngea gebildet werden kann, die durch den Bissen heruntergebogen wird. Ich halte dies aber für eine Ausnahme. SCHEIERS Aufnahmen sind bei sehr stark rückwärts gebeugter Halswirbelsäule und entsprechender Vordrängung des Kehlkopfes gemacht. Der Kehlkopf steht, auch während des Schluckaktes, sehr tief, ist kaum an das Zungenbein herangezogen, so daß die Bedingungen für die Wirkung des Fettkörpers auf die Pars laryngea der Epiglottis nicht gegeben sind. Für den gewöhnlichen Ablauf der Dinge ist meiner Ansicht nach vor allem PASSAVANTS Tuschestrichversuch beweisend, bei welchem während des Schluckens ein quer über die Epiglottis gezogener Tuschestrich auf den Taschenbändern abgedrückt wird.

Mit diesem Verschluß des Kehlkopfeinganges ist die erste Sicherung gegen das Eindringen von Fremdkörpern in die tieferen Luftwege gegeben. Der Modus der zweiten Sicherung, des Stimmritzenschlusses, wird aus der späteren Erörterung dieser Bewegung, welche beim Menschen in den Dienst der Stimmgebung gestellt ist, ohne besondere Darlegung klar werden, dabei auch die dritte Sicherung, die plötzliche exspiratorische Eröffnung der vorher geschlossenen Stimmritze beim Hustenstoß.

Daß außer dieser dreifachen Sicherung auch die Taschenbänder eine Rolle spielen könnten, kann ich nicht ersehen. Zur Bildung eines Verschlusses oberhalb der Stimmritze sind sie nicht befähigt[1]). Soweit sie überhaupt indirekt über einen aktiven Bewegungsapparat verfügen (s. S. 248), ist dieser wohl für eine Annäherung ausreichend, die ausnahmsweise erfolgt, für einen völligen Verschluß aber ganz unzulänglich, der auch passiv nicht erzielt werden kann außer durch sehr starkes, beim Lebenden aktiv nicht mögliches seitliches Zusammendrücken des Schildknorpels. Selbst beim jungen Kinde erscheint mir dies trotz der großen Biegsamkeit der Knorpel mehr als fraglich. Nur durch die Sensibilität ihrer Schleimhaut als eines der Auslösungsorte für den reflektorischen Stimmritzenschluß kommen die Taschenbänder für die Sicherung in Frage.

Der Verschluß des Kehlkopfeinganges ist seit alters her Gegenstand der Untersuchung gewesen, worüber EYKMANS historische Übersicht unterrichtet. Außer dem noch immer klassischen Aufsatze von PASSAVANT habe ich in der vorstehenden Darstellung die Arbeiten von EYKMAN, SCHEIER (2) und KÜPFERLE berücksichtigt.

4. Die Gleitröhre für die Bewegungen des Kehlkopfes.

Damit die Bewegungen des Kehlkopfes und der mit ihm verbundenen Eingeweide des Halses beim Schlucken, Sprechen und Singen mit einem Minimum von Reibung und dennoch mit Führung vonstatten gehen, sind sie in eine an

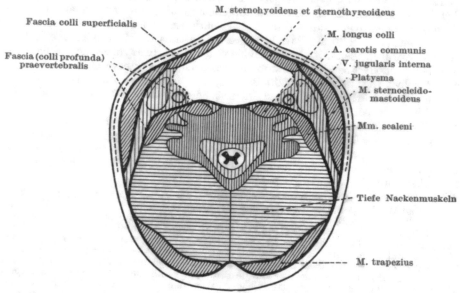

Abb. 5. Schema der Gleitröhre für die Bewegungen der Halseingeweide.

der Schädelbasis beginnende und in den Mediastinalraum übergehende Gleitröhre eingelagert. Deren Wand wird gebildet aus Skelett, Muskeln und Fascien, wie die beistehende Abb. 5 zeigt. Mit diesem Muskel-Fascienmantel ist der ganze Eingeweidestrang nur durch ganz lockeres Bindegewebe verbunden, das die zwischen Wand und Inhalt bleibenden Räume, z. B. das Spatium retro-

---

[1]) *Anmerkung während der Drucklegung*: Herr Professor KAHLER hat die Freundlichkeit, mich darauf aufmerksam zu machen, daß diese Behauptung den klinischen Erfahrungen über den reflektorischen Verschluß der Taschenfalten widerspricht. Die anatomische Grundlage solcher ausgiebigen Bewegungen der Taschenfalten ist mir aber nach wie vor nicht ersichtlich.

pharyngeum, ausfüllt, und das die Bewegungen nach auf- und abwärts nicht behindert. Das Gleiten des vorspringendsten Teiles an der Haut erleichtert die *Bursa subcutanea prominentiae laryngeae.*

Mit dieser Bedeutung des Muskel-Fascienmantels als Gleitröhre hängt es zusammen, daß Fettansammlungen nur an ihrer Außenfläche, hauptsächlich in der Subcutis, abgelagert werden, nicht aber in ihrem Inneren (LANGER).

Seitliche Bewegungen sind nur passiv möglich, wobei man mehr oder weniger deutlich ein dumpfes Knacken bemerkt, bedingt durch das Vorbeischieben des hinteren Schildknorpelrandes an den Höckern der Halswirbelquerfortsätze.

C. Der Stimmapparat.

Den eigentlichen Stimmapparat stellen die dreiseitig prismatischen Stimmlippen mit der von ihnen begrenzten, nach Form und Weite veränderlichen Stimmritze dar. Er bildet das obere freie Ende, sozusagen das Mundstück des

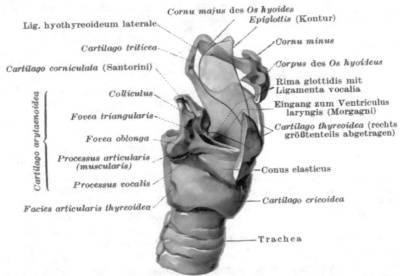

Abb. 6. Kehlkopfskelett. Die rechte Schildknorpelplatte und die rechte Hälfte des Zungenbeines sind weggenommen. Kehldeckel nur als Kontur. Eingang zur MORGAGNISchen Schleimhauttasche an der linken Seite als Kontur eingetragen. Der Pfeil gibt die Bewegungsrichtung des Schildknorpels an (Drehpunkt in der Facies articularis thyreoidea). (Aus BRAUS, Anatomie des Menschen. Bd. 2.)

Anblasrohres, auf welches das sehr mannigfaltig zu formende Ansatzrohr (supraglottischer Kehlkopfraum, Meso- und Epipharynx, Nasen- und Mundhöhle) aufgesetzt ist.

Der ganze Stimmapparat sollte füglich *Glottis* (γλωττις, das zungenförmige Mundstück einer Pfeife) genannt werden. Die Stimmritze hätte Rima glottidis (ALBR. v. HALLER) zu heißen. Schon FABRICIUS AB AQUAPENDENTE aber hat den Namen Glottis auf die Spalte zwischen den Stimmlippen übertragen. Die Bezeichnung Glottis für Stimmritze kann also auf ein hohes Alter und jahrhundertelangen Gebrauch zurückblicken. — GALEN benannte mit Glottis den ganzen Innenraum des Kehlkopfes, vom Kehlkopfeingang bis zum Beginn der Luftröhre. Diese Verwendung des Namens liegt offenbar der Bezeichnung „Glottisödem" zugrunde.

Das Anblasrohr, die Trachea, ist ein fast kreisrunder, durch Knorpel gestützter elastischer Schlauch. Seine Gestaltung zu einem Mundstück beginnt am oberen Rande des Ringknorpels. Hier löst sich der elastische Schlauch von den Knorpeln los, heftet sich unter seitlicher Abplattung und Vorbauchung gegen das Lumen hinten an den Proc. vocales und den Unterkanten der Stellknorpel, vorn am Schildknorpel dicht neben der Mittellinie an (Conus elasticus), und endet mit erheblich verdicktem freien Rande als Ligamentum vocale (Abb. 6). Damit ist das Mundstück des Anblasrohres von der unmittelbaren Anlagerung an den aktiv nicht beweglichen Rahmen der Trachealringe befreit und in den beweglichen Rahmen der Kehlkopfknorpel eingespannt. Zugleich ist die Möglichkeit gewonnen, die passiven Skelettstützen des Rohres durch aktive, veränderliche Muskelpolster zu ersetzen. Die beistehende Abb. 7 mag dies am Frontalschnitt

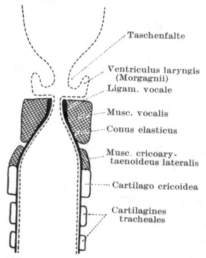

Abb. 7. Schematischer Frontalschnitt des Mundstückes des Anblasrohres (Conus elasticus). Schleimhaut gestrichelt.

Taschenfalte

Ventriculus laryngis (Morgagnii)

Ligam. vocale

Musc. vocalis

Conus elasticus

Musc. cricoary-taenoideus lateralis

Cartilago cricoidea

Cartilagines tracheales

erläutern. Würde das Muskelpolster fehlen, so müßte das Mundstück beim Anblasen flattern, wie es wohl bei Lähmung des M. vocalis oder bei dessen völliger Erschlaffung (Strohbaß) beobachtet wird.

Von den Formänderungen, denen der Stimmapparat unterworfen wird, können nur die aktiven Gegenstand der anatomischen Darstellung werden. Auch treten die passiven, wenig ausgiebigen, an offenkundiger Bedeutung gegenüber den aktiven zurück. Schon beim leisesten Druck von innen her gibt die Seitenwand des Stimmapparates eines Leichenkehlkopfes nach unter gleichzeitiger Vordrängung seiner oberen Fläche; was an der schrägen Innenfläche der Stimmlippen eingetrieben wird, wird an ihrer oberen Fläche ausgetrieben, die oberen, im Spiegel sichtbaren vorher flachen Oberflächen der Stimmlippen werden wulstig verdickt. Im lebenden Kehlkopf wirkt der passiven Formänderung die Spannung hauptsächlich des M. vocalis entgegen, so daß ihre Rolle bei der Stimmgebung zweifelhaft bleibt. Ich würde jedenfalls Bedenken hegen, Bilder, welche die Wirkung von Druck auf die Form der Stimmlippen oder des von ihnen begrenzten Raumes vom toten Kehlkopf zeigen wie die Wachsausgüsse MUSEHOLDS (1 u. 2), ohne weiteres auf den Lebenden zu übertragen.

Der Bewegungsapparat der Stimmlippen erfüllt zwei Hauptaufgaben: 1. die Stimmritze zu schließen und wieder zu öffnen, 2. die Spannung der Stimmlippen, auch die innere (Konsistenz der Stimmlippen), zu verändern. Der ersten Aufgabe dient der Bewegungsapparat der Krikoarytänoid-Verbindung, der zweiten der der Krikothyreoarytänoid-Verbindung (Spannapparat). Stets gehen beide Bewegungen Hand in Hand. Mit ihnen können Verlängerung und Verkürzung der Stimmlippen, Hoch- oder Tieflegung der Stimmritze einhergehen.

1. Krikoarytänoid-Verbindung.

Die Bewegungen der Krikoarytänoid-Verbindungen dienen in erster Linie der Verengerung und Erweiterung der Stimmritze. Die eigentliche Arbeitsbewegung ist die Verengerung, daher überwiegen die dieser Bewegung dienenden Muskeln an Masse und Kraft. Der Gegenhalt wird rein durch aktive Muskeltätigkeit erzeugt, nicht durch passive elastische Apparate. Doch steht der Vielzahl der Agonisten nur ein einziger Antagonist gegenüber (M. cricoary-taenoideus posterior).

Die Bauart des hier bewegten Apparates ist einzigartig im ganzen Körper. Zwischen Schildknorpel und Ringknorpel ist in sagittaler Richtung eine Membran ausgespannt, welche aus funktionellen Gründen aus 3 stofflich verschiedenen Stücken zusammengesetzt ist: dem Conus elasticus bzw. dem elastischen Lig. vocale, und dem unelastischen Lig. cricoarytaenoideum, dazwischen ist die Medialfläche des Stellknorpels eingeschaltet. Der übrige Stellknorpel hängt an ihr seitlich als Muskelgriff in Gestalt eines Winkelhebels daran (Abb. 9). Den Bewegungen der Medialfläche des Stellknorpels, des starren Anteils des vom Schild- zum Ringknorpel durchlaufenden Zuges, folgen die biegsamen Anteile. Der eine davon muß dabei an Länge nachgeben können. Das tut das Lig. vocale (Abb. 9, rechts).

Stellknorpel.

GALEN, von dem der Name Cartilago arytaenoidea, von ἀρυταινον Gießbecken, stammt, hielt die Stellknorpel für ein unpaares Gebilde. Die rückwärts gebogenen Spitzen mit den SANTORINschen Höckern und die Incisur zwischen ihnen gaben Anlaß zum Vergleich mit dem Gießbecken, der also nur für die vermeintlich unpaare „Cartilago tertia laryngis" paßt. Gutturniformis oder gutturnalis, von gutturnium, ist die lateinische Übersetzung von arytaenoideus. Cartilago cymbalaris im AVICENNA entsprang der Vorstellung, daß das Zusammenschlagen der Stellknorpel die Stimme erzeuge wie das der Cymbeln den Ton. — Cartilago pyramidalis wäre die zur Form am besten passende Bezeichnung (HYRTL (2), S. 57, HYRTL (1), § 71).

Die Gestalt des Stellknorpels ist bedingt durch seine Funktionen. Seine Grundform ist die einer dreiseitigen Pyramide. Die mediale Fläche ist platt und glatt, die hintere quer konkav und glatt, die äußere längs konkav und durch Leisten verstärkt. An die plane dreieckige Platte, welche den starren Bestandteil des Thyreokrikoidzuges darstellt und zum Proc. vocalis zugespitzt ist, ist seitlich in schräger Richtung der Hebel angesetzt, welcher einem Teil der Muskeln zur Anheftung dient und die führende Gelenkfläche trägt. Die Platte selbst ist dünn, aber entsprechend der seitlichen und oberen Verankerung des Lig. vocale auf der Außenfläche durch eine hufeisenförmig gebogene Leiste, Crista arcuata, verstärkt (Abb. 6). In der von ihr umfaßten Grube der Außenfläche, Fovea triangularis, heftet sich das Lig. ventriculare an, in der unterhalb von ihr gelegenen Fovea oblonga der M. vocalis. Diese Crista arcuata läuft nach vorn oben in eine kleine Verdickung, Colliculus, aus. Nach hinten abwärts ist der sog. Proc. muscularis, besser Proc. articularis, angesetzt, an dem nur der kleinste Teil der Muskeln sich befestigt, und der vielmehr der Träger der Gelenkfläche ist. — Die Rückfläche ist völlig glatt, aber der Quere nach ausgehöhlt zur Aufnahme des M. arytaenoideus. Die drei Kanten der Pyramide können als Margo anterior, medialis und lateralis benannt werden.

Dieser in den Bewegungsapparat eingelagerten Pyramide ist durch Fortsetzung der Flächen über die Crista arcuata und den Colliculus hinaus eine ebenfalls dreiseitige medial- und rückwärts gebogene Spitze aufgesetzt, vervollständigt durch die SANTORINsche Cartil. corniculata. Diese Spitze der Pyramide hat mit der Stimmlippenbewegung nichts zu tun: sie ist einer der Pfosten für die Auflagerung der Epiglottis (s. S. 230).

Schildknorpel.

Die Cartil. thyreoidea (von ϑυρεος, der viereckige Schild) ist das Skelettstück, an welchem die äußeren Muskeln ansetzen, welche den Kehlkopf heben und senken bzw. festhalten, und gegen welches Ring- und Stellknorpel bewegt werden. Die Incisura thyreoidea bildet die Unterlage der Prominentia laryngea des Halses, bzw. beim Manne, schnabelartig ausgezogen, die Unterlage des

Adamsapfels, *Pomum Adami*. Die beiden viereckigen Seitenteile *(Laminae)*, deren Hinterrand in das *Cornu superius* und *Cornu inferius* ausläuft, sind in der Verbindungslinie von *Tuberculum superius* und *inferius* nach rückwärts abgebogen, so daß der Hinterrand und die Hörner der Betastung von außen entzogen werden. Das Tuberculum superius dicht unter dem Oberrande und das Tuberculum inferius am Unterrande sind entweder durch die *Linea obliqua* oder einen Sehnenstreifen verbunden: die Grenze zwischen M. thyreohyoideus und thyreopharyngeus und Ansatz des M. sternothyreoideus.

In $1/3$ bis $1/4$ der Fälle findet sich vor und unterhalb des Tuberculum superius ein- oder beidseitig ein von innen medial nach außen lateral führender Kanal, *Foramen thyreoideum*, über dessen Bedeutung bei Gelegenheit der Nerven und der Entwicklungsgeschichte zu sprechen sein wird.

Ringknorpel.

Die *Cartilago cricoidea* (κρικος, κιρκος, der Ring), von der Form eines Siegelringes mit vorderer schmaler, nach abwärts gebogener Spange, *Arcus*, und hinterer hoher Platte, *Lamina*, ist die Skelettgrundlage des Conus elasticus, des Mundstückes am Anblasrohr des Stimmapparates. Über die Gelenkflächen zur Verbindung mit dem Schildknorpel s. S. 250. Gelegentlich ist mit dem Arcus der 1. Knorpelring der Trachea eine Strecke weit verschmolzen.

2. Articulatio cricoarytaenoidea.

Die Form der das Krikoarytänoidgelenk bildenden Gelenkflächen ist individuell sehr variabel. Unabhängig davon sind sie bei einem und demselben Individuum rechts und links nach Größe und Gestalt gewöhnlich sehr deutlich verschieden, wie überhaupt der ganze Kehlkopf meist nicht völlig symmetrisch gebaut ist (s. z. B. BILANCIONI). In Anbetracht der im allgemeinen freilich mehr vermeinten als wirklich streng durchgeführten Symmetrie der in beiden Gelenken stattfindenden Bewegungen ist dieses Verhalten auffallend. Es zeigt jedenfalls, ebenso wie die individuelle Variabilität, daß auf feinste Einzelheiten der Form der Gelenkoberflächen im Hinblick auf den Bewegungsmechanismus kein allzu großer Wert gelegt werden darf. Ob, wie vielfach behauptet worden ist, bei guten Sängern die Gelenke und der ganze Kehlkopf vollkommener symmetrisch gebaut sind als gewöhnlich, habe ich nicht untersuchen können.

Der nachstehenden Schilderung der Gelenkflächen als schrägen Ausschnitten aus geraden Kreiszylindern ist der an männlichen Kehlköpfen häufigste Befund zugrunde gelegt. Es scheint mir, daß bei der Frau eine etwas andere Form die häufigere ist (ein Unterschied in den Gelenkflächen des männlichen und weiblichen Ringknorpels ist auch HARLESS aufgefallen): die der geraden Ausschnitte aus geraden Zylindern, was für den Bewegungsmodus rein physikalisch betrachtet keinen Unterschied bedeutet, biologisch aber vielleicht als der vorerst nicht näher zu analysierende Ausdruck verschiedener Differenzierung zu betrachten ist.

Die das Krikoarytänoidgelenk bildenden Gelenkflächen sind ihrer Form nach, soweit Gelenkflächen überhaupt mathematische Formen aufweisen, schräge Ausschnitte aus Oberflächen gerader Kreiszylinder. Um ein plastisches Bild davon zu bekommen, schneide man aus einer cylindrischen Papphülse von kreisförmigem Querschnitt zwei Stücke mit entgegengesetzten Neigungen zur Längsachse der Hülse heraus, wie eines in Abb. 8 gezeichnet ist. Damit sind die Grundkörper für die längliche Gelenkfläche des Ring- und die rundliche des Stellknorpels gewonnen. Die Neigungswinkel der schrägen Grundflächen dieser Körper mit der Grundfläche des Zylinders sind für die Ringknorpelfläche ca. 20—30°, für die Stellknorpelfläche ca. 100—110°.

Der schräge Ausschnitt aus der Zylinderfläche bringt es mit sich, daß der größte Durchmesser der Gelenkfläche (Abb. 8, xy) der Zylinderachse aa nicht parallel ist, sondern sie unter einem spitzen Winkel schneidet. Legt man in der Linie xy einen Schnitt und bestimmt die Kurve, die diese Linie beschreibt, so erhält man nicht, wie in der Annahme gerader Ausschnitte erwartet worden ist (ROSCHDESTWENSKI, s. S. 242), eine Gerade, sondern einen Ellipsenabschnitt. Die Gelenkflächen selbst sind Ausschnitte dieser Grundkörper, in Abb. 8 für die Ringknorpelfläche gezeichnet.

Da die Gelenkkapsel schlaff ist und vor allen Dingen keine Seitenbänder hat, wie die gewöhnlichen Zylinder-(Scharnier-)Gelenke, ist das Gelenk ein „freies Zylindergelenk", wie es sonst nirgends im menschlichen Körper vorkommt.

Das Gelenk als „freies Zylindergelenk" anzusprechen, ist freilich nur statthaft, wenn man bloß die Gelenkflächen und die Kapsel betrachtet. Im Rahmen des ganzen Bewegungsapparates des Stellknorpels erleidet diese „Freiheit" sehr wesentliche Einschränkungen. Die volle Bewegungsfreiheit eines freien Zylindergelenkes wäre nur gewährleistet, wenn mindestens eines von den bewegten Gliedern, hier also der Stellknorpel, wirklich frei und ungehindert beweglich

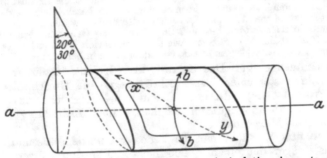

Abb. 8. Schema für die Ringknorpelfläche der Articulatio cricoarytaenoidea.

wäre. Das ist aber keineswegs der Fall. Sowohl nach dem Schild- wie nach dem Ringknorpel zu ist er festgehalten: durch das Lig. vocale und ventriculare bzw. das Lig. cricoarytaenoideum. Durch die Einfügung in den Zug dieser Bänder wird zwar die Bewegung des Gelenkes selber nicht wesentlich beschränkt, wohl aber die des ganzen Stellknorpels, und zwar dem Ausmaß sowohl wie auch der Art nach.

Die Gelenkflächen gestatten die gleichen Bewegungen wie zwei ineinander gesteckte Kreiszylinder (vgl. FICK, S. 154): 1. die Verschiebung oder Gleitbewegung parallel der Zylinderachse (aa in Abb. 8), 2. die dazu senkrechte Rollung oder Scharnierbewegung um diese Achse (in Abb. 8 mit den Pfeilen bb angedeutet). Jeder einzelne Punkt der äußeren Stellknorpelgelenkfläche (in Abb. 8 ist ein beliebiger solcher Punkt angenommen) bewegt sich auf der inneren, als feststehend angenommenen Krikoidgelenkfläche im 1. Falle auf der zur Zylinderachse parallelen Geraden, im 2. Falle auf einem zu ihr senkrechten Kreise.

Durch Vereinigung beider Bewegungen kann jeder Punkt auf beliebigen Schraubenlinien bewegt werden (z. B. gestrichelt in Abb. 8). Zu den beiden erstgenannten Grundbewegungen kommt also auch als 3. die Schraubenbewegung hinzu. Das Beispiel der gegeneinander bewegten zylindrischen Glieder des Teleskopes mag diese 3 Bewegungen erläutern.

Noch eine andere Bewegung ist im Krikoarytänoidgelenk denkbar und möglich: die Drehung des Stellknorpels um eine zur Zylinderoberfläche senkrechte Achse. Diese Drehbewegung kann aber nicht flächenschlüssig sein, die flächenhafte Berührung der Gelenkkörper wird dabei aufgehoben, mathematisch genaue Kreiszylinderflächen vorausgesetzt.

Es bleibt hinzuzufügen, daß die Krikoidfläche entsprechend der Gestalt des oberen Ringknorpelrandes schräg nach außen, unten und vorn abfällt, als wäre der zugrunde liegende Zylinder dem schrägen Verlaufe des oberen Ringknorpelrandes entsprechend schräg gelegt. Die Achsen der beiderseitigen Zylinder schneiden sich oberhalb und hinter dem Ringknorpel.

Nähere Angaben über diesen Winkel sowie über die Größe der Gelenkflächen findet man bei WILL.

Die Gelenkkapsel ist schlaff und so weit, daß die Krikoidfläche voll ausgenutzt werden kann. Eine zarte sichelförmige Fettfalte der Kapsel ragt gewöhnlich von vorn und seitlich her in das Gelenk hinein.

Die Form der Gelenkflächen als Zylinderflächen ist zuerst bestimmt angegeben worden von STIEDA und seinem Schüler WILL. Doch glaubten sie, daß es sich um gerade Ausschnitte von Zylinderoberflächen handle, die Schräge der Ausschnitte ist ihnen entgangen. Auch der bei STIEDA arbeitende ROSCHDESTWENSKI hat daran nicht gedacht und mußte bei seiner infolgedessen falschen Schnittführung zwecks Bestimmung der Gelenkkurven zu der Auffassung kommen, daß es sich überhaupt nicht um Zylinderflächen handle. FICK (1) (S. 156) spricht sie als Ausschnitte von gebogenen Zylindern, als „Kreiswurststücke" an. Ausnahmsweise kommen in der Tat Formen vor, die so beschrieben werden müssen. — Die ältere Literatur ist von WILL ausführlich wiedergegeben worden.

Der Articulatio cricoarytaenoidea den Charakter eines Gelenkes abzusprechen und sie nur als eine „Rutschbahn in dem Sinne wie die Articulation der Patella auf dem Femur" gelten zu lassen, wie H. v. MEYER es tut, ist entschieden unberechtigt.

Kurz zusammengefaßt: Das Krikoarytänoidgelenk ist ein freies Zylindergelenk mit schräg stehender Achse (schräg gegen die Horizontal- und schräg gegen die Frontalebene). In dem Gelenk sind flächenschlüssig Scharnier-, Gleit- und Schraubenbewegungen möglich, unter Aufhebung des Flächenschlusses auch Drehbewegungen.

Diese Bewegungen macht nur der Proc. articularis (muscularis) des Stellknorpels, als Träger der einen Gelenkfläche. Für den ganzen Stellknorpel, besonders den Proc. vocalis und die Medialfläche des Stellknorpels als die für die Stimmlippenbewegungen maßgeblichen Teile, stellen sich die Bewegungen ganz anders dar, da der Proc. articularis (muscularis) winkelig und nicht gerade mit ihnen verbunden ist. Für die Medialfläche des Stellknorpels bedeutet z. B. die Scharnierbewegung Schräglegung nach außen (deutlich erkennbar bei extremer Öffnung der Stimmritze zu tiefer Inspiration, vgl. das Photogramm von MUSEHOLD 2, Taf. V, Abb. 9) bzw. Schräglegung nach innen (bis zur Berührung der Proc. vocales und der vorderen Kanten), für den Proc. vocalis Abduction und Hebung bzw. Adduction und Senkung.

Eine andere Frage ist, ob diese Bewegungsmöglichkeiten, die die Gelenkform an sich zuläßt, auch wirklich in dem gesamten Bewegungsapparat, zu dem Bänder und Muskeln dazu gehören, ausgenutzt werden. Das ist keineswegs selbstverständlich. In unserem Handgelenk sind dem Bau des Gelenkes nach nicht bloß Beugung und Streckung, Radial- und Ulnarabduction und die Zwischenbewegungen möglich, sondern auch bei feststehenden Unterarmknochen Drehung um eine in der Längsrichtung des Unterarms verlaufende Achse. Wir vermögen aber diese Drehung nicht allein für sich auszuführen, weil wir keine Muskeln dafür besitzen. Die im passiven Apparat gegebene Möglichkeit ist vom aktiven Apparat nicht ausgenutzt.

Ähnlich ist, soviel ich sehe, in dem Krikoarytänoidgelenk die reine Gleitbewegung, d. h. die Parallelverschiebung der ganzen Stellknorpel parallel der Zylinderachse, nicht ausgenutzt. Es ist mir wenigstens am Leichenkehlkopf mit keiner Muskelkombination gelungen, sie rein, ohne Nebenbewegungen, auszuführen. Für den lebendigen Apparat würde das allerdings nicht beweisend sein. Aber es scheint mir doch zweifelhaft, ob diese Parallelverschiebung im Lebenden glatt in einem Zuge ausgeführt wird. Daß die beiden Endstellungen erreicht werden können, ist ohne Zweifel. Aber es scheint nur auf Umwegen zu geschehen. An der Leiche wenigstens vereinigt sich die Gleitbewegung stets mit echter Drehung oder mit einer Scharnierbewegung, so daß sich eine Schraubenbewegung ergibt. Es hängt dies damit zusammen, daß der Stellknorpel nicht frei beweglich ist, sondern durch Stimm- und Taschenband sowie das Lig. cricoarytaenoideum an elastischem Zuge gehalten wird [1]).

Diese Bänder bewirken zugleich, daß die Schraubenbewegung des Proc. articularis (muscularis) in eine Drehung des ganzen Stellknorpels mit Ab- und Adduction des Proc. vocalis umgesetzt wird. Es ist früher (S. 239) ausgeführt worden, daß das Lig. vocale nur den vorderen elastischen Abschnitt einer Thyreokrikoidverbindung darstellt, deren andere Teile von der Medialfläche des Stellknorpels und von dem *Lig. cricoarytaenoideum* gebildet werden (Abb. 9). Dieses verhältnismäßig außerordentlich mächtige Band entspringt von einem Höcker am Oberrande des Ringknorpels, einige Millimeter von der Mittelebene entfernt, und heftet sich unter strahliger Ausbreitung seiner Fasern (Abb. 11) an die Kante zwischen Medial- und Dorsalfläche des Stellknorpels sowie an die benachbarten Teile der Dorsalfläche bis gegen die

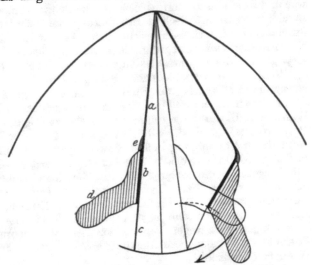

Abb. 9. Schema zur Darstellung der Wirkung des Ligam. cricoarytaenoideum auf die Bewegung des Stellknorpels. a Lig. vocale, b Medialfläche des Stellknorpels, c Lig. cricoarytaenoideum, d Stellknorpel, e Spitze des Proc. vocalis, aus elastischem Knorpel bestehend.

Gelenkkapsel hin. Als Bestandteil der Thyreokrikoidverbindung ist es gespannt und nimmt an den Bewegungen dieser Verbindung, oder wenn man will der Medialfläche des Stellknorpels teil. Durch die Spannung hält es passiv den Stellknorpel in Schwebe und verhindert sein Vornüberkippen. Die besondere Stärke aber ist bedingt durch seine Beanspruchung bei den Gleit- und Schraubenbewegungen im Krikoarytänoidgelenk. Indem es infolge seiner Spannung die Kante des Stellknorpels im Prinzip auf einer Kreis- bzw. Kugelbahn festhält, setzt es diese Bewegungen des Proc. articularis in Drehung des ganzen Stellknorpels um, und zwar so, daß kein Punkt des Stellknorpels, also auch nicht die ungefähr durch die Gegend des Bandansatzes zu denkende Drehungsachse, am gleichen Flecke bleibt, sondern der Stellknorpel zugleich gedreht und verschoben wird (Abb. 9, rechts).

Obwohl in dem Krikoarytänoidgelenk selbst, nach der Form der Gelenkflächen, Drehbewegungen nur unter Aufhebung des Flächenschlusses möglich sind, wird also dennoch unter der Wirkung des gespannten Lig. cricoarytaenoi-

---

[1]) Trotzdem behalte ich im folgenden die einfache Bezeichnung „Gleitbewegung" bei. Gemeint ist damit dann eine Schraubenbewegung auf einer Schraubenlinie von sehr großer Steighöhe.

deum zwangsmäßig eine Drehung des ganzen Stellknorpels durch eine Gleitbewegung im Gelenk erzielt. Und zwar führt entsprechend der .Gestalt des Stellknorpels als eines Winkelhebels Abwärtsgleiten des Proc. articularis (muscularis) zu Einwärtsdrehung (Adduction) des Proc. vocalis, Aufwärtsgleiten zu Auswärtsdrehung (Abduction, Abb. 9).

Doch sind diese Bewegungen sehr wenig ausgiebig. Die Abduction und Adduction des Proc. vocalis geschieht, worauf schon C. LUDWIG und später mit Nachdruck STIEDA hingewiesen hat, hauptsächlich durch die Scharnierbewegung des Proc. articularis (muscularis), und nicht durch die Drehung des ganzen Stellknorpels. Dies ist inzwischen durch Beobachtungen am Lebenden bestätigt worden. REHN hat an zwei Kehlköpfen, deren eine Hälfte reseziert war und an einem dritten, verletzten, die Scharnierbewegungen der Stellknorpel, welche zur inspiratorischen Erweiterung der Stimmritze führen, gesehen und durchaus charakteristisch beschrieben. Er hat sie allerdings verkannt und den Nebenerfolg dieser Bewegung, die Entleerung des Schleimes aus dem Ventriculus laryngis, als die Hauptsache angesehen (s. darüber S. 248 u. 249).

Werden die verschiedenen Bewegungen, Scharnierbewegung und Gleitbewegung mit Drehung des Stellknorpels, vereinigt, so kann die Schließung der Stimmritze in der mannigfachsten Art auf das feinste abgestuft vollzogen werden. Während z. B. durch die reine Scharnierbewegung die Schließung bei gesenktem Proc. vocalis, durch die Gleitbewegung bei gehobenem Proc. vocalis erfolgt, kann durch Vereinigung beider Bewegungen die Schließung bei einer mittleren Stellung des Proc. vocalis bewerkstelligt werden. Es ist also die Möglichkeit gegeben, die Stimmritze für die Stimmgebung mehr oder weniger schräg zu stellen bzw. hoch oder tief zu legen. In welcher Weise davon Gebrauch gemacht wird und mit welchem Erfolge, ist eine noch nicht entschiedene Frage, da das laryngoskopische Bild teils wegen der Kleinheit der Bewegungen, teils wegen Fehlens der Tiefenwahrnehmung bei der monokularen Betrachtung keine sichere Auskunft gegeben hat. Einige Angaben darüber hat WILL veröffentlicht.

Das bisher Gesagte gilt für die Pars interligamentosa der Stimmritze. Auch die Pars intercartilaginea kann geöffnet und geschlossen werden. Das letztere geschieht in besonderer Weise. Da die Gelenkflächen am Ringknorpel nicht bis zur Mittellinie reichen, sondern stets einige Millimeter von ihr entfernt endigen, so können die medialen Flächen der Stellknorpel niemals bis zur Berührung genähert werden. Der Verschluß der Pars intercartilaginea erfolgt also nicht durch Aneinanderlagern der ganzen Stellknorpel. Zur Berührung gebracht werden nur die Proc. vocales und die vorderen Kanten bis zu den Colliculi, im übrigen bleibt ein Raum zwischen den Knorpeln frei. Die in Falten zusammengeschobene lockere Schleimhaut füllt diesen Raum aber vollständig aus.

3. Aktiver Bewegungsapparat der Krikoarytänoid-Verbindung.

Die Arbeitsbewegung der Krikoarytänoidverbindung ist das Schließen der Stimmritze. Sie wird von mehreren Muskeln getätigt, denen als aktiver Antagonist nur ein einziger gegenübersteht. Diese Anordnung und Wirkungsweise der Muskeln ist in der phylogenetischen Entwickelung begründet (S. 271). Bei gleichmäßiger Spannung aller Muskeln und elastischen Elemente steht die Stimmritze in einer ungefähr mittleren Öffnungsstellung, welche demnach als Ausgangsstellung für die Betrachtung der Muskelwirkungen zugrunde gelegt werden kann. In der Leiche ist die Form der Stimmritze sehr verschieden (FEIN).

Die Arbeitsmuskeln (Agonisten) sind: M. crico-arytaenoideus lateralis, thyreoarytaenoideus externus, arytaenoideus (transversus et obliquus).

Der allen diesen gegenüberstehende einzige Antagonist ist der' M. crico-arytaenoideus posterior („Posticus").

Wirkung der einzelnen Muskeln.

Es wurde gezeigt, daß im Krikoarytänoidgelenk zwei Hauptbewegungen möglich sind: eine Scharnierbewegung und eine Gleitbewegung, die durch das Lig. cricoarytaenoideum in Drehung umgesetzt wird. Als dritte Bewegung kommt die echte Drehbewegung im Gelenk selbst hinzu.

Der *M. cricoarytaenoideus lateralis* s. *anterior* (Abb. 10), welcher nur am Proc. articularis (muscularis) ansetzt, zieht diesen auf der Gleitfläche nach vor-

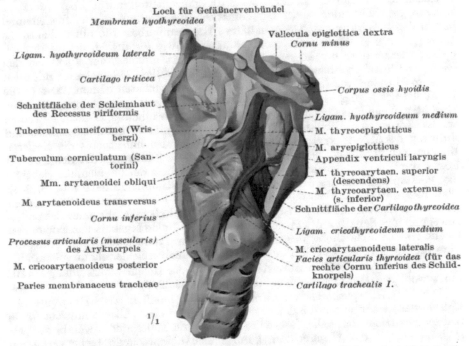

Loch für Gefäßnervenbündel
Membrana hyothyreoidea

Vallecula epiglottica dextra
Cornu minus

Ligam. hyothyreoideum laterale

Cartilago triticea

Corpus ossis hyoidis

Schnittfläche der Schleimhaut des Recessus piriformis

Ligam. hyothyreoideum medium

Tuberculum cuneiforme (Wris-bergi)

M. thyreoepiglotticus

M. aryepiglotticus
Appendix ventriculi laryngis

Tuberculum corniculatum (San-torini)

M. thyreoarytaen. superior (descendens)

Mm. arytaenoidei obliqui

M. thyreoarytaen. externus (s. inferior)

M. arytaenoideus transversus

Schnittfläche der *Cartilago thyreoidea*

Cornu inferius

Ligam. cricothyreoideum medium

Processus articularis (muscularis) des Aryknorpels

M. cricoarytaenoideus lateralis

M. cricoarytaenoideus posterior

Facies articularis thyreoidea (für das rechte Cornu inferius des Schild-knorpels)

Paries membranaceus tracheae

Cartilago trachealis I.

¹/₁

Abb. 10. Innere Kehlkopfmuskeln von der Seite. Die Schildknorpelplatte ist rechts durch einen Schnitt parallel der Mittellinie weggenommen. Dabei wurde das untere Horn aus dem Gelenk mit dem Ringknorpel herausgelöst und die rechte Membrana hyothyreoidea entfernt (auf der linken Seite erhalten).
(Aus Braus, Anatomie des Menschen. Bd. 2.)

und abwärts, was unter der Wirkung des Lig. cricoarytaenoideum als Drehung des Stellknorpels im Sinne einer Adduction und leichten Hebung des Proc. vocalis in Erscheinung tritt, also als Schließung der Pars interligamentosa bei offener Pars intercartilaginea der Stimmritze. Am deutlichsten und reinsten zeigt sich diese Wirkung im Spiegelbild beim Hauchen.

Der *M. thyreoarytaenoideus externus*, welcher an den M. cricoarytaenoideus lateralis anschließend an der ganzen Crista arcuata und zum Teil an der Vorderfläche des Stellknorpels ansetzt, zieht den ganzen Stellknorpel nach vor-und abwärts, erzeugt im Gelenk eine Scharnierbewegung entgegengesetzt der des M. cricoarytaenoideus posterior und bewirkt damit Adduction und Senkung des Proc. vocalis sowie Aneinanderlagerung der vorderen Kanten der Stell-knorpel, also Schließung der tiefgestellten Pars interligamentosa und unter

Mitwirkung des Cricoarytaenoideus lateralis und des Arytaenoideus, Schließung, richtiger Verstopfung der Pars intercartilaginea (s. nächsten Absatz).

Der *M. arytaenoideus* (Abb. 10) zieht mit queren Fasern von Proc. articularis (muscularis) zu Proc. articularis und von Margo lateralis zu Margo lateralis. Morphologisch einheitlich zerfällt der quere Muskel funktionell in zwei Abschnitte. Die zwischen den Proc. articulares gespannten Fasern ziehen diese Fortsätze, antagonistisch zum. M. cricoarytaenoideus lateralis, auf der Gelenkfläche nach aufwärts, bewirken damit wegen des Lig. cricoarytaenoideum eine Drehung der Stellknorpel im Sinne einer Abduction der Proc. vocales, also Öffnung der Pars interligamentosa der Stimmritze (Abb. 9, rechts). — Die Hauptmasse, zwischen den Margines laterales, zieht die ganzen Stellknorpel, besonders die Spitzen, gegeneinander, wirkt antagonistisch gegen alle übrigen Muskeln und hat in dieser Wirkung als Gegenhalt ihre Hauptaufgabe. Sie führt ebenso die Bewegung des M. thyreoarytaenoideus externus wie die des M. cricoarytaenoideus posterior oder des M. cricoarytaenoideus lateralis, ist vor allem bei den Gleit- und Schraubenbewegungen im Gelenk unerläßlich. Gemeinsam mit allen anderen Muskeln, die ihm dann ihrerseits als Antagonisten dienen, kann er die Parallelverschiebung der Stellknorpel bewerkstelligen, ob freilich auf dem kürzesten Wege längs einer Geraden erscheint mir fraglich (s. S. 243). — Indem er die Körper der Stellknorpel, besonders die Spitzen, unter Gegenhalt und Führung des M. cricoarytaenoideus lateralis einander nähert, bis die vorderen Kanten sich berühren, führt er durch gleichzeitige Stauchung der Schleimhaut über den nicht zur Berührung zu bringenden Teilen den Verschluß, richtiger die Verstopfung der Pars intercartilaginea der Stimmritze herbei (s. S. 244). Was hier durch eine Schraubenbewegung und bei hochstehenden Proc. vocales geschieht, wird durch den M. thyreoarytaenoideus externus mit einer Scharnierbewegung und Senkung der Proc. vocales erzielt. Beide Muskeln zusammen erst machen unter Mitwirkung des Cricoarytaenoideus lateralis die Verstopfung der Pars intercartilaginea der Stimmritze durch gestauchte Schleimhaut vollständig.

Den ersten Akt der Phonationsbewegung aus der Respirationsstellung heraus führt wohl der M. arytaenoideus allein aus (s. S. 247).

Der *M. cricoarytaenoideus posterior* muß funktionell in zwei Hauptteile zerlegt werden: einen unteren mit fast senkrechter und einen oberen mit fast wagerechter Faserrichtung. Die Fasern des senkrechten Teiles sind ungefähr doppelt so lang als die des wagerechten, können sich entsprechend mehr verkürzen und den Proc. articularis (muscularis) um einen größeren Betrag bewegen.

Ob für diese beiden Teile, und überhaupt für die Kehlkopfmuskeln, das WEBER-FICK-ROUX-STRASSERSche Gesetz gilt, welches besagt, daß die Fleischbündellänge des Muskels ungefähr doppelt so groß ist als ihre gewöhnliche Verkürzung [R. FICK (2)], habe ich nicht untersucht. Sicher ist, daß einer der Muskeln dem Gesetz nicht folgt: der M. vocalis, der im wesentlichen nur isometrische Kontraktionen ausführt.

Die senkrechten Fasern des Cricoarytaenoideus posterior erzeugen eine reine Scharnierbewegung, also Abduction und Hebung des Proc. vocalis mit Auswärtsneigung der medialen Stellknorpelfläche, die wagerechten wirken in geringerem Umfang ebenso, zugleich können sie eine Gleitbewegung im Gelenk und damit eine Drehung des Stellknorpels hervorrufen, welche zur Abduction des Proc. vocalis führt. Ihre adductorische Komponente erscheint also unter der Wirkung des Lig. cricoarytaenoideum als Drehung mit Abduction des Proc. vocalis (Abb. 9, rechts). Für eine Adduction der Stellknorpel durch Parallelverschiebung könnte sie allenfalls mit dem M. arytaenoideus zusammenwirken.

Als nicht unwesentliche Aufgabe hauptsächlich der senkrechten Fasern kommt hinzu, im Verein mit dem Lig. cricoarytaenoideum zu verhindern, daß der Stellknorpel nach vorn sinkt.

Zusammenfassung der Muskelwirkung.

Die Analyse der Muskelwirkung in einem so fein ausgearbeiteten Bewegungsapparat ins einzelne durchzuführen, ist völlig unmöglich. Stößt es schon auf die größten Schwierigkeiten, am Leichenkehlkopf die Wirkung der verschiedenen Muskeln genau zu bestimmen — so viel Untersucher, so viel Meinungen darüber! — so kann die Bestimmung beim lebendigen Bewegungsapparat vollends über das Allergröbste nicht hinausgehen. Denn der lebendige Organismus vermag nicht nur mit den verschiedenen „Muskeln" zu arbeiten, sondern kann auf dem Wege der Innervation jeden Muskel funktionell in unendlich viele Einzelmuskelchen zerlegen und deren Wirkung auf das feinste wie der menschliche abstufen. Was diese funktionelle Zerlegung der morphologisch begrenzbaren „Muskeln" tatsächlich bedeutet und leistet, zeigt der Umstand, daß der Säugetierkehlkopf mit sehr geringen Abweichungen den gleichen anatomischen Bau aufweist wie der menschliche. Daß der Hammel nur blöken, der Hund nur bellen, der menschliche Säugling nur schreien, der erwachsene Mensch aber bei grundsätzlich gleichem Kehlkopfbau sprechen und singen kann, ist fast ausschließlich Folge der funktionellen Differenzierung durch das zentrale Nervensystem, wie auch die Kunst des Gesanges eine Sache nicht so sehr des Kehlkopfbaues, sondern der Gehirnfunktion ist.

Eine Darstellung der Muskelwirkung im Kehlkopf muß sich also notwendigerweise auf das Elementarste beschränken.

In der *Atmungsstellung* sind Pars interligamentosa und Pars intercartilaginea der Stimmritze geöffnet, die Spitzen der Stellknorpel voneinander entfernt. Die *Phonationsbewegung* beginnt, soweit ich an meinem eigenen Kehlkopf feststellen kann, mit dem Zusammenrücken der Stellknorpelspitzen zur Vorbereitung der Verschließung der Pars intercartilaginea: Wirkung des M. arytaenoideus. Zum vollständigen Verschließen ist die Mitwirkung des M. thyreoarytaenoideus externus und cricoarytaenoideus lateralis notwendig. — Die nun erst folgende Schließung der Pars interligamentosa geschieht durch die Tätigkeit dieser Muskeln, und vom Augenblick der eigentlichen Stimmgebung an erst wirklich vollkommen durch den M. vocalis.

Die *Öffnung* der Pars interligamentosa bewirkt ausschließlich der M. cricoarytaenoideus posterior, die der Pars intercartilaginea auch der M. crico-arytaenoideus lateralis. Die Fünfeckform der maximal erweiterten Stimmritze wird erreicht durch Auseinanderziehen der Proc. articulares (M. cricoarytaenoideus lateralis) unter Abduction der Proc. vocales (M. cricoarytaenoideus posterior).

Außer der Aufgabe, die Stimmlippen in eine bestimmte Stellung zu bringen, kommt den Muskeln die weitere, nicht minder wichtige Aufgabe zu, die Stimmlippen in dieser bestimmten Stellung festzuhalten. Nur dann kann der gleich zu beschreibende Spannapparat der Stimmlippen wirksam werden.

Noch sei darauf hingewiesen, daß die Wirkung der Muskeln sich nicht bloß auf die Stimmlippen, den freien Rand des Mundstückes, beschränkt, sondern das ganze Mundstück betrifft. Von dem noch zu besprechenden M. vocalis abgesehen bildet besonders der M. cricoarytaenoideus lateralis ein plastisches Widerlager des Conus elasticus (Abb. 7). Durch seine Zusammenziehung und die damit einhergehende Erhöhung seiner inneren Spannung verleiht er dem Anfangsteil des Mundstückes die nötige Widerstandskraft gegen den Seitendruck der bei der Stimmgebung durchströmenden Luft. Dieser Druck ist nicht unbeträchtlich. C. LUDWIG (S. 418) gibt ihn nach einer Untersuchung von CAGNIARD-LATOUR am Tracheotomierten auf 945 mm Wasser beim lauten Ausrufen des Namens an, beim Singen eines mittleren Tones auf 160 mm, eines höheren, ohne Crescendo, auf 200 mm. Am toten Kehlkopf erfordert nach JOH. MÜLLER das Fortissimo hoher Töne nur einen Druck von 80—135 mm Wasser.

4. Bewegungen der Taschenfalten.

Die Skelettgrundlage der Taschenfalte bildet ein Bindegewebsstreifen, *Lig. ventriculare,* welcher sich am Schildknorpel oberhalb des Lig. vocale anheftet. Wegen der Befestigung am Stellknorpel (in der Fovea triangularis) folgt das hintere Ende des Bandes und damit auch der Taschenfalte den Bewegungen des Stellknorpels, die es zugleich in ihrer Freiheit einschränkt, jedoch nicht weiter als es das Lig. vocale tut.

In der Respirationsstellung des Stellknorpels (M. cricoarytaenoideus posterior) ist der freie Rand der Taschenfalte fast gerade gestreckt, der Eingang zum Ventriculus laryngis ein schmaler Spalt.   In der Phonationsstellung bildet der Rand einen caudalwärts offenen Bogen über den weit offenen Eingang in den Ventriculus.   Bei der Respirationsbewegung wird aus dem Ventriculus laryngis das schleimige Sekret zahlreicher Drüsen ausgepreßt (Rehn).   Die Phonationsbewegung trifft also auf angefeuchtete Stimmlippen.

Diese Formänderungen des Taschenfaltenrandes ergeben sich bei den Bewegungen des Stellknorpels.   Außerdem kann die ganze Taschenfalte (immer?) bis zu einem gewissen Grade nach medialwärts gedrängt werden (vgl. die Photogramme von Musehold) durch den ihr außen aufliegenden M. thyreoarytaenoideus externus (s. Abb. 10) bzw. den von Rüdinger zuerst beschriebenen und von Steinlechner und Tittel näher untersuchten sehr variablen *M. ventricularis.* Eine wirklich eigene Muskulatur der Taschenfalte ist mir so wenig begegnet wie Zuckerkandl.

5. Varietäten der Muskulatur.

Die hier gegebene Darstellung der Muskulatur hat nur die stets vorhandenen und dem Stimmapparat unter allen Umständen zur Verfügung stehenden Muskeln berücksichtigt. Die Zahl der noch hinzukommenden sehr variablen Muskelzüge — die häufigsten sind der M. ary- und thyreoepiglotticus bzw. -membranaceus, sowie der als konstant anzusprechende M. arytaenoideus obliquus (Abb. 10) — ist außerordentlich groß. Fürbringer hat in seiner erschöpfenden Monographie über 100 behandelt. Über ihre Bedeutung für die Stimmgebung ist nichts Sicheres bekannt. Aus Zuckerkandls (1) Abbildung vom Kehlkopf eines „berühmten Bassisten" könnte man vermuten, daß reiche Ausgestaltung der Muskulatur mit besonderer Leistungsfähigkeit des Kehlkopfes einhergeht, was Zuckerkandl selbst in einer besonderen Arbeit (2) über diesen Bassistenkehlkopf ausspricht. Wie aber diese Muskeln das Stimmorgan beeinflussen können, ist schwer zu beurteilen, da sie in der Hauptsache nur um den laryngealen Teil des Ansatzrohres gelagert sind und nicht um den Stimmapparat selber. Nähere Untersuchungen über diesen Gegenstand sind mir nicht bekannt geworden, und so muß meiner Ansicht nach vorerst die Frage offen bleiben, ob der zum Singen besonders befähigte Kehlkopf auch einen besonderen anatomischen Bau aufweist oder etwa durch die Ausbildung erhält.

Auf das Verhältnis der Kehlkopfmuskeln des Menschen zu den Sphinkteren und dem Dilatator des primitiven Kehlkopfs niederer Formen ist im vergleichend-anatomischen Teil einzugehen.

D. Der Kehlkopfanteil des Ansatzrohres (Vestibulum laryngis).

Das Ansatzrohr des Stimmapparates wird von allen oberhalb der schwingenden Stimmlippen gelegenen Abschnitten der Luftwege bis zur Mund- und Nasenöffnung gebildet.   Das erste Stück liegt noch im Bereiche des Kehlkopfes selber, reicht bis zum Kehlkopfeingang und wird von dem oberen und mittleren Kehlkopfraum gebildet.   Die vordere, von der Epiglottis gebildete Wand verläuft schräg nach oben und hinten (Abb. 19), die hintere, sehr viel kürzere Wand, von der Schleimhaut zwischen den Stellknorpeln gebildet, steigt senkrecht auf und ist sehr viel kürzer.   Aus der verschiedenen Länge von Vorder- und Hinterwand ergibt sich die fast frontale Stellung des eigentlichen Kehlkopfeinganges,

d. h. des Ausganges des ersten, laryngealen Abschnittes des Ansatzrohres in den zweiten, den pharyngealen Abschnitt. Eine starre Skelettgrundlage geht ihm ab. Soweit die Wand von festen Elementen gebildet wird (Epiglottis, Spitzen der Stellknorpel, SANTORINsche und WRISBERGsche Knorpel) ist sie trotzdem beweglich. Die Seitenwand ist gegen ein Fettpolster gelagert, das den Raum zwischen Schleimhautrohr und Schildknorpelplatten ausfüllt. Der Schleimhaut der Seitenwand ist eine Bindegewebsplatte mit elastischen Fasern untergelegt, welche sich von der Plica aryepiglottica bis zur Taschenfalte erstreckt, in welcher sie zu dem Lig. ventriculare verdickt ist: *Membrana quadrangularis*. Sie ist jedoch weder so kräftig und geschlossen noch funktionell so bedeutsam wie der Conus elasticus.

Die beherrschenden Bildungen sind die beiden Taschenfalten, die oberen Abschlüsse der Ventriculi laryngis. Sehr anschaulich ist dieser Anfangsteil des Ansatzrohres von MUSEHOLD (und ähnlich von AVELLIS) verglichen worden mit einem Trompetenmundstück, in welches die Stimmlippen vorgebuchtet sind wie die schwingenden Lippen des Bläsers.

An das Ansatzrohr ist unmittelbar an seinem Beginn, sozusagen als Trichter des Mundstückes, eine seitliche Schleimhautbucht angesetzt, der *Ventriculus laryngis Morgagnii* (Abb. 7). Von Stimmlippen und Taschenfalten oben und unten begrenzt, erreicht er etwa in der Mitte seiner dorsoventralen Ausdehnung die größte Tiefe in der queren Richtung, nach vorn hin die größte Höhe in der craniocaudalen Richtung. Von seinem vorderen Abschnitt nimmt ein in Form und Größe sehr variabler Blindsack seinen Ursprung, die *Appendix ventriculi*, welche bei manchen Affen eine gewaltige Ausdehnung erfährt und sich bis in die Achselhöhle erstrecken kann (SCLAVUNOS, BARTELS, E. MEYER). Ein Rückschluß auf ihre Funktion beim Menschen ist daraus nicht zu ziehen (AVELLIS). Hier liegt die Appendix ventriculi, von einem dichten Paket Drüsen umgeben, zwischen Seitenrand des Epiglottisknorpels und Schildknorpel (Abb. 10). Das Sekret dieser Drüsen der Appendix und des Ventriculus selber wird bei der Respirationsbewegung aus dem Hohlraum des Ventriculus ausgepreßt und befeuchtet die Stimmlippen (s. S. 244 und LEVINSTEIN).

Das Ansatzrohr kann sehr starken Formänderungen unterworfen werden. Epiglottis und Stellknorpel können, wie S. 229 ausgeführt wurde, einander genähert werden, z. B. beim Singen der „offenen" Töne [MUSEHOLD (2, Taf. V, Abb. 9)]. Andererseits können die Taschenfalten gegeneinander bewegt werden (S. 248), so daß eine Verschmälerung in der queren Richtung erfolgt. Es wurde auch schon darauf hingewiesen, daß bei jeder Adductionsbewegung der Stellknorpel, also bei jeder Phonationsbewegung, durch die passive Mitnahme des Taschenbandansatzes der Eingang in den Ventriculus und dieser selbst vergrößert wird (S. 248). Daraus darf wohl entnommen werden, daß auch beim Menschen dem Ventriculus eine, freilich noch nicht näher bestimmte Rolle bei der Stimmgebung zufällt. Wahrscheinlich können auch die sehr variablen, der Membrana quadrangularis aufgelagerten Muskelbündel (S. 248 u. Abb. 10) die Form des Ansatzrohres beeinflussen. LUSCHKAS Einteilung in Constrictor und Dilatator vestibuli laryngis dürfte dem freilich kaum gerecht werden. Sie ist der Vorstellung entsprungen, daß z. B. beim Schlucken das Vestibulum laryngis zu einer sagittalen Spalte verengert wird.

E. Spannapparat der Stimmlippen.

Die Stimmlippen verfügen an sich schon dank der elastischen Elemente des Conus elasticus, besonders des Lig. vocale, über eine gewisse Spannung, die bei jeder Öffnung, welche eine Verlängerung des elastischen Abschnittes bedingt

(Abb. 9), noch vergrößert wird, umgekehrt beim Übergang von der Atmungsstellung zur Stimmgebungsstellung abnehmen muß. Durch einen besonderen,
mit aktiven Bestandteilen ausgerüsteten Spannapparat kann aber die Spannung
in jeder Stellung der Stimmlippen, vorzüglich bei der Stimmgebung, in feinsten
Abstufungen geregelt werden.

Dieser Spannapparat wird gebildet von einer vorn vom Bogen des Ringknorpels über den Schildknorpel, die Stimmlippen zum Stellknorpel und damit
zum Oberrand der Platte wieder des Ringknorpels durchlaufende Verbindung,
deren Fixpunkt im Schildknorpel gegeben ist. Im einzelnen (Abb. 11) setzt
sie sich zusammen aus: Bogen des Ringknorpels, Lig. cricothyreoideum medium
und Articulatio cricothyreoidea mit M. cricothyreoideus, Schildknorpel, Lig.
vocale und M. vocalis, Stellknorpel mit Articulat. cricoarytaenoidea, den zugehörigen Muskeln sowie dem Lig. cricoarytaenoideum und der Platte des Ringknorpels. In gewissem Sinne
kommt noch die Membrana
elastica tracheae hinzu.

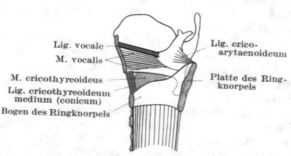

Lig. vocale
M. vocalis
M. cricothyreoideus
Lig. cricothyreoideum medium (conicum)
Bogen des Ringknorpels
Lig. crico-arytaenoideum
Platte des Ring-knorpels

Abb. 11. Schema des Spannapparates.

Das *Ligamentum crico-
thyreoideum medium* s. *Lig.
conicum* ist der vordere,
zwischen den beiden M.crico-
thyreoidei frei liegende stark
verdickte Teil des Conus
elasticus, der sich am unteren Schildknorpelrande anheftet.

Die beiden *Articulationes
cricothyreoideae* werden ge-
bildet von den fast kreisrunden etwas kugelförmigen (ROSCHDESTWENKSKI)
Gelenkflächen am Ringknorpel und an den unteren Schildknorpelhörnern. Die
Entfernung zwischen den beiden unteren Hörnern ist gerade so groß, daß der
Ringknorpel eben zwischen sie hinein paßt, so daß schon deswegen seitliche
Bewegungen unmöglich sind. Die starke Bandsicherung, zugleich das Abgleiten
der meist sagittal und kaum schräg gestellten Gelenkflächen verhütend, läßt
vollends im Verein mit den sonstigen Verbindungen zwischen Ring- und Schild-
knorpel, nur die Drehung um eine durch beide Gelenke ziehende wagerechte
Achse zu, welche sich in Hebung und Senkung des Ringknorpelbogens gegen
den unteren Schildknorpelrand mit durch die Haut tastbarer Ab- und Zunahme
der Entfernung zwischen beiden äußert. Das Wesentliche freilich liegt in der
Bewegung nicht des Bogens, sondern der Platte des Ringknorpels gegen den
Schildknorpel: ihre Entfernung vom Schildknorpel und damit die Entfernung
der Stellknorpel von ihm wird durch die Bewegungen in der Artic. cricothyreoidea
vergrößert oder verkleinert.

Der *M. cricothyreoideus* entspringt am unteren Rande des Schildknorpels
bis zur Basis des kleinen Horns und an benachbarten Teilen der Außen- und
Innenfläche und setzt mit konvergierenden Fasern am oberen Rande des Ringknorpelbogens an. Die seitlichen Fasern haben sehr schrägen Verlauf und
werden als Pars obliqua gegenüber den steileren medialen, der Pars recta, unterschieden.

M. vocalis. Der Streit, ob dieser Muskel mit Recht gesondert benannt und
behandelt wird, scheint mir müßig. So wenig ein Zweifel besteht, daß er funktionell selbständig ist und eine ganz eigene Aufgabe erfüllt, so sicher ist, daß
er anatomisch dem größeren Komplex des Cricothyreoarytaenoideus zugehört
und präparatorisch nur einigermaßen gewaltsam abgetrennt werden kann.

Immerhin gelingt es in den meisten Fällen bei der Präparation von außen nach Wegnahme eines großen Teils der Schildknorpelplatte die vom Schild- zum Stellknorpel gerade verlaufenden Fasern des Vocalis von den sie schräg überziehenden oberflächlichen Fasern des M. thyreoarytaenoideus externus zu trennen. Aber eine wirklich ausgesprochene Grenze, etwa durch eine noch so dünne Fascie gebildet, besteht nicht, am wenigsten in dem unteren Abschnitt nach dem Ringknorpel hin. — Die Begrenzung gegen den M. cricoarytaenoideus lateralis bei der Präparation vom Medianschnitt her, gelingt am Ursprungsteil vom Schild- bzw. Ringknorpel meist leicht, wird aber gegen den Stellknorpel hin immer schwieriger und ist oft um so weniger durchführbar, als die untersten medialen Fasern des Vocalis, dem Cricoarytaenoideus lateralis angeschlossen, zur lateralen Fläche des Stellknorpels ziehen, die oberen, zum Unterrande gehenden unterschneidend (Abb. 11).

Am Schildknorpel entspringt der Vocalis unterhalb und neben dem Lig. vocale und setzt sich am Proc. vocalis des Stellknorpels an, vor allem am Unterrande bis zum Ringknorpel hin, aber auch an dem angrenzenden Teile der Außenfläche in der Fovea oblonga, neben dem Cricoarytaenoideus lateralis. Einzelne mediale Bündel können auch, statt sich am Unterrande des Stellknorpels anzuheften, bis zur Ringknorpelplatte weiterziehen. Mit einer bogenförmigen Verankerung zum Rande der Ringknorpelplatte überbrücken diese Bündel die hintersten Fasern des M. cricoarytaenoideus lateralis.

Von dem Vorkommen vertikaler Vokalisbündel, wie sie mit früheren Autoren GRÜTZNER beschreibt, habe ich mich nicht überzeugen können, daher auch nicht von ihrer Bedeutung für die Veränderung der Stimmlippenform, die ihnen GRÜTZNER zuschreibt.

1. Bedeutung des Spannapparates.

Die Bedeutung des Spannapparates ist doppelt: er vermag einerseits die Länge und Spannung des Conus elasticus, besonders des Lig. vocale und der Stimmlippen zu ändern, andererseits die innere Spannung, die Konsistenz der Stimmlippen. Das Erstere ist Aufgabe des M. cricothyreoideus, das Letztere des M. vocalis. Beide jedoch können weder ohne einander noch ohne die übrigen Teile des Spannapparates tätig sein.

Der Spannapparat ist recht eigentlich der Singapparat. Das Spiel seiner Kräfte bestimmt Länge, Gestalt und träge Maße der schwingenden Stimmlippen, ermöglicht das Singen in den verschiedenen Registern, den Übergang von einem Register zum anderen, das Halten des Tones im Piano und Forte, Crescendo und Decrescendo. Er ist das Organ dessen, was JOH. MÜLLER die „Kompensation der physischen Kräfte" genannt hat.

2. Bewegung des Spannapparates.

Der feststehende Teil des den Spannapparat bildenden Zuges ist der Schildknorpel. Die Muskeln, deren Bedeutung für die Bewegungen des ganzen Kehlkopfes bei der Erörterung über die Schluckbewegung geschildert worden ist, das Rectussystem des Halses und der Stylolaryngopharyngeus, halten den Schildknorpel fest, so daß der Ringknorpel gegen ihn bewegt werden kann.

Änderung der Länge der Stimmlippen.

Die Länge der Stimmlippen ist abhängig von der Entfernung zwischen der Platte des Ringknorpels und der Vorderkante des Schildknorpels. Von der Längenänderung bei Öffnung und Schließung der Stimmritze (Abb. 9) sehe ich jetzt ab. Wird die Ringknorpelplatte durch Hebung des Ringknorpelbogens nach hinten gesenkt, so wird die Entfernung größer, die Stimmlippen länger. Dies bewirkt der M. cricothyreoideus, indem er den (vorderen) Bogen des Ringknorpels hebt. Ist er in Ruhe, so wird der Ringknorpelbogen von der Trachea nach abwärts gezogen, vom Schildknorpel weg, die Entfernung zwischen Ringknorpelplatte und Schildknorpel wird klein, die Stimmlippe kurz und nur so weit gespannt, als es die Spannung des elastischen Lig. vocale bedingt. Ziehen sich die M. cricothyreoidei, unterstützt von dem Zuge der gespannten Membr. cricothyreoidea, gegen den elastischen Widerstand der Membr. elastica tracheae und gegen den Widerhalt des M. vocalis zusammen, so heben sie den Ringknorpelbogen gegen den unteren Schildknorpelrand, vergrößern damit die Entfernung zwischen Ringknorpelplatte und Schildknorpel und verlängern die Stimmlippen. Da die längeren Stimmlippen den tieferen Ton geben, ist an Röntgenbildern, welche beim Singen verschieden hoher Töne aufgenommen sind, die Wirkung der Cricothyreoidei deutlich zu erkennen. Die Entfernung des Ringknorpelbogens vom Schildknorpelrande betrug in den Untersuchungen von JÖRGEN MÖLLER und FISCHER (1) z. B. bei einem Kehlkopf:

in der Ruhelage . . . . . . 14 mm
in der Bruststimme bei A . . 8 „
in der Bruststimme bei a . . 6,5 „

Andererseits haben dieselben Verfasser (2) gezeigt, daß beim Singen des gleichen Tones in Brust- und Falsettstimme die Entfernung zwischen Schildknorpelrand und Ringknorpelbogen verschieden ist: beim Falsetton kleiner als beim Brustton, d. h. im Falsett sind die Stimmlippen länger. Gute Wiedergaben ihrer Röntgenaufnahmen finden sich bei GUTZMANN (S. 40).

Änderung der inneren Spannung der Stimmlippen.

Das Mundstück des Anblasrohres des Stimmapparates, besonders sein oberes freies Ende, ist, wie S. 238 ausgeführt wurde, gestützt von dem plastischen Muskelpolster des M. vocalis (Abb. 7), welcher zugleich die Querschnittsform des bei der Stimmgebung schwingenden Mundstückes bestimmt. Von der Tätigkeit des M. vocalis hängt also sowohl die Konsistenz wie die Form der schwingenden Stimmlippen ab.

Der M. vocalis kann diese Aufgabe insofern erfüllen, als er bei jeder gegebenen Länge der Stimmlippe entweder in allen oder in einzelnen Faserbündeln seine Spannung zu erhöhen vermag. Im ersten Falle wird das Mundstück von einem breiten dicken Polster gestützt, die in Schwingung zu setzende Masse ist groß. Im zweiten Falle ist das Widerlager dünner und schmäler, je nachdem wie viele Bündel gespannt sind, der schlaff bleibende Rest des Muskels spielt für die Schwingungen keine nennenswerte Rolle.

Diese Spannungsänderung im M. vocalis ist nur dann möglich, wenn seine beiden Anheftungspunkte festgestellt sind und ihre gegenseitige Entfernung nicht ändern. Das Wesen der Tätigkeit des M. vocalis besteht in der isometrischen Kontraktion, in der Erhöhung der Spannung bei gleichbleibender Länge. Voraussetzung ist also, daß bei seiner Kontraktion die Annäherung des Stellknorpels bzw. der Ringknorpelplatte an den Schildknorpel verhindert wird, mit anderen Worten, daß der M. cricothyreoideus den Ringknorpel entsprechend festhält. Je stärker also der Vocalis sich spannt, desto stärker muß der Cricothyreoideus gegenhalten. Voraussetzung ist weiter, daß der Stellknorpel durch die übrigen Muskeln in seiner Lage fixiert ist.

Bei der Bruststimme ist offenbar der ganze M. vocalis in Tätigkeit. Die Dicke der Stimmlippen und die Konvexität ihrer Oberfläche sprechen dafür, wenngleich letzteres zum Teil auch so gedeutet werden könnte, daß der M. vocalis nicht zum äußersten gespannt, sondern noch so weit weich wäre, daß er dem Druck der auf die Innenwand der Stimmlippen stoßenden Luft etwas nachgäbe und nach der freien Oberfläche ausgebuchtet würde.

Anders beim Falsett. Beim Falsett sind die Stimmlippen nicht dick, sondern haben einen dünnen Rand und eine flache Oberfläche, beides offenbar straff gespannt. Die Schwingungsart ist anders als bei der Bruststimme. Ehe ich die Versuche von Réthi kennen lernte, hatte ich mir die Vorstellung gemacht, daß die Falsettform der Stimmlippen außer durch die Tätigkeit des M. crico-thyreoideus dadurch zustande käme, daß nicht der ganze M. vocalis, sondern nur die oberflächlichsten Teile, vor allem aber ein schmales, unter dem Stimmlippenrande gelegenes Faserbündel sich kontrahierte, so daß der Schleimhaut sozusagen ein straff gespannter Draht untergelegt wäre.

Réthi hat gefunden, daß die Stimmlippen in der Art des Falsetts schwingen, wenn man eine Nadel oder einen gespannten Faden parallel zum freien Rande hindurchsteckt bzw. -zieht. Das würde durchaus für die Vorstellung sprechen, daß beim Falsett nur ein dünnes Faserbündel des Vocalis sich sehr straff kontrahiert, während der übrige Muskel in Ruhe bleibt oder sich jedenfalls weniger straff spannt, mit Ausnahme jedenfalls der unter der freien Oberfläche der Stimmlippe gelegenen Fasern, durch deren starke Spannung wohl das Flachbleiben der Oberfläche im Gegensatz zur Bruststimmenform bedingt wird.

Die verschiedene Kontraktionsweise des M. vocalis ist nicht der einzige Unterschied im Spannapparat bei Brust- und Falsettstimme. Die Röntgenbilder lehren, daß beim gleichen Ton in der Fistelstimme die Entfernung des Ringknorpels vom Schildknorpel kleiner ist als in der Bruststimme, d. h. beim Falsett sind die Stimmlippen länger als bei der Bruststimme (s. S. 252) und stärker gespannt.

Mit dem Kehlkopfspiegel ist die Tätigkeit des Spannapparates deutlich zu erkennen, und zwar im Beginn der wirklichen Phonation. Wird von der Respirationsstellung zur Phonationsstellung übergegangen, so wird zuerst die Pars intercartilaginea der Stimmritze geschlossen. Die Pars interligamentosa erscheint als ein ganz schmaler, elliptischer Spalt, da die einander zugekehrten Ränder der Stimmlippen ausgebuchtet sind. Erst im Augenblick des Phonationsbeginnes selber strecken und straffen sich unter der Wirkung des Spannapparates diese Ränder, auch die Pars interligamentosa wird jetzt geschlossen.

Ob bei sehr starker Spannung die Stimmlippen wieder auseinanderweichen wie stark gespannte Gummistreifen, die vorher sich berührten, wage ich nicht zu entscheiden. Musehold (2, S. 116) nimmt für das Falsett diesen einfachen Vorgang an.

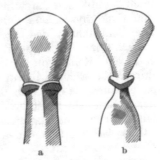

Abb. 12 a u. b. Metallausgüsse des Kehlkopfhohlraumes: Abb. 12 a bei Kontraktion der Musculi cricoarytaenoidei posteriores, Abb. 12 b bei Kontraktion der Musculi cricothyreoidei und der Musculi cricoarytaenoidei laterales. (Nach A. Gerlach.)

F. Wirkung der Kehlkopfmuskeln auf die Form des Kehlkopfraumes.

Die Wirkung der Kehlkopfmuskeln, sowohl derer des Stimmapparates wie derer des Spannapparates, beschränkt sich nicht bloß auf die Stimmlippen und die Taschenfalten, sondern auf das ganze Kehlkopflumen. Wie weit die Formänderungen des Lumens beim Lebenden gehen, und welche Rolle sie im einzelnen spielen, ist noch nicht möglich darzustellen. Am Leichenkehlkopf hat

A. GERLACH an Hand von Metallausgüssen die verschiedenen Formen des Kehl-kopfhohlraumes untersucht, indem er durch Fadenzüge die Wirkung der haupt-sächlichsten Muskeln nachzuahmen suchte. Sind die Ergebnisse dieser Unter-suchung auch nur mit allem Vorbehalt auf die Erscheinungen beim Lebenden übertragbar, so geben sie doch immerhin ein sehr anschauliches Bild von dem Ausmaße möglicher Formänderungen. Abb. 12 a und b mögen als Beispiel dienen.

G. Nerven des Kehlkopfes.

Entsprechend seiner Entstehung aus dem Material caudaler Kiemenbögen wird der Kehlkopf von den dieser Gegend zugehörigen Ästen des N. vagus versorgt. Beim erwachsenen Menschen erscheinen sie als N. *laryngeus superior et inferior* (s. *recurrens*).

In die Versorgung der Kehlkopfmuskeln mit motorischen Fasern teilen sich nach der üblichen Darstellung beide Nerven derart, daß der N. laryngeus superior den Krikothyreoideus, der N. laryngeus inferior alle übrigen Muskeln versieht. Die Schleimhaut des eigentlichen Kehlkopfinneren ist, soweit sich präpara-torisch ermitteln läßt, ganz und gar Gebiet des N. laryngeus superior. Da aber stets eine Reihe von Verbindungen zwischen beiden Nerven bestehen, welche durch Präparation ihrem Fasergehalt nach nicht aufgelöst werden können, so bedeutet das an sich durchaus klare anatomische Bild für die Verteilung der Fasern beider Nerven doch nichts Entscheidendes. Die gewöhnliche Angabe lautet denn auch, hauptsächlich auf Grund der experimentellen Erfahrungen, dahin, daß das Gebiet des N. laryngeus superior „bis zur Stimmritze" reicht. Diese Angabe bedürfte aber der Nachprüfung. Desgleichen wäre noch zu unter-suchen, ob der N. laryngeus superior nicht doch, entgegen den Ergebnissen der Physiologen, Fasern auch an die Muskeln abgibt, wenn auch nicht die eigent-lich motorischen, so doch vielleicht solche für die Muskelspindeln. Präpara-torisch kann nach meinen eigenen Erfahrungen nicht ausgeschlossen werden, daß entsprechend den Angaben der alten Anatomen der N. laryngeus superior Fasern an die Muskeln schickt. Es will mir scheinen, daß LONGETs Entdeckung über die Verteilung der motorischen Funktionen auf die beiden Kehlkopfnerven eine ähnliche einseitige Dogmatisierung erfahren hat wie die Lehre von BELL-MAGENDIE bzw. JOH. MÜLLER über die vorderen und hinteren Wurzeln der Rückenmarksnerven. Denn daß nach Unterbrechung des N. laryngeus inferior die inneren Kehlkopfmuskeln gelähmt sind, schließt doch nicht aus, daß sie auch noch von einem anderen Nerven versorgt werden. Es wäre durchaus von Bedeutung zu wissen, ob die afferenten Fasern der Kehlkopfmuskeln etwa getrennt von den efferenten verlaufen, die ersteren im Laryngeus superior, die letzteren im Laryngeus inferior. Die besonders durch EXNER und seine Schüler bekannt gewordenen Erscheinungen der Degeneration der Muskeln nach Durch-schneidung des Laryngeus *superior* würde dann vielleicht ihre entgültige Erklä-rung finden können. — Über das Verhalten der Muskeln nach Unterbrechung des Laryngeus superior beim Menschen habe ich keine Angaben gefunden. Es wäre merkwürdig, wenn danach keine Störung der Stimmlippenbewegungen ein-treten sollte. Der Kehlkopf müßte klamm werden wie die Finger bei Kälte oder er müßte Koordinationsstörungen zeigen wie die untere Extremität bei der Tabes.

Für die erste Orientierung in der Praxis der Stimmlippenlähmungen genügt die Fassung: der Laryngeus superior versorgt die Schleimhaut und den M. crico-thyreoideus, der Laryngeus inferior alle übrigen Muskeln, — den Anforderungen an eine wissenschaftliche These entspricht aber diese Formulierung nicht.

Die Entscheidung im einzelnen kann beim Menschen nur die histologische Untersuchung von Lähmungsfällen (Degeneration der Nervenfasern) bringen.

Bei Hunden ist nach Luschka von Philipeaux und Vulpian schon 1869 mit Durchschneidungsexperimenten festgestellt worden, daß in der Ansa Galeni nur sensible Fasern vom N. laryngeus superior zum inferior laufen, aber nicht umgekehrt. Spätere experimentelle Untersuchungen sind gefolgt. — Auf den Menschen dürfen aber die Ergebnisse der Untersuchungen an Tieren nicht ohne weiteres übertragen werden. Und es ist besonderes Gewicht zu legen auf die Degeneration nicht nur der Nervenfasern, sondern auch der Muskeln, deren Degeneration vielleicht nicht ausschließlich von der Lähmung der efferenten, motorischen Fasern abhängig ist, sondern ebenso nach der Unterbrechung der afferenten „sensiblen" Fasern erfolgen kann (Exner). Von manchen Seiten wird diese Erscheinung durch Inaktivitätsatrophie erklärt, so von Grossmann (2).

Die Frage des von Exner entdeckten *N. laryngeus medius,* welcher bei Hund und Kaninchen den M. cricothyreoideus zusammen mit dem Ramus externus des Laryngeus superior versorgt, ist für den Menschen noch nicht geklärt. Exner glaubt, auch beim Menschen ein Analogon dieses Nerven gefunden zu haben. Neuere Untersuchungen darüber sind mir nicht bekannt geworden. Es bedarf eben überhaupt die Innervation des menschlichen Kehlkopfes der weiteren Durchforschung.

1. N. laryngeus superior.

Der N. laryngeus superior entspringt aus dem Stamm des N. vagus in der Gegend des caudalen Endes des Ganglion nodosum, gelegentlich aus einem kleinen, von mehreren Zweigen gebildeten Geflecht (Onodi). Er zieht medial von der Carotis externa zur Membrana hyothyreoidea, welche er neben und oberhalb der Art. laryngea superior durchbohrt. So gelangt er in den Sinus laryngopharyngeus (piriformis), dessen Schleimhaut er zu der schräg nach innen unten verlaufenden oft leistenartig hohen, oft kaum bemerkbaren *Plica nervi laryngei* (Hyrtl) erhebt. Seine Zweige sendet er unter vielfacher Schlingenbildung zur Schleimhaut der Valleculae, der Epiglottis, des ganzen Kehlkopfes, des Mesopharynx und eines kleinen Bezirkes des Hypopharynx auf der Rachenfläche der Stellknorpel und des Ringknorpels. Der caudalste Ast verbindet sich unter der den M. cricoarytaenoideus posterior bedeckenden Schleimhaut mit dem medialen Aste des N. laryngeus inferior zur *Ansa Galeni.* Vom gleichen Aste des N. laryngeus superior zweigen sich ein oder mehrere Fäden ab, welche nach Durchbohrung des M. arytaenoideus die Schleimhaut an der Dorsalwand ober- und unterhalb der Stimmritze versorgen. Ein sehr feines Ästchen geht zum dorsalen Abschnitte der Stimmlippe. Es ist nicht ausgeschlossen, aber unwahrscheinlich, daß ein Teil der Fasern für die Stimmlippe und für die Schleimhaut caudal von ihr aus dem N. laryngeus inferior stammt, da dessen Zweig zum M. arytaenoideus sich mit dem den Muskel durchbohrenden Ast des N. laryngeus superior verbindet.

Außer Sympathicusfasern, die sich an seinem Ursprung zugesellen, führt der Laryngeus superior die motorischen Fasern für den Constrictor pharyngis inferior (Laryngopharyngeus) und seinen Abkömmling, den M. cricothyreoideus. Dieser motorische Anteil zweigt sich als R. externus aus dem Anfangsstück des N. laryngeus superior ab und verläuft auf der Außenfläche des M. constrictor pharyngis inferior nach abwärts. Das für den M. cricothyreoideus bestimmte zwirnsfadenstarke Endästchen durchbohrt meistens den M. laryngopharyngeus dicht vor seinem Ursprung oberhalb des unteren Schildknorpelhorns. Luschka hat einen auf Grund seiner Beschreibung unschwer zu findenden feinen Ast dieses Nerven kennen gelehrt, der rückläufig nach Durchsetzung der Membr. cricothyreoidea und der inneren Muskeln in der Schleimhaut der vorderen Hälfte der Stimmlippe endigt. Beim Durchtritt zwischen M. crico-arytaenoideus lateralis und thyreoarytaenoideus verbindet er sich durch eine äußerst feine Anastomose mit einem Zweigchen des N. laryngeus inferior. Er kann, soviel ich sehe, ausnahmsweise fehlen und durch einen Zweig des R. internus des Laryngeus superior vertreten sein. — In der Bahn des Ramus externus läuft gewöhnlich eine Strecke weit der Ramus cardiacus superior n. vagi.

Ist am Schildknorpel ein *For. thyreoideum* vorhanden, welches entweder ein- oder beidseitig etwas vorn abwärts vom Tuberculum superius den Knorpel in der Richtung von innen medial nach außen lateral durchbohrt, so geht gelegentlich wohl die Art. laryngea superior, nicht aber, wenigstens beim Menschen, der N. laryngeus superior hindurch. In den meisten Fällen ist ein von innen nach außen durchtretendes Ästchen des Nerven beobachtet worden, dessen weiterer Verlauf aber, auch entwicklungsgeschichtlich, nicht sicher festgestellt ist (DIETERICH). EXNER konnte es in Querschnittsserien durch Kehlköpfe Neugeborener bis zur Vereinigung mit dem Ramus externus verfolgen, sagt aber dazu, daß es ein Nerv sei, „dessen Funktion dem Larynx fremd ist". Über die Nichthomologie des For. thyreoideum der verschiedenen Säuger s. S. 271. Die Angabe von LUSCHKA, in einem Falle durch das For. thyreoideum den ganzen Ramus externus des N. laryngeus superior durchtreten gesehen zu haben, habe ich nicht wieder bestätigt gefunden.

Mit voller Sicherheit läßt sich präparatorisch feststellen, daß die Schleimhaut der Stimmlippen und des anschließenden Teiles des unteren Kehlkopfraumes noch vom N. laryngeus superior versorgt wird, und zwar auffallenderweise im ventralen Abschnitt vom Ramus externus, im dorsalen vom Ramus internus. Damit steht die Angabe von FREY und AVELLIS (2) in Einklang, daß nach Anästhesierung des Laryngeus superior, von welcher der Ramus externus nicht betroffen wird, die Berührung der Schleimhaut des subglottischen Kehlkopfraumes gewöhnlich mehr oder weniger lebhafte Reflexe auslöst.

An den beiden caudalen Ästen zur Taschenfalte fand ich regelmäßig ein winziges Ganglion. Mikroskopisch kleine Ganglien in der Schleimhaut sind seit REMAK bekannt (vgl. KÖLLIKERS Gewebelehre).

Von EXNER und seinen Schülern, ÓNODI und anderen ist angegeben worden, daß die feinen Äste des N. laryngeus superior die Mittellinie überschreiten und sich in der Schleimhaut der anderen Kehlkopfhälfte verzweigen. Für diese und andere die Kehlkopfnerven betreffende Fragen vgl. das Referat von SCHULTZE.

2. N. laryngeus inferior.

Der *N. laryngeus inferior* s. *recurrens* entspringt und verläuft aus entwicklungsgeschichtlichen Gründen rechts und links verschieden. Ursprünglich geradeswegs vom Stamme des Vagus zur Anlage des Kehlkopfes ziehend, wird er bei dem Descensus cordis vom 6. bzw. 4. Kiemenarterienbogen caudal gezogen und zu rückläufigem Wege gezwungen. Beim Erwachsenen entspringt er auf der *linken* Seite in der Konkavität des Aortenbogens in der Höhe des Lig. arteriosum Botalli aus dem Stamme des Vagus, welcher ventral über den Aortenbogen hinwegläuft, biegt sich um das Lig. arteriosum (6. Kiemenarterienbogen) herum und gelangt etwa in der Furche zwischen Oesophagus und Trachea zum Kehlkopf. — Auf der *rechten* Seite entspringt er aus dem Vagus dort, wo dieser ventral über den Stamm der Art. subclavia zieht, jener Strecke der Subclavia, welche, aus dem 4. Kiemenarterienbogen hervorgegangen, dem Arcus aortae entspricht, biegt um die Arterie nach dorsal um (der 6. Kiemenarterienbogen geht rechts völlig zugrunde) und läuft an der Seitenwand der Trachea zum Kehlkopf.

Beide Nervi laryngei inferiores geben, ehe sie an den Kehlkopf herantreten, an Oesophagus und Trachea zahlreiche Äste ab, überkreuzen die Art. thyreoidea inferior dorsal oder ventral und erreichen den Kehlkopf medial vom unteren Horn des Schildknorpels. Hier teilt sich jeder Nerv in einen medialen und lateralen Ast.

Der mediale Ast versorgt den M. cricoarytaenoideus posterior, von der Unterfläche her in den Muskel eintretend, und mit einem feinen, unter diesem Muskel aufwärts ziehenden und an dessen kranialem Rande unmittelbar zwischen Ringknorpel und Schleimhaut gelegenen Ästchen den M. arytaenoideus. Ein Faden davon zieht zu dem den M. arytaenoideus durchsetzenden Aste des N. laryngeus superior. Mit dem medialen Aste des Laryngeus inferior verbindet sich der caudalste Zweig des Ramus internus des Laryngeus superior zu der unter der Hypopharynxschleimhaut gelegenen *Ansa Galeni* (s. S. 255).

Der laterale Ast des N. recurrens verläuft in der Tiefe der Rinne zwischen Ringknorpel und Hinterrand des Schildknorpels kranialwärts und versorgt alle übrigen Kehlkopfmuskeln, also Cricoarytaenoideus lateralis, Thyreoarytaenoideus externus et internus und die variablen wie Thyreoepiglotticus usw.

Der mediale und laterale Ast des N. laryngeus inferior unter dem M. cricoarytaenoideus posterior bzw. in der Rinne zwischen hinterem Schildknorpelrande und Ringknorpel sind gegen schädigende Druckwirkung von Bissen, welche im Hypopharynx abwärts gepreßt werden müssen, durch ihre Lage weitgehend geschützt.

Die feinere Verzweigung der Nerven innerhalb der Muskeln ist von GRABOWER (1) untersucht worden. Nach ihm ist der M. cricoarytaenoideus posterior der nervenärmste und die Nervenverzweigung in ihm weicht in ihrer Form von der in anderen Muskeln ab.

Mit sensiblen Fasern versorgt der Laryngeus inferior anschließend an das Gebiet des Laryngeus superior Trachea, Oesophagus und wohl einen Teil des Hypopharynx.

Aus der entwicklungsgeschichtlichen Bedingtheit der Rückläufigkeit des N. laryngeus inferior erklärt es sich, daß bei abnormem Wegfall des den Nerven caudalwärts mit sich ziehenden Arterienstückes der Nerv den ursprünglichen geraden Verlauf vom Vagusstamm zum Kehlkopf nimmt. Die häufigste dieser Abnormitäten, welche von BRENNER erschöpfend untersucht worden sind, äußert sich darin, daß die Art. subclavia dextra nicht aus der Anonyma entspringt, sondern als letzter Ast des Aortenbogens und zwischen Oesophagus und Wirbelsäule zur rechten Seite hinüberzieht. In diesem Falle ist der N. laryngeus inferior dexter kein Recurrens, sondern entspringt unter rechtem Winkel aus dem Vagusstamme in Höhe des unteren Kehlkopfrandes und zieht quer zum Kehlkopf medialwärts, um sich hier wie gewöhnlich zu verzweigen. Die sonst als Zweige des Recurrens erscheinenden Äste des Vagus zu Oesophagus und Trachea werden vom Stamme des Vagus selbst als einzelne medialwärts ziehende Äste abgegeben.

Der N. laryngeus inferior ist bei allen Säugetieren rückläufig, also ein N. recurrens. Die einzige bisher bekannte, ihrem Wesen und ihrer Entstehung nach noch völlig ungeklärte Ausnahme macht das Lama (v. SCHUMACHER. ELZE).

ÓNODI legt großen Wert auf seine Feststellung, daß im N. recurrens die „phonatorischen" und „respiratorischen" Nervenbündel sich auf eine große Strecke präparatorisch trennen lassen.

Über die schon lange bekannten kleinen Ganglien an den Ästen des Laryngeus inferior handelt wohl die mir nicht zugängliche Arbeit von PERNA.

Die motorischen Fasern der beiden Kehlkopfnerven stammen aus dem Nucleus motorius vagi s. Nucleus ambiguus in der Medulla oblongata und treten als caudalste Wurzelfäden des Vagus aus, als sog. N. accessorius vagi. Die sensiblen Fasern bilden einen Teil des Tractus solitarius. Die kürzesten Reflexbahnen für den Bereich des Kehlkopfes gehen also über die Medulla oblongata. — Jeder Nucleus ambiguus erhält corticobulbäre (Pyramiden-) und wohl auch subcorticobulbäre Fasern von beiden Großhirn- und Hirnstammhälften, wodurch die Symmetrie der Bewegungen erreicht wird, ähnlich wie beim motorischen Anteil des Trigeminus (Kaumuskeln) und dem Facialisanteil für Auge und Stirn.

Beide Kehlkopfnerven haben reichlich Verbindungen mit dem *Sympathicus* und sicherlich laufen zahlreiche Sympathicusfasern in ihrer Bahn. Es dürften

Gefäß- und Drüsennerven sein. Die Angabe von ÓNODI, daß ihre Reizung Zusammenziehung der Kehlkopfmuskeln hervorrufe, ist von P. SCHULTZ und
GROSSMANN (1) widerlegt worden.

Nach H. SCHULTZE führt der N. laryngeus superior gefäßerweiternde Vagusfasern, der N. laryngeus inferior gefäßverengernde Sympathicusfasern.

Die ausgedehnte Literatur über die Nn. laryngei ist mit eigenen Untersuchungen ver-
arbeitet in der Monographie von ÓNODI. Auch die Handbücher der Physiologie, besonders
NAGEL, handeln eingehend über sie, ferner BECHTEREW u. a. Auch die Referate von GRA-
BOWER (2) und H. SCHULTZE berücksichtigen eingehend die Literatur. Den Ursprung aus
Nucl. ambiguus behandelte neuerdings FREMEL.

Über die „Druckpunkte" der beiden Kehlkopfnerven s. BOENNINGHAUS.

H. Blutgefäße des Kehlkopfes.

1. Arterien.

Im Bereiche des Kehlkopfes und der Schilddrüse treffen durch die Arteriae
thyreoideae superiores et inferiores und deren Arteriae laryngeae die Strom-
gebiete zweier großer Arterien zusammen, der Carotis und der Subclavia. Durch
regelmäßige Anastomosen sowohl der beiden Schilddrüsenarterien untereinander
wie der beiden Kehlkopfarterien untereinander und durch ebenso regelmäßige
Anastomosen über die Mittellinie hinweg ist die Möglichkeit der Bildung von
Kollateralbahnen und der Ausgang für die zahlreichen individuellen nicht
grundsätzlich belangreichen Variationen gegeben. Stets überwiegt das Stromgebiet der Carotis, besonders am Kehlkopfe, welcher im Grunde genommen
überhaupt nur aus der Carotis gespeist wird, abgesehen allenfalls vom M. cricoarytaenoideus posterior, welcher seine Arterienzweige großenteils aus dem
Gebiete der Subclavia erhält.

Mit zwei Arterien ist die *Carotis* an der Versorgung des Kehlkopfes beteiligt:
der *Art. laryngea superior* und der *Art. cricothyreoidea s. laryngea media.* Beide
nehmen aus der Art. thyreoidea superior ihren Ursprung, die erstere nicht so
selten auch aus der Carotis externa unmittelbar.

Die *Art. laryngea superior* verläuft caudal neben dem Nervus laryngeus
superior auf der Membrana hyothyreoidea und durch sie hindurch, begibt sich
unter der Schleimhaut des Recessus laryngopharyngeus (piriformis) zur Seitenwand des eigentlichen Kehlkopfschleimhautrohres. Mit einem aufsteigenden,
unter der Plica pharyngoepiglottica durchziehenden Aste versorgt sie Epiglottis, Valleculae und kranialen Abschnitt des Recessus laryngopharyngeus
mit anschließender Seitenwand des Mesopharynx. Die übrigen Teile werden
von den abwärts gerichteten Zweigen versehen. In Stimmlippen und Taschenfalten tritt von dorsal her ein größerer Ast ein und verläuft parallel dem freien
Rande der Falten nach ventral. Unter der Schleimhaut des Hypopharynx,
über dem M. cricoarytaenoideus posterior, findet die Verbindung mit der Art.
laryngea inferior statt, in einer nach Form und Umfang sehr wechselnden, rechts
und links gewöhnlich verschiedenen Art.

Ist ein Foramen thyreoideum vorhanden, so geht entweder eine Arterie hindurch,
deren Verbreitung der Art. laryngea superior entspricht, oder die in der typischen Weise
verlaufende Art. laryngea superior versorgt nur die Plicae aryepiglotticae sowie die Epiglottis
und Umgebung, und ein das Foramen thyreoideum durchsetzender Ast der Art. thyreoidea
superior übernimmt das übrige Gebiet der Art. laryngea superior.

Die *Art. cricothyreoidea s. laryngea media,* ein Ast der Art. thyreoidea superior,
verbindet sich regelmäßig mit der gegenseitigen Arterie zu einem kranial vom
oberen Rande des Isthmus glandulae thyreoideae gelegenen Gefäßbogen, von
dem außer feinen Zweigen zum Isthmus und Proc. pyramidalis der Schilddrüse
seitliche Äste unterhalb des Schildknorpelrandes in die Tiefe treten und sich

mit Ästen der Art. laryngea superior verbinden, außerdem regelmäßig ein, gelegentlich auch zwei oder mehr mittlere Äste, welche das Lig. cricothyreoideum medium s. conicum in oder nahe der Mittellinie und nahe dem unteren Rande des Schildknorpels durchbohren.

Die Beteiligung der *Subclavia* an der Versorgung des Kehlkopfes erstreckt sich eigentlich nur auf die des M. cricoarytaenoideus posterior. Der sehr wechselnden Anastomose mit der Art. laryngea superior wurde schon gedacht. Dem kleinen, manchmal auch am besten Injektionspräparat wirklich kaum auffindbaren Ästchen der Art. thyreoidea inferior den Namen der *Art. laryngea inferior* zu geben, kann eigentlich nur dem Nervus laryngeus inferior zuliebe geschehen, neben dem sie, und zwar medial, auch wirklich eine kleine Strecke verläuft.

Die individuelle Variabilität ist außerordentlich groß (vgl. BLADT). Wirklich wesentliche Abweichungen der Arterien von dem geschilderten Verhalten gehören zu den großen Seltenheiten. LUSCHKA und W. KRAUSE berichten einiges darüber.

Die feinsten Verzweigungen der Arterien und Venen sowie die Capillarnetze in der Schleimhaut hat SPIESS an Präparaten vom Hundekehlkopf geschildert.

2. Venen.

So leicht sich die klappenlosen Venen der Schilddrüse mit Injektionsmasse füllen lassen, so schwierig ist die Injektion der Venen des Kehlkopfes, wegen der allenthalben entgegenstehenden Klappen. Bei jugendlichen Kehlköpfen mit gut schlußfähigen Venenklappen schlägt manchmal jeglicher Injektionsversuch fehl. Und bei älteren Kehlköpfen mit verringerter Schlußfähigkeit gelingt meist auch nur die Füllung der größeren Venen und nur zufällig einmal die des einen und anderen feineren Astes. Daher bin ich nicht in der Lage, eine nähere Darstellung der feineren Verzweigungen der Kehlkopfvenen zu geben, die sich auch in der Literatur nirgends findet.

Regelmäßig werden die Art. laryngea superior und ihre Äste von einer paarigen oder unpaaren *Vena laryngea superior* begleitet, deren Ursprungsgebiet der Verbreitung der Arterie entspricht, sich also bis zum Zungengrunde erstreckt. Im großen und ganzen halten sich die Venen an die Arterien, so auch in Stimm- und Taschenfalten. Die V. laryngea superior ist außerdem Abfluß für das mächtige submuköse Wundernetz von varikös erweiterten Venen auf der Dorsalfläche der Ringknorpelplatte, von dessen regelmäßigem Vorkommen und typischer Anordnung ich mich jetzt neurlich überzeugt habe (vgl. ELZE und BECK).

Im Falle eines Foramen thyreoideum verhält sich die Vene wie die Arterie, mündet aber dann meist in die V. thyreoidea media ein.

Die V. laryngea superior führt das Blut mit den eben erwähnten Ausnahmen stets in die V. thyreoidea superior; das gleiche gilt für die regelmäßig das Lig. cricothyreoideum medium durchsetzende starke *V. cricothyreoidea s. laryngea media*. Doch lassen sich von der Vena laryngea superior aus sämtliche Schilddrüsenvenen füllen, unter denen zahlreiche Verbindungen bestehen. Eine der Art. laryngea inferior entsprechende Vene habe ich nicht gefunden, wenn man nicht das submuköse Wundernetz so betrachten will, das in der Tat von zahlreichen gewundenen Ästchen der Art. laryngea inferior gespeist wird. Des regelmäßigen Vorkommens einer Begleitvene der Art. laryngea inferior bin ich jedenfalls nicht sicher.

3. Lymphgefäße.

Die Lymphgefäßnetze der Kehlkopfschleimhaut, am reichsten entwickelt in den Taschenfalten und der Wand des Ventriculus laryngis, also dem Gebiete der „Tonsilla laryngea", hat LUSCHKA nach Präparaten von TEICHMANN abgebildet. Die abführenden Lymphgefäße und die regionären Lymphknoten sind von Most näher untersucht, dessen Angaben durch Roubaud bestätigt und noch ergänzt worden sind. Mangels eigener Erfahrungen halte ich mich an die von Bartels gegebene Darstellung.

Nach Most sind im Kehlkopf zwei Lymphgebiete zu unterscheiden (Abb. 13), deren Grenze die lymphcapillararmen Stimmlippen bilden. Die abführenden Lymphgefäße des oberen Gebietes (oberhalb der Stimmlippen) schließen sich der Art. laryngea superior an und ziehen zu tiefen Halslymphknoten. Die Gefäße von Epiglottis und Plicae aryepiglotticae gehen zuweilen durch Lymphoglandulae infrahyoideae hindurch. — Aus dem unteren Gebiet (unterhalb der Stimm-

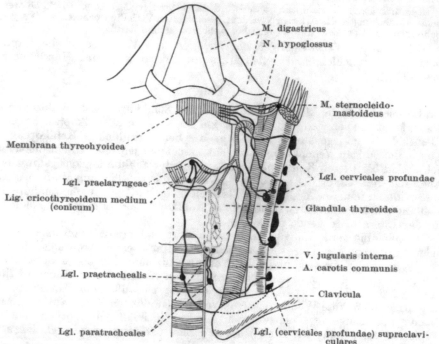

Abb. 13. Halbschematische Darstellung der Lymphgefäße des Kehlkopfes, unter Benutzung der Abbildung von Most, ergänzt nach den Angaben von Roubaud.

lippen) ziehen vordere Lymphstämmchen durch das Lig. cricothyreoideum medium zu Lgl. praelaryngeae und über den Isthmus der Schilddrüse hinweg zu Lgl. praetracheales, von da zu Lgl. cervicales profundae; hintere Stämmchen durchsetzen das Lig. cricotracheale und treten in Lgl. paratracheales ein.

Regionäre Lymphknoten für den Kehlkopf sind also hauptsächlich die Nodi cervicales profundi, außerdem die Nodi praelaryngei, prae- und paratracheales, evtl. noch infrahyoidei, häufig auch supraclaviculares.

I. Tracheo-Bronchialbaum.

Aristoteles nannte die Luftröhre τραχεια ἀρτηρια, den rauhen, von den Ringen unebenen luftführenden Gang (ἀηρ, τηρεω), im Gegensatz zu den glattwandigen luftführenden Gängen (λειαι ἀρτηριαι), den Arterien, welche nach der Meinung der Griechen nicht Blut, sondern Luft enthielten, da sie bei der Eröffnung der ausgebluteten Opfertiere leer gefunden wurden. Das blindwaltende Schicksal der anatomischen Nomenklatur, das die anatomischen Bezeichnungen, größtenteils durch die arabische Medizin, den völlig sachunkundigen übersetzenden Mönchen des frühen Mittelalters in die Hand gab, hat auch hier wie so oft — man denke etwa an „Pia mater" — wahllose Unvernunft geübt: das charakteristische Substantivum für das Luftrohr wurde den Blutröhren zuerteilt, das an sich unbedeutsame Adjektivum blieb zurück, noch dazu in der ungewöhnlichen und nicht unbedenklichen Form trachéa statt trachía. Doch hat sich außer der „aspera arteria" der wissenschaftlichen Literatur bis zum Anfang des vorigen Jahrhunderts, die alte Bezeichnung in romanischen Sprachen, so im Französischen, bis auf heute erhalten: trachée artère, ähnlich dem „rhume de cerveau", der die alte Vorstellung überliefert, daß das beim Schnupfen aus der Nase entleerte Sekret im Gehirn gebildet und mittels des Trichters (Infundibulum) durch die Löcher der Siebplatte (Lamina cribrosa) in die Nasenhöhle geleitet wird.

Die Bezeichnung der griechischen Umgangssprache für Luftröhre war $\beta\varrho o\gamma\chi o\varsigma$, latinisiert *bronchus*, zugleich soviel wie Kehle, Schlund, in dieser Undifferenziertheit unserer „Gurgel" ähnlich. (Nach PLATOS Meinung gehen durch den $\beta\varrho o\gamma\chi o\varsigma$ die Getränke und befeuchten ($\beta\varrho\varepsilon\chi\omega$) seine Äste, nur die festen Speisen gelangen durch die Speiseröhre in den Magen.) Das Ende der Luftröhre mit den großen Ästen hieß $\tau a\ \beta\varrho o\gamma\chi\iota a$, so daß es richtiger ist, von bronchia (neutr. plur.) und Bronchien zu reden als von bronchi und Bronchen. HIPPOKRATES nennt das Ende der Luftröhre $\dot a o\varrho\tau\eta$, weil die Lungen an ihm aufgehängt sind ($\dot a\varepsilon\iota\varrho\varepsilon\iota\nu$), wie das Herz an dem großen Gefäß, dem der Name „Aorta" seit ARISTOTELES geblieben ist [HYRTL (2), Art. Trachea].

1. Trachea.

Die Trachea ist das Luftzuleitungsrohr für das Atmungsorgan, die Lungen, zugleich das Anblasrohr für das Stimmorgan, den Kehlkopf. In ihrer Länge richtet sie sich nach der durch den Hals bedingten Entfernung von Kehlkopf und Lungen, sie fehlt daher bei den halslosen Amphibien und ist verhältnismäßig am längsten bei den langhalsigen Vögeln. Unter den Säugern ist sie am kürzesten bei den Cetaceen, am längsten bei Bradypus, bei dem sie abweichend von dem sonst stets gestreckten Verlaufe eine Doppelschlinge bildet. Ihrer Aufgabe nach muß sie ein stets offenes Lumen aufweisen. Dies wird gewährleistet durch die Einlagerung von zahlreichen ringförmigen Skelettstücken in die Wand, welche in kurzen Abständen das elastische membranöse Rohr versteifen. Ein völlig starres Rohr würde das Auf- und Absteigen des Kehlkopfes beim Schlucken, Sprechen und Singen unmöglich machen und die Bewegungen des ganzen Halses erschweren. Die Skelettstücke bestehen bei den Säugetieren aus biegsamem hyalinen Knorpel und stellen bei den meisten Formen dorsal nicht völlig geschlossene Ringe dar, so daß die Hinterwand der Luftröhre einen skelettfreien Längsstreifen aufweist (Paries membranaceus, Abb. 10 u. 17). Von der Schleimhautfläche ebenso wie von außen erscheint die übrige Wand geringelt (Paries anulatus). Diese Anordnung der Skelettstücke ermöglicht außer Verlängerung, Verkürzung und Verbiegung des Rohres auch Erweiterung und Verengerung, dadurch das Ausweichen vor den in der Speiseröhre abwärtsgleitenden Bissen innerhalb des engen Eingeweideraumes des Halses, der S. 236 beschriebenen Gleitröhre, deren Knochen-Muskel-Fascienwand den Bissen nicht nachgibt. Bei den Vögeln, welche keinen Sternocleidomastoideus und daher auch keine solche enge Gleitröhre besitzen, die Trachea also nach vorn und nach der Seite unter der weiten Haut ausweichen kann, kann die Versteifung des Luftrohres durch geschlossene Knochenringe erfolgen.

Länge, Weite und Verlauf der *menschlichen Luftröhre* sind, auch bei einem und demselben Individuum, keine konstanten Größen, sondern ändern sich mit der Stellung des Kehlkopfes und unter der Einwirkung der Nachbarorgane. Daher sind auch die Befunde beim Lebenden und bei der Leiche verschieden. BRÜNINGS hat nach Röntgenbildern und autoskopischen Daten für die *Längenmaße* beim Lebenden folgende *Mittelwerte* zusammengestellt:

Längenverhältnisse des Bronchialbaumes.

	Mann cm	Frau cm	Kind ca. 10 J. cm	Säugling cm
Trachea	12	10	7	4
Rechter Hauptbronchus	2,5	2	1	0,5
Linker Hauptbronchus	5	4,5	3	1,5
Rechter Stammbronchus	3,5	3	2	1
Linker Stammbronchus	2	1,5	1	0,5
Rechnen wir dazu den geradelinigen Abstand der oberen Zähne von der Trachea	12	13	10	12
so ergibt sich als *Gesamtentfernung* zwischen *oberen Zähnen* und *Bifurkation*	26	23	17	12
und *als Gesamtentfernung* zwisch. *oberen Zähnen* und *Unterlappenästen* rechts	32	28	20	13,5
links	33	29	21	14

Die Länge der Trachea ist außerordentlich schwankend (s. Oppikofer, Taf. 20 u. 21). Sie ist unabhängig von der Gesamtkörpergröße (Oppikofer), vielleicht aber abhängig von der Länge des Halses, worüber ich keine Angaben gefunden habe.

Mittelwerte für die *Weite* hat Brünings in folgender Aufstellung zusammengefaßt:

Kaliberverhältnisse des Bronchialbaumes.

	Mann mm	Frau mm	Kind ca. 10 J. mm	Säugling mm
Trachea	15—22	13—18	8—11	6—7
Rechter Hauptbronchus	12—16	10—15	7—9	5—6
Linker Hauptbronchus	10—14	9—13	6—8	4—5
Rechter Stammbronchus	9—12	8—11	5—7	4—5
Nutzbare Glottisweite	12—15	10—13	8—10	5—6,5

Die Weite der Luftröhre ist jedoch nicht allenthalben gleich groß, wenn auch überall größer als die größte Weite der Stimmritze. Eugen Fraenkel hat in einer ausgedehnten Untersuchung eine physiologische Enge in Höhe der Schilddrüse („Schilddrüsenenge"), festgestellt, ebenso die schon von Simmonds beschriebene Eindellung durch den Aortenbogen an der linken Fläche dicht oberhalb der Bifurkation („Aortenfurche") entgegen der Meinung von Oppikofer bestätigt und auch eine ähnliche, schwächere Eindellung, an der rechten Fläche etwas höher gelegen, durch die Arteria anonyma („Anonymafurche") wie Simmonds beschrieben. Die Aortenfurche fand er in $^1/_5$, die Anonymafurche in $^1/_7$, beide gleichzeitig in $^1/_{12}$ der Fälle; sie sind schon bei jungen Kindern vorhanden.

Häufig, besonders bei Männern über 50 Jahren, zeigt die Trachea in der Gegend der physiologischen Schilddrüsenenge, aber auch der Arterienfurchen, ausgesprochene Säbelscheidenform (Simmonds, Fraenkel). Mit der Verknöcherung der Trachealringe hat sie offenbar nichts zu tun; bei jüngeren Individuen kommt sie gleichfalls, wenn auch seltener, vor. Fraenkel spricht deshalb nicht von der senilen, sondern von der „idiopathischen Säbelscheidenluftröhre".

Außer diesen seitlichen Einengungen beschreibt FRAENKEL noch eine die Hinter- und Vorderwand betreffende. Sie liegt allerdings nicht eigentlich im Gebiet der Luftröhre, sondern noch des Kehlkopfes und ist vom Ringknorpel, besonders dessen unterem Rande, bedingt. Da aber die Stellung des Ringknorpels zur Luftröhre ähnlich wie zum Schildknorpel unter der Tätigkeit des früher beschriebenen Spannapparates, besonders des Musc. cricothyreoideus, wechselt (bei A. GERLACH finden sich sehr deutliche Bilder dafür), so trage ich Bedenken, auch hier von einer physiologischen Enge zu sprechen.

Im ganzen kann man sagen, daß die Weite der Luftröhre gegen die Mitte ihrer Länge hin etwas zu-, dann wieder etwas abnimmt. Diese Erweiterung ist nicht immer symmetrisch, sondern gelegentlich auf die eine Seite beschränkt (Abb. 14).

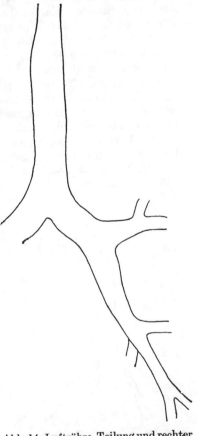

In ihrem *Verlaufe* hält sich die Luftröhre im wesentlichen an den der Wirbelsäule, sie entfernt sich also je weiter nach abwärts, desto mehr von der vorderen Hals- und Brustwand (Abb. 19). Meist ist sie nicht ganz gerade gestreckt, sondern in der frontalen Ebene leicht S-förmig gebogen. Vor allem pflegt das untere Ende dem Aortenbogen nach rechts auszuweichen. Im ganzen drängt der Oseophagus die Trachea ein wenig nach rechts neben die Mitte der Wirbelsäule.

Mit ihrer Umgebung ist die Luftröhre nur durch lockeres Bindegewebe verbunden, wodurch ihre Beweglichkeit gewährleistet wird. Nur der Aortenbogen und besonders die caudalen Teile der beiden Schilddrüsenlappen an der Grenze des Isthmus sind durch straffe Bindegewebszüge an ihr befestigt. Der Isthmus selbst ist ihr nur lose angelagert, doch zieht von seinem kranialen Rande eine Faserplatte aufwärts gegen den Bogen des Ringknorpels.

Aus dem Bau der Luftröhre und aus ihrer Einlagerung in den engen, wenig nachgiebigen Eingeweideraum des Halses ist es zu verstehen, daß sie in Form und Verlauf durch krankhafte Veränderungen ihrer Umgebung leicht beeinflußt wird, wofür man in den Abbildungen besonders von SIMMONDS, OPPIKOFER und FRAENKEL anatomische Belege findet.

Abb. 14. Luftröhre, Teilung und rechter Ast, 15 jähr. ♂, Inspirationsstellung. Umrißzeichnung eines Röntgenbildes nach Einblasen von Thoriumpulver. (WEINGÄRTNER, Taf. 11.)

Ich habe der vorstehenden Schilderung in erster Linie die vom Lebenden gewonnenen Kenntnisse zugrunde gelegt. Angaben über die Verhältnisse in der Leiche finden sich in jedem Lehrbuch der Anatomie, ausgiebige Zusammenstellungen der verschiedenen Maße bei AEBY, MERKEL, GOTTSTEIN. Die mühevolle Untersuchung von OPPIKOFER ist leider für die normalen Verhältnisse von beschränktem Nutzen, da sie an dem Material des kropffreichen Basel vorgenommen wurde. Die Aufnahmen mit Röntgenstrahlen (PFEIFFER) bringen keine näheren Einzelheiten zur Darstellung, außer nach Einblasen von Thoriumpulver (WEINGÄRTNER, s. a. Abb. 14).

Über einen Fall von angeborener Enge der Trachea, welche überdies völlig geschlossene Knorpelringe aufwies, handelt SANKOTT. Über die sehr variable Form der Knorpelringe und ihre Verbindungen untereinander s. MILLER, über ihre Verknöcherung im höheren Alter besonders FRAENKEL.

Nach der Lage zu den Pleurahöhlen kann man einen extra- und intrathorakalen bzw. extra- und interpleuralen Abschnitt der Luftröhre unterscheiden, deren Grenze ungefähr der Mitte des Verlaufes entspricht (BRÜNINGS). Da der extrapleurale Abschnitt unter dem atmosphärischen Luftdruck steht, der interpleurale unter dem intrathorakalen Druck, zeigen sie, besonders bei plötzlicher Steigerung der Ein- und Ausatmung bezüglich ihrer Erweiterung oder Verengerung entgegengesetztes Verhalten (BRÜNINGS).

Die *Arterien* der Luftröhre entstammen nach ZUCKERKANDLs (1) Darstellung hauptsächlich der Arteria thyreoidea inferior und der Arteria bronchialis. Die Hauptstämme verlaufen längs der Seitenwand, die einzelnen Zweige zwischen den Knorpeln auf den Ligamenta anularia, auf denen die Äste beider Seiten ringförmige Verbindungen eingehen. Die Variabilität ist sehr groß.

Die *Venen,* auf den Ligamenta anularia wie die Arterien Ringe bildend, ergießen sich in die unteren Schilddrüsen- und andere benachbarte Venen.

Die *Lymphgefäße* treten seitlich zwischen den Knorpelringen hervor und gehen in Lymphoglandulae praetracheales und supraclaviculare Lgl. cervicales profundae ein. Im Anfangsteil treten einige Lymphgefäße in der Mittellinie aus und begeben sich zu Lgl. praelaryngeac [BARTELS (2) nach MOST].

Die *Nerven* der Luftröhre entstammen den Vagi und werden ihr durch die Nervi recurrentes in deren Rami tracheales zugeführt. Diese bilden am unteren Ende der Luftröhre durch Vereinigung von beiden Seiten her einen Plexus trachealis.

2. Bronchialbaum.

An ihrem Ende teilt sich die Luftröhre in die beiden *Hauptbronchien.* Der Winkel, unter welchem die Teilung erfolgt, schwankt nach den Ermittlungen von WEINGÄRTNER beim Lebenden (Erwachsenen beiden Geschlechtes) zwischen 50° und 100°, beträgt am häufigsten etwa 70° und ist, von Ausnahmen abgesehen, asymmetrisch (vgl. Abb. 15), und zwar ist fast immer der Winkel, den der rechte Bronchus mit der Achse der Trachea bildet, der kleinere. Damit hängt es zusammen, daß der „Luftröhrensporn", *Carina tracheae* (LUSCHKA) gewöhnlich aus der Mittelebene der Luftröhre nach links abweicht. HELLER und v. SCHRÖTTER haben die Carina tracheae eingehend anatomisch untersucht, besonders das Verhalten der Tracheal- und Bronchialknorpel zu dem Sporn. Sie fanden diesen knorpelig in 50%, membranös in 33%, teils knorpelig, teils membranös in 11%.

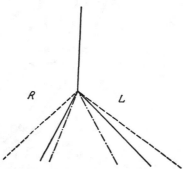

Abb. 15. Schematische Darstellung des Teilungswinkels der Luftröhre von einigen Fällen von WEINGÄRTNER. (Röntgenaufnahmen im Exspirium).

----- 18 jähr. ♀, 45° + 55° = 100°.
——— 20 jähr. ♀, 35 jähr. ♂, 25° + 55° = 70°.
—·—·— 56 jähr. ♂, 20° + 30° = 50°.

Die Asymmetrie des Teilungswinkels kann gelegentlich so weit gehen, daß der rechte Hauptbronchus die Richtung der Trachea fast ungebrochen fortsetzt und der linke Bronchus als ein seitlicher Ast erscheint.

Der rechte Hauptbronchus ist dabei kürzer und weiter als der linke (s. Tab. S. 262).

Entsprechend der Zahl der Lungenlappen teilt sich der rechte Hauptbronchus in 3, der linke in 2 Lappenbronchien, wobei die Unterlappenbronchien die Richtung der Hauptbronchien fortsetzen. Sie werden auch als „Stammbronchien" bezeichnet. Die weitere Verzweigung der Lappenbronchien unterliegt erheblichen individuellen Schwankungen, doch gehen die Äste der Unterlappenbronchien vorwiegend ventral und dorsal ab.

Der rechte Hauptbronchus kann gelegentlich sehr kurz oder sehr lang sein, indem der Oberlappenbronchus schon unmittelbar hinter der Bifurcatio tracheae bzw. erst unmittelbar vor dem Mittellappenbronchus entspringt (vgl. AEBY, Taf. IX, Abb. 21, Taf. X, Abb. 25; BRÜNINGS Abb. 76). Als seltene Varietät kommt der Ursprung des rechten Oberlappenbronchus aus der Trachea oberhalb der Bifurkation („trachealer Bronchus") vor, was bei manchen Säugetieren die Regel ist, z. B. bei Rind und Schwein. Nähere Angaben über Varietäten des Bronchialbaumes enthält auch meiner Erinnerung nach die mir jetzt nicht zugängliche Monographie von NARATH.

Die Verzweigungen der Luftröhre und ihre Entwicklung sind neuerdings von HEISS eingehend untersucht worden. Dabei setzt er sich auch mit der Berechtigung des Begriffes „Stammbronchus" auseinander. Es wäre gewiß richtiger, diesen Begriff ganz fallen zu lassen. Da er aber seit langem eingebürgert ist und für die Praxis eine knappe klare Bezeichnung liefert, so kann man ihn meines Erachtens beibehalten, soferne man sich darüber klar ist, daß er kein „wesentliches, den Bauplan der Lunge bestimmendes und primär sich entwickelndes Gebilde" ist. (Diese Formulierung des mit Recht bekämpften Dogmas findet sich bei HEISS, 2, S. 338).

Die Hauptbronchien sind wie die Trachea durch unvollständige Knorpelringe, die weiteren Verzweigungen durch sehr mannigfaltig gestaltete Knorpelringe oder -platten versteift (Abb. 17), jedoch dabei so biegsam, daß die Teilungswinkel durch das Endoskopierrohr gestreckt werden können. Auch bei den Atmungsbewegungen ändern sich die Winkel (WEINGÄRTNER).

Die Weite des Lumens der Bronchien nimmt an den Verzweigungsstellen sehr stark ab.

Die Zweige des Bronchialbaumes werden von den Ästen der *Arteriae bronchiales* gespeist, welche mit denen der Art. pulmonales feine Verbindungen eingehen (ZUCKERKANDL.

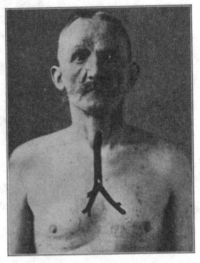

Abb. 16. Projektion der Luftröhre und ihrer Hauptäste auf die vordere Brustwand beim Lebenden. Orthodiagramm.
(Aus BRÜNINGS, Die direkte Laryngoskopie. München: J. F. Bergmann. 1910.)

vergleichend-anatomisch untersucht von KÖNIGSTEIN). Die Lymphknoten der Lunge liegen den Bronchien unmittelbar an. Näheres bei SUKIENNIKOW. — Die Nerven stammen aus dem Plexus bronchialis der beiden Vagi.

Die Lage der Luftröhrenteilung zur Wirbelsäule und zum Thorax (vgl. Abb. 16) ist entsprechend der verschiedenen Neigung des knöchernen Thoraxeinganges verschieden. Von den respiratorischen Verschiebungen, welche mit einer Änderung des Teilungswinkels einherzugehen pflegen (s. vor allem WEINGÄRTNER) abgesehen, kann man nach den Untersuchungen von BRÜNINGS am Lebenden sagen, daß „die senkrechte Projektion der Teilungsstelle zwischen dem sternalen Ansatz der I. und III. Rippe schwanken kann". Bei Erwachsenen steht sie im allgemeinen tiefer als bei Kindern, infolge der physiologischen Alterssenkung (MEHNERT).

Die Beziehungen zu den großen Gefäßen ergeben sich aus Abb. 17.

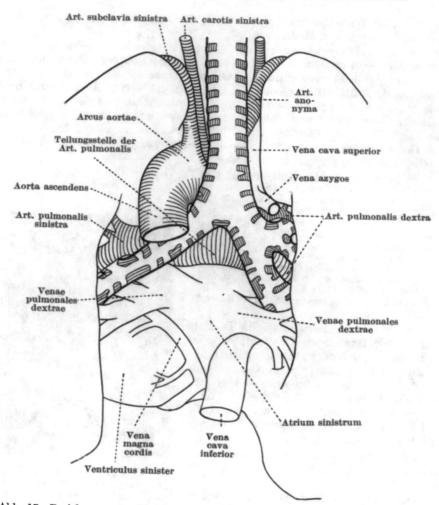

Abb. 17. Beziehungen der Luftröhre zu den großen Gefäßen, Ansicht von dorsal.
(Unter Benutzung einer Abbildung aus RAUBER-KOPSCH, Lehrb. d. Anatomie.)

K. Topographisches.

1. Topographie des Nervus laryngeus superior.

Der Nervus laryngeus superior läuft, nachdem er den Ramus externus abgegeben hat, auf der Membr. hyothyreoidea etwa in der Mitte zwischen großem Zungenbeinhorn und oberem Schildknorpelrande nach vorn unter den Musc. hyothyreoideus. Die Art. laryngea superior begleitet ihn stets, falls sie nicht durch ein For. thyreoideum in das Kehlkopfinnere tritt, an seiner caudalen Seite. Am leichtesten zugänglich ist der Nerv in einem kleinen Dreieck, dessen Seiten vom großen Zungenbeinhorn, dem hinteren Rande des M. hyothyreoideus und dem vorderen Rande des M. sternocleidomastoideus gebildet wird (Abb. 18). Das Dreieck wird durch Rückwärtsbeugen des Kopfes, welches ein Vordrängen des Kehlkopfes zur Folge hat, etwas vergrößert, der Nerv dadurch leichter zugänglich. Von außen unterrichtet man sich leicht über die Lage des Dreieckes an dem nur von Haut und Platysma bedeckten Tuberculum thyreoideum superius, das bei gesenktem Kinn gerade vom vorderen Rande des M. sternocleidomastoideus erreicht zu werden pflegt, bei erhobenem Kinn sich etwas von diesem Rande nach vorn entfernt. Der Nerv nimmt seinen Verlauf fast genau in der Mitte zwischen Tuberculum thyreoideum und großem Zungenbeinhorn.

Zur operativen Freilegung dürfte sich am meisten ein Schnitt parallel dem großen Zungenbeinhorn, unmittelbar unter seinem caudalen Rande empfehlen. So wenigstens wird in den meisten Fällen die Durchschneidung des oberen Astes des Nervus cutaneus colli vermieden werden können, welcher unmittelbar unter dem Platysma quer über das Laryngeusdreieck hinwegzuziehen pflegt. Nur ist eventuell die Durchtrennung einer subcutanen Vena jugularis externa

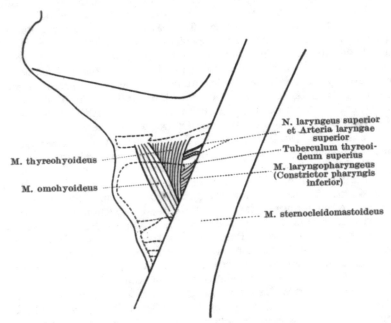

Abb. 18. Topographie des Nervus laryngeus superior.

nötig. Nach Durchschneidung der Halsfascie trifft man auf den schräg zum Körper des Zungenbeins laufenden M. omohyoideus und eine kleine Stufe tiefer auf die senkrecht zum großen Zungenbeinhorn aufsteigenden Fasern des M. hyothyreoideus. Auf diesem läuft gewöhnlich eine kleine Arterie. Sein lateraler (hinterer) Rand überschneidet immer das als kardinaler Orientierungspunkt dienende, deutlich tastbare Tuberculum thyreoideum superius. Dies bildet zugleich den obersten Ursprungspunkt des M. laryngopharyngeus (Constrictor pharyngis inferior). In der Mitte zwischen Tuberculum thyreoideum und großem Zungenbeinhorn wird hinter dem freien Rande des M. hyothyreoideus in lockerem Bindegewebe der Nervus laryngeus superior gefunden, der Art. laryngea superior unmittelbar kranial anliegend. Gegebenenfalls kann die Arterie durchtrennt werden, da genügend Verbindungen zur Herstellung eines Kollateralkreislaufes vorhanden sind.

Hält man sich, von vorn her vorgehend, an den M. hyothyreoideus und seinen durch das Tuberculum thyreoideum bezeichneten hinteren Rand, so kommen die großen Halsgefäße nicht in das Operationsfeld, der sie deckende Vorderrand des M. sternocleidomastoideus braucht nicht nach rückwärts gedrängt zu werden. Für die Leitungsanästhesie des N. laryngeus superior (Ramus internus) kann man, soweit mich Versuche an der Leiche gelehrt haben, so vorgehen, daß man entweder in der Mitte zwischen großem Zungenbeinhorn und Tuberculum thyreoideum senkrecht einsticht, oder daß man erst auf das Tuberculum thyreoideum senkrecht einsticht und dann die Nadel in der Richtung auf den Angulus mandibulae im Winkel von etwa 45° schräg in die Tiefe führt.

2. Anatomie der Kehlkopf- und Luftröhren-Schnitte.

Für alle Eingriffe, welche die Aufgabe haben, das Luftrohr unterhalb der Stimmritze zu eröffnen, gilt, daß dieses am leichtesten in der Mittellinie geschehen kann, daß diese Mittellinie des Luftrohres, je weiter kranial, desto näher unter der Haut liegt (Abb. 19), daß nur der Isthmus glandulae thyreoideae quer über die Mittellinie zieht, aber niemals ein Muskel, daß nach Durchtrennung der Haut die Mittellinie gekennzeichnet ist durch den als „Linea alba colli" erscheinenden Fascienstreifen zwischen den in der Längsrichtung aufsteigenden M. sternohyoidei, daß die Trachea dank ihrer lockeren Verbindungen leicht in die Operationswunde herauszuziehen ist, und daß. alle in dem Operationsgebiet verlaufenden Arterien und Venen außer den großen Stämmen in der Tiefe des Jugulum ohne Schaden unterbunden werden können.

Coniotomie. Die Eröffnung des Luftrohres mittels querer Durchschneidung des Lig. conicum (Lig. cricothyreoideum medium) findet ihre Begründung in der oberflächlichen Lage des Bandes unmittelbar unter der Haut, wo es mit seinen Begrenzungen durch unteren Schild- und oberen Ringknorpelrand stets mit Leichtigkeit tastbar ist, und in dem sofortigen und dauernden Klaffen nach querer Durchtrennung der längsverlaufenden gespannten elastischen Fasern, aus denen es ganz und gar aufgebaut ist. Das in der Mitte nur von lockerem Bindegewebe überzogene Band wird seitlich von den Musculi cricothyreoidei bedeckt. Die zarte Anastomose zwischen den beiden Arteriae cricothyreoideae (laryngeae mediae), welche das Band an seinem kranialen Rande überquert, kann durch Führung des Schnittes am caudalen Rande des Bandes, also am kranialen Rande des Ringknorpelbogens, umgangen werden. Größere Schwierigkeiten kann die Umgebung der bei praller Füllung immerhin bis gänsekieldicken Vene verursachen, welche im oberen Drittel des Bandes aus dem Inneren hervortritt. Nach meinen Erfahrungen läuft die Vene ein oder mehrere Millimeter rechts von der Mittellinie nach abwärts zum Isthmus glandulae thyreoideae. — Ein etwa vorhandener Processus pyramidalis der Schilddrüse kann zur Seite geschoben oder durchtrennt werden.

Alles in allem liegen die anatomischen Verhältnisse für die „Coniotomie" besonders günstig, so daß diesem Eingriff, sogar der blinden Eröffnung in einem Ruck durch die Haut hindurch von anatomischer Seite (TANDLER) mit Recht das Wort geredet wird.

Oberer Luftröhrenschnitt. Nächst dem Lig. conicum liegt anatomisch für die Eröffnung am günstigsten der Bogen des Ringknorpels und die oberen Luftröhrenringe. Der erstere liegt unmittelbar unter der Haut, die letzteren sind quer überlagert vom Isthmus glandulae thyreoideae (evtl. mit Processus pyramidalis), der aber nach scharfer querer Durchtrennung der ihn am Ringknorpel oder an dem Anfang der Luftröhre befestigenden Bindegewebsfasern leicht nach abwärts gedrängt werden kann und den obersten Teil der Luftröhre freigibt, so daß er in den Hautschnitt nach vorn gezogen und eventuell mitsamt dem Ringknorpelbogen median eingeschnitten werden kann. Blutgefäße finden sich lediglich unmittelbar am kranialen Rande des Isthmus glandulae thyreoideae. Die Mittellinie ist immer gekennzeichnet durch die parallel zu ihr laufenden Ränder der Musc. sternohyoidei und die „Linea alba colli" zwischen ihnen.

Für den *unteren Luftröhrenabschnitt* bereitet die anatomische Anordnung weitaus größere Schwierigkeiten. Bei Tiefstand des Kehlkopfes, besonders bei

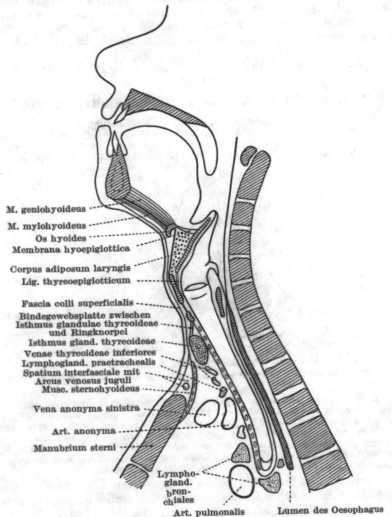

M. geniohyoideus
M. mylohyoideus
Os hyoides
Membrana hyoepiglottica

Corpus adiposum laryngis
Lig. thyreoepiglotticum

Fascia colli superficialis
Bindegewebsplatte zwischen
Isthmus glandulae thyreoideae
und Ringknorpel
Isthmus gland. thyreoideae
Venae thyreoideae inferiores
Lymphogland. praetrachealis
Spatium interfasciale mit
Arcus venosus juguli
Musc. sternohyoideus

Vena anonyma sinistra

Art. anonyma

Manubrium sterni

Lympho-
gland.
bron-
chiales

Art. pulmonalis   Lumen des Oesophagus

Abb. 19. Halbschematischer Sagittalschnitt durch den Hals.
(Unter Benutzung einer Abbildung aus ToLDTs Anat. Atlas.)

alten Leuten, ist er oft überhaupt nicht durchführbar. Die Schwierigkeiten liegen in der tiefen Lage der Luftröhre und in den mächtigen Venen vor ihr, die wegen der Nähe des Herzens überdies die Gefahr der Luftembolie mit sich führen. Der Schnitt trifft oberhalb des Jugulum nicht auf eine einheitliche Fascie wie weiter kranial. Die Fascie ist vielmehr in ein am Vorderrande des Sternum ansetzendes oberflächliches und ein die Musc. sternohyoidei und sternothyreoidei bedeckendes tiefes Blatt gespalten. Zwischen beiden liegt das bindegewebs- und fetterfüllte Spatium interfasciale suprasternale mit einer queren Verbindung zwischen den Venae jugulares externae, dem Arcus venosus juguli (Abb. 19). Das tiefe Blatt zeigt in der Mittellinie die Linea alba colli. Unter ihm liegen in Fettgewebe die mächtigen Venae thyreoideae inferiores längs vor der Luftröhre, gelegentlich eine aus dem Aortenbogen entspringende Art. thyreoidea ima, evtl. Reste der Thymus. Unter den Gefäßen folgt das lockere prätracheale Bindegewebe. Die Arterien und Venen haben zahlreiche Verbindungen mit den oberen Schilddrüsengefäßen. Im unteren Wundwinkel erscheinen vor der Luftröhre Arteria anonyma und Art. carotis sinistra sowie die Vena anonyma sinistra.

Betreffs der Einzelheiten der Luftröhrenschnitte vgl. TANDLER.

L. Vergleichend-Anatomisches über den Kehlkopf.

Seit der noch heute grundlegenden monographischen Bearbeitung durch HENLE ist die vergleichende Anatomie des Kehlkopfes oftmals Gegenstand der Untersuchung gewesen. Aber erst seit den 80er Jahren des vergangenen Jahrhunderts hat die Forschung durch die Entdeckung der Zugehörigkeit des Thyreoids zum Kiemenskelett (näher begründet zuerst

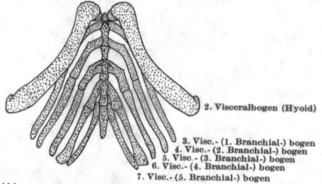

2. Visceralbogen (Hyoid)

3. Visc.- (1. Branchial-) bogen
4. Visc.- (2. Branchial-) bogen
5. Visc.- (3. Branchial-) bogen
6. Visc.- (4. Branchial-) bogen
7. Visc.- (5. Branchial-) bogen

Abb. 20. Kiemenskelett von Amia calva.
(Etwas schematisiert nach einem Bilde von E. PH. ALLIS bei GÖPPERT.)

von DUBOIS 1886), einen entscheidenden Fortschritt erfahren, den GEGENBAUR 1892 durch eine großzügige Theorie krönte, in welcher er nicht bloß das Thyreoid, sondern das ganze Laryngotrachealskelett einschließlich Epiglottis vom Kiemenskelett ableitete. Diese Theorie wurde vor allem von E. GÖPPERT näher durchgearbeitet und in der monographischen Darstellung des Monotremenkehlkopfes zusammengefaßt. Schließlich hat MAX FÜRBRINGER in einem nachgelassenen Werke alle Fragen in dem größeren Rahmen des Gesamtproblems „Das Zungenbein der Wirbeltiere" erschöpfend dargestellt.

In seiner primitivsten Form, bei einigen geschwänzten Amphibien, erscheint das Kehlkopfskelett in Gestalt eines paarigen, dem Schleimhautrohr angelagerten Knorpelstabes, der Cartilago lateralis (HENLE). Aus ihr gehen zunächst die Arytänoide, dann das Krikoid und das Trachealskelett hervor. Die ursprüngliche Zusammengehörigkeit findet sich bei vielen Formen dauernd, bei anderen so auch beim Menschen, gelegentlich in der Verschmelzung von Trachealringen untereinander und mit dem Ringknorpel erhalten. Von GEGENBAUR wurde die Cartilago lateralis als Abkömmling des 5. Branchial- (7. Visceral-) bogens (vgl. Abb. 20) angesprochen. Die Arytänoide der Monotremen sind durch eine wahrscheinlich primitive Knorpelbrücke miteinander verbunden (Interarytänoid, vorderes Prokrikoid), die in rudimentärer Gestalt bei vielen Formen vorkommt, als Varietät auch beim Menschen (Cartilago sesamoidea. Näheres bei LUSCHKA und FÜRBRINGER).

Das aus Arytänoiden, Krikoid und Trachealringen bestehende *„primäre Laryngotrachealskelett"* gewinnt durch eine oralwärts gerichtete Verschiebung Beziehung zu dem Zungenbeinapparat, zu dem es eine dorsale Lage erhält. Damit ist der Ausgang gegeben für das Eintreten weiterer Kiemenskeletteile in das Kehlkopfskelett. Aus Anteilen des 2. und 3. Branchial- (4. und 5. Visceral-) bogens wird das *Thyreoid* gebildet, noch bei den Monotremen in seiner alten Zugehörigkeit und Zusammensetzung wohl zu erkennen (Abb. 21). Es lag nahe, das bei vielen Formen regelmäßig vorkommende Foramen thyreoideum als einen Überrest des Spaltes zwischen den beiden Anteilen anzusprechen, aus denen das Thyreoid entstanden ist. Aber nach dem sehr verschiedenen Verhalten des Nervus laryngeus superior zu ihm kann diese Meinung nicht aufrecht erhalten werden.

Als jüngster Bestandteil des Kehlkopfskelettes kommt der *Epiglottisknorpel* hinzu, von GEGENBAUR aus dem 4. Branchial- (6. Visceral-)bogen abgeleitet. Von ihm entwickeln sich durch Abspaltung die WRISBERGschen Knorpel, während die SANTORINschen von den Arytänoiden herstammen.

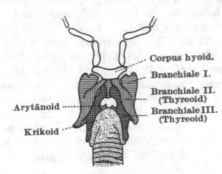
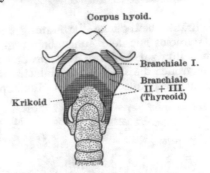

Abb. 21. Kehlkopfskelett von
Ornithorhynchus.
(Nach der Zeichnung von FÜRBRINGER.)

Abb. 22. Kehlkopfskelett von einem
Känguruh (Macropus).
(Nach der Zeichnung von FÜRBRINGER.)

Das Kehlkopfskelett ist also aus dem caudalen Ende des Kiemenskelettes durch einen tief greifenden Funktionswechsel hervorgegangen ähnlich wie aus dem kranialen Ende Teile des schalleitenden Apparates (Gehörknöchelchen).

Aus der großen Formenfülle des Kehlkopfskelettes bei Amphibien, Reptilien, Vögeln und Säugern sei nur erwähnt, daß bei vielen Säugern die alte Verbindung mit dem Zungenbein erhalten bleibt, und daß andererseits bei manchen Beuteltieren die phylogenetische Fortentwicklung einen besonderen Weg gegangen ist, der zur sekundären Verschmelzung des Krikoids mit dem Thyreoid geführt hat (Abb. 22).

Beim Menschen kann als seltene Varietät außer dem kleinen auch das große Zungenbeinhorn und das obere Schildknorpelhorn mit dem Schädel verbunden sein und die alte Kiemenskelettnatur offenbaren (v. EGGELING, KRASA).

Eine wesentliche Stütze fand die Kiementheorie des Kehlkopfskelettes in dem Nachweis, daß die Muskeln des Kehlkopfes sich aus Kiemenmuskeln herleiten lassen. Bei den Formen mit dem primären Kehlkopfskelett findet sich jederseits ein *Dilatator* und ein ventraler und dorsaler *Sphincter laryngis* (Abb. 23).

Auf diese ursprünglichen Muskeln läßt sich noch die differenzierte Muskulatur höherer Formen nach ihrer Anordnung und ihrer Innervation zurückführen (Abb. 24), wobei auch die beiden Kehlkopfnerven (Laryngeus superior et inferior) sich als Kiemennerven haben erweisen lassen.

Die vergleichende Anatomie der Kehlkopfmuskeln hat M. FÜRBRINGER schon 1875 zusammenfassend behandelt, in neuerer Zeit JÖRGEN MÖLLER. Die Muskulatur bei den Beuteltieren mit verschmolzenem Thyreoid und Krikoid wurde zuerst von O. KÖRNER am

Känguruh näher untersucht. Mit der Frage der Wirkung der Muskeln auf den Stimmritzen-schluß und auf die Stimme der Tiere hat sich neuerdings NÉMAI beschäftigt und gefunden, daß die Pars interarytaenoidea der Stimmritze bei den Säugetieren nicht geschlossen werden kann.

Bei allen Säugetieren außer den Anthropoiden und dem Menschen liegt der Kehlkopf sehr weit vorn, so daß die Epiglottis hinter dem eines Zäpfchens ermangelnden Gaumensegel in den Nasen-rachenraum emporragt, was zuerst RÜCKERT eingehend beschrieben hat. Mit dieser „retro-velaren", „intranarialen" Lage der Epiglottis geht der Anschluß des Aditus laryngis un-mittelbar an die Pars nasalis des Schlund-kopfes einher, Luft- und Speiseweg werden nicht in der Weise wie beim Menschen und den höheren Affen gekreuzt. In dieser für den Säuger als primitiv zu betrachtenden Stellung wird der Kehlkopf gehalten durch die knöcherne, in Synchondrosen nur be-schränkt bewegliche Verbindung des Zungenbeins mit dem Schädel, und des Thyreoids mit dem Zungenbein (vgl. Abb. 21 u. 22). Gaumensegel und seitlich von ihm zur hinteren Rachenwand ziehende Falten (Arcus phyarngo-palatini) umgreifen die Basis der Epiglottis und der Arytänoide, so daß die Pars nasalis pharyngis außer gegen den Kehlkopfeingang nach caudal völlig abgeschlossen

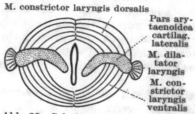

M. constrictor laryngis dorsalis

Pars ary-
taenoidea
cartilag.
lateralis

M. dila-
tator
laryngis

M. con-
strictor
laryngis
ventralis

Abb. 23. Schnitt durch den Kehlkopf von Siren lacertina. (Halbschematisch nach GÖPPERT.)

ist. Bei den Wassersäugetieren, z. B. dem Delphin, sind Epi-glottis und Arytänoide noch zu einem röhren- oder trichter-förmigen Kehlkopfeingang um-gebildet.

Über die funktionelle Be-deutung der retrovelaren Lage der Epiglottis und des Kehlkopf-einganges sind in der Literatur, soviel ich sehe, nur Vermutungen von größerem oder geringerem Wahrscheinlichkeitsgrade nie-dergelegt. Die tiefe Lage und die freie Beweglichkeit des Kehl-

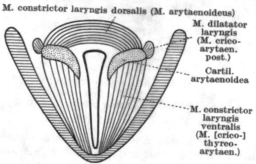

M. constrictor laryngis dorsalis (M. arytaenoideus)

M. dilatator
laryngis
(M. crico-
arytaen.
post.)

Cartil.
arytaenoidea

M. constrictor
laryngis
ventralis
(M. [crico-]
thyreo-
arytaen.)

Abb. 24. Halbschematischer Horizontalschnitt durch den menschlichen Kehlkopf.

kopfes und Zungenbeines, auf deren Bedeutung früher (S. 232) hingewiesen wurde, ist eine phylogenetisch sehr späte Erwerbung, die in vollkommenem Maße nur der Mensch aufweist. Der Kehlkopf, der ursprünglich eine oral-wärts gerichtete Verschiebung erfahren hatte, die ihn in dorsale Lage zum Zungenbeinapparat brachte, ist hier sekundär wieder caudalwärts gerückt. Damit ist zugleich die Ausbildung der den Säugern mit retrovelarem Kehlkopf fehlenden Pars „oralis" des Schlundkopfes, des Mesopharynx, einhergegangen.

M. Entwicklung des Kehlkopfes.

Die Entwicklung des menschlichen Kehlkopfes ist mit den Untersuchungen von NICOLAS, KALLIUS, ZUCKERKANDL, SOULIÉ et BARDIER zusammenfassend dargestellt worden von GÖPPERT und GROSSER. Abbildungen des embryonalen Kehlkopfes, besonders des Skelettes bringen LISSER, BROMAN und FREY.

In ihrer ersten Anlage erscheinen Kehlkopf und Lunge als eine ventrale Rinne des Darmrohres unmittelbar hinter dem Kiemendarm, welche haupt-sächlich durch Abfaltung zum Rohr geschlossen und von der Anlage der

Speiseröhre getrennt wird. Auch weiterhin spielt der Abfaltungsprozeß bei der Ausbildung des Tracheobronchialbaumes neben dem Eigenwachstum eine große Rolle (HEISS). Die Anlage des Kehlkopfes selber wird bald kenntlich durch das Auftreten der beiden mächtigen „Arytänoidwülste", aus deren Rande die Plicae aryepiglotticae, Tubercula cuneata et corniculata hervorgehen. Das Lumen ist lange Zeit, bis zur Ausbildung der Stimmlippen, durch Epithelverklebung verschlossen; nur ein feiner Gang längs der Dorsalwand bleibt stets offen. Bei Embryonen von ungefähr 50 mm größter Länge hat der Kehlkopf im wesentlichen seine endgültige Form erreicht.

Die Ontogenese des menschlichen Kehlkopfes bietet für die aus der vergleichenden Anatomie erschlossene Verwendung von Kiemenanteilen zu seinem Aufbau keine klaren Anhaltspunkte. In dem offenbar regelmäßigen Auftreten des Foramen thyreoideum und in der Art der Verknorpelung des Thyreoids von einem kranialen und einem caudalen Bezirk aus (Abb. 25) hat man Zeichen für die Abstammung des Schildknorpels aus 2 Kiemenbögen sehen wollen. Der das Foramen thyreoideum durchsetzende Ast des Nervus laryngeus superior ist mit Unrecht als Nerv des 5. Visceralbogens angesprochen worden (DIETERICH).

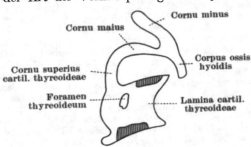

Abb. 25. Vorknorpelige Hyoid- und Thyreoidanlage von einem menschlichen Embryo. Seitenansicht. (Nach KALLIUS.) Schraffiert die Bezirke des ersten Auftretens von Knorpelgewebe.

Die Ausbildung der typischen Merkmale des männlichen und weiblichen Kehlkopfes, für welche HUSCHKE eingehende Angaben macht, findet erst während der Pubertät statt. Unabhängig davon unterliegt der Kehlkopf im Zusammenhang mit dem Descensus der Brusteingeweide mit starken individuellen Schwankungen einer bis ins Greisenalter fortdauernden Caudalwärtsverschiebung, die allerdings vom 30.—60. Jahre sehr verlangsamt, vielleicht sogar unterbrochen ist (MEHNERT).

Über die Verknöcherung der Knorpel s. Kap. Histologie.

Bei männlichen *Kastraten* und Eunuchoiden bleibt der Kehlkopf klein und ähnelt in Form und Maßen dem weiblichen Typ. Bei *Hermaphroditen* und Pseudo-hermaphroditen sind sehr wechselnde Befunde erhoben worden (Literatur bei TANDLER und GROSZ, SCHREIBER, sowie bei P. MØLLER, MITTASCH und in der Monographie von NEUGEBAUER).

Ausschaltung der Kehlkopfnerven hat auf das Wachstum des Kehlkopfes nur geringen Einfluß. Der Kehlkopf wird etwas kleiner, und infolge Ausfalls der Wirkung der Musculi cricothyreoidei bleiben die Stimmlippen im Längenwachstum zurück (v. ELISCHER).

Ausgesprochene *Rassen*unterschiede scheinen nicht zu bestehen (vgl. ZUCKERMANN, GRABERT, KURZ, OSEKI).

Literatur.

1. Kehlkopf.

Über die ältere Literatur sowie über viele im vorstehenden nicht wiederholte Einzelheiten unterrichten die zusammenfassenden Darstellungen von HUSCHKE, HARLESS, LUSCHKA, HENLE, ZUCKERKANDL, MERKEL, NAGEL. — Eine völlig eigenartige und abweichende Darstellung der Kehlkopfbewegungen enthält das Buch von P. J. MINK: Physiologie der oberen Luftwege, Leipzig 1920.

18

AVELLIS, G. (1): Die Ventrikelform beim Sängerkehlkopf. Arch. f. Laryngol. u. Rhinol. Bd. 18. 1906. — DERSELBE (2): Neue Fragestellung zur Symptomatologie der Sensibilitätsstörungen im Larynx. Ebenda. — BARTELS, PAUL (1): Über die Nebenräume der Kehlkopfhöhle. Beiträge zur vergleichenden und zur Rassenanatomie. Zeitschr. f. Morphol. u. Anthropol. Bd. 8. 1905. — DERSELBE (2): Das Lymphgefäßsystem. BARDELEBENS Handb. d. Anat. Bd. 3, Abt. 4. Jena 1909. — v. BECHTEREW: Die Funktionen der Nervenzentren. Jena 1908. — BECK, K.: Über Aplasie der Epiglottis. Zeitschr. f. Ohrenheilk. u. f. Krankh. d. Luftwege. Bd. 65. 1912. — BERGEAT, H.: Gewichtsbestimmungen an den Kehlkopfknorpeln und über den Gehalt derselben an Trockensubstanz, Fett und Aschebestandteilen. Arch. f. Laryngol. u. Rhinol. Bd. 6. 1897. — BILANCIONI, G.: La laringe umana e organo perfettamente simmetrico? Arch. ital. di otol., rhinol. e laringol. Vol. 31. 1920. (Ref. i. Internat. Zentralbl. f. Laryngol. 1921. S. 50.) — BLADT, O.: Die Arterien des menschlichen Kehlkopfes. Inaug.-Diss. med. Königsberg i. Pr. 1903. — BOENNINGHAUS, G.: Über einen eigenartigen Reizzustand des oberen und des unteren Kehlkopfnerven. Arch. f. Laryngol. u. Rhinol. Bd. 18. 1906. — BRENNER, A.: Über das Verhältnis des N. laryngeus inferior vagi zu einer Aortenvarietäten des Menschen und zu dem Aortensystem der durch Lungen atmenden Wirbeltiere überhaupt. Arch. f. Anat. (u. Physiol.) 1883. — CZERMAK, JOH. NEP.: Der Kehlkopfspiegel. Leipzig 1863 (auch in: Ges. Schriften, 1. Bd., Abt. 2. Leizig 1879). — DIETERICH, H.: Der Nerv des 5. Visceralbogens und seine Beziehung zum Foramen thyreoideum beim Menschen. Anat. Anz. Bd. 54. 1921. — VON EICKEN, C.: Lange Processus styloidei als Ursache für Schluckbeschwerden. Zeitschr. f. Ohrenheilk. u. f. Krankh. d. Luftwege. Bd. 78. 1919. — EISLER, P.: Die Muskeln des Stammes. BARDELEBENS Handb. d. Anat. Bd. 2, Abt. 1. Jena 1912. — ELZE, C.: Über den sogenannten Nervus laryngeus inferior des Lamas (Auchenia lama). Anat. Anz. Bd. 42. 1912. — ELZE, C. und BECK, K.: Die venösen Wundernetze des Hypopharynx. Zeitschr. f. Ohrenheilk. u. f. Krankh. d. Luftwege. Bd. 77. 1918. — EYKMAN, P. H.: Der Schlingakt, dargestellt nach Bewegungsphotographien mittels Röntgenstrahlen. PFLÜGERS Arch. f. d. ges. Physiol. Bd. 99. 1903. (Hier eine eingehende Übersicht über die frühere Literatur.) — FEIN, JOH.: Die Stellung der Stimmbänder in der Leiche. Arch. f. Laryngol. u. Rhinol. Bd. 11. 1901. — FICK, R. (1): Handb. d. Anat. u. Mechanik d. Gelenke. 2. Teil. Jena 1910. — DERSELBE (2): Über die Fleischfaserlänge beim Hund und Bemerkungen über einige Gelenke des Hundes. Sitzungsber. d. preuß. Akad. d. Wiss. 1921. (Vgl. darüber auch FICK (1), sowie Zeitschr. f. orthop. Chirurg. Bd. 38.) — FRÄNKEL, B.: Die keilförmigen Knorpel des Kehlkopfes sind nicht von WRISBERG entdeckt worden und können deshalb nicht nach ihm benannt werden. Arch. f. Laryngol. u. Rhinol. Bd. 2. 1895. — FREMEL, F.: Zur Innervation des Kehlkopfes. Monatsschr. f. Ohrenheilk. u. Laryngo-Rhinol. Jg. 54. 1920. — FREY, G.: Über regionäre Anästhesierung des Kehlkopfes. Arch. f. Laryngol. u. Rhinol. Bd. 18. 1906. — FÜRBRINGER, MAX: Beitrag zur Kenntnis der Kehlkopfmuskulatur. Jena 1875. — GERLACH, AUGUST: Zur Anatomie des Cavum laryngis des Menschen. Anat. Hefte Bd. 14. 1900. — GRABOWER (1): Die Verteilung und Zahl der Nervenfasern in den Kehlkopfmuskeln und die Hinfälligkeit des Erweiterers der Stimmritze. Arch. f. Laryngol. u. Rhinol. Bd. 16. 1904. — DERSELBE (2): Übersicht über einige ältere und über die neueren Arbeiten auf dem Gebiete der Innervation des Kehlkopfes. Zeitschr. f. d. ges. Neurol. u. Psychiatr., Orig. Bd. 1. 1910. — GROSSMANN, M. (1): Über den angeblichen motorischen Effekt der elektrischen Reizung des Sympathicus auf die Kehlkopffmuskeln. Arch. f. Laryngol. u. Rhinol. Bd. 18. 1906. — DERSELBE (2): Beitrag zur Lehre von der wechselseitigen funktionellen Beziehung der Kehlkopfmuskeln untereinander. Arch. f. Laryngol. u. Rhinol. Bd. 18. 1906. — GRÜTZNER, P.: Physiologie der Stimme und Sprache. HERMANNS Handb. d. Physiol. Bd. 1, 2. Teil. 1879. — GUTZMANN, HERMANN: Physiologie der Stimme und Sprache. Braunschweig 1909. („Die Wissenschaft" H. 29). — HARLESS, E.: Artikel „Stimme" in RUD. WAGNERS Handwörterbuch d. Physiol. Bd. 4. 1853. — HENKE, R.: Zur Morphologie der Epiglottis. Ihre Varietäten und Anomalien im Spiegelbilde. Monatsschr. f. Ohrenheilk. u. Laryngo-Rhinol. Jg. 33. 1899. — HENLE, J.: Handb. d. Anat. d. Menschen. Bd. 2: Eingeweidelehre. 2. Aufl. 1873. — HUSCHKE, E.: Lehre von den Eingeweiden. S. TH. v. SÖMMERRINGS Anatomie, neue Ausgabe. Bd. 5. 1844. — HYRTL, J. (1): Das Arabische und Hebräische in der Anatomie. Wien 1879. — DERSELBE (2): Onomatologia anatomica. Wien 1880. — DERSELBE (3): Die alten deutschen Kunstworte der Anatomie. Wien 1884. — KRAUSE, W.: Varietäten des Aortensystems. HENLES Handb. d. Anat. Bd. 3: Gefäßlehre. 2. Aufl. Braunschweig 1876. — KÜPFERLE, L.: Zur Physiologie des Schluckmechanismus nach Röntgenkinematographischen Aufnahmen. PFLÜGERS Arch. f. d. ges. Physiol. Bd. 152. 1913. — LANGER, C.: Anatomie der äußeren Formen des menschlichen Körpers. Wien 1884. — LEVINSTEIN, O.: Die Appendix ventriculi Morgagni (Tonsilla laryngis). Arch. f. Laryngol. u. Rhinol. Bd. 22. 1909. — LOSSEN, JOSEF: Anatomische Untersuchungen über die Cartilagines cuneiformes (WRISBERGsche Knorpel). Inaug.-Diss. med. Königsberg i. Pr. 1900. — LUDWIG, C.: Lehrb. d. Physiol. d. Menschen. 1. Bd. Heidelberg 1852. — LUSCHKA, H. v.: Der Kehlkopf des Menschen. Tübingen 1871. — MERKEL, FR.: Atmungsorgane. BARDELEBENS Handb. d.

Anat. Bd. 6, Abt. 1. Jena 1902. — MEYER, EDMUND: Über die Luftsäcke der Affen und die Kehlkopfdivertikel beim Menschen. Arch. f. Laryngol. u. Rhinol. Bd. 12. 1902. — v. MEYER, HERMANN: Die Wirkung der Stimmritzenmuskeln. Arch. f. Anat. (u. Physiol.) 1889. — MINK, P. J.: Die respiratorischen Bewegungen des Kehlkopfes. I. u. II. Arch. f. Laryngol. u. Rhinol. Bd. 30. 1916 u. Bd. 31. 1918. — MÖLLER, JÖRGEN: Beiträge zur Kenntnis der Kehlkopfmuskulatur. Arch. f. Laryngol. u. Rhinol. Bd. 12. 1902. — DERSELBE und FISCHER, J. F. (1): Über die Wirkung der Mm. cricothyreoideus und thyreo-arytaenoideus internus. Arch. f. Laryngol. u. Rhinol. Bd. 15. 1904. — DIESELBEN (2): Beiträge zur Kenntnis des Mechanismus der Brust- und Falsettstimme. Monatsschr. f. Ohrenheilk. u. Laryngo-Rhinol. Jg. 42. 1908. — MÜLLER, JOH., Handb. d. Physiol. Bd. 2. — MUSEHOLD, ALBERT (1): Stroboskopische und photographische Studien über die Stellung der Stimmlippen im Brust- und Falsettregister. Arch. f. Laryngol. u. Rhinol. Bd. 7. 1898. — DERSELBE (2): Allgemeine Akustik und Mechanik des menschlichen Stimmorgans. Berlin: Julius Springer 1913. — NAGEL, W.: Physiologie der Stimmwerkzeuge. Handb. d. Physiol. d. Menschen. Herausgeg. von W. NAGEL. Bd. 4. 1909. — ÓNODI, A.: Die Anatomie und Physiologie der Kehlkopfnerven. Berlin 1902. — PASSAVANT, GUSTAV: Wie kommt der Verschluß des Kehlkopfes des Menschen beim Schlucken zustande? VIRCHOWS Arch. f. pathol. Anat. Bd. 104. 1886. — PERNA, G.: Sopra gli acumuli gangliari del nervo laringeo inferiore nell' uomo e in alcuni mammiferi. Arch. ital. d anat. e di embriol. Ann. 4. 1905. — REHN, LUDWIG: Automatische Kippbewegungen der Gießbeckenknorpel. Arch. f. Laryngol. u. Rhinol. Bd. 32. 1920. — RÉTHI, L.: Experimentelle Untersuchungen über den Schwingungstypus und den Mechanismus der Stimmbänder bei der Falsettstimme. Sitzungsber. d. Wiener Akad., math.-naturw. Kl. Bd. 105, Abt. 3. 1896. — ROUBAUD, C.: Contribution à l'étude anatomique des lymphatiques du larynx. Thèse méd. de Paris 1902. — ROSCHDESTWENSKI: Beitrag zur Anatomie der Kehlkopfgelenke des Menschen und der Haustiere. Verhandl. d. anat. Ges. 1912. — SCHEIER, M.(1): Die Bedeutung des Röntgenverfahrens für die Physiologie der Sprache und Stimme. Arch. f. Laryngol. u. Rhinol. Bd. 22. 1909. — DERSELBE (2): Zur Verwertung der Röntgenstrahlen für die Physiologie des Schluckaktes. Fortschr. a. d. Geb. d. Röntgenstr. Bd. 18. 1911—1912. — SCHULTZ, PAUL: Die Beteiligung des Sympathicus an der Kehlkopfinnervation. Arch. f. Laryngol. u. Rhinol. Bd. 16. 1904. — SCHULTZE, HANS: Historisch-kritische Darlegung der Arbeiten über die Versorgung des Kehlkopfes, der Trachea und Bronchien mit vasomotorischen und sensiblen Nerven nebst eigenen Versuchen über Gefäßnerven der oberen Luftwege. Arch. f. Laryngol. u. Rhinol. Bd. 22. 1909. — v. SCHUMACHER, S.: Über die Kehlkopfnerven beim Lama (Auchenia lama) und Vicunna (Auchenia vicunna). Anat. Anz. Bd. 28. 1906. — SCLAVUNOS, G.: Über die Ventrikularsäcke des Kehlkopfes beim erwachsenen und neugeborenen Menschen sowie bei einigen Affen. Anat. Anz. Bd. 24. 1904. Nachtrag ebenda. — SPIESS, G.: Über den Blutstrom in der Schleimhaut des Kehlkopfes und des Kehldeckels. Arch. f. (Anat. u.) Physiol. 1894. — STEINLECHNER, M. und TITTEL, C.: Der Musculus ventricularis des Menschen. Sitzungsber. d. Akad. d. Wiss. Wien, math.-naturw. Kl. Bd. 106, Abt. 3. 1897. — STIEDA: Über ein neues Kehlkopfmodell. Verhandl. d. anat. Ges. 1897. — THOST, A.: Der normale und kranke Kehlkopf des Lebenden im Röntgenbild. Fortschr. a. d. Geb. d. Röntgenstr. Erg.-Bd. 31. Hamburg 1913. — WEINGÄRTNER, M.: Das Röntgenverfahren in der Laryngologie. Berlin: H. Meußer 1914. — WILL, ERICH: Über die Articulatio cricoarytaenoidea. Inaug.-Diss. med. Königsberg i. Pr. 1895. — ZUCKERKANDL, E. (1): Anatomie und Entwicklungsgeschichte des Kehlkopfs und der Luftröhre. Handb. d. Laryngol. u. Rhinol. Herausgeg. von P. HEYMANN. Bd. 1. — DERSELBE (2): Zur Anatomie des Sängerkehlkopfes. Monatsschr. f. Ohrenheilk. u. Laryngo-Rhinol. Jg. 34. 1900.

2. Tracheobronchialbaum.

AEBY, CHR.: Der Bronchialbaum der Säugetiere und des Menschen. Leipzig 1880. — BRÜNINGS, W.: Die direkte Laryngoskopie, Bronchoskopie und Ösophagoskopie. Wiesbaden 1910. — FRAENKEL, EUGEN: Anatomisch-röntgenologische Untersuchungen über die Luftröhre. Fortschr. a. d. Geb. d. Röntgenstr. Bd. 21. 1914. — GOTTSTEIN, L.: Über die Diagnose und Therapie der Fremdkörper in den unteren Luftwegen. Mitt. a. d. Grenzgeb. d. Med. u. Chirurg. Suppl.-Bd. 3. (Gedenkband f. MIKULICZ). 1907. — HEISS, R. (1): Zur Entwicklung und Anatomie der menschlichen Lunge. Arch. f. Anat. (u. Physiol.) Jg. 1919. — DERSELBE (2): Entwicklung der Lunge oder Entwicklung des Bronchialbaumes? Eine prinzipielle Erörterung zur Stammbronchusfrage. Anat. Anz. Bd. 56. 1923. — HELLER, R. und v. SCHRÖTTER, H.: Die Carina tracheae. Ein Beitrag zur Kenntnis der Bifurkation der Luftröhre nebst vergleichend-anatomischen Bemerkungen über den Bau derselben. Denkschr. d. Wiener Akad., math.-nat. Kl. Bd. 64. 1897. (Ein Auszug daraus in: Zeitschr. f. klin. Med. Suppl.-Bd. 32 (Festschr. f. L. v. SCHRÖTTER) 1897. — KÖNIGSTEIN, HANS: Zur Morphologie und Physiologie des Gefäßsystems am Respirationstrakt. Anat. Hefte Bd. 22. 1903. — MEHNERT, E.: Über topographische Altersveränderungen

des Atmungsapparates. Jena 1901. — MILLER, WILLIAM S.: A morphological study of the
tracheal and bronchial cartilages. Contributions to Embryology, publ. by the Carnegie Instit.
of Washington. Vol. 9. 1920 (Memorial to FRANKLIN P. MALL). — NARATH, A.: Der Bronchialbaum der Säugetiere und des Menschen. Biblioth. med. Abt. A (Anatomie), H. 3. Stuttgart 1901. — OPPIKOFER, E. (1): Paraffin-Wachsausgüsse von Larynx und Trachea bei
strumöser Bevölkerung. Arch. f. Laryngol. u. Rhinol. Bd. 26. 1912. — DERSELBE (2):
Wachsparaffinausgüsse der Luftröhre, in situ der Organe hergestellt. Arch. f. Laryngol. u.
Rhinol. Bd. 27. 1913. — PFEIFFER, C.: Die Darstellung der Trachea im Röntgenbild, besonders bei Struma. BRUNS Beitr. z. klin. Chirurg. Bd. 45. 1905. — SANKOTT, A.: Über einen
Fall mit angeborener Enge der Trachea und der Bronchien, Fehlen des Paries membranaceus
tracheae, Divertikelbildung usw. Wien. klin. Wochenschr. 1922. Nr. 17. — SIMMONDS,
M. (1): Die Formveränderungen der Luftröhre. Mitt. aus d. Hamburg. Staatskranken-
anstalten. Bd. 1. 1897. — DERSELBE (2): Über die Verwendung von Gipsausgüssen zum
Nachweis von Tracheadeformitäten. Verhandl. d. dtsch. pathol. Ges. Bd. 7. 1904. —
SUKIENNIKOW, W.: Topographische Anatomie der bronchialen und trachealen Lymph-
drüsen. Berl. klin. Wochenschr. 1903. Jg. 40, Nr. 15 u. 16. — TANDLER, JULIUS: Topo-
graphische Anatomie dringlicher Operationen. Berlin: Julius Springer. — WEINGÄRTNER,
M.: Physiologische und topographische Studien am Tracheo-Bronchialbaum des lebenden
Menschen. Arch. f. Laryngol. u. Rhinol. Bd. 32. 1920. — ZUCKERKANDL, E.: Über die
Verbindungen zwischen den arteriellen Gefäßen der menschlichen Lungen. Sitzungsber.
d. Wien. Akad., math.-nat. Kl., Abt. 3, Bd. 87. 1883.

3. Vergleichende Anatomie und Entwicklungsgeschichte, Anthropologie.

BROMAN, J.: Normale und abnorme Entwicklung des Menschen. Wiesbaden 1911. —
DUBOIS, EUG.: Zur Morphologie des Larynx. Anat. Anz. Bd. 1. 1886. — v. EGGELING, H.:
Demonstration einer Abnormität des Kehlkopfskelettes. Sitzungsber. d. med.-nat. Ges.
Jena 24. 7. 1914 in: Jenaische Zeitschr. f. Naturwiss. Bd. 53. 1915. — ELISCHER, E. VON:
Über den Einfluß der Ausschaltung der Kehlkopfnerven auf das Wachstum des Kehlkopfes.
PFLÜGERS Arch. f. d. ges. Physiol. Bd. 158. 1914. — FREY, HEDWIG: Zur Entwicklung der
menschlichen Unterzungenbeinmuskeln und der mit ihm verbundenen Skeletteile. GEGEN-
BAURS Morphol. Jahrb. Bd. 50. 1919. — FÜRBRINGER, MAX: Das Zungenbein der Wirbel-
tiere. Herausgeg. v. H. BRAUS. Abhandl. d. Heidelberger Akad. d. Wiss., math.-nat. Kl.,
Abt. B, 11. Abhandl. 1922. — GEGENBAUR, C.: Die Epiglottis. Leipzig 1892. — GÖPPERT,
E. (1): Beiträge zur vergleichenden Anatomie des Kehlkopfes. SEMONS Forschungsreisen.
Bd. 3, II., 1. Teil. (Denkschr. d. med.-nat. Ges. Jena. Bd. 6, Teil 1) 1897—1901. — DER-
SELBE (2): Die Entwicklung des Mundes usw. HERTWIGS Handb. d. Entwicklungslehre.
Bd. 2, Teil 1. 1906. — GRABERT, WERNER: Anthropologische Untersuchungen an Herero-
und Hottentottenkehlköpfen. Zeitschr. f. Morphol. u. Anthropol. Bd. 16. 1914. — GROSSER,
O.: Entwicklung des Kiemendarmes und des Respirationsapparates. Handb. d. Entwickl.
d. Menschen v. KEIBEL und MALL. Bd. 2. 1911. — HENLE, JAKOB: Vergleichend-anatomische
Beschreibung des Kehlkopfes. Leipzig 1839. — KALLIUS, E.: Beiträge zur Entwicklungs-
geschichte des Kehlkopfes. Anat. Hefte Bd. 9. 1897. — KÖRNER, O.: Beiträge zur vergleichenden Anatomie und Physiologie des Kehlkopfes. Abhandl. d. SENCKENBERG. natur-
forschenden Ges. Frankfurt a. M. 1883. (Ein weiterer Beitrag ebenda). — KRASA, FR. C.:
Über Reste des dritten und vierten Visceralbogenskelettes. Anat. Anz. Bd. 50. 1917/18. —
KURZ: Untersuchungen über Größe und Formverhältnisse des Zungenbeins und des
Kehlkopfskelettes einer 25jährigen Chinesin. Arch. f. Anat. u. Physiol., anat. Abt.
1918. — LISSER, H.: Studies on the development of the human larynx. Americ. journ.
of anat. Vol. 12. 1911. — MITTASCH, G.: Über Hermaphroditismus. Beitr. z. pathol. Anat.
u. z. allg. Pathol. Bd. 67. 1920. — MÖLLER, JÖRGEN: Undersøgelser over den komparative
Anatomi af Larynxmuskulaturen. Kopenhagen: J. Frimodts Forlag. 1901 (Habilitations-
schrift Kopenhagen). — MØLLER, PAUL: Ein Fall von komplettem Pseudohermaphroditis-
mus masculinus. VIRCHOWS Arch. f. pathol. Anat. u. Physiol. Bd. 223. 1917. — NÉMAI, J. (1):
Menschen- und Tierstimme in ihrem Verhältnis zum anatomischen Bau des Kehlkopfes.
Arch. f. Laryngol. u. Rhinol. Bd. 27. 1913. — DERSELBE: (2) Das Stimmorgan der Primaten.
Anat. Hefte Bd. 59. 1921. — NEUGEBAUER, F. L. VON: Hermaphroditismus beim Menschen.
Leipzig 1908. — NICOLAS, A.: Recherces sur le développement de quelques éléments du
larynx humain. Bibliographie anatomique 1894. — OSEKI (1): Morphologie der Nebenräume
des Kehlkopfes von Japanern. (Beiträge zur vergleichenden und Rassenanatomie). Mitt.
d. med. Ges. Osaka. Bd. 9. 1910. — DERSELBE (2): Beiträge zur topographischen Anatomie
vom Kehlkopf der Japaner. Mitt. d. med. Ges. Tokio. Bd. 25. 1911. — DERSELBE (3):
Ringknorpel der Japaner. Ebenda. Bd. 26. 1912 — DERSELBE (4): Schildknorpel der
Japaner. Ebenda. — DERSELBE (5): Musculus cricothyreoideus bei den Japanern. Ebenda.
Bd. 27. 1913. — RÜCKERT, JOH.: Der Pharynx als Sprach- und Schluckapparat. München
1882. — SCHREIBER, JOS.: Über den Einfluß der Kastration auf den Larynx der großen

Haussäugetiere. Anat. Anz. Bd. 49. 1916/17. — SOULIÉ, A. et BARDIER, E.: Recherches sur le développement du larynx chez l'homme. Journ. de l'anat. et de la physiol. Tome 43. 1907. — TANDLER, J. u. GROSZ, S.: Die biologischen Grundlagen der sekundären Geschlechtscharaktere. Berlin 1913 (s. a. Arch. f. Entwicklungsmech. d. Organismen. Bd. 27, 29, 30). — ZUCKERMANN, N.: Beobachtungen über den Ventriculus laryngis und die Zungenpapillen einiger Melanesier. Zeitschr. f. Morphol. u Anthropol. Bd. 15. 1912.

6. Histologie der Luftwege und der Mundhöhle.

Von

S. Schumacher-Innsbruck.

Mit 68 Abbildungen.

A. Allgemeiner Bauplan.

Die Mundhöhle und die ganzen Luftwege sind bis zu den feinsten Bronchien mit einer *Schleimhaut* ausgekleidet. Der Übergang der äußeren Haut in die Schleimhaut erfolgt ziemlich allmählich im Bereiche des Vestibulum nasi einerseits und unvermittelter im Bereiche der Lippen andererseits.

Von den die Schleimhäute im allgemeinen aufbauenden Schichten sind überall mindestens zwei vorhanden, nämlich das Epithel, *Stratum epitheliale* und der bindegewebige Anteil, *Lamina propria.* Eine der Schleimhaut angehörige Muskelschicht, Lamina muscularis mucosae, die namentlich an der Schleimhaut des Verdauungskanales vom Oesophagus an bis zum Anus stets deutlich ausgebildet ist, fehlt sowohl im Respirationstrakt wie auch im Anfangsteile des Verdauungstraktes vollkommen. Die Folge davon ist, daß im allgemeinen eine scharfe Grenze zwischen Schleimhaut und dem darunter liegenden Bindegewebe, der *Tela submucosa*, auch dort, wo letztere deutlich ausgebildet ist, nicht gezogen werden kann, sondern ein ganz allmählicher Übergang der Lamina propria in die Submucosa erfolgt. An bestimmten Örtlichkeiten (Schlundkopf, Luftröhre) tritt an Stelle der Muscularis mucosae eine Schicht aus elastischen Fasern, so daß hier die Schleimhaut besser abgegrenzt erscheint, als an anderen Stellen, wo diese Grenzschicht vollkommen fehlt.

Eine *Tela submucosa*, die von vielen Autoren noch der Schleimhaut zugerechnet, besser aber ihrem Namen entsprechend als gesonderte Schicht aufzufassen ist, der die Aufgabe zufällt, die Schleimhaut mit den darunterliegenden Wandbestandteilen (Knochen, Knorpel, Muskulatur) zu verbinden, ist keineswegs allenthalben deutlich entwickelt; ja an manchen Stellen, dort nämlich, wo die Schleimhaut sehr innig und unverschiebbar mit dem Knochen verbunden ist (Zahnfleisch, harter Gaumen, Nasenhöhle), kann eigentlich nicht von einer Submucosa gesprochen werden, indem hier das Bindegewebe der Schleimhaut, ohne seine Struktur wesentlich zu ändern, direkt in das Periost übergeht. Von einer Tela submucosa sollte nur dann die Rede sein, wenn anschließend an die Lamina propria der Schleimhaut eine Bindegewebsschicht folgt, die sich in ihrem Bau (gröbere Fibrillenbündel, Einlagerung von Fettgewebe) tatsächlich von ersterer unterscheidet.

Eine aus glatter Muskulatur bestehende *Tunica muscularis*, wie sie sonst den meisten röhrenförmigen Eingeweiden zukommt, fehlt hier im allgemeinen, indem die Schleimhaut mit oder ohne Vermittlung submukösen Bindegewebes sich an Knochen, Knorpel oder Skelettmuskulatur ansetzt. Höchstens die glatten Muskelbündel in der dorsalen Wand der Trachea sind ihrer Lage nach als ein Rudiment einer Tunica muscularis anzusehen.

Das Epithel.

Das Epithelgewebe ist als *Deckepithel, Drüsenepithel und Sinnesepithel* vertreten.

Das Deckepithel kommt hauptsächlich in zwei Typen vor, nämlich als *geschichtetes Platten-* oder *Pflasterepithel* und als *mehrreihiges, flimmerndes Cylinderepithel*.

Das Wesen des *geschichteten Pflasterepithels* (Abb. 1 a und 1 b) besteht darin, daß eine allmähliche Abplattung der Zellen von der Tiefe gegen die Oberfläche hin erfolgt. Nach den verschiedenen Zellformen unterscheidet man eine basale Zellschicht = *Stratum cylindricum* (Abb. 1 a, S. c.), auch *Keimschicht* (Stratum germinativum) genannt; darauf folgt das aus mehreren Zellagen bestehende *Stratum spinosum = Stachel-* oder *Riffelzellschicht* (Abb. 1 a, S. sp.), dem sich

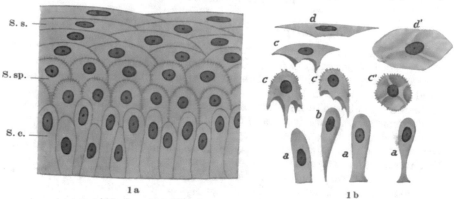

1 a   1 b

Abb. 1 a. Schema vom geschichteten Pflasterepithel[1]).
S. c. Stratum cylindricum. S. sp. Stratum spinosum. S. s. Stratum superficiale.
Abb. 1 b. Isolierte Zellen vom geschichteten Pflasterepithel.
a Fußzellen, b Keulenzelle, c Flügelzellen in Seitenansicht, c′ Flügelzelle von der basalen Fläche gesehen, d Deckzelle in Seitenansicht, d′ Deckzelle von der basalen Fläche gesehen.

als oberflächlichste Schicht das ebenfalls aus mehreren Lagen bestehende *Stratum superficiale* (Abb. 1 a, S. s.) anschließt.

Die Zellen, welche das *Stratum cylindricum* bilden, sind mehr oder weniger cylindrisch (d. h. höher als breit), mit abgeplattetem Fußteil und abgerundeter Kuppe *(Fußzellen)* oder mehr keulenförmig *(Keulenzellen)* ohne deutliche Intercellularbrücken (Abb. 1 b, a und b). Das *Stratum spinosum* besteht aus mehr polyedrischen Zellen, deren Form durch gegenseitigen Druck wesentlich beeinflußt wird (Abb. 1 b, c, c′). Alle Zellen dieser Schicht zeigen konvexe, distale und dementsprechend mit Aushöhlungen versehene basale Flächen. Besonders die unmittelbar auf das Stratum cylindricum folgenden Zellen *(Flügelzellen)* sind ausgezeichnet durch lange „flügelförmige" Fortsätze an ihrer Basis, die in die Spalträume zwischen die Kuppen der basalen Zellen hineinragen; zwischen diesen Fortsätzen befinden sich Nischen bedingt durch den Druck der Kuppen der Cylinderzellen. In den nach oben folgenden Lagen werden die flügelförmigen Fortsätze immer kürzer, so daß sie dann nur mehr als vorspringende Leisten (Druckleisten) zwischen den gleichfalls seichter werdenden Gruben erscheinen. Die *Intercellularbrücken* sind in dieser Schicht gewöhnlich gut ausgebildet, so daß die aus dem Verbande gerissenen Zellen wie mit Stacheln besetzt erscheinen *(Stachel-* oder *Riffelzellen)*, wobei die Stacheln nichts anderes als die abgerissenen Intercellularbrücken sind. Diese Schicht geht ganz allmählich durch weitere Abplattung der Zellen in das *Stratum superficiale* über, dessen Zellen (Abb. 1 b, d, d′) gegen die Oberfläche hin immer mehr und mehr abgeplattet und gleichzeitig breiter werden, so daß sie in der oberflächlichsten Lage große, polygonale, ganz dünne Zellplatten bilden, *Deckzellen*,

---

[1]) Alle Abbildungen sind, soweit nicht die Entnahme aus anderen Werken ausdrücklich angegeben wird, Originalzeichnungen des Verfassers.

an deren basalen Seite gewöhnlich noch schwache Druckleisten erkennbar sind. Die Intercellularbrücken werden gegen die Oberfläche hin immer undeutlicher.

Entsprechend der allmählichen Abplattung der Zellen ändern auch die Zellkerne ihre Form, indem sie in den basalen Zellen am Durchschnitt längsoval, in den mittleren Schichten kreisrund und in den oberflächlichen, platten Zellen queroval erscheinen.

Besteht das geschichtete Pflasterepithel aus zahlreichen Schichten, so ragen in dasselbe stets zapfenartige, mehr oder weniger dicht aneinanderstehende Erhebungen der Lamina propria, *Papillen*, vor, deren Hauptaufgabe darin besteht, die Ernährung des Epithels zu erleichtern. Zwischen die Epithelzellen selbst dringen niemals Blutgefäße ein; jedes Epithel ist gefäßlos. Die Papillen enthalten reichliche Blutgefäße, namentlich Kapillaren und bewerkstelligen einen innigeren Kontakt zwischen Epithel und Gefäßsystem. Daher steht auch die Höhe der Papillen gewöhnlich in geradem Verhältnis zur Dicke bzw. zur Zahl der Schichten des Epithels und bei einem geschichteten Epithel mit verhältnismäßig wenig Schichten fehlen die Papillen vollständig. Diese Papillen, die lediglich zur Ernährung des Epithels dienen, bedingen keine entsprechenden

Vorragungen der Epitheloberfläche und werden auch als *mikroskopische Papillen* (Sekundärpapillen) zum Unterschiede von den *makroskopischen Papillen*, wie sie z. B. an der Zunge vorkommen, bezeichnet. Letztere sind größere Erhebungen der ganzen Schleimhaut, so daß sie auch an der Oberfläche des Epithels als Vorragungen zutage treten.

Das *mehrreihige, flimmernde Cylinderepithel* (Abb. 2 a) ist dadurch ausgezeichnet, daß wohl alle Zellen höher als breit, dabei

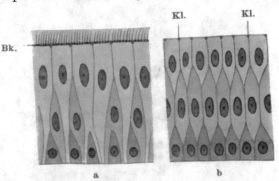

Abb. 2. a. Schema des mehrreihigen flimmernden Cylinderepithels. b. Schema des mehrschichtigen (geschichteten) Cylinderepithels.

Bk. Basalknötchensaum, Kl. Kittleisten.

aber keineswegs, wie die Bezeichnung vermuten ließe, alle cylindrisch sind, sondern auch hier beteiligen sich an dem Aufbau des Epithels recht verschiedene Zellformen. Das Wesen des mehrreihigen (SCHIEFFERDECKER) oder mehrzeiligen (BÖHM und v. DAVIDOFF) Epithels besteht darin, daß alle Zellen einer gemeinsamen Basis aufsitzen, aber nicht alle die freie Oberfläche erreichen. Durch die verschiedene Höhe der Zellen kommen die Zellkerne in mehreren (horizontalen) Reihen zu liegen, wovon diese Epithelart ihre Bezeichnung erhalten hat. Es handelt sich also hier nicht um eine eigentliche Schichtung der Zellen zu mehreren übereinanderliegenden Lagen und dadurch unterscheidet sich auch das mehrreihige vom *geschichteten Cylinderepithel* (Abb. 2 b), bei dem die Zellen tatsächlich zu mehreren Schichten angeordnet sind, also nicht wie beim mehrreihigen Epithel alle einer gemeinsamen Basis aufsitzen. Auf dem ersten Blick zeigen beide Epithelarten naturgemäß große Ähnlichkeit und es fällt im einzelnen oft schwer, beide Epithelformen auseinanderzuhalten, namentlich deshalb, weil beim mehrreihigen Epithel die Fortsätze, mit denen einzelne Zellen bis an die Basis heranreichen, sehr dünn sein können. Daher erklärt es sich auch, daß früher oft von einem geschichteten Cylinderepithel gesprochen wurde, wo es sich tatsächlich um ein mehrreihiges Epithel handelt. Naturgemäß können beim mehrreihigen Flimmerepithel nur jene Zellen Cilien tragen, welche die freie Oberfläche erreichen.

An Isolationspräparaten vom mehrreihigen Flimmerepithel (Abb. 3) findet man daher neben Flimmerzellen, die zugleich die höchsten Zellen sein müssen, auch flimmerlose Zellen verschiedener Höhe. Die Flimmerzellen sind in ihrem distalen Teil mehr weniger prismatisch, im basalen Teil häufig fadenförmig ausgezogen, oft mit plattenförmiger Verbreiterung ihres Fußendes, oder basal gespalten mit Leisten und Nischen versehen; dazwischen schieben sich verschieden hohe pyramidenförmige oder auch unregelmäßig gestaltete Zellen ein. Die Kerne sind in den niederen Zellen kugelig, in den Cylinderzellen ovoid. Intercellularbrücken fehlen. Die schmalen Intercellularräume erfahren gegen die freie Oberfläche hin durch Kittleisten ihren Abschluß.

Jede Flimmerzelle trägt gegen die freie Oberfläche eine Reihe von dicht aneinanderstehenden kugeligen Knötchen, Basalknötchen oder Blepharoblasten (Abb. 2 a, Bk.); in jedem dieser Knötchen wurzelt ein Flimmerhaar. Betrachtet man das Epithel im Zusammenhang, so erscheint die Summe der Basalknötchen als ein perlschnurartiger Saum = Basalknötchensaum. Die Blepharoblasten sind als die motorischen Zentren für die Cilien

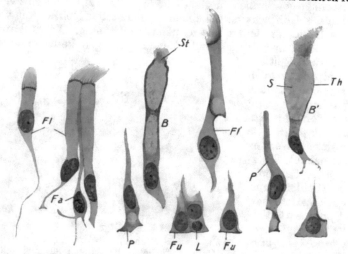

Abb. 3. Isolierte Zellen aus dem mehrreihigen flimmernden Cylinderepithel der Trachea vom Pferd.
Fl und Fl' Flimmerzellen, Fa Fadenzelle, P Pfeilerzellen, Fu Fußzellen, L Lymphocyt in dem Fuß einer Zelle eingepreßt, B und B' Becherzellen, Th Theka, St Stoma, S Schleimnetz. Vergr. 740fach. (Nach Schaffer.)

aufzufassen, da auch noch an ganz kleinen Zellfragmenten die Flimmerbewegung andauert, solange der Zusammenhang zwischen Cilien und Basalknötchen nicht gestört ist.

Die mit mehrreihigem oder geschichtetem Cylinderepithel bekleidete Schleimhaut trägt nie Papillen.

Stets finden sich im mehrreihigen Flimmerepithel des Respirationstraktes, zwischen den dem Deckepithel angehörenden Zellen, sezernierende Zellen — einzellige Drüsen — in Form von sogenannten Becherzellen oder Schleimzellen meist in großer Menge eingeschaltet. Die Becherzellen erscheinen im allgemeinen mehr oder weniger kolbig aufgetrieben mit schmalem Fußteil, in dem der Zellkern liegt. Im Epithel des Respirationstraktes ähneln sie mehr einem Spitzglas mit schlankem Fuß (Schaffer). Die Anschwellung läßt einen festen Wandteil, eine Art Theka und einen im Schnittpräparat meist netzartig geronnenen Inhalt erkennen, der mit Schleimfärbemitteln sich intensiv färbt. Dieser Inhalt tritt bei starker Füllung der Zelle durch eine Öffnung, Stoma, aus der Anschwellung an die freie Oberfläche. Im lebenden Zustande (oder nach Formol-Alkoholfixierung) erscheinen die Becherzellen mit stark lichtbrechenden Körnchen, den sog. Prämucin- oder Mucigenkörnchen, welche als Vorstufen des Sekretes aufzufassen sind, erfüllt.

Bezüglich der Herkunft der Becherzellen wird gewöhnlich angenommen, daß sie aus den Zellen der Basalschicht hervorgehen. DRASCH glaubte an die Zugehörigkeit der Becherzellen zum Entwicklungskreis der Flimmerzellen. Es ist aber nach v. EBNER nicht sehr wahrscheinlich, daß eine bereits als sezernierende Zelle differenzierte Epithelzelle zu einem anderen spezifisch differenzierten Elementarteile, zu einer Flimmerzelle, sich umwandle und darum hat diese Ansicht wenig Anklang gefunden, obwohl sie nicht direkt widerlegt wurde. Andere Autoren lassen die Becherzellen aus gewöhnlichen Flimmerzellen hervorgehen, wobei jedoch, wie v. EBNER hervorhebt, zu bemerken ist, daß Flimmerzellen einer schleimigen Degeneration unterliegen können, welche möglicherweise zu einer Verwechslung mit Becherzellen Anlaß geben kann. So bleibt die Frage nach der Herkunft der Becherzellen des Respirationstraktes eine offene, wenn auch die Analogie mit den Becherzellen an anderen Orten dafür spricht, daß dieselben aus indifferenten Basalzellen ohne genetischen Zusammenhang mit den Flimmerzellen sich entwickeln (v. EBNER).

Von *Sinnesepithelzellen* kommen zweierlei Arten vor, nämlich *Riechzellen* und *Geschmackszellen*. Über Bau und Anordnung dieser Zellen wird an den entsprechenden Stellen noch näher die Rede sein.

Die Verteilung der verschiedenen Epithelarten.

Für den ganzen *Respirationstrakt* bis zu den kleinen Bronchien ist das *mehrreihige, flimmernde Cylinderepithel mit Becherzellen*, für den *Anfangsteil des Verdauungstraktes* (bis zur Cardia) das *geschichtete Pflasterepithel* charakteristisch (Abb. 4). Demnach erscheint die ganze Regio respiratoria der Nase, der Kehlkopf, die Trachea und die größeren Bronchien nahezu ausnahmslos mit Flimmerepithel ausgekleidet, dessen Bau in den einzelnen Gegenden nicht wesentlich variiert, während die Mundhöhle geschichtetes Pflasterepithel trägt. Im Schlundkopf, wo die Überkreuzung des Atemweges mit dem Verdauungswege erfolgt, sind dementsprechend beide Epithelarten vertreten, und zwar derart, daß die Pars nasalis pharyngis im wesentlichen mit Flimmerepithel, die übrigen Anteile mit Pflasterepithel bekleidet sind.

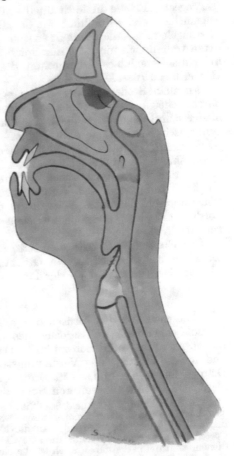

Abb. 4. Schema über die Verteilung der verschiedenen Epithelarten.
Grün: mehrreihiges flimmerndes Cylinderepithel. *Blau:* geschichtetes Pflasterepithel. *Gelb:* Sinnesepithel.

An ganz bestimmten Stellen des Respirationstraktes kommt regelmäßig geschichtetes Pflasterepithel vor, und zwar zunächst am Übergange der Schleimhaut in die äußere Haut, so daß das ganze Vestibulum nasi eine Auskleidung mit geschichtetem Pflasterepithel besitzt, das teilweise noch die Eigenschaften der Epidermis (Verhornung) zeigt und weiterhin kommt es namentlich an jenen Stellen, die mechanischen Reizen in höherem Grade ausgesetzt sind, zu einem Ersatz des ursprünglich vorhandenen Flimmerepithels durch das weniger

empfindliche, widerstandsfähigere, geschichtete Pflasterepithel. Das ist namentlich der Fall an den wahren (manchmal auch den falschen) Stimmbändern,
zum Teil auch am Kehldeckel und am weichen Gaumen, so daß beim Erwachsenen nicht nur die der Mundhöhle zugewendete (orale) Fläche der Epiglottis
mit Pflasterepithel überkleidet ist, sondern dieses stets auch auf die hintere
(laryngeale) Fläche in individuell schwankendem Ausmaße übergreift, um im
allgemeinen erst allmählich an der Basis des Kehldeckels in Flimmerepithel
überzugehen. Ähnlich verhält es sich am weichen Gaumen. Die beiden Epithelarten treffen sich nicht an der Spitze der Uvula, sondern auch hier erfolgt ein
individuell variables Übergreifen des geschichteten Pflasterepithels auf die
Hinterfläche (nasale Fläche).

An allen Stellen ist der Übergang der einen in die andere Epithelart ein
allmählicher und erfolgt im allgemeinen derart, daß zunächst das Plattenepithel
niederer und dementsprechend papillenlos wird, daß weiterhin alle Zellen mehr
zylindrisch werden, so daß in den *Übergangsregionen* von einem typischen
geschichteten Cylinderepithel gesprochen werden kann, das sich weiterhin zum
mehrreihigen Flimmerepithel umbaut. Demnach muß außer dem für den Respirationstrakt charakteristischen mehrreihigen Flimmerepithel und außer dem
für den Anfangsteil des Verdauungstraktes charakteristischen geschichteten
Pflasterepithel als dritte Epithelform das geschichtete Cylinderepithel genannt
werden, das den Übergang zwischen den beiden erstgenannten Epithelarten
vermittelt.

Das *Sinnesepithel* tritt einerseits als Riechepithel in der Regio olfactoria
der Nase, andererseits in den Geschmacksknospen der Papillae vallatae und
foliatae der Zunge und an der laryngealen Fläche des Kehldeckels auf.

Die Drüsen.

Abgesehen von den Drüsen der äußeren Haut, die an den Übergangszonen
in die Schleimhaut im Bereiche des Lippenrotes (Talgdrüsen) und im Vestibulum nasi (Talg- und Schweißdrüsen) sich finden, kommen in den Atemwegen
und im Anfangsteile des Verdauungstraktes Drüsen vor, die alle einer großen
Gruppe angehören und — in Ermangelung eines besseren Sammelnamens —
als *Speicheldrüsen* im weiteren Sinne des Wortes bezeichnet werden können.

Die Bezeichnung „Speicheldrüsen" ist vor allem für die großen, in die Mundhöhle einmündenden Drüsen (Kopfspeicheldrüsen), die Glandula parotis, submaxillaris und sublingualis in Gebrauch, während man die kleinen Drüsen früher als Schleimdrüsen den
Speicheldrüsen gegenüberstellte, die aber diese allgemeine Bezeichnung deshalb nicht verdienen, weil unter denselben auch solche sich finden, welche keinen Schleim absondern.
Da ferner auch die Glandula sublingualis, obwohl sie ein vorwiegend schleimiges Sekret
liefert, allgemein als Speicheldrüse bezeichnet wird, so dürfen wohl auch die kleinen Drüsen
ohne Rücksicht auf ihr Sekret der Gruppe der Speicheldrüsen zugerechnet werden.

Außer den Drüsen der äußeren Haut und den Speicheldrüsen im weiteren
Sinne des Wortes kommt noch eine dritte Gruppe von Drüsen vor, die *Glandulae
olfactoriae* (Bowmansche Drüsen), die im wesentlichen auf die Regio olfactoria
der Nasenschleimhaut beschränkt und für diese charakteristisch sind. Von
diesen Drüsen wird bei Besprechung der Riechschleimhaut noch ausführlich
die Rede sein. Hier sollen nur die allgemeinen Eigenschaften der über das
ganze Gebiet verbreiteten Speicheldrüsen hervorgehoben werden.

Die kleinen Speicheldrüsen sind ihrem Bau nach als *tubulo-alveoläre* (tubulo-
acinöse) Einzeldrüsen zu bezeichnen. Ihr Ausführungsgang kann sich mehrfach
baumförmig verzweigen oder auch ungeteilt in die Endstücke übergehen, welche
sich verästelnd, vielfach gewundene und mit seitlichen halbkugeligen Ausbuchtungen versehene Schläuche bilden (Abb. 13), so daß also die Endstücke eine
Kombination von Schläuchen mit Alveolen vorstellen. Die Ausführungsgänge

sind (mit Ausnahme des Mündungsteiles, der häufig ein zweireihiges Epithel trägt) mit einfachem Cylinderepithel ausgekleidet, das gegen die Tiefe hin niedriger wird, ohne aber sonst seinen Charakter zu ändern und an das sich unmittelbar das Epithel der sezernierenden Endstücke anschließt. Letztere sind außen von einer anscheinend strukturlosen, höchstens 1 μ dicken Membran, der *Membrana propria (Glandilemm)* umgeben. Dieser Membran liegen, namentlich in den Schleimdrüsenendstücken, nach

innen ganz platte, sternförmig verzweigte, untereinander anastomosierende Zellen, die sog. *Korbzellen* (KRAUSE) auf (Abb. 5), die eine korbartige Umhüllung der Drüsenzellen bilden und nach SCHAFFER wahrscheinlich muskulöser Natur sind.

Nach der morphologischen Beschaffenheit sowie nach dem Sekret der sezernierenden Zellen unterscheidet man drei verschiedene Arten von Speicheldrüsen, und zwar gilt diese Einteilung sowohl für die großen wie die kleinen Drüsen: 1. *seröse* oder *Eiweißdrüsen,* 2. *muköse* oder *Schleimdrüsen* und 3. *seromuköse* (bzw. mukoseröse) oder *gemischte Drüsen.*

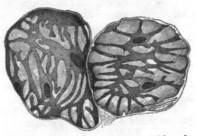

Abb. 5. Zwei angeschnittene Alveolen einer Zungenschleimdrüse des Kaninchens. Die Schleimzellen durch Pinseln entfernt. Membrana propria mit den innen anliegenden Korbzellen.
Vergr. 500fach. (Nach v. EBNER.)

Die *serösen Endstücke* (Abb. 6 a) zeigen gewöhnlich eine ganz enge Lichtung. Das Protoplasma der Zellen erscheint mehr oder weniger stark gekörnt, wobei sich die Sekretkörnchen nicht mit Schleimfärbemitteln färben. Die Zellkerne sind kugelig und nicht an die Wand gepreßt, die Zellgrenzen sind wenig deutlich. Von der Lichtung aus setzen sich feine Kanälchen zwischen die Zellen hinein fort, die als *zwischenzellige* (intercelluläre) *Sekretcapillaren* bezeichnet werden. Im erschöpften Zustande fehlen die Sekretgranula fast ganz.

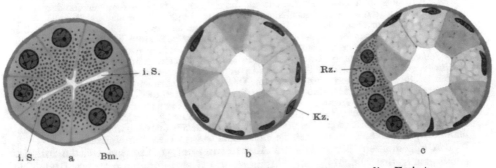

Abb. 6. Querschnitte durch Drüsenendstücke. (Hämatoxylin, Eosin.)
a seröses, b muköses, c gemischtes Endstück. i. S. intercelluläre Sekretcapillaren. Bm. Basalmembran. Kz. Korbzelle. Rz. seröser Randzellenkomplex (Halbmond).

Die *mukösen Endstücke* (Abb. 6 b) zeigen im allgemeinen eine weitere Lichtung; intercelluläre Sekretcapillaren fehlen stets. Die Kerne liegen wandständig und erscheinen nicht kugelig, sondern mehr oder weniger plattgedrückt. Die Zellgrenzen sind stets deutlich, das Protoplasma zeigt im fixierten Zustande meist eine wabige Struktur und gibt Schleimreaktion; im frischen Zustande (oder auch nach Formol-Alkoholfixierung) erscheint namentlich der der Lichtung zugewendete Teil des Zelleibes, ähnlich wie die Becherzellen, mit stark lichtbrechenden Körnchen, den Mucigenkörnchen besetzt, die Schleimreaktion geben. Handelt es sich um Schleimzellen im Zustande der Erschöpfung, so verschwinden die charakteristischen Merkmale mehr oder weniger und die Zellen ähneln dann sehr serösen Drüsenzellen. Ein muköses Endstück im Erschöpfungszustande unterscheidet sich von einem erschöpften serösen Endstück hauptsächlich nur durch das Fehlen der Sekretcapillaren.

Die *seromukösen (mukoserösen)* oder *gemischten Endstücke* (Abb. 6 c) sind dadurch ausgezeichnet, daß an ein und demselben Endstück neben mukösen auch seröse Drüsenzellen vorkommen, und zwar am häufigsten derart, daß einem mukösen Endstück randständig Gruppen von serösen Zellen anliegen, die als *Randzellenkomplexe* oder als *echte Halbmonde, Lunulae* (Gianuzzi, v. Ebner) bezeichnet werden. In gemischten Drüsen können aber auch neben mukösen Endstücken kleinere Abschnitte des Gangsystems ganz aus serösen Drüsenzellen bestehen und umgekehrt.

Den echten (Gianuzzischen) Halbmonden ähnliche Bilder können auch in rein mukösen Drüsenendstücken dadurch zustande kommen, daß neben den sezernierenden Schleimzellen solche im Zustande der Erschöpfung vorkommen, die dann serösen Drüsenzellen ähneln und die infolge der Krümmungen des Endstückes gelegentlich durch den Schnitt so getroffen werden können, daß sie scheinbar den sezernierenden Schleimzellen randständig aufsitzen (Hebold, Stöhr) — „Erschöpfungshalbmonde" (Schaffer). In ähnlicher Weise können auch während der Entwicklung der Drüsenschläuche echte Halbmonde dadurch vorgetäuscht werden, daß die Enden muköser Endstücke noch aus indifferenten, protoplasmatischen Zellen bestehen — „Entwicklungshalbmonde" (Schaffer).

Bezüglich der Verteilung der verschiedenen Arten der Speicheldrüsen sei bemerkt, daß für den ganzen *Respirationstrakt* die *gemischten Drüsen* charakteristisch sind. Es kommen in diesen Drüsen neben rein mukösen Endstücken auch solche mit protoplasmatischen Zellen und intercellulären Sekretcapillaren vor, die sicher als seröse Abschnitte anzusehen sind und außerdem finden sich an mukösen Endstücken echte Halbmonde.

Schiefferdecker hält wie die Mehrzahl der älteren Autoren die Drüsen des Respirationstraktes für reine Schleimdrüsen, welche sich von anderen Schleimdrüsen, wie z. B. den Schleimdrüsen der Mundhöhle in ihrem Aussehen nur deshalb unterscheiden, weil die Sekretion in anderer Weise und namentlich die Schleimbildung in den verschiedenen Abschnitten der Drüsen zu sehr verschiedener Zeit ganz allmählich vor sich gehen soll. Wenn auch, wie schon erwähnt, erschöpfte muköse Drüsenzellen serösen Zellen außerordentlich ähneln, so bleibt doch ein sicheres Unterscheidungsmerkmal stets bestehen, nämlich die Sekretcapillaren zwischen den serösen Drüsenzellen, während diese an mukösen Endstücken stets fehlen. Durch neuere Untersuchungen (Fuchs-Wolfring u. a.) wurde der sichere Nachweis von der gemischten Natur der Drüsen des Respirationstraktes erbracht, indem an den protoplasmatischen Abschnitten der Drüsen stets Sekretcapillaren gefunden wurden und gezeigt werden konnte, daß bei pilocarpinisierten Tieren der Unterschied der beiderlei Drüsenabschnitte sich keineswegs verwischt, sondern durch Erweiterung der Sekretcapillaren nur noch deutlicher hervortritt. Die serösen Endstücke der gemischten Drüsen des Respirationstraktes unterscheiden sich von serösen Endstücken anderer Drüsen (Parotis, Submaxillaris) höchstens dadurch, daß sie eine etwas weitere Lichtung besitzen.

Im allgemeinen fällt somit die Ausbreitung der gemischten Drüsen mit der Ausbreitung des mehrreihigen Flimmerepithels zusammen und man findet sie daher in der ganzen Regio respiratoria der Nase, im Kehlkopf, in der Trachea und in den Bronchien. An manchen Stellen überschreiten aber die gemischten Drüsen den Bezirk des mehrreihigen Flimmerepithels, indem sie auch an jenen Örtlichkeiten des Respirationstraktes zu finden sind, wo ursprünglich Cylinderepithel vorhanden war, an dessen Stelle später geschichtetes Pflasterepithel getreten ist. So trägt die nasale Fläche des weichen Gaumens und der Uvula ebenso wie der Kehldeckel an beiden Seiten stets gemischte Drüsen. Im Schlundkopf kommt so wie an dem Verhalten des Epithels auch an dem der Drüsen die Überkreuzung der Luft- mit dem Verdauungswege zum Ausdruck, indem neben reinen Schleimdrüsen, die im allgemeinen für den Anfangsteil des Verdauungstraktes kennzeichnend sind, auch gemischte Drüsen vorkommen. Letztere liegen hauptsächlich im Bereiche des Rachendaches; erstere finden sich vorzüglich in der hinteren und seitlichen Rachenwand.

Abgesehen von den *Glandulae labiales, buccales* und der NUHNschen *Drüse,* welche *gemischten* Charakter zeigen und weiterhin den v. EBNERschen *Drüsen* der Geschmacksregion, die als (nahezu) *rein seröse* Drüsen aufzufassen sind, trägt der *Anfangsteil des Verdauungstraktes rein muköse Drüsen.* Es gehören hierher die Drüsen des Zungengrundes, die Drüsen der oralen Fläche des harten und weichen Gaumens, *Glandulae palatinae*, die Mehrzahl der Drüsen des Pharynx und die Drüsen des Oesophagus.

Alle kleinen Drüsen liegen in der Schleimhaut oder in der Submucosa, können aber dort, wo sich an die Schleimhaut (bzw. Submucosa) Skelettmuskulatur anlagert, tief in diese eingreifen.

Das lymphoide (adenoide) Gewebe.

Die Lamina propria aller Schleimhäute enthält stets, allerdings in sehr wechselnder Menge, eingelagerte weiße Blutkörperchen, und zwar vor allem rundkernige Formen, Lymphocyten. Entweder kann es sich um *diffuse Ein-lagerungen* weißer Blutkörperchen handeln, oder aber die Lymphocyten bilden mehr oder weniger kugelige bis stecknadelkopfgroße Ansammlungen, die als *Lymphknötchen (Lymphfollikel)* bezeichnet werden.

Häufig zeigen die Lymphknötchen eine hellere, aus protoplasmareichen, mit großen, chromatinarmen Kernen versehenen Zellen = epitheloiden Zellen, bestehende Mitte, das sog. *Keimzentrum (Sekundärknötchen,* Abb. 7 Kz.). Wie FLEM-MING zuerst nachgewiesen hat, erfolgt in dieser helleren Mitte die Neubildung von Lymphocyten durch mitotische Teilung der epitheloiden Zellen, so daß letztere als die Mutterzellen für die kleinen, rundkernigen Lymphocyten anzusehen sind und die wesentliche Be-

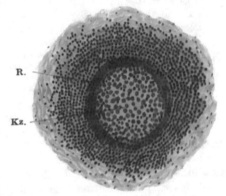

Abb. 7. Lymphknötchen mit Keimzentrum Kz. Um dieses ein dunkler Ring R, gebildet von dichtgedrängten neugebildeten Lymphocyten. (Hämatoxylin, Eosin.)

deutung der Lymphknötchen darin besteht, daß sie Neubildungsstätten von Lymphocyten darstellen. Die neugebildeten Lymphocyten werden randwärts abgedrängt, so daß das hellere Keimzentrum von einer dunklen Zone dicht aneinander gedrängter Lymphocyten umgeben erscheint, während weiter randwärts die Lymphocyten wieder weniger dicht gelagert sind und sich allmählich im Bindegewebe verlieren. Die Folge davon ist, daß die Lymphknötchen niemals scharf abgegrenzt erscheinen. Wenigstens zeitweise gehen aber in den Keimzentren auch Zellen zugrunde.

Die Lymphknötchen sind schon ihrer Natur nach als labile Gebilde aufzufassen; sie können sich auch im postfetalen Leben neubilden oder wieder rückbilden, so daß nicht nur ihr Vorkommen individuellen Schwankungen unterworfen ist, sondern auch ihre Ausbildung von dem jeweiligen Ernährungszustand usw. des betreffenden Individuums abhängt. Blutgefäße dringen in die Randteile der Lymphknötchen ein, lassen aber stets das Keimzentrum frei; die Lymphgefäße bilden häufig um die Lymphknötchen ein Netz, ohne im allgemeinen in diese einzudringen. Hierin unterscheiden sich die Lymphknötchen grundsätzlich von den Lymphdrüsen, welche ja in die Lymphbahn eingeschaltet sind, daher zu- und abführende Lymphgefäße besitzen und auch im Innern von Lymphbahnen, den Lymphsinus, durchzogen werden.

Durch dichte Aneinanderlagerung von derartigen *Einzelknötchen (Noduli lymphatici solitarii)* kommt es an bestimmten Stellen zur vollkommenen Verschmelzung ganzer Gruppen von solchen, zur Bildung *gehäufter Lymphknötchen (Noduli lymphatici aggregati)*. Hierher gehören die *Zungenbälge* und die *Mandeln* oder *Tonsillen*. Die Verschmelzung der benachbarten Einzelknötchen ist dabei gewöhnlich eine so innige, daß eine Abgrenzung derselben unmöglich erscheint und die Zahl der an der Bildung beteiligten Einzelknötchen nur mehr aus der Anzahl der vorhandenen Keimzentren erschlossen werden kann.

Als Ausgangspunkt für die Bildung der Lymphknötchen ist stets die Lamina propria der Schleimhaut anzusehen; bei starker Ausbildung können sie aber auch in die Submucosa vorragen, andererseits bis unmittelbar an das Epithel heranreichen. Namentlich an derartigen Stellen findet dann eine oft massenhafte Durchwanderung von weißen Blutkörperchen durch das Epithel statt, so daß dadurch die Grenzen des Epithels, namentlich, wenn es sich um geschichtetes Pflasterepithel handelt, vollständig verwischt werden können, der Verband der Epithelzellen gelockert wird, das ganze Epithel wie zerworfen aussieht, ja Gruppen von Epithelzellen vollständig abgelöst und von Lymphocyten umlagert werden können.

Derartige Bilder, die sich namentlich in den Tonsillen häufig finden, haben Retterer zur Annahme veranlaßt, daß es sich um eine Einwucherung von Epithel handle, wobei sich Epithelzellen in lymphoides Gewebe umwandeln sollen, so daß sowohl die Lymphocyten als auch das Reticulum epithelialer Abkunft wären. Diese Deutung hat mit Recht Stöhr als völlig unzutreffend zurückgewiesen.

Die durchwandernden Lymphzellen gelangen an die freie Oberfläche der Schleimhaut und erscheinen dem Speichel und Schleim als „*Speichel*"- bzw. „*Schleimkörperchen*" beigemengt. Die Bedeutung des massenhaften Durchwanderns der weißen Blutzellen durch das Epithel ist nicht mit Sicherheit bekannt, sichergestellt ist aber, daß es sich um einen normalen Vorgang handelt.

Bezüglich der allgemeinen Verteilung des lymphoiden Gewebes sei erwähnt, daß eine reichliche *diffuse Infiltration* mit weißen Blutkörperchen die Schleimhaut des *Respirationstraktes* zeigt, daneben können aber auch allenthalben vereinzelte Lymphknötchen vorkommen. Namentlich in der Kehlkopftasche kann sich eine größere Ansammlung an solchen finden, die als *Kehlkopfmandel (Tonsilla laryngea)* bezeichnet wird. Die Schleimhaut des vorderen Anteiles der Mundhöhle zeichnet sich durch ihre Armut an lymphoidem Gewebe aus, während im Übergangsgebiete der Schleimhaut der Mundhöhle in die des Rachens ein förmlicher Ring von lymphoidem Gewebe, der Waldeyersche *Schlundring*, eingelagert erscheint. Am Zungengrunde tritt das lymphoide Gewebe in Form der Zungenbälge auf, deren Gesamtheit auch als *Tonsilla lingualis* bezeichnet wird. Seitlich schließen sich die *Gaumenmandeln (Tonsilla palatinae)* an und auch der weiche Gaumen enthält lymphoides Gewebe. Am Rachendach erscheint die *Rachenmandel (Tonsilla pharyngea)*, von der sich mehr diffuse lymphoide Einlagerungen bis zur Tubenmündung erstrecken, wo es wieder zu einer mächtigen die ganze Tubenmündung umgebenden Anhäufung lymphoiden Gewebes, zur Bildung einer *Tubenmandel (Tonsilla tubaria)* kommen kann.

B. Histologie der Nase und ihrer Nebenhöhlen.

I. Die äußere Haut der Nase.

Die *Nasenhaut* zeigt im allgemeinen keine auffallenden Besonderheiten; sie ist ziemlich zart, namentlich an der Nasenwurzel und am Nasenrücken und nur gegen die Nasenflügel, die Nasenspitze und das Septum cutaneum hin etwas derber. Während sie am Nasenrücken und am freien Rande des Septum leicht verschiebbar und dehnbar ist, erscheint sie an den Nasenflügeln und der Nasenspitze fest mit der Unterlage verbunden.

Das *subcutane Gewebe* ist zumeist fettarm und mit dem Perichondrium fest verbunden; nur dort, wo die Haut leichter verschieblich ist, findet sich etwas reichlicheres Fettgewebe. Große Mengen von verschieden starken elastischen Fasern sind in allen Schichten — vom Perichondrium bzw. Periost bis in die Papillen hinein — vorhanden.

Nach v. EBNER ist die Epidermis dünn (50—70 μ), die Cutis straff, 0,5 mm dick, mit schlecht entwickelten, 30—50 μ hohen Papillen versehen, die Subcutis 2 mm dick.

Die *Wollhaare* sind insbesondere an der Nasenspitze sehr fein und klein, um so mächtiger entwickelt die zu den Haaren gehörigen *Talg 'rüsen* (Haarbalgdrüsen), die bis in das subcutane Fettgewebe hineinreichen können. Besonders an den Nasenflügeln liegen die Talgdrüsen sehr dicht aneinander und erreichen hier so beträchtliche Größe, daß ihre Mündungen mit freiem Auge gesehen werden können. Nach SAPPEY kann man an den Talgdrüsen drei Lagen unterscheiden: 1. eine oberflächliche aus einfachen Drüsen (mit 1—3 Alveolen) bestehende, die in die Haarbälge münden; 2. eine mittlere, aus größeren Drüsen zusammengesetzte, von denen viele direkt an die Hautoberfläche münden und 3. eine tiefe Lage, die sehr komplizierte, viellappige Drüsen enthält, die gleichfalls direkt ausmünden.

Im Gegensatz zu den Talgdrüsen sind die ebenfalls reichlich vorhandenen *Schweißdrüsen* klein, pflegen nach KALLIUS dort, wo sehr reichliche Talgdrüsen vorkommen, spärlicher zu sein, und reichen mit ihrem Endstück meist tiefer als die Talgdrüsenalveolen.

In bezug auf die Blutgefäße ist der große *Venenreichtum* der Nasenhaut zu erwähnen. Die *Lymphgefäße* sind sehr zahlreich. Die von der Haut der beiden Nasenhälften entspringenden Lymphgefäßstämme stehen miteinander durch Anastomosen in Verbindung und kommunizieren mit denen der Nasenschleimhaut im Vestibulum, im unteren, mittleren, seltener im oberen Nasengang (KÜTTNER).

In der Nasenhaut des Schnee- und Feldhasen fand ich ein regelmäßig vorhandenes, eigentümliches, median gelegenes, epidermales Organ mit bisher unbekannter Bedeutung, das ich als *Pigmentdrüse* bezeichnete. Dieses Organ ist gekennzeichnet durch traubige Form, den großen Pigmentreichtum und den Haarmangel. Pigment wird meist in größerer Menge in die an der Oberfläche der Pigmentdrüse sich findende Grube ausgestoßen und außerdem sind Sekretionserscheinungen im Inneren des Organes nachzuweisen. Ihre volle Ausbildung erreicht die Pigmentdrüse erst nach der Geburt. Beim Kaninchen wird nicht der gleiche Entwicklungsgrad erreicht wie beim Hasen; es fehlt hier die auffallende Pigmentierung und die reiche Lappung des Organes. Bei anderen Nagetieren findet sich ein Rudiment der Pigmentdrüse, gekennzeichnet durch eine lokale Verdickung der Epidermis und durch Haarmangel bzw. Haararmut. Bei manchen Nagetieren fehlt jede Andeutung einer Pigmentdrüse.

II. Das Gerüst der Nase.

Die das Gerüst der Nase und der Nebenhöhlen bildenden *Knochen* bieten in ihrem feineren Aufbau keine wesentlichen Besonderheiten. Es handelt sich durchwegs um lamellär gebautes Knochengewebe, wobei in den dünnen Knochenbälkchen der Muscheln und des Siebbeines die Lamellen ausschließlich parallel der Oberfläche verlaufen und Gefäßkanäle fehlen. Die dünnen Knochenbalken zeigen namentlich in den Nasenmuscheln stellenweise stark ausgebildete Kittlinien (v. EBNER), als Ausdruck des lebhaften Umbaues (Resorption und Apposition) der Knochensubstanz, der hier stattgefunden hat (Abb. 8, Kl.).

Die von den Knochenbälkchen der Nasenmuscheln umschlossenen Räume enthalten sehr zartes, lockergefügtes *Markgewebe,* das im wesentlichen aus sternförmig verzweigten und spindeligen Bindegewebszellen besteht, die mit ihren Ausläufern ein Netzwerk, ein ziemlich weitmaschiges Reticulum bilden, so daß das Gewebe dem retikulären Gewebe zum mindesten nahe steht. Die Fibrillen treten gegenüber den Zellausläufern im allgemeinen in den Hintergrund (Abb. 8 R.). Stellenweise sind allerdings ziemlich reichliche, locker gefügte Fibrillen vorhanden, große, aber ziemlich spärliche Fettzellen in kleinen Gruppen und stets reichliche Blutgefäße, namentlich weite, ganz dünnwandige Venen. Steinbrügge hält diese zuerst von Voltolini beschriebenen und mit Recht als Venen gedeuteten dünnwandigen Gefäße für Lymphgefäße, die entweder den

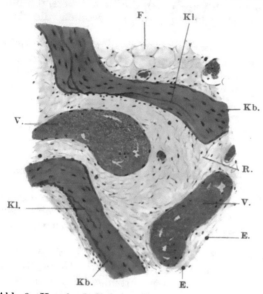

Abb. 8. Knochenbalken und Knochenmark aus der unteren Muschel eines 37jähr. Weibes. (Formol, Hämatoxylin, Eosin.) Vergr. 100fach.
Kb. Knochenbalken mit zahlreichen Kittlinien Kl. Das Knochenmark besteht hauptsächlich aus einem Retikulum R. mit großen, ganz dünnwandigen Venen V., zum kleineren Teil aus Fettgewebe F., E. eosinophile Zellen.

Knochen durchbohren, um nach außen zu gelangen, oder in Ausbuchtungen an seiner Außenseite liegen und mit Gewebsspalten in Verbindung stehen sollen. Es unterliegt aber gar keinem Zweifel, daß es sich tatsächlich um ganz dünnwandige Venen, wie solche auch anderwärts im roten Knochenmark gefunden werden, handelt. In der unteren und mittleren Muschel verläuft regelmäßig in einem Markraum eine auffallend starke, dickwandige Arterie (Abb. 16 A.; vgl. auch die Abbildungen von Kallius und Kubo).

Das Markgewebe fällt durch seine Zellarmut gegenüber dem roten Knochenmark in anderen spongiösen Knochen auf; es fehlen hier fast vollständig die verschiedenen Formen von Blutzellen, die ja sonst für das rote Knochenmark charakteristisch sind. Nur eine Zellart findet sich etwas häufiger, nämlich verhältnismäßig große, meist kugelige, protoplasmareiche Zellen mit gewöhnlich exzentrisch gelegenem Kern und groben, eosinophilen Granulis. Von den gewöhnlichen eosinophilen Leukocyten unterscheiden sich diese Körnchenzellen durch ihre bedeutendere Größe, durch ihren kugeligen, exzentrisch gelegenen Kern und durch eine mehr karminrote Färbung der Körnchen. Trotz der eosinophilen Granula dürfte es sich um Mastzellen handeln (vgl. hierzu Lehner). An der Peripherie der Markräume in unmittelbarem Anschluß an die Knochenbälkchen ist das Gewebe zellreicher, man findet hier häufig die Bindegewebszellen reihenweise den Knochenbalken nach Art von Osteoblasten angelagert. Im ganzen betrachtet, handelt es sich somit um ein Markgewebe, das zwischen embryonalem (rotem) Knochenmark und Fettmark steht. Allerdings kann die Menge des Fettgewebes in manchen Fällen so beträchtlich zunehmen, daß man von Fettmark sprechen kann.

Das Periost trägt in seiner äußeren bindegewebigen Schicht ein reiches Netzwerk von elastischen Fasern (Schiefferdecker, Kallius, Kubo), die nach allen Richtungen, hauptsächlich aber parallel der Oberfläche des Knochens verlaufen.

Die Nasenknorpel bestehen durchwegs aus hyalinem Knorpelgewebe. Nach v. Ebner gleichen sie in ihrem Bau am meisten denen des Kehlkopfes, nur daß der Inhalt der Knorpelzellen meist sehr blaß und fettarm, die Bildung von Kapseln wenig ausgesprochen und die Grundsubstanz feinkörnig ist. Unter dem Perichondrium liegt so wie in anderen Knorpeln auch hier eine Lage abgeplatteter Zellen, die an der Scheidewand bis 50 μ Dicke erreicht, während im Inneren die Zellen mehr rundlich, größer und reihenweise in der Richtung der Dicke des Knorpels angeordnet sind.

Zum besseren Verständnis des Aufbaues der Knorpelsubstanz seien hier die wesentlichen Leitsätze SCHAFFERS, dem wir die Hauptfortschritte in der Erkenntnis vom Bau der Knorpelsubstanz verdanken, wiedergegeben. Die Festigkeit, Druckelastizität des Knorpels hängt größtenteils von den konzentrisch um die Zellen entstehenden Grundsubstanzschichten, der Kapsel und der Zellhöfe ab; sie sind *ein* mechanisch-funktionell wichtiges Strukturprinzip des Knorpels, während das andere im fibrillären Aufbau gesehen werden muß. Diese beiden Strukturprinzipien finden sich im Knorpelgewebe in der Regel nebeneinander verwirklicht, jedoch überwiegt, je nach seiner funktionellen Beanspruchung, bald das eine, bald das andere. Ganz allgemein herrscht in den Oberflächenschichten die fibrilläre Struktur vor, weil beim perichondralen Wachstum hier die Aufnahme der parallel zur Oberfläche verlaufenden Bindegewebsbündel erfolgt und in diesen Oberflächenschichten der Knorpel auch auf Zug beansprucht wird. Die territoriale Gliederung, d. h. die Ausbildung druckelastischer Kugelschalen erfolgt erst in der Tiefe, wo der Knorpel vornehmlich auf Druck beansprucht wird, sei es durch Belastung oder seitliche Biegung. Je tiefer die Knorpelschichten, d. h. je dicker der Knorpel ist, desto reicher ist die territoriale Gliederung, desto mehr treten aber auch kataplastische Erscheinungen (Umwandlung ganzer Zellen in Grundsubstanz, ,,verdämmernde Zellen") infolge schlechterer Ernährung des gefäßlosen Gewebes zutage. Die mannigfaltigen Bilder, welche verschiedene Knorpelarten histologisch darbieten, lassen sich aus diesen Gesichtspunkten befriedigend erklären.

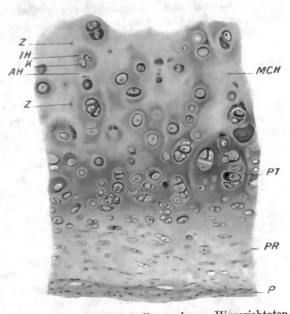

Abb. 9. Nasenscheidewandknorpel vom Hingerichteten. (Hämatoxylin, Eosin.) Vergr. 110fach.

P Perichondrium, PR hypoperichondrale, oxyphile (prochondrale) Schicht, PT chondromukoide (protochondrale) Schicht, MCH metachondrale Schicht, K Kapsel, IH innerer, AH äußerer Zellhof. Z verdämmernde Zellen. (Nach SCHAFFER.)

Der Nasenscheidewandknorpel (Abb. 9), der nur ganz geringer Belastung durch seitliche Biegung ausgesetzt ist, zeigt nach SCHAFFER nur in seinen zentralen Teilen eine nicht sehr regelmäßige territoriale Gliederung; zwischen Nasenscheidewandknorpel und Rippenknorpel besteht kein prinzipieller, sondern nur ein gradueller Unterschied, indem ersterer nur der pheripheren, jüngeren Zone des Rippenknorpels gleichzusetzen ist.

Sämtliche Knorpel sind allseits von einem starken, sehnig glänzenden *Perichondrium*, das sehr reich an elastischen Fasern ist, umgeben. Das Perichondrium steht mit der äußeren Haut bzw. Schleimhaut in lockerem, dagegen mit dem Perichondrium benachbarter Knorpel in festerem Zusammenhang. Es grenzt sich gegenüber der Haut viel schärfer als gesonderte Schicht ab, als gegenüber der Schleimhaut, wo ein ganz allmählicher Übergang erfolgt (KALLIUS).

Die kleinen Lücken, die zwischen den Skeletteilen der Nase frei bleiben, sind durch eine ziemlich lose gefügte, zwischen äußerer Haut und Schleimhaut liegende Membran erfüllt (Kallius).

III. Einteilung der Nasenhöhle.

Auf Grund der Beschaffenheit der Schleimhautauskleidung lassen sich drei verschiedene Abschnitte der Nasenhöhle auseinanderhalten: 1. Die *Regio vesti-bularis*, 2. die *Regio respiratoria* und 3. die *Regio olfactoria*. Diese drei Abschnitte sind aber nicht durch scharfe Grenzlinien voneinander getrennt, sondern der Übergang erfolgt allmählich, so daß zwischen den drei Abschnitten *zwei Übergangszonen* nachzuweisen sind; die eine zwischen Regio vestibularis und Regio respiratoria, die andere zwischen Regio respiratoria und Regio olfactoria.

Das *Vestibulum nasi* ist der Hauptsache nach mit einer nur *wenig modifizierten Fortsetzung der äußeren Haut* mit allen ihren Eigentümlichkeiten (geschichtetes Pflasterepithel mit Verhornung und Papillen, Haare mit Talgdrüsen, Schweißdrüsen) ausgekleidet, die demnach die Bezeichnung Schleimhaut nicht verdient. Erst in der Übergangszone beginnt die eigentliche Schleimhaut, indem hier die Verhornung des Epithels aufhört und es allmählich unter Vermittlung eines geschichteten Cylinderepithels in das für die Regio respiratoria charakteristische mehrreihige Flimmerepithel übergeht. Ebenso verschwinden in der Übergangszone Haare und Drüsen der äußeren Haut. Noch im Bereiche der Übergangszone treten die für die Regio respiratoria charakteristischen gemischten Speicheldrüsen, die „Glandulae nasales" auf.

Die *Regio respiratoria* hat von allen drei Abschnitten bei weitem die größte Ausdehnung; sie ist ausgezeichnet durch ihre Auskleidung mit „*Respirationsschleimhaut*", die sich auch auf die *Nebenhöhlen* der Nase erstreckt. Diese Schleimhaut ist vor allem gekennzeichnet durch das mehrreihige flimmernde Cylinderepithel mit Becherzellen, das sich durch eine deutliche, teilweise sehr stark entwickelte Basalmembran gegen die Lamina propria abgrenzt und durch ihren Gehalt an *gemischten* (muko-serösen) *Drüsen*.

Die *Regio olfactoria*, das eigentliche Sinnesorgan, umfaßt das ganze Verbreitungsgebiet der Fila olfactoria, nimmt aber einen nur verhältnismäßig kleinen Raum der Fissura olfactoria ein. Sie ist ausgezeichnet durch das Vorhandensein der *Riechschleimhaut*, für die das *Sinnesepithel (Riechepithel)* und spezifische, schlauchförmig verästelte Drüsen, *Glandulae olfactoriae* (Bowmansche Drüsen), die jedenfalls auch ein spezifisches Sekret absondern, kennzeichnend sind. In der Übergangszone zwischen Regio respiratoria und Regio olfactoria kommen Gruppen der einen neben der anderen Epithelart vor und die Glandulae olfactoriae treten neben den gemischten Speicheldrüsen auch dort auf, wo die Schleimhaut noch keine Bekleidung mit Riechepithel zeigt.

1. Regio vestibularis.

Die äußere Haut senkt sich zunächst nahezu unverändert in das Vestibulum nasi ein, nur treten an Stelle der feinen Wollhaare stärkere, namentlich bei alten Männern lange, borstenartige Haare, die *Vibrissae*. Dann verschwinden Haare und Hautdrüsen, während das geschichtete Pflasterepithel noch erhalten bleibt, aber keine Verhornung der oberflächlichen Schichten mehr zeigt, so daß man hier schon von einer Schleimhaut (kutane Schleimhaut) sprechen kann. Schließlich geht das Pflasterepithel unter Vermittlung eines geschichteten Cylinderepithels in das mehrreihige, flimmernde Cylinderepithel der R. respiratoria über.

Es wären demnach an der R. vestibularis drei ihrem Bau nach verschiedene Abschnitte auseinander zu halten: 1. Der nur mit wenig modifizierter äußerer

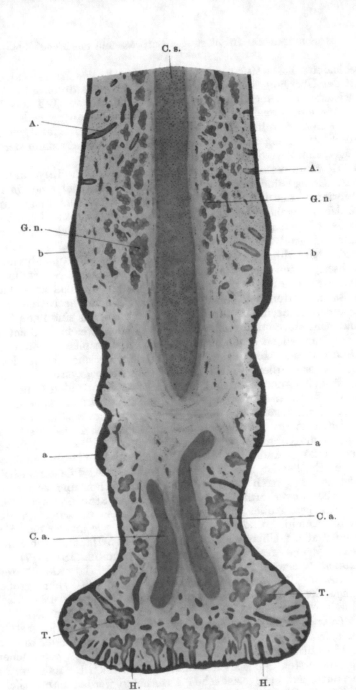

Abb. 10. Frontalschnitt durch die Nasenscheidewand im Bereiche der Nasenlöcher vom
Neugeborenen. (Formol; Hämatoxylin, Eosin.) Vergr. 18fach.

C. s. Cartilago septi. C. a. Cartilago alaris major (Crus mediale). (Bis a reicht der mit äußerer
Haut bekleidete Teil der Reg. vestibularis.) H. Haare. T. Talgdrüsen. Zwischen a und b
Schleimhautteil der Reg. vestibularis mit geschichtetem, unverhorntem Pflasterepithel,
das in der Gegend von b allmählich in das mehrreihige Flimmerepithel der Reg. respiratoria
übergeht. (Von b aufwärts Reg. respiratoria mit den Gland. nasales G. n. und deren
Ausführungsgänge A.)

Haut bekleidete, bei weitem größte Abschnitt; 2. der haar- und drüsenlose Abschnitt der Übergangszone (Zuckerkandl, Schiefferdecker) mit geschichtetem, meistens unverhorntem Pflasterepithel und 3. jener Teil der Übergangszone, der mit einem mehrschichtigen Cylinderepithel ausgekleidet ist und in dem auch schon einzelne gemischte Drüsen auftreten. Naturgemäß könnte dieser Abschnitt als eigentliche Übergangszone ebensogut schon der R. respiratoria zugerechnet werden.

Im 1. *Abschnitt* kommen die typischen Hautdrüsen: Talg- und Schweißdrüsen vor. Erstere sind groß (Abb. 10 T), stehen im allgemeinen in Beziehung zu den Vibrissae, nur am Septum hat Schiefferdecker kleine Talgdrüsen gefunden, deren Zugehörigkeit zu Haaren zum mindesten zweifelhaft erscheint. Schweißdrüsen liegen nach Schiefferdecker hauptsächlich am Septum, sind verhältnismäßig groß und mit weiter Lichtung versehen. In dem von mir abgebildeten Fall (Abb. 10) fand ich im Bereiche des Septums überhaupt keine Schweißdrüsen; es scheinen also diesbezüglich individuelle Schwankungen vorzukommen. Das hohe Papillen tragende Bindegewebe und das elastische Gewebe zeigt die Eigenschaften des Coriums. Die elastischen Fasernetze hängen mit denen der äußeren Nasenhaut unmittelbar zusammen. Es sind nach Schiefferdecker hier sehr starke und reiche Netze vorhanden, welche in dichten Massen zwischen den Haarbälgen liegen und bis in die Papillenspitzen hinein aufsteigen. An der Grenze dieses Abschnittes gehen aus dem Perichondrium dicke Bindegewebszüge hervor, die dicht hinter dem letzten Haarbalg gegen das Epithel hin aufsteigen. Es läßt sich annehmen, daß durch diese ausstrahlenden Bündel eine feste Anheftung der Haut an den Knorpelrand bewirkt wird (Schiefferdecker).

Der 2. *Abschnitt* besteht aus einem dichten Bindegewebsfilz (Zuckerkandl) mit verschieden stark, mitunter nur recht schwach ausgebildeten Papillen, die aber gegen die Grenze zum 3. Abschnitt an Höhe beträchtlich zunehmen (Schiefferdecker). Auch hier sind dichte Netze von elastischen Fasern vorhanden. Das Epithel ist noch typisches geschichtetes Pflasterepithel, dessen oberflächlichste Lage nach Zuckerkandl noch Verhornung zeigen kann, im allgemeinen aber unverhornt ist, so daß auch das Stratum superficiale kernhaltige Zellen zeigt. Außer den Drüsen fehlen auch die Haare vollkommen. Manchmal kommen hier, und zwar an der lateralen wie an der medialen Wand entsprechend anderen Übergangsstellen der äußeren Haut in die Schleimhaut in spärlicher Menge freie Talgdrüsen vor [Zuckerkandl (7), Stieda]. Schiefferdecker erwähnt ferner, daß man (an der lateralen Nasenhöhlenwand) in dieser Übergangszone mitunter schon die sehr großen Ausführungsgänge der vordersten Glandulae nasales findet, welche also augenscheinlich weit entfernt vom Drüsenkörper ausmünden können.

Im 3. *Abschnitt* erfolgt der eigentliche Übergang der Regio vestibularis in die Regio respiratoria und es wäre daher vielleicht zutreffender ausschließlich für diesen Abschnitt die Bezeichnung „Übergangszone" zu gebrauchen. Hier treten schon die ersten gemischten Drüsen auf, die sich bis nahe an das Perichondrium erstrecken. Die elastischen Fasernetze werden namentlich in den tieferen Partien des Bindegewebes bedeutend zarter, sind dabei aber recht dicht, umgeben die Drüsen und erreichen ihre stärkste Ausbildung zwischen Epithel und Drüsen, so daß diese Partie als die eigentliche Fortsetzung der bis dahin das gesamte Bindegewebe durchziehenden Netze erscheint (Schiefferdecker). Papillen fehlen vollständig. Das Bindegewebe der Schleimhaut erscheint zarter, es treten in ihm Leukocyten auf; eine scharfe Sonderung desselben gegenüber dem Perichondrium ist hier nicht mehr möglich (Schiefferdecker).

Besonders kennzeichnend für diesen Abschnitt ist das Epithel, das seiner Beschaffenheit nach als geschichtetes Cylinderepithel bezeichnet werden darf und das den Übergang vom geschichteten Pflaster- zum mehrreihigen flimmernden Cylinderepithel vermittelt (Abb. 11). Nach SCHIEFFERDECKER erfolgt dieser allmähliche Umbau des Epithels derart, daß die oberflächlichen Zellen des Pflasterepithels zunächst mehr rundlich werden, denn mehr konisch, mit der Spitze nach unten, dann beginnen auf der Oberfläche zuerst kurze, dann rasch länger werdende zylindrische Flimmer- und Becherzellen sich zu zeigen, bis die Länge derselben schließlich so groß ist, daß sie das Bindegewebe erreichen. Wie ich an meinen Präparaten sehe, können sich die oberflächlichsten abgeplatteten Zellen des geschichteten Pflasterepithels noch eine Strecke weit über das geschichtete Cylinderepithel vorschieben.

CHARITON, der die epitheliale Auskleidung des Vestibulum bei Neugeborenen und älteren Feten untersuchte, konnte nachweisen, daß im allgemeinen auch hier der Übergang zwischen beiden Epithelarten ein ganz allmählicher ist und durch eine Zwischenzone vermittelt wird, daß aber an manchen Stellen Cylinderepithel und Pflasterepithel unvermittelt aneinanderstoßen. Die beiden Epithelarten sind hier so scharf voneinander geschieden, daß man nur von einer Nachbarschaft, nicht aber von einem Übergang sprechen kann.

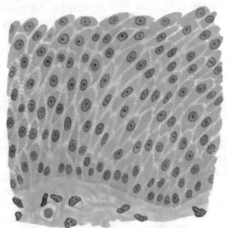

Abb. 11. Geschichtetes Cylinderepithel aus der Übergangszone zwischen Reg. vestibularis und Reg. respiratoria vom Neugeborenen. (MÜLLERS Fl. Formol; Eisen-Hämatox.) Vergr. 550 fach. In der oberflächlichsten Lage finden sich noch einige mehr abgeplattete Zellen. Sehr deutliche Intercellularbrücken namentlich in den mittleren Lagen.

Die Angaben über die *Ausdehnung* des mit geschichtetem Pflasterepithel bekleideten Anteiles, also *der eigentlichen Regio vestibularis* lauten nicht übereinstimmend und alle Autoren, die sich mit der Grenzbestimmung beim *Erwachsenen* näher befaßt haben (ECKER, HILDEBRAND, SCHIEFFERDECKER, KALLIUS, SCHÖNEMANN u. a.) geben an, daß infolge der ziemlich beträchtlichen individuellen Schwankungen eine typische Grenzlinie überhaupt nicht angegeben werden kann. Ganz im allgemeinen wird als beiläufige Grenze des geschichteten Pflasterepithels die Linie der Apertura piriformis angenommen.

ECKER, der sich zuerst mit der Grenzbestimmung zwischen geschichtetem Plattenepithel und Flimmerepithel befaßt hat, gibt an, daß das Flimmerepithel am Septum in einer Linie beginnt, die sich ungefähr vom vorderen freien Rande der Nasenbeine zum vorderen Nasenstachel hinzieht. An der Seitenwand der Nase geht die Linie vom vorderen freien Rand der Nasenbeine aus und senkt sich einige Linien hinter dem vorderen Nasenstachel des Oberkiefers auf den Boden der Nasenhöhle; das vordere Ende der unteren Muschel sowie der vordere Teil des unteren Nasenganges sind noch mit Pflasterepithel versehen.

Nach SCHIEFFERDECKER ist die Grenze bis zu der sich die äußere Haut mit Haaren und Talgdrüsen einsenkt, an der Seitenwand durch den vorderen Anfang des seitlichen Nasenknorpels (Cartilago alaris major, Crus laterale) gegeben; von hier an beginnt die haar- und drüsenfreie, aber noch mit Pflasterepithel bekleidete „Übergangszone". Die Grenzlinie zwischen Platten- und Cylinderepithel geht bis dicht an den vorderen unteren Rand der Cartilago nasi lateralis heran, verläuft hier also weit vor der Grenze der knöchernen Nase. Der vordere Teil der unteren Muschel kann noch deutliches Pflasterepithel tragen, es kann aber auch das Cylinderepithel schon weit vorher beginnen. Am Septum fand Schiefferdecker den Anfang des Cylinderepithels am Beginn des Tuberculum septi. Im ganzen scheint Schiefferdecker die Grenze zwischen Cylinderepithel und Pflasterepithel durch eine ziemlich unregelmäßig verlaufende Linie gebildet zu werden und infolge der ziemlich starken individuellen Schwankungen wenigstens nicht genauer allgemein feststellbar zu sein.

Kallius gibt im allgemeinen dieselben Grenzen an wie Schiefferdecker und erwähnt, daß am Boden der Nasenhöhle sich beträchtliche individuelle Schwankungen zeigen, wie überhaupt die Grenze von Fall zu Fall bestimmt werden muß, so daß man allgemein gültige Grenzlinien kaum aufstellen kann. Mitunter ragt das Pflasterepithel bis zur Mitte des Atrium meatus medii, ja sogar bis zu den vordersten Teilen der unteren Muschel, ohne daß man dies für pathologisch zu halten berechtigt ist.

Oppikofer fand beim Erwachsenen in der Mehrzahl der Fälle (63%) Plattenepithel auf die untere und mittlere Muschel übergreifen, und zwar vorzugsweise an der dem Septum zugewendeten Seite; mitunter war auch hier noch Verhornung nachzuweisen.

Bedenkt man, daß an verschiedenen Stellen der Atemwege, die mechanischen Reizen besonders stark ausgesetzt sind, das ursprünglich vorhandene, empfindlichere Flimmerepithel durch geschichtetes Pflasterepithel ersetzt werden kann, wie dies schon einleitend auseinandergesetzt wurde, und daß dieser Ersatz naturgemäß individuellen Schwankungen unterliegen muß, so ist von vornherein zu erwarten, daß auch im Vestibulum Strecken, die ursprünglich mit Cylinderepithel ausgekleidet waren, später einen Überzug von Pflasterepithel erhalten werden können. Daß hierbei auch entzündliche Reize in die Wagschale fallen, ist wohl sicher anzunehmen. Es wird daher auch kaum möglich sein, in bezug auf die Ausbreitung des Pflasterepithels eine scharfe Grenze zwischen normal und pathologisch zu ziehen. Eine typische, allgemein gültige Grenzlinie wäre daher nur bei Neugeborenen bzw. älteren Feten zu erwarten, deren Luftwege noch nicht den im postfetalen Leben einsetzenden Reizen verschiedener Art ausgesetzt waren.

Von ähnlichen Erwägungen ausgehend hat Chariton die Ausbreitung des Plattenepithels bei älteren menschlichen Feten und Neugeborenen untersucht und gefunden, daß sich hier tatsächlich eine typische Grenzlinie zwischen Platten- und Cylinderepithel aufstellen läßt, die man an der lateralen Wand und am Septum dadurch erhält, daß man ziemlich nahe vor dem vorderen Ende der unteren Muschel eine nach hinten etwas absteigende Frontalebene legt. Niemals erreicht das Plattenepithel beim Neugeborenen die vordere Muschel. Die Grenzlinie fällt allerdings nicht überall genau in die angegebene Ebene, sondern zeigt da und dort einen zackigen Verlauf; namentlich unterhalb des Limen vestibuli setzt sich das Pflasterepithel eine Strecke weit halbinselförmig nach hinten fort, ohne aber den unteren Nasengang zu erreichen. Weiterhin konnte gezeigt werden, daß während des Fetallebens eine Ausbreitung des Plattenepithels choanenwärts erfolgt; ob dieser Vorgang auch noch nach der Geburt anhält, läßt Chariton dahingestellt sein.

Bei den Säugetieren finden sich vielfach im Vestibulum nasi in großer Menge rein seröse Drüsen, die Glandulae vestibulares [Kormann, v. Sussdorf, Broman (5)], deren Sekret zur Befeuchtung des Nasenspiegels dient (Gylek).

Außerdem mündet bei Tieren der Ausführungsgang einer größeren gleichfalls rein serösen Drüse in den Nasenvorhof, oder doch unmittelbar hinter demselben, die als *Glandula nasalis lateralis* oder als Stenosche (auch Stenson*sche*) *Drüse* bekannt ist. Seit ihrer Entdeckung durch STENO (STENSON) im 17. Jahrhundert ist Bau und Vorkommen dieser Drüse vielfach Gegenstand der Untersuchung gewesen [KANGRO, MEYER, W. SCHMIDT, TRAUTMANN, GROSSER (1, 2), BROMAN (6) u. a.]. Der Drüsenkörper liegt nicht in der Vorhofsschleimhaut, sondern ziemlich allgemein in der des Sinus maxillaris. Nachdem aber der Ausführungsgang gewöhnlich in den Nasenvorhof einmündet, so muß natürlich auch von hier aus die Drüse sich entwickelt haben. Die weite Verbreitung in der Tierreihe — die Drüse wurde bei den meisten Säugetierordnungen nachgewiesen und kommt wahrscheinlich auch bei den Reptilien, vielleicht auch bei Amphibien vor — ließ ihr Auftreten auch beim Menschen vermuten. Das Vorkommen derselben beim Menschen wurde zuerst von JACOBSON behauptet, von PETER und SCHWINK aber bestritten, wobei letzterer allerdings die Möglichkeit offen ließ, daß die Drüse vorübergehend beim menschlichen Embryo angelegt werde. GROSSER griff die Frage neuerdings auf und fand 9mal bei 15 untersuchten menschlichen Embryonen die Anlage der Drüse an entsprechender Stelle unmittelbar hinter dem Vestibulum an der lateralen Wand der Nasenhöhle, dort wo die Anlage des Nasoturbinale zu erwarten wäre. Allerdings bildet sich diese Anlage beim Menschen sehr bald wieder zurück.

Außer der Glandula nasalis lateralis wurde bei verschiedenen Tieren auch eine *Glandula nasalis medialis* am Septum beschrieben, die bald eine einfache große Drüse, bald ein Aggregat von zahlreichen kleineren Drüsen darstellt. Namentlich bei den Nagetieren [BROMAN (6)] sind die großen, konstanten, serösen Nasenhöhlendrüsen, die alle im vordersten Teile der Nasenhöhle ausmünden, in beträchtlicher Zahl vorhanden. So besitzt z. B. die Maus 18 konstante Glandulae nasales laterales und 4 konstante Glandulae nasales mediales. Außerdem hat BROMAN (1, 2) bei Nagern und Beuteltieren große *extrakapsuläre Nasenhöhlendrüsen* nachgewiesen, die ihr Sekret gleichfalls in den vordersten Teil der Nasenhöhle ergießen.

Über die *Blutgefäße* der R. vestibularis bemerkt SCHIEFFERDECKER, daß sie sich in der kutanen Auskleidung des Vestibulum genau gleich verhalten wie in der äußeren Haut; in der Übergangszone sind entsprechend dem Fehlen der Haare und Drüsen relativ wenig Blutgefäße vorhanden, welche, soweit Papillen vorkommen, in diese, wie gewöhnlich hinaufsteigen, sonst in nicht sehr häufigen Verzweigungen unter dem Epithel endigen; weiterhin wo die Papillen wieder höher werden und wo dementsprechend auch eine dickere Epithelschicht liegt, nehmen die Blutgefäße an Menge etwas zu. Mit dem Anfang der eigentlichen Schleimhaut und dem Beginn der Drüsen treten zahlreiche größere Stämme im Bindegewebe auf, unter denen man schon einige sehr weite Venen unterscheiden kann.

Als KIESSELBACH*sche Stelle* (Hauptsitz der habituellen Nasenblutungen) ist der vordere untere Teil der Nasenscheidewand in der Gegend der Übergangszone bekannt. Nach KIESSELBACH sollen hier Blutungen dadurch verhältnismäßig leicht zustande kommen, daß sich hier Schwellgewebe mit nur schwacher Muskulatur findet, die Schleimhaut straffer anhaftet und eine geringere Dehnbarkeit besitzt als andere Stellen, wo Schwellgewebe vorkommt. Auch DONOGÁNY fand hier, wenigstens in einzelnen Fällen, ein dem Schwellkörper ähnliches Gebilde, das aber ärmer an Gefäßen und Muskula ur ist als z. B. das Schwellgewebe der unteren Muschel. DONOGÁNY glaubt, daß diese Gefäße einen Rest des Schwellkörpers des JACOBSONschen Organes darstellen.

2. Regio respiratoria.

Die *Schleimhaut* der R. respiratoria *(,,Respirationsschleimhaut'')* ist gekennzeichnet durch das mehrreihige, flimmernde Cylinderepithel mit zahlreichen Becherzellen, das einer meist sehr mächtigen Basalmembran aufsitzt, durch das Vorkommen von zahlreichen sero-mukösen Drüsen und von mächtigen Venennetzen, die stellenweise eine Art Schwellgewebe bilden. Eine scharf abgrenzbare Submucosa fehlt. Man kann allerdings an der Schleimhaut eine oberflächlichere Lage, die durch ihren Zellreichtum, durch die Einlagerung von reichlichen weißen Blutkörperchen und durch die Zartheit der Fibrillenbündel sich gegenüber der tieferen zellarmen und aus gröberen Bündeln bestehenden Bindegewebslage auszeichnet, unterscheiden, so daß man letztere auch als Submucosa auffassen könnte. Es läßt sich aber kaum etwas dagegen einwenden, wenn man, wie dies gewöhnlich geschieht, auch diese Schicht noch der Lamina propria zurechnet. Dann würde also die Lamina propria in ihrem oberflächlichem Anteile aus mehr lymphoidem Gewebe bestehen, gegen die Tiefe hin rein fibrillären Charakter annehmen und direkt mit dem die Knochen umgebenden Periost verschmelzen.

Nach Zuckerkandl folgt die Schleimhaut treu der Modellierung der Nasenhöhle und nur da, wo sie besondere Formationen in sich einschließt: Schwellkörper oder mächtigere Drüsenanhäufungen wird die Form des Nasenskelettes nicht genau wiedergegeben. Am dicksten ist die Schleimhaut an jenen Stellen, wo Schwellkörper eingelagert sind, so kann sie auf der unteren Muschel bei gefülltem Schwellkörper eine Dicke von 3—5 mm erreichen; die nächstdicke Schleimhautstelle findet sich am freien Rande der mittleren Muschel. Die angewachsenen Teile der Muschel und die übrige Seitenwand der Nase trägt bedeutend dünnere Schleimhaut. Die Verdünnung nimmt an den Eingängen zu den Nebenhöhlen noch mehr zu und erreicht im allgemeinen innerhalb der letzteren ihren höchsten Grad.

Einen besonderen Wulst, *Tuberculum septi*, zeigt die Schleimhaut der Nasenscheidewand vorn am Eingange in die Riechspalte zwischen den mittleren Nasenmuscheln. Er wird nach Zuckerkandl vorwiegend durch eine stärkere Anhäufung von Drüsen hervorgerufen und variiert beträchtlich in seiner Größe. Schiefferdecker fand an dieser Stelle auch Schwellgewebe, das natürlich ebenfalls zur Verdickung beitragen kann.

Die freie Schleimhautoberfläche erscheint nur stellenweise ganz glatt (Partien der Muschelschleimhaut, Auskleidung der Riechspalte), sonst zeigt sie vielfach Unregelmäßigkeiten in Form von Leisten, Falten, kleinen Warzen. Namentlich finden sich nach Zuckerkandl (häufiger bei Kindern als bei Erwachsenen) am hinteren Abschnitt des Septum schräg von hinten nach vorn absteigende Leisten in wechselnder Zahl. Anton fand bei Feten und Neugeborenen regelmäßig ein Faltensystem im Sulcus nasalis posterior, das mit Faltenbildungen am Nasenboden und am weichen Gaumen zusammenhängt und später vollständig verschwindet. Die Rückbildung beginnt schon im 3. Lebensjahr; am Nasenboden und namentlich am weichen Gaumen erhalten sich die Falten länger.

Im allgemeinen ist eine Abgrenzung zwischen normal und pathologisch (Hypertrophie) in bezug auf die Ausbildung der warzen- und leistenförmigen Schleimhauterhebungen schwer zu ziehen.

Das Stratum epitheliale.

Das Epithel ist, wie schon mehrfach erwähnt, das für den ganzen Respirationstrakt (bis in die kleinen Bronchien hinein) charakteristische mehrreihige, flimmernde Cylinderepithel (vgl. Einleitung) mit Becherzellen, wobei letztere in der Regio respiratoria der Nase in besonders großer Menge auftreten[1]). In das Epithel ragen nirgends Papillen hinein, entsprechend der allgemein

---

[1]) Das Epithel kann als „*Respirationsepithel*“ bezeichnet werden. Hingegen ist die Bezeichnung „respiratorisches Epithel“ für dieses Epithel jedenfalls zu vermeiden, da diese Bezeichnung allgemein für das die Alveolen der Lunge auskleidende Plattenepithel in Gebrauch ist.

gültigen Regel, daß Cylinderepithel stets papillenfrei ist. Die Dicke des Epithels (ausschließlich des Flimmersaumes) beträgt nach SCHIEFFERDECKER 30—70 μ, nach v. EBNER etwa 40 μ, nach OPPIKOFER 32 = 200 μ, die Länge der Cilien etwa 6 μ. Im allgemeinen ist das Epithel in den Nebenhöhlen und an der konkaven Seite der Nasenmuscheln am niedrigsten, während die Länge der Flimmerhaare überall ziemlich gleich groß bleibt, so daß also die Cilienlänge nicht von der Zellhöhe abhängig ist (SCHIEFFERDECKER).

Die basale Kernreihe gehört den kleinsten, niedrigen, konisch bis rundlichen Zellen an; die Kerne der nächsten Reihen schon mehr spindelförmigen Zellen, die aber die freie Oberfläche noch nicht erreichen, während die Kerne der oberflächlichsten Reihe ausschließlich jene der Flimmerzellen sind und nur letztere erreichen (abgesehen von den Becherzellen) die freie Oberfläche. Entsprechend der zunehmenden Höhe der zugehörigen Zellen ändert sich auch die Form der Kerne, indem letztere in den Basalzellen mehr kugelig sind und gegen die Oberfläche hin immer ausgesprochener längsoval werden.

Die Zellkerne der Becherzellen liegen stets ziemlich weit basal. Entsprechend der schwankenden Dicke des Epithels schwankt auch die Höhe der einzelnen Zellen und die Anzahl der Kernreihen, letztere beträgt im Durchschnitt etwa 5—6. Eine lebhaftere Abstoßung von Epithelzellen findet am mehrreihigen Cylinderepithel (zum Unterschiede vom geschichteten Pflasterepithel) nicht statt, so daß im Nasensekret Epithelzellen kaum gefunden werden.

Wie an anderen Schleimhäuten, so erfolgt auch hier eine mitunter recht lebhafte Durchwanderung von weißen Blutkörperchen durch das Epithel, und zwar namentlich an solchen Stellen, wo in der Lamina propria größere Mengen von weißen Blutzellen gelegen sind. Diese Durchwanderung kann bei entzündlichen Veränderungen derart gesteigert sein, daß die Leukocyten die Epithelzellen mehr oder weniger verdecken.

OPPIKOFER fand im Epithel Hohlräume = „Degenerationsräume", entstanden durch Zugrundegehen mehrerer benachbarter Epithelzellen, in welche häufig Leukocyten einwandern. Diese endoepithelialen Degenerationsräume dürften den von GLAS beschriebenen intraepithelialen Vakuolen, Cysten und „Leukocytenhäufchen" entsprechen.

Der kontinuierliche Cilienschlag erzeugt in der die Schleimhaut bedeckenden Flüssigkeitsschicht einen *Flimmerstrom*, der nach SCHIEFFERDECKER gegen die Choanen, in den Nebenhöhlen gegen die Nasenhöhle gerichtet ist. Auch v. EBNER erwähnt, daß der Flimmerstrom bei Tieren von vorn nach hinten fließt. Wenn GAULE bemerkt, daß bei Warmblütern der Flimmerstrom von den Bronchien nach den Nasenlöchern zu gerichtet ist, so wäre diese Angabe geeignet, Verwirrung zu schaffen. Gewiß erfolgt die Strömung in den Bronchien in der Richtung gegen den Kehlkopfeingang, hier findet aber eine Unterbrechung des Flimmerstromes statt, da der größte Teil des Pharynx kein Flimmerepithel besitzt. Im Pharynx findet aber auch der Flimmerstrom der Nasenhöhle sein Ende, der den mit Staubteilchen usw. vermengten Schleim in der Richtung vom Nasenvorhof gegen den Pharynx leitet, so daß es also im Pharynx zu einer Ansammlung von mit Fremdkörpern vermengten Schleim kommen muß, der von hier aus verschluckt oder ausgestoßen werden kann. Tatsächlich sieht man ja sehr häufig an der hinteren Rachenwand eine größere Schleimansammlung, es ist das der Nasenhöhlenschleim, der bis hierher, d. h. bis an die Grenze des Flimmerepithels befördert wurde. Beim Fetus kommt noch ein dritter Flimmerstrom hinzu, da bis in die spätere Fetalzeit hinein auch der Ösophagus wenigstens teilweise mit Flimmerepithel ausgekleidet ist, ein Zustand, der bei niederen Wirbeltieren (z. B. Frosch) zeitlebens erhalten bleibt. Dieser dritte Flimmerstrom ist sicher so wie bei den Tieren auch beim menschlichen Fetus gegen den Magen hin gerichtet und bildet gewissermaßen die Fortsetzung des nasalen Stromes, so daß also beim Fetus der überschüssige Schleim des ganzen Respirationstraktes (sowohl der aus der Nasenhöhle wie auch der aus Bronchien und Trachea stammende) zunächst in den Schlundkopf geleitet wird und von hier aus automatisch und kontinuierlich in den Magen weiterbefördert wird.

Die Drüsen.

a) Becherzellen und endoepitheliale Drüsen.

Es wurde schon erwähnt, daß überall im Epithel der R. respiratoria in wechselnder Menge *Schleimzellen* oder *Becherzellen*, die ja als einzellige Drüsen aufzufassen sind, vorkommen. Die Form der Becherzellen ist verschieden. Man findet nach Kallius schlanke, lange Formen, die mit ihrem schleimführenden Anteil fast durch die ganze Dicke des Epithels reichen, daneben auch solche, die nur in ihrem oberflächlichen Teil einen kleinen Schleimbecher zeigen. Außer diesen schlanken Becherzellen kommen aber auch dicke, stark aufgetriebene, faßförmige vor, wie man sie gewöhnlich im Darmepithel sieht. Namentlich letztere können zusammenhängende Komplexe bilden, die nicht von Flimmerzellen unterbrochen sind, so daß drüsenähnliche Gebilde entstehen, die entweder noch innerhalb des Epithels gelegen sind = „*intraepitheliale Drüsen*" [1]), oder aber in Form von kürzeren oder längeren Schläuchen sich in die Schleimhaut einsenken. In derartige mit Schleimzellen ausgekleidete Gänge münden auch die Glandulae nasales ein, oder mit anderen Worten ausgedrückt: der Mündungsabschnitt der Ausführungsgänge der Glandulae nasales zeigt häufig eine schleimige Umwandlung seiner Epithelzellen (Abb. 14 A.).

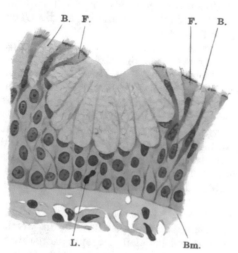

Abb. 12. „Endoepitheliale Drüse" aus der mittleren Muschel eines 37jähr. Weibes. (Formol; Hämatox., Eosin.) Vergr. 500fach. Die „endoepitheliale (interepitheliale) Drüse" wird von einer Gruppe aneinanderliegender, nicht bis in die Basalmembran reichender Becherzellen gebildet. B. Becherzellen. F. Flimmerzellen. L. durchwandernder Leukocyt. Bm. Basalmembran, die mit den Fibrillenbündeln des Schleimhautbindegewebes in kontinuierlichem Zusammenhange steht.

Die *endoepithelialen* (intraepithelialen) *Drüsen* (Abb. 12) waren vielfach Gegenstand der Untersuchung. Sie wurden zuerst von Zarniko beschrieben, der auch darauf hinwies, daß es sich um Ansammlungen von Becherzellen im Flimmerepithel handelt, die einige Ähnlichkeit mit Geschmacksknospen zeigen. Weiterhin haben sich Boenninghaus, Okada, Cordes, Citelli, Glas, Hajek und Kashiwabara mit diesen Bildungen beschäftigt. Boenninghaus, Zarniko und Glas sehen in ihnen unter pathologischen Verhältnissen entstandene Drüsen. Hajek wendet sich wohl mit Recht gegen diese Auffassung, da es sich um Gebilde handelt, deren Zellen sich in keiner Weise von gewöhnlichen Becherzellen unterscheiden und spricht von „verschleimten Krypten im hyperplastischen

---

[1]) Für „intraepithelial" wäre nach Schaffer besser „endoepithelial" zu gebrauchen.

Epithel". KALLIUS fand diese Knospen auch in ganz normaler Nasenschleimhaut und hält sie daher für ständige Bildungen. KANO konnte dieselben an der nasalen Fläche des weichen Gaumens schon bei älteren Feten und Neugeborenen nachweisen und auch OPPIKOFER fand die *„Becherzellknospen"* — eine Bezeichnung, die der Bezeichnung „endoepitheliale Drüsen" vorzuziehen wäre — ebenfalls fast regelmäßig in ganz normaler Schleimhaut.

Auch ich bin der Ansicht, daß diese sogenannten endoepithelialen Drüsen nicht als pathologische Bildungen aufzufassen sind, daß aber ihre Ausbildung in krankhaft veränderter Schleimhaut eine bessere und auffälligere werden kann. Einsenkungen des Epithels kommen vielfach in der Nasenschleimhaut vor und diese Einsenkungen sind ebenso wie die Mündungteile der Ausführungsgänge der Glandulae nasales der Lieblingssitz von Becherzellen. Von Einsenkungen, deren Epithel sich in keiner Weise vom Oberflächenepithel unterscheidet, findet man alle Übergänge bis zu solchen, die nur mit Becherzellen ausgekleidet sind. Daß bei katarrhalischen Veränderungen die Becherzellen in größerer Menge auftreten — eine Verschleimung des Epithels erfolgt — wird wohl allgemein angenommen und es werden daher namentlich auch in diesen Einsenkungen die Schleimzellen auf Kosten der Flimmerzellen vermehrt erscheinen, wobei mit ziemlicher Sicherheit angenommen werden darf, daß Flimmerzellen sich direkt in Becherzellen umwandeln können (HAJEK u. a.).

b) Glandulae nasales.

Die für den ganzen Respirationstrakt (mit Ausnahme des respiratorischen Abschnittes der Lunge) charakteristischen Drüsen werden im Bereiche der Regio respiratoria der Nase als *Glandulae nasales* bezeichnet. Es handelt sich um tubulo-alveoläre, verzweigte, gemischte Einzeldrüsen, bei denen im allgemeinen die mukösen Anteile überwiegen, also um *sero-muköse* Drüsen. Der Ausführungsgang geht in einem unregelmäßig verästelten Drüsenschlauch über, an dessen

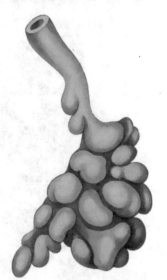

Abb. 13. Plattenmodell einer Glandula nasalis von einem 6jährigen Kinde. (Nach einer Abbildung von MAZIARSKI).

Wänden und Enden kugel- oder eiförmige Alveolen sitzen (Abb. 13). Die Schläuche und Alveolen sind mit sezernierendem Epithel ausgekleidet. Wie in den meisten gemischten Drüsen findet man 1. Endstücke, in denen neben den Schleimzellen auch Eiweißzellen, meist zu Halbmonden gelagert, vorkommen; 2. Endstücke, die nur Schleimzellen und 3. Endstücke, die nur Eiweißzellen enthalten (Abb. 14).

Nach KALLIUS können gelegentlich auch rein seröse Drüsen vorkommen, bei denen also alle Endstücke ausschließlich Eiweißzellen enthalten.

Die Erkenntnis von der gemischten Natur der Glandulae nasales brach sich erst allmählich Bahn. Zunächst fand die Angabe KÖLLIKERS (Lehrbuch 1852), daß es sich um Schleimdrüsen handle, allgemeine Annahme. Später trat HEIDENHAIN für die seröse Natur der Drüsen ein. PAULSEN fand nur Schleimdrüsen und auch SCHIEFFERDECKER bezweifelt das Vorkommen von gemischten und serösen Drüsen. STÖHR wies zuerst den gemischten Charakter der Drüsen nach und heute nehmen alle Lehr- und Handbücher mit Recht diesen Standpunkt ein, besonders nachdem durch SCHMINCKE der Nachweis von zwischenzelligen

Sekretkapillaren an den serösen Abschnitten erbracht worden ist, die bei mukösen Zellen stets fehlen.

Weiterhin konnte Schmincke an den serösen Drüsenzellen Trophospongien nachweisen. Suchannek (5) fand beim Kinde in den Drüsen Kalk in Tropfen- oder Drusenform.

Bei den Säugetieren liegen in bezug auf den Typus der Glandulae nasales wechselnde Verhältnisse vor (vgl. Sussdorf). Bei Pferd, Esel, Schwein, Hund und Katze zeigen die Drüsen vorwiegend serösen Typus. Nach Dogiel, Goerke und Gylek sind die Glandulae nasales des Hundes rein serös, Schaaf konnte auch Schleimzellen nachweisen. Beim Rind handelt es sich um gemischte Drüsen mit vorherrschend schleimigem Charakter (Hoyer, Heidenhain, Schaaf).

Die sezernierenden Endstücke sind von einer 0,8 µ dicken (Schieffer- decker) Membrana propria umhüllt, der innen Korbzellen aufliegen. Sie gehen

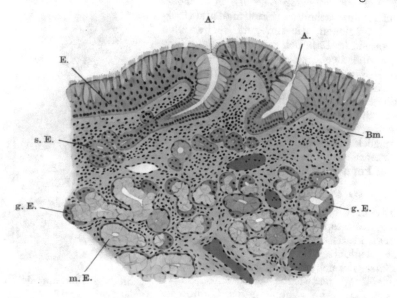

Abb. 14. Schleimhaut der mittleren Muschel mit den sero-mukösen Gland. nasales eines 37 jähr. Weibes. (Formol; Hämatox. Eosin.) Vergr. 100 fach.
E. mehrreihiges Flimmerepithel mit Becherzellen. Bm. Basalmembran. A. Ausführungs- gänge der Gland. nasales, die in ihrem Mündungsteile mit Becherzellen, in ihrem tieferen Abschnitte mit einem zweireihigen Cylinderepithel ausgekleidet sind. s. E. seröses Drüsen- endstück. m. E. muköses Drüsenendstück. g. E. gemischte Drüsenendstücke.

ohne Vermittlung von Schaltstücken und Sekretröhren in den mit einem ein- fachen Cylinderepithel ausgekleideten Ausführungsgang über, der bald mehr senkrecht, bald aber auch ganz schräg die Schleimhaut durchsetzt. In größeren Ausführungsgängen wird das Epithel teilweise zweireihig (Schiefferdecker). Der Mündungsteil des Ausführungsganges trägt gewöhnlich eine Fortsetzung des Oberflächenepithels, also Flimmerepithel mit Becherzellen, wobei letztere, wie schon hervorgehoben, in so beträchtlicher Menge auftreten können, daß sie das ganze Bild beherrschen (Abb. 14 A).

Bezüglich der Lagerung der Drüsen ist zu bemerken, daß die kleinsten in den oberflächlichen Schichten der Schleimhaut unmittelbar unter dem Epithel, während die größeren weiter in der Tiefe bis mitten im Schwellgewebe gelegen sind (Abb. 16). Im allgemeinen kann die Schleimhaut der R. respiratoria als sehr drüsenreich bezeichnet werden. — Die Zahl der Drüsen wurde von SAPPEY auf etwa 150 für den Quadratzentimeter geschätzt; doch ist zu bemerken, daß ihre Verteilung eine sehr ungleichmäßige ist. So ist z. B. die mediale Fläche der unteren Muschel stets reich, ihr unterer Rand arm an Drüsen. (SCHIEFFER-DECKER, COYNE und CAVALIÉ, KUBO) und ihre Menge nimmt von vorn nach hinten ab (OPPIKOFER).

Nach BOGUSZEWSKA-JANICKA treten die Drüsenanlagen erst im dritten Embryonalmonat auf.

Die Basalmembran.

Das Epithel der R. respiratoria sitzt im allgemeinen einer strukturlosen *Basalmembran* (BOWMANsche Membran, Membrana hyaloidea)[1]) auf, die mit dem darunterliegenden Bindegewebe so innig verbunden ist, daß sie nicht isoliert werden kann (Abb. 15). Aus den in der Literatur vorliegenden Angaben geht hervor, daß die Ausbildung dieser Membran außerordentlich großen Schwankungen unterworfen ist. Schon ZUCKERKANDL bemerkt, daß eine Basalmembran nicht in allen Fällen vorhanden ist. SCHIEFFER-DECKER erwähnt, daß die Dicke der Basalmembran in der normalen Schleimhaut von 1,6—10 μ schwankt, daß sie in hypertrophischer Schleimhaut eine noch bedeutend größere Dicke erreichen, daß sie stellenweise aber auch vollkommen fehlen kann. So dürfte die Angabe von v. BRUNN (7), daß die durchschnittliche Dicke der Basalmembran 11—20 μ beträgt, nach SCHIEFFERDECKER sich wohl schon auf hypertrophische Schleimhaut beziehen. Nach SUCHANNECK ist beim Neugeborenen die Basalmembran noch nicht, nach KUBO nicht vollständig entwickelt.

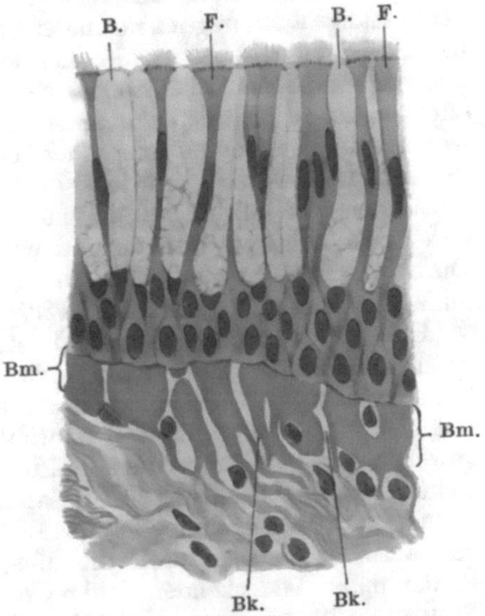

Die Basalmembran kommt nur dort vor, wo Flimmerepithel vorhanden ist, fehlt daher in der R. vestibularis und der R. olfactoria. Im ganzen erhält man nach SCHIEFFERDECKER den Eindruck, daß die Basalmembran nicht als ein festes und konstantes, sondern eher als ein relativ veränderliches, bald im Zunehmen, bald im Abnehmen bis zum Verschwinden begriffenes Gebilde aufzufassen ist, je nachdem irgendwelche bisher unbekannte Ursachen lokal auf sie einwirken.

Wie SCHIEFFERDECKER weiterhin bemerkt, hat es oft den Anschein, namentlich deutlich bei stärker hypertrophischer Schleimhaut, als ob die Bindegewebsfibrillenbündel direkt in die Basalmembran übergingen, auch Bindegewebszellen senden ihre Fortsätze in die Membran hinein, während die elastischen Fasern

Abb. 15. Oberflächlicher Teil der Schleimhaut von der unteren Muschel eines 58 jähr. Weibes. (Formol; Bindegewebsfärbung nach MALLORY.) Vergr. 500fach.

B. Becherzellen. F. Flimmerzellen. Bm. stark entwickelte Basalmembran, die mit den Bindegewebsfibrillenbündeln direkt zusammenhängt und von Basalkanälchen Bk. durchsetzt wird. In letzteren sind Kerne von Lymphocyten und von Bindegewebszellen sichtbar.

---

[1]) Die mitunter gebrauchte Bezeichnung „Membrana propria" ist besser ganz fallen zu lassen, da sie zu Verwechslungen mit der „Lamina propria" der Schleimhaut führen kann.

niemals in dieselbe eindringen, sondern ihrer unteren Fläche nur unmittelbar anliegen. Färberisch verhält sich die Basalmembran wie Bindegewebe. Aus diesen Eigenschaften schließt Schiefferdecker, daß die Basalmembran dem Bindegewebe zuzurechnen ist, eine Auffassung, der sich auch Kubo anschließt. Kallius erwähnt, daß in die Membran auch basale Fortsätze der Epithelzellen eindringen, so daß möglicherweise an der Bildung derselben außer dem Bindegewebe auch das Epithel beteiligt sein könnte.

Eine weitere Eigentümlichkeit ist das Vorkommen von feinen Kanälchen (Heiberg, Chatellier), welche die Membran bald senkrecht, bald in verschiedener Richtung zum Teil sich auch verzweigend durchsetzen (Abb. 15 Bk.). Während Chatellier diese Kanälchen nur in hypertrophischer Schleimhaut fand, erwähnt Schiefferdecker, daß er die von ihm als „Basalkanälchen,, bezeichneten Gänge auch in ganz normaler Schleimhaut gefunden hat, daß sie allerdings bei Schleimhauthypertrophie viel leichter nachzuweisen sind. Diese präformierten Kanälchen, die stellenweise sehr dicht aneinander liegen, dann aber auch wieder in weiteren Abständen gefunden werden, können manchmal durchwandernde Leukocyten oder auch Fortsätze von Bindegewebszellen enthalten (Schiefferdecker) (Abb. 15). v. Ebner läßt es dahingestellt sein, ob die Basalkanälchen bleibende oder nur vorübergehende, mit der Durchwanderung von Leukocyten auftretende und wieder verschwindende Bildungen sind. Der Durchmesser der Basalkanälchen beträgt nach Schiefferdecker an der normalen Schleimhaut 1,6—3,3 μ in hypertrophischer Schleimhaut 2,2—4 μ.

Ein Versuch Heibergs, die Basalkanälchen vom Bindegewebe aus zu injizieren, mißlang. Man kann aber nach Schiefferdecker namentlich bei hypertrophischer Schleimhaut nachweisen, daß die Kanälchen zwar nicht mit eigentlichen Lymphgefäßen, wohl aber mit den Gewebsspalten des Bindegewebes, mit den Saftbahnen im Zusammenhang stehen und Schiefferdecker sieht die Hauptbedeutung der Basalkanälchen darin, daß sie einen Flüssigkeitsdurchtritt von den Saftspalten des Bindegewebes aus durch das Epithel hindurch gestatten, so daß dadurch die Menge und auch Zusammensetzung der die Schleimhaut bedeckenden Flüssigkeitsschicht geregelt werden kann. Nach Schönemann können bei hochgradiger Stauung einzelne Kapillarschlingen in die Canaliculi perforantes eindringen. Auch Kubo (1) fand bei maximaler natürlicher Injektion, die durch Aufhängen der Leiche an den Füßen erzeugt wurde, gelegentlich Kapillaren in den Basalkanälchen, die bis an das Epithel heranreichen.

Wie aus den Abb. 12 u. 15 hervorgeht, läßt sich leicht der Zusammenhang der Bindegewebsfibrillen mit der Basalmembran und weiterhin der Zusammenhang der Gewebsspalten mit den Basalkanälchen nachweisen, so daß mit Rücksicht darauf und auch auf das färberische Verhalten kein Zweifel darüber bestehen kann, daß die Basalmembran wenigstens der Hauptsache nach bindegewebiger Herkunft ist und sich (unter pathologischen Verhältnissen) auf Kosten der oberflächlichen Bindegewebslagen der Schleimhaut beträchtlich verdicken kann. Man erhält den Eindruck, daß es sich dabei um eine hyaline Degeneration der oberflächlichen Bindegewebslagen handelt; die mit der Basalmembran in Verbindung tretenden Bindegewebsbündel verlieren ihre fibrilläre Struktur und nehmen dieselbe homogene Beschaffenheit an wie die Membran selbst. Reste der Gewebsspalten könnten in Form der Basalkanälchen erhalten bleiben und es würde dadurch auch leicht verständlich, daß gelegentlich an den Wandungen der Basalkanälchen noch Bindegewebszellen gefunden werden und daß weiterhin gelegentlich auch Kapillaren in die Basalmembran einbezogen werden können.

Lamina propria der Schleimhaut.

Das Bindegewebe der Schleimhaut hängt mit dem Periost kontinuierlich zusammen, doch läßt sich letzteres immerhin durch sein derberes Gefüge von den mehr lockeren und feineren Fibrillenzügen der Lamina propria unterscheiden.

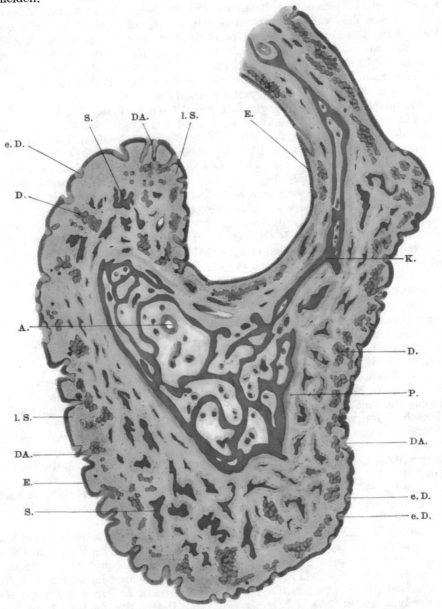

Abb. 16. Querschnitt durch die untere Muschel eines 37jähr. Weibes.
(Formol; Hämatox., Eosin.) Vergr. 11fach.

E. Epithel mit „endoepithelialen Drüsen" e. D. l. S. lymphoide Schicht. D. Gland. nasales. DA. Ausführungsgänge derselben. S. Schwellgewebe mit schwach gefüllten Gefäßen. P. Periost. K. Knochen. A. Arterie.

Wie jede mit Cylinderepithel bekleidete Schleimhaut entbehrt auch die der R. respiratoria vollkommen der Papillen. Im allgemeinen kann man am bindegewebigen Teil der Schleimhaut, abgesehen von der Basalmembran, folgende Schichten unterscheiden (Abb. 16): 1. *Die subepitheliale oder lymphoide* (adenoide) *Schicht,* 2. *die Drüsenschicht* und 3. *den Schwellkörper,* wozu zu bemerken ist, daß sich diese Schichten aber keineswegs scharf auseinanderhalten lassen, indem die Drüsen, wie schon oben erwähnt, zum Teil ganz oberflächlich liegen, zum Teil auch tief in das Schwellgewebe vorgeschoben sein können. Nur dort, wo die Drüsen dicht aneinanderliegen, findet sich die Hauptmenge in einer mittleren Lage der Schleimhaut, so daß man von einer Drüsenschicht sprechen kann. Vom Schwellkörper ist zu bemerken, daß derselbe nur an bestimmten Stellen deutlich ausgebildet erscheint.

Die *lymphoide Schicht* ist gegenüber den tieferen Schichten durch ihren Zellreichtum und durch die Zartheit der nach allen Richtungen sich überkreuzenden Fibrillenbündel ausgezeichnet. Außer den Bindegewebszellen kommen stets in verschiedener Menge weiße Blutkörperchen vor, so daß diese Schicht eine gewisse Ähnlichkeit mit lymphoidem Gewebe erhält. Im allgemeinen handelt es sich um eine diffuse Einlagerung von Lymphocyten; (polymorphkernige) Leukocyten sind in geringerer Anzahl vertreten. Bei chronischen Reizzuständen ist die Infiltration wesentlich stärker. Gelegentlich kommen aber auch in normaler Schleimhaut Lymphknötchen vor [Zuckerkandl (3), Schiefferdecker]. Wie überall, wo lymphoides Gewebe an das Epithel angrenzt, können auch hier zahlreiche weiße Blutzellen das Epithel durchwandern. Häufig findet man größere Leukocytenansammlungen um die Drüsen und deren Ausführungsgänge und auch in den Drüsen kann man durchwandernde Zellen nachweisen (Schmincke).

Die tieferen Schichten der Schleimhaut sind gegenüber der lymphoiden Schicht durch ihre Zellarmut und durch ihre etwas stärkeren Fibrillenbündel ausgezeichnet, doch handelt es sich auch hier um zartes, lockeres Bindegewebe, das von großen Gewebsspalten durchsetzt wird und niemals jenes dichte Gefüge besitzt wie das Periost.

Die Bindegewebszellen enthalten namentlich in der Nachbarschaft der R. olfactoria gelbbraune, ziemlich grobe Pigmentkörnchen. Diese *Pigmentierung der Bindegewebszellen* kann sich individuell verschieden weit ausbreiten, so nach v. Brunn bis auf die untere Muschel. Auch Oppikofer erwähnt das Vorkommen von pigmentiertem Bindegewebe sowohl in normaler wie in pathologisch veränderter Schleimhaut vorzugsweise in den vorderen Partien der R. respiratoria, und zwar bedeutend häufiger auf der mittleren als der unteren Muschel.

In allen Schichten der Schleimhaut findet man, wie es scheint, ziemlich regelmäßig vereinzelte grob gekörnte, eosinophile Zellen (Mastzellen), ähnlich wie im Markgewebe der Muscheln.

Die *elastischen Fasern* sind, abgesehen vom Periost, wo sie, wie schon erwähnt, eine geschlossene Lage bilden, im allgemeinen nicht reichlich. Vom periostalen Netz ziehen elastische Fasern dem Verlaufe der Bindegewebsbündel folgend in das Schwellgewebe, während die Umgebung der Drüsen im allgemeinen frei von elastischen Fasern ist, wie Kubo im Gegensatz zu Rugani hervorhebt. In der lymphoiden Schicht kommen elastische Fasern vor, die aber keine kontinuierliche Lage bilden und hauptsächlich an die Gefäße gebunden sind (Kubo); niemals dringen elastische Fasern in die Basalmembran ein. Die Ausbildung des elastischen Gewebes der lymphoiden Schicht schwankt nach Schiefferdecker individuell und auch nach der Örtlichkeit ganz beträchtlich so daß hier stellenweise überhaupt kaum elastische Fasern nachzuweisen sind.

Blutgefäße, Schwellkörper, Lymphgefäße, Nerven.

Nach ZUCKERKANDL sind in der Nasenschleimhaut drei Capillarsysteme zu unterscheiden: 1. ein periostales, 2. ein glanduläres im Umkreis der Drüsen und 3. ein subepitheliales in der lymphoiden Schicht gelegenes Capillarnetz. Das subepitheliale Netz bildet entsprechend der papillenlosen Schleimhaut mehr flache Schlingen, wobei die zuführenden arteriellen Schenkel sehr eng, die venösen sehr weit sind (ZUCKERKANDL). Das Capillarnetz um die Drüsen ist sehr reich und auch die Ausführungsgänge werden von einem dichten Netz umsponnen. Alle drei Capillarsysteme leiten dort, wo ein Schwellkörper ausgebildet ist, das Blut durch kleinere Venen in dessen Bluträume, von wo aus sich dann die größeren ableitenden Venenstämme fortsetzen, so daß also die Schwellkörper in das Venensystem eingefügt erscheinen. Die größeren Arterien verlaufen gewöhnlich im Zentrum der Muscheln geschützt von Knochenbalken (Abb. 17).

Die sog. *Schwellkörper* (zuerst von KÖLLIKER und KOHLRAUSCH beschrieben) sind nur der R. respiratoria zukommende Gefäßformationen. Nach ZUCKERKANDL, der sich am eingehendsten mit den Schwellkörpern befaßt hat, finden sie sich an der unteren Nasenmuschel, am Rande der mittleren und am hinteren Ende der oberen und mittleren Muschel am besten entwickelt; SCHIEF-FERDECKER erwähnt, daß auch in der Gegend des Tuberculum septi gut ausgebildetes Schwellgewebe vorkommt. An anderen Stellen, namentlich in den oberen zarten Teilen der Nasenschleimhaut fehlt das Schwellgewebe und es treten an seine Stelle Venennetze.

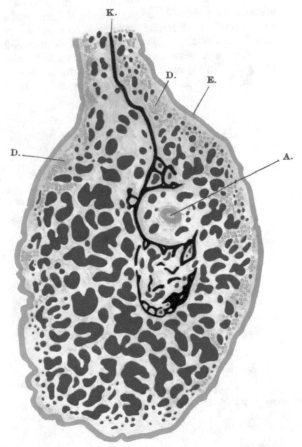

Abb. 17. Untere Nasenmuschel des Menschen mit starker Füllung der pseudokavernösen Gefäße, die durch Aufhängen der Leiche mit dem Kopfe nach unten erreicht wurde. Durch die Füllung des Schwellgewebes erscheint die Schleimhaut mächtig verdickt. Oberflächlich liegen die kleineren Gefäße, in der Tiefe die groben Gefäßnetze. E. Epithel. D. Drüsen. K. Knochen. A. Arterie. (Nach einer Abbildung von KUBO.)

Durch die Füllung der Schwellkörper kann die Schleimhaut so mächtig anschwellen, daß es z. B. zum völligen Verschluß der unteren Nasengänge kommen kann (ZUCKERKANDL). Von der mächtigen Verdickung der Schleimhaut durch maximale Füllung der Schwellkörper gibt Abb. 17 eine gute Vorstellung.

Im allgemeinen lassen sich am Schwellkörper zwei Schichten unterscheiden, ein mehr oberflächliches aus feineren Gefäßen und ein tieferes aus gröberen Gefäßen bestehendes Netz. Die Gefäße der Schwellkörper sind als modifizierte, mit buchtigen Wandungen versehene Venen anzusehen, die allenthalben netzförmig miteinander verbunden sind (Abb. 18). Die Wandung der Gefäße ist sehr reich an glatter Muskulatur, doch lassen die Muskelbündel zum Unterschiede von gewöhnlichen Venen keine gesetzmäßige Anordnung erkennen; sie verlaufen vielmehr ganz regellos nach den verschiedensten Richtungen. Der Muskulatur aufgelagert findet sich ziemlich reichliches Bindegewebe = Adventitia, mit vereinzelten Muskelbündeln, das sich ziemlich scharf von dem übrigen Bindegewebe der Schleimhaut abhebt. Elastische Fasern kommen sowohl in der Muskulatur als namentlich im adventitiellen Bindegewebe vor,

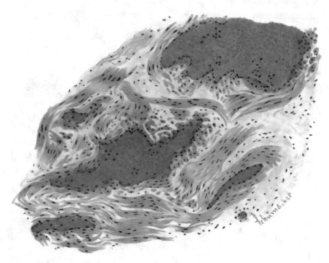

Abb. 18. Schwellgewebe (mäßig mit Blut gefüllt) aus der unteren Muschel eines 37jähr. Weibes. (Formol; Hämatox., Eosin.) Vergr. 100fach. Die Muskelfasern in den Wandungen der pseudokavernösen Gefäße verlaufen nach den verschiedensten Richtungen; zum Teil sind Muskelfaserbündel vorhanden, die in keiner Beziehung zu den Gefäßwandungen zu stehen scheinen.

doch zeigen auch diese keinerlei typische Anordnung. Im ganzen ist die Muskulatur und namentlich das elastische Gewebe schwächer entwickelt als bei Arterien (Kubo). Bei maximaler Füllung verdünnt sich naturgemäß die Wandung und es zeigt die Lichtung mehr abgerundete Umrisse, da die durch vorspringende Muskelbündel bedingten Wülste und die dazwischen gelegenen Buchten mehr weniger ausgeglichen werden.

Viel umstritten ist die Frage, ob die ganze Muskulatur, die sich im Schwellgewebe findet, ausschließlich den Gefäßwandungen angehört, oder ob auch von diesen unabhängige, im Bindegewebe verlaufende Muskelbündel vorkommen. Zuckerkandl und Herzfeld vertreten erstere Ansicht, während Schiefferdecker, Kallius, Coyne und Cavalié und Kubo Muskelfaserbündel, wenn auch in geringer Zahl, nachweisen konnten, die nicht den Gefäßwandungen angehören. So beschreibt Kubo z. B. Muskelbündel, die von einer Gefäßwand zur anderen ziehen und so benachbarte Gefäße miteinander verbinden. Auch in Abb. 18 sind Muskelzüge zu sehen, von denen einige wohl kaum der Gefäßwandung zugerechnet werden können.

Vergleicht man das Schwellgewebe der Nasenschleimhaut mit echtem kavernösem Gewebe, wie wir es in den Corpora cavernosa des Penis oder der Klitoris finden, so ergeben sich zwischen beiden immerhin recht bemerkenswerte Unterschiede. Während dem echten kavernösem Gewebe das Blut durch modifizierte Arterien (Art. helicinae) zugeleitet wird, die kavernösen Bluträume somit zwischen arterielle und venöse Blutbahn eingeschaltet sind, kommen im Schwellgewebe der Nase nirgends direkte Einmündungen von Arterien in Venen vor (ZUCKER-KANDL), sondern dasselbe ist ausschließlich in die venöse Blutbahn eingeschaltet. Weiterhin verläuft die gesamte Muskulatur im echten kavernösen Gewebe unabhängig von den Gefäßwandungen, so daß die Wandung der Venenräume (Lakunen) eigentlich nur vom Endothel gebildet wird, während im Schwellkörper der Nase die Muskulatur in ihrer Hauptmenge an die Venenwandungen gebunden ist. Es wäre daher angezeigt, diesen Unterschieden auch in der Bezeichnung Rechnung zu tragen. Man könnte beim Schwellkörper der Nase von einem „pseudokavernösen Gewebe" sprechen und die Bezeichnung „kavernöses Gewebe" ausschließlich für die Schwellkörper der Geschlechtsorgane gebrauchen.

Bezüglich der Funktion des Schwellkörpers bemerkt ZUCKERKANDL, daß durch seine Einschaltung in die venöse Blutbahn der Blutdruck in der Schleimhaut gesteigert, die Stromgeschwindigkeit des Blutes hingegen verlangsamt und dadurch ein Stauungsapparat geschaffen wird, welcher der Sekretion und Wärmeausstrahlung sehr zu statten kommt. Nach MINK würde dem Schwellgewebe nicht die allgemein angenommene Rolle der Erwärmung der Inspirationsluft, sondern eine wesentliche Bedeutung zukommen für die Regulierung der Luftmenge, die in der Zeiteinheit im Atmungsapparat ein- und austritt.

Die *Lymphgefäße* der Schleimhaut bilden mächtige capillare Netze, die nach der Tiefe in weitere Röhren übergehen und sich zu Stämmchen vereinigen, welche nach den tiefen Lymphknoten des Gesichtes und Nackens ihren Abfluß finden. Dieses Lymphgefäßsystem steht mit dem des Vestibulum bzw. dem der äußeren Haut, dem der Nebenhöhlen und des Rachens in kontinuierlichem Zusammenhang und zeigt nur gegenüber dem Lymphgefäßnetz der R. olfactoria eine gewisse Unabhängigkeit (ANDRÉ). Die Lymphgebiete beider Nasenhöhlen kommunizieren miteinander durch Anastomosen, die hinten um den freien Rand des Septums ziehen, vorn, wenn auch weniger reichlich, durch Äste, die die knorpelige Scheidewand durchsetzen. MOST weist auf die außerordentlich wechselnde Ausbildung des Lymphgefäßnetzes in den verschiedenen Abschnitten der Nasenhöhle hin. Entlang der unteren Muschel findet sich ein reiches Geflecht von Lymphgefäßen mit längsgestellten Maschen, in ähnlicher Ausbildung auch noch an der mittleren Muschel und auch der Boden der Nasenhöhle zeigt ein dichtes Lymphgefäßnetz; weiter nach oben nimmt der Reichtum an Lymphgefäßen ab. Auf die den Basalkanälchen von SCHIEFFERDECKER beigelegte Bedeutung für den Lymphstrom wurde schon oben hingewiesen.

Über die Endigungsweise der *Nerven* in der R. respiratoria liegen namentlich eingehende Untersuchungen (bei Katze und Maus) von RETZIUS (1) vor. Die dem N. trigeminus angehörigen sensiblen Faserbündel verlaufen im Bindegewebe dicht unterhalb des Epithels, meist parallel zur Oberfläche und geben in kleinen Zwischenräumen senkrechte Äste ab, die in das Epithel eindringen und unter mehrfacher Teilung zwischen den Epithelzellen aufsteigen, so daß kandelaberähnliche Bilder entstehen. Die letzten Enden gehen bis dicht unter dem Flimmersaum und biegen hier häufig horizontal oder sogar etwas zurücklaufend um, um schließlich frei zu endigen. SCHIEFFERDECKER konnte auch beim Menschen Andeutungen des beschriebenen Verhaltens sehen. KALLIUS hat die sensiblen Endigungen beim Kalb untersucht und ist zu ganz ähnlichen Ergebnissen gekommen wie RETZIUS.

Nebenhöhlen.

Alle Nebenhöhlen der Nase sind mit einer Schleimhaut ausgekleidet, welche die unmittelbare Fortsetzung der Schleimhaut der R. respiratoria darstellt und die daher auch alle wesentlichen Eigenschaften der letzteren, wenn auch weniger ausgebildet, zeigt (Abb. 19). Zunächst fällt in allen Nebenhöhlen die viel geringere Dicke der Schleimhaut auf. Schon Zuckerkandl wies auf die plötzliche Verdünnung der Schleimhaut hin, welche sie beim Übergange in die Nebenhöhlen erfährt. Die Verdünnung bezieht sich auf alle Anteile der Schleimhaut. Allerdings schwankt die Schleimhautdicke auch in den verschiedenen Abschnitten *einer* Nebenhöhle. So gibt Cutore für die Schleimhaut der Kieferhöhle eine Dicke von 100—890 μ an. Die größte Dicke erreicht hier die Schleimhaut an der nasalen Wand und ist am dünnsten an der lateralen Wand. In der Kieferhöhlenschleimhaut fand Cutore lakunenartige Einsenkungen, in die zahlreiche Drüsen einmünden.

Das *Epithel* ist auch hier ein mehrreihiges Flimmerepithel, aber im allgemeinen niedriger als in der Nasenhöhle; seine Höhe beträgt nach Schiefferdecker

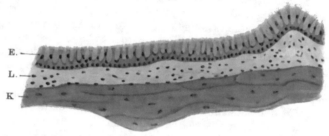

Abb. 19. Durchschnitt durch die Wand einer Siebbeinzelle eines 37jähr. Weibes. (Formol, Hämatox., Eosin.) Vergr. 150fach. Die Schleimhaut ist außerordentlich dünn. Das Epithel E. ist niedrig, die Lamina propria L. läßt sich nicht vom Periost abgrenzen. K. Knochen.

im Sinus maxillaris 27—34 μ, nach Cutore 20—38 μ, im Sinus frontalis 27 μ, im Sinus ethmoidalis 13,5 μ gegenüber einer Epitheldicke von 30—70 μ in der Nasenhöhle. Natürlich sind auch entsprechend der geringeren Höhe des Epithels weniger Reihen von Epithelzellen vorhanden, so daß man hier an Stelle der 5—6 Kernreihen, wie wir sie im Nasenhöhlenepithel finden, nur etwa 2—3 Reihen sieht. Becherzellen kommen auch hier und zwar oft in außerordentlich großer Menge vor, wie ich das z. B. in den Siebbeinzellen gesehen habe (Abb. 19). In den Flimmerzellen und Basalzellen des Sinus maxillaris fand Cutore Körnchen, die Fettreaktion geben. Lehner konnte in der Keilbeinhöhle endoepitheliale Mastzellen nachweisen.

Eine *Basalmembran* konnte Schiefferdecker in den Nebenhöhlen nicht auffinden, nach Kallius, Oppikofer und Cutore kann sie, allerdings sehr dünn, auch an einzelnen Stellen der Nebenhöhlen vorhanden sein, und zwar namentlich dort, wo das Epithel verhältnismäßig dick ist.

Die *Drüsen* zeigen in den Nebenhöhlen dieselbe Beschaffenheit wie in der Nasenhöhle, doch sind sie im allgemeinen weit schwächer entwickelt sowohl in bezug auf Größe als auch auf ihre Menge. Schiefferdecker bemerkt hierzu, daß man in den Nebenhöhlen oft auf mehrere Quadratzentimeter der Schleimhaut keine einzige Drüse findet. An anderen Stellen häufen sie sich dann wieder mehr an und können eventuell ebenso groß wie in der Nasenhöhle sein; so z. B. an der medialen Wand der Kieferhöhle. Ob es in den Nebenhöhlen bestimmte Stellen gibt, an denen man sicher ist, Drüsen zu finden, wagt Schiefferdecker nicht zu sagen, am ehesten würden hierfür wohl noch die Eingänge der Höhlen

günstig sein. Im allgemeinen scheinen die Drüsen wohl dort am besten ausgebildet zu sein, wo die Schleimhaut die größte Dicke besitzt, die geringste
Reduktion erfahren hat. Cutore bemerkt über die Verteilung der Drüsen
im Sinus maxillaris, daß dieselben in der Umgebung des Hiatus in sehr großer
Menge vorkommen und um so spärlicher werden, je weiter ein Punkt von hier
entfernt liegt, so daß dieselben an der lateralen Wand der Kieferhöhle am spärlichsten sind. Einzelne Drüsen können in Knochenbuchten hineinragen, „Glandulae intraosseae" nach Cutore. Suchannek (5) fand auch in den Nebenhöhlen
kalkhaltige Drüsen.

Die *Lamina propria* ist im allgemeinen sehr zart und vom Periost nicht als
gesonderte Schicht zu trennen. Weiße Blutkörperchen sind nur spärlich eingelagert, Lymphknötchen scheinen vollständig zu fehlen. Ebenso sind die
elastischen Fasern spärlich und ziemlich gleichmäßig durch die ganze Dicke der
Schleimhaut verteilt. Hinsichtlich der Menge der elastischen Fasern steht die
Kieferhöhle an erster Stelle, dann folgen Stirn- und Keilbeinhöhle, schließlich
die Siebbeinzellen (Rugani). Manchmal wurden Kalkablagerungen in der
Schleimhaut gefunden (Scheff u. a.).

Schwellgewebe kommt in den Nebenhöhlen nicht vor. Die Schleimhaut ist
überhaupt nicht so reich an Blutgefäßen wie die der Nasenhöhle. Capillarnetze
finden sich hauptsächlich im oberflächlichen Anteil der Schleimhaut, während
in den tieferen Schichten die größeren Blutgefäße verlaufen. Nach Strubell
anastomosieren die Gefäße der Kieferhöhlenschleimhaut, der Spongiosa des
Oberkiefers und der Zähne in ausgiebigster Weise miteinander.

André beschreibt in der Kieferhöhlenschleimhaut ein *Lymphgefäßnetz* mit
ziemlich weiten Gefäßen, die wie Speichen eines Rades gegen das Ostium konvergieren. Mit den Zahnalveolen lassen sich keine Verbindungen dieses Netzes
nachweisen. In der Schleimhaut der Siebbeinzellen fand André ein außerordentlich feines Lymphgefäßnetz und glaubt, daß dünne Lymphgefäße die
Knochenwände der Siebbeinzellen durchsetzen. Dieser Annahme tritt Grünwald entgegen, nach dessen Befunden wohl ein Zusammenhang der Lymphgefäße aller Nebenhöhlen mit denen der Nasenhöhle besteht, aber nur im Bereiche
der Schleimhaut, so daß nirgends Lymphgefäße die knöchernen Wandungen
durchsetzen. Falcone spricht von direkten Verbindungen der Lymphbahnen
der Sinus frontalis mit den pericerebralen Räumen.

Calamida wies in den Nebenhöhlen *Nervennetze* nach, die zum Teil längs
der Gefäße angeordnet, zum Teil auch unabhängig von diesen sind. Von den
Netzen treten Nervenfasern sowohl zwischen die Epithelzellen als auch zwischen
die Drüsenzellen, um hier mit leichten knopfförmigen Anschwellungen zu enden.

3. Regio olfactoria.

Die R. olfactoria, jener Teil der Nasenschleimhaut, der das Verbreitungsgebiet der Fila olfactoria umfaßt und durch die Bekleidung mit Sinnesepithel
ausgezeichnet ist, nimmt einen verhältnismäßig nur kleinen Abschnitt des
obersten Anteiles der Nasenhöhle ein, einen viel kleineren Raum als ihm in den
meisten älteren Lehr- und Handbüchern zugewiesen wird. Gewöhnlich findet
man die Angabe, daß das Riechfeld bis zur mittleren Muschel herabreicht und
ein entsprechendes Gebiet am Septum einnimmt. Nur M. Schultze (2) macht
hierin eine Ausnahme durch seine Angabe, daß der untere Rand der oberen
Muschel schwerlich von den Fasern des N. olfactorius jemals erreicht werde
und daß diese auch am Septum bei weitem nicht so tief herabreichen, als gewöhnlich angegeben worden ist. Die einander widersprechenden Angaben namentlich
der älteren Autoren erklären sich einmal daraus, daß 1. die Unterschiede zwischen
dem den Riechbezirk kennzeichnenden Riechepithel und dem Flimmerepithel

der R. respiratoria keineswegs so auffallende sind, wie etwa die zwischen letzterem und dem geschichteten Pflasterepithel des Vestibulum, wozu noch die Hinfälligkeit des Riechepithels kommt, so daß es selten in schöner Erhaltung an menschlichem Material zu sehen ist; 2. weiterhin daraus, daß die Grenzlinie des Riechfeldes ganz unregelmäßig verläuft und daß Inselbildung häufig vorkommt, so daß sowohl an Flächen, die mit Riechepithel bekleidet sind, Inseln von Flimmerepithel auftreten als auch umgekehrt und schließlich 3. dadurch, daß wahrscheinlich große individuelle Unterschiede in der Ausdehnung des Riechfeldes bestehen, die durch entzündliche Prozesse noch vergrößert werden dürften, indem nach solchen an Stelle von Riechepithel Flimmerepithel, ja sogar Pflasterepithel treten soll [Suchannek (2)].

Auch die makroskopisch sichtbare gelbliche (bei manchen Tieren bräunliche

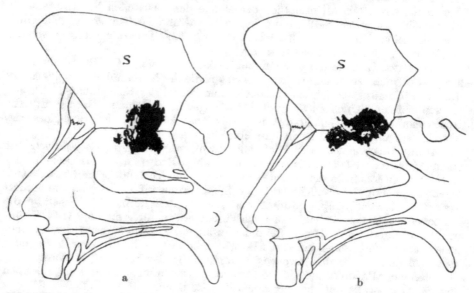

Abb. 20. Ausbreitung des Riechepithels. a) Rechte Nasenhöhle. Das Septum S mit Ausnahme des oberen Randes abgelöst und nach oben geschlagen. Die dunkle Figur stellt die durch Rekonstruktion gewonnene Ausbreitung des Riechepithels dar. 40jähriger Mann. b) Ebenso 30jähr. Mann. (Nach v. Brunn.)

bis braune) Färbung der Riechschleimhaut bietet keinen sicheren Anhaltspunkt für die Abgrenzung des Riechfeldes, da sich, wie schon oben erwähnt, pigmentiertes Bindegewebe ziemlich weit in die R. respiratoria hinein erstrecken kann und da weiterhin, wie v. Brunn (7) nachgewiesen hat, auch das Flimmerepithel pigmentiert sein kann, so daß dadurch auch eine Färbung der Umgebung der R. olfactoria eintreten kann.

Die genauesten Untersuchungen über die Ausdehnung der R. olfactoria des Menschen verdanken wir v. Brunn (7), der auf dem Wege der Rekonstruktion bei zwei Hingerichteten Ausbreitung und Begrenzung des mit Riechepithel bekleideten Schleimhautabschnittes festlegte. Aus den Abb. 20 a und b ergibt sich ohne weiteres die verhältnismäßig geringe Ausbreitung des Riechfeldes, dessen unregelmäßige Umrisse (Inselbildung usw.) und auch die individuelle Verschiedenheit in der Form des Riechbezirkes.

In beiden Fällen beschränkt sich die R. olfactoria im wesentlichen auf den mittleren Teil der oberen Muschel und dem gegenüberliegenden Teil des Septums, reicht im zweiten Falle allerdings etwas nach vorn über die obere Muschel hinaus, erreicht aber nirgends deren unteren Rand und hinteres Ende. Die Flächenausdehnung des ganzen Riechfeldes (an der Seitenwand und am Septum zusammen) dürfte nach v. BRUNNS Schätzung in beiden Fällen beiläufig 500 qmm betragen. Die Angabe SUCHANNEKS, daß das Riechepithel des Menschen nicht in continuo die Riechgegend überziehe, sondern auf ganz unregelmäßig am Nasendache verteilte Inseln beschränkt sei, findet v. BRUNN nach seinen Untersuchungen nicht ganz zutreffend; „denn trotz aller Unregelmäßigkeiten bekommt man doch immerhin den Eindruck, daß die Riechgegend mit einem Kontinent verglichen werden muß, der bald mehr, bald weniger zahlreiche und große Seen enthält, Halbinseln und Landzungen aussendet und zu dem eine Anzahl von Inseln gehören.‟

Wenn auch die Verbreitung des Riechepithels großen individuellen Schwankungen unterworfen ist, so gilt nach RUGANI für die Mehrzahl der Fälle, daß es am Septum und an den Seitenwänden nur 2—3 cm von der Lamina cribrosa herabreicht.

Das Riechepithel erscheint im 5. Embryonalmonat deutlich differenziert und reicht weiter nach vorn als im 8. Embryonalmonat (BOGUSZEWSKA-JANICKA).

Die Riechschleimhaut ist abgesehen von der Beschaffenheit des Epithels gekennzeichnet durch das Fehlen einer Basalmembran, durch das Vorkommen der BOWMANschen Drüsen (Abb. 24) und das Verhalten der Nerven.

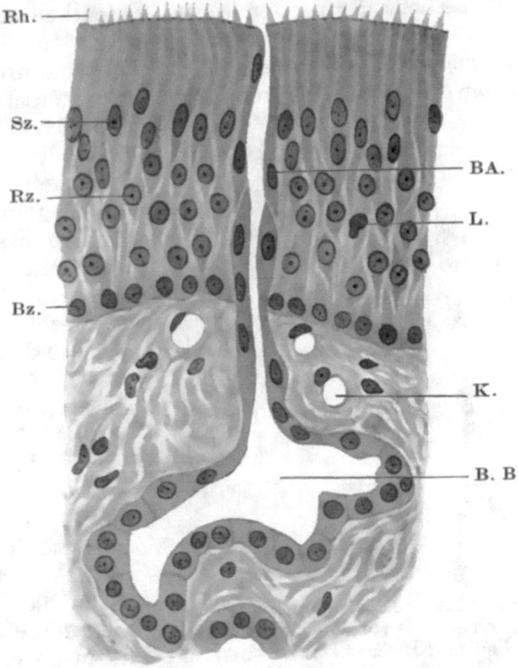

Stratum epitheliale.

Während sich bei makrosmatischen Tieren das Riechepithel vom Epithel der R. respiratoria schon durch seine bedeutend beträchtlichere Höhe unterscheidet, erscheint beim Menschen dasselbe nicht viel höher als das Flimmerepithel. Hier beträgt die Dicke des Riechepithels nach v. BRUNN durchschnittlich 60 μ (54—81 μ) nach v. EBNER im Mittel 82 μ, in den Extremen 75—100 μ.

Das Riechepithel ist als ein mehrreihiges Cylinderepithel anzusehen, an dem man — wie in den meisten Sinnesorganen — zwei grundsätzlich verschiedene Zellarten auseinanderhalten muß, nämlich die *Sinneszellen* oder *Riechzellen* und die *Stützzellen*, welche mit der Reizaufnahme nichts zu tun haben und daher auch keine innigeren Beziehungen zu den Sinnesnervenfasern zeigen.

Abb. 21. Riechepithel mit dem Ausführungsgang einer BOWMANschen Drüse. Obere Muschel eines 12jährigen Knaben. (MÜLLERS Fl. und Formol; Eisen-Hämatox.) Vergr. 500fach.
Rh. zusammengeklebte Riechhärchen. Sz. Stützzelle. Rz. Riechzelle. Bz. Basalzelle. L. Durchwandernder Leukocyt. K. Capillaren. Der Ausführungsgang der BOWMANschen Drüse zeigt unterhalb des Epithels eine Erweiterung, die BOWMANsche Blase B. B. und ist auch noch im Bereiche des Riechepithels mit einer eigenen epithelialen Wandung BA. versehen.

Betrachtet man zunächst das Epithel als Ganzes (Abb. 21), so sieht man verschieden geformte Kerne in mehreren Reihen übereinanderliegen. Die obersten (1—3) Kernreihen, die immerhin in ziemlich beträchtlicher Entfernung von der freien Oberfläche des Epithels auftreten, werden von ovalen Kernen gebildet und gehören den Stützzellen an; dann folgen mehrere Reihen von kugeligen Kernen der Riechzellen und schließlich ganz basal noch eine Reihe von kugeligen Kernen der sog. *Basalzellen*, welche ebenfalls in die Kategorie der Stützzellen gehören. Bei makrosmatischen Tieren findet sich naturgemäß die Schicht der runden Kerne wesentlich verbreitert.

Becherzellen fehlen im Gegensatz zum Epithel der R. respiratoria dem Riechepithel vollständig, so daß auch dadurch, schon bei schwacher Vergrößerung sich beide Epithelarten sofort unterscheiden lassen (Abb. 24). Allerdings ist hierzu zu bemerken, daß ich gelegentlich in der Nachbarschaft des Riechepithels größere Strecken des Flimmerepithels ohne Becherzellen gefunden habe.

Die *Riechzellen* (M. Schultze) sind langgestreckte, spindelförmige Zellen, die stets die ganze Epithelhöhe durchsetzen (Abb. 22); sie liegen nicht unmittelbar aneinander, sondern sind stets durch eine oder mehrere Stützzellen voneinander getrennt. Der den rundlichen, hellen, mit deutlichem Nucleolus versehenen Zellkern tragende mittlere, eigentliche Zellkörper zeigt eine dem Kern entsprechende Anschwellung und setzt sich nach außen sowohl wie nach innen in je einen Fortsatz fort. Der äußere (periphere), etwas dickere Fortsatz gelangt zwischen den Stützzellen bis an die freie Oberfläche und endigt hier mit einer knopfförmigen Anschwellung, die nach v. Brunn vielleicht erst durch den Einfluß von Reagenzien, also postmortal auftritt. Von dieser Anschwellung ragen die *Riech-*

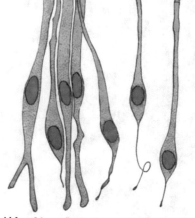

Abb. 22. Isolationspräparat des Riechepithels vom Menschen. Stützzellen und Riechzellen. Letztere mit Härchen. (Nach v. Brunn.)

härchen (v. Brunn) frei gegen die Oberfläche vor. Letztere stellen nach v. Brunn zarte, kurze, spitz auslaufende Härchen dar, die zu 6—8 aus einer Riechzelle austreten, meist etwas divergieren, mitunter auch zusammengeklebt sind. Nach Retzius trägt der periphere Fortsatz nur *ein* frei ausragendes Stiftchen. Nach van der Stricht zeigen die Riechzellen an ihrer freien Oberfläche ein mit den Riechhärchen versehenes Bläschen, den eigentlichen Sinnesendapparat, der zum größten Teil aus dem Centrosom hervorgegangen ist.

Der innere (zentrale) Fortsatz der Riechzellen ist von außerordentlicher Feinheit und geht, wie zuerst M. Schultze nachgewiesen hat, direkt in eine Riechnervenfaser über, oder mit anderen Worten ausgedrückt: die *Riechnervenfasern sind direkte Ausläufer der Riechzellen* (Abb. 23). Demnach müssen die Riechzellen als periphere Ganglienzellen aufgefaßt werden und nehmen somit anderen Sinnesepithelzellen gegenüber eine gewisse Sonderstellung ein.

Die Erkenntnis von der Bedeutung der Riechzellen und dem direkten Zusammenhang mit den Riechnervenfasern brach sich erst allmählich Bahn, nachdem durch die Untersuchungen Eckhardts beim Frosch nachgewiesen worden war, daß im Epithel der Riechschleimhaut zwei verschiedene Zellarten vorhanden sind und daß die eine Art derselben die wahren Enden der Geruchsnerven sind. Diese Befunde wurden von Ecker teilweise bestätigt und M. Schultze konnte durch seine über alle Wirbeltierklassen sich erstreckenden

Untersuchungen einwandfrei feststellen, daß im Riechepithel stets zwei funktionell wie morphologisch verschiedene Zellarten vertreten sind, von denen nur die eine Art, die Riechzellen, eine Olfactoriusfaser entsenden. Die Mehrzahl der Forscher konnte die SCHULTZEschen Angaben über den Zusammenhang der Riechnervenfasern mit den Riechzellen bestätigen; doch fehlte es auch nicht an Widerspruch und namentlich EXNER vertrat die Ansicht, daß eine grundsätzliche Unterscheidung zwischen Riechzellen und Stützzellen nicht möglich sei und daß sämtliche Zellen des Riechepithels mit einem subepithelialen Nervenplexus in Verbindung stünden.

Durch die Einführung der GOLGI- und Methylenblaumethode wurde der Nachweis des direkten Zusammenhanges der Riechzellen mit den Nervenfasern verhältnismäßig leicht gemacht, so daß durch eine Reihe von Autoren endgültig die SCHULTZEsche Annahme als zutreffend erwiesen wurde. Die Lehre von der Ganglienzellennatur erfuhr durch den Nachweis von Neurofibrillen innerhalb des Zelleibes der Riechzellen (KOLMER) eine weitere Bestätigung.

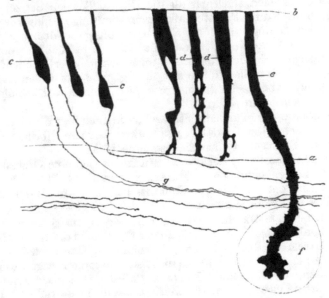

Abb. 23. Riechschleimhaut einer jungen Katze nach GOLGI imprägniert. a untere, b obere Grenze des Epithels. c Riechzellen nach unten in g Olfactoriusfasern übergehend. d Stützzellen. e Ausführungsgang einer BOWMANschen Drüse f, deren mit Sekret erfüllter Hohlraum ebenfalls imprägniert ist. Vergr. 325fach. (Nach v. EBNER.)

Der zentrale Fortsatz der Riechzelle, die Riechnervenfaser, zieht als meist varikös erscheinender Faden entweder fast senkrecht oder etwas gewunden in die Tiefe, biegt dann ziemlich plötzlich um und tritt in ein Olfactoriusbündel ein. Weiterhin gelangen die Fasern, ohne sich zu teilen, oder mit benachbarten Fasern zu anastomosieren, durch die Lamina cribrosa in den Bulbus olfactorius, um dort in den Glomeruli olfactorii unter wiederholter dichotomischer Teilung sich in Endbäumchen aufzulösen. Hier beginnt die zweite Leitung, indem im Glomerulus die Endbäumchen von Ganglienzellen, die im Inneren des Bulbus liegen, den sog. Mitralzellen sich finden (GRASSI und CASTRONOVO, R. Y CAJAL, VAN GEHUCHTEN, v. BRUNN, RETZIUS u. a.).

Während, wie schon erwähnt, die Mehrzahl der Zellkerne der Riechzellen in einer Zone unterhalb der ovalen Kerne gelegen ist, findet man hin und wieder vereinzelte kugelige Kerne viel oberflächlicher gelegen, noch oberhalb der Schicht der ovalen Kerne im sog. Protoplasmasaum (Abb. 24 Gz.). Nach SUCHANNEK (1) sollen diese Kerne einer eigenen Art von Zellen, die er ,,*Glockenzellen*" nennt, angehören. Nach der Ansicht v. Brunns (7) handelt es sich bei diesen „Glockenzellen" um zwei verschiedene Elemente. Einmal um Leukocyten, die hier, sowie auch an anderen Stellen das Epithel durchwandern und deren Protoplasma auch Pigmentkörnchen enthalten kann und zweitens zum weitaus größten Teile um Riechzellen mit atypisch gelagerten Kernen. Dieser Auffassung schließt sich auch Schiefferdecker und v. Ebner an.

Die *Stützzellen* (Epithelzellen), die zwischen die Riechzellen eingeschoben und von M. Schultze zuerst näher beschrieben wurden, sind langgestreckte, zylindrische Zellen, die das Epithel in ganzer Höhe durchsetzen und ähnlich gestaltet sind, wie die Flimmerzellen im mehrreihigen Flimmerepithel, mit dem Unterschiede, daß sie keine Cilien tragen (Abb. 22). Ihre Kerne sind ovoid mit weniger deutlichem Nucleolus als die Riechzellkerne. Sie zeigen in ihrem basalen Abschnitt häufig Facetten, die durch die innige Anlagerung der Riech- und Basalzellen bedingt sind und sind basal oft gabelförmig gespalten oder laufen sogar in mehrere Fortsätze aus, die sich gelegentlich mit denen benachbarter Stützzellen verbinden können. Namentlich im oberflächlichen Abschnitt des Zelleibes der Stützzellen finden sich häufig gelbe (bei vielen Tieren braune) Pigmentkörnchen, von denen die makroskopisch sichtbare Färbung des Riechbezirkes im wesentlichen abhängt.

Kolmer konnte wie in anderen Stützzellen so auch hier fibrilläre Strukturen, Stützfibrillen, nachweisen, so daß er das Vorkommen von Fibrillen als charakteristisch für die Stützzellen aller Sinnesorgane hält.

An der freien Oberfläche der Stützzellen findet sich eine Grenzlage, die verschiedene Deutungen gefunden hat. Nach v. Brunn (2, 7) soll es sich um ein feines Häutchen, eine Membrana limitans, handeln, auf dessen Außenfläche ein undeutlich senkrecht gestreifter Saum sich befindet.

v. Ebner ist der Ansicht, daß nur ein stärker entwickeltes System von Schlußleisten, nicht aber eine Cuticula an der Oberfläche der Stützzellen vorliegt. Daß die Stützzellen selbst von einem deckelartigen Häutchen überzogen sind, hält v. Ebner nicht für richtig, da sie nicht selten tropfenartige Ausscheidungen erkennen lassen. Ebenso glaubt Kallius, daß das cuticulare Häutchen durch Kittleisten vorgetäuscht wird und daß die daraufliegende Schicht kaum etwas anderes als ein Härchenbesatz ist, dessen Haare leicht einer Verklumpung usw. anheimfallen.

Daß das Schlußleistensystem auf dem Durchschnitte wie eine zusammenhängende Linie an nicht ganz dünnen Schnitten erscheint und somit ein Grenzhäutchen vortäuschen kann, läßt sich nach v. Ebner aus der Anordnung der Zellenenden erklären. „Die Aufsicht der Stützzellen ist nämlich kreisförmig, wenigstens nicht so regelmäßig polygonal wie an gewöhnlichen Epithelzellen und das obere Ende der Stützzellen hat eine wahre Zylinderform. Die Zwischenräume, welche von den Kreisen der Stützzellen begrenzt werden, sind von den oberen Enden der Riechzellen erfüllt und an der Oberfläche sind alle Zellen von Schlußleisten festgehalten, welche vermöge dieser eigentümlichen Anordnung relativ mehr Raum einnehmen, als in anderen Epithelien und es erklärlich machen, daß v. Brunn stellenweise ein Häutchen isolieren konnte."

Auch Van der Stricht kommt auf Grund entwicklungsgeschichtlicher Untersuchungen zur Überzeugung, daß die Membrana limitans (v. Brunn) in Form von Schlußleisten angelegt wird. Diese festere intercelluläre Kittmasse breitet sich später über die Oberfläche der meisten Stützzellen als ein sehr zarter, netzförmiger Schleier aus. Beim Erwachsenen ist diese oberflächliche, netzförmige oder gefensterte Membran noch bedeckt von einer Sekretmasse, welche die Stützzellen vor der Geburt abgesondert haben.

Die früher oft aufgeworfene Frage, ob die R. olfactoria des Lebenden Flimmerbewegung zeige oder nicht, ist verschieden beantwortet worden. Die positiven Beobachtungen von Flimmerbewegung (Gegenbaur, Leydig, H. Müller, Welcker, Luschka, Henle, Ehlers u. a.) sind wohl darauf zurückzuführen, daß sich, wie schon oben ausgeführt, häufig zwischen dem Riechepithel Inseln von Flimmerepithel finden, daß das Riechepithel sich sehr unregelmäßig gegen das Flimmerepithel abgrenzt und seine Ausbreitung großen individuellen Schwankungen unterworfen sein dürfte. Daß das Riechepithel selbst Flimmerbewegung zeigen könnte, erscheint nach unseren heutigen Kenntnissen von der morphologischen Beschaffenheit desselben ausgeschlossen.

Die *Basalzellen*, das dritte Bauelement des Riechepithels (zuerst von SIDKY beschrieben), sind niedrig, mehr oder weniger kegelförmig, mit kurzen äußeren Fortsätzen versehen, sitzen mit breiter Basis stets in einfacher Schicht dem Schleimhautbindegewebe unmittelbar auf und hängen teilweise durch seitliche Ausläufer zusammen. Ob die Basalzellen als Ersatzzellen für die zylindrischen Stützzellen zu betrachten sind, wie KRAUSE u. a. annehmen, oder ob sie eine besondere selbständige Zellart darstellen, ist nicht sichergestellt (v. EBNER).

BLAUE hat in der Riechschleimhaut von Knochenfischen Gebilde beschrieben, die er wegen ihrer Ähnlichkeit mit den bei diesen Tieren in der Haut vorkommenden Endknospen als „*Geruchsknospen*" bezeichnet. Nach BLAUE wäre eine Riechschleimhaut, welche sich aus Geruchsknospen zusammensetzt, die primäre und ursprüngliche Form, und aus dieser wäre durch Weiterbildung jene Riechschleimhaut hervorgegangen, bei der das Riechepithel eine zusammenhängende Fläche bildet. Dieser Annahme widersprechen aber die entwicklungsgeschichtlichen Befunde von MADRID-MORENO. Weiterhin haben histologische Untersuchungen ergeben, daß „Geruchsknospen" und Endknospen grundsätzlich verschieden gebaut sind (KAMON u. a.).

Bei makrosmatischen Tieren fand DISSE an den hinteren oberen Riechwülsten oder auch an entsprechender Stelle der Nasenscheidewand zerstreute *Geschmacksknospen* von demselben Baue, wie jene der Zunge. Daß diese Geschmacksknospen nichts mit dem eigentlichen Geruchssinn zu tun haben, geht aus der Beobachtung hervor, daß aus ihren Sinneszellen keine Olfactoriusfasern entspringen, sondern daß sie von Fasern, die wahrscheinlich dem N. trigeminus angehören, in ganz ähnlicher Weise innerviert werden, wie die Geschmacksknospen an anderen Orten. Beim Menschen sind ähnliche Bildungen bisher nicht gefunden worden und KAMON leugnet auch das Vorkommen derselben bei Tieren. Die von DISSE beschriebenen „Knospen" sollen durch Einstülpungen und Faltenbildungen des Riechepithels und Tangentialschnitte durch Mündungen von BOWMANschen Drüsen vorgetäuscht werden.

Glandulae olfactoriae.

Die Glandulae olfactoriae oder nach ihrem Entdecker BOWMANsche Drüsen sind insofern charakteristisch für den Riechbezirk, als sie sich in großer Menge in der mit Riechepithel bekleideten Schleimhaut finden und hier neben ihnen keine andere Drüsenart vorkommt. Allerdings beschränken sie sich keineswegs ausschließlich auf das Riechfeld, sondern können dasselbe ganz beträchtlich überschreiten. So findet man sie nicht nur regelmäßig in den mit Flimmerepithel versehenen Inseln der R. olfactoria, sondern versprengte BOWMANsche Drüsen kommen gewöhnlich auch noch im Bereiche der mittleren Muschel neben den gemischten Glandulae nasales, oft in weiter Entfernung von der Riechschleimhaut, vor.

Bezüglich der Form der Endstücke sind die BOWMANschen Drüsen den tubulösen zuzurechnen [v. BRUNN (7), SUCHANNEK (5)], jedoch zeigen sie Eigentümlichkeiten, die sie eine gewisse Sonderstellung einnehmen lassen (Abb. 21, 24). Die mit dem sezernierenden Epithel ausgekleideten, nach verschiedenen Richtungen verlaufenden, manchmal verzweigten Drüsenschläuche münden in wechselnder Anzahl (meist 3—5 nach v. BRUNN) zunächst in einen weiteren, dicht unter dem Oberflächenepithel gelegenen Behälter ein, den v. BRUNN als die „*Blase der BOWMANschen Drüse*" bezeichnet (Abb. 21). Im Bereiche der Blase sind die Epithelzellen gewöhnlich stark abgeplattet, so daß ihre Kerne sogar vorspringen können und dadurch das Epithel einen endothelartigen Eindruck erweckt. Diese blasenartige Erweiterung des Ausführungsganges kann sehr verschieden ausgebildet sein. In manchen Fällen trägt die Blase sekundäre halbkugelige Ausbuchtungen, so daß sie an Flachschnitten einem Durchschnitt durch einen Alveolengang der Lunge ähnelt (v. BRUNN); manchmal tritt an Stelle der Blase nur eine spindelförmige Erweiterung des Ausführungsganges, wie dies auch an der in Abb. 21 abgebildeten

Drüse der Fall ist. Ja Suchannek hält diese nur beim Menschen vorkommenden Blasen für nicht normal, sondern für Retentionscysten; wohl mit Unrecht, denn ich fand die Blasen auch schon beim Neugeborenen. Aus der Blase setzt sich das eigentliche Ausführungsgang unter plötzlicher Verengerung fort, tritt als ziemlich enger Kanal nahezu unmittelbar nach dem Austritt aus der Blase in das Oberflächenepithel und durchsetzt dieses, bis an die freie Oberfläche mit einer eigenen epithelialen Wand ausgestattet (Abb. 21). Während bei anderen Drüsenarten sich gewöhnlich das Oberflächenepithel eine Strecke weit in den Ausführungsgang einsenkt, ist hier demnach gerade das Gegenteil der Fall, indem sich das Epithel des Ausführungsganges auch noch in den Bereich des Oberflächenepithels vorschiebt und sich bis an dessen freie Oberfläche fortsetzt. Die Epithelzellen des Ausführungsganges sind niedrig und platten sich gegen die Mündung noch mehr ab, so daß dadurch eine kleine trichterförmige Erweiterung der Mündung zustandekommt (Kallius).

Außer dieser häufigeren Art der Einmündung der Drüsenschläuche in Blasen kommt nach v. Brunn auch noch eine zweite Mündungsart der Bowmanschen Drüsen normalerweise vor, nämlich die Einmündung in einfache oder auch verzweigte mit Flimmerepithel und Becherzellen ausgekleidete Krypten, ähnlich wie man das auch häufig bei den gemischten Glandulae nasales findet. Diese Mündungsart trifft man am häufigsten an Bowmanschen Drüsen in der Nähe der R. olfactoria, also an Drüsen, die an einer mit Flimmerepithel bekleideten Schleimhautpartie ausmünden, sie kommt aber gelegentlich auch an mit Riechepithel bekleideten Stellen vor.

Das *sezernierende Epithel* der Drüsenschläuche (Abb. 24) besteht nach v. Ebner aus einer einfachen Lage von kubischen oder keilförmigen, 16—18 μ hohen Drüsenzellen, welche manchmal Schleimreaktion zeigen. Die Zellen sind am fixierten Präparate gewöhnlich feinkörnig, färben sich meist stark in Eosin und lassen ihre Grenzen nur schwer oder gar nicht erkennen. Die Kerne sind fast kugelig, 4—6 μ groß, seltener leicht abgeplattet. Die Membrana propria ist zart, nicht immer deutlich erkennbar. Korbzellen konnte v. Ebner nicht finden. Eine Lichtung ist an den Drüsenschläuchen immer deutlich sichtbar, manchmal ist sie sogar ziemlich weit. Somit unterscheiden sich die Bowmanschen Drüsen recht wesentlich von den gemischten Drüsen der R. respiratoria. Wenn sie in ihrem Verhalten ihrer sezernierenden Zellen auch eine gewisse Ähnlichkeit mit serösen Drüsen zeigen, so geht es doch nicht an, wie dies vielfach geschehen ist (v. Brunn u. a.), sie als seröse Drüsen schlechtweg zu bezeichnen. Es handelt sich um spezifische Drüsen der R. olfactoria, die nicht der Gruppe der Speicheldrüsen zuzurechnen sind und die auch ein spezifisches, dünnflüssiges Sekret absondern, das auch schleimige Bestandteile beigemischt enthält und eine große funktionelle Bedeutung zu besitzen scheint, die nach v. Ebner (in Analogie mit den spezifischen Drüsen der Geschmacksregion) vielleicht darin besteht, die rasche Reinigung der Oberfläche des Sinnesepithels von Duftstoffen zu vermitteln.

Während die Zellen der Bowmanschen Drüsen bei Tieren häufig gelbe bis bräunliche Pigmentkörner enthalten, kommt beim Menschen eine Pigmentierung derselben im allgemeinen nicht vor (v. Brunn). Suchannek (4) konnte allerdings in zwei Fällen eine Pigmentierung nachweisen.

Lamina propria.

Zunächst unterscheidet sich die Schleimhaut der R. olfactoria von der der R. respiratoria durch das Fehlen einer Basalmembran. Diese hört nach v. Brunn an der Übergangsstelle zwischen Flimmerepithel und Riechepithel plötzlich zugeschärft auf (Abb. 24). Nach v. Ebner ist dies jedoch nicht ausnahmslos der Fall; so konnte er einmal (allerdings bei katarrhalisch veränderter Schleimhaut) eine sehr deutliche und verhältnismäßig dicke Basalmembran unter dem Riechepithel nachweisen. Als weiteres Unterscheidungsmerkmal gegenüber der Respirationsschleimhaut hebt v. BRUNN den außerordentlichen Zellreichtum, besonders an leukocytenähnlichen Formen hervor. Namentlich in der subepithelialen Zone (in einer Breite von 0,18—0,2 mm) hat die Riechschleimhaut ganz die Beschaffenheit des adenoiden Gewebes und hier finden sich auch pigmentierte Bindegewebszellen. Ihr Pigment zeichnet sich gegenüber dem des Epithels durch intensivere Gelbfärbung und gröbere Körnung aus (v. BRUNN). Hin und wieder tritt auch ein wirkliches Lymphknötchen auf und so wie an anderen Schleimhäuten können auch hier Leukocyten das Epithel durchsetzen. Unterhalb der lymphoiden Zone treten dichte, geflechtartige Bindegewebsbündel auf, welche unmittelbar in das Periost übergehen. Nach SUCHANNEK (5)

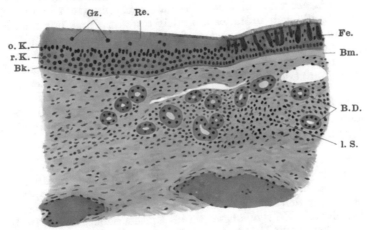

Abb. 24. Übergang der Regio respiratoria in die Regio olfactoria. Nasenscheidewand eines 12jährigen Knaben. (MÜLLERS Fl., Formol; Hämatox., Eosin.) Vergr. 100fach. Re. Riechepithel. o. K. Schicht der ovalen Kerne (Stützzellkerne). r. K. Schicht der runden Kerne (Riechzellkerne). Bk. Schicht der Basalkerne. Gz. versprengte Kerne von Riechzellen („Glockenzellen"). Fe. Flimmerepithel der Regio respiratoria mit Becherzellen. Die Basalmembran Bm. hört an der Grenze des Flimmerepithels zugeschärft auf, ebenso verliert sich im Bereiche der Riechschleimhaut die lymphoide Schicht l. S., während BOWMANsche Drüsen B. D. auch noch im Bereiche der Respirationsschleimhaut zu finden sind.

soll die Menge des lymphoiden Gewebes in der Riechschleimhaut beim Erwachsenen der der Respirationsschleimhaut beiläufig entsprechen, hingegen in den Kinderjahren beträchtlich vermehrt sein.

Das *elastische Gewebe* ist nach SCHIEFFERDECKER spärlich und in geringerer Menge vorhanden als in der R. respiratoria. Elastische Fasern lassen sich nur bis zur lymphoiden Schicht nachweisen. Hingegen findet RUGANI in der R. olfactoria annähernd die gleiche Menge elastischen Gewebes wie in der R. respiratoria und auch hier unmittelbar unter dem Epithel eine Lage elastischer Fasern.

Blutgefäße.

Im allgemeinen verlaufen die Blutgefäße ähnlich wie in der R. respiratoria; die Arterien in den tieferen Schichten, die Venen oberflächlicher. Die Venennetze werden in ihrer Form durch die Drüsen und Riechnervenbündel beeinflußt, bilden hier aber keine Schwellkörper. Dicht unter dem Epithel liegt ein dichteres Capillarnetz als in der R. respiratoria, von dem aus nach DELLA

Valle beim Menschen einzelne Schlingen in das Epithel selbst eindringen sollen. Bovier-Lapierre hat etwas Ähnliches beim Meerschweinchen beobachtet; hier sollen die in das Epithel eintretenden Capillaren ein der Oberfläche desselben paralleles Netzwerk bilden. Viollet stellt aber das Vorkommen von Gefäßen im Epithel in Abrede.

Lymphgefäße.

Die Lymphgefäße der R. olfactoria stehen in Verbindung mit dem Subarachnoideal- und Subduralraum wie durch Injektionen von Key und Retzius, Fischer, André und Zwillinger nachgewiesen wurde; dabei ergab sich, daß nicht nur die perineuralen Scheiden der Fila olfactoria gefüllt werden, sondern auch Lymphgefäßnetze, die ganz unabhängig von letzteren sind, so daß diese Netze selbständige Verbindungen mit dem Arachnoidealraume haben müssen. Die Injektionsmasse dringt nach Key und Retzius sogar in das Epithel der R. olfactoria ein und setzt sich bis zu seiner Oberfläche innerhalb feiner Kanälchen fort, die sich mitunter ampullär erweitern und mit kraterförmigen Mündungen an der Oberfläche enden. Meist folgen diese Bahnen den Ausführungsgängen der Drüsen, die sie ringsum oder nur an einer Seite begleiten. Eine besondere Wand scheinen diese Kanälchen nicht zu haben. Weiterhin ergab sich die praktisch wichtige Tatsache, daß die von den perimeningealen Räumen aus injizierten Lymphgefäßnetze der Nasenhöhle sich nahezu ausschließlich in der Riechgegend ausbreiten, so daß eine gewisse Unabhängigkeit der Lymphgefäße der R. olfactoria von denen der R. respiratoria erwiesen erscheint (André, Zwillinger).

Nerven.

Die zahlreichen in der Schleimhaut der R. olfactoria verlaufenden Nervenfaserbündel gehören zum weitaus größten Teil sicher dem N. olfactorius an, dessen Fasern ja in den Riechzellen ihren Ursprung nehmen. Außerdem wurden aber wiederholt freie Nervenendigungen im Epithel nachgewiesen [v. Brunn (6), Retzius, v. Lenhossék (1, 2), Kallius u. a.], die die meisten Autoren für sensible Endigungen von Trigeminusfasern hielten; den sicheren Nachweis hierfür hat Rubaschkin (bei Hühnerembryonen) erbracht.

Die Kerne der Scheiden der Riechnervenfasern stammen nach Disse aus dem embryonalen Riechepithel, sind also nicht mesodermalen, sondern ektodermalen Ursprunges.

Das Jacobsonsche Organ.

Bei makrosmatischen Tieren findet sich, abgesehen von der eigentlichen Riechgegend, noch ein zweiter Herd von Riechepithel, und zwar im vorderen Teile der Nasenscheidewand, nahe am Boden der Nasenhöhle, das *Organon vomeronasale* oder *Jacobsonsche Organ*. Seit seiner Entdeckung durch Jacobson im Jahre 1811 hat die vergleichende und entwicklungsgeschichtliche Literatur über dieses Organ einen so gewaltigen Umfang angenommen, daß es zu weit führen würde, im einzelnen auf dieselbe hier einzugehen, diesbezüglich sei auf die Zusammenstellung von Zuckerkandl und Broman verwiesen. Nur die Angaben, welche sich auf den Menschen beziehen, sollen hier etwas näher berücksichtigt werden.

Das Jacobsonsche Organ findet sich in der Tierreihe in weitester Verbreitung und auch dort, wo es fehlt, lassen sich gewöhnlich embryonale Reste desselben nachweisen, so daß es wahrscheinlich einmal bei allen Landwirbeltieren vorhanden war.

Das Organon vomeronasale ist ein von einem eigenen Knorpel gestütztes, röhrenförmiges Organ, das bei den meisten Tieren in den Ductus nasopalatinus

(Ductus incisivus, STENONscher Gang) einmündet und somit mit der Mundhöhle in offener Verbindung steht. Bei manchen Säugetieren ist diese Verbindung durch Obliteration des untersten Teiles des Ductus nasopalatinus aufgehoben worden (Pferd, Kamel, Giraffe) und bei wieder anderen mündet es an der Nasenscheidewand (Mensch, Nagetiere, Gürteltiere), also direkt in die Nasenhöhle.

Bei guter Ausbildung des Organes trägt seine Schleimhautauskleidung typisches Riechepithel, das mit einem eigenen Ast des N. olfactorius in Ver-

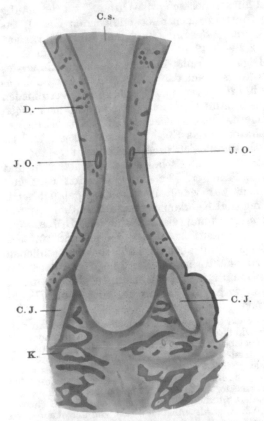

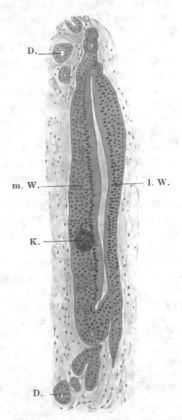

Abb. 25. Frontalschnitt durch die Nasenscheidewand eines 6 monat. menschlichen Fetus mit JACOBSONschem Organ. (Formol; Hämatoxylin, Eosin.) Vergr. 17 fach.

C. s. Cartil. septi; zu beiden Seiten derselben das JACOBSONsche Organ J. O.; C. J. Cartil. vomeronasalis (JACOBSONI). D. Drüsenanlagen. K. Knochenbalken der Crista nasalis.

Abb. 26. JACOBSONsches Organ vom erwachsenen Menschen im Querschnitt. Vergr. 100 fach.
m. W. mediale Wand. l. W. laterale Wand. K. Kalkkonkrement. D. Drüsen, die in das JACOBSONsche Organ einmünden. (Nach MERKEL.)

bindung steht, und (bei allen Tieren) seröse Drüsen; vielfach findet sich außerdem in seiner lateralen Wand ein Schwellkörper oder ein venöser Sinus.

Beim *Menschen* fehlt das JACOBSONsche Organ entweder ganz oder ist nur rudimentär ausgebildet. Die ersten genaueren Beschreibungen gab KÖLLIKER. GEGENBAUR hielt das beschriebene Organ nicht für das Organon vomeronasale, sondern für ein Rudiment einer septalen Nasendrüse; durch MERKEL und ANTON wurde aber weiterhin zweifellos erwiesen, daß es sich wirklich um das JACOBSONsche Organ handelt. Beim Erwachsenen fehlt das Organ nach ANTON ziemlich häufig (unter 7 Fällen 3mal), was darauf zurückzuführen ist, daß es sich schon während der Entwicklung rückgebildet hat oder überhaupt nicht angelegt wurde. V. Mihalkovics hingegen fand in allen Fällen (12) beim menschlichen Embryo die Anlage des Organes, woraus er schließt, daß es sich beim Fehlen desselben beim Erwachsenen nicht um einen Defekt der Anlage, sondern nur um eine Rückbildung handeln kann.

Wenn das Organ ausgebildet ist (Abb. 25), so findet man am vorderen unteren Teil der Nasenscheidewand eine nadelstichgroße Öffnung, zu der häufig eine Rinne hinleitet. Die Öffnung führt in einen blind endigenden Kanal, das Rudiment des Jacobsonschen Organes, dessen Länge beträchtlich variiert (nach Anton beim Erwachsenen 2,28—8,43 mm, nach Kallius beim Neugeborenen 0,5—2,5 mm). Meist liegt das Rohr in einer seichten Rinne des Scheidewandknorpels. Nach Merkel erscheint das Rohr parallel der Schleimhautoberfläche plattgedrückt (Abb. 26), verengert sich nach verschieden langem Verlaufe beträchtlich, um sich dann stark zu erweitern und sich gegen das Ende hin neuerdings zu verengern. Das Epithel der lateralen Wand des Rohres entspricht dem der R. respiratoria; das Epithel der medialen Wand ist höher und gleicht dem Riechepithel, wenngleich es Merkel nicht gelang, im Isolationspräparate Riechzellen nachzuweisen. Es besteht aus Stützzellen und zwischen diesen aus kürzeren spindelförmigen Elementen, die den Eindruck von Riechzellen machen, welche nicht zur vollen Entwicklung gelangt sind. In der ganzen epithelialen Auskleidung sind Kalkkonkremente enthalten. Anton konnte auch eine 8 μ dicke Basalmembran nachweisen. Zahlreiche Drüsen vom Typus der Glandulae nasales liegen namentlich an der oberen und unteren Schmalseite des Ganges. Da Kölliker und auch Kallius bei menschlichen Embryonen einen feinen Ast des N. olfactorius im Bereiche der Anlage des Jacobsonschen Organes nachweisen konnte, so ist anzunehmen, daß zu dieser Zeit typische Riechzellen vorhanden waren, da ja nur aus diesen die Riechnervenfasern entsprungen sein können.

Bezüglich der *Funktion* des Jacobsonschen Organs wurden verschiedene Theorien aufgestellt. Trotz seiner Verbindung mit Bündeln des N. olfactorius konnte kaum angenommen werden, daß dieses Organ dieselbe Funktion besitze wie der eigentliche Riechbezirk, daß es also ein akzessorisches Geruchsorgan darstelle, weil einerseits seine bei vielen Tieren bestehende Verbindung mit der Mundhöhle, andererseits die Enge seiner Lichtung es wenig wahrscheinlich machen, daß Inspirationsluft zu seinen Sinneszellen gelange. Jacobson faßte das von ihm entdeckte Organ als ein Sekretionsorgan auf. Kölliker glaubt, daß im Jacobsonschen Organ Säfte und Stoffe abgesondert werden, welche auf die spezifischen Nerven wirken und es so dem Organismus ermöglichen, gewissermaßen direkt von der chemischen Zusammensetzung seiner eigenen Säfte Kenntnis zu erlangen. Seydel fand in der Lichtung des Organs stets nur Drüsensekret, niemals Luft und nimmt an, daß nur durch Vermittlung dieser Flüssigkeitsschicht die Perzeption stattfinden kann. In letzter Zeit erbrachte Broman (4) durch morphologische und experimentelle Untersuchungen den Nachweis, daß das Organon vomeronasale nie Luft, stets nur seröse Flüssigkeit enthält, die entweder aus der Nasen- oder der Mundhöhle aktiv angesaugt werden kann und daß außerdem auch Vorrichtungen bestehen, die einen zeitweiligen Abschluß der Ductus nasopalatini ermöglichen. Da somit das Organ kein Luftgeruchsorgan (wie die R. olfactoria der Nasenhöhle) sein kann, sondern ihm die Riechstoffe in einer serösen Flüssigkeit zugeführt werden und dieses Organ von demselben sensiblen Nerven, dem N. terminalis, versorgt wird, der das Geruchsorgan der Fische innerviert, so schließt Broman daraus, daß das Organon vomeronasale nichts anderes ist, als das für das Landleben angepaßte alte Wassergeruchsorgan der Wirbeltiere.

C. Histologie der Mundhöhle.

I. Allgemeines.

Die ganze Mundhöhle erscheint von einer im allgemeinen ziemlich dicken Schleimhaut ausgekleidet, die aus einem geschichteten Pflasterepithel und der bindegewebigen Lamina propria besteht. Eine Lamina muscularis mucosae fehlt allenthalben, so daß eine scharfe Abgrenzung der eigentlichen Schleimhaut von dem darunterliegenden Bindegewebe, der Tela submucosa, unmöglich wird. Letztere ist nur an jenen Stellen deutlich ausgebildet, wo die Schleimhaut gegen die Unterlage leicht verschiebbar ist wie am Boden der Mundhöhle, an den Wangen und am Gaumensegel. Die Schleimhaut erscheint infolge der reichlichen Gefäßversorgung rot und zeichnet sich durch bedeutende Festigkeit aus, ist dabei aber auch beträchtlich dehnbar.

An die Schleimhaut, bzw. Submucosa schließt sich je nach den verschiedenen Örtlichkeiten Knochen oder quergestreifte Muskulatur an; glatte Muskulatur kommt als wandbildender Bestandteil für die Mundhöhle nicht in Betracht.

Das *Epithel* zeigt die typische Anordnung des geschichteten Pflasterepithels mit seinen verschiedenen, sich allmählich gegen die Oberfläche hin mehr und mehr abplattenden Zellformen und unterscheidet sich von der Epidermis vor allem dadurch, daß, wenigstens beim Menschen, im allgemeinen keine Verhornung der oberflächlichen Zellschichten eintritt, so daß also auch die obersten platten Zellagen kernhaltig sind. Im Bereiche der ganzen Mundhöhle erfolgt eine sehr lebhafte Abstoßung der oberflächlichen Zellen, insbesondere an jenen Stellen, die mechanisch (beim Kauen und Sprechen) stark in Anspruch genommen sind, so daß demgemäß auch für einen reichlichen Nachschub von Zellen in den tieferen Schichten des Epithels gesorgt werden muß. Die abgestoßenen Zellplatten sind stets in verschieden großer Menge im Mundhöhlenspeichel zu finden (Abb. 27). Im Gegensatz zur Epidermis ist das Epithel der Mundhöhle viel leichter für Flüssigkeiten durchgängig, was vor allem durch das Fehlen der verhornten Schichten erklärlich erscheint.

Die Dicke des Mundhöhlenepithels schwankt entsprechend der verschiedenen Zahl der Zellschichten, die sich an seinem Aufbau in den verschiedenen Gegenden beteiligen, innerhalb beträchtlicher Grenzen; im Mittel bildet es nach v. Ebner ein 220—450 μ dickes, durchscheinendes, weißliches Häutchen von bedeutender Biegsamkeit, aber geringer Festigkeit. Am dünnsten ist das Epithel am Boden der Mundhöhle und an den Schleimhautduplikaturen (Toldt). Die Zellen des Stratum cylindricum sind 13—20 μ hoch, ohne deutliche Intercellularbrücken. Über ihnen folgen mehrere Lagen 9—11 μ großer, polyedrischer Flügelzellen mit gut ausgebildeten Intercellularbrücken und unter stets zunehmender Abplattung gehen diese in die 45—80 μ Durchmesser zeigenden oberflächlichen Zellplättchen über. Es ist jedoch zu bemerken, daß die oberflächlichen Zellen nicht überall den gleich hohen Grad der Abplattung erreichen, indem sie manchmal etwas aufgetrieben, verquollen erscheinen. Die Größe der Kerne beträgt nach Kölliker in den kleinsten Zellen 4,5—6,7 μ, in den polyedrischen Zellen 9—13 μ, in den Plättchen der Oberfläche 9—11 μ in der Länge, 3,3—4,5 μ in der Breite bei starker Abplattung, während die Kerne der mittleren Schichten sich mehr der Kugelform nähern. An fixierten und gefärbten Präparaten zeigen die Kerne der tieferen Schichten Chromatingerüste und Nucleolen, die Kerne der oberflächlichsten Schichten erscheinen in der Flächenansicht oft wie leere, von einer Kernmembran umgebene Räume, in der Seitenansicht wie gleichmäßig dunkel gefärbte Streifen (v. Ebner).

Der Zellkörper zeigt in den Zellen der tieferen Schichten undeutlich fädige Struktur und enthält feine Körnchen und in den oberflächlichen Zellagen an manchen Stellen (Lippe und Papillae filiformes) größere von fettartigem Glanze, welche wie Keratohyalin sich verhalten und nach H. Rabl wahrscheinlich aus den Zellkernen hervorgehen. Namentlich die abgeplatteten, oberflächlichen Zellen lassen eine deutliche, sich dunkler färbende Außenschicht erkennen, die eine Zellmembran vortäuschen kann, aber nicht als solche aufgefaßt werden darf, da sie nicht als eine Haut isolierbar ist; sie stellt vielmehr eine dichtere

Exoplasmaschicht dar, welche ohne scharfe Grenze in das wasserreichere Endoplasma übergeht. In den Epithelzellen der Zunge wurden Centrosomen neben den Kernen von Zimmermann nachgewiesen.

Die *Lamina propria* der Schleimhaut trägt allenthalben zahlreiche Papillen, die in bezug auf Form und Zahl in den einzelnen Gegenden Verschiedenheiten zeigen. Im allgemeinen ist auch hier die Höhe der Papillen proportional der Dicke des Epithels, so daß die höchsten Papillen an jenen Stellen sich finden, die mit dem dicksten Epithel bekleidet sind. Sehr klein, mitunter ganz rudimentär sind sie nach Toldt an den Duplikaturen der Schleimhaut (Frenulum linguae, Plicae glosso-epiglotticae, Arcus palatoglossus). Diese bindegewebigen Papillen bedingen keine entsprechenden Vorragungen an der freien Oberfläche des Epithels und werden, da sie nur mikroskopisch sichtbar sind, als *mikroskopische* (sekundäre) *Papillen* bezeichnet, zum Unterschiede von den nur im Bereiche des Zungenrückens und der Zungenspitze (beim Neugeborenen außerdem auch an den Lippen und der Wangenschleimhaut) vorkommenden *makroskopischen Papillen*, die nicht nur bedeutend größer sind, sondern Vorragungen der ganzen Schleimhaut — sowohl des Bindegewebes als auch des Epithels — bilden und daher bei Betrachtung der Schleimhautoberfläche schon mit freiem Auge als verschieden geformte Erhebungen sichtbar sind. Die mikroskopischen Papillen sind kegel- bis fadenförmig, meist einfach, mitunter auch zweigeteilt, besitzen nach v. Ebner eine Länge von 220—400 μ und eine Breite von 45—90 μ (in den Extremen 54—630 μ Länge und 22—112 μ Breite) und stehen ohne weitere Regelmäßigkeit so dicht beisammen, daß ihre Grundflächen sich fast berühren und selten weiter abstehen als ihre eigene Breite beträgt. Eine eigentliche Basalmembran als Grenzschicht zwischen Epithel und Bindegewebe, wie sie im Respirationstrakt vorkommt und namentlich in der R. respiratoria der Nasenhöhle zu mächtiger Ausbildung gelangen kann, fehlt im Bereiche der Mundhöhle.

. Wie in den meisten Schleimhäuten, so ist auch hier die Lamina propria dadurch gekennzeichnet, daß die Dicke der Fibrillenbündel von der Oberfläche gegen die Tiefe hin zunimmt, während umgekehrt der Zellreichtum abnimmt; so daß also die oberflächlichen Schichten der Schleimhaut durch außerordentlich feine Fibrillenbündel ausgezeichnet sind. In den Papillen ordnen sich die Fibrillen im allgemeinen überhaupt nicht mehr zu Bündeln, sondern bilden ein dichtes Filzwerk von einzelnen Fibrillen, deren Hauptrichtung mit der Längsachse der Papillen zusammenfällt. An jenen Stellen der Mundhöhle, wo sich Knochen als Unterlage findet, stehen die tiefen Schichten der Schleimhaut mit dem Periost in direktem und festem Zusammenhang, so daß infolgedessen die Schleimhaut unverschieblich erscheint. Überall wo die Schleimhaut eine größere Verschiebbarkeit aufweist, verdankt sie dieselbe dem Vorhandensein einer locker gefügten *Tela submucosa.* In letzterer findet sich neben den Bindegewebsbündeln stets auch Fettgewebe, das in der Lamina propria der Schleimhaut fehlt. Dort, wo Drüsen vorkommen, liegen dieselben zum größten Teil in der Submucosa und verleihen derselben stets einen höheren Grad von Festigkeit.

Elastische Fasern sind nach v. Ebner im allgemeinen sehr zahlreich. Im submucösen Gewebe bilden sie netzartige Umhüllungen um Gruppen von Bindegewebsbündeln sowie um die dort verlaufenden größeren Gefäße. Gegen die eigentliche Schleimhaut werden sie dünner und zarter und bilden häufig eine dichter gewebte, netzartige Lage unter dem Epithel, die auch noch in die Papillen eindringt.

Von Zellen finden sich in der Schleimhaut zunächst *Bindegewebszellen (Fibroblasten)*, die namentlich in den Papillen und der oberflächlichen Lage der Schleimhaut in reichlicher Menge vorhanden sind; ferner kommen vorzugsweise längs der Blutgefäße *basophile Körnerzellen (Mastzellen)* vor, während *weiße Blutkörperchen* im vorderen Abschnitte der Mundhöhle fast nur in den oberflächlichsten Schichten der Schleimhaut zu finden sind und auch hier nur in verhältnismäßig spärlicher Menge und mehr vereinzelt, so daß man im Gegensatz zur R. respiratoria der Nasenhöhle von einer lymphoiden Schicht der Schleimhaut nicht sprechen kann. Erst gegen die Rachenenge hin treten Lymphocyten in außerordentlich großer Menge auf und bilden vielfach Gruppen von miteinander verschmolzenen Lymphknötchen — die *Zungenbälge* und *Mandeln.* Wie schon in der Einleitung bei Besprechung des allgemeinen Bauplanes hervorgehoben wurde, findet überall dort, wo das lymphoide Gewebe bis an das Epithel heranreicht, stets eine Durchwanderung von weißen Blutzellen durch letzteres statt, die im Bereiche des geschichteten Pflasterepithels noch viel lebhafter ist, als im Bereiche des Cylinderepithels.

Die im Mundhöhlenspeichel neben abgestoßenen oberflächlichen Epithelzellen stets, aber in verschiedener Menge vorhandenen sog. *Speichelkörperchen* sind jedenfalls in der überwiegenden Mehrzahl ausgewanderte und durch die Wasserwirkung des Speichels veränderte Lymphocyten (mononukleäre); Leukocyten (polymorphkernige)

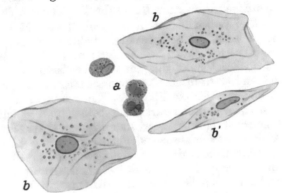

Abb. 27. Körperliche Elemente des Mundhöhlenspeichels. a Speichelkörperchen. b abgestoßene Epithelzellen von der Fläche, b′ von der Seite gesehen. Vergr. 560 fach.

dürften darunter nur in geringer Menge vertreten sein, da dieselben ja auch in den lymphoiden Einlagerungen der Mund- und Rachenhöhle im Vergleiche zu den Lymphocyten nur sehr spärlich vorhanden sind. Nach GÖTT besteht die Veränderung der durchgewanderten Lymphocyten darin, daß sobald sie mit dem Speichel in Berührung kommen, ihr Protoplasma aufzuquellen beginnt und sich mit kleinen Körnern erfüllt, welche denen der neutrophilen Leukocyten zu entsprechen scheinen und stets lebhafte Molekularbewegung zeigen. Ihr bisher einfacher Kern zerfällt in zwei oder mehrere kugelförmige Kerne, so daß schließlich eine Zellform resultiert, welche einem gewöhnlichen polymorphkernigen Leukocyten sehr ähnelt. Nach WEIDENREICH sind die Speichelkörperchen als echte polymorphkernige, neutrophile Leukocyten anzusehen, die sich durch Umwandlung der Lymphocyten während ihrer Wanderung durch das Epithel gebildet haben.

Die *Drüsen* der Mundhöhle (und zwar sowohl Wand- wie Anhangsdrüsen) gehören mit Ausnahme der in der Übergangszone der äußeren Haut in die Schleimhaut noch vorkommenden Talgdrüsen, wie schon in der Einleitung erwähnt, dem Typus der Speicheldrüsen im weiteren Sinne des Wortes an. Einzellige Drüsen in Form von Becherzellen, wie sie in großer Menge in dem mit mehrreihigen Flimmerepithel ausgekleideten Teil des Respirationstraktes vorkommen, fehlen wie überall im Bereiche des geschichteten Pflasterepithels so auch in der Mundhöhle vollkommen.

Die *Blutgefäße* der Mundhöhlenschleimhaut, Arterien sowohl wie Venen, ordnen sich zu zwei räumlich getrennten, flächenartig ausgebreiteten, übereinander liegenden Netzen. Das tiefere, in der Submucosa gelegene, enthält

die reichlich untereinander anastomosierenden Verästigungen der zu- und abführenden Gefäße. Von ihm aus dringen zahlreiche feinere Gefäßchen in die
Lamina propria ein, aus denen sich durch reichliche, dichotomische Teilungen
und gegenseitige Anastomosen das oberflächlichere, feinere und engmaschigere
Gefäßnetz entwickelt. In beiden Netzwerken laufen venöse und arterielle
Zweigchen einander ziemlich parallel. Aus dem oberflächlichen Gefäßnetze
treten feinste Zweigchen in die Papillen ein, wo sie, je nach der Größe derselben,
entweder förmliche Kapillarnetze oder einfache Schlingen formen (Toldt).

Auch die *Lymphgefäße* bilden weite, der Submucosa angehörige und eng-
maschige, in der Lamina propria gelegene Netze, deren einzelne Gefäßchen
sich mit denen der Blutgefäßnetze überkreuzen (Toldt). Blind endigende
Lymphgefäße dringen bis in die Papillen ein (v. Ebner).

Die *Nerven* bilden in der Submucosa bzw. in den tiefsten Schichten der
Schleimhaut mehr oder weniger dichte Geflechte, in welchen zahlreiche Teilungen
der Nervenfasern zu beobachten sind (Toldt). Von hier aus dringen Äste unter
reichlicher Verzweigung in die oberflächlichen Schleimhautschichten. Allenthalben treten einzelne Nervenfasern in großer Menge unter Verlust ihrer Scheiden
in das geschichtete Pflasterepithel ein, verzweigen sich dort, nehmen ein vari-
köses oder perlschnurartiges Aussehen an und endigen frei zwischen den Epithelzellen häufig mit einer knopfförmigen Anschwellung (Paladino, Retzius).
Andere Nervenfasern enden an der Basis der Papillen oder in diesen selbst in
Krauseschen Endkolben. Letztere finden sich am reichlichsten an den Lippen
und an der oralen Fläche des weichen Gaumens, in geringerer Zahl an der Wange
und am Boden der Mundhöhle (Kölliker). Über das Verhalten der Geschmacksnerven wird bei der Zunge die Rede sein.

II. Die Lippen.

Im Bereiche des Lippenrotes erfolgt der Übergang der äußeren Haut in die
Schleimhaut, und zwar, wenn auch rascher als im Bereiche der Nasenhöhle,
so doch nicht unvermittelt, so daß auch hier allmählich die Eigenschaften der
äußeren Haut denen der Mundhöhlenschleimhaut Platz machen. Zum Unterschiede von der Nasenhöhle greift aber nirgends die äußere Haut auf das Vestibulum oris über, so daß die Innenfläche der Lippen stets mit Schleimhaut
überkleidet erscheint. Die einzelnen Abschnitte der Lippe sind beim Neugeborenen viel schärfer charakterisiert als beim Erwachsenen.

Klein unterscheidet an den Lippen des Neugeborenen drei Teile: einen
Oberhaut-, einen *Übergangs-* und einen *Schleimhautteil*. Der Übergangsteil
beginnt mit dem Aufhören der Haarbälge und nimmt beim Erwachsenen den
bei geschlossenem Munde sichtbaren roten Abschnitt der Lippe ein.

Neustätter führt die Bezeichnung „*Lippensaum*" für jenen Teil der Lippen-
oberfläche ein, welcher sich zwischen behaarter Haut und Schleimhaut einschiebt. Die Bezeichnung „Lippenrot" läßt sich beim Vergleiche mit Tierlippen
nicht beibehalten, auch ist bei Negern im allgemeinen der Lippensaum schwarz.
Während beim Erwachsenen die ganze Fläche des Lippensaumes, oberflächlich
betrachtet, ein einheitliches Aussehen darbietet, ist beim Neugeborenen eine
scharfe Trennung desselben in eine äußere und innere Zone schon äußerlich
dadurch gegeben, daß letztere das Niveau der ersteren überragt = *Lippenwulst, Lippentorus*, so daß man hier auch von einem doppelten Lippensaum
sprechen kann (Abb. 28). Die äußere Zone zeigt beim Neugeborenen etwa die
Beschaffenheit wie später der ganze Lippensaum, die innere nähert sich in ihrem
Aussehen schon ganz dem der Schleimhaut, Außen- und Innenzone des Lippensaumes verhalten sich beim Neugeborenen etwa wie 2 : 3.

Nach Neustätter wird das niedere Epithel der behaarten Haut in der äußeren Zone etwas dicker, ebenso werden die Papillen allmählich höher und reichen etwa bis zur Mitte der Epitheldicke. Mit dem Beginn der Innenzone erhebt sich plötzlich das Epithel hügelartig auf etwa die vierfache Höhe und gleichzeitig treten mächtige, schlanke, spitz zulaufende Papillen auf, die mit ihren Enden nach vorn gewöhnlich umgebogen erscheinen und bis in die obersten Schichten des Epithels eindringen. Gegen die Mundhöhle zu werden die Papillen-

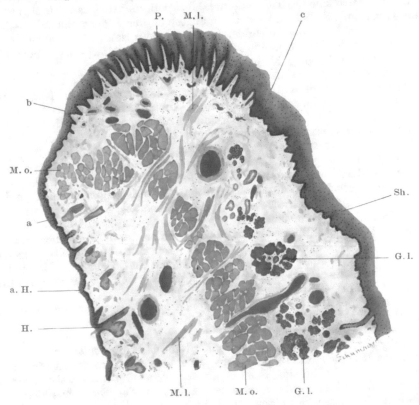

Abb. 28. Unterlippe vom Neugeborenen im Querschnitt. (Formol; Hämatox., Eosin.) Vergr. 17fach.

a. H. äußere Haut. a—c Lippensaum. a—b Pars glabra. b—c Pars villosa desselben. Sh. Schleimhaut. H. Haare. P. hohe Papillen (Lippenzotten). G. l. Glandulae labiales. M. o. M. orbicularis oris. M. l. M. labii proprius.

spitzen wieder gerader gerichtet, die Höhe der Papillen nimmt allmählich ab (Abb. 28).

Häufig bedingen die hohen Papillen der Innenzone des Lippensaumes beim Neugeborenen entsprechende Vorragungen an der Oberfläche, so daß es zur Ausbildung makroskopsicher Papillen kommt, die mit einfachen kleinen fadenförmigen Papillen der Zunge verglichen werden könnten (Abb. 28, 29) und die unter der Bezeichnung *Lippenzotten* bekannt sind. Letztere hat zuerst Luschka beobachtet und jenen Teil der Lippe, der diese Papillen trägt, als *Pars villosa* vom äußeren, stets glatten Teil, der *Pars glabra*, unterschieden. Demnach würde die Außenzone des Lippensaumes (Neustätter) der *Pars glabra* (Luschka) und die Innenzone der Pars villosa entsprechen. Weiterhin erwähnen Klein und Stieda die makroskopischen Papillen, wobei letzterer bemerkt, daß die Villositäten der Ober- und Unterlippe im 4. Fetalmonat ausnahmsweise, im 5. bei 50%, im 6. bei 75% und vom 7. Monat an stets vorhanden sind und wahrscheinlich schon in der ersten Lebenswoche nach der Geburt verschwinden. Am eingehendsten hat sich mit den Lippenzotten Malka Ramm beschäftigt und namentlich auch deren Anordnung und Ausbreitung genauer verfolgt. An der Oberlippe besitzt die Pars villosa ihre größte Ausdehnung im Bereiche des Tuberculum labii superioris. Hier kann sie sich entlang dem Frenulum bis dicht an die Übergangsstelle der Lippenschleimhaut in das Zahnfleisch erstrecken. Außerdem kann sich von den Mundwinkeln aus der zottenbesetzte Teil in Form eines horizontalen Streifens auf die Wangenschleimhaut fortsetzen, ja sogar bis gegen den Kieferast reichen.

Jedenfalls geht aus den Beschreibungen und auch aus meinen eigenen Beobachtungen hervor, daß die Ausbildung der „Lippenzotten" des Neugeborenen sehr großen individuellen Schwankungen unterworfen ist. Mitunter ist von Vorragungen an der Oberfläche überhaupt nichts zu sehen. Auch Neustätter erwähnt von Schleimhautvorragungen nur als inkonstanten Befund das Vorkommen von zahllosen kleinsten punktförmigen Wärzchen an der Schleimhaut in der Mundwinkelgegend. Bei sehr stark an der Oberfläche vorspringenden Zotten ist daran zu denken, daß die oberflächlichen, zwischen den Zotten gelegenen Epithelzellen durch Mazeration verloren gegangen sind und nur deshalb die Papillen stark vorragen, eine Möglichkeit, die auch Ramm zugibt, aber nicht für wahrscheinlich hält.

Mit doppeltem Lippensaum ist nur die Lippe des menschlichen Säuglings ausgestattet. Die Doppellippe stellt ein dem Sauggeschäft angepaßtes Organ dar, indem der Lippenwulst (Pars villosa) mit seinen mächtigen Papillen als Greifapparat dient. Es erklärt sich daraus auch die Rückbildung dieser Verhältnisse nach der Geburt (Neustätter).

Bezüglich des feineren Baues der Lippen ist zu erwähnen, daß beim Neugeborenen die Außenzone (Pars glabra) des Lippensaumes noch mit einem typischen Stratum corneum versehen, somit mit Epidermis bekleidet ist. Der Übergang der letzteren in das Schleimhautepithel erfolgt mit dem Beginn der Innenzone (Pars villosa, Lippenwulst). Hier geht nach v. Ebner die kernlose Hornschicht direkt in eine Schicht glatter, *kernhaltiger*, teilweise noch verhornter Zellen über, während die tiefen Schichten der Epidermis sich unverändert in die tiefen Schichten des Schleimhautepithels fortsetzen. Zugleich tritt aber eine rasch an Dicke zunehmende Lage von Zellen auf, die in der Epidermis nicht vorhanden ist und die sich zwischen die Fortsetzung der Hornschicht einerseits und jene der Malpighischen Schicht andererseits einschiebt. Die Zellen dieser Schicht erscheinen an gefärbten Präparaten als hohle Gebilde und bedingen beim Neugeborenen den dicken, erst an der Hinterfläche sich verlierenden Wulst, der bei oberflächlicher Betrachtung fast an Knorpelgewebe erinnert, da die Hohlräume der Zellen umschlossen von den aneinander gedrängten dichten, stark färbbaren Oberflächenschichten wie von Grundsubstanz umgebene Knorpelhöhlen erscheinen (Abb. 29). Beim Erwachsenen ist diese eigentümliche Zellenlage nur mehr schwach entwickelt; immerhin aber noch als eine besondere Bildung angedeutet. Weiterhin behält beim Erwachsenen nur jener Teil der Innenzone des Lippensaumes, der innerhalb der Schlußlinie der Lippen gelegen ist, die hohen, beim Neugeborenen für die ganze Innenzone charakteristischen Papillen bei, die aber hier niemals mehr Vorragungen an der Oberfläche bedingen.

Für das Zustandekommen der Rotfärbung des Lippensaumes wird allgemein als die nächste Ursache die bedeutende Vermehrung der Blutgefäße in dieser

Gegend angenommen. NEUSTÄTTER führt die rote Farbe auf das Zusammenwirken folgender Ursachen zurück: 1. Die außerordentlich reichliche Anhäufung von Blutgefäßen, die nicht nur durch die Vermehrung (und bedeutendere Größe) in den einzelnen Papillen, sondern auch durch das nahe Zusammenrücken der letzteren eine so beträchtliche wird; 2. das nähere Heranrücken der Papillenspitzen an die Oberfläche, namentlich beim Kinde; 3. eine gewisse Durchsichtigkeit des Epithels, welche möglicherweise auf Einlagerung von Eleidin in die Hornschicht beruht (wie beim Nagel).

Die Lederhaut setzt sich unmittelbar in die Lamina propria der Schleimhaut fort; doch sind im eigentlichen Schleimhautteil der Lippe die elastischen Fasern sehr spärlich und fehlen in den Papillen fast ganz, im Gegensatz zum Hautteil der Lippe, wo sie bis in die Papillen hinein sehr deutlich zu verfolgen sind (v. EBNER).

Eine *Submucosa* läßt sich von der Schleimhaut nicht deutlich abgrenzen. In den tieferen Schichten tritt beim Erwachsenen allerdings ziemlich reichliches Fettgewebe auf, so daß man diese Teile als Submucosa ansprechen darf. Die Bindegewebsbündel derselben stehen allenthalben in unmittelbarem Zusammenhang mit dem intramuskulären Bindegewebe.

Der innere Teil der Lippen wird von quergestreifter Muskulatur, die hauptsächlich dem *M. orbicularis oris* angehört, eingenommen. Dieser Muskel erscheint nicht als kompakter Körper, sondern durchsetzt in Form

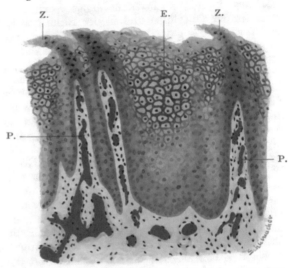

Abb. 29. Aus der Pars villosa der Unterlippe des Neugeborenen. (Formol; Hämatox., Eosin.) Vergr. 100fach. P. hohe Papillen mit Kapillaren, die zottenförmige Erhebungen Z. der Epidermis bedingen. E. Epithel, das an Knorpelgewebe erinnert.

einzelnen Bündeln das Bindegewebe. An Querdurchschnitten durch die Lippe (Abb. 28) erscheinen die Muskelbündel des M. orbicularis quergetroffen. Sie liegen im allgemeinen der Schleimhautseite der Lippe etwas näher als deren Außenseite. Im Bereiche des Lippensaumes biegt sich der M. orbicularis hakenförmig nach außen um, so daß die Muskelbündelquerschnitte an der Grenze zwischen äußerer Haut und Lippensaum bis nahe an das Epithel heranreichen. Ein zweites kleineres System von quergestreiften Muskelbündeln erscheint am Lippenquerschnitt längsgetroffen (Abb. 28 M. l.). Es sind dies die Bündel des *M. compressor labii* (KLEIN), *M. rectus labii* (AEBY), *M. labii proprius* (W. KRAUSE), die schräg nach außen gerichtet in die Haut ausstrahlen.

Von den *Drüsen* der Lippe sind zunächst die eigentlichen *Glandulae labiales* zu erwähnen, die in jedem Falle, und zwar in größerer Menge in der Unter- als in der Oberlippe vorhanden sind (Abb. 28). Sie beginnen erst hinter der höchsten Konvexität der Lippe, dort wo die hohen Papillen aufhören; die größeren von ihnen ragen in die Submucosa hinein. Es handelt sich um hirsekorn- bis erbsengroße gemischte Speicheldrüsen (NADLER u. a.) mit rein mukösen, rein serösen und gemischten Endstücken. Nach NADLER zeigt das Ausführungssystem dieser Drüsen wenigstens andeutungsweise die für die großen Kopf-speicheldrüsen typische Gliederung in drei verschieden gebaute Abschnitte, in Schaltstücke, Sekretröhren und Ausführungsgänge. Die sich unmittelbar an die Endstücke anschließenden Gänge sind mitunter durch niederes Epithel ausgezeichnet, das allerdings nicht so platt erscheint wie von typischen Schalt-stücken. Darauf folgen Abschnitte, die sich durch basale Strichelung des Cylinder-epithels deutlich als Sekretröhren zu erkennen geben und in die eigentlichen Ausführungsgänge übergehen (vgl. S. 358).

Außerdem kommen in den Lippen, und zwar im Bereiche des Lippensaumes, wenn auch nicht konstant, so doch häufig *freie Talgdrüsen* vor. Sie sind nach Kölliker, der sie zuerst beobachtete, bei der großen Mehrzahl von Erwachsenen, allerdings in sehr wechselnder Menge, vorhanden, und zwar liegen sie vorzugs-weise in der Oberlippe und in der Nähe der Mundwinkel. An der Unterlippe fehlen sie häufig ganz; wenn sie sich finden, nehmen sie hier nie die Mitte der Lippe, sondern nur eine Strecke in der Nähe des Mundwinkels ein. Sie sitzen nur in dem Teil der Lippen, der bei leicht geschlossenem Munde von außen sichtbar ist, fehlen aber gewöhnlich auch in einem schmalen Saum zwischen dem behaarten und roten Teil der Lippe. Beim Lebenden erscheinen sie als weißliche Pünktchen. Diese Angaben Köllikers wurden später vielfach bestätigt; insbesondere hat Liepmann an einer großen Anzahl von Lebenden das Vor-kommen von Talgdrüsen untersucht und gefunden, daß freie Talgdrüsen im Lippenrot bei 50% aller Erwachsenen, und zwar häufiger bei Männern (63%) als bei Weibern (40%) vorhanden sind. Bei Neugeborenen sollen sie vollkommen fehlen und erst während der Pubertätszeit sich entwickeln. Zander kommt zu einem etwas kleineren Prozentsatz, konnte Talgdrüsen im Gegensatz zu Liepmann aber auch schon beim Neugeborenen nachweisen. Stieda bemerkt, daß am Lebenden die Talgdrüsen deutlicher sichtbar werden, wenn man die Haut mittels des Fingers anspannt und daß dieselben bei Leichen infolge der Blutleere der Lippen mit unbewaffnetem Auge nicht zu sehen sind.

Nach v. Ebner rücken die Talgdrüsen oft dem Schleimhautrande sehr nahe und stellen einfache rundliche oder birnförmige Säckchen von etwa 0,1—0,4 mm Durchmesser dar, während die Talgdrüsen des behaarten Lippenteiles größere, mit zahlreichen Endbläschen versehene Drüsen sind.

Die *Lymphgefäße* der Lippen verlaufen teils subkutan, teils submukös. Zwischen Subcutis und Submucosa sind keine stärkeren Lymphgefäße vor-handen. Die subkutanen Lymphgefäße der Unterlippe zeigen vielfach einen gekreuzten Verlauf (Dorendorf).

Von Nervenendapparaten finden sich in den Lippen Zwischenformen zwischen Weberschen *Körperchen* und *Endkolben*, welche typisch unterhalb der Papillen ihre Lage haben und *Tastkörperchen*, welche in den Papillen liegen (v. Ebner).

Beim *Neger* ist der Lippensaum viel ausgedehnter als bei unserer Rasse und zeigt an-nähernd dieselbe Färbung wie die Haut, indem das Pigment auch hier reichlich vorhanden ist.

Im Bereiche der *Lippenbändchen* (Frenulum labii superioris und inferioris) ist das Epithel dünner, die Papillen sind kleiner und nicht häufig; die Lamina propria ist unansehnlich, mit relativ zahlreichen Gefäßen und reichlichen feinen, unregelmäßig verlaufenden elastischen Fasern (Klein).

III. Die Wangen.

Die Grundlage der Wangen bildet der M. buccinator, dem außen die äußere Haut, innen die Schleimhaut auflagert. Die *äußere Haut* der Wangen und ihrer unmittelbaren Nachbarschaft unterscheidet sich nach Schiefferdecker von der Haut aller anderen Körperstellen durch die Einlagerung einer mächtigen

elastischen Schicht, die von der Epidermis nur durch eine dünne Bindegewebslage getrennt wird und durch die durchtretenden Haare in einzelne Abschnitte
zerlegt erscheint, die SCHIEFFERDECKER wegen ihrer Ähnlichkeit mit Roßhaar-
kissen als *elastische Kissen* bezeichnet. Die Ähnlichkeit ist dadurch bedingt, daß
die sehr groben elastischen Fasern sich in der mannigfachsten Art durcheinander
knäueln. Diese bisher sonst nirgends gefundene Art des elastischen Gewebes wird
von SCHIEFFERDECKER „geknäueltes elastisches Gewebe" benannt und ihm verdankt die Wangenhaut ihren hohen Grad von Dehnbarkeit. Der Durchtritt der
mit dickwandigen Bindegewebsscheiden umgebenen Schweißdrüsenausführungs-
gänge und Blutgefäße durch die elastische Schicht dürfte für die Fortbewegung
der Flüssigkeit besonders günstig sein, was vielleicht eine der Ursachen für das
so leicht und deutlich eintretende Erröten der Wangen ist. Die größere Dünn-
heit der Epidermis beim Weibe wird dazu beitragen, das Erröten stärker hervortreten zu lassen. Außerdem dürfte die elastische Schicht, die in ihrer Ausbildung auffallende Rassenverschiedenheiten aufweist, auch einen regulatori-
schen Einfluß auf die mimischen Bewegungen ausüben, weshalb sie SCHIEFFER-
DECKER als „*Elastica mimica*" bezeichnet.

Die *Schleimhaut* steht durch eine deutliche *Submucosa* mit dem M. buccinator
in Verbindung. Grundsätzlich sind an der Wangenschleimhaut zwei verschiedene
Bezirke auseinander zu halten. Eine mittlere Region, die sich vom Mundwinkel und
längs der Zahnreihen bogenförmig nach hinten erstreckt und die die wesentlichen
Eigenschaften des Lippensaumes zeigt und der übrige (oben und unten sich
anschließende) Teil der Schleimhaut, der die Eigenschaften der eigentlichen
Schleimhautfläche der Lippen darbietet. Für den ersteren Anteil möchte ich
die Bezeichnung „*Saumregion der Wangenschleimhaut*" vorschlagen.

Nachdem schon STIEDA erwähnte, daß die an die Pars villosa der Lippen
angrenzende Partie der Mundschleimhaut beim Neugeborenen gleichfalls mit
Zotten versehen ist, hat MALKA RAMM den Nachweis erbracht, daß beim Neugeborenen von den Mundwinkeln ausgehend die Pars villosa als „*Torus villosus*"
sich in gleicher Ausbildung auf die Wangenschleimhaut fortsetzt und in Form
eines mit zackigen Rändern versehenen, bis zu 13 mm breiten Streifens bis
gegen den Kieferast zu verfolgen ist. Dieser Streifen markiert sich schon makroskopisch als ziemlich scharf begrenzter, über die übrige Schleimhaut deutlich
vorragender flacher Wulst und nimmt beiläufig den mittleren Teil der Wange
ein. An der Verdickung dieser Partie ist sowohl das Epithel wie auch das Bindegewebe der Schleimhaut beteiligt; ersteres erreicht hier die 5fache, letzteres die
3fache Dicke des zottenfreien Abschnittes. Während im Bereiche des Torus
villosus die Papillen ziemlich dicht stehen und genau so wie an der Pars villosa
der Lippen schmal und dabei so hoch sind, daß sie bis zu 0,5 mm freie Vorragungen bilden können, finden sich im zottenfreien Abschnitt breite Papillen,
die höchstens bis zur Mitte des Epithels reichen, stellenweise auch nur ganz
unscheinbare Höckerchen der Lamina propria bilden. Auch die Anordnung
der elastischen Fasern zeigt nach RAMM Verschiedenheiten in den beiden Zonen
und namentlich der vollständige Mangel von elastischen Fasern in den hohen
Papillen entspricht dem Verhalten an der Lippe.

Nach WATT läßt sich die Pars villosa der Lippen und Wangen schon beim
menschlichen Fetus, ehe irgendwelche Zotten auftreten, an dem Verhalten
ihres Epithels und der Papillen von der übrigen Schleimhaut unterscheiden
und weiterhin bleibt diese Region beim Kinde und Erwachsenen auch nach dem
Schwunde der Zotten durch die Dicke des Epithels und durch die Größe, den
Gefäßreichtum und die Unregelmäßigkeit der Papillen kenntlich.

Zeigt somit schon im Verhalten des Epithels und der Schleimhaut die Saumregion der Wangen eine weitgehende Übereinstimmung mit dem Lippensaum,

so kommt noch eine weitere Tatsache hinzu, die diese Übereinstimmung noch auffallender macht. Es finden sich nämlich genau so wie am Lippensaum auch im Bereiche der Wangenschleimhaut, wenn auch nicht konstant, so doch häufig *Talgdrüsen*, die vorzugsweise in der Saumregion gelegen sind. Die Talgdrüsen sind hier wie an den Lippen beim Lebenden als gelbliche oder graugelbliche Pünktchen zu sehen, welche entsprechend den beiden Zahnreihen in Reihen angeordnet sind oder auch zu einer Reihe verschmelzen (Stieda).

Zuerst wurden diese „miliumähnlichen" Körperchen von Fordyce gesehen, aber erst von Montgomery und Hay als freie Talgdrüsen erkannt. Seither wurden diese Befunde wiederholt bestätigt und erweitert (Audry, Delbanco, Suchannek, Bettmann, Heuss, Krakow, Rozières, Zander, Stieda, Colombini, Sperino, Bovero, Stengel). Aus den vorliegenden Angaben geht zusammenfassend hervor, daß die Talgdrüsen der Wangenschleimhaut in bezug auf Vorkommen und Ausbildung eine weitgehende Übereinstimmung mit denen des Lippensaumes zeigen. Sie finden sich bei etwa 30% aller Erwachsenen, etwas häufiger bei Männern als bei Frauen, gewöhnlich dann, wenn auch gleichzeitig Talgdrüsen an den Lippen vorhanden sind. Bei Kindern kommen sie nur ausnahmsweise vor, sie scheinen sich ebenso wie die Talgdrüsen an den Lippen hauptsächlich erst in der Pubertätszeit zu entwickeln. Wie bei den Lippentalgdrüsen handelt es sich auch hier um kleine, zum Teil rudimentäre Drüsen, die gewöhnlich nur aus einem Alveolus bestehen.

Für die Erscheinung, daß in der Wangenschleimhaut ein streifenförmiger Bezirk, der vom Mundwinkel ausgehend in der Verlängerung der Mundspalte sich fortsetzt, alle wesentlichen Eigentümlichkeiten des Lippensaumes darbietet, gibt die Entwicklungsgeschichte meines Erachtens eine befriedigende Erklärung. Die embryonale Mundöffnung ist anfangs unverhältnismäßig breit und wird erst später durch seitliche Vereinigung der primären, die Mundöffnung umgebenden Lippen verschmälert. Dieser verwachsende Teil der Lippen bildet die Wangen; mit anderen Worten ausgedrückt: Die Wangen sind nichts anderes als die miteinander zur Verwachsung gelangten „Wangenlippen". Ebenso wie die freibleibenden Ränder der Mundlippen sich zum Lippensaum differenzieren, haben auch die zur Verwachsung gelangten Ränder der Wangenlippen diese Fähigkeit bewahrt. Bei dieser Annahme muß im Bereiche der Wangenschleimhaut ein Bezirk entstehen, der die Eigenschaften des Lippensaumes zeigt, eben jener Bezirk, den ich deshalb als „Saumregion der Wangenschleimhaut" bezeichne. Nach oben und unten von der Saumregion muß sich demnach eine Schleimhautgegend anschließen, die dem eigentlichen Schleimhautteil der Mundlippen entspricht. Man kann die Verwachsungslinie der ursprünglich freien Mundränder als „*Wangennaht*" („*Raphe buccalis*") bezeichnen, die naturgemäß innerhalb der Saumregion der Wange gelegen sein muß. Tatsächlich können, wie mir scheint, zahlreiche Personen beim Betasten der eigenen Wangenschleimhaut mit der Zunge eine vom Mundwinkel ausgehende, bis gegen den Kieferast sich erstreckende, strangartige, etwas resistentere und leicht vorspringende Bildung fühlen, die der Wangennaht entsprechen würde und im Durchschnitt sich als scharf vorspringende Leiste erkennen läßt. Den hier näher ausgeführten Gedankengang hat schon Bolk folgendermaßen angedeutet: „Wenn sich die Mundspalte verkürzt, indem von hinten nach vorn die Lippen zusammenwachsen, der Mundwinkel nach vorn verschoben wird, dann liegt es auf der Hand, daß ein epitheliales Feld, das anfangs als Lippenbekleidung fungierte, nach deren Konkreszenz als Wangenschleimhaut fortbesteht. Und nach einem solchen Vorgang darf es nicht mehr wundern, wenn gelegentlich auf der Wangenschleimhaut Talgdrüsen und Villi wie auf dem übrigen Teil der Lippen zur Entwicklung gelangen."

Für das Vorhandensein einer Saumregion der Wange im angedeuteten Sinne sprechen auch vergleichend anatomische Befunde; so die Bemerkung Watts, daß die der Pars villosa der Lippen entsprechende Zone der Wangenschleimhaut bei Tieren sich deutlich markiert, manchmal, wie beim erwachsenen Hunde, sich noch schärfer absetzt als beim Menschen. Weiterhin die Angabe Zanders, daß beim Kaninchen und ähnlich beim Biber in der Mundhöhle sich auf jeder Seite ein breiter, vom Mundwinkel bis zu den Backenzähnen reichender Streifen von langen, steifen, dichtstehenden Haaren befindet, zwischen welchen große Papillen vorragen, also an derselben Stelle, wo beim Menschen die meisten Talgdrüsen vorkommen. Eine teilweise Behaarung der Mundhöhle zeigen nach Leydig außer verschiedenen Nagetierarten auch das Schuppentier (Manis) und der Ameisenbär (Myrmecophaga). Nach diesen Angaben würde bei manchen Tieren die Saumregion der Wangen auch noch die Fähigkeit der Mundlippen, Haare zu erzeugen, beibehalten haben.

Außerdem sei noch erwähnt, daß die Backenschleimhaut bei Fleischfressern oft pigmentiert ist und bei Wiederkäuern makroskopische Vorsprünge in Form spitzer kegelförmiger, rachenwärts gerichteter, mit hornigen Epithelkappen bedeckter Warzen trägt (ELLENBERGER, F. E. SCHULZE), die mit den makroskopischen Papillen der Pars villosa des Neugeborenen verglichen werden können.

Außer den inkonstanten, im wesentlichen auf die Saumregion beschränkten Talgdrüsen, kommen in der Wangenschleimhaut gemischte Speicheldrüsen, die eigentlichen *Glandulae buccales* vor. Über die Verteilung derselben finde ich keine näheren Angaben, es wird nur bemerkt, daß sie klein und sehr spärlich sind. Es ist zu erwarten, daß auch diese Drüsen entsprechend ihrem Vorkommen an den Mundlippen in der Saumregion der Wange fehlen und nur oberhalb und unterhalb derselben gelegen sind. Nach meinen Erfahrungen trifft dies auch zu. Die Gland. buccalis finde ich ausschließlich ober- und unterhalb der Saumregion. Sie bilden oben wie unten die unmittelbare Fortsetzung der Gland. labiales. Hiermit stimmt auch die Beobachtung REICHELS überein, daß bei Säugerembryonen die Anlagen der Lippendrüsen von je einer Reihe Backendrüsenanlagen fortgesetzt werden. Sie sind in der Nähe des Mundwinkels reichlich, im mittleren Teil der Wange spärlich und klein (namentlich unten) und finden sich erst im hintersten Teil der Wange als sog. *Glandulae molares* wieder in größerer Menge. Letztere gehören hauptsächlich den oberen Backendrüsen an und sind durch beträchtliche Größe ausgezeichnet. Die vorderen Drüsen liegen submukös, weiter nach hinten rücken sie im allgemeinen immer mehr in die Tiefe (NICOLA und RICA-BARBERIS), so daß die Mehrzahl der Gland. molares außen auf den M. buccinator zu liegen kommt.

Ebenso wie die Haut der Wange finde ich auch die übrigen Teile derselben durch einen außergewöhnlichen Reichtum an *elastischem Gewebe* ausgezeichnet, das auch diesen Teilen einen hohen Grad von Dehnbarkeit verleiht. So durchsetzen mächtige Züge von groben elastischen Fasern den M. buccinator, und zwar derart, daß zwischen die Muskelfaserbündel elastische Faserlagen eingeschaltet sind, deren Fasern dicht aneinandergedrängt vom subcutanen Fettgewebe aus in welligem Verlaufe transversal den Muskel durchsetzen, in der Submucosa sich auffasern und hier ein tangential ausgebreitetes, grobfaseriges Netzwerk bilden. Von letzterem setzen sich zartere elastische Fasern bis in die oberflächlichen Lagen der Schleimhaut fort und treten auch in die Papillen ein, die sie der Länge nach bis zu ihren Spitzen durchsetzen. Vielfach kommt es zu einer förmlichen Umspinnung einzelner Muskelfaserbündel, ebenso der Drüsen und Ausführungsgänge durch ein elastisches Fasernetz. In der Schleimhaut kommen stellenweise vom M. buccinator abgesprengte kleine Muskelfaserbündel vor, die in elastische Sehnen überzugehen scheinen; zum mindesten in so inniger Beziehung zum elastischen Gewebe stehen, daß ihre Kontraktion von Einfluß auf die Spannung des elastischen Fasernetzes sein dürfte.

Anhangsweise sei hier noch über ein rudimentäres, in der Wangenschleimhaut menschlicher und auch tierischer Feten gelegenes Organ, das unter der Bezeichnung „CHIEVITZ*sches* Organ" (BROMAN), „*Orbital inclusion*" (v. SCHULTE), „*Ramus mandibularis ductus parotidei*" (ROB. MEYER, ELISAB. WEISHAUPT) bekannt ist, kurz berichtet. Es handelt sich um einen mit Epithel ausgekleideten Gang oder einen soliden Epithelstrang (STRANDBERG), der zuerst von CHIEVITZ beschrieben wurde, in der Nähe der Mündung des Ductus parotideus gelegen ist, nur ausnahmsweise mit letzterem in Verbindung steht und auch den ursprünglichen Zusammenhang mit dem Mundhöhlenepithel sehr bald verliert. WEISHAUPT fand diesen Gang erst bei menschlichen Embryonen von 25 mm Länge aufwärts, dann aber konstant und fast immer auf beiden Seiten. In der Nähe des Ductus parotideus beginnend steigt er zunächst steil aufwärts, biegt dann medialwärts um, rückt über die Mandibula ventral hinüber und endet mit kolbiger Verdickung. Die Rückbildung des Ganges tritt schon nach kurzem Bestande desselben ein. Nach BROMAN dürfte es sich bei diesem Organ um das Rudiment einer Parotis primitiva handeln, die der großen Mundwinkeldrüse, wie sie bei Vögeln vorkommt, entsprechen würde. Möglicherweise könnte bei längerer Persistenz diesem Rudiment eine pathologische Bedeutung (Bildung von Cysten und Tumoren) zukommen.

IV. Das Zahnfleisch.

Das *Zahnfleisch*, die *Gingiva*, ist nichts anderes als die den Alveolarfortsatz der Kiefer bekleidende, mit dessen Periost und dem Lig. circulare dentis innig verschmelzende Mundhöhlenschleimhaut. Da diese im allgemeinen keine Muskelfasern enthält, ist die Bezeichnung Zahn*fleisch* durchaus nicht gerechtfertigt. Nur im Bereiche des Zwischenkiefers können quergestreifte Muskelfasern in das Zahnfleisch einstrahlen (Dependorf).

Von einer Submucosa kann beim Zahnfleisch keine Rede sein, da die tiefen Lagen der Lamina propria allenthalben innig mit dem Periost verschmolzen sind. Wegen seines Reichtums an sehnigen Fibrillenbündeln ist das Zahnfleisch dicker und fester als die Schleimhaut an irgendeiner anderen Stelle der Mundhöhle.

An den freien Rändern zeigt die Lamina propria sehr hohe und schmale, manchmal sich gabelnde *Papillen*, welche an ihren Spitzen nur von wenigen Epithellagen überzogen sind (daher Blutungen bei geringfügigen Verletzungen). Das Epithel zieht sich noch eine Strecke weit am Zahnhals herunter, an dem es dann wie abgeschnitten aufhört; doch fehlen hier Papillen (Abb. 30). Dicht unter den Papillen finden sich manchmal dichtere Anhäufungen von Lymphocyten (Schaffer).

Die *elastischen Fasern* sind im Zahnfleisch spärlicher als in der Wangenschleimhaut und zeigen keine ausgesprochene Verlaufsrichtung (Dependorf).

Die in der Lippen- und Wangenschleimhaut vorkommenden gemischten *Speicheldrüsen* fehlen dem Zahnfleisch im allgemeinen; höchstens ganz ausnahmsweise kann einmal eine Drüse gefunden werden (Dependorf).

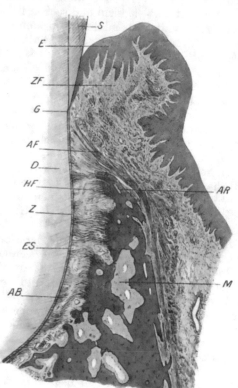

Abb. 30. Aus einem Querschnitt durch den Alveolarrand des Unterkiefers vom 3 jährig. Kind. (Müllers Flüssigkeit; Mallorys Bindegewebsfärbung.) Vergr. 26 fach.
AB absteigende Fasern des Alveolarperiostes. AF aufsteigende Fasern. AR knöcherner Alveolarrand. D Dentin. E Pflasterepithel des Zahnfleisches. ES Reste der Epithelscheide. G Ende des Schmelzes. HF horizontale Fasern (Lig. circulare dentis). M Markraum. S Schmelz. Z Zement. ZF Zahnfleisch mit hohen Papillen.
(Nach Schaffer.)

Das Zahnfleisch des Neugeborenen ist weißlich und sehr fest, fast von der Dichtigkeit des Knorpels, weshalb es wohl auch „Zahnfleischknorpel" genannt wurde, obschon es in seinem Bau mit Knorpel keine Ähnlichkeit hat.

Wie in der Schleimhaut des harten Gaumens kommen gelegentlich auch im Zahnfleisch, namentlich häufig bei älteren Feten und Neugeborenen Gruppen von Epithelzellen vor, die oft konzentrische Schichtung zeigen, verhornen und zur Cystenbildung Veranlassung geben können (Abb. 31). Nach Kölliker handelt es sich bei diesen „*Epithelperlen*" („SERRESsche Drüsen", „Glandulae tartaricae") um Reste des embryonalen Schmelzkeimes. Wie EPSTEIN und insbesondere DEPENDORF und MUMMERY hervorheben, kann jede Epitheleinsenkung zur Bildung von Epithelperlen führen. So treten nach DEPENDORF gelegentlich Epithelstränge auf, die an eine Zahnleiste erinnern, aber nichts mit der Zahnanlage zu tun haben und auch diese epithelialen Einsenkungen können zum Ausgangspunkt für Epithelperlen werden. Das gehäufte Vorkommen von Epithelperlen im Zahnfleisch, namentlich beim Erwachsenen, ist nach DEPENDORF zumeist als etwas Pathologisches anzusehen.

Das Zahnfleisch ist in seiner ganzen Ausdehnung von äußerst feinmaschigen, zarten Netzen von *Lymphgefäßen* durchzogen, aus denen die Lymphe teils nach

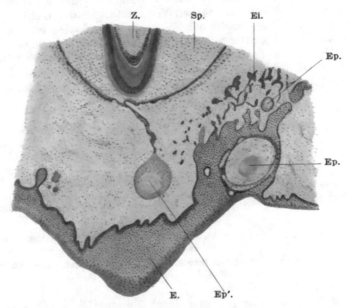

Abb. 31. Querschnitt durch den Alveolarrand des Oberkiefers eines 6 monat. menschlichen Fetus. (Formol; Hämatox., Eosin.) Vergr. 24 fach.
E. Oberflächenepithel des Alveolarrandes. Ep. Epithelperlen. Ep′. Epithelperle im Rest der Zahnleiste. Ei. Epithelinseln. Z. Anlage eines Schneidezahnes. Sp. Schmelzpulpa.

außen, teils nach innen abgeleitet wird. Die nach außen abfließende Lymphe sammelt sich zunächst in submukösen Geflechten, welche längs der Umschlagstelle der Wangenschleimhaut in das Zahnfleisch kranzartig die beiden Kieferhälften umsäumen und in der Medianlinie miteinander anastomosieren. Nach innen stehen die Netze des Oberkieferzahnfleisches mit den Netzen des Gaumens in Verbindung, am Unterkiefer mit den Netzen des Mundhöhlenbodens (SAPPEY, SCHWEITZER).

Als „ACKERKNECHT*sches Organ*" wird eine gewöhnlich schon makroskopisch sichtbare, unmittelbar hinter den medialen Schneidezähnen des Unterkiefers gelegene, meist paarige grubige Vertiefung in der Schleimhaut bezeichnet, die mikroskopisch als blindsackartige oder massive Epitheleinstülpung erscheint und nach den Untersuchungen von ACKERKNECHT und KELLER in weiter Verbreitung bei den Säugetieren vorkommt, beim Menschen aber bisher nicht nachgewiesen wurde. Nach ACKERKNECHT dürfte es sich um ein rudimentäres Organ, nach KELLER um den Rest einer bei Reptilien vorkommenden Drüse handeln.

V. Der harte Gaumen.

Ebenso wie im Bereiche des Zahnfleisches steht auch am harten Gaumen die Schleimhaut in fester und unmittelbarer Verbindung mit dem Periost, so daß also auch hier keine eigentliche Submucosa vorhanden ist. Nur in den Seitenteilen des harten Gaumens erwähnt Klein das Vorkommen von Fettzellgruppen, so daß in diesen Teilen von einer Submucosa gesprochen werden kann. Die Schleimhaut ist am schwächsten in der Medianlinie des vorderen Drittels; an den lateralen Teilen ist sie im allgemeinen überall stärker als in den mittleren und nimmt außerdem nach hinten an Mächtigkeit zu (Klein). Ebenso nimmt auch das geschichtete Pflasterepithel nach hinten an Dicke zu, dementsprechend auch die *Papillen* in bezug auf Zahl und Höhe, während sie vorn, besonders in der Mittellinie in der Umgebung des Foramen incisivum, nur in Form von seltenen, schwachen Vorbuchtungen der Lamina propria angedeutet sind. Die Faserbündel der Schleimhaut verlaufen im allgemeinen so, als ob sie von dem bogenförmig gekrümmten Alveolarfortsatz des Oberkiefers gegen die Medianlinie des harten Gaumens ausstrahlen würden (Klein).

In der Raphe des harten Gaumens sieht man bei Feten und Neugeborenen bis stecknadelkopfgroße rundliche Knötchen, die mehr oder weniger über die

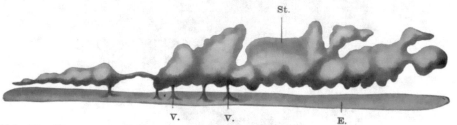

Abb. 32. Plattenmodell des Epithelstranges in der Raphe des harten Gaumens eines 5 monat. menschlichen Fetus.
E. Oberflächenepithel des harten Gaumens. V. Verbindungen desselben mit dem Epithelstrang St. (Nach Bergengrün.)

Schleimhautoberfläche vorragen und durch ihre weißliche Farbe sich von der roten Umgebung deutlich abheben. Es handelt sich um epitheliale Gebilde, die unter der Bezeichnung *„Epithelperlen"* schon lange bekannt sind. In neuerer Zeit hat sich mit letzteren am eingehendsten Bergengrün befaßt, dessen Ausführungen ich hier im wesentlichen folge. Die bei Feten und Neugeborenen in der Raphe konstant auftretenden Knötchen sind keine isolierten Gebilde, sondern durch die Deckzellen des Gaumenepithels durchschimmernde Teilstücke eines langen *Epithelstranges*, dessen axiale Zellen Verhornung zeigen und der stellenweise mit dem Gaumenepithel in Verbindung steht (Abb. 32). Dieser Strang erstreckt sich von der Gegend des Foramen incisivum bis zur Grenze des harten und weichen Gaumens. In letzterem fehlt der Strang stets, so daß auch hier keine Epithelperlen sichtbar sind. Der Epithelstrang kann einfach oder verästelt sein, sich wiederholt teilen, die Teilstücke sich wieder vereinigen usf. Stets sind diese epithelialen Einsenkungen in ihrem Vorkommen an das lockere embryonale Bindegewebe der Raphe gebunden, das sie niemals überschreiten und erscheinen häufig von einer derberen fibrösen Hülle und reichlichen Blutgefäßen umgeben. Ein genetischer Zusammenhang zwischen Epithelsträngen und Drüsen besteht sicher nicht. Aus der Tatsache, daß derartige Epithelgebilde am weichen Gaumen stets fehlen, schließt Bergengrün, daß die Entwicklung und Gestaltung derselben wesentlich bedingt wird von dem Zusammentreffen der Gaumenplatten mit dem nasalen Septum. Die Entwicklung des Epithelstranges, seine Länge, die Zahl und Größe seiner Äste steht zum Alter des Kindes in umgekehrtem Verhältnis. Die Rückbildung beginnt schon früh — sie ist im 5. Fetalmonat schon ziemlich weit vorgeschritten; spätestens im Laufe des 3. Lebensjahres verschwinden die Stränge vollständig. Während der Rückbildung werden Abschnürungen von Zellgruppen immer häufiger und es tritt einfache (Inaktivitäts-) Atrophie der lebenden Zellen ein. Die verhornten, abgestorbenen Epithelmassen werden wenigstens zum Teil durch Riesenzellen und Leukocyten resorbiert. Da die Gaumennaht keineswegs als Prädilektionsgebiet für die Entwicklung von Tumoren erscheint, so ergibt sich, daß die einfache Ausschaltung von Zellen aus dem physiologischen Verbande nicht genügt, um die Ursache und das Material für Geschwulstbildungen zu liefern.

Nach PETER sollen die Epithel„perlen", die sich neben anderen Epithelresten auch regelmäßig in der Papilla palatina als mehr isolierte Zellgruppen im Bindegewebe finden, von Bedeutung für die Verstärkung des Gaumens sein, da sie sich nur an schwachen Stellen desselben ausbilden.

PONZO (3) fand beim Fetus im hinteren Abschnitte des harten Gaumens gelegentlich im Epithel vereinzelte *Geschmacksknospen*, die den Kuppen von Papillen aufsaßen.

Während der vordere Teil des harten Gaumens vollständig drüsenlos ist, treten im mittleren Teile desselben Drüsen, die *Glandulae palatinae*, auf, die anfangs vereinzelt stehen, weiter nach hinten aber sich zu Längsreihen ordnen (KLEIN). Die Drüsen liegen in den tiefsten Schichten der Schleimhaut bzw. in der Submucosa. SZONTAGH zählte in einem Falle 250 Drüsen am harten Gaumen. Die Glandulae palatinae sind reine Schleimdrüsen, wie sie für den rückwärtigen Abschnitt der Mundhöhle charakteristisch sind, während das Vestibulum oris, wie schon erwähnt, nur gemischte Speicheldrüsen (Gland. labiales und buccales) enthält.

Am Übergang vom harten zum weichen Gaumen findet sich häufig zu beiden Seiten der Raphe je eine kleine schlitzförmige oder rundliche Vertiefung, die „*Foveola palatina*" die schon lange bekannt ist und auf die STIEDA neuerdings aufmerksam gemacht hat. Nach B. FISCHER kommen diese Gaumengrübchen bei mehr als 50% Kinder und bei etwa 70% Erwachsenen vor. In jedes Gaumengrübchen münden mehrere Ausführungsgänge von Schleimdrüsen.

Die in der vorderen Hälfte des harten Gaumens sich findenden 3—4 paarigen, bogenförmigen, im Alter nahezu vollständig verstreichenden Leisten, die *Plicae palatinae*, sind durch eine Verdickung des Schleimhautbindegewebes bedingt, zeigen im übrigen aber keine histologischen Besonderheiten. Sie sind Rudimente eines bei vielen Tieren mächtig entwickelten, für die Beförderung der Nahrung wichtigen Leistensystemes.

VI. Der weiche Gaumen.

Der weiche Gaumen mit der Uvula besteht aus einer sehnig-muskulösen *Grundplatte*, die an der oralen wie an der nasalen Seite von Schleimhaut überzogen wird. Die von benachbarten Skeletteilen entspringende Muskulatur besteht ausschließlich aus quergestreiften Fasern. Die sehnige Platte, auch *Aponeurosis palatina* (BLAKEWAY) genannt, ist im wesentlichen nichts anderes als die Sehnenausstrahlung des beiderseitigen M. tensor veli palatini, dessen Sehnenbündel sich fächerförmig ausbreitend, dem vorderen sich unmittelbar an den harten Gaumen anschließenden Teil der Grundlamelle bilden, so daß letztere in ihrem vorderen Abschnitte mehr fibröser Natur ist und sich nach hinten als vorzugsweise muskulöse Platte fortsetzt. An ihrem Aufbau sind beteiligt: Der *M. levator veli palatini*, *M. pharyngopalatinus*, *M. glossopalatinus* und M. *uvulae*. Die Faserbündel dieser Muskeln durchflechten sich gegenseitig.

Die Fasern des M. levator veli palatini zeigen einen mehr transversalen, die der anderen genannten Muskeln einen mehr longitudinalen Verlauf. Im Bindegewebe zwischen den Muskelfasern findet sich stets ziemlich reichliches Fettgewebe.

Naturgemäß zeigt die Schleimhaut der oralen gegenüber der der nasalen Fläche gesetzmäßige Verschiedenheiten. An der oralen Fläche findet sich stets typische *Mundhöhlenschleimhaut*, während die nasale Fläche — allerdings nicht in ihrer ganzen Ausdehnung — mit typischer *Respirationsschleimhaut* bekleidet erscheint. Im Laufe der Entwicklung nimmt nämlich allmählich das Epithel der dorsalen Seite der Uvula und auch der angrenzenden Teile des Gaumensegels den Charakter des Mundhöhlenepithels an, so daß letzteres beim Erwachsenen mehr oder weniger weit auf die nasale Fläche des weichen Gaumens übergreift.

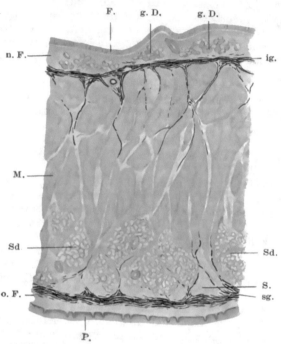

Abb. 33. Aus einem Sagittalschnitt durch den weichen Gaumen eines 9 jähr. Mädchens. (Formol; Färbung des elastischen Gewebes mit Resorcin-Fuchsin.) Vergr. 12 fach. n. F. nasale Fläche. F. Flimmerepithel mit Becherzellen. g. D. gemischte Drüsen. ig. infraglanduläres Lager elastischer Fasern. M. Muskulatur. o. F. orale Fläche. P. geschichtetes Pflasterepithel mit Papillen. sg. supraglanduläres Lager elastischer Fasern. Sd. Schleimdrüsen. S. Submucosa.

Eine erschöpfende Darstellung der Schleimhaut des weichen Gaumens verdanken wir Schaffer (1), dessen Ausführungen ich im wesentlichen folge.

Die *orale Fläche* des weichen Gaumens wird, wie erwähnt, stets von *geschichtetem Pflasterepithel* bedeckt, in das zahlreiche sehr hohe und schlanke Papillen hineinragen, die bis nahe an die freie Epitheloberfläche reichen und an den Enden leicht kolbig verdickt erscheinen. Die höchsten Papillen finde ich in der Mittellinie. Schrägschnitte durch deren Enden können bei flüchtiger Betrachtung den Eindruck von im Epithel eingeschlossenen *Geschmacksknospen* hervorrufen. Dies scheint Schaffer auch die Erklärung für die Angaben Hoffmanns zu sein, nach welchen viele der großen Gaumenpapillen Geschmacksknospen tragen sollen. v. Ebner und Schaffer erwähnen ausdrücklich trotz daraufhin gerichteter Durchmusterung zahlreicher Reihenschnitte niemals Geschmacksknospen am weichen Gaumen gefunden zu haben. Ponzo (1) erwähnt das gelegentliche Vorkommen von Geschmacksknospen bei älteren Feten und Neugeborenen.

Die *Lamina propria* der Schleimhaut ist verhältnismäßig dünn, enthält verstreute lymphoide Zellen und ziemlich zarte *elastische Fasern*, die auch in die Papillen emporsteigen. Eine zusammenhängende Lage dicker, vorwiegend sagittal verlaufender elastischer Fasern bildet eine förmliche Grenzschicht

— „*supraglanduläres Lager*" — zwischen eigentlicher Schleimhaut und Submucosa (Abb. 33, sg.).

Die *Submucosa* ist, abgesehen von den gröberen Bindegewebsbündeln, ausgezeichnet durch ihren ziemlich reichlichen Gehalt an Fettgewebe. In die Submucosa ragen stärkere Züge elastischer Fasern von der Schleimhautseite, und in der Tiefe Muskelfaserbündel hinein; außerdem steht sie im kontinuierlichen Zusammenhange mit dem Perimysium, so daß daher eine scharfe Abgrenzung derselben gegenüber der Grundplatte des weichen Gaumens nicht möglich ist.

Die Submucosa enthält ein mächtiges, vielfach geschlossenes Lager von *Schleimdrüsen* (Abb. 33, Sd.), welche teilweise der Muskulatur nur aufsitzen, teilweise aber auch in dieselbe eingegraben erscheinen (v. SZONTAGH, KLEIN, RÜDINGER, NIEMAND u. a.). Das Drüsenlager erreicht nach SCHAFFER eine Dicke von 3—4 mm, wird gegen die Uvula hin schmäler und besteht aus rein mukösen Drüsen vom selben Typus wie die Drüsen des Zungengrundes oder die Drüsen des harten Gaumens, deren unmittelbare Fortsetzung sie ja bilden und von denen sie sich nur durch ihre im allgemeinen beträchtlichere Größe unterscheiden. Ihre gewundenen Schläuche bestehen auf große Strecken hin nur aus bauchigen, prall mit Schleim gefüllten Zellen; schleimleere, enge Schlauchabschnitte, welche von kubischen, protoplasmareichen Zellen mit runden Kernen ausgekleidet sind, werden nur spärlich gefunden. Die *Ausführungsgänge* sind schräg gegen die Spitze der Uvula gerichtet, durchsetzen die elastische Längsfaserschichte, erhalten dabei eine ziemlich starke Umhüllung aus elastischen Fasern, der das Epithel stellenweise unmittelbar aufsitzt und münden zwischen den Papillen. Sie besitzen zunächst ein einschichtiges, weiterhin ein zweireihiges Cylinderepithel. An der Mündung senkt sich das geschichtete Pflasterepithel oft ziemlich tief in die Schleimhaut ein und gehen die Cylinderzellen als oberflächliche Schicht auf das Pflasterepithel über, so daß die Ausführungsgänge nahe ihrer Mündung von geschichtetem Cylinderepithel ausgekleidet erscheinen.

Die *nasale Fläche* des weichen Gaumens ist beim Erwachsenen in dem an den harten Gaumen anschließenden Abschnitt von typischer Respirationsschleimhaut bekleidet, die alle kennzeichnenden Merkmale der Schleimhaut der Regio respiratoria der Nasenhöhle aufweist; demnach zunächst eine Bekleidung mit *mehrreihigem, flimmerndem Cylinderepithel* trägt, in das Becherzellen eingestreut sind. Auch hier fand ich wie KANO, ANTON und SCHAFFER Einsenkungen im Epithel, die von Schleimzellen (mit eingestreuten Flimmerzellen) ausgekleidet werden und an *endoepitheliale Drüsen* erinnern, Bildungen, von denen schon bei Besprechung der R. respiratoria der Nasenhöhle ausführlich die Rede war.

Das Epithel sitzt auch hier wie in der ganzen R. respiratoria der Nasenhöhle einer individuell verschieden stark entwickelten *Basalmembran* auf. Hierauf folgt die *lymphoide Schicht*, die nach SCHAFFER eine zusammenhängende 20 bis 80 μ breite Lage von lymphoiden Zellen bildet und sich nicht immer scharf gegen die Tiefe abgrenzt. Sie besteht vorwiegend aus protoplasmareichen Zellformen mit großem rundem Kern, der ein deutliches Chromatingerüst zeigt, so daß die ganze Zelle nicht selten einen epithelialen Eindruck macht; daneben finden sich echte polymorphkernige Wanderzellen, Lymphocyten und eosinophile Leukocyten in geringer Anzahl. Die *Lamina propria* ist dicht gewebt, fettlos und gegen die Muskulatur durch eine dichte *elastische Längsfaserlage* — „*infraglanduläres Lager*" — abgegrenzt (Abb. 33, ig.), so daß eine eigentliche Submucosa fehlt.

Schließlich ist die Schleimhaut der nasalen Seite Sitz der für den Respirationstrakt charakteristischen *gemischten Speicheldrüsen*. Dieselben sind kleiner und nicht so reichlich wie die mukösen Drüsen an der oralen Fläche und liegen in der Schleimhaut selbst. Nach Anton bleibt ein dreieckiges Feld drüsenfrei, dessen Basis gegen die Nasenhöhle gerichtet ist. Schaffer konnte an den serösen Abschnitten der Endstücke auch intercelluläre Sekretkapillaren nachweisen und außerdem eine basale Auffaserung des Protoplasmas ähnlich wie sie von Solger an den Zellen der Submaxillaris beschrieben wurde.

Als *Übergangszone* zwischen Mundhöhlenschleimhaut und Nasenhöhlenschleimhaut kann beim Erwachsenen die dorsale Fläche der Uvula und der sich unmittelbar daran anschließende Abschnitt der nasalen Fläche des weichen Gaumens betrachtet werden, indem dieses Gebiet zwar auch mit *geschichtetem Pflasterepithel* bekleidet ist, aber schon die für die Nasenschleimhaut charakteristischen *gemischten Drüsen* enthält. Das geschichtete Pflasterepithel unterscheidet sich hier von dem der oralen Fläche durch die geringere Dicke, schwächere Ausbildung der Papillen, die streckenweise auch ganz fehlen können (Schaffer, Kano, Anton) und durch den reichlichen Gehalt an durchwandernden Leukocyten (Kano).

Auch im Verhalten der übrigen Bestandteile der Schleimhaut gibt sich die *Uvula* als Übergangsgebiet zu erkennen. So erstreckt sich das supraglanduläre Lager elastischer Fasern der oralen Seite bis an die Basis der Uvula, um sich dann aufzulösen und in unregelmäßig die Spitze der Uvula durchsetzende Faserzüge überzugehen. Dasselbe ist mit dem infraglandulärem elastischen Faserlager der nasalen Fläche der Fall. Auch dieses reicht als geschlossene Schicht bis an die Basis der Uvula und verliert sich in dem ungeordneten elastischen Gewebe der Uvulaspitze. Die oft auf größeren Strecken drüsenfreie Spitze des Zäpfchens enthält auffallend reichliche Blutgefäße. „Zahlreiche Durchschnitte kleinerer Arterien und weiter Venen verleihen dem Gewebe das Aussehen eines Schwellgewebes, dem nur die glatten Muskelfasern fehlen. Außerdem sind aber auch weitere und engere Lymphgefäße bis an die Spitze zu verfolgen, so daß die oft rasch auftretenden Ödeme der Uvula leicht verständlich sind" (Schaffer).

Das Verhalten der *Drüsen* im Zäpfchen ist zwar im einzelnen ein ziemlich wechselndes; doch findet man, daß im allgemeinen die Schleimdrüsen an der oralen, die gemischten Drüsen an der dorsalen Fläche der Uvula ausmünden, wenngleich die Schleimdrüsenkörper mehr auf die dorsale Seite der Uvula übergreifen können. Auch die Unterschiede der beiden Drüsenarten können im Bereiche der Uvula sich mehr verwischen. Die oft stark erweiterten Ausführungsgänge an der nasalen Fläche des Zäpfchens und weichen Gaumens enthalten häufig Schleimzellen (Kano) oder können ganz von Schleimzellen ausgekleidet sein (Schaffer), so wie dies auch häufig an den Glandulae nasales vorkommt. Außerdem findet man gelegentlich in den nasalwärts gerichteten Ausführungsgängen Flimmerepithel (Klein, Schaffer, Clara), was wohl dadurch zu erklären ist, daß diese Drüsen sich in einer Gegend entwickelt haben, die ursprünglich mit Flimmerepithel bekleidet war, an dessen Stelle erst im Laufe der Entwicklung Pflasterepithel getreten ist. Tatsächlich reicht beim Neugeborenen das flimmernde Cylinderepithel noch viel weiter gegen die Spitze der Uvula (Klein u. a.), ja erreicht nach Kano sogar dieselbe und erst später tritt an dessen Stelle geschichtetes Pflasterepithel, so daß man auch hier, ähnlich wie an anderen Übergangsstellen zwischen Flimmerepithel und Pflasterepithel (Kehldeckel, Nasenhöhle), während der postfetalen Entwicklung eine Ausbreitung des letzteren auf Kosten des ersteren nachweisen kann. Den Übergang zwischen beiden Epithelarten vermittelt auch hier ein geschichtetes Cylinderepithel. Nach Klein und Kano findet man schon beim Neugeborenen an der Hinterfläche des weichen Gaumens und der Uvula vereinzelte Stellen mit ausgebildetem geschichtetem Pflasterepithel, sowie mit Übergangsformen zwischen diesem und Cylinderepithel. Auch ANTON erwähnt beim Fetus und Kinde das regelmäßige Vorkommen eines medianen Streifens an der nasalen Fläche des weichen Gaumens in dessen Bereiche geschichtetes Pflasterepithel vorhanden ist. Auch dann, wenn die nasale Gaumenfläche schon ganz oder fast ganz von geschichtetem Pflasterepithel bekleidet erscheint, kennzeichnet sich der mediane Epithelstreifen als Verwachsungszone der paarigen Gaumenhälften durch stärkere Entfaltung der Papillen und ansehnlichere Epitheldicke. Im Bereiche des namentlich bei Feten und Kindern deutlich ausgebildeten Faltensystems des weichen Gaumens, das mit den Falten des Sulcus nasalis posterior zusammenhängt, erhält sich das Flimmerepithel länger am Grunde der Falten als auf deren Kuppen (ANTON).

Reichlichere Ansammlungen von Lymphocyten findet man gelegentlich um die Ausführungsgänge der Drüsen (SCHAFFER, ANTON). Follikelähnliche Anhäufungen, welche die Oberfläche vorwölben, konnte SCHAFFER im Gegensatz zu BICKEL und ANTON am Gaumensegel nicht finden.

VII. Die Gaumenmandel.

Die Gaumenmandel, *Tonsilla palatina*, liegt in der Nische, welche jederseits von den beiden Gaumenbögen, dem Arcus glossopalatinus und pharyngopalatinus gebildet wird, mit denen sie vollkommen verwächst.

In den *Gaumenbögen* verläuft quergestreifte Muskulatur und sie zeigen nach KLEIN denselben Bau wie die orale Schleimhaut des weichen Gaumens. Das elastische Gewebe in Form von Netzen ist hier in den meisten Fällen stark vertreten. Die (Schleim-) Drüsen sind reichlicher im Arcus glossopalatinus (PONZO), nehmen nach abwärts an Zahl und Größe ab; sie sind beim Erwachsenen hier ebenso groß wie in der Uvula und zu einer Schicht vereinigt, welche von spärlichem, lockeren, die Drüsenläppchen umgrenzenden Bindegewebe durchzogen wird, Fettgewebe enthält und stellenweise durch kleine Muskelbündelchen unterbrochen wird. Namentlich gegen den freien Rand der Falten findet sich in der Schleimhaut häufig eine diffuse Infiltration mit Lymphocyten (KLEIN). Nach LEVINSTEIN münden an beiden Gaumenbögen die Drüsen in größerer Anzahl an der hinteren (pharyngealen) als an der vorderen (oralen) Fläche, ebenso sind an letzterer die Lymphocytenansammlungen reichlicher.

Bei Feten und Neugeborenen fand PONZO gelegentlich auf beiden Gaumenbögen, ebenso im Übergangsgebiet zwischen Zungenwurzel und Arcus glossopalatinus sowie im Epithel der Tonsilla palatina vereinzelte *Geschmacksknospen*.

Die *Gaumenmandel* selbst gehört zu den lymphoiden Organen und entspricht nach KÖLLIKER einem Haufen von 10—20 zusammengesetzten Balgdrüsen oder Zungenbälgen (siehe auch diese). Nachdem jeder (zusammengesetzte) Zungenbalg aus einer Gruppe von miteinander verschmolzenen Lymphknötchen (Follikeln) besteht, die um eine grubige, mit Mundhöhlenepithel ausgekleidete Vertiefung (Balghöhle) gruppiert sind, so ist die ganze Mandel als ein großer Komplex von Lymphknötchen aufzufassen. Die sich vielfach verzweigenden gruben- und spaltförmigen Vertiefungen — die *Balghöhlen* oder *Krypten* der Tonsille — greifen bis gegen den Boden derselben ein, ohne aber die bindegewebige Hülle zu erreichen. Das lymphoide Gewebe reicht allenthalben bis an das hier etwas verdünnte geschichtete Pflasterepithel heran. Mit anderen Worten: das lymphoide Gewebe der Tonsillen bildet die subepithelialen Wände der Krypten und deren Verzweigungen, wobei jede Krypte mit dem zugehörigen Belag lymphoiden Gewebes als ein Balg bezeichnet werden kann. Die einzelnen Bälge zeigen eine gewisse Selbständigkeit, indem zwischen benachbarten Bälgen Septen von Bindegewebe eindringen (Abb. 34).

Diese Scheidewände gehen von dem Bindegewebe aus, das die Mandel mit Ausnahme jenes Teiles, der frei in die Mundhöhle vorragt, ringsum bekleidet. Die Frage, ob die Mandel eine eigene *Kapsel* besitze oder nicht, wurde viel umstritten. Während die meisten Autoren (Zuckerkandl, Killian, Traut-mann u. a.) für das Vorhandensein einer Kapsel eintreten, ist diese Annahme bis in die letzte Zeit nicht unwidersprochen geblieben (Güttich u. a.). Tat-sächlich findet man bei einer voll ausgebildeten Mandel das Bindegewebe an

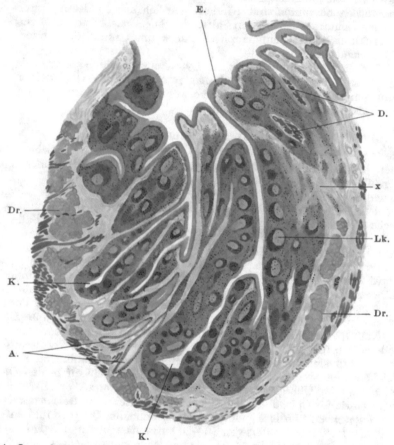

Abb. 34. Querschnitt durch die Gaumenmandel eines jungen Mannes. (Formol; Hämatox., Eosin.) Vergr. 6fach. Die Mandel befindet sich teilweise noch in voller Ausbildung, an manchen Stellen, z. B. bei x, in Rückbildung.
E. Oberflächenepithel. K. Krypten. D. Zelldetritus in Krypten. Lk. Lymphknötchen mit Keimzentrum. Dr. Schleimdrüsen. A. deren Ausführungsgänge

ihrer Oberfläche verdichtet und von mehr lamellärer Struktur, ähnlich wie bei vielen anderen rasch wachsenden Organen. Man kann diese verdichtete Binde-gewebslage wohl als Kapsel bezeichnen, wenngleich eine scharfe Abgrenzung derselben gegenüber der weiteren Umgebung keineswegs möglich ist; daher läßt sich auch keine bestimmte Dicke für die Kapsel angeben. Daß sich die Mandeln mit einer Bindegewebshülle, mit einer Art Kapsel, auslösen lassen, erklärt sich wohl daraus, daß das mehr lamelläre Bindegewebe, welches die Mandel unmittelbar umgibt, viel leichter spaltbar ist, als das nicht zu Lamellen geordnete Bindegewebe der weiteren Umgebung. Davon kann man sich leicht an Schnitten von (nicht gut eingebetteten) Tonsillen überzeugen, indem man im Bereiche der lamellären Kapsel Spalten auftreten sieht, die die Mandel in größerem oder kleinerem Umfange umgreifen. Naturgemäß muß daher die bindegewebige Hülle der ausgelösten Mandel keineswegs der ganzen Kapsel entsprechen. Mit der Rückbildung des lymphoiden Gewebes wird auch die Kapsel undeutlicher, um schließlich vollständig unkenntlich zu werden.

Sowie an den Zungenbälgen kann auch an der Mandel nur aus der Menge der vorhandenen *Keimzentren* annähernd die Zahl der Lymphknötchen bestimmt werden, die sich am Aufbau der Tonsille beteiligen. Die Ausbildung der Keimzentren (Sekundärknötchen) schwankt wie in anderen lymphoiden Organen unter verschiedenen physiologischen Bedingungen. So sind sie, wie Gulland bemerkt, beim Neugeborenen noch sehr spärlich; bei älteren Kindern und Jugendlichen sind sie ebenso wie bei Tieren regelmäßig in großer Zahl vorhanden, während sie bei älteren Individuen fehlen, ohne daß jedoch das lymphoide Gewebe ganz schwinden würde (v. Ebner). Der Nachweis, daß es sich in den Sekundärknötchen um Neubildungsstätten von Lymphocyten, also um Keimzentren im Sinne Flemmings handelt, wurde zuerst von Drews erbracht. Wie alle Keimzentren sind auch diese durch den Gehalt an epitheloiden Zellen ausgezeichnet (vgl. Allgem. Bauplan mit Abb. 7). Die neugebildeten Lymphocyten scheinen hauptsächlich in der Richtung gegen das Epithel abgedrängt zu werden, da v. Ebner erwähnt, daß die Sekundärknötchen besonders an ihrer dem Epithel zugewendeten Seite eine dichte Zone kleiner Lymphzellen zeigen, welche eine Dicke von 40—130 μ erreichen kann, während die den bindegewebigen Septen zugekehrten Seiten der Knötchen eine solche Zone oft kaum andeutungsweise besitzen, ein Verhalten von dem ich mich auch selbst überzeugen konnte (Abb. 34).

Während das *Epithel* an der Oberfläche der Mandel sich ziemlich scharf von dem darunterliegenden lymphoiden Gewebe absetzt und die Durchwanderung von Lymphocyten durch das Epithel hier nur in beschränktem Maße erfolgt, kann die Grenze zwischen Epithel und lymphoidem Gewebe in den Krypten infolge der hier massenhaft durchtretenden Lymphocyten vollkommen verwischt erscheinen (vgl. Abb. 42). Die Epithelzellen werden in ihrem Zusammenhang gelockert, das Epithel sieht wie zerworfen aus, einzelne Zellgruppen verlieren vollständig den Zusammenhang mit dem übrigen Epithel und werden vom lymphoiden Gewebe ganz umwuchert, so daß Bilder entstehen, die, wie schon in der Einleitung hervorgehoben wurde, Retterer zur Annahme führten, daß in den Mandeln (wie auch in anderen lymphoiden Organen) das lymphoide Gewebe aus Epithelknospen hervorgehe. Mit Recht ist dieser Auffassung vor allem Stöhr, der als erster das massenhafte Durchtreten der Lymphocyten durch das Epithel nachwies, in einer Reihe von Arbeiten sehr energisch entgegengetreten. Nach Stöhr, Gulland u. a. wandern die ersten weißen Blutkörperchen des lymphoiden Gewebes aus den Blutgefäßen aus, das retikuläre Gewebe geht aus dem Mesenchym hervor. Nach Hammar sind die Lymphocyten wahrscheinlich der Hauptsache nach Derivate der fixen Bindegewebszellen. Sicher ist aber an der Bildung des lymphoiden Gewebes in keiner Weise das Epithel beteiligt. Wenn auch während der Entwicklung der Mandeln im lymphoidem Gewebe konzentrisch geschichtete Epithelperlen (Gulland, Retterer, Hammar) vorkommen, die an Hassallsche Körperchen der Thymus erinnern, so spricht dies keineswegs für die epitheliale Abstammung des lymphoiden Gewebes, sondern es wird sich hier wie dort um Epithelzellkomplexe handeln, die zugrunde gehen.

Stets lassen sich die Epithelzellen, auch wenn sie mitten im lymphoiden Gewebe gelegen sind, deutlich als solche erkennen. Namentlich ihre Kerne sind

ohne weiteres durch ihre Größe und Chromatinarmut von den kleinen, chromatin-
reichen Lymphocytenkernen zu unterscheiden. Nirgends findet man Übergänge zwischen den beiden Zellarten.

In den Krypten liegen außer Mikroorganismen stets, manchmal in sehr großer
Menge, durchgewanderte weiße Blutkörperchen und auch abgestoßene Epithelzellen. Diese Zellen können an Ort und Stelle zerfallen, so daß manche Balghöhlen mit detritusartigen Massen gefüllt erscheinen, stets gelangt aber eine
Menge von ihnen in den Speichel der Mundhöhle.

In der Umgebung der Gaumenmandeln findet man in größerer Menge
Schleimdrüsen, deren Ausführungsgänge gelegentlich, aber doch wie es scheint
recht selten (Schlemmer), auch in die Krypten der Tonsille einmünden können
(Schmidt, Toldt u. a.).

Vielfach wurde das gelegentliche Vorkommen von *Knorpel-* und *Knocheninseln* in den Gaumenmandeln beobachtet. Die Knorpel- und Knochenstücke
können in der Einzahl oder auch in größerer Menge vorhanden sein; bald findet
sich nur hyaliner Knorpel bald nur Knochen, in anderen Fällen kommen neben
Knorpel- auch Knochenstücke vor. Stets liegen diese Einschlüsse im bindegewebigen Anteil der Tonsille (Kapsel, Scheidewände) und nicht im eigentlichen
lymphoiden Gewebe. Gewöhnlich erscheinen die Knochen- und Knorpelinseln
von Periost bzw. Perichondrium umgeben.

Bezüglich der Deutung dieser Befunde stehen sich zwei verschiedene Ansichten gegenüber. Die einen Autoren nehmen an, daß Knorpel und Knochen
durch Metaplasie des Bindegewebes der Tonsille entstanden sind — *Metaplasie-
theorie* (Töpfer, Nösske, Schweitzer, Alagna u. a.); die anderen, und zwar die
Mehrzahl, leiten wohl mit Recht diese Einschlüsse von Kiemenbogenknorpeln
ab — *embryonale Theorie* (Orth, Deichert, Walsham, Wingrave, Reitmann,
Rückert, Anselmi, Theodore, Grünwald u. a.). Lubarsch nimmt einen
vermittelnden Standpunkt ein, indem er für manche Fälle die erste, für andere
die zweite Entstehungsart annimmt.

Die meisten Anhänger der embryonalen Theorie sehen in den Einschlüssen Reste des
mangelhaft rückgebildeten 2. Kiemenbogenknorpels, während durch die Untersuchungen
Grünwalds (3) gezeigt wurde, daß außer diesem auch der 3. und 4. Kiemenbogenknorpel
sich an der Bildung der Einschlüsse beteiligen kann, wobei mit der Möglichkeit gerechnet
werden muß, daß nicht nur primordialer Knorpel, sondern auch chondrogenes Gewebe
erhalten bleiben und zu späterer Bildung von Knorpel- und Knochengewebe Veranlassung
geben kann.

Alagna fand in den bindegewebigen Scheidewänden der Tonsille längs der
hier verlaufenden markhaltigen Nervenfaserbündel vereinzelte oder in kleinen
Gruppen liegende Ganglienzellen.

Wie alle lymphoiden Organe, so zeigt auch die Gaumenmandel ein sehr
wechselndes Bild in ihrer Ausbildung. Es wird nicht nur die Größe und Form
der Mandel durch verschiedene physiologische Zustände (Ernährungszustand,
Alter) wesentlich beeinflußt, sondern auch die mikroskopische Beschaffenheit
derselben. Dadurch wird es im Einzelfalle oft schwer, eine Grenze zwischen
normal und pathologisch zu ziehen, da naturgemäß die häufigen Erkrankungen,
deren Sitz bekanntlich die Mandeln sind, auch nach ihrem Ablauf Veränderungen zurücklassen werden. Da es aber kaum einen älteren Menschen geben
wird, dessen Mandeln niemals erkrankt waren, so ist es auch kaum möglich,
ein typisches normales Bild von den Mandeln älterer Leute zu geben. Jedenfalls
steht aber so viel fest, daß die Gaumenmandeln den Höhepunkt ihrer funktionellen Ausbildung im jugendlichen Alter erreichen und später eine sehr weitgehende *Rückbildung,* die nach Hett schon im 5. Lebensjahre beginnen soll,
erfahren. Dementsprechend sind, wie schon erwähnt, die Keimzentren bei
älteren Kindern und Jugendlichen stets am reichlichsten; bei älteren Indi-

viduen fehlen sie meist vollständig und das ganze lymphoide Gewebe erfährt eine so hochgradige Rückbildung, daß man nach SCHAFFER an Stelle der Mandeln oft nur wenige, seichte, verzweigte, von geschichtetem Pflasterepithel ausgekleidete Schleimhautfurchen findet, in deren Umgebung diffuse Einlagerungen von Leukocyten gesehen werden (Abb. 34 bei x).

Die verschiedenen Theorien über die Funktion der Mandeln hängen zum großen Teil innig zusammen mit der Frage, in welchen Beziehungen die Tonsille zu den *Lymphgefäßen* steht. Von der reichen Literatur über diesen Gegenstand (vgl. diesbezüglich die zusammenfassende Übersicht GOERKES), sei hier vor allem auf die letzthin erschienene Arbeit von SCHLEMMER verwiesen. SCHLEMMER wendet sich mit Recht gegen die Ansicht, daß der aus der Nase abführende Lymphstrom die Tonsille passiere, daß also die Tonsillen die regionären Lymphdrüsen der Nasenschleimhaut seien. Ein Vergleich der Tonsillen mit Lymphdrüsen ist schon deshalb nicht statthaft, weil es sich um zwei ganz verschiedenartige Organe handelt. Die Lymphdrüsen sind in die Lymphbahn eingeschaltet, stellen also eine Durchgangs- bzw. Filterstation für die Lymphe dar, während die Mandeln, die ja nichts anderes sind als Schleimhautpartien mit eingelagertem lymphoidem Gewebe, so wie andere Teile der Schleimhaut nur Ursprungs- und Quellgebiet für den abführenden Lymphstrom sein können. Daher fehlen den Mandeln, ebensogut wie anderen Lymphknötchengruppen in der Schleimhaut, zuführende Lymphgefäße, was SCHLEMMER auch auf dem Wege von Injektionen beweisen konnte. Im Gegensatz zu SPULER, GOERKE, HENKE u. a., die an der Tonsille einen kontinuierlichen, gegen die freie Oberfläche gerichteten Lymphstrom annehmen, erfolgt nach SCHLEMMER der Lymphabfluß aus den Tonsillen ausschließlich zentripetal zur vorderen oberen Gruppe der Glandulae jugulares. Damit würde auch die sonst naheliegende Annahme, daß die Lymphocyten, die massenhaft in das Epithel gelangen, nicht dorthin ausgewandert sind, sondern vielmehr durch den Lymphstrom eingeschwemmt wurden, hinfällig. Im Innern der Mandel konnte SCHLEMMER so wie seinerzeit schon FREY ein geschlossenes Lymphkapillarnetz nachweisen, das bis an die Keimzentren heranreicht, ohne in diese aber jemals einzudringen, dessen Lymphgefäße kryptenwärts blind endigen, so daß schon dadurch ein vom Inneren der Tonsille gegen das Epithel derselben gerichteter Lymphstrom unmöglich würde. Auch den gegen die Annahme einer Lymphocytenauswanderung häufig gebrachten Einwand, daß die Lymphocyten in anbetracht ihrer geringen Protoplasmamenge nur eine sehr geringe amöboide Bewegungsfähigkeit besitzen, läßt SCHLEMMER nicht gelten, da er an den Lymphocyten der Mandel recht lebhafte Eigenbewegungen fand.

VIII. Die Zunge.

Die Grundlage der Zunge bildet ein aus quergestreiften Fasern bestehender Muskelkörper, *Corpus linguae*. Die Zungenmuskeln entspringen teils von den benachbarten Skeletteilen, teils handelt es sich um Muskeln, die in ihrem ganzen Verlaufe innerhalb der Zunge liegen, Eigenmuskeln der Zunge. Der Zungenkörper wird von Mundhöhlenschleimhaut überzogen.

Der *Muskelkörper* der Zunge wird durch eine mediane bindegewebige Scheidewand, das *Septum linguae*, in zwei symmetrische Hälften geteilt. Innerhalb der Zunge lassen sich die einzelnen Muskeln im allgemeinen nicht als gesonderte Massen auseinanderhalten, sondern erscheinen in Faserbündel aufgelöst, die sich ziemlich regelmäßig untereinander nach den drei Raumrichtungen durchflechten, so daß man an Durchschnitten durch die Zunge transversale, longitudinale und senkrecht aufsteigende Bündel unterscheiden kann (Abb. 35). Namentlich letztere ragen weit in die Schleimhaut hinein, so daß sie stellenweise bis an die Basis der Schleimhautpapillen heranreichen können. Diese verschieden gerichteten Faserbündel werden unter der Bezeichnung *M. transversus, M. longi-tudinalis (superior* und *inferior)* und *M. verticalis linguae* zusammengefaßt. Die Eigenmuskulatur der Zunge bildet vor allem der M. transversus, der am Septum linguae seinen Ursprung hat und ein Teil des M. longitudinalis (M. lingualis). Von den an Skeletteilen entspringenden Muskeln liefert der *M. genio-glossus* und *M. hyoglossus* senkrecht aufsteigende Fasern; die Bündel des ersteren breiten sich nahe am Septum in sagittaler Richtung fächerförmig aus, die des letzteren liegen weiter seitlich. Der *M. styloglossus* und *M. chondro-glossus* beteiligen sich an der Bildung der Längsfaserbündel.

Die einzelnen Muskelfasern der Zunge sind nach v. EBNER-KÖLLIKER 20 bis 51 μ dick, also ziemlich dünn, wie es nach Art ihrer Leistung zu erwarten ist, da ja bekanntlich ein Muskel um so dünnere Fasern besitzt, je genauer und spezialisierter er arbeitet, während Muskeln, die nur grobmotorische Arbeit zu leisten haben, die dicksten Fasern (bis zu 100 μ) besitzen. Nicht selten kommen an den Muskelfasern der Zunge Teilungen oder Auffransungen an den Enden vor. SCHAFFER (1) weist auf das regelmäßige und oft auffallend reich-liche Vorkommen von *Muskelspindeln* in der Zungenmuskulatur hin. Die binde-gewebigen Hüllen, welche an der Oberfläche der Spindeln ganz den Charakter von Perineuralscheiden zeigen, können so reichlich geschichtet erscheinen, daß man an ein VATER-PACINIsches Körperchen erinnert wird, dessen Achse einige Muskelfasern einnehmen. Das zahlreiche Vorkommen von Muskel-spindeln in der Zunge, einem mit hochentwickeltem Muskelsinne begabten Organ, würde für die Richtigkeit der Annahme sprechen, daß die Muskelspindeln dem Muskelsinne dienen.

Das *Perimysium* hängt allenthalben mit dem Schleimhautbindegewebe zusammen und ist von diesem nicht scharf zu trennen. Vielfach finden sich Gruppen von Fettzellen zwischen den Muskelfaserbündeln, die namentlich gern zwischen den Mm. genioglossi am Septum, an der Zungenwurzel und unter der Schleimhaut in größerer Zahl sich ansammeln (v. EBNER-KÖLLIKER).

Das *Septum linguae* zuerst von BLANDIN in der Menschenzunge beschrieben, früher auch oft als Zungenknorpel bezeichnet, durchsetzt die Zunge in der Medianebene nahezu der ganzen Länge nach. Es handelt sich um eine weiß-gelbliche, zwischen beiden Mm. genioglossi senkrecht stehende, derbfaserige Bindegewebsplatte von 270 μ Dicke. Dieselbe beginnt niedrig am Zungenbein-körper in Verbindung mit einer breiten Faserlamelle, *Membrana hyoglossa* (BLANDIN), die vom Zungenbein zur Zungenwurzel geht und das Ende des M. genioglossus bedeckt, erreicht sehr bald dieselbe Höhe wie der M. transversus linguae und nimmt am vorderen Dritteil der Zunge allmählich ab bis zur Zungen-spitze, wo sie ganz niedrig sich verliert. Nach oben reicht das Septum bis auf 3—4 mm Entfernung vom Zungenrücken, nach unten bis dorthin, wo die Mm. genioglossi im Fleische der Zunge sich verlieren, endet jedoch hier nicht mit einem scharfen Rande, sondern hängt unmittelbar mit dem Perimysium zwischen den beiden Kinn-Zungenmuskeln zusammen (v. EBNER-KÖLLIKER).

Das Septum linguae steht in Beziehung zum Stützorgan der Zunge zur sog. *Lyssa (Tollwurm),* das bei Säugetieren in sehr verschiedener Ausbildung in Erscheinung tritt. Unter der Bezeichnung Lyssa wurden früher vielfach verschiedenartige, morphologisch ungleichwertige Gebilde zusammengefaßt; erst durch die Untersuchungen von NUSSBAUM und MARKOWSKI, OPPEL und TOHARSKI wurde eine gewisse Klarheit geschaffen. NUSS-BAUM und MARKOWSKI teilen die Stützorgane der Zunge bei den Säugetieren folgender-maßen ein: 1. Stützorgane, die nur lokal differenzierte Teile der Schleimhaut des Zungen-rückens sind, z. B. der Rückenknorpel in der Zunge des Pferdes; 2. Stützorgane, die nur differenzierte Teile des Septum linguae sind, z. B. der obere Nebenstrang in der Zunge vom Maulwurf; 3. Stützorgane, die als Rest des Zungenknorpelstabes und der dazugehörigen Muskulatur der Reptilien betrachtet werden müssen. Hierher gehört die Lyssa des Hundes, der Katze, der Insektivoren.

In der Lyssa kommt Knorpelgewebe, Fettgewebe und ein System von Muskelfasern vor. SCHAFFER erwähnt ferner das Vorkommen von blasigem Stützgewebe von chondroidem Typus.

Nach NUSSBAUM und MARKOWSKI ist das Septum linguae aus der bindegewebigen Hülle der Lyssa hervorgegangen und hat sich mit der phylogenetisch fortschreitenden Differenzierung des transversalen Muskelfasersystemes der Zunge ausgebildet. Bei Säugetieren, die keinen M. transversus linguae besitzen, fehlt auch ein Septum linguae. Für diese Auffassung sprechen außer vergleichend-anatomischen Tatsachen namentlich auch die Befunde bei menschlichen Feten und Neugeborenen. Hier erscheint das Septum nämlich als ein kapselförmiges Gebilde, dessen äußere Wand aus derbem Bindegewebe besteht, die einen lockeren, feinfaserigen, sehr fett- und gefäßreichen Inhalt umschließt, der später vollständig von der dicker werdenden Kapsel verdrängt wird. Außerdem fanden NUSSBAUM und MARKOWSKI bei älteren Feten und Neugeborenen unterhalb des Septum linguae, mehr oder weniger in direktem Zusammenhange mit diesem, öfters Knorpelinseln und namentlich im hinteren Abschnitte des Septums häufig ein kleines Knorpelchen, welches die Verbindung des Septums mit dem Zungenbeinkörper vermittelt. Demnach ist es begreiflich, wenn gelegentlich, wie es scheint allerdings recht selten, auch beim erwachsenen Menschen sich Knorpeleinlagerungen im Septum finden, wie dies HARTMANN erwähnt.

NUSSBAUM und MARKOWSKI deuten ihre Befunde im Sinne GEGENBAURS, daß die Muskelzunge der Säuger nur aus dem *hinteren Teile* der Reptilienzunge hervorgegangen ist. OPPEL (1, 2) bestätigt die Befunde von NUSSBAUM und MARKOWSKI, deutet sie aber in dem Sinne, daß die Säugerzunge aus der *ganzen* primitiven Zunge niederer Wirbeltiere entstanden und derselben direkt homologisierbar ist.

Da die ganze Zunge mit typischer Mundhöhlenschleimhaut bekleidet ist, so finden wir auch an ihrer ganzen Oberfläche geschichtetes Pflasterepithel; aber schon die makroskopische Betrachtung läßt auffallende Unterschiede der Schleimhaut in den einzelnen Gegenden der Zunge erkennen. Während die Dorsalfläche zahlreiche Schleimhauterhebungen besitzt und daher am Zungenrücken samtartig, am Zungengrunde höckerig aussieht, erscheint die Unterfläche der Zunge ganz glatt (Abb. 35), da hier die Schleimhauterhebungen fehlen. An der Zungenspitze und an den Seitenrändern erfolgt ein allmählicher Übergang vom rauhen zum glatten Teil. Grundsätzlich verschieden erscheint die Schleimhaut am *Zungenrücken* (einschließlich der Zungenspitze) einerseits und am *Zungengrunde* andererseits gebaut. Während ersterer dicht mit *makroskopischen Papillen* besetzt ist und lymphoides Gewebe fehlt, verschwinden die Papillen am Zungengrund, dafür tritt aber hier in großer Menge lymphoides Gewebe in Form der *Zungenbälge* auf, die flachgewölbte Erhabenheiten an der Oberfläche bedingen. Außerdem ist die Schleimhaut des Zungengrundes auch dadurch ausgezeichnet, daß in ihr zahlreiche *Schleimdrüsen* vorkommen, die in der Schleimhaut des vorderen Teiles der Zunge vollständig fehlen. Die *Geschmacksregion*, die zwischen Zungenrücken und Zungengrund eingeschoben ist, ist gekennzeichnet durch das Vorkommen *seröser Drüsen*.

Die *Zungenpapillen*. Am Zungenrücken erreicht der papilläre Bau der Mundhöhlenschleimhaut seine höchste Ausbildung. Den *makroskopischen Zungenpapillen* liegen verschieden geformte Vorragungen der Lamina propria zugrunde, welche ihrerseits mit gewöhnlichen Schleimhautpapillen, *sekundäre* oder *mikroskopische Papillen*, besetzt sind. Die Form der makroskopischen Papillen hängt vor allem von der Gestalt der gröberen Fortsätze des Schleimhautbindegewebes ab.

Ihrer Form nach werden gewöhnlich folgende Haupttypen von Zungenpapillen unterschieden: *Papillae filiformes* = fadenförmige, *fungiformes* = pilzförmige, *vallatae* = umwallte und *foliatae* = blattförmige Papillen. In die anatomische Nomenklatur sind außerdem noch die Bezeichnungen *Pap. lenticulares* und *conicae* aufgenommen worden; die beiden letzteren Arten sind aber eigentlich den Pap. fungiformes zuzurechnen. Funktionell teilt W. KRAUSE die Papillen in Geschmackspapillen und Tastpapillen, OPPEL bei Tieren in Geschmackspapillen und mechanisch wirkende Papillen ein.

Der Zahl nach sind die *Papillae filiformes* weitaus am reichlichsten vertreten, über die Zungenspitze und den ganzen Zungenrücken verbreitet, dicht nebeneinander gestellt, nach v. Ebner ohne Ausnahme am dichtesten in dem von den Pap. vallatae gebildeten Winkel in der Mittellinie des Zungenkörpers. Nach den Rändern und nach der Zungenspitze hin werden diese Papillen sowohl im ganzen als in ihren Fortsätzen kürzer, zum Teil auch spärlicher und gehen teilweise in blattartige Bildungen über. Die *Papillae fungiformes* sind bedeutend spärlicher, finden sich besonders in der vorderen Zungenhälfte, wo sie in ziemlich regelmäßigen Abständen von 0,5—2 mm und mehr über die ganze Oberfläche zerstreut stehen und namentlich an der Zungenspitze häufig so zusammengedrängt sind, daß sie sich berühren (Abb. 35), fehlen jedoch auch in den hinteren Abschnitten bis zu den Pap. vallatae heran nicht (v. Ebner-Kölliker).

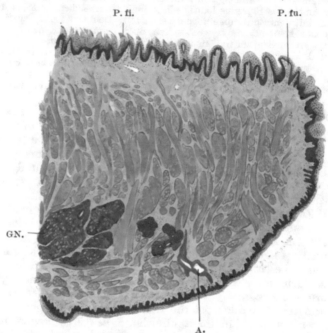

Abb. 35. Zungenspitze im Sagittaldurchschnitt (etwas seitlich von der Medianebene) vom Menschen. (Formol; Hämatox., Eosin.) Vergr. 7 fach.
Die Dorsalseite mit Pap. filiformes P. fi. und Pap. fungiformes P. fu. besetzt, die Unterseite ohne makroskopische Papillen. GN. Nuhnsche Drüse (Gland. lingualis anterior). A. Ausführungsgang derselben.

Die *Pap. vallatae* kommen an der Grenze zwischen Zungenrücken und Zungengrund in der Zahl von 6—12 und darüber vor und stehen in einem nach vorne offenen Winkel. Nach Münch finden sich am häufigsten 9, seltener 12—16 umwallte Papillen. Die *Papilla foliata* (Papillae foliatae) auch Randorgan der Zunge genannt, bildet ein Faltensystem knapp vor der Basis des Arcus palatoglossus.

Die *Papillae filiformes* (Abb. 35 u. 36) sind dadurch ausgezeichnet, daß sie an ihrer Basis breiter sind als an ihrer Spitze. Der bindegewebige Anteil trägt stets sekundäre Papillen. Sie sind 0,7—3 mm lang, 0,2—0,5 mm breit und von weißlicher Farbe. Im einzelnen können die fadenförmigen Papillen recht verschiedene Formen zeigen. Entweder bilden sie schmale, mit nur einer Spitze endigende Erhebungen, oder sie sind breiter und laufen in mehrere epitheliale Fortsätze, ja mitunter in ein ganzes Büschel von solchen aus.

Das Epithel zeigt Erscheinungen, welche an die bei Raubtieren vorkommende Verhornung erinnern. Die Zellen an der Spitze sind zu einer festen, dichten Substanz, die oft wie ein Hornfaden erscheint, umgewandelt, die aber nicht Horn ist. Doch zeigen die Zellen Keratohyalinkörnchen und lösen sich an den Seitenabhängen der Spitze mit einem äußeren Rande ab, so daß sie an Durchschnitten abstehen, wie die Äste eines Fichtenbaumes. Sind zwei Spitzen vorhanden, so spannen sich die Zellen in blätterförmigen Lagen, die nach unten konvexe Bögen bilden, zwischen ihnen aus. Das Epithel schilfert sich leicht ab, besonders bei Verdauungsstörungen („belegte Zunge") (SCHAFFER).

Von den Abweichungen, die die Pap. filiformes zeigen können, gibt v. EBNER als die wichtigsten folgende an: 1. Die Pap. filiformes sind alle lang (3—4,5 mm) und mit sehr beträchtlichen Epithelfortsätzen versehen (Lingua hirsuta oder villosa). 2. Die Pap. filiformes haben sehr kleine oder gar keine Epithelfortsätze und sind von kleinen Pap. fungiformes kaum zu unterscheiden. 3. Die Pap. filiformes sind nicht als besondere Hervorragungen vorhanden, sondern in einer gemeinsamen Epithelialhülle des Zungenrückens vergraben. Es gibt, namentlich bei alten Leuten, Zungen, die ohne einen Belag zu haben, an einzelnen Stellen oder über größere Flächen keine einzige Papille zeigen, sondern entweder eine ganz glatte Oberfläche oder nur einzelne linienartige Fortsätze, entsprechend den sonstigen Papillenzügen, darbieten. 4. Die Epithelialfortsätze der fadenförmigen Papillen sind von Fadenpilzen (Leptothrix buccalis) durchsetzt.

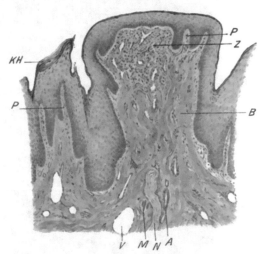

Abb. 36. Senkrechter Durchschnitt durch eine Pap. filiformis und eine Pap. fungiformis von der Zunge eines Hingerichteten. (ZENKERS Fl.) Vergr. 46fach. A Arterie. B Bindegewebsstroma der Pap. fungiformis. KH Keratohyalinkörner in den oberflächlichen Zellen der Pap. filiformis. M quergestreifte Muskelfasern. N Nerv. P sekundäre Papillen. V Vene. Z zellreiches Stroma mit Blutgefäßen und Lymphspalten. (Nach SCHAFFER.)

Die *Papillae fungiformes* (Pap. clavatae) sind an ihrer Basis schmäler als am freien Ende, das abgerundet oder abgeflacht erscheint (Abb. 35 u. 36). Sie sind 0,7—1,8 mm hoch und 0,4—1 mm breit. Ihr Bindegewebskörper trägt stets eine größere Anzahl von mikroskopischen Papillen, die keine Vorragungen des Epithels bedingen, so daß sie also zum Unterschiede von den Pap. filiformes keine epithelialen, fadenförmigen Fortsätze tragen, sondern stets von glatter Oberfläche sind. Sie erscheinen am Lebenden im Gegensatz zu den weißlichen Pap. filiformes mehr rötlich infolge ihres Gehaltes von verhältnismäßig weiten Gefäßen und wohl auch infolge der geringeren Epitheldicke. Die Mittelformen zwischen typischen pilzförmigen und fadenförmigen Papillen, die durch ihre mehr zugespitzte Gestalt den fadenförmigen, im übrigen aber den pilzförmigen Papillen ähneln, werden als *Pap. conicae* (W. KRAUSE) und die an den Seitenrändern der Zunge sich oft stark abflachenden Pap. fungiformes als *Pap. lenticulares* (W. KRAUSE) bezeichnet. Nach HINTZE sind beim Embryo die Pap. fungiformes früher als selbständige Papillenform zu erkennen als die filiformes und zeigen außerdem nach STAHR (1) beim Neugeborenen eine von den Papillen des Erwachsenen abweichende Form. Es erfolgt nach STAHR im postfetalen Leben eine ausgiebige Rückbildung der

Pap. fungiformes an Zahl, Größe und Wert für die Schmeckfunktion. In den Pap. fungiformes kommen, allerdings keineswegs in allen, spärliche Geschmacksknospen an der freien Oberfläche vor (von Lovén zuerst nachgewiesen), wo sie den Spitzen der mikroskopischen Papillen aufsitzen. Bei Feten ist die Zahl der Geschmacksknospen größer als beim Erwachsenen (Stahr). Nach Hellman besitzt beim Embryo jede Pap. fungiformis je eine Geschmacksknospe; ihre Anlagen treten schon vor der Bildung der eigentlichen Papillen in Erscheinung.

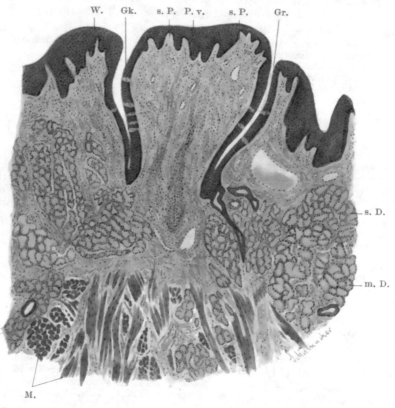

Abb. 37. Papilla vallata vom Menschen. (Formol. Färbung nach van Gieson.) Vergr. 30fach. P. v. Pap. vallata. Gr. Graben, in den der Ausführungsgang einer serösen Drüse einmündet. W. Wall. s. P. sekundäre (mikroskopische) Papillen. Gk. Geschmacksknospen. s. D. seröse Drüsen. m. D. muköse Drüsen. M. quergestreifte Muskulatur.

Die Pap. vallatae (circumvallatae) sind breiter, 1—3 mm im Durchmesser, als die pilzförmigen Papillen, dabei aber nicht sehr hoch (0,5—1,5 mm). Sie werden ringsum von einer spaltartigen Einsenkung, dem Graben, umgeben, der seinerseits von einer etwas erhöhten Schleimhautpartie, dem Walle, begrenzt wird und erscheinen demnach in die Schleimhaut eingesenkt, so daß sie nur wenig die übrige Schleimhautoberfläche überragen (Abb. 37). Ihre Form ist verkehrt kegelförmig, d. h. sie hängen mit einer schmäleren Basis, ähnlich wie die Pap. fungiformes, mit der Schleimhaut zusammen und verbreitern sich gegen die freie Oberfläche, wo sie abgeflacht enden. Letztere, also die Basis des Kegels, trägt stets reichlich sekundäre Papillen, über die das Epithel glatt wegzieht, während solche an den dem Graben zugewendeten Flächen stets fehlen. Hier ist auch der Epithelüberzug stets dünner als an der freien Oberfläche. Die Form der Wallpapillen ist beim Menschen nicht so regelmäßig wie bei den meisten Tieren; so kann stellenweise der Graben unterbrochen sein, oder die Papille erscheint durch Gräben und Furchen wie gelappt, mitunter hängen benachbarte Papillen seitlich miteinander zusammen. Auch die Größe und Form der einzelnen Papillen ein und derselben Zunge ist eine verschiedene. So überwiegt nach OPPEL bei der hinteren, unpaaren Papille die Höhe über die Breite, bei der vordersten paarigen die Breite über die Höhe, so daß dadurch eine verschiedene Gestalt bedingt wird.

Die dem Graben zugekehrte Wand trägt in ihrem Epithelüberzug stets *Geschmacksknospen*, welche in ganz unregelmäßigen, ringsum laufenden (2—9) Reihen angeordnet sind (Abb. 37). Auch die gegenüberliegende Wand des Walles führt gewöhnlich Geschmacksknospen in geringerer Anzahl. Stets fehlen aber beim Erwachsenen die Geschmacksknospen an der freien abgeplatteten Oberfläche und im obersten Teile der den Graben begrenzenden Wände; hingegen kommen an embryonalen Zungen auch an der freien Oberfläche Geschmacksknospen vor, die später wieder verschwinden (HOFFMANN u. a.). Schon bei schwacher Vergrößerung sind die Geschmacksknospen an gefärbten Präparaten als hellere Zylinderzellgruppen, welche das geschichtete Pflasterepithel in seiner ganzen Höhe durchsetzen, zu erkennen. Die Gesamtzahl der Geschmacksknospen für eine Papille mittlerer Größe schätzt v. WYSS auf etwa 400, GRÅBERG beim Erwachsenen auf höchstens 100—150, HEIDERICH auf durchschnittlich 240—270; übrigens kommen diesbezüglich sehr große individuelle Schwankungen vor; ja es soll Papillen geben, die nur 40—50 Geschmacksknospen tragen. Über den feineren Bau der Geschmacksknospen wird weiter unten noch die Rede sein.

SCHAFFER (1) macht auf das gelegentliche Vorkommen von soliden, manchmal sich reich verzweigenden Epithelzapfen aufmerksam, die vom Oberflächenepithel in das bindegewebige Stroma der Wallpapillen eingewuchert sind, an denen es zur Bildung von typischen konzentrischen Körpern, ähnlich den HASSALLschen Körperchen der Thymus, kommen kann und die möglicherweise den Ausgangspunkt für epitheliale Neubildungen geben können. Das häufige Vorkommen von Epithelperlen in den Wallpapillen konnte von STAHR (4) u. a. bestätigt werden. Mitunter konnte HEIDERICH mehrschichtiges (mehrreihiges?) Flimmerepithel in Krypten der menschlichen Pap. vallata nachweisen, und zwar in sechs Fällen von 111 Wallpapillen, die 41 Individuen verschiedenen Alters angehörten.

In die Tiefe des Grabens münden stets die Ausführungsgänge der serösen, v. EBNERschen Drüsen ein. Eine Mündung von Drüsen an der Oberfläche wurde gelegentlich beobachtet, ist aber jedenfalls abnorm [SCHWALBE (2)]. Als inkonstanten Befund erwähnt SCHAFFER das Vorkommen von Bündeln glatter Muskelfasern sowohl im Körper der Papillen selbst als auch im Walle. Letztere verlaufen zirkulär und ihre Kontraktion kann unter Umständen, wenn es sich z. B. darum handelt, das Eindringen von Flüssigkeiten in den Graben zu verhindern oder bereits eingedrungene Flüssigkeiten in die Grübchen der Geschmacksknospen zu pressen, für die Geschmacksempfindung von Bedeutung sein. Lymphknötchen kommen zwar bei Tieren in den Papillen vor, fehlen hier beim Menschen, jedoch findet man solche oft mit einem Keimzentrum ausgestattet, gelegentlich in der Wallwandung. Diffuse Leukocytenansammlungen umlagern regelmäßig die Ausführungsgänge der v. EBNERschen Drüsen (SCHAFFER).

Die *Papilla foliata* auch *Randorgan* der Zunge genannt, ist ein beim Menschen in Rückbildung begriffenes Organ. In gut ausgebildeter Form, wie wir dies bei vielen Tieren (Kaninchen) sehen, besteht die Pap. foliata aus einer Reihe von quer zum Seitenrande der Zunge gestellten Blättern, zwischen die tiefe Gräben

(Geschmacksfurchen) eingreifen. Die den Gräben zugewendeten Flächen der Blätter tragen in ihrem Epithel zahlreiche Geschmacksknospen. In den Grund der Furchen münden ebenso wie in den Graben der Pap. vallatae v. Ebnersche Drüsen. Beim Menschen tritt die Pap. foliata in vielen Abweichungen von dieser Grundform auf, die noch manchmal bei Säuglingen viel seltener bei Erwachsenen angetroffen wird (Stahr). Wenn gut ausgebildet, besteht die Pap. foliata des Kindes aus 4—8 Blättern, an deren Abhängen Geschmacksknospen sehr unregelmäßig verteilt sind; an manchen können sie auch ganz fehlen, an anderen wieder bis an die Oberfläche reichen (Schaffer). Außerdem findet man zerschlissene und mehr kleinpapilläre Formen, so daß der ursprüngliche Typus (Grabentypus) mehr oder weniger verwischt erscheint, ja beim Erwachsenen eine Pap. foliata überhaupt makroskopisch oft kaum auffindbar wird. Am vorderen Ende der Geschmacksknospen tragenden Pap. foliata finden sich gewöhnlich noch knospen- und drüsenfreie seichtere Furchen, die v. Ebner nicht mehr der Pap. foliata zurechnet, wohl aber Stahr, der dieses Gebiet als rückgebildeten Teil der Pap. foliata betrachtet. Bei der Rückbildung verschwinden nicht nur die Knospen, sondern auch die Eiweißdrüsen an deren Stelle Fettgewebe tritt; auch lymphoides Gewebe (Zungenbälge), das ursprünglich dieser Gegend fremd ist, greift in das Gebiet der sich rückbildenden Pap. foliata über (Stahr).

Rassenunterschiede in bezug auf die Verteilung, Zahl und Ausbildung der einzelnen Papillenarten, namentlich der Pap. vallatae, kommen vor (Grabert, Hopf und Edzard, Kunitomo), doch sind die diesbezüglichen Untersuchungen noch zu wenig zahlreich, um ein abschließendes Urteil zu gestatten.

Die *Geschmacksknospen (Schmeckbecher)* wurden bei den Säugetieren und beim Menschen fast gleichzeitig von Lovén und G. Schwalbe gefunden. Diese Geschmackssinnesorgane finden sich zunächst in der Zunge, und zwar außer in der eigentlichen Geschmacksregion, d. i. in den Pap. vallatae und in der Pap. foliata, die stets der Hauptsitz für die Geschmacksknospen sind, mehr vereinzelt in den Pap. fungiformes und nach Ponzo bei menschlichen Feten auch im Bereiche der Plica fimbriata, gelegentlich in den beiden Gaumenbögen, am weichen und harten Gaumen, im Pharynx und Anfangsteile des Oesophagus. Außerdem finden sich Geschmacksknospen regelmäßig an der laryngealen Fläche der Epiglottis und auch in der Gegend des Gießbeckenknorpels. Das Vorkommen von Geschmacksknospen am weichen Gaumen des Erwachsenen ist zum mindesten zweifelhaft (vgl. S. 336). Bemerkenswert ist ferner, worauf schon früher hingewiesen wurde, daß die Zahl der Geschmacksknospen an embryonalen Zungen größer ist als beim Erwachsenen; doch scheint nach den Untersuchungen Heiderichs an den Pap. vallatae nach der Geburt keine erhebliche Veränderung der Zahl der Geschmacksknospen mehr einzutreten, so daß also auch das Geschmackssinnesorgan bei der Geburt in seinen wesentlichen Teilen fertig ausgebildet ist.

Die Form der Geschmacksknospen ist bald eine mehr knospenförmige, länglich ovoide, bald eine mehr tonnenförmige, kugelige. Für den Erwachsenen gibt Schwalbe eine durchschnittliche Länge von 77—81 μ und eine Breite von 40 μ an. Beim Neugeborenen sind die Geschmacksknospen mehr kugelig, nach Hönigschmied 39—45 μ lang und 36—39 μ breit. Es kommen aber auch beim Erwachsenen auffallend breite Knospen und namentlich durch Zusammenfließen von 2 und 3 Knospen können bis zu 168 μ dicke Bildungen entstehen [Schaffer (1)].

Mehrporige Knospen finden sich beim Kaninchen sehr häufig. Nach Heidenhain kommen diese Formen nicht durch Verschmelzung ursprünglich getrennter Knospen zustande, sondern sind als Teilungsformen, als fixierte Entwicklungsstadien zu betrachten, welche sich in diesem Zustande erhalten haben, als der Prozeß des Größenwachstums der Knospen allmählich zum Stillstande kam. Zum Teil handelt es sich dabei um Hemmungsbildungen im engeren Sinne. Die Geschmacksknospen besitzen nach HEIDENHAIN Teilkörpernatur.

Stets durchsetzen die Geschmacksknospen nahezu die ganze Höhe des Pflasterepithels (Abb. 38). Ihr basaler Teil sitzt breit unmittelbar der Oberfläche der Lamina propria auf und ihr etwas zugespitztes Ende erreicht nahezu die Oberfläche des Pflasterepithels, wo letzteres gewöhnlich eine leichte Einsenkung zeigt. Die Verbindung der Geschmacksknospenspitze mit dieser Einsenkung wird durch einen ganz kurzen Kanal, *Geschmacksgrübchen* (v. EBNER) vermittelt, dessen oberflächliche Mündung als *Geschmacksporus* bezeichnet wird. Die Knospen bestehen aus langgestreckten, zylindrischen Zellen, die die ganze Höhe der Knospen durchsetzen und mit ihren distalen Enden im Geschmacksgrübchen konvergieren.

Man kann zwei Hauptarten von Zellen in jeder Knospe unterscheiden: Die *Stützzellen* (MERKEL) und die *Stiftchenzellen* (SCHWALBE). An der Ober-

fläche der Knospe liegen ausschließlich Stützzellen, die hier auch *Deckzellen* genannt werden und die eine der Knospenoberfläche entsprechende Krümmung zeigen. Ihr basaler Abschnitt ist prismatisch, etwas verbreitert und ihre gegen die Oberfläche gewendeten zugespitzten Enden neigen sich so zusammen, daß sie das Geschmacksgrübchen begrenzen. Stützzellen kommen aber auch im Innern der Knospen vor. Sie sind hier meist gerade gestreckt, an ihrem peripheren Ende nicht scharf zugespitzt, sondern schräg abgestutzt und haben einen mehr zylindrischen Körper; sie wurden von F. HERMANN *Pfeilerzellen*, von SCHWALBE *Stabzellen* genannt. Als eine dritte Art der Stützzellen wären die *Basalzellen* zu erwähnen; mehr platte, ästige Zellen, die das basale Ende der Knospe einnehmen und zuerst von HERMANN beim Kaninchen be-

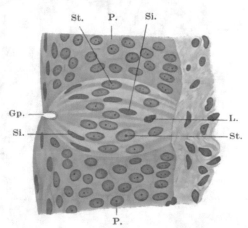

Abb. 38. Geschmacksknospe vom Abhange einer menschlichen Pap. vallata. (Formol; Pikrinsäure-Säurefuchsin.) Vergr. 400fach.

P. geschichtetes Pflasterepithel. Gp. Geschmacksporus, der in das Geschmacksgrübchen führt. Si. Sinneszellen (Stiftchenzellen), deren Stiftchen im Geschmacksgrübchen vorragen. St. Stützzellen. L. Leukocyt.

schrieben wurden, nach GRÅBERG auch in den menschlichen Geschmacksknospen sich finden sollen, während v. EBNER ihr Vorkommen beim Menschen und auch bei vielen Tieren entschieden in Abrede stellt. Nach HEIDENHAIN kommen zwar Basalzellen in bestimmten Knospen des Kaninchens vor, fehlen aber in einem größeren Teil derselben; es sind indifferente Epithelzellen nach Art der intergemmalen Zellen. Es würden daher in der menschlichen Geschmacksknospe nur zweierlei Stützzellen, die Deckzellen und Pfeilerzellen vorhanden sein, die sich aber nicht wesentlich, sondern hauptsächlich durch ihre verschiedene Lage voneinander unterscheiden.

Die zweite Hauptart von Zellen der Geschmacksknospen, die *Stiftchenzellen*, sind schlank, stäbchenförmig, gerade gestreckt, mit einer Anschwellung in der Mitte, die durch den Kern bedingt ist. Der chromatinreiche Zellkern ist gewöhnlich langgestreckt, ihr Protoplasma erscheint fein streifig und färbt sich meist intensiver als das der Stützzellen. Das periphere Ende trägt ein kutikulares?

Stiftchen (SCHWALBE), das in das Geschmacksgrübchen frei hineinragt und in Beziehung zu dem an das distale Zellende gerückten Diplosom steht (KOLMER). In einer wohl entwickelten menschlichen Knospe kann man 12—20 solcher Stiftchenzellen zählen (SCHAFFER), die unregelmäßig zerstreut zwischen den Pfeilerzellen liegen. Man hat die Stiftchenzellen als die eigentlichen Sinneszellen angesehen, doch macht das Vorkommen von Übergangsformen eine so scharfe Trennung von den Stützzellen, wie sie gewöhnlich angenommen wird, unmöglich (KOLMER, RETZIUS, HEIDENHAIN).

Während die älteren Autoren einen direkten Zusammenhang der Stiftchenzellen mit Nervenfasern, ähnlich wie bei den Riechzellen angenommen hatten, wurde durch die neueren Untersuchungen mittels der modernen Nervenmethoden (RETZIUS, ARNSTEIN, v. LÉNHOSSEK, JAQUES u. a.) einwandfrei festgestellt, daß ein direkter Zusammenhang nicht besteht, sondern daß es sich, wie in den meisten übrigen Sinnesorganen, nur um einen innigen Kontakt zwischen Epithelzellen und Nervenendverzweigungen handelt. Die Gegend der Pap. vallatae und foliata ist ausgezeichnet durch ein außerordentlich dichtes subepitheliales Nervengeflecht, das aus Ästen des N. glossopharyngeus hervorgeht. Man sieht daher unter dem knospentragenden Epithel, auch an nicht spezifisch auf Nerven gefärbten Präparaten, eine hellere Lage, welche zellenlos ist, ein körnig-fädiges

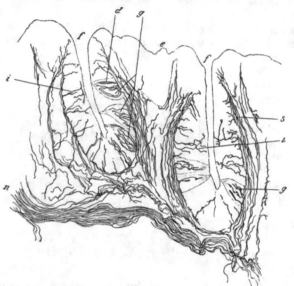

Abb. 39. Senkrechter Schnitt durch die Pap. foliata der Ratte. (Silberimprägnation nach GOLGI.) Vergr. 200fach. d Stützzelle. e Epithel der Falte zwischen zwei Furchen f. g Geschmacksknospen mit intra- und circumgemmalen Nervenfasern. i intergemmale Nervenfasern. n dickeres Nervenbündel. s hypoepithelialer Plexus.
(Nach SCHAFFER.)

Aussehen zeigt, ähnlich dem Randschleier eines embryonalen Rückenmarkes, und aus dünnsten Fäserchen besteht, welche wohl hauptsächlich Achsencylinder sein dürften [SCHAFFER (1)]. Von diesem subepithelialen Plexus treten Nervenfasern teils in das zwischen den Geschmacksknospen gelegene Epithel ein, um hier, ähnlich wie an anderen mit geschichtetem Pflasterepithel bekleideten Stellen mit baumartigen Verästelungen und Endknöpfchen zu endigen = *intergemmale Endigungen* (Abb. 39), teils umspinnen Nervenfasern die Deckzellen der Knospen bis gegen den Geschmacksporus hin = *circumgemmale Endigungen*. Schließlich treten selbständige Ästchen in das Innere der Knospen und umgeben mit ihren Endverästelungen besonders dicht die Stiftchenzellen = *intragemmale Endigungen*. Da aber die terminalen Nervenfäden mit allen Zellen der Geschmacksknospen, also auch mit den Stützzellen in Kontakt treten, liegt kein zwingender Grund vor, nur die Stiftchenzellen als spezifische Nervenendzellen anzusehen; immerhin ist zuzugeben, daß die Stiftchenzellen als höher differenzierte Sinneszellen durch ihre kutikularen Stiftchen und durch die

anscheinend innigere Berührung mit terminalen Nervenfäden ausgezeichnet sind
(v. EBNER).

Unter den Knospen findet sich ein dichter Nervenplexus, welcher ihre Basis manchmal
schalenförmig umgibt und als *Cupula* bezeichnet wird. Diese scheint allerdings bei Säugetieren sehr schwer nachweisbar zu sein.

Innerhalb der Geschmacksknospen gehen nach HERMANN fortwährend
Zellen zugrunde und andere bilden sich neu. Auch ganze Geschmacksknospen
können einer regressiven Metamorphose anheimfallen. Eine Veröddung von
Knospen kommt mitunter auch dadurch zustande, daß die zwischen den Zellen
der Knospen normalerweise in geringer Anzahl vorkommenden Leukocyten
gelegentlich in besonders großer Menge eindringen.

Von den *Zungendrüsen* (Abb. 40) sind drei verschiedene Hauptgruppen
auseinanderzuhalten: 1. Eine Gruppe von gemischten Drüsen in der Zungenspitze, die unter der Bezeichnung *Glandula lingualis anterior* oder NUHNsche
(BLANDINsche) *Drüse* zusammengefaßt wird; 2. die *Eiweißdrüsen* oder v. EBNER-
schen *Drüsen*, welche für die Geschmacksgegend der Zunge und 3. die *Schleimdrüsen* oder WEBERschen *Drüsen*, welche für den Zungengrund charakteristisch
sind. Die NUHNsche Drüsengruppe liegt in der Tiefe des Muskelkörpers, während
die beiden letzteren Arten der Schleimhaut angehören, allerdings von hier aus
eine Strecke weit in das intermuskuläre Bindegewebe eindringen können.

Die *Gland. lingualis anterior* (Abb. 35 und 40), von BLANDIN zuerst beschrieben und von NUHN wieder entdeckt, liegt im Fleische der Zungenspitze,
mehr deren Unterseite genähert zu beiden Seiten des Septum linguae. Es
handelt sich um einen 13—22 mm langen, 4—7 mm dicken und 7—9 mm breiten
Haufen von Einzeldrüsen (v. EBNER-KÖLLIKER), deren 5—6 Ausführungsgänge
sich nach abwärts wenden und jederseits an der Plica fimbriata ausmünden.
Dem Bau der Endstücke nach handelt es sich um gemischte Speicheldrüsen.
Man findet neben rein serösen und rein mukösen Endstücken auch gemischte,
d. h. muköse Endstücke mit echten Halbmonden. Im ganzen finde ich ein
Überwiegen der serösen gegenüber den mukösen Abschnitten, so daß die Drüsen
als muko-serös zu bezeichnen wären.

Die *Eiweißdrüsen* der Geschmacksregion, die v. EBNERschen *Drüsen* oder
Geschmacksdrüsen (Abb. 37 und 40) sind in ihrem Vorkommen beim Menschen
und den Säugetieren an die Pap. vallatae und foliata geknüpft. Da ihre Ausführungsgänge in der Regel an der tiefsten Stelle des Grabens der Wallpapillen
bzw. der Furchen der Pap. foliata ausmünden und nur ausnahmsweise an irgendeiner anderen Stelle der Papille, kommt ihnen eine wichtige Funktion bei der
Geschmacksempfindung zu. Durch ihr seröses Sekret werden die in den Gräben
liegenden Substanzen herausgeschwemmt und dadurch die Möglichkeit gegeben,
daß rasch hintereinander verschiedene Stoffe geschmeckt werden können.
Nach v. EBNER finden sich die Eiweißdrüsen um die Pap. vallatae bis in eine
Entfernung von 3—5 mm vom Mittelpunkte der Papille und bis in eine Tiefe
von 7—8 mm zwischen den Muskeln. Im Bereiche der hinteren Papillen berühren
sich die Drüsen beider Zungenhälften. Zwischen den vorderen Wallpapillen
bleibt in der Medianlinie in der Regel ein drüsenfreier Raum. Im Bereiche der
Pap. foliata finden sie sich von der Basis des Zungengaumenbogens 5—15 mm
nach vorne in einem 3—4 mm breiten Streifen und bis in eine Tiefe von 10 mm.
Nach vorne gegen den Zungenrücken haben die Eiweißdrüsen meistens keine
Schleimdrüsen vor sich; nach rückwärts stoßen sie direkt an die Schleimdrüsen
der Zungenwurzel an (v. EBNER). Daher kann man an Schnitten, die durch die
Gegend der Wallpapillen gehen in unmittelbarer Nachbarschaft der serösen
auch muköse Drüsen sehen (Abb. 37). Bezüglich des feineren Baues der Endstücke sei bemerkt, daß sie alle Eigenschaften rein seröser Drüsen zeigen.

Schaffer (1) erwähnt, daß in manchen Schlauchdurchschnitten die Zellen an das Verhalten im Pankreas erinnern, indem die Innenzone derselben mit Körnchen vollgepfropft erscheint, die sich mit Eosin oder Kongorot stärker färben, während die kernhaltige Außenzone heller aussieht und sich weniger stark färbt. Die verschiedenen Sekretionsstadien in den Zellen vom ersten Auftreten der Sekretkörnchen bis zum Ausgestoßenwerden derselben in die Lichtung hat Zimmermann verfolgt. Schaffer macht weiterhin auf das gelegentliche Vorkommen von einzelnen Schleimalveolen (evtl. mit Halbmonden) an den v. Ebnerschen Drüsen aufmerksam, wie solche auch manchmal an anderen, im übrigen rein serösen Drüsen, z. B. der Parotis, beobachtet wurden. Neuerdings hat Cutore das Vorkommen von mukösen und gemischten Abschnitten an den v. Ebnerschen Drüsen bestätigt und will daher diese den gemischten Drüsen zurechnen, was aber meines Erachtens nicht berechtigt ist, da die Geschmacksdrüsen jedenfalls zum weitaus überwiegenden Teil tatsächlich rein seröse Drüsen sind und das Vorkommen von mukösen Drüsenzellen in ihnen nur als Ausnahme betrachtet werden muß.

Das Zylinderepithel der Ausführungsgänge der v. Ebnerschen Drüsen setzt sich an Höhe rasch abnehmend beim Durchtritt der Gänge durch das geschichtete Pflasterepithel als selbständige Schicht in dieses hinein fort und ist bis zur Mündung zu verfolgen.

Häufig kommen Rückbildungserscheinungen an den serösen Zungendrüsen vor, auf die Schaffer aufmerksam gemacht hat. Zunächst erscheinen, oft noch im Zusammenhange mit normalem Drüsengewebe, tubulöse, verästelte Gänge mit weiter Lichtung, die mit abgeplattetem Epithel ausgekleidet und stets von reichlich entwickeltem, mit Leukocyten infiltriertem Bindegewebe umgeben sind. Durch zunehmende Wucherung des Bindegewebes werden einzelne Schläuche vollkommen komprimiert, so daß solide Zellstränge entstehen, in denen die Zellen Zerfallserscheinungen zeigen. Schließlich deuten nur mehr Straßen vereinzelter, zersprengter Zellen im sklerosierten Bindegewebe die Stelle der einstigen Drüsenschläuche an.

Die *Schleimdrüsen* der Zunge nach ihrem Entdecker E. H. Weber auch *Webersche Drüsen* genannt (Abb. 37 und 40), nehmen nicht nur den ganzen Zungengrund bis knapp an die Pap. vallatae und foliata heran ein, sondern es können nach v. Ebner ausnahmsweise auch vor der Pap. foliata Läppchen von Schleimdrüsen vorkommen, welche meistens unterhalb der serösen Drüsen liegen und weiterhin finden sich bisweilen muköse Drüsen im Winkel zwischen den Pap. vallatae, ja sogar noch vor den vordersten umwallten Papillen. Auch Oppel erwähnt das Vorkommen eines großen Schleimdrüsenpaketes, welches sich von der *serösen Randdrüsengruppe* (seröse Drüsen der Pap. foliata) aus-' gehend noch weiter nach vorn erstreckt und das er als *Schleimdrüsenrandgruppe* bezeichnet. Die Ausführungsgänge dieser Drüsen münden am Seitenrande der Zunge aus und werden von den serösen Randdrüsen fast halbmondförmig umfaßt. Auch das Vorkommen einer *medianen Schleimdrüsengruppe* im Winkel zwischen den Pap. vallatae bestätigt Oppel und Cutore. Letzterer faßt diese Drüsen als gemischte auf und bemerkt, daß sie sehr tief in das Zungenfleisch (bis $1/3$ der Zungendicke) eindringen können, zum Teil auch im Septum linguae gelegen sind (septale und paraseptale Drüsen). Eine gute Übersicht über die Verteilung der verschiedenen Drüsen gewährt die Rekonstruktionsfigur Oppels, die in Abb. 40 wiedergegeben ist. Kleine Schleimdrüsen können nicht nur am Zungenrande, sondern auch unter der Zunge am Mundhöhlenboden ausmünden (Klein, Henle).

Die Schleimdrüsen der Zungenwurzel bilden eine mächtige bis 9 mm dicke, fast zusammenhängende, den ganzen Zungengrund einnehmende Lage unter

den Zungenbälgen, die sich von einer Gaumenmandel zur anderen erstreckt. Einzelne Drüsenläppchen dringen tief in die Zungenmuskulatur ein. Die bis 13 mm langen Ausführungsgänge münden häufig, sich trichterförmig erweiternd, in die Zungenbälge (v. EBNER). Die Endstücke unterscheiden sich von denen anderer Schleimdrüsen höchstens dadurch, daß fast alle Zellen prall mit Schleim gefüllt erscheinen, sich dabei allerdings recht verschieden stark mit Schleimfärbemitteln färben, und daß man viel seltener als an anderen Schleimdrüsen schleimleere Abschnitte mit protoplasmatischen kleinen Zellen mit rundem Kern sieht, ein Umstand, der nach SCHAFFER (1) darauf hinweist, daß die Schleimzellen der Zungendrüsen im allgemeinen eine lang anhaltende Sekretionsfähigkeit besitzen, daß der Ruhezustand verhältnismäßig kurz andauert. Auch an den Schleimdrüsen konnte SCHAFFER gelegentlich ähnliche Rückbildungserscheinungen nachweisen wie an den serösen Zungendrüsen.

Die Ausführungsgänge behalten (wie die der v. EBNERSchen Drüsen) ihre eigene epitheliale Wandung während des Durchtrittes durch das geschichtete Pflasterepithel bei (SCHAFFER). Im Epithel der Ausführungsgänge können Gruppen von Schleimzellen vorkommen, die an endoepitheliale Drüsen erinnern (SCHAFFER) und schließlich wurde namentlich in Ausführungsgängen in der Nähe des Foramen caecum gelegentlich Flimmerepithel beobachtet (E. NEUMANN).

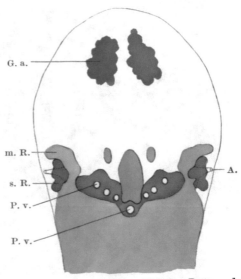

Abb. 40. Rekonstruktionsbild der Drüsen der menschlichen Zunge. Seröse Drüsen rot, muköse blau, gemischte violett. m. R. muköse Randdrüsengruppe. A. Ausführungsgang derselben. s. R. seröse Randdrüsengruppe. G. a. Glandula lingualis anterior (NUHN). P. v. Pap. vallata. (Nach OPPEL, mit einer kleinen Abänderung.)

Bezüglich der Zungendrüsen der Säugetiere sei bemerkt, daß die Schleimdrüsen in ihrer Gesamtheit einen oral offenen Bogen bilden, mit dem Scheitel am Zungengrunde und mit den Schenkeln an den Seitenflächen und Seitenrändern der Zunge = Schleimdrüsenring nach OPPEL. Das Vorkommen seröser Drüsen ist auch hier im wesentlichen an die Geschmacksregion gebunden. Allerdings kommen in der Geschmacksgegend bei vielen Tieren auch gemischte Drüsen vor. Bei den meisten Säugetieren reichen die Schleimdrüsen bis an die serösen Drüsen heran, nur selten finden sich noch Schleimdrüsengruppen vor den Geschmacksdrüsen (OPPEL). Zungenbodendrüsen kommen bei Schaf und Ziege als Glandulae paracarunculares regelmäßig vor (HAMECHER, ELLENBERGER) gelegentlich auch beim Pferde, wo in der Gegend der Caruncula sublingualis auch regelmäßig lymphoides Gewebe, eine Tonsilla sublingualis gefunden wird (ACKERKNECHT).

Hier sei noch kurz des Foramen caecum der Zunge Erwähnung getan. GAGZOW vermißte es in der Hälfte, KANTHAK in der Mehrzahl der Fälle; bei Tieren kommt es überhaupt nicht vor. Ausbildung und Häufigkeit des Vorkommens wird weder durch Geschlecht noch Alter beeinflußt. Das am Scheitel des von den Wallpapillen gebildeten Winkels gelegene Loch führt gewöhnlich in einen 5 bis 10 mm langen Gang, den Ductus lingualis, der mit geschichtetem Pflasterepithel ausgekleidet ist, aber auch Flimmerepithel enthalten kann, ebenso wie die zahlreichen in ihn einmündenden Drüsenausführungsgänge und die häufig vorkommenden seitlichen Anhänge und Ausbuchtungen des Ganges (BOCHDALEK jun.,

M. Schmidt, Faure und Tourneux). E. Neumann konnte bei menschlichen Embryonen einen medianen Streifen an der Zungenwurzel zwischen For. caecum und Kehldeckel nachweisen, der mit Flimmerepithel bedeckt ist, wodurch auch das gelegentliche Vorkommen von Flimmerepithel im Ductus lingualis und in Drüsenausführungsgängen dieser Gegend erklärlich wird. Patzelt fand im Anschluß an die Verzweigungen des Ductus lingualis typische mit Colloid erfüllte Schilddrüsenfollikel.

Das *lymphoide Gewebe* der Zunge. Während die Schleimhaut der Zungenspitze und des Zungenrückens nahezu frei von lymphoidem Gewebe ist und sich höchstens in den Pap. vallatae und foliatae gelegentlich kleine, meist diffuse

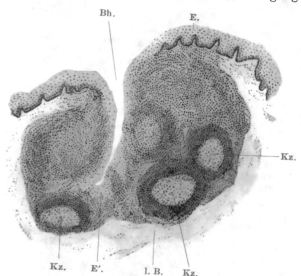

Ansammlungen von weißen Blutkörperchen finden, ist der Zungengrund durch mächtige Entfaltung des lymphoiden Gewebes ausgezeichnet, das hier hauptsächlich in Form der *Zungenbälge, Folliculi linguales*[1]), vertreten ist, das sind verschieden große Gruppen von miteinander verschmolzenen Lymphknötchen, in die eine grubige, mit Epithel ausgekleidete Vertiefung, die *Balghöhle*, hineinragt (Abb. 41). Jeder Zungenbalg bedingt eine Vorwölbung der Schleimhautoberfläche, so daß durch die dicht aneinandergelagerten Bälge der Zungengrund höckerig erscheint. Namentlich dicht gelagert sind die Zungenbälge seitlich an der Zungenwurzel, so daß hier

Abb. 41. Zungenbalg vom Menschen. (Pikrinsublimat; Hämatox., Eosin.) Vergr. 32fach.
E. Oberflächenepithel. Bh. Balghöhle. E′ deren Epithelauskleidung. Kz. Keimzentren. l. B. lamelläres Bindegewebe, das den Zungenbalg kapselartig umgibt.

eine stärkere Oberflächenvorwölbung zustande kommt. Diese seitlichen Gruppen von Zungenbälgen werden auch unter der Bezeichnung *Zungenmandel, Tonsilla lingualis*, zusammengefaßt. Jeder Balg besteht aus einer größeren, aber verschiedenen Anzahl von Einzellymphknötchen, die so innig miteinander verschmelzen, daß ihre Grenzen nicht mehr sichtbar sind und nur aus der Menge der evtl. vorhandenen Keimzentren ein Rückschluß auf die Zahl der an dem Aufbau beteiligten Einzelknötchen gezogen werden kann.

Namentlich in der Tiefe grenzen sich die Zungenbälge gegen das Bindegewebe ziemlich scharf ab und werden von mehr lamellärem Bindegewebe umgeben. Gegen das Oberflächenepithel kann die Grenze ebenfalls ziemlich scharf sein, wenngleich dort, wo das lymphoide Gewebe an das Epithel unmittelbar heranreicht, eine mehr oder weniger reichliche Durchsetzung des letzteren mit Lymphocyten erfolgt, die aber niemals jenen hohen Grad erreicht, wie im

---

[1]) Die vielfach gebrauchte Bezeichnung „Balgdrüsen" ist besser ganz zu vermeiden, da die Zungenbälge als Ansammlungen von lymphoidem Gewebe natürlich nichts mit Drüsen zu tun haben.

Bereiche der Balghöhle (Abb. 42). Hier ist die Infiltration des Epithels mit Lymphocyten gewöhnlich eine derart hochgradige, daß die Epithelgrenzen zum Teil vollständig verwischt erscheinen, einzelne Epithelgruppen aus dem Verbande gelöst werden können und Lymphocyten mit Epithelzellen ein buntes Gewirre darstellen; Vorgänge auf die schon bei Besprechung der Gaumenmandel (S. 341) hingewiesen wurde. Das Epithel der Balghöhlen ist etwas niederer als das Epithel an der Oberfläche und gewöhnlich papillenlos. Die Balghöhlen können mit abgestoßenem, zugrunde gehendem Epithel und ausgewanderten Lymphocyten erfüllt sein. Weite Lymphkapillaren finden sich um die Keimzentren, ohne aber in diese selbst einzudringen.

Zwischen den Zungenbälgen kann eine mehr diffuse Infiltration der Schleimhaut mit Lymphocyten vorkommen, es kann aber eine solche streckenweise vollkommen fehlen. Von den mehr diffusen Lymphocytenansammlungen bis zu wohl ausgebildeten Zungenbälgen kommen alle Übergänge vor. Bezüglich der Literatur über die Zungenbälge sei vor allem auf die Zusammenstellung von JURISCH verwiesen.

Blut- und *Lymphgefäße* der Zunge. Die Zunge ist sehr reich vaskularisiert. In allen Zungenpapillen findet sich ein Netzwerk feinster Arterien und Venen, aus welchen sich für eine jede der sekundären Papillen eine einfache Kapillarschlinge erhebt. Die Pap. vallatae sind durch besonders weite Venennetze ausgezeichnet, aus welchen sich an ihrer Basis 2—3 Stämmchen sammeln. Diese steigen in die tiefste Schicht der Schleimhaut herab und senken sich daselbst in ein grobes Venennetz ein, welches mit länglichen Maschen sich über den ganzen Zungengrund ausbreitet und endlich durch die Vena dorsalis linguae seinen Abfluß findet (TOLDT).

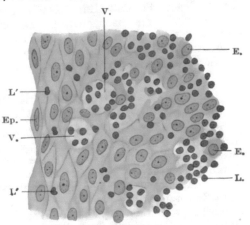

Abb. 42. Von Lymphocyten durchsetztes Epithel aus der Höhle eines menschlichen Zungenbalges. (Pikrin-Sublimat; Hämatox., Eosin.) Vergr. 400fach.
Ep. geschichtetes Pflasterepithel. E. aus dem Verbande gelöste Epithelzellen. L. Lymphocyten. L′ Lymphocyten in den oberflächlichen Epithelschichten mit verändertem Kern. V. mit Lymphocyten gefüllte Hohlräume im Epithel.

Die *Lymphgefäße* bilden in den tieferen Schleimhautschichten ein dichtes Netzwerk gröberer Gefäße und ein oberflächlicheres, feineres, welches zu den Zungenpapillen Beziehungen erhält. In den Pap. filiformes findet sich häufig ein einfaches Lymphgefäß, in den fungiformes und vallatae mehr oder weniger verzweigte Netze von Lymphkapillaren. Letztere sind besonders reich in der Nähe der Zungenbälge entwickelt und bilden die einzelnen Noduli umspinnende Netze (TOLDT). Auffallend zahlreiche Lymphgefäße finden sich in der medianen Gegend der Zunge im Bereiche der Pap. vallatae — die großen Stämme verlaufen hier nahezu parallel — und außerdem in den lateralen Teilen des Zungengrundes. Hier sieht man außer längsverlaufenden Stämmen ein dichtes Netz oft sehr weiter Gefäße, ab und zu reine „Ampullen". Auch um die Drüsenmündungen zieht ein Netz dichtgedrängter Lymphkapillaren. Die Hauptrichtung der Lymphgefäße der Zungenwurzel geht im vorderen Teile derselben von vorn nach hinten, im hinteren Teile wenden sich die größeren Stämme bogenförmig lateralwärts (Jurisch). Die Lymphe einer Zungenhälfte fließt nach beiden Seiten ab (Küttner).

Die *Nerven* der Zunge. Die in großer Menge in der Zungenschleimhaut vorhandenen sensiblen Nervenäste (für den vorderen Abschnitt der Zunge aus dem N. lingualis, für den hinteren aus dem N. glossopharyngeus stammend) bilden allenthalben in der Schleimhaut Geflechte, in deren Verlauf, namentlich im Bereiche des N. glossopharyngeus, *Ganglienzellen* eingeschaltet sind (Remak, Kölliker u. a.), die besonders in der Gegend der Pap. vallatae bis nahe an das Epithel heranrücken können (Schaffer). Von diesen Geflechten treten Fasern teils in das Epithel, um hier *frei zu endigen,* andere lösen sich noch innerhalb des Bindegewebes der Pap. fili- und fungiformes in typisch geformte Endbäumchen auf (Ceccherelli); schließlich können Nervenfasern in Endkörperchen endigen. So sind *Meissnersche Körperchen* in den Pap. fili- und fungiformes wiederholt nachgewiesen worden (Merkel, Krause, Rosenberg, Ceccherelli u. a.), ebenso auch *Krausesche Endkolben,* die nach Krause auch in den Pap. vallatae vorkommen. Die Nervenendigungen im Bereiche der Geschmacksknospen wurden schon auf Seite 352 besprochen.

IX. Die großen Kopfspeicheldrüsen.

Wenn auch nicht als wandbildende Bestandteile der Mundhöhle, so gehören die großen Kopfspeicheldrüsen, *Glandula parotis, submaxillaris* und *sublingualis* doch entwicklungsgeschichtlich der Mundhöhlenschleimhaut an, indem ihre Ausführungsgänge in die Mundhöhle einmünden und sie sich demnach vom Mundhöhlenepithel aus entwickelt haben müssen. Sie bilden mit anderen Worten Anhangsdrüsen der Mundhöhle und sollen daher hier wenigstens in ihren Hauptzügen besprochen werden. Es würde zu weit führen, auf die außerordentlich große Literatur über die Kopfspeicheldrüsen einzugehen; diesbezüglich sei auf das Handbuch von Oppel, auf Schaffer (2) und die erst jüngst erschienene Arbeit von Heidenhain (4) verwiesen.

Alle drei Kopfspeicheldrüsen gehören dem tubulo-alveolären Typus an. Ihre sezernierenden Endstücke bestehen aus langen, verästelten, gewundenen oder geknickten Schläuchen, die reichlich mit rundlichen seitlichen Ausbuchtungen besetzt sind (Abb. 43). Bei dieser Form und Anordnung der sezernierenden Gänge ist es begreiflich, daß an frischen Isolationspräparaten an den Rändern der Läppchen kleine, rundliche Hervorragungen und an Durchschnitten vorwiegend Quer- und Schrägschnitte der Schläuche zur Betrachtung kommen, was dann leicht den Eindruck macht, als ob die sezernierenden Endteile bläschenförmige Gebilde wären, wie dies auch in manchen Schemen, die solche Drüsen geradezu als traubenförmig darstellen, zum Ausdruck kommt [Schaffer (3)]. Dieselbe Form der Endstücke findet man auch bei den kleinen (serösen, mukösen und gemischten) Speicheldrüsen, so daß in bezug auf das morphologische Verhalten der Endstücke die großen Speicheldrüsen sich von den kleinen nicht wesentlich unterscheiden, wohl aber wenigstens die Parotis und Submaxillaris, in bezug auf das Ausführungssystem. Während bei den kleinen Drüsen und der Sublingualis die Endstücke sich unmittelbar in die Ausführungsgänge fortsetzen, tritt bei Parotis und Submaxillaris eine Gliederung des Ausführungssystemes in drei morphologisch verschiedene Abschnitte ein, nämlich in *Schaltstücke, Sekret-* oder *Speichelröhren* und *Ausführungsgänge* (Abb. 43).

Die *Schaltstücke* schließen sich unmittelbar an die Drüsenendstücke an; sie bilden enge, von einem einfachen Plattenepithel ausgekleidete, sich verzweigende Gänge, die sich in die gleichfalls verzweigten, mit einfachem Cylinderepithel versehenen weiteren Gänge, die *Speichelröhren* fortsetzen. Die Epithel-

zellen der Speichelröhren (Abb. 44) sind besonders gekennzeichnet durch eine
basale Auffaserung oder Längsstreifung bedingt durch Körnchenreihen und
außerdem durch die Oxyphilie (Eosinophilie) ihres Protoplasmas, weshalb die
Speichelröhren an z. B. mit Hämatoxylin
und Eosin gefärbten Präparaten durch
ihre stärkere Rotfärbung sofort auffallen
(Abb. 43). Wahrscheinlich sind die Zellen
der Speichelröhren sezernierende Zellen,
die aber ein anderes Sekret ausscheiden
als die Endstücke. Vermutlich liefern sie
sämtliche Speichelsalze; insbesondere ist
ihr Sekret durch den hohen Kalkgehalt
ausgezeichnet (MERKEL). Sowohl Schaltstücke als Speichelröhren verlaufen innerhalb der Läppchen, intralobulär, während
die Ausführungsgänge, in welche sich die
Speichelröhren ergießen, im allgemeinen
zwischen den Läppchen, interlobulär,

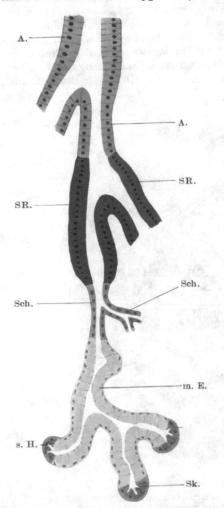

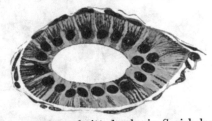

Abb. 44. Querschnitt durch ein Speichelrohr
aus der Parotis des Hingerichteten. (ZENKERS
Fl.; Eisenhämatox.) Vergr. 500fach.
(Nach SCHAFFER.)

verlaufen. Das einfache Cylinderepithel
der sich gleichfalls wiederholt teilenden
Ausführungsgänge zeigt weder basale
Strichelung noch Oxyphilie und liefert
sicher keinerlei Sekret. Die größeren Ausführungsgänge erhalten eine eigene bindegewebige Wandung.

Alle großen Speicheldrüsen zeigen
einen ausgesprochen lappigen Bau. Jede
Drüse kann man sich aus einer außerordentlich großen Menge von Einzeldrüschen zusammengesetzt denken, zu
welchen je ein Ast des Ausführungsganges
in Beziehung tritt. Jedes dieser Drüschen
ist von einer größeren Menge von Binde-

Abb. 43. Schema des Endstückes und
Ausführungssystemes einer (gemischten)
Speicheldrüse. m. E. muköses Endstück,
dem seröse Halbmonde s. H. mit inter-
zellulären Sekretkapillaren Sk. aufsitzen.
Sch. Schaltstücke. SR. Sekret- oder
Speichelröhren. A. Ausführungsgang.

gewebe umgeben und bildet ein *Primärläppchen*. Indem eine Anzahl von
Primärläppchen, dadurch daß sich ihre Ausführungsgänge zu einem größeren
Ästchen baumförmig vereinigen, eine größere Gruppe bilden, entstehen die
Sekundärläppchen; die Vereinigung der Ausführungsgänge dieser zu einem
größeren Aste bedingt das Entstehen von *Tertiärläppchen* usw., so daß durch
Wiederholung dieses Vorganges der schon makroskopisch sichtbare lappige
Bau der Drüsen entsteht.

Das interstitielle Bindegewebe der Drüsen kommt als *Endadenium* in den Primärläppchen (intralobulär) meist nur in geringer Menge vor. Zwischen den Sekundärläppchen (interlobulär) finden sich schon stärkere Züge, zwischen den Tertiärläppchen usw. starke (interlobuläre) Balken, *Periadenium*, die an der Oberfläche der Drüsen in die Drüsenkapsel, das *Epadenium*, übergehen.

Größere *Blutgefäße* verlaufen im interlobulären Bindegewebe. Von hier aus dringen hauptsächlich Kapillaren mit dem Bindegewebe in das Innere der Läppchen ein und umspinnen die Sekretröhren und Endstücke, liegen diesen aber nicht unmittelbar an, sondern sind von ihnen durch Gewebsspalten getrennt,

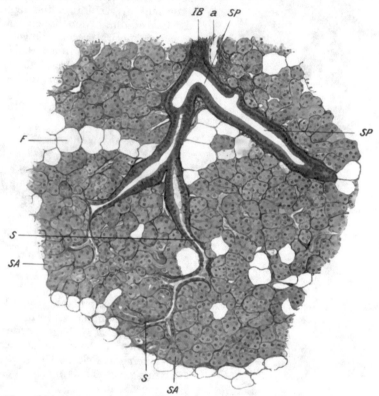

Abb. 45. Aus einem Schnitt durch die Gl. parotis eines Hingerichteten.
(Zenkers Fl.; Mallorys Bindegewebsfärbung.) Vergr. 110fach.
a Arterie. F Fettzellen. IB interlobuläres Bindegewebe. S Schaltstücke. SA Endstücke.
SP Speichelrohr, sich verästelnd. (Nach Schaffer.)

so daß die für die Ernährung der Drüsenzellen bestimmte Flüssigkeit nicht direkt aus den Blutgefäßen, sondern nur aus den die Membrana propria umgebenden Spalträumen entnommen werden kann. Letztere hat man als Lymphräume gedeutet; sie hängen aber nicht direkt mit Lymphgefäßen zusammen. Echte *Lymphgefäße* sind nur zwischen den größeren Läppchen nachgewiesen.

Die reichlich vorhandenen *Drüsennerven* sind teils cerebrospinalen, teils sympathischen Ursprungs. Die beiderlei Fasern mischen sich in feinen Geflechten, die zwischen den Läppchen gelegen, *interlobuläres Netz*, und in deren Verlauf (sympathische) Ganglienzellen eingeschaltet sind. Aus diesen Netzen treten Fasern teils zu den Blutgefäßen, um an diesen zu enden, teils in das

Innere der Läppchen und bilden um die Endstücke feinste Geflechte und endigen einerseits an der Oberfläche der Membrana propria, *epilemmale Endigungen*, andererseits durchsetzen feinste Fäserchen das Glandilemm, um an den Drüsenzellen selbst zu endigen, *hypolemmale Endigungen* (ARNSTEIN). Nach SCHAFFER (3) ist es sehr wahrscheinlich, daß epilemmale Endigung die sympathischen Fasern zeigen und daß die cerebrospinalen Fasern hypolemmal endigen.

Die *Glandula parotis* (Abb. 45) ist beim Menschen wie bei den Säugetieren eine *rein seröse* Drüse, nur ausnahmsweise kommen bei manchen Tieren (Hund,

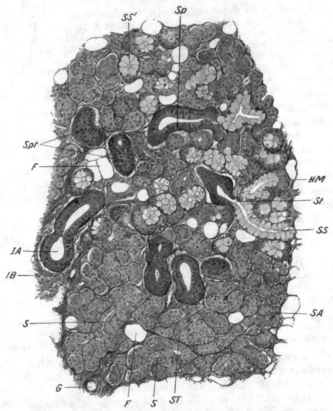

Abb. 46. Aus einem Schnitt durch die Gl. submaxillaris.
(ZENKERS Fl.; MALLORYS Bindegewebsfärbung.) Vergr. 110 fach.
F Fettzellen. G Blutgefäß. HM Halbmond. IA interlobulärer Ausführungsgang in ein Speichelrohr übergehend. IB interlobuläres Bindegewebe. S und ST Schaltstücke in Endstücke übergehend. SA seröse Endstücke. Sp Speichelrohr. Spt Speichelröhren im Anschnitt. SS muköses Endstück längs, SS' quer getroffen. (Nach SCHAFFER.)

Meerschweinchen) einzelne schleimzellenhaltige Alveolen vor. Das Ausführungssystem zeigt besonders deutlich ausgesprochen die Gliederung in Ausführungsgänge, Sekretröhren und Schaltstücke und namentlich letztere sind durch besondere Länge ausgezeichnet. Die Endstücke sind weniger stark gewunden und verzweigt als in den anderen großen Speicheldrüsen, die Lichtung ist ganz eng, am Querschnitt punktförmig. Die Höhe der Zellen in den Drüsenendstücken beträgt 16 μ, in den Schaltstücken 2—8 μ, in den Speichelröhren 14 μ (CHIEVITZ). Im frischen Zustande erscheinen die Zellen der Endstücke dicht gekörnt. Der Hauptausführungsgang erhält ein geschichtetes Cylinderepithel in dem sich nicht selten Becherzellen finden. In seinem Mündungsteil fand Stupka Becherzellen nach Art der endoepithelialen Drüsen. Durch das Vorkommen von Schleim absondernden Zellen im Ausführungsgange würde sich das gelegentliche Auftreten von Schleimspuren im serösen Parotisspeichel erklären lassen (Stupka). Gegenüber den anderen Kopfspeicheldrüsen ist die Parotis durch das verhältnismäßig reichliche Vorkommen von einzelnen und zu kleinen Gruppen gelagerten Fettzellen innerhalb der Läppchen und im interlobulären Bindegewebe ausgezeichnet.

Der Ductus parotideus erfährt nach seinem Durchtritt durch den M. buccinator eine Abknickung. Einzelne Muskelfasern inserieren an seiner Wand. Die Bündel des M. buccinator bilden zwar keinen eigentlichen Sphinkter für den Ductus parotideus, wohl aber durch Überkreuzung häufig eine Art Zwinge; eine Vorrichtung, welche geeignet ist, den Ausführungsgang leicht abzuklemmen und dies um so mehr, je schräger der Durchtritt durch den Muskel erfolgt. Die Insuffizienz dieses Verschlußmechanismus dürfte das Auftreten des „Speichelspritzens" begünstigen (Stupka).

Die *Glandula submaxillaris* (Abb. 46) ist eine gemischte Drüse, in der die serösen Drüsenzellen überwiegen, so daß sie als *muko-serös* zu bezeichnen wäre. Neben rein serösen Endstücken kommen gemischte vor, und zwar einmal derart, daß Schleimzellen führende Schläuche in solche von serösem Charakter übergehen oder aber, daß, was häufiger der Fall ist, an mukösen Endstücken seröse Halbmonde aufsitzen. Reine Schleimdrüsenendstücke fehlen. Häufig zeigen die serösen Zellen eine innere körnige und eine äußere körnchenfreie Zone; in letzterer kommen parallele faden- oder stäbchenartige Gebilde vor, die sich mit Hämatoxylin intensiv färben, *Basalfilamente* (Solger).

Am Ausführungssystem sind auch hier alle drei Abschnitte ausgebildet, doch sind die Schaltstücke nicht so lang wie in der Parotis und ihr Epithel ist nicht so platt wie in letzterer, sondern mehr kubisch. Die Speichelröhren zeigen nach Heidenhain häufig Ausbuchtungen und dazwischen Einziehungen, so daß sie rosenkranzförmig aussehen können. In der Wand des Hauptausführungsganges (Ductus Whartoni) kommen spärliche Längszüge glatter Muskelfasern, in seinem Epithel gelegentlich Becherzellen vor.

v. Brunn hat in der Unterkieferdrüse bei Erwachsenen und Kindern Lymphdrüsen nachweisen können. Da diese bei Carcinom der Lippen oder der Zunge miterkranken können, empfiehlt es sich in solchen Fällen auch die Gland. submaxillaris zu entfernen.

Die *Glandula sublingualis* (Abb. 47) besteht aus zwei verschiedenen Anteilen, der *Gland. sublingualis monostomatica* oder *major*, die als einheitlicher Drüsenkörper mit nur einem Ausführungsgange, dem Ductus sublingualis major (D. Bartholini) mündet und der *Gland. sublingualis polystomatica* oder *minores*, d. i. eine Reihe von 7—9 Einzeldrüschen, die mit ebensovielen Ausführungsgängen, in den Ductus sublinguales minores (D. Rivini) münden. Beide Anteile sind als gemischte Drüsen mit vorwiegend schleimigem Charakter, also als *sero-muköse* Drüsen zu bezeichnen. Allerdings können einzelne von den Gland. minores reine Schleimdrüsen sein (Stöhr). Eine Gliederung des Ausführungssystemes in drei verschiedenartige Abschnitte ist hier nicht möglich. Es fehlen die Speichelröhren (v. Ebner, Chievitz) und ebenso kann von gut charakterisierten Schaltstücken nicht die Rede sein. Aus den mit Cylinderepithel versehenen interlobulären Ausführungsgängen gehen mit kubischem Epithel bekleidete intralobuläre Äste hervor, in denen vereinzelte oder zu Gruppen gelagerte Schleimzellen auftreten, bis endlich das ganze Rohr von solchen ausgekleidet und nun der Übergang zum eigentlichen Drüsenendstück erreicht ist. Diese Röhren zeigen anfangs noch auf größere oder geringere Strecken einen geraden Verlauf und können in diesem Abschnitt als *Schleimröhren* von den eigentlichen Alveolen, welche vielfache Knickungen und Biegungen, sowie seitliche Ausbuchtungen zeigen, unterschieden werden (v. EBNER). Oft enthält ein ganzes Primärläppchen ausschließlich mit Schleimzellen ausgekleidete Endstücke, dabei findet man häufig neben sezernierenden auch sekretleere Abschnitte, die dann, wie schon in der Einleitung hervorgehoben wurde, nur schwer von serösen Anteilen zu unterscheiden sind. Daneben kommen aber an mukösen Endstücken auch echte seröse Halbmonde vor. Außer diesen gemischten Endstücken sind auch rein seröse Endstücke, allerdings nur in spärlicher Menge vorhanden.

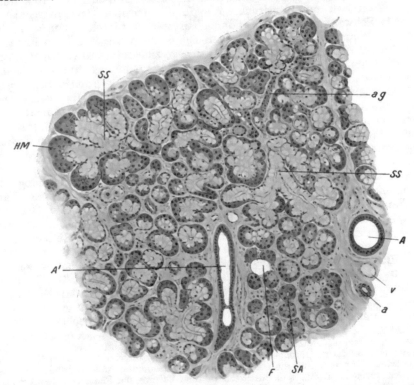

Abb. 47. Aus einem Schnitt durch die Gl. sublingualis eines 10jähr. Mädchens. (ZENKERS Fl.) Vergr. 110fach.

A, A′ interlobuläre Ausführungsgänge. ag feiner interlobulärer Ausführungsgang. HM Halbmond. SA seröse Endstücke. SS Schleimschläuche. F Fettzellen. a Arteria. v Vene.

SCHAFFER fand in der Sublingualis einen größeren Ausführungsgang, der teilweise mit geschichtetem Pflasterepithel ausgekleidet war, in welchem sich Gruppen von Schleimzellen nach Art von *endoepithelialen Drüsen* befanden.

Das Wachstum der Speicheldrüsen erfolgt nach HEIDENHAIN in der Weise, daß die Acini (an gemischten Endstücken die Lunulae) als die teilbaren Drüseneinheiten, *„Adenomeren“*, in die Breite wachsen und sich darauf in der Längsrichtung durchteilen, worauf in zweiter Linie das Längenwachstum der Endstücke nachfolgt (Teilkörpertheorie). Die Kürze der Schaltstücke (in der Submaxillaris) bzw. das Fehlen derselben (in der Sublingualis) an vorwiegend mukösen Drüsenabschnitten erklärt HEIDENHAIN daraus, daß der unmittelbar an die Endstücke anschließende Abschnitt des Ausführungssystemes, die „präterminalen Gänge“, mehr oder weniger ausgiebig verschleimen und dadurch in den sezernierenden Abschnitt einbezogen werden.

D. Histologie des Schlundkopfes.

I. Einteilung. Abgrenzung.

Als Bindeglied zwischen Mundhöhle und Oesophagus einerseits und zwischen Nasenhöhle und Kehlkopf andererseits zeigt der Pharynx in seinem feineren Bau Merkmale, die zum Teil für den Anfangsteil des Verdauungsrohres, zum Teil für den Respirationstrakt kennzeichnend sind; mit anderen Worten, die Überkreuzung des Luftweges mit dem Nahrungskanal im Schlundkopfe kommt auch in dessen Bau zum Ausdruck. Wie in den meisten Übergangsgebieten individuelle Schwankungen im Wandungsbau zum Ausdruck kommen, so ist dies auch im Pharynx der Fall. Es werden sich daher, wenigstens beim Erwachsenen, keine scharfen, allgemein gültigen Grenzen ziehen lassen, zwischen jenem Anteil des Schlundkopfes, der dem Bau nach dem Atmungsrohre, und jenem der dem Verdauungsrohre zuzurechnen ist; ja es ist eine strenge Sonderung dieser beiden Anteile schon deshalb unmöglich, weil nicht alle für eines dieser beiden Systeme charakteristischen Merkmale die gleich große Ausbreitung besitzen. So muß z. B. das Verbreitungsgebiet des mehrreihigen zylindrischen Flimmerepithels sich nicht vollkommen mit dem der gemischten Drüsen decken und ebensowenig muß das Verbreitungsgebiet des geschichteten Pflasterepithels mit dem der reinen Schleimdrüsen genau zusammenfallen.

Wenn auch die in der makroskopischen Anatomie getroffene Einteilung des Schlundkopfes in eine Pars nasalis, oralis und laryngea für den feineren Bau seiner Wandung von mehr nebensächlicher Bedeutung ist, da die Grenzen dieser drei Abschnitte nicht auch die Grenzen für verschieden gebaute Abschnitte des Pharynx darstellen, so soll doch diese rein topographische Einteilung in Ermangelung einer besseren beibehalten werden. Naturgemäß wird der oberste Teil des Pharynx, namentlich das Rachendach, ähnliche Eigenschaften zeigen, wie die Regio respiratoria der Nasenhöhle, während die übrigen Teile sich in ihrem Bau mehr dem der Mundhöhle bzw. des Oesophagus nähern. Mit Rücksicht auf den mikroskopischen Wandungsbau des Pharynx wäre es vielleicht zweckmäßiger von einer *Regio respiratoria* und *Regio digestoria* zu sprechen.

Der Übergang des Pharynx in den Oesophagus erfolgt beim Menschen im allgemeinen ohne scharfe mikroskopische Grenze. Bei Fleischfressern erscheint an dieser Stelle ein sehr deutlich hervortretender ringförmiger Wulst, Pharynxwulst (Strahl u. a.). Beim Menschen zeigen gehärtete Präparate hier oft eine eigentümliche Zeichnung, welche durch die Umlagerung der unregelmäßigen, teils quer verlaufenden Faltung der Pharynxschleimhaut in die Längsfaltung der Speiseröhrenschleimhaut zustande kommt (Strahl). Schaffer (1) findet hier wenigstens in den dorsalen und seitlichen Abschnitten meist eine faltenfreie Zone eingeschoben. An der ventralen, die hintere Kehlkopffläche überziehenden Wand des Pharynx stoßen im Bereiche der Ringknorpelplatte die Längsfalten des Oesophagus oft senkrecht auf die Querfalten des Pharynx, so daß der Anfang des Oesophagus hierher und nicht, wie dies gewöhnlich geschieht, an den unteren Rand der Ringknorpelplatte zu verlegen ist. (Lautenschläger, Schaffer). Die Kliniker verlegen meist den Beginn des Oesophagus auf die rosettenartig verengte Stelle in der Höhe des unteren Randes des Ringknorpels, „Oesophagusmund", die den Abschluß des quergestellten Raumes des Hypopharynx bildet und durch Kontraktion des M. cricopharyngeus bedingt wird (Elze und Beck u. a.).

II. Bau der Wandung.

Als wandbildender Bestandteil des Schlundkopfes kommt zunächst die *Schleimhaut* in Betracht mit einem *Stratum epitheliale* und einer *Lamina propria*, während eine Muscularis mucosae fehlt; an Stelle dieser tritt eine elastische Faserschicht, die dort, wo eine *Tela submucosa* vorhanden ist, eine scharfe Abgrenzung der letzteren von der Lamina propria gestattet. Der Schleimhaut, bzw. Submucosa, liegt außen die ausschließlich aus quergestreifter Muskulatur bestehende *Tunica muscularis* auf. An dieser lassen sich zwei Schichten unter-

scheiden, eine innere (Abb. 48) mit mehr längsverlaufenden Fasern (M. stylopharyngeus und M. palatopharyngeus) und eine äußere mit quer oder schräg
verlaufenden Fasern (Mm. constrictores pharyngis). Die Muskelhaut wird außen
von einer dünnen Bindegewebslage, *Tunica adventitia*, umhüllt, welche die
Verbindung des Pharynx mit den Nachbarorganen herstellt. Indem der obere
Schlundkopfschnürer nicht bis ganz an die Schädelbasis heranreicht, entbehrt
der oberste Teil des Schlundkopfes der muskulösen Wand, so daß hier die Grundlage der Wandung von einer Bindegewebsmembran, der *Fascia pharyngobasilaris*
gebildet wird, welche nichts anderes als die Fortsetzung der bindegewebigen
Bestandteile des Pharynx ist, also aus der Lamina propria und der Submucosa
hervorgeht, mit der die Tunica adventitia verschmilzt. Auch dort, wo makroskopisch keine Muskelschicht mehr nachzuweisen ist, fand SCHAFFER noch vereinzelte, quergestreifte Muskelfasern namentlich in der Submucosa, aber auch
im Schleimhautbindegewebe.

Während die älteren Autoren den örtlichen Verschiedenheiten im Bau des
Pharynx wenig Beachtung schenkten, haben die eingehenden Untersuchungen
SCHAFFERS (1) ergeben, daß es nicht angängig ist, eine für den ganzen Pharynx
gültige schematische Darstellung zu geben, da außer den Verschiedenheiten
des Epithels die Anordnung des elastischen Gewebes und der Drüsen in den einzelnen Regionen so auffallende Unterschiede zeigt, daß es notwendig erscheint,
auf diese näher einzugehen. Die erschöpfende Darstellung SCHAFFERS soll die
Grundlage für die folgenden Ausführungen bilden.

Das *Epithel* ist zum größten Teil ein typisches *geschichtetes Pflasterepithel*
ohne Verhornung der oberflächlichen Schichten, so wie es sich in der Mundhöhle
und im Ösophagus findet. Von diesem Epithel wird die ganze Pars laryngea
und oralis und noch ein Teil der Pars nasalis ausgekleidet. In das Epithel ragen
im allgemeinen schwach entwickelte, kegelförmige Papillen der Lamina propria
hinein, die in der Gegend der ROSENMÜLLERschen Gruben streckenweise auch
ganz fehlen. Erst gegen den Fornix hin tritt an Stelle des geschichteten Pflasterepithels unter gleichzeitigem Schwund der Papillen das den Respirationstrakt kennzeichnende *mehrreihige flimmernde Cylinderepithel* mit zahlreichen
Becherzellen. An der Seitenwand setzt sich im nasalen Teil das Flimmerepithel
der Nasenhöhle gewöhnlich über die Tubenmündung fort. Die Vermittlung
zwischen beiden Epithelarten bildet auch hier wie an anderen Übergangsstellen
ein geschichtetes Epithel, dessen oberflächlichste Zellen eine zylindrische Form
zeigen, das somit als *geschichtetes Cylinderepithel* bezeichnet werden kann.
Während die Gräben und Buchten der Rachenmandel mit Flimmerepithel
bekleidet sind, tritt beim Erwachsenen an dessen Stelle auf den Kuppen der
dazwischen liegenden Falten geschichtetes Pflasterepithel, und zwar namentlich
in dem nach der hinteren Schlundkopfwand zu gelegenen Abschnitte (NAU-
WERCK, SCHAFFER, SEREBRJAKOFF). Im Bereiche der Buchten kommt es
gelegentlich zur Bildung von Epitheleinsenkungen, die nur von Schleimzellen
gebildet sind und die an *endoepitheliale Drüsen* erinnern, ähnlich wie in der
R. respiratoria der Nasenhöhle (SCHAFFER). Derartige Becherzellgruppen fand
ich beim Kinde auch auf der Höhe der Kuppen. Beim Neugeborenen sehe ich
im Bereiche des ganzen Fornix noch ausschließlich Flimmerepithel; demnach
breitet sich auch hier, ähnlich wie an anderen Übergangsstellen (Uvula, Epiglottis, Nasenhöhle) infolge der mechanischen Reize das geschichtete Pflasterepithel auf Kosten des Flimmerepithels postfetal weiter aus.

Der *Epithelumbau* während der Entwicklung geht nach den Untersuchungen von
PATZELT am Pharynx in derselben Weise vor sich wie an der Epiglottis und wie ihn SCHAFFER
für den Ösophagus beschrieben hat. In dem ursprünglich zweischichtigen Cylinderepithel
beginnt sich die oberflächliche Lage in der 9. Woche in Flimmerzellen umzuwandeln, zwischen
denen schon in der 11. Woche blasige Glykogenzellen auftreten. Diese übertreffen bald an

Menge die Flimmerzellen, die sich inzwischen mehrreihig angeordnet haben, dann aber von der Basis abgehoben und teilweise ausgestoßen werden. Die Glykogenzellen bleiben im allgemeinen erhalten, verdichten sich und platten sich an der Oberfläche ab, so daß sie in der 20. Woche bereits ein geschichtetes Pflasterepithel bilden. Es findet also nicht, wie Schridde für das Epithel des Ösophagus annimmt, ein dreimaliger, sondern ein nur einmaliger Zellwechsel statt.

Gelegentlich finden sich bei Feten und Neugeborenen *Geschmacksknospen* im Pharynxepithel, und zwar an verschiedenen Stellen (Ponzo). Am häufigsten scheinen sie in der Schleimhaut, welche die Außenseite des Kehlkopfes überkleidet, vorzukommen. Auch Patzelt fand bei zwei älteren Feten an der Vorderwand des Speiseröhreneinganges Geschmacksknospen, die an das an gleicher Stelle von Schaffer (5) beschriebene Vorkommen von zwei symmetrischen Geschmacksknospengruppen bei Spitzmäusen erinnern. Neuerdings hat Grossmann systematisch die Vorderwand der Pars laryngea pharyngis des Menschen auf das Vorkommen von Geschmacksknospen untersucht und in allen Fällen nicht nur an der Spitze und Innenfläche der Aryknorpel (siehe diesbezüglich auch Kehlkopf), sondern auch tiefer abwärts, einige Male bis in die Höhe des unteren Randes des Ringknorpels, einzeln oder in Gruppen gelagerte Geschmacksknospen gefunden. Am zahlreichsten kommen sie beim Neugeborenen und in den ersten Lebensmonaten vor; mit zunehmendem Alter werden sie immer spärlicher und finden sich dann nur mehr an geschützten Stellen in den Schleimhautfalten. Ich selbst konnte beim Neugeborenen ziemlich zahlreiche Knospen im mittleren Teile der hinteren Pharynxwand nachweisen.

Elastisches Gewebe. Der Pharynx ist gegenüber der Nasen- und Mundhöhle ausgezeichnet durch die mächtige Entwicklung des elastischen Gewebes. Auf das auffallend reichliche Vorkommen von elastischem Gewebe in der Schlundkopfwand haben schon die älteren Autoren (Gerlach, Kölliker, Krause) hingewiesen. Nach Schaffer besteht auch hier, ähnlich wie am weichen Gaumen, eine bestimmte Lagebeziehung zwischen Drüsen und elastischem Gewebe, die so wesentlich ist, daß eine Verschiedenheit der Lage sich deckt mit einem Unterschiede im feineren Bau der Drüsen. Die Hauptmasse des elastischen Gewebes ist zu einer mächtigen, zusammenhängenden Lage aus dicken, vorwiegend längs und parallel verlaufenden Fasern geordnet, die Schaffer als *elastische Grenzschicht* bezeichnet, da sie die Schleimhaut gegen die Submucosa abgrenzt, oder dort, wo letztere fehlt, die Grenze zwischen Schleimhaut und Muskulatur bildet (Abb. 48). Diese elastische Faserlage muß als eine besondere Schicht der Rachenwand, ähnlich wie die entsprechende Lage elastischer Längsfasern in der Trachea, aufgefaßt werden. Besonders gegen die Schleimhaut hin erscheint sie scharf abgegrenzt, während sie dort, wo sie der Muskelhaut unmittelbar anliegt, stärkere Züge elastischer Fasern in das intermuskuläre Bindegewebe hineinsendet und dadurch sich auf das innigste mit dem Perimysium verbindet; ja es kommt unmittelbar unter der Grenzschicht zu einer förmlichen Umspinnung einzelner Muskelfasern mit elastischen Fäserchen, so daß in manchen Bündeln jede Muskelfaser eine elastische Hülle besitzt.

Im laryngealen Teil erreicht diese Grenzschicht ihre stärkste Ausbildung; sie zeigt hier vor dem Übergange des Pharynx in den Ösophagus eine Dicke von 500 μ. Hier sind zwischen die longitudinalen auch zirkuläre Fasern eingeschaltet, welche lagenweise mit ersteren abwechseln. Nach oben hin wird die Grenzschicht dünner; im oralen Abschnitt beträgt ihre Dicke 50—100 μ. Im laryngealen wie im oralen Teile liegt die Grenzschicht zum größten Teil unmittelbar der Muskulatur auf, so daß hier eine Submucosa fehlt. Vor dem Übergang in den Ösophagus hebt sich die Grenzschicht von der Tunica muscularis ab und scheidet hier die eigentliche Schleimhaut von einer Submucosa, nimmt aber gegen den Ösophagus hin rasch an Mächtigkeit ab und verliert sich mit dem

Beginn der Längsfalten im Ösophagus nahezu ganz. Im medianen Gebiet des nasalen Teiles, namentlich gegen den Fornix zu, senkt sich die Grenzschicht mehr in die Tiefe, so daß hier die eigentliche Schleimhaut dicker erscheint, während sie in den seitlichen Abschnitten — in der Gegend der ROSENMÜLLER-schen Grube — ihre mehr oberflächliche Lage beibehält und scharf die Schleimhaut von einer mächtigen Submucosa trennt. Daraus ergibt sich, daß eine deutlich ausgeprägte *Submucosa* nur am Übergange des Schlundkopfes in die Speiseröhre und in den seitlichen Teilen der Pars nasalis vorhanden ist, während in den anderen Teilen nur dort, wo submuköse Drüsen gelegen sind, von einer Andeutung einer solchen die Rede sein kann. Überall, wo die Grenzschicht unmittelbar der Muskulatur aufliegt, fehlt naturgemäß auch eine Submucosa, ebenso auch im Bereiche des Fornix, wo die Grenzschicht sich direkt an die Schädelbasis anheftet.

Die Schleimhaut selbst besitzt nur spärliches, aus zarten Fasern bestehendes elastisches Gewebe, das im untersten Abschnitt der Pars laryngea ein Geflecht

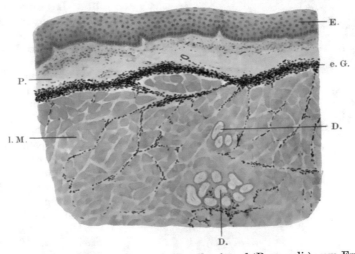

Abb. 48. Querschnitt durch die hintere Schlundkopfwand (Pars oralis) vom Erwachsenen. (Pikrinsublimat; Resorcin-Fuchsin, Hämatoxylin.) Vergr. 50 fach. E. Epithel. P. Lamina propria der Schleimhaut. e. G. elastische Grenzschicht. l. M. Längsmuskelschicht. D. muköse Drüsen, die tief in die Muskulatur eingegraben erscheinen.

bildet, dessen Fasern beim Übergang in den Ösophagus in die Muscularis mucosae desselben einstrahlen. Außerdem werden die Drüsenausführungsgänge bis zu ihrer Mündung von einem zierlich gegitterten elastischen Netz umgeben, das wie eine elastische Basalmembran aussieht.

Eine *Basalmembran* als oberste Lage der Lamina propria fehlt in jenen Teilen, die mit Pflasterepithel ausgekleidet sind, vollkommen, ist aber dort, wo Flimmerepithel vorkommt, vorhanden, jedoch schwächer entwickelt als in der R. respiratoria der Nasenhöhle (v. EBNER).

III. Die Drüsen.

Wie zu erwarten ist, finden sich im Schlundkopf zweierlei Drüsen. In größerer Menge reine *Schleimdrüsen*, wie sie für den hinteren Abschnitt der Mundhöhle und den Ösophagus charakteristisch sind und in geringerer Anzahl *gemischte Drüsen* des Respirationstraktes. Erstere liegen in der Regel unterhalb der elastischen Grenzschicht, also submukös bzw. die Grenzschicht bildet hier so wie an der oralen Fläche des weichen Gaumens ein *supraglanduläres Lager* (Abb. 48). Die gemischten Drüsen dagegen liegen oberhalb der Grenzschicht bzw. die Grenzschicht bildet hier ein *infraglanduläres Lager* wie an der nasalen Fläche des weichen Gaumens.

Die *gemischten Drüsen* finden sich naturgemäß in jenem Teil der Schlundkopfwand, der auch im übrigen die Eigenschaften der R. respiratoria der Nasenhöhle zeigt, also mit Flimmerepithel bekleidet ist und einer Submucosa entbehrt; demnach vor allem im Bereiche des Fornix, wo sie unterhalb der Rachenmandel

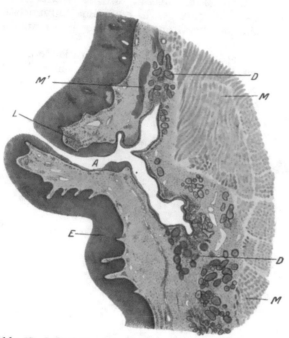

ein zusammenhängendes Lager bilden, das durchaus in der Lamina propria der Schleimhaut liegt. Das abweichende Verhalten der Fornixdrüsen in Aussehen und Lagerung gegenüber den anderen Pharynxdrüsen hat schon Robin erkannt und beschrieben. Die Ausführungsgänge dieser Drüsen münden in der Tiefe der Einsenkungen der Rachenmandel. Die Endstücke der Drüsen unterscheiden sich in ihrem Aufbau nicht wesentlich von denen der Nasenhöhle. Den gemischten Drüsen können sich stellenweise auch einige reine Schleimdrüsen beimengen.

Die *reinen Schleimdrüsen* (Abb. 49) finden sich hauptsächlich in dem mit geschichtetem Pflasterepithel ausgekleideten Anteilen und gleichen im Verhalten der Endstücke den Schleimdrüsen der Mundhöhle. Im Bereiche der hinteren Schlundkopf-

Abb. 49. Schlundkopfwand eines 11 jährigen Mädchens im Längsschnitt. Vergr. 27fach.
A Ausmündung einer Schleimdrüse D auf der Höhe einer Schleimhautfalte. E Pflasterepithel. L Lymphocytenansammlung um die Drüsenmündung. M Muskelhaut. M¹ durch den Drüsenkörper abgedrängte Fasern derselben. (Nach Schaffer.)

wand gehen diese Schleimdrüsen unter Vermittlung von Mischformen in die gemischten Fornixdrüsen über. Die mächtigste Entwicklung erfahren die Schleimdrüsen in der Gegend der Rosenmüllerschen Gruben (Luschka). In dieser Gegend sieht man nach Schaffer die Schleimhautoberfläche bei Lupenbetrachtung in ziemlich regelmäßigen Abständen von 1 mm von punktförmigen Einziehungen unterbrochen, von denen seichte Furchen ausstrahlen, so daß man lebhaft an das Bild einer abgenähten Matratze erinnert wird; es sind die Mündungen der Drüsen, welche dieses Aussehen bedingen. Die Drüsenkörper bilden hier ein mächtiges zusammenhängendes Lager in der Submucosa, die hier zahlreiche Fettzellen enthält. Neben den stark gewundenen und dichtgedrängten, mit sezernierenden Schleimzellen ausgekleideten Endstücken, kommen auch Schlauchabschnitte mit sehr weiter Lichtung und ganz niederem Epithel vor.

Es handelt sich dabei um in Rückbildung begriffene Drüsenabschnitte, von denen auch schon bei Besprechung der Zungendrüsen die Rede war. Eine mächtige Entfaltung erfahren die Schleimdrüsen nach Disse und Levinstein auch in der Plica salpingo-pharyngea („Seitenstrang"); auch hier bilden sie eine zusammenhängende Schicht. Die Dicke und Länge dieser Falte hängt vor allem von der Anzahl der eingelagerten Drüsen ab.

Die sezernierenden Endstücke münden durch kürzere von niedrigem Cylinderepithel ausgekleidete Röhren in die auffallend weiten Ausführungsgänge mit hohem zylindrischem Epithel, das eine basale Strichelung zeigt, so daß sie einigermaßen an Speichelröhren erinnern. Weiterhin geht dieses Epithel in das zweireihige Cylinderepithel der langen, oft erweiterten Ausführungsgänge über, welche die elastische Grenzschicht durchbrechen und mit enger Öffnung an der Oberfläche ausmünden. Dabei reicht das Pflasterepithel oft weit in die Tiefe und das Cylinderepithel setzt sich als oberflächlichste Schicht auf dieses fort (Abb. 49).

Im nasalen Teil der hinteren Schlundkopfwand, wo eine Submucosa fehlt, erscheinen die Drüsenkörper und zum Teil die Ausführungsgänge oft tief in die Muskulatur eingesenkt. Im oralen Teil werden die Schleimdrüsen spärlicher und liegen hier unmittelbar unterhalb der elastischen Grenzschicht meist in flachen Nischen der Muskulatur. Im laryngealen Teil und namentlich in dessen Vorderwand werden die Drüsen wieder etwas reichlicher; hier bilden sie an der Hinterfläche des Kehlkopfes, den Übergang in den Oesophagus bezeichnend ein größeres zusammenhängendes Lager, das bereits von Strahl gesehen worden ist und das Schaffer konstant gefunden hat. Diese Drüsen besitzen bereits die abgeplattete Form der Oesophagusdrüsen.

Wenn auch streng genommen nicht mehr zum Pharynx gehörig, so möchte ich doch anhangsweise der „oberen kardialen Oesophagusdrüsen" (Schaffer) oder „Magenschleimhautinseln" (Schridde) Erwähnung tun, da sie bis an die Übergangszone des Pharynx in den Oesophagus heraufrücken können und da ihnen eine gewisse praktische Bedeutung zukommt. Diese Drüsen wurden schon von Rüdinger gesehen, gerieten aber dann in Vergessenheit, wurden von Schaffer wieder entdeckt und eingehend beschrieben. Die Schafferschen Befunde erfuhren durch zahlreiche Nachuntersuchungen (Schridde u. a.) eine Bestätigung und Erweiterung. Wenn auch nicht konstant, so finden sich diese Drüsen doch in der Mehrzahl der Fälle (70%). Sie liegen stets in den Seitenbuchten des Oesophagus bilateral symmetrisch. Ihr Sitz schwankt zwischen Ringknorpelhöhe und 4.—5. Trachealring. Sie sind zunächst gegenüber den Schleimdrüsen des unteren Pharynxabschnittes und des Oesophagus, die ausnahmslos submukös liegen, durch ihre Lage in der Schleimhaut selbst ausgezeichnet, aber auch in ihrem Bau grundsätzlich von diesen verschieden. Die Drüsen gleichen vollkommen den Magendrüsen an der Cardia. Ihre sezernierenden Abschnitte bilden verästelte und stark gewundene Schläuche, welche von hellen, kubischen bis zylindrischen, gekörnten Zellen ausgekleidet werden, deren Protoplasma keine Schleimreaktion gibt. Manchmal kommen auch Belegzellen in einzelnen Drüsenschläuchen vor. Die Schläuche gehen häufig in ampullenförmig erweiterte Ausführungsgänge über, deren Cylinderepithel deutlich Schleimreaktion zeigt und die auf der Spitze von Papillen münden. Wenn diese Drüsen größere zusammenhängende Lager bilden, kann das Pflasterepithel der Schleimhautoberfläche in größerer oder geringerer Ausdehnung von dem hohen Cylinderepithel der Ausführungsgänge ersetzt sein, so daß dann förmliche Inseln von Magenschleimhaut entstehen. Schaffer glaubt, daß es sich bei diesen Bildungen um ein ancestrales Organ handelt, wofür auch ihr verhältnismäßig frühzeitiges Auftreten (12.—15. Embryonalwoche) und die viel größere Häufigkeit ihres Vorkommens beim Fetus als beim Erwachsenen sprechen würde (Boerner-Patzelt).

Für den Praktiker verdienen die Magenschleimhautinseln nach Schaffer (3) von verschiedenen Gesichtspunkten aus Beachtung. Zunächst können solche Inseln bei Betrachtung mit freiem Auge leicht für Erosionen gehalten werden. Ist das Vorkommen des Cylinderepithels ein ausgedehnteres, so bilden solche Stellen einen Ort geringeren Widerstandes (Prädisposition zur Entstehung von Pulsionsdivertikeln). Die Drüsen zeigen oft cystische Erweiterungen, welche, wenn sie nicht von Pflasterepithel überzogen werden, leicht zu Geschwürsbildungen führen können. Weiterhin wäre das Vorkommen eines Zylinderzellenkrebses an dieser Stelle nicht ausgeschlossen und schließlich könnten die Drüsen, wenn in ihnen Belegzellen vorhanden sind, zu einem peptischen Geschwür Veranlassung geben.

IV. Das lymphoide Gewebe.

Außer in schwacher diffuser Infiltration tritt das lymphoide Gewebe sowohl in Form von *Einzellymphknötchen* als auch von *Mandeln* in Erscheinung. Es nimmt im allgemeinen an Ausdehnung und Entwicklung vom laryngealen Teil gegen den Fornix hin, wo es als Rachenmandel seine größte Entfaltung erreicht, stetig zu. Von der Rachenmandel nach abwärts zeigt die hintere Schlundkopfwand nur mehr spärliche große Einzellymphknötchen, die selten über den Anfang des oralen Teiles herabreichen und in der tieferen oralen und der laryngealen Partie endlich neben einer schwachen diffusen Infiltration nur mehr kleinere Lymphzellenansammlungen ohne Keimzentren um die Ausführungsgänge der Drüsen (Schaffer).

Die *Einzelknötchen* sind im allgemeinen scharf abgegrenzte, mehr oder weniger abgerundete Lymphocytenansammlungen. Sie zeigen gewöhnlich ein Keimzentrum und wölben die Schleimhautoberfläche etwas vor. Entsteht eine stärkere Vorwölbung durch ein derartiges Knötchen, so wird dies auch als „*Granulum*" bezeichnet. Kleinere „Granula" sind demnach sicher nicht als pathologische Bildungen aufzufassen, da ja Einzellymphknötchen in jedem Pharynx vorhanden sind. Ähnlich wie an den Zungenbälgen sieht man auch hier in der Mitte der Vorwölbung eine Einsenkung, die mit geschichtetem Epithel ausgekleidet ist, hier aber nicht als Krypte bezeichnet werden darf, da sie nicht blind endigt, sondern sich kontinuierlich in einem Drüsenausführungsgang fortsetzt. Während die Durchsetzung des Epithels mit Lymphocyten an der freien Oberfläche stets eine nur mäßige ist und daher das Knötchen gegen das Oberflächenepithel scharf abgegrenzt erscheint, treten im Bereiche des mit geschichtetem Epithel ausgekleideten Mündungsstückes des Ausführungsganges dieselben lebhaften Durchwanderungserscheinungen auf, wie in den Krypten der Zungenbälge. Es ist somit das Lymphknötchen nichts selbständiges, sondern dasselbe ist um einen Ausführungsgang herum entstanden, den es wie ein Sphinkter allseitig umgibt. Namentlich im unteren Abschnitt des Pharynx kommen kleinere Lymphzellenansammlungen vor, die nur einseitig einem Ausführungsgang anliegen (Abb. 49), ein Verhalten, das auch die Lymphknötchen im Oesophagus zeigen. Von den kleinen, mehr diffusen Lymphocytenansammlungen um die Ausführungsgänge bis zu wohlausgebildeten Knötchen mit Keimzentren sind alle Übergänge nachzuweisen.

Nachdem alle Lymphknötchen der Schlundkopfwand dasselbe Verhalten zeigen, so scheint der Schluß berechtigt, daß hier jegliche größere Ansammlung von Lymphocyten ursächlich an das Vorhandensein des Drüsenausführungsganges geknüpft ist und Schaffer spricht die Vermutung aus, daß diese Erscheinung auf Chemotaxis zurückzuführen sein dürfte. Auf die innige Lagebeziehung zwischen Drüsenausführungsgängen und Lymphknötchen haben außer Schaffer, Kölliker, Flesch, Stöhr und Levinstein (1) hingewiesen. Wenn auch alle Lymphknötchen die geschilderte Lagebeziehung zu den Ausführungsgängen zeigen, so sehen wir aber umgekehrt nicht alle Ausführungsgänge von einem Lymphknötchen umgeben; namentlich entbehren die Ausführungsgänge der Drüsen in der Rosenmüllerschen Grube der lymphoiden Umgebung (Schaffer) und ebenso die Ausführungsgänge der sehr zahlreichen Drüsen, die sich am Rachendach zwischen dem Hinterrande der Nasenscheidewand und Rachenmandel finden. Im Sinus piriformis kommt nach Dobrowolski das lymphoide Gewebe entweder in Form von umschriebenen Infiltrationen vor, ohne daß es zur Bildung von eigentlichen Lymphknötchen kommt (beiläufig in der Hälfte der Fälle), oder es kommt zur Bildung von Lymphknötchen um die Ausführungsgänge der Drüsen, wobei sich aber auch Knötchengruppen finden sollen, in die sich ähnlich wie in den Zungenbälgen eine blind endigende Krypte einsenkt und schließlich kann es durch Zusammenfließen derartiger Bälge zur Bildung einer *Tonsilla sinus piriformis* kommen (unter 60 untersuchten Fällen 8mal).

Die *Rachenmandel.* Die Tonsilla pharyngea (Abb. 50) ist so wie andere Mandeln als ein Organ aufzufassen, das durch lymphoide Infiltration der Lamina propria der Schleimhaut zustande kommt. Abgesehen von der Verschiedenheit in der epithelialen Bekleidung stimmt aber die Rachenmandel weder genau mit der Gaumenmandel, noch mit der Zungenmandel überein. Während es sich in den beiden letzteren um Gruppen von lymphoid infiltrierten Schleimhauteinsenkungen handelt, besteht die Rachenmandel aus ebensolchen Vorragungen, aus einem System von Falten, zwischen die tiefe Furchen eingreifen (vgl. Abb. 34 u. 50). Die makroskopisch sichtbaren Wülste verlaufen im allgemeinen annähernd sagittal, leicht bogenförmig und nach hinten hin etwas konvergierend gegen eine hier nicht selten vorhandene grubenförmige Vertiefung, den Recessus medius. Jedoch ist diese typische Ausbildung nur bei Kindern zu sehen, da die

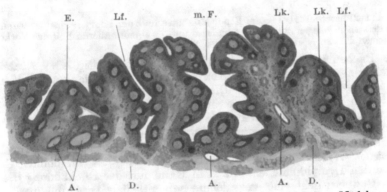

Abb. 50. Querschnitt durch die Rachenmandel eines 9 jährigen Mädchens. (Formol; Hämatox., Eosin.) Vergr. 6 fach.
E. Epithel. Lf. Längsfurchen im Querschnitt. m. F. mediane Längsfurche. Lk. Lymphknötchen mit Keimzentren. D. Drüsen. A. deren Ausführungsgänge.

Rachenmandel einerseits eine verhältnismäßig frühzeitige Rückbildung erfährt und andererseits der Sitz häufiger Erkrankungen ist, wodurch auch ihr makroskopisches Aussehen beeinflußt wird.

Außer den Furchen zwischen den Wülsten dringen in die Rachenmandel mit Epithel ausgekleidete Gänge ein, die aber nicht blind endigen, also nicht als eigentliche Krypten bezeichnet werden können, sondern sich in die Ausführungsgänge der in großer Menge unterhalb der Mandel gelegenen Drüsen fortsetzen, so daß man sich die Rachenmandel aus einer zusammenfließenden Gruppe von Einzellymphknötchen zusammengesetzt vorstellen kann, die um die zum Teil zisternenartig erweiterten Drüsenausführungsgänge herum sich entwickelt haben. Die Durchwanderung des Epithels in den Furchen und Gräben durch Lymphocyten findet in derselben Weise statt, wie in anderen Tonsillen. Durch die lebhafte Durchwanderung kann es nach Schaffer zu teilweiser Verödung von Ausführungsgängen kommen und man kann alle Übergänge sehen von Lymphknötchen, in deren Mitte ein wegsamer, mit Cylinderepithel ausgekleideter Ausführungsgang sich findet zu solchen, wo der Gang von Lymphocyten erfüllt und stellenweise durch lymphoides Gewebe in seiner Kontinuität unterbrochen ist, endlich zu solchen, in deren Mitte statt des Restes des Ausführungsganges nur mehr zersprengte, zum Teil in vielkernige Massen

24*

umgewandelte Epithelzellen zu finden sind; Bildungen, die dann in ihrem Aussehen an Keimzentren erinnern, aber natürlich nichts mit solchen zu tun haben. Wirkliche *Keimzentren* sind bei Jugendlichen stets in großer Zahl und guter Ausbildung vorhanden. Sie fehlen noch beim Neugeborenen und sind nach Ganghofner am besten entwickelt bei 1—2jährigen Kindern.

Auffallend ist der große Reichtum der Rachenmandel an *Venen* (Schwabach, Killian u. a.). Bei einem Neugeborenen, dessen Blutgefäße mit Fixierungsflüssigkeit injiziert worden waren, so daß die Venen maximal erweitert erscheinen, nehmen sie vielleicht ein Drittel des ganzen Volumens der Tonsille ein. Sie sind verhältnismäßig weit und auch stärkere Äste rücken bis ganz nahe an das Epithel heran. Bei ihrer auffallenden Dünnwandigkeit können diese Venen leicht mit Lymphgefäßen verwechselt werden. Neben den Blutgefäßen enthält die Rachenmandel auch zahlreiche *Lymphgefäße* (Schwabach). Sie sind nach Mouchet nahe der Oberfläche reichlicher als in der Tiefe längs der Furchen und strömen gegen den hinteren Pol der Mandel zusammen, wo sie jederseits in zwei bis vier Stämmchen übergehen.

Citelli (2) beschreibt bei einem Kinde eine unterhalb der Pharynxtonsille zwischen den Drüsen derselben gelegene kleine Lymphdrüse und in einem anderen Fall das Vorkommen eines kleinen Knorpels am Vorderende der Mandel.

Die Rachenmandel erfährt regelmäßig und frühzeitig eine *Rückbildung* (Goerke, Serebrjakoff, Symington u. a.), die schließlich zu vollständigem Schwund derselben führen kann. Die Involution beginnt mit der Pubertät und ist mit dem 25. Lebensjahre gewöhnlich vollendet (Serebrjakoff). Nach Goerke besteht das Wesen der Involution darin, daß an Stelle des schwindenden lymphoiden Gewebes indifferentes Gewebe, namentlich Fettgewebe tritt. Serebrjakoff macht darauf aufmerksam, daß die Keimzentren der Involution am meisten Widerstand leisten; zuerst schwindet das lymphoide Gewebe zwischen den Lymphknötchen. Hand in Hand mit der Rückbildung des lymphoiden Gewebes geht eine ausgedehnte subepitheliale Cystenbildung.

Die *Tubenmandel.* Das lymphoide Gewebe der knorpeligen Tube setzt sich auf die Umgebung ihrer Mündung fort und sammelt sich namentlich im Bereiche des Tubenwulstes an, worauf zuerst Gerlach beim Kinde aufmerksam gemacht und hierfür die Bezeichnung Tubenmandel, *Tonsilla tubaria*, vorgeschlagen hat. V. Kostanecki weist darauf hin, daß die nicht nur beim Kinde vorhandene Tubenmandel keine selbständige Bildung, sondern die unmittelbare seitliche Verlängerung der Pharynxtonsille darstellt. Die lymphoide Infiltration ist eine mehr diffuse, zur Bildung von Lymphknötchen kommt es nur selten. Da aber die Schleimhautoberfläche hier vielfach kleine grubenförmige Vertiefungen zeigt, entsteht eine „tonsillenähnliche" Beschaffenheit der Schleimhaut. Diese grubenförmigen Vertiefungen sind, soviel ich sehe, ebenso wie in der Rachenmandel, nichts anderes als die stark erweiterten Mündungsteile der Drüsenausführungsgänge, um die herum vorwiegend die Ansammlung des lymphoiden Gewebes erfolgt; so daß also auch im feineren Bau eine Übereinstimmung zwischen Tuben- und Rachenmandel besteht. Nach Vollendung des Wachstums nimmt der Zellreichtum der Schleimhaut wieder ab (Disse).

Nach Levinstein können auf Grund von einwirkenden Reizen an atypischen Stellen „Tonsillen" entstehen, die er als *pathologische Mandeln* bezeichnet; namentlich kann dies im Bereiche des lymphoiden Schlundringes der Fall sein. So zeigt die seitliche Schlundwand häufig eine dauernde und so ausgiebige Durchsetzung mit Lymphocyten, daß eine beträchtliche Anschwellung dieser Gegend entsteht, die als „*geschwollener Seitenstrang*" bekannt ist. Ebenso kann in der Gegend des hinteren seitlichen Zungenrandes die gleichfalls pathologische „*Tonsilla linguae lateralis*" entstehen.

V. Gefäße und Nerven.

Die Schleimhaut des Pharynx ist reich an Blut- und Lymphgefäßen, die sich im allgemeinen wie in der Mundhöhle verhalten. Die *Blutgefäße* bilden oberflächlich ein mehr langgestrecktes Maschennetz und steigen von hier aus als kurze Schlingen in die schwach entwickelten Papillen hinein. Außer in der Rachenmandel finde ich auch noch in dem schmalen Schleimhautbezirk des Rachendaches zwischen Mandel und Nasenscheidewand auffallend weite und reichliche, ganz dünnwandige Venen in der Lamina propria. Bemerkenswert sind ferner die mächtig entwickelten submukösen Venen im Bereiche der Pars pharyngea, welche die von ELZE eingehend (makroskopisch) beschriebenen *Wundernetze* bilden.

Die *Lymphgefäße* bilden in der Schleimhaut vor allem in der Gegend des lymphoiden Schlundringes ein außerordentlich dichtes Netzwerk. Die abführenden Lymphstämme verlassen den Pharynx an drei Stellen, nämlich vorn und unten im Sinus piriformis, hinten an der hinteren Rachenwand, seitlich in der Gegend der Gaumenmandeln (MOST).

Die *Nerven* bilden in der Schleimhaut oberflächliche und tiefe Netze, Der Plexus pharyngeus enthält eingestreute Ganglien. Kleine Gruppen von Ganglienzellen finden sich auch da und dort zwischen der Pharynxmuskulatur (v. EBNER-KÖLLIKER). SABUSSOW hat die feinere Verteilung und Endigung der Nerven im Schlundkopf bei Hund, Katze und Kaninchen unter Anwendung der Methylenblaumethode verfolgt und gefunden, daß die aus markhaltigen und marklosen Fasern bestehenden Nervenstämmchen in die Submucosa eindringen, sich in dünnere Ästchen teilen und hier ein tiefliegendes Geflecht bilden, in dem hier und da multipolare Ganglienzellen vereinzelt oder in kleinen Gruppen vorkommen. Von diesem Geflecht gehen dünnere Nervenstämmchen aus, die sich verästelnd die Blutgefäße umspinnen und andere, die zu den Drüsen ziehen. Die meisten Nervenfasern des tiefen Geflechtes ziehen in gemischten Stämmchen in die Lamina propria und bilden hier einen oberflächlichen, subepithelialen Plexus. Aus diesem treten einzelne markhaltige Nervenfasern aus, welche sich verästeln, ihre Markscheide verlieren und teils im Bindegewebe der Schleimhaut, teils im Epithel endigen. Die Endapparate in der Lamina propria sind zum Teil zahlreiche KRAUSEsche *Endkolben*, zum Teil *freie Endigungen*, die unmittelbar unter dem Epithel liegen und ziemlich kompliziert gebaute Endbäumchen mit blattartig verbreiterten freien Enden darstellen. Diese Endbäumchen bilden unter dem Epithel eine fast ununterbrochene Schicht. Die freien intraepithelialen Endigungen unterscheiden sich nicht von denen an anderen Schleimhäuten.

Vergleichend histologisch läßt sich sagen, daß in allen wesentlichen Punkten der Bau der Pharynxwand des Menschen mit dem der Säugetiere übereinstimmt. So kann man nach ILLING bei den Haussäugetieren scharf zwischen dem respiratorischen Nasenrachen (Atmungsrachen) und dem Kehlrachen (Schlingrachen) unterscheiden. Der *Nasenrachen* ist ausgezeichnet durch das mehrreihige Flimmerepithel mit Becherzellen und durch das Vorhandensein gemischter oder zum Teil rein seröser Drüsen (ausgenommen Schaf und Ziege), der *Kehlrachen* durch das geschichtete Pflasterepithel und die entweder rein mukösen oder doch vorwiegend mukösen Drüsen. Wie beim Menschen findet sich auch hier eine gewöhnlich sehr mächtig entwickelte *elastische Grenzschicht,* zu der die verschiedenen Drüsen in gesetzmäßiger Lagebeziehung stehen. Stets liegen die gemischten Drüsen des Nasenrachens über der Grenzschicht und die mukösen Drüsen des Kehlrachens in der Regel unter derselben. Beim Hunde liegt unter dem Epithel der dorsalen und lateralen Schlundkopfwand eine dicke Sehnenplatte, eine *Membrana subepithelialis tendinea.*

Die *Rachenmandel* der Säugetiere ist in ihrer Form und Ausbildung bei den einzelnen Arten verschieden, aber viel konstanter als beim Menschen, so daß sie stets ein für die Art typisches Bild aufweist. ILLING bezeichnet die Pharynxtonsille der Haussäugetiere und auch die des Menschen als eine *Plattenmandel.* Sie besteht aus einer Platte von Tonsillargewebe mit Keimzentren, die eine Verdickung der Schleimhaut bedingt und die, um eine Oberflächenvergrößerung herbeizuführen, gegen den Rachenraum gerichtete Vorwölbungen m Form von vorragenden Platten, Wülsten oder Falten bildet. Rind, Schaf, Ziege und Schwein besitzen in der Tubenschleimhaut *Tubenmandeln,* die stets in der Nähe des Ostium pharyngeum tubae liegen. Bei Einhufern, Wiederkäuern, beim Schwein, seltener bei den Fleischfressern kommen wie beim Menschen außerdem Lymphzellenansammlungen um die Ausführungsgänge in Form von scharf abgegrenzten *Einzellymphknötchen* mit Keimzentren vor.

VI. Die Rachendachhypophyse.

Nachdem schon Killian in mehreren Fällen bei älteren Feten einen epithelialen Strang im Bereiche des Rachendaches nachgewiesen hatte, der seiner mikroskopischen Beschaffenheit nach als ein Rest des Hypophysenganges zu betrachten ist, hat Erdheim nicht nur bei Feten, sondern auch bei Neugeborenen dieses strangförmige, aus Hypophysengewebe bestehende Gebilde wiedergefunden

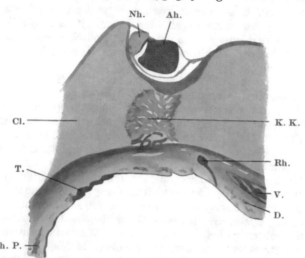

und ihm den Namen „Rachendachhypophyse" gegeben. Nach Erdheim handelt es sich dabei um einen einfachen oder unterbrochenen, schon makroskopisch sichtbaren Strang, der in der Medianebene von den oberflächlichen Schichten der Fornixschleimhaut ausgehend in schräger Richtung nach hinten oben gegen die Schädelbasis zieht. Das Vorderende des Stranges beginnt unmittelbar am Hinterende der Nasenscheidewand, das Hinterende des Stranges zieht direkt gegen den Keilbeinkörper (Abb. 51); Befunde, die von Arai bestätigt wurden. Civalleri und Haberfeld haben unabhängig voneinander den Nachweis

Abb. 51. Sagittaldurchschnitt durch die Schädelbasis und das Rachendach eines 6monatigen menschlichen Fetus. (Formol; Hämatox., Eosin.) Vergr. 6fach.
Rh. Rachendachhypophyse.   Ah. Adenohypophyse.   Nh. Neurohypophyse.   T. Anlage der Tonsilla pharyngea. D. Drüsenanlagen. h. P. Muskulatur in der hinteren Pharynxwand. V. Vomer. K. K. Knochenkern im Keilbeinkörper. Cl. Clivus.

erbracht, daß die Rachendachhypophyse oder *Hypophysis pharyngea* nicht nur bei Feten und Neugeborenen vorhanden ist, sondern ein konstantes, während des ganzen Lebens vorhandenes Organ darstellt, das alle Bauelemente des Drüsenlappens der Haupthypophyse aufweist. Diese Tatsachen konnten auch von den späteren Untersuchern (Citelli, Arena, Pende, Christeller u. a.) bestätigt werden, wenngleich bezüglich der morphologischen Einzelheiten und der funktionellen Bedeutung des Organes die Meinungen zum Teil auseinandergehen.

Nach den eingehenden, sich auf Individuen aller Altersstufen erstreckenden Untersuchungen Haberfelds erscheint die Pharynxhypophyse auch im postfetalen Leben stets in Form eines durchschnittlich 5 mm langen Stranges, der wie beim Fetus von vorn nach hinten aufsteigend, eine Richtung einhält, die dem Verlaufe des Canalis craniopharyngeus entspricht. Während aber beim Erwachsenen die Rachendachhypophyse stets außerhalb der Schleimhaut liegt, taucht bei Feten und Kindern das vordere untere Ende mehr oder weniger tief in die Schleimhaut ein, kommt ganz nahe an das Epithel der Rachenschleimhaut heran, steht aber nur ausnahmsweise mit diesem noch in direkter Verbindung. Ihr Hinterende findet die Pharynxhypophyse stets im derben Bindegewebe der Schädelbasis. Nach CITELLI gliedert sich der ganze Strang bei Jugendlichen häufig in einen hinteren mehr horizontalen und einen vorderen vertikalen Abschnitt, der die Verbindung mit dem Epithel oder dessen unmittelbarer Nachbarschaft herstellt.

Die Form des Stranges kann unregelmäßig sein, indem er Biegungen, Einschnürungen und Verdickungen zeigt usw. Insbesondere macht CHRISTELLER auf die außerordentlich variable Ausbildung in bezug auf Form, Lage und Ausdehnung der Pharynxhypophyse aufmerksam, so daß sich diesbezüglich für die verschiedenen Altersstufen keine Gesetzmäßigkeit feststellen läßt. Die Abgrenzung der Organes ist im allgemeinen eine scharfe, nur das vordere untere Ende, kann, wenn es in das lymphoide Gewebe der Rachenmandel eintaucht, was häufig der Fall ist, scheinbar seine scharfe Abgrenzung verlieren. Beim Erwachsenen ist das den Strang umgebende Bindegewebe etwas dichter gefügt, so daß man von einer Art Kapsel sprechen könnte.

Bezüglich des feineren Baues ist zu bemerken, daß sich bei allen Altersstufen in der Pharynxhypophyse dieselben Elemente finden können, die am Aufbau des Vorderlappens der Haupthypophyse beteiligt sind. Das *Stroma* ist in der Mehrzahl der Fälle durchaus zart und besteht aus sehr feinen Bindegewebsbündeln; bei alten Leuten findet ERDHEIM eine Zunahme des Bindegewebes, eine Verdickung der Bindegewebsbalken, was aber nach CHRISTELLER nicht zutreffen soll.

Der *Gefäßgehalt* ist meistens ein ziemlich reichlicher, hauptsächlich sind es Kapillaren, die besonders bei Feten und Neugeborenen in sehr großer Menge vorhanden sind. Daneben kommen auch einzelne größere Venen vor. CITELLI macht auf die regelmäßigen Gefäß-, vor allem Venenverbindungen, die zwischen Rachendachhypophyse und Rachenmandel bestehen, aufmerksam, durch die möglicherweise eine Beeinflussung der Funktion der Pharynxhypophyse bei Erkrankungen der Rachenmandel (adenoide Vegetationen) zustande kommen könnte.

Den *epithelialen Anteil* der Pharynxhypophyse findet ERDHEIM bei Feten noch durchaus solid; später tritt immer deutlicher ein alveolärer Aufbau in Erscheinung. Die Alveolen sind bei Kindern in der überwiegenden Zahl ohne Lichtung, während mit zunehmendem Alter mehr und mehr lumenführende Alveolen auftreten. Bei Jugendlichen sind die Lichtungen meist leer, später tritt immer häufiger *Kolloid* in ihnen auf, so daß auch die Kolloidmenge mit dem Alter ansteigt. Von den Zellformen finden sich wie in der Haupthypophyse zunächst *chromophobe* (Hauptzellen) und *chromophile Zellen*, die letzteren als Eosinophile und Basophile, nur in einem anderen Mengenverhältnis. Während in der Haupthypophyse die chromophilen Zellen an Zahl die chromophoben zu überwiegen pflegen, sind in der Pharynxhypophyse die Chromophilen stets in der Minderheit. Basophile Zellen kommen nicht konstant vor und sind immer nur in geringer Menge vorhanden; in ihrem Protoplasma kommt es mit zunehmendem Alter zur Einlagerung von Fetttröpfchen wie in der Haupthypophyse. Außerdem treten zwischen den genannten Zellarten noch Haufen von *Plattenepithelzellen*, wie sie von ERDHEIM auch für die Haupthypophyse nachgewiesen wurden, auf, nur mit dem Unterschiede, daß sie in der Pharynxhypophyse in größerer Menge vorkommen. Nach PENDE soll der Bau der Pharynxhypophyse dem der sog. Pars intermedia der Haupthypophyse entsprechen.

Bezüglich der *Funktion* nimmt HABERFELD mit der Mehrzahl der Autoren wohl mit Recht an, daß der Rachendachhypophyse dieselbe sezernierende

Tätigkeit wie dem Hauptorgan zukommt, wenn auch in geringerem Ausmaße, wofür die geringere Menge der chromophilen Zellen, die ja allgemein als die eigentlichen sezernierenden Elemente angesehen werden, spricht. Wenn Arena und Christeller auf Grund der variablen Beschaffenheit des Zellmateriales und namentlich des geringeren Gehaltes oder sogar vollständigen Fehlens der chromophilen Zellen die Pharynxhypophyse als ein rudimentäres Organ hinstellen, dem überhaupt keinerlei Funktion zukommt, so dürfte das wohl zu weit gegangen sein.

Gelegentlich können auf dem ganzen Wege, den der Vorderlappen der Hypophyse während der Entwicklung zurückgelegt hat, Hypophysenreste als liegengebliebene Keime gefunden werden, die Ausgangspunkte für Hypophysentumoren werden können (Haberfeld). Arai schlägt für diese *Nebenhypophysen* = Hypophyses accessoriae, die außer der Hypophysis pharyngea noch vorkommen können, die Bezeichnungen H. acc. canalis craniopharyngei und H. acc. cranii vor.

Bei Tieren sind Nebenhypophysen jedenfalls ungleich seltener als beim Menschen. Sie wurden bisher bei der Mehrzahl der untersuchten Tiere überhaupt nicht gefunden. Beim Kaninchen fand Arai nur vereinzelt in der Sattelgrube eine Hyp. acc. cranii und bei der erwachsenen Katze eine Hyp. acc. canalis craniopharyngei. Nach Tourneeux bleibt bei Hundefeten bis zur Geburt der Anfangsteil des Hypophysenganges als ein mit dem Epithel im Zusammenhange stehendes Bläschen bestehen, aus dem sich später eine Pharynxhypophyse entwickelt wie beim Menschen.

E. Histologie des Kehlkopfes.

I. Das Skelett.

Das Gerüst des Kehlkopfes besteht aus Knorpelstücken, die durch Bänder zusammengehalten werden. Da die Mehrzahl der Kehlkopfknorpel im Alter verknöchert, so beteiligt sich außer Knorpelgewebe bei älteren Leuten regelmäßig auch Knochengewebe am Aufbau des Kehlkopfskelettes.

In den *Kehlkopfknorpeln* sind alle drei Arten von Knorpelgewebe vertreten, nämlich *hyaliner*, *elastischer* oder Netzknorpel und *Bindegewebs-* oder *Faserknorpel*. Die weiteste Verbreitung findet das *hyaline Knorpelgewebe*. Aus ihm besteht der Schildknorpel, der Ringknorpel, der größere Teil des Gießbeckenknorpels und nach Citelli (2) auch die nur sehr selten beim Menschen vorhandene Cart. supracricoidea (C. interarytaenoidea, C. procricoidea).

Aus *elastischem Knorpelgewebe* bestehen hauptsächlich die Knorpel im Bereiche des Kehlkopfeinganges, nämlich der Epiglottisknorpel, die Cart. corniculata (Santorini), das kleine inkonstante Knorpelchen, das Citelli (4) im Taschenbande in der Ein- oder Zweizahl gefunden hat, die inkonstante Cart. sesamoidea und der Proc. vocalis, manchmal auch die Spitze des Gießbeckenknorpels. Auch die Cart. cuneiformis (Morgagni, Wrisbergi) wird gewöhnlich den elastischen Knorpeln zugerechnet (hierüber siehe weiter unten).

Aus *Bindegewebsknorpel*, d. h. aus Bindegewebe mit eingelagerten Knorpelzellen besteht der „Proc. vocalis anterior" und die inkonstante Cart. triticea; sie kann aber auch aus hyalinem Knorpel bestehen. Außerdem tritt in der Nähe der Gelenkflächen und an diesen selbst Bindegewebsknorpel auf (Verson, Chievitz).

An den aus *hyaliner Substanz* aufgebauten Knorpeln lassen sich im allgemeinen drei ineinander übergehende Zonen unterscheiden (Rheiner); eine periphere Lage mit abgeplatteten Zellen, die oberflächlich ohne scharfe Grenze in die des Perichondrium übergehen, eine intermediäre Schicht mit vielen, größeren, mehr abgerundeten, oft zu mehreren in einer Höhle liegenden Zellen und eine zentrale Zone mit reichlicherer Grundsubstanz und länglichen, in der Richtung der Dicke des Knorpels gestellten Zellen (Abb. 52). In den Knorpelzellen findet sich meist ein großer Fetttropfen.

Einen besonderen Bau zeigt das sog. *Mittelstück, die Lamina mediana* (HALBERTSMA) des Schildknorpels. Ursprünglich selbständig angelegt, verschmelzen die beiden Schildknorpelplatten miteinander, indem sich erst nach der Geburt zwischen ihren medialen Rändern die Anlage des Mittelstückes als ein kleinzelliger Knorpelstreifen in der Gegend des Ansatzes der Stimmbänder einschiebt. Die großzelligen Partien der Seitenplatten verlieren sich an Horizontalschnitten mit einem gegen die Medianlinie konvexen Bogen mehr abgeplatteter Zellen gegen die kleinzellige Mittelplatte. Das Mittelstück dürfte als Ort der hauptsächlichsten Zellvermehrung von wesentlicher Bedeutung für das Wachstum der seitlichen Schildknorpelplatten sein (v. EBNER).

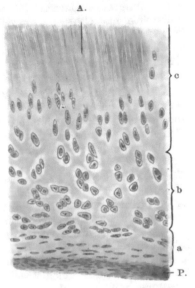

A.

WOLTERS hat im Schildknorpel des Menschen ein acidophiles, netzartiges Flechtwerk und eine dazwischen gelegene basophile Grundsubstanz dargestellt. Dieses Netzwerk spricht er für Saftbahnen an, in dem Sinne, daß es sich um präformierte Kanälchen oder Hohlräume handelt, sondern nur um stärker mit Flüssigkeit durchtränkte Partien der Grundsubstanz. Nach SCHAFFER trifft diese Deutung nicht zu; hier wie in anderen ähnlichen Fällen haben rein physikalische Veränderungen ein verschiedenes färberisches Verhalten verschiedener Teile der Knorpelgrundsubstanz zur Folge, d. h. der Ausfall der Färbung ist von der Vorbehandlung des Knorpelgewebes abhängig.

An manchen Stellen kommt es in der hyalinen Grundsubstanz unter Einschmelzung ganzer Zellbezirke zu einer faserigen Umwandlung derselben, zur Bildung von sog. *Asbestfasern*, das sind stark lichtbrechende, parallel verlaufende Fasern von seiden- oder asbestartigem Glanze (Abb. 52). Nach MERKEL findet man schon nach dem 5. Lebensjahre in den Schildknorpelplatten Stellen mit Asbestfasern, die im rechten Winkel zur Knorpeloberfläche verlaufen. Auch im Ringknorpel tritt die faserige Umwandlung ein; sie geht hier von der hinteren Mittellinie aus. Die Gießbeckenknorpel zeigen diese Fasereinlagerungen weniger, dagegen in der Basis häufig eine körnige Umwandlung der Knorpelgrundsubstanz; ebenso kann die Ringknorpelplatte diese körnige Beschaffenheit annehmen. Mit der Verknöcherung der Knorpel haben diese Veränderungen nichts zu tun.

Abb. 52. Aus einem Querschnitt durch den Schildknorpel eines 9 jährigen Mädchens. (Alkohol; ungefärbt.) Vergr. 80 fach.
P. Perichondrium. a oberflächliche Knorpelschicht mit abgeplatteten Zellen, b intermediäre Schicht mit mehr rundlich-polygonalen Zellen. c zentrale Schicht mit länglichen, quergestellten Zellen. A. Asbestfasern.

Von degenerativen Veränderungen in den menschlichen Kehlkopfknorpeln beschreibt PASCHER die Verfettung der Knorpelzellen, die Umwandlung von Knorpelzellen in Grundsubstanz („verdämmernde Zellen"), die chondromukoide Umwandlung der Zellen; weiterhin Verkalkung der Knorpelgrundsubstanz, schleimige Entartung des Knorpelgewebes gekennzeichnet durch das Auftreten von Albumoidkörnern in der Grundsubstanz. Nach dem Pubertätsalter findet PASCHER in den Knorpeln nahezu regelmäßig vom Perichondrium aus eingebrochene Gefäßschlingen und außerdem Markräume, die sich auf Kosten degenerativ veränderten Knorpelgewebes weiter ausbreiten. Von Resorptionsvorgängen, die zur Markraumbildung führen, unterscheidet PASCHER: den „Knorpelschwund unter Einflußnahme des Saftstromes", der zunächst zur Auflösung der Kittsubstanz führt, wobei die Knorpelfibrillen erhalten bleiben können (unvollständige Knorpelresorption); die vaskuläre, von den Blutkapillaren aus sich vollziehende Resorption und die zelluläre Knorpelresorption, die in Analogie zur ostoklastischen Knochenresorption steht, wobei die resorbierenden Zellen häufiger klein und einkernig, seltener groß und mehrkernig sind und im letzteren Falle Beziehungen zu den Gefäßwänden zeigen.

Die Verknöcherung der Kehlkopfknorpel. Verknöcherung tritt nur in den aus hyaliner Substanz bestehenden Knorpeln auf, also am Schildknorpel, Ringknorpel, Gießbeckenknorpel und an der Cart. triticea. Die Verknöcherung dieser Knorpel muß als ein durchaus normaler Vorgang aufgefaßt werden, der um die Zeit, wo die übrigen Skeletteile ihr Wachstum abschließen, seinen Anfang nimmt. Durch die Ossifikation verlieren die Knorpel viel von ihrer Elastizität, so daß es leichter zu Frakturen derselben kommen kann. Eingehende, auf einem großen Material fußende makroskopische und mikroskopische Untersuchungen hat Chievitz ausgeführt und auch die ältere, diesen Gegenstand betreffende Literatur zusammengestellt. Die Befunde von Chievitz wurden durch die neueren, namentlich mit Hilfe des Röntgenverfahrens angestellten Nachuntersuchungen (Scheier, Fraenkel, Nakamara bei Japanern, Dreyfuss u. a.) im wesentlichen bestätigt.

Im allgemeinen läßt sich sagen, daß am männlichen Kehlkopf die Verknöcherung durchschnittlich einen höheren Grad erreicht als am weiblichen und daß eine weit ausgebreitete Verknöcherung bei Weibern viel später erreicht wird als bei Männern. Die ersten Spuren der Verknöcherung fand Chievitz bei allen männlichen Individuen über 20 und bei allen weiblichen über 22 Jahre. Bergeat gibt als jüngste Altersstufe der beginnenden Kehlkopfverknöcherung 17 Jahre und Nakamara bei den Japanern 15 Jahre an. Pascher fand schon bei einem 10jährigen Knaben Knochenbildung im Schildknorpel. Auch nach Dreyfuss ist der Beginn der Ossifikation noch um einige Jahre früher anzusetzen als Chievitz angibt, nämlich beim Mann schon mit dem Eintritt der Pubertät, beim Weibe gegen das 20. Lebensjahr. Allerdings treten dann im Laufe der weiteren Verknöcherung ziemlich große individuelle Schwankungen auf, so daß im Gegensatz zu anderen Knochen zwischen dem Alter des Individuums und der Stufe, auf welcher sich die Verknöcherung findet, kein gesetzmäßiger Zusammenhang besteht. Immerhin läßt sich eine bestimmte Reihenfolge, in der die einzelnen Knorpel verknöchern, aufstellen. Die Verknöcherung beginnt ziemlich gleichzeitig im Schild- und Ringknorpel und in der Cart. triticea, soweit eine solche vorhanden ist, dann folgen die Gießbeckenknorpel und zuletzt die Trachea. Chievitz gibt das jüngste Alter, in dem er eine vollständige Verknöcherung gefunden hat, folgendermaßen an: Cart. thyreoidea beim Mann 50 Jahre, beim Weibe 76 Jahre; Cart. cricoidea beim Mann 44 Jahre, beim Weibe 76 Jahre; Cart. arytaenoidea beim Mann 75 Jahre, beim Weibe 85 Jahre; Trachea beim Mann 50 Jahre, beim Weibe 75 Jahre.

Im *Schildknorpel* breitet sich die Verknöcherung in etwas verschiedener Weise bei beiden Geschlechtern aus (Abb. 53). Beim Mann zeigen sich zuerst am hinteren Rande der Platte ein oder mehrere Knochenkerne, ziemlich gleichzeitig auch im Cornu inferius und im Tuberc. thyreoid. inferius. Indem diese Knochenkerne bald miteinander verschmelzen, entsteht ein knöcherner Winkel an der hinteren unteren Ecke des Knorpels (Abb. 53a); dann tritt am Angulus thyreoideus ein medianer Knochenkern auf (b), der von der am unteren Rande fortschreitenden Knochenmasse bald erreicht wird. Etwa gleichzeitig verknöchert auch das obere Horn (c). Von der Gegend des Tuberc. thyreoid. infer. aus bildet sich ein zungenförmiger, schräg nach oben gerichteter Fortsatz (d), der später die inzwischen längs der Ränder sich weiter ausbreitende Knochenmasse erreicht, so daß dann nur mehr zwei kleine Knorpelinseln übrigbleiben (e), die schließlich ebenfalls verknöchern können. Beim Weibe sind die ersten

Stadien der Verknöcherung dieselben wie beim Manne; weiterhin ist aber charakteristisch, daß der weibliche Schildknorpel hauptsächlich durch die Ausbreitung der hinteren unteren Knochenmasse ausgefüllt wird, während die zungenförmige Brücke zwischen oberem und unterem Rande fehlt (Abb. 53 f). Nach Scheier tritt der mediane Knochenkern beim Weibe nur selten auf und setzt sich niemals in Verbindung mit dem hinteren verknöcherten Teil des Schildknorpels.

Am *Ringknorpel* verläuft die Verknöcherung bei beiden Geschlechtern in gleicher Weise. Es tritt zunächst je ein Knochenkern am Hinter- und Vorderende der Gelenkfläche für den Gießbeckenknorpel auf, sowie ein solcher an der Gelenkfläche für das Unterhorn des Schildknorpels. Von diesen Kernen breitet sich die Verknöcherung weiter aus, bis eine einheitliche Knochenmasse in beiden Seitenhälften des Ringknorpels entsteht, die später miteinander verschmelzen. Nach Scheier treten auch im Annulus Knochenkerne auf, welche mit denen der Platte verschmelzen. Am längsten bleibt der ganze untere Rand knorpelig. Eine vollkommene Verknöcherung des Ringknorpels, welche überhaupt selten ist, findet man häufiger beim Mann als beim Weibe.

Am *Gießbeckenknorpel* beginnt die Verknöcherung an der Basis; bei Männern im Proc. muscularis, bei Weibern vielleicht häufiger weiter vorn. Ist die untere

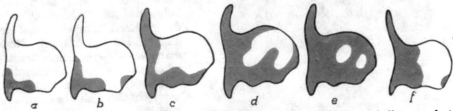

Abb. 53. Verknöcherung des Schildknorpels; Knochen dunkel, Knorpel hell. a—e fortlaufende Reihe der Verknöcherung im männlichen Schildknorpel. f Verknöcherung im weiblichen Schildknorpel. (Nach Chievitz.)

Hälfte verknöchert, dann tritt zuweilen auch in der oberen Spitze ein kleiner Knochenkern auf.

Der Kehlkopf des Kastraten verhält sich in bezug auf die Verknöcherung, wie der des Weibes (Scheier). Der Ansicht Bergeats, daß der Beginn der Verknöcherung den Anheftungsstellen von Muskeln oder Bändern entspricht, kann sich Scheier nicht anschließen, ebensowenig kann für das Eintreten der Verknöcherung eine größere oder geringere Übung der Muskeln verantwortlich gemacht werden, indem die Kehlköpfe von Sängern und Sängerinnnen keine Besonderheiten in bezug auf die Verknöcherung zeigen. Nach Scheier entspricht die Anordnung der Knochenbälkchen im verknöcherten Schild- und Ringknorpel einer Biegungskonstruktion.

Bezüglich des feineren Vorganges bei der Verknöcherung ist zu erwähnen, daß dieselbe in gleicher Weise wie an anderen platten, knorpelig vorgebildeten Knochen verläuft. Es handelt sich demnach auch hier um eine im wesentlichen enchondrale Ossifikation; perichondral wird erst später und verhältnismäßig nur wenig Knochensubstanz gebildet. Stets wird die Verknöcherung eingeleitet durch das Eindringen von gefäßführenden Knospen des Perichondriums in den Knorpel. Dann kommt es zur Resorption der verkalkten oder auch unverkalkt gebliebenen Knorpelgrundsubstanz; an deren Stelle werden von Osteoblasten Knochenbälkchen abgelagert. Die Knochensubstanz ist spongiös, teils ungeordnet, teils lamellär gebaut. Haverssche Kanäle und die entsprechenden

Lamellensysteme finden sich nur sehr selten. Die ganzen Knochenbildungen der Kehlkopfknorpel erweisen sich als ausgesprochen atrophisch (Pascher). Neben der Apposition von Knochensubstanz tritt auch Resorption ein, doch erwähnt Chievitz ausdrücklich, niemals Ostoklasten gefunden zu haben. Auch Pascher weist darauf hin, daß entsprechend den atrophischen Verhältnissen, als Ostoklasten vorwiegend kleine, einkernige und nur selten größere, 3—5kernige Zellen auftreten. Das Knochenmark enthält außer Fettzellen, Osteoblasten und verschiedenen Formen weißer Blutkörperchen auch kernhaltige rote Blutkörperchen wie in anderen spongiösen Knochen.

Auch bei Säugetieren (Pferd, Rind, Hund) tritt frühzeitig eine Verknöcherung der Kehlkopfknorpel ein und es scheinen auch hier im Verlaufe derselben ähnliche Geschlechtsunterschiede vorzukommen wie beim Menschen (Scheier, v. Sussdorf). Ebenso beobachtete Némai beim Hirsch eine frühzeitig einsetzende Verknöcherung des Schildknorpels und der Ringknorpelplatte und auch im Gießbeckenknorpel Knochen- oder Kalkinseln.

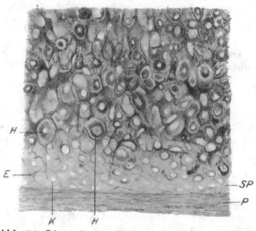

Abb. 54. Linguale Oberfläche des Epiglottisknorpels im Längsschnitte. (Hingerichteter; saures Orcein.) Vergr. 110fach.
P Perichondrium mit elastischen Fasern. SP hypoperichondrale, hyaline Schicht. K Knorpelkapsel. E elastische Fasern. H Zellhöfe mit radiär angeordneter, gefärbter Substanz. (Nach Schaffer.)

Die aus elastischer Knorpelsubstanz (Netzknorpel) bestehenden Knorpel unterscheiden sich schon makroskopisch durch ihre mehr gelbliche Farbe von den bläulich-weißen hyalinen Knorpeln. Sie besitzen einen viel höheren Grad von Elastizität als die hyalinen Knorpel, so daß sie niemals brechen können. Normalerweise verknöchert elastischer Knorpel auch im höchsten Alter nicht. Seinem Bau nach unterscheidet sich der elastische Knorpel vom hyalinen nur dadurch, daß in die hyaline Grundsubstanz reichliche gröbere und feinere elastische Fasern, die sich netzartig verbinden, eingelagert sind. Während der Entwicklung treten zunächst an der Oberfläche der Zellen elastische Fäserchen und Netze auf, die schließlich die ganze Grundsubstanz durchsetzen. Daher zeigt sich auch ein Unterschied zwischen älterem und jüngerem elastischem Knorpelgewebe. Letzteres findet sich vorzüglich an der Oberfläche und hier können die elastischen Fasern nur spärlich sein, während die zentralen Teile ein äußerst dichtes Fasernetz enthalten (Abb. 54).

Die Cart. epiglottica zeigt namentlich an der laryngealen Fläche vielfach Gruben und auch durchgreifende Lücken, besonders im basalen Teil, die durch die Einlagerung von Drüsen und den Durchtritt von Drüsenausführungsgängen, Gefäßen und Nerven in der Knorpelanlage noch vor der Entwicklung der festeren Grundsubstanz erzeugt werden (Patzelt). Das Perichondrium folgt allen Vertiefungen und Löchern des Knorpels. Der obere Rand des Knorpels geht oft allmählich in das Bindegewebe über und hier können auch kleine Knorpelstückchen abgetrennt werden. Eine oberflächliche schmale Zone des Knorpels, in der die Zellen abgeplattet erscheinen (Abb. 54 SP), ist faserarm; die spärlichen elastischen Fasern verlaufen hier mehr in der Längsrichtung. In den zentralen Partien findet sich ein dichtes Gewirr aus elastischen Fasern, deren Hauptzug quer durch die Dicke des Knorpels geht. Die Knorpelzellen nehmen beim Erwachsenen eine rundliche, oft etwas unregelmäßige Form an und sind von stärkeren basophilen Höfen umgeben; von ihnen hebt sich die Interterritorialsubstanz deutlich ab, in der hauptsächlich die elastischen Fasern enthalten sind. Beim Neugeborenen enthält der Knorpel regelmäßig Fettzellen, die aber beim Menschen gewöhnlich bis zum 9. Lebensjahr ganz verschwinden. Im Alter kann es zur Kataplasie von Knorpelzellen und schleimartiger Umwandlung der Grundsubstanz kommen (PATZELT). Nach DREYFUSS zeigt der Knorpel von den 50er Jahren an Alterserscheinungen, die aber nicht auf Verknöcherung beruhen.

Er verliert seine Elastizität, wird stärker gelb, rigide, schließlich brüchig und krümlig.

Nach SCHAFFER u. a. kann bei Säugetieren (z. B. Katze, Halbaffen, Hund) das Knorpelgewebe der Epiglottis zum Teil durch echtes Fettgewebe („Fettknorpel") ersetzt sein, oder auch durch ein Gewebe, das dem *blasigen Stützgewebe* zugerechnet werden muß (stellenweise beim Hunde). Bei der Ratte besteht der Epiglottisknorpel aus einer Mischform von elastischem Knorpel und blasigem Stützgewebe. Das Epiglottisskelett trägt unverkennbar die Charaktere eines sekundären Knorpels an sich, was aus dem ontogenetisch späten Auftreten des Knorpels und aus seiner Substitutionsfähigkeit durch niedriger stehende Stützsubstanzen zweifellos hervorgeht.

Die *Cart. cuneiformis* (WRISBERGI, MORGAGNI) findet sich in sehr verschiedener Ausbildung (LOSSEN, DUCKWORTH, KRINGEL). Nur etwa in der Hälfte der Fälle handelt es sich um ein einheitliches Stück, sonst erscheinen an dessen Stelle mehrere kleine Teilstücke, die in dem aus Bindegewebe und elastischen Fasern gebildeten Strang der Plica aryepiglottica reihenweise hintereinander eingelagert erscheinen. Oft sind die Zelleinlagerungen in diesem Strang sehr spärlich. Eine eigentliche Knorpelgrundsubstanz ist nach KRINGEL nicht vorhanden. Zwischen die Zellgruppen strahlt vom Perichondrium nur ein dichtes Faserwerk aus elastischen und Bindegewebsfasern ein. Die Zellen sind nach KRINGEL groß und rund und sehen ähnlich wie Fettzellen aus. KRINGEL bezeichnet dieses Gewebe als Faserknorpel (= Bindegewebsknorpel). Der Beschreibung nach dürfte es sich wohl eher um blasiges Stützgewebe handeln, das allerdings dem Bindegewebsknorpel recht nahe steht. Nachdem SCHAFFER auch im Epiglottisknorpel bei manchen Tieren blasiges Stützgewebe gefunden hat und

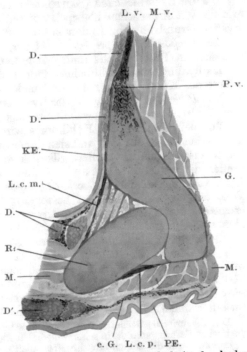

Abb. 55. Aus einem Horizontalschnitt durch den Kehlkopf eines 9 jährigen Mädchens in der Höhe des Stimmbandes. (Formol; Resorcin-Fuchsin.) Vergr. 6 fach.

R. Ringknorpel. G. Gießbeckenknorpel. L. c. p. dorsaler Anteil des Lig. cricoarytaenoideum posterius. L. c. m. dessen medialer Anteil, in dem Bindegewebsstränge mit Fettzellagen abwechseln und dessen oberflächlichster Teil reich an elastischen Fasern ist, die sich gegen das Ligam. vocale L. v. hin fortsetzen. P. v. Proc. vocalis des Gießbeckenknorpels. M. v. M. vocalis. M. Muskulatur. D. Drüsen. KE. Epithel der Kehlkopfschleimhaut. PE. Epithel der Pharynxschleimhaut. D'. deren Drüsen. e. G. elastische Grenzschicht der Pharynxschleimhaut.

durch die Untersuchungen Göpperts erwiesen ist, daß die Wrisbergschen Knorpel phylogenetisch als Abkömmlinge des Epiglottisknorpels aufzufassen sind, so wäre der Aufbau dieser beim Menschen rudimentär gewordenen Bildungen aus blasigem Stützgewebe nicht verwunderlich. Ich möchte aber bemerken, daß im Bau dieses Knorpels, ähnlich wie bei anderen rudimentären Organen beträchtliche Schwankungen vorzukommen scheinen, da ich bei einem 9jährigen Mädchen sowohl die Cart. cuneiformis wie die Cart. corniculata aus typischem elastischen Knorpelgewebe bestehend fand.

Die *Cart. corniculatae* (Santorini) verhalten sich nach Kringel ähnlich wie die Wrisbergschen Knorpel, nur daß man in ihren zentralen Teilen etwas hyaline Grundsubstanz finden kann.

Am *Gießbeckenknorpel* ist der Übergang des elastischen Knorpelgewebes, das sich im Proc. vocalis und gelegentlich auch in der oberen Spitze findet, in das hyaline ein allmählicher, indem sich die elastischen Fasern gegen das Innere des Knorpels hin mehr und mehr verlieren (Abb. 55).

Das *Perichondrium* sowohl der hyalinen wie der elastischen Knorpel besteht aus sehr dichtem Bindegewebe mit eingelagerten elastischen Fasern.

Von den *Bändern* des Kehlkopfes wird allgemein angegeben, daß sie reich an elastischen Fasern sind und sich daher durch eine mehr oder weniger gelbliche Farbe auszeichnen. Besonders gilt dies von den Bändern im Inneren des Kehlkopfes, die zum Teil nichts anderes sind als Anteile des Conus elasticus, wie die Ligg. vocalia und das Lig. cricothyreoideum und daher zum weitaus größten Teile aus elastischen Fasern bestehen. Andere, wie die Ligg. ventricularia, cricocorniculata, ary-, hyo- und thyreoepiglotticum, die Membrana hyothyreoidea sind wenigstens reich an elastischem Gewebe. Die elastischen Fasern der Kehlkopfbänder sind von der feineren Art, kaum über 2,2 μ dick und vereinen sich zu einem sehr dichten elastischen Netzwerk, das jedoch überall, auch wo es scheinbar am reinsten ist, noch Bindegewebe beigemengt enthält (Kölliker). Die eigentlichen Verstärkungsbänder der Gelenkskapseln sollen so wie diese selbst im allgemeinen arm an elastischen Fasern sein. Das Kapselgewebe enthält namentlich nahe den Ansatzstellen vielfach Knorpelzellen (Verson).

Das *Lig. cricoarytaenoideum* finde ich in seinem dorsalen Anteile zum großen Teil aus elastischen Fasern gebildet, in seinem medialen Anteile besteht es aus straffen Bindegewebszügen, zwischen die schichtenweise Fettzellen eingelagert sind (Abb. 55). In den oberflächlichsten, d. h. am weitesten medial gelegenen Faserzügen, sind reichlich elastische Fasern eingelagert, die sich bis zum Proc. vocalis, bzw. zum Ursprungsteil des Lig. vocale verfolgen lassen. Die eingelagerten Fettzellagen dürften als druckelastische Polster von wesentlichem Einfluß für die Regulation der Gelenksbewegungen sein.

II. Die Muskulatur.

Die Muskulatur des Kehlkopfes besteht ausschließlich aus quergestreiften Fasern, die sich in ihrem Bau nicht von anderen Skelettmuskelfasern unterscheiden. Nach Steinlechner zeigen die Kehlkopfmuskeln weder in bezug auf die Dicke der Fasern, noch in bezug auf das Mengenverhältnis zwischen hellen und trüben Fasern ein die einzelnen Muskeln kennzeichnendes Bild. Bei allen untersuchten Kehlkopfmuskeln überwiegen die hellen Fasern. Somit gibt der feinere Bau der einzelnen Muskeln keine Erklärung für die Tatsache, daß bei Affektionen des N. recurrens der M. cricoarytaenoideus posterior früher gelähmt wird als die Adduktoren, sondern es geht daraus nur hervor, daß die Beziehungen der Kehlkopfmuskeln untereinander viel innigere sind, als man oft zu glauben scheint. Grabower macht auf Unterschiede in Verteilung und Anordnung der Nervenendapparate in den einzelnen Kehlkopfmuskeln aufmerksam. So zeigt der M. cricoarytaenoideus posterior eine spärlichere und zugleich unregelmäßigere intramuskuläre Nervenverteilung als die Adduktoren und unter allen vom N. recurrens versorgten Muskeln die geringste Zahl der Nervenfasern.

IMHOFER untersuchte an Kehlköpfen verschiedener Altersstufen das Vorkommen von *Pigment* in den Muskelfasern, vor allem in der Stimmbandmuskulatur. Dieses Pigment, das sich in gleicher Weise auch in anderen Skelettmuskeln findet, ist als Lipochrom, und zwar als „Abnützungspigment" (LUBARSCH) aufzufassen. Es erscheint in Form von fahlgelben, verschieden großen Körnchen, die sich gewöhnlich um die Muskelfaserkerne gruppieren, aber auch außerhalb der unmittelbaren Umgebung der Kerne gefunden werden. Ausnahmslos liegen die Körnchenhaufen im Sarkoplasma zwischen Sarkolemm und kontraktiler Substanz. In den ersten Lebensjahren ist die Kehlkopfmuskulatur stets pigmentfrei; vom 30. Lebensjahre an beginnt ein rasches Ansteigen der Pigmentmenge. In Kehlköpfen von mehr als 80 jährigen beherrscht das Pigment das ganze mikroskopische Bild. Stimmbänder männlicher Individuen sind im allgemeinen pigmentreicher als die weiblicher. Das Pigment verdankt der Abnützung durch die physiologische Tätigkeit seine Entstehung, nicht aber pathologischen Zuständen und bildet einen Maßstab für die Arbeitsleistung der Stimmbandmuskulatur, so daß eventuell auch eine pathologische Abnützung des Stimmorganes an der Pigmentmenge beurteilt werden kann. Die Fettinfiltration der Muskelfasern hat mit der Pigmentierung nichts zu tun; sie tritt ganz unregelmäßig auf und ist als eine Erscheinung des physiologischen Stoffwechsels anzusehen.

III. Die Schleimhaut.

Die Schleimhaut, welche das ganze Innere des Kehlkopfes auskleidet, geht ohne makroskopisch sichtbare Grenze einerseits in die Schleimhaut der Trachea, andererseits in die des Pharynx und der Mundhöhle über. Sie ist meist rötlich, bald mit den Knorpeln innig verbunden und glatt, bald mehr oder weniger in Falten gelegt. Da eine Muscularis mucosae fehlt, ist eine deutliche Sonderung in Mucosa und Submucosa im allgemeinen nicht möglich; nur dort, wo das in der ganzen Kehlkopfschleimhaut reichlich vorhandene elastische Gewebe sich zu einer geschlossenen Lage verdichtet, das ist in der unteren Kehlkopfhälfte der Fall (Conus elasticus), bildet diese Lage, ähnlich wie im Pharynx, eine Grenzschicht zwischen Mucosa und Submucosa. Die Dicke der Schleimhaut wird verschieden angegeben: nach VERSON 0,1—0,15 mm, nach LUSCHKA 0,2 bis 0,1 mm, nach v. EBNER-KÖLLIKER 60—90 μ. Dies hat darin seinen Grund, daß die Dicke örtlich und auch individuell beträchtlich schwankt (P. HEYMANN).

Die Schleimhaut besteht aus dem Epithel und der Lamina propria, von der ersteres durch eine wenigstens im Bereiche des Flimmerepithels überall vorhandene, wenn auch verschieden stark ausgebildete Basalmembran getrennt erscheint. Dazu kommt noch im unteren Teil des Kehlkopfes, wie schon erwähnt, als tiefste Lage die elastische Grenzschicht. In der Ausbildung des Epithels, in der Verteilung der Drüsen, des elastischen und lymphoiden Gewebes ergeben sich eine Reihe von örtlichen Verschiedenheiten, auf die im folgenden näher eingegangen wird.

Das Epithel.

Der größte Teil des Kehlkopfes ist mit dem für den Respirationstrakt charakteristischen, mehrreihigen, flimmernden Cylinderepithel mit eingelagerten Becherzellen (vgl. S. 279 und 297) und nur bestimmte kleinere Bezirke tragen ein geschichtetes Pflasterepithel.

Die Ausbreitung des *geschichteten Pflasterepithels* hat schon RHEINER im wesentlichen zutreffend beschrieben. Es findet sich zunächst regelmäßig an den Stimmlippen, wovon noch weiter unten die Rede sein wird. Von hier aus breitet es sich zwischen den beiden Gießbeckenknorpeln aus und geht ohne Grenze in das Pflasterepithel des Pharynx über. Weiterhin findet es sich im Bereiche des Kehlkopfeinganges. So ist die ganze linguale Fläche des Kehldeckels mit Pflasterepithel bekleidet, das aber auch auf die laryngeale Fläche übergreift, den größten Teil derselben bedeckt und erst im unteren Teil dem typischen mehrreihigen Flimmerepithel Platz macht. An der lingualen Seite ist das Epithel dicker ($90-130\,\mu$) als an der laryngealen ($70-90\,\mu$ nach Patzelt).

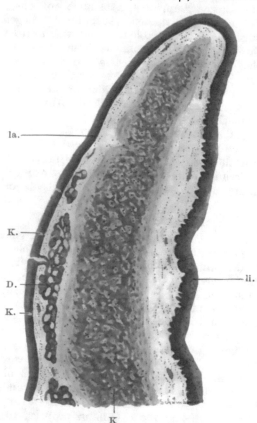

Abb. 56. Medianschnitt durch die apikale Hälfte des Kehldeckels vom Erwachsenen. (Formol-Alkohol; Hämatox., Eosin.) Vergr. 16 fach. K. elastischer Knorpel. li. geschichtetes Pflasterepithel der lingualen Fläche mit Papillen. la. geschichtetes Pflasterepithel der laryngealen Fläche ohne Papillen mit Geschmacksknospen K. D. gemischte Drüsen.

Dementsprechend finden sich an der lingualen Fläche stets ziemlich reichliche und hohe Papillen, die an der laryngealen Seite im allgemeinen fehlen (Abb. 56) und hier höchstens nahe der Spitze manchmal gefunden werden (Patzelt). Vom freien Rande des Kehldeckels setzt sich das Pflasterepithel auf die Plica aryepiglotticae fort und reicht hier auf mehrere Millimeter in die Kehlkopfhöhle hinein; auch der freie Rand der Taschenfalten kann Pflasterepithel tragen.

Wiederholt wurde das inselförmige Auftreten von Pflasterepithel (ohne Papillen) an sonst mit Flimmerepithel bekleideten Abschnitten des Kehldeckels und an anderen Stellen des oberen Kehlkopfraumes erwähnt (Davis, R. und P. Heymann, Kanthack u. a.); ja es kann sich gelegentlich das Pflasterepithel auf Kosten des Flimmerepithels über den ganzen Kehlkopf bis in den oberen Teil der Trachea erstrecken (v. Ebner, Kano). Das inselförmige Auftreten von Pflasterepithel sowie jede beträchtlichere Ausbreitung desselben über seine gewöhnlichen Grenzen wird von den meisten Autoren, wenn auch nicht ausschließlich, so doch in der Regel als die Folge von pathologischen Vorgängen betrachtet (Kanthaek, Drasch, P. Heymann, Patzelt u. a.). Immerhin muß aber damit gerechnet werden, daß ähnlich wie in anderen Grenzgebieten auch hier normalerweise Schwankungen in der Ausbreitung der verschiedenen Epithelarten vorkommen, worauf besonders Zilliacus hingewiesen hat, der unter Anwendung von Pikrinsäure und Hämalaun makroskopisch das Ausbreitungsgebiet des sich gelb färbenden geschichteten Pflasterepithels und des sich blau färbenden Flimmerepithels feststellen konnte. Dabei ergab sich, daß große Schwankungen in der Epithelverteilung wohl oberhalb der Stimmritze vorkommen, unterhalb derselben das gegenseitige Verhältnis der beiden Epithelarten aber ziemlich konstant ist. Der Randsaum von Pflasterepithel rings um den Kehlkopfeingang bietet nach ZILLIACUS keine auch nur annähernd regelmäßige Begrenzung dar; in dem einen Fall erstreckt er sich mit verschieden gestalteten und verschieden großen Buchten bis zur Taschenfalte, in anderen Fällen nimmt er nur einen kleinen Teil des Grenzgebietes ein, auch hier in sehr unregelmäßiger Gestaltung. Ohne Ausnahme konnten an der laryngealen Fläche des Kehldeckels und auch an der Innenfläche der Plicae aryepiglotticae Inseln von Pflasterepithel im Flimmerepithelgebiet und häufig auch Inseln von Flimmerepithel im Pflasterepithelgebiet nachgewiesen werden, so daß diese Inseln zum normalen Bild der Kehlkopfschleimhaut gehören.

Das geschichtete Pflasterepithel zeigt den typischen Bau. In den tieferen Schichten sind Intercellularbrücken vorhanden. Die Zellen der mittleren Schichten enthalten viel Glykogen, das hier ähnlich wie im Knorpel ziemlich schwer löslich ist. Die Regeneration erfolgt nicht ausschließlich in den basalen Zellen, sondern es kommen auch in den über ihnen liegenden Mitosen vor (PATZELT). Andauernde pathologische Einflüsse können zu einer Annäherung dieses Epithels an den Bau der Epidermis, zu einer *epidermoidalen Umwandlung,* führen. Zunächst treten die Intercellularbrücken deutlicher und in größerer Ausdehnung auf, die Zellen ändern ihren Charakter, schließlich bildet sich an der Oberfläche eine dem Strat. corneum ähnelnde Schicht und gleichzeitig wachsen Epithelzapfen in die Tiefe, so daß die Papillen immer höher werden (HEYMANN, KANTHACK, PATZELT).

Der Übergang des geschichteten Pflasterepithels in das Flimmerepithel vollzieht sich nach R. und P. HEYMANN in doppelter Weise. Nämlich entweder durch allmähliches Höherwerden der abgeplatteten oberflächlichen Zellen, wodurch es zur Bildung eines geschichteten Cylinderepithels (Übergangsepithel) kommt, oder durch ganz schroffes Nebeneinandertreten der beiden Epithelarten, so daß unmittelbar neben Cylinderepithel geschichtetes Pflasterepithel zu liegen kommt. Die erste Art des Überganges findet sich ganz besonders im Übergangsgebiete des Kehlkopfeinganges sowie an den Stimmlippen. Die zweite Art hat P. HEYMANN hauptsächlich an dem inselförmig eingestreuten Pflasterepithel gefunden.

Alle nicht von Pflasterepithel bekleideten Teile des Kehlkopfes werden von einem *mehrreihigen, flimmernden Cylinderepithel* bedeckt. Es ist 54—90 μ dick (v. EBNER); die Zahl der Kernreihen ist etwas schwankend. Überall lassen sich aber drei Arten von Zellen auseinanderhalten, die sich am Aufbau des Epithels beteiligen: Die niedrigen, mehr kubischen „Basalzellen", deren Kerne stets die basalste Reihe bilden; die hauptsächlich die mittleren Lagen einnehmenden „Zwischen- oder Keilzellen", deren Kerne in etwas verschiedener Höhe liegen und so mehrere Reihen bilden können und die Flimmer- und Becherzellen, die bis an die freie Oberfläche reichen, also das Epithel in seiner ganzen Höhe durchsetzen. Eine Abstoßung von Epithelzellen kommt hier, wie an anderen mit Respirationsepithel bekleideten Stellen kaum vor, so daß der Kehlkopfschleim stets frei von Zellen gefunden wird. Daher sind auch Regenerationsbilder am Epithel nur selten zu sehen. Mitosen sind an diesem Epithel normalerweise nicht nachzuweisen (DRASCH, PATZELT); es scheint die Zellvermehrung nur durch amitotische Teilung zu erfolgen. Der gegenteilige Befund BOCKENDAHLS dürfte nach der Ansicht PATZELTS auf pathologische Veränderungen zurückzuführen sein.

Die *Becherzellen* sind, wie allgemein angegeben wird, in sehr wechselnder Anzahl vorhanden, manchmal außerordentlich spärlich, können sie in anderen Fällen an Zahl fast die Flimmerzellen übertreffen (P. HEYMANN) und es wird kaum möglich sein in bezug auf die Menge der Becherzellen eine Grenze zwischen normal und pathologisch zu ziehen. Im allgemeinen scheinen aber doch die Becherzellen hier in geringerer Menge vorzukommen als in der R. respiratoria der Nasenhöhle. Außer individuellen Schwankungen in der Zahl der Becherzellen kommen aber auch örtliche Verschiedenheiten vor. So erwähnt v. Ebner und Citelli das Vorkommen von Gruppen dichtgedrängter Becherzellen im Bereiche der Falten des Ventriculus laryngis, die an *endoepitheliale Drüsen* erinnern, wie sie z. B. in der R. respiratoria der Nasenhöhle vielfach vorkommen (vgl. S. 298 und Abb. 12), ein Befund, den ich bestätigen kann.

Im Laufe der Entwicklung findet ähnlich wie in anderen Grenzgebieten zwischen Pflaster- und Flimmerepithel eine Ausbreitung des ersteren auf Kosten des letzteren statt. Den Epithelumbau im Kehlkopf während der Entwicklung hat letzthin Patzelt eingehend geschildert. Beim 7 Wochen alten Embryo wird noch die ganze Epiglottis und der Kehlkopf von einem gleichartigen Epithel überzogen, das aus zwei bis drei Schichten von Cylinderzellen besteht, deren Kerne in dem der Oberfläche zugekehrten Zellende liegen und die großenteils ziemlich viel Glykogen enthalten. An der laryngealen Seite des Kehldeckels wandeln sich die oberflächlichen Zellen am Ende der 8. Woche in Flimmerzellen um; die Kerne rücken mehr in die Tiefe. Im Laufe des 3. Monats beginnt die Umwandlung des geschichteten in mehrreihiges Flimmerepithel. Zwischen den Flimmerzellen treten auch während der weiteren Entwicklung helle, glykogenhaltige Zellen auf, die sich oft über die Oberfläche vorwölben und sich weiterhin zu Flimmerzellen differenzieren. Dieser Umwandlungsprozeß schreitet von der Basis des Kehldeckels bis zur Spitze fort. Im 9. Fetalmonat ist an der laryngealen Seite nahe der Spitze noch ein geschichtetes Flimmerepithel vorhanden. Noch vor der Geburt kommt es zur Abstoßung der Flimmerzellen im größeren Teil der laryngealen Fläche und zur Ausbildung des geschichteten Pflasterepithels. An der lingualen Seite des Kehldeckels entwickeln sich von vornherein weniger Flimmerzellen. Der größere Teil der ursprünglichen Zellen wird zu blasigen Glykogenzellen, die hier ebenfalls wuchern, die Flimmerzellen verdrängen und sich in den oberflächlichen Lagen abplatten, so daß ein geschichtetes Pflasterepithel entsteht. Im Kehlkopfraum und in der Trachea geht die Entwicklung des Epithels im allgemeinen ähnlich vor sich wie im basalen Abschnitt der laryngealen Seite des Kehldeckels. Das Epithel erhält hier in der 11.—12. Woche einen Flimmersaum, wird anschließend mehrreihig und beginnt am Übergang zur Trachea schon in der 14. Woche Becherzellen zu entwickeln, und zwar zeitweise in solcher Menge, daß sie oft auf größere Strecken nebeneinander liegen. An den Stimmlippen treten vorübergehend auch einzelne Flimmerzellen auf, während die übrigen oberflächlichen Zellen zunächst blasig werden und später sich abplatten.

Geschmacksknospen sind an verschiedenen Stellen des Kehlkopfes gefunden worden, sind aber hier wie überhaupt in ihrem Vorkommen an das geschichtete Pflasterepithel gebunden. Konstant finden sie sich an der laryngealen Fläche des Kehldeckels (Abb. 56) mit Ausnahme der Spitze in wechselnder Zahl und unregelmäßiger Verteilung und auch auf der Innenfläche der Plicae aryepiglotticae (Verson, Davis, R. Heymann, Kiesov u. a.). Die Ansicht Kanthacks, daß es sich hier nicht um eigentliche Geschmacksknospen, sondern nur um in das Pflasterepithel eingelagerte Cylinderzellen handle, ist sicher unzutreffend; die Gebilde unterscheiden sich in ihrem Bau in keiner Weise von den Geschmacksknospen in der Geschmacksregion der Zunge, auch das feinere Verhalten der Nerven stimmt mit dem an anderen Geschmacksknospen überein (Wilson). Häufig sitzen die Knospen, an der im übrigen papillenfreien Schleimhaut der Hinterfläche des Kehldeckels, Papillen auf (H. Rabl). Im Gegensatz zu den Geschmacksknospen an den Pap. vallatae entwickeln sie sich am Kehldeckel größtenteils erst nach der Geburt und können auch später noch jederzeit neu entstehen, selbst außerhalb des Bereiches ihres gewöhnlichen Vorkommens, wenn sich das geschichtete Pflasterepithel weiter ausbreitet (Patzelt). So können einzelne auch noch an der Wurzel der Epiglottis im Flimmerepithelbereich, mitunter nur von einem schmalen Mantel von Pflasterepithel umgeben, vorkommen (Davis, R. Heymann, Patzelt). Nur ausnahmsweise finden sich Geschmacksknospen auch an der lingualen Seite des Kehldeckels. Davis hat Geschmacksknospen auf der Stimmlippe vom Hunde, Simanowsky (2) auch an der des Menschen, KANO unterhalb des Proc. vocalis, an der Taschenfalte und an der medialen Seite des Gießbeckenknorpels gefunden. Die Geschmacksknospen im Kehlkopf werden mit dem sogenannten Nachgeschmack, dem Schmecken verdunstender Substanzen in Zusammenhang gebracht.

Bezüglich der Epithelverteilung im Kehlkopfe der Säugetiere gilt nach OPPEL im allgemeinen, daß das geschichtete Pflasterepithel vom Kehlkopfeingange her mehr oder weniger weit in den Kehlkopf eindringt und meist aufhört, nachdem es die Stimmfalte überkleidet hat und daß das den Rest des Kehlkopfes und die Trachea auskleidende flimmernde Cylinderepithel sich am meisten im ventralen Kehlkopfteil erhält, wo es unter Umständen auch in den über den Stimmlippen gelegenen Partien beträchtliche räumliche Verbreitung zeigt. Genaue Angaben über die Ausbreitung der verschiedenen Epithelarten bei den Haussäugetieren macht EICHLER.

Geschmacksknospen wurden bei verschiedenen Säugetieren vor allem wie beim Menschen an der laryngealen Fläche des Kehldeckels, dann aber auch im übrigen Bereiche des Kehlkopfeinganges nachgewiesen, so bei Schaf, Hund und Katze von VERSON, SCHEFIELD und DAVIS, beim Kalb von HÖNIGSCHMIED, beim Schwein von DAVIS.

Die Drüsen.

Alle im Bereiche des Kehlkopfes vorhandenen Drüsen gehören einem Typus an. Es handelt sich um die für den Respirationstrakt charakteristischen tubuloalveolären gemischten Speicheldrüsen, wie sie auch der R. respiratoria der Nasenhöhle zukommen (vgl. S. 299). Sie unterscheiden sich von letzteren höchstens dadurch, daß bei den Drüsen des Kehlkopfes im allgemeinen die serösen Zellen in den Endstücken gegenüber den mukösen überwiegen, so daß die Drüsen demnach als muko-serös bezeichnet werden können. Daß es sich wirklich um gemischte Drüsen handelt und nicht, wie früher öfters angenommen wurde, um reine Schleimdrüsen, wurde namentlich durch die Untersuchungen von Frau FUCHS-WOLFRING erwiesen (vgl. S. 284). Neben nahezu rein mukösen Endstücken mit nur wenigen serösen Zellen, die meist zu Randzellenkomplexen (Halbmonden) geordnet sind, finden sich auch solche mit nur ganz spärlichen Schleimzellen und wohl auch rein seröse Endstücke (FUCHS-WOLFRING, MAZIARSKI). Die Endstücke werden von einer ganz dünnen Basalmembran umhüllt, deren Innenseite Korbzellen anliegen. Die mukösen Endstücke haben eine oft auffallend weite Lichtung, aber auch die serösen zeigen meist eine weitere Lichtung als die der Parotis oder Submaxillaris.

Die Endstücke gehen ohne Vermittlung von Schaltstücken oder Sekretröhren in die mit einfachem kubischem oder niedrig-zylindrischem Epithel ausgekleideten, oft sehr langen und meist schräg verlaufenden Ausführungsgänge über. Nicht selten sind dem Epithel der Ausführungsgänge Schleimzellen beigemischt. Manchmal, namentlich bei kleinen Ausführungsgängen, beginnen die Schleimzellen schon ganz nahe an der Mündung. Häufig zeigen die Ausführungsgänge vor ihrer Mündung ampullen- oder trichterförmige Erweiterungen, in deren Bereiche sie vom Oberflächenepithel des Kehlkopfes ausgekleidet werden, also Flimmerepithel mit Becherzellen tragen.

Die Größe der Drüsen ist recht verschieden, ihr Durchmesser schwankt nach v. EBNER zwischen 0,2—2 mm. Im allgemeinen sind die Drüsen zahlreich und so ziemlich über die ganze Kehlkopfschleimhaut verteilt, jedoch finden sie sich an bestimmten Stellen zu größeren Gruppen vereinigt. Im Kehldeckel (Abb. 56) liegen die Drüsen im Bereiche des freien Teiles vorwiegend an der laryngealen Seite und in Löchern des Knorpels; im Bereiche der Wurzel in großer Menge an der lingualen Seite (Gland. lar. anteriores). Die Drüsen der lingualen Seite senden gewöhnlich ihre Ausführungsgänge durch Knorpellücken auf die laryngeale Seite; nur ausnahmsweise münden sie an der lingualen Seite. Große Drüsen finden sich im Bereiche der Taschenfalte und in den Wänden der Kehlkopftasche und ihres Anhanges (Abb. 57), sowie daran anschließend

25*

um den Wrisbergschen Knorpel *(Gland. lar. mediae)* und an der hinteren Wand des Kehlkopfes *(Gland. lar. posteriores)*, wo sie zwischen die Bündel des M. arytaenoideus transversus eindringen und auch noch hinter diesem Muskel sich ausbreiten. Kleinere, senkrecht zur Oberfläche abgeplattete Drüsen finden sich außer im freien Teil des Kehldeckels am vorderen Teil der Plicae aryepiglotticae sowie von den Stimmbändern abwärts, wo übrigens die stark abgeplatteten Drüsenläppchen sehr zahlreich sind (v. Ebner).

Die Drüsen der Haussäugetiere zeigen ähnlich wie die des Menschen zum Teil gemischte, zum Teil rein seröse oder auch rein muköse Endstücke. Seröse und muköse Endstücke können ein und derselben Drüse, bzw. einem und demselben Drüsenläppchen angehören oder auch auf verschiedene Drüsen bzw. Läppchen verteilt sein. Vollständig drüsenfrei bleibt nur die Plica vocalis im Bereiche des freien Randes und der nächsten Umgebung. Größere Drüsenanhäufungen finden sich an der lingualen Fläche des Kehldeckels, in der Plica aryepiglottica, um den Proc. corniculatus, an der ventralen Fläche des Ringknorpels, am Zugang zur Morgagnischen Tasche, in der Nähe des Ring-Gießbeckengelenkes und im eigentlichen Kehlkopfraum. Vielfach erzeugen die Drüsen rundliche, schon makroskopisch wahrnehmbare Erhebungen der Kehlkopfschleimhaut (v. Sussdorf).

Die Lamina propria.

Die *Basalmembran.* So wie in der R. respiratoria der Nasenhöhle sitzt auch im Kehlkopfe das Epithel einer im allgemeinen strukturlosen Membran auf, von der schon auf S. 301 ausführlich die Rede war. Sie zeigt gegenüber der Basalmembran in der Nasenhöhle ihrem Bau nach keine wesentlichen Unterschiede, nur finde ich sie für gewöhnlich im Kehlkopf schwächer entwickelt, wie dies auch v. Ebner angibt; ja mitunter scheint sie vollkommen zu fehlen (P. Heymann), was beim Neugeborenen und im frühen Kindesalter regelmäßig der Fall sein soll (Kanthack, Merkel). Jedenfalls ist auch im Kehlkopf die Basalmembran, wie allgemein angegeben wird, in ihrer Ausbildung großen individuellen Schwankungen unterworfen und auch hier können pathologische Einflüsse zu einer Verdickung derselben führen. Aber auch an verschiedenen Örtlichkeiten *eines* Kehlkopfes zeigt die Basalmembran verschiedene Dicke. Allgemein wird angegeben, daß sie an den Stellen, welche geschichtetes Pflasterepithel tragen, so auch an den Stimmfalten vollkommen fehlt. Merkel erwähnt, daß sie auch im Bereiche des Pflasterepithels vorkommen kann und Kano findet sie regelmäßig an der Stimmlippe, wenn auch nur ganz dünn, so daß sie an Schrägschnitten leicht übersehen werden kann. Daß sie auch hier gelegentlich ziemlich stark ausgebildet sein kann, geht aus Abb. 58 hervor.

Im übrigen verhält sich die Basalmembran wie in der R. respiratoria der Nasenhöhle. Sie gibt die Reaktionen des Bindegewebes, hängt auch allenthalben mit dem Schleimhautbindegewebe zusammen und darf wohl als modifizierte oberflächliche Schicht der Lamina propria angesehen werden (vgl. S. 302). Nach Kanthack, P. Heymann und Kano kann bei Anwendung bestimmter Färbungen die Basalmembran einen gefaserten Eindruck machen. Elastische Fasern treten nicht (P. Heymann) oder nur in ganz geringer Menge (Kano) in sie ein und die Annahme Friedrichs, daß die Basalmembran aus einem elastischen Netz bestehe, ist wohl sicher unzutreffend. Basalkanälchen, in denen gelegentlich weiße Blutkörperchen liegen und Bindegewebszellen, gelegentlich auch Capillarschlingen (Kano) hineinragen, kommen auch hier vor.

Die *Lamina propria* im engeren Sinne besteht aus zwei ineinander übergehenden Schichten, einer zellreicheren unmittelbar unter der Basalmembran gelegenen „subepithelialen" Schicht und aus einer zellärmeren und zugleich grobfaserigen tieferen Schicht. Das Bindegewebe zeigt in der subepithelialen Schicht mehr den Charakter des retikulären Gewebes und bildet hier ein sehr feinmaschiges Netzwerk mit reichlichen Bindegewebszellen und sehr zahlreichen eingelagerten weißen Blutkörperchen, vor allem Lymphocyten, so daß diese

Schicht dem lymphoiden Gewebe zum mindesten nahe steht und daher auch als *lymphoide* (adenoide) *Schicht* bezeichnet wird. Gegen die Tiefe hin werden die Fibrillenbündel dicker und das ganze Gewebe weitmaschiger. In den großen Lücken zwischen den Bindegewebsbündeln liegen die Drüsen, mitunter auch Fettläppchen, die an bestimmten Stellen, namentlich in den schon der Submucosa zuzurechnenden Lagen in größerer Menge sich anhäufen können. Die Lamina propria ist in den Plicae aryepiglotticae besonders locker und mit zahlreichen Lücken versehen, dichter dort, wo sie unmittelbar dem Knorpel aufliegt, wie an der Epiglottis (v. EBNER).

Das *elastische Gewebe*. Die ganze Schleimhaut ist durch ihren großen Gehalt an *elastischen Fasern* ausgezeichnet. Diese sind in der lymphoiden Schicht viel spärlicher und auch zärter als in den tiefen Schichten und in ersterer gegenüber den Bindegewebsbündeln in der Minderzahl. Ab und zu reichen die elastischen Fasern bis dicht an die Basalmembran heran. In den tieferen Schleimhaut- schichten verlaufen die elastischen Fasern sich vielfach überkreuzend in welligen Zügen parallel der Schleimhautoberfläche und bilden, indem sie sich an be- stimmten Stellen zu Bündeln verflechten, die Grundlage der inneren Bänder des Kehlkopfes. So entsteht auch die schon makroskopisch isolierbare elastische Lage des unteren Kehlkopfabschnittes, der sog. *Conus elasticus* (Abb. 57), der von der Stimmlippe nach abwärts eine Grenzschicht zwischen eigentlicher Mucosa und Submucosa darstellt. Die dichtverfilzten elastischen Fasern des Conus setzen sich teilweise auch in den oberen Kehlkopfabschnitt fort, sind hier aber nicht mehr als gesonderte Lage zu unterscheiden. Vielfach hängen die elastischen Fasern der Schleimhaut mit denen des Perichondriums zusammen.

Das *lymphoide Gewebe* tritt zunächst in Form der *diffusen Infiltration* als lymphoide Schicht der Schleimhaut auf. Von Zellen finden sich hier außer Bindegewebszellen, verschiedene Formen von weißen Blutzellen, vor allem in überwiegender Menge Lymphocyten, daneben aber auch (polymorphkernige) Leukocyten, eosinophile Zellen und Plasmazellen. Letztere bilden, ähnlich wie in anderen Schleimhäuten nach IMHOFER, wenigstens im Ventriculus laryngis beim Erwachsenen einen regelmäßigen Befund, im Gegensatze zu HIRSCHMANN, der das Vorkommen von Plasmazellen in der normalen Kehlkopfschleimhaut in Abrede stellt. Ihre Menge ist allerdings sehr schwankend und steht in keinem Zusammenhang mit der Stärke der Lymphocyteninfiltration. Letztere schwankt nicht nur individuell, sondern auch örtlich sehr beträchtlich. Gewiß ist auch hier wie in anderen Schleimhäuten diesbezüglich eine Grenze zwischen normal und pathologisch kaum zu ziehen. Stellenweise liegen die Lymphocyten so dicht, daß sie das bindegewebige Reticulum vollständig verdecken, an anderen Stellen nur schütter, so daß letzteres deutlich sichtbar bleibt. Besonders reichlich ist die Infiltration nach IMHOFER u. a. in den zwischen den Buchten liegenden Zungen der Appendix, auch die laterale Wand und insbesondere die Übergangs- stelle vom Ventrikel zur Appendix zeigen reichliche Infiltration, Meistens voll- kommen frei sind der mediale Teil der Stimmlippe und die angrenzenden Partien. Eine lockere Zellanhäufung findet sich zwischen den Drüsen der Taschenfalte und in der lateralen Ventrikelwand. Am Kehldeckel zeigt die laryngeale Seite eine viel reichlichere Infiltration als die linguale (R. HEYMANN); hier kommen auch Mastzellen in größerer Menge als an letzterer vor (PATZELT).

Die zweite Form, in der das lymphoide Gewebe auftritt, ist die der *Lymph- knötchen (Follikel)*. Eine scharfe Grenze zwischen diffuser Infiltration und Lymphknötchen (vgl. S. 285) läßt sich nicht ziehen. Von einer stärkeren ört- lichen Ansammlung von Lymphocyten bis zum rundlichen, eventuell mit einem Keimzentrum versehenen Knötchen sind alle Übergänge nachzuweisen. Lymph- knötchen finden sich inkonstant an der laryngealen Fläche des Kehldeckels,

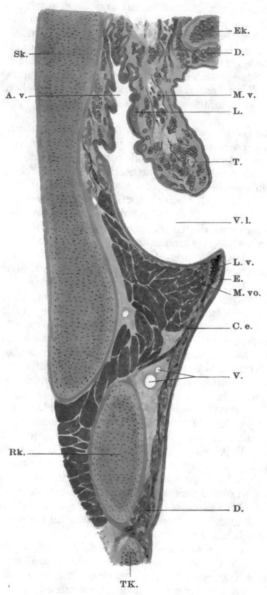

Abb. 57. Frontalschnitt durch die linke Kehlkopfhälfte eines 9jährigen Mädchens. (Formol; saures
Orcein, Hämatox., Eosin.) Vergr. 6fach.
Sk. Schildknorpel. Rk. Ringknorpel. TK. l. Knorpelring der Trachea. Ek. Epiglottisknorpel. T. Taschenfalte. M. v. M. ventricularis. D. Drüsen. V. l. Ventriculus laryngis. A. v. Appendix ventriculi mit diffusen lymphoiden Einlagerungen und Lymphknötchen L. in dessen Falten. L. v. Ligam. vocale, das
sich nach unten in den Conus elasticus C. e. fortsetzt. E. geschichtetes Pflasterepithel.
M. vo. M. vocalis. V. Venen.

namentlich an dessen Basis
(Kano, Patzelt u. a.), in den
Plicae aryepiglotticae (Heitler),
an der seitlichen und hinteren
Wand des Kehlkopfes, in der
Kehlkopftasche und am häufigsten in deren Anhang (Abb.
57). Die mit seltenen Ausnahmen vorhandenen großen
Mengen lymphoiden Gewebes in
der Appendix ventriculi veranlaßten Fränkel (3) dieselbe als
*Kehlkopfmandel, Tonsilla laryn-
gea,* zu bezeichnen, da sie alle
Kennzeichen aufweist, die man
von einer Mandel verlangt: Das
lymphoide Gewebe, zum Teil in
Form von Lymphknötchen mit
Keimzentren, die buchtige Form
der Höhlungen, die zahlreichen
Drüsen. Die Bezeichnung La-
rynxtonsille wurde auch von
späteren Autoren, so von Foia-
nini, Citelli, Levinstein, Imhofer u. a. angenommen, da,
wie auch Levinstein und Imhofer betonen, zum Begriff der
Tonsille Kryptenbildung plus
Anhäufung lymphoiden Gewebes
in den Krypten gehört, so verdient in den meisten Fällen die
Appendix die Bezeichnung Tonsille. Es kommen aber Fälle vor,
wo bei reichlich verzweigter
Appendix wenig lymphoides Gewebe vorhanden ist, was z. B.
bei allen Kindern in den ersten
Lebenswochen der Fall ist und
andererseits kommen manchmal
recht einfach gebaute Appen-
dices zur Beobachtung, die lymphoides Gewebe in großer Menge
enthalten. Es ist wie überhaupt
die Ausbildung des lymphoiden
Gewebes auch das Vorkommen
von Lymphknötchen in der Kehlkopfschleimhaut außerordentlich
großen Schwankungen unterworfen und daher finden sich
hierüber die widersprechendsten
Angaben. Ebensowenig wie die
diffuse lymphoide Infiltration
der Schleimhaut darf aber jedes

Auftreten von Lymphknötchen als pathologisch bezeichnet werden, wie dies z. B. LUSCHKA und KANTHACK tun. In der Appendix ventriculi hat IMHOFER unter 80 untersuchten Kehlköpfen 58 mal Lymphknötchen gefunden, wovon 24 Fälle Keimzentren aufwiesen. Höchstens waren in einem Schnitte 5, mindestens 2—3 Knötchen zu sehen. Die Verteilung derselben ist im allgemeinen keine gesetzmäßige; nicht selten aber liegen die Knötchen symmetrisch. Dort, wo reichliches lymphoides Gewebe, namentlich in Form von Knötchen vorhanden ist, fehlt gewöhnlich die Basalmembran und es findet hier wie an anderen Schleimhäuten eine lebhafte Wanderung von weißen Blutkörperchen durch das Epithel statt.

Die diffuse lymphoide Infiltration bildet in der Appendix nach IMHOFER vom 4. Lebensmonate an einen regelmäßigen Befund, Lymphknötchen entwickeln sich im allgemeinen erst vom 2. Lebensjahre ab. Eigentliche Rückbildungsvorgänge wie an anderen Tonsillen treten, wenn überhaupt, erst im späten Alter auf.

Lymphoide Infiltration und auch Lymphknötchen kommen nach v. SUSSDORF bei allen Haussäugetieren an verschiedenen Stellen verschieden häufig vor. Die Lymphknötchen bilden, namentlich wenn sie gruppenweise liegen, schon makroskopisch sichtbare Vorwölbungen der Schleimhaut. Die meisten Lymphknötchen finden sich beim Schaf und Rind, dann folgen Schwein und Pferd und schließlich die Fleischfresser (EICHLER). P. HEYMANN hat lymphoides Gewebe auch beim Fuchs nachgewiesen. Durchwegs scheinen auch bei Tieren die Lymphknötchen im ersten Lebensalter noch wenig entwickelt zu sein und erst in späteren Jahren zur vollen Ausbildung zu kommen. Vereinzelte Knötchen treten an der laryngealen Fläche des Kehldeckels aller Tiere auf, gehäuft an dessen Grund und in der mittleren Kehlkopftasche, der Plica ventricularis und von da aus in der seitlichen Kehlkopftasche des Pferdes, des Schweines und Hundes, wo nach DOBROWOLSKI bis zu sechs größere Knötchen vorkommen; außerdem in der Plica aryepiglottica des Schweines, Schafes und besonders der Katze (v. SUSSDORF).

IV. Die Stimmlippe [1].

Die Grundlage der Stimmlippe bildet das Stimmband, Lig. vocale, das als modifizierter Teil der Lamina propria nach innen dem M. vocalis aufliegt und im Bereiche des freien Randes der Stimmlippe bis knapp an das Epithel heranreicht und sich nach abwärts in den Conus elasticus fortsetzt (Abb. 57 u. 58).

Das *Epithel* der Stimmlippe ist ein typisches geschichtetes Pflasterepithel. Im allgemeinen überzieht es die ganze Stimmlippe; doch ist seine Ausbreitung immerhin ziemlich großen individuellen Schwankungen unterworfen. Die mittlere Breite des Pflasterepithelstreifens dürfte nach P. HEYMANN etwa $1^1/_2$—2 mm nach jeder Richtung vom freien Rande betragen, sowohl gegen die MORGAGNISche Tasche als auch gegen den unteren Kehlkopfraum zu. In einzelnen Fällen beträgt die Ausdehnung mehr als das Doppelte, ohne daß dieselben als pathologisch angesprochen werden könnten. Eine ausgesprochene Abgrenzung des Pflasterepithels nach unten durch eine Faltenbildung, wie einzelne Autoren (KANTHACK u. a.) sie angeben, hat P. HEYMANN nur in Ausnahmsfällen gefunden.

Die geringste Zahl von Schichten und daher auch die kleinste Dicke besitzt das geschichtete Pflasterepithel an der oberen Fläche und am freien Rande der Stimmlippe, wo es nach GARTEN nur aus 2—3 Schichten besteht. Unterhalb des freien Randes nimmt es rasch an Mächtigkeit zu, um sein Maximum mit 10—20 Schichten zu erreichen. Vor dem Übergang in das Flimmerepithel vermindert sich wieder die Zahl der Schichten. Der Übergang der einen in die

---

[1] Ich gebrauche die in der Anatomie eingeführten Bezeichnungen: *Labium vocale*, Stimmlippe, für die gesamte frei in den Kehlkopfraum vorragende Kante; *Lig. vocale*, Stimmband, für das elastische Band; *Plica ventricularis*, Taschenfalte; *Lig. ventriculare*, Taschenband.

andere Epithelart erfolgt beim Neugeborenen nach Kano an der oberen Fläche der Stimmlippe derart, daß zunächst die Flimmerzellen flimmerlos werden, dann einer oberflächlichen kubischen Zellage Platz machen, die sich weiterhin abplattet. Nach unten vollzieht sich der Übergang ohne Einschaltung einer kubischen Zellage. Garten konnte in allen Schichten des Pflasterepithels deutliche Intercellularbrücken nachweisen, die er für kontraktil hält. Die wichtigste Leistung der Intercellularbrücken an der Stimmlippe scheint Garten darin zu bestehen, daß durch sie die Epithelschicht gleichsam zu einer elastischen Platte wird, die bei Verlängerung wie bei Verkürzung des Stimmbandes stets eine glatte Oberfläche besitzt.

Über das Vorkommen von *Drüsen* in den Stimmlippen lauten die älteren Angaben recht verschieden, indem die einen Autoren angeben, daß das Stimm-

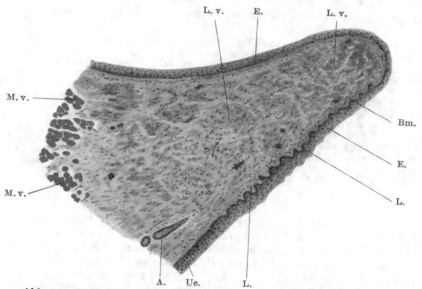

Abb. 58. Frontalschnitt durch die Stimmlippe eines 9 jähr. Mädchens.
(Formol; Hämatox., Eosin.) Vergr. 60 fach.
E. geschichtetes Pflasterepithel, in das an der Unterfläche der Stimmlippe Leisten L. hineinragen; unterhalb des Epithels ist stellenweise eine ziemlich starke Basalmembran Bm. ausgebildet. In der Gegend von Ue. erfolgt der allmähliche Übergang des geschichteten Pflasterepithels in das Flimmerepithel. A. Drüsenausführungsgang. L. v. Lig. vocale, das außer den hauptsächlich quergetroffenen elastischen Fasern zahlreiche Kerne von Bindegewebszellen enthält und namentlich am freien Rande der Stimmlippe bis ganz nahe an das Epithel heranreicht. M. v. Fasern des M. vocalis.

band drüsenfrei sei, die anderen, daß es Drüsen enthalte. Diese Meinungsverschiedenheit kam hauptsächlich dadurch zustande, daß der Begriff „Stimmband" bald weiter, bald enger gefaßt würde. Fränkel, der sich wohl am eingehendsten mit dieser Frage befaßt hat, kommt zu dem Ergebnis, daß an der Stimmlippe eine horizontale Zone fast drüsenfrei ist. Dieselbe entspricht dem freien Rande, ist aber relativ schmal, da sie nach unten nur 1—1,5 mm, nach oben 1,8—2,5 mm mißt. Außerhalb dieser Zone werden oben und unten an der Stimmlippe Drüsen angetroffen; aber noch innerhalb derselben findet sich gewöhnlich *eine* Drüse am hinteren Ende der Stimmlippe, kann aber auch eine andere Stelle einnehmen. An der oberen Fläche der Stimmlippe liegen mehrere Gruppen von Drüsen, welche ihre Ausführungsgänge nach oben und gegen die

Mitte zu senden. Diese Gänge münden etwa an der Grenze zwischen Pflaster-
und Cylinderepithel. Wenn die Mündung noch im Bereiche des Pflasterepithels
erfolgt, so pflegt sich dieses eine Strecke weit in den Ausführungsgang einzu-
senken (P. HEYMANN). Die Drüsenkörper reichen bis weit in den M. vocalis
hinein und es dürfte bei der Kontraktion des Muskels zu einer Kompression
der Drüsen kommen (FRÄNKEL, P. HEYMANN). Ebenso findet sich an der unteren
Fläche der Stimmlippe ein fortlaufender Zug abgeplatteter Drüsen, deren Ausführungsgänge schräg aufsteigend (Abb. 58) gleichfalls etwa an der Grenze
zwischen Cylinder- und Pflasterepithel münden, so daß sich ihr Sekret gegen
den freien Rand der Stimmlippe ergießt (COYNE, P. HEYMANN).

Die *Schleimhautleisten.* Die alte Streitfrage, ob an der Stimmlippe Papillen
vorkommen oder nicht, hat dadurch ihre Erledigung gefunden, daß FRÄNKEL
den Nachweis erbrachte, daß hier keine eigentlichen Papillen, sondern daß dem
freien Rande der Stimmlippe parallel laufende, durchschnittlich etwa 10—20
leistenförmige Erhebungen der Lamina propria vorhanden sind, ein Befund,
den bald nachher P. HEYMANN, BENDA u. a. bestätigen konnten. Diese Leisten
müssen naturgemäß an Querschnitten durch die Stimmlippe wie Papillen
aussehen (Abb. 58), während an Längsschnitten durch dieselbe von den Erhe-

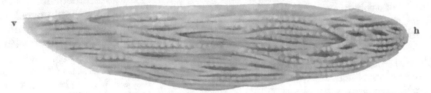

Abb. 59. Untere Fläche der Stimmlippe eines Mannes nach Entfernung des Epithels durch
Maceration in 30%igem Alkohol unter der stereoskopischen Lupe bei schwacher Vergrößerung
gezeichnet.

v Gegend des vorderen, h des hinteren Stimmbandansatzes. Die leistenförmigen Erhebungen,
die sich vielfach spitzwinklig untereinander verbinden, zeigen vielfach sekundäre, papillen-
artige Erhebungen, besonders deutlich in der Gegend des Proc. vocalis des
Gießbeckenknorpels, wo schließlich an Stelle der Leisten Papillen treten.

bungen überhaupt nichts zu sehen ist. Daher die widersprechenden Angaben
der Autoren in bezug auf das Vorkommen von Papillen, je nachdem sie die
Schnitte parallel dem Stimmbande oder quer zu ihm geführt haben. Dem
wiederholt erhobenen Einwand, daß es sich hierbei um sekundäre, pathologische
Bildungen handle, weist P. HEYMANN zurück, da er an mehr als 70 Kehlköpfen
die Stimmbandleisten zwar in sehr verschiedener Ausdehnung und Anzahl
gefunden, sie aber nie ganz vermißt hat. P. HEYMANN fand die Leisten im
Gegensatz zu BENDA auch bei einem Neugeborenen.

Der Verlauf der Leisten (Abb. 59) ist im großen und ganzen horizontal,
parallel dem freien Rande der Stimmlippe, zum Teil aber auch schräg gegeneinander geneigt, so daß sie sich vielfach durchschneiden und durch sekundäre
Leisten miteinander verbinden. Am Vorder- und Hinterende der Stimmlippe
finden sich Modifikationen dieser Leistenbildung derart, daß dieselbe teils aufhört, teils sich die Leisten durch Unterbrechung in wirkliche Papillen auflösen
(BENDA). Bei der Betrachtung einer Stimmlippe von einem älteren Manne
nach Entfernung des Epithels unter dem stereoskopischen Mikroskope (Abb. 59)
fand ich die Leisten vielfach mit sekundären, allerdings ziemlich niedrigen
Papillen besetzt, und zwar nicht nur gegen den Proc. vocalis hin, wo die Papillen
allerdings deutlicher und höher sind, sondern auch an anderern Stellen, so daß hier
die Bezeichnung „Papillenleisten" berechtigt wäre. In der Gegend des Proc.

vocalis konvergieren die hier besonders hohen Leisten unter ausgesprochen netzförmiger Anordnung gegen dessen Spitze hin. Reinke sieht in den Leisten eine funktionelle Struktur, indem sie sich nach der Richtung des konstanten Zuges ausgebildet haben. Im allgemeinen zieht das Epithel glatt über die Leisten hinweg, oder zeigt nur schwache, den Leisten entsprechende Erhebungen (Abb. 58).

Das *Ligamentum vocale*, das eigentliche *Stimmband* (Abb. 57 u. 58) besteht im wesentlichen aus verhältnismäßig feinen elastischen Fasern, deren Hauptrichtung parallel der Längsachse der Stimmlippe geht. Am stärksten und dichtesten sind die Fasern in den beiden unteren Dritteln des Lab. vocale und hier geht das elastische Gewebe bis dicht an das Epithel heran. Lateral von der Schicht paralleler, sagittal gestellter Fasern findet sich eine Übergangsschicht, in der neben den sagittalen auch schräg und frontal verlaufende elastische Fasern sich finden. Endlich tritt an der Grenze zwischen Band und M. vocalis ein regelloses Netzwerk auf, das aus äußerst feinen elastischen Fasern gebildet, die dem Bande gleichgerichteten Muskelfasern umspinnt (Friedrich). Nahe dem hinteren Ansatz erscheint das Band nicht mehr als kompakter, parallelfaseriger Strang (Abb. 55), sondern es löst sich in einzelnen Fasern auf, die sich vielfach spitzwinklig durchflechten (Reinke, Lewis) und verschiedenen Ansatzstellen zustreben, von denen der Proc. vocalis des Gießbeckenknorpels die wichtigste ist. Nach Reinke zeigt das Stimmband eine funktionelle Struktur, indem die elastischen Fasern entsprechend der konstanten Richtung des Zuges und senkrecht zur konstanten Richtung des Druckes stark ausgebildet sind, während die zu diesen beiden Richtungen schräg verlaufenden Anastomosen nur wenig entwickelt sind. Letztere sind so fein, daß sie im Verhältnis zu den Hauptfasern kaum ins Auge fallen. Auch in den Schleimhautleisten verlaufen elastische Fasern und Blutgefäße der konstanten Zugrichtung entsprechend parallel der Richtung der Leisten. Das dorsale Ende der Stimmlippe ist nach Reinke in sehr verschiedenen Richtungen einem Zuge ausgesetzt und dementsprechend trägt hier die Lam. propria Papillen mit senkrecht zu ihrer Achse verlaufenden elastischen Fasern. Nach v. Ebner dürfen die zahlreichen Lücken und Spalten zwischen den elastischen Fasernetzen des Stimmbandes als Anfänge des Lymphgefäßsystemes betrachtet werden.

Am hinteren und ebenso nahe dem vorderen Ende der Stimmlippe findet sich eine makroskopisch sichtbare gelbliche Stelle, die als *vorderer* und *hinterer gelber Fleck* bekannt sind. Der hintere gelbe Fleck entspricht dem durchscheinenden, aus elastischem Knorpel bestehenden und daher gelblich erscheinenden Proc. vocalis des Gießbeckenknorpels. Der vordere gelbe Fleck entspricht nach Gerhardt einem etwa stecknadelkopfgroßen, etwas in die Länge gezogenen, im Stimmbande gelegenen Knötchen. Luschka nennt dieses Knötchen Cartilago sesamoidea anterior, da er mit Gerhardt annimmt, daß es aus Netzknorpel besteht. Krause leugnet die knorpelige Natur dieses Knötchens, wenngleich in ihm außer elastischen Fasern auch massenhaft Zellen vorkommen, die aber keine Knorpelzellen sind. Auch andere Autoren, wie Kanthack, Fränkel Lewis, Imhofer konnten keine unzweifelhaften Knorpelzellen nachweisen und deshalb schlägt Imhofer für dieses Knötchen die wohl zutreffendere Bezeichnung „*Nodulus elasticus chordae vocalis*, vor (Abb. 60). Das Knötchen besteht beim Erwachsenen aus sehr dicht verfilzten elastischen Fasern, ist beim Kinde schärfer abgegrenzt und zellreicher, im Alter ist eine Abgrenzung von der Umgebung überhaupt nicht mehr möglich. Auch ich sehe in dem Knötchen außer dem elastischen Fasergewirr beim Kinde außerordentlich zahlreiche Zellen, vom Typus der Bindegewebszellen, aber keine Knorpelzellen. Am vorderen Ende des Knötchens hören die elastischen Fasern plötzlich auf und es setzen sich nur mehr Bindegewebsbündel fort. Nach IMHOFER scheinen diese Knötchen eine Schutzvorrichtung für die der Reibung am meisten ausgesetzten Vorderenden der Stimmlippen zu bilden.

Der Ansatz der Stimmbänder an den Schildknorpel erfolgt unter Vermittlung eines mit der Lamina mediana des Schildknorpels im Zusammenhange stehenden keilförmigen Wulstes, der als *Faserknorpelwulst* (Abb. 60) bekannt ist und wiederholt, wenn auch im einzelnen etwas verschieden beschrieben wurde (GERHARDT, LUSCHKA, FRIEDRICH, LEWIS, KATZENSTEIN, KANO u. a.). Die meinen eigenen Erfahrungen am meisten entsprechende Beschreibung des vorderen Ansatzes der Stimmbänder gibt LEWIS; ich fasse mit ihm den Wulst als eine Verdickung des Perichondrium des Schildknorpels auf, bedingt durch den Ansatz der Stimmbänder.

In den Wulst ragt jederseits neben der Mittellinie ein kurzer Fortsatz der Lamina mediana des Schildknorpels = *Proc. vocalis anterior* vor. Im übrigen besteht der Wulst im wesentlichen aus Bindegewebsbündeln mit verhältnismäßig nur spärlich eingelagerten elastischen Fasern. Keinesfalls darf daher der Wulst mit dem Proc. vocalis des Gießbeckenknorpels verglichen werden, da er nicht wie letzterer aus elastischem Knorpel besteht, wie dies auch CHIEVITZ, LEWIS, KANO u. a. betonen. LEWIS findet (beim Neugeborenen) im Wulste keine Knorpelzellen; ich finde davon nur spärliche in unmittelbarem Anschluß an den Schildknorpel und daher verdient der Wulst in seiner Gesamtheit auch nicht die Bezeichnung Faserknorpelwulst. In ihn strahlen die vorderen Enden der Ligg. vocalia und Sehnenbündel des M. vocalis ein; aber nicht mehr in Form von elastischen Faserzügen, sondern als derbe Bindegewebsbündel, die nur von äußerst spärlichen elastischen Fasern begleitet

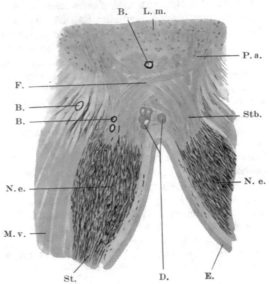

Abb. 60. Vorderer Stimmbandansatz. Aus einem Horizontalschnitt durch den Kehlkopf eines 5jährigen Mädchens. (Formol; Resorcin-Fuchsin. Bindegewebsfärbung nach VAN GIESON.) Vergr. 20fach.
St. elastische Fasern des Stimmbandes, die im Nodulus elasticus N. e. ihr Ende finden. Stb. bindegewebige Fortsetzung des Stimmbandes aus dem Vorderende des Nodulus elasticus, die jederseits in den Faserwulst eintritt. L. m. Lamina mediana des Schildknorpels. P. a. Proc. vocalis anterior. D. Drüsen. B. Blutgefäße. E. Epithel. M. v. Fasern des M. vocalis.

werden. Ausläufer dieser horizontalen Fibrillenzüge sind auch noch eine Strecke weit in die Knorpelsubstanz der Lamina mediana des Schildknorpels hinein zu verfolgen. Ein Teil der Faserzüge überkreuzt sich mit denen der anderen Seite spitzwinklig in der Mittellinie. Ein anderer Teil zieht bogenförmig von der einen Seite zur anderen. Außer diesen mehr horizontal verlaufenden Faserbündeln kommen aber auch senkrecht aufsteigende vor (Ursprung des Lig. thyreoepiglotticum). Dadurch entsteht ein Gewirr von sich verflechtenden, straffen Faserbündeln, ein Faserfilz, in dem die Bindegewebsbündel gegenüber den elastischen Fasern bei weitem überwiegen. Für die ganze Bildung ist daher vielleicht am besten die Bezeichnung „*Faserwulst*" zu gebrauchen. Die elastischen

Fasern der Stimmbänder finden demnach ihr Ende im wesentlichen in den früher beschriebenen elastischen Knötchen; am vorderen Ende der letzteren treten hauptsächlich nur mehr Bindegewebsfasern aus, die sich in den Faserwulst einsenken und zum Teil noch in den Schildknorpel einstrahlen. Nach Katzenstein zeigen die Fasern der Stimmbänder auch im vorderen Ansatzgebiet eine Anordnung nach dem Prinzip der funktionellen Anpassung, wie dies von Reinke für den hinteren Anteil der Stimmbänder nachgewiesen wurde. In der Kommissur der Stimmlippen finden sich regelmäßig Drüsen und vertikal verlaufende Blutgefäße (Abb. 60).

Während früher vielfach das Lig. vocale als elastische Sehne des M. vocalis aufgefaßt wurde, wird in neuerer Zeit ein direkter, unmittelbarer Zusammenhang zwischen Muskelfasern und elastischen Fasern im allgemeinen in Abrede gestellt. Fränkel vergleicht vielmehr das Stimmband mit einer Fascie des M. vocalis. Friedrich, Lewis und Kano weisen darauf hin, daß, wenn auch kein direkter Übergang der Muskelfasern in die elastischen Fasern erfolgt, doch eine innige Verbindung beider Teile besteht, indem elastische Fasern, die mit dem Lig. vocale zusammenhängen, die Muskelfasern umspinnen und andererseits einzelne Muskelfasern abbiegen, um eine Strecke weit im Stimmbande selbst zu verlaufen. Durch diese Beziehungen wird eine direkte Beeinflussung des Stimmbandes vom M. vocalis aus ermöglicht.

Als charakteristische Altersveränderung der Stimmlippe wird die Zunahme des elastischen Gewebes gegenüber der Muskulatur und den Drüsen angegeben [Imhofer (1)]. Die an anderen Organen (Haut, Aorta) als Alterserscheinung beschriebenen Veränderungen der elastischen Fasern bestehend in einer Aufquellung derselben und dem Auftreten von Fetttropfen in den Fasern (fettige Degeneration) lassen sich nach Imhofer im Stimmbande nicht nachweisen und dürften daher auch nicht als eigentliche Altersveränderungen zu deuten sein, sondern vielmehr durch andere Einflüsse zustande kommen.

Bei verschiedenen Säugetieren wurden Leisten der Lam. propria der Stimmlippe nachgewiesen; so bei der Katze (Benda), beim Hund, Kaninchen (P. Heymann), beim Pferd, Schwein und den Wiederkäuern (Eichler, v. Sussdorf).

V. Die Taschenfalte.

Zum Unterschiede vom Labium vocale entbehrt die Plica ventricularis (Abb. 57) eines kompakten, dem Lig. vocale vergleichbaren elastischen Stranges. Höchstens im vorderen Drittel könnte von einem Lig. ventriculare die Rede sein, das aber keineswegs so dicht gefügt ist, wie das Stimmband und das neben den elastischen Fasern stets auch reichliches Bindegewebe enthält; weiter nach hinten fasert sich dieser Strang aber vollkommen auf (Henle, Lewis). Im wesentlichen stellt die Taschenfalte nur eine Duplikatur der Schleimhaut dar, deren Inneres vor allem der Ausbreitung großer *Drüsengruppen* Raum gewährt. Die Ausführungsgänge dieser Drüsen finden sich auf der ganzen Oberfläche der Taschenfalte, sowohl oben wie unten. Der hintere Abschnitt der Falte ist in unmittelbarer Nähe des Gießbeckenknorpels derart mit Drüsen erfüllt, daß dieselben hier den wesentlichen Bestandteil der ganzen Falte ausmachen. Weiter nach vorn teilt sich das Drüsenlager in zwei Teile: eine obere auf die obere Fläche der Falte mündende Schicht, welche weiter nach vorn sich allmählich verliert und ein unteres Drüsenlager, die obere Bedachung der Kehlkopftasche und den freien Rand der Taschenfalte mit Sekret berieselnd. Diese unteren Drüsen werden von der Mitte an kleiner, um im vorderen Drittel eine flache, kontinuierlich zusammenhängende Schicht kleiner Drüsen zu bilden. Dadurch entsteht zwischen beiden Drüsenlagern, etwas vor der Mitte beginnend, ein nach vorn sich ausbreitender, mehr drüsenfreier Raum, welcher von lockerem, mit elastischen

Fasern durchsetztem Bindegewebe, in dem eventuell Fasern des *M. ventricularis* (Abb. 57) eingebettet liegen, erfüllt wird (P. HEYMANN).

Die immerhin reichlich vorhandenen *elastischen Fasern* der Taschenfalte zeigen eine sagittale Hauptrichtung, doch kommen daneben auch ganz unregelmäßig verlaufende Faserzüge vor, so daß zwischen den elastischen Fasern Lücken entstehen, in welchen außer den Drüsen auch Fettgewebe liegt (VERSON). Nirgends läßt sich das elastische Gewebe der Taschenfalte gegenüber dem der benachbarten Teile abgrenzen.

VI. Die Gefäße.

Die *Blutgefäße* des Kehlkopfes bieten keine wesentlichen Besonderheiten. Im allgemeinen sind die Arterien relativ spärlich und eng, die Venen zahlreich und erheblich weiter. Eingehendere Angaben über das Blutgefäßsystem liegen namentlich von BOLDYREW nach Untersuchungen bei verschiedenen Säugetieren vor, die P. HEYMANN im wesentlichen für den Menschen bestätigen konnte. Hiernach sind die Blutgefäße im allgemeinen in drei streng gesonderte, übereinanderliegende Schichten geteilt. Die tiefste Schicht bildet durch fast rechtwinklige Verzweigungen und Anastomosen der gröberen Stämmchen ein weites, polygonal-maschiges Netz. Die schräg aufsteigenden Ausläufer dieser Gefäßschicht zerfallen in der Mitte der Schleimhaut in zahlreiche feine Gefäße, welche sich flächenhaft ausbreitend ein zweites Netz darstellen, dessen Maschen ebenfalls größtenteils eckig sind. Von diesem Netz treten in fast senkrechter Richtung zahlreiche Ästchen an die Oberfläche der Schleimhaut, um unmittelbar unter dem Epithel ein feines Capillarnetz zu bilden. An den Stimmfalten bildet dieses subepitheliale Netz im Sinne des Faserverlaufes langgestreckte Maschen, von denen kleine Gefäßschlingen in die Papillenleisten aufsteigen. An der laryngealen Fläche des Kehldeckels verlaufen die gröberen, tiefliegenden Gefäße in langen Bogen von der Basis bis zur Spitze aufsteigend. Von ihnen treten Äste gegen die Oberfläche und bilden dicht unter dem Epithel ein regelmäßiges rundliches Maschenwerk; demnach würde in der Epiglottis nur ein tiefes und oberflächliches Gefäßnetz vorhanden sein.

Nach v. EBNER finden sich am unteren Rande der Schildknorpelplatte, wo die den Kehlkopf versorgenden Arterien anastomotische Verbindungen eingehen, zwischen dem Perichondrium und den an der Innenseite befindlichen Muskeln zahlreiche kleine Arterienästchen; ein Plexus von kleineren Venen liegt dicht am inneren Perichondrium des Ringknorpels nahe an dessen oberem Rande. Eine größere, diesem Geflechte angehörige Vene ist in Abb. 57 sichtbar. Dieses Venengeflecht und das hier vorhandene ziemlich reichliche, lockere submuköse Gewebe macht es erklärlich, daß gerade in dieser Gegend sehr häufig Ödeme auftreten. Relativ arm an Gefäßen ist die Stimmlippe.

Die *Lymphgefäße*. Allgemein wird angegeben, daß die Lymphgefäße des Kehlkopfes, namentlich dort, wo die Schleimhaut locker und dicker ist, zwei übereinanderliegende Netze bilden, von denen das oberflächliche tiefer liegt als das oberflächliche Blutgefäßnetz. An einzelnen Stellen, so an der Hinterfläche der Epiglottis und an den Stimmlippen ist nur *ein* Lymphgefäßnetz vorhanden (POIRIER u. a.).

Nach MOST ist sowie in anderen Schleimhäuten auch in der des Kehlkopfes die Anzahl und Weite der Lymphgefäße im allgemeinen abhängig von der Dicke der Schleimhaut, daher ist auch der Reichtum an Lymphgefäßen an den einzelnen Stellen verschieden. Sowohl durch die Dichte des Lymphgefäßnetzes wie auch durch das stärkere Kaliber der einzelnen Gefäße sind die seitlichen Partien der Epiglottis, die Taschenfalten und die Kehlkopftaschen ausgezeichnet. In den Stimmlippen sind die Lymphgefäße am spärlichsten und zartesten und bilden hier nach v. Ebner so wie die Blutgefäße der Richtung der Faserung folgende langgezogene Maschen.

Weiterhin ist bemerkenswert, daß das Kehlkopfinnere in zwei räumlich ziemlich scharf geschiedene Lymphgebiete zerfällt, deren Grenze durch die Stimmlippen gebildet wird. Das obere Lymphgebiet sammelt sich zu Stämmchen, die durch die Membrana thyreohyoidea nach außen ziehen; das untere Lymphgebiet hat seine Abflußwege durch Lymphgefäße, die das Lig. cricothyreoideum und Lig. cricotracheale durchsetzen. Die Lymphkapillaren der Kehlkopfschleimhaut stehen mit denen der Nachbarschaft allseitig im Zusammenhang; auch bildet die Mittellinie keine nennenswerte Grenze (Most).

VII. Die Nerven.

Die Nerven bilden in der Kehlkopfschleimhaut einen tiefen und einen oberflächlichen (subepithelialen) Plexus. In letzterem anastomosieren nicht nur kleine Faserbündel, sondern auch einzelne Nervenfasern und stehen zu den hier liegenden Ganglienzellen in Beziehung (Fusari, Ploschko). An der Stimm-

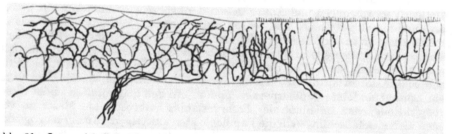

Abb. 61. Intraepitheliale Nervenendigungen im geschichteten Pflasterepithel der Stimmlippe (links) und in dem nach unten anschließenden Flimmerepithel (rechts) einer jungen Katze. (Golgische Methode.) (Nach Retzius.)

lippe ist der subepitheliale Plexus besonders dicht. Die vom oberflächlichen Geflecht ausgehenden Fasern endigen in verschiedener Weise. Zunächst finden sich wie in anderen Schleimhäuten *intraepitheliale Endigungen* in Form von Endbäumchen mit knopfförmigen Enden, und zwar sowohl im Bereiche des Cylinder- wie des Pflasterepithels (Sima-nowsky, Retzius, Fusari, Ploschko u. a.). Häufig treten die Nervenfasern büschelförmig von einem Punkte aus in das Epithel ein (Abb. 61). Die intraepithelialen Äste der Endbäumchen steigen bis hart an die freie Oberfläche des Cylinderepithels auf, wo sie häufig umbiegen. Andere vom oberflächlichen Geflechte ausgehende Nervenfasern endigen nach Ploschko *subepithelial*, also in der Lamina propria mit Endbäumchen, in welchen die reichverzweigten Teiläste in ihrem Verlaufe und an ihren Enden mit blattartigen Verbreiterungen ausge-

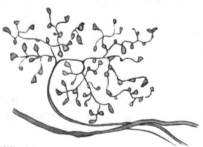

Abb. 62. Subepitheliales Endbäumchen an der Epiglottis des Kaninchens. Flächenpräparat. (Methylenblau.) (Nach Ploschko.)

stattet sind (Abb. 62), oder in „*Endknäueln*", die wahrscheinlich mit den schon von Lindemann beschriebenen „Endkolben" identisch sind. In den Stimmlippen und im unteren Kehlkopfabschnitt fand Ploschko nur intraepitheliale Nervenendigungen. Schließlich erwähnt Ploschko das Vorkommen von

„Stiftzellen" sowohl im geschichteten Pflasterepithel (des Kehldeckels) wie im Flimmerepithel, die in ihrer Form den Stiftzellen der Geschmacksknospen entsprechen, von feinen Nervenfäden umsponnen werden und nach der Ansicht PLOSCHKOS Sinneszellen darstellen dürften.

F. Histologie der Trachea und der Bronchien.

I. Trachea.

Als unmittelbare Fortsetzung des Kehlkopfes zeigt die Luftröhre dieselben Bauelemente wie dieser, wenn auch in etwas anderer Verteilung und mit dem Unterschiede, daß vom Kehlkopfe nach abwärts die Skelettmuskulatur verschwindet und glatter Muskulatur Platz macht und daß das elastische Gewebe in der Trachea eine noch mächtigere Entfaltung erfährt als im Kehlkopf. Die Grundlage der Luftröhre bildet ein bindegewebiger, mit zahlreichen groben elastischen Fasern versehener Schlauch, die *Grundmembran der Luftröhre, Membrana elastica tracheae,* welche durch Knorpelringe gestützt wird (Abb. 64), denen die Aufgabe zufällt, die Lichtung des Rohres stets offen zu halten. Da die Knorpelringe nur etwa $^2/_3$ des ganzen Umfanges der Trachea umgreifen und dorsal offen sind, so findet sich dorsal längs der ganzen Luftröhre ein knorpelfreier Teil der Wandung, die *membranöse Wand, Paries membranaceus,* in die an Stelle der Knorpelringe Bündel von glatter Muskulatur eingefügt erscheinen (Abb. 64). Die Teile der Grundmembran, welche zwischen den einzelnen Knorpelhalbringen gelegen sind, werden als *Ligamenta annularia* bezeichnet. Nach außen setzt sich die Grundmembran durch lockeres Bindegewebe, *Adventitia,* mit den Nachbarorganen in Verbindung, nach innen liegt ihr unter Vermittlung einer namentlich im unteren Teile der Trachea deutlich abgrenzbaren *Tela submucosa* die *Schleimhaut* auf.

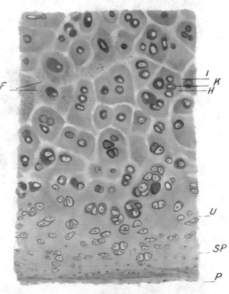

Abb. 63. Trachealknorpel eines Hingerichteten mit deutlicher territorialer Gliederung. (Kochsalzsublimat; Hämatox., Eosin.) Vergr. 110fach. P Perichondrium. SP oxyphile hypoperichondrale Schicht. U Umlagerungszone. K Kapsel. H Hof. I Interterritorialsubstanz. F Fasern, nicht assimiliert. (Nach SCHAFFER.)

Die *Knorpelringe* bestehen aus hyalinem Knorpelgewebe. v. CZYLHARZ, PRZEWOSKI und neuerdings DE KERVILY beschreiben das Vorkommen feinster elastischer Fasern im Trachealknorpel, die zum Teil vom Perichondrium in die hyaline Grundsubstanz einstrahlen. Daher bezeichnet DE KERVILY den Knorpel als elastischen, was meines Erachtens nicht gerechtfertigt erscheint. Der Hauptsache nach handelt es sich sicher um hyalinen Knorpel; auch v. CZYLHARZ erwähnt, daß elastische Fasern nur an einigen Stellen, hauptsächlich in den Randpartien des Knorpels getroffen werden.

Bei den Wiederkäuern bestehen nach BAUERSACHS die Trachealknorpel im wesentlichen aus hyalinem Knorpelgewebe, enthalten aber auch elastische Elemente, und zwar in auffallend reichlicher Menge und in Form dichter elastischer Netze in ihren dorsalen freien Enden, so daß hier das Gewebe als elastisches Knorpelgewebe zu bezeichnen wäre. Auch Paul findet Netzknorpel in den Enden der Knorpelringe von Pferd, Schwein und Katze.

Da die Knorpelhalbringe durch die rhythmischen Streckungen und Biegungen stärkerem und häufigerem Drucke ausgesetzt sind, zeigt der Knorpel nach Schaffer in den tieferen Lagen eine ausgesprochen territoriale Gliederung (Abb. 63), die aber nur zur Ausbildung dünner, oxyphiler, vorwiegend kollagene Fasern enthaltender, interterritorialer Scheidewände, stark basophiler Innen- und schwach basophiler Außenhöfe führt (vgl. auch S. 289). Im höheren Alter zeigt sich die hyaline Substanz verändert, ihre Färbbarkeit leidet, so daß gefärbte Präparate häufig ein scheckiges Aussehen zeigen und es tritt stellenweise ein faseriger Zerfall der homogenen Grundsubstanz ein (Merkel u. a.).

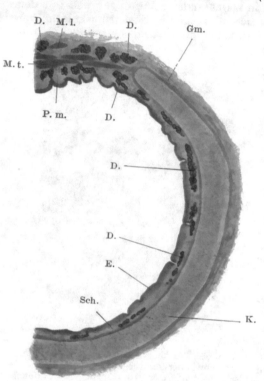

Sowie an den hyalinen Knorpeln des Kehlkopfes kommt es auch in den Knorpelringen der Trachea im Alter zur *Verknöcherung.* Chievitz gibt an, daß die Verknöcherung hier später einsetzt als im Kehlkopf, und zwar beim Mann etwa mit 40 Jahren, beim Weibe mit 60 Jahren beginnt. Jedoch ist sowohl der Beginn als auch der weitere Verlauf der Verknöcherung in der Trachea viel weniger gesetzmäßig als im Kehlkopf. Nach Dreyfuss bildet bei Männern vom 60. Lebensjahre ab eine knorpelige Trachea jedenfalls eine Ausnahme. Die Verknöcherung geht stets von dem äußeren Perichondrium aus, und zwar von dem am weitesten lateral gelegenen Punkte des Knorpelringes. Von dort schreitet sie nach vorn etwas rascher als nach hinten fort. Die hinteren freien Enden der Spangen

Abb. 64. Querschnitt durch die Trachea eines 10jähr. Knaben. (Pikrinsublimat; Hämatox., Eosin.) Vergr. 6fach.
Gm. Grundmembran. K. Knorpelring. P. m. Paries membranaceus. Sch. Schleimhaut. E. Epithel. D. Drüsen. M. t. transversale, M. l. longitudinale glatte Muskelbündel.

bleiben selbst im höchsten Alter noch knorpelig. Mit Ausnahme der zwei obersten Trachealringe, die am spätesten verknöchern (Chievitz, Dreyfuss), schreitet die Verknöcherung im allgemeinen von oben nach unten fort (Chievitz). Die Verknöcherung der untersten Trachealringe ist jedoch im ganzen selten (Heller und v. Schrötter).

Auch bei Säugetieren kommt es an den Knorpelringen zur Verkalkung und Verknöcherung, so bei älteren Pferden, beim Rind, Schwein und Hund (v. Sussdorf).

Die *Grundmembran* (Abb. 64) liegt mit ihrer Hauptmasse an der Außenseite der Knorpelringe. Sie hängt direkt mit dem Perichondrium zusammen und bildet mit diesem eine einheitliche Masse. Das Perichondrium läßt sich von der übrigen Grundmembran höchstens dadurch unterscheiden, daß es ärmer an elastischen Fasern ist, diese viel feiner sind und vorwiegend zirkulär verlaufen, während namentlich in dem äußeren Anteil der Grundmembran die sehr groben elastischen Fasern in welligen Zügen hauptsächlich longitudinal ziehen. An der Innenfläche der Knorpelringe wird die Grundmembran hauptsächlich nur vom Perichondrium gebildet.

Im Bereiche der *Ligg. annularia* (Abb. 65) erreicht das elastische Gewebe der Grundmembran seine stärkste Entfaltung, so daß die Ringbänder nach

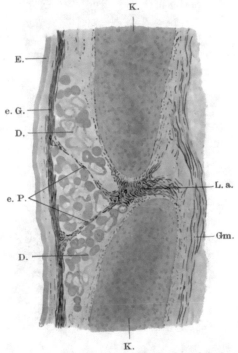

spezifischer Färbung des elastischen Gewebes nahezu wie elastische Bänder aussehen. Nach Bindegewebsfärbung erkennt man aber, daß sie immerhin auch große Mengen von Bindegewebe enthalten, so daß elastisches Gewebe und Bindegewebe am Aufbau der Ringbänder etwa in gleichem Maße beteiligt sein dürften. Die Hauptrichtung der Faserzüge (der bindegewebigen sowohl wie der elastischen) ist in den Ligg. annularia, wie in der ganzen Grundmembran, eine longitudinale; doch durchkreuzen sich hier auch die Fasern vielfach spitzwinklig und erscheinen stets, bald mehr, bald weniger gewellt, je nach dem Dehnungsgrade der Trachea (im Sinne der Längsrichtung). Gegen die Tela submucosa läßt sich die Grundmembran weder im Bereiche der Knorpelringe noch der Ligg. annularia scharf abgrenzen. Von letzteren und vom Perichondrium strahlen Bindegewebszüge reichlich vermengt mit elastischen Fasern in querer Richtung in die Submucosa ein, durchsetzen sie und reichen bis an die elastische Grenzschicht der Schleimhaut = „elastische Pfeiler" (BRÜCKMANN, YOKOYAMA) (Abb. 65).

Im Bereiche der *membranösen Wand* (Paries membranaceus) der Luftröhre (Abb. 66) zieht die oberflächliche, den Knorpelringen außen

Abb. 65. Längsschnitt durch die knorpelige Wand der Trachea eines 9 jährigen Mädchens. (Formol; Resorcin-Fuchsin, Hämatox., Eosin.) Vergr. 40 fach.

Die Knorpelringe K. sind nahe aneinander gerückt, so daß das Ligam. annulare L. a. verkürzt erscheint. e. P. elastische Pfeiler, die das Lig. annulare mit der elastischen Grenzschicht e. G. verbinden. Gm. Grundmembran. D. gemischte Drüsen. E. Flimmerepithel.

aufliegende Schicht der Grundmembran ununterbrochen fort und zeigt denselben Bau, wie im Bereich der knorpeligen Wand, längsverlaufende Bindegewebszüge mit reichlich eingelagerten längsverlaufenden elastischen Fasern. Dazwischen kommen hier noch große Drüsenkörper und außerdem auch gewöhnlich kleinere Einlagerungen von Fettgewebe vor. In dem mehr nach innen gelegenen Anteile treten an Stelle der Knorpelringe horizontal verlaufende Muskelbündel, die ebenso wie die Knorpelringe als Einlagerungen in die Grundmembran aufzufassen sind.

Die *glatte Muskulatur* der membranösen Wand (Abb. 66) wird hauptsächlich von den querverlaufenden, recht ansehnlichen Bündeln gebildet, die ziemlich dicht übereinanderliegend eine förmliche, auch schon makroskopisch darstellbare, etwa 1 mm dicke Muskelhaut bilden, den *M. transversus tracheae*. Die Muskelbündel gehen in kleine Sehnen aus elastischen Fasern über, die sich am Perichondrium der freien Enden der Knorpelringe, und zwar gewöhnlich etwas gegen die Innenseite derselben verschoben, ansetzen (Luschka, Stirling u. a.).

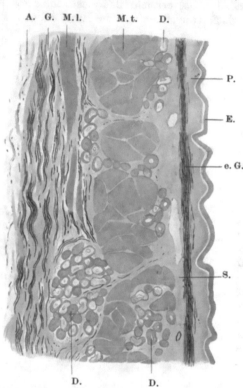

Abb. 66. Längsschnitt durch die membranöse Wand der Trachea eines 9 jährigen Mädchens. (Formol; Resorcin-Fuchsin, Hämatox., Eosin.) Vergr. 40 fach.
E. Epithel, unter dem eine starke Basalmembran sichtbar ist. P. Lam. propria der Schleimhaut. e. G. elastische Grenzschicht. S. Submucosa. M. t. transversale, M. l. longitudinale glatte Muskelbündel. G. Grundmembran mit groben elastischen Fasern. A. Adventitia. D. gemischte Drüsen, teils innen an den Muskelbündeln, teils zwischen und teils außen diesen aufliegend.

Da wo die Knorpelringe fehlen, hängen die Muskelbündel ebenfalls unter Vermittlung elastischer Sehnen mit den Ringbändern zusammen (Merkel). Die sich verästelnden und anastomosierenden Bündel werden von den Ausführungsgängen der besonders beim Menschen reichlich vorhandenen, an der Außenseite der Muskelschicht gelegenen großen Drüsen, von Blutgefäßen und Nerven durchbohrt und von elastischen Fasernetzen umsponnen (Yokoyama u. a.).

Nach außen von den querverlaufenden Muskelbündeln, zuweilen auch zwischen den Drüsenkörpern finden sich vereinzelte, meist schwach entwickelte *Längsmuskelbündel* (Abb. 66) (zuerst von Cramer beschrieben), die niemals so wie die queren Bündel zu einer geschlossenen Lage zusammentreten, sondern in sehr unregelmäßiger Verteilung und Ausbildung auftreten. Die Längsbündel stehen durch feine elastische Sehnen mit den äußeren Lagen der Grundmembran in Verbindung (v. Ebner, Merkel). Ein Teil dieser Muskelbündelchen verläßt häufig, aber nicht immer, die Luftröhre, um schief nach abwärts und dorsal gerichtet, an den Oesophagus heranzutreten und sich mit den Längsfasern an dessen Vorderseite zu verbinden = M. tracheo-oesophagus (Luschka).

Die Muskulatur des Paries membranaceus zeigt somit dieselbe Anordnung wie im Darmrohr, innen ein Stratum circulare, außen ein Stratum longitudinale; nur mit dem Unterschiede, daß bei der Trachea die Längsschicht ganz rudimentär geworden ist. Es ist daher berechtigt, von einer *Tunica muscularis tracheae* zu sprechen, die allerdings nur im knorpelfreien Teil zur Ausbildung gelangt. Im Bereiche der Knorpelringe käme ihr ja auch keine funktionelle Bedeutung zu. Ihrem Ansatze an den freien Knorpelenden entsprechend kommt der transversalen Muskulatur die Aufgabe zu, diese einander zu nähern, d. h. die Luftröhre zu verengern. Die längsverlaufenden Bündel sind als Verkürzer der Luftröhre aufzufassen, doch wird bei ihrer schwachen Entwicklung ihre Wirkung nicht sehr bedeutend sein.

Ein M. transversus tracheae findet sich auch bei den Säugetieren. Beim Pferd, Wiederkäuern und Schwein liegt er einwärts von den freien Enden der Knorpelringe, bei den Fleischfressern und Nagern auswärts von diesen. Längsverlaufende, äußere Muskelbündel sind auch bei den Säugetieren spärlich, sie wurden von VERSON bei Hund und Katze, von FRANKENHÄUSER bei Pferd, Rind, Schwein und Hund nachgewiesen. v. SUSSDORF fand nur beim Pferd spärliche schräg und längsverlaufende äußere Bündel.

Die *Schleimhaut* der Trachea ist im Mittel 0,26 mm dick (v. EBNER). Sie besteht aus dem Epithel, der Lamina propria und einer starken Schicht elastischer Fasern, die an Stelle der Muscularis mucosae die Schleimhaut gegen die Submucosa abgrenzt. In letzterer liegen zahlreiche gemischte Drüsen.

Das *Stratum epitheliale* (Abb. 67) unterscheidet sich in keiner Weise vom Flimmerepithel des Kehlkopfes. Es ist auch hier ein mehrreihiges, flimmerndes Cylinderepithel mit Becherzellen (vgl. S. 280 u. Abb. 15). An den Falten und Einsenkungen der membranösen Wand zeigt sich die Epithelschicht etwas weniger hoch als an den ebenen Flächen der Schleimhaut (WALLER und BJÖRKMANN). Über den feineren Bau der Flimmer- und Becherzellen des Menschen (Trophospongien, Ergastoplasma usw.) berichtet PRENANT. Gelegentlich kommen im Bereiche der häutigen Wand Inseln von geschichtetem Pflasterepithel vor (DRASCH, BARABAN), und zwar hauptsächlich im oberen Teil der Trachea. Diese Inseln bestehen aus 8—10 und mehr Zellagen. Auch nach einem experimentell gesetzten Verlust des Flimmerepithels tritt geschichtetes Pflasterepithel (DRASCH u. a.).

In der Luftröhre von alten Katzen findet sich ein Längsstreifen von geschichtetem Pflasterepithel im Bereiche der membranösen Wand (HAYCRAFT und CARLIER, SCHNITZLER); auch beim Hunde, Kaninchen und Meerschweinchen hat DRASCH an der häutigen Wand Inseln von Pflasterepithel gefunden.

MEVES und TSUKAGUCHI konnten in den Flimmerzellen der Trachea und Bronchien bei der Katze und Ratte Plastosomen nachweisen, die eine knäuelartige Ansammlung von Fäden in der oberflächlichen Zellhälfte bilden, von der sich einzelne Fäden bis gegen die Zellbasis hin verfolgen lassen.

LOGINOFF untersuchte die Flimmerzellen der Trachea bei verschiedenen Haussäugetieren namentlich an Isolationspräparaten und fand so kennzeichnende Unterschiede in Größe und Form der Zellen, daß es nicht schwer fällt, zu erkennen, welcher Tierart sie angehören. BÜTTNER-WOBST studierte die Geschwindigkeit des Flimmerstromes auch unter verschiedenen äußeren Einwirkungen an tracheotomierten Tieren.

Nach DEBOVE und FRANKENHÄUSER soll sich unter dem Flimmerepithel der Trachea ein subepitheliales Endothel befinden. v. EBNER glaubt, daß es sich dabei wohl um eine Täuschung handelt, hervorgerufen durch die Fußplatten der Epithelzellen, welche in der Aufsicht an Silberpräparaten wie ein Endothel sich darstellen können.

Die *Lamina propria* zeigt zunächst unmittelbar unter dem Epithel eine *Basalmembran* (Abb. 67), die sich ebenso wie im Kehlkopf verhält, nur daß sie in der Trachea im allgemeinen stärker ist; nach v. EBNER erreicht sie hier eine Dicke bis zu 11 μ. An die Basalmembran schließt sich eine aus zartem Bindegewebe bestehende zellreiche Schicht an. Außer Bindegewebszellen finden sich hier stets weiße Blutzellen, vor allem Lymphocyten, die sich stellenweise, namentlich um die Ausführungsgänge der Drüsen zu größeren Anhäufungen sammeln können, ohne aber im allgemeinen halbwegs deutlich abgrenzbare Lymphknötchen zu bilden. Auch zwischen den Epithelzellen findet man gewöhnlich in großer Menge durchwandernde weiße Blutzellen.

Unmittelbar unter der Basalmembran kommen, wenn auch nicht konstant bzw. nicht an allen Stellen, so doch meistens sehr feine, hauptsächlich zirkulär verlaufende elastische Fasern zwischen den Bindegewebsfibrillen vor (v. CZYLHARZ, PRZEWOSKI, KOIKE u. a.). Diese zirkuläre, subepitheliale elastische

26*

Faserschicht (Abb. 67) ist nach Yokoyama am besten im Bereiche der häutigen Wand und fast gar nicht an der Vorderwand der Trachea ausgebildet.

Den Abschluß der eigentlichen Schleimhaut und zugleich die Grenze gegen die Submucosa bildet eine *elastische Grenzschicht,* die stets im ganzen Umkreise und am stärksten in der Nähe der Bifurkation ausgebildet ist (Yokoyama). Diese etwa 20—40 μ dicke Schicht (Abb. 67) besteht vorwiegend aus ziemlich groben, bis zu 3,3 μ dicken (v. Ebner) längsverlaufenden Fasern, denen nach außen spärliche zirkulär verlaufende elastische Fasern aufliegen (Koike); letztere können stellenweise aber auch ganz fehlen. Diese Grenzschicht entspricht ihrer

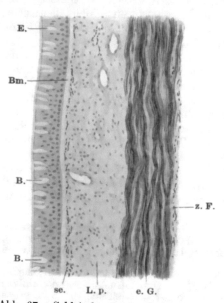

Abb. 67. Schleimhaut aus einem Längsschnitt durch den unteren Teil der Trachea vom Hingerichteten. (Formol; Resorcin-Fuchsin, Hämatox.) Vergr. 130fach.
E. mehrreihiges flimmerndes Cylinderepithel mit Becherzellen B. Bm. Basalmembran. se. subepitheliale Schicht zarter, zirkulär verlaufender elastischer Fasern. L. p. Lam. propria der Schleimhaut. e. G. elastische Grenzschicht aus dicken longitudinalen Fasern bestehend. z. F. zirkuläre elastische Fasern.

Lage nach einer Muscularis mucosae, was besonders auch daraus hervorgeht, daß nach Schaffer hier und da an ihre Stelle verstreute Längsbündelchen von glatten Muskelfasern treten können, deren Vorkommen in der Lamina propria auch von Böhm und v. Davidoff erwähnt wurde. Ich sehe derartige längsverlaufende Muskelbündelchen hauptsächlich im Paries membranaceus ausgebildet. Die durch die übrigen Schichten der Schleimhaut durchscheinenden elastischen Längsfaserbündel bedingen eine schon makroskopisch sichtbare, gelbliche Längsstreifung der Schleimhautfläche der Trachea (Merkel, Yokoyama).

Die *Submucosa* besteht aus gröberen Bindegewebsbündeln und enthält außer den Drüsen und größeren Blutgefäßen stellenweise ziemlich reichliches Fettgewebe. In der unmittelbaren Umgebung der Drüsen finden sich häufig größere Ansammlungen von Lymphocyten (Frankenhäuser). Die Submucosa steht einerseits mit dem Perichondrium bzw. den Ligg. annularia, andererseits mit der elastischen Grenzschicht in unmittelbarem Zusammenhang. Am stärksten ist sie in den Knorpelzwischenräumen entwickelt und kann dort, wo keine Drüsen liegen, nahezu ganz fehlen.

Die *Drüsen* unterscheiden sich in keiner Weise von denen des Kehlkopfes; hier wie dort handelt es sich um gemischte Speicheldrüsen (Fuchs-Wolfring). Die überwiegende Mehrzahl der Drüsen liegt in der Submucosa; jedoch kommen auch da und dort vereinzelte kleinere Drüschen in der Schleimhaut selbst vor (Frankenhäuser, v. Ebner u. a.). Die größten und reichlichsten Drüsen finden sich in den Knorpelzwischenräumen (Abb. 65), wo sie gewöhnlich 3—5 übereinander liegende Reihen bilden (Frankenhäuser) und in der häutigen Wand der Trachea (Abb. 66). Spärlich sind sie im Bereiche der Knorpelringe, namentlich an den Seitenwänden, sind hier zugleich auch kleiner und dem beschränkten Raum entsprechend auch stärker abgeplattet. Ihre Größe schwankt von 0,6 bis 2 mm Durchmesser (v. Ebner). Im membranösen Teil durchbrechen die größten Drüsen die quere Muskelschicht und kommen außen auf dieser zu liegen. Ein Teil der Drüsen kann sich hier auch zwischen den Muskelbündeln finden und die kleineren Drüsen liegen innen der Muskulatur auf. Die Drüsen werden von feinen elastischen Fasern umsponnen, die auch die Ausführungsgänge begleiten (PRZEWOSKI, YOKOYAMA).

Die mit kubischem bis zylindrischem Epithel ausgekleideten Ausführungsgänge zeigen vor der Mündung häufig eine trichterförmige Erweiterung und hier kann sich das Flimmerepithel von der Oberfläche her eine Strecke weit einsenken (FRANKENHÄUSER).

Die Trachea der Säugetiere ist nach FRANKENHÄUSER nicht so drüsenreich wie die des Menschen. In bezug auf den Drüsenreichtum würde sich dem Menschen zunächst die Katze anschließen, dann das Rind, das Schwein, das Schaf, der Dachs, die Ratte, das Wiesel, das Pferd; bei diesen Tieren sind noch verhältnismäßig zahlreiche Drüsen vorhanden. Spärliche Drüsen zeigen: Maulwurf, Hund, Maus, Igel, Fledermaus. Sehr arm an Drüsen ist die Trachea beim Meerschweinchen, Kaninchen und Hasen.

Bei den Wiederkäuern sind die Trachealdrüsen nach BAUERSACHS teils muköser, teils seröser und nur zum kleineren Teil gemischter Natur. Bei der Ziege herrschen die mukösen, beim Schaf die serösen Drüsen vor; beim Rind sind beide Drüsenarten annähernd in gleicher Zahl vertreten. PAUL findet in den Drüsen vom Pferd, Schwein und Katze seröse und muköse Endstücke, aber nie gemischte.

Die *Blutgefäße* der Trachea sind nicht sehr zahlreich. Die größeren, tiefliegenden Gefäße verlaufen hauptsächlich der Länge nach, während das oberflächliche Kapillarnetz, das vielfach bis an die Basalmembran heranreicht, mehr rundlich-eckige Maschen bildet (KOELLIKER). Die Venen sammeln sich in jedem Lig. annulare in einem horizontal verlaufenden Stämmchen.

Die *Lymphgefäße* sind zahlreich und nach TEICHMANN zu zwei Netzen angeordnet, einem feineren, oberflächlicheren, in der Schleimhaut gelegenen und einem gröberen, tieferen in der Submucosa. Aus letzterem gelangen die mit zahlreichen Klappen versehenen abführenden Lymphgefäße in die an Luft- und Speiseröhre gelegenen Lymphdrüsen.

Die *Nerven* der Trachea verhalten sich in ihrer Verteilung ähnlich wie im Kehlkopf. Im Bereiche der membranösen Wand kommen hauptsächlich zwischen den Drüsen kleine Ganglienzellgruppen vor (FRANKENHÄUSER, KANDARAZKI u. a.). PLOSCHKO wies nach, daß diese Ganglienzellen dem multipolaren, sympathischen Typus angehören und daß deren Neuriten an den glatten Muskelfasern enden. Außer diesen motorischen fand PLOSCHKO aber auch sensible, von markhaltigen Nervenfasern stammende Endigungen an den glatten Muskelbündeln. Die sonstigen sensiblen Endapparate in der Schleimhaut und dem Epithel verhalten sich ebenso wie im Kehlkopf (PLOSCHKO).

II. Bronchien.

Die beiden Hauptbronchien verhalten sich in ihrem feineren Bau der Trachea vollkommen entsprechend. Im großen und ganzen bleibt auch der Bau der Bronchien bei ihrer weiteren Verästelung derselbe, doch finden sich im einzelnen immerhin gewisse Modifikationen, die zunächst dadurch bedingt sind, daß die wandbildenden Elemente in etwas anderer Anordnung auftreten und schließlich in den kleinen Bronchien teilweise vollständig verschwinden. Letzteres gilt für die Knorpeleinlagerungen und für die Drüsen, die fast gleichzeitig mit den Knorpeln verschwinden oder sich noch etwas weiter fortsetzen können (FRANKENHÄUSER), während die glatte Muskulatur und das elastische Gewebe bis in die kleinsten Bronchiolen hinein erhalten bleibt und letzteres sich mit dem elastischen Gewebe der Alveolenwandungen in Verbindung setzt (LINSER). Im allgemeinen lassen sich folgende Schichten in den Bronchien auseinanderhalten: außen als Fortsetzung der Grundmembran der Trachea eine *Faserhaut*, in die die Knorpel und Drüsen eingelagert sind, dann eine zirkuläre *Muskelschicht* und dieser nach innen aufgelagert die *Schleimhaut* (Abb. 68).

Die Hauptveränderung in den größeren Bronchien zeigt zunächst das *Knorpelskelett*. Gleich beim Abgange der ersten Seitenäste von den Hauptbronchien verschwindet der Paries membranaceus dadurch, daß Knorpelringe und Platten das ganze Rohr umgreifen; die Anordnung der Knorpelringe wird unregelmäßiger und weiterhin lösen sie sich in einzelne Stücke von wechselnder Gestalt und Größe auf, die ringsum in die Faserhaut eingelagert sind (Abb. 68). Gleichzeitig mit dem Kleinerwerden der Knorpelplättchen ändert

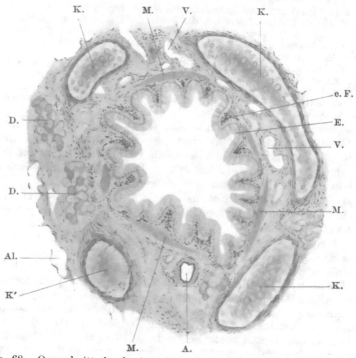

Abb. 68.   Querschnitt durch einen kleineren Bronchus vom Hingerichteten.
(Pikrinsublimat; saures Orcein.) Vergr. 40 fach.
E. mehrreihiges flimmerndes Cylinderepithel mit Becherzellen. e. F. elastische Längsfasern in den Schleimhautfalten. M. glatte zirkuläre Muskelbündel. K. hyaline Knorpelstücke, in K′ strahlen vom Perichondrium aus einzelne elastische Fasern ein. D. gemischte Drüsen.
A. Arterie. V. Venen. Al. Lungenalveolen.

sich auch ihre Beschaffenheit, indem immer mehr und mehr elastische Fasern in deren Grundsubstanz eingelagert erscheinen, so daß die ursprünglich hyalinen Knorpel allmählich den Charakter von elastischen Knorpeln annehmen (DE KERVILY, CUTORE u. a.). Diese Umwandlung zeigt sich nach CUTORE nicht so sehr abhängig von der Größe der Bronchien als vielmehr von der Größe der Knorpelstückchen, indem vor allem die kleinsten, mehr rundlichen Knorpeleinlagerungen und von größeren Knorpelplatten die kleineren Fortsätze die Struktur des elastischen Knorpels annehmen. Im Gegensatz zu den elastischen Fasern des Perichondriums sind die des Knorpels besser in der ersten Kindheit entwickelt als im vorgeschrittenen Alter (CUTORE).

Über die Weite der Bronchien, in deren Wandung die Knorpeleinlagerungen verschwinden, lauten die Angaben etwas verschieden. Im allgemeinen wird angegeben, daß dies bei etwa 1 mm weiten Bronchien der Fall ist. Nach KÖLLIKER werden an Bronchien unter 0,85 mm in keinem Falle mehr Knorpel gefunden, während nach FRANKENHÄUSER Knorpel noch in Bronchien von 0,4 mm und Drüsen in noch kleineren Bronchien vorkommen können.

Während bei den meisten Säugetieren wie beim Menschen auch noch in der Wand der kleinen Bronchien Knorpel vorkommen, fehlen diese in den Bronchien des Maulwurfs, der Maus, der Fledermaus und der Ratte vollständig, sobald die Bronchien in die Lunge eingetreten sind (FRANKENHÄUSER). Bei Säugetieren kommt echter elastischer Knorpel in den Bronchien nicht vor. Die gelegentlich bei manchen Arten im hyalinen Knorpel gefundenen elastischen Fasern stammen ausschließlich vom Perichondrium (CUTORE).

Die Knorpelstücke der Bronchien sind in Bindegewebe eingelagert, das als Fortsetzung der Grundmembran der Trachea sehr zahlreiche und grobe, hauptsächlich in der Längsrichtung verlaufende *elastische Fasern* enthält (Abb. 68), die besonders reichlich zwischen den Knorpeln angetroffen werden, so daß die Knorpel durch elastische Fasermassen miteinander verbunden erscheinen (LEFAS, YOKOYAMA). Das Bindegewebe steht einerseits mit dem Perichondrium, andererseits mit dem interlobulären Bindegewebe der Lunge im Zusammenhang, auch gegen das submuköse Bindegewebe ist eine Grenze nicht zu ziehen. Die elastischen Fasern setzen sich ebenfalls mit denen der Umgebung, so auch mit den elastischen Fasern der Alveolenwände in Verbindung. LINSER erwähnt elastische Faserzüge, welche den Teilungswinkel zweier Bronchien überbrücken; sie sind im kleinen dasselbe, was im großen das Lig. interbronchiale der Trachea ist (MERKEL).

Die *Drüsen* unterscheiden sich nur durch ihre in den feineren Bronchialästen geringere Größe von denen der Trachea. Auch dadurch sind sie denselben ähnlich, daß ihre Ausführungsgänge öfters eine spindelförmige, mit Flimmerepithel ausgekleidete Erweiterung zeigen (FRANKENHÄUSER, KÖLLIKER). Je feiner die Bronchialäste werden, um so kleiner und um so spärlicher werden die Drüsen, um schließlich, wie schon erwähnt, ziemlich gleichzeitig mit den Knorpeln ganz zu verschwinden. In ihrer Lage unterscheiden sich die Drüsen von denen der Trachea dadurch, daß sie in den Bronchien weiter nach außen rücken und in derselben Schicht gelegen sind wie die Knorpel, denen sie bald nach außen, bald seitlich, seltener innen anliegen (Abb. 68).

BONNE findet die Bronchialdrüsen sehr spärlich bei Nagern, sehr zahlreich bei Wiederkäuern, etwas weniger reichlich beim Hunde und beim Menschen.

Die *Muskulatur* in den Bronchien wurde von REISSEISSEN zuerst beschrieben und wird daher auch REISSEISSENscher Muskel genannt. Während im Bereiche der Trachea und der beiden Hauptbronchien Muskulatur im allgemeinen nur in der häutigen Wand vorkommt, breitet sie sich in den Bronchialästen über den ganzen Querschnitt in Form von zirkulär verlaufenden, ziemlich zarten Bündeln glatter Fasern, die sich untereinander netzförmig verbinden, aus, ohne daß es aber zur Bildung einer geschlossenen Muskelhaut kommt (Abb. 68). Neben den zirkulär verlaufenden kommen einzelne schräg gerichtete Bündel vor. Die Verteilung der Bündel ist keine ganz gesetzmäßige; stellenweise finden sie sich reichlicher als an anderen Stellen, was vor allem vom verfügbaren Raum abhängt. Störungen im Verlaufe kommen auch durch den Durchtritt der Drüsenausführungsgänge zustande. Soweit Knorpelplättchen vorkommen, liegt die Muskulatur nach innen von diesen und auch nach innen von den Drüsen. Sie setzt sich aber noch nach dem Verschwinden der Knorpel und Drüsen bis in die feinsten Zweige der Bronchien, bis in die Bronchioli respiratorii in Form von einzelnen, auch hier vorwiegend zirkulär gelagerten Bündelchen fort. Im allgemeinen enthalten die kleineren Bronchien relativ mehr Muskulatur als die größeren. Den Übergang der Tracheal- in die Bronchialmuskulatur hat GUYESSE näher beschrieben.

Die glatten Muskelfasern der Bronchien liegen bei Embryonen dem Epithel dicht an und sollen nach Kölliker aus den Epithelzellen abstammen, mithin entodermalen Ursprunges sein. Kotzenberg kommt nach seinen Untersuchungen an Mäuseembryonen zu dem wohl richtigen Ergebnis, daß die Muskelzellen sich aus den dem Epithelrohr zunächst gelegenen Mesenchymzellen bilden.

Beim Eichhörnchen bilden die Muskelbündel nach Frankenhäuser in den knorpelhaltigen Bronchien keine geschlossenen Ringe, sondern inserieren an den Knorpelenden und erst in den knorpelfreien Bronchien findet man eine vollständige Ringmuskulatur.

Als *Schleimhaut* wird gewöhnlich jener Teil der Wandung bezeichnet, der nach innen von der Muskelschicht gelegen ist. Stets zeigt sich die Schleimhaut mehr oder weniger stark in Längsfalten gelegt, so daß die Lichtung der Bronchien an der Leiche sternförmig erscheint (Abb. 68). Diese Längsfaltung wird bedingt durch die Kontraktion der zirkulär verlaufenden Muskelfasern. Als tiefste Schicht der Schleimhaut, der Muskulatur unmittelbar anliegend oder nur durch eine schmale Bindegewebslage von dieser getrennt, findet sich die Fortsetzung der *elastischen Längsfaserlage* (Abb. 68), die in der Trachea als elastische Grenzschicht bezeichnet wurde. Die elastischen Fasern sind namentlich an den Stellen der vorspringenden Schleimhautfalten stark angehäuft, so daß letztere nahezu ganz von elastischen Fasern erfüllt erscheinen (Linser u. a.). Auf diese elastische Faserschicht folgt nach innen noch eine ganz schmale Zone, die als eigentliche Lamina propria angesehen werden kann, aus spärlichem Bindegewebe und feinen elastischen Fäserchen besteht und sich mit einer zarten Basalmembran gegen das Epithel abschließt. In dieser Schicht finden sich neben Bindegewebszellen stets zahlreiche Lymphocyten. Die Menge der letzteren ist allerdings individuell und auch regionär verschieden. Zu eigentlichen Lymphknötchen dürften sie sich jedoch nach Merkel in der normalen Schleimhaut kleiner Bronchien kaum anhäufen, auch Frankenhäuser stellt das Vorkommen von Lymphknötchen in Abrede. Dagegen bemerkt v. Ebner, daß adenoides Gewebe in den Bronchien sich in Form von diffusen oder rundlichen Anhäufungen findet, und zwar teils in der Faserhaut unter den Muskeln und zwischen den Knorpeln, namentlich an den Teilungsstellen von Bronchialzweigen oft als deutliche Knötchen, welche auch Keimzentren enthalten können.

Das *Epithel* zeigt zunächst gegenüber dem Trachealepithel keine Unterschiede; es enthält zahlreiche Becherzellen und gewöhnlich durchwandernde Leukocyten.

In den *Bronchiolen* von etwa 1 mm Durchmesser verschwindet mit den Knorpeln und Drüsen die äußere Faserschicht und auch die Schleimhaut verdünnt sich beträchtlich, zeigt aber immer noch die im wesentlichen aus elastischen Längsfasern bestehenden Leisten, und zwar nicht weniger deutlich als in größeren Bronchien. Das Epithel verliert die Becherzellen, wird niedriger, zunächst zweireihig; dann besteht es nur mehr aus einer einfachen Reihe von flimmernden Cylinderzellen. In den weniger als 0,5 mm Durchmesser betragenden *Bronchioli respiratorii* (Kölliker) treten in den Wandungen einzelne halbkugelige Ausbuchtungen, Alveolen, auf. Die Epithelzellen verlieren den Flimmerbesatz, werden kubisch und zwischen ihnen treten, namentlich in den Alveolen, erst vereinzelt, dann immer zahlreicher große, polygonale Platten auf, wodurch der Übergang zum respiratorischen Epithel gegeben ist.

Gefäße und *Nerven*. Die Bronchialarterien lösen sich in der Wand der Bronchien zu Netzen auf, einem inneren, welches die Schleimhaut versorgt und sich in Maschen ausbreitet, die nach der Achsenrichtung der Bronchien verlängert sind und einem äußeren, der Muskelhaut angehörigen, mit in querer Richtung verlängerten Maschen. Selbstverständlich erhalten auch die Drüsen ein korbartig sie umschließendes Gefäßnetz. Die Kapillaren sammeln sich zu kleinen Venen; die an den kleinsten Bronchien entstehenden ergießen sich in die Anfänge der Lungenvenen. Erst die Venen aus den größeren Bronchien fließen zu den Venae bronchiales zusammen (ZUCKERKANDL).

Die *Lymphgefäße* bilden in den Bronchien nach MILLER ein Netzwerk mit länglichen Maschen; sie werden mit der weiteren Verzweigung der Bronchien spärlicher und kleiner und fehlen in den Bronchioli respiratorii.

In der Faserhaut der Bronchien fand BERKLEY (bei Tieren) einen reichen *Nervenplexus*, aus welchem einerseits die Muskeln, andererseits die Schleimhaut versorgt wird. In den kleinen Bronchien konnte BERKLEY aus dem subepithelialen Plexus stammende terminale Nervenfäden in das Epithel hinein verfolgen.

Literatur.

Allgemeiner Bauplan.

Die gebräuchlichen Lehr- und Handbücher der Histologie, insbesondere v. EBNER, KÖLLIKERS Handbuch der Gewebelehre, 3. Bd. 1902 und SCHAFFER, Lehrbuch der Histologie und Histogenese, 2. Aufl., 1922, worauf auch in den folgenden Abschnitten wiederholt Bezug genommen wird.

Histologie der Nase[1]).

ANDRÉ, J. M.: Contribution a l'étude des lymphatiques du nez et des fosses nasales. Thèse. Paris 1905. — ANTON, WILH. (1): Beitrag zur Kenntnis des JACOBSONschen Organs des Erwachsenen. Zeitschr. f. Heilk. Bd. 16. 1895. — DERSELBE (2): Beitrag zur Morphologie des JACOBSONschen Organs und der Nasenhöhle der Cryptobranchiaten. Morphol. Jahrb. Bd. 38. 1908. — DERSELBE (3): Über ein transitorisches Faltensystem im Sulcus nasalis posterior und im rückwärtigen Teil des Nasenbodens nebst Beiträgen zur Histologie des weichen Gaumens. Arch. f. Laryngol. u. Rhinol. Bd. 28. 1914. — ARVISET, LÉON: Contribution de l'étude du tissu érectile des fosses nasales. Thèse. Lyon 1887. — ASCHENBRANDT: Über den Einfluß der Nerven auf die Sekretion der Nasenschleimhaut. Würzburger Monatsschrift f. Ohrenheilk. 1885. — BABUCHIN: Das Geruchsorgan. STRICKERS Handb. von den Geweben. Bd. 2. 1872. — BARTELS, PAUL: Das Lymphgefäßsystem. BARDELEBENS Handb. d. Anat. 1909. — BAWDEN, H.: A bibliography of the literature on the organ and sense of smell. Journ. of comp. neurol. Vol. 11. 1901. — BLAUE, J. (1): Über den Bau der Nasenschleimhaut bei Fischen und Amphibien (vorl. Mitt.). Zool. Anz. Bd. 5. 1882. — DERSELBE (2): Untersuchungen über den Bau der Nasenschleimhaut bei Fischen und Amphibien, namentlich über Epithelknospen als Endapparate des N. olfactorius. Arch. f. mikroskop. Anat. 1884. — BOENNINGHAUS: Über Schleimdrüsen im hyperplastischen Epithel der Nasenschleimhaut. Arch. f. Laryngol. u. Rhinol. Bd. 3. 1895. — BOGUSZEWSKA-JANICKA: Beiträge zur Histologie der Nasenschleimhaut bei menschlichen Embryonen. Inaug.-Dissert. Bern 1910. — BOULAI, JEAN: Étude sur les vaisseaux de la muqueuse nasale. Pseudotissu érectile. Thèse. Paris 1896. — BOVIER-LAPIERRE, E.: De la vascularité de l'épithélium olfactif. Cpt. rend. des séances de la soc. de biol. Sér. 8, Tome 5. 1888. — BRESGEN, M. D.: Zirkulationsapparat in der Nasenschleimhaut vom klinischen Standpunkte aus betrachtet. Med.-chirurg. Zentralbl. 1884. — BROMAN, IVAR (1): Über eine bisher unbekannte infraseptale Nasenhöhlendrüse bei den Säugern. Anat. Anz. Bd. 49. 1916. — DERSELBE (2): Über extrakapsuläre Nasenhöhlendrüsen bei den Beuteltieren. Anat. Anz. Bd. 50. 1917. — DERSELBE (3): Das Organon vomero-nasale Jacobsonii — ein Wassergeruchsorgan! Anat. Hefte Bd. 58. 1920. — DERSELBE (4): Über die Entwicklung der konstanten größeren Nasenhöhlendrüsen der Nagetiere. Zeitschr. f. Anat. u. Entwicklungsgesch. Bd. 60. 1921. — v. BRUNN, A. (1): Die Membrana limitans olfactoria. Zentralbl. f. inn. Med. 1874. — DERSELBE (2): Untersuchungen über das Riechepithel. Arch. f. mikroskop. Anat. Bd. 11. 1875. — DERSELBE (3): Weitere Untersuchungen über das Riechepithel und sein Verhalten zum Nervus olfactorius. Arch. f. mikroskop. Anat. Bd. 17. 1879. — DERSELBE (4): Zwei mikroskopische Präparate vom Riechepithel eines Hingerichteten. Verhandl. d. anat. Ges. 1889. — DERSELBE (5): Über die Ausbreitung der menschlichen Riechschleimhaut. Naturf. Ges. Rostock 1891. — DERSELBE (6): Die Nervenendigung im Riechepithel. Naturf. Ges. Rostock 1891. — DERSELBE (7): Beiträge zur mikroskopischen Anatomie der menschlichen Nasenhöhle. Arch. f. mikroskop. Anat. Bd. 39. 1892. — CAJAL, RAMÓN Y S. (1): Nuev. applic. d. metodo de coloración de GOLGI. Terminaciones del nervio olfactorio etc. Barcelona 1889. — DERSELBE (2): Origen y terminacion d. l. fibras nerviosas olfactorias. Gaz. sanit. munic. Barcelona 1890. — CALAMIDA, UMBERTO: Terminazioni nervose nelle mucose dei seni nasali.

---

[1]) Die Lehr- und Handbücher der Histologie und Anatomie sind im allgemeinen nicht besonders angeführt. Von vergleichend histologischen Arbeiten werden hauptsächlich jene erwähnt, die sich auf die Säugetiere beziehen.

Anat. Anz. Bd. 21. 1902. — Chariton, F.: Beitrag zur Kenntnis der epithelialen Auskleidung des Vestibulum nasi des Menschen und der Säugetiere. Zeitschr. f. Ohrenheilk. u. f. Krankh. d. Luftwege. Bd. 49. 1905. — Chatellier, Henri (1): Sur les canalicules du basement-membrane de la muqueuse nasale hypertrophiée. Bull. et mém. de la soc. anat. de Paris. Anné 62. 1887 und Ann. d. malad. d'oreille etc. Tome 13. 1887. — Derselbe (2): Hypertrophie de la muqueuse nasale. Lésions histologiques. Cpt. rend. des séances de la soc. de biol. Paris 1888. — Cisoff, A.: Zur Kenntnis der Regio olfactoria. Zentralbl. f. inn. Med. 1874. — Citelli, S.: Zur Frage der Regeneration der Nasenschleimhaut beim Menschen. Arch. f. Laryngol. u. Rhinol. Bd. 14. 1903. — Clarke, S.: Über den Bau des Bulbus olfactorius und der Geruchsschleimhaut. Zeitschr. f. wiss. Zool. Bd. 11. 1860. — Cordes, Hermann (1): Über die schleimige Metamorphose des Epithels der Drüsenausführungsgänge, speziell der Nasenschleimhaut. Arch. f. Laryngol. u. Rhinol. Bd. 10. 1900. — Derselbe (2): Über intraepitheliale Drüsen und schleimige Metamorphose der Drüsenausführungsgänge, speziell der Nasenschleimhaut. Zeitschr. f. Ohrenheilk. u. f. Krankh. d. Luftwege Bd. 49. 1905. — Coyne et Cavalié: Note préliminaire sur l'appareil érectile de la queue du cornet inférieur chez l'homme. Cpt. rend. des séances de la soc. de biol. Paris. Tome 59. 1905. — Csokor, J.: Das Geruchsorgan. Ellenbergers Handb. f. vergl. mikroskop. Anat. d. Haustiere. Bd. 1. Berlin 1906. — Cutore, Gaetano: Contributo allo studio della mucosa del seno mascellare. Arch. iltal. di anat. e di embriol. Vol. 15. 1917. — Della Valle, Ch.: Contributo alla connoscenza della circolazione sanguigna nella mucosa nasale dei mammiferi adulti. Ricerche lab. di anat. norm. Univ. Roma. Vol. 8. 1901. — Dermann, E.: Beiträge zum histologischen Bau der knorpeligen Nasenscheidewand mit besonderer Berücksichtigung des Hämatoms. Inaug.-Diss. Bern 1909. — Dieulafé, Léon: Les fosses nasales des Vertébrés (Morphologie et Embryologie). Journ. de anat. et physiol. Paris. Année 40 et 41. 1904 et 1905; dasselbe in Ann. of otol. and laryngol. Vol. 15. 1906. — Dircknick-Hohnfeld: Experimentelle Untersuchungen über den Bau der Regio olfactoria. Nord. Med. Ark. Bd. 15. — Disse, J. (1): Über Epithelknospen in der Regio olfactoria der Säuger. Nachr. Ges. Wissensch. Göttingen 1894; dasselbe in Anat. Hefte Bd. 6. 1895. — Derselbe (2): Über die erste Entwicklung der Riechnerven. Marburger Sitzungsber. 1897; dasselbe in Anat. Hefte Bd. 9. 1897. — Derselbe (3): Riechschleimhaut und Riechnerv bei den Wirbeltieren. Ergebn. d. Anat. u. Entwicklungsgesch. Bd. 11. 1901. — Dogiel, A.: Über die Drüsen der Regio olfactoria. Arch. f. mikroskop. Anat. Bd. 26. 1886. — Donogány, Zacharias: Beiträge zum histologischen Bau der knorpeligen Nasenscheidewand mit besonderer Berücksichtigung der Nasenblutungen. Arch. f. Laryngol. u. Rhinol. Bd. 9. — v. Ebner, V.: Über den feineren Bau der Knochensubstanz. Sitzungsber. d. Wiener Akad., 3. Abt., Bd. 72. 1875. — Ecker, A. (1): Über das Epithelium der Riechschleimhaut. Ber. d. Ges. f. Beförd. d. Naturwissensch. Freiburg 1855. — Derselbe (2): Über die Geruchsschleimhaut des Menschen. Zeitschr. f. wissenschaftl. Zool. Bd. 8. 1856. — Eckhardt: Über die Endigungsweise der Geruchsnerven. Beitr. z. Anat. Physiol. Bd. 1. Gießen 1855. — Exner, S. (1): Untersuchungen über die Riechschleimhaut des Frosches. Sitzungsber. d. Wiener Akad., Abt. 3, Bd. 63. 1870. — Derselbe (2): Weitere Studien über die Struktur der Riechschleimhaut der Wirbeltiere. Ebenda, Bd. 65. 1872. — Derselbe (3): Fortgesetzte Studien über die Endigungsweise der Geruchsnerven. Ebenda, Bd. 76. 1877. — Falcone, Rob.: Communicazioni linfatiche dirette tra la cavità periencefaliche e la mucosa del seno frontale. Nota prev. Tommasi 1907. — Felisch, G.: Beitrag zur Histologie der Schleimhäute in den Lufthöhlen des Pferdekopfes. Arch f. wiss. Tierheilk. Bd. 4. 1878. — Findlay, J. W.: A research into the histological structure of the olfactory organ. Journ. of anat. a. physiol. Vol. 28. 1894. — Gastaldi: Nuove richerche sopra la terminazione del nervo olfactorio. Accad. r. d. scienze Torino 1856. — Gaule, J.: Physiologie der Nase und ihrer Nebenhöhlen. Heymanns Handb. f. Laryngol. u. Rhinol. Bd. 3. Wien 1900. — Gegenbaur, C.: Über das Rudiment einer septalen Nasendrüse beim Menschen. Morpholog. Jahrb. Bd. 11. 1886. — Glas, Emil: Über intraepitheliale Drüsen, Cysten und Leukocytenhäufchen der menschlichen Nasenschleimhaut. Arch. f. Laryngol. u. Rhinol. Bd. 16. 1904. — Goerke, M.: Beiträge zur Kenntnis der Drüsen in der Nasenschleimhaut. Arch. f. mikroskop. Anat. Bd. 50. 1897. — Grassi, B. und Castronovo, A.: Beiträge zur Kenntnis des Geruchsorganes des Hundes. Arch. f. mikroskop. Anat. Bd. 34. 1889. — Grosser, O. (1): Zur Anatomie der Nasenhöhle und des Rachens der einheimischen Chiropteren. Morphol. Jahrb. Bd. 29. 1900. — Derselbe (2): Die Glandula nasalis lateralis und das Nasoturbinale beim Menschen. Anat. Anz. Bd. 43. 1913. — Grünwald, L.: Die Lymphgefäße der Nebenhöhle der Nase. Arch. f. Laryngol. u. Rhinol. Bd. 23. 1910. — Guerrini, Guido: Sugli elementi elastici delle vie respiratorie superiori. Internat. Monatsschr. f. Anat. u. Physiol. Bd. 15. 1898. — Gylek, Fr.: Untersuchungen über das Planum nasale der Hauscarnivoren und den Befeuchtungsmodus an demselben. Anat. Anz. Bd. 40. 1912. — Hayek, M. (1): Beitrag zur Anatomie der Drüsen der Nasenschleimhaut. Verhandl. d. Ges. dtsch. Naturforsch. u. Ärzte. 76. Vers. Breslau 1904. — Derselbe (2): Ein Beitrag zur Kenntnis der sog. „intraepithelialen" Drüsen der Nasenschleimhaut. Arch. f. Laryngol.

u. Rhinol. Bd. 17. 1905. — HEIBERG, H.: Kortare meddelanden I. Et åbend Saftkanalsystem i slimhinderne. Nord. med. Ark. Bd. 4. 1872. — HEIDENHAIN, A.: Über die acinösen Drüsen der Schleimhäute, insbesondere der Nasenschleimhaut. Inaug.-Diss. Breslau 1870. — HERZFELD, J.: Beiträge zur Anatomie des Schwellkörpers der Nasenschleimhaut. Arch. f. mikroskop. Anat. Bd. 34. 1889. — HILDEBRAND: Über das Verhalten des Epithels im respiratorischen Teil der Nasenschleimhaut. Jahrb. der Hamburger Staatskrankenanstalten. Bd. 6. 1900. — HOFMANN, C. K.: Über die Membrana olfactoria etc. Inaug.-Diss. Amsterdam 1867. — HOYER, H. (1): De tunicae mucosae narium structura. Inaug.-Dissert. Berlin 1857. — DERSELBE (2): Über die mikroskopischen Verhältnisse der Nasenschleimhaut verschiedener Tiere und des Menschen. MÜLLERS Arch. 1860. — ILLIG, HEINRICH: Beitrag zur Kenntnis der Nebenhöhlen der Nase der Haussäuger. Über den histologischen Aufbau der Schleimhaut der Nebenhöhlen der Nase bei den Haussäugetieren. Die Entwicklung der Nebenhöhlensysteme beim Rind. Anat. Anz. Bd. 43. 1913. — INZANI, G.: Ricerche sulla terminazione dei nervi nelle mucose dei seni frontali e dei seni mascellari. Parma 1872. — ISCH-WALL: Du tissu érectile des fosses nasales. Progrès méd. 1887. — JACOBSON, L. (1): Description anatomique d'un organ observé dans les mammifères. Ann. d. mus. d'hist. nat. Tome 18. Paris 1811. — DERSELBE (2): Anatomisk Beskrivelse over et nyt Organ i Huusdyrenes Naese. Veterinair-Selskabets Skriften. Bd. 2. 1813. — DERSELBE (3): Sur une glande conglomérée appartenant à la cavité nasale. Nouv. Bull. de la soc. philom. de Paris. Tome 3. 1813. — KAMON, K.: Über die „Geruchsknospen". Arch. f. mikroskop. Anat. Bd. 64. 1904. — KANGRO: Entwicklung und Struktur der STENSONschen Drüse bei den Wirbeltieren. (Russisch.) Vet. Vestnik CHARKOFF Bd. 9. 1891. — KANO, SAKUTARO: Über das Epithel des weichen Gaumens; zugleich ein Beitrag zur Lehre von den intraepithelialen Drüsen. Arch. f. Laryngol. u. Rhinol. Bd. 23. 1910. — KASHIWABARA: Über intraepitheliale Drüsen der Nasenschleimhaut. Tokio Iji-Shinshi Nr. 1511. 1907. — KAUFMANN: Über die Bedeutung der Riech- und Epithelzellen der Regio olfactoria. Mitteil. a. d. embryol. Inst. d. Univ. Wien 1887. — KEY, A. und RETZIUS, G.: Studien in der Anatomie des Nervensystems und des Bindegewebes. 1. Hälfte. Die Lymph- und Saftbahnen der Nasenschleimhaut und ihre Verbindungen mit den serösen Räumen der nervösen Zentralorgane. Stockholm 1875. — KIESSELBACH, W. (1): Über spontane Nasenblutung. Berl. klin. Wochenschrift 1884. — DERSELBE (2): Über Nasenbluten. Wien. med. Zeitg. 1885. — KIKUCHI, J.: Der histologische Bau der Knochenblasen in der Nase nebst Bemerkungen über Wachstum und Entstehung derselben. Arch. f. Laryngol. u. Rhinol. Bd. 14. 1903. — KLEIN, E. (1): The glands of the nasal cavity of the Guinea-pig. Quart.-Journ. of microscop. science. Vol. 20. 1880. — DERSELBE (2): Contributions to the minute anatomy of nasal mucous membrane. Ebenda Vol. 21. 1881. — KÖLLIKER, A. v. (1): Über die Entwicklung der Geruchsorgane beim Menschen und Hühnchen. Würzburg. med. Zeitschr. Bd. 1. 1860. — DERSELBE (2): Über das JACOBSONsche Organ des Menschen. Gratulationsschr. d. Würzburger med. Fakultät an RINECKER 1877. — DERSELBE (3): Zur Entwicklung des Auges und Geruchsorganes menschlicher Embryonen. Gratulationsschr. f. Zürich. Würzburg 1883. — KOHLRAUSCH: Über das Schwellgewebe an den Muscheln der Nasenschleimhaut. MÜLLERS Arch. 1853. — KOLMER, WALTER (1): Zur Kenntnis der Riechepithelien. Anat. Anz. Bd. 30. 1907. — DERSELBE (2): Über Strukturen im Epithel der Sinnesorgane. Anat. Anz. Bd. 36. 1910. — KOPETZKY, S. J.: Über das Vorkommen von elastischen Fasern in der hypertrophischen unteren Nasenmuschel. Arch. f. Laryngol. u. Rhinol. Bd. 16. 1904. — KORTMANN, BODO: Vergleichende histologische Untersuchungen über den Nasenvorhof der Haussäugetiere und über die Nasentrompete des Pferdes. Anat. Anz. Bd. 28. 1906. — KUBO, INOKICHI (1): Beiträge zur Histologie der unteren Nasenmuschel. Arch. f. Laryngol. u. Rhinol. Bd. 19. 1906. — DERSELBE (2): Zur Frage des normalen Zustandes der unteren Nasenmuschel des Menschen. (Histologische Untersuchungen an den Muscheln von Neugeborenen). Arch. f. Laryngol. u. Rhinol. Bd. 19. 1907. — KÜTTNER, H.: Über die Lymphgefäße der äußeren Nase und die zugehörigen Wangenlymphdrüsen in ihrer Beziehung zu der Verbreitung des Nasenkrebses. BRUNS Beitr. z. klin. Chirurg. Bd. 25. 1900. — LEHNER, JOSEF: Das Mastzellenproblem und die Metachromasiefrage. Ergebn. d. Anat. u. Entwicklungsgeschichte. Bd. 25. 1924. — LENART, ZOLTAN v.: Experimentelle Studien über den Zusammenhang des Lymphgefäßsystems der Nasenhöhle und der Tonsillen. Arch. f. Laryngol. u. Rhinol. Bd. 21. 1911. — LENHOSSÉK, M. v.: Beiträge zur Histologie des Nervensystems und der Sinnesorgane. 1894. — LÉVY, S. (1): Des modifications de la muqueuse nasale à la suite d'irritations. Thèse de Nancy 1906. — DERSELBE (2): Sur les cellules de soutien de la muqueuse olfactive. Cpt. rend. des séances de la soc. de biol. Tome 61. Paris 1907. — LUSCHKA: Das Epithelium der Riechschleimhaut des Menschen. Zentralbl. f. inn. Med. 1864. — LUSTIG, A. (1): Die Degeneration des Epithels der Riechschleimhaut des Kaninchens nach Zerstörung der Riechlappen desselben. Wiener Akad. Ber. Bd. 89, Abt. 3. 1884. — DERSELBE (2): Des cellules épithéliales dans la région olfactive des embryons. Arch. ital. de biol. Tome 10. 1888. Dasselbe in: Atti d. Reale accad. d. scienze di Torino. Vol. 23. 1888. — MADRID-MORENO: Über die morphologische

Bedeutung der Endknospen in der Riechschleimhaut der Knochenfische. Biol. Zentralbl. Bd. 6. 1886. — Malan, Arnoldo: Rivista degli ultimi lavori sull'anatomia e sulla patologia dell sistema linfatico delle cavità nasali e laringee. Boll. mal. orecchio, naso e gola. Anno 31. 1913. — Marshall, M.: The morphology of the vertebrate olfactory organ. Quart. Journ. of microsc. scienc. Vol. 19. 1879. — Martin, N. H.: Note on the structure of the olfact. mucous membrane. Journ. of anat. a. physiol. Vol. 8. 1873. — Maziarski: Über den Bau und die Einteilung der Drüsen. Anat. Hefte Bd. 18. — Merkel, Fr. (1): Über das Jacobsonsche Organ des Erwachsenen und die Papilla palatina. Anat. Hefte Bd. 1. 1893. — Derselbe (2): Respirationsapparat. Ergebn. d. Anat. u. Entwicklungsgesch. Bd. 6. 1897. — Messenger, J. Franklin: The vibrissae of certain mammals. Journ. of comparat. neurol. Vol. 10. 1900. — Meyer, Werner: Beiträge zur Kenntnis der Anatomie und Histologie der lateralen Nasendrüse. Anat. Anz. Bd. 24. 1904. — Michel, S.: Zur näheren Kenntnis der Blut- und Lymphbahnen der Dura mater cerebralis. Ber. d. sächs. Ges. d. Wissensch. Leipzig 1872. — Mihalkovics, Victor v. (1): Bau und Entwicklung der pneumatischen Gesichtshöhlen. Verhandl. d. Anat. Ges. 1896. — Derselbe (2): Nasenhöhle und Jacobsonsches Organ. Eine biologische Studie. Anat. Hefte. Bd. 11. 1899. — Derselbe (3): Anatomie und Entwicklungsgeschichte der Nase und ihrer Nebenhöhlen. Heymanns Handb. d. Laryngol. u. Rhinol. Bd. 3. 1900. — Mink, P. J.: Die Rolle des kavernösen Gewebes der Nase. Arch. f. Laryngol. u. Rhinol. Bd. 30. 1916. — Most: Über den Lymphapparat von Nase und Rachen. Virchows Arch. f. pathol. Anat. u. Physiol. 1901. — Neumayer, L.: Zur Histologie der Nasenschleimhaut. Sitzungsber. d. Ges. f. Morphol. u. Physiol. München. Bd. 14. — Okada: Beiträge zur Pathologie der sog. Schleimpolypen der Nase nebst einigen Bemerkungen über Schleimfärbungen. Arch. f. Laryngol. u. Rhinol. Bd. 7. 1898. — Oppikofer, E.: Beiträge zur normalen und pathologischen Anatomie der Nase und ihrer Nebenhöhlen. Arch. f. Laryngol. u. Rhinol. Bd. 19. 1906. — Osawa, G.: Über das Epithelium der Respirationsorgane. Nissin Igaku Mod. Med. Jg. 2. 1912. — Paulsen, E. (1): Über die Drüsen der Nasenschleimhaut, besonders die Bowman-schen Drüsen. Arch. f. mikroskp. Anat. Bd. 26. 1886. — Derselbe (2): Über die Schleimhaut, besonders die Drüsen der Oberkieferhöhle. Ebenda Bd. 32. 1888. — Peter, Karl: Die Entwicklung der Nasenmuscheln bei Mensch und Säugetieren. II. Entwicklung der Nasenmuscheln beim Menschen. Arch. f. mikroskop. Anat. Bd. 80. 1912. — Pilliet: Note sur le tissu érectile des fosses nasales. Bull. et mém. de la soc. anat. de Paris. Année 66. — Poli, Camillo (1): Sur la distribution du tissu adénoide dans la muqueuse nasale. Arch. internat. Laryngol. 1905. Dasselbe in: Arch. ital. di laringol. Anno 25. 1905. — Derselbe (2): Der Lymphapparat der Nase und des Nasenrachenraumes in seiner Beziehung zum übrigen Körper. Arch. f. Laryngol. u. Rhinol. Bd. 25. 1911. 3. internat. Laryngol.-Kongr. — Proskauer: „Chromatophore" Zellen in der Nasenschleimhaut. Berl. klin. Wochenschr. 1914. — Rémy, Ch.: La membrane muqueuse des fosses nasales. Thèse de Paris 1878. — Retzius, G. (1): Die Endigungsweise des Riechnerven. Biol. Unters., N. F., Bd. 3. 1892. — Derselbe (2): Über die sensiblen Nervenendigungen in den Epithelien bei den Wirbeltieren. Schleimhäute. Zur Kenntnis der Nervenendigungen in der Riechschleimhaut. Biol. Unters., N. F., Bd. 4. 1892. — Ross, Edinburg: Einige Beobachtungen über Nervenversorgung der unteren Nasenmuschel, wie wir sie bei vitaler Färbung sehen. Journ. of laryngol. a. otol. London 1913. — Rossi, U.: Contributo alla connoscenza delle terminazioni nervose nella mucosa olfattiva dei mammiferi. Monit. zool. ital. Anno 6. 1895. — Rubaschkin, W.: Über die Beziehungen des Nervus trigeminus zur Riechschleimhaut. Anat. Anz. Bd. 22. 1903. — Rugani, Luigi (1): Sulla distribuzione del tessuto elastico nella mucosa nasale e delle cavità accessorie. Monit. zool. ital. Anno 15. 1904. — Derselbe (2): Studio isto-logico comparativo della mucosa delle cavità nasali e cavità accessorie. Nota prevent. 7. Congr. ital. d'otol. etc. — Derselbe (3): Intorno alla minuta struttura della mucosa delle fosse nasali e delle cavità accessorie: Ricerche di istologia comparata. Arch. ital. di biol. Vol. 5. 1906. — Sappey, Ph.: Handbuch d. topograph. Anat. Bd. 1. Braunschweig 1885 bis 1890. — Schaaf, W.: Zur Histologie der Respirationsschleimhaut der Nasenhöhle der Haussäugetiere. Inaug.-Diss. Zürich 1911. — Schaffer, Jos.: Knorpelkapseln und Chondrinballen. Anat. Anz. Bd. 23. 1903. — Scheff, G.: Die Krankheiten der Nase, ihrer Nebenhöhlen und des Rachens und ihre Untersuchungs- und Behandlungsmethoden. Berlin 1886. — Schiefferdecker, P. (1): Untersuchung der menschlichen Nasenschleimhaut. Sitzungsber. d. Niederrhein. Ges. f. Nat.- u. Heilk. Bonn 1896. — Derselbe (2): Über einige Befunde bei der Untersuchung der menschlichen Nasenschleimhaut. Ebenda 1896. — Derselbe (3): Histologie der Schleimhaut der Nase und ihrer Nebenhöhlen. Heymanns Handb. d. Laryngol. u. Rhinol. Bd. 3. Wien 1900. — Schmidt, V.: Zur Frage über die laterale Nasendrüse bei Säugetieren. Anat. Anz. Bd. 25. 1904. — Schmincke: Zur Kenntnis der Drüsen der menschlichen Regio respiratoria. Arch. f. mikroskop. Anat. Bd. 61. 1903. — Schönemann (1): Die Veränderungen der Nasenschleimhautgefäße bei Nephritis. Arch. f. Laryngol. u. Rhinol. Bd. 12. 1902. — Derselbe (2): Die Umwandlung (Metaplasie) des Cylinderepithels zu Plattenepithel in der Nasenhöhle des Menschen und ihre Bedeutung für die Ätiologie der Ozäna. VIRCHOWS Arch. f. pathol. Anat. u. Physiol. 1902. — SCHULTZE, M. (1): Über die Endigungsweise der Geruchsnerven und die Epithelialgebilde der Nasenschleimhaut. Monatsber. d. Berliner Akad. Nov. 1856. — DERSELBE (2): Untersuchungen über den Bau der Nasenschleimhaut, namentlich die Struktur und Endigungsweise des Geruchsnerven bei dem Menschen und den Wirbeltieren. Abhandl. d. Naturf.-Ges. Halle. Bd. 7. 1862. — DERSELBE (3): Das Epithelium der Riechschleimhaut des Menschen. Zentralblatt f. inn. Med. 1864. — SCHULZE, F. E.: Epithel- und Drüsenzellen. Arch. f. mikroskop. Anat. Bd. 3. 1867. — SCHUMACHER, S. (1): Eine „Pigmentdrüse" in der Nasenhaut des Hasen. Anat. Anz. Bd. 50. 1917. — DERSELBE (2): Weitere Bemerkungen über die „Pigmentdrüse". Ebenda Bd. 54. 1921. — SCHWALBE, G.: Der Arachnoidealraum — ein Lymphraum und sein Zusammenhang mit dem Perichorioidealraum. Zentralbl. f. inn. Med. 1869. — SCHWINK, F.: Über den Zwischenkiefer und seine Nachbarorgane bei Säugetieren. II. Über die STENONsche Nasendrüse. IV. Beiträge zur Entwicklung des Organon Jacobsoni. München 1888. — SEEBERG: Disquisitiones microscopicae de textura membranae pituitariae nasi. Dorpat. 1859. — SEYDEL, O. (1): Über die Nasenhöhle der höheren Säugetiere und des Menschen. Morphol. Jahrb. Bd. 17. 1891. — DERSELBE (2): Über die Nasenhöhle und das JACOBSONsche Organ der Amphibien. Eine vergleichend-anatomische Untersuchung. Morphol. Jahrb. Bd. 23. 1895. — DERSELBE (3): Über Entwicklungsvorgänge an der Nasenhöhle und am Mundhöhlendache von Echidna nebst Beiträgen zur Morphologie des peripheren Geruchsorganes und des Gaumens der Wirbeltiere. SEMON, zool. Forschungsreisen. Bd. 3, Lif. 2. 1899. — SIDKY: Recherches anatomo-microscopiques sur la muqueuse olfactive. Thèse Paris 1877. — SSISOW, A. Z.: Zur Kenntnis der Regio olfactoria. Zentralbl. f. inn. Med. Bd. 12. 1874. — STEINBRÜGGE, H.: Über die histologische Beschaffenheit der unteren Nasenmuscheln sowie die von ihnen entspringenden teleangiektatischen Fibrome. Zeitschr. f. Ohrenheilk. u. f. Krankh. d. Luftwege. Bd. 8. 1879. — STIEDA, L.: Das Vorkommen freier Talgdrüsen am menschlichen Körper. Zeitschr. f. Morphol. u. Anthropol. Bd. 4. 1902. — STENO, N.: De musculis et glandulis. Amstelodami 1664. — STÖHR, PH.: Über den feineren Bau der respiratorischen Nasenschleimhaut. Beiträge zur mikroskopischen Anatomie des menschlichen Körpers. Verhandl. d. phys.-med. Ges. Würzburg. Bd. 20. 1886. — STRUBELL, ALEXANDER: Über die Beziehungen der Gefäße der Kieferhöhle zu denen der Zähne. Monatsschr. f. Ohrenheilk. u. Laryngo-Rhinol. Jg. 38. 1904. — SUCHANNEK, HERMANN (1): Beiträge zur feineren normalen Anatomie des menschlichen Geruchsorganes. Arch. f. mikroskop. Anat. Bd. 36. 1890. — DERSELBE (2): Beitrag zur Frage der Spezifität der Zellen in der tierischen und menschlichen Riechschleimhaut. Anat. Anz. Bd. 6. 1891. — DERSELBE (3): Differentialdiagnostische Merkmale zur Unterscheidung zwischen normalem und pathologischem Riechepithel resp. respiratorischem Flimmerepithel. Zeitschr. f. Ohrenheilk. u. f. Krankh. d. Luftwege Bd. 22. 1891. — DERSELBE (4): Beiträge zur normalen und pathologischen Histologie der Nasenschleimhaut. Anat. Anz. Bd. 7. 1892. — DERSELBE (5): Beiträge zur mikroskopischen Anatomie der menschlichen Nasenhöhle, speziell der Riechschleimhaut. Zeitschr. f. Ohrenheilk. u. f. Krankh. d. Luftwege. Bd. 24. 1893. — SUSSDORF, M. v.: Der Respirationsapparat. ELLENBERGERS Handb. d. vergl. mikroskop. Anat. d. Haustiere. Bd. 3. 1911. — TOURNEUX, F.: Notes sur la muqueuse de la tache olfactive chez l'homme. Cpt. rend. des séances de la soc. de biol. Paris 1883. — TRAUTMANN, A.: Zur Frage der Herkunft des Nasenspiegelsekretes des Hundes. Arch. f. d. ges. Physiol. 1911. — TROLARD, A.: Notes sur le bulbe et les nerfs olfactifs. Journ. de anat. et physiol. Année 38. 1902. — VAN DER STRICHT, O. (1): Le neuroépithélium olfactif et ses parties constituantes superficielles. Cpt. rend. assoc. anatom. 11. Réun. 1909. — DERSELBE (2): Le neuro-épithélium olfactif et la membrane limitante inférieure. Mém. couronnés et autres publ. par l'acad. roy. de méd. Belgique. Tome 20. 1909. — VAN GEHUCHTEN, A.: Contribution à l'étude de la muqueuse olfactive chez les mammifères. La Cellule. Tome 6. 1890. — VIOLLET: P. (1): De l'absence des vaisseaux dans l'épithélium de la muqueuse olfactive du cobaye. Bull. et mém. de la soc. anat. de Paris. Année 76. 1901. — DERSELBE (2): Les glandes de la muqueuse nasale. Rev. laryngol. Tome 31. 1910. — VOLTOLINI: Etwas über die Nase. Monatsschr. f. Ohrenheilk. u. Laryngo-Rhinol. 1883. — WALDEYER, W.: Über die Riechschleimhaut des Menschen. Arch. f. Psychiatr. u. Nervenkrankh. Bd. 15. 1884. — WELCKER: Untersuchungen über den Retinazapfen und des Riechepithels bei einem Hingerichteten. Zeitschr. f. rat. Med. Bd. 20. 1863. — ZARNIKO, CARL (1): Lehrb. d. Nasenkrankh. 1894. — DERSELBE (2): Über intraepitheliale Drüsen der Nasenschleimhaut. Zeitschr. f. Ohrenheilk. u. f. Krankh. d. Luftwege. Bd. 45. 1903. — ZUCKERKANDL, EMIL (1): Das Schwellgewebe der Nasenschleimhaut und deren Beziehung zum Respirationsspalt. Wien. med. Wochenschr. Nr. 39. 1884. — DERSELBE (2): Über den Zirkulationsspalt in der Nasenschleimhaut. Denkschr. d. Wien. Akad. Bd. 49. 1884. — DERSELBE (3): Beiträge zur Anatomie des menschlichen Körpers. 8. Das adenoide Gewebe der Nasenschleimhaut. Med. Jahrb. N. F. Jg. 1. 1886. — DERSELBE (4): Das periphere Geruchsorgan der Säugetiere. Stuttgart 1887. — DERSELBE (5): Normale und pathologische Anatomie der Nasenhöhle und ihrer pneumatischen Anhänge. 2. Aufl. Bd. 1. Wien 1893.

— Derselbe (6): Geruchsorgan. Ergebn. d. Anat. u. Entwicklungsgesch. Bd. 5. 1895. — Derselbe (7): Die Nasenhöhle. Realencyklopädie d. ges. Heilk. 1898. — Derselbe (8): Das Jacobsonsche Organ. Ergebn. d. Anat. u. Entwicklungsgesch. Bd. 18. 1909. — Zwillinger, Hugo (1): Die Lymphbahnen des oberen Nasenabschnittes und deren Beziehungen zu den perimeningealen Lymphräumen. Arch. f. Laryngol. u. Rhinol. Bd. 26. 1912. — Derselbe (2): Zur Frage der auf dem Wege der Lymphbahnen entstehenden intrakranialen Komplikationen nasalen Ursprunges. Monatsschr. f. Ohrenheilk. u. Laryngo-Rhinol. Bd. 46. 1912.

Histologie der Mundhöhle.

Ackerknecht, Eberh. (1): Ein eigenartiges Organ im Mundhöhlenboden der Säugetiere. Anat. Anz. Bd. 41. 1912. — Derselbe (2): Neue Beobachtungen im präfrenularen Mundabschnitt von Säugetieren. Berl. tierärztl. Wochenschr. 1913. — Derselbe (3): Zur Topographie des präfrenularen Mundhöhlenbodens vom Pferde; zugleich Feststellungen über das regelrechte Vorkommen parakarunkulären Tonsillengewebes (Tonsilla sublingualis) und einer Glandula paracaruncularis beim Pferde. Virchows Arch. f. pathol. Anat. u. Physiol. 1913. — Alagna, Gaspare (1): Osservazioni sulla stuttura della Tonsilla palatina. Virchows Arch. f. pathol. Anat. u. Physiol. Bd. 194, 1908 und Anat. Anz. Bd. 33. 1908. — Derselbe (2): Sulla presenza di cellule gangliari nella Tonsilla palatina umana. Anat. Anz. Bd. 47. 1914. — Derselbe (3): Contributo allo studio delle inclusioni cartilaginee nella Tonsilla palatina umana. Anat. Anz. Bd. 47. 1914. — Anselmi: Sulla presenza di noduli cartilaginee e di perle epiteliali nelle tonsille. Tipogr. Inglese, Neapel 1902. — Anton, W.: Über ein transitorisches Faltensystem im Sulcus nasalis posterior und im rückwärtigen Teil des Nasenbodens nebst Beiträgen zur Histologie des weiches Gaumens. Arch. f. Laryngol. u. Rhinol. Bd. 28. 1913. — Arnstein, C. (1): Die Nervenendigungen in den Schmeckbechern der Säugetiere. Arch. f. mikroskop. Anat. Bd. 41. 1893. — Derselbe (2): Zur Morphologie der sekretorischen Nervenendapparate. Anat. Anz. Bd. 10. 1895. — Audry: Über eine Veränderung der Lippen- und Mundschleimhaut, bestehend in der Entwicklung atrophischer Talgdrüsen. Monatsschr. f. prakt. Dermatol. Bd. 29. — Bartels, Paul: Das Lymphgefäßsystem. Bardelebens Handb. d. Anat. 1909. — Baumgarten, E. A.: The development of the serous glands (v. Ebners) of the vallatae papillae in man. Americ. journ. of anat. Vol. 22. 1917. — Bayern, Ludwig Ferdinand Prinz von: Zur Anatomie der Zunge. Eine vergleichend-anatomische Studie. München 1884. — Becker, J.: Über Zungenpapillen. Ein Beitrag zur phylogenetischen Entwicklung der Geschmacksorgane. Jenaische Zeitschr. f. Naturwiss. Bd. 43. 1908. — Bergengrün, Paul: „Epithelperlen" und Epithelstränge in der Raphe des harten Gaumens. Arch. f. Entwicklungsmech. d. Organismen. Bd. 28. 1909. — Bettmann: Über das Vorkommen von Talgdrüsen in der Mundschleimhaut. 7. Versamml. d. Ver. süddtsch. Laryngol. Heidelberg 1900. — Bickel: Über die Ausdehnung und den Zusammenhang des lymphatischen Gewebes in der Rachengegend. Virchows Arch. f. pathol. Anat. u. Physiol. Bd. 97. 1884. — Blakeway, H.: Investigations in the anatomy of the palate. Journ. of anat. and physiol. Vol. 48. 1914. — Blandin, Ph. Fr. (1): Mémoire sur la structure et les mouvements de la langue dans l'homme. Arch. génér. de méd. Tome 1. 1823. — Derselbe (2): Traité d'anatomie topographique. Paris 1834. — Bochdalek jun., Viktor (1): Über das Foramen coecum der Zunge. Österr. Zeitschr. f. prakt. Heilk. Jg. 12. 1866. — Derselbe (2): Nachtrag zum schlauchförmigen Apparat der Zunge. Virchows Arch. f. pathol. Anat. u. Physiol. 1867. — Bolk, Zur Entwicklungsgeschichte der menschlichen Lippe. Anat. Hefte Bd. 44. 1911. — Botezat, E. (1): Die Innervation des harten Gaumens der Säugetiere. Zeitschr. f. wissenschaftl. Zool. Bd. 69. 1901. — Derselbe (2): Über das Verhalten der Nerven im Epithel der Säugetierzunge. Zeitschr. f. wissenschaftl. Zool. Bd. 71. 1902. — Bovero: Ghiandole sebacee libere. Nota di morfologia comparata. Arch. per le science med. Vol. 28. 1904. — Brachet, A.: Sur le tractus buccopharyngien, organe de Chievitz, Orbital inclusion. Cpt. rend. des séances de la soc. de biol. Tome 82. 1919. — Broman, Ivar: Über Chievitz' Organ („Ramus mandibularis ductus parotidei" oder „Orbitalinklusion") und dessen Bedeutung nebst Bemerkungen über die Phylogenese der Glandula parotis. Anat. Hefte, 2. Abt. Ergebnisse, Bd. 22. 1916. — v. Brunn: Die Lymphknoten der Unterkieferspeicheldrüse. Arb. a. d. chirurg. Klinik d. Univ. Berlin Bd. 17. 1904. — Calamida: Sulla fine distribuzione dei nervi delle tonsille. R. acad. di Torino 1899. — Calderone, C.: Contributo allo studio delle ghiandole a secrezione grassa nella mucosa orale dell'uomo. Giorn. ital. malatt. vener. e d. pelle. Anno 36. 1901. — Ceccherelli, G.: Sulle espansioni nervose di senso nella mucosa di lingua umana. Anat. Anz. Bd. 25. 1904. — Chievitz, J. H.: Beiträge zur Entwicklungsgeschichte der Speicheldrüsen. Virchows Arch. f. pathol. Anat. u. Physiol. 1885. — Colombini: Über einige fettsezernierende Drüsen der Mundschleimhaut des Menschen. Monatsh. f. prakt. Dermatol. Bd. 34. 1902. — Cutore, G.: Della distribuzione delle ghiandole nella lingua. Boll. d'accad. Gioenia, Catania. 1921. — Deichert: Über Knorpel- und Knochenbildung an den Tonsillen. VIRCHOWS Arch. f. pathol. Anat. u. Physiol. Bd. 141. 1895. — DELBANCO: Über die Entwicklung von Talgdrüsen in der Schleimhaut des Mundes. Monatsh. f. prakt. Dermatol. Bd. 29. — DEPENDORF, THEODOR: Mitteilungen zur Anatomie und Klinik des Zahnfleisches und der Wangenschleimhaut nach mikroskopischen Untersuchungen an verschiedenen menschlichen Altersstadien. Österr. Vierteljahrsschr. f. Zahnheilk. Jg. 19. 1903. — DITLEVSEN, CHRISTIAN: Über einige eigentümliche Zellformen in dem Zungenepithel des Meerschweinchens. Anat. Anz. Bd. 43. 1913. — DORENDORF: Über Lymphgefäße und Lymphdrüsen der Lippe mit Beziehung auf die Verbreitung des Unterlippencarcinoms. Internat. Monatsschr. f. Anat. u. Physiol. Bd. 17. 1900. — DREWS, R.: Zellvermehrung in der Tonsilla palatina beim Erwachsenen. Arch. f. mikroskop. Anat. Bd. 24. 1885. — v. EBNER, V. (1): Über die traubenförmigen Drüsen der Zungenwurzel. Sitzungsber. d. naturwissenschaftl.-med. Ver. Innsbruck. Jg. 3. 1873. — DERSELBE (2): Die acinösen Drüsen der Zunge und ihre Beziehungen zu den Geschmacksorganen. Graz 1873. — DERSELBE (3): Über die Spitzen der Geschmacksknospen. Sitzungsber. d. Wien. Akad. mathem.-naturw. Kl. Abt. 3, Bd. 106. 1897. — ELLENBERGER, W.: Der Verdauungsapparat. ELLENBERGERS Handb. d. vergl. mikroskop. Anat. d. Haustiere. Bd. 3. 1911. — EPSTEIN, ALOIS: Über Epithelperlen in der Mundhöhle neugeborener Kinder. Zeitschr. f. Heilk. Bd. 1. Prag 1880. — FAURE, C.: Sur le développement structural de la langue et sur le tractus thyréo-glosse chez l'homme. Thèse de Toulouse 1912. — FAURE et TOURNEUX: Sur les thyroides accessoires et le canal thyréoglosse. Cpt. rend. assoc. anat. 1912. — FISCHER, BRUNO: Über die Gaumengrübchen (Foveae palatinae). Inaug.-Diss. Königsberg 1902. — FORDYCE: A recular affection of the mucous membran of the lips and oral cavity. Journ. of cut. diseases 1896. — FREY, H.: Über die Lymphbahnen der Tonsillen und Zungenbalgdrüsen. Vierteljahrsschr. d. Züricher naturf. Ges. Bd. 7. 1862. — FRÖBISCH, A.: Beiträge zur vergleichenden Histologie des Gaumensegels der Haussäugetiere. Inaug.-Diss. Leipzig 1912. — GAGZOW, RICHARD: Über das Foramen caecum der Zunge. Inaug.-Diss. Kiel 1893. — GEGENBAUR, C.: Die Unterzunge des Menschen und der Säugetiere. Morphol. Arb. Bd. 9. 1884. — GMELIN: Zur Morphologie der Papilla vallata und foliata. Arch. f. mikroskop. Anat. Bd. 40. 1892. — GOERKE, MAX: Beiträge zur Pathologie der Tonsillen. V. Kritisches zur Physiologie der Tonsillen. Arch. f. Laryngol. u. Rhinol. Bd. 19. 1907. — GOETT, THEODOR: Die Speichelkörperchen. Internat. Monatsschr. f. Anat. u. Physiol. Bd. 23. 1907. — GRÅBERG, J. (1): Beiträge zur Genese des Geschmacksorganes des Menschen. Morphol. Arb. Bd. 8. 1898. — DERSELBE (2): Zur Kenntnis des cellulären Baues der Geschmacksknospen des Menschen. Anat. Hefte Bd. 12. 1899. — GRABERT, WERNER: Vergleichende Untersuchungen an Herero- und Hottentottenzungen. Arch. f. Anat. 1910. — GRÜNWALD, L. (1): Ein Beitrag zur Entstehung und Bedeutung der Gaumenmandeln. Anat. Anz. Bd. 37. 1910. — DERSELBE (2): Die Knorpel- und Knocheninseln an und in den Gaumenmandeln. Arch. f. Ohren-, Nasen- u. Kehlkopfheilk. Bd. 90. 1913. — DERSELBE (3): Die typischen Varianten der Gaumenmandeln und der Mandelgegend. Deskriptive, vergleichend-anatomische und entwicklungsgeschichtliche Studie. Arch. f. Laryngol. u. Rhinol. Bd. 28. 1914. — GÜTTICH, ALFRED: Über die sog. Kapsel der Gaumenmandel. Zeitschr. f. Laryngol., Rhinol. und ihre Grenzgeb. Bd. 7. 1915. — GULLAND, G. LOVELL (1): On the function of the tonsils. Edinburg. med. journ. 1891. — DERSELBE (2): The development of adenoid tissue with special reference to the tonsils and thymus. Reports roy, coll. physic. Edinburg. Vol. 3. 1891. — HALLER, B.: Die phyletische Entfaltung der Sinnesorgane der Säugetierzunge. Arch. f. mikroskop. Anat. Bd. 74. 1910. — HAMANN, HANS (1): Vergleichende Untersuchungen über die kleinen Mundhöhlendrüsen unserer Haussäugetiere. Leipzig 1905. — DERSELBE (2): Ein Beitrag zur Frage des Vorkommens einiger Mundhöhlendrüsen (der Gl. parafrenularis, paracaruncularis, sublingualis und der Glandula marginalis linguae) und eigenartige Epithelnester im Epithel der Ausführungsgänge von Mundhöhlendrüsen. Anat. Anz. Bd. 28. 1906. — HAMMAR, J. AUG.: Das Schicksal der zweiten Schlundspalte beim Menschen. Zur vergleichenden Embryologie und Morphologie der Gaumentonsille. Anat. Anz. Bd. 22. 1902 und Arch. f. mikroskop. Anat. Bd. 61. 1902. — HARTIG, ROLF: Vergleichende Untersuchungen über die Lippen- und Backendrüsen der Haussäugetiere und des Affen. Inaug.-Diss. Zürich 1907. — HARTMANN, R.: Handb. d. Anat. d. Menschen. 1881. — HEIDENHAIN, M. (1): Untersuchungen über die Teilkörpernatur der Geschmacksknospen in der Papilla foliata des Kaninchens. Anat. Anz. Bd. 45. 1914. — DERSELBE (2): Über die Sinnesfelder und die Geschmacksknospen der Papilla foliata des Kaninchens. Beiträge zur Teilkörpertheorie III. Arch. f. mikroskop. Anat. Bd. 85. 1914. — DERSELBE (3): Über die Geschmacksknospen als Objekt einer allgemeinen Theorie der Organisation. Münch. med. Wochenschr. 1918. — DERSELBE (4): Über die teilungsfähigen Drüseneinheiten oder Adenomeren, sowie über die Grundbegriffe der morphologischen Systemlehre. Zugleich Beitrag 5 zur synthetischen Morphologie. Arch. f. Entwicklungsmechanik d. Organismen. Bd. 49. 1921. — HEIDERICH, F. (1): Die Zahl und die Dimensionen der Geschmacksknospen der Papilla vallata des Menschen in den verschiedenen Lebensaltern. Nachricht. d. Ges. d. Wissench. in Göttingen, math.-phys. Kl. 1905. — DERSELBE (2): Über das Vorkommen von Flimmerepithel an menschlichen Papillae vallatae. Anat. Anz. Bd. 28. 1906. — Hellman, T. J.: Die Genese der Zungenpapillen beim Menschen. Festschrift Aug. Hammar. Upsala 1921. — Henke, Fritz: Neue experimentelle Feststellungen über die physiologische Bedeutung der Tonsillen. Arch. f. Laryngol. u. Rhinol. Bd. 28. 1914. — Hermann, F.: Studien über den feineren Bau des Geschmacksorganes. Sitzungsber. d. Münch. Akad. d. Wissensch., math.-phys. Kl., Bd. 18. 1888. — Hett, Seccombe: The anatomy and comparative anatomy of the palatine tonsil and its rôle in the economy of man. Brit med. journ. 1913. — Heuss: Über postembryonale Entwicklung der Talgdrüsen in der Schleimhaut der menschlichen Mundhöhle. Monatsschr. f. prakt. Dermatol. Bd. 31. — Hintze, Kurt: Über die Entwicklung der Zungenpapillen beim Menschen. Inaug.-Diss. Straßburg 1890. — Hönigschmied, J. (1): Beiträge zur mikroskopischen Anatomie über die Geschmacksknospen der Säugetiere. Zeitschr. f. wissenschaftl. Zool. Bd. 23. 1873. — Derselbe (2): Kleine Beiträge zur Verteilung der Geschmacksknospen bei den Säugetieren. Zeitschr. f. wissenschaftl. Zool. Bd. 29. 1877; Bd. 34. 1880; Bd. 47. 1888. — Hoffmann, Arthur: Über die Verbreitung der Geschmacksknospen beim Menschen. Virchows Arch. f. pathol. Anat. u. Physiol. Bd. 62. 1875. — Hopf, K. und Edzard, D.: Beobachtungen über die Verteilung der Zungenpapillen bei verschiedenen Menschenrassen. Zeitschr. f. Morphol. u. Anthropol. Bd. 12. 1910. — Huber, G. C. and Eggerth, A. H.: On the morphogenesis of the papilla foliata of the Rabbit. Anat. Record Vol. 13. 1917. — Illing, Georg: Über die Mandeln und das Gaumensegel des Schweines. Arch. f. wiss. Tierheilk. Bd. 29. 1903. — Immisch, Kurt Benno: Untersuchungen über die mechanisch wirkenden Papillen der Mundhöhle der Haussäugetiere. Anat. Hefte, H. 107. 1908 und Dtsch. tierärztl. Wochenschr. Jg. 17. 1909. — Jaenicke, Hans: Vergleichende anatomische und histologische Untersuchungen über den Gaumen der Haussäugetiere. Inaug.-Diss. Zürich 1908. — Jaques, P.: Terminaisons nerveuses dans l'organe de la gustation. Bibliogr. anatom. 1893 et Thèse de Nancy 1893. — Jurisch, August: Über die Morphologie der Zungenwurzel und die Entwicklung des adenoiden Gewebes der Tonsillen und der Zungenbälge beim Menschen und einigen Tieren. Anat. Hefte, Bd. 47. 1912. — Kallius, E.: Geschmacksorgan. v. Bardelebens Handb. d. Anat. Jena 1905. — Kano, Sakutaro: Über das Epithel des weichen Gaumens, zugleich ein Beitrag zur Lehre von den intraepithelialen Drüsen. Arch. f. Laryngol. u. Rhinol. Bd. 23. 1910. — Kanthak: The thyreo-glossal duct. Journ. of anat. a. physiol. Vol. 25. 1891. — Keller, Ernst: Über ein rudimentäres Epithelialorgan im präfrenularen Mundboden der Säugetiere. Anat. Anz. Bd. 55. 1922. — Killian, J.: Entwicklungsgeschichtliche, anatomische und klinische Untersuchungen über Mandelbucht und Gaumenmandel. Arch. f. Laryngol. u. Rhinol. Bd. 7. — Klein, E. (1): Zur Kenntnis des Baues der Mundlippe des neugeborenen Kindes. Wiener Akad.-Ber. math.-nat. Kl. Bd. 58. Abt. 1. 1868. — Derselbe (2): Mundhöhle. Strickers Handb. d. Gewebelehre. 1871. — Koelliker, A.: Über das Vorkommen von freien Talgdrüsen am roten Lippenrande des Menschen. Zeitschr. f. wiss. Zool. Bd. 11. 1862. — Kohlmeyer, O.: Topographie des elastischen Gewebes in der Gaumenschleimhaut der Wanderratte, Mus decumanus. Zeitschr. f. wiss. Zool. Bd. 81. 1906. — Kolmer, Walter: Über Strukturen im Epithel der Sinnesorgane. Anat. Anz. Bd. 36. 1910. — Krakow, O.: Die Talgdrüsen der Wangenschleimhaut. Inaug.-Diss. Königsberg 1901. — Krause, Gregor: Über die Papillae filiformes des Menschen. Inaug.-Diss. Königsberg 1908. — Krause, W.: Die Nervenendigung in der Zunge des Menschen. Göttinger Nachrichten 1870. — Küttner, H.: Über die Lymphgefäße und Lymphdrüsen der Zunge mit Beziehung auf die Verbreitung des Zungencarcinoms. Bruns Beitr. z. klin. Chirurg. Bd. 21. 1898. — Kunitowo, Kanaé: Über die Zungenpapillen der Japaner. Zeitschr. f. Morphol. u. Anthropol. Bd. 14. 1911. —, Kunze, Gustav: Die Zungenpapillen der Primaten. Morphol. Jahrb. Bd. 49. 1915 und Inaug.-Diss. Breslau 1915. — Lange, Emil: Untersuchungen über Zungenranddrüsen und Unterzunge bei Mensch und Ungulaten. Inaug.-Diss. Gießen 1900. — Lebouq: Note sur les perles épithéliales de la voute palatine. Arch. de biol. Tome 2. 1881. — v. Lenhossék (1): Der feinere Bau und die Nervenendigungen der Geschmacksknospen. Anat. Anz. Bd. 8. 1893. — Derselbe (2): Die Geschmacksknospen in den blattförmigen Papillen der Kaninchenzunge. Verhandl. d. physikal.-med. Ges. Würzburg. Bd. 27. 1894. — Levinstein, Oswald: Über die Verteilung der Drüsen und des adenoiden Gewebes im Bereiche des menschlichen Schlundes. Arch. f. Laryngol. u. Rhinol. Bd. 24. 1910. — Leydig: Lehrbuch der Histologie. 1858. — Liadze, Wissarion: Die Backen- und Lippendrüsen des Hundes und der Katze. Inaug.-Diss. Basel 1910. — Liepmann: Über das Vorkommen der Talgdrüsen im Lippenrot des Menschen. Inaug.-Diss. Königsberg 1900. — Lobenhoffer, W.: Über eigentümliche Zellen in der Gaumenschleimhaut des Schafes. Arch. f. mikroskop. Anat. Bd. 70. 1907. — Lovén, Ch.: Beiträge zur Kenntnis vom Bau der Geschmackswärzchen der Zunge. Arch. f. mikroskop. Anat. Bd. 4. 1868. — Lubarsch: Über Knochenbildung in Lymphknoten und Gaumenmandeln. Virchows Arch. f. pathol. Anat. u. Physiol. Bd. 177. 1904. — Luschka, H.: Die Leichenveränderung der Mundlippen bei neugeborenen Kindern. Zeitschr. f. ration. Med. 3. Reihe. Bd. 18. 1863. — Majewski, W. (1): Über die Tonsillen der Feliden. Bull. de l'Acad. Cracovie. 1911. — Derselbe (2): Sur la structure anatomique et la disposition des papilles de la langue chez les carnivores. Ges. d. Naturfreunde Warschau 1912. — MERKEL, F. (1): Über die Endigungen der sensiblen Nerven in der Haut der Wirbeltiere. Rostock 1880. — DERSELBE (2): Die Speichelröhren. Rektoratsprogramm. Leipzig 1883. — MÖNCH, P. J.: Beitrag zur Kenntnis der Geschmacksinnervation der Zunge. Inaug.-Diss. Leipzig 1916. — MONTGOMERY und HAY: Talgdrüsen in der Schleimhaut des Mundes. Dermatol. Zeitschr. Bd. 6. 1899. — MÜNCH, FRANCIS: Die Topographie der Papillen der Zunge des Menschen und der Säugetiere. Morphol. Arb. Bd. 6. 1896. — MUMMERY, HOWARD, J.: The epithelial rests (or so-called glands) of Serres. The dental Cosmos. Bd. 64. 1922. — MUSTERLE, F.: Zur Anatomie der umwallten Zungenpapillen der Katze und des Hundes. Arch. f. wiss. u. prakt. Tierheilk. Bd. 30. 1903. — NADLER, J.: Zur Histologie der menschlichen Lippendrüsen. Arch. f. mikroskop. Anat. Bd. 50. 1897. — NEUSTÄTTER, OTTO: Über den Lippensaum beim Menschen, seinen Bau, seine Entwicklung und seine Bedeutung. Jenaische Zeitschr. f. Naturwiss. Bd. 29.1894 und Inaug.-Diss. München1894.— NICOLA e RICABARBERIS: Intorno alle glandulae buccales et molares. Giorn. accad. med.Torino. Anno 63.1900. — NIEMAND: Ein Beitrag zur Anatomie des weichen Gaumens. Dtsch. Monatsschr. f. Zahnheilk. Jg. 15. 1897. — NÖSSKE: Über Knorpel- und Knochenbildung in der Tonsille. Dtsch. Zeitschr. f. Chirurg. Bd. 66. — NUHN, A.: Über eine bis jetzt noch nicht näher beschriebene Drüse im Inneren der Zungenspitze. Mannheim 1845. — NUSSBAUM, J. und MARKOWSKI, Z. (1): Zur vergleichenden Anatomie der Stützorgane in der Zunge der Säugetiere. Anat. Anz. Bd. 12. 1896. — DIESELBEN (2): Weitere Studien über die vergleichende Anatomie und Phylogenie der Zungenstützorgane der Säugetiere, zugleich ein Beitrag zur Morphologie der Stützgebilde in der menschlichen Zunge. Anat. Anz. Bd. 13. 1897. — OPPEL, ALBERT (1): Über die Zunge der Monotremen, einiger Marsupialier und von Manis javanica. SEMONS Forschungsreisen. Bd. 4. 1899. — DERSELBE (2): Zur Topographie der Zungendrüsen des Menschen und einiger Säuger. Festschr. f. KUPFFER. Jena 1899. — DERSELBE (3): Lehrbuch der vergleichenden mikroskopischen Anatomie der Wirbeltiere. Bd. 3. 1900. — DERSELBE (4): Verdauungsapparat. Ergebn. d. Anat. u. Entwicklungsgesch. Bd. 11. 1901. — ORTH: Arbeiten aus dem pathologischen Institut. Festschr. zu VIRCHOWS 50jährig. Doktorjub. 1893. — PALADINO, G.: Sulla terminazione dei nervi cutanei delle labbra. Bull. Assoc. dei natural. e med. di Napoli 1871. — PATZELT, V.: Über Anomalien des Ductus thyreoglossus und Schilddrüsenanlagen in der Zunge des Menschen. Verhandl. d. anat. Ges. 1923. — PAULSEN, E.: Zellvermehrung und ihre Begleiterscheinungen in hypertrophischen Lymphdrüsen und Tonsillen. Arch. f. mikroskop. Anat. Bd. 24. 1884. — PETER, KARL (1): Die Entwicklung der Papilla palatina beim Menschen. Anat. Anz. Bd. 46. 1914. — DERSELBE (2): Über die funktionelle Bedeutung der sog. „Epithelperlen" am harten Gaumen von Feten und Kindern. Dtsch. med. Wochenschr. 1914. — PODWISOTZKY, VALERIAN: Anatomische Untersuchungen über die Zungendrüsen des Menschen und der Säugetiere. Inaug.-Diss. Dorpat 1878. — PONZO, MARIO (1): Sur la présence de bourgeons gustativs dans quelques parties de l'arrière-bouche et dans la partie nasale du pharynx du foetus humain. Arch. ital. di biol. Vol. 43. 1905 und Monit. zool. ital. Vol. 16. 1905. -- DERSELBE (2): Intorno alla presenza di organi gustativi sulla faccia inferiore della lingua del feto umano. Anat. Anz. Bd. 30. 1907. — DERSELBE (3): Sulla presenza di organi del gusto nella parte laringea della faringe, nell tratto cervicale del esophago e nel palato duro del feto umano. Anat. Anz. Bd. 31. 1907. — RABL, HANS: Untersuchungen über die menschliche Oberhaut und ihre Anhangsgebilde mit besonderer Rücksicht auf die Verhornung. Arch. f. mikroskop. Anat. Bd. 48. — RAMM, MALKA: Über die Zotten der Mundlippen und die Wangenschleimhaut beim Neugeborenen. Anat. Hefte, Bd. 29. 1905 und Inaug.-Diss. Bern 1905. -- REHS, JAKOB: Beiträge zur Kenntnis der makroskopischen und mikroskopischen Anatomie insbesondere der Topographie des elastischen Gewebes des Palatum durum der Mammalia. Zeitschr. f. wiss. Zool. Bd. 109. 1914. — REICHEL, P.: Beiträge zur Morphologie der Mundhöhlendrüsen der Wirbeltiere. Morphol. Jahrb. Bd. 8. 1883. — REITMANN: Über das Vorkommen von Knorpel und Knochen in den Gaumentonsillen. Monatsschr. f. Ohrenheilk. u. Laryngo-Rhinologie 1903. — REMAK, R.: Über die Ganglien der Zunge bei Säugetieren und beim Menschen. Arch. f. Anat. 1852. — RÉTHI, L.: Untersuchungen über die Drüsen des weichen Gaumens und das Sekret derselben. Wien. Akad.-Ber. math.-nat. Kl. Bd. 114. Abt. 3. 1905. — RETTERER, E. (1): Sur le développement des tonsilles chez les mammifères. Cpt. rend. hebdom. des séances de l'acad. des sciences. Tome 101. Paris 1885. — DERSELBE (2): Disposition et connexions du réseau lymphatique dans les amygdales. Cpt. rend. des séances de la soc. de biol. Ann. 38. Paris 1886. — DERSELBE (3): Origine et évolution des amygdales chez les mammifères. Journ. de anat. et physiol. Ann. 24. 1888. — DERSELBE(4): Du tissu angiothélial des amygdales et des plaques de PEYER. Cpt. rend. et mém. des séances de la soc. de biol. Sér. 9, Tome 4. Paris 1892. — DERSELBE (5): Sur le part que prend l'épithélium à la formation de la bourse de Fabricius, des amygdales et des plaques de PEYER. Journ. de anat. et physiol. Ann. 29. 1893. — DERSELBE (6): Histogénèse du tissu réticulé aux depens de l'épithélium. Verhandl. d. anat. Ges. Gent 1897. — DERSELBE (7): Epithélium et tissu réticulé (sabot, amygdales). Journ. de anat. et physiol. Ann. 33. 1897.

— Derselbe (8): Des corps concentriques ou perles épithéliales de l'amygdale palatine. Cpt. rend. des séances de la soc. de biol. Paris. Tome 65. 1908. — Derselbe (9): Structure et évolution de la cellule épithéliale de l'amygdale. Cpt. rend. des séances de la soc. de biol. Tome 65. 1908. — Derselbe (10): Amygdales et follicules clos du tube digestif (développement et structure). Journ. de anat. et physiol. Ann. 44. 1909. — Retterer, E. et Lelièvre, Aug.: De l'amygdale d'un supplicié. Cpt. rend. des séances de la soc. de biol. Tome 74. Paris 1913. — Retzius, Gustav (1): Die Nervenendigungen in dem Geschmacksorgan der Säugetiere und Amphibien. Biol. Unters. N. F. Bd. 4. 1892. — Derselbe (2): Über die sensiblen Nervenendigungen in den Epithelien bei den Wirbeltieren. Biol. Unters. N. F. Bd. 4. 1892. — Derselbe (3): Die Gaumenleisten des Menschen und der Tiere. Biol. Unters. N. F. Bd. 13. 1906. — Derselbe (4): Zur Kenntnis des Geschmacksorganes beim Kaninchen. Biol. Unters. N. F. Bd. 17. 1912. — Rosenberg: Über Nervenendigungen in der Schleimhaut und im Epithel der Säugetierzunge. Wien. Akad.-Ber. math.-nat. Kl. Bd. 93, Abt. 3. 1886. — Rozières, Raymond: De l'état ponctué et des glandes sebacées de la muqueuse labio-buccale. Inaug.-Diss. Toulouse 1901. — Rückert: Über Knochen- und Knorpelbefund in den Tonsillen. Virchows Arch. f. pathol. Anat. u. Physiol. Bd. 177. 1904. — Rüdinger: Beiträge zur Morphologie des Gaumensegels und des Verdauungsapparates. Stuttgart 1879. — Schaffer, J. (1): Beiträge zur Histologie menschlicher Organe. IV. Zunge, V. Mundhöhle, Schlundkopf, VI. Oesophagus, VII. Cardia. Wiener Akad.-Ber. math.-nat. Kl. Bd. 106. Abt. 3. 1897. — Derselbe (2): Zur Histologie der Unterkieferspeicheldrüse bei Insektivoren. Zeitschr. f. wiss. Zool. Bd. 89. 1908. — Schiefferdecker, P. (1): Der histologische und mikroskopisch-topographische Bau der Wangenhaut des Menschen. Arch. f. Anat. u. (Physiol.) 1913. — Derselbe (2): Über das Auftreten der elastischen Fasern in der Tierreihe, über das Verhalten derselben in der Wangenhaut und über Bindegewebe und Sprache. Arch. f mikroskop. Anat. Abt. 1, Bd 25. 1921. — Schlemmer, Fritz: Anatomische, experimentelle und klinische Studien zum Tonsillenproblem usw. Monatsschr. f. Ohrenheilk. u. Laryngo-Rhinologie. 55. Jg. (Festschr. Hajek) 1921. — Schmidt, F. Th.: Das follikuläre Drüsengewebe der Schleimhaut der Mundhöhle und des Schlundes bei dem Menschen und den Säugetieren. Zeitschr. f. wiss. Zool. Bd. 13. 1863. — Schmidt, M. B.: Über die Flimmercysten der Zungenwurzel und die drüsigen Anhänge des Ductus thyreoglossuss. Festschr. f. Benno Schmidt, Jena 1896. — Schulte, H. W. von: The development of the human salivary glands. Studies in Cancer, N. Y. Vol. 4. 1913. — Schulze, F. E.: Die Erhebungen auf der Lippen- und Wangenschleimhaut der Säugetiere. I. Ruminantia. II. Beuteltiere. Sitzungsber. d. preuß. Akad. d. Wiss. 1912 und 1913. — Schumacher, Siegmund: Der Bau der Wangen (insbesondere deren Innenbekleidung), verglichen mit dem der Lippen. Zeitschr. f. Anat. u. Entwicklungsgesch. Bd. 73. 1924. — Schwalbe, G. (1): Das Epithel der Papillae vallatae. Vorl. Mitt. Arch. f. mikroskop. Anat. Bd. 3. 1867. — Derselbe (2): Über die Geschmacksorgane der Säugetiere und des Menschen. Arch. f. mikroskop. Anat. Bd. 4. 1868. — Derselbe (3): Zur Kenntnis der Papillae fungiformes der Säugetiere. Zentralbl. f. inn. Med. 1868. — Schweitzer (1): Über Knorpel- und Knochenbildung in den Gaumenmandeln. Inaug.-Diss. Erlangen 1905. — Derselbe (2): Über die Lymphgefäße des Zahnfleisches und der Zähne beim Menschen und bei den Säugetieren. Arch. f. mikroskop. Anat. Bd. 69. 1907. — Severin: Untersuchungen über das Mundepithel bei Säugetieren mit Bezug auf Verhornung, Regeneration und Art der Nervenendigung. Arch. f. mikroskop. Anat. Bd. 26. 1885. — Solger, B.: Über den feineren Bau der Glandula submaxillaris des Menschen mit besonderer Berücksichtigung der Drüsengranula. Festschr. f. Gegenbaur.' Bd. 2. 1896. — Sperino: Ghiandole sebacee della mucosa labiale e della mucosa delle guancie. Atti soc. roman. di anthropol. Vol. 10. 1904. — Spuler, A.: Zur Histologie der Tonsillen. Anat. Anz. Bd. 39. 1911. — Stahr, Hermann (1): Über die Papillae fungiformes der Rinderzunge und ihre Bedeutung als Geschmacksorgan. Zeitschr. f. Morphol. u. Anthropologie. Bd. 4. 1901. — Derselbe (2): Über die Papilla foliata beim wilden und beim domestizierten Kaninchen. Anat. Anz. Bd. 21. 1902. — Derselbe (3): Über die Ausdehnung der Papilla foliata und die Frage einer einseitigen kompensatorischen Hypertrophie im Bereiche des Geschmacksorgans. Arch. f. Entwicklungsmech. d. Organismen. Bd. 16. 1903. — Derselbe (4): Zur Ätiologie epithelialer Geschwülste. 1. Epithelperlen in den Zungenpapillen des Menschen. 2. Eine experimentell erzeugte Geschwulst der Rattenvallata. Zentralbl. f. allg. Pathol. u. pathol. Anat. Bd. 14. 1903. — Derselbe (5): Über gewebliche Umwandlungen an der Zunge des Menschen im Bereiche der Papilla foliata. Arch. f. mikroskop. Anat. Bd. 75. 1910. — Stengel, Rudolf: Über die Talgdrüsen der Mundschleimhaut beim Menschen. Anat. Anz. Bd. 54. 1921. — Stieda, A. (1): Über das Tuberculum labii superioris und die Zotten der Lippenschleimhaut der Neugeborenen. Anat. Hefte. Bd. 13. 1900. — Derselbe (2): Über Talgdrüsen. Verhandl. d. Ges. dtsch. Naturf. u. Ärzte. 73. Vers. Hamburg 1901. — Derselbe (3): Das Vorkommen freier Talgdrüsen am menschlichen Körper. Zeitschr. f. Morphol. u. Anthropol. Bd. 4. 1902. — Stöhr, Ph. (1): Zur Physiologie der Tonsillen. Biol. Zentralbl. Bd. 2. 1882. — Derselbe (2):

Über Mandeln und Balgdrüsen. VIRCHOWS Arch. f. pathol. Anat. u. Physiol. Bd. 97. 1884. — DERSELBE (3): Über die Mandeln und deren Entwicklung. Korrespondenzbl. f. Schweiz. Ärzte. Jg. 20. 1890. — DERSELBE (4): Die Entwicklung des adenoiden Gewebes, der Zungenbälge und der Mandeln des Menschen. Anat. Anz. Bd. 6. 1891. — DERSELBE (5): Über die menschliche Unterzungendrüse. Sitzungsber. d. phys.-med. Ges. zu Würzburg 1905. — STRANDBERG, ARNE: Beitrag zur Kenntnis des CHIEVITZschen Organes. Anat. Anz. Bd. 51. 1918. — STUPKA, WALTER: Über die Erscheinung des Speichelspritzens. Anatomisch-klinische Studie. Zeitschr. f. Laryngol., Rhinol. u. ihre Grenzgeb. Bd. 11. 1923. — SUCHANNEK: Über gehäuftes Vorkommen von Talgdrüsen in der menschlichen Mund-schleimhaut. Münch. med. Wochenschr. 1900. — SZONTÁGH, A. v.: Beiträge zur feineren Anatomie des menschlichen Gaumens. Wiener Akad.-Ber. mathem.-naturw. Kl. Bd. 20. 1856. — THEODORE, E.: Über Knorpel und Knochen in den Gaumenmandeln. Arch. f. Ohren-, Nasen- u. Kehlkopfheilk. Bd. 90. 1912. — TÖPFER, HANS: Über Muskeln und Knorpel in den Tonsillen. Inaug.-Diss. Leipzig 1902 und Arch. f. Laryngol.u. Rhinol. Bd. 11. — TOKARSKI, JULIAN: Neue Tatsachen zur vergleichenden Anatomie der Zungenstützorgane der Säugetiere. Anat. Anz. Bd. 25. 1904. — TOLDT, C.: Lehrbuch der Gewebelehre. 3. Aufl. 1888. — TRAUTMANN, ALFRED: Der Zungenrückenknorpel von Equus caballus. Morphol. Jahrb. Bd. 51. 1921. — TRAUTMANN, GOTTFRIED: Über die Kapsel und die benachbarten Faszien der Tonsille. Zeitschr. f. Laryngol., Rhinol. u. ihre Grenzgeb. Bd. 7. 1915. — VASTA-RINI-CRESI, G.: Le „papille gustatorie palatinae" di Erinaceus europaeus. Ricerche ana-miche ed organogenetiche. Napoli 1919. — WALSHAM: On the occurence of cartilagineous and bony nodules in the tonsil. The Lancet 1898. — WATT, JAMES CRAWFORD: The buccal mucous membrane. Anatomic. Record. Vol. 5. 1911. — WEBER, E. H.: Beobachtungen über die Struktur einiger konglomerierter und einfacher Drüsen und ihre erste Entwicklung. Arch. f. Anat. u. Physiol. 1827. — WEIDENREICH, FR.: Über Speichelkörperchen. Ein Übergang von Lymphocyten in neutrophile Leukocyten. Folia haematol. Bd. 5. 1908. — WEISHAUPT, ELISABETH: Ein rudimentärer Seitengang des Ductus parotideus (Ramus man-dibularis ductus parotidei). Beiträge zur vergleichenden Entwicklungsgeschichte der Mund-speicheldrüsen. Arch. f. Anat. (u. Physiol.) 1911. — WERTHEIMER: De la structure du bord libre de la lèvre aux diverses âges. Arch. gén. de méd. 1883. — WINGRAVE: A note on the occu-rence of cartilagineous and bony nodules in the tonsil. Lancet 1898. — WYSS, H. v.: Die becherförmigen Organe der Zunge. Arch. f. mikroskop. Anat. Bd. 6. 1870. — ZANDER, PAUL: Über Talgdrüsen in der Mund- und Lippenschleimhaut. Monatsh. f. prakt. Dermatol. Bd. 33. 1901. — ZIMMERL: Sulla distribuzione dell' tessuto elastico nella mucosa della cavità orale degli animali domestici. Parma 1905. — ZIMMERMANN, K. W.: Beiträge zur Kenntnis einiger Drüsen und Epithelien. Arch. f. mikroskop. Anat. Bd. 52. 1898. — ZUCKERKANDL, E.: Zur Frage der Blutung nach Tonsillektomie. Wien. med. Jahrb. 1887.

Histologie des Schlundkopfes.

ARAI, HARUJIRO: Der Inhalt des Canalis cranio-pharyngeus. Anat. Hefte. Bd. 33. 1907. — ARENA, GUIDO: Contributo alla connoscenza della cosi detta „Ipofisi faringea" nell' uomo. Arch. ital. di anat. e di embriol. Vol. 10. 1912. — BOERNER-PATZELT, DORA: Die Entwicklung der Magenschleimhautinseln im oberen Anteil des Oesophagus von ihrem ersten Auftreten beim Fetus bis zur Geburt. Anat. Anz. Bd. 55. 1922. — BRUNI, A. C.: Sull' origine e sullo, sviluppo del pedunculo faringo-ipofisario. Arch. ital. d. otol. Vol. 25. 1904. — CHRISTELLER, ERWIN: Die Rachendachhypophyse des Menschen unter normalen und pathologischen Verhältnissen. VIRCHOWS Arch. f. pathol. Anat. u. Physiol. Bd. 218. 1914. — CITELLI, S. (1): Über eine Lymphdrüse und eine Erweichungscyste in der Pharynxtonsille eines Kindes. Arch. f. Laryngol. u. Rhinol. Bd. 17. 1905. — DERSELBE (2): Ipofisi faringea nei bambini. Rapporti colla tonsilla faringea e col ipofisi centrale. Boll. mal. orrechio etc. 1909 und Ann. mal. l'oreille. Tome 36. 1910 und Anat. Anz. Bd. 38. 1911. — DERSELBE (3): Sul signi-ficato e sulla evoluzione della ipofisi faringea nell' uomo. Anat. Anz. Bd. 41. 1912. — CIVALLERI: Sull' esistenza di una „Ipofisi faringea" nell' uomo. R. acad. med. Torino. Anno 70. 1907 und Cpt. rend. assoc. des anatom. Marseille 1908 und Internat. Monatsschr. f. Anat. u. Physiol. Bd. 26. 1909. — DISSE, J.: Anatomie des Rachens. HEYMANNS Handb. d. Laryngol. Bd. 2. 1899. — DOBROWOLSKI, Z.: Lymphknötchen in der Schleimhaut der Speiseröhre, des Magens, des Kehlkopfes, der Luftröhre und der Scheide. Beitr. z. pathol. Anat. u. z. allg. Pathol. Bd. 16. 1893. — DURSY, E.: Zur Entwicklungsgeschichte des Kopfes. Tübingen 1869. — ELZE, C.: Die venösen Wundernetze der Pars laryngea pharyngis. Anat. Anz. Bd. 51. 1918. — ELZE, C. und BECK, K.: Die venösen Wundernetze des Hypopharynx. Zeitschr. f. Ohrenheilk. u. f. Krankh. d. Luftwege Bd. 77. 1918. — ERDHEIM, J.: Über Hypophysenganggeschwülste und Hirncholesteatome. Wien. Akad.-Ber., math.-naturw. Kl., Bd. 113. Abt. 3. 1904. — FLESCH: Über die Beziehungen zwischen Lymphfollikeln und sezernierenden Drüsen. Anat. Anz. Bd. 3. 1888. — GANGHOFNER: Über die Tonsilla und Bursa pharyngea. Wiener Akad.-Ber., math.-naturw. Kl., Bd. 78, Abt. 3. 1878. — GER-LACH, J.: Zur Morphologie der Tuba Eustachii. Sitzungsber. d. phys.-med. Soziet. Erlangen

420   S. Schumacher: Histologie der Luftwege und der Mundhöhle.

1875. — Goerke, Max: Beiträge zur Pathologie der Rachenmandel. IV. Die Involution der Rachenmandel. Arch. f. Laryngol. u. Rhinol. Bd. 16. 1904. — Grossmann, Benno: Über das Vorkommen von Geschmacksknospen an der Vorderwand der Pars laryngea pharyngis beim Menschen. Monatsschr. f. Ohrenheilk. u. Laryngo-Rhinol. Bd. 55. 1921 (Festschr. f. Hajek). — Haane, Gunnar: Über die Drüsen des Oesophagus und des Übergangsgebietes zwischen Pharynx und Oesophagus. Arch. f. wiss. Tierheilk. Bd. 31. 1905. — Haberfeld, W.: Die Rachendachhypophyse, andere Hypophysengangreste und deren Bedeutung für die Pathologie. Beitr. z. pathol. Anat. u. z. allg. Pathol. Bd. 46. 1909. — Illing, Georg: Die Rachenhöhle, die Hörtrompete und der Luftsack des Pferdes. Ellenbergers Handb. vgl. mikroskop. Anat. d. Haustiere. Bd. 3. Berlin 1911. — Killian, Gustav: Über die Bursa und Tonsilla pharyngea. Morphol. Jahrb. Bd. 14. 1888. — v. Kostanecki: Die pharyngeale Tubenmündung und ihr Verhältnis zum Nasenrachenraum. Arch. f. mikroskop. Anat. Bd. 29. 1887. — Lauteschläger: Beiträge zur Kenntnis der Halseingeweide des Menschen. Inaug.-Diss. Würzburg. 1887. — Levinstein, Oswald (1): Über die Verteilung der Drüsen und des adenoiden Gewebes im Bereiche des menschlichen Schlundes. Arch. f. Laryngol. u. Rhinol. Bd. 24. 1910. — Derselbe (2): Über eine neue „pathologische Tonsille" des menschlichen Schlundes, die „Tonsilla linguae lateralis" und ihre Erkrankung an Angina. Arch. f. Laryngol. u. Rhinol. Bd. 26. 1912. — Lunghetti, B.: Osservazioni istologiche sulla ipofisi faringea. Atti d. R. Accad. dei Fisiocrit. Siena. 1914. — Luschka (1): Der Schlundkopf des Menschen. Tübingen 1868. — Derselbe (2): Das adenoide Gewebe der Pars nasalis des menschlichen Schlundkopfes. Arch. f. mikroskop. Anat. Bd. 4. 1868. — Mauksch, Heinrich: Das Verhalten der Hypophyse und des Canalis craniopharyngeus in neun Fällen von Craniochisis untersucht. Anat. Anz. Bd. 54. 1921. — Mégevand: Contribution à l'étude anatomopathologique des maladies de la voute du pharynx. Thèse de Genève 1887. — Most, A.: Über den Lymphapparat von Nase und Rachen. Arch. f. Anat. (u. Physiol.) 1901. — Mouchet, Aimé: Lymphatiques de l'amygdale pharyngienne. Cpt. rend. de séances de la soc. de biol. Tome 70. Paris 1911. — Nauwerck: Studien über die Pharynxmucosa. Inaug.-Diss. Halle 1887. — Patzelt, Viktor: Die Ergebnisse einer Untersuchung über die Histologie und Histogenese der menschlichen Epiglottis unter besonderer Berücksichtigung der Metaplasiefrage. Anat. Anz. Bd. 54. 1921. — Pende, Nicolo: Die Hypophysis pharyngea, ihre Struktur und ihre pathologische Bedeutung. Beitr. z. pathol. Anat. u. z. allg. Pathol. Bd. 49. 1910. — Ponzo, M.: Sulla presenza di organi del gusto nella parte laringea della faringe, nell tratto cervicale del esophago e nel palato duro del feto umano. Anat. Anz. Bd. 31. 1907. — Poppi, Alfonso (1): Tonsilla faringea e ipofisi. Boll. d. soc. med.-chirurg. di Bologna 1908. — Derselbe (2): Tonsilla di Luschka. Canale cranio-faringeo e ipifisi. Atti congr. soc. ital. oto-rino-laringol. 1908. — Derselbe (3): Adenoidismus und Hypophyse. Internat. Zentralbl. f. Ohrenheilk. Bd. 8. 1908. — Robin: Note sur la muqueuse de la voûte du pharynx. Journ. de l'anat. Vol. 3. 1869. — Rüdinger: Beiträge zur Morphologie des Gaumensegels und des Verdauungsapparates. Stuttgart 1879. — Sabussow, N. P.: Zur Frage nach der Innervation des Schlundkopfes und der Speiseröhre der Säuger. Vorl. Mitt. Anat. Anz. Bd. 44. 1913. — Schaffer, Josef (1): Beiträge zur Histologie menschlicher Organe. Wiener Akad.-Ber., math.-naturwiss. Kl., Bd. 106, Abt. 3. 1897. — Derselbe (2): Über die Drüsen der menschlichen Speiseröhre. Vorl. Mitt. Wiener Akad.-Ber., math.-naturwiss. Kl., Bd. 106, Abt. 3. 1897. — Derselbe (3): Epithel und Drüsen der menschlichen Speiseröhre. Wien. klin. Wochenschr. 1898. — Derselbe (4): Die oberen cardialen Oesophagusdrüsen und ihre Entstehung nebst Bemerkungen über Epithelmetaplasie. Virchows Arch. f. pathol. Anat. u. Physiol. Bd. 177. 1904. — Derselbe (5): Kleinere histologische Mitteilungen. Anat. Anz. Ergänzungsh. zu Bd. 46. 1914. — Schmidt: Über das follikuläre Drüsengewebe der Schleimhaut der Mundhöhle und des Schlundes beim Menschen und den Säugetieren. Zeitschr. f. wiss. Zool. Bd. 13. 1863. — Schridde, H. (1): Über Magenschleimhautinseln vom Bau der Cardialdrüsenzone und Fundusdrüsenregion und den unteren oesophagealen Cardialdrüsen gleichenden Drüsen im obersten Oesophagusabschnitt. Virchows Arch. f. pathol. Anat. u. Physiol. Bd. 175. 1904. — Derselbe (2): Weiteres zur Histologie der Magenschleimhautinseln im obersten Oesophagusabschnitt. Virchows Arch. f. pathol. Anat. u. Physiol. Bd. 179. 1905. — Derselbe (3): Die Entwicklungsgeschichte des menschlichen Speiseröhrenepithels und ihre Bedeutung für die Metaplasielehre. Wiesbaden 1907. — Schwabach: Zur Entwicklung der Rachentonsille. Arch. f. mikroskop. Anat. Bd. 32. 1888. — Serebrjakoff, C.: Über die Involution der normalen und hyperblastischen Rachenmandel. Arch. f. Laryngol. u. Rhinol. Bd. 18. 1906. — Stöhr: Über die peripherischen Lymphknoten. Ergebn. d. Anat. u. Entwicklungsgesch. Bd. 1. 1891. — Strahl: Beiträge zur Kenntnis des Baues des Oesophagus und der Haut. Arch. f. Anat. (u. Physiol.) 1889. — Suchannek: Beiträge zur normalen und pathologischen Anatomie des Rachengewölbes. Beitr. z. pathol. Anat. u. z. allg. Pathol. Bd. 3. 1888. — Symington, J.: The pharyngeal tonsil. Brit. med. journ. 1910. — Tourneux, J. P.: Pédicule hypophysaire et hypophyse pharyngée chez l'homme et chez le chien (Canal cranio-pharyngien et canaux basilaires). Journ. de anat. et physiol. A. 48. Paris 1912.

— TRAUTMANN: Die Hyperplasie der Rachentonsille. Berlin 1886. — WALDEYER: Beiträge zur normalen und vergleichenden Anatomie des Pharynx. Sitzungsber. d. Berl. Akad. 1886.

Histologie des Kehlkopfes, der Trachea und der Bronchien.

BARABAN: L'épithélium de la trachée et des bronches chez un supplicié. Rev. méd. de l'est 1890. — BAUERSACHS: Beiträge zur vergleichenden Histologie der Trachea der Wiederkäuer. Inaug.-Diss. Zürich 1911. — BENDA: Über die Schleimhautleisten des wahren Stimmbandes des Menschen. Verhandl. d. physiol. Ges. Berlin 1894/95; Arch. f. (Anat. u.) Physiol. 1895 und Arch. f. Laryngol. u. Rhinol. Bd. 3. 1895. — BENEDICENTI, A.: Ricerche sulle terminazioni nervose sulla mucosa della trachea. Atti d. soc. Toscana di science nat. Vol. 7. 1890. — BERGEAT, H.: Gewichtsbestimmungen an den Kehlkopfknorpeln und über den Gehalt derselben an Trockensubstanz. Arch. f. Laryngol. u. Rhinol. Bd. 6. 1898. — BERKLEY, H. J.: The intrinsic pulmonary nerves by the silver method. Journ. of comp. neurol. 1893. — BOCKENDAHL, A.: Über die Regeneration des Trachealepithels. Arch. f. mikroskop. Anat. Bd. 24. 1885. — BOLDYREW, M.: Beiträge zur Kenntnis der Nerven, Blut- und Lymphgefäße der Kehlkopfschleimhaut. Arch. f. mikroskop. Anat. Bd. 7. 1871. — BONANNO, G.: Sulle modificazioni di struttura delle cartilagini laringee nelle diverse età con particolare riguardo alla loro ossificazione. Ric. lab. anat. norm. Roma. Vol. 13. 1908. — BONNE, CH.: Sur la structure des glands bronchiques. Bibliogr. anat. Tome 9. 1901 und Cpt. rend. des séances de l'assoc. des anatom. Lyon 1901. — BRÜCKMANN, Über Tracheopathia osteoplastica. VIRCHOWS Arch. f. pathol. Anat. u. Physiol. Bd. 200. 1910. — BÜTTNER-WOBST, W.: Über die Flimmerbewegung in Trachea und Bronchien des lebenden Säugetieres. Inaug.-Diss. Jena 1909/10. — BUROW, WILH.: Beiträge zur Anatomie und Histologie des Kehlkopfes einiger Haussäugetiere. Inaug.-Diss. Zürich 1901/02. — CAPALDO: Contribution à l'étude de la structure fine des cordes vocales inferieures. Arch. internat. Laryngol. Tome 26. 1908. — CHIEVITZ, J. H.: Untersuchungen über die Verknöcherung der Kehlkopfknorpel. Arch. f. Anat. (u. Physiol.) 1882. — CITELLI, S. (1): Studio sulla struttura della mucosa laringea nell' uomo. Arch. ital. di laryngol. Vol. 21. 1901. — DERSELBE (2): Sull' esistenza di una cartilagine sopracricoidea nell' uomo e sulla sua importanza morfologica. Anat. Anz. Bd. 24. 1904. — DERSELBE (3): Sulla presenza di ghiandole mucose pluricellulari intraepitheliali nella tromba d'Eustachio e nella mucosa laringea dell' uomo. Anat. Anz. Bd. 26. 1905. — DERSELBE (4): Sulla presenza di cartilagini sesamoidei nella corda vocale superiore dell' uomo e sul loro significato morfologico. Anat. Anz. Bd. 28. 1906. — DERSELBE (5): Sulla cosidetta tonsilla laringea nell' uomo in condizioni normali e patologiche. Anat. Anz. Bd. 29. 1906. — COYNE, P.: Recherches sur l'anatomie normale de la muqueuse de larynx. Thèse de Paris 1874 und Monthly microsc. journ. Vol. 12. 1874. — CRAMER, H.: De penitiori pulmonum hominis structura. Inaug.-Diss. Berlin 1847. — CUTORE, GAETANO (1): Sulla normal presenza di cartilagine elastica nei bronchi intrapolmonari dell' uomo nelle diverse età della vita. Anat. Anz. Bd. 42. 1912. — DERSELBE (2): Sulla presenza o meno di cartilagine elastica nei bronchi intrapolmonari dei mammiferi. Anat. Anz. Bd. 47. 1914. — CZYLHARZ, ERNST VON: Über ein Pulsionsdivertikel der Trachea mit Bemerkungen über das Verhalten der elastischen Fasern an normalen Tracheen und Bronchien. Zentralbl. f. allg. Pathol. u. pathol. Anat. Bd. 8. 1897. — DAVIS: Die becherförmigen Organe des Kehlkopfes. Arch. f. mikroskop. Anat. Bd. 14. 1877. — DEBOVE: Mémoire sur la couche endothéliale sous-épithéliale des membranes muqueuses. Arch. de physiol. Année 6. 1874. — DRASCH, O.: Über Regeneration des Flimmerepithels der Trachea. Sitzungsber. d. Wiener Akad. math.-naturwiss. Kl., Bd. 80, Abt. 3. 1879; Bd. 83. 1881 und Bd. 93. 1886. — DREYFUSS, ROB.: Normale und krankhafte Verknöcherungen in Kehlkopf und Luftröhre. BRUNS Beitr. z. klin. Chirurg. Bd. 102. 1916. — DUCKWORTH, W. L. H.: On some points in the anatomy of the Plica vocalis. Journ. of anat. a. physiol. Vol. 47. 1912. — EICHLER, E.: Zur Frage: Sind Drüsen im wahren Stimmbande enthalten? Arch. f. Laryngol. u. Rhinol. Bd. 7. 1898. — EICHLER, HANS: Beiträge zur Histologie des Kehlkopfes der Haussäugetiere. Arch. f. Anat. (u. Physiol.) 1910. — ESPINOSA, E.: Beitrag zur Histologie des Kehlkopfes. Inaug.-Diss. Bern 1913. — FESSLER, J.: Über Bau und Innervation des Larynxepithels. Mitt. d. morphol.-physiol. Ges. München 1883. — FRÄNKEL, B. (1): Zur feineren Anatomie der Stimmbänder. Berl. klin. Wochenschr. 1888. — DERSELBE (2): Zur Histologie der Stimmbänder. VIRCHOWS Arch. f. pathol. Anat. u. Physiol. Bd. 118. 1889. — DERSELBE (3): Studien zur feineren Anatomie des Kehlkopfes. I. Das Stimmband, seine Leisten und Drüsen. II. Der Ventriculus Morgagni. Arch. f. Laryngol. u. Rhinol. Bd. 1. 1893. — FRAENKEL, EUG.: Über die Verknöcherung des menschlichen Kehlkopfes. Fortschr. a. d. Geb. d. Röntgenstr. Bd. 12. 1908. — FRANKENHÄUSER, C.: Untersuchungen über den Bau der Tracheo-Bronchialschleimhaut. Inaug.-Diss. Dorpat 1879. — FRANZMANN, A. F.: Beiträge zur vergleichenden Anatomie und Histologie des Kehlkopfes der Säugetiere mit besonderer Berücksichtigung der Haussäugetiere. Bonn 1907. — FRIEDRICH, E. P.: Die elastischen Fasern im Kehlkopf.

Arch. f. Laryngol. u. Rhinol. Bd. 4. 1896. — Fuchs-Wolfring, Sophie: Über den feineren Bau der Drüsen des Kehlkopfes und der Luftröhre. Arch. f. mikroskop. Anat. Bd. 52. 1898 und Bd. 54. 1899. — Garten, S.: Die Intercellularbrücken der Epithelien und ihre Funktion. Arch. f. (Anat. u.) Physiol. 1895. — Gerhardt, C.: Die gelben Flecken der Stimmbänder. Virchows Arch. f. pathol. Anat. u. Physiol. Bd. 19. 1860. — Geronzi, Gaet: Sulla presenza di gangli nervosi intramuscolari in alcuni muscoli intrinseci della laringe. Arch. ital. di laringol. Anno 24. 1904. — Giacomo de Giacomo: Contributo alla conoscenza delle cosi dette ghiandola intra-epitheliali pluricellulari. Anat. Anz. Bd. 36. 1910. — Göppert: Über die Herkunft des Wrisbergschen Knorpels. Morphol. Jahrb. Bd. 21. 1894. — Grabower: Die Verteilung und Zahl der Nervenfasern in den Kehlkopf-muskeln und die Hinfälligkeit des Erweiterers der Stimmritze. Arch. f. Laryngol. u. Rhinol. Bd. 16. 1904. — Guerrini, G.: Sugli elementi elastici delle vie respiratorie superiori. Internat. Monatsschr. f. Anat. u. Physiol. Bd. 15. 1898. — Guyesse, A.: Sur quelques points d'ana-tomie des muscles de l'appareil respiratoire. Journ. de l'anat. et physiol. Année 34. 1898. — Haidar, Kiamil: Das Vorkommen der adenoiden Substanz im Kehldeckel. Mitt. d. embryol. Inst. Wien 1878. — Halbertsma: De lamina mediana cartilaginis thyreoideae. Verslag. en Nederl. kon. akad. wetensch. natuurk. Bd. 10. 1860. — Haycraft und Carlier: Note on the transformation of ciliated into stratified squamous epithelium as a result of the application of friction. Quart. journ. of microscop. science Vol. 30. 1890. — Heitler, M.: Über das Vorkommen von adenoider Substanz in der menschlichen Kehlkopfschleimhaut. Wien. med. Jahrb. 1874. — Heller, R. und v. Schrötter, H.: Die Carina trachea usw. Zeitschr. f. klin. Med. Bd. 32 und Denkschr. d. Wien. Akad., math.-naturw. Kl. 1897. — Heymann, P. (1): Die Anordnung der Drüsen am Stimmbande. Verhandl. d. Naturforscher-versammlung Heidelberg 1889. — Derselbe (2): Was nennen wir wahres Stimmband? Dtsch. med. Wochenschr. 1889. — Derselbe (3): Über die am Rande des wahren Stimm-bandes vorkommenden Schleimhautleisten. Wien. klin. Rundschau. Jg. 9. 1895. — Der-selbe (4): Histologie des Kehlkopfes. Handb. d. Laryngol. u. Rhinol. Bd. 1. Wien 1898. — Heymann, R.: Beitrag zur Kenntnis des Epithels und der Drüsen des menschlichen Kehlkopfes im gesunden und kranken Zustande. Virchows Arch. f. pathol. Anat. u. Physiol. Bd. 118. 1889. — Hirschmann, A.: Pathologisch-anatomische Studien über akute und chronische Laryngitis nichtspezifischen Ursprunges nebst Bemerkungen über das Vor-kommen von Plasma- und Mastzellen. Vichows Arch. f. pathol. Anat. u. Physiol. Bd. 164. — Hönigschmied: Beiträge zur mikroskopischen Anatomie über die Geschmacksorgane der Säugetiere. Zeitschr. f. wissenschaftl. Zool. Bd. 29. 1880. — Hoffmann: Über die Ver-breitung der Geschmacksknospen beim Menschen. Virchows Arch. f. pathol. Anat. u. Physiol. Bd. 62. 1875. — Huckert, G.: Die Muskulatur des Bronchialbaumes. Inaug.-Diss. Marburg 1913. — Imhofer, R. (1): Die elastischen Einlagerungen am Vorderende der Stimmbänder. Zeitschr. f. Heilk. Bd. 26. 1905. — Derselbe (2): Über das Abnützungs-pigment in der Muskulatur der Stimmbänder. Zeitschr. f. Laryngol., Rhinol. u. ihre Grenz-gebiete. Bd. 5. 1912. — Derselbe (3): Das lymphatische Gewebe des Ventriculus Morgagni usw. Zeitschr. f. Laryngol., Rhinol. u. ihre Grenzgeb. Bd. 6. 1913. — Derselbe (4): Über das elastische Gewebe im Stimmband alter Individuen usw. Zentralbl. d. allg. Pathol. u. pathol. Anat. Bd. 25. 1914. — Jacovieff, Alexandrine: Recherches sur la structure fine de la muqueuse de l'épiglotte chez l'homme. Thèse de Lausanne 1910. — Kandarazki, M.: Über die Nerven der Respirationswege. Arch. f. Anat. (u. Physiol.). 1881. — Kant-hack, A. (1): Beiträge zur Histologie der Stimmbänder mit spezieller Berücksichtigung des Vorkommens von Drüsen und Papillen. Virchows Arch. f. pathol. Anat. u. Physiol. Bd. 117. 1889. — Derselbe (2): Studien über die Histologie der Larynxschleimhaut. Virchows Arch. f. pathol. Anat. u. Physiol. Bd. 118, 1889 u. Bd. 119. 1890. — Kano, Sakutaro: Beiträge zur Lehre vom feineren Bau des Kehlkopfes. Zeitschr. f. Ohrenheilk. u. f. Krankh. d. Luftwege Bd. 61. 1910. — Kaplan, Lia: Die Drüsen des Stimmbandes und ihre Ausführungsgänge. Inaug.-Diss. Bern 1905. — Katzenstein, J.: Über die elastischen Fasern im Kehlkopfe mit besonderer Berücksichtigung der funktionellen Struktur und der Funktion der wahren und falschen Stimmlippe. Arch. f. Laryngol. u. Rhinol. Bd. 13. 1903. — Kervily, M. de (1): Les fibres élastiques du cartilage des bronches chez le foetus humain. Journ. de anat. et physiol. Tome 46. 1910. — Derselbe (2): Les fibres élastiques et les grains élastiques du cartilage de la trachée chez l'homme (enfant). Cpt. rend. des séances de la soc. de biol. Tome 76. Paris 1914. — Derselbe (3): Le cartilage élastique de la trachée chez l'homme adulte. Cpt. rend. des séances de la soc. de biol. Tome 77. Paris 1914. — Derselbe (4): La membrane basale des bronches chez l'embryon et le foetus de l'homme. Journ. de anat. et physiol. Année 50. 1914. — Derselbe (5): Sur les variétés de structure du cartilage élastique des bronches chez l'homme. Cpt. rend. des séances de la soc. de biol. Paris 1908. — Kiesow, F.: Sulla presenza di calici gustativi nella superficie linguale dell' epiglottide umana etc. Giorn. med. Torino, Anno 65. 1902. — Koike, Shige: Über die elastischen Systeme des Tracheobronchialbaumes. Arch. f. Laryngol. u. Rhinol. Bd. 27. 1913. — Kotzenberg, W.: Zur Entwicklung der Ringmuskelschicht an den Bronchien der

Säugetiere. Arch. f. mikrosk. Anat. Bd. 60. 1902. — KRAUSE, W.: Histologische Notizen. Zentralbl. f. inn. Med. 1873. — KRINGEL, O.: Beitrag zur Struktur des WRISBERGschen Knorpels. Arch. f. Laryngol. u. Rhinol. Bd. 33. 1920. — LEFAS, E.: Etude du systeme élastique de la trachée et des bronches cartilagineuses. Arch. méd. expér. et d'anat. pathol. Année 18. 1906. — LEVINSTEIN, O.: Die Appendix ventriculi Morgagni (Tonsilla laryngis). Arch. f. Laryngol. u. Rhinol. Bd. 22. 1909. — LEWIS, DEAN: The elastic tissue of the human larynx. Americ. journ. of anat. Vol. 4. 1905. — LINDEMANN, A.: Über die Nerven der Kehlkopfschleimhaut. Zeitschr. f. ration. Med. Bd. 36. 1869. — LINSER, P.: Über den Bau und die Entwicklung des elastischen Gewebes in der Lunge. Anat. Hefte, Bd. 13. 1900. — LIVINI, F.: Intorno alla struttura della trachea. Monit. zool. ital. Anno 7. 1896. — LOGINOFF, W. J.: Zur Morphologie der Flimmerzellen des Tracheaepithels einiger Haussäugetiere. Anat. Anz. Bd. 38. 1911. — LOSSEN: Anatomische Untersuchung über die Cart. cuneiformis. Inaug.-Diss. Königsberg 1900. — LUSCHKA, H. v. (1): Die Muskulatur der Luftröhre des Menschen. Arch. f. mikroskop. Anat. Bd. 5. 1869. — DERSELBE (2): Die Schleimhaut des Cavum laryngis. Arch. f. mikroskop. Anat. Bd. 5. 1869. — DERSELBE (3): Der Kehlkopf des Menschen. Tübingen 1871. — MASSEI, F.: Sul rivestimento mucosa, sulla circolazione e sulla innervazione laringea. Giorn. internaz. sc. med. Vol. 10. 1888. — MAZIARSKY, ST.: Über den Bau und die Einteilung der Drüsen. Anat. Hefte, Bd. 18. 1901. — MERKEL, FR.: Atmungsorgane. BARDELEBENS Handb. d. Anat. d. Menschen. Bd. 6. Jena 1902. — MEVES, FR. und TSUKAGUCHI, R.: Über das Vorkommen von Plastosomen im Epithel von Trachea und Lunge. Anat. Anz. Bd. 46. 1914. — MICHELSON, P.: Über das Vorhandensein von Geschmacksempfindung im Kehlkopf. VIRCHOWS Arch. f. pathol. Anat. u. Physiol. Bd. 123. 1891. — MILLER, W. S. (1): The lymphatics of the lung. Anat. Anz. Bd. 12. 1896. — DERSELBE (2): The trachealis muscle usw. Anatomic. Record. Vol. 7. 1913. — MOST, A. (1): Über Lymphgefäße und Lymphdrüsen des Kehlkopfes. Anat. Anz. Bd. 15. 1899. — DERSELBE (2): Über den Lymphgefäßapparat am Kehlkopf und Trachea usw. Dtsch. Zeitschr. f. Chirurg. Bd. 57. 1900. — NAKAMARA: Über die Verknöcherung der Kehlkopfknorpel bei den Japanern. Organ d. med. Ges. Kyoto. Bd. 5. 1908. — NARDI, J.: Ricerche istologiche sulla struttura della regione ipoglottica etc. Arch. ital. di laringol. Anno 22. 1902. — NAUMANN, C. FR.: Om bygnaden af luftröhrs hufvudet hos den füllwäxte menniskan. Lund 1851. — NÉMAI, JOSEF: Vergleichend-anatomische Studien am Kehlkopfe der Säugetiere. Arch. f. Laryngol. u. Rhinol. Bd. 26. 1912. — NUNAMI und NAKAYAMA: Über elastische Fasern des Kehlkopfes. Tokio-Jji-Shinshi 1907. — OPPEL: Atmungsapparat. Lehrb. d. vergl. mikroskop. Anat. Bd. 6. Jena 1905. — PASCHER, MAX: Zur Kenntnis der Altersveränderungen in den menschlichen Kehlkopfknorpeln, insbesondere der körnigen Entartung der Knorpelgrundsubstanz, der Vascularisations-, Resorptions- und Verknöcherungsbefunde. VIRCHOWS Arch. f. pathol. Anat. u. Physiol. Bd. 246. 1923. — PAUL, O.: Beiträge zur vergleichenden Histologie der Trachea vom Pferd, Schwein und Katze. Inaug.-Diss. Leipzig 1913. — PAULSEN, E.: Bemerkungen über das Sekret und den Bau der Schleimdrüsen. Arch. f. mikroskop. Anat. Bd. 28. 1886. — PLOSCHKO, AD.: Die Nervenendigungen und Ganglien der Respirationsorgane. Anat. Anz. Bd. 13. 1897. — POIRIER, P.: Vaisseaux lymphatiques du larynx, vaisseaux lymphatiques de la portion sous-glottique, ganglion pré-laryngé. Progr. méd. Tome 15. 1887. — PRENANT, A.: Sur les cellules ciliées et muqueuses dans l'épithelium bronchique de l'homme. Cpt. rend des séances de la soc. de biol. Tome 62. 1907. — PRZEWOSKI, E.: Über die Divertikel der Trachea. Arch. f. Laryngol. u. Rhinol. Bd. 8. 1898. — RABL, HANS: Notiz zur Morphologie der Geschmacksknospen auf der Epiglottis. Anat. Anz. Bd. 11. 1895. — REINKE, F.: Über die funktionelle Struktur der menschlichen Stimmlippe mit besonderer Berücksichtigung des elastischen Gewebes. Anat. Hefte. Bd. 9. 1898. — REISSEISSEN: Über den Bau der Lungen. Berlin 1808 und 1822. — RETZIUS, G.: Über die sensiblen Nervenendigungen in den Epithelien bei den Wirbeltieren. Biol. Unters. N. F. Bd. 4. 1892. — RHEINER, H. (1): Beiträge zur Histologie des Kehlkopfes. Inaug.-Diss. Würzburg 1852. — DERSELBE (2): Die Ausbreitung der Epithelien im Kehlkopfe. Verhandl. d. med.-physik. Ges. Würzburg. Bd. 3. 1852. — ROUBAUD, L.: Contribution à l'étude anatomique des lymphatiques du larynx. Thèse, Paris 1902. — RUPPRICHT, W.: Bindegewebe in der Trachealschleimhaut vom Meerschweinchen. Internat. Monatsschr. f. Anat. Bd. 24. 1907. — SCHAFFER, J. (1): Knorpelgewebe und Chondrinballen. Anat. Anz. Bd. 23. 1903. — DERSELBE (2): Zur Histologie, Histogenese und phylogenetischen Bedeutung der Epiglottis. Anat. Hefte, H. 101. 1907. — SCHEIER, M.: Über die Ossifikation des Kehlkopfes. Arch. f. mikroskop. Anat. Bd. 59. 1901. — SCHNITZLER, A.: Beitrag zur Kenntnis der Trachealschleimhaut mit besonderer Berücksichtigung der Basalmembran. Inaug.-Diss. München 1893. — SCHOFIELD: Observations on the taste goblets in the epiglottis of the dog and cat. Journ of anat. and physiol. Vol. 10. 1876. — SCHOTTELIUS, M.: Die Kehlkopfknorpel. Untersuchungen über deren physiologische und pathologische Texturveränderungen. Wiesbaden 1879. — SÉGOND: Mémoire sur l'ossification des cartilages du larynx. Arch. gén. de méd. Tome 15. 1847. — SIMANOWSKY, N.: Beiträge zur Anatomie des Kehlkopfes. 1. Der Taschenbandmuskel. 2. Die Nervenendigungen in den wahren Stimmbändern des Menschen und der Säugetiere. 3. Über die Regeneration des Epithels der wahren Stimm-bänder. Arch. f. mikroskop. Anat. Bd. 22. 1883. — STAURENGHI: Distribuzione e termi-nazione delle fibre nervose nella mucosa dell' epiglottide. Boll. d. soc. med.-chirurg. di Pavia. 1893. — STEINLECHNER, M.: Über das histologische Verhalten der Kehlkopfmuskeln in bezug auf das SEMONSche Gesetz. Arch. f. Laryngol. u. Rhinol. Bd. 8. 1898. — STIRLING, W.: The trachealis muscle of man and animals. Journ. of anat. and physiol. Vol. 17. 1883. — SUSSDORF, M. v.: Der Respirationsapparat. ELLENBERGERS Handb. d. vergl. mikroskop. Anat. d. Haustiere. Bd. 3. Berlin 1911. — SUTTON, J. B.: On the nature of ligaments. The vocal cords and the hyo-epiglotticus muscle. Journ. of anat. and physiol. Vol. 23. 1889. — TOURNEUX, M. F.: Sur le développement de l'épithélium et des glandes du larynx et de la trachée chez l'homme. Cpt. rend. des séances de la soc. de biol. 1885. — VERSON, E. (1): Beiträge zur Kenntnis des Kehlkopfes und der Trachea. Wiener Akad.-Ber. Bd. 57. Abt. 1. 1868. — DERSELBE (2): Kehlkopf und Trachea. STRICKERS Handb. d. Gewebelehre. Bd. 1. Leipzig 1871. — WALLER, C. und BJÖRKMAN, G.: Studien über den Bau der Tracheal-schleimhaut mit besonderer Berücksichtigung des Epithels. Biol. Untersuch. v. RETZIUS. Bd. 2. 1882. — WILSON, J. G.: The structure and function of the taste-buds of the larynx. Brain 1905. — WOLTERS: Zur Kenntnis der Grundsubstanz und der Saftbahnen des Knorpels. Arch. f. mikroskop. Anat. Bd. 37. 1891. — YOKOYAMA, Y.: Untersuchungen über den elastischen Apparat des Tracheobronchialbaumes, seine physiologische und pathologische Bedeutung. Arch. f. Laryngol. u. Rhinol. Bd. 28. 1914. — ZILLIACUS, W.: Die Ausbreitung der verschiedenen Epithelarten im menschlichen Kehlkopfe und eine neue Methode, die-selbe festzustellen. Anat. Anz. Bd. 26. 1905. — ZUCKERKANDL, E.: Über die Anastomosen der Venae pulmonales mit den Bronchialvenen und mit dem mediastinalen Venennetze. Wiener Akad.-Ber. Bd. 84. Abt. 3. 1881.

7. Sektionstechnik der Luftwege.

Von

Rudolf Beneke - Halle.

Mit 11 Abbildungen.

Allgemeine Einleitung.

Die Sektionstechnik, welche im nachfolgenden dargestellt wird, verfolgt nicht die Aufgaben der normalen, sondern diejenigen der pathologischen Ana-tomie. Sie soll den Sitz und die Entwicklungsgänge der Krankheitszustände zur Anschauung bringen. Diese Aufgabe kann bisweilen mit wenigen groben Ein-griffen erledigt sein; sie kann aber auch in die feinsten Einzelheiten der anato-mischen Strukturen hineinführen und macht demgemäß die genaue Kenntnis der letzteren zur Vorbedingung ihres Erfolges. Die rasche Arbeit des Obdu-zenten erfordert eine durch lange Übung gewonnene Geschicklichkeit; Sicher-heit, Kraft und Zartheit müssen seine Bewegungen ebenso leiten wie ein bestän-diges Zusammenspiel aufmerksamer Beobachtung und vordringender Phantasie, durch welches der Sektionsplan in jedem Augenblick neu geschaffen oder geändert wird. Für die hier in Frage stehenden Organe kommt ein einfaches *Schema* der Sektionstechnik ebenso zustatten, wie für andere Organe und nur ein solches kann gelehrt werden; über dies Schema hinaus aber muß der Obduzent sich, den besonderen Aufgaben des Einzelfalles entsprechend, jederzeit volle Aktionsfreiheit bewahren.

In vielen Fällen beschränkt sich diese Aufgabe auf die einfache Herausnahme der Organe zum Zweck feinerer mikroskopischer Untersuchungen nach voraus-gegangener Härtung. Namentlich die Untersuchung des inneren Ohres erfordert gewöhnlich das Mikroskop; auch die beste Präparation mit Lupe und zarten Instrumenten gibt keine ausreichende Vorstellung von den feinen Verände-rungen, auf welche hier alles ankommt, und die moderne Sektionstechnik begnügt sich daher gern damit, die Organe so weit zu zerkleinern, daß die Fixie-rungsflüssigkeiten möglichst rasch eindringen, wobei natürlich Verletzungen der zu untersuchenden wichtigen Gewebeteile sorgfältig vermieden werden müssen. Aber dies Verfahren darf nicht *prinzipiell,* wie es bisweilen geschieht, der gewöhnlichen systematischen Sektion vorgezogen werden; in den meisten Fällen gibt die letztere wichtige Aufschlüsse über die Zustände am *frischen* Organ, während die Härtung Farbe und Resistenz der Gewebe ändert, die Verfolgung elastischer, zarter Kanäle, z. B. der Blutgefäße, wesentlich erschwert, die bakteriologische Untersuchung auf die topographischen Feststellungen beschränkt. Derartige schwere Nachteile sollten den Obduzenten dazu veranlassen, bei der Sektion am frischen Organ so weit zu gehen, als es ohne Zerstörung bestimmter nur mikroskopisch erkennbarer Verhältnisse möglich ist.

In vielen Fällen handelt es sich um die *Untersuchung operativer Ergebnisse.* Ganz im allgemeinen sei hierfür die Regel vorausgeschickt, daß der Obduzent sich zu Beginn seiner Sektion eine genaue Vorstellung von dem, was der Operateur gesehen und ausgeführt hat, verschaffen muß. Das gelingt nur durch vorsichtiges Wiedereröffnen der Wunde; schrittweise müssen Nähte, Tampons und ähnliches entfernt, Blutergüsse, Eiterungen beseitigt werden, ohne daß durch vorzeitige Einschnitte das Bild der Wundfläche verändert wird. Die eigentliche Sektion darf erst folgen, wenn die künstlich gesetzten Veränderungen genau erkannt waren. Bisweilen, z. B. bei den Tiefenoperationen von der Mundhöhle aus (Hypophysisoperation), ist ein solches Vorgehen schwierig: die Wege der Operation sind dann nur durch die Sektion anliegender, normaler Gebiete zu Gesicht zu bringen; mit Rücksicht auf die hier vorangestellte Regel wird diese Sektion besonders vorsichtig auszuführen sein.

Die Ausführung der Sektion erfordert zunächst gute *Lagerung* mit besonderer Rücksicht auf bequeme *Wasserspülung* von der Leitung her durch feine Ansatzstücke (Spritze und Douche) an langen, beweglichen Schläuchen, sowie auf bestmögliche *Beleuchtung.* Für letztere empfiehlt sich bisweilen die Benutzung eines Stirnspiegels; eine künstliche Lichtquelle (elektrische Handlampe mit halbseitiger, vollkommener Abblendung, welche ein Hineinleuchten in die Tiefe ohne Blendung des Untersuchers gestattet; oder auch eine einfache Batteriehandlampe) ist in vielen Fällen erwünscht oder direkt notwendig. Zur *Reinigung des Arbeitsfeldes* müssen immer, wie bei Operationen, Schwämme und Tupfer verschiedener Größe bereitgehalten werden, desgleichen eine feine Spritze oder eine Spritzflasche mit langem Ansatz zum Ausspritzen tiefgelegener Höhlen (z. B. der Trommelhöhle).

Das *Instrumentarium* bei Sektionen der *Kopf- und Halsorgane* umfaßt zunächst die gewohnten *Sektionsinstrumente,* nämlich starke Sektionsmesser, geknöpfte Scheren, ein Raspatorium mit einem spitzen und einem breiten Ende, kräftige und feine gerillte, sowie hakenförmige Pinzetten, feine und gröbere, biegsame Sonden und Nadeln, Bogen- (Laub-), Stich- und Blattsägen, deren Sägebänder möglichst dünn, aber nicht gar zu biegsam sein müssen; einen Zungenhaken in der Form eines Fleischerhakens (Abb. 1), Drillbohrer, Hammer (ich ziehe im ganzen den leichten, keulenförmigen Holzhammer dem eisernen vor, da ersterer schonender wirkt) und Meißel, Schädelbrecher, Knochenzange. Als *Durazange* empfehle ich die schnabelförmig gekrümmte (Abb. 2), welche den Biegungen der Schädelhöhlen viel bequemer folgt und ein erheblich sichereres Zupacken gestattet, als die z. B. von NAUWERCK empfohlene, viel verbreitete Zange mit breitem Querabschluß. Die Güte solcher schnabelförmiger Zangen hängt von der Festigkeit des Stahls wie der Zähnelung ab. Man kann zwei verschiedene Größen verwenden, meist genügt eine einzige starke Zange. Eine Knochenschere in Form einer gewöhnlichen nur sehr starken, geraden Nagelschere empfiehlt sich zur Eröffnung eines Kinderschädels, zur Abtrennung des Vomer oder ähnlicher dünner Knochenlamellen. Das Abkneifen kleiner

Knochenteile erfordert eine kleinere LÜERsche Zange (v. TROELTSCH), mit welcher sich oft sicherer und schonender als mit dem Meißel arbeiten läßt.

Für die *Nasensektion* von innen und oben her eignen sich eine langgestielte, breite, blattförmige, scherenförmige *Zange,* sowie eine langgestielte *Schere* mit starken, kurzen, gebogenen, abgerundeten Holmenden, zum Zwecke
des Zufassens und Schneidens in einer
Tiefe von etwa 6—7 cm (Abtrennen
der unteren Muschel vom Schädel-
raum aus und ähnliches). Will man,
was meist sehr wichtig ist, die Quet-
schung der Schleimhaut durch die
blattförmige Zange vermeiden, so
empfiehlt sich eine langgestielte
Hakenzange mit zwei scharfen, gebogenen Spitzen an jedem Holm,
welche die Schleimhaut nur stich-
förmig verletzen, allerdings dieselbe
auch nicht so sicher festhalten.

Für die *bakteriologische Unter-*

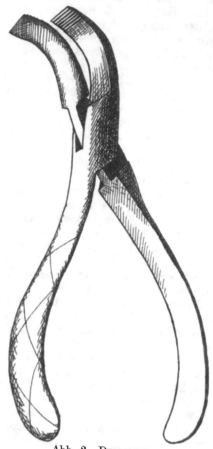

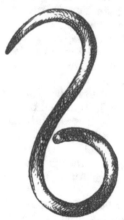

Abb. 1. Zungenhaken (nat. Größe).   Abb. 2. Durazange.

suchung sind stets Platinnadeln, Bouillonröhrchen, Agarröhrchen, saubere Objektträger, sterile, leere PETRISchälchen verschiedener Größe, Etiketten bereit zu halten.

Sektion der Luftwege.

I. Hals, Mundhöhle, Kehlkopf, Trachea.

Hautschnitt und Besichtigung in situ.

Der bekannte VIRCHOWsche Sektionsschnitt von der Kinnspitze nach abwärts in der Mittellinie des Halses, welcher noch heute fast überall ausgeführt wird, leidet an zwei Mängeln: er entstellt die Leiche und macht die Untersuchung der Mundhöhle, namentlich des Gaumens, sowie der Nasenhöhle vom Gaumen her, nicht leicht. Demzufolge ist von SCHALLE ein sehr umfangreicher Schnitt quer über beide Schlüsselbeine von den Schultern beiderseits aufwärts zu den Ohren vorgeschlagen worden (s. u.); noch tiefer unten, quer über die Brust, in der Höhe der zweiten Rippe, läuft der von LOESCHKE vorgeschlagene Haut-schnitt, von dem aus — ohne Schnitt am Hals — die Halshaut bis zum Unter-kiefer abpräpariert werden soll. Beide Methoden erscheinen zu umständlich, wenn auch die SCHALLESche tatsächlich der weiteren Präparation große Freiheit verschafft. Speziell für die Zwecke der Hals- und Nasenuntersuchung empfiehlt sich demgegenüber als einfach und vollkommen ausreichend der vom Verfasser (1) vorgeschlagene Halssektionsschnitt, welcher beiderseits über der Mitte des Sternocleidomastoideus beginnt und an dessen äußerem Rand bogenförmig bis zum oberen Rand des Manubrium sterni herabgeführt wird (Abb. 3). Der Schnitt (welcher bei der Besichtigung der angekleideten Leiche durch das Leichenhemd völlig verdeckt wird), geht durch Haut und Platysma. Der um-schnittene Lappen wird zunächst bis zum Unterkieferrand, dann beiderseits der Sternocleidomastoideus von unten nach oben, eventuell unter Erhaltung seines Ansatzes am Proc. mastoid., abpräpariert; alle Halslymphdrüsen, Speicheldrüsen, Halsnerven, die Caro-tiden und die Jugularvenen können nunmehr leicht in situ verfolgt werden. Wird der Halsschnitt bis zum Proc. mastoid. verlängert, so gelingt es noch leichter, unter vorsichtigem Abziehen der Gesichtshaut, die Parotis nebst Ductus Stenonianus, die Wangen-muskulatur, die Wangenschleimhaut und zuletzt die Maxilla freizulegen.

Es folgt die völlige Entfernung der Mm. sternohyoidei und sternothyreo-idei; Larynx, Thyreoidea, Trachea liegen nunmehr frei. Nach Besichti-gung der vorderen Larynxlymphdrüse vor dem Lig. conicum (namentlich bei

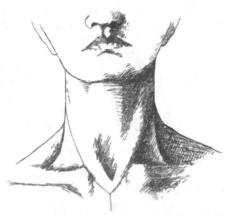

Abb. 3. Sektionsschnitt am Halse (BENEKE)

Tuberkulose oder Carcinom des Larynx notwendig!) kann nunmehr, bei besonderer Wichtigkeit der Trachealzustände, die *Eröffnung der Trachea von vorn erfolgen* (*Längsschnitt* zwecks Aufsuchung von Fremdkörpern, deren Lage möglichst genau festgestellt werden soll, Entnahme bakteriologisch zu prüfender Schleim-hautbeläge oder ähnliches); *Querschnitte* zwecks Feststellung der Lumenweite der Trachea, z. B. bei Thymushyperplasie der Neugeborenen (BENEKE-FLÜGGE), wobei allerdings völlig befriedigende Ergebnisse erst *nach vorgängiger Formol-härtung* der Halsorgane in situ oder, nach totaler Herausnahme, in einer der Lage im Körper entsprechenden Stellung, also z. B. über einem leicht konvexen Holzblock, gewonnen werden; bei diesem Verfahren läßt sich gegebenenfalls die so wichtige totale Abplattung der Trachea durch die scharfwinklige Knickung ihrer Knorpel bis zur Bifurkation, sowie die rinnenförmige äußere Einbuchtung ihres unteren Abschnittes durch die sie schräg überkreuzende Carotis dextra klar demonstrieren [BENEKE (2), FLÜGGE].

Meist wird die *Trachealeröffnung von hinten* nach Herausnahme der Hals-organe nebst Zunge genügen. Diese ist bei Säbelscheidentrachea unumgänglich nötig und auch bei etwa bestehenden Tracheotomien zu bevorzugen, weil sowohl die Schleimhautwunde selbst, wie die etwa vorhandenen Kanülendrucknekrosen an der vorderen unteren Trachealwand hierdurch am besten zur Anschauung kommen.

Vor der Herausnahme darf eine genaue *Inspektion der Mundhöhle* nie ver-säumt werden; etwaige Kiefersperre durch Totenstarre läßt sich durch vorsichtiges

Auseinanderdrängen überwinden. Eingreifen der Finger in die Mundhöhle ist bis zum Schlusse der Herausnahme sorgfältig zu vermeiden.

Herausnahme und Einzelsektion.

Die Herausnahme der Organe erfolgt durch Abtrennung der Mm. mylo-hyoidei, digastrici, geniohyoidei und genioglossi vom Unterkiefer (Einstich eines langen, schmalen Messers von unten neben dem Frenulum ling.; der Messer-rücken gleitet dicht am inneren Unterkieferrand; hinter dem Angulus mandib. dringt der Schnitt dicht neben dem Sternocleidomastoideus gegen die oberen Halswirbel, wobei alle Lymphdrüsen und die Gefäße (Carotis int. möglichst bis zu ihrem Eintritt in die Schädelbasis) am Präparat bleiben. (Vor defini-tiver Abtrennung gegebenenfalls die Beziehungen etwaiger Schädel- oder Hirnhauterkrankung zu den Halslymphdrüsen beachten!)

Die abgelöste Zunge wird nunmehr ohne Berührung ihrer Oberfläche nach unten gezogen; Einsetzen eines kräftigen, spitzen Fleischerhakens (Abb. 1), oberhalb des Zungenbeines behufs kräftiger Zugwirkung. Besichtigung des Gaumens und Rachens. Abtrennung des weichen Gaumens vom hinteren Rand des harten, falls nicht besondere Inspektion der unteren Nasengänge erwünscht ist; in letzterem Falle wird, unter Schonung des weichen Gaumens, der Arcus palat. beiderseits durchschnitten. Quertrennung des Rachens in Höhe des Tonsillarringes unter sorgfältiger Schonung der Tubenmündungen (SCHEIER entfernt die Tuben mit der Rachenschleimhaut); Abtrennung des Oesophagus nebst den anliegenden großen Nerven, großen Gefäßen und Lymphdrüsen von der Wirbelsäule bis zum ·Jugulum und weiter bis zum Zwerchfell, Heraus-nahme des die unteren Luftwege umfassenden Gesamtpräparates in unmittel-barem Zusammenhang mit den *Lungen* (über die Lungensektion ist hier nicht zu berichten).

Ist es erwünscht, den Rachenkopf in *einem* Präparat mit dem Oesophagus zu gewinnen, so empfiehlt sich die vorherige Exartikulation der Occipitalgelenke nach v. HANSEMANN (s. u. S. 434), durch welche die Rachenwand von hinten freigelegt wird. Sie kann dann — am besten mit scharfem Meißel als Raspatorium — nebst der derben Fibrocartilago vom Keilbein unter Mitnahme der knorpeligen Tubenabschnitte abpräpariert, von den Choanen getrennt und mit dem Oesophagus im Zusammenhang untersucht werden; für die Beobachtung gruppenförmiger Herderkrankungen, z. B. tuberkulöser Geschwüre, oder die Gesamtübersicht des lymphatischen Schlundringes hat diese Methode sich dem Verf. besonders bewährt.

Die Besichtigung der *Zähne* und der *Schleimhaut der Mundhöhle* schließt sich an die Herausnahme der Zunge an, nachdem die Totenstarre aller Kau-muskeln durch kräftigen Zug überwunden und die Mundhöhle maximal geöffnet worden ist. Die Zähne werden erforderlichenfalls mit einer Zahnzange oder einer gewöhnlichen Knochenzange extrahiert oder ausgemeißelt. Für umfang-reichere Präparation empfiehlt sich flächenhaftes Abmeißeln der äußeren oder inneren Knochenplatte der Alveolarfortsätze. Der Oberkiefer wird hierfür am besten nach Exartikulation des Unterkiefers (s. u.) angegriffen, ebenso die Innenfläche des letzteren, während seine Außenfläche leicht durch Abpräpa-rieren der unteren Gesichtshaut zu erreichen ist.

Nach Eröffnung des *Oesophagus* von unten nach oben (Darmschere!) und etwaiger Durchschneidung des linken Gaumenbogens dicht neben der Tonsille liegen *Kehlkopf* und *Tonsillen,* sowie die intakte *Zunge* der Besichtigung frei; Präparation der entsprechenden Nerven und Gefäße vor weiterer Zerstückelung! Bei etwa erforderlicher Spülung sorgfältige Vermeidung eines Wassereinfließens in den noch uneröffneten Larynx. Inspektion der Rima glottidis.

Abtrennung des Oesophagus von der Trachea von unten nach oben bis zum Ringknorpel (Schere; etwaige Divertikel des Oesophagus oder Schleimdrüsencysten der hinteren Trachealwand (SIMMONDS) beachten!); vor der definitiven Abtrennung wird erforderlichenfalls der *Duct. thoracicus* untersucht. Nunmehr können, unter besonderer Berücksichtigung der *Beweglichkeit* der Aryknorpel, die Kehlkopfknorpel und -muskeln von außen präpariert werden; meist begnügt man sich mit der Spaltung des Ringknorpels und der hinteren Trachealwand und vorsichtigem Aufbrechen des Schildknorpels. Weitere Sektion des nunmehr frei aufgeklappten Kehlkopfes, der Trachea und der Bronchi nach Bedarf; für genauere Präparationen empfiehlt sich die Fixation auf einem Holzbrett mit Nadeln. Am Schluß der Untersuchung sollte ein alle Trachealknorpel in der vorderen Mittellinie quer trennender Längsschnitt behufs Einsicht in etwaige Knorpeldegenerationen nie versäumt werden.

II. Nasenhöhle und Schlundkopf.

Nach Besichtigung der äußeren Nase und der vorderen Abschnitte des unteren Nasenganges von vorn kann die Eröffnung der Nasenhöhle nebst den Nebenhöhlen je nach dem beabsichtigten Zweck in verschiedener Ausdehnung, von unten, von oben oder von hinten erfolgen.

1. Eröffnung von der Mundhöhle aus.

a) Unterer Nasengang und Kieferhöhle

können, nachdem die Zunge in der bereits beschriebenen Weise entfernt und die Mundhöhle hierdurch zugängig gemacht ist, ohne Eingriff am Unterkiefer durch Einschnitt in die Schleimhaut des harten Gaumens zugängig gemacht werden. Der Schnitt wird dicht am inneren Rande des Alveolarfortsatzes bogenförmig bis zum Knochen geführt, die Schleimhaut mit Raspatorium von der Gaumenplatte gelöst, letztere in der Schnittrichtung mit dem Meißel durchschlagen, worauf ihre Ablösung von der noch intakten Schleimhaut der unteren Nasengänge leicht gelingt. Eröffnung der letzteren durch zwei Parallelscherenschnitte; Septum und untere Muschel liegen vor. Durch Abmeißelung des Muschelansatzes werden zunächst die unteren Muscheln selbst gewonnen und die mittleren freigelegt, ferner aber auch der Überblick über den Hiatus semilunaris und seine Umgebung, sowie der Zugang zur HIGHMORShöhle von der Nasenhöhle her erzielt. Abmeißelung der inneren Knochenwände ermöglicht einen leidlichen Überblick über die letztere. Ob die Entfernung des Septum (COOPERsche Schere) vor oder nach der Entfernung der Muscheln auszuführen ist, hängt von den Erfordernissen des betreffenden Falles ab; hier gilt, wie überall, das Prinzip, das wichtigere Organ durch die Entfernung des unwichtigeren zunächst möglichst umfangreich in situ freizulegen.

Soll die Kieferhöhle allein besichtigt werden, so genügt zur Not eine Eröffnung derselben durch Einschnitt in die Umschlagstelle der Wangenschleimhaut auf die Schleimhaut des Alveolarfortsatzes mit nachfolgender Freilegung und Aufmeißelung der äußeren Oberkieferwand. Hierzu ist die vorgängige Sektion nach obigem Schema im allgemeinen erforderlich; oder man eröffnet nach dem Vorschlag von LÖWE die gesamte Nasenhöhle von der Mundhöhle aus, ohne notwendig die Zunge, den Unterkiefer und den Hals angreifen zu müssen. Die Methode LÖWES, welche einem operativen Eingriff am Lebenden nachgebildet ist, besteht in der Freilegung der Nasenhöhle durch einen Einschnitt in die Schleimhaut der Oberlippe am Umschlag auf den Alveolarfortsatz; von diesem Schnitt aus wird die Lippe derart abpräpariert, daß die Apertura pyriformis völlig freiliegt. In letztere wird dann ein breiter Meißel eingeführt und die Platte des harten Gaumens einschließlich der Zähne vom Oberkiefer und dem Nasenseptum abgeschlagen. Hierauf kann die Gaumenplatte samt den Zähnen nach unten umgeklappt werden, wodurch sich der Einblick und Zugang zur unteren und, unter fortschreitender Entfernung der Muscheln usw., zur oberen Nasenhöhle, den Highmorshöhlen und den Siebbeinzellen eröffnet. Zuletzt gewinnt man sogar die Möglichkeit, die Schädelbasis freizulegen. Für die isolierte Besichtigung der Nasenhöhle, etwa bei Verbot der Gesamtsektion, ist diese Methode gewiß zweckmäßig; Schwierigkeiten bereitet nur die Wiederherstellung der Leiche wegen des Einsinkens der Mundhöhle und der Wangen.

Bei beiden Methoden ist künstliche Beleuchtung zum Einblick in die Tiefe, ferner ein — nicht ganz leichtes — Manipulieren mit langen Instrumenten in der Tiefe erforderlich. Die Verfolgung größerer Tumoren oder Eiterungen bis zur Schädelbasis gelingt im ganzen nur unvollkommen und liefert keine übersichtlichen Bilder. Für derartige eindringendere Untersuchungen ist die Freilegung des Gaumens durch *Exartikulation der beiden Unterkiefergelenke* erforderlich. Diese Methode ist bereits von v. LUSCHKA ausgeführt worden; sie wurde später, ohne Kenntnis der LUSCHKAschen Vorschrift, vom Verf. (2) von neuem vorgeschlagen und hat sich seitdem in allen geeigneten Fällen als einfach und ausreichend bewährt.

b) Die Exartikulation der Unterkiefergelenke

wird von dem oben beschriebenen Hautschnitte aus subkutan mit langem, spitzem Messer, oder bequemer unter Verlängerung der seitlichen Hautschnitte bis hinter die Ohrmuscheln, am besten in unmittelbarer Vereinigung mit dem zur Schädeleröffnung üblichen Kopfhautschnitt von Ohr zu Ohr, ausgeführt. Bei letzterem Verfahren gelingt es leicht, nach Durchschneidung des knorpeligen Gehörganges von hinten die Wangenhaut mit den Ohren bis weit nach der Gesichtsmitte hin abzulösen, die Parotis nebst Duct. Stenon. zu präparieren und abzunehmen (s. o.), zuletzt das Kiefergelenk unter vollständiger Durchtrennung der Gelenkkapsel zu exartikulieren. Masseter, Temporalissehne, Mm. pterygoidei werden beiderseits vom Kieferknochen getrennt, die Kinnhaut bleibt in fester Verbindung mit ihm. Werden diese Manipulationen von dem tiefen Halshautschnitte aus ausgeführt, so muß der Kiefer zur Erleichterung der Exartikulation stark herabgezogen werden; die Wangenhaut bleibt dabei unabgelöst. Nach Überschieben der Unterkieferzahnreihe über die Nasenspitze liegt die Ebene des Gaumens von der Zahnreihe bis zur Wirbelsäule frei. Die weitere Präparation geschieht nach dem schon beschriebenen Verfahren; besonders empfiehlt es sich, dieselbe nach vorheriger Abnahme der Schädelkalotte auszuführen, da dann die Sägefläche des Hirnschädels auf der Tischplatte fest aufgelegt werden kann; die Sicherheit der Meißelung wird hierdurch wesentlich erhöht. Der Einblick in die Nasenhöhle und die Verfolgung der Kieferhöhle ist erheblich umfassender als ohne Exartikulation (a); es gelingt auch, von unten bis zur Stirnhöhle und den Ethmoidalzellen vorzudringen. — Wird nach Ausführung der Sektion der Nasen- und Kieferhöhlen sowie des Schlundkopfes und der Schädelbasis der Unterkiefer wieder eingerenkt, so erscheint das Gesicht völlig unentstellt.

2. Eröffnung von der Schädelhöhle aus.

Die Abnahme des Schädeldaches erfolgt in der allgemein üblichen Weise.

Legt man besonderen Wert darauf, die Dura bei dieser Abhebung unverletzt zu erhalten, so kann man nach den Vorschriften und eingehenden Darstellungen VAN WALSEM's dessen vereinfachtes Kranioprion, d. h. eine Blattsäge mit federndem, das übertiefe Einsägen der Kalotte hemmendem Stift verwenden, wobei das Sägen von bestimmten Punkten aus und für bestimmt vorgeschriebene Strecken erfolgt. Daß das Verfahren sich besonders eingebürgert hätte, ist dem Verfasser allerdings nicht bekannt geworden.

Sowohl für die Zwecke der Nasen-, wie besonders auch der Ohrensektion empfiehlt es sich, den zirkulären Knochenschnitt möglichst tief, d. h. also dicht oberhalb der Arc. supraorbit. und der Felsenbeinpyramiden zu legen.

Bei der Herausnahme des Gehirns werden möglichst die Lobi olfact. in ihrer Verbindung mit letzterem gelassen. Handelt es sich etwa um Nachweis besonderer Infektionswege von der Nasenhöhle nach den Meningen zu, so können die Bulbi olfact. mit den Nerven in Zusammenhang gehalten werden, indem man sie vorsichtig mit ihrer Pia ablöst und am Stiel vom Gehirn abtrennt, ehe man letzteres aus der Schädelhöhle entfernt.

a) Eröffnung vom vorderen Schädelraum aus.

Nach Entfernung der Dura von der Schädelbasis — in Fällen, welche die Untersuchung der Beziehungen der Nasenhöhlenorgane zu den Gefäßen der Schädelbasis oder den Hirnnerven erfordern, wird die Dura zunächst durch entsprechende Umschneidung in ihrer Lage über dem Knochen belassen — empfiehlt es sich, zunächst die *Stirnhöhlen in ganzer Ausdehnung,* namentlich auch über den Orbitaldächern, zu eröffnen, dann letztere *in ganze· Breite* zu ummeißeln und abzusprengen (s. Abb. 4). Die Absprengung folgt medial der punktierten Linie bis zur Ala minor (Foram. opt.), lateral der glatten Bogenlinie bis zum freien Rand der Ala min. Es gelingt leicht, das Orbitaldach abzuheben und den Orbitalinhalt so weit seitlich zu verdrängen oder zu entfernen, daß die äußere Siebbeinwand freiliegt. Nunmehr kann die Eröffnung der übrigen Höhlen erfolgen. Da meistens die Zustände der *Schleimhaut* die Fragestellung beherrschen, so empfiehlt es sich im allgemeinen, die Entfernung der Knochenteile, welche die eigentliche technische Schwierigkeit einschließt, durch Absplitte-

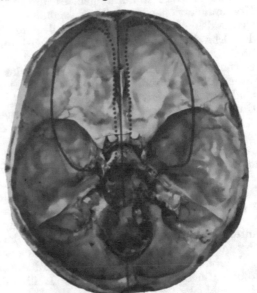

Abb. 4. Eröffnung des Nasenhöhlensystems. Der Meißelschnitt geht von den Stirnhöhlen aus am äußeren Rand des Orbitaldaches entlang durch den großen Keilbeinflügel und den Clivus zum For. occ. magn. Im ersten Stadium der Untersuchung werden Siebbeinzellen und Keilbeinhöhle entsprechend der punktierten Linie ummeißelt.

Diese Abbildung zeigt gleichzeitig die Eröffnung der Nasenhöhle nach HARKE (vgl. S. 433). Sagittaler Sägeschnitt durch Schädelgrund und Hinterhauptsbein: *ausgezogene* Linie.

rung von außen (Trennung vom Periost) möglichst zu erledigen, bevor die Schleimhauthöhle mit der Schere eröffnet wird. In manchen Fällen genügt eine Ausmeißelung der Lamina cribrosa mit schmalem Meißel; die Schnittlinie läuft vor der Crista galli quer zu dieser, dann beiderseits seitlich nach hinten in die Ala minor, eröffnet die Fissura orbit. sup. und von beiden Seiten her die knöchernen Wände der Keilbeinhöhle unter Zerstörung der Sella turcica. Von der vorderen Schnittlinie aus gelingt es nun leicht, die Lamina perpendicul. oss. ethm. von ihrem Periost beiderseits zu lösen und mit langer, krummer Schere vom Knorpelseptum sowie dem Vomer abzutrennen. Das ummeißelte Knochenstück kann nunmehr herausgehoben werden; dann folgt die Entfernung der beiden Schleimhautflächen des Septums nebst Abtrennung des Knorpelseptums möglichst weit unten (mit Cooperscher Schere), Abmeißelung der Muscheln an ihren Ansätzen, Eröffnung der Kieferhöhlen von innen her. Ist die Untersuchung der Beziehungen des Bulb. olf. zu den Nn. olfact. erwünscht, so wird die Lamina perpendicul. in Verbindung mit der Schleimhaut gelassen und das ganze Präparat herausgehoben, um etwa im ganzen gehärtet zu werden.

Für gründlichere Untersuchungen empfiehlt sich die systematische Besichtigung aller Nebenhöhlen vor der Eröffnung der Nasenhöhle selbst. Man beginnt mit der Aufmeißelung der *Stirnhöhlen* mit besonderer Berücksichtigung ihrer, im höheren Alter so auffälligen, Ausbreitung über dem Orbitaldach, sowie ihrer Kommunikationen mit der Nasenhöhle. Nach vollkommener Abhebung der Orbitaldächer (s. o.) folgt die Freilegung der *Kieferhöhlen* durch Absprengung des Orbitalbodens (der Orbitalinhalt wird von hinten her abpräpariert und durch breite Haken nach vorn und seitlich gezogen), ferner der *Siebbeinzellen*, durch Entfernung der Lamina papyr., zuletzt der *Keilbeinhöhlen* durch Abmeißelung ihrer seitlichen und oberen Knochendecken. Die freigelegten Schleimhauthöhlen werden mit der Schere vorsichtig eröffnet, etwaige bakteriologische Untersuchungen und ähnliches sofort angeschlossen. Dann erst erfolgt die Entfernung der beiden Schleimhautplatten des Septum nar. mit langer Schere; die Abtrennung wird möglichst nahe dem Nasenrücken und der Gaumenplatte ausgeführt. Die nunmehr freigelegten Conchae werden einzeln mit dem Meißel an ihren Knochenansätzen abgedrückt und abgeschnitten; desgleichen der Vomer. Weitere Abmeißelung der Facies nasal. maxill. ermöglicht einen umfassenden Einblick in die Oberkieferhöhle, deren weitere Verfolgung von der großen inzwischen gewonnenen Öffnung des Sieb- und Keilbeins aus nunmehr auch dann möglich ist, wenn die Eröffnung von der Orbita aus (s. o.) bisher unterblieb. Das Endziel des Vorgehens ist die vollkommene Freilegung der oberen Gaumenplattenfläche (unterer Nasengang).

Die volle Übersicht über diese wird durch breite Ausmeißelung der großen Keilbeinflügel einschließlich des Keilbeinkörpers gewonnen; durch diese Knochenlücke ergibt sich der Einblick auf den *weichen Gaumen* und die *Rachenwand,* wobei auch an dem herausgehobenen Mittelstück die Untersuchung des Hypophysenganges sowie der Nerven und Muskeln der Regio sphenopalat. möglich wird. Für die Abgrenzung der Schnittlinie im großen Keilbeinflügel kann auch die Stichsäge benutzt werden.

In manchen Fällen ist hauptsächlich die Besichtigung des Nasenseptums erwünscht; dann können alle seitlichen Teile (namentlich die Ethmoidalzellen) völlig entfernt und das Septum hierdurch intakt in situ zur Darstellung gebracht werden. Zu diesem Zweck empfiehlt sich auch die Gesamtherausnahme der beiderseitigen Zellenabschnitte des Siebbeins mit den zwei oberen Muscheln durch starke Scherenschnitte, welche man am lateralen Rand der Lamina cribrosa einsetzt; hierbei kann ein ausreichender Überblick über das Ostium sin. max. sowie den Hiatus semilunaris gewonnen werden.

Bei allen Reihenfolgen muß immer die Tatsache der so häufigen *Unregelmäßigkeiten der Ausbildung der einzelnen Nebenhöhlenabschnitte* berücksichtigt werden. So können die Stirnhöhlen sich median oder lateral weit über das Orbitaldach ausbreiten oder eine oder mehrere Siebbeinzellen median eine ähnliche Ausdehnung aufweisen, und ähnliches.

In die Gruppe dieser Methoden gehört auch die von Wendt empfohlene *Gesamtherausnahme* der hinteren Abschnitte der Nasenhöhle einschließlich der Siebbeinzellen und der Kieferhöhle *durch Umsägung* von der Crista galli aus. Die Stichsäge wird hinter letzterer eingesetzt, umschneidet bogenförmig die Lamina cribrosa, die Keilbeinhöhle und den Clivus, unter Mitnahme der Pyramidenspitzen, um zuletzt im Foramen magnum occip. zu enden. Es gelingt dann, die umschnittenen Teile einschließlich der Rachenkopfschleimhaut und Hypophysis herauszuheben. Die Schwierigkeit der Ausführung dieser Methode, welche leicht erhebliche Zertrümmerungen, namentlich in den wichtigen Muschelgebieten, mit sich bringt, wird durch das Resultat nicht ausreichend gelohnt.

Viel umfangreicher ist das Ergebnis der unter BIRCH-HIRSCHFELD ausgearbeiteten Methode SCHALLES, vermittels deren der größte Teil der Nasenhöhle nebst ihren Anhängen, sowie gleichzeitig beide Felsenbeine ausgesägt werden. SCHALLE umgrenzt mit einem Schnitt, der von beiden Ohren (als Fortsetzung des Kopfhautschnittes) nach den Schultern abwärts zieht und dann quer über die Schlüsselbeine hin von Schulter zu Schulter geführt wird (s. o.), einen riesigen Hautlappen, nach dessen Ablösung die Weichteile des Halses, namentlich auch die Zunge, freipräpariert und die Kiefergelenke exartikuliert werden; die Parotis kann vor dieser Exartikulation nach Ablösung der unteren Wangenhaut genau betrachtet werden. Hierauf werden die Molarzähne des Oberkiefers extrahiert (unumgänglich!), der Unterkiefer vorgezogen und fixiert, in jedem Unterkiefergelenk durch einen Meißel eine Perforation der Schädelbasis durchgeschlagen und durch das linke dieser Löcher das dünne Sägeblatt einer *Laubsäge* von außen eingeführt; der Griff der letzteren liegt in der (durch die übliche Herausnahme des Gehirns freigelegten) Schläfengrube. Der Sägeschnitt (s. Abb. 5) umfaßt nun (bei horizontaler Sägeführung; der Kopf wird mit der linken Hand entsprechend gedreht) fast die ganze Schädelbasis mit

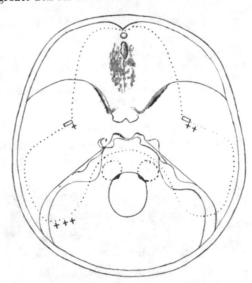

Abb. 5. Schnittführung der Laubsäge behufs Herausnahme der Nasenhöhle und der Felsenbeine nach SCHALLE.

der anhängenden Rachenschleimhaut und der Nasenhöhle; die Oberkieferhöhlen werden breit angesägt. An dem herausgenommenen Präparat lassen sich nunmehr alle einzelnen Abschnitte (Rachenschleimhaut, Felsenbeine, Nasenhöhlen, Nebenhöhlen) unter allmählicher Abtragung schrittweise genau untersuchen, wofür SCHALLE sehr detaillierte beherzigenswerte Anweisungen gegeben hat.

b) Eröffnung vom hinteren Schädelraum aus.

Für viele Fälle genügen die auf die unter *a)* beschriebenen Weisen gewonnenen Zugangsmöglichkeiten zur Nasenhöhle. Indessen sind diese Methoden doch immer mit Knochenzertrümmerungen und Schleimhautverletzungen verknüpft und geben keine breite Gesamtübersicht über die Nasenhöhlenabschnitte, namentlich nicht über die Kommunikationen zwischen der Nasenhöhle und den Nebenhöhlen, deren Darstellung oft so besonders wichtig ist. Auch bei Kindersektionen sind sie, wegen der Kleinheit der Verhältnisse, unzulänglich oder unausführbar. So empfiehlt sich als Idealmethode die von HARKE angegebene *Eröffnung von hinten* durch Sagittalsägeschnitt durch die ganze Schädelbasis (Abb. 4, S. 431).

Diese Methode kann, so wie HARKE sie vorschlug, nach vorhergehender Abnahme des Schädeldaches und Entfernung des Gehirns, aber auch ohne diese beiden Manipulationen, am geschlossenen Schädel durch genau medianen Sägeschnitt nach einfacher gewöhnlicher Abtrennung der Kopfhaut von der Nasenwurzel bis zum Nacken ausgeführt werden. Auf diese Weise gelingt es etwa die Nasenhöhle in ihren Beziehungen zur Hirnmasse, namentlich den basalen Abschnitten des Großhirns, darzustellen. Soll die Präparation (Tumorsitus und ähnliches) besonders sorgfältig vorgenommen werden, so empfiehlt es sich, mehrere Stunden vor der Sektion den Kopf von den Artt. carotides und vertebrales her mit 4% Formollösung zu injizieren. Meistens ist die vorherige Entfernung des Gehirns und der Hypophysis sowie der Dura basalis bequemer. Mit einer dünnen, biegsamen *Blattsäge* wird zunächst das Stirnbein bis zur Nasenwurzel genau in der Mittellinie durchsägt, wobei die Nasenhaut durch etwas eingelegte Holzwolle vor dem Sägeschnitt geschützt wird;

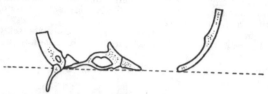

Abb. 6. Fast medianer Durchschnitt durch den Schädel nach HENLE und HARKE. Zeigt, wie weit die Säge vorn und hinten eindringt und wie wenig Knochensubstanz bei dem HARKEschen Sagittalschnitt durchtrennt wird.

dann erfolgt die gleichsinnige Durchtrennung des Occipitalbeins bis zum Foramen magn., hierauf unter Verbindung der beiden Schnittlinien die mediane Durchsägung der Schädelbasis (Abb. 6) und der beiden obersten Halswirbel. Nach einseitiger Durchschneidung der zweiten Zwischenwirbelscheibe gelingt es nunmehr leicht, mit einem breiten Meißel die beiden Schädelhälften auseinanderzudrängen.

Die mediane Durchsägung des harten Gaumens ist, wenn es sich nur um Sichtbarmachung des Naseninneren handelt, nicht unbedingt für das Aufklappen erforderlich, erleichtert aber natürlich das letztere sehr und ermöglicht dadurch feinere Präparation. Photographie usw. Auch der Unterkiefer braucht nicht, wie HARKE es ursprünglich vorschlug, median durchsägt zu werden.

Die Auseinanderdrängung der beiden Kopfhälften gelingt aber leichter, wenn die *Exartikulation des Unterkiefers* (s. o.) vorausgeschickt wurde. Noch übersichtlicher und für manche Zwecke (Photographie) dienlicher wird die Aufklappung nach vorgängiger *Exartikulation der beiden Occipitalgelenke* nach v. HANSEMANN und gleichzeitiger Exartikulation des Unterkiefers.

Die v. HANSEMANN*sche Exartikulation* beginnt mit völliger Loslösung der Nackenmuskeln vom Os occip., sowie der Durchtrennung der Bandmassen zwischen letzterem und dem Atlas und dem

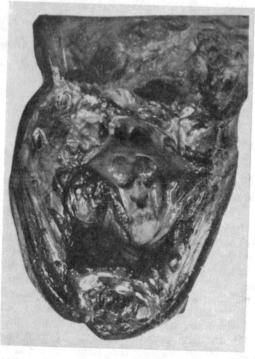

Abb. 7. Darstellung des Kehlkopfeinganges und der Choanen durch Exartikulation der Occipitalgelenke und Aufwärtsbiegung des Schädels nach v. HANSEMANN. Der obere Teil der Abbildung zeigt die Außenfläche des Os occip. mit Foramen occip. und den Condyli occip.; der untere den Atlas mit seinen Gelenkflächen von oben; die Haut begrenzt die Seitenteile der unteren Bildhälfte. Im Zentrum Choanen, Gaumenbögen mit Uvula und Tonsillen, Kehlkopf, von hinten gesehen.

Dens epistrophei. Die Lösung der Gelenke gelingt nunmehr (auch bei noch un-eröffnetem Schädel, s. o. S. 428) leicht; die Rachenwand wird vom Clivus mit scharfem Meißel abgedrängt und von hinten eröffnet; so wird alsbald ein aus-gezeichnetes Übersichtsfeld über die Choanen mit dem hinteren Nasenabschnitt, den weichen Gaumen, Rachen mit Tuben, Zungenboden und Kehlkopf gewonnen (Abb. 7). Der HARKEsche Sägeschnitt ist wesentlich erleichtert.

Wird diese Methode (was nicht unbedingt nötig ist), mit dem seitlichen Halsschnitt (Abb. 3) kombiniert, so hängt der Kopf dann nur noch durch die beiderseits stehengeblie-benen, seitlichen Halshautbrücken mit dem Rumpf zusammen, läßt sich aber nach voll-endeter Sektion wieder gut in seine Lage bringen und fixieren. (Zur Wiederherstellung empfiehlt sich die Vereinigung der beiden Schädelhälften durch Drahtverknüpfungen). — Will man sich mit der Rachen-Choanenbesichtigung ohne Mediansägeschnitt begnügen, so braucht auch der Kopfhautschnitt von Ohr zu Ohr und die Schädeleröffnung nicht ausgeführt zu werden. Dann empfiehlt sich ein medianer *Nackenhautschnitt* von der Protuberantia oss. occip. abwärts oder ein von beiden Proc. mastoid. aus abwärts zum Proc. spin. vert. VII gegabelt verlaufender Schnitt, welcher das Aufklappen eines Hautlappens von unten über das Hinterhaupt gestattet. Von einem solchen Schnitt aus kann, wenn nötig, die Sektion der Schädelbasis, der Nasenhöhle, der Gesichtsorgane, der Mittelohren, des Kehl-kopfes mit Rachen und Speiseröhre mit Hilfe der Exartikulation relativ unbemerkbar ausge-führt werden, weil die Eröffnung des Halses von vorn (Abb. 3) dabei vermieden werden kann.

Die nach HARKE aufgeklappte Nasenhöhle zeigt die Schleimhaut des Sep-tums entweder einseitig flächenhaft von letzterem gelöst, so daß beide Höhlen-hälften noch uneröffnet sind (Abb. 8, 10) oder eine der beiden Höhlen ist breit offen. Die weitere Präparation erfolgt durch Umschneidung der beiderseits vom Septum getrennten Schleimhautlappen, welche nach unten geklappt werden (Abb. 9, 11); das Septum wird entfernt; alles übrige ergibt sich von selbst.

Für die Darstellung der Choanen und des Rachens ist — falls nicht die um-ständlichere SCHALLEsche Methode (S. 426) vorgezogen wird, die kombinierte Methode v. HANSEMANN-HARKE fast unentbehrlich.

Das Gegenstück zu der HARKEschen Methode ist die neuerdings von LOESCHKE empfohlene, ursprünglich von ROKITANSKY angegebene Eröffnung der Nasenhöhle und ihrer Nebenhöhlen durch einen *frontalen Sägeschnitt in dem hinteren Drittel der vorderen Schädelgrube*. Die Weichteile des Gesichtes werden, unter Ab-trennung der Gehörgänge, dicht am Knochen soweit abpräpariert, daß Jochbein und Jochbogen frei vorliegen. Der Sägeschnitt wird dann so tief geführt, daß er das Gaumendach und die Zahnreihe des Oberkiefers trennt. Hierauf lassen sich die vordere und hintere Hälfte des Schädels leicht auseinander drängen; ein voller Einblick in die Nasenhöhle und ihre Anhänge ist gewonnen; die Keil-beinhöhle kann durch weiteres Aufmeißeln noch vollständiger eröffnet werden. Eine Entstellung des Gesichtes findet nicht statt. Die Methode gestattet eine Entnahme von scheibenförmigen Ausschnitten (durch parallele Sägeschnitte gewonnen), welche durch Holzplatten behufs Wiederherstellung der Form ersetzt werden können. Mit der HARKEschen Methode kann sie sich betreffend der Übersichtlichkeit und der Möglichkeit *schonenden* Verfahrens wohl kaum messen, doch ist sie zweifellos in vielen Fällen ausreichend und empfehlenswert.

Endlich erwähnen wir noch die Methode POELCHENS zur Darstellung der Rachen- und hinterer Nasenteile: Die Halsweichteile werden von unten vor der Wirbelsäule nach oben abpräpariert, die Zunge vom Unterkiefer gelöst, hierauf durch Meißel-schläge (breites Stemmeisen) Wirbelsäule und Schädelbasis hinter dem Rachen abgestemmt, desgleichen der harte Gaumen nahe den Schneidezähnen, mitsamt der ganzen Schädelbasis von unten her durchgemeißelt; ebenso alle seitlich noch festhaftenden Knochen- und Weichteile. Nunmehr kann der Schlundkopf nebst den Choanen und der hinteren Nasenhöhle im ganzen herausgehoben werden.

Die Wahl unter den angegebenen Methoden wird der Obduzent im Einzelfall je nach der besonderen Sachlage treffen; bestimmte Fälle erfordern breite

Übersichtsbilder, andere ein genau lokalisiertes Eingehen auf kleine Gebiete, z. B. bei einer lokalen Siebbeinzelleiterung. Für die letzteren, namentlich wenn die Entnahme bakteriologischen Materials erforderlich ist, empfiehlt sich das Verfahren, die einzelnen Abschnitte der Nasenhöhle und ihrer Nebenhöhlen schrittweise, unter vorsichtiger Absprengung der Knochen, zugänglich zu machen; für erstere ist Harkes Verfahren souverän. Es entspricht der Methodik Zucker-

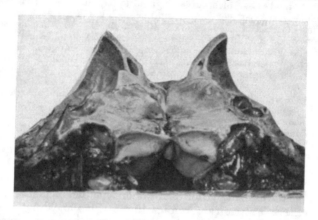

Abb. 8. Eröffnung der Nasenhöhle nach Harke. I. Die durch sagittalen Sägeschnitt getrennten Hälften des Stirnbeins sind seitlich gelegt, das Septum entfernt; beiderseits bedeckt die Septumschleimhaut, deren Submucosa freiliegt, die noch uneröffneten beiden Nasenhöhlenhälften. Stirn- und Keilbeinhöhle sind eröffnet.

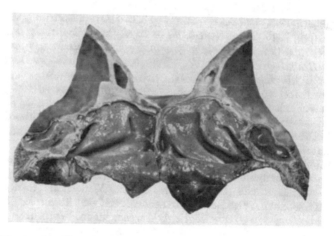

Abb. 9. Eröffnung der Nasenhöhle nach Harke. II. Die Schleimhaut des Septum ist beiderseits lappenförmig abgetrennt und hängt nach abwärts. Rechts und links Einblick in die Keilbeinhöhle sowie in die Stirnhöhle.

Kandls, dessen hervorragende Darstellung der Nasenveränderungen sich allerdings vorwiegend auf Frontal- und Sagittalschnitte durch Köpfe, welche dem Anatomen frei zur Verfügung standen, bezieht. Je nach dem zu erwartenden Befund wird man Frontalschnitte (Loeschke) oder Sagittalschnitte (Harke) bevorzugen; erstere z. B. für die Darstellung von Form- oder Stellungsanomalien des Septums, Verengerung der Kieferhöhlen oder ähnliches, letztere für die Darstellung von Polypen, Entzündungen, Muscheldeformitäten und ähnliches, welche die *Flächen*übersicht erfordern. Natürlich können mannigfache Kombinationen vorgenommen werden. Ob die Eröffnung der einzelnen Höhlenabschnitte vorteilhafter nach Abgrenzung der Knochenwände von außen her, oder, nach SCHALLES Rat, vom Lumen aus vorzunehmen ist, entscheidet die Sachlage im Einzelfall.

Hierher gehört auch das OBERNDORFERsché Verfahren zur Gewinnung der Schädelbasis. Dasselbe schließt sich an die v. HANSEMANNsche Exartikulation an und besteht im wesentlichen in einer horizontalen Absägung der Schädelbasis. Nach OBERNDORFERS Vorschrift folgt der Freilegung der Schädelbasis nach v. HANSEMANN und der Exartikulation der Unterkiefergelenke und der gewöhnlichen Abnahme der Schädelkalotte nebst Entfernung des Gehirns eine Luxation der Bulbi ocul. nach vorn, nach Ablösung des Orbitalfettgewebes von dem Orbitaldach und Durchtrennung der Nn. optici. Dann folgt die Absägung der vorderen Schädel-

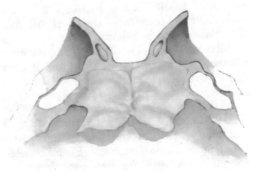

Abb. 10. Eröffnung der Nasenhöhle nach HARKE.
Schema zum Originalphotogramm Abb. 8.
Knochensägefläche rot.

basispartie: ungefähr 1 cm oberhalb des oberen Orbitalrandes wird eine nicht zu breite, elastische Stichsäge in horizontaler, stark nach hinten unten geneigter Richtung eingeführt, so daß die Orbitaldächer nebst Lamina cribrosa und Crista galli an der Schädelbasis bleiben. Nach Durchtrennung der Orbitalseitenwand, des Siebbeins, der Proc. pterygoidei des Keilbeins und des Proc. zygomaticus ossis temporalis ist die Schädelbasis gelöst. Auf der Schnittfläche liegen eröffnet vor: Die Stirnhöhlen, die Siebbeinzellen; die Keilbeinhöhle ist vollständig mit

der Schädelbasis entfernt, die Oberkieferhöhlen sind ebenfalls oben gerade eröffnet. Nach Ablösung der Siebbeinzellen liegt der Naseninnenraum frei. Das entnommene Präparat umfaßt die gesamte Schädelbasis einschließlich der Umgebung des Foramen occip. magn.; es bildet eine dicke Gewebescheibe, welche im ganzen konserviert oder maceriert werden kann.

Eine wesentliche Verbesserung und Vereinfachung bringt endlich die Kombination des

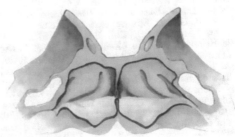

Abb. 11. Eröffnung der Nasenhöhle nach HARKE.
Schema zum Originalphotogramm Abb. 9.
Knochensägefläche und Schleimhautschnittfläche
rot; Septumknorpelrest blau.

HARKEschen Verfahrens mit dem Frontalschnitte LOESCHKES nach GHON. Bei dieser Methode, welche zunächst hauptsächlich für bakteriologische Untersuchungen angewandt wurde, wird zunächst der Frontalschnitt durch die Schädelbasis dicht vor der Sella turcica geführt, nachdem die Gesichtshaut weit genug über das Jochbein abpräpariert worden war. Die Keilbeinhöhle ist hierdurch eröffnet; die Hypophysis nebst Rachenschleimhaut haften am hinteren {Teilstück der Schädels und können durch einen dreieckigen Ausschnitt mit dem Meißel gesondert entnommen werden. Nach Besichtigung der

freiliegenden Choanengegend wird nunmehr am *vorderen* Teilstück des Schädels
der Sägeschnitt nach HARKE ausgeführt; die beiden Hälften des Teilstückes
sind leicht auseinanderzuklappen und werden systematisch untersucht, wofür
sich weitere sagittale Sägeschnitte unterhalb der Muschelansätze empfehlen;
hierdurch werden die Siebbeinzellen in voller Übersicht bloßgelegt.

In manchen Fällen wird die *Gewinnung besonderer demonstrabler Dauer-
präparate* angestrebt und diesem Gesichtspunkt das gewöhnliche Verfahren,
möglichst lebensfrisches Material mit natürlicher Blutfüllung zu Gesicht zu
bringen, untergeordnet. Dann ist die vorgängige Fixierung der Gewebe, am
einfachsten durch Injektion des ganzen Kopfes von den Carotiden und den
Subclaviae aus (bei eröffneten Jugularvenen) mit einer 4%igen Formalinlösung
nützlich. Man läßt die Sektion erst nach einigen Stunden der Injektion folgen.
Außer den bisher erwähnten Methoden, namentlich der SCHALLEschen, würde
hierbei noch die Entnahme bestimmter Gebiete durch die Trephine (nach KLEBS)
oder die Stichsäge in Frage kommen. Die weitere Sektion der entnommenen
Teile — deren Mangel eben darin besteht, daß es sich immer um eine *Teil*sektion
handelt — wird um so besser gelingen, je besser die Fixation ausgefallen ist.

Für die Darstellung der Formanomalien der Nasenhöhle und der Nebenhöhlen kann auch für den pathologischen Obduzenten die *Corrosionsmethode*
gelegentlich erforderlich werden. Da dieselbe vorwiegend in das Gebiet der
normalen Anatomie fällt, so verweisen wir auf das betreffende Kapitel und
erwähnen nur die Methode des Ausgusses mit WOODschem Metall nach SEMPER-
RIEHM (genaueres über die Vorhärtung in Alkohol und Nachbehandlung in
Terpentin s. bei PREISWERK, SIEBENMANN und BRÜHL).

Literatur.

BENEKE (1): Zur Frage nach der Bedeutung der Thymushyperplasie. Berl. klin. Wochenschrift 1894. S. 216. — DERSELBE (2): Zur Technik der Oberkiefer- und Nasenhöhlensektion.
Zentralbl. f. allg. Pathol. u. pathol. Anat. Bd. 7, S. 20. 1896. — BRÜHL: Mitteilung über
Darstellung der Nebenhöhlen. Berl. klin. Wochenschr. 1899. Nr. 46. — CHIARI: Pathol.-
anatomische Sektionstechnik. Berlin 1894. — FLÜGGE: Die Bedeutung der Thymushyperplasie. Inaug.-Diss. Leipzig 1897 sowie Vierteljahrsschr. f. ger. Med. 3. Folge, Bd. 17, S. 1.
1899. — GHON: Zur Sektion der Nasenhöhle und ihren Nebenhöhlen. Virchows Arch. f.
pathol. Anat. u. Physiol. Bd. 222. 1916. — v. HANSEMANN: Die Luxation des Schädels
als Sektionsmethode. Zentralbl. f. allg. Pathol. u. pathol. Anat. Bd. 20, S. 1. 1909. —
HARKE: Ein neues Verfahren, die Nasen-Rachenhöhle mit ihren pneumatischen Anhängen
am Leichnam ohne äußere Entstellung freizulegen. Virchows Arch. f. pathol. Anat. u.
Physiol. Bd. 126. 1891. — HYRTL: Zergliederungskunde. Wien 1870. — LOESCHKE: Verhandl.
d. dtsch. pathol. Ges. Bd. 17. 1914. — LOEWE: Über eine neue Sektionsmethode der Nasenhöhle und der angrenzenden Gebiete der Orbita des Epipharynx und der Basis cranii. VIR-
CHOWS Arch. f. pathol. Anat. u. Physiol. Bd. 63, S. 1. 1901. — v. LUSCHKA: Der Schlundkopf des Menschen. Tübingen 1868. — NAUWERCK: Sektionstechnik. 6. Aufl. Jena: Fischer
1921. — OBERNDORFER: Die Lösung der Schädelbasis als Sektionsmethode. Zentralbl.
f. allg. Pathol. u. pathol. Anat. Bd. 20, S. 12. 1909. — ORTH: Pathol.-anat. Diagnostik.
8. Aufl. Berlin: August Hirschwald 1917. — POELCHEN: Zur Anatomie des Nasenrachenraumes. Virchows Arch. f. pathol. Anat. u. Physiol. Bd. 119. 1890. — PREISWERK: Beiträge zur Corrosionsanatomie der pneumatischen Gesichtshöhlen. Zeitschr. f. Ohrenheilk.
u. f. Krankh. d. Luftwege Bd. 35. 1899. — SCHALLE: Eine neue Sektionsmethode für die
Nasen-Rachen- und Gehörorgane. Virchows Arch. f. pathol. Anat. u. Physiol. Bd. 71.
1877. — SCHEIER: Zur Sektion des Nasenrachenraumes. Berl. klin. Wochenschr. 1899.
Nr. 39. — SIEBENMANN: Nasenhöhle und Gaumenwölbung bei den verschiedenen Gesichts-
schädelformen. Wien. med. Wochenschr. 1899. Nr. 2. — VIRCHOW: Sektionstechnik. Berlin:
August Hirschwald 1876. — VAN WALSEM (1): Ein neues Operationsverfahren zur Eröffnung
der Schädelhöhle zu pathol.-anatom. und chiurgischen Zwecken. Virchows Arch. f. pathol.
Anat. u. Physiol. Bd. 163, S. 1. 1901. — DERSELBE (2): Das Aufsägen des Schädels ohne Verletzung der Dura mater. Ibidem Bd. 160, S. 2. 1902. — WENDT: Arch. d. Heilk. Bd. 13.
1872 und ZIEMSSENS Handb. d. spez. Pathol. u. Therap. Bd. 7, S. 1. — ZUCKERKANDL:
Normale und pathol. Anatomie der Nasenhöhle und ihrer pneumatischen Anhänge. Wien
1882 (mit umfangreicher Literaturzusammenstellung).

II. Physiologie.

1. Physiologie der Nase und ihrer Nebenhöhlen.

Von

H. Zwaardemaker-Utrecht.

Mit 14 Abbildungen.

I. Die Nase als Atemweg[1].

1. Die Bahnen der Atemluft.

Die bei jedem Atemholen durch die Nase passierende Luftmenge beträgt beim Erwachsenen unter normalen Verhältnissen im Durchschnitt 500 ccm Sobald man aber die Form und das Tempo der Bewegung verändert, indem man durch eine mit Ventilen versehene Kappe atmen läßt und dabei den schädlichen Raum vergrößert, ändert sich die Menge sofort. Die 2 Arten der Selbstregelung: die humorale, von dem CO_2-Gehalt der Alveolarluft, und die nervöse, von der Ausdehnung und dem Zusammenfallen des Lungengewebes abhängig, wirken hierbei zusammen, sowohl hinsichtlich der Tiefe als der Frequenz.

Die Anzahl der Atemzüge beträgt, wenn Störungen fehlen, im Mittel 18 in der Minute, so daß der Lufttransport in der Minute auf 9 l angenommen werden kann.

Diese Atemluft bewegt sich durch ein kompliziertes System von Räumen, die hier enger, dort weiter sind. Die Dimensionen sind anatomisch gegeben, aber nur die in der Achse gelegenen Teile der Luft nehmen an der eigentlichen Strömung teil. Um die Strombahn hin liegen größere oder kleinere Luftmengen, die in Ruhe verharren oder in wirbelförmige Bewegung geraten.

Eine Messung des Teils der anatomischen Strombahn, die wirklich benutzt wird, muß nach dem Prinzip der Luftbrücke stattfinden.

Sowohl Holtz als Shaw wiesen seinerzeit nach, daß das Prinzip der Brücke von Wheatstone auch auf Luftbewegungen sich anwenden läßt, vorausgesetzt, daß in der Strömung keine beträchtliche vis viva in Formel $1/_2 mv^2$ vorhanden ist. Zwar ist die Masse m bei Luft nicht groß, aber sobald die Geschwindigkeiten v zunehmen, fällt sie durch Multiplikation mit v^2 ins Gewicht. Bei großen Geschwindigkeiten, wie z. B. bei dem Husten und Niesen, wird man das Brückenprinzip nicht ohne aufmerksame Kritik anwenden dürfen.

Bei ruhiger Strömung jedoch hat man nichts anderes zu tun als die strömende Luft über zwei parallele Bahnen zu verteilen und diese später wieder zusammenzuführen. Man nenne die proximalen Teile der zwei Bahnen a und b, die distalen c und d und lasse ein mit leichter Flüssigkeit (Ligroin) gefülltes Manometer, das schief angebracht wird, um größere Empfindlichkeit zu bekommen, die Stelle verbinden, wo a und c und b und d aneinander anstoßen.

Trifft man keine besondere Vorbereitungen, dann wird im allgemeinen das Manometer nach rechts oder links ausschlagen, aber die Flüssigkeitssäule wird zur Ruhe kommen, wenn die Stromwiderstände in den vier Stücken so gewählt sind, daß

$$a : b = c : d.$$

---

[1] Über die ältere Literatur vgl. man J. Gaule.

Das Brückenprinzip aus der Elektrizitätslehre findet sich hier also wieder mit dem Unterschied, daß es sich bei galvanischen Strömen um Elektronen von ganz zu vernachlässigender Masse handelt, während es hier Gasmoleküle betrifft, die während der Strömung eine gewisse geringe Schwere verraten. Das ist der Grund, warum die soeben gemachte Einschränkung nötig war.

Eine für das Studium der Nasenhöhle besonderes geeignete Form ist die folgende: Man denke sich für die Exspirationsluft eine Strombahn, die im Larynx und Pharynx einfach ist, sich von den Choanen ab aber über zwei ganz oder nichtsymmetrische Nasenhöhlen verteilt. Diese zwei Nasenhöhlen verkörpern die Stücke a und b des Schemas. Sie setzen sich mittels zweier Nasenoliven von 1 cm Bohrung in zwei Kammern fort, die am distalen Ende mit Irisfenstern versehen sind, die mehr oder weniger geöffnet werden können. Diese Fenster vergegenwärtigen die Stücke c und d. Unser Manometer vereinigt die zwei Kammern. Bei der geringsten Ausatmung gibt es einen Ausschlag, aber wenn man die Größe

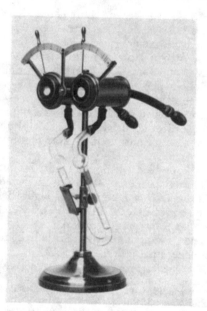

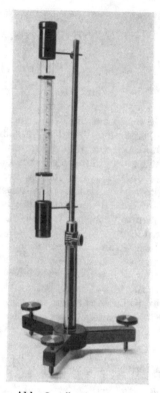

Abb. 1. Luftbrücke für klinischen Gebrauch.   Abb. 2. Ärodromometer.

der Irisfenster wechseln läßt, so ist es nicht schwer, ein Verhältnis zu finden, wobei das Manometer während der Ausatmung in Ruhe bleibt. Dies wird der Augenblick sein, wo Proportion besteht zwischen den vier Strömungswiderständen (zwei in den Nasenhöhlen, zwei in den Irisfenstern). Ein Blick auf die Irisfenster gibt dann ohne weiteres das Verhältnis der Stromweiten an, die in den zwei Nasenhöhlen bei der Ausatmung gebraucht wurden.

Meist wird man, um das Manometer auch bei der Einatmung zur Ruhe zu bekommen, die Fenster in derselben Stellung belassen müssen. Manchmal wird man sie auch versetzen müssen.

Die größte Empfindlichkeit besitzt der Apparat, wenn die Flächen a und c und b und d ungefähr gleich groß genommen werden können, dann werden ja bei der geringsten Abweichung in der Proportion a : b = c : d die stärksten Anstauungen bzw. Verdünnungen entstehen.

Mit der Luftbrücke kann nur das Verhältnis zwischen rechts und links ermittelt werden. Um die absolute Luftdurchgängigkeit festzustellen, muß man außerdem noch an *einer der beiden Seiten* die Menge der Luft messen, die bei einem bestimmten Druckunterschied als Triebkraft passiert.

Zur Messung dieses Luftquantums bediene ich mich meines Ärodromometers.

Eine gläserne Röhre von 1,8 cm Weite (Weite der Trachea eines Erwachsenen) also von einem Querschnitt von 2,5 qcm und ungefähr 25 cm Länge wird vertikal aufgestellt. Unten befindet sich eine Zugangsöffnung, deren Weite größer ist als ein menschliches Nasenloch und die durch ein weites Kautschukrohr mit einer weiten Olive mit einem der Nasenlöcher verbunden ist. Am oberen Ende ist der Zugang zu der vertikalen Glasröhre ganz frei.

Zwischen zwei feinen Federn schwebt in halber Höhe der Röhre ein Scheibchen aus Aluminium oder Mica, dessen Oberfläche die Hälfte des Querschnittes von 2,5 qcm einnimmt. Wenn die Röhre genau vertikal steht, bleibt für das Scheibchen ein ringförmiger, freier Raum offen, wie man von oben her genau wahrnehmen kann. Kleine Korrektionen um das Scheibchen genau in die Mitte zu bringen, werden mit Hilfe der Stellschrauben gemacht, die sich am Fuße des Stativs befinden, das den Ärodromometer trägt.

Bei der Ein- und Ausatmung bewegt sich das Scheibchen auf und nieder mit einem Ausschlag, der von Augenblick zu Augenblick proportional ist der Geschwindigkeit, womit sich die Luft bewegt. Die Ausschläge werden an einer Millimeterskala abgelesen. Die Geschwindigkeit, der ein Millimeter der Skala entspricht, wird empirisch mit Hilfe eines Gasbehälters bestimmt. In der Regel sind Ausschlag und Geschwindigkeit proportional. Bei der Einatmung bewegt sich das Scheibchen abwärts, bei der Ausatmung aufwärts. 1 mm der Skala entspricht etwa einem Lufttransport von 10 ccm.

Die positive bzw. negative Triebkraft für diese Bewegungen des Scheibchens werden während dieser Untersuchungen erhalten in der Form von negativen bzw. positiven Druckwerten. Um diese zu messen, wird in das andere Nasenloch eine durchbohrte Olive eingeführt, die mit einem Wassermanometer in Verbindung steht. Weiß man im gleichen Augenblick den Pharynxdruck und den Ausschlag des Scheibchens, so erhält man jedesmal zwei voneinander abhängige Größen. Graphisch aufgezeichnet geben sie eine Linie, deren Lage die absolute Durchgängigkeit der Nasenhälfte vergegenwärtigt, durch welche die Luft strömt. Angenommen die Ausschläge des Scheibchens bei der Einatmung seien auf der Achse der Ordinaten negativ, die bei der Ausatmung positiv abgesetzt, während die Druckwerte auf die Abszissen kommen, dann werden die zwei Linien um so weiter auseinanderfallen, je besser die Durchgängigkeit der Nase ist. Eine Unbequemlichkeit dieser Methode besteht darin, daß man zwei Ablesungen, die vom Scheibchen und die vom Manometer gleichzeitig vornehmen muß. Bei langsamen und sehr regelmäßigen Ausatmungen glückt dies noch am besten. Die Druckschwankungen im Rachenraum sind abwechselnd positiv und negativ, im Augenblick des Übergangs geht der Druck durch den Nullpunkt. Dann ist die Strömungsgeschwindigkeit der Luft und also auch der Ausschlag des Scheibchens gleich Null. Die maximale Geschwindigkeit wird erreicht in einem bestimmten Augenblick der Einatmung und in einem bestimmten Augenblick der Ausatmung. Gewöhnlich ist dieses Maximum größer bei der Ein- als bei der Ausatmung in Übereinstimmung mit der Regel, daß die Inspirationsdauer kürzer ist als die Exspirationsdauer.

Die Druckschwankungen im Nasenrachenraum können unter besonderen Umständen sehr hohe Werte erreichen. Dies wird der Fall sein, wenn starke Hindernisse für die Luftbewegung vorhanden sind. Hochgradige nasale Stenosen können hierzu Veranlassung geben, aber die sind rhinologisch ohne weiteres festzustellen. Überdies geht man dann zur Mundatmung über, was aber außerhalb unserer Aufgabe liegt. Aber auch die Exspiration kann auf große Widerstände stoßen beim Gehen gegen heftigen Wind oder bei sehr schneller Fortbewegung im Automobil oder Flugzeug ohne genügenden Schutz durch einen Schirm. Näher untersucht sind, soweit die Nase in Betracht kommt, diese Verhältnisse nicht, wohl aber hinsichtlich des Blutkreislaufes. Von solchen Zirkulationsverhältnissen hängt auch die Gesamt-Kapazität des Nasenrachenraumes ab. Empirische Bestimmungen fanden nicht statt, wohl hat man für die Kapazität des Cavum pharyngo-nasale + Cavum laryngo-tracheo-bronchiale als Ganzes genommen Annäherungswerte festzustellen gesucht. Die beiden Höhlen zusammen bilden, was man in der Physiologie den schädlichen Raum der Atmung nennt. Er ist von großer Bedeutung für den Gehalt der Alveolarluft an Sauerstoff und Kohlensäure, vorausgesetzt, daß deren Erneuerung in bestimmtem Maße vor sich geht. Die Zusammensetzung der Alveolarluft hat in den letzten Jahren in erhöhtem Maße die Aufmerksamkeit geweckt.

Bislang habe ich nur über die Weite der Nasenhöhlen gesprochen, aber auch ihre Form ist von Bedeutung. Bei P. J. MINK findet man ein Schema der allgemeinen Gestalt, und die Einzelheiten interessieren uns. Außer der rhinoskopischen Untersuchung ist die Methode der Atemflecke geeignet, sich diesbezüglich nähere Kenntnis zu verschaffen.

Die Methode der Atemflecken bedient sich einer polierten glatten Metallfläche (vernickeltes Kupfer z. B.) oder eines schwach konkaven Spiegels mit metallener Unterlage (letzterer ist notwendig, da nur hierdurch eine schnelle Abkühlung gewährleistet wird). Man hält die Platte eben über dem Lippenrot horizontal unter die Nase und sieht dann bei ruhiger Ausatmung rechts und links einen scharf begrenzten Atembeschlagsfleck auftreten. Ehe die Einatmung folgt, nimmt man die Platte schnell weg und betrachtet aufmerksam den sich verflüchtigenden Beschlag. Bei vollkommen symmetrischen Nasenhöhlen sind auch die Atemflecke symmetrisch. Sie sind wechselseitige Spiegelbilder. Zuerst hat man beiderseits einen ausgedehnten Fleck, aber bei dem allmählichen Sichverflüchtigen des Niederschlags teilt sich jeder Fleck in einen anterior-medianen und einen posterior-lateralen Teil. Ich vermute, daß diese Spaltung durch die untere Nasenmuschel hervorgerufen wird, die von der lateralen Wand nach innen vorspringend den Luftweg in zwei Teile spaltet[1]). Dies gilt sowohl für die Ein- wie die Ausatmung. Daß dies bei der Einatmung sich

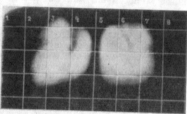

Abb. 3.   Atemflecke.
Die vordere Begrenzung nach oben.

so verhält, geht aus der Tatsache hervor, daß man nur mit der vordersten Hälfte des Nasenloches riechen kann (durch die hintere Hälfte erscheint eine Riechquelle von mäßiger Stärke geruchlos, Fickscher Versuch). Pathologische Veränderungen können natürlich die normale Form verändern und die Symmetrie stören. Man wird in diesem Falle auch auf die Art, wie der Beschlag verschwindet und die Zeit, die hierzu erforderlich ist, achten müssen.

Später hat sich noch eine Eigentümlichkeit herausgestellt. Wenn die Atemflecke auf einer kalten Platte scharf und deutlich zum Vorschein kommen, bemerkt man zwischen den zwei symmetrischen großen Flecken, die sich während des Verschwindens auf die oben beschriebene Weise spalten, noch ein schmales unpaariges Atemstreifchen. Nach einer nicht publizierten Untersuchung von Gevers Leuven ist der mediane Atemstreifen ein normales Vorkommnis, wahrscheinlich verursacht durch das Aneinanderanstoßen der symmetrischen Atemkegel. An der Stelle des Zusammentreffens findet sich die doppelte Menge Wasserdampf und überdies ein starker Luftwirbel. Das Befremdende ist nicht, daß sich dadurch in der Medianlinie ein Niederschlag bildet, sondern daß dieser Beschlag auf den Spiegel während des Aufziehens der Atemflecke scharf begrenzt wird und dies geraume Zeit bleibt.

Beim Studium der Atemflecke wird bei mancher normalen Person eine Asymmetrie entdeckt. Teils sind hierfür allgemeine Asymmetrien verantwortlich zu machen, teils lokale Spinen und Cristen an dem knöchernen oder knorpeligen Nasenskelett. Häufig finden die letzteren ihren Ursprung in den Knorpelstücken, die zur Umgebung des Jacobsonschen Organs gehören[2]). Beim Menschen ist dieses rudimentär, bei den Säugetieren aber wahrscheinlich noch in Funktion.

Mit solchen Asymmetrien hängt in hohem Grade die Art der Verteilung der Luft bei der Ein- und Ausatmung über die rechte und linke Nasenhöhle

---

[1]) Schiefferdecker denkt an die Intumescentia intermedia vestibuli als Ursache der Spaltung der Flecken.

[2]) Das vomero-nasale Organ ist bei dem Menschen ohne nervöse Verbindung und muß also bestimmt als rudimentär angesehen werden. Eine kurze vergleichende Physiologie findet man bei G. H. Parker: Smell, Taste and allied senses in the vertebrates. Philadelphia 1922. Das zugehörige kavernöse Gewebe macht es wahrscheinlich, daß ein Rest von Funktion sich doch noch erhalten hat.

zusammen. Ganz besonders ist dies dann der Fall, wenn ein Ansaugen der Nasenflügel hinzukommt, vielleicht rechts und links in verschiedenem Grade. Die Atemflecke werden hierdurch natürlich nicht beeinflußt. Sekundär abhängig von dieser Verteilung des Luftstroms können sich wiederum Verbildungen der inneren Weichteile entwickeln. So kann es nicht wundernehmen, daß die Nasenhöhle auch vom normalen Menschen die größten Unterschiede zeigen kann.

Mit der Weite und der inneren Form hängt wiederum die Strömungsweise zusammen. Wenn wir die Periode vernachlässigen, in der man noch versuchte, durch Deduktion aus dem anatomischen Bau zu einer Vorstellung zu kommen, begegnen wir in der Zeit exakter Beobachtung, die mit PAULSEN beginnt, über diesen Gegenstand einer ausgebreiteten Literatur. KAYSER, ZWAARDEMAKER, FRANKE, SCHEFF, DANZIGER, L. RETHI, P. J. MINK bedienten sich ungefähr derselben Technik. Ein Leichenkopf wurde dicht neben der Medianlinie durchgesägt und nachdem man in der offenen Nasenhöhle hier und da Reagenzpapier angebracht hatte, wieder geschlossen (PAULSEN, SCHEFF) oder offen gelassen und anstatt des Septums mit einer Glasbedeckung versehen (FRANKE, ZWAARDEMAKER, RETHI). Durch Aspiration wurde dann die Einatmung nachgeahmt und durch Durchblasen die Ausatmung. Wenn man nun bei der Anwendung von Reagenzpapierstückchen der Luft Essigsäure oder Ammoniak bzw. Jod zusetzt, so wird die Strombahn an den Wänden sichtbar. Ist die Glasplattenmethode gewählt, dann wird Qualm oder Tabaksrauch genommen und es wird die strömende Luft direkt sichtbar. Bei all diesen Versuchen wurde stets eine bogenförmige Strombahn wahrgenommen.

Über den Mechanismus, der diese Bogenform zustande bringt, lassen sich die Schreiber gewöhnlich nicht aus. G. KILLIAN brachte die Erscheinung mit der horizontalen Stellung der Nasenlöcher in Verbindung und auch einigermaßen mit den rinnenförmigen Schleimhautkissen, die sich beiderseits am Choanalende des Septums beim Menschen entwickelt haben.

RETHI faßt die Ergebnisse seiner ausführlichen und sehr variierten Untersuchungen folgendermaßen zusammen:

In der normalen Nase strömt bei ruhiger Respiration die Hauptmenge der Luft anfangs nach oben, in der Höhe des vorderen Endes der mittleren Muschel nach hinten, verbleibt nach innen von dieser und biegt am hinteren Muschelende nach unten gegen den Nasenrachenraum ab. Die Breite des Hauptstroms erstreckt sich in der Gegend der Nasenmitte nach unten in den mittleren Nasengang etwa bis zur oberen Fläche der unteren Muschel und oben bis zur oberen Muschel. Sehr gering ist die Luftbewegung unter der Nasendecke, im unteren Nasengange entsteht hinten ein Wirbel.

Im allgemeinen kann man sagen, daß der Bogen bei der Ein- und Ausatmung ungefähr in gleicher Weise verläuft [1]).

Nicht nur durch Untersuchungen am Modell ist die bogenförmige Luftströmung in der Nase festgestellt worden, sondern auch durch die Beobachtung über die Staubverteilung beim lebenden Menschen, wenn dieser ein feines Pulver (Magnesia usta) aspiriert und man unmittelbar darauf dessen Verbreitung rhinoskopisch ermittelt (KAYSER). Auch dann ergibt sich, daß die Staubzone in die Höhe geht von der unteren Muschel bis zum unteren Rand der mittleren Muschel; obere Muschel tut praktisch nicht mit.

---

[1]) G. H. PARKER: Smell, Taste and allied senses in the vertebrates. Philadelphia 1922. S. 47, bemerkt diesbezüglich: According to PAULSEN and to ZWAARDEMAKER this current even in the eddying effect does not rise above the lower edge of the middle concha or at most according to FRANKE the lower edge of the superior concha. This limitation is probably more pronounced in exspiration than in inspiration.

Dank also der Zusammenarbeit vieler Forscher kann man wohl als feststehend annehmen:

1. daß die Luft durch die Nasenhöhlen in 2 Bogen strömt, die im idealen Falle zu beiden Seiten des Septums symmetrisch aufsteigen;

2. daß die Konvexität dieser Bogen die obere Muschel nicht oder gerade eben erreicht, also auch nicht in die Riechspalte eindringt;

3. daß in den untersten und seitlichen Abschnitten neben der Strombahn die Luft nahezu in Ruhe verbleibt;

4. daß in- und exspiratorisch der Verlauf der Bogen keine nennenswerte Unterschiede zeigt.

Wegen des abwechselnden Ein- und Ausströmens entstehen überdies, da wo Verengerungen oder Knickungen vorhanden sind, allerlei Wirbel. In der

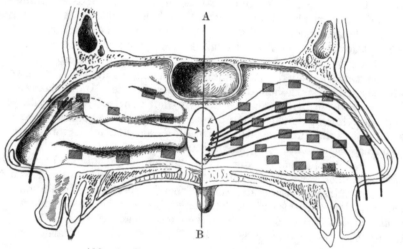

Abb. 4. Strombahn der Luft nach PAULSEN.
Man denke sich den Kopf hart neben der Nasenscheidewand durch einen rechts von dieser geführten, senkrechten Schnitt gespalten. A, B senkrechte Achse, C rechte Choane. Die dicken Linien zeigen den Verlauf der Hauptmasse des Stromes, die dünnen deuten an, wohin geringere Anteile gelangen. Die viereckigen, kleinen Felder bedeuten die Stückchen Lackmuspapier.

Nasenhöhle scheint vor allem die Knickung der Bahn beim Übergang von dem Nasenweg zum Pharynx das Bestimmende zu sein.

Resümierend ergibt sich, daß die Nasenhöhle als Atemweg:

1. beiträgt zu dem schädlichen Raum, der beständig dem wechselnden Volumen unserer Lungen vorgeschaltet ist;

2. durch den Strömungswiderstand, die sie hervorruft, großen Einfluß ausübt sowohl auf die Tiefe der Atemzüge als auf den Blutumlauf im Thorax.

Wie WOTZILKA hervorhebt, ist es vor allem P. J. MINK, der in den letzten Jahren besonders Nr. 2 in den Vordergrund gestellt hat.

2. Die Erwärmung der Luft.

Der Grad der Erwärmung, der die eingeatmete Luft bei ihrer Passage durch die Nasenhöhle erfährt, hängt von 2 Faktoren ab:

1. der Temperatur der Außenluft;

2. der Blutfüllung der Nasenschleimhaut.

BLOCH hat seinerzeit in der Annahme, daß der erste Punkt hauptsächlich in Betracht kommt, eine Formel angegeben, die die ungefähre Kenntnis der Temperatur der Pharynxluft verschaffen soll. Sie lautet $E = \dfrac{5}{9}(T - t)$, wobei T die Körpertemperatur bezeichnet, t die Außentemperatur. E die Angabe der Anzahl von Graden, die die Pharynxtemperatur höher ist als die Außentemperatur. Nach dieser Formel würde also die Luft während ihres Durchgangs durch die Nase etwas mehr als halbwegs erwärmt werden. Bei darauf abzielenden Untersuchungen fand SCHUTTER dies auch einigermaßen bestätigt, zugleich aber stellte er fest, daß diese Erwärmung keine spezifische Eigenschaft der Nase ist. Bei einem tracheotomierten Patienten wurde in der Trachea 33° C gefunden, wenn er durch die Nase, 32,2° C, wenn er durch den Mund atmete. Wärmequelle ist natürlich das in den Schleimhäuten strömende Blut. Da wegen der Strömung der Luft in der Achse die Berührung zwischen Atemluft und Schleimhaut nur gering ist, so vermute ich, daß Strahlung bei der Wärmeabgabe der Hauptfaktor sein muß. Diese Strahlung geht von allen umliegenden Wänden aus, nicht nur von dem kavernösen Gewebe. Durch die meisten Autoren wird indessen diesem letzten eine große Bedeutung zuerkannt und man muß zugeben, daß ein dicht unter der Strombahn angebrachtes blutreiches Gewebe sicher Einfluß ausüben muß.

Erwärmung durch Leitung wird also zu der Erwärmung durch Strahlung noch hinzukommen.

3. Die Befeuchtung der Luft.

Daß die Luft bei der Ausatmung viel Wasserdampf enthält, weiß jedermann. Im Winter kann man die Lufttemperatur in einem Raum bequem schätzen, indem man darauf achtet, ob man den Atem sehen kann. Es zeigt sich dann, daß die äußere Temperatur ungefähr 25° C unter Körpertemperatur liegen muß, wenn die Atemkegel deutlich zum Vorschein kommen wollen. Dies beweist, daß die Atemluft sicher nicht vollständig mit Wasserdampf gesättigt war, als sie 37° warm aus den Nasenlöchern heraustrat. Indessen der Feuchtigkeitsgehalt der Ausatmungsluft braucht noch nicht, hauptsächlich der Nasenhöhle zu verdanken zu sein. Um über das Maß, in welchem letzterer hierzu beiträgt, Aufschluß zu erhalten, sind direkte Untersuchungen nötig. Man findet sie bei ASCHENBRANDT, KAYSER und BLOCH.

Nach BLOCH kommt es höchstens bis zu ²/₃ völliger Sättigung. SCHUTTER fand bei einem tracheotomierten Patienten Sättigung bis ungefähr 80%, und zwar sowohl bei Nasen- als Mundatmung.

Die Quellen des Wasserdampfes sind die Sekretion der Nasenschleimhaut und die Tränen.

Der Schleim spielt auf der ganzen Wandfläche des respiratorischen schädlichen Raumes eine merkwürdige Rolle. Er bedeckt die Wände mit einer klebrigen kolloidalen Masse, die sogar an mit Wasserdampf gesättigter Luft noch Wasser abgibt (sog. Paradoxon von v. SCHROEDER für Agar und Gelatinegel). Beachtenswert ist noch folgendes: Die Schleimschicht bildet eine Phase, eingeschaltet zwischen dem Protoplasma der Wimperhaarzellen und der Luft. Streicht trockene Luft über die Schleimlage hin, dann trocknet diese erst nach einiger Zeit vollkommen aus. Soweit kommt es unter normalen Umständen nicht, da die Schleimdrüsen stets für neue Flüssigkeitszufuhr sorgen. Der Schleim ist sozusagen der Regulator der Flüssigkeitsverhältnisse. Von diesem Gesichtspunkt aus ist die Frage noch nicht angefaßt worden, sie wartet auf eine kolloidchemische nähere Bearbeitung.

Der Grad der Viscosität, der dem bedeckenden Schleim zukommt, ist eine wichtige Bedingung für die Funktion der Wimperhaare. Größtenteils wird sie wohl bedingt werden durch die Mengen von Schleim, den einerseits die Becherzellen und andererseits die acinösen Schleimdrüsen der geschwollenen Phase hinzufügen. Wenn pathologische Verhältnisse hier Änderungen hervorrufen, kommt es weniger auf die Gesamtmenge an, die die Dicke der bedeckenden Schleimschicht bedingt, als vielmehr auf ihre Zusammensetzung und ihren Schwellungszustand.

4. Die Befreiung von Staub.

In der gleichen Weise, wie Bedeckung der Wände eines geschlossenen Raumes (Kästchen von TYNDALL) auf die Dauer die Luft in dem Raum vollkommen von Staub und Bakterien befreit, geschieht dies auch in der Nase durch die Schleimbedeckung. Daß die Luft dabei durch eine enge Zugangsöffnung (das Nasenloch) eintretend sich in einem weiten Raum verbreiten kann, wenn sie sich auch größtenteils in einer zentralen gebogenen Bahn bewegen muß, kommt dieser Staub- und Bakterienreinigung zugute. Für die strömende Luft ist es in dieser Beziehung ein Vorteil, daß die Wände allerlei buchtige Formen besitzen, und daß das abwechselnde Ein- und Ausatmen ungefähr jede $1^1/_2$ Minute die Stromrichtung verändert. Durch die stark dem Zufall unterworfenen Wandformen und durch das Verändern der Stromrichtung entstehen Malströme, die Staub und Bakterien nach den Wänden hintreiben.

Nicht aller Staub wird aber durch den Schleim festgehalten, ein Teil kommt bei der Einatmung auch in die tieferen Luftwege, wie die mit Kohlenteilchen durchsetzten Lymphdrüsen in den Leichen aller Stadtbewohner beweisen. Trotzdem geht der Reinigungsprozeß so vollkommen vonstatten, daß wenigstens die Ausatmungsluft keimfrei ist [1]).

II. Die Nasenhöhle als Zugang zu den pneumatischen Räumen des Schädels.

Die Pneumatisierung der Schädelknochen ist eine allgemeine Erscheinung, die sicher durch ganz andere Faktoren als durch die Atmung bedingt wird. Daß diese pneumatischen Räume auf irgendeine Weise mit dem Luftweg zusammenhängen, kann nicht wundernehmen. Denn sonst würden die Höhlen schnell obliterieren und massivem Knochengewebe oder Einbuchtungen Platz machen.

Die Kieferhöhle, die vorderen Siebbeinzellen und die Stirnhöhle münden in den mittleren, die hinteren Siebbeinzellen und die Keilbeinhöhle in den oberen Nasengang. Bei der Inspiration entsteht ein leicht negativer, bei der Exspiration ein leicht positiver Druck in der Höhle. Für die Kieferhöhle ist dies experimentell bewiesen durch BRAUNE und CLASEN. In allen diesen Höhlen wird auf diese Weise eine allmähliche langsame Ventilation zustande kommen. Bei den makrosmatischen Säugetieren findet sich in der Keilbeinhöhle und den Stirnhöhlen ein nicht unwesentlicher Teil des Riechorgans. Durch die Ventilation und Verbreitung infolge von Diffusion werden die riechenden Moleküle aus der Luft auch in diese verborgenen Krypten gelangen können.

---

[1]) STRAUSS und TRAUTMANN weisen in diesem Zusammenhang auf die wichtige Bedeutung der Nasenhöhle hin als physiologischer Schutzapparat. Man vergleiche hierüber auch C. ZARNIKO: Die Krankheiten der Nase und des Nasenrachenraumes, in mehreren Auflagen. Berlin: S. Karger.

Während der Einatmung ist eine Strömung vorhanden, sei sie auch noch so unbedeutend von den Nebenhöhlen nach dem Atemweg; während der Ausatmung verhält es sich umgekehrt. Während des Umschlages bildet sich ein Luftwirbel. Wegen der Ausmündung der hinteren Siebbeinzellen und der Keilbeinhöhle in die Riechspalte muß dies notwendigerweise zur Verbreitung der hier anwesenden Moleküle in der Umgebung beitragen. Wenn sich zwischen den Molekülen der Luft Riechstoffmoleküle befinden, wird ein Verbreiten dieser letzten nach allen Seiten und ihre Verdünnung die Folge sein.

Die soeben beschriebene Erscheinung kennt man tatsächlich nur aus Untersuchungen am Modell. Solch eine Untersuchung mit besonders schönem Ergebnis findet man beschrieben und abgebildet bei P. J. MINK. In dem Augenblick, wo die Nachahmung der Inspiration aufhört, dringt etwas Tabaksrauch in zwei kleine Glasballons, die am Dach angebracht sind und die Nebenhöhlen vorstellen sollen. In solchen Modelluntersuchungen läuft man aber Gefahr, daß die physischen Verhältnisse übertrieben vorgestellt werden. Es fragt sich also, ob man auch beim lebenden Menschen etwas ähnliches feststellen kann? Unmittelbar ist dies bislang nicht geglückt, wohl kann man vielleicht indirekt, wenn man eine auf andere Weise nicht zu erklärende Erscheinung aus der Physiologie des Geruches zu Hilfe nimmt, darauf schließen, daß sich die Dinge in der Tat so verhalten. Es handelt sich darum, daß am Ende einer Einatmung stets plötzlich auch der Riecheindruck aufhört, der während dieser Einatmung durch mit Riechstoff geschwängerte Luft hervorgerufen war. Es ist unmöglich, solche Eindrücke bei schnell aufeinanderfolgender Atmung zum Verschmelzen zu bringen. Die Nebenhöhlenwirbel machen dies vollkommen verständlich. Die Wirbel räumen mit den Molekülen augenblicklich auf.

III. Die Nasenhöhle als Tränenweg.

Die Beziehung zwischen Nase und Tränenabfuhrweg besteht in der Ausmündung des Tränennasenkanales unter der unteren Muschel. Zu den die Tränen abführenden Kräften wurde auch die Saugkraft der Nase gerechnet, von verschiedenen Seiten aber ist diese Ansicht als irrig hingestellt worden (z. B. von AUBARET, SCHIRMER usw.). Ob nun die tränenbefördernden Kräfte nur in der propulsatorischen Wirkung der Augenliderbewegung gesucht werden muß oder ob auch Capillarattraktion und Schwerkraft eine Rolle dabei spielen, kann an dieser Stelle nicht näher erörtert werden. Die Tränen können normalerweise nur nach der Nase zu abfließen und nicht in umgekehrter Richtung. Beim VALSALVAschen Versuch gelingt es nicht, die Luft in den Tränenkanal hineinzupressen.

Die Behinderung des Rückflusses geschieht durch einen Ventilmechanismus, entweder durch eine Schleimhautfalte, wie AUBARET gezeigt hat, oder auch durch einen Schleimpfropfen, wie SCHIRMER annimmt. Von einem Sphincter am Ende des Tränenkanals ist nichts zu finden. Beim Kaninchen haben ROCHAT und BENJAMINS eine andere Endigungsweise des Tränenkanals gefunden wie beim Menschen.

Nahe an dem Nasenloch findet man bei diesem Tiere an der Innenseite der lateralen Nasenwand zwei seichte Rinnen, wovon die obere in die feine äußere Öffnung des Tränenschlauches übergeht. Durch diese Art der Ausmündung ist ein Zurückpressen der Tränenflüssigkeit unmöglich. Ein Einfluß auf die tränenableitenden Wege kann möglicherweise liegen in einem reflektorischen Reiz der abundanten cavernösen Gefäße dieses Schlauches, deren Innervation und Physiologie ROCHAT und BENJAMINS näher studierten.

IV. Die Nase als Sinnesorgan.

1. Odorivektoren und Sinnesorgan.

Das Geruchsorgan ist lokalisiert beiderseits hoch oben in der Nasenhöhle und tief unten dicht beim Nasenloch. Beim Menschen ist aber der letztgenannte Anteil, das vomeronasale Organ, ohne Nervenverbindung, rudimentär und braucht uns hier nicht näher zu beschäftigen. Auch sonst ist übrigens das menschliche Riechorgan einigermaßen rudimentär. Man vergleiche die Abbildung nach von Brunn, reproduziert bei Schuhmacher „Histologie der Luftwege". Doch nimmt die Regio olfactoria nach E. A. Reed einen größeren Raum ein, als Brunn seinerzeit meinte. Sie belegt rechts und links 25 qmm, die sich über Septum und mediale Fläche der oberen Muschel verteilen. Die gelbe Pigmentierung (Stützzellen) erstreckt sich etwas weiter. Die echten Riechzellen bilden etwa 70%; sie tragen lange, wenig zahlreiche, fein auslaufende Wimperhaare. Zahlreiche freie Trigeminusendigungen sind dazwischen zerstreut. Geschmackknospen sind früher gefunden worden (Disse), wurden aber später wieder vermißt. In unmittelbarer Nähe im Pharynx superior finden sich aber wohl Geschmackzellen, so daß durch die Nase streichende Luft, die gasförmige Geschmackstoffe enthält, sehr wohl ein Schmeckreiz ausgelöst werden kann.

Im Zusammenhang mit diesen freien Trigeminusendigungen in der Nase und den Geschmacksnervenendigungen im Pharynx superior muß man bei Experimenten und auch bei Untersuchungen von Patienten wohl unterscheiden zwischen:

a) Riechstoffen, die ausschließlich die Olfactoriusendigungen reizen,
b) Riechstoffen, die sowohl die Riechzellen als die Tastnerven reizen,
c) Riechstoffen, die sowohl Riechzellen als Geschmackzellen reizen.

Auch die Möglichkeit einer ausschließlichen Trigeminusreizung ist nicht ausgeschlossen. Dies spielt eine Rolle bei experimenteller Olfactoriusdurchschneidung (Schiff) und in pathologischen Fällen.

Die Lage des Geruchsorgans in einer verborgenen Krypte des Atemweges in der kaum ein paar Millimeter weiten, Riechspalte schützt es gegen schädliche Einflüsse (Austrocknung, Staub), trotzdem die Neurone offen in der Schleimhautfläche liegen. Wahrscheinlich kommen infolgedessen die Riechzellen nur beim Schnüffeln unmittelbar mit der Atemluft in Berührung. Bei ruhiger Atmung geraten die Riechgase nur durch Diffusion in die Nähe der Riechzellen (Zwaardemaker, 1888).

Die Oberfläche des Sinnesorgans ist bedeckt mit einem Flüssigkeitsschichtchen von bislang noch unbekannter Zusammensetzung, das durch die nach dem Vorbild der Speicheldrüse gebauten Bowmannschen Drüsen abgesondert wird. Dieses Flüssigkeitsschichtchen spielt wahrscheinlich eine sehr wichtige Rolle beim Riechen. Die Cilien der Riechzellen flottieren darin. Ich stelle mir vor, daß die Moleküle der Riechstoffe, die sämtlich einen stark erniedrigenden Einfluß auf die Oberflächenspannung von Wasser haben, sich an den Flüssigkeitsschichtchen adsorbieren, dann sich darin auflösen, zum Schluß in die Cilien übergehen, welche wahrscheinlich wenigstens zum Teil aus Lipoid aufgebaut sind (werden bequem sichtbar gemacht durch Osmiumsäure, Parker). Es ist wahrscheinlich, daß die Riechstoffe nach dem Verteilungsgesetz in diese leicht übergehen, da alle Riechstoffe in Öl löslich sind (Larquier des Bancels, Knoops, Backman).

Geruch ist gebunden an die stoffliche Anwesenheit von Riechstoff. Wäre es anders, dann würde das Fortführen von Duft über meilenweite Abstände durch den Wind unerklärlich sein. Ohne Luftströmung wird Duft selbst auf kurze Entfernungen nicht verbreitet. Auch mehren sich die Fälle, wo es sich als möglich herausstellt, die stoffliche Anwesenheit von Riechstoff in der Luft nachzuweisen, die mit Duft geschwängert ist, von Tag zu Tag.

Indes die materielle Anwesenheit von einem Riechstoff gibt an und für sich nicht die Möglichkeit, auf das Sinnesorgan zu wirken. Dazu müssen diese Stoffteilchen eine bestimmte Art von Energie an die Sinneszellen abtreten können. Die Träger dieser Energie sind die Riechstoffmoleküle und mit Recht gab HEYNINX den riechenden Molekülen den Namen „Odorivektor", ein Ausdruck, der den Hergang der Dinge gut wiedergibt.

Das Freiwerden der Odorivektoren von den Riechstoffen und den Riechkörperchen erfolgt größtenteils durch Verdampfung, auch wohl durch Hydrolyse und Gärung, Wärme und Feuchtigkeit sind dazu erforderlich. Die freiwerdende Menge ist ceteris paribus proportional der Oberfläche (ZWAARDEMAKER). Einmal freigeworden verbreiten sich die Odorivektoren durch Luftströme und durch Diffusion. Letzterer Faktor fehlt niemals. Die Diffusionsgeschwindigkeit schwankt außerordentlich. In wenig Sekunden kann ein Geruch von weither kommen (Aether aceticus, Reseda) oder stundenlang am Ausgangspunkt haften bleiben (Naphthalin, Rose). Grobhin ist sie umgekehrt proportional dem Molekulargewicht, wobei indessen durch Kondensation der Moleküle, Polymerisation usw. allerlei Komplikationen entstehen können.

2. Die Adsorption der Odorivektoren.

Die Moleküle der Riechstoffe (HEYNINXS Odorivektoren) haben einige sehr charakteristischen Eigenschaften:

1. Ihr Molekulargewicht liegt zwischen 17 (Ammoniak) und 300 (Alkaloide);
2. sie sind bei gewöhnlicher Temperatur flüchtig;
3. kommt ihnen nur mäßige Diffusionsgeschwindigkeit zu;
4. sie werden in hohem Grade durch Wände und Gegenstände adsorbiert;
5. sie sind löslich in Wasser und Öl;
6. sie erniedrigen die Oberflächenspannung von Wasser, aber im allgemeinen nicht die von Öl;
7. in Gasform in der Luft verbreitet und ultraviolettem Licht ausgesetzt wird die Mehrzahl der Odorivektoren vernichtet (ZWAARDEMAKER, ARISZ, TEMPELAAR).

Die unter 2 und 6 genannten Eigenschaften bedingen ein paar Erscheinungen, die sehr bemerkenswert sind.

Die erste hat man das odoriskopische Phänomen genannt (LIÉGEOIS). Wenn man riechende Partikelchen in Pulverform oder als feine Krystalle auf eine vollkommen reine Wasserfläche wirft, führen sie sehr schnelle hin- und wiederschießende Bewegungen über die Wasserfläche aus. Die geringste Verunreinigung des Wassers mit einer fettigen Substanz (eine Stecknadel, die man durch das Kopfhaar zieht und darauf in das Wasser taucht, führt genügend Fettspuren zu), läßt diese Bewegungen unmittelbar zur Ruhe kommen. Darum muß man große Sorgfalt darauf verwenden, die Gefäße sauber zu erhalten. Sie müssen zunächst mit Sodalösung von allen anhaftenden Fetteilchen befreit werden. RÖNTGEN bediente sich in diesem Gedankengang strömenden Wassers (Trichter mit Überlauf). Kampferpulver gibt die Erscheinung besonders deutlich. Sie wird darum wohl auch Kampfererscheinung genannt.

Nach einer Weile kommt alles von selbst zur Ruhe, wenn man die Schüssel mit Wasser zugedeckt hat (MARCELIN). Die Theorie ist früher durch MENSBRUGGHE entwickelt worden. Er bringt die Erscheinung in Verbindung mit der Lösung der Riechmoleküle im Wasser; da es sich hier um Stoffe handelt, die die Oberflächenspannung von Wasser stark erniedrigen, verbreiten sich diese eben erst gelösten Moleküle ausschließlich an der Oberfläche (Theorie von GIBBS). Wenn sie dann überdies durch Verdampfung von der Oberfläche schnell entfernt werden, so ist immer wieder Platz vorhanden für neu ankommende Moleküle.

Da das Pulver im allgemeinen aus eckigen Teilchen besteht, wird das Abstoßen von frei-werdenden Molekülen den leichten Teilchen einen starken Rückstoß versetzen, die sie in entgegengesetzter Richtung mit großer Geschwindigkeit ausweichen lassen.

Die Erniedrigung der Oberflächenspannung gilt bei Riechstoffen nur für Wasser. Des-halb hört die Erscheinung sofort auf, wenn man auf den Wasserspiegel eine sehr dünne Ölschicht bringt. Nur wenn unter den kristallinen Stoffen Odorivektoren vorhanden sein sollten, die auch die Oberflächenspannung von Öl stark erniedrigen, würde die Erscheinung für einen bestimmten Riechstoff fortdauern können.

Die zweite Erscheinung, die durch die Kombination der Eigenschaften 2 und 6 hervor-gerufen wird, ist das Ladungsphänomen, dem ich 1916 mit H. R. KNOOPS auf die Spur kam. Es offenbart sich, wenn man Riechstoffe in wäßriger Lösung mittels Luft (oder CO_2) unter einem Überdruck von zwei Atmosphären zerstäubt. Man kann sich hierzu eines gewöhnlichen Inhalationssprays bedienen. Es bildet sich ein Nebel, den man gegen eine Metallscheibe von z. B. 10—20 cm Durchschnitt strömen lassen kann. Isoliert man solch eine Scheibe, indem man das Stativ, das sie trägt, auf Paraffin aufstellt und leitet man nach einem Elektroskop ab, das mit Bernstein isoliert ist (man kann hierzu ein gewöhnliches meteorologisches Elektroskop von ELSTER und GEITEL benutzen), dann wird letzteres Instrument bald eine deutliche Ladung zeigen. Bei reinem Wasser ist dies nicht der Fall. Der Zusatz von einer Spur von Riechstoff verrät sich sofort durch ein langsames Aufladen des Elektroskops. Das ist selbst der Fall, wenn die Riechstoffmenge nur eben aus-reicht, um sich in der Lösung durch Ge ruch bemerkbar zu machen. Nimmt man gesättigte wäßrige Lösungen von Riech-stoffen, z. B. Kampfer, dann kann man auf der Scheibe Ladungen von $100 . 10 - 10$ Coulomb per Kubikmeter zerstäubter Flüssigkeit erhalten. Bald wird dann ein so hohes Maximum erreicht, das trotz der Isolierung ebensoviel Elektrizität abströmt als hinzukommt. Diese Ladungen haben immer ein positives Zeichen. Untersucht man die Luft in der Umgebung, wo man sehr feine Nebelteilchen antrifft, dann ergibt sich, daß diese negativ geladen sind. Zweckmäßig wird man den Zerstäuber selbst noch durch einen Kupferdraht mit der Erde (Wasserleitung) verbinden, da-

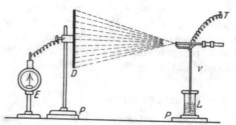

Abb. 5. Ladungsphänomen. Die Messung der Verstäubungselektrizität wäßriger Lösungen. V Zerstäuber. L Gefäß, die Lösung enthaltend. D Metall- oder Glasscheibe. P Paraffin zur Isolation. E Elektroskop.

mit auch seine negative Ladung leicht abfließen kann und der Kegel von großen Tröpfchen, die gegen die Scheibe anregnen, kräftig geladen bleibt. Induktionswirkungen aus der Umgebung sind zu verhüten. Auch ist es gut, den Abstand zwischen Scheibe und Zerstäuber gut zu regulieren und für jeden Riechstoff und jede Konzentration die optimale Entfernung zu suchen. Das Ladungsphänomen äußert sich in schwachem Grade auch bei den therapeutischen Nebeln, die GRADENIGO und STEFANINI untersuchten, aber die sehr hohen Beträge beobachtet man nur, wenn den Lösungen Riechstoffe zugesetzt werden. Koniferenöl kann begreiflicherweise auch zu diesem Zweck verwandt werden. Gleich-zeitig anwesende Salze verstärken die Erscheinung oder schwächen sie ab. Die Anwesen-heit von Wasser ist notwendig. Wenn man es durch mit Wasser mischbare Riechstoffe (Alkohol, Pyridin) zu sehr in den Hintergrund treten läßt, nimmt unsere Ladungs-erscheinung an Intensität stark ab. Natürlich ist das Phänomen verwandt mit LENARDS Wasserelektrizität, aber nicht identisch damit. Es ist allen Riechstoffen eigen, aber nicht allen in dem gleichen Grade. Zum Teil ist der Grad der Löslichkeit des Riechstoffes dafür verantwortlich zu machen, denn nur die wirklich gelösten Moleküle wirken beim Entstehen der Ladung mit. Ich vermute, daß die Ladung um so höher ausfällt, je mehr der fragliche Riechstoff die Oberflächenspannung von Wasser erniedrigt. Je flüchtiger überdies der Riechstoff ist, desto ausgesprochener wird die Erscheinung sein. Über die Erniedrigung der Oberflächenspannung hat KNOOPS eine ausführliche Untersuchung angestellt. Es ergab sich, daß alle Riechstoffe oberflächenaktiv sind. Die Flüchtigkeit läßt sich einigermaßen aus dem Kochpunkt beurteilen. Die Kombination beider Eigenschaften gestattet eine Voraussage hinsichtlich der Intensität der bei der Zerstäubung zu erhaltenden Ladung. Die Löslichkeitsaffinität zu Wasser tritt dabei aber als komplizierender Faktor auf. Mit KNOOPS und VAN DER BYL habe ich alle mir zur Verfügung stehenden Riechstoffe auf die Ladungserscheinung hin untersucht. Es stellte sich heraus, daß in wäßriger Lösung alle es in höherem oder geringerem Grade zeigten. Die Ladung ist auch vorhanden, wenn man die Riechstoffe in physiologischer Kochsalzlösung oder Ringerlösung auflöst. Zusatz von etwas Lecithin zur Ringerlösung stört nicht, ja verbessert manchmal die Erscheinung etwas.

Die große Bedeutung des Ladungsphänomen besteht, wie bereits erwähnt, darin, daß man mit seiner Hilfe überall die stoffliche Anwesenheit von Odorivektoren nachweisen kann, wo der Geruch sie in etwas wäßriger Lösung erkennen läßt. Wohl hat man dafür zu sorgen, daß sich in dem Wasser nichts anderes befindet als Riechstoff, denn noch eine Anzahl andere Stoffe (Antipyretica, Alkoloide, Glykoside geben die Ladungserscheinung, wenn sie in Wasser gelöst sind (wahrscheinlich, weil sie ebenfalls Eigenschaft 2 und 6 besitzen). Auch darf das Wasser nicht in offenen Gefäßen gestanden haben, da sich die Riechgase aus dem Aufbewahrungsraum (in welchem sie wohl niemals ganz fehlen) in dem Wasser lösen. Sogar in geschlossenen Flaschen darf es nicht zu lange aufbewahrt werden, weil es dadurch leicht muffig wird. Aber wenn alle diese Vorsichtsmaßregeln in acht genommen werden, ist die Ladungserscheinung ein vorzügliches Mittel, um da, wo auf anderem Wege als durch den Geruch das Vorhandensein von Riechstoff anzuzeigen. Die große Empfindlichkeit der Erscheinung setzt uns instand, die Anwesenheit von Riechstoff nachzuweisen, wo man diesen nicht vermutet. Diese Empfindlichkeit macht es jedoch auch nötig, alle Gefäße, die man beim Experimentieren gebraucht, sorgfältig mit Soda auszukochen und stets *vor* und *nach* jeder Untersuchung durch Verstäubung von reinem Wasser die Sauberkeit von allen gebrauchten Gegenständen zu prüfen.

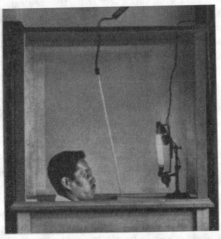

Abb. 6. Camera inodorata. Eine strahlende Uviol-Lampe besorgt die Desodorisierung, zuvor und einige Augenblicke nachdem der Kopf des Beobachters innerhalb des abgeschlossenen Raumes gebracht worden ist (Euphosbrille zum Schutz der Augen). Unterhalb des Kastens befindet sich ein Olfaktometer, das mittels eines von der Höhe herabhängenden Glasrohres zwischen den Versuchen durch einen Luftstrom gereinigt werden kann.

Die sechste Eigenschaft ist außerordentlich wichtig für den Geruch, weil sie die Adsorption bedingt. Alle Gegenstände und Wände sind mit einem Flüssigkeitsschichtchen bedeckt und alle Stoffe, die die Oberflächenspannung von Wasser erniedrigen, müssen nach der Theorie von GIBBS an solch einem Flüssigkeitsschichtchen haften. Dies tun sie auch in solchem Grade, daß häufig ein Kontakt von wenig Augenblicken mit einer einigermaßen mit Duft gesättigten Luft genügt, um den Gegenstand noch eine Reihe von Tagen hindurch nach solch einem bestimmten Duft riechen zu lassen. Die Unterlage ist dabei nicht ohne Einfluß, da sich in der Flüssigkeitslage allerlei aus der Wand selbst löst. In dem Flüssigkeitsschichtchen, das Glas bedeckt, wird man Alkali, in dem, was Ebonit bedeckt, Schwefelsäure antreffen. Dies gibt für die verschiedenen Düfte große Unterschiede. In der Praxis besitzt die Adsorption an Glas die größte Bedeutung. Hieran haftet nach einem Kontakt von 5 Minuten der Guajacolduft für die Dauer von 1 Minute, von Baldriansäure für die Dauer einer halben Stunde, Skatol für die Dauer von $1\frac{1}{2}$ Stunden und Muscon viele Tage lang. Um die adsorbierten Moleküle wieder zu entfernen, muß man über solche Glasflächen lange Zeit hindurch reine Luft streichen lassen oder man muß Sand darüber hinlaufen lassen oder die Fläche sorgfältig mit trockner Watte abreiben. Die Zeitdauer, während der der Duft in wahrnehmbarer Weise haften bleibt, ist, glaube ich, abhängig:

1. von der Erniedrigung der Oberflächenspannung des Kondensationsschichtchens (Wasser mit, was darin gelöst ist);

2. von der Löslichkeit des Riechstoffs in dem Schichtchen;

3. von der Dicke des Schichtchens;

4. von der Flüchtigkeit des Riechstoffs aus Wasser.

Die siebte Eigenschaft, die Zerstörung fast aller Odorivektoren durch das ultraviolette Licht, kann man zu Hilfe nehmen, um einen Raum vollständig von den die Wände anhängenden Düften zu befreien. So entstand die Camera inodorata.

Ein großer Kasten von 400 l Inhalt auf Holzgestell, in welchem man von unten aus den Kopf einbringen kann, wird durch die Strahlung einer Uviollampe oder einfacher frei aufgestellter Bogenlampe innerlich vollständig von Düften befreit. Über die Beobachtungen, die sich in einem solchen geruchlosen Raum anstellen lassen, haben Komuro und Ohma aus meinem Institut berichtet.

3. Die Auflösung der riechenden Moleküle in den Lipoiden der Riechzellen.

Infolge der starken Adsorption haften die riechenden Moleküle, so dürfen wir annehmen, in großer Zahl an dem Flüssigkeitsschichtchen, das die Regio olfactoria bedeckt. Diese Flüssigkeit selbst ist ein Abscheidungsprodukt der Bowmannschen Drüsen, die nach Art der Speicheldrüsen gebaut sind. Die Eigenschaften des Speichels sind sehr wohl bekannt. Er besitzt einen niedrigen osmotischen Druck etwa die Hälfte von dem osmotischen Druck des Blutplasmas. Wahrscheinlich hat das Abscheidungsprodukt der Bowmannschen Drüsen also nur einen geringeren Salzgehalt. Eine bemerkenswerte Modifikation in der Adsorption von oberflächenaktiven Stoffen wird dadurch nicht hervorgerufen werden. Die Spezifität der Ionen tut wenig zur Sache. Nur ihre Stellung in der lyotropen Reihe übt einen Einfluß aus, der seinerzeit durch Zeehuisen untersucht worden ist. Groß ist er nicht. Für die Kationen geht die Reihe von den kleinen zu den großen Atomvolumina. Für die Anionen steht Rhodonat an dem einen, Sulfat an dem anderen Ende. Der größte Einfluß wird noch von dem Schleim ausgehen. Eine diesbezügliche Untersuchung liegt aber noch nicht vor, wohl aber eine solche über Lecithinzusatz; diese erhöht das Adsorptionsvermögen, wenigstens glaube ich dies aus dem Ergebnis der Zerstäubungsexperimente schließen zu dürfen.

Einmal an der Oberfläche angehäuft, werden die riechenden Moleküle, die in Wasser löslich sind, dort nicht verharren, sondern sich ziemlich schnell, wenn auch in geringer Anzahl, in dem Flüssigkeitsschichtchen verbreiten und so werden sie in Kontakt kommen mit den Haaren der Riechzellen. Nach Parkers neuester Bearbeitung dieses Gegenstandes sind diese Haare in ihrem basalen Teil ziemlich kräftig, aber das obere Ende ist so dünn und vergänglich, daß man es in mikroskopischen Präparaten meist nicht wiederfindet. Die riechenden Moleküle werden wahrscheinlich aus dem Bowmannschen Sekret nach einem Verteilungsgesetz in die Substanz der Cilien übergehen; wenigstens wenn man annimmt, daß die Haare aus Lipoid bestehen und Parker tut dies auf Grund leicht auszuführender Osmiumfärbung.

Man muß also annehmen, daß die Odorivektoren durch reine Lösung in die Cilien übergehen. Dies kann nur nach den zwischen den 2 Phasen herrschenden Verteilungsgesetzen erfolgen. Im allgemeinen wird durch diese Gesetze der Übergang sehr befördert werden, denn alle Riechstoffe sind in Öl löslich (LARGUIER DES BANCELS, KNOOPS) und dies sogar in höherem Grade als in Wasser (BACKMAN). Trotz des ganz allgemeinen Vorkommens der Lipoidlöslichkeit von Riechstoffen darf man nicht erwarten, daß davon ein spezifischer Einfluß ausgehen wird.

Der quantitative Ausschlag ist abhängig:

1. von der Konzentration der Odorivectoren in der Luft;
2. von dem Grade von Adsorption an dem die Riechschleimhaut bedeckenden Flüssigkeitsschichtchen;
3. von der Löslichkeit in letzterem;
4. von der Löslichkeit in Öl.

Qualitative von den riechenden Molekülen ausgehenden Wirkungen können erst entstehen, nachdem sie in das Protoplasma der Riechhaare eingedrungen sind, wenn dort bestimmt riechempfindliche Stoffe vorhanden sind, die auf die eine oder andere Weise mit den aufgenommenen Molekülen reagieren und dadurch Veranlassung geben zu einer Erregung, die sich in der Riechzelle verbreitet und weiter längs der sich anschließenden Kette von aufeinanderfolgenden Neuronen nach den corticalen Zentren fortgepflanzt werden kann. Was man über die hier in Betracht kommende spezifische Wirkung der Odorivektoren in Erfahrung gebracht hat, wird im folgenden Paragraphen behandelt.

In diesem Abschnitt will ich noch beiläufig die Frage zur Sprache bringen, ob die riechenden Moleküle noch in einem anderen Zustand als dem gasförmigen die Riechhaare erreichen können. A priori ist dies wahrscheinlich, denn die Phasenlehre läßt ebenso Übergang zwischen gasförmig flüssigen als zwischen flüssigen/flüssigen Phasen zu.

Lösungen in Form einer Nasendusche lauwarm, iso-osmotisch durch die Nase gegossen, geben natürlich auch einen Riecheindruck, denn sie können ohne Schwierigkeit in der Luft, welche die Riechspalte erfüllt, verdampfen (VERESS). Neuerdings hat BACKMAN für eine große Zahl von Stoffen daraufhin abzielende Untersuchungen angestellt. Ein mit Riechstoff geschwängerter Nebel riecht nicht stärker als ein gasförmiger Riechstoff, dem man genügende Verdampfungsfläche gibt. Nichtverdampfende Stoffe geben in Nebelform überhaupt keinen Geruch (ZWAARDEMAKER). Die Riechhaare der Säugetiere befinden sich indessen in dem Sekret der BOWMANNschen Drüsen ungefähr in demselben Zustand wie die langen Cilien der Fische in dem Wasser, das durch die Riechgrube strömt. Insofern ist es theoretisch nicht ungereimt anzunehmen, daß auch Riechstoffe in gelöster Form einen Riechreiz auslösen können. Dann fällt aber der Adsorptionsmechanismus weg, der beim Sinnesorgan der Säugetiere so nützlich ist, dadurch daß er die riechenden Moleküle festhält, wenn sie durch Schnüffeln oder durch Diffusion in die Riechspalte gelangen. Diesem Adsorptionsmechanismus ist es zu danken, daß so erstaunlich geringe Mengen von Stoff wahrgenommen werden können. Wenn man bei den Fischen nach etwas Analogem würde suchen wollen, so müßte man in das Aquariumwasser Spuren von einem Riechstoff bringen, der die Oberflächenspannung von Lipoid erniedrigt. Nur dann würden die Bedingungen als gleich angesehen werden dürfen und erwartet werden, daß gleichartige Minima würden gefunden werden können (siehe ferner über den Geruch der Fische, PARKER).

Wird die Atemluft bzw. das Flüssigkeitsschichtchen auf der Regio olfactoria lange Zeit hindurch mit der gleichen Konzentration von Riechstoff geschwängert, wird der Duft nicht länger wahrgenommen, auch wenn die Konzentration über die normale Schwelle gesteigert wurde. In solch einem Augenblick ist sicher ein Gleichgewicht eingetreten zwischen der die Cilien der Riechzellen umgebenden Flüssigkeit und der geschwollenen lipoidreichen Gelphase der Cilien selbst. BACKMANN nimmt an, daß in solchem Augenblick, wo kein Übergang nach innen stattfindet, noch zurück nach außen, nichts wahrgenommen wird, sondern daß dies erst geschieht, wenn durch Änderung der Konzentration von neuem Übergang von Molekülen stattfindet. Um bemerkbar zu werden, muß natürlich der Konzentrationsabfall einen bestimmten Betrag überschreiten.

Backman bestimmte ihn für eine große Anzahl von Stoffen. Aber wenn ein Übergang von außen nach innen oder von innen nach außen vor sich geht, so wird zum Entstehen eines Riechreizes noch eine andere Bedingung erfüllt sein müssen. Diese Bedingung ist ein bestimmtes Maß von Empfindlichkeit der Riechzelle für den fraglichen Riechstoff. Ist diese Bedingung erfüllt, dann kann die Backmanwirkung erwartet werden, wenn die Konzentration zwischen 8 und 50% liegt (Zwaardemaker, Miss Gamble).

4. Die Durransche Theorie.

Es scheint erlaubt mit Aronsohn anzunehmen, daß die Elemente in isoliertem Zustand einen Geruch besitzen [1]). Dagegen spielt jedes Element individuell in den Verbindungen die sie bilden, eine gewisse Rolle, denn man hat beobachtet, daß die riechenden Verbindungen neben H und C manchmal auch O und N keine anderen Elemente umfassen als die der 5., 6. und 7. Gruppe von Mendelejeff und weiter solche aus den Elementen H und C, die in keiner einzigen von diesen Verbindungen fehlen. Die Anwesenheit von diesen Atomen in dem Molekül ist aber an und für sich noch keine Veranlassung, daß die Moleküle einen Riechreiz hervorrufen. Um Odorivektor zu werden, müssen eine Anzahl anderer Bedingungen erfüllt sein, die wir schon aufgezählt haben.

Überdies meint man (diese Bemerkung ist bereits von verschiedenen Seiten gemacht worden), daß die Atomverbindungen in dem Molekül nicht alle gesättigt sein dürfen.

Th. Durrans hat dieser Theorie, die früher Lücken zeigte, eine festere Form gegeben, indem er auch dem partiellen Werte des Sauerstoffs Rechnung trägt (das zweiwertige Atom O hat zwei freie Werte, also kann man es auch als vierwertig ansehen). So verfallen die Widersprüche (der Geruch von gesättigtem Alkohol, gesättigten Säuren usw.) von selbst und es ist möglich die Theorie in ihrer Gesamtheit zu entwickeln. Der Gedanke ist zu den Chemikern durchgedrungen und unter ihnen populär geworden. Will man ihm eine physiologische Form geben, so muß man sich die Dinge folgendermaßen vorstellen: Die riechenden Moleküle gelangen durch Diffusion aus den Atemwegen zu den verborgenen Riechzellen. Dort werden sie an einer Flüssigkeitsschicht, worin die kurzen Haare der Riechzellen flottieren adsorbiert. Erst lösen sie sich in dieser Flüssigkeit, dann in dem Lipoid der Haare. Auf diese Weise dringen sie dank der Trennung Wasser-Lipoid in das Innere der Riechzelle ein. Um zu einen Reiz für diese Zelle werden zu können, muß der Odorivektor noch eine Additionsverbindung bilden können mit den Bestandteilen des Protoplasmas. Damit aber solch eine Additionsverbindung zustande kommt, ist es erforderlich, daß der Odorivektor irgendeine ungesättigte Verbindung aufweist.

Hat nun die Bildung einer Additionsverbindung mit bestimmten Bestandteilen des Protoplasmas stets eine Reizung des Geruchs zur Folge? Das ist eine Frage, die wir vernachlässigen wollen, aber sicher ist es, daß wenn diese Reizung zustande kommt, die Art der Empfindung, die dann entsteht, noch auf ein oder dem anderen Faktor beruhen muß.

5. Die Odoriphore und die Raumverteilung im Molekül.

In den riechenden Molekülen kommen bestimmte Atomgruppen vor, denen man in Analogie mit den Chromophoren den Namen Odoriphore [2]) geben kann.

---

[1]) Teudt 1919 lehnt es sogar ab, Brom in ionisiertem Zustand einen Geruch zuzuerkennen.

[2]) Den Begriff Odoriphor habe ich zum ersten Mal 1895 in meiner Physiologie des Geruchs eingeführt. 1897 wählte Klimont den Namen Aromatophor, 1900 Rupe die Bezeichnung Osmophor. Ich sehe keinerlei Veranlassung warum ich von der von mir gewählten Benennung absehen soll.

Es sind die folgenden:

$\leftarrow C \Big\langle\!\!\begin{array}{c} O \\ O \end{array}$ Alkyle   Esterodoriphor.

$\leftarrow C \Big\langle\!\!\begin{array}{c} H \\ \end{array} = O$ Aldehydodoriphor.

$\leftarrow C \quad = O$ Ketonodoriphor.

Alkyl — O — Alkyl   Ätherodoriphor.

$\leftarrow C$ — OH   Alkoholodoriphor.

$\leftarrow C \Big\langle\!\!\begin{array}{c} O \\ \end{array}$ — OH   Carboxylodoriphor.

NO_2 Nitroodoriphor.

NH   Imidodoriphor.

Benzolring — Seitenkette   Terpenodoriphor.

Benzolring — Innengruppe   Pinenodoriphor.

$\leftarrow S — S \rightarrow$ Sulfidodoriphor.

$\leftarrow As — As \rightarrow$ Arsenidodoriphor.

$\leftarrow As — O — As \leftarrow$ Kakodylodoriphor.

$\leftarrow$ Halogen   Halogenodoriphor.

Pyridinring   Pyridinodoriphor.

Pyrrolring   Pyrrolodoriphor.

Einer homologen Reihe folgend konstatiert man, daß die niederen Formen beinahe geruchlos sind oder nur schwachen Geruch haben. Aufsteigend kommt man in eine Zone, wo die Qualität des Duftes sich in ihrer ganzen Stärke äußert und sich in einigen folgenden Formen geltend macht. Man bekommt auch den Eindruck, daß die Anwesenheit von einem bestimmten Odoriphor dem Duft seine Eigenart gibt. Höher hinauf verändert sich die Qualität je länger, desto mehr. Hat man z. B. zu allererst einen ätherischen Duft, dann wird er allmählich aromatisch oder blumenhaft und doch hat man es immer mit demselben Odoriphor zu tun. Hieraus folgt, daß es nicht der Odoriphor allein ist, der den Geruch bestimmt, sondern daß die Qualität noch beherrscht wird durch die anderen Gruppen, die man in dem riechenden Molekül findet.

1915 legte MARCHAND Gewicht auf diese anderen Gruppierungen und unmittelbar darauf erhebt sich die Frage allgemein, ob und wie man hiermit rechnen muß. H. HENNING legt viel Wert auf die Weise, wie der Odoriphor gebunden ist an das, was er den Kern des Moleküls nennt. Obwohl man sich fragen kann, ob der Begriff Kern hier wohl am Platze ist, ist es interessant, die Ideen dieses Psychologen kennen zu lernen. Besonders ist nach seiner Meinung die Lage 1, 2, 3 in dem Benzolring eine osmogene. Dies ist überdies ein Gedanke, den man schon bei G. COHN findet und den man darum den COHNschen Satz nennt. Weiter lenkt er die Aufmerksamkeit auf eine zweiteilige Verbindung, endlich auf das Vorhandensein von Brückenverbindungen in dem Innern des Karbolringes. 1917 studierte H. J. PRINS den Gegenstand in dem Laboratorium für Parfümerie sehr eingehend und mit Kenntnis aller Tatsachen kommt er zu dem Schluß, daß die wirklich *relative* Anordnung der Gruppen ein sehr bedeutender Faktor ist.

Wenn man sein Augenmerk ausschließlich auf die *Qualität* des Geruchs richtet, ist die *Ordnung* der Gruppen jedoch nicht von so überwiegendem Belang, denn im allgemeinen, wenn auch meines Erachtens nicht überall, haben die

Isomeren analoge Gerüche. Eine andere Frage ist es, ob die 'Verteilung des Gewichtes innerhalb des Moleküls vielleicht ausschlaggebend wäre.

Das Gewicht eines Moleküls hängt mitunter mehr ab von der Anzahl und dem Gewicht der Atomgruppen, aus denen sie aufgebaut ist. Es würde also sehr wohl möglich sein können, daß in erster Linie die Anzahl der Gruppen der entscheidende Faktor ist. Ich verdanke diese Idee einem meiner jüngeren Mitarbeiter. Wenn der Raum in dem Molekül das ausschlaggebende ist, dann würde der Gedanke das richtige treffen. Daneben käme dann noch die Verteilung der Gruppen, d. h. die Verteilung des Raumes innerhalb des Moleküls.

Aber es ist klar, daß man auf diese Weise doch nicht in das Wesen der Riechreizung einzudringen vermag. Dies würde erst möglich werden, wenn man sie mit der Bewegung der Elektronen oder mit den statischen Beziehungen zwischen den Gruppen in Verbindung bringen konnte. Dabei begegnet man bereits im Anfang der Diskussion möglicherweise vorliegender Verhältnisse mit der Schwierigkeit, die Odoriphoren, die Zahl der in dem Molekül vorhandenen Gruppen und die Anordnung der Gruppen von einem gemeinschaftlichen Gesichtspunkt aus zu betrachten. Dies würde vielleicht möglich werden, wenn es gelänge sowohl den Odoriphor als den Raum innerhalb des Moleküls in Rechnung zu bringen. Hierzu wären dann beide in Einheiten auszudrücken, deren Produkt die Dimensionen der Energie herzugeben hätte.

6. Klassifikation der Gerüche.

Oberflächlich gesehen erscheint eine chemische Klassifikation am rationellsten zu sein. Dies würde sicher richtig sein, wenn die Riechreize als unmittelbare chemische Agentien wirken würden. Dies ist aber, wie wir gesehen haben, nicht der Fall. Weder Ionenreaktionen noch Additionsverbindungen, noch kolloidchemische Prozesse zwischen Riechstoff und Riechzellplasma spielen eine Rolle, sondern noch vollkommen unbekannte Wirkungen, die — und das ist das Einzige was wir wissen —, von der inneren Konstitution des Riechstoffmoleküls abhängen müssen. Eine Einteilung in Aldehyde, Alkohol, Ester, Säuren usw. ist also nicht angängig, ebenso wenig eine Gruppierung in aliphatische und zyklische Verbindungen, denn ein und derselbe Duft — man denke z. B. an den Moschusgeruch — kann sowohl durch einen aliphatischen Stoff (Muskon) als durch einen zyklischen (Kunstmoschus) hervorgerufen werden. Eine rein chemische Einteilung mag für eine Sammlung von Riechstoffen empfehlenswert sein — und selbst hier gebe ich einem alphabetischen Kartensystem den Vorzug — für eine Klassifikation der Gerüche ist sie ganz unbrauchbar.

Ebensowenig können psychologische Klassifikationen empfehlenswert genannt werden — wenn es auch in der Volkssprache und wissenschaftlich schon seit Haller gebräuchlich ist zwischen Wohlgeruch und Gestank zu unterscheiden — denn der allergrößte Teil der Geruchsarten, auch die welche in der Nahrung eine wichtige Rolle spielen, erregen weder Lust- noch Unlustgefühle. Außerdem muß man dann noch für die drei Gruppen: Wohlgerüche, indifferente Gerüche und Gestänke eine rationelle Untereinteilung finden.

Der modernste Versuch auf psychologischem Weg zu vereinigen, was nach dem Urteil einer Gruppe von Untersuchungspersonen zusammen zugehören scheint, der von Henning, muß als ganz mißlungen betrachtet werden, da nur ein kleiner Teil der in der Welt vorkommenden Gerüche dadurch umfaßt wird. Die Nahrungsmittel der Menschen und Tiere — um nur ein Beispiel zu nennen — kommen darin nicht vor.

Eine wirklich physiologische Einteilung der Riechstoffe würde nach den Reflexen statthaben können:

a) Atemreflexe,
b) Sekretionsreflexe,
c) Plethysmographische Reflexe,
d) Psychogalvanische Reflexe usw.

Wenn man aber eine solche Klassifikation zustande gebracht hat, — wobei wahrscheinlich als Nebenergebnis sehr wichtige Tatsachen für die Ernährungslehre an den Tag kommen würden — so würde dies uns für den Zweck, der uns augenblicklich vor Augen steht, doch nicht ganz befriedigen, da wir bei der Untersuchung von Patienten nicht ausschließlich mit physiologischen, sondern auch mit psychologischen Gesichtspunkten zu rechnen haben. Beide Faktoren, sowohl Reflex als Empfindung machen sich in der menschlichen Physiologie und Pathologie geltend, und darum wird eine ärztliche Einteilung von Riechstoffen beiden ihr Recht zugestehen müssen. Dies geschieht am besten, wenn man nicht die eigenen subjektiven Eindrücke zur Richtschnur nimmt, sondern die Summe von Angaben, die in der Literatur niedergelegt sind. Ein geeigneter Ausgangspunkt dabei ist die Klassifikation von LINNAEUS, der 7 Klassen unterschied. Ich fügte aus der späteren Literatur noch zwei hinzu, so daß nun 9 Klassen entstanden sind, die alle Riechstoffe umfassen, natürliche und technische, reine und gemischte, über die in der nur einigermaßen allgemein zugänglichen Literatur geschrieben und von Ärzten und Apothekern gesprochen wird. Soweit meine Erfahrung reicht, glückt es immer, einen neu beschriebenen Riechstoff in einer der bisher aufgestellten 9 Klassen unterzubringen. Wohl wird man dann und wann im Zweifel sein und erst nach Vergleichung mit angeblich verwandten Gerüchen zum Ziel kommen. Die 9 Klassen habe ich wieder in Unterabteilungen geschieden und diese so angeordnet, daß da, wo die Hauptklassen aneinander grenzen, keine allzugroße Geruchskontraste bemerkt werden.

Rein olfaktive Riechstoffe.

Klasse 1. Ätherische Gerüche.
Beispiele: Essigsaures Isoamyl, Äthylheptenon, Aceton, Chloroform.

Klasse 2. Aromatische Gerüche.
Beispiele: Kampfer, Borneol, Eukalyptol; Zimtaldehyd; Carvon (Kümmel), Äthylnonylketon, Thymol; Zitral; Nitrobenzol.

Klasse 3. Balsamische Gerüche.
Beispiele: Geraniol, Terpineol, Anthranilsäure, Äthylester; Piperonal, Ionon, Iron; Vanillin.

Klasse 4. Moschusgerüche.
Beispiele: Trinitroisobutyltoluol (Kunstmoschus), Muscon.

Klasse 5. Allylkakodylgerüche (lauchartige Gerüche).
Beispiele: Merkaptan, Äthylsulfid, Trymethylamin, Brom.

Klasse 6. Empyreumatische (brenzliche) Gerüche.
Beispiele: Toluol, Kresol, Naphthalin.

Klasse 7. Kaprylgerüche (Odores hircini).
Beispiel: Kapronsäure.

Klasse 8. Widerliche Gerüche (Odores tetri).
Beispiele: Pyridin, Chinolin.

Klasse 9. Brechenerregende oder ekelhafte Gerüche (Odores nauseosi).
Beispiel: Skatol.

Parallel mit dieser Klassifikation von rein olfaktiven Riechstoffen läuft eine ähnliche Klassifikation der Riechstoffe, die zugleich mit dem Riechorgan auch die überall in der Schleimhaut verbreiteten freien Trigeminusendigungen reizen: Als solchen begegnet man:

Scharfe Riechstoffe.

Klasse 1. Formaldehyd.
Klasse 2. Konzentriertes Eugenol.
Klasse 3. Konzentriertes Ionon.
Klasse 4.
Klasse 5. Chlor, Jod.
Klasse 6. Ammoniak (Handelsprodukt).
Klasse 7. Ameisensäure.
Klasse 8. Pyridin in großer Konzentration.

Endlich kann man auch für die Riechstoffe, die zugleich eine Geschmacks-empfindung hervorrufen eine derartige Gruppenbildung aufstellen. Sie lautet wie folgt:

Geschmacksempfindung hervorrufende Riechstoffe.

Klasse 1. Chloroform (süß), Äther (bitter).
Klasse 2. Anethol (süß).
Klasse 3. Cumarin (süß), Analdehyd (süß).
Klasse 4.
Klasse 5. Schwefelwasserstoff (süß).
Klasse 6.
Klasse 7. Fettsäuren (sauer).
Klasse 8.
Klasse 9. Skatol (nach manchen süß).

7. Die Odorimetrie.

Mit Rücksicht auf die Leichtigkeit der Adsorption muß man zur Bestimmung des Minimum perzeptibile sukzessive Verdünnungen vermeiden. Es würden

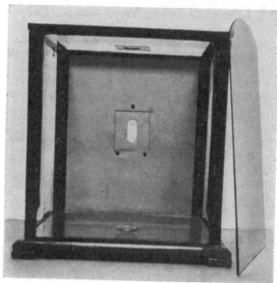

Abb. 7.   Riechkasten.

unberechenbare Mengen von Riechstoff durch Adsorption dabei verloren gehen. Zweck-mäßiger ist es, eine sehr kleine gemessene Menge von Riechstoff in einem großen Luft-raum zu verdampfen. Ich be-nütze zu diesem Zweck einen Glaskasten von 64 Litern Inhalt.

Man stelle sich einen Kasten vor mit gläsernen Wänden von $40 \times 40 \times 40$ cm. Die Glaswände können ent-fernt werden, so daß ihre Innenfläche mit einem trok-kenen Tuch und etwas Kreide abgerieben werden können. Diese Maßnahme entfernt jeden noch von früheren Ver-suchen her anhaftenden Ge-ruch. Die Glaswände werden gestützt durch hölzerne Schenkel, die mit einer dünnen Lage von Aluminium überzogen wird, um den Geruch des Holzes abzuhalten.

Die Innenfläche der Wände und des Bodens von solch einem Kasten beträgt 1 qcm. An diesen Oberflächen haften die Gerüche während der Adsorption. Wenn man mit reinen Wänden arbeitet, so ist die Menge des Riechstoffs zu berechnen aus der Menge des Geruches, der bei Schwellenuntersuchungen mit dem Olfaktometer an der Innenfläche des aufwärts gebogenen Riechröhrchens haftet und kann gemessen werden, indem man Riechröhre von verschiedener Länge nimmt. In den meisten Fällen kann sie jedoch vernachlässigt werden. Wandadsorption wird nur ein Hindernis sein bei Stoffen, die stark an Glas adsorbieren wie z. B. Vanillin.

Eine der senkrechten Wände des Kastens besteht aus Aluminium anstatt Glas. In ihr befindet sich ein ovales Fenster, in das die Nase zum Riechen hineingesteckt werden kann. In der Pause zwischen den Geruchsuntersuchungen wird diese ovale Öffnung durch einen von einer Feder angedrückten Karton geschlossen. Um eine größere Öffnung zu erhalten wird das lose Aluminium-quadrat, das 10×10 cm mißt, mit der ovalen zentralen Öffnung entfernt.

Um den Kasten mit dem zu untersuchenden Riechstoff in allmählich stei-gender Intensität zu füllen, wird ein Uhrglas mit einigen Tropfen einer Riech-lösung auf den Glasboden gestellt. Diese Tropfen verdunsten und in kurzem ist der Geruch in dem Raum von 64 Litern verbreitet. Ab und zu riecht der Beobachter, bis er einen erkennbaren Riecheindruck erhält. Darauf vergewissert er sich, daß die Flüssigkeit vollständig verdunstet ist. Ist dies nicht der Fall, so wird der Versuch mit einer kleineren Flüssigkeitsmenge wiederholt. Wenn überhaupt keine Geruchsempfindung zustande gekommen ist, so wird bei einem anderen Versuch mehr von dem Riechstoff genommen. Wasser ist das ständige Lösungsmittel, es sei denn, daß der Riechstoff nicht sehr flüchtig und die Geruchsintensität niedrig ist, wie z. B. beim Kampfer. Dann kann man sehr wohl eine alkoholische Riechlösung nehmen, so daß bei dem zuvor raschen Verdunsten des Alkohols nur der wirkliche Riechstoff den Kasten füllt. Als Beispiel möge die nachstehende Tabelle dienen, welche die Ergebnisse solcher Untersuchungen für die Menthyl-Benzolreihen zeigt:

Schwellenwerte in 10^{-9} Gramm und pro ccm Luft

Benzol	5,3
Toluol	2,0
Xylol	0,8
Pseudokumol	0,2
Durol	0,09

Noch eine andere Methode kann zur Anwendung kommen, indem man in dem Glaskasten eine Nernstsche Mikrowage aufstellt. An einem Arm dieser Wage wird ein kleines Stückchen Filtrierpapier von bekannter Größe auf-gehangen. Das Papier ist mit der Lösung des gemessenen Riechstoffes getränkt. Der Untersucher beobachtet die allmähliche Verdunstung in dem Kasten und den daraus sich ergebenden Gewichtsverlust des Filtrierpapiers. Er achtet auf den Augenblick, wo die Erkennungsschwelle erreicht wird.

Die verdunstete Menge geteilt durch 64 000 ist der Wert einer Olfaktie. Die homologen Reihen von Anilin mögen als Beispiel dienen [1]).

Schwellenwerte in 10^{-12} Gramm und pro ccm Luft

Anilin	46
o. Toluidin	29
m. Toluidin	26

---

[1]) In Grammolekülen sind diese Werte: für Anilin $0,49 \times 10^{-9}$, für Toluidin $0,21 \times 10^{-9}$, für Xylidin $0,19 \times 10^{-9}$, für Cumidin $0,06 \times 10^{-9}$.

Schwellenwerte in 10^{-12} Gramm und pro ccm Luft

p. Toluidin 14

Xylidin 23

Cumidin 8

Ein ganz anderes Vorgehen ist erforderlich zur Bestimmung der Geruchsintensität der Luft, die man in einem Zimmer antrifft. Diese Luft muß so weit verdünnt werden, daß gerade noch ein eben wahrnehmbarer Riecheindruck entsteht.

Der beabsichtigte Grad der Verdünnung wird am schnellsten erreicht mit Hilfe des Odorimeters mit Irisdiaphragma und seitlichen Fenstern.

Man stelle sich einen niedrigen zylindrischen Raum von 4,6 cm Durchmesser vor. Unten ist dieser Raum offen. Das Dach besteht aus einem Irisdiaphragma. Oben ist ein Geschoß, dessen Boden aus diesem Diaphragma und dessen Dach aus einer Kuppel besteht.

Ein Glasrohr von 5,5 mm Bohrung ist an ihren äußersten Punkt durch diese

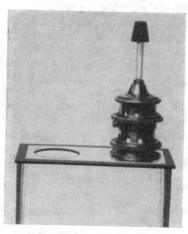

Kuppel gesteckt. Am Ende dieser Röhre befindet sich ein durchbohrter hölzerner Konus, der dazu dient, das Nasenloch von der umgebenden Luft abzuschließen, während das andere Nasenloch offen gelassen wird [1]).

Dieses Geschoß hat eine doppelte Wand, in der Fenster so angebracht sind, daß genügender Raum zwischen den Öffnungen der Fenster frei bleibt. Wenn man die Außen- und Innenwand gegeneinander verschiebt, kann man die Fensteröffnungen nach Belieben verändern und kann ihre Weite an einer Skala an der Fensterschwelle ablesen. Der kleine Apparat wird über einen Raum angebracht, der mit der Luft gefüllt ist, deren Intensität man zu untersuchen wünscht.

Jeder Behälter mit gläsernen Wänden dient unserem Zweck vorausgesetzt, daß er groß genug ist, so daß es nichts ausmacht, daß etwas von der Luft durch Riechen weggenommen wird. In einem gegebenen Augenblick schnüffelt der Untersucher leicht und gleichmäßig („flairer") durch den Odorimeter Luft aus diesem Raum, wobei zu beachten ist, daß das Irisdiaphragma ein wenig und die Seitenfenster weit geöffnet sind. Wenn keine Empfindung entsteht, so werden die Fenster allmählich geschlossen, bis sie halb offen stehen. Wenn trotzdem kein Geruch zu unterscheiden ist, so wird das Irisdiaphragma weiter gemacht, bis Geruchsempfindung auftritt. Die Ablesungen wurden vorgenommen an der Skala des Irisdiaphragmas und von der Skala der Fensteröffnungen, um sich zu vergewissern von der Weite der unteren Öffnung und der Gesamtweite der seitlichen Fenster:

Abb. 8. Iris-Odorimeter.
(Mit 2 Reihen von Fenstern und 2 Diaphragmas.)

$$\frac{\text{Gesamtweite der Diaphragmaöffnungen}}{\text{Weite der Fensteröffnung}} = \frac{\text{Grad der 1 Olfaktie entsprechenden}}{\text{Verdünnung.}}$$

Sollte der zu untersuchende Riechstoff so stark sein, daß Geruchsempfindung entsteht selbst mit der äußersten Verengerung der Iris und der äußersten Erweiterung der Fensteröffnung, dann müssen zwei Irisdiaphragmas und zwei Reihen

---

[1]) Jeder Beobachter soll einen eigenen Konus haben und ihn in einer Spiritusflamme desinfizieren.

von Fenstern übereinander angebracht werden. Jedes Geschoß hat dann einen eigenen aus dem Diaphragma bestehenden Boden und seine eigenen Fenster bis zu einer Gesamtweite von 300 qmm, wenn sie alle geöffnet sind.

Mit einem einzelnen Geschoß kann man eine Reihe erhalten von 1 bis $\frac{1}{200}$ mit zwei Geschossen eine Reihe von 1 bis $\frac{1}{90000}$.

Gryns hat mit dem Irisodorimeter mit einem Diaphragma und einer Reihe von Fenstern eine Anzahl von Luftmengen untersucht, die er mit ganz verschiedenen Gerüchen gesättigt hatte. Durch Öffnen der Fenster und Verengerung der Iris erreichte er rasch eine Verdünnung, welche das Minimum perceptibile des Geruchs verschaffte. Sobald dieses Ergebnis erzielt war, wurde die Weite der Iris und ebenso die Gesamtweite der Fenster gemessen. Das eine geteilt durch das andere $\frac{\text{Weite des Irisdiaphragmas}}{\text{Weite der Fensteröffnungen}}$ ergab die Verdünnung. Daß dies annähernd stimmt, davon überzeugte ich mich vor einigen Jahren zusammen mit F. Hogewind. Die Bestimmungen mit ziemlich weiter Iris sind genauer als die mit enger Iris, da in ersterem Falle der Verlust durch Lecke zwischen den Sektoren der Iris nicht so viel ausmacht. Die folgenden Werte zeigen unsere Ergebnisse.

Verdünnung, die gerade ausreicht, einen Geruchseindruck zu verschaffen.

Methylalkohol . .	verdünnte Luft	72	mal
Äthylalkohol . .	,,	,, 40	,,
Toluidin	,,	,, 66	,,
Benzol	,,	,, 590	,,
Toluol	,,	,, 630	,,
Eugenol	,,	,, 700	,,
Eukalyptol . . .	,,	,, 1700	,,

Wenn für stark riechende Luft das Odorimeter mit den zwei Fenstergeschossen verwandt wird, so wird man leicht verstehen, daß die Faktoren $\frac{\text{Weite der Iris}}{\text{Weite der Fensteröffnungen}}$ miteinander multipliziert werden müssen.

8. Die Olfaktometrie.

Allerlei Störungen können den Geruchssinn schädigen. Zunächst kann der Atemweg verlegt sein. Dann kommt es zu Anosmia respiratoria (Zwaardemaker). Sind auch die Choanen betroffen, so können Speisen beim Schlucken nicht gerochen werden: Anosmia gustatoria (Zwaardemaker). Weiter kann die Flüssigkeit auf der Regio olfactoria fehlen, wodurch die Gerüche nicht adsorbiert werden können oder auch die Zilien der Riechzellen können geschädigt werden durch Kontakt mit abnormer Flüssigkeit (Hofmann). Dann hat man es mit Anosmia essentialis zu tun (Zwaardemaker). Durch Entfernen der Hindernisse oder Regeneration der geschädigten Teile kann der ursprüngliche Zustand sich wieder einstellen. Bei solchen Regenerationen erfolgt diese Wiederherstellung des Geruchs dann begreiflicherweise für die verschiedenen Arten von hypothetischen riechempfindlichen Stoffen zu verschiedenen Zeitpunkten. Die Beobachtungen von Rollet und Hofmann stimmen hiermit überein.

Bei Experimenten dieser Art und auch bei vielen anderen Untersuchungen ist es sehr wichtig, die Schärfe des Sinnesorganes im allgemeinen und für bebestimmte Gerüche mit Genauigkeit festzustellen. Dies ist auf schnelle und bequeme Weise erst möglich geworden durch die Entdeckung des Riechmessers (1888). Die einfachsten Apparate werden frei in die Hand genommen, die mehr versorgten und infolgedessen schwereren auf einem Fuß gestellt.

Was die Spalte für das Licht ist, ist das Prinzip der übereinander verschieblichen Zylinder für den Geruch. Wenn man einen Hohlzylinder von 10 cm Länge und 0,8 cm Weite nimmt, deren Innenfläche Geruch abgibt, dann kann man

diesen Zylinder über eine 0,5 cm weite Glasröhre schieben, wenn diese eine
solche Wandstärke besitzt, daß ihr äußerer Durchmesser etwas weniger als
0,8 cm beträgt. Riecht man an der Innenröhre in einem Augenblick, wo der
Hohlzylinder ganz darüber hingeschoben ist, dann empfindet man bei gehöriger
Reinheit der Ränder nichts, während man sofort einen Geruch wahrnimmt,
wenn der das Riechröhrchen umgebende äußere Riechstoffzylinder vorgeschoben
wird. Die Stärke des Riecheindrucks, den man empfindet, wird ceteris paribus
der ausgezogenen Zylinderlänge proportional sein. Dies ist das Prinzip, natürlich
kommt es bei der Ausführung noch auf einige Einzelheiten an. Es ist erwünscht,
das Riechröhrchen rechtwinklig umzubiegen, so daß Riechzylinder und Riechröhrchen horizontal gehalten werden können und doch bequem gerochen werden
kann. Auch ist von Vorteil, das Riechröhrchen durch einen kleinen Schirm hindurch zu stecken, das den von außen kommenden Geruch abhält. Natürlicher-
weise darf *nur die Innenfläche* des Riechzylinders riechend sein und diese Innenfläche muß sozusagen unerschöpflich an Geruch sein und stets bedeckt aufbewahrt werden. Um aus dem ein-
fachen Riechmesser ein Präzisions-
instrument zu machen, sind noch
allerlei Vorkehrungen nötig, aber für
die ärztliche Praxis ist die einfache
Form vollkommen ausreichend.

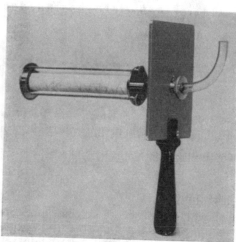

Abb. 9. Einfacher Riechmesser (Handapparat).

Seitdem sind allerlei Modifikationen angegeben, so die von HENRY,
VAN DAM, die in besonderen Fällen
von Nutzen sein können, von allgemeiner Bedeutung sind sie aber
nicht. Die im Jahre 1888 von mir
gewählten Maße des Apparates sind
unverändert geblieben, da eine Weite
von 0,8 cm einen Umfang von 2,5 cm
entspricht. Die volle Zylinderlänge
vergegenwärtigt daher eine Verdampfungsfläche von 25 qcm. Der
Querschnitt beträgt 0,5 qcm, weicht
also nur wenig ab von demjenigen
an der engsten Stelle der Nasen-
höhle, wenn in der Sekunde ein Lufttransport von 100 ccm stattfindet, wird
eine lineäre Stromgeschwindigkeit von 200 cm erforderlich sein, eine Geschwindigkeit, die etwas kleiner ist als die, welche während der gewöhnlichen
Atmung im Mittel in der bogenförmigen Strombahn besteht. Durch das Beibehalten dieser Maße stellt man weder an das Sinnesorgan noch den Apparat
während der Benutzung an übertriebene von der Norm abweichende Verhältnisse bloß. Bei einer Schnüffelbewegung atmet man gewöhnlich ungefähr
50 ccm Luft ein. Dies würde mit der soeben erwähnten Geschwindigkeit $^1/_2$ Sekunde in Anspruch nehmen. In Wirklichkeit führt man sie aber in kürzerer
Zeit aus, um für einen kurzen Augenblick im höheren Hinaufführen der bogenförmigen Strombahn zu erreichen. Selbst wenn man $^1/_{10}$ Sekunde wählen würde,
was wenig ist für diese Bewegung, dann führt dies in dem Riechmesser von
einem Querschnitt von 0,5 qcm noch nicht im allergeringsten zu Geschwindigkeiten, die axial und längs der Wand so stark voneinander abweichen würden,
daß dadurch die Proportion von Verdampfung und Oberfläche unterbrochen
werden würde.

Die Erfahrung hat gelehrt, daß ein normales Riechorgan für alle Gerüche eine bestimmte Schärfe der Wahrnehmung besitzt, die wenn man sie in den Konstanten des Riechmessers ausdrückt, wenig verschieden ist. Ausführliche Untersuchungen haben in dieser Hinsicht an denselben Apparaten stattgefunden durch ZWAARDEMAKER, NOYONS, KUBO, HERMANIDES, HERINGA, TEMPELAAR als Versuchspersonen. Man sollte nun, oberflächlich urteilend, meinen können, daß die Wahl des Riechstoffes, den man von der Innenfläche des Riechzylinders abgeben läßt, gleichgültig ist, wenn man das Instrument gebrauchen will, um die Riechschärfe einer Person, verglichen mit der Norm festzustellen. Dies würde der Fall sein, wenn nicht die Adsorption der Gerüche die Beobachtung stören würde.

Quarz anstatt Glas zu benützen, bietet keinen Vorteil, denn auch Quarz hat seine Adsorption. Man tut darum gut für einfache, schnelle Bestimmungen, für die Innenfläche des Riechzylinders einen Stoff zu wählen, dessen Geruch an Glas so wenig als möglich haften bleibt. In verhältnismäßig geringem Maße wird der Geruch von vulkanisiertem Kautschuk an Glas adsorbiert und kann auch leicht durch einen Luftstrom davon entfernt werden. Überdies riecht Kautschuk verschiedener Herkunft und in verschiedenen Abschnitten von einer langen Röhre, wenn er nur dunkel und geschlossen aufbewahrt wird, überall gleich stark. Eine innere Weite von 0,8 cm ist auch ein konstantes Maß und ein Stück von 10 cm läßt sich ohne Mühe abschneiden. Auch ist es nicht schwierig, eine Glasröhre zu finden, die über solch ein Zylinderchen hinpaßt und verhindert, daß Geruch sich nach außen verbreitet.

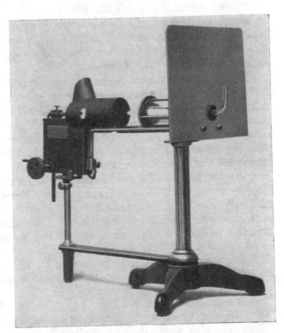

Abb. 10. Riechmesser auf Fuß.
(Die kleine Bogenlampe [ohne Linse] dient zur Reinigung des Riechröhrchens von ihm innerlich anhängenden Düften.)

Solch ein Kautschukriechmesser gibt normaliter das Minimum perceptibile, wenn der Riechzylinder über eine Länge von 1 cm entblößt oder mit anderen Worten, wenn die Außenröhre 1 cm vorgeschoben ist. Dabei muß aber die nach oben umgebogene Riechröhre in die *vordere* Hälfte des Nasenloches gehalten werden, denn wenn sie in die hintere Hälfte eingeführt wird, ist der Riecheindruck viel schwächer, da die hier strömende Luft sich an der konkaven Seite der bogenförmigen Strombahn bewegt und nur die an der konvexen Seite strömende Luft ist für das Riechen von Bedeutung. Das andere Nasenloch läßt man offen, denn die Absicht ist während des Versuchs so natürlich als möglich zu riechen. Eine schnelle Schnüffelbewegung erfüllt dies am besten. Wenn man einige Male hintereinander aspiriert, findet man leicht die beste Art, die es gestattet, mit der kleinsten Menge von Geruch auszukommen. Ab und zu muß das Riechröhrchen von dem anhaftenden Riechstoff gereinigt werden, indem man einen Luftstrom hindurchgehen läßt oder eine trockene entfettete Watteflocke hindurchschiebt. Personen, die stark rauchen und bei denen die Pyridinluft an Haut, Haaren und Kleidern hängt, haben etwas mehr nötig als ein normales geruchloses Individuum. Aus GRIESBACHs Material folgt, daß Raucher 2,5 cm nötig haben. Rechts und links findet man unter normalen Verhältnissen ungefähr die gleichen Werte. Eine Skala auf der Riechröhre gibt ganze bzw. halbe Zentimeter an.

Das Minimum perceptibile, das ich mittels des Kautschukriechmessers für eine normale Person bei 1 cm gefunden habe, habe ich seiner Zeit eine Olfaktie genannt. Es ist klar, daß diesem Werte eine Geruchsmenge entspricht, die man als Geruchseinheit benutzen kann. Ein starker Raucher wird also $2^1/_2$ normale Olfaktien Kautschuk nötig haben.

Nimmt man als Riechquelle einen aus einem anderen Riechstoff bestehenden Zylinder, dann wird die Olfaktie, ausgedrückt in den Konstanten des Riechmessers, einen anderen Wert erhalten. Dann wird dieser neue Wert, der auch einer Olfaktie entspricht, aber dann für diesen anderen Riechstoff, als Geruchseinheit benützt werden können.

Bei Personen, deren Minimum perceptibile über 10 Olfaktien liegt, kann der Kautschukriechmesser nicht mehr gebraucht werden und man muß einen solchen mit einem stärkeren Riechstoff nehmen. Sehr geeignet ist dann das Ammoniakum-Guttapercha. Man mischt gleiche Teile Gummi ammoniacum, eine Harzart, und unvulkanisiertes Guttapercha und schmilzt diese Masse zu dem sogenannten Kunsthorn. Dieses Kunsthorn läßt sich mühelos in Zylinderform gießen zur Länge von 10 cm und mit genau 0,8 cm Rohrweite. Eine gläserne oder kupferne Umhüllung schließt das Kunsthorn nach außen ab. Den normalen Olfaktienwert kann man bei solch einem Riechmesser durch Messung bei normalen Personen nicht kennen lernen. Man muß seine Zuflucht nehmen zu Versuchspersonen, die infolge einer leichten einseitigen Stenose eine respiratorische Anosmie haben. Wenn sich unter diesen jemand befindet, der sein Minimum perceptibile bei 99 mm Kautschuk hat, so wird er keine größere Zylinderlänge als 0,4 cm nötig haben. Hieraus haben C. REUTER und ich seiner Zeit gefolgert, daß die volle Länge von 10 cm Ammoniacum-Guttapercha ungefähr 25 normalen Olfaktien entsprechen muß.

Wünscht man noch stärkere Reize, dann ist ein Gemisch von Ichtyol und Bimstein empfehlenswert. Besonders geeignet ist eine Mischung von gleichen Teilen, die sich vorzüglich schmelzen läßt.

Für klinischen Gebrauch sind diese drei Riechmesser von ausreichender Genauigkeit [1]). Sie sind überdies ungemein handlich und bequem zu reinigen. Theoretisch ist die normale Olfaktie damit aber zu ungenau bestimmt, da weder Kautschuk, noch Kunsthorn, noch Ichthyol stets genau die gleiche Zusammensetzung haben werden. Will man einen scharf definierten kräftigen Riechzylinder haben, der zur Olfaktometrie besonders geeignet ist, dann rate ich ein Gemisch von Borneokampfer und Naphthalin (ungefähr gleiche Teile) als riechgebende Substanz zu nehmen. Bei 40° zusammengeschmolzen hat es überall die gleiche Zusammensetzung. In solch einen Zylinder wird ein Kanal von 8 mm Kaliber gebohrt. Auf 10 cm Länge abgeschnitten bildet solch ein an seiner Außenfläche mit Kupfer oder Glas bedeckter Zylinder einen vortrefflichen Riechzylinder, der allen Anforderungen entspricht, scharf zur Wahrnehmung gelangender Geruch, der an Glas wenig haftet und das Sinnesorgan wenig ermüdet. Die normale Olfaktie wird aber durch einen sehr kleinen Bruchteil eines Zentimeters dargestellt, so daß einigermaßen normale Riechschärfen hiermit nicht gemessen werden können.

---

[1]) Siehe weiter REUTER.

Wir sind bislang von der Voraussetzung ausgegangen, daß es gleichgültig ist, mit welchem Riechstoff wir das Sinnesorgan prüfen, mit Rücksicht darauf, daß es sich in erster Linie um normale Organe handelte. Sobald aber eine Anosmia essentialis ins Spiel kommt oder gar die olfaktorischen Neurone in ihrer Gesamtheit gelitten haben, dann ist die Sache nicht mit einem einzelnen Riechmesser zu untersuchen, sondern mit einer Reihe, in der verschiedene Arten von Riechstoffen vertreten sind. Um aber eine gute Wahl treffen zu können, muß man eine Übersicht haben über die Gerüche, die in Betracht kommen und hierzu ist eine Klassifikation nötig.

Für klinische qualitative Untersuchung muß man — soll sie vollständig sein — neun Riechmesser nehmen als Repräsentanten der neun Geruchsklassen. Die Theorie würde es eigentlich erforderlich machen, daß diese neun Riechmesser auch ungefähr die gleiche Stärke besäßen, die Praxis aber verlangt es anders. Die Anosmien, um die es sich handelt, sind sehr verschieden stark und darum kommt man schneller zu einer Übersicht, wenn man den verschiedenen neun Riechmessern verschiedene Stärke gibt. Dann ist wohl leicht einer dabei, der bei ersterer Orientierung schon gerochen wird und man kann hiervon ausgehend dann die übrigen Klassen untersuchen.

Die klinischen Riechmesser, die REUTER und ich seiner Zeit für unsere klinischen Untersuchungen benützten, waren in folgender Weise zusammengestellt.

Klasse I. *Ätherische Gerüche*: Gelbes Wachs ohne jeden Zusatz zu einem Zylinder von 10 cm Länge und 8 mm Bohrung gegossen. Die gläserne Umhüllung, worin das Gießen vor sich geht, dient zugleich als definitive Umkleidung nach außen.

Klasse II. *Aromatische Gerüche*: Anispulver. Ohne jeden Zusatz wird pulverisierter Anissamen in ein Zylinderchen eingegossen, das außen eine Glaswand hat und innen eine Wand von Nickelgaze, die von außen mit einer Lage Filtrierpapier bedeckt ist. Das Riechröhrchen, auf dem sich der Riechzylinder bequem hin- und herschiebt, ist auf diese Weise nur mit der Nickelgaze in Berührung, während der Geruch des Anises durch das Filtrierpapier entweicht, wenn dieses bei dem Ausschieben des Riechzylinders an der Innenseite entblößt wird. Dieser Anisriechmesser hat eine sehr große Intensität.

Klasse III. *Balsamische Gerüche* (Odores fragrantes): Resina benzoe ohne jeden Zusatz zu einem Zylinder von 10 cm Länge und 8 mm Bohrung gegossen. Das Glas, in welchem gegossen wird, dient als äußere Umhüllung, während die Riechröhre ohne weiteres längs der Innenfläche des gegossenen Zylinders hin- und hergeschoben wird.

Klasse IV. *Moschusgerüche*: Radix sumbul (oder eine andere Moschuswurzel) wird pulverisiert und eingeschlossen in ein Zylinderchen zwischen einer äußeren Glaswand und einem 3 mm weitem Zylinderchen aus Nickelgaze, daß an seiner Außenseite mit einer Lage Filtrierpapier bedeckt ist. Der Geruch der Moschuswurzel durchdringt das Filtrierpapier und erreicht den Atemweg, sobald der Zylinder herausgeschoben und durch die Riechröhre aspiriert wird.

Klasse V. *Allylgerüche*: Asa foetida fein pulverisiert, wird in einen Zylinder eingeschlossen mit gläserner Außenwand und innerlich einem Zylinderchen von Nickelgaze von 8 mm Weite, das an seiner Außenfläche mit einer Lage von Filtrierpapier bedeckt ist, so daß nicht das Pulver, wohl aber der Geruch dadurch entweichen kann, wenn der Zylinder über die Riechröhre vorgeschoben wird.

Klasse VI. *Empyreumatische Gerüche*: Poröser mit Teer durchtränkter Porzellanzylinder, der eine gläserne Umhüllung besitzt.

Klasse VII. *Kaprylgerüche*: Zylinder aus Talg, der stets einen mehr oder weniger ranzigen Geruch hat. Glasumhüllung.

Klasse VIII. *Narkotische Gerüche* (Odores tetri): Pulverisiertes Opium, das in einem Zylinderchen zwischen einer äußeren Glaswand und einem 8 mm weiten Nickelgazezylinderchen eingeschlossen ist, welches letztere mit einer Lage Filtrierpapier umwickelt ist.

Klasse IX. *Gestankgerüche* (Fötores): In kleine Splitter geschnittenes Skatolholz, d. h. eine Holzart, in der man mit der Lupe die kleinen Krystalle von Skatol wahrnimmt, wird zwischen einer gläsernen Außenwand und einer Innenwand von Nickelgaze, die nach außen mit einer Lage Filtrierpapier bedeckt ist. Wenn dieses Zylinderchen über die Riechröhre vorgeschoben wird, so dringt der Skatolgestank durch das Papier und teilt sich über eine gemessene Oberfläche der vorbeistreichenden Luft mit.

Alle diese Zylinder haben den Vorteil, daß sie lange Zeit hindurch ungefähr dieselbe Geruchsintensität behalten. Der Grad der Riechstärke eines jeden läßt sich genau bestimmen, wenn man sie auf die gleichzubeschreibende Weise zur Präzisionsolfaktometrie verwendet. Aber es bringt wenig Nutzen, sich in dieser Hinsicht viel Mühe zu geben, da die Stoffe, die zu ihrer Anfertigung

30

gedient haben, je nach Alter und Herkunft sehr verschiedene Riechkraft haben. Im allgemeinen kann der Anisriechmesser, der Teerriechmesser und der Talgfettriechmesser als sehr stark gelten. Der Asa foetida-, der Skatol- und der Opiumriechmesser folgen dann. Der gelbe Wachs-, der Benzoe- und der Moschuswurzelriechmesser sind viel schwächer. Der Vorzug dieser Naturstoffe ist, daß sie durch die Patienten, auch durch die Menschen aus dem Volk leicht erkannt werden. Dies ist begreiflicherweise bei den reinen Riechstoffen der Chemie und der Industrie nicht der Fall. Jedoch wird man von diesen Gebrauch machen müssen, wenn man die Riechschärfe in den Konstanten des gebrauchten Riechmessers (Zylinderlänge, Zylinderwerte, Weite der Riechröhre) festlegen will. Dies gelingt am besten durch die Präzisionsolfaktometrie, indem man von vollkommen reinen, in Wasser oder in möglichst geruchlosem Paraffin gelösten Stoffen ausgeht.

Auf einem mit drei Stellschrauben versehenen nicht zu leichten Stativ ist ein horizontales Doppelgeleise angebracht. Die beiden Geleise sind durch einen Metallschirm voneinander getrennt, An der vorderen, dem Beobachter zugewandten Seite befindet sich ebenfalls ein Metallschirm, ungefähr 25 cm breit und 20 cm hoch, der, quer auf die Geleise gestellt, mit seinem Oberrand ungefähr 15 cm über deren Niveau hervorragt. Der letztere größere Schirm ist an zwei symmetrischen, über den Geleisen gelegenen Stellen von zwei vollkommen gleichen Glasröhren durchbohrt, die als Riechröhrchen zu dienen haben und deshalb in geeigneter Weise gekrümmt sind. Auf den Geleisen gleiten die als Riechquellen fungierenden, 10 cm langen Außenzylinder leicht hin und her. Die Geleise müssen daher eine Länge von etwas mehr als 20 cm, in der Regel 27¹/₂ cm besitzen. Ein Maßstab, der dem Geleise entlang angebracht ist, gestattet, in jedem Augenblick den Stand des Außenzylinders abzulesen.

Die olfaktometrischen Zylinder sind in folgender Weise konstruiert: Das Riechrohr umschließt eine aus irgendeiner porösen Substanz angefertigte Röhre von 2¹/₂ mm Wanddicke. Diese letztere muß fortwährend und in vollkommen gleichmäßiger Weise mit der zu benutzenden Riechstofflösung getränkt gehalten werden. Zu diesem Zweck ist sie in geringem Abstand von einem dickwandigen Glasrohr umgeben, so daß ein Zwischenraum von ca. 50 ccm frei bleibt. Dieser Zwischenraum wird an der vorderen und hinteren Seite hermetisch abgeschlossen durch ein Paar schwere, mit Kork bekleidete Metallplatten, die mittels dreier Leitstangen fest gegen die poröse Röhre und die gleich lange dickwandige gläserne Außenwand angeschraubt werden können. Eine kleine Eingußöffnung in der vorderen oder hinteren Metallplatte gestattet die Anfüllung des Zwischenraumes mit der Riechstofflösung, mit welcher nach und nach auch die poröse Substanz des eigentlichen Riechzylinders sich vollsaugt und so eine unerschöpfliche, immer vorhandene Riechquelle herstellt. Als Material dient entweder Filtrierpapier oder poröses Porzellan.

Um einen solchen Magazinzylinder mit riechender Flüssigkeit zu füllen, wird er vertikal gestellt und die Schraube der oberen Eingußöffnung fortgenommen; dann gießt man die Flüssigkeit aus einer Pipette schnell hinein. Während man damit beschäftigt ist, filtriert die Flüssigkeit reichlich ab. Sobald aber die Eingußöffnung verschlossen wird, beschränkt sich der weitere Verlust auf ein ganz unbedeutendes Quantum, das gerade hinreicht, um die Maschenräume der Gazestütze und die Außenwand des hineingesteckten Innenröhrchens zu befeuchten. Offenbar filtriert die Flüssigkeit nur so lange ab, bis die über die Flüssigkeit zurückgebliebnee Luft den geeigneten Druckwert angenommen hat. Es ist also vorteilhaft, den Mantel nahezu vollständig zu füllen, denn dann stellt das Gleichgewicht zwischen dem atmosphärischen Druck außen und dem hydrostatischen Druck innen sich rasch her. Eine größere Luftblase läßt weit mehr Flüssigkeit abfließen, bis sie sich so weit vergrößert hat, daß die erforderliche Druckerniedrigung erreicht ist.

In den ersten Augenblicken der Füllung kommt es vor, wenigstens bei einzelnen Riechmessern, daß das Papierzylinderchen und seine Gazestütze inwendig zwar feucht, aber nicht riechend sind. Wenn man aber einige Stunden wartet, bis die vollständige Durchtränkung erfolgt ist, erscheint der Duft in voller, später auch nicht mehr zunehmender Intensität. Dies entspricht der alltäglichen Erfahrung der Chemiker, daß die meisten der hier in Betracht kommenden Lösungen durch Filtrierpapier unverändert filtrieren.

Wenn man bei Benutzung des Olfaktometers in natürlicher Weise riecht, übt die Art der Atmung einen unberechenbaren Einfluß auf das Ergebnis aus. Dieser schwer zu beherrschende Faktor fällt aus, wenn man die Aspiration statt durch die Atmung, durch eine Wasserstrahlluftpumpe oder durch einen Ventilator mit elektrischem Getriebe ausführen läßt.

Falls die Wasserleitung als Aspirationskraft dienen soll, verwendet man die gleiche Wasserstrahlluftpumpe, die auch bei der Luft- oder Sandreinigung des Apparates benutzt wird. Nur muß man dann irgendeinen Luftmesser einschalten. Eine gewöhnliche Gasuhr würde hierzu genügen, wenn nur nicht bei jeder Viertelumdrehung eine kleine Unregelmäßigkeit im Luftstrom eintreten würde. Besser ist es einen einfachen kleinen Apparat zu benutzen, den ich S. 441 als Aerodromometer beschrieben habe.

Der vom Aerodromometer in seiner Geschwindigkeit gemessene Luftstrom (nach Lufttransport geeicht) hat bei den Präzisionsmessungen statt des Atemstroms die sich von der Innenfläche des odorimetrischen Zylinders lösenden Riechstoffmoleküle mitzuführen. Wenn der Strom nur eine beschränkte Zeit, z. B. $\frac{1}{4}$ Minute anhält, ist die Annahme erlaubt, daß die Verdunstung aus der freigegebenen riechenden Oberfläche konstant ist und der kontinuierliche Strom fortwährend pro Zeiteinheit die gleiche Menge riechender Moleküle mitführt. Von dieser Eigenschaft wird Gebrauch gemacht, indem man stromabwärts in der Strombahn einen ungefähr 100 ccm fassenden, mittels Hähnen abschließbaren, leicht erweiterten Raum einschaltet; er dient als Glasbehälter, an welchem gerochen wird. In diesem Raume wird sich, solange die Durchströmung andauert, Luft befinden, die in einem bestimmten Grade mit riechenden Molekülen geschwängert ist, und die Menge der letzteren wird bei einer gegebenen Strömungsgeschwindigkeit der Luft ausschließlich von der Größe der riechenden Oberfläche abhängen. Wenn man während der Durchströmung die Hähne schließt, wird die Luft im Behälter zurückgehalten und nach Ausschaltung des letzteren aus der Strombahn ergibt sich die Möglichkeit, diese Luft mit dem Geruchsorgan auf Intensität und Qualität ihres Duftes zu prüfen. Man macht dies am besten, während der Behälter an Ort und Stelle bleibt. Nachdem man den vom Olfaktometer abgekehrten Hahn geöffnet hat, wird an dem mittels eines besonderen, von einem Metallstopfen verschlossenen, wandständig angebrachten, kleinen röhrenförmigen Riechröhrchen gerochen. Falls bei einer gegebenen Verdünnung der Riechstofflösung im Olfaktometer, bei einer gegebenen Strömungsgeschwindigkeit und bei einer gegebenen Ausdehnung der riechenden Oberfläche die Geruchsstärke der im Behälter zurückgebliebenen Luft sich als über der Schwelle liegend herausstellt, kann man den Reiz erniedrigen:

entweder durch weitere Verdünnung der Riechstofflösung im Magazinzylinder oder durch Verkleinerung der riechenden Oberfläche,

oder endlich durch Verdünnung der Luft in dem mit Hähnen versehenen Behälter und Wiederanfüllung desselben mit reiner Luft.

Von diesen drei Hilfsmitteln, um zu schwächeren Reizen zu gelangen, ist der Verdünnungsgrad der Riechstofflösung aus Zweckmäßigkeitsgründen bereits festgelegt, während die Verkleinerung der riechenden Oberfläche sich ohne Schwierigkeit mittels der Wasserstrahlluftpumpe bis auf das zehnfache herstellen läßt. Durch neue Anfüllung mit reiner Luft, welche durch das „Riechröhrchen" zu geschehen hat, und abermaliges Verdünnen erreicht man eine 100fache Verdünnung. Eine zweite Wiederholung dieser Prozedur gibt 1000fache Verdünnung usw. So kommt man rasch bis zur Schwelle. Einmal in ihrer Nähe, variiert man den Reiz durch Vergrößerung bzw. Verkleinerung der riechenden Oberfläche weiter bis man, immer aufs neue die Luft im Behälter 10-, 100-, 1000fach verdünnend, die wirkliche Schwelle trifft. Die Änderung der Ausdehnung der riechenden Oberfläche findet, wie woh nicht näher hervorzuheben, durch olfaktometrische Verschiebung statt.

9. Die Olfaktie.

Es hat sich schließlich als praktisch herausgestellt, den normalen Schwellenwert eines Geruchsreizes von bestimmter Qualität einen eigenen Namen zu geben, wie bereits gesagt, die „Olfaktie". Man findet eine Olfaktie mehr oder weniger genau, indem man an mehreren Tagen an einem normalen Geruchsorgan die Reizschwelle in Zentimeter vorgeschobener Zylinderlänge des Olfaktometers bestimmt und aus den gefundenen Werten entweder das arithmetische Mittel zieht oder, was bequemer ist, den am häufigsten vorkommenden Wert aufsucht. Je größer die Anzahl der Messungen ist, um so genauer entspricht eine solche Zahl dem wirklichen Wert. Zu einer ersten Annäherung genügen bereits zehn Bestimmungen, an verschiedenen Tagen und bei Temperaturen von ungefähr 15° angestellt. Die in dieser Weise bestimmte Schwelle oder Olfaktie läßt sich dann des weiteren als Einheit des Reizes verwenden.

Die Berechtigung einer solchen Verwendung der Olfaktie als Einheit bei der physiologischen Bemessung eines Geruchsreizes entnehme ich der bekannten

FECHNERschen Formel $e = k \log \frac{r}{b}$, in welcher e die Empfindungsstärke, k eine

Konstante, r die Reizstärke und b die Schwelle des Reizes angibt. Eine Reizstärke in Olfaktien ausgedrückt, entspricht offenbar dem Wert $\frac{r}{b}$, dessen mit einer Konstante multiplizierter Logarithmus das Maß der Empfindungsstärke bedeutet. Überall, wo es auf Intensitätsvergleichungen von Reizen in physiologischer Hinsicht ankommt, mit anderen Worten, wo die ungefähre Gültigkeit des WEBERschen Gesetzes vorausgesetzt werden kann, ist infolgedessen die Messung nach Olfaktien am Platze.

Man hat sich gelegentlich an der Tatsache gestoßen, daß die Olfaktie, wie eine Schwelle überhaupt, nicht ohne Heranziehung eines Sinnesorganes reproduziert werden kann. Es liegt hier ein Mißverständnis vor. Die „Olfaktie" entspricht der Reizschwelle eines normalen Geruchsorgans, und zwar für jede riechende Substanz gesondert. Es gibt eine Olfaktie Kampferduft, eine Olfaktie Chloroformduft, eine Olfaktie Iononduft usw., aber nie eine Olfaktie ohne weitere Andeutung der Qualität des reizenden Duftes. Auch ist die Schwelle eines normalen Geruchsorganes an sich keine umschriebene physikalische Größe. Sie entspricht einer solchen nur unter ganz bestimmten Bedingungen. Diese Bedingungen aber lassen sich festlegen, wie der nächste Paragraph über die Präzisionsmessung zeigen wird. Und dann ist die Olfaktie, wo nötig, reproduzierbar.

Unter Unterschiedsschwelle versteht man die kleinste prozentische Verstärkung, die ein Reiz erfahren muß, um einen Unterschied wahrnehmbar zu machen. Beim Geruchssinn hat man die Reize unmittelbar hintereinander zur Wahrnehmung zu bringen und darauf seine Vergleichung zu gründen.

Bekanntlich steigt die Empfindung nach dem WEBER-FECHNERschen Gesetze in einer gewissen Breite dem Reize einigermaßen proportional an. Diese Strecke entspricht dem von WUNDT sogenannten Kardinalwert des Reizes, in unserem Falle eine Reizintensität von 2,7 Olfaktien. Mit dieser Erscheinung hängt es zusammen, daß man olfaktometrisch am bequemsten arbeitet, wenn die Reizschwelle ungefähr bei 1 cm der Zylinderlänge, liegt, was sich natürlich durch eine passende Verdünnung der Riechstofflösung leicht erreichen läßt. Denn wenn dies zutrifft, fällt der Bereich, in welchem man nach WUNDT die objektiven Eindrücke am genauesten auffaßt, gerade in die Strecke des Olfaktometers, die am leichtesten meßbar ist.

J. HERMANIDES hat in meinem Institut für jede der früher genannten Standardlösungen die Unterschiedsschwelle bestimmt. Er findet

10. Unterschiedsschwellen.

Riechstofflösung	Für schwächere Reize	Für stärkere Reize
Essigsaures Isoamyl $1/2\%$ . . .	30%	24%
Nitrobenzol 5%	25%	26%
Terpineol 2,5%	40%	36%
Muskon 0,627%	45%	46%
Äthylbisulfid $1\%_{000}$	30%	36%
Guajakol $1\%_{00}$	35%	46%
Valeriansäure $1\%_{000}$	45%	38%
Pyridin 1%	30%	30%
Skatol 1%	60%	62%
Im Mittel	38%	38%

Außer dem kleinst wahrnehmbaren Unterschied in der Reizstärke kann man auch noch einen kleinst wahrnehmbaren Unterschied in der Qualität ermitteln.

Dies ist z. B. leicht auszuführen für die Übergänge, in den homologen Reihen, z. B. in den Alkoholreihen, in den Fettsäurereihen, in den Methylbenzolreihen und in den Anilinreihen. Am besten vergleicht man dabei miteinander Reize von gleicher Olfaktienzahl. Dies kann an Riechmessern geschehen oder auch an einer Reihe von Irisodorimetern. Wenn man sich zu diesem Zweck experimentell einrichten will, so ist das letztere wohl am bequemsten.

Bei solchen Untersuchungen wird man auf das mögliche Vorkommen von abnormen Riechverhältnissen zu achten haben. VAN DER HOEVEN LEONHARD beschrieb in meinem Laboratorium solch einen Fall. Er ging der einfachen Schwelle nach für eine Reihe von Standardgerüchen. Diese Untersuchung mußte noch in der Richtung des Unterscheidungsvermögens für Qualitäten in homologen Reihen erweitert werden.

11. Die Adaptation bzw. die Ermüdung.

E. ARONSOHN ist der Erste gewesen, der exakte Untersuchungen angestellt hat über die Erscheinung, die man gewöhnlich Ermüdung des Geruchs nennt. Er zeigte, daß, wenn man an einem Fläschchen mit Riechstoff riecht, das man andauernd unter die Nase hält, nach einer bestimmten Zeit jeder Geruch verschwunden erscheint. Die erforderliche Zeit ist verschieden lang für verschiedene Stoffe z. B.:

Tinct. jod.	4 Min.
Kampfer	5— 7 ,,
Schwefelammonium	4— 5 ,,
0,2%ige Kumarinlösung . .	12—13 ,,

Um scharfe Ergebnisse zu bekommen, habe ich dann nicht das Aushalten eines Geruches während der maximalen Reizung gemessen, sondern nach dauernder Ermüdung für einen bestimmten Duft die Riechschärfe nach 15, 30, 45, 60 Sekunden usw. bestimmt. Auf diese Weise bekam ich Ermüdungskurven, die es ermöglichen, die in einem gegebenen Augenblick bestehende Riechschärfe zu bestimmen, gerechnet vom Beginn eines bestimmten Geruches in bestimmter Stärke.

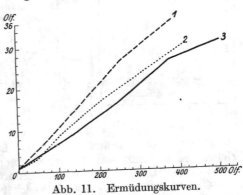

Abb. 11. Ermüdungskurven.

J. HERMANIDES untersuchte zu dem gleichen Zweck die Verlängerung der Reaktionszeit, die unter dem Einfluß von Ermüdung entsteht. In allen diesen Fällen handelte es sich um die Ermüdung, die auftritt, wenn man sich mit demselben Geruch abstumpft, der darauf zur Messung dienen soll. Ich habe diese Art der Ermüdung homonyme Ermüdung genannt. E. L. BACKMAN sucht sie zu erklären durch eine Hypothese in Analogie mit der Lichtwirkung in bezug auf die Netzhaut. Da das Licht den roten Sehstoff in die gelbe Modifikation umwandelt und die chemischen Kräfte im Gegensatz hierzu für die Regeneration des früheren Stoffes sorgen, sobald es dunkel wird, kann man sich ein Gleichgewicht zwischen diesen beiden Reaktionen vorstellen, worin das Lichtpotential aufgewogen wird gegen das chemische Potential. So stellt BACKMAN sich auch die odorichemische Reaktion vor. Nach BACKMANS Ansicht darf man dann, wenn ein Gleichgewicht eintritt und demgemäß nichts gerochen wird, eigentlich nicht von Ermüdung sprechen, man würde es vielmehr mit einer Adaptation zu tun haben. Es stellt sich heraus, daß der gleiche Prozentsatz von Duft-zunahme eine Minimumempfindung gibt.

Komuro wiederholte diese Untersuchungen und bestätigte Backmans Befunde.

Ganz anders wird die Sache, wenn man die Riechschärfe mit einem anderen Duft mißt als dem, welchen man zur Ermüdung verwandt hat. Ich habe dies heteronyme Ermüdung genannt. Es bestehen dann zwei Möglichkeiten:

1. Man kann dem Sinnesorgan während der Messung Gelegenheit zur Wieder-herstellung geben (Riechen in reiner Luft).

2. Man kann dafür sorgen, daß auch während der Messung der ursprüngliche Duft fortbesteht und das Sinnesorgan also ermüdet bleibt (Riechen in parfü-mierter Luft).

In beiden Fällen wird man einen Wert finden. In ersterem Fall wird das Ergebnis ein sehr komplizierter Vorgang sein: d. h. die Summierung eines Reizes, womit ermüdet wird und der während der Wiederherstellung des Sinnes für den zur Ermüdung verwandten Riechstoff allmählich wieder bewußt werden kann und eines Geruchreizes, der für das Sinnesorgan ganz neu ist. Man kann diese

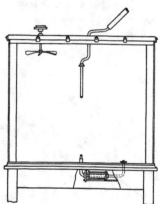

Abb. 12. Camera parfumata.

Die Camera inodorata kann als ständig parfümierter Raum benutzt werden, wenn man darin eine ab-gemessene, kleine Menge Riechstoff verdunstet, den Odorivector mit der Luft des Kastens innig ver-mischt, wozu der Ventilator am Dach dient. Unter dem Boden des Kastens befindet sich das Olfakto-meter. Beim Riechversuch kann die Atemluft nach Belieben aus dem Kasten oder aus der freien Luft der Umgebung aspiriert werden. Im ersteren Falle dient eine befeuchtete, biegsame Metallröhre zur Leitung der Luft aus dem Kasten in das Olfaktometer.

beiden sich summierenden Reize nach Belieben unilateral oder bilateral an-bringen. K. Komuro bediente sich der binasalen Methode, indem er die Olfakto-metrie in einer Camera parfumata ausführte. Hierzu wurde die früher beschrie-bene Camera odorata benützt, in welcher eine bestimmte Menge Parfüm ver-dunstet wurde. Ein unter dem Boden angebrachter Olfaktometer gestattet eine Riechmessung auszuführen.

Das Studium der heteronymen Ermüdung ist theoretisch äußerst wichtig. Es verschafft eine physiologische Untersuchungsmethode, um der gegenseitigen Verwandtschaft von Düften auf die Spur zu kommen. Je mehr zwei Düfte, die nebeneinander gestellt werden, der eine womit ermüdet wird, der andere womit gemessen wird, miteinander verwandt sind, desto mehr wird die hetero-nyme Ermüdung, die man mißt, sich der homonymen Ermüdung nähern. Je weiter die zwei Düfte — Ermüdungs- und Meßduft — voneinander entfernt sind, desto auffallender wird die neue Wahrnehmung für das Sinnesorgan sein und destoweniger Reiz wird man bedürfen, um sie hervorzurufen.

K. Komuro fand bei der Messung mit den neun Standardgerüchen an Riech-messer, daß:

1. das Sinnesorgan sehr stark ermüdet erscheint für den Geruch, womit man die Ermüdung bewirkt hat;

2. das Sinnesorgan in geringem Maße ermüdet erscheint für alle anderen Geruchsarten, keine ausgenommen.

Ich schließe aus letzterem, daß in allen Gerüchen etwas Gemeinschaftliches vorhanden ist, analog der „Weißvalenz" der Lichtphysiologen, die allen Farben eigentümlich zu sein scheint. Es ist zweckmäßig, diesem gemeinsamen Etwas einen Namen zu geben. Ich möchte es den „unbestimmten Geruch" nennen. In jedem willkürlichen Geruch sitzt also etwas von dem unbestimmten Geruch.

Es ist auf diesen unbestimmten Geruch zurückzuführen, daß Komuro und später auch Ohma bei all ihren heteronymen Messungen an dem ermüdeten Riechorgan eine geringere Empfindlichkeit an höherer Schwelle fanden, als für das völlig ausgeruhte Sinnesorgan festgestellt war.

Riechstoff im Olfaktometer	Olfaktienzahl bei unvollständiger Ermüdung	Olfaktienzahl bei vollständiger Ermüdung
A. Ermüdung durch Terpineol [1].		
Essigsaures Amyl . . .	1,0	1,3
Nitrobenzol	2,0	1,3
Terpineol	8,5	6,5
Kunstmoschus	1,9	1,4
Allylalkohol	2,0	1,4
Guajakol	2,5	1,2
Kapronsäure	2,2	2,1
Pyridin	1,6	1,2
Skatol	2,4	1,2
B. Ermüdung durch Guajakol [2].		
Essigsaures Amyl . . .	2,7	1,3
Nitrobenzol	2,0	1,3
Terpineol	2,8	1,2
Kunstmoschus	2,7	1,3
Allylalkohol	3,1	1,8
Guajakol	13,2	6,8
Kapronsäure	2,9	1,4
Pyridin	2,0	1,2
Skatol	2,8	1,2
C. Ermüdung durch Kapronsäure [3].		
Essigsaures Amyl . . .	2,8	1,3
Nitrobenzol	2,0	1,3
Terpineol	2,0	1,2
Kunstmoschus	4,1	1,4
Allylalkohol	3,2	1,5
Guajakol	6,3	1,3
Kapronsäure	8,9	20,9
Pyridin	2,0	1,2
Skatol	2,2	1,2

12. Die Reaktionszeit.

Die Zeit, die verstreicht zwischen dem Augenblick, wo ein Riechreiz zugeführt wird, bis zu dem Augenblick, wo man einen Eindruck erhält, nennt

---

[1] Die Konzentration in der Camera odorata betrug 50 mikromgr. per ccm Luft.
[2] Die Konzentration in der Camera odorata betrug 83 mikromgr. per ccm Luft.
[3] Die Konzentration in der Camera odorata betrug 33 mikromgr. per ccm Luft.

man die einfache Reaktionszeit. Schon lange hat dieser Zeitverlauf die Auf
merksamkeit auf sich gezogen. In Wundts Laboratorium bestimmte Molden-
hauer ihn auf einen Betrag, der zwischen 0,2 und 0,4 Sekunden schwankte,
durch plötzliches Einblasen von Luft, die mit dem Duft von Kampfer, Menthol
usw. geschwängert war. Eine klinische Untersuchung von Buccula folgte im
nächsten Jahre darauf und zur gleichen Zeit stellte H. Beaunis eine physiologische Untersuchung an. In vielen Fällen erwies sich das Geräusche des In-
sufflators als recht störend. Darum bin ich 1895 dazu übergegangen, die Riechröhre meines ursprünglichen Olfaktometers, der zu diesem Zwecke auf ein stand-
festes Stativ gestellt wird, auf die früher beschriebene Art mit einem T-Stück
zu versehen, das durch Lufttransport zu einer Mareyschen Trommel führt [1]).
Auf diese Weise kann man die Schnüffelbewegung, womit man sich einen Riechreiz von bekannter Qualität und Stärke verschafft, unmittelbar auf dem berusten
Zylinder registrieren. Der Augenblick der Wahrnehmung wird mittels eines
Signals auf der gleichen berusten Fläche verzeichnet und der gegenseitige Zeit-
unterschied beider Momente chronoskopisch festgestellt. Die Zeiten stimmen
ungefähr mit denen von Beaunis überein, schwanken aber stark je nach der
Qualität und der Intensität des gebrauchten Reizes.

Reaktionszeit in Sekunden.

Riechstofflösung	Riechstärke in Olfaktien	Reaktionszeit in Sekunden	Wahrschein- licher Fehler
Essigsaures Isoamyl	5	0,58	9%
” ”	10	0,50	14%
Nitrobenzol . . .	5	0,60	22%
”	10	0,56	16%
Terpineol	2½	0,67	13%
”	5	0,65	3%
Muskon	5	0,53	18%
”	10	0,51	19%
Äthylbisulfid . . .	5	0,66	12%
Guajakol	1½	0,68	11%
”	3	0,67	5%
”	5	0,55	12%
”	10	0,42	11%
Baldriansäure . . .	10	0,42	13%
” . . .	20	0,48	16%
” . . .	40	0,49	10%
” . . .	80	0,52	18%
Pyridin.	5	0,54	9%
”	10	0,50	8%
Skatol	100	0,44	10%
”	200	0,39	14%

Um den Reiz rein ohne Beimischung von Kautschuk wahrzunehmen, darf das Ver-
bindungsrohr zwischen Olfaktometer und Mareyscher Trommel nicht aus Kautschuk
bestehen, sondern soll aus Blei genommen werden. Will man dies in der Klinik vermeiden,
dann kann man auch einen gewöhnlichen Kautschukschlauch von 4 mm Kaliber gebrauchen,
muß aber ein kleines Luftfläschchen einschalten, das die Luft aus dem Schlauch verhindert
in die Riechröhre zu kommen. Der Stoß, den die Schnüffelbewegung der Luft mitteilt,
wird nichtsdestoweniger mit der Geschwindigkeit des Schalles nach der Trommelmembran
geleitet. Die Signalgebung der Beobachtung kann noch sehr vereinfacht werden, indem
man sie durch eine stoßweise Exspiration durch die Riechröhren stattfinden läßt. Es

---

[1]) L'année psych. T. 2. Die Luftbewegung hat eine bestimmte Dauer. Diese beträgt
in dem Riechmesser 20 Millisekunden, in der Nasenhöhle wahrscheinlich die Hälfte davon.

erfordert aber eine besondere Übung, um dieses Signal ebenso schnell zu geben als einen Druck auf einen Morsehammer oder einen Knopfkontakt.

Wenn die Schnüffelbewegung, womit man sich dem Riechreiz verschafft, sehr plötzlich stattfindet, ist auch der Zeitpunkt der Reizung scharf bestimmt. Anders aber wenn man langsam einatmend an dem Riechmesser riecht. Diese letztere Art entspricht vielleicht mehr der Weise, wie man im täglichen Leben Riecheindrücke erhält, z. B. an einer Blume riecht. Immerhin befindet man sich bei dieser natürlichen Art und Weise in Unsicherheit darüber, wohin das Reizmoment zu legen ist an den Beginn der Aspiration, ihre größte Tiefe oder ihr Ende? Das ist der einzige Nachteil, der unserer Methode anhaftet, denn die Luftbewegung erfordert so wenig Zeit, daß sie gegenüber einer Reaktionszeit von 0,5 Sekunden nicht in die Wagschale fällt. Durch Ermüdung wird die Reaktionszeit merklich größer [1]).

13. Die begleitenden Lust- und Unlustgefühle.

Der Geruchsinn ist ein stark affektiver Sinn. Sehr häufig gehen die Wahrnehmungen mit deutlichen Reflexen Hand in Hand, die als der Ausdruck eines Lust- oder Unlustgefühls anzusehen sind. Sie verraten sich durch den Gesichtsausdruck, in Schnüffel- oder Abwehrbewegungen, Anhalten des Atems, wechselnder Gesichtsfarbe. Abgesehen von diesen Reflexen, die man auch bei Tieren beobachten kann, kommt auch manchmal eine bewußte Äußerung von Wohlbehagen oder Abscheu zustande. Zwischen diesen Extremen liegen die Gerüche, die dem Wahrnehmer gleichgültig sind. Bei einer großen Zahl von pharmazeutischen und technisch-chemischen Gerüchen ist dies der Fall. Die Nahrungsgerüche verhalten sich verschieden. Meistens besteht eine Vorliebe oder ein Widerwillen in dieser Hinsicht mit großen individuellen Unterschieden, die auch stark unter dem Einfluß der Stimmung stehen.

Alle diese Äußerungen von Begleiterscheinungen betrachtet die theoretische Physiologie als sehr entfernte Attribute der Sinnesempfindung. Die ganz unmittelbaren sind die Wahrnehmung von Geruchsqualität und von Geruchsintensität. Ein Platzzeichen haben die Geruchsempfindungen niemals. Höchstens sieht man Mensch oder Tier durch Kopfbewegungen nach dem Ausgangspunkte einer Duftwolke suchen. Auch das rechte und linke Riechorgan sind für das Bewußtsein *eins*. Selbst abwechselndes Schließen des rechten und linken Nasenloches gibt uns nicht die Möglichkeit einen Unterschied zwischen rechts und links zu verspüren, auch nicht beim gustatorischen Riechen [2]), es sei denn vielleicht ein Intensitätsunterschied, wenn sich bei der Riechmessung ein beträchtlicher Unterschied in der Riechschärfe herausstellt. Auch das entfernte Attribut der Dauer der Empfindung spielt bei dem Geruchsinn keine bedeutungsvolle Rolle, da bei jedem Atemzug stets ein ganz neuer Reiz zustande kommt, inspiratorisch bei dem gewöhnlichen Riechen, exspiratorisch bei dem gustatorischen Riechen.

Neben Qualität und Intensität als elementären Attributen ist es also unter den assoziierten Attributen hauptsächlich der Affekt, der sich geltend macht.

14. Die Kompensation der Gerüche.

Seit langem weiß man schon, daß die Gerüche sich gegenseitig verdrängen können. Manchmal tritt dabei ein Wettstreit auf. Ich habe selbst seinerzeit

---

[1]) Die Reaktionszeit ist aufgebaut aus: a) Luftbewegung in der Riechröhre; b) Luftbewegung im Nasenweg; c) der Diffusionszeit; d) die Lösungszeit in den Riechhaaren; e) der Neuron- bzw. Synapsiszeit; f) dem Signal. Bei Schnüffeln wird c = 0.
[2]) Gustatorisches Riechen habe ich den Riechanteil genannt, der während des Kostens durch die Choanen dem Geschmackseindruck hinzugefügt habe.

gezeigt, daß bei zwei oder drei schwachen Reizen es vorkommen kann, daß kein einzelner Geruch zu seinem Rechte kommt und entweder nichts oder der unbestimmte Geruch, wovon in dem Kapitel über Ermüdung die Rede war, wahrgenommen wird. Um dieser sehr augenfälligen Erscheinung auf die Spur zu kommen, muß man sich indessen eines doppelten Riechmessers bedienen, denn es kommt darauf an, von jedem der Gerüche eine sehr richtig gewählte Menge zu nehmen, die überdies vollkommen synchronisch einwirken muß. Es ist äußerst mühsam, dies durch Mischung von riechenden Flüssigkeiten zu erreichen obwohl es sich bequem demonstrieren läßt, daß Kombinationen von Gerüchen: angebranntes Essen, z. B. mit einem besonderen Geruch als Zusatz zusammen schwächer riechen als die Brandluft und der Extrageruch, ein jeder für sich. So gut als unausführbar ist es, eine Vereinigung, die zur Aufhebung führt, zu erhalten, wenn man zwei Gase ineinander diffundieren läßt, da dann beinahe an jeder Stelle des Raumes eine andere Konzentration besteht und in die Nase eindringt. Mit dem doppelten Riechmesser bietet es aber keine Schwierigkeiten, einander aufhebende Kombinationen zu finden.

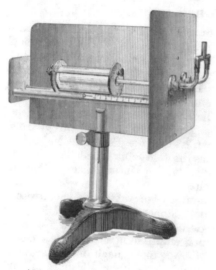

Als Mischgefäß kann gebraucht werden: entweder die Nasenhöhle des Beobachters oder ein mit gut schließenden Hahnen versehener Behälter aus Glas oder Quarz. In beiden Fällen kann die Kompensation uni- oder bilateral vorgenommen werden. Wird bei unilateraler Verwendung ein T-Stück wie die Abb. 13 angibt, auf die gewöhnlichen Riechröhrchen gesteckt. Bei bilateraler Verwendung gebe man bei der Riechröhre eine besondere Krümmung, so daß die rechte Röhre ins rechte Nasenloch (vorderer Teil), die linke ins linke Nasenloch (vorderer Teil) gebracht werden kann.

Abb. 13.   Doppel Riechmesser.
Die beiden Riechröhrchen sind durch ein T-stück zur unilateralen Verwendung verbunden.

Es ist nicht schwer, alle möglichen Kombinationen von Reizen zu untersuchen. Auf diese Weise sind vor allem die Standardgerüche untersucht worden. Wenn man die Reizstärke in Olfaktien ausdrückt, so muß man beachten, daß der Luftstrom in vorliegendem Falle nur die Hälfte der gewöhnlichen Stromgeschwindigkeit besitzt. Demzufolge enthält die aspirierte Luft doppelt soviel riechende Moleküle als gewöhnlich bei gegebener Verdunstungsfläche.

Auch das Prinzip des Präzisionsolfaktometers läßt sich anwenden, wenn man jeden der Riechmesser getrennt mit einem Riechfläschchen von 50 ccm Inhalt versieht und nun durch ein T-Stückchen dieselbe Aspiration durch die zwei Riechröhren und die zwei Riechflaschen gehen läßt. Wenn nun auf die gebräuchliche Weise der Zusammenhang zwischen Riechfläschchen und Riechröhre durch das Umdrehen eines Hahns unterbrochen wird, kann an den Fläschchen bilateral gerochen werden (durch das T-Stück).

Die Methodik erlaubt zugleich, mit einem „unwissentlichen Verfahren" zu experimentieren, indem man nämlich durch eine Hilfsperson eine von den beiden Seiten ausschalten läßt (mittels eines Stöpsels). Wie wünschenswert dieses „unwissentliche" Untersuchungsverfahren ist, darauf hat neuerdings namentlich Thunberg nachdrücklich hingewiesen.

Eine geeignete Kombination, um die Kompensation zu prüfen, ist die Mischung von Kampfer (oder Borneol) und Skatol. Auch Ammoniak und Essigsäure heben bei Mischung der Gasphasen stets einander auf. Es ist häufig äußerst mühsam, das richtige Verhältnis zu treffen, was leicht verständlich ist, da nur eine kleine Änderung der Aspiration, der Blutfüllung der Nasenschleimhaut, oder selbst nur der Lage des Instruments im Nasenloch fortwährende Veränderungen der Reizintensitäten bewirkt. Leicht ist aber festzustellen, daß eine kleine Erhöhung der Reizstärke in dem einen Riechmesser Geruch a, eine kleine Erhöhung in dem anderen Riechmesser Geruch b dominierend macht. Bei richtigen gegenseitigem Abwiegen entsteht entweder gar kein Geruch oder nur eine unbestimmte Empfindung (erklärlich durch den zwischen Reiz- und Erkennungsschwelle bestehenden Abstand). Die Ursache dieser Erscheinung beruht nach WUNDT auf „einer zentralen wechselseitigen Hemmung der Empfindungen", was übrigens ein Analogon in dem Wettstreit der Gesichtsfelder findet.

Wenn eine Kombination keine Kompensation gibt, sondern einer von den beiden Gerüchen oder ein Wettstreit in den Vordergrund tritt, so ist die Intensität der Wahrnehmung immer schwächer als die, welche die Summe der Olfaktien, wenn sie alle von der gleichen Art gewesen wären, hervorgerufen haben würde.

Auch ein Doppelolfaktometer mit vorgeschaltetem Mischgefäß eignet sich ausgezeichnet für diese Versuche, ja, die Ergebnisse sind noch sicherer als bei direkter Verwendung der Nasenhöhle, was leicht zu verstehen ist, weil die unregelmäßigen Bedingungen der freien Atmung vermieden werden und an Stelle derselben die absichtlich stationär gehaltene Luftströmung durch den Riechmesser geleitet wird.

Am bequemsten arbeitet man, wenn die Reizschwelle für beide Stoffe ungefähr bei 1 cm der Olfaktometerskala liegt (also z. B. die Erkennungsschwelle bei $\frac{1}{2}$ cm des einfachen Riechmessers), denn in diesem Falle befindet man sich während der Untersuchung in der Nähe der sogenannten kardinalen Werte von FECHNER ($\pm$ 2,3 cm). In diesem Bereich ist, wenn p Olfaktien des einen Odorivektors durch q Olfaktien des anderen Odorivektors kompensiert werden, das gleiche für np Olfaktien des einen und nq Olfaktien des anderen zu erwarten. In allen anderen Abschnitten der Intensitätsskala trifft ein solches einfaches Verhältnis nicht zu. Bei Kombination der höheren Intensitäten wird in Übereinstimmung mit dem Gesetz von WEBER das Verhältnis der Logarithmen der Olfaktienzahlen genommen werden müssen. Man begreift, daß es äußerst schwierig sein wird, bei diesen höheren Werten das Gleichgewicht der wechselseitigen Durchdringung des Sinnesbewußtseinskomplexes zu erhalten. Zur Regel wird dann der Wettstreit und nicht die Kompensation [1]).

Die Art der Erscheinung ist lange Zeit unaufgeklärt geblieben. Da sie nur bei schwachen Reizen in vollkommener Form erhalten werden kann, konnte man an Adsorptionsverdrängung von der Oberfläche der Regio olfactoria-Flüssigkeit denken. Die soeben beschriebene binasale Kompensation widerlegt aber diese Annahme und es ist kein Grund vorhanden, um sie für die uninasale Kompensation beibehalten zu wollen.

In der neuesten Zeit ist aber durch die Ermüdungsexperimente in der Camera odorata die Gewißheit erlangt worden, daß die Erscheinung einen psychologischen Ursprung hat. K. KOMURO zeigte nämlich, daß, um in einer parfümierten Luft einen Meßgeruch zur Wahrnehmung zu bringen, größere Mengen von Riechreiz erforderlich sind, wenn man noch etwas von dem Ermüdungsparfüm wahrnimmt, als wenn man schon vollständig abgestumpft ist. Im ersteren Falle ist ein Teil des Meßreizes nötig, um den Reiz des Ermüdungsgeruches aufzuheben, und erst der Überschuß kann dazu dienen, den Schwellenwert der Messung zu erreichen. Im letzteren Fall fällt der erstgenannte Anteil weg. Dieser Teil ist überflüssig geworden, *sobald der Ermüdungsreiz, auf das Sinnesorgan ständig einwirkend, aufhört das Bewußtsein zu erreichen*. Die wechselseitige Kompensation der Gerüche muß also eine psychische Erscheinung sein. Schon 1907 habe ich sie mit HEYMANS psychischer Hemmung in Zusammenhang gebracht. Damals aber fehlte der experimentelle Beweis für diese Deutung.

Durch die Versuche in der Camera parfumata ist dieser Beweis geliefert in einer Form, die jederzeit reproduziert werden kann.

---

[1]) Systematische Untersuchungen für die 9 Standardgerüche haben stattgefunden: a) durch H. ZWAARDEMAKER, b) durch J. HERMANIDES, c) durch H. ZWAARDEMAKER und durch H. C. TEMPELAAR.

Wenn man es wünscht, kann man noch weitere Kompensationsversuche zwischen starken und schwächeren Reizen anschließen. Die Methode mit dem doppelten Riechmesser bleibt dessen ungeachtet die einfachste Weise, um der Kompensation der Gerüche nachzugehen. Das Arbeiten mit der Camera parfumata erfordert mehr Zeit, da man zwischen den Versuchen den Raum jedesmal durch Abreiben des Glases mit trockenen Tüchern, mit Kreide und durch Bestrahlung mit violettem Licht von der Adsorption des Geruches an den Wänden reinigen muß. Das Reservoir des doppelten Riechmessers ist viel bequemer und schneller zu reinigen als die 400 Liter große Camera parfumata.

Die neun Standardgerüche lassen sich alle in bestimmten Proportionen zur Kompensation bringen. Die Mengen, in Olfaktien gemessen, womit dies stattfindet, sind für verschiedene Beobachter nicht gleich. Ich habe mit den Doktoren Hermanides und Heringa die ermittelt, die wir gemeinschaftlich hatten: Terpineol, Guajakol und Baldriansäure verschafften uns diese Übereinstimmung.

Ausgehend von der Überzeugung, daß die Kompensation ein Bewußtseinsphänomen, eine psychische Erscheinung [1]) ist und in der Annahme mit Wundt übereinstimmend, daß dem Geruchssinn eine mehr dimensionale Mannigfaltigkeit der Empfindung zugrunde liegt, habe ich im Jahre 1908 versucht, meine Wahrnehmungen durch Vektorkonstruktionen auszubilden. Zu einer befriedigenden Vorstellung bin ich nicht gekommen, wahrscheinlich der vielen Fehlerquellen wegen. Eine Wiederholung unter besseren Untersuchungsbedingungen, die das Desodorisieren des Riechmessers mittels ultravioletten Lichtes zu verschaffen imstande ist, wäre sicher erwünscht. Man wird dann den Mischbehälter des doppelten Riechmessers aus Quarz nehmen müssen, damit er für ultraviolettes Licht durchgängig ist. Die Riechröhre und Hähnen können aus Glas oder Metall beibehalten werden.

15. Eine Theorie des Geruchs.

Die Intensität eines Geruchs hängt ab:

1. von der Menge von riechenden Molekülen, die in der Atemluft vorhanden sind;

2. von dem Maß, womit diese Luft bis oder in die Nähe der Riechspalte gebracht wird;

3. von der Allmählichkeit, mit der sich die riechenden Moleküle durch Diffusion in der Luft der Riechspalte verbreiten können (keine allzuschnelle und keine allzu langsame Diffusion);

4. von der Adsorption der riechenden Moleküle an dem Flüssigkeitsschichtchen, das die Regio olfactoria bedeckt;

5. von der Löslichkeit der riechenden Moleküle in dieser Flüssigkeit (Abscheidungsprodukt der acinösen Drüsen der Regio lutea);

6. von der Löslichkeit der riechenden Moleküle in dem Lipoid der Riechhaare;

7. von der Affinität zwischen den riechenden Molekülen und dem Protoplasma der Riechhaare.

Möglicherweise spielt bei 7. die Anwesenheit von ungesättigten Verbindungen eine Rolle.

Wenn die Abwesenheit oder Nichtanwesenheit von einer doppelten Bindung durch uns nicht erwähnt wird als eine Eigenschaft, die kennzeichnend sein kann für die Qualität, und ebenso wie eine ganze Anzahl von additiven Charakterzeichen der riechenden Moleküle ausschließlich mit der Intensität des Geruches

---

[1]) Merkwürdigerweise ist die Kompensation des Geruches auch bei den Ameisen festgestellt. K. von Frisch.

in Verbindung gebracht werden kann, was bleibt dann außer dem Odoriphor übrig, das bestimmend für die Qualität des Geruchs angesehen werden kann, deren Träger ein scharf bestimmter und gut bekannter Riechstoff ist?

Ich habe oben in § 5 versucht, neben dem Odoriphor den Raum zu stellen, der innerhalb des Moleküls zur Verfügung steht. Er findet am besten einen quantitativen Ausdruck in der Anzahl elementärer Gruppen, aus denen das Molekül aufgebaut ist. Dabei ist es aber nicht gleichgültig für den Raumfaktor, ob diese elementären Gruppen zu einer langen Kette oder zu einem Ring vereinigt sind. Im einzelnen ausgearbeitet ist diese Vorstellung noch keineswegs. Sie hat einen heuristischen Charakter.

Das vorläufige Resumé ist also dieses:

Qualität des Geruchs = f (Odoriphor, Raum im Molekül, noch unbekannter Parameter).

Eine auf diese Weise bestimmte Qualität kann sich in verschiedenen Riechstoffen und in verschiedenen Gemischen mit stark auseinandergehender Intensität geltend machen. Diese Intensität hängt von den soeben aufgezählten physischen Bedingungen ab, die bestimmen, in welcher Weise die riechenden Moleküle (Odorivektoren) zu der empfindlichen Substanz der Riechhaare durchdringen.

Die Benennung ist einfach Laiensache: Verba valent usu. Darum müssen auch in der Klinik Naturstoffe und keine reinen Stoffe zur Untersuchung der Patienten benützt werden. Die ersteren kennen die Menschen, die letzteren aber nicht. In einem physiologischen Laboratorium sind aber für viele Probleme reine Stoffe besser. Man muß sich dann aber bewußt bleiben, von einer Benennung tatsächlich abzusehen, wenigstens so lange die Feststellung von Verwandtschaften durch homonyme Ermüdung noch nicht beendigt ist.

Homonyme Ermüdung (siehe § 11) führt zu der Abstumpfung die am ausgesprochensten ist. Eine Andeutung von Verwandtschaft macht die Abstumpfung größer als sie absolute heteronyme Ermüdung geben würde. In einer Klasse von LINNAEUS bestehen in dieser Beziehung schon große Unterschiede. S. OHMA hat dies für die Klasse der aromatischen Gerüche untersucht. Eukalyptol nimmt einen zentralen Platz ein unter den Terpengerüchen, dem alle Kampfer- und Spezereigerüche angeordnet werden können. Als heteronyme hierzu können die Mandel- und Zitronengerüche angesehen werden.

Wenn das ganze System der Gerüche auf diese Weise durchgearbeitet sein wird, wird man eine Kenntnis über die natürlichen, durch die Empirie gegebenen Qualitäten besitzen, welche die Physiologie des Menschen zu unterscheiden haben wird. Ist dies geschehen, dann kommt es darauf an, festzustellen, welcher Odoriphor und welcher Molekülraum jeder Qualität zugrunde liegt. Die Moleküle, die keine Riechstoffe sind, besitzen sogar den unbestimmten Geruch nicht. Sie entbehren der Riechkraft vollkommen:

es sei, weil sie keinerlei Odoriphor besitzen;

es sei, weil ihr Molekularraum ungeeignet ist (unter 17, über 300 molek. Gewicht);

es sei, weil sie unlöslich in Lipoid sind;

es sei, weil sie unlöslich in Wasser sind;

es sei, weil sie keine nennenswerte Adsorption an eine wäßrige Flüssigkeit erfahren.

Wenn die physiologischen Geruchsqualitäten einmal gefunden sind, werden sie geordnet werden müssen. Da die Elemente des Sinnesorganes in der Fläche ausgebreitet sind (beim Menschen über drei Muscheln) hat die Physiologie kein Recht, sie anders als in der Fläche anzuordnen (die Psychologie kann Prismen, Dodekaeder, mehrdimensionale Körper wählen). Auf diese Weise kommt man zu der Mosaikvorstellung, die ich 1895 entwickelt habe. Die punktförmige

Verbreitung der Sinneselemente, die allen Sinnesorganen eigen ist, findet man auch hier wieder. Es ist wenig wahrscheinlich, daß die Verteilung der Punkte des Sinnesorgans in dem Mosaik vollkommen regellos wäre, wie auf der Haut oder in der Fovea centralis der Netzhaut. Eher darf man annehmen, daß wie für den Geschmack auf der Zungenschleimhaut hier über der Regio olfactoria eine bestimmte Verteilung in Zonen vorhanden sein wird. Während aber die Zunge Oehrwall zugänglich war und die Zonen ermittelt werden konnten, ist die Fläche der Regio olfactoria bei Mensch und Tier in einer Krypte der Nasenhöhle vollkommen unerreichbar gelegen. Man kann darum nur willkürliche Annahmen machen. In meiner Physiologie des Geruchs habe ich eine Einteilung der Zonen nach den begleitenden Reflexen versucht, da mir solch ein Versuch vom physiologischen Standpunkte aus als rationell erschien. Jede andere Anordnung hat indessen die gleiche Berechtigung, sobald bessere Gesichtspunkte dafür zu finden sein würden. Meine zonale Mosaikanschauungsweise von 1895 hat darum nur einen sehr provisorischen Charakter und diente nur dazu, zu einer anschaulichen Vorstellung zu gelangen. Wundts mehrdimensionale Mannigfaltigkeit, woran ich mich übrigens gern anschließe, tront als eine psychische Vorstellung dann in dem sogenannten transkortikalen Gebiet.

V. Die Nasenhöhle als Resonanzraum.

Während des Sprechens fließt akustische Energie in allerlei Richtungen. Angenommen, man spricht im Brustregister (mediane Ränder der Stimmlippen über ihre volle Länge frei mit enger Spalte, Stimmlippen mit ihrer ganzen Masse schwingend, langsames Luftabfließen mit wenig wilder Luft), dann wird die hauptsächlichste Resonanz in der Brusthöhle stattfinden, deren Wände man stark schwingen fühlt (Fremitus pectoralis). An geeigneten Stellen auskultierend hört man auch die starke Resonanz in den großen Bronchialräumen (Bronchophonie). Aber nicht nur unterhalb der Glottis besteht Resonanz, sondern auch in dem Larynxraum, dessen Wände man ebenfalls trillern fühlt (Kunstgriff der linguistischen Phonetik um media und tenuies zu unterscheiden). Auch der Pharynxraum verschafft Resonanz und ebenso die Nasenhöhle ebensowohl, wenn letztere von dem größeren Pharynxraum durch das Palatum molle abgeschlossen ist, als wenn dieser während der nasalen Laute geöffnet ist. Auch die Mundhöhle und selbst die Trommelhöhle schwingen mit. Auf die Beteiligung der Trommelhöhle ist es zurückzuführen, daß die Energie von gesprochenen Vokalen zu einem deutlich meßbaren Teil via Trommelfell und Gehörgänge nach außen gelangt. Nikiforowsky[1]) bestimmte den Teil der Energie von gesprochenen Vokalen, der längs der Gehörgänge entweicht, auf $1/_{2000}$ % der ganzen akustischen Energie, die entweicht und größtenteils durch den Mund geht; durch die Nase entweicht 5%.

Die Resonanz der Nasenhöhle kann auf folgende Weise gemessen werden. Man steckt in eines der Nasenlöcher eine Nasenolive und läßt die andere Öffnung ganz frei. Die Olive ist fest verbunden mit einer Holzkapsel, deren beide Hälften durch eine Mikamembran von Phonographgröße getrennt sind. Nach der nichtnasalen Seite setzt sich der Weg fort nach einem Phonimeter[2]).

Während des Phonierens der verschiedenen Vokale, nasal oder nicht nasal ausgesprochen, werden die Ausschläge des Meßspiegelchens abgelesen. Der

---

[1]) P. Nikiforowsky: Die Schallstärke wird gemessen mit Hilfe eines Mikrophons und eines Seitengalvanometers von auf den Vokal gestimmter Periodizität.

[2]) Über die Theorie meines Phonimeters vergleiche man H. Zwaardemaker und S. Ohma.

Ausschlag gibt die Stärke an, womit die verschließende Mikamembran mitgeschwungen hat.

Vokale Semivokale.

Im Augenblick, wo der Durchgang zwischen Velum und Hinterwand des Pharynx geöffnet wird, nimmt die Resonanz in der Nasenhöhle und dadurch auch das Trillen in der Phonographenmembran, die bei diesem Versuch die Vorderwand der Höhle bildet, stark zu. Will man diese Momente nicht nur aus dem akustischen Ergebnis beurteilen, sondern als Bewegungserscheinung festlegen, dann muß eines der Nasenlöcher durch einen Kautschukschlauch mit einer MAREYschen Trommel verbunden werden. Diese in der experimentellen Phonetik sehr gebräuchliche Methode ist durch ROUSSELOT in großem Maßstab angewandt. Auch die Bewegungen des Gaumensegels lassen sich aufzeichnen; das kann aber nur Bedeutung haben, wenn man die Einzelheiten der Bewegungen und ihre Gleichzeitigkeit mit anderen Sprachbewegungen feststellen will (ZWAARDEMAKER und EYKMAN, ZWAARDEMAKER und GALLÉE). Endlich kann die Luftbewegung mit Hilfe des Aerodromometers photographisch aufgezeichnet werden.

VI. Die Nase als Reflexorgan.

Ein Reflex ist eine Reaktion auf einen Reiz durch Vermittlung des Nervensystems. Solch eine Reaktion kann bestehen in einer Bewegung, einer Absonderung oder einer Nervenwirkung (Bahnung, Hemmung). A. KUTTNER gab 1904 eine monographische Bearbeitung hierüber.

Es gibt Reflexe, die sehr wenig beeinflußt werden durch den Zustand des Bewußtseins. Solche Reflexe nennt PAWLOW unbedingte, die, welche stark unter den genannten Einflüssen stehen, aber bedingte.

Beide Arten können mit einer Wahrnehmung einhergehen oder nicht.

Ein Reflex hat einen Reflexbogen als anatomisches Substrat. Solch ein Reflexbogen hat einen Anfang, den Rezeptor und ein Ende, den Effektor.

1. Die Reflexreize.

Die Nase als Rezeptor ist ausgerüstet in ihrer Schleimhautfläche mit:

1. Schmerzpunkten,
2. Tastpunkten,
3. Kältepunkten,
4. Wärmepunkten,
5. freien Nervenendigungen in der Riechschleimhaut,
6. Riechzellen.

Jeder dieser Punkte des Sinnesorgans hat seine adäquate Reizform, d. h. die Reizform, für die er außerordentlich empfindlich ist. Für die Schmerzpunkte sind dies vor allem mechanische und chemische Einwirkungen, für die Kältepunkte plötzliche Temperaturerniedrigungen, auch wohl chemische Stoffe, z. B. Kohlensäure, Menthol, für die Wärmepunkte plötzliche Temperaturerhöhungen. Der adäquate Reiz für die freien Nervenendigungen in der Riechschleimhaut ist unbekannt. Am nächsten liegt, an Moleküle zu denken von ungefähr der gleichen Diffusionsgeschwindigkeit, wie sie die riechenden Moleküle besitzen, also von einem Molekulargewicht zwischen 17 und 300. Manchmal ist diese Art von Molekülen im Besitz vom Odoriphor und dem passenden Raum im Molekül. Dann nennt man sie Riechstoffe. Manchmal fehlt der Odoriphor und es besteht ausschließlich eine Wirkung auf die freien Nervenendigungen. Die Riechzellen haben die echten Riechstoffe als Reiz.

Alle diese adäquaten Reize sind als Reflexreize noch sehr wenig studiert. Hier liegt noch ein ganzes Feld brach. Einzelne Tatsachen sind zusammengebracht worden:

a) Mechanische Reize: Die Schwelle liegt sehr tief, wenigstens ist einfache Berührung der Nasenschleimhaut wie z. B. beim Katheterisieren der Tube ausreichend, Tränenabsonderung hervorzurufen ausschließlich unilateral. Reize, die sogar unter der Bewußtseinsschwelle bleiben, können auf die gleiche Weise Veranlassung geben zu einer Rötung der Conjunctiva. Im Kriege wurden reizende Gase als Reflexreize gebraucht. Besonders die Tränenabsonderung wünschte man hervorzurufen, um dadurch das Sehen zu behindern.

b) Thermische Reize, warme feuchte Luft (Palmenhausatmosphäre) verändern die Weite des nasalen Atemwegs. (Gevers Leuven.) Kalte Luft ruft häufig Tränenabsonderung hervor und auch die Absonderung der Eiweißschleimdrüsen der Nasenhöhle wird dadurch angeregt, besonders bei älteren Leuten (Tropfnase).

c) Vorsätzlich bereitete chemische Stoffe werden als Reflexmittel für die Nervenendigungen des Nervus ethmoidalis gebraucht. Schnupftabak wird für diesen Zweck durch einen spezifischen Gärungsprozeß zubereitet. Weiters Rhizoma veratri alba.

d) Auch reine Riechreize können Reflexe auslösen unabhängig von der sensoriellen Wirkung, mit der sie einhergehen. Vor allem das Atemzentrum und das Brechzentrum sind in den Bogen solcher Reflexe aufgenommen.

a) Olfaktive Atemreflexe.

Als erster hat Gurewitsch das Vorkommen von reinen olfaktiven Reflexen festgestellt am Kaninchen mit durchschnittenem Trigeminus. Schwefelkohlenstoffeinatmung rief bei so vorbehandelten Tieren Atemstillstand hervor. Henry und Verdin fanden beim Menschen eine Vertiefung der Atmung nach dem Geruch von Ylang-Ylang, Rosmarin und Gaultheriaöl. H. Beyer endlich ging der Sache systematisch nach. Er fand

1. Beschleunigung der Inspirationen,
2. Verlangsamung der Respiration,
3. Exspiratorischen Atemstillstand.

Man findet in seiner Arbeit eine zusammenfassende Tabelle nach den Qualitäten geordnet.

In neuerer Zeit dienten diese Atemreflexe zum Studium des Geruchssinnes bei Tieren. Ausgezeichnete Untersuchungen hierüber sind von Heitzenröder und Seffrin angestellt worden.

b) Olfaktive Brechreflexe.

Es ist sehr schwierig, hierüber Untersuchungen anzustellen, da der Affekt hier so komplizierend eingreift. Die Schwelle der Nauseareize läßt sich z. B. nicht feststellen, da alle Nausea verschwindet, wenn man mit wissenschaftlichem Interesse den Eindrücken nachgeht, die schwach dosierte mit Hilfe des Riechmessers angebrachte Reize hervorrufen. Besonders der Skatolzylinder kann bei der Olfaktometrie hierzu verwandt werden, und stellt sich heraus, daß die Reflexzeit nicht abweicht. Die Reflexdauer ist bei schwachen Reizen, worum es sich bei dem Studium der „Schwelle" und Reflexzeit handelt (starke Reize sind durch die Adsorption der riechenden Moleküle an Haut, Bart und Schleimhaut unterworfen) nicht besonders niedrig. In der Praxis des Lebens erweist es sich indessen, daß die Erscheinungen des Ekels und Widerwillens eine sehr lange Nachwirkung haben und auch durch die Erinnerung wieder hervorgerufen werden können.

Außer Schwelle, Reflexzeit, Reflexdauer („after discharge") sind bis jetzt keine Reflexeigenschaften ins Auge gefaßt worden. Über eine refraktäre Periode ist nichts bekannt.

2. Die Reflexeffektoren.

In der Nasenhöhle kann man die folgenden reflektorisch ausgelösten Reaktionen verzeichnen:

a) eine Modifikation der Atmung (Vertiefung der Inspiration bei Kohlensäurereiz und angenehmen Gerüchen, Stillstand der Atmung bei irrespirablen Gasen, Niesreflex bei nieserregenden Kriegsgasen, Hustenreflex nur in 1%) (KAYSER).

b) Steigerung des Tränenflusses bei tränenerregenden Gasen unter den Kriegsgasen; experimentell leicht zu studieren durch Berührung der Nasenschleimhaut mit einer Sonde, dann stellt sich heraus, daß der Reflex einseitig ist.

c) Vasomotorische Reflexe in dem kavernösen Gewebe der Nasenmuscheln, die Reaktion kann auch von ganz anderen Rezeptoren aus hervorgerufen werden. Sehr bekannt sind vasomotorische Störungen, die bei Heufieber vorkommen.

d) Vasomotorische Hyperämie in den Conjunctivalgefäßen. Diese sollen besonders von den hyperästhetischen Zonen von KILLIAN ausgehen, d. h. von dem vorderen Ende der untersten Muschel und dem Tuberculum septi. Feuchtwarme Luft erzeugt in der Mehrzahl der Fälle eine Abschwellung des kavernösen Gewebes, woraus man fast schließen sollte, daß Kälte und Trockenheit der Luft eine leichte permanente Erweiterung der Bluträume zustande bringt.

e) Erhöhte Schleimhautabsonderung besonders in kalter Luft, eine Erscheinung aus dem täglichen Leben, aber technisch noch nicht untersucht.

3. Der Reflexbogen und die Reflexzeit.

Das Abstecken der Grenzen des Reflexbogens bei den verschiedenen Formen von nasalem Reflex kann nicht zur Aufgabe dieses Kapitels gerechnet werden. Ein kurzes Wort und eine Literaturangabe ist indes vielleicht angebracht.

Die afferenten Bahnen der Atemreflexe führen von den Rezeptoren alle nach der Medulla oblongata und von hier nach dem Atemzentrum. Vivisektorisch wurden sie zuerst verfolgt von KRATSCHMER: Wien. Sitzungsber. Bd. 62, S. 2. 1870. Dann folgte GUREWITSCH in seiner 1883 in Bern verteidigten Dissertation.

Am ausführlichsten hat man sich immer mit dem Niesreflex beschäftigt. Als afferenter Nerv gilt allgemein der Nervus ethmoidalis, gestützt auf die Untersuchungen von SANDMANN und WERTHEIMER. Einer plötzlichen Exspiration, die mit einer abrupten Öffnung des Gaumensegelverschlusses einsetzt, geht bekanntlich eine tiefe Einatmung voraus. Dadurch kann eine leichte Rückwirkung auf die Pulsfrequenz ausgeübt werden.

Die afferenten Bahnen der Tränenreflexe gehen ebenfalls nach der Medulla oblongata, von wo die efferente Bahn zu den Tränendrüsen führt.

Die efferenten Bahnen der vasomotorischen Reflexe nehmen ihren Weg nach der Medulla oblongata, von wo vermutlich parasympathische vasodilatatorische nach den Schwellkörpern der Muscheln gehen. Sympathische vasokonstriktorische Nerven verlaufen durch den Halssympathicus und Ganglion suprema (nicht durch das Mittelohr) und ASCHENBRANDT nennt das Ganglion sphenopalatinum eine weitere Station dieses Weges.

Als allgemeine Quelle für das Studium der nasalen Reflexe sei auf J. Gaule in Heymanns Handbuch Bd. 1, S. 203 verwiesen.

4. Eine hypothetische Selbststeuerung der Atmung vermittels Reflexe der Nasenhöhle.

Die beschriebenen Reflexe, namentlich diejenigen, welche das Spiel der Nasenflügel beherrschen, die welche die Tiefe der Atmung regeln und die welche für die Füllung der Schwellkörper mit Blut bestimmend sind, werden in neuerer Zeit manchmal auf Grund aprioristischer Überlegung als der Ursprung einer hypothetischen Selbststeuerung der Atmung angesehen. P. J. Mink hat die Möglichkeit solcher Verhältnisse dargetan und durch Modellversuche sowohl als durch Versuch beim Menschen, wobei die Schwellkörper erst angeschwollen und später durch Cocain-Adrenalin abgeschwollen waren, zu erhärten versucht. G. Wotzilka hat diesen Ansichten durch bemerkenswerte klinische Beobachtungen einige Wahrscheinlichkeit gegeben. So hat sich herausgestellt, daß eine einseitige Verengerung der nasalen Atemwege augenscheinlich ein Zurückbleiben der Bewegung des Diaphragmas, am Röntgenschirm beobachtet, hervorruft.

G. Wotzilka schließt aus seinen Beobachtungen, daß mäßige Verengerung der Nase bei kräftiger Muskulatur doppelseitig vergrößerte Atembewegungen des Thorax und des Zwerchfells zur Folge hat. Ist aber die Atemmuskulatur schwach, so ändert sich der Atemtypus immer mehr in dem Sinne, wie er bei sehr enger Nase beständig ist. Dann macht der Thorax nur geringe Atembewegungen, die mühsame Atmung fast ausschließlich dem Zwerchfell überlassend. In praxi geht ein solcher Mensch dann zur Mundatmung über, mit allen ihren Folgen, die hier nicht berücksichtigt werden können.

Literatur.

Ansterweil, G. und C. Cochin: Cpt. rend. des séances de la soc. de biol. Tome 150, d. 1693; Tome 151, p. 444. 1910. — Arisz, L.: Inaug.-Diss. Utrecht 1914. — Aronsohn, E.: Virchows Arch. f. pathol. Anat. u. Physiol. Physiol. Abt. 1886. S. 321. — Aschenbrandt: Monatsschr. f. Ohrenheilk. u. Laryngo-Rhinol. Bd. 19. 1885. — Derselbe: Die Bedeutung der Nase für die Atmung. Würzburg 1886. — Aubaret, E.: „Lacrimal" in diction. de physiol. Tome 9. 1913. — Backman, E. L.: Journ. de physiol. norm. et pathol. 1917. p. 1. — Derselbe: Exp. Untersökningar öfver Luktsinnets Fysiologie. Forhandlingar, Upsala läkareförenings f. N. F. Voll. 22. 1917. — Derselbe: Onderz. physiol. laborat. te Utrecht (5) Vol. 19. 1918. — Beyer, H.: Zeitschr. f. Anat. u. Physiol. Physiol. Abt. 1901. S. 461. —, Bloch, E.: Zeitschr. f. Ohrenheilk. u. f. Krankh. d. Luftwege. Bd. 18, S. 215. 1888. — Braune und Clasen: Zeitschr. f. d. ges. Anat. Abt. I, II, III. Bd. 2. 1877. — Cohn, G.: Die Riechstoffe. 1905. — Danziger: Monatsschr. f. Ohrenheilk. u. Laryngo-Rhinol. 1887. S. 331. — Demtschenke: Pflügers Arch. f. d. ges. Physiol. Bd. 6, S. 191. 1872. — Durrans, Th. H.: Parf. and essential oil. Record 21. Mai 1919. — Franke: Arch. f. Laryngol. u. Rhinol. Bd. 1, S. 230. 1893. — Freundlich, H.: Capillarchemie. 2. Aufl. S. 925. 1922. — v. Frisch, K.: Zool. Jahresber. Bd. 37, S. 200. 1919. — Gaule, J.: in Heymanns Handb. d. Laryngol. u. Rhinol. Bd. 3, S. 156. 1900. — Gevers Leuven, M. A.: Inaug.-Diss. Utrecht 1903. — Derselbe: Onderz. physiol. laborat. te Utrecht (5) Bd. 5, S. 49. 1905. — Gryns G.: Arch. neerl. de physiol. Vol. 3, p. 377. 1919. — Derselbe: Onderz. physiol. laborat. te Utrecht (6) Vol. 1, p. 129. 1920. — Gurewitsch: Inaug.-Diss. Bern 1883. — Haldane und Douglas) Journ. of physiol. Bd. 45, p. 265. 1913. — Haycraft, J. B.: Brain 1888. S. 166. — Heitzenröder, G.: Das Verhalten des Hundes gegen einige Riechstoffe. Inaug.-Diss. Gießen 1913. — Derselbe: Arch. f. Biol. Bd. 62, S. 491. 1913. — Helmholtz, H.: Physiol. Ophth. 2. Aufl., S. 921. — Henning, H.: Geruch. Leipzig 1916. S. 292. — Henry et Verdin: Cpt. rend. des séances de la soc. de biol. 6. Juni 1892. — Hermanides, J.: Über die Konstanten der in der Olfaktologie gebräuchlichen neun Standardgerüche. Inaug.-Diss. Utrecht 1909. — Derselbe: Onderz. physiol. laborat. te Utrecht (5). Vol. 10. 1909. — Heyninx, A.: Essai d'olfactique physiologique. Thése de doctorat spécial Bruxelles 1919. — Hoeven-Leonhard, J. v. d.: Onderz. physiol. laborat. te Utrecht (5). Vol. 8, p. 394. 1907.

— HOFBAUER, L.: PFLÜGERS Arch. f. d. ges. Physiol. Bd. 147, S. 271. 1912. — HOFMANN, F. B.: Münch. med. Wochenschr. 1918. S. 1369. — HOLTZ: Ann. d. Physik. N. F. 1886. S. 675. — HUYER, C.: Onderz. physiol. laborat. te Utrecht (5). Vol. 18, p. 96. 1917. In Gramm-Moleküle sind diese Werte: für Anilin 0,49 × 10—9, für Toluidin 0,31 × 10—9, für Xylin 0,19×10—9, für Cumidin 0,06×10—9. — KAMON: Arch. f. mikroskop. Anat. Bd. 64, S. 650. — KAYSER, R.: PFLÜGERS Arch. f. d. ges. Physiol. Bd. 41. 1887. — DERSELBE: Zeitschr. f. Ohrenheilk. u. f. Krankh. d. Luftwege Bd. 20. 1890. — DERSELBE: Arch. f. Laryngol. u. Rhinol. Bd. 3, S. 105. — KILLIAN, G.: Arch. f. Laryngol. u. Rhinol. Bd. 2, S. 248. — KOMURO, K.: Arch. neerl. de physiol. Vol. 6. 1921. — KREMER, J. K.: Onderz. physiol. laborat. te Utrecht (5). Vol. 19, S. 413. 1918. — KUTTNER, A.: Die normalen Reflex-neurosen und die normalen Nasenreflexe. Berlin 1904. — LARGUIER DES BANCELS: Le gout et l'odorat. Paris 1912. — LIEGEOIS: Arch. de physiol. norm. et pathol. Tome 1, p. 35. 1868. — MARCELIN: Ann. de physique. Tome 9, p. 1. 1917. — MARCHAND: Dtsch. Parf.-Ztg. Bd. 1, S. 242, 243, 287. 1915. — MINK, P. J.: Das Spiel der Nasenflügel. PFLÜGERS Arch. f. d. ges. Physiol. Bd. 120, S. 210. 1906. — DERSELBE: Arch. f. Laryngol. u. Rhinol. Bd. 21. H. 2. — DERSELBE: Arch. f. Laryngol. u. Rhinol. Bd. 29. H. 2. — DERSELBE: Physiologie der oberen Luftwege. Leipzig 1920. — NIKIFOROWSKY, P.: K. Akad. v. Wetensch. 22. Febr. 1912. Proc. S. 758. — OHMA, S.: Arch. Neerl. de physiol. Bd. 6. 1922. — OSTWALDS Lehrb. d. allgem. Chemie. Bd. 8, S. 1085. — PARKER, G. H.: Smell, Taste and allied senses in vertebrates Philadelphia 1922. — PAULSEN: Experimentelle Untersuchungen über die Strömung der Luft in der Nasenhöhle. Wien. Sitzungsber. d. math.-naturw. Klasse, Abt. 3, Bd. 85. 1882. — PRINS, H. J.: Nederlandsch. Nat. en Geneesk. Congres 1917. p. 207. — DERSELBE: Parf. a. essential oil. Record 23. Juli 1917. — RAMSAY: Natur. Bd. 26, S. 187. 1882. — REED, E. A.: Americ. journ. of anat. Vol. 1, p. 17. 1908. — RETHI: Wien. Sitzungsber. d. math.-naturw. Klasse, Abt. 3, Bd. 109, S. 17. 1900. — REUTER: Zeitschr. f. klin. Med. Bd. 22. 1892. — ROCHAT, G. F. und C. E. BENJAMINS: GRAEFES Arch. f. Ophthalmol. Bd. 91, S. 66. 1915. — DIESELBEN: GRAEFES Arch. f. Ophthalmol. Bd. 92, S. 92. 1915. — DIESELBEN: Onderz. physiol. Laborat. te Utrecht. Bd. 194, S. 151. 1922. — ROLLET: PFLÜGERS Arch. f. d. ges. Physiol. Bd. 74, S. 383. 1899. — SANDMANN: VIRCHOWS Arch. f. pathol. Anat. u. Physiol., physiol. Abt. 1887. — DER-SELBE: Journ. of laryngol. a. otol. Februar 1894 (Ref. Zentralbl. f. Laryngol. Bd. 11, S. 160). — SCHEFF: Wien. med. Presse 1895. Nr. 9 u. 10. — SCHIEFFERDECKER: HEYMANNS Handb. Bd. 3, S. 118. 1900. — DERSELBE: Sitzungsber. d. Ges. f. Nat.- u. Heilk. zu Bonn. 1903. — SCHIFF: MOLESCHOTTS Unters. Bd. 6, S. 254. 1859. — SCHIRMER: GRAEFE-SAEMISCH Handb. d. ges. Augenheilk. 3. Aufl. — v. SCHROEDER: Zeitschr. f. physikal. Chem. Bd. 45, S. 109. 1903. — SCHUTTER, W.: Ann. p. les malad. de l'oreille etc. 1892. — SEFFRIN, L.: Zeitschr. f. Biol. Bd. 65, S. 492. — SHAW, N. W.: Proc. of the roy. soc. of London A. u. B. 24. April 1890. -- STRAUSS: Ann. de l'inst. PASTEUR 1888. — TEMPELAAR, H. C. G.: Onderz. physiol. laborat. te Utrecht (5). Vol. 14, p. 220. 1913. — TEUDT: 1909 lehnt es sogar ab, Brom in ionisiertem Zustand einen Geruch zuzuerkennen. — THUNBERG, T.: Festskrift utgives et Lunds unversitet ved dess 250jähr. jubileum 1918. Asskrift N. F. ard. Vol. 2, p. 1.—TOULOUSEu. VASCHIDE: Kongreß f. Physiologie zu Turin 1906. — TRAUTMANN, G.: Münch. med. Wochen-schrift Nr. 13.—VALENTIN: Lehrb. d. Physiol. 2. Aufl., Bd. 2, S. 292. 1848.—VERESS: PFLÜGERS Arch. f. d. ges. Physiol. Bd. 98, S. 369. 1902. — WEIL: Cpt. rend. des seances de la soc. de biol. Vol. 87, p. 28. 1922. — WERTHEIMER: Arch. de physiol. norm. et pathol. 1889. p. 29. — WOLFF und BÜCHNER: Koninkl. akad. v. Wetensch. te Amsterdam. 28. Dec. 1912. — WOODROW, H. und B. KARPMAN: Journ. of exp. Psychol. Bd. 3, S. 431. 1917. Ref.: Physiol. Abstracts. Bd. 3, S. 43. — WOTZILKA, G.: VIRCHOWS Arch. f. pathol. Anat. u. Physiol. Bd. 105. 1922. — WUNDT, W.: Grundriß der Psychologie. S. 63. — ZARNIKO, C.: Die Krankheiten der Nase und des Nasenrachenraumes, in mehreren Auflagen. Berlin: S. Karger. — ZWAARDEMAKER, H.: Arch. f. Laryngol. u. Rhinol. Bd. 1, H. 2. 1893 (vgl. auch Nederlandsch. Tijdschr. v. Geneesk. Vol. 1, p. 6 u. 297. 1889. — DERSELBE: Anosmien. Berl. Klinik Nr. 26 (vgl. Nederlandsch. Tijdschr. v. Geneesk. 1. Januar 1889). — DER-SELBE: Physiologie des Geruchs. Leipzig 1895. — DERSELBE und C. REUTER: Arch. f. Laryngol. u. Rhinol. Bd. 4, S. 55. 1896. — DERSELBE: Onderzoekingen in het physiol. laborat. te Utrecht (5) Vol. 1, p. 59; ibidem Vol. 4, p. 357. 1903. — DERSELBE: Nederlandsch. tijdschr. v. geneesk. Vol. 1, p. 68. 1900. — DERSELBE: VIRCHOWS Arch. f. pathol. Anat. u. Physiol. Physiol. Abt. Suppl. 1902. S. 399. — DERSELBE und L. P. H. EYKMAN: Onder-zoekingen in het physiol. laborat. te Utrecht (5) Vol. 3, p. 268. 1902. — DERSELBE u. C. D. OUWEHAND: VIRCHOWS Arch. f. pathol. Anat. u. Physiol. Physiol. Abt. 1904. S. 241. — DERSELBE: ENGELMANNS Arch. f. Physiol. Suppl. 1902. S. 417 u. Zeitschr. f. Instru-mentenkunde 1908. S. 17. — DERSELBE: VIRCHOWS Arch. f. pathol. Anat. u. Physiol. Physiol. Abt. 1904. S. 43. — DERSELBE: VIRCHOWS Arch. f. pathol. Anat. u. Physiol. Physik. Abt. Suppl. 1907. S. 89. — DERSELBE: Monatsschr. f. d. ges. Sprachheilk. Bd. 17. S. 7. 1907. — DERSELBE: Koninkl. akad. v. Wetensch. te Amsterdam. 29. Juli 1907 und 28. Febr. 1920. — DERSELBE: Zeitschr. f. Instrumentenkunde 1908. S. 17. — DERSELBE: Koninkl.

akad. v. Wetensch. te Amsterdam 26. Juni 1909. — DERSELBE: Monatsschr. f. Ohrenheilk. u. Laryngo-Rhinol. Bd. 46, S. 672. 1912. — DERSELBE: Artikel „Geruch" in Handb. d. Naturwissensch. Bd. 4, S. 967. 1913. — DERSELBE: Handb. d. physiol. Methodik. Bd. 3, S. 65. 1914. — DERSELBE: Koninkl. akad. v. Wetensch. te Amsterdam. 30. September 1916. Proc. Vol. 19, p. 551. — DERSELBE u. H. A. KNOOPS; W. VAN DER PYL. Akad. v. Wetensch. Amsterdam 28. März 1916 u. Arch. neerland. de physiol. Vol. 1, p. 347. 1917. — DERSELBE: Acta oto-laryngolog. Vol. 1, p. 54. 1918. — DERSELBE und H. ZEEHUISEN: Koninkl. akad. v. Wetensch. te Amsterdam 29. Juni 1918. — DERSELBE u. F. HOGEWIND: Koninkl. akad. v. Wetensch. te Amsterdam. 25. Oktob. 1919. — DERSELBE: Arch. f. Laryngol. u. Rhinol. Bd. 33, S. 65. 1920. — DERSELBE u. H. ZEEHUISEN: Koninkl. akad. v. Wetensch. te Amsterdam 24. April 1920. — DERSELBE u. S. OHMA: Zeitschr. f. Sinnesphysiol. Bd. 54, S. 79. 1922. — DERSELBE: Arch. neerland. de physiol. Vol. 6, p. 336. 1922.

2. Physiologie der Mundhöhle und des Rachens.

Von

Emil v. Skramlik-Freiburg i. B.

Mit 10 Abbildungen.

Die Mundhöhle ist für den gesamten Organismus von großer Bedeutung. Unter normalen Bedingungen bildet sie die *Eintrittsstelle* für die *Nahrungsmittel*, die hier bereits in einem gewissen Grade der Verdauung unterliegen. Gemeinsam mit dem Schlundkopf ist sie der *Ausgangsort* für eine große Zahl von *reflektorischen Vorgängen*, durch welche die Weiterbeförderung der aufgenommenen und zerkleinerten Nährstoffe besorgt wird. Durch die Anwesenheit zahlreicher *Sinnesfelder*, vor allem des Geschmacks und die Nachbarschaft des Geruchssinns findet eine Auswahl unter den zugeführten Nahrungsmitteln statt, die je nach ihrer Beschaffenheit nach der Speiseröhre zu oder zum Munde hinausbefördert werden. Weiter spielt die Mundhöhle in Gemeinschaft mit dem Schlundkopf eine gewisse Rolle bei der *Stimmbildung* und auch bei der Aufnahme der Luft, wenn der Nasenweg verlegt ist.

Die *Mundhöhle* zerfällt in zwei allenthalben mit Schleimhaut ausgekleidete und durch die Zahnreihen voneinander abgegrenzte Räume, den Vorraum der Mundhöhle und den eigentlichen Mundraum, der nach oben durch den harten Gaumen, nach unten durch den Musculus mylo- und geniohyoideus begrenzt wird. Die *Schlundenge* bildet die Verbindung zwischen *Mundhöhle* und *Schlundkopf*. Auf dem Boden der Mundhöhle befindet sich die Zunge und eine Anzahl von Mundspeicheldrüsen. Zwischen den beiden Gaumenbögen ist die Tonsilla palatina eingelagert.

I. Die Absonderung und Beschaffenheit des Speichels.

Die Flüssigkeit, durch welche die Mundhöhle dauernd feucht gehalten wird, ist der Speichel, der das Gemisch der Sekrete zahlreicher Drüsen darstellt. Die wichtigsten von ihnen sind *paarig* angeordnet. Es sind dies: Die Ohrspeicheldrüse (Glandula parotis), die Unterkieferdrüse (Glandula submaxillaris) sowie die Unterzungendrüse (Glandula sublingualis). Hierzu kommen noch kleinere Drüsen am Mundboden und den Seitenwänden in großer Zahl. Nach der Art des gelieferten Sekrets kann man sämtliche Drüsen in *drei* Gruppen sondern: 1. die *serösen* oder *Eiweißdrüsen*, die ein nicht schleimiges, ziemlich dünnflüssiges, eiweißhaltiges Sekret absondern; 2. die *Schleimdrüsen*, die entweder ebenfalls ein dünnes, nur wenig fadenziehendes oder aber ein stark schleimhaltiges Sekret liefern und endlich 3. die sogenannten *gemischten Drüsen*, deren Sekret die Mitte zwischen dem der Eiweiß- und Schleimdrüsen hält. Hauptvertreter der ersten Gruppe von Drüsen ist die Parotis, der zweiten die Pharynx- und viele der kleinen Mundhöhlendrüsen. Zu den gemischten oder seromukösen Drüsen zählen die Glandula submaxillaris und sublingualis.

Die drei Drüsenarten zeigen deutliche *morphologische, tinktorielle* und *mikrochemische* Verschiedenheiten (vgl. R. METZNER). Ihre Eigenschaften wechseln aber mit dem Funktionszustande der Drüsen und ihrer Zellen. Die funktionellen Änderungen der *serösen* Drüsen wurden zuerst von HEIDENHAIN und LANGLEY untersucht. Die mit Sekret gefüllten *serösen* Zellen sind groß und mit dunkeln, stark lichtbrechenden Körnchen gefüllt, die sich in einem Cytoplasma befinden. Von dem sehr engen Lumen der Endstücke aus treten Sekretcapillaren zwischen die Zellen ein. Diese weisen einen annähernd kugelförmigen Kern auf und geben bei Färbung die Eiweißreaktion. Während der Sekretion verschieben sich die Körnchen nach dem Lumen der Endstücke zu. Dadurch entsteht peripher eine granulafreie Zone, die mit zunehmender Sekretion sich immer mehr über die ganze Zelle ausbreitet, bis zuletzt nur noch ein schmaler mit Körnchen besetzter Saum übrig bleibt. Es kommt nahezu niemals dazu, daß die Zelle völlig körnchenfrei wird. Wohl aber erfährt sie bei länger dauernder Absonderung eine deutliche Volumverminderung. Nach der Sekretion findet eine lebhafte Bildung von neuem Material statt. Bei der Bildung und

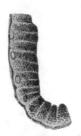

Abb. 1. Teil einer Zungendrüse frisch, *Ruhezustand*. R. esculenta. (Nach BIEDERMANN: Wien. Sitzungsber. 94, 3, 1886, Taf. 1, Fig. 5.)

Ausscheidung des Sekrets wechselt der Kern seinen Ort, seine Gestalt und Größe sowie das Färbungsvermögen. Bemerkenswert ist, daß er in der sekretgefüllten Zelle kleiner ist und sich intensiver färbt als in der leeren.

Die *mukösen Zellen* sind vor der Sekretion groß und haben in ihrem Inneren eine Anzahl großer, blasser, schwach lichtbrechender Körner (s. Abb. 1), welche meist die Schleimreaktion geben. Diese füllen die Zelle bis auf einen schmalen basalen Teil aus, in welchem der Kern liegt. Das Lumen der Endstücke ist weiter als bei den serösen Drüsen. Während der Sekretion quellen die Körner scheinbar auf, fließen vielfach zusammen und verschwinden allmählich aus der Zelle (s. Abb. 2). Dabei vergrößert sich der dunkle basale Protoplasmaanteil der Zelle erheblich, so daß nur ein schmaler, mit Körnchen besetzter Rand zu verzeichnen ist, der bei künstlicher, fortgesetzter Reizung auch noch verschwinden kann. Die Zellen werden durch

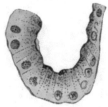

Abb. 2. Teil einer Zungendrüse (R. esculenta), frisch *nach dreistündiger Reizung* des N. glossopharyngeus; die dunkeln Körnchen bilden nur noch einen schmalen Randsaum. (Nach BIEDERMANN: Wien. Sitzungsber. 94, 3, 1886, Taf. 1, Fig. 6.)

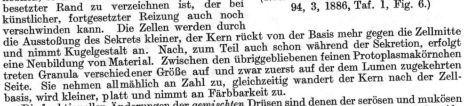

die Ausstoßung des Sekrets kleiner, der Kern rückt von der Basis mehr gegen die Zellmitte und nimmt Kugelgestalt an. Nach, zum Teil auch schon während der Sekretion, erfolgt eine Neubildung von Material. Zwischen den übriggebliebenen feinen Protoplasmakörnchen treten Granula verschiedener Größe auf und zwar zuerst auf der dem Lumen zugekehrten Seite. Sie nehmen allmählich an Zahl zu, gleichzeitig wandert der Kern nach der Zellbasis, wird kleiner, platt und nimmt an Färbbarkeit zu.

Die funktionellen Änderungen der *gemischten* Drüsen sind denen der serösen und mukösen Drüsen ähnlich. Es ist hervorzuheben, daß sich die Zellen einer Drüse während der Absonderung nicht sämtlich in der gleichen Phase der Tätigkeit befinden. Vielmehr herrscht unter ihnen eine *Arbeitsteilung* und ein *Arbeitswechsel*. Während eine Zelle bereits zum großen Teil entleert ist, kann die benachbarte noch ganz oder nahezu ganz mit Sekret gefüllt sein. In voller Ruhe befinden sich die Drüsenzellen niemals; abgesehen von den Stoffwechsel- und Ernährungsvorgängen laufen in ihnen dauernd physikalische und chemische Vorgänge ab, die zu der Sekretbildung in Beziehung stehen.

Es gibt gemischte Drüsen mit gemischten Endstücken, in denen die serösen Zellen in Form von kleinen Kuppen den Schleimzellen aufsitzen, welche das Lumen begrenzen. Sie werden als Halbmonde bezeichnet und beteiligen sich offenbar an den Absonderungsprozessen, da auch in ihnen je nach dem Funktionszustande Veränderungen nachzuweisen sind. Sie enthalten Körnchen, die dunkler erscheinen als die der Schleimzellen und nur $^1/_2$ oder $^1/_3$ so groß sind wie diese. Mit der Tätigkeit ändert sich die Größe, Beschaffenheit und Menge dieser Körnchen.

Die *Drüsentätigkeit* ist mit *Sauerstoffverbrauch, Kohlensäure-* und *Wärme-bildung* sowie *elektrischen Vorgängen* verbunden. Sauerstoffzufuhr und Kohlen-säureentfernung werden durch die stärkere Blutdurchströmung gewährleistet,

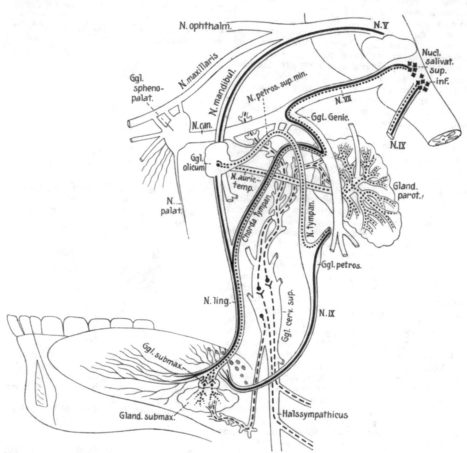

Abb. 3. Darstellung der Innervation der Zunge, der Unterkiefer- und Ohrspeicheldrüse, modifiziert nach L. R. MÜLLER: Das vegetative Nervensystem. Berlin 1920. Abb. 55.

—— sensible Bahnen, ····· parasympathische und – – – sympathische Fasern.

die bis auf das Fünffache derjenigen steigen kann, die während des Ruhezu-standes herrscht. Gleichzeitig steigert sich der O_2-Verbrauch auf das Dreifache. Bei den Stoffwechselvorgängen wird Wärme frei. Dies äußert sich in der Erhö-hung der Temperatur des Blutes, das aus der Drüse abfließt und um $1-1^1/_2^0$ C wärmer sein kann als das arterielle. Die an der Drüse nachweisbaren Potential-differenzen sind je nach der Art der gereizten Nerven und der Natur der Drüse verschieden.

Die *Drüsenarbeit* untersteht der *Herrschaft* des *Nervensystems*. Folgende Arten von *zentrifugalen* Nerven sind festgestellt worden: 1. *Spezifische Drüsen-*

nerven, die erregend und hemmend auf die sekretorischen Vorgänge, und zwar direkt auf die Drüsenzellen einwirken. 2. *Gefäßnerven* zur Regelung des Blutgehalts und -umlaufs in den Drüsen. Beide Arten von Nerven gehören dem vegetativen System an und sind teils parasympathischer, teils sympathischer Natur. Die parasympathischen Fasern schließen sich (s. Abb. 3) in ihrem Verlauf vom Zentrum (Umgebung des Nucleus salivatorius sup. und inf.) zur Peripherie cerebralen Nerven an, und zwar die Äste für die Glandula submaxillaris und sublingualis dem *Facialis* bzw. *Intermedius* (KOHNSTAMM), die für die Glandula parotis dem *Glossopharyngeus*. Deswegen wurde früher allgemein von einer cerebralen Innervation der Speicheldrüsen gesprochen. Die präganglionären Fasern des Ganglion submaxillare bzw. sublinguale entspringen dem Facialis als Chorda tympani und schließen sich dem Nervus lingualis an. Während die präganglionären Fasern markhaltig sind, haben sich die postganglionären, zu den Drüsen hinziehenden als marklos erwiesen. Die präganglionären Fasern des Ganglion oticum schließen sich vom Nucleus salivatorius inf. ausgehend dem Glossopharyngeus an, biegen aber vor dem Ganglion petrosum ab und ziehen mit dem N. tympanicus, dem Plexus tympanicus (JACOBSONI) und dem Nervus petrosus superficialis minor zum Ganglion oticum. Die postganglionären Fasern dieses Ganglions wenden sich nach dem sensiblen N. auriculotemporalis, einem Aste des N. mandibularis und gelangen mit dessen Rami parotidei zur Ohrspeicheldrüse.

Die Speicheldrüsen werden aber nicht nur von der *Medulla oblongata* über die Chorda tympani bzw. den Nervus tympanicus, also durch *parasympathische* Fasern, innerviert, sondern auch vom *Rückenmark* aus über den Halssympathicus und das Ganglion cervicale supremum durch *sympathische*, die meistens mit den Gefäßen in die Drüsen gelangen.

Beide Arten von Nervenbahnen — parasympathische und sympathische — führen Fasern, welche die Vorgänge in den sezernierenden Zellen und die Zufuhr von Blut regeln. Die Gefäßerweiterer gehören dem parasympathischen, die -verengerer dem sympathischen System an. Zur Drüsentätigkeit kommt es sowohl bei Reizung des peripherischen Endes der parasympathischen als auch sympathischen Zweige; doch ist das Sekret in den beiden Fällen durchaus verschieden beschaffen. Bei Erregung der *Chorda tympani* entleert sich sehr bald aus der Submaxillaris und Sublingualis ein *reichliches, dünnflüssiges Sekret*, das zu 1—$1\frac{1}{2}$% feste Bestandteile enthält. Gleichzeitig sind die Blutgefäße der Drüse bedeutend *erweitert*. Bei Erregung der *sympathischen* Nerven wird unter Verengerung der Blutgefäße erst relativ spät eine ganz geringe Menge einer zähen, weißlichen Masse mit einem hohen Gehalt (2—4, ja sogar 6%) fester Bestandteile sezerniert. Während im ersten Fall die Absonderung erst nach langdauernder Reizung nachzulassen beginnt, stockt sie im zweiten sehr bald und kann erst nach einer Erholungspause durch neue Reizung wieder in Gang gebracht werden. Durch *gleichzeitige Reizung* beider Nervenarten kann man, namentlich bei der Parotis, je nach der Abstufung der sympathischen Erregung, den Gehalt an organischen Bestandteilen erhöhen und mindern. Offenbar wirkt also der Nervus sympathicus im wesentlichen auf die Absonderung der *festen organischen Bestandteile* ein, der parasympathische Anteil auf die *Wasserabsonderung*. Für diese Anschauung spricht auch die Tatsache, daß bei abgearbeiteten, erschöpften Drüsen die Erregung der sympathischen Nerven zu gar keinem Erfolg führt, dagegen die der cerebralen die Sekretion eines an organischem Material armen Speichels zur Folge hat. Die Erregung beider Nervenarten bewirkt neben den Absonderungsvorgängen zugleich auch eine lebhafte Neubildung von Sekret in den Zellen. Daraus läßt sich entnehmen, daß in den Nerven, die zu den Drüsen hinziehen, *verschieden funktionierende*

Fasern enthalten sind, vor allem *sekretorische* zur Absonderung, also Abgabe von Material, aber auch *trophische* zu dessen Aufbau und Neubildung.

Durch die Schwankungen der *Stärke* und *Dauer* des *Reizes* der parasympathischen Nerven wird nicht nur die Quantität des ausgeschiedenen Speichels, sondern auch dessen Gehalt an Salzen sowie an organischen Stoffen verändert. Die meisten Versuche dieser Art sind an Hunden angestellt worden, deren Chorda tympani man reizte, meist an derjenigen Stelle, wo sie sich von dem

Tabelle 1.

Sekretionsgeschwindigkeit und Salzgehalt im Speichel.

Menge des Speichels in 1′	Salzgehalt in Prozenten
0,400 ccm	0,472
0,500 ,,	0,512
0,700 ,,	0,599
0,900 ,,	0,616
1,333 ,,	0,628

Nervus lingualis abgezweigt hat. Zum Auffangen des Sekrets wurden Kanülen in die Ausführungsgänge eingebunden. Die Ergebnisse der Untersuchungen von R. HEIDENHAIN lehrten, daß die Sekretionsgeschwindigkeit (d. h. die Menge des in der Zeiteinheit sezernierten Speichels) der Reizstärke proportional erfolgt. Der Prozentgehalt an *Salzen* im Speichel steigt und fällt genau in Übereinstimmung mit der Sekretionsgeschwindigkeit (s. Tabelle 1); der Prozentgehalt an *organischen* Substanzen ist dagegen in keiner so einfachen Abhängigkeit von der Reizstärke, er hängt vielmehr von dem Zustande ab, in dem sich

Tabelle 2.

Der Prozentgehalt von organischen Stoffen im Speichel nach wiederholter Reizung der Drüsennerven.

Versuche	Entfernung der Spiralen	Menge des Speichels in 1′	Prozentgehalt der organischen Stoffe	Prozentgehalt der Salze
1	325—265	0,18 ccm	1,15	0,29
2	220—210	2,2 ,,	1,84	0,44
3	315—295	0,22 ,,	1,59	0,32
4	100—80	2,0 ,,	2,09	0,58
5	320—290	0,15 ,,	1,85	0,34
6	200—180	3,2 ,,	1,29	0,58
7	315—295	0,19 ,,	0,98	0,25
8	240—200	1,6 ,,	0,86	0,37
9	100—50	2,5 ,,	1,30	0,57

die Drüse befindet. Erregt man das ruhende Organ, so wächst bei jeder Zunahme der Sekretion durch Reizverstärkung auch der Gehalt an organischem Material. Sowie jedoch die Drüse durch länger dauernde Sekretion erschöpft wird, ändert sich dieses Verhältnis, d. h. jetzt bleibt bei Verstärkung der Sekretionsgeschwindigkeit der Prozentgehalt an organischen Stoffen entweder derselbe oder er nimmt sogar ab (s. Tabelle 2). Gelegentlich beobachtet man auch eine merkwürdige *Nachwirkung* im Gefolge eines *starken Reizes*. Diese äußert sich darin, daß dann selbst auf einen schwachen Reiz hin mehr organisches Material abgesondert wird, als unter den gleichen Reizbedingungen abgegeben worden wäre, wenn die starke Reizwirkung zuvor nicht stattgefunden hätte. Dies Verhalten geht aus der folgenden Tabelle 3 hervor.

Tabelle 3.
Die Nachwirkung im Gefolge eines starken Reizes.

Stärke des Reizes	Menge des in 1' ausgeschiedenen Speichels	Prozentgehalt der organischen Stoffe	Prozentgehalt der Salze
1. Schwach	0,17 ccm	0,84	0,20
2. Stark	0,72 „	2,06	0,46
3. Schwach	0,17 „	1,67	0,26

Es zeigt sich, daß bei der dritten (schwachen) Reizung der Prozentgehalt der Salze im Speichel annähernd *gerade so hoch* ist, wie bei der ersten, daß dagegen der Prozentgehalt an organischen Stoffen fast doppelt so hoch ist. Es macht sich hier offenbar noch ein Einfluß der zweiten starken Reizung bemerkbar.

Bei der Absonderung des Speichels handelt es sich in der Regel um *reflektorische Vorgänge*. Als normale Reize kommen in Betracht: 1. Mechanische, chemische, thermische Reizungen der Mundschleimhaut, hervorgerufen durch eingeführte Stoffe. Daran sind als sensible Fasern Tast-, Geschmacks- und Temperaturnerven beteiligt. 2. Reizung der Gesichts- und Geruchsnerven bei Gegenwart von Speisen. Diese Reize sollen als fernwirkende den in Gruppe 1 aufgezählten gegenübergestellt werden, bei denen es sich um Nahwirkungen handelt. 3. Intrazentrale Vorgänge, vor allem Vorstellungen, aber auch Affekte. An diese Tatsache gemahnen Erlebnisse gewöhnlichster Art; beim Anhören von Erzählungen über gute Speisen läuft „einem das Wasser im Munde zusammen". Der Ausdruck „vor Wut schäumen" erinnert an den vermehrten Speichelfluß bei starken seelischen Aufregungen.

Als sensibler Schenkel für die Reflexbahn kommen bei der Reizung der Mundschleimhaut Fasern in Betracht, die entweder (s. Abb. 3) im Nervus lingualis über den N. mandibularis und das Ganglion Gasseri oder Chorda tympani und Nervus facialis zum Nucleus salivatorius superior verlaufen oder im Glossopharyngeus zum Nucleus salivatorius inferior.

Nach PAWLOW können wir sämtliche Reflexe in zwei Gruppen sondern, die man als unbedingte und bedingte ansprechen kann. Die *unbedingten Speichelreflexe* sind angeboren, an ihrem Zustandekommen ist das Großhirn nicht beteiligt, auch sind sie quantitativ am wirksamsten. Sie treten bei der durch Aufnahme und Kauen der Nahrung bewirkten Berührung der Mundschleimhaut auf. Die *bedingten Reflexe* werden erst während des Lebens durch Übung und Erfahrung erworben. An ihrem Zustandekommen ist die Großhirnrinde beteiligt. Tiere mit operativ entfernter Hirnrinde reagieren auf den bloßen Anblick und Geruch der Speisen nicht mehr mit Speichelabsonderung. Durch die bedingten Reflexe wird eine weit geringere und kürzere Absonderung hervorgerufen als durch die unbedingten.

Menge und *Beschaffenheit des Speichels*, die *Schnelligkeit* und Art des Ablaufs der Speichelsekretion sind äußerst fein auf die *Beschaffenheit* der Nahrung abgestimmt. Diese Erfahrungen wurden an Hunden mit einer Speichelfistel gewonnen, die durch Verpflanzung der natürlichen Mündungen der Ausführungsgänge nach außen angelegt wird. In dieser Weise vorbereitete Tiere können viele Jahre hindurch zu Versuchen verwendet werden. Die Methodik ist als eine tadellose anzusehen: Das Tier befindet sich in normalem Zustande und der Speichel wird sehr genau und rein aufgefangen. Solchen Tieren wurde nun irgendwelche Nahrung gereicht, oder es wurden ihnen verschiedene Substanzen zwangsmäßig in den Mund eingeführt. Die Arbeit der Speicheldrüsen ist je nach der Quantität und Qualität des von der Mundhöhle ausgeübten Reizes großen Schwankungen unterworfen. Bei Eingabe von eßbaren Stoffen ergießt sich aus den Schleimdrüsen um so mehr Speichel, je fester und trockener die Stoffe sind. Eine Ausnahme von dieser Gesetzmäßigkeit macht die Milch, auf welche viel mehr Speichel abgesondert wird, als z. B. auf Fleisch. Auf genießbare Stoffe ergießt sich aus denselben Drüsen ein zähflüssiger, klebriger Speichel mit reichlichem Gehalt an festem, besonders organischem Material als wie auf Substanzen, welche dem Tiere widerstehen. Gekochte Kartoffeln, hartgesottene Eier, trockenes Brot veranlassen die Sekretion eines an organischen Stoffen, besonders Mucin und Diastase reichen, Zucker die eines daran armen Speichels.

Die Aufnahme von Säure- und Sodalösung wird vom Tier verweigert; werden diese aber in das Maul des Tieres eingebracht, so erfolgt Abgabe von größeren Mengen von Speichel zur *Verdünnung*.

Bei Säuren ist die Wirkungsweise des Speichels besonders ausgeprägt. So kann man einem Hunde viele Male und auch in großen Portionen eine 0,11 m HCl-Lösung ins Maul gießen, ohne auch nur die geringste Schädigung der Schleimhaut zu beobachten. Taucht man dagegen die vorgestreckte Zunge des Tieres auch nur für kurze Zeit in eine gleichkonzentrierte Lösung, so schält sich die oberflächliche Epithelschicht, die nun durch den Speichel bzw. seine Bestandteile nicht mehr geschützt ist, wie nach einer richtigen Verätzung oder Verbrennung ab.

Wasser, ebenso wie auch *physiologische Kochsalzlösung* erzeugen *keine* Speichelabsonderung, gleichgültig, ob sie in den Mund des Tieres eingebracht werden, oder ob der Hund sie selbst trinkt. Auch auf *Steinchen* fließt kein Speichel, vorausgesetzt, daß sie rein, rund und nicht löslich sind. Auf *Sand* dagegen ergießt sich der Speichel in reichlichem Maße. Die Entfernung der Steinchen aus der Mundhöhle kann durch Flüssigkeit nicht gefördert werden; hier helfen die Muskeln des Mundes allein. Sand kann dagegen ohne Mitwirkung von Flüssigkeiten nicht leicht aus dem Munde entfernt werden. Durch Beimengung von schleimiger Flüssigkeit sammelt er sich zu Häufchen an, welche ausgespieen werden; einzelne zurückbleibende Körnchen werden vom Strome des wäßrigen Speichels fortgeschwemmt. Man kann dann von einem *Schmier-* oder *Gleitspeichel* reden. — Die Frage, ob durch die Kaubewegungen allein also durch das sogenannte „Leerkauen" die Speichelabsonderung in der Mundhöhle angeregt oder gesteigert wird, ist noch strittig. Die Absonderung von Speichel beim Sprechen dürfte durch die beim Austrocknen der Mundhöhle hervorgerufenen Reize bedingt sein.

Nach Durchschneidung der parasympathischen Drüsennerven setzt beim Hunde die Sekretion aus. Nach Ablauf einiger Zeit (24—72 Stunden) tritt sie aber wieder in geringem Grade auf und hält dann meist mehrere Wochen an, bis sie nach eingetretener Degeneration und Atrophie der Drüse vollkommen verschwindet. Man spricht dabei von einer *paralytischen Speichelsekretion* (Claude Bernard); der Speichel ist dünnflüssig und durch Leukocyten getrübt.

Von den pharmakologischen Substanzen, durch welche die Speichelsekretion beeinflußt werden kann, seien vor allem zwei erwähnt: Pilocarpin und Atropin, die beide auf das *parasympathische System* einwirken. Pilocarpin *erregt*, Atropin *lähmt* die parasympathischen Endigungen.

Unter dem Einfluß der sympathischen Nerven ist die Sekretion lang nicht von der Bedeutung wie unter dem der parasympathischen. Daher kommt es, daß Adrenalin, das die sympathischen Endigungen erregt und Ergotoxin, das sie lähmt, nach Eingabe keine besondere Wirkung auf die Absonderung zeigen.

Auf eine Theorie der Speichelsekretion hier einzugehen, erübrigt sich. Es soll nur darauf hingewiesen sein, daß es sich dabei nicht um *eine Filtration* von Stoffen aus dem Blute handelt. Gegen Filtration sprechen folgende Tatsachen: *Erstens* erweist sich der Absonderungsdruck nach Reizung der Nerven (gemessen an einem mit dem Ausführungsgang verbundenen Quecksilbermanometer) als sehr viel höher als der Blutdruck in der Carotis. Er kann Werte bis zu 200 mm Hg annehmen. *Zweitens* ruft Nervenreizung auch eine Absonderung in einer Drüse hervor, die nicht mehr von Blut durchströmt ist. Ein *dritter* Beweis ist das Versagen der Sekretion bei Chordareizung einer mit Atropin vergifteten, aber wohl durchströmten Drüse.

Über die Methoden zur Gewinnung des Speichels bei Tieren (Einbinden von Kanülen in die Ausführungsgänge und Anlegen von Fisteln) ist bereits gesprochen worden. Beim Menschen geht man am besten so vor, daß man unlösliches Material (Gummi, Wattebäusche u. dgl.) kauen läßt und die abgesonderte Flüssigkeit sammelt. Das Sekret der Ohrspeicheldrüse kann man gesondert auffangen, indem man ein Neusilberröhrchen von etwa 1 mm äußerem Durchmesser in den STENONschen Gang einführt und den hervortretenden Speichel auf einem Uhrglase auffängt.

Die *täglich abgesonderte Speichelmenge* unterliegt großen Schwankungen und ist deshalb nicht leicht zu beurteilen. Als Tagesmenge beim Menschen werden 500—1000 ccm angegeben. Die Pflanzenfresser sondern erheblich mehr ab, das Rind z. B. 40—60 kg und das Pferd nur etwas weniger.

Der *Speichel* ist eine mehr oder minder fadenziehende, farblose, opalescierende Flüssigkeit, die leicht schäumt und meist durch mikroskopische Partikelchen getrübt ist. Sie besteht vorwiegend aus Wasser (bis zu 99%); darin befinden sich anorganische und organische Substanzen in Mengen von 0,5 bis 1,2%, endlich geformte Bestandteile. Das spezifische Gewicht schwankt zwischen 1002 und 1008.

Von *anorganischen Stoffen* sind anzuführen: $\dot{N}a$, $\dot{K}$, $\ddot{C}a$ und $\ddot{M}g$ als Kationen, Cl', PO_4''' und CO_3'' als Anionen. Sulfate, Nitrite und Ammoniak finden sich in Spuren. Die Menge von NaCl beträgt im Durchschnitt 0,3%. Rhodankalium ist zu etwa 0,1‰ vorwiegend im Ohrspeichel des Menschen nachweisbar, selten in dem des Hundes, bei den übrigen Haustieren fehlt es. Zu den *organischen Bestandteilen* des Speichels gehören vor allem Eiweiß und Mucin; dem letzteren verdankt er seine schleimige Beschaffenheit. Ein ständiger Bestandteil ist auch die Harnsäure. Ferner enthält der Speichel mehrere Enzyme: Diastase (Ptyalin), Maltase und eine Oxydase. Man findet weiter im Speichel kleine rundliche Zellen (Speichelkörperchen) in Mengen von 2—3000 im Kubikmillimeter. Nach neueren Untersuchungen von F. LAQUER soll es sich bei ihnen nicht um Lymphocyten, sondern um veränderte polymorphkernige neutrophile Leukocyten handeln. Endlich enthält der Speichel Zellkerne und häufig Nahrungsreste. Die *Reaktion des Speichels* ist nach den Angaben mehrerer Autoren (STARR, LAFARGA, D'ALISE) im nüchternen Zustande des Menschen meist sauer, nach der Mundreinigung schwach alkalisch. Um die Mittagszeit vor dem Mahl ist sie sauer. Die Konzentration der Wasserstoffionen schwankt, gemessen durch p_H zwischen 5,25 und 7,25. Nach anstrengender Arbeitsleistung bleibt sie unverändert (AGGAZZOTTI). Durch seinen Gehalt an Bicarbonaten, freier CO_2 (bis zu 22 Vol.-%) und Eiweiß ist der Speichel als eine Pufferlösung zu betrachten. Dies besagt, daß er sich gegenüber Säuren als Base, gegenüber Basen als Säure verhält.

Die *Gefrierpunktserniedrigung* des Speichels ist natürlich geringer als die des Blutes; das geht aus dem geringeren Gehalt an anorganischen Salzen hervor.

Sie beträgt nach JAPELLI beim Hunde $\Delta = -0{,}41^0$ C gegenüber $\Delta = -0{,}57^0$ C im Blute. Steigt der osmotische Druck des Blutes, so erhöht sich auch der des Speichels. Die Leitfähigkeit für den elektrischen Strom beträgt bei 35^0 $\varkappa = 130 \times 10^{-4}$. Oberflächenspannung und Viscosität sinken nach AGGAZZOTTI beim längeren Stehen, ebenso schwindet das Vermögen Fäden zu ziehen bereits 45' nach Entnahme.

Die *Wirkungen des Speichels* sind teils *mechanischer*, teils *chemischer* Art. Die ersteren sind hauptsächlich an den Wasser- und Mucingehalt geknüpft. Das Wasser ist in der Mundhöhle erforderlich, wenn feste, trockene Nahrung eingenommen wird, um alles Lösliche aufzulösen. So wird auch eine Begut-achtung der aufgenommenen Stoffe durch den Geschmackssinn ermöglicht. Nahrungsbestandteile, die im Wasser schwer oder gar nicht löslich sind, werden in seiner Gegenwart aufgeweicht, sowie schlüpfrig gemacht und nehmen dabei jene Konsistenz an, die für ihre Weiterbeförderung aus der Mundhöhle in den Magendarmkanal von Vorteil ist. Die Ausnahmestellung, welche die Milch gegenüber anderen flüssigen Stoffen einnimmt (s. S. 490), findet ihre Erklärung darin, daß sie mit schleimigem Speichel vermengt ein lockeres Koagulum liefert, das im Magen leicht weiterverarbeitet werden kann.

Für den *Chemismus* der Verdauung ist das amylolytische Enzym, das Ptyalin, von Bedeutung, das als hydrolytisches Ferment Stärke durch Anlagerung von Wasser in Maltose überführt. Der Abbau erfolgt *stufenweise* und führt über hochmolekulare Dextringemische zu Erythrodextrinen und von diesen über Achroodextrine zu Maltose. Wie BIEDERMANN gezeigt hat, besteht offenbar die Diastase aus zwei Komponenten, von denen die eine das Stärkemolekül bis zu den Achroodextrinen abbaut. Erst diese können von der zweiten Kompo-nente angegriffen werden, wobei ihr Abbau zu Maltose vollendet wird. Der als Endprodukt auftretende Zucker (die Maltose $C_{12}H_{22}O_{11}$) wird durch die im Speichel allerdings nur in geringen Mengen vorhandene Maltose weiter in Traubenzucker gespalten. Die Wirkung der Diastase ist von der Reaktion abhängig. Sie wird im großen ganzen aber begünstigt, wenn diese schwach sauer ist.

Eiweißkörper, Fette und Cellulose werden vom Speichel nicht angegriffen. Dem Speichel kommt auch eine gewisse *exkretorische* Bedeutung zu, die sich darin äußert, daß mit ihm auch schädliche Stoffe aus der Blutbahn entfernt werden. Das gilt für Medikamente z. B. Jodsalze, aber auch für Aceton im Zustande des Coma. So wirkt die Speichelsekretion regulatorisch auf die Blut-beschaffenheit ein. Weiter soll erwähnt werden, daß die *Tiere* sich mit Speichel *waschen* und ihn auch bei äußeren Verletzungen benutzen. Wunden werden so gereinigt und durch eine Speichelschicht vor der Außenwelt geschützt. Viel-leicht können sogar durch die im Speichel vorhandene Oxydase schädliche Stoffe zerstört werden.

II. Die Aufnahme der Nahrung, ihre Zerkleinerung und der Schluckakt.

Die Aufnahme der Speisen bedarf beim Menschen keiner Besprechung, ebensowenig die der Flüssigkeiten, soweit sie durch Trinken erfolgt Bekanntlich können Flüssigkeiten aber auch mittels Saugen in die Mundhöhle gelangen.

Eine Saugwirkung kann nur dann zustande kommen, wenn die Mundhöhle zuvor voll-kommen abgedichtet ist. Dies ist der Fall, wenn die Lippen geschlossen sind und die Zunge mit ihrem Rücken dem harten Gaumen anliegt, wobei sich gleichzeitig der Zungengrund am Gaumensegel und seitlich an den Backenzähnen befindet. Bei einem negativen Druck von 2—4 mm ist nach DONDERS die Mundhöhle luftdicht geschlossen, der Unterkiefer wird dann vom Luftdruck getragen. Wird nun bei dieser Abdichtung des Mundraumes (Abschluß gegen die Außenwelt und den Mundteil des Schlundkopfes) durch Vermittlung des M. digastricus der Unterkiefer vom Oberkiefer entfernt, die Zunge gleichzeitig abgeplattet und nach unten und hinten gezogen, so entsteht ein Saugraum von durchschnittlich 70 bis 80 ccm Größe mit einem Druck, der um 100—150 mm Hg, bei wiederholtem Saugen sogar um 300 mm Hg niedriger ist als der Atmosphärendruck. Vergleicht man den ganzen Vorgang mit dem Ansaugen vermittels einer Spritze, so entspricht die Mundhöhle dem Spritzenkörper, die Zunge dem Stempel. Es darf nicht unerwähnt bleiben, daß durch das Ansaugen auch die Absonderung des Speichels begünstigt wird. Das Abplatten der Zunge wird durch den M. lingualis verticalis bewirkt; das Zurückziehen der Zunge besorgen die Mm. genioglossi und hyoglossi im Verein mit den Mm. sternohyoidei und sternothyreoidei. Offenbar wirken bei diesem Vorgange auch noch andere Muskeln mit (Mm. geniohyoidei und thyreohyoidei), denn man kann am Halse beim Ansaugen durch Tasten deutlich eine Bewegung des Zungenbeins (vielleicht auch des Kehlkopfs?) feststellen. Es handelt sich beim Saugen also um einen recht komplizierten Vorgang, an dem ja auch die Muskeln der Lippen und Backen beteiligt sind. Die letzteren werden vom Facialis, die Zunge vom Hypoglossus, die Muskeln des Unterkiefers vom Trigeminus und Facialis (M. digastricus) innerviert. Beim Kinde ist das Saugen ein reflektorischer Akt; hier kommen als sensible Nerven Äste des Trigeminus in Betracht.

Nach Aufnahme der Nahrung beginnt deren Zerkleinerung durch das *Kauen*, das beim Menschen mit besonderer Gründlichkeit erfolgt Der rein mechanische Vorgang besteht in einem abwechselnden Ab- und Anziehen des Unterkiefers. Das erstere erfolgt vorwiegend durch den M. digastricus, das letztere durch die Mm. masseteres, temporales und pterygoidei, die gleichzeitig durch kräftigen Zug für ein Andrücken des Unterkiefers an den Oberkiefer Sorge tragen. Dadurch wird die Nahrung noch weiter zerkleinert, gleichzeitig aber auch zerquetscht, wobei die Cellulosehüllen zersprengt werden. Durch Seitwärtsbewegungen des Unterkiefers wird aber die Nahrung auch *zermahlen*. Die seitlichen Ausschläge sind hauptsächlich durch einseitigen Zug des M. pterygoideus lateralis bewirkt, sie können aber auch durch einseitigen Zug sämtlicher Kinnheber erzielt werden. Die Schneidezähne dienen vorwiegend zum Abbeißen der Nahrung. Für den Kauvorgang sind neben den Kieferbewegungen und den Zähnen auch die Zunge, die Backen und die Lippen von Bedeutung. Die Zunge besorgt das Hin- und Herbewegen der Nahrung und dadurch ihre gründliche Einspeichelung. Sie kann aber auch in den Vorraum des Mundes oder zwischen die Zähne gelangte Teilchen vorholen und an die richtige Stelle schieben. Die Backen verhindern, daß die Nahrungsmittel beim Kauen in den Backenvorhof gelangen und dort verweilen. Die herausgelangten Teile werden wieder zwischen die Zähne zurückgeschoben. Die geschlossenen Lippen verhüten beim Menschen und vielen Tieren, daß etwas in den Vorraum der Mundhöhle oder gar nach außen gelangt.

Von der Innervation der Kaumuskeln ist zu sagen, daß die Mm. masseteres temporales und pterygoidei vom N. mandibularis, der M. digastricus vom Facialis versorgt werden. Beim Kaninchen liegt das Zentrum der Kaubewegungen an der ventrolateralen Seite des Stirnhirns. Seine Reizung mittels Induktionsströmen ruft Kaubewegungen hervor. Diese können aber auch reflektorisch ausgelöst werden, wobei Fasern, die im Trigeminus verlaufen, als zentripetale Bahn in Betracht kommen.

In der Tierreihe erleben wir die mannigfaltigsten Unterschiede bei dem Vorgang der Nahrungszerkleinerung; der Hund kaut bekanntlich überhaupt nicht, während die Wiederkäuer die Nahrung immer zu einer neuen Bearbeitung im Mundraum unterziehen.

Während des Kauens wird die Nahrung gründlich im Munde hin- und hergewälzt. Dabei ist die Möglichkeit gegeben, daß sich die schmeckenden Stoffe im Speichel, der gleichzeitig in den Mundraum ergossen wird, lösen und mit dem peripheren Sinnesfeld des Geschmacks in Berührung kommen. Das ist von Bedeutung für die Auslösung einer großen Anzahl von Reflexen, besonders für die Erregung der Drüsen der Mundhöhle, aber auch des Magens, ja sogar des Pankreas. Nach erfolgtem Kauen der Nahrungsmittel werden Bissen gebildet, die mit der Zunge nach hinten geschoben werden, bis an diejenigen Stellen, von denen der Schluckreflex ausgelöst wird.

Die Bissenbildung besteht im Sammeln der gekauten und eingespeichelten Nahrung auf dem Zungenrücken, der dabei median rinnenförmig vertieft ist. Zum Bissen werden die kleinen Nahrungspartikel auch durch den Schleim des Speichels zusammengefügt, sie befinden sich aber auch in einer gewissen Entfernung voneinander, da der beim Kauen ergossene Speichel durch Luftaufnahme aufschäumt. Die Größe der Bissen, die zur Weiterbeförderung zum Magen hin bereitgestellt werden, schwankt natürlich sehr und ist in erster Linie von der Gründlichkeit abhängig, mit der gekaut wird. Nach den Untersuchungen von Gaudenz und Fermi werden Stücke von über 12 mm Durchmesser vom Menschen selten verschluckt. Ein Viertel bis die Hälfte der aufgenommenen Nahrungsmittel wird bis in kleinste Partikelchen von weniger als 1 mm Durchmesser zermalmt. Trockene Speisen (Brot und Kartoffeln) werden sehr weitgehend zerkleinert und dabei so gründlich vom Speichel durchknetet, daß ein Drittel oder mehr der festen Bestandteile in Lösung gehen. Das Volumen des menschlichen Bissens wurde zu 5 ccm, das Gewicht zu 3,6—6,8 g bestimmt, wovon bei trockenen Speisen über die Hälfte Speichel sein kann.

Nach erfolgter Bildung wird der Bissen durch Andrücken der Zunge von vorn nach hinten gegen den harten Gaumen unter hohen Druck gestellt und pharynxwärts, also nach dem Ort des geringsten Widerstandes getrieben. Sobald er in der Gegend der Gaumenpfeiler und der Tonsillen einlangt, erfolgt der *Schluckreflex*. Es handelt sich dabei um eine komplizierte Bewegung der Muskeln des Pharynx und des Oesophagus, durch die der Bissen in den Magen befördert wird. Er besteht aus einem willkürlichen und einem unwillkürlichen Anteil.

Hervorgerufen wird der Schluckreflex durch Berührung bestimmter Schleimhautstellen des Mundes und der Rachenhöhle, die von Kahn für Katze, Hund, Kaninchen und Affen genau ermittelt worden sind. Kahn unterscheidet bei jeder Tierart eine besonders empfindliche Stelle als *Hauptschluckstelle*, die auf dem gewöhnlichen Wege des Bissens aus der Mundhöhle in den Oesophagus gelegen ist, und Nebenschluckstellen, von denen aus auf Abwege geratene Teile von Bissen oder Flüssigkeiten auch noch herabbefördert werden können. Haupt- und Nebenschluckstellen unterscheiden sich voneinander durch ihre Lage, aber auch durch ihre Empfindlichkeit. Die ersteren sprechen auf mechanische, aber auch elektrische Reize äußerst leicht an. Sie werden bei den einzelnen Tierarten in wechselnder Weise vom *zweiten Ast des Trigeminus*, vom *Glossopharyngeus*, vom *Laryngeus superior* und bisweilen auch vom *Laryngeus inferior* innerviert. Die Latenzzeit ist für die einzelnen Tierarten und Schluckstellen verschieden; besonders interessant ist die Beobachtung, daß bei wiederholter Reizung desselben Nerven seine Erregbarkeit zu-, seine Latenzzeit abnimmt. Man kann also von einem *Einschlucken* sprechen. Narkose und gleichzeitige andere sensible Reize erweisen sich hemmend. Am empfindlichsten ist der Laryngeus superior, der als eigentlicher Schlucknerv gilt.

Über die Stellen, von denen beim Menschen der Schluckreiz ausgelöst wird, ist nichts Bestimmtes bekannt, wahrscheinlich ist es die Zungenwurzel. Als Hauptschluckstelle gelten beim Kaninchen die Mundfläche des Gaumensegels, bei Hund und Katze die vertebrale Rachenwand, beim Affen die Tonsillengegend. Nebenschluckstellen finden sich an verschiedenen Stellen der Rachenhöhlenwand.

Am Zustandekommen des Schluckreflexes sind Muskeln folgender Gebilde beteiligt: Die der Lippen, Backen, der Zunge, des Zungenbeins, des Unterkiefers, Gaumensegels, Schlund- und Kehlkopfes sowie der Speiseröhre. Es war bereits die Rede davon, daß er aus einem willkürlichen und einem der Willkür entzogenen Akt besteht. Der erste zerfällt in die Bildung der Bissen und deren Transport bis zu den Schluckstellen, beim zweiten handelt es sich um den Bissentransport durch den Pharynx und den Oesophagus bis in den Magen. Die Kenntnis von der Koordination verdanken wir im wesentlichen den Arbeiten von Kronecker und Meltzer; hierzu kommen Beobachtungen vor allem von Cannon, der es verstanden hat, die Röntgentechnik in den Dienst der Physiologie zu stellen. Die Widersprüche, die früher zwischen den Ansichten über die Dauer der einzelnen Phasen des Schluckaktes und ihren Ablauf bestanden haben, sind völlig behoben. Man weiß, daß der Schluckreflex sich je nach der Tierart verschieden abspielt.

Als Folgen des Schluckreizes treten zunächst ein: Erheben und Anspannen des Gaumensegels mit Absperren des Nasenrachenraumes, ferner Erheben des Kehlkopfes und Verschluß desselben, Höhertreten des Zungenbeins und Heranziehen des Oesophaguseingangs. Es handelt sich hauptsächlich darum, daß

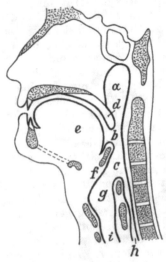 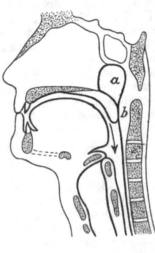

Abb. 4. Stellung des Schlingapparates in der Ruhe (nach d. Abb. in Zuntz-Loewy: Lehrb. d. Physiol. S. 540).

a Nasen-, b Mund-, c Kehlkopfteil des Schlundkopfs, d Gaumensegel, e Zunge, f Kehldeckel, g Kehlkopf, h Speiseröhre, i Luftröhre.

Abb. 5. Schlingapparat in Tätigkeit (nach d. Abb. in Zuntz-Loewy).

a der abgeschlossene Nasenteil des Schlundkopfs, b der Passavantsche Wulst.

der Bissen nach der richtigen Öffnung getrieben wird. Dazu müssen die übrigen Öffnungen geschlossen sein: die Choanen, die Zugänge zu den Eustachischen Tuben, der Kehlkopfeingang und endlich der Mund selbst. Durch Erheben des Gaumensegels (Mm. levatores veli palatini) wird zunächst der Eingang zum Schlundkopf geöffnet, durch das gleichzeitige Anspannen des Segels (Mm. tensores veli palatini) wird der Nasenrachenraum abgesperrt. Der vollständige Abschluß desselben wird noch dadurch gewährleistet, daß durch Kontraktion des Constrictores pharyngis nasales an der der Wirbelsäule anliegenden Pharynxwand ein Wulst entsteht, wie Passavant angegeben hat (s. Abb. 4 u. 5). Gleichzeitig treten die Plicae salpingopharyngeae medianwärts zusammen; in den so entstehenden spitzen Bogen legt sich der M. azygos uvulae. Das Zungenbein und der Larynx werden gehoben und nach vorne gezogen (Mm. geniohyoidei, stylohyoidei, digastrici, mylohyoidei), der Larynx an das Zungenbein heranbewegt (Mm. hyothyreoidei) und der Zungengrund durch Zug der Mm. hyoglossi rückwärts bewegt.

Durch die Verlagerung der Zunge und des Kehlkopfs kommt es zum Abschluß des Kehlkopfeingangs, und zwar auf die Weise, daß sich der Zungengrund nebst dem Kehldeckel über ihn legt. Es handelt sich dabei vorwiegend um eine Sicherung, denn der Kehlkopfeingang wird durch das Aneinanderlagern der Plicae aryepiglotticae mit genügender Festigkeit verschlossen. Diese Feststellung wurde durch Versuche an Tieren erbracht, bei denen die Epiglottis operativ entfernt war (MAGENDIE, LONGET, SCHIFF); der Schlingakt verlief hier bei Aufnahme fester Nahrung völlig ungestört. Nur bei Flüssigkeiten machten sich gewisse Störungen bemerkbar, die sich in Hustenstößen äußerten. Bei der Erklärung dieser Erscheinungen kann daran gedacht werden, daß nach Rückkehr aller Teile in den Zustand der Ruhe noch Flüssigkeitsteilchen vom Zungengrunde abfließen, die nun nicht mehr vom Cavum hyoepiglotticum aufgenommen werden, vielmehr infolge des Fehlens der Epiglottis in den Kehlkopf gelangen.

Die Epiglottis hat also die doppelte Funktion, beim Schluckakt den Kehlkopfeingang deckelartig zu verschließen und gemeinsam mit der Plica pharyngoepiglottica und aryepiglottica die kleinen Flüssigkeitsmengen, die eigentlich ununterbrochen aus der Mundhöhle gegen den Zungengrund gelangen, am Einfließen in den Kehlkopfraum zu hindern. Während der Mechanismus der zweitangeführten Funktion auf Grund der bisherigen Angaben ohne weiteres verständlich ist, handelt es sich bei dem der ersten um komplizierte Vorgänge. Es kann natürlich keine Rede davon sein, daß der Kehldeckel durch den Bissen etwa passiv heruntergedrückt, oder aber durch die Muskeln herabgezogen wird, welche den Kehldeckel mit dem Kehlkopf verbinden. Die beiden Mm. thyreound aryepiglotticus sind viel zu schwach, um einen sicheren Verschluß des Kehlkopfeinganges zu bewirken. Sie werden in nicht ganz konstanter Weise in einzelnen Fällen vom Laryngeus superior, in anderen vom Recurrens (ROEMISCH, BARTH) innerviert und dienen offenbar vorwiegend dazu, um den Bindegewebszügen, mit denen sie verlaufen, die nötige Widerstandskraft gegen den dauernden Zug zu geben. Daß sie sich an dem Abschluß des Kehlkopfs beteiligen, ist aber nicht ganz wegzuleugnen, da sie auf den freien Rand des Aditus laryngis wohl eine gewisse sphincterartige Wirkung ausüben können. In der Hauptsache kommt aber der Verschluß dadurch zustande, daß der Kehlkopf gehoben und vornüber geneigt wird.

Der Pharynx wird durch den Stylo- und Salpingopharyngeus nach oben bewegt, der Speiseröhreneingang durch die Mm. palato- und pterygopharyngei mundwärts gezogen. Unter diesen Verhältnissen wird der Bissen durch die Wirkung der Mm. mylohyoideus und hyoglossus, der die hintere Zungenfläche gegen das Velum palatinum drückt, in den Oesophagus gepreßt. Es soll noch bemerkt werden, daß nach jedem Schlucken die tätig gewesenen Teile infolge der Elastizität der gedehnten Muskeln und Bänder wieder in ihre Ruhelage zurückkehren, wobei auch Muskeln aktiv mitwirken können.

Nach den Angaben von CZERMAK wird beim Schluckakt auch die *Glottis* geschlossen; gleichzeitig werden die falschen Stimmbänder stark herab- und zusammengezogen. Hält man die Glottis künstlich offen, so wird der Schlingakt dadurch nicht gehindert. Es muß also über der Glottisverschlußstelle noch der Aditus verschließbar sein. Nach MELTZER neigen sich die stark genäherten Stellknorpel beim Schlucken so weit nach vornüber, daß sie fast den Schildknorpel berühren.

Wie zahlreiche Untersuchungen gelehrt haben, besteht ein prinzipieller Unterschied im Ablauf des Schluckaktes, je nachdem feste Bissen oder Flüssigkeiten verschluckt werden. Diese Unterschiede geben sich in der Wirkungsweise der am Schlingen beteiligten Muskel kund. Nach der willkürlichen Einleitung des Schluckaktes können nämlich die Stoffe durch eine peristaltische Tätigkeit der Pharynx- und Oesophagusmuskulatur weiter befördert werden, es kann aber auch geschehen, daß treibende Kräfte von seiten dieser Organe fast gar nicht erforderlich sind. Das letztere ist nach der Anschauung der meisten Autoren der Fall beim Abschlucken von Flüssigkeiten. Durch Wirkung der Zungenmuskulatur werden diese in kleinen Partien durch den Pharynx und Oesophagus hindurchgespritzt und gelangen, je nach der Tierart und der Länge der Speiseröhre, entweder bis nahe an die Cardia (wie beim Kaninchen) oder nur in die Hals- oder Brustpartie der Speiseröhre (wie bei Hund und Katze). Beim Menschen nimmt ein Flüssigkeitsschluck (vom Mund bis zu der Cardia) etwa 2—4″ in Anspruch. Nach dem Hinabspritzen des Schluckes erfolgen Kontraktionen des ganzen Oesophagus, um zurückgebliebene Flüssigkeitsreste zu befördern. Bei sehr rascher Folge der Schlucke tritt diese Bewegung des Oesophagus nicht ein. Die Flüssigkeit wird dann fortlaufend aus der Mundhöhle bis in den Magen geschleudert.

Beim Schlingen fester Bissen erfolgt die Beförderung durch peristaltische Bewegungen des Oesophagus, freilich unter kräftiger Mitwirkung der Pharynxmuskulatur. Ist der Bissen in den Pharynx eingetreten, so tritt eine Zusammenziehung seiner Muskulatur ein, die ihren Ausgang vom Fornix nimmt und in der Richtung gegen den Oesophagus zu fortschreitet. Dadurch wird der unter hohem Druck gesetzte Bissen in den Oesophagus getrieben, auf den die Peristaltik übergreift. Die Geschwindigkeit des Fortschreitens dieser peristaltischen Welle im Oesophagus ist außerordentlich verschieden. Beim Pferde erreicht sie Werte von 35—40 cm/sek. Sie ist im allgemeinen in den Abschnitten, die nur glatte Muskulatur besitzen, geringer als in den mit quergestreifter ausgerüsteten. Beim Menschen braucht die peristaltische Welle etwa 3,5″ im Hals- und 6″ im Brustteil. Nach den Untersuchungen von F. KRAUS, sowie von KÜPFERLE mit Hilfe von Röntgenstrahlen scheint beim Menschen ein tiefgreifender Unterschied im Ablauf des Schluckaktes zwischen flüssigen und festen Nahrungsmitteln nicht zu bestehen. Danach scheint die Pharynxmuskulatur auch beim Schlingen breiiger und sonstiger Speise keine Rolle zu spielen. Den Schluckakt beim Menschen kann man in einen ³/₄—1″ dauernden bukkopharyngealen und 4—6″ umfassenden ösophagealen Vorgang zerlegen.

Bei der Gans werden Flüssigkeiten und feste Speisen nur peristaltisch abwärts befördert. Spritzschlucke kommen also nicht vor; daher erfolgt auch zur Unterstützung das bekannte Heben des Kopfes bei gefüllter Mundhöhle. Das Schluckzentrum liegt in der Medulla oblongata und hat Beziehungen zu vielen anderen Zentren, vor allem zum Herzinnervations- und Atemzentrum. Von der letzteren kann man sich leicht überzeugen. Ein durch Anhalten des Atems erzeugtes Gefühl von Atemnot verschwindet, wenn man schluckt. Besonders interessant ist, daß in diesem Zentrum die ganze Koordination des Schluckens präformiert ist, so daß auf einen einzelnen Reiz das ganze System in richtiger Reihenfolge in Bewegung gebracht werden kann. Zerlegt man den Oesophagus in eine Anzahl von Ringen, die vollständig voneinander getrennt sind, von denen aber jeder einzelne durch seine Nervenfasern mit dem Rekurrens in Verbindung steht, und löst nun durch Reizung des N. laryngeus superior einen Schluckakt aus, so läuft eine richtige peristaltische Welle über den Oesophagus hin. Erhält man dagegen den Oesophagus intakt und durchschneidet die zentrifugalen Fasern, so ist trotz erhaltener muskulärer Verbindung ein koordinierter Ablauf der peristaltischen Welle niemals festzustellen.

Die zentripetalen Nerven, die von den Schluckstellen aus erregt werden, sind wie bereits erwähnt, der N. glossopharyngeus, N. laryngeus superior und außerdem auch Fasern des N. trigeminus. Die zentrifugalen Nerven sind der N. hypoglossus und mylohyoideus für die Zunge und der N. glossopharyngeus, vagus und accessorius für Pharynx, Gaumensegel, Larynx und Oesophagus. Für den Oesophagus dürfte nur der N. vagus in Betracht kommen (s. Abb. 6).

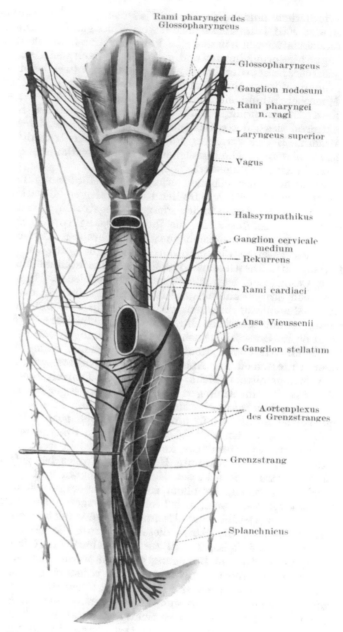

Abb. 6. Die Nervenversorgung des Pharynx und der Speiseröhre.
Aus L. R. MÜLLER: Das vegetative Nervensystem. Berlin: Julius Springer 1920.

III. Weicher Gaumen und Rachenwand.

Die Bewegungen und Einstellungen des Gaumens erfolgen durch Betätigung eines komplizierten Muskelsystems. Verhältnismäßig einfach ist die Wirkungsweise des M. azygos uvulae, der das Gaumensegel in der sagittalen Richtung zusammenrafft und insbesondere das Zäpfchen hebt. Bei Zusammenziehung des M. levator veli palatini wird die Hauptmasse des weichen Gaumens emporgehoben; dieser Muskel ist es, der in erster Linie den Abschluß zwischen Rachen- und Nasenhöhle ermöglicht, während die Hebung der seitlichen Teile durch den M. tensor veli palatini besorgt wird. Als Antagonisten dieser beiden Muskeln sind die Mm. glossopalatinus und palatopharyngeus anzusehen, die den Bogen des Gaumensegels abflachen und dessen freien Rand herabziehen. Daß sich bei den mannigfaltigen Stellungsänderungen der beweglichen Platte, die das Gaumen- segel darstellt, auch deren Dicke ändert, ist nicht weiter verwunderlich.

Bei ruhiger Atmung durch die Nase hängt das Gaumensegel schlaff herab und legt sich der Zunge so nahe an, daß der Durchgang von der Mund- zur Rachenhöhle fast vollkommen verlegt ist. Atmet man dagegen durch den Mund, so muß ein Durchgang zwischen Mund- und Rachenhöhle geschaffen werden, was so erzielt wird, daß sich die Zungenwurzel senkt und der Gaumen erhebt. Diese Passage kann willkürlich erweitert und verengt werden. Bei tiefer Inspiration durch den Mund ist die Erweiterung eine maximale, wie schon EINTHOVEN bemerkt. Bei diesem Vorgang wird die Zunge ganz abgeflacht und der weiche Gaumen erhebt sich bis über das Niveau des harten Gaumens, während die Uvula sich einzieht und bis auf ein Drittel ihrer gewöhnlichen Größe verkürzt.

Bei gleichzeitiger Mund- und Nasenatmung bleibt nur eine ganz kleine Öffnung zwischen Zungenwurzel und weichem Gaumen. Bemerkenswert ist, daß man, wie schon erwähnt, die Stellung der beiden Gebilde gegeneinander im weiten Maße willkürlich verändern kann.

In welcher Weise sich der Luftstrom auf Mund und Nase verteilt, der bei ruhiger Atmung und *offenem* Mund in die Lungen gelangt, hängt von individuellen Faktoren ab, vor allem von der Zungengröße und der Bildung des Mundhöhlen- daches. So erwähnt NAGEL von sich, daß bei ihm, wenn er bei offenem Mund ruhig atmet, fast alle Luft durch die Nase geht. Eine Strömung durch den Mund war nicht immer und nur in Spuren nachweisbar. Es gehört eine deutlich wahrnehmbare Umstellung des Gaumensegelzungenverschlusses dazu, um nach- weisbar Luft durch den Mund strömen zu lassen.

Beim *Schnarchen* findet die In- und Exspiration entweder durch die Nase oder durch den Mund statt. Im ersten Falle ist der Durchgang durch die Mund- höhle verschlossen, die Passage von der Pars nasalis zur Pars oralis pharyngis beengt, und es schwingt der Zapfen in der Richtung gegen die hintere Pharynx- wand. Im zweiten Fall ist der Durchgang durch die Nase unbenützt, die Passage von der Mundhöhle zum Schlundkopf beengt, und es schwingt der Zapfen gegen den Zungengrund.

Über die Bewegungen des weichen Gaumens beim Sprechen und Singen wird an anderer Stelle dieses Handbuches ausführlich gesprochen.

Von Interesse ist hier nur das Zustandekommen des Verschlusses der oberen Rachenhöhle durch das Anpressen des Gaumensegels gegen die Pharynxwand, das bei der Besprechung des Schluckaktes bereits erwähnt wurde und öfters den Gegenstand der Untersuchung gebildet hat. So goß CZERMAK während des Phonierens mit einem Katheter Wasser oder Milch in die Nase. Die Flüssig- keiten gelangten nicht in die Mundhöhle, wodurch der feste Verschluß erwiesen war. Von CZERMAK und vielen anderen Untersuchern wurden auch Beobach- tungen an Patienten angestellt, denen der Oberkiefer ganz oder teilweise ent- fernt war, so daß deren Gaumensegel von oben gesehen werden konnte. HART- MANN, GUTZMANN und NAGEL verbanden ein Nasenloch mit einem Manometer und trieben in das andere komprimierte Luft. Während des ruhigen Atmens entweicht die eingetriebene Luft aus der Nase in den Rachen, ebenso bei nasalierten Vokalen. Sowie aber ein reiner Vokal gesprochen wird, beginnt das Manometer zu steigen und steigt so lange, bis der Druck im Nasenrachenraum so hoch geworden ist, daß der Verschluß gesprengt wird. Es entweicht dann unter einem leichten Glucksen eine gewisse Menge von Luft, wodurch der Druck vorübergehend sinkt. Der Verschluß ist bei verschiedenen Lauten ungleich fest: am festesten bei J, am losesten bei A. HARTMANN fand Druckwerte von 30 bis 100 mm Hg. Die gesamten Bewegungsvorgänge im Gaumengebiet bei Bildung des Verschlusses beschreibt PASSAVANT wie folgt: „Die vordere und obere Hälfte des Gaumensegels wird gehoben und bildet gleichsam eine in gleicher Richtung fortlaufende Verlängerung des harten Gaumengewölbes. Die untere und hintere kleinere Hälfte des Gaumensegels tritt nach hinten, eine senkrechte Stellung einnehmend, zuweilen verkürzt sie sich etwas in der Richtung von oben nach unten. Das Gaumensegel wird schmaler, seine seitlichen Teile nähern sich etwas der Mittellinie." Dadurch, daß die Gaumensegel hinaufgezogen werden und sich die Seitenwandungen des Schlundes einander nähern, verändern die Gaumenbögen ihre gegenseitige Stellung. Sie verhalten sich dann zu ihrer Ruhelage wie ein Spitz- zu einem Rundbogen. Besonders hoch und spitzig wird nach GUTZMANN der vom Gaumen gebildete Bogen beim Leerschlucken, bei sehr hohen Tönen und beim Bauchreden.

Eine besondere Erwähnung verdienen noch die Bewegungen des Ostium pharyngeum tubae, welche namentlich von ZAUFAL beschrieben sind. In der Ruhelage bildet die Öffnung eine nahezu vertikale Spalte, bei Bewegung jedoch die Form eines Dreiecks, dessen Basis durch die Hakenfalte, dessen Spitze durch das schmale Ende der Wulstfalte gebildet wird. Im Zustande der Bewegung tritt dann noch der Levatorwulst deutlich hervor. Bei Phonation und Saugen hebt sich die Spitze des Dreieckes, so daß sie von außen und unten nach innen und oben gerichtet wird. Unentschieden bleibt, ob der Levatorwulst hierbei eine Rolle spielt.

IV. Die Zunge.

Die Zunge ist ein vorwiegend aus Muskeln bestehendes Gebilde ganz eigener Art, dem eine große Anzahl verschiedenartigster Funktionen zukommen. Sie ist bedeutungsvoll für die Hin- und Herbewegung der Nahrung beim Kauen, für deren Weiterbeförderung zu den Schluckstellen, ist wichtig für die Stimmbildung durch die Möglichkeit, in kompliziertester Weise ihre Gestalt zu verändern, und sie spielt eine große Rolle als Träger zahlreicher Sinnesfelder vorwiegend des Geschmacks, und als Ausgangspunkt für eine große Anzahl von Reflexen.

Die Beweglichkeit der Zunge wird ermöglicht durch eine große Anzahl eigener Muskeln, die sich in ihr mannigfach durchflechten und sich nach den drei Koordinatenebenen als Musculus transversus, longitudinalis und verticalis linguae auflösen lassen. Zu diesen Zügen kommen noch Muskeln mit festem oder relativ festem Ansatzpunkt wie der M. genioglossus, styloglossus oder der hyo- und chondroglossus. Nach vorn und unten wird die Zunge durch das Zusammenwirken der Mm. genioglossus und geniohyoideus, nach hinten und unten durch den M. hyoglossus gezogen, nach hinten und oben durch den M. stylo- und palatoglossus, nach den Seiten durch die Mm. stylo-, hyo-, chondro- und palatoglossus bei zurückgezogener, durch die Mm. genioglossus und styloglossus bei vorgestreckter Zunge, nach oben durch den M. mylohyoideus. Bei all diesen Bewegungen braucht die Gestalt der Zunge selbst noch nicht geändert zu sein. Diese wird hauptsächlich durch Zusammenziehung der Zungenmuskulatur selbst bestimmt, zum Teil freilich unter Mitwirkung der anderen angeführten Muskeln. Konvexität nach oben erfolgt durch Kontraktion des M. transversus, eine konkave Rinne wird durch Zusammenziehung der Quer- und medialen Vertikalfasern, Verkürzung durch Kontraktion der Längsfasern, Abplattung durch die der Vertikalfasern erzielt.

Für die *Stimmbildung* am wichtigsten sind natürlich die Gestaltänderungen, durch die die relative Größe und Gestalt der einzelnen Hohlräume im Munde bedingt ist. Bei der *Sprache* sind die komplizierten Gestaltveränderungen der Zungenspitze von Bedeutung, die für die Erzeugung bestimmter Konsonanten (D, T, L, R, S, Sch) eingenommen werden müssen. Dabei spielen antagonistische Innervationen sicher eine bedeutende Rolle.

Gleich an dieser Stelle sei hervorgehoben, daß die Tastempfindlichkeit der Zunge eine sehr gute ist. Auch werden Berührungsempfindungen mit großer Sicherheit lokalisiert. Die Raumschwellen betragen auf der Zungenspitze 1 mm, auf dem Zungenrücken etwas mehr (WEBER).

Die Bewegungs- und Lagewahrnehmungen der Zunge sind dagegen keine sehr ausgeprägten und schützen nicht vor groben Täuschungen über die wirkliche Stellung. Unter den vielen Lagen, welche die Zunge einnehmen kann, gibt es zweifellos eine, die besonders bevorzugt ist und als Normallage angesprochen werden kann. Sie ist wahrscheinlich identisch mit jener, bei der die Zunge den Mund größtenteils ausfüllt, den Rachen aber zur Atmung frei läßt. Abgesehen von einer inneren Versteifung des Zungenkörpers, an der alle Muskeln beteiligt sein dürften, ist dazu ein Zug nach vorn notwendig, der hauptsächlich durch den Genioglossus bewirkt wird und das in der Narkose gefürchtete Hintenüberfallen der Zunge verhindert. Jede Abweichung von der Normallage wird psychisch nur teilweise oder überhaupt nicht verwertet, wie v. SKRAMLIK nachgewiesen hat. So kommt es auch zu Täuschungen über die Anordnung benachbarter Gebilde wie z. B. der Zähne, die dann in der überraschendsten Weise verstellt erscheinen. Man kann sich von diesen Tatsachen in Selbstversuchen ohne große Schwierigkeit überzeugen, wenn man mit der Oberseite der vor- oder seitlich gestreckten Zunge die Facies labialis der oberen Schneidezähne bzw. die Facies buccalis der Backenzähne betastet. Sie scheinen dann schräg zu stehen, und zwar so, daß die Schneidezähne nach hinten, die Backenzähne medialwärts geneigt stehen. Analogen Täuschungen begegnet man, wenn man mit der Unterseite der Zungenspitze in eine Lücke der Backzahnreihe fährt (PONZO).

V. Das adenoide Gewebe in Mundhöhle und Rachen.

Unsere Vorstellungen von der Wirkungsweise der Tonsillen und der übrigen Anteile des lymphatischen Rachenrings (WALDEYER) haben in den letzten Jahren eine wesentliche Umformung erfahren. Diese Wandlung in den Anschauungen mußte sich vollziehen, sowie es gelungen war, den anatomischen Aufbau dieser Gebilde vollkommen klarzustellen.

Die älteren Anatomen und Histologen erblickten nämlich in den Tonsillen stets peripheres Lymphdrüsengewebe. Nun hat SCHAFFER 1920 als erster mit Nachdruck darauf hingewiesen, daß die Ansammlungen adenoiden Gewebes, die unter dem Namen des lymphatischen Rachenrings zusammengefaßt werden und in den drei Tonsillen besonders mächtig entwickelt sind, mit dem Lymphdrüsensystem nicht das geringste zu tun haben. Sie unterscheiden sich von diesem vor allem dadurch, daß sie *nicht* in den *Verlauf* von *Lymphgefäßen* eingeschaltet sind. Es fehlen auch die für die Lymphdrüsen so charakteristischen Rindensinus, während andererseits die Lymphdrüsen keine Krypten aufweisen, die allen Tonsillen ein so eigenartiges Gepräge geben. Außerdem ist von dem adenoiden Gewebe des Rachenrings zu bemerken, daß es meist ganz oberflächlich liegt und so dicht an das Epithel der Schleimhaut heranreicht, daß es oft unmittelbar von diesem überzogen wird. Es empfiehlt sich auf Grund der genannten Unterschiede diese beiden Gewebsarten auch durch eine Bezeichnung voneinander zu trennen und für das adenoide Gewebe im lymphatischen Rachenring den Ausdruck *periphere Lymphknötchen* gegenüber den echten Lymphdrüsen anzuwenden.

Die großen Komplexe lymphadenoider Substanz des WALDEYERschen Rachenrings sind dann aber nichts anderes als integrierende Bestandteile der Rachenschleimhaut, ebenso wie die in ihr gelegenen Schleimdrüsen.

SCHLEMMER hat durch ausgedehnte Untersuchungen den Nachweis geliefert, daß die von SCHAFFER vorgenommene Einordnung der Tonsillen unter die peripheren Lymphknötchen durchaus zu Recht besteht. Injektionsversuche mit Farbstoffen haben gelehrt, daß weder die Gaumentonsillen noch die übrige lymphadenoide Substanz der Mundrachenhöhle zuführende Lymphgefäße besitzen. Ferner stellte er fest, daß der Lymphabfluß aus den Tonsillen ausschließlich zentripetal zur vorderen oberen Gruppe der Glandulae jugulares stattfindet und eine zentrifugale, pharynxwärts gerichtete Lymphbewegung nicht existiert. Das Lymphkapillarnetz der Tonsillen stellt ein geschlossenes Kanalsystem dar; demnach gibt es keine kryptenwärts offenen Enden desselben, durch die ein zentrifugaler Lymphstrom möglich wäre. Damit ist der Beweis geliefert worden, daß die einzelnen Anteile des lymphatischen Rachenrings bloß *graduell*, aber *nicht wesensverschiedene Bestandteile* einer Schleimhaut sind, die als ein anatomisches, aber auch physiologisch zusammengehörendes Ganzes zu betrachten ist.

Wie STÖHR 1882 nachgewiesen hat, findet durch das Tonsillarepithel eine lebhafte Lymphocytendurchwanderung statt. Diese bildet nun nicht etwa einen Beweis für die Lymphdrüsennatur des zwischen den beiden Gaumenbögen befindlichen Teils des Rachens. Eine analoge Durchwanderung läßt sich nämlich in allen kleinen und kleinsten Anhäufungen lymphadenoiden Gewebes der Rachenschleimhaut ebenso feststellen, wie an den Tonsillen. Überdies ist diese Erscheinung durchaus nicht an die Anwesenheit von lymphadenoider Substanz unter dem Deckepithel gebunden, da man vereinzelte Lymphocyten durch die Deckschicht hindurchtreten sieht, auch an Stellen, an denen solche Anhäufungen lymphadenoiden Gewebes nicht vorhanden sind.

Hier ist noch jener Beziehung zu gedenken, welche zwischen den Schleimdrüsenausführungsgängen und den Mandelkrypten besteht. An der Tonsille lingualis wie pharyngea ist beobachtet worden, daß jedes Lymphknötchen in der Mitte eine kraterförmige Einziehung besitzt, in welche ein Ausführungsgang der darunter gelegenen Schleimdrüse mündet. Die Gaumentonsillen zeigen hier einen sehr bemerkenswerten Unterschied; in ihr Kryptenlumen münden nämlich *keine* Ausführungsgänge von Schleimdrüsen ein.

Das adenoide Gewebe ist nur in der Jugend vollentwickelt und bisweilen sogar stark vergrößert; es bildet sich im höheren Alter mehr und mehr zurück, an manchen Stellen verschwindet es sogar vollkommen. Man kann also mit Berechtigung von einer gewissen Altersinvolution sprechen.

Auf Grund dieser anatomischen bzw. histologischen Befunde kann man nun aussagen, daß das in die Schleimhaut eingelagerte Gewebe der Sitz eines Teiles der Schleimhautfunktion ist, jedoch nicht die Gesamtfunktion darstellt. Die Funktion der Schleimhaut ist eine außerordentlich komplizierte und mannigfaltige, und es lassen sich aus ihr mit Sicherheit die folgenden Tätigkeiten herausheben:

1. Die Bereitung von Schleim und Speichel, die mit der Tätigkeit des Oberflächenepithels bzw. der Speicheldrüsen zusammenhängt.

2. Die Lymphocytenvermehrung in der adenoiden Substanz, die stellenweise zu einem massenhaften Austritt durch das Deckepithel führt.

3. Die Auslösung einer Anzahl von reflektorischen Vorgängen, die durch die in die Schleimhaut eingelagerten peripheren Sinnesfelder vollzogen wird. Vor allem handelt es sich um die peripheren Endigungen des Tastsinns.

Alle diese Momente müssen bei der Gesamtfunktion der Schleimhaut in Betracht gezogen werden; dadurch ist aber nicht etwa ausgeschlossen, daß an der einen Stelle mehr die sekretorische, an einer anderen mehr die Sinnesfunktion vortritt.

Es soll hier noch in knappen Zügen auf alle Theorien eingegangen werden, die bisher über die Tätigkeitsweise des lymphatischen Rachenrings, vornehmlich aber der Tonsillen, entwickelt wurden. Man kann sie um folgende Gesichtspunkte gruppieren:

1. Zentrifugale Sekretion zur Mundhöhle im Sinne eines Abwehr- bzw. Schutzorgans gegen das Eindringen von Bakterien. Diese Theorien gründen sich zumeist auf den STÖHRschen Befund der Durchwanderung von Lymphocyten durch das Tonsillarepithel. An eine solche Wirkungsweise der Tonsillen wurde von KILLIAN 1888, GULLAND 1891, KÜMMEL 1897, BRIEGER 1902, GOERKE 1907 und 1922, LINDT 1908, LACHMANN 1908, HENKE 1914, FEIN 1921 gedacht.

2. Zentrifugale Sekretion zur Mundhöhle durch Ausscheidung eines Drüsensekrets (BOSWORTH 1884, ROSSBACH 1889, MINK 1916, FLEISCHMANN 1921.

3. Zentripetale innere Sekretion (ALLEN 1891, MASINI 1898, SCHEIER 1903, GLOVER 1909, LERMOYEZ 1909, GOOD 1909, MARCELLI 1916, FLEISCHMANN 1921). Zum ersten Punkte ist zu bemerken, daß an eine Abwehrfunktion der Gebilde des lymphatischen Rachenringes wohl zu denken ist, daß sie aber sicher nicht in der Art und Weise stattfindet, wie dies in den erwähnten Theorien angenommen wird. Mit aller Sicherheit kann wohl gesagt werden, daß an der Schutzwirkung die *Tonsillen* bestimmt nicht *allein* beteiligt sind. Denn sonst wäre nicht zu verstehen, warum Leute höheren Alters gegenüber Infektionen genau so empfindlich oder unempfindlich sind, wie jüngere, deren adenoides Gewebe sehr viel mächtiger entwickelt ist. Außerdem hat man noch niemals beobachtet, daß jugendliche Personen, denen große Lager adenoiden Gewebes entfernt wurden, durch diesen Eingriff im Sinne eines fehlenden Schutzes geschädigt worden wären.

Zahlreiche Erfahrungen lehren, daß die experimentellen Grundlagen für die Aufstellung von Theorien über die Wirkungsweise der Tonsillen nicht immer mit der erforderlichen Sorgfalt geschaffen wurden. So ist an dieser Stelle anzuführen, daß die Tonsillen, besonders von HENKE, als Exkretionsorgane für die in ihrem Lympfnetzbereich liegenden Teile der Mund- und Nasenschleimhaut angesehen wurden. Diese Behauptung stützte sich auf Versuche, bei denen in die Nasenhöhle eingeführte Rußteilchen wenige Zeit später in den Mandeln nachgewiesen wurden. Nach den früheren Ausführungen ist es ohne weiteres verständlich, daß sich hier ein Untersuchungsfehler eingeschlichen haben mußte. Tatsächlich hat eine Nachprüfung der HENKESchen Experimente durch AMERSBACH 1921 ergeben, daß es sich in den „Rußteilchen" um Luftblasen gehandelt hat, die durch Austrocknungserscheinungen entstanden waren.

Mit dem anatomischen Bau der peripheren Lymphknötchen im Rachenring unvereinbarlich ist die Theorie von MINK, der annimmt, daß die Tonsillen im Rachen und in der Mundhöhle zur Sättigung der Einatmungsluft mit Wasserdampf dienen. Er weist besonders darauf hin, daß die Luft, die durch die Nase gestrichen ist, nur wenig mehr Wasser aufweist, als dem Feuchtigkeitsgehalt der Atmosphäre entspricht, daß sie dagegen im Eingange zum Kehlkopf nahezu vollkommen mit Wasserdampf gesättigt ist. Es ist nun zweifellos als ein kühner Schluß zu bezeichnen, wenn mit Rücksicht auf diese Feststellung gesagt wird, daß die Tonsillen wassersezernierende Organe sind. Die Möglichkeit zur Sättigung mit Wasserdampf ist für die Luft überall gegeben, wo sich Schleimspeicheldrüsen befinden und diese sind in der Schleimhaut des Rachens im reichen Maße vorhanden. Soweit also die Einatmungsluft von der Nase aus noch nicht genügend mit Wasser versehen ist, geschieht dies vom Rachen aus, aber natürlich nicht durch dessen adenoides Gewebe.

Es ist verständlich, daß bei den Gaumentonsillen an die Möglichkeit einer innersekretorischen Tätigkeit gedacht wurde. Wenn aber eine solche besteht, so ist sie im Zusammenhang mit dem *gesamten* lymphadenoiden Gewebe der Schleimhaut des Verdauungskanals und nicht nur mit bestimmten Teilen desselben.

Auch hier können Beispiele angeführt werden, die deutlich zeigen, daß die Stützen für die Theorien ganz unsichere waren. So hat Richter bei Gelegenheit von Untersuchungen über die reduzierenden Substanzen in Nebenniere, Thyreoidea und Hypophyse darauf aufmerksam gemacht, daß auch der erste Saft der exstirpierten Mandeln seine Reduktionsprobe gibt. Diese Feststellung wurde von Fleischmann weiter verfolgt, der dabei zu dem Schlusse kam, daß die Tonsillen als echte Drüsen mit innerer Sekretion anzusehen seien, deren Sekret eben diese Reduktionsstoffe darstellen, das teils an die Blutbahn, teils an den Speichel der Mundhöhle abgegeben wird. Gegen diese Anschauungen führten Amersbach und Königsfeld mit Recht an, daß die Tonsille des Menschen schon ihrem histologischen Aufbau nach sicher keine Drüse mit innerer Sekretion ist. Weiter gelang es ihnen nachzuweisen, daß die mit der Richterschen Goldreaktion nachweisbaren Reduktionsstoffe durchaus nicht der Tonsille eigentümlich sind, daß sie vielmehr von einer großen Anzahl von Organen ausgeschieden werden, wobei natürlich dahingestellt bleiben muß, ob sie überall die gleiche chemische Konstitution besitzen.

Wegen ihres lymphoepithelialen Baues und ihrer Eigenschaft Lymphocyten zu bilden, wurden die Tonsillen von einigen Autoren mit der *Thymus* verglichen. Dieser Vergleich erscheint am besten durch die relativ frühzeitige Involution der Tonsillen gerechtfertigt, da wir ja wissen, daß gerade die Thymus ein Organ ist, das bereits kurz nach erreichter Pubertät Alterserscheinungen aufweist. Wie weit der Vergleich auch durch vergleichend-anatomische Untersuchungen gestützt werden kann, läßt sich im Rahmen dieser Ausführungen nicht erörtern.

Daß die Tonsillen eine *Eintrittspforte* für *Krankheitskeime* oder *toxische Produkte* darstellen, und zwar im höheren Maße, als die übrige Mesopharynxschleimhaut, ist in erster Linie durch die eigenartige anatomische Beschaffenheit begründet. In den tiefgehenden und weitverzweigten Krypten, in die keine Ausführungsgänge der Schleimdrüsen münden, kommt es leicht zu einer massenhaften Entwicklung von Bakterien, die auch Lymphocyten anlocken. Demgegenüber darf aber auch nicht vergessen werden, daß ein Eindringen von Krankheitskeimen auch an allen anderen Stellen möglich ist, die eine stärkere lymphadenoide Infiltration zeigen. Jedenfalls wird aber verständlich, daß durch eine operative Entfernung der Mandeln üppige Bakterienherde beseitigt werden. Die *Möglichkeit* der *Entfernung der Tonsillen ohne irgendwelche Folgeerscheinungen* weist aber *ihrerseits* darauf hin, daß diese Gebilde für den *Organismus* von *keiner* besonderen *Wichtigkeit* sind.

VI. Die Mundhöhle als Atemweg.

Der normale Weg des Luftstroms bei der Ein- und Ausatmung geht durch die beiden Nasenhöhlen. Nur wenn dieser Weg vollständig verlegt oder wesentlich erschwert ist, benützen wir den Mund als Eintrittspforte für die Atemluft. Die Bahn durch die Mundhöhle hat, wenigstens bei weiter Öffnung, einen größeren Querschnitt als die Nasenhöhle; daher ist auch der Reibungswiderstand für den Durchtritt der Luft ein geringerer. Man sollte danach glauben, daß die Mundatmung für die Atmungsmuskeln weniger anstrengend ist. Dies ist nun — wenigstens im Anfang der Betätigung der Mundatmung — durchaus nicht der Fall, ganz abgesehen davon, daß die Mundatmung mit der Nasenatmung wie die späteren Betrachtungen lehren werden, durchaus nicht gleichwertig ist.

Es ist von Interesse zu bemerken, daß es beim Menschen von geringerer Bedeutung ist, ob er durch Nase oder Mund atmet als beim Tier, denn wir können ja sowohl durch die Nase als auch durch den Mund ohne wesentliche Beschwerden oder gar Gefährdung Luft aufnehmen. Beim Tier dagegen erweist sich jede Behinderung der Nasenatmung als für das Leben gefahrbringend. Sandmann hat gezeigt, daß Kaninchen, denen die Nase tamponiert ist, innerhalb 4—8 Tage sterben, ohne daß man die entzündlichen Erscheinungen, die infolge der Tamponade der Nase auftreten, für den Tod verantwortlich machen kann. Die Atmung der Tiere wird verlangsamt und vertieft, die Atemmuskeln arbeiten angestrengter als gewöhnlich. Obwohl sich das Tier der Mundatmung bedienen kann, hat man das Bild einer schwer behinderten Atmung, wie sie im Gefolge von Stenosen der Luftwege zu beobachten ist. Die Ursache dieser Beschwerden ist in dem Anlegen der Zunge an dem Gaumen zu erblicken. Unter normalen Verhältnissen wird nämlich der Unterkiefer, wie die Untersuchungen von METZGER und DONDERS gelehrt haben, durch den Luftdruck am Oberkiefer festgehalten, wobei die Zunge dem harten Gaumen angedrückt ist. Das ist natürlich nicht nur beim Menschen, sondern auch beim Kaninchen der Fall. Als Folge davon bleibt die Zunge bei Mundatmung am Gaumen hängen und bildet sowohl bei Ein- als auch bei Ausatmung einen ventilartigen Verschluß, der jedesmal gesprengt werden muß, um der Luft den Durchtritt zu ermöglichen. SANDMANN hat die Veränderung der Atmung graphisch mit Hilfe des GADschen Äroplethysmographen dargestellt. Dabei zeigte sich, daß bei gleichen Volumschwankungen die Druckschwankungen während der Mundatmung sehr viel größer waren, als wenn die Tiere durch die Nase atmeten. Um die gleiche Menge Luft einzuatmen, mußten die Tiere also eine größere Kraftanstrengung machen.

Auch beim schlafenden Menschen mit verstopfter Nase sieht man wegen des Anlegens der Zunge an den Gaumen Dyspnoe auftreten und jedem Chirurgen ist wohl bekannt, daß man in tiefer Narkose die Zunge aus der Mundhöhle herausholen muß, weil die Muskelkräfte zur Sprengung des von ihr gebildeten Verschlusses nicht mehr ausreichen.

Indessen ist das Anlegen der Zunge an den Gaumen kein absolutes Hindernis; manche Menschen atmen immer durch den Mund, schon darum, weil sie gar nicht anders können, und jeder kommt während des Lebens in die Lage, von der Mundatmung Gebrauch machen zu müssen. Ausdrücklich ist hervorzuheben, daß der Übergang von der Nasen- zur Mundatmung im Anfang stets etwas Beschwerden verursacht; man fühlt sich beengt, hat den Eindruck, als ob man trotz angestrengter Muskeltätigkeit keine genügende Menge von Luft bekäme, die Einstellung der Zunge in eine neue ungewohnte Lage wird unangenehm empfunden. Der Übergang von Mund- zur Nasenatmung dagegen verursacht keine Beschwerden.

Man gewöhnt sich aber nach einer gewissen Zeit an die Mundatmung, so daß die angeführten störenden Erscheinungen nicht mehr bemerkt werden. Bei länger dauernder Mundatmung ergeben sich indes andere Schwierigkeiten. Man wird nämlich gegenüber Änderungen in der Beschaffenheit der Luft sehr empfindlich. Man hat das Gefühl der Trockenheit und der Kälte für den Fall, daß die Luft, die eingeatmet wird, mit Wasserdampf nicht gesättigt, oder sehr kühl ist. Diese Empfindungen treten bei Nasenatmung niemals auf. Bekanntlich entzieht die Atmungsluft dem Organismus Wärme und Feuchtigkeit. Wenn dies in der Mundschleimhaut unangenehm, auf der Nasenschleimhaut aber gar nicht empfunden wird, so können wir schon darin einen Beweis erblicken, daß die letztere für diese beiden Zwecke sehr viel vollkommener eingerichtet ist. KAYSER hat nun tatsächlich gefunden, daß es für die Beschaffenheit der Luft einen Unterschied ausmacht, ob sie auf dem Mund- oder Nasenwege in den Schlundkopf gelangt. Bei gleicher Temperatur und gleichem Feuchtigkeitsgehalt der Außenluft enthält nämlich die Luft, die bei der Einatmung durch die Nase hindurchgegangen ist mehr Wasserdampf und ist auch etwas wärmer als diejenige, die die Mundhöhle passiert hat. Dabei ist der Unterschied im Wassergehalt und in der Temperatur ein anderer, je nachdem durch den wenig oder weitgeöffneten Mund geatmet wird. So beträgt nach KAYSER die Temperaturdifferenz bei wenig geöffnetem Mund 1^0 C, bei weit geöffnetem 3^0 C; dementsprechend nimmt auch bei weiter Öffnung des Mundes die Befeuchtung ab.

Die Luft, die durch den Kehlkopf gegen die Luftröhre zieht, ist also anders zusammengesetzt, wenn sie durch die Nase, als wenn sie durch den Mund hindurchgegangen ist.

Ein Punkt ist noch zu berücksichtigen, und das ist die Befreiung der Atmungsluft von den in ihr enthaltenen Staubteilchen und Bakterien. Es leuchtet unmittelbar ein, daß in einem so gewundenen Kanal, wie es die Nasenhöhlen sind, in dem die Flächen der Muscheln Unterabteilungen schaffen, die im Luftstrom befindlichen Verunreinigungen korpuskulärer Art leichter hängen und liegen bleiben als im Mund.

Berücksichtigt man also die quantitativen Unterschiede in der Zusammensetzung der Einatmungsluft und die subjektiven Beschwerden, die bei Benützung der Mundhöhle als Atemweg zu verzeichnen sind, so kann man nicht sagen, daß Mund- und Naseneinatmung einander völlig gleichwertig sind. Immerhin lehren zahlreiche Beispiele, daß die Mundhöhle beim Menschen ohne besondere Schädigungen für den gesamten Organismus als Atemweg herangezogen werden kann.

VII. Die Sinneswerkzeuge in Mundhöhle und Rachen.

A. Die Leistungen des Geschmackssinnes.

1. Der anatomische Bau des Geschmacksorgans.

a) Das periphere Sinnesfeld.

Auf Grund eines ausreichend gesicherten Tatsachenmaterials kann man heute aussagen, daß eine *Geschmacksempfindung* nur durch Vermittlung der *Geschmacksknospen* zustande kommt. Diese finden sich in der mannigfaltigsten Weise an peripheren Stellen verstreut. Während sich z. B. das der Außenwelt zugekehrte Sinnesfeld des Gesichts auf einem eng begrenzten, individuell keinen Schwankungen unterworfenen Gebiete befindet, liegen beim Geschmack die Verhältnisse ganz anders. Geschmacksknospen wurden in großer Menge auf den Papillae circumvallatae, foliatae und fungiformes der *Zunge* gefunden, aber auch am weichen *Gaumen*, sowie — was besonders überraschend ist — an der hinteren Fläche des *Kehldeckels* und der inneren der Gießbeckenknorpel. VERSON, GOTTSCHAU und MICHELSON fanden nämlich deutliches Geschmacksvermögen auf der laryngealen Seite des Kehldeckels, DAVIS sowie KIESOW und HAHN wiesen dann überzeugend auch Schmeckfähigkeit im eigentlichen Kehlkopf nach.

Ist schon die Anordnung der peripheren Sinnesfläche für ein Individuum als keine einheitliche zu bezeichnen, so gilt dies um so weniger bei der Vergleichung verschiedener Personen. Das *Geschmacksorgan* weist im Gegensatz zu allen anderen Sinneswerkzeugen in der *Verteilung* seiner *Empfangsapparate* die größten *individuellen Schwankungen* auf (vgl. HOPF und EDZARD).

Bezüglich der Histologie der Papillen und Geschmacksknospen verweise ich auf den Artikel von SCHUMACHER in diesem Handbuch. Hier sei nur soviel darüber gesagt, als zum Verständnis der folgenden Besprechungen unbedingt erforderlich ist. Die Zahl der Geschmacksknospen (s. Abb. 7) beträgt in den Papillae vallatae etwa 100—150. An den beiden Papillae foliatae ist ihr Vorkommen auf das Epithel der einander zugekehrten Seitenwände der einzelnen Leisten beschränkt. Am spärlichsten sind sie auf den pilzförmigen Papillen vertreten; Schnitte, die parallel der Zungenoberfläche durch das Epithel gelegt werden, lassen in der Regel nur 3—4 erkennen. Am *weichen Gaumen* sind die Geschmacksknospen ganz unregelmäßig verteilt. Ihr Verbreitungsgebiet im Kehlkopf beginnt 3,5 mm unter dem oberen Rand der Epiglottis und erstreckt sich soweit, wie die nichtflimmernde Bekleidung des Larynx reicht, mit Ausnahme der Stimmbänder. Das Vorkommen von Geschmacksknospen am *Kehlkopf* ist an die seltene Anwesenheit von Papillen gebunden, auf deren Höhe sie regelmäßig stehen.

Es wurde bereits hervorgehoben, daß die Empfangsapparate für den Geschmack individuell verschieden verteilt sind. Diese Aussage findet ihre wesentliche Stütze in der Tatsache, daß vor allem die Papillae fungiformes nicht nur individuell verschieden angeordnet, sondern auch bei ein und derselben Person an symmetrischen Stellen in ungleicher Zahl vertreten sind (v. Skramlik). So fanden sich auf der Zungenoberfläche — dies lehren Beobachtungen an verschiedenen Personen — rechts und links von der Raphe, die als sagittal verlaufende Symmetrieachse dienen kann, auf gleich großen und von der Mittellinie gleich entfernten Feldern Papillen in wechselnder Zahl, aber nicht nur hier, sondern auch an den Rändern, der Mitte und dem Zungengrunde. Ausdrücklich sei bemerkt, daß in den beigefügten Abb. 8 und 9 nur die Papillae fungiformes gezeichnet sind, die sich wegen ihrer lebhaft roten Farbe von der

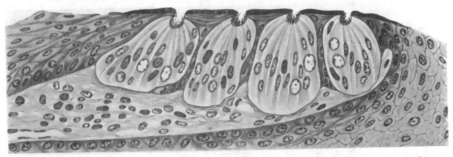

Abb. 7. Stab mit vier einporigen Knospen aus der Papilla foliata des Kaninchens. Abb. 1 auf Taf. 19 der Abhandlg. von M. Heidenhain: Über die Sinnesfelder und die Geschmacksknospen usw. Arch. f. mikroskop. Anat. 85, 365, 1914.

Unterlage gut abheben. Die Zeichnungen erheben natürlich keinen Anspruch auf volle Genauigkeit; die individuellen Unterschiede und Asymmetrien im anatomischen Aufbau sind aber so augenfällig, daß sie leicht wiedergegeben werden können. Man kann die Papillen auch mit genügender Genauigkeit zählen. Dabei stellte sich heraus, daß die linke Zungenhälfte in der Regel mehr Papillen aufweist als die rechte (in einem extremen Fall 139 gegenüber 99). Besonders auffallend ist aber die ungleiche Verteilung an symmetrischen Stellen. Die Ausdehnung der von Papillen freien Zone auf dem Zungenrücken ist ebenfalls großen individuellen Schwankungen unterworfen (Hänig, Schreiber, Shore). Gelegentlich finden sich hier, besonders in der Nähe der seitlichen Ränder einzelne versprengte; vielfach ist aber zwischen den Papillae fungiformes der Zungenspitze und den Vallatae des Zungengrundes überhaupt keine vorhanden.

Man sieht, daß die Papillae fungiformes individuell verschieden angeordnet sind. Da sie nun die eigentlichen Sinneselemente, die Geschmacksknospen beherbergen, so ist unmittelbar der Schluß gestattet, daß die *Empfangsapparate des Geschmacks individuell verschieden verteilt* sind. Indessen gilt diese Aussage nur mit einer Einschränkung; man muß nämlich hinzusetzen, daß sie nur für den *Erwachsenen* gültig ist. Beobachtungen an Kindern haben gelehrt, daß bei diesen die Papillen noch über die ganze Zungenoberfläche verteilt sind, und zwar viel regelmäßiger als bei Erwachsenen. Immerhin kommen auch

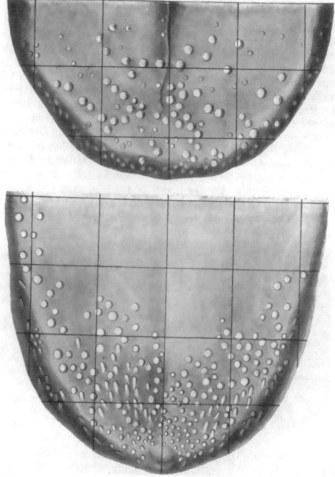

Abb. 8 u. 9. Zungen zweier Erwachsenen. Die Quadrate der Zeichnungen entsprechen Quadratzentimetern der Wirklichkeit. Man beachte, daß die Papillen an symmetrisch gelegenen Stellen ganz ungleich verteilt und die Verteilung individuell verschieden ist.

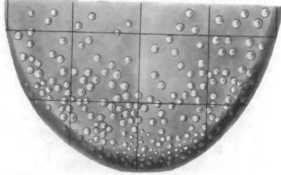

Abb. 10. Zunge eines Kindes. Die Quadrate der Zeichnung entsprechen Quadratzentimetern der Wirklichkeit. Man beachte, daß die Papillen ansymmetrisch gelegenen Stellen regelmäßiger verteilt sind als beim Erwachsenen.

hier Asymmetrien im anatomischen Aufbau vor, doch sind sie sehr viel weniger aufdringlich (Abb. 10). Im Laufe des Wachstums gehen also offenbar sehr viele Papillen zugrunde (HOFFMANN) und diese Tatsache steht in guter Übereinstimmung mit dem histologischen Befunde vom Verschwinden zahlreicher Geschmacksknospen. Wir können nunmehr den gesamten Komplex von Feststellungen dahin zusammenfassen, daß wir sagen:

Geschmacksempfindlich sind, entsprechend dem Vorhandensein von Papillen, in der Mundhöhle: die Spitze, die Seitenteile und der Grund der Zunge, der weiche Gaumen in wechselnder Ausdehnung, außerhalb der Mundhöhle: die Rückseite des Gaumensegels, der Schlund in wechselnder Ausdehnung, die Epiglottis und Stellen im Inneren des Kehlkopfes (KIESOW und HAHN). Das Zahnfleisch, die Uvula, die Tonsillen, die vorderen und hinteren Gaumenbögen besitzen *kein* Geschmacksvermögen.

Das periphere Sinnesfeld des Geschmacks, worunter die Gesamtheit der Geschmacksknospen verstanden sein soll, erfährt *von der Kindheit* an eine *Einengung*, die *individuell verschiedenartig* erfolgt.

β) Die Geschmacksnerven.

Die Geschmacksnerven (s. Abb. 3) verlaufen in auffallend komplizierten Bahnen, d. h. es gibt keinen anatomisch einheitlichen Nerven, der vom peripheren Sinnesfeld zum Zentrum führt und nur aus Geschmacksfasern besteht. Diese schließen sich vielmehr verschiedenartigen Nerven an.

Ein erstes Zentrum auf dem Wege zum Großhirn hat man zweifellos im Kern des Glossopharyngeus in der Medulla oblongata zu erblicken. Hierher gelangen die Geschmacksfasern zum Teil auf der Bahn des Glossopharyngeus direkt, zum Teil auf der des Intermedius, die durch die Angaben Nervus lingualis (ein Zweig des N. mandibularis), Chorda tympani, Facialis über das Ganglion geniculi oder Nervus lingualis — mandibularis — Ganglion Gasseri — Trigeminus (Abb. 3) charakterisiert ist. In dem Rami lingualis des Glossopharyngeus sammeln sich die Fasern von den Papillae vallatae und foliatae und die für die vordere Fläche des Kehldeckels, im Lingualis die Geschmacksfasern der Papillae fungiformes, also der vorderen zwei Drittel der Zunge. Der Verlauf der Geschmacksfasern vom Gaumen und Kehlkopf ist noch dunkel. Die ersteren schließen sich wohl den Nervi palatini an und gelangen mit diesem zum Ganglion sphenopalatinum, von dort mit dem Nervus petrosus superficialis major zum Ganglion geniculi des Facialis (DIXON). Die letzteren treten vielleicht an Vagusfasern heran. Über den Verlauf der Geschmacksbahnen herrscht keine völlige Sicherheit. Das beruht zum Teil auf der großen Schwierigkeit anatomisch den Faserverlauf zu entwirren, zum Teil auf der Unzulänglichkeit physiologischer Methodik. Tierexperimente haben sich in diesem Punkte sehr wenig förderlich erwiesen, weil die Ausfallserscheinungen, die nach Nervendurchschneidung auftreten, nicht leicht zu deuten sind. Und wegen der großen individuellen Verschiedenheiten sind beim Erwachsenen Vergleiche zwischen Gesunden und Kranken nicht ohne weiteres statthaft. Man müßte Gelegenheit haben, einen Menschen im gesunden Zustande genauestens zu untersuchen, der dann sein Geschmacksvermögen (z. B. gelegentlich einer Fazialislähmung) einbüßt, oder aber umgekehrt, den Vorgang der Wiederherstellung des Geschmacks im Anschluß an eine solche Paralyse zu verfolgen.

Wir haben uns nun mit denjenigen Untersuchungen zu beschäftigen, durch die der Beweis erbracht wurde, daß auf den angegebenen Leitungswegen auch Geschmacksfasern zum Zentrum emporsteigen. Sorgfältige Präparationen der Zungennerven von ZANDER weisen dem Lingualis und Glossopharyngeus dasjenige Verbreitungsgebiet auf der Zunge zu, auf welches auch die Beobachtungen über Funktionsstörungen hindeuten. Der Lingualis geht zur Schleimhaut der Zungenspitze und des Zungenrandes, nicht aber zum Zungengrund und der Regio foliata, wohin der Glossopharyngeus zieht. Sogar das Hinübergreifen des jederseitigen Lingualis auf die andere Zungenhälfte, das anatomisch festgestellt wurde, findet in den experimentellen Befunden sein Gegenstück. Bei einseitiger Chordalähmung war der Geschmack in einem an die Mitte der Zungenspitze angrenzenden Schleimhautstück nicht aufgehoben, sondern nur geschwächt.

Für das Vorhandensein von Geschmacksfasern in der Chorda tympani sprechen neben zahlreichen Beobachtungen über Geschmacksstörungen im Beginn einer Facialislähmung und bei Zerstörung der Chorda selbst namentlich die Möglichkeit, durch Reizung der in der Paukenhöhle freiliegenden Chorda Geschmacksempfindungen auszulösen (KIESOW und NADOLECZNY). Dabei ist es für den Erfolg gleichgültig, ob die Reizung im Verlaufe oder am zentralen Stumpfe der durchtrennten Chorda erfolgt.

Am häufigsten wird ein saurer oder metallischer Geschmack angegeben, der bei Berührung des Chordastumpfes mit der Sonde auftritt und von prikkelnden und stechenden Empfindungen begleitet ist. In einigen Fällen traten auch süße und bittere Empfindungen auf, während der *salzige* Geschmack *nicht* beobachtet wurde.

Im Anschluß an Totalexstirpationen des Ganglion Gasseri wurden von KRAUSE wiederholt Geschmacksprüfungen angestellt. In einigen Fällen erwies sich die vordere Zungenhälfte der operierten Seite ganz ohne Geschmacksvermögen, in anderen war dieses nur herabgesetzt oder verlangsamt. Diese Erfahrungen lehren jedenfalls, daß häufig Geschmacksfasern im Trigeminus anzutreffen sind. Ob diese den Weg über den Lingualis zum Mandibularis nehmen oder von der Chorda tympani auf komplizierten Bahnen zum Trigeminus abzweigen, ist nicht mit Sicherheit entschieden.

γ) Das Geschmackszentrum.

Bezüglich der Lokalisation der Schmecksphäre gestatten die Fälle von zentral bedingter Ageusie bisher keine sicheren Schlüsse. Ein völlig eindeutiges Resultat ist schon mit Rücksicht auf die Verteilung der Geschmacksfasern auf verschiedene Nervenbahnen kaum zu erwarten. Von den meisten Autoren wird der Gyrus hippocampi bzw. das Ammonshorn und speziell der hintere Abschnitt des Gyrus fornicatus als Schmeckzentrum angesprochen (vgl. darüber v. TSCHERMAK und BECHTEREW).

2. Die Mechanik des Schmeckens.

Im allgemeinen kann eine Geschmacksempfindung unter normalen Bedingungen nur dann ausgelöst werden, wenn Stoffe bestimmter Art mit den Endigungen im peripheren Sinnesfeld in Berührung kommen. Unter „Schmecken" im engeren Sinne soll derjenige Vorgang verstanden sein, der sich bei der gewöhnlichen Nahrungsaufnahme abspielt. Er besteht darin, daß die in den Mund eingeführte Speise oder Flüssigkeit vorwiegend durch Zungenbewegungen allmählich die gesamte schmeckende Oberfläche mit Ausnahme der Kehlkopfschleimhaut berührt. Das Zusammenkommen mit einer großen Zahl von Papillen, oder richtiger ausgedrückt, Geschmacksknospen ist für die Intensität der Empfindung von ausschlaggebender Bedeutung. Ein vorübergehendes Stocken der mit Schmeckstoffen beladenen Mundflüssigkeit oder des Speisebreies begünstigt durch das längere Verweilen an der gleichen Stelle zweifellos den Vorgang des Schmeckens. Eine solche Stagnation tritt leicht zu beiden Seiten des Zungengrundes ein, wo sich eine große Zahl von Sinneselementen in den Papillae vallatae bzw. foliatae findet. Sie wird ferner durch die Gräben um die Papillae vallatae sowie durch die Furchen zwischen den Blättern der Papilla foliata bewirkt. Solche Einrichtungen fehlen bei den pilzförmigen Papillen; so ist es einigermaßen verständlich, daß Geschmackseindrücke im *hinteren* Teil der Zunge viel länger haften als im *vorderen*. Für das Schmecken durch die Papillae fungiformes mag es dagegen von Vorteil sein, daß sie so leicht passiv beweglich sind und an ihrem Stiel nach verschiedenen Seiten umgelegt, also in der Schmeckflüssigkeit sozusagen hin- und hergeschwenkt werden können. Für das Schmecken von Substanzen mit sehr ausgeprägter Wirkung auf den Geschmackssinn sind die Zungenbewegungen *nicht* erforderlich. Man kann sich von dieser Tatsache leicht überzeugen, wenn man die konzentrierte Lösung eines Süßstoffs in den Mund nimmt und die Zunge völlig ruhig hält. Bei sehr verdünnten Lösungen dagegen sind Zungenbewegungen von Vorteil. FICK hat schon beobachtet, daß schmeckbare Lösungen, die auf den hinteren Teil des Zungenrückens gebracht werden, oft gar nicht oder nur ganz schwach schmecken, daß ihr Geschmack dagegen deutlich vortritt, wenn die Zunge bewegt und an den Gaumen angedrückt wird, ein Vorgang, der bekanntlich beim Proben von Weinen vorzugsweise eine Rolle spielt. Es handelt sich dabei, worauf schon ÖHRWALL aufmerksam gemacht hat, durchaus nicht um eine Erregbarkeitssteigerung des Geschmackssinns durch den gleichzeitigen mechanischen Reiz. Wie er sich in eigenen Versuchen überzeugt hat, ist die Geschmacksempfindlichkeit auf diese Weise nicht zu beeinflussen. Wohl aber könnte daran gedacht werden, daß beim Andrücken der Zunge gegen den Gaumen die schmeckenden Flüssigkeiten leichter in die Gräben der Papillen gelangen.

Nicht außer Acht zu lassen ist, daß durch die Zungen- und Kaubewegungen die Bildung und Absonderung des Speichels begünstigt wird. Dieser ist für die Lösung von Substanzen, die sich in der aufgenommenen Nahrung befinden, wichtig, kommt aber auch durch Schlüpfrigmachen der Speisen für die Hin- und Herbewegung in Betracht.

Aus diesen Erörterungen geht die Bedeutung der Papillen, die sich in der Mundhöhle befinden, für den Schmeckakt hervor. Es fragt sich noch, welchen Zweck die Geschmacksknospen im Kehlkopf haben; denn es ist von Interesse, die biologische Bedeutung der Geschmacksorgane an Stellen zu erfahren, die normalerweise von Speisen und Getränken nicht berührt werden. Wahrscheinlich ist die von ZWAARDEMAKER gelegentlich geäußerte Vermutung richtig, daß die Schmeckbarkeit gewisser Gase und Dämpfe *zum Teil* auf jene Organe zurückzuführen ist. Mit dieser Annahme steht der Befund ROCÉNS nicht in Widerspruch, daß das Minimum perzeptibile des süßen „Geruchs" von Chloroform, Bromoform, Benzaldehyd und Äthylalkohol unverändert bleibt, ob man Mund und Rachen mit einer 0,5%igen Gymnemasäurelösung ausspült und Nasenhöhle und -boden mitbepinselt oder nicht. Denn es werden durch diesen Vorgang die Papillen im Kehlkopf durchaus nicht betroffen; weiter ist daran zu denken, daß die Konzentration der Gymnemasäurelösung vielleicht etwas zu schwach war, um den Geschmack für süß völlig aufzuheben.

HALLER wollte beim Schmecken Erektion und Anschwellung der Papillen gesehen haben; weder BIDDER noch ÖHRWALL konnten dies bestätigen.

3. Die adäquaten und inadäquaten Reize.

Als allgemeine Regel kann hingestellt werden, daß der Geschmack nur durch die chemische Natur der einwirkenden Stoffe beeinflußt wird, und zwar durch Substanzen, die in der Mundflüssigkeit wenigstens in Spuren löslich sind. Dabei ist gar nicht erforderlich, daß die Lösung des betreffenden chemischen Körpers unmittelbar in Wasser vor sich geht; es können auch Substanzen eine Geschmackswirkung ausüben, die nur in Gegenwart von Alkohol löslich sind. Ist die Löslichkeit an und für sich eine notwendige Bedingung zur Erzeugung von Geschmacksempfindungen, so kann man darum nicht umgekehrt sagen, daß alle löslichen Stoffe *schmeckbar* sind. Wir kennen z. B. eine ganze Anzahl von Gasen, wie O_2, H_2 und N_2, die niemals eine Geschmacksempfindung auslösen, obwohl sie in die Mundflüssigkeit aufgenommen werden. In Speichel unlösliche Stoffe, wie Platin und Gold, sind völlig geschmacklos. Ob alle schmeckbaren Stoffe zu den kristalloiden Körpern gehören, während alle kolloiden keinen Geschmack besitzen, muß vorerst dahingestellt bleiben. Jedenfalls wird es nicht leicht sein, diesen Satz in aller Strenge zu erweisen, weil manche Kolloide nur schwer ganz rein darzustellen sind und überdies durch Berührung mit der Mundflüssigkeit Veränderungen erleiden können.

Der *Geschmackssinn* ist also wie der Geruch ein *chemischer Sinn* und sein *adäquater* Reiz sind *lösliche chemische* Substanzen. Wirksame *inadäquate* Reize kennen wir nicht. Die Empfangsapparate für den Geschmack sind weder mechanisch, noch thermisch (etwa durch Wärme oder Kälte), noch auch elektrisch zu erregen. Während die Unmöglichkeit, durch mechanische und thermische Reize Geschmacksempfindungen zu erzeugen, unumstritten anerkannt ist, hat die Deutung der bei der Einwirkung des elektrischen Stromes auftretenden Erscheinungen viel Schwierigkeiten verursacht und kann bis zu einem gewissen Grade auch heute noch nicht als gelöst gelten.

Der galvanische Strom erzeugt beim Durchströmen der Zungengegend Geschmacksempfindungen, die zuerst von SULZER 1752 beobachtet zu sein scheinen und von VOLTA 1792 neu entdeckt wurden. Das Hauptinteresse bei der Untersuchung des elektrischen Geschmacks konzentrierte sich schon sehr früh auf die wohl von A. v. HUMBOLDT zuerst berührte Frage, ob die auftretenden Empfindungen auf direkte Reizung der Geschmacksknospen oder -nerven zurückzuführen sind oder auf die chemischen Umsetzungen, die im Speichel und in den Gewebsflüssigkeiten herbeigeführt werden. Bevor jedoch die Deutung des elektrischen „Geschmacks" gebracht wird, sollen zuerst die tatsächlich beobachteten Erscheinungen besprochen werden. Zur Zuleitung des Stromes verwendet man nach HOFMANN und BUNZEL am besten unpolarisierbare Pinselelektroden, wobei die Pinsel mit gewöhnlichem Leitungswasser getränkt werden. Die Versuchsperson faßt mit einer Hand die eine feststehende Elektrode, während die andere vom Versuchsleiter beliebige Stellen der Zungen aufgesetzt wird. Zum leichteren Verständnis der folgenden Angaben sei hier erwähnt, daß unter einem *einsteigenden* Strom verstanden sein soll, wenn die Anode, unter *aussteigendem*, wenn die Kathode der Zunge aufliegt. Die Versuche ergaben, daß die Empfindlichkeit verschiedener Individuen sowie desselben Individuums zu verschiedenen Zeiten verschieden ist, daß der Schwellenwert für den einsteigenden Strom weit niedriger liegt, als für den aussteigenden, endlich daß die Schwellenwerte für den Zungengrund niedriger liegen als für die Zungenspitze. Bei der *Schließung* des einsteigenden Stromes tritt eine saure Empfindung auf, die auch oft als „metallisch" sauer beschrieben wird. Der Schwellenwert des Stromes wurde dabei von HERMANN für eine Versuchsperson zu 6×10^{-6} Amp. gefunden. Bei etwas stärkeren Strömen tritt zu diesem Geschmack an der Zungenspitze ein Brennen hinzu, das sich bei Zunahme der Stromintensität verstärkt und die reine Geschmacksempfindung in den Hintergrund drängt. Bei der *Öffnung* des einsteigenden Stromes wurde, selbst bei langer Schließungsdauer und bei Anwendung starker Ströme niemals das Auftreten einer Geschmacksempfindung beobachtet. Bei *Schließung eines aussteigenden* Stromes tritt sofort ein feines Brennen auf, das von einem schwachen bitteren Geschmack begleitet ist und solange anhält, als eine Durchströmung der Zunge erfolgt. Bei Öffnung des aussteigenden Stromes wurde ein leicht „metallisch" säuerlicher Geschmack festgestellt, der bei gleicher Stromintensität um so stärker ist, je länger der Strom zuvor geschlossen war. Bemerkenswert ist, daß die Schwellenwerte des Stromes für den Geschmack bei der Schließung des einsteigenden und Öffnung des aussteigenden Stromes von derselben Größenordnung sind, wogegen der Schwellenwert bei der Schließung des ansteigenden Stromes ungefähr 10mal höher liegt.

Auf dem Zungengrunde wurden die gleichen Erscheinungen beobachtet, wie auf der Zungenspitze; eine gewisse Abweichung zeigte sich nur darin, daß die Geschmacksempfindungen auf dem Zungengrunde freier von begleitenden Tast- und Schmerzempfindungen sind, also reiner vortreten. Außerdem wird auf dem Zungengrund im Geschmack bei Öffnung des aussteigenden Stromes eine süßliche Komponente unterschieden, die auf der Zungenspitze nicht mit voller Sicherheit herauszufinden ist. Meist stellt sich im Gefolge dieser Empfindung ein minutenlang anhaltender Nachgeschmack ein, der angenehm süßlich ist und von der Erregung bei der Stromöffnung durch ein längeres Intervall getrennt ist, währenddessen keine deutliche Geschmacksempfindung auftritt. Die Anwesenheit einer bitteren Komponente bei der Schließung und einer süßen bei der Öffnung des aussteigenden Stromes wurde durch Lähmung der Geschmacksendigungen mittels Cocain bzw. Gymnemasäure nachgewiesen. Es sei vorgreifend erwähnt, daß Cocain den Bitter-, Gymnemasäure den Süßgeschmack aufhebt, ohne im wesentlichen die anderen Geschmacksqualitäten zu beeinflussen. Bei der Cocainvergiftung der Zunge gibt es nun ein Stadium, in welchem wohl ein Geschmack bei der Öffnung nicht aber bei der Schließung des aussteigenden Stromes auftritt. Das Gegenteil ist der Fall bei der Vergiftung mit Gymnemasäure.

Geben wir nun einen Überblick über die gefundenen Tatsachen, so fällt vor allem auf, daß die Öffnung des einsteigenden Stromes völlig wirkungslos

ist, ferner, daß Empfindungen zu verzeichnen sind, nicht nur bei Intensitäts-
änderungen, sondern auch bei Dauerwirkungen des Stromes. Eine weitere
wichtige Feststellung ist die Wirkungslosigkeit von Wechselströmen.

Wenden wir uns nun wieder der Deutung der Erscheinungen zu, so erhebt sich
die schon eingangs gestellte Frage, ob es sich um eine Wirkung des konstanten
elektrischen Stromes als solchen, oder um eine der dabei stattfindenden Zer-
setzungen handelt, wobei ja natürlich nicht nur Ausscheidungsprodukte des
Speichels, sondern auch der Gewebsflüssigkeit von Bedeutung sein könnten.
Bei der Elektrolyse des Speichels als einer salzhaltigen Flüssigkeit werden
zweifellos an der Anode sauer, an der Kathode alkalisch reagierende Produkte
auftreten und damit steht durchaus im Einklang, daß bei der Schließung
eines einsteigenden Stromes, wobei sich also die Anode auf der Zunge befindet,
ein saurer Geschmack wahrgenommen wird, der während der Schließungsdauer
bestehen bleibt und bei der Öffnung verschwindet. Ebenso ist es mit der elektrolytischen Theorie in Einklang zu bringen, daß man bei aussteigendem Strom
eine Bitter- bzw. Süßempfindung hat, Komponenten, die in dem Geschmack
der Alkalien festzustellen sind. Haben ja auch verschiedene Forscher diesen
durch den elektrischen Strom hervorgerufenen Geschmack direkt als *laugenhaft*
bezeichnet. Daß die Bezeichnung der Empfindungen keine einheitliche ist,
daraus lassen sich für diese Theorie durchaus keine Schwierigkeiten herleiten.
Das beruht zum Teil auf der großen Schwierigkeit, Empfindungskomplexe, die
bei der Einwirkung des elektrischen Stromes auftreten und sich auf Getast
und Geschmack beziehen, in ihre Bestandteile zu sondern. Eine weitere Schwierigkeit erhebt sich in der individuell und örtlich wechselnden Leistungsfähigkeit
des Geschmackssinnes. Ebenso kann es nicht als ein Einwand gegen das Auftreten von H-Ionen angesehen werden, wenn sich an der Anode keine Rötung
von blauem Lackmuspapier zeigt, wie ROSENTHAL festgestellt hat. Es ist dies
nur ein Beweis dafür, daß das Geschmacksorgan noch bei einer Konzentration
der H-Ionen anspricht, der gegenüber das Lackmuspapier unempfindlich ist.

Weitere Versuche zur Klärung dieser komplizierten Verhältnisse ergaben, daß
die Geschmacksempfindung sich mit der Spannung des durch die Zunge geschick-
ten Stromes ändert; man erhält, indem man die bei dieser Spannung gefundene
Stromstärke mit der jeweiligen Geschmacksempfindung notiert, nach v. ZEYNEK
leicht Bilder von Kurven, die an verschiedenen Stellen Knicke aufweisen.
Bei deren Deutung muß darauf Rücksicht genommen werden, daß durch den
galvanischen Strom, solange seine elektromotorische Kraft noch nicht die zur
Abscheidung eines Ions erforderliche Höhe erreicht hat, bereits Konzentrations-
änderungen in der Umgebung der Elektroden eingetreten sind. Bei den Knick-
stellen der Kurven, welche den Beginn der Ausscheidung eines weiteren Ions
bedeuten, sind die ausgeschiedenen Substanzmengen noch zu gering, um wahrgenommen zu werden. Besonders bemerkenswert ist, daß die Stromstärken bei
den Zersetzungsspannungen übereinstimmen mit den schon früher gefundenen
Schwellenwerten des Stromes für das Auftreten einer Geschmacksempfindung.

Zusammenfassend kann man also sagen, daß der *elektrolytischen Theorie*
des *elektrischen Geschmacks* keine der beobachteten Tatsachen widerspricht;
daß nicht gleichzeitig auch eine direkte Reizung der Endorgane stattfindet,
kann aber vorerst weder bewiesen noch widerlegt werden.

4. Die Geschmacksempfindungen.

Die Aufgabe einer Lehre von den Geschmacksempfindungen kann dahin
umgrenzt werden, daß die Empfindungen, die durch alle möglichen Reize zu
erzeugen sind, in systematischer Weise zu ordnen sind. Die Schwierigkeiten,
die sich einem solchen Unternehmen entgegenstellen, sind im allgemeinen nicht

geringer als bei anderen Sinneswerkzeugen, z. B. dem Gesicht. Sie beruhen teilweise auf Eigentümlichkeiten des Geschmackssinnes, teilweise aber auch auf Besonderheiten der einwirkenden Reize.

Eine gewisse Vereinfachung gegenüber dem Auge ist aber schon darin zu erblicken, daß sich ein *Eigengeschmack* — in Analogie mit dem *Eigenlicht* der Netzhaut — im allgemeinen nicht bemerkbar macht. Beim Vorstrecken der Zunge aus der Mundhöhle erlebt man oft gewisse Sensationen, die an Geschmackseindrücke — schwach salzig oder sauer — erinnern. Sie sind aber im allgemeinen so wenig ausgeprägt, daß die Entscheidung der Frage, ob es sich dabei um wirkliche Empfindungen oder um Sinnestäuschungen handelt, nicht leicht fällt. Jedenfalls wird aber der Zustand der Ruhe, in welchem sich das Organ im Mund befindet, durch Vorstrecken gestört und es wäre denkbar, daß dadurch Beobachtungen über den Erfolg objektiver Reize in gewisser Weise beeinflußt werden. Es wäre indessen zu weit gegangen, hier von einem richtigen Eigengeschmack zu reden, da die Geschmacksempfindungen durch die Salze des Speichels verursacht sein könnten, die bei Verdunstung des Wassers eine Konzentrationsvermehrung erfahren.

Macht sich also der Eigengeschmack bei der Untersuchung und Ordnung der Geschmacksempfindungen nur in geringem Maße gelegentlich geltend, so sind es vor allem *Kontrast-* und *Nachgeschmäcke*, die in gleicher Weise wahrnehmbar sind, wie wenn ein Geschmacksreiz einwirken würde. Hierzu kommen gewisse Störungen, die in dem anatomischen Bau des Organs begründet sind und sich darin äußern, daß die Geschmacksstoffe nicht immer leicht von der Sinnesfläche zu entfernen sind. Von seiten der Reize hindert, daß sie nicht immer oder nicht in jeder Konzentration auf den Geschmackssinn allein, sondern auch auf benachbarte Sinne wirken, *Geruch, Getast, Temperatur-* und *Schmerzsinn*, wobei dann *Empfindungskomplexe* auftreten, die nicht ohne weiteres in ihre Bestandteile aufzulösen sind. Ferner ist in Betracht zu ziehen, daß eine Begrenzung der Zahl der Geschmacksstoffe nicht möglich ist, da uns jeder Tag aus den chemischen Laboratorien neue Körper bringt, die einen Geschmack aufweisen.

An die Spitze der Darstellung soll die Aufzählung und chemische Beschaffenheit der schmeckbaren Körper gestellt sein. Als ein Haupterfordernis für das Auftreten eines Geschmacks hatten wir kennen gelernt, daß ein Körper überhaupt löslich ist. Alle Stoffe aus der anorganischen und organischen Chemie, die diese Bedingung nicht erfüllen, müssen von vornherein ausscheiden. Von den vielen, die dann noch übrig bleiben, müssen wieder zahlreiche ausgeschaltet oder in ihrer Konzentration umgrenzt werden.

Verhältnismäßig einfach liegen die Dinge bei allen denjenigen Stoffen, die auf den Geruchssinn wirken, direkt oder indirekt durch Erzeugung riechender Zersetzungsstoffe aus den Epithelien der Mundschleimhäute. Um über den Geschmack dieser Körper ins Klare zu kommen, braucht man nur den Geruch durch Zuhalten der Nase auszuschalten, wie CHEVREUL als erster angegeben hat. Bei dieser Gelegenheit wird man sich oft überzeugen können, daß es sich bei „schmeckenden" Substanzen oft um keine Geschmacksstoffe handelt. Schwieriger schon ist es, den Geschmack derjenigen Körper zu bestimmen, die auf den Tast- und Schmerzsinn wirken. Hier hilft nur die Verdünnung der ursprünglich gewählten Lösung, die solange fortgesetzt werden muß, bis keine Einwirkung auf die anderen Sinneswerkzeuge festzustellen ist. Dieser Punkt ist nicht immer leicht zu bestimmen, da ja ein verbleibendes feines Brennen oder Stechen bei ausgeprägtem Geschmack leicht übersehen wird. Hier ist der Ort, auf die verschiedenartigen Begleitempfindungen einzugehen, die von Geschmacksstoffen durch Einwirkung auf Tast- und Schmerzsinn hervorgerufen werden. In ihrem geringsten Grade macht sie sich in einer bestimmten „Schärfe" bemerkbar, als einer Empfindungsform, die sich durch ihren kontinuierlichen Charakter auszeichnet, oder in einem feinen Prickeln, einer diskontinuierlichen Empfindung, wobei schwer zu entscheiden ist, welcher Anteil dem Getast, welcher dem Schmerzsinn zukommt. In Analogie mit den Erfahrungen v. FREYS, daß die Vibrationsempfindung eine Qualität des Drucksinns ist, fühlt man sich versucht auszusagen, daß das *Prickeln* durch eine Reizung des Tastsinns, die *Schärfe* durch eine Reizung des Schmerzsinns entsteht. Die feine Schärfe kann sich bis zum lebhaftesten Schmerz — Stechen und Brennen — steigern, der so unerträglich werden kann, daß die Substanz aus der Mundhöhle entfernt werden muß. Tatsächlich kann es so zu einer wirklichen Veränderung der oberflächlichen, ja auch tieferen Epithelschichten kommen.

Eine weitere Begleitempfindung, die durch Geschmacksstoffe erzeugt wird, ist die des *Adstringierens*, die sich vom einfachen „Stumpfwerden" der Zähne bis zu ganz starken Graden des Verätzungsschmerzes steigern kann. Sie tritt meist nach Eingabe von Säuren oder sauren Metallsalzen auf, aber auch bei neutralen Salzen der Schwermetalle, die einer hydrolytischen Dissoziation unterliegen, hat also offenbar etwas mit dem H-Ion zu tun. Das Adstringieren ist von HERLITZKA näher untersucht worden.

Während wir den Geruch ausschalten und so bei jeder Substanz bestimmen können, welcher Anteil an der Gesamtempfindung dem *Geschmackssinn* zukommt, ist dies beim Getast und Schmerz vorerst unmöglich. Die Ausschaltung des Schmerzsinns durch Anästhetika ist nicht durchzuführen, weil sie zumeist auch auf den Geschmack einwirken, wie z. B. das Cocain. Beeinflussen die Körper neben dem Geschmack auch noch den Kälte- oder Wärmesinn, so ist der auf den Geschmackssinn entfallende Anteil aus der Gesamtempfindung ebenfalls nicht herauszusondern. Man kann sich da nur durch fortgesetzte Verdünnung helfen; indessen ist nicht gesagt, daß die Schwelle für den Temperatursinn in allen Fällen höher liegt, als die für den Geschmack und wir kennen vorerst kein Verfahren, das den Temperatursinn auszuschalten gestattet. Über die Benennung dieser Begleitempfindungen besteht kein Zweifel, wie oft liest man von einem „kühlen" oder „brennend scharfen" Geschmack. Während wir bisher die einzelnen Nebenwirkungen gesondert behandelt haben, muß noch auf Komplexe hingewiesen werden, bei denen neben dem Geschmack auch noch Empfindungen von mehreren benachbarten Sinneswerkzeugen auftreten; denn es kann sich bei den genannten fünf Sinnen: Geschmack, Geruch, Getast, Temperatur- und Schmerzsinn, alles mit allem kombinieren, und es gibt zweifellos Körper, die, wenn auch nicht auf alle, so doch auf die Mehrheit Einfluß nehmen.

Die Empfindungskomplexe sind durch *zweierlei* charakterisiert: erstens sind sie sinnlich direkt nicht in ihre Bestandteile aufzulösen, zweitens sind die einzelnen Anteile örtlich nur schwer zu bestimmen. Während wir also z. B. einen Dreiklang in seine Komponenten zergliedern lernen und ihn als eine Einheit, aber auch Mehrheit erleben können, ist dies bei einem stechenden Geschmack nicht gut möglich, weil eine Einstellung der Aufmerksamkeit auf den einen oder anderen Bestandteil nicht durchführbar ist. Wir können einzig und allein sagen, bei welcher Konzentration etwas Neues in unser Bewußtsein tritt, was zuvor nicht zugegen war. Bemerkenswert ist nur, daß in diesem Augenblick die Geschmacksbeschreibung aber schon sehr viel schwerer wird. Die örtliche Unbestimmtheit gilt in erster Linie für begleitende Geruchsempfindungen; aber selbst für Schmerz- und Temperaturempfindungen in Gegenwart von Geschmacksreizen ist eine Ortsangabe nur schwer möglich. So wird z. B. ohne besondere Erfahrungen niemand sagen können, daß er auf dem papillenfreien Feld der Zunge keine Geschmacksempfindungen erlebt, daß also dort nur Stichschmerz ausgelöst wird, wenn man z. B. eine intensiv saure Lösung auf die Zunge bringt.

Aus diesen Angaben ist zu entnehmen, daß eine übersichtliche Darstellung der Geschmacksreize auf manche Schwierigkeiten stößt und so ist zu verstehen, daß ursprünglich von den älteren Autoren als Geschmacksqualitäten eine Anzahl aufgezählt wurden, die mit dem Geschmack durchaus nichts zu tun haben. So unterschied noch LINNÉ 10 Geschmacksqualitäten: feucht, trocken, sauer, bitter, fett, adstringierend, süß, scharf, schleimig und salzig. Es ist hier nicht Raum, zu entwickeln, wie die allmähliche Einengung dieser Zahl von 10 vor allem durch FICK auf bloß 4 vor sich gegangen ist, die in der LINNÉschen Einleitung bereits vorhanden sind.

Sichtet man die große Anzahl von schmeckbaren Stoffen aus der anorganischen und organischen Chemie unter den angegebenen Vorsichtsmaßregeln, so fällt vor allem auf, daß viele den gleichen Geschmack aufweisen. So ist

z. B. eine in der Reihe der Schmeckstoffe sehr häufig wiederkehrende Qualität die saure. Ebenfalls sehr häufig kommt bitter vor, weniger oft süß, sehr selten ein reines salzig. Daneben gibt es noch eine ungemessen große Zahl von Körpern, die *Mischgeschmäcke* aufweisen, die z. B. salzig, bitter und sauer, oder sauer und süß schmecken.

Wenden wir uns nunmehr dem Geschmack der Körper zu, also der Besprechung aller derjenigen Stoffe, die als Geschmacksreize in Betracht kommen, so ist eine einfache, aber im höchsten Maße wichtige Regel die, daß sie in der *möglichsten Reinheit* dargeboten werden. Diese ist, soweit es sich um die Befreiung von allen Verunreinigungen handelt, die auf chemischem oder physikalischem Wege erzielt werden kann, durchaus nicht immer identisch mit einer für den Geschmack zutreffenden. Denn wir besitzen in diesem einen *äußerst empfindlichen* Sinn, mit dessen Hilfe wir noch die Anwesenheit von Stoffen feststellen können, die sich dem chemischen Nachweise entziehen. Es wird nun aber ein jeder sofort die Frage aufwerfen, wie man denn unter den gegebenen Bedingungen den Geschmack einer Verbindung ermitteln kann, da man ja doch niemals sicher ist, den einer Verunreinigung mitzubestimmen. Besitzt der zu prüfende chemische Körper tatsächlich selbst einen ausgeprägten Geschmack, so kommt hier zu Hilfe, daß dann der einer Verunreinigung völlig unterdrückt wird, weil wir erfahrungsmäßig wissen, daß in Gegenwart eines sehr starken Reizes der schwächere nicht wahrgenommen wird (Heymans). Anders liegen dagegen die Dinge, wenn der untersuchte Stoff nur einen sehr verschwommenen Geschmack hat; in diesem Falle ist man niemals sicher, daß daran nicht ein Nebenbestandteil schuld trägt; so ist bekannt, daß z. B. reines Acetylchinin kaum, unreines intensiv bitter schmeckt. Es kann aber auch — besonders bei organischen Verbindungen — geschehen, daß sie bei der einen Herstellungsweise anders schmecken als bei einer anderen. Jodäthylalkohol schmeckt nach Cohn süß, wenn er aus Äthylenchlorhydrin durch Einwirkung von Jodkalium erhalten wurde, während er bei direkter Gewinnung aus Glykol nur eine brennende Empfindung auslöst. Jedenfalls gemahnen diese Erfahrungen daran, von welcher Bedeutung es für die Geschmacksphysiologie und -chemie ist, nur mit Stoffen möglichster Reinheit zu arbeiten. Auffallende Unterschiede zwischen den Angaben über den Geschmack der gleichen Substanz lassen immer auf eine Verunreinigung schließen.

a) Die Grundqualitäten und ihre Vertreter.

Überblicken wir die große Zahl von schmeckbaren Substanzen, so fällt besonders im Vergleich mit dem Gesichtssinn auf, daß eine *geschlossene Reihe stetig abgestufter* Reize, wie sie im Farbenspektrum gegeben ist, *nicht* besteht. Dafür macht sich aber die häufige Wiederholung der gleichen Geschmacksart bemerkbar, d. h. es kann die gleiche Empfindung durch Körper der verschiedensten chemischen Konstitution hervorgerufen werden. Im nachfolgenden sollen nun die Vertreter der vier Hauptqualitäten einer Betrachtung unterzogen und hernach erst diejenigen besprochen werden, die Mischgeschmäcke auslösen.

Die Vertreter für Bitter

finden sich besonders reichlich in der organischen Chemie. Gibt es da doch eine Gruppe, welche direkt mit dem Namen *Bitterstoffe* bezeichnet wird. Es ist natürlich nicht beabsichtigt, hier eine Liste sämtlicher Stoffe zu geben, die bitteren Geschmack aufweisen. Wohl aber sollen einige Beispiele angeführt werden, die beweisen, daß auf der einen Seite Stoffe gleichartig schmecken, die denselben, aber auch solche, die ganz verschiedenen Bau besitzen.

a) Aus der aliphatischen Reihe:

Formamid $HC{<}^O_{NH_2}$, Acetamid $CH_3\,C{<}^O_{NH_2}$, Tetramethylammoniumjodid

$(CH_3)_4NJ$ und Tetraäthylammoniumjodid $(C_2H_5)_4NJ$,

Sulfonal $(CH_3)_2\,C(SO_2C_2H_5)_2$, Trional ${CH_3 \atop C_2H_5}{>}C(SO_2C_2H_5)_3$,

Tetronal $(C_2H_5)_2\,C(SO_2C_2H_5)_2$, Diphenylharnstoff $C{=}O{<}^{NHC_6H_5}_{NHC_6H_5}$,

Kreatinin $NH:CNH_2N(CH_3)\,CH_2C{<}^O_{OH}$,

Diäthylbarbitursäure $C{=}O{<}^{N(C_2H_5)-C=O}_{N(C_2H_5)-C=O}{>}CH_2$,

Dipropylbarbitursäure $C{=}O{<}^{N(C_3H_7)-C=O}_{N(C_3H_7)-C=O}{>}CH_2$.

Theobromin

$$
\begin{array}{c}
NH - C = O \\
| \qquad | \\
CO \quad C - N{<}^{CH_3}_{} \\
| \qquad \| \qquad {>}CH \\
CH_3N - C - N
\end{array}
$$

$= 1, 3, 7$ Trimethyl $- 2,6$ Dioxypurin.

b) Aus der aromatischen Reihe:

Trinitrobenzol NO_2 Trinitrotoluol NO_2 Pikrinsäure NO_2

NO_2 NO_2 NO_2 NO_2 NO_2 NO_2

CH_3 OH

Chinin

Morphin

$$\text{Strychnin} \quad \text{N} : C_{20}H_{22}O \overset{\displaystyle N}{\underset{\displaystyle C\,=\,O}{\big<\,|}}$$

Vertreter für das rein salzige

gibt es nach v. Skramlik mit hoher Wahrscheinlichkeit nur einen *einzigen*, nämlich das *Kochsalz* NaCl, das offenbar wegen seiner Anwesenheit im Körper dem Organismus besonders adäquat ist. Alle anderen Salze, anorganische wie organische, besitzen ausgesprochene Mischgeschmäcke, von denen noch ausführlich die Rede sein wird.

Vertreter für Sauer

findet man unter den anorganischen und organischen Säuren. Salz-, Salpeter- und Schwefelsäure besitzen zweifellos rein sauren Geschmack; ob er allen Säuren ausnahmslos zu eigen ist, muß füglich bezweifelt werden. Bedenken steigen auf, wenn z. B. Paul von der „Geschmackstönung" einer Säure spricht, unter welcher der ihr eigentümliche Geschmack verstanden sein soll. Sauer nimmt gegenüber bitter und süß dadurch eine Ausnahmestellung ein, weil seine Vertreter wirklich nur einer bestimmten Gruppe von Körpern der anorganischen und organischen Chemie er.tstammen.

Vertreter für süß

sind zum Beispiel Methylchlorid CH_3Cl, Äthylchlorid C_2H_5Cl, Methylenchlorid CH_2Cl_2, Chloroform $CHCl_3$, Nitroäthan $C_2H_5NO_2$, Äthylnitrat $C_2H_5NO_3$,

Glykokoll $CH_2NH_2C\overset{\displaystyle O}{\underset{\displaystyle OH}{\big<}}$, Alanin $CH_3CHNH_2C\overset{\displaystyle O}{\underset{\displaystyle OH}{\big<}}$, Aminobuttersäure

$CH_3CH_2CHNH_2C\overset{\displaystyle O}{\underset{\displaystyle OH}{\big<}}$, α-Aminovaleriansäure $CH_3CH_2CH_2CHNH_2C\overset{\displaystyle O}{\underset{\displaystyle OH}{\big<}}$,

Glykol CH_2OH—CH_2OH, Glycerin CH_2OH, Traubenzucker, Rohrzucker, Frucht-
$CHOH$
CH_2OH
zucker, Malzzucker, Milchzucker.

Nitrobenzol ⬡NO_2 Resoicin ⬡OH OH Phloroglucin ⬡OH OH OH ·

Saccharin ⬡$\overset{\displaystyle —CO}{\underset{\displaystyle —SO_2}{\big>}}NH$ Dulcin ⬡ OC_2H_5 $\quad HN—C—ONH_2$ $\underset{\displaystyle O}{\|}$

Die Wirkungen, welche die in den einzelnen Gruppen angeführten Vertreter auslös∍n, sind in einer solchen Weise ausgeprägt, daß sie untereinander niemals verwechsɔlt werden können. Gemeinsam ist allen, daß sie Anteile desselben peripheren Sinnesfelds in Erregungszustand versetzen. *Bitter, salzig, sauer und süß* sind aber für sich genommen so charakteristische Empfindungen, daß zwischen ihnen nicht einmal das geringste Maß von Ähnlichkeit besteht. Damit steht nicht im Widerspruch, daß im gewöhnlichen *Sprachgebrauch* salzig und sauer häufig verwechselt werden, eine Eigentümlichkeit, die besonders unter der Landbevölkerung verbreitet ist und von der noch die Rede sein wird.

In einer großen Zahl von Fällen werden diese Prinzipalempfindungen von chemischen Stoffen erzeugt, die sich in bestimmter und wohl definierter Weise voneinander unterscheiden. Dies gilt natürlich in erster Linie vom NaCl, das einzig steht. Aber auch für sauer sind es doch nur Säuren, die diesen Geschmack rein hervorrufen; man kann aber schon nicht sagen, daß alle Säuren auch sauer schmecken. Es sei hier an verschiedene Aminosäuren erinnert, denen süßer Geschmack zukommt. Besonders verwickelt liegen die Verhältnisse bei bitter und süß. Hier gibt es zweifellos chemische Nahverwandte, die ganz verschieden schmecken. Nitrobenzol schmeckt süß, Trinitrobenzol bitter. Tatsächlich erleben wir bei einer großen Zahl von organischen Verbindungen, daß sie in ihrem Geschmack Ähnlichkeit mit bitter und süß zeigen.

Die nähere Betrachtung der Vertreter der einzelnen Gruppen lehrt für bitter und süß, daß chemisch annähernd gleichartig gebaute Stoffe auch gleich schmecken: für bitter z. B. Sulfonal, Trional und Tetronal. Für süß die Halogenverbindungen der gesättigten und ungesättigten Kohlenwasserstoffe. Auf der anderen Seite haben Körper von grundsätzlich verschiedenem Bau den gleichen Geschmack. Die erste von den beiden Aussagen ist freilich mit einer gewissen Einschränkung zu machen. Diese bezieht sich auf die *Reinheit* des Geschmacks. Daß Substanzen wie Chinin, Morphin, Strychnin und Pikrinsäure rein und gleichartig bitter schmecken, hat ÖHRWALL nachgewiesen. Ob dies in gleicher Weise für die anderen angeführten Körper gilt, muß noch dahingestellt bleiben. Die bisherigen Angaben darüber stützen sich nicht auf *quantitative*, sondern nur auf *qualitative* Bestimmungen, denen nur eine bedingte Beweiskraft zukommt. Die gleiche Bemerkung trifft auch für die Vertreter von sauer und süß zu.

Von Interesse ist auch zu erfahren, in welcher Weise die *Isomerie* den Geschmack beeinflußt. Die vorliegenden Beobachtungen genügen nicht zur Aufstellung bestimmter Regeln. Der Geschmack von n-Octylalkohol wird süßlich, der des Methylheptylkarbinols bitter angegeben. Aus dem reichhaltigen Beobachtungsmaterial an Aminosäuren sei herausgegriffen: α-Aminopropionsäure ist süß, β-Aminopropionsäure geschmacklos, Serin süß, Isoserin nicht süß u. ä. Der Einfluß der Stellungsisomerie auf den Geschmack aromatischer Verbindungen ergibt sich an folgendem Beispiel:

Brenzkatechin ist bitter, Resorcin süß, Hydrochinon schwach süß.

Besonders bemerkenswert ist, daß auch der Geschmack von *Stereoisomeren* verschieden sein kann. A. PIUTTI konstatierte als erster, daß das d-Asparagin

$$NH_2CO-CH_2-CHNH_2-C{\Large\langle}^O_{OH}$$

intensiv süß, das linksdrehende geschmacklos ist. Viele Fälle von Geschmacksunterschied bei stereoisomeren Körpern wurden im Gebiete der Aminosäuren ermittelt, so zum Beispiel d-Phenylalanin $C_6H_5CH_2CHNH_2COOH$, das süß, während die l-Verbindung leicht bitter schmeckt, das gleiche gilt von d- und l-Histidin

$$\text{d-Prolylphenylalanin} \quad C_6H_5CH_2-CH \underset{C}{\overset{NH-CO-CH}{<}} \underset{OH}{\overset{O}{<}} \overset{CH_2-CH_2}{\underset{NH-CH_2}{<}} \text{schmeckt}$$

bitter, l- ist geschmacklos.

Bisher war nur von Körpern mit einem reinen Geschmack die Rede, und da fragt es sich, zu welchem sinnlichen Erfolg Körper Anlaß geben, deren Geschmack als kein einheitlicher bezeichnet werden muß. Bevor wir uns diesen zum Teil sehr komplizierten Verhältnissen zuwenden, ist eine Besprechung derjenigen Empfindungen erforderlich, die auftreten, wenn man gleichzeitig zwei und mehr Vertreter der reinen Qualitäten auf das Geschmacksorgan einwirken läßt.

b) Die Gesetze der Mischung beliebiger Qualitäten.

In Analogie mit dem bei der Mischung reiner Lichter gebräuchlichen Verfahren kann man auch beim Geschmack zwei verschiedene Qualitäten in verschiedenem Mengenverhältnis einwirken lassen und den Erfolg beobachten. Bei Versuchen solcher Art hat sich herausgestellt, daß bei Zufügung einer kleinen Menge der einen Qualität, z. B. von salzig zu der anderen, objektiv überwiegenden z. B. bitter, das salzig selbst dann gar nicht oder nur mit besonderen Schwierigkeiten erkannt wird, wenn es für sich genommen bereits über der Schwelle liegt. Diese Erscheinung ist von HEYMANS als psychische Hemmung beschrieben worden. Es ist aber dabei nicht festgestellt worden, ob das salzig tatsächlich überhaupt nicht zur Wahrnehmung gelangt, daß also eine Mischung bittersalzig von der reinen Bitterlösung nicht unterschieden werden kann, oder ob es doch bereits zu einer sinnlichen Veränderung der Mischung Anlaß gibt. In Analogie mit Erfahrungen bei anderen Mischungen hat die letztere Annahme mehr Wahrscheinlichkeit für sich, jedenfalls ist aber dieser Punkt bei der Prüfung von Mischungen noch nicht genügend untersucht worden. Wohl aber steht fest, daß bei Zufügung von immer mehr NaCl zur Chininlösung sehr bald ein Punkt erreicht wird, von dem ab jede Mischung bitter und salzig schmeckt, die beiden Bestandteile also sinnlich nebeneinander bestehen und willkürlich mit der Aufmerksamkeit festgehalten werden können. Wir begegnen hier durchaus gleichartigen Verhältnissen wie beim *Gehör*, wo ja auch die ursprünglich einheitlich erscheinende Empfindung beim gleichzeitigen Erklingenlassen zweier Töne nach Erlangung einer entsprechenden Übung in ihre Bestandteile aufgelöst werden kann. Ebenso liegen die Dinge beim *Geruchssinn*, wie in neuester Zeit v. SKRAMLIK dargetan hat. Wir vermögen also mit Hilfe des Geschmackssinns zu *analysieren*, nur muß die Befähigung zur Analyse wie beim Ohr und *Geruch* erst durch *Übung erworben* werden. Bei der näheren Untersuchung des sinnlichen Erfolges bei Einwirkungen von Mischungen ergibt sich eine weitere Analogie mit dem Gehör, die als *Verschmelzung* bezeichnet wurde. Es ist bekannt, daß z. B. Oktaven oder Sexten viel schwerer in ihre Bestandteile sinnlich zu sondern sind als z. B. Terzen oder gar Septimen und Sekunden. Auch beim Geschmack begegnen wir ähnlichen Erscheinungen, deren Auftreten aber im Gegensatz zum Gehör auch nicht nur an die beiden Qualitäten, sondern an gewisse objektive Mischungsverhältnisse gebunden ist. Während es beim *Ohr* für die *Verschmelzung* ganz gleichgültig ist, ob die beiden Töne einer Oktave gleich oder verschieden stark erklingen, ist beim *Geschmack* die *Intensität* der *Bestandteile* für den *Verschmelzungserfolg* ausschlaggebend. Es verschmelzen, wie einfache Erfahrungen aus dem Haushalt ergeben, leicht miteinander salzig-sauer, salzigsüß und sauer-süß, viel schwieriger bitter-süß, noch schwerer oder überhaupt nicht bitter-salzig und bitter-sauer. Beispiele bekannter Art bieten die Salate, z. B. Gurkensalat, ferner die Mehlspeisen, bei deren Geschmack wohl süß vorherrschen soll, bei denen aber salzig nicht fehlen darf, ohne daß die Speise gleich sehr langweilig schmeckt. Dabei handelt es sich um Zugaben von Salzmengen, die für sich genommen sehr wohl merklich sind, in dem Komplex mit süß aber verschmelzen, d. h. schwieriger sinnlich zu erfassen sind. Für Sauer-süßverschmelzung sind die Limonaden anzuführen, bei denen allerdings auch das Süß objektiv überwiegen muß und das Sauer keine zu hohen Werte erreichen darf. Man ist z. B. nicht imstande, einen sauren Most durch Zugabe großer Zuckermengen etwa weniger sauer zu machen, oder wie es im Volksmund heißt, abzustumpfen. Einen Beweis dafür, daß auch bitter und süß verschmelzen können, bietet die *Schokolade*, die einen angenehmen und sinnlich einheitlichen Empfindungskomplex erzeugt, obzwar sie sich aus Zucker und bitterem Kakao zusammensetzt. Verschmelzung bei bitter und salzig, sowie bitter und sauer ist nicht zu verzeichnen. Diesen Kombinationen begegnet man in der Küche gar nicht; beide schmecken im hohen Grade unangenehm, besonders aber die Kombination bitter und sauer, die auf den Zungengrund gebracht, direkt *Ekel* erzeugt. Von ihrer Widerlichkeit kann man sich überzeugen, wenn man z. B. zu Chinin Weinsteinsäure in einem Mengenverhältnis hinzufügt, daß die beiden sinnlich gut festzustellen sind und die Mischung auf die Zunge bringt. Es stellt sich sofort Brechreiz ein, wenn man die Lösung nach mehrmaligem Hin- und Herbewegen in der Mundhöhle plötzlich auf den Zungengrund gleiten läßt.

Beim Zusammenbringen zweier Qualitäten in verschiedenem Mischungsverhältnis begegnet man also an einer bestimmten Stelle den Erscheinungen der *Verschmelzung*. Mit dieser verwandt, aber durchaus nicht zu identifizieren ist die der *Kompensation*. Man versteht darunter das Phänomen, daß zwei Substanzen, deren jede ihre eigene Geschmacksqualität besitzt, bei gleichzeitiger Einführung in die Mundhöhle gegenseitig ihre Qualität aufheben, so daß sich Geschmacklosigkeit oder ein schwacher, fader Geschmack ergibt. Die *Kompensation* soll ein Analogon darstellen zu der Farblosigkeit bestimmter Lichtmischungen. Sie ist außerordentlich umstritten. Als ein sicheres Ergebnis soll hingestellt sein, daß bitter überhaupt nicht kompensiert werden kann, ferner, daß eine richtige *Geschmacklosigkeit niemals* resultiert, wohl aber ein schwer zu definierender Geschmack hervorgeht, der am besten als *fade* bezeichnet wird. Außerdem unterscheidet sich die Erscheinung von der der Farblosigkeit dadurch, daß es sich bei ihr mit einem hohen Grad von Wahrscheinlichkeit um Vorgänge peripherer Natur handelt, während die letztere durch zentrale Prozesse bedingt ist.

In neuerer Zeit wurde die Kompensation durch RENQVIST des genaueren verfolgt und dabei festgestellt, daß sie zwischen salzig und sauer z. B. bei Zusammenbringen von 0,0375 n NaCl und 0,03 n K-Acetat, sowie 0,02 n NaCl und 0,00015 n HCl besteht und sich darin äußert, daß ein *fader* Geschmack auftritt. RENQVIST bringt die Erscheinung mit seinen theoretischen Auseinandersetzungen über Geschmack in Einklang. Da nämlich die Geschmacksqualitäten salzig, sauer und süß (wenigstens das Süß der Elektrolyte) entstehen, wenn die zu schmeckende Substanz im Geschmackssystem elektrische Potentiale bildet, während ein bitterer oder fader Geschmack resultiert, wenn dies nicht der Fall ist, sondern nur Adsorption erfolgt, so ist anzunehmen, daß der Geschmack fade wird oder verschwindet, sobald die von den einzelnen Stoffen gebildeten Potentiale sich gegenseitig aufheben. Die Theorie erklärt ohne weiteres, daß ein bitterer Geschmack nicht kompensiert werden kann, da er mit Adsorptionsprozessen verbunden ist; sie macht aber auch verständlich, daß ein Verschwinden des Geschmacks nur bei einer geringen Konzentration der Elektrolyten zu verzeichnen ist, denn hier sind die Vorgänge der Adsorption noch zu gering. Da der Ausgleich der mit den Elektrolyten verschobenen Elektrizitätsmengen von den Wanderungsgeschwindigkeiten abhängt, so ist eine *Geschmacksaufhebung* am ehesten zu erwarten, wenn bei dem einen Stoff das Kation, bei dem andern das Anion schneller wandert, die voranbewegten bzw. zurückbleibenden Ladungen sich also gegenseitig aufheben können. Nehmen wir den

Fall von K-Acetat und NaCl. Die relative Wanderungsgeschwindigkeit bei 18° beträgt für K 64,6, für Cl 65,5, für Acetat ($C_2H_3O_2$) 35, für Na 43,5. Die gemischte Lösung, in der die Konzentration des K-Acetats 0,030 n, die des NaCl 0,0375 n ist, besitzt *faden* Geschmack, nicht den säuerlich salzigen von Kaliumacetat und auch nicht den salzigen von NaCl. Es hat folglich eine Kompensation zwischen den spezifischen Geschmacksqualitäten dieser Salze stattgefunden, denn die angewandten Konzentrationen sind ja mittlere. Der gleiche Fall ist gegeben zwischen NaCl und HCl (die relative Wanderungsgeschwindigkeit für H beträgt bei 18° 315). Bei KCl und HCl liegen die Dinge dagegen ganz anders. Bei HCl wandert das Kation viel schneller als das Anion, bei KCl wandern beide Ionen gleich schnell. Erwartungsgemäß findet keine Kompensation statt; der Geschmack des Gemisches wird tatsächlich sofort sauer, sowie die Schwellenkonzentration für HCl überschritten wird.

Die Resultate der Versuche sprechen vor allem für die Richtigkeit der Ansicht, daß zwischen salzig, sauer und süß eine *Kompensation* möglich ist. Sie erklären weiter, weshalb der bittere Geschmack nicht zu kompensieren ist und weisen darauf hin, daß die Kompensation beim Geschmack wohl peripheren Ursprungs ist.

Durch Kompensation ergeben sich sehr oft Geschmäcke, die als fade bezeichnet wurden. Da das „fade" auch im Sprachgebrauch des täglichen Lebens häufig vorkommt, so soll hier mit einigen Worten darauf eingegangen werden. HENLE bezeichnet unter fade den Eindruck, den Lösungen bewirken, die ärmer an Kochsalz sind als Speichel. ÖHRWALL meinte, daß dieser Geschmackseindruck sich überall dort ergibt, wo man Geschmack erwartet und sich keiner einstellt. So schmecke destilliertes Wasser fade wegen des Mangels an CO^2. Als das Bemerkenswerteste an diesem Eindruck ist hervorzuheben, daß er sich überhaupt bemerkbar macht; denn wir haben diese Empfindung durchaus nicht, wenn sich der Geschmackssinn völlig in Ruhe befindet. Auf der anderen Seite sprechen wir von fade, auch bei ausgeprägten Geschmackseindrücken, z. B. bei denen einer Limonade, die längere Zeit stehen geblieben ist und aus der nun die duftenden Teilchen entwichen sind. Es unterliegt also keinem Zweifel, daß der fade Geschmack durch eine Erwartungsvorstellung begünstigt wird.

c) Die Körper mit Mischgeschmäcken.

Die Zahl derjenigen Körper, deren Geschmack kein *einheitlicher* ist, ist natürlich weitaus größer als die der Stoffe mit einheitlichem Geschmack. Die Sichtung der ersteren nach streng wissenschaftlichen Gesichtspunkten wird noch viel Arbeit erfordern; eine gewisse Basis hat hier allerdings schon COHN mit seinem Werke „Die organischen Geschmacksstoffe" geschaffen.

Den Körpern mit Mischgeschmäcken ist besonders in letzter Zeit das Augenmerk zugewendet worden, sowie man nämlich erkannte, daß bei der Durchforschung dieses Gebietes Ergebnisse von weittragender Bedeutung fallen mußten. Es ist für diese Körper von HENNING die Ansicht entwickelt worden, „daß sie sinnlich einfache und einheitliche Geschmacksqualitäten erzeugen, die ebenso wie Farben, Töne und Gerüche eine psychophysische Qualitätenreihe bilden, also ein Kontinuum einfacher Geschmäcke, bei welchen benachbarte Glieder sich eben merklich voneinander unterscheiden, bei dem nahe Nachbarn sich ähnlicher sind als entferntere und bei dessen Durchlaufen die Ähnlichkeit zum Anfangsglied ständig abnimmt, während die Ähnlichkeit zum Endglied entsprechend wächst". Solche Qualitätenreihen wurden für die verschiedensten binären Kombinationen der vier Hauptqualitäten bitter, salzig, sauer und süß behauptet. Beispiele für Geschmäcke mit mehr als einer Ähnlichkeit sind für salzig-bitter KBr, $MgCl_2$, Natriumformiat, Kaliumtartrat, Natriumacetat, Iridiumcyankalium, Furfurinperchlorat, Diphenylsulfiddimethylsulfat, Dibenzylarsinsäure, Trijodtrimethylentriamin. „Vom reinen Salzgeschmack kann man durch einfache und einheitliche salzig-bittere Geschmäcke (BrNa, BrK, $MgCl_2$ usw.) hindurch kontinuierlich zum reinen Bittergeschmack übergehen und analog bei den drei übrigen ausgezeichneten Punkten des Kontinuums. Diese zwischen den *ausgezeichneten* Punkten (welche nur eine „Seite" oder „Ähnlichkeit" haben) liegenden Übergangsgeschmäcke (welche zwei oder mehr „Seiten" oder „Ähnlichkeiten" besitzen) sind dem Empfindungserlebnisse nach etwas anderes wie entsprechend dosierte Mischungen aus reinem Salz und reinem Bitter". Wäre die letztere Behauptung tatsächlich richtig, so hätten wir in jedem einzelnen Geschmacksreiz eine Komponente zu erblicken, wie dies auch beim Gehör der Fall ist, wo ja jeder Ton eine

Qualität besonderer Art darstellt, die nur in einer Weise erzeugt und erlebt werden kann. Dann aber ist der Vergleich, den HENNING verwendet, gänzlich unangebracht: „Setzt man das Chlornatrium in Analogie zum Urrot, so vertritt Bromkalium das etwas gelbliche Rot, Chlormagnesium das Orange, Chinin das Gelb". Denn bekanntlich kann man ein Orange aus Rot und Gelb zusammenmischen, ohne daß das Auge entscheiden kann, ob ihm die Wellenlänge von 608 $\mu\mu$ dargeboten wurde, oder ein Rot von 671 $\mu\mu$ und ein Gelb von 589 $\mu\mu$ in entsprechender Mischung. Hält man an diesem Vergleiche fest, so müßte die Empfindung, die Bromkalium hervorruft, durch Zusammenfügen von Chlornatrium und Chinin im entsprechenden Mengenverhältnis zu erzielen sein, was aber von HENNING geleugnet wird.

α) Mischungsgleichungen (v. SKRAMLIK). Eine Entscheidung über den Charakter von Mischgeschmäcken kann also nur fallen, wenn man es unternimmt, zu untersuchen, ob der Geschmack eines einheitlichen Körpers mit einer Mischung aus Vertretern der vier reinen Qualitäten *gleichgemacht* werden kann. Zu den Stoffen mit keinem *einheitlichen* Geschmack (bei denen also neben einem Grundgeschmack noch Beigeschmäcke sich bemerkbar machen) gehören vor allem die anorganischen Salze, und zwar nicht nur diejenigen, die durch den chemischen Sprachgebrauch als saure gekennzeichnet sind (z. B. das $NaHSO_4$), sondern auch die vielen neutralen Kombinationen von Anionen und Kationen, die den salzigen Geschmack entweder nur in sehr geringem Grade aufweisen, oder ganz vermissen lassen. Es sei hier an das Magnesiumchlorid erinnert, das vorwiegend bitter schmeckt, sowie an die Salze des Berylliums, deren Süßigkeit bekannt ist.

Über die Art der Vergleichung von Salzlösung und Mischung sei folgendes hervorgehoben: 1. Arbeitet man am besten mit einem *wohlausgeruhten Organ*; zwischen der letzten Mahlzeit und dem Beginn der Geschmacksproben soll ein Zeitraum von 2 Stunden liegen. Es braucht nicht erst betont zu werden, daß auch der Gesamtorganismus frisch sein muß; das ist ja für alle sinnesphysiologischen Untersuchungen unbedingtes Erfordernis. 2. Ist es zweckmäßig mit einer *Flüssigkeitsmenge von 10 ccm* zu arbeiten, die für Salz und Mischung gleich ist, damit die Zunge überall bespült wird und durch den Zufluß von Speichel keine zu große Verdünnung eintritt. Das Unterscheidungsvermögen für die einzelnen Geschmacksarten ist auf der Zunge bekanntlich örtlich ungleich verteilt (HÄNIG u. a.) Will man daher einen brauchbaren Gesamteindruck erzielen, d. h. die verschiedenen Geschmacksqualitäten eines Salzes sicher kennen lernen, so ist geboten, die Flüssigkeit auf die ganze Zunge zu bringen. 3. Ist es erforderlich, sich mit seinen Versuchspersonen in entsprechender Weise zu *verständigen*. Dies stößt im allgemeinen auf keine besonderen Schwierigkeiten, doch gibt es Fälle schwankender Angaben, welche die Erzielung einer Mischungsgleichung sehr behindern; das Salz schmeckt „würziger" heißt es sehr oft und bedeutet soviel, daß man in der Mischung im Gehalt der Hauptkomponente hinaufgehen muß. Ich bezeichne als Hauptkomponente die vorherrschende Geschmacksart; bei jedem Salz kann man neben einem Haupt- auch Neben- oder Beigeschmäcke wahrnehmen. Die letzteren können aber oft so schwach sein, daß sie in dem gesamten Empfindungskomplex nicht festzustellen sind. Unter der Wahrnehmungsschwelle gelegene Komponenten werden aber bei Aufstellung einer Mischungsgleichung ermittelt. Deshalb ist die bloße *qualitative* Beschreibung eines Geschmackes im hohen Grade *unvollkommen*. 4. Die Salze müssen in einer solchen *Konzentration* verwendet werden, daß keine *Tastempfindungen* hervorgerufen werden, sie müssen völlig *geruchsfrei* sein und auch nicht durch Zersetzung der Eiweißkörper der Zungenepithelien zum Auftreten eines Geruches Anlaß geben. 5. Die Aufstellung einer Mischungsgleichung wird unmöglich, wenn das betreffende Salz auf der Zunge einen charakteristischen *Nachgeschmack* hinterläßt. Über diesen wird noch gesprochen werden müssen. 6. Voraussetzung für die Ermittlung von Gleichungen ist, daß die Versuchsperson im *Analysieren* *geübt*, also imstande ist, den ursprünglich einheitlich erscheinenden Geschmack einer Lösung in seine Bestandteile zu sondern.

Die Gleichungen lauten in ihrer allgemeinsten Form:

$$N = x\,A + y\,B + z\,C + v\,D$$

und sie besagen, daß die Empfindung N, die durch den Geschmack des einheitlichen Körpers ausgelöst wird, gleich ist einer Empfindung, die aus dem Zusammenwirken der vier Komponenten A, B, C und D (Bitter, Salzig, Sauer und Süß) hervorgeht. x, y, z und v sind Faktoren der Konzentration, die einem beliebig gewählten Maßsystem entstammen können. Sie zeigen die Mengen an, in denen die Komponenten auftreten und variieren zwischen 0 und einer positiven endlichen Zahl. Als Maßsystem werden am besten Molar- oder Normallösungen benutzt. Die Geschmacksgleichungen sind ebenso gebaut, wie die physiologisch optischen, nur treten an die Stelle der *drei* Komponenten bei den Gesichtsempfindungen deren *vier* beim Geschmack. Als Hauptunterschied zwischen den beiden soll gleich an dieser Stelle hervorgehoben sein, daß die *Geschmacksgleichungen individuell verschieden* sind, während bekanntlich die optischen für normale Trichromaten annähernd gleich sind. Doch stellen die *Geschmacksgleichungen* für *jedes Individuum* eine *Konstante* dar. Da sie für jeden einzelnen konstant, individuell aber verschieden sind, bedeuten sie ein *persönliches Merkmal*.

Ich habe mir erlaubt die Geschmacksgleichungen in folgender Weise anzuschreiben:

Vp. M. 0,374 m NH$_4$Cl gg. [1,71 m NaCl + 0,000595 m W.]

Dies besagt, daß für Vp. M. eine 0,374 m NH$_4$Cl geschmacksgleich ist mit einer Lösung, die zugleich 1,71 m ist für NaCl und 0,000595 m für Weinsteinsäure. In der folgenden Tabelle sind die Geschmacksgleichungen für eine 0,374 m NH$_4$Cl-Lösung von 10 Vpn. verzeichnet.

Tabelle 4.

Geschmacksgleichungen

0,374 m NH$_4$Cl gg.

Vp.	NaCl	CH.	T.	W.
1	[1,71 m	—	—	0,000595 m]
2	[0,61 ,,	0,000032 m	—	0,00595 ,,]
3	[1,37 ,,	—	—	0,00178 ,,]
4	[0,957 ,,	0,0002 ,,	—	0,00475 ,,]
5	[1,2 ,,	0,00019 ,,	—	0,0039 ,,]
6	[1,71 ,,	0,00039 ,,	—	—]
7	[0,683 ,,	0,00016 ,,	—	0,00178 ,,]
8	[1,02 ,,	0,00016 ,,	—	0,00356 ,,]
9	[1,37 ,,	0,00016 ,,	—	0,00715 ,,]
10	[0,855 ,,	0,000063 ,,	—	0,00957 ,,]

In der Tabelle bedeuten gg. geschmacksgleich, Ch. Chinin hydrochlor., T. Traubenzucker, W. Weinsteinsäure [1].

Die Tabelle lehrt, daß die individuellen Verschiedenheiten des Geschmacks sich nicht nur in der quantitativen Zusammensetzung der Mischungsgleichungen äußern, sondern auch in Zahl und Art der notwendigen Komponenten. Während das Salz für 2 Versuchspersonen salzig und sauer schmeckt, empfindet es eine weitere als salzig und bitter und alle übrigen haben entweder die Empfindung einer „Herbheit" des Salzes, die ein Bitter in der Mischung notwendig macht, oder sie empfindet das Bitter als solches. Dann aber sind in der Mischungsgleichung drei Komponenten vertreten, nämlich salzig, sauer und bitter. Auf Grund von Zahl und Art der Komponenten kann man verschiedene Typen von Geschmacksgleichungen unterscheiden, und zwar zwei- und dreikomponentige, wobei sich die ersteren noch in solche mit den Komponenten salzig und sauer und salzig und bitter gliedern lassen. Für das NH$_4$Cl überwiegen die dreikomponentigen, die in 7 von 10 Fällen vorkommen. Der Rest verteilt sich

---

[1] Infolge eines Versehens ist in meinen Abhandlungen über den Geschmackssinn in den Gleichungen n statt m gedruckt worden. Ich benütze diese Gelegenheit, um darauf hinzuweisen, daß es überall m heißen muß.

dann auf die zweikomponentigen mit salzig und sauer in zwei Fällen, mit salzig und bitter in einem.

Vor allem fällt die individuelle Verschiedenheit der Mischungsgleichungen auf. Sie lehrt, daß beim Geschmack eine Verallgemeinerung der an einer oder wenigen (2—3) Versuchspersonen gewonnenen Ergebnisse nicht statthaft ist. Entsprechend der Verschiedenheit der Gleichungen ist eine Verständigung über den Geschmack eines Salzes sehr erschwert, doch nicht völlig aufgehoben. Mit großer Übereinstimmung wird angegeben, daß das Ammonchlorid äußerst salzig schmeckt. Das geht auch aus den quantitativen Daten hervor: Für 2 Versuchspersonen schmeckte die 0,374 m NH_4Cl-Lösung so salzig, wie eine 1,71 m NaCl-Lösung und bis zu der geringsten bei Versuchsperson 2 gefundenen NaCl-Konzentration von 0,61 m finden wir alle Abstufungen. In 9 von 10 Fällen war auch eine Verständigung über den sauren Geschmack möglich. Auch dessen Stärke ist großen Schwankungen unterworfen, von 0,000595 m W. bei Versuchsperson 1 bis zu 0,00957 m W. bei 10. Über das Bitter ist die Verständigung sehr erschwert, weil es in dem Gesamtkomplex unterschwellig bleibt und dann nur als eine Herbheit des Salzes imponiert. Der Grad dieser Herbheit oder des ganz schwach bitteren Geschmackes kann von einzelnen Versuchspersonen allerdings mit großer Genauigkeit angegeben werden. Das lehrt folgende Zusammenstellung für die Versuchsperson 8.

1. 0,374 m NH_4Cl gg. [1,02 m NaCl + 0,00016 m Ch. + 0,00356 m W.]
2. 0,374 m NH_4Cl [1,02 m NaCl + 0,000152 m Ch. + 0,00356 m W.]
3 0,374 m NH_4Cl [1,02 m NaCl + 0,000164 m Ch. + 0,00356 m W.].

Die erste Gegenüberstellung von Salz und Mischung repräsentiert die Geschmacksgleichung, die zweite und dritte erscheinen dem Salz gegenüber bereits andersartig, trotzdem sie sich im Chiningehalt um Millionstel einer Molarlösung unterscheiden. Daraus ist zu ersehen, mit welcher Feinheit Gleichungen im Gebiete des Geschmackssinnes aufzustellen sind.

In der Tabelle 5 sind die Geschmacksgleichungen für 24 Salze und 3 Versuchspersonen zusammengestellt. Eine genauere Betrachtung ergibt, daß nicht bei allen Salzen die gewählte Konzentration für sämtliche Versuchspersonen die gleiche ist. Das hängt damit zusammen, daß der Grad des Gehaltes an anorganischem Salz, bei dem eine Einwirkung auf die Tastnerven der Zunge eintritt, individuell schwankt. So konnte für Versuchsperson 1 und 3 KJ in einer 0,241 m-Lösung dargereicht werden, ohne Tastempfindungen hervorzurufen, während für 2 die Konzentration auf die Hälfte herabgesetzt werden mußte, da die 0,241 m KI-Lösung hier schon einen „scharfen" Geschmack besaß. Das gleiche war der Fall für Versuchsperson 2 bei einer 0,470 m $NaNO_3$-, 0,579 m $LiNO_3$- für Versuchsperson 2 und 3 bei einer 0,470 m NH_4NO_3- für Versuchsperson 2 bei einer 0,276 m NH_4J-Lösung. Während bei diesen allen eine Herabsetzung der Konzentration auf die Hälfte genügte, mußte für eine 0,303 m $(NH_4)_2SO_4$-Lösung für Versuchsperson 2 wegen des ausnehmend sauren Geschmackes auf ein Drittel herabgegangen werden, um das Erkennen des einheitlichen Körpers durch die begleitende Tastempfindung (ein heftiges Adstringieren) zu verhüten. Besonders auffällig war die individuelle Verschiedenheit im Ansprechen der Tastnerven bei der 0,091 m $CaCl_2$-Lösung. Versuchsperson 1 konnte diese Konzentration ohne jegliche Empfindungen von seiten des Tastsinnes ertragen, während Versuchsperson 2 und 3 dabei schon ein deutliches Brennen verspürten. Man mußte deshalb bei diesen beiden sogar vierfach verdünnen, um den „scharfen" Geschmack einer auf das Doppelte verdünnten auszuschalten.

Tabelle 5.

In der Tabelle bedeuten gg. geschmacksgleich, Ch. h. Chinin hydrochl., T. Traubenzucker, W. Weinsteinsäure.

Salz	Vp.			NaCl	Ch. h	T.	W.
KCl	1	0,268 m	KCl	gg.	[0,273 m	0,000019 m	—	0,0012 m]
	2	0,268 „	„	„	[0,410 „	—	—	0,000475 „]
	3	0,268 „	„	„	[0,410 „	0,000063 m	—	0,00095 „]
LiCl	1	0,474 m	LiCl	gg.	[0,207 m	—	—	0,00178 m]
	2	0,474 „	„	„	[0,24 „	0,000113 m	—	0,000595 „]
	3	0,474 „	„	„	[0,136 „	—	—	0,00095 „]
NH₄Cl	1	0,374 m	NH₄Cl	gg.	[1,02 m	0,00016 m	—	0,00356 m]
	2	0,374 „	„	„	[0,957 „	0,000202 „	—	0,00475 „]
	3	0,374 „	„	„	[0,2 „	0,000158 „	—	0,0039 „]
NaBr	1	0,388 m	NaBr	gg.	[0,377 m	0,000019 m	—	—]
	2	0,388 „	„	„	[0,410 „	0,000095 „	—	—]
	3	0,388 „	„	„	[0,273 „	0,000050 „	—	0,0012 m]
KBr	1	0,336 m	KBr	gg.	[0,342 m	0,000107 m	—	0,00328 m]
	2	0,336 „	„	„	[0,496 „	0,000252 „	—	0,00238 „]
	3	0,336 „	„	„	[0,342 „	0,000095 „	—	0,00179 „]
LiBr	1	0,460 m	LiBr	gg.	[0,437 m	—	0,056 m	0,00118 m]
	2	0,460 „	„	„	[0,410 „	0,000157 m	—	0,0012 „]
	3	0,460 „	„	„	[0,239 „	0,000063 „	—	0,00143 „]
NH₄Br	1	0,408 m	NH₄Br	gg.	[0,514 m	0,000063 m	—	0,00535 m]
	2	0,408 „	„	„	[0,684 „	—	—	0,00357 „]
	3	0,408 „	„	„	[1,16 „	0,000126 „	—	0,00536 „]
NaJ	1	0,215 m	NaJ	gg.	[0,103 m	0,000006 m	0,078 m	0,000595 m]
	2	0,215 „	„	„	[0,274 „	0,000403 „	0,09 „	—]
	3	0,215 „	„	„	[0,119 „	0,0005 „	—	—]
KJ	1	0,241 m	KJ	gg.	[0,189 m	0,000176 m	—	0,00212 m]
	2	0,120 „	„	„	[0,684 „	0,000283 „	—	0,00083 „]
	3	0,241 „	„	„	[0,0685 „	0,000695 „	—	—]
LiJ	1	0,213 m	LiJ	gg.	[0,0855 m	0,000069 m	0,067 m	0,00143 m]
	2	0,213 „	„	„	[0,205 „	0,000278 „	0,089 „	0,00095 „]
	3	0,213 „	„	„	[0,086 „	0,000346 „	—	0,00119 „]
NH₄J	1	0,276 m	NH₄J	gg.	[0,342 m	0,000031 m	—	0,00356 m]
	2	0,276 „	„	„	[0,308 „	—	—	0,00358 „]
	3	0,138 „	„	„	[0,684 „	0,00126 „	—	0,008 „]
NaNO₃	1	0,470 m	NaNO₃	gg.	[0,0512 m	0,000057 m	0,0433 m	—]
	2	0,235 „	„	„	[0,0684 „	0,000088 „	0,026 „	0,00107 m]
	3	0,470 „	„	„	[0,017 „	0,00005 „	—	0,00142 „]
KNO₃	1	0,396 m	KNO₃	gg.	[0,0512 m	0,000044 m	0,0497 m	0,0032 m]
	2	0,396 „	„	„	[0,10 „	0,00029 „	—	0,0019 „]
	3	0,396 „	„	„	[0,017 „	0,000063 „	—	—]
LiNO₃	1	0,579 m	LiNO₃	gg.	[0,137 m	0,000013 m	0,111 m	0,00297 m]
	2	0,289 „	„	„	[0,133 „	0,000187 „	0,022 „	0,00096 „]
	3	0,579 „	„	„	[— „	0,000038 „	0,167 „	0,000071 „]
NH₄NO₃	1	0,50 m	NH₄NO₃	gg.	[0,684 m	—	—	0,0427 m]
	2	0,25 „	„	„	[0,274 „	0,000126 m	—	0,00297 „]
	3	0,25 „	„	„	[0,136 „	0,000158 „	0,022 m	0,0071 „]
Na₂SO₄	1	0,310 m	Na₂SO₄	gg.	[0,41 m	0,000063 m	0,111 m	0,000595 m]
	2	0,310 „	„	„	[0,41 „	0,000505 „	0,089 „	0,00328 „]
	3	0,310 „	„	„	[0,342 „	0,000063 „	—	0,00476 „]

Salz	Vp.				NaCl	Ch. h.	T.	W.
K$_2$SO$_4$	1	0,275	m	K$_2$SO$_4$ gg.	[—	0,000063 m	0,10 m	0,00357 m]
	2	0,275	,,	,, ,,	[0,205 m	0,000346 ,,	—	0,00416 ,,]
	3	0,275	,,	,, ,,	[0,05 ,,	0,00022 ,,	—	0,00419 ,,]
(NH$_4$)$_2$SO$_4$	1	0,303	m	(NH$_4$)$_2$SO$_4$ gg.	[0,342 m	0,000189 m	—	0,038 m]
	2	0,101	,,	,, ,,	[0,188 ,,	0,00027 ,,	—	0,0025 ,,]
	3	0,303	,,	,, ,,	[0,239 ,,	0,000157 ,,	—	0,0119 ,,]
MgSO$_4$	1	0,406	m	MgSO$_4$ gg.	[—	0,00023 m	0,051 m	]
	2	0,406	,,	,, ,,	[—	0,0002 ,,	—	]
	3	0,406	,,	,, ,,	[0,017 m	0,00024 ,,	—	]
BeSO$_4$	1	0,00477	m	BeSO$_4$ gg.	[—	—	0,555 m	0,0006 m]
	2	0,00477	,,	,, ,,	[—	0,000038 m	0,258 ,,	0,0014 ,,]
	3	0,00477	,,	,, ,,	[—	—	0,444 ,,	0,0024 ,,]
NaHCO$_3$	1	0,594	m	NaHCO$_3$ gg.	[0,103 m	0,000006 m	0,118 m	]
	2	0,594	,,	,, ,,	[0,256 ,,	0,000252 ,,	0,051 ,,	0,0019 m]
	3	0,594	,,	,, ,,	[0,019 ,,	0,000075 ,,	—	0,0012 ,,]
KHCO$_3$	1	0,50	m	KHCO$_3$ gg.	[0,284 m	0,000252 m	0,067 m	0,005 m]
	2	0,50	,,	,, ,,	[			]
	3	0,50	,,	,, ,,	[0,017 ,,	0,000283 ,,	—	]
CaCl$_2$	1	0,091	m	CaCl$_2$ gg.	[0,17 m	0,00007 m	—	0,00119 m]
	2	0,0228	,,	,, ,,	[0,017 ,,	0,000076 ,,	—	0,00042 ,,]
	3	0,0228	,,	,, ,,	[0,0239 ,,	0,000157 ,,	—	—]
MgCl$_2$	1	0,098	m	MgCl$_2$ gg.	[—	0,000038 m	0,089 m	]
	2	0,098	,,	,, ,,	[0,03 m	0,0003 ,,	0,2 ,,	]
	3	0,098	,,	,, ,,	[0,027 ,,	0,00028 ,,	—	]

Für sämtliche untersuchten anorganischen Salze ließen sich bei den angeführten Konzentrationen Mischungsgleichungen erzielen. Sie sind für jedes Salz und jeden Menschen verschieden und ähneln einander nur in wenigen Fällen, z. B. die Gleichung für eine 0,336 m KBr-Lösung für Versuchsperson 1 und 3. Doch gibt es auch da einen geringen Unterschied im Gehalt an Chinin und einen größeren in der Weinsteinsäuremenge. Diese Feststellung gestattet die Aussage, daß kein Salz dem anderen gleich schmeckt. Betrachtet man die 71 Gleichungen unter dem Gesichtspunkt der Komponentenzahl, so ist festzustellen, daß mit 39 die dreigliederigen überwiegen, davon weisen auf: 31 die Komponenten bitter, salzig, sauer, 4 bitter, salzig, süß, 3 bitter, sauer, süß, 1 salzig, sauer, süß. An 2-komponentigen Gleichungen wurden 19 ermittelt, davon 9 mit den Komponenten bitter und salzig, 8 mit salzig und sauer, 2 mit bitter und süß. Die Ausdehnung der Untersuchung auf eine größere Anzahl von Salzen hat erwiesen, daß die 4-komponentigen Gleichungen nicht ganz selten sind. Es läßt sich ganz allgemein aussagen, daß für jedes Individuum ein Salz auffindbar ist, für das eine 4-komponentige Mischungsgleichung aufgestellt werden muß. Der Fall einer 1-komponentigen Gleichung (Versuchsperson 2 MgSO$_4$) muß noch gesondert besprochen werden. Sämtliche Versuchspersonen vermochten sich über die Anwesenheit einer Geschmacksqualität in den Salzlösungen zu einigen, bei vielen sogar über 2, nur bei wenigen über 3. Es waren dies die Salze NH$_4$Cl, KBr, (NH$_4$)$_2$ SO$_4$. Alle untersuchten anorganischen Salze weichen also im Geschmack von dem des reinen NaCl mehr oder minder ab. Das ist der Grund, warum wir das Kochsalz im täglichen Gebrauch durch kein anderes Salz zu ersetzen vermögen; am nächsten kommt ihm das LiCl, das für 2 Versuchspersonen den schwachen Beigeschmack sauer, für eine 3. dazu noch bitter besitzt.

Auf Grund der Geschmacksgleichungen ist man nunmehr imstande, den Grad des salzigen Charakters eines anorganischen Salzes zu bestimmen. Es

genügt dazu die bloße Aufstellung des Verhältnisses $\frac{m\,NaCl}{m\,Salz}$, ein Konzentrations-
quotient: m NaCl-Lösung geteilt durch die ihr gleichschmeckende Lösung des
anorganischen Salzes, wobei die äquimolekulare Lösung als Einheit genommen
wird. In der Tabelle 1 sind diese Faktoren für die einzelnen Salze und Versuchspersonen zusammengestellt; sie sind bei jedem Salze individuell verschieden.
Am salzigsten schmecken danach die Ammonsalze, am wenigsten salzig sind
in der Regel die Lithiumsalze. Na-, K-, und LiJ zeichnen sich durch ihren
bitteren Geschmack aus, der besonders darum so deutlich hervortritt, weil
sie alle 3 schwach salzig schmecken. Auffallend sauer sind NH_4NO_3 und
$(NH_4)_2\,SO_4$.

Tabelle 6.

$$f = \frac{m\,NaCl}{m\,Salz}$$

Salz	Vp. 1	Vp. 2	Vp. 3	Salz	Vp. 1	Vp. 2	Vp. 3
NH_4Cl	2,73	2,56	3,21	LiJ	0,41	0,96	0,41
NH_4J	1,24	1,12	4,95	KJ	0,78	0,57	0,28
NH_4Br	1,01	1,67	2,82	LiCl	0,44	0,50	0,28
KCl	1,02	1,53	1,53	K_2SO_4	0,0	0,75	0,02
$(NH_4)_2SO_4$	1,13	1,85	0,79	$KHCO_3$	0,57	—	0,03
Na_2SO_4	1,32	1,32	1,10	$LiNO_3$	0,24	0,46	0,0
$CaCl_2$	1,90	0,75	1,05	$NaHCO_3$	0,17	0,43	0,03
KBr	1,01	1,47	1,01	$MgCl_2$	0,0	0,31	0 28
NaCl	1,0	1,0	1,0	$NaNO_3$	0,18	0,29	0,04
NH_4NO_3	1,36	1,09	0,54	KNO_3	0,13	0,25	0 04
NaBr	0,97	1,05	0,70	$MgSO_4$	0,0	0,0	0,04
LiBr	0,95	0,89	0,52	$BeSO_4$	0,0	0,0	0,0
NaJ	0,48	1,27	0,55				

Man kann die Salze entsprechend ihrem salzigen Charakter zu einer Reihe
ordnen, und zwar in dem Sinn, daß jedes folgende Glied schwächer salzig schmeckt
als jedes vorangehende. Diese Reihen weisen natürlich individuelle Unterschiede auf. Stets findet man eine Anzahl von Salzen, die fast gleich salzig
schmecken, wie eine äquimolekulare Kochsalzlösung. Diese Reihen sind in der
Tabelle 7 zusammengestellt, in der gleichzeitig auch eine Abstufung entsprechend
ihrem salzigen Charakter, ermittelt auf Grund des vorhin beschriebenen Faktors,
vorgenommen wurde. Die Zahl der Salze, die salziger schmecken als Kochsalz,
wechselt individuell und zumeist auch in der Art der Glieder. Für Versuchsperson 1 sind es neun, Versuchsperson 2 zehn, Versuchsperson 3 sieben Salze.
Ganz allgemein kann man daher aussagen, daß die Mehrzahl der geprüften Salze
weniger salzig schmeckte als eine äquimolekulare Kochsalzlösung. Der Geschmack
der anorganischen Salze ist also eine vierdimensionale Mannigfaltigkeit mit den
Komponenten bitter, salzig, sauer und süß. Man vermag nach längerer Übung
den ursprünglich einheitlich erscheinenden Geschmack eines anorganischen
Salzes in seine Komponenten aufzulösen und entsprechend ihrer Intensität
Mischungen aus den Vertretern des rein bitteren, salzigen, sauren und süßen
Geschmacks herzustellen, die sich durch den *Geschmackssinn* von der Lösung
des einheitlichen Körpers nicht unterscheiden lassen. Niemand besitzt die
Befähigung zur Analyse mit dem Geschmack von Anfang an, sie muß vielmehr
erst erworben werden, ähnlich wie dies beim Gehör der Fall ist.

Tabelle 7.

f cca.	0,0	0,05	0,2	0,5	0,75	1,0	1,1	1,25	1,5	1,7	1,9	2,8	3,2	5,0
Vp. 1	K_2SO_4 $MgCl_2$ $MgSO_4$ $BeSO_4$		$LiNO_3$ $NaNO_3$ $NaHCO_3$ KNO_3	$KHCO_3$ NaJ $LiCl$ LiJ	KJ	KCl NH_4Br KBr $NaCl$ $NaBr$ $LiBr$	$(NH_4)_2SO_4$	NH_4J	NH_4NO_3 Na_2SO_4	NH_4Br	$CaCl_2$	NH_4Cl	•	
Vp. 2	$MgSO_4$ $BeSO_4$		$NaNO_3$ KNO_3	KJ $LiCl$ $LiNO_3$ $NaHCO_3$ $MgCl_2$	$CaCl_2$ K_2SO_4	$NaCl$ LiJ $LiBr$		NH_4J NH_4NO_3 $NaBr$	KCl KBr Na_2SO_4 NaJ	$(NH_4)_2SO_4$		NH_4Cl		
Vp. 3	$LiNO_3$ $BeSO_4$	$MgSO_4$ $NaNO_3$ KNO_3 $NaHCO_3$ $KHCO_3$ K_2SO_4	KJ $LiCl$ $MgCl_2$	NaJ NH_4NO_3 $LiBr$ LiJ	$(NH_4)_2SO_4$ $NaBr$	KBr $NaCl$	Na_2SO_4 $CaCl_2$		KCl			NH_4Br	NH_4Cl	NH_4J

In dieser Tabelle sind die untersuchten Salze für die einzelnen Vpn. in einer Reihe geordnet, entsprechend dem Grade ihres salzigen Charakters, der durch die Aufstellung des Faktors $f = \dfrac{m\,NaCl}{m\,Salz}$ ermittelt wurde. Man kann die Stärke des Salzgeschmacks eines jeden Salzes sofort ablesen. Die Vertikalreihen tragen als Kopf den Faktor, dessen Größe hier auf eine Dezimale abgerundet ist.

β) Der Geschmackswechsel. Bisher war nur von Salzen die Rede, die einen bestimmten Geschmack aufweisen, der aber auch nach längerem Verweilen in der Mundhöhle keine Veränderung in qualitativer und quantitativer Beziehung erfährt, mit der einzigen Ausnahme, daß die Empfindung in toto allmählich schwächer wird. Das beruht auf dem Zufluß von Speichel, der eine Verdünnung herbeiführt, zum Teil vielleicht auf Ermüdungserscheinungen.

Es gibt aber auch Stoffe, bei denen *ein Wechsel im Geschmack* festzustellen ist, die also z. B. im Anfang bitter, später nur süß schmecken oder umgekehrt. COHN führt in seinem Buch eine große Anzahl von chemischen Substanzen an, bei denen eine solche Geschmacksfolge zu verzeichnen ist. Der einzige Körper, der bisher auf dieses merkwürdige Verhalten näher untersucht wurde, ist das $MgSO_4$. Die interessante Erscheinung der Geschmacksfolge besteht darin, daß sich beim $MgSO_4$ zeitliche Unterschiede im Auftreten der Komponenten bemerkbar machen. Das Salz verursacht zuerst eine starke Bitterempfindung, die nach Ablauf einer gewissen Zeit einem allmählich ansteigenden Süß weicht. Durch Verwendung eines Tasterschlüssels in Verbindung mit einem elektrisch betriebenen Registriermagneten gelingt es ganz leicht, die zeitlichen Verhältnisse des Auftretens der beiden Qualitäten auf der berußten Trommel eines LUDWIG-BALTZARschen Kymographions aufzunehmen. Es empfiehlt sich *drei* Zeitpunkte festzuhalten: den Augenblick, in dem das Salz in den Mund genommen wird, sowie den der ersten Bitter- und ersten Süßempfindung. Nach einiger Übung halten die Versuchspersonen diese Zeiten mit einer genügend großen Genauigkeit fest, wie aus den beifolgenden Daten hervorgeht.

Erste Bitterempfindung nach . . . . 1,19″, 1,23″, 1,22″, 1,20″.
Erste Süßempfindung nach weiteren . 32,5″, 28,0″, 26,5″, 34,9″.

Es muß hervorgehoben werden, daß auch die *zeitlichen Verhältnisse individuellen Schwankungen* unterworfen sind.

Auf den ersten Blick erscheint es ganz ausgeschlossen, daß es gelingen könnte, die zeitlichen Unterschiede, die offenbar durch eine Eigentümlichkeit des $MgSO_4$ bedingt sind, durch eine Mischung aus Traubenzucker und Chinin nachzuahmen. Tatsächlich gelingt es bei *bestimmten* Versuchspersonen durch sorgfältiges Abmessen des Traubenzuckers gegenüber dem Chinin die Mischung dem Salze so ähnlich zu machen, daß auch die zeitlichen Unterschiede übereinstimmen. Dann war aber eine Unterscheidung des Salzes von der Mischung unmöglich. Die Genauigkeit, mit der die Bestimmung durchgeführt werden muß, geht aus folgenden Belegen hervor.

1. 0,406 m $MgSO_4$ [0,000095 m Ch. + 0,1365 m T. + 0,00012 m W.].
2. 0,406 m $MgSO_4$ gg. [0,000095 m Ch. + 0,135 m T. + 0,00012 m W.].
3. 0,406 m $MgSO_4$ [0,000095 m Ch. + 0,133 m T. + 0,00012 m W.].

Für die betreffende Versuchsperson kam das Bitter durchschnittlich 1,21″ nach Einnahme des Salzes, das Süß nach weiteren 30,2″, bei Mischung 2 kam das Bitter im Durchschnitt nach 1,1″ nach Einnahme, das Süß nach weiteren 28,6″. Diese geringen zeitlichen Differenzen können auch bei gespannter Aufmerksamkeit nicht als verschieden erkannt werden, daher repräsentiert 2 die Geschmacksgleichung. Bei Mischung 1 kommt das Süß nach durchschnittlich 20″, bei Mischung 3 tritt es überhaupt nicht auf. In beiden Fällen kann von einer geschmacklichen Übereinstimmung nicht mehr gesprochen werden. Es gelingt also bei einzelnen Individuen durch genaue Abstufung des Traubenzuckergehaltes der Mischung, wobei es auf Konzentrationsunterschiede von ± 0,002 m T. ankommt, Gleichungen zu erzielen. Sehr interessant ist, daß diese beim gewöhnlichen Schmecken (Verwendung reinen Traubenzuckers) nicht erkannt würden.

Indessen gelingt es nicht immer, durch genaue Abmessung des Traubenzuckergehaltes der Mischung die zeitlichen Unterschiede im Auftreten der Komponenten beim Salz nachzuahmen. Die Ursache dieses Verhaltens kann nach den bisherigen Erfahrungen in zweierlei gelegen sein: Entweder vollzieht sich der Übergang vom Bitter zum Süß so unvermittelt, daß bei der oben angeführten minimalen Steigerung der Konzentration das Süß, das zuvor selbst bei langem Zuwarten nicht wahrgenommen wurde, nun gleichzeitig mit dem Bitter auftritt. So kam bei Verwendung von $MgSO_4$ bei einem Individuum das Bitter durchschnittlich 4,4″ nach Einnahme des Salzes auf, das Süß durchschnittlich nach weiteren 33,6″.

1. 0,406 m $MgSO_4$ gg. [0,000095 m Ch. + 0,246 m T.] für die Dauer von 30″
2. 0,406 m $MgSO_4$ [0,000095 m Ch. + 0,248 m T.].

Bei Mischung 1 tritt selbst bei langem Zuwarten kein Süß in Erscheinung, bei 2 tritt das Süß 1—2″ nach dem Bitter auf. In dem angeführten Fall ist die Mischung 1 mit dem Salz geschmacksgleich, während der Dauer von etwa 30″. Von da ab weiß die Versuchsperson, welche Lösung ihr gereicht wurde. Tritt das Süß nach Ablauf dieser Zeit, die sehr wohl geschätzt werden kann, in Erscheinung, so handelt es sich um das Salz, sonst um die Mischung.

Es kann aber auch geschehen, daß der Geschmack des Salzes von vornherein kein mildes Bitter ist, wie sich dies in den bisher beschriebenen Fällen verhielt, sondern ein ganz reines Bitter, das bloß einer Chininlösung zukommt. Dann darf natürlich kein Traubenzucker in die Mischung getan werden und diese ist dem Salze im Geschmack völlig gleich, so lange das Süß des letzteren erfahrungsgemäß nicht zum Vorschein kommt. Alles in allem läßt sich sagen, daß die Erscheinungsweise der Geschmacksfolge schon bei einem Körper eine große Mannigfaltigkeit aufweist, da sie individuell verschieden verläuft.

Im Anschluß daran erhebt sich die Frage, worauf denn überhaupt die zeitlichen Unterschiede im Auftreten zweier Qualitäten zurückzuführen sind. Es könnte daran gedacht werden, daß das längere Verweilen der $MgSO_4$-Lösung auf der Zunge eine Umstimmung des Geschmacksapparates hervorruft, welche von einem bestimmten Augenblicke an ein Süß vortäuscht. Dieser Gedanke liegt um so näher, als das $MgSO_4$ tatsächlich häufig einen süßen Nachgeschmack erzeugt und bei den meisten Leuten auch eine Umstimmung hervorruft, die das zur Spülung verwendete Trinkwasser süß erscheinen läßt. Dieses Phänomen könnte als ein sukzessiver Geschmackskontrast angesprochen werden, in Analogie zu dem physiologisch optischen, der uns in Form der Nachbilder bekannt ist. Man muß dann nur ein unterschiedliches, geschmackliches Verhalten bei einzelnen Personen annehmen, und zwar in dem Sinne, daß gelegentlich die Umstimmung noch während der Salzprobe eintritt. Die Ursache liegt aber zumeist in etwas anderem. Für gewisse Personen ist der *Speichel* ausschlaggebend. Fügt man für diese zu der $MgSO_4$-Lösung im Reagenzglase die gleiche Menge Speichel zu, die von ihnen durchschnittlich bei der Prüfung des Salzes während 5′ sezerniert wird (2—3 ccm), dann schmeckt die mit Speichel gut durchmischte Salzlösung von vornherein nicht bitter, sondern gleich süß.

Aus diesen Bemerkungen geht hervor, daß die Geschmacksfolge eine sehr komplizierte Erscheinung darstellt, die von einer großen Zahl von Faktoren abhängt. Die beschriebenen Erscheinungen lehren aber auch, daß sich nicht für jedes Salz und jede Versuchsperson eine Geschmacksgleichung ermitteln läßt.

Fragt man nach dem Geltungsbereich der Geschmacksgleichungen, so ist zu antworten, daß er mit zunehmender Verdünnung ein eng begrenzter ist. Er schwankt individuell sehr stark. Von einer bestimmten Verdünnung weicht der Geschmack des einheitlichen Körpers von dem der Mischung ab, indem die eine oder andere Komponente schwächer wird, oder ganz ausfällt. Bei einzelnen Versuchspersonen kann es nun vorkommen, daß sich Abnahme und Ausfall der einzelnen Komponenten bis in die stärksten, an destilliertes Wasser erinnernden Verdünnungen ganz gleichmäßig vollzieht, so daß die Mischungsgleichungen sozusagen unbegrenzt gültig sind. Der Ausfall der Komponenten geht bei zunehmender Verdünnung stets in der Reihenfolge ihrer geschmacklichen Intensität vor sich. Hat also das Salz z. B. salzig, bitter und sauer geschmeckt und zwar so, daß salzig am intensivsten war, bitter schon schwächer und sauer noch schwächer, so resultiert bei zunehmender Verdünnung ein Geschmack, der aus den Qualitäten salzig und bitter besteht, zuletzt aber nur noch salzig erkennen läßt. Daß Mischung und einheitlicher Körper bei Verdünnung unter Umständen einen verschiedenen Geschmack aufweisen, kann seinen Grund natürlich auch in der zunehmenden Dissoziation der Salzmoleküle haben, von denen man ja weiß, daß sie vielfach erheblich anders schmecken als die undissoziierten Anteile. Ob die Dissoziation allein ausschlaggebend ist, läßt sich vorerst nicht entscheiden; daß individuelle Unterschiede bei der Verdünnung von Salzlösung und Mischung zu verzeichnen sind, spricht jedenfalls nicht dagegen.

d) Der „alkalische" und „metallische" Geschmack.

Lange Zeit hindurch wurde zu den Grundqualitäten des Geschmackes die *laugige* und *metallische* hinzugezählt. Wenn man schwache Lösungen einer Lauge oder eines Schwermetallsalzes in den Mund nimmt, so erlebt man eigentümliche komplexe Empfindungen, die scheinbar etwas Neuartiges darbieten und weder untereinander, noch mit einer der reinen Qualitäten bitter, salzig, sauer und süß übereinstimmen. So wird es verständlich, daß man im Laugigen und Metallischen neue Prinzipalempfindungen erblickte. Genauere Untersuchungen dieses Gegenstandes — beim laugigen „Geschmack" durch v. FREY und metallischen durch HERLITZKA — haben gelehrt, daß das Eigenartige der beiden „Geschmäcke" auf begleitenden *Geruchsempfindungen* beruht.

Die Rolle des Geruchsinnes bei der Wahrnehmung des *Laugigen* ergibt sich aus einem sehr einfachen Versuch. Man verschließt die Nase mit einer Klemme und bringt 10 ccm einer 0,01 n NaOH in den Mund. Diese Lösung schmeckt auf der Zungenspitze süß, auf dem Zungengrunde schwach bitter. Begleitempfindungen sind ein schwaches Brennen sowie eine gewisse „Glätte" beim Hin- und Herbewegen der Zunge. Der Gesamteindruck ändert sich nicht, wenn man die Lösung verschluckt. Sowie die Nase geöffnet wird, tritt der laugige „Geschmack" vor. Damit ist der Beweis geliefert, daß an dem Zustandekommen des Laugigen auch der Geruch beteiligt ist. Nun sind bekanntlich die reinen Metallhydroxyde wie auch ihre wäßrigen Lösungen vollkommen geruchlos. Es müssen also an Auftreten einer Geruchsempfindung chemische Umsetzungen beteiligt sein, die sich nach Einbringen dieser Substanzen in der Mundhöhle abspielen. Wie weitere Versuche gezeigt haben, beruht der laugige Geruch auf der Entwicklung flüchtiger Basen, zu denen vor allem methyliertes Ammoniak gehört. Der Geruch, der nach Einnehmen einer 0,002 n NaOH (bei dieser Verdünnung findet fast keine Einwirkung auf den Geschmack statt) entsteht, ist völlig identisch mit dem einer Trimethylaminchloridlösung die zu 1 : 100 000 verdünnt wurde. Das methylierte Ammoniak ist kein ursprünglicher Bestandteil des Speichels; es stammt vielmehr aus den Zerfallsprodukten der Epithelien.

Der *metallische Geruch* entsteht, wenn gewisse, an sich geruchlose Metallsalze mit den Schleimhäuten zusammenkommen. An seinem Zustandekommen ist vorwiegend das dissoziierte Metallion beteiligt. Er läßt sich nachweisen bei den Salzen des Cu, Ag, Zn, Cd, Hg, Sn, V und Fe in hohem Maße, bei denen von Mo, Sr und Pt tritt er nur ganz schwach auf.

In beiden Fällen, bei den Basen wie bei den Salzen der Schwermetalle, ist aber — abgesehen vom Geruch — die Wirkung auf unsere Sinneswerkzeuge in der Mundhöhle (Geschmack, Getast, Temperatur- und Schmerzsinn) eine so außerordentlich komplizierte, daß es bisher nicht gelungen ist, eine strenge

Analyse dieser Empfindungskomplexe durchzuführen. Das ist aber kein hinreichender Grund zu erklären, daß „alkalisch" bzw. „metallisch" doch eigene Prinzipalqualitäten des *Geschmacks* sein könnten. Bei den Basen läßt sich dieser Einwand leicht durch den Hinweis beseitigen, daß sie in großer Verdünnung einen reinen Geschmack — Süß — aufweisen, der auf die Gegenwart des OH-Ions zurückzuführen ist, wie Bestimmungen der Schwellenwerte durch Hoeber und Kiesow gelehrt haben. Bei stärkeren Konzentrationen kommt zu dem Süß aber auch ein Bitter, so daß ein Mischgeschmack resultiert. Gleichzeitig macht sich aber schon eine Einwirkung auf die Tast- und Schmerzorgane bemerkbar, ein leises Stechen und Brennen, zu denen sich auch der alkalische „Geruch" hinzugesellt, ein Beweis, daß das oberflächliche Epithel durch die Base bereits angegriffen wurde. Damit ist aber auch der Beweis erbracht, daß im „Alkalischen" eine Anzahl von Komponenten verschiedener Sinne stecken.

Nicht so leicht dagegen ist es zu erweisen, welches der Geschmack der Schwermetallsalze ist. Es macht sich nämlich das „Adstringieren" als Begleiterscheinung bemerkbar, meist schon in einer Konzentration, in der die erste Geschmacksempfindung auftritt.

e) Zur Theorie der Geschmacksempfindungen.

Als Hauptergebnis der mitgeteilten Tatsachen stellt sich eine gewisse Beschränktheit heraus, welche die Gesamtheit der Geschmacksempfindungen im Vergleich zu der aller möglichen Geschmacksreize aufweist. Aus der Zahl von Geschmacksempfindungen lösen sich *vier* heraus, die eine *prinzipale Stellung* einnehmen, es sind dies *bitter, salzig, sauer* und *süß.* Im Vergleich zum Gesichtssinn ist nun besonders interessant, daß man diese reinen Empfindungen durch Substanzen der verschiedenartigsten chemischen Konstitution hervorrufen kann. Während nämlich z. B. ein reines Grün nur durch ein Licht bestimmter Wellenlänge zu erzeugen ist, kann die Empfindung rein bitter durch die verschiedensten chemischen Substanzen ausgelöst werden. Unter den vier Prinzipalempfindungen, die man auch als Komponenten des Geschmackssinnes bezeichnen kann, nehmen die beiden Qualitäten salzig und sauer insofern eine besondere Stellung ein, als wir die chemischen Grundlagen für ihr Auftreten angeben können. Ein reines Salzig wird nur durch einen Körper, das NaCl erzeugt, während bei sauer offenbar die Anwesenheit des H-Ions entscheidet. Indessen wäre es verfehlt, daraus den Schluß zu ziehen, daß alle Körper, die das Wasserstoffion abdissoziieren, auch schon rein sauer schmecken müssen. Für den Geschmack eines Körpers sind seine sämtlichen Gruppen im Molekül von Bedeutung, obgleich es geschehen kann, daß eine bestimmte ausschlaggebend wird.

Wichtig ist, daß sich der Geschmack einer großen Anzahl von Körpern nicht als eine eigene Grundqualität, sondern als ein *Mischgeschmack* kennzeichnen ließ, der aus den *Komponenten bitter, salzig, sauer* und *süß* besteht. Die Gesamtheit der Geschmacksempfindungen erweist sich dann als eine *vierdimensionale Mannigfaltigkeit,* so daß also zur genauen Charakterisierung der Qualität einer Empfindung *vier* Bestimmungen erforderlich sind. Bezeichnet man diese als vier verschiedene Tätigkeiten, so würde jede Empfindung durch Angabe der im Augenblick vorhandenen Grade dieser vier Tätigkeiten zu bestimmen sein. Der Beweis dafür konnte trotz bedeutender individueller Unterschiede geliefert werden, weil wir imstande sind, mit dem *Geschmackssinn* zu *analysieren,* d. h. jede komplexe Geschmacksempfindung in ihre psychischen Bestandteile aufzulösen. Der Empfindungserfolg, den ein chemisch einheitlicher Stoff durch Anregung aller oder einiger dieser vier Tätigkeiten auslöst, ist dann auch durch eine Mischung von Körpern zu erzielen, von denen jeder nur eine bestimmte Tätigkeit hervorruft.

Eine kontinuierliche Reihe einheitlicher Stoffe, bei der sich benachbarte Glieder nur minimal voneinander unterscheiden, die man also als stetigen Übergang von einer Prinzipalempfindung zu einer anderen benützen kann, ist beim Geschmack *nicht* aufzustellen. Bekanntlich können wir beim Gesichtssinn von rot zu blau durch eine solche kontinuierliche Reihe stetig abgestufter Empfindungen übergehen, und zwar auf zweierlei Wege: durch die Reihe der *Spektralfarben*, aber auch durch die der *Purpurtöne*. Ebenso können wir beim Gehör von einer kontinuierlichen Reihe von Empfindungen sprechen: von den tiefsten hörbaren Tönen kann man durch eine stetige Abstufung bis zu den höchsten gelangen.

Beim Geschmack stößt die Aufstellung einer solchen Reihe, die an und für sich sehr wohl denkbar ist, auf eigenartige Schwierigkeiten. Vor allem stören die großen *individuellen Schwankungen* in den Empfindungen bei Anwendung objektiv gleicher Reize; weiter ist uns eine große Anzahl von Zwischengliedern noch gar nicht bekannt; diese muß der Chemiker zum großen Teil noch liefern. Es unterliegt keinem Zweifel, daß eine solche Aufgabe lösbar ist. Damit ist aber der Darstellung der Gesamtheit der Geschmacksempfindungen noch gar nicht gedient, weil man für jeden Menschen eine eigene besitzen müßte.

Deshalb hat die Unterbringung der Geschmacksempfindungen in einem Modell nur einen sehr beschränkten Wert. An und für sich läßt sich, wie dies HENNING getan hat, zur Darstellung der Gesamtheit der Geschmacksempfindungen ein Tetraeder verwenden, dessen vier Ecken die Prinzipalqualitäten bitter, salzig, sauer und süß einnehmen. Diese Wiedergabe entspricht der Aufstellung der Farbentafel, bei der ja ebenfalls der Intensitätsfaktor ausgelassen ist. Jeder Ort auf den Flächen oder in dem von den vier Dreiecken eingeschlossenen Raume würde dann dem Geschmack eines chemisch einheitlichen Körpers oder einer Mischung entsprechen, die den gleichen Empfindungserfolg auslöst. Die Orte, an denen diese chemisch einheitlichen Körper unterzubringen sind, wechseln aber ganz erheblich mit dem Individuum. Damit büßt dann das ganze Modell an Bedeutung ein.

Es ist also das einzig Richtige vom *Geschmack* als einer *vierdimensionalen Mannigfaltigkeit* zu reden.

Von Interesse ist die Durchführung eines Vergleiches zwischen dem Geschmack und anderen Sinnen, vor allem Gesicht und Gehör. Mit dem *Gesichtssinn* hat der *Geschmack* gemeinsam, daß wir *Mischungsgleichungen* herstellen können, mit dem *Ohr*, daß wir die durch den einheitlichen Körper ausgelöste Empfindung nach einiger Übung mit Sicherheit in ihre Komponenten aufzulösen vermögen. Die *individuelle Verschiedenheit* der Geschmacksgleichungen stellt ein *Analogon* dar zu den aus der physiologischen Optik her bekannten RAYLEIGHschen Gleichungen. Während diese aber nur eine Abweichung von den bei den normalen Trichomaten gefundenen Gesetzmäßigkeiten sind, können wir beim Geschmack überhaupt keine Norm ermitteln. Im Gegensatz zu anderen Sinnesorganen lösen hier *objektiv gleiche* Reize *subjektiv verschiedene* Empfindungen aus, von denen wir uns mit Hilfe der Geschmacksgleichungen ein Bild zu machen vermögen.

5a. Nachgeschmack, Kontrastgeschmack und Umstimmung des Geschmacks.

Im Laufe der Zeit sind auf dem Gebiete des Geschmackssinns eine Anzahl von Erscheinungen bekannt geworden, die in Übereinstimmung mit den in der physiologischen Optik gebräuchlichen Namen als *Nachgeschmack, Kontrastgeschmack* und *Umstimmung* des Organs bezeichnet werden können.

Als Nachgeschmack wären (in Einklang mit Nachbild) jene Phänomene zu definieren, bei denen sich ein Überdauern der Empfindung über den Reiz nachweisen läßt. Erzeugen wir z. B. die Qualität Süß durch irgendeine Substanz, entfernen diese hernach durch gründliche Reinigung vollkommen von der Zunge und haben nun noch eine Geschmacksempfindung, so läßt sich dann von einem Nachgeschmack reden. Solche Erscheinungen sind vielfach in der Literatur beschrieben; es erhebt sich nur die Frage, ob es sich dabei um wirkliche Nachgeschmäcke im strengen Sinne der Definition gehandelt hat. Beim Geschmack liegen nämlich die Verhältnisse zweifellos viel komplizierter als beim Gesicht. Während wir nämlich bei diesem die zeitliche Abgrenzung des Reizes in der Gewalt haben, ist dies beim Geschmack nicht der Fall. Wir sind wohl imstande auszusagen, daß der Reiz zu wirken aufgehört hat, oder in seiner Größe unter die Schwelle gesunken ist, wenn keine Empfindung mehr zu verzeichnen ist, wir können aber bei *Empfindungen*, die auch nach Ausspülen des Mundes *verbleiben*, noch nicht von *Nachempfindungen* sprechen, die den Reiz überdauern, weil wir in einem solchen Falle niemals sicher sind, daß die reizende Substanz wirklich vollkommen entfernt ist. Sind an dem Zustandekommen von Geschmacksempfindungen auch Adsorptionsprozesse beteiligt, so sind diese durch bloßes Reinigen der Mundhöhle mit Wasser nicht immer und nicht ohne weiteres aufzuheben.

An ein Haften der Substanz auf der Zunge könnte man bei einer Reihe von Bitterstoffen, besonders Chinin, denken, die nach wiederholter Einnahme in die Mundhöhle in stärkeren Dosen eine zunehmende Bitterempfindung verursacht, welche durch Nachspülen von Wasser nicht zu beseitigen ist. Hier hilft man sich erfahrungsgemäß am besten durch Kauen von Brot, wobei wahrscheinlich durch Adsorption das Chinin entfernt wird. Man ist aber imstande, auch dann noch die Bitterempfindung durch Vorstrecken der Zunge hervorzurufen, die, offenbar durch Wasserverdunstung und die dadurch bedingte Eindickung, neuerdings aufkommt. In diesem Falle kann man also nicht ohne weiteres von einem Nachgeschmack reden, solange nicht mit Sicherheit erwiesen ist, daß auf der Zunge keine Teilchen verblieben sind.

Handelt es sich aber wirklich um einen Nachgeschmack, so ist er als ein *gleichartiger* zu bezeichnen, weil die Nachempfindung mit der ursprünglichen Empfindung in der Qualität gleich ist. Stimmen im Gegensatz dazu die beiden untereinander nicht überein, so ist die Bezeichnung *andersartiger* Nachgeschmack am Platze. Ein andersartiger Nachgeschmack ist bei Verwendung einer Anzahl von Salzen zu verzeichnen. Hierher gehören vor allem $MgSO_4$, $MgCl_2$, KNO_3, $LiNO_3$, NH_4NO_3, $NaHCO_3$, wobei zumeist dem vorwiegenden Bittergeschmack des Salzes eine süße Nachempfindung folgt. Hier könnte gesagt werden: dieser Nachgeschmack ist auf verbleibende Reste der genannten Stoffe auf der Zunge zurückzuführen, denn wir wissen von ihnen, daß sie in starker Verdünnung *süß* schmecken. Dann aber bleibt unerklärlich, warum diese Süßempfindung nicht auch nach Einnahme von NaCl, KCl, LiCl und anderen Salzen auftritt, von denen ebenfalls bekannt ist, daß sie in großer Verdünnung *süß* schmecken. Außerdem ist durch dieses Argument nicht geklärt, warum der süße Nachgeschmack starken individuellen Schwankungen unterworfen ist, denn wir wissen sehr wohl, daß er nicht bei jedem und nicht in der gleichen Qualität auftritt. In diesen Fällen dürfen wir also mit hoher Wahrscheinlichkeit von einem *Nachgeschmack* reden, doch bedarf dieses Kapitel der Geschmacksphysiologie zweifellos einer weitgehenden Bearbeitung.

Von einem *Kontrastgeschmack* kann gesprochen werden, wenn nach Bepinselung eines Zungenanteils ein anderer derartig beeinflußt wird, daß dadurch der Geschmack einer dort dargebotenen Substanz nun verändert erscheint. Dies kann, wie KIESOW beschrieben hat, in zweierlei Weise geschehen, nämlich daß 1. ein *unterschwelliger* Reiz durch Vermittlung eines anderen überschwelligen, gleichzeitig oder zuvor gereichten, über die Schwelle tritt und so zur Wahrnehmung gelangt, oder 2. eine bereits vorhandene Empfindung durch einen zweiten Reiz in ihrer Intensität verstärkt wird.

Für beide Fälle sollen Beispiele angeführt sein. Salzig hebt z. B. süß deutlicher als umgekehrt süß die Qualität salzig. Die Kontrastwirkung tritt am Zungenrande, wie an der Spitze auf, und zwar sowohl simultan wie sukzessiv. So ließ eine 0,3%ige NaCl-Lösung an einem Zungenrand appliziert, destilliertes H_2O am anderen Rande schwach süß erscheinen. 0,5%ige NaCl-Lösung wirkt im gleichen Sinne, der Kontrastgeschmack tritt aber viel *deutlicher* auf.

Eine 1%ige Rohrzuckerlösung, die an sich schon deutlich süß ist, wurde durch gleichzeitige Darbietung einer 0,4—0,8%igen NaCl-Lösung am anderen Zungenrande noch erheblich süßer.

Zu den Kontrasterscheinungen läßt sich auch eine interessante Beobachtung von ZUNTZ rechnen. Sie besteht darin, daß eine 0,1%ige Kochsalzlösung, die nicht mehr sicher von reinem Wasser unterschieden werden kann, den süßen Geschmack des Rohrzuckers in 12%iger Lösung deutlich süßer macht. Ähnliche Beobachtungen sind im täglichen Leben an Süßspeisen zu machen, deren Geschmack durch Zugabe geringer Mengen von Kochsalz wesentlich gehoben wird. Auch Chinin in kaum schmeckbarer Menge wirkt so.

Wahrscheinlich gehören in dieses Gebiet auch alle jene Fälle, bei denen ein deutlicher Geschmack einen zweiten deutlicher macht. So schrieb schon JOHANNES MÜLLER: „Wenn ich Calamuswurzeln gekaut habe, so schmeckt mir nachher Milch und Kaffee säuerlich; der Geschmack des Süßen verdirbt den Geschmack des Weines, der Geschmack des Käses erhöht ihn". ÖHRWALL denkt hierbei wohl nicht mit Unrecht mehr an eine Umstimmung des Gefühlstones, d. h. er nimmt an, daß nach dem Süßen das Saure unangenehmer empfunden wird als ohne diese vorhergehende Einwirkung. Bekanntlich schmecken säuerliche Getränke nach stark süßen besonders auffallend sauer. Das beruht nicht, wie man vermuten könnte, auf einer Zunahme der Empfindlichkeit für den sauren Geschmack. Im Experiment mit sukzessiver Reizung des Geschmacksfeldes durch eine starke Zuckerlösung und verschiedene schwache Lösungen von Schwefelsäure konnte ÖHRWALL nicht nur kein Sinken der Schwelle für sauer feststellen, sondern sogar eine merkliche Erhöhung.

Nach- und Kontrastgeschmäcke müssen streng von der Erscheinung geschieden werden, daß nach beendeter Prüfung eines Stoffes (vor allem verschiedener Salze) das zur Ausspülung der Mundes verwendete Trinkwasser der Versuchsperson nicht geschmacklos erscheint, sondern einen besonderen Geschmack hat, der nach dem Auswerfen sofort verschwindet. Erscheinungen dieser Art sind von NAGEL und ADDUCCO und MOSSO beschrieben worden.. So hat NAGEL gefunden, daß nach Ausspülen des Mundes mit einer 5%igen Lösung von $KClO_3$, aber auch bei Anwendung schwächerer (1%iger) Lösungen, die man gewöhnlich zum Gurgeln verwendet, Trinkwasser oder destilliertes Wasser durch längere Zeit süß-säuerlich schmeckt. Das gleiche wurde an Lösungen von Kaliumnitrat und Kaliumchlorid beobachtet, nur ist der Geschmack von Wasser nach Einnahme von Kaliumnitrat neben süß viel saurer als bei den anderen angeführten Salzen. NAGEL leitet diese Erscheinung von einer temporären *Umstimmung* des Geschmacksapparates her, und es empfiehlt sich, seine Bezeichnung für diese Erscheinung festzuhalten. Die Erscheinungen der Umstimmung treten nicht bei allen Versuchspersonen in gleicher Weise auf. In vereinzelten Fällen kommen Nachgeschmack und Umstimmung vergesellschaftet vor.

Die gleiche umstimmende Wirkung äußert Schwefelsäure, nach der Wasser süß schmeckt, nicht aber andere Säuren, so daß man von einer spezifischen Umstimmung sprechen muß.

Auf Grund der vorliegenden Erfahrungen können wir aussagen, daß *Nachempfindungen, Kontrast und Umstimmung* des Sinneswerkzeuges auch beim Geschmack zu verzeichnen ist. Nur sind diese Erscheinungen sehr viel größeren individuellen Schwankungen unterworfen als beim Gesicht.

5 b. Unterdrückungserscheinungen.

Im Anschluß an diese Beobachtungen soll hier noch auf einige Phänomene eingegangen werden, für die man ebenfalls Analogien aus dem Gebiete des Gesichtssinnes entwickeln kann. Sie treten, wie v. Skramlik beobachtet hat, bei gleichzeitiger Darbietung zweier Reize auf verschiedenen Zungenteilen auf, und zwar, wenn man die eine Reizqualität verstärkt und die andere zu Konzentrationen abschwächt, die aber noch immer ein Vielfaches der Schwelle für das betreffende Feld betragen. Es handelt sich um Unterdrückungserscheinungen, die sich darin äußern, daß der schwächere Reiz bei Gegenwart des stärkeren nicht wahrgenommen wird. Dies Verhalten entspricht beim Gesichtssinn z. B. dem Lesen mit einem Auge, wobei das zweite dunkle Gesichtsfeld bekanntlich nicht weiter stört und zumeist völlig vernachlässigt wird.

Die Unterdrückungserscheinungen gelangen beim Geschmack nicht nur auf Feldern verschiedener, sondern auch der gleichen Zungenseite zur Beobachtung. Sie sind großen individuellen Schwankungen unterworfen. Bei stark vertretenem *salzig* wird vor allem *sauer* unterdrückt, bei starkem Sauerreiz vor allem salzig, seltener süß. Dieses Ergebnis steht in guter Übereinstimmung mit dem Befunde, daß die Unterscheidung von salzig und sauer häufig große Schwierigkeiten verursacht und macht den ländlichen Sprachgebrauch verständlich, bei dem diese beiden Qualitäten zumeist verwechselt werden. Bei starkem Bitterreiz kommt es zumeist zur Unterdrückung von sauer, seltener von salzig. Interessant ist, daß neben einem starken *Süßreiz* alle schwach vertretenen Qualitäten ausnahmslos mit Sicherheit erkannt werden.

Die Erscheinungen der Unterdrückung sind nicht nur *physiologisch*, sondern auch *anatomisch* von Interesse. Wird doch Wettstreit sowohl wie Unterdrückung beim Gesichtssinn auf eine teilweise *Kreuzung* der Sehnervenfasern im Chiasma zurückgeführt. Es ist nun zweifellos statthaft, aus der gleichartigen Funktion einen Schluß auf eine gleichartige anatomische Grundlage zu ziehen. Dann aber haben wir in den Erscheinungen der Unterdrückung beim Geschmackssinn einen Hinweis zu erblicken, daß die *Fasern*, die von den beiden Hälften des peripheren Sinnesfeldes zu den zentralen Anteilen hinziehen, an einer Stelle teilweise gekreuzt sind, oder aber noch schärfer ausgedrückt, daß jeder Teil des peripheren Sinnesfeldes im Zentrum zu beiden Seiten, also doppelt repräsentiert ist. Diese Feststellung ist bei dem Mangel an gesicherten Tatsachen auf diesem schwierigen anatomischen Gebiet zweifellos von Bedeutung.

Die Grundlage für die Unterdrückungserscheinungen, die auf Feldern der *gleichen* Zungenseite zur Beobachtung gelangen, könnte die Überlagerung der Lingualis und Glossopharyngeusfasern bilden, wie sie stellenweise an der Zunge von Zander beobachtet wurde.

6. Die Leistungen der einzelnen Papillen.

Bisher wurde der Empfindungserfolg beschrieben, wenn man schmeckende Lösungen auf das gesamte auf der Zunge befindliche Sinnesfeld bringt. Als nächste Frage ergibt sich die nach den Leistungen der einzelnen Geschmacksknospe und da diese niemals isoliert, sondern in den pilzförmigen Papillen zu kleinen Gruppen zusammenstehen, nach denen der einzelnen Papille. Wir verdanken ÖHRWALL die wichtige, von anderen Autoren bestätigte Beobachtung, daß die einzelnen Zungenpapillen sich gegenüber verschiedenen Geschmacksarten verschieden verhalten. Zu diesen Untersuchungen werden die Papillen mit einer Lupe aufgesucht und in eine vergrößerte Abbildung der Zunge eingetragen. Es fällt im allgemeinen nicht schwer, „Karten" des Geschmacksfeldes anzulegen und sich in diesen zurechtzufinden, denn die Papillen liegen meist in charakteristischen Gruppen beisammen. Sind sie, wie an der Zungenspitze, sehr dicht beieinander, so wird ihr Auffinden und Wiedererkennen allerdings zum Teil durch ihre große Beweglichkeit behindert, denn diese bewirkt, daß sie sich nach den verschiedensten Seiten umlegen. Bemerkenswert ist, daß bei den meisten Versuchspersonen das Erkennen einer Qualität mittels einer Papille im Anfang mit großen Schwierigkeiten verbunden ist, auch wenn man stärkere Konzentrationen verwendet. Nach einiger Übung — meist schon in der zweiten Sitzung — wird man im Erkennen selbst bei einer derartig eng begrenzten Reizung sehr sicher. Süß und bitter werden meist sehr bald erkannt; schwierig fällt zumeist die Unterscheidung von sauer und salzig, die von manchen Versuchspersonen sehr lang verwechselt werden. Bei diesen Versuchen verwendet man am besten sehr starke Konzentrationen und bringt sie auf die Papillen mittels feinster Haarpinsel. Es hat sich nun herausgestellt, daß besonders bei älteren Personen einzelne Papillen überhaupt kein Schmeckvermögen besitzen. Man kommt hier selbst bei längerer Übung zu keinem Erfolg. Man spürt wohl die feine Berührung der Haarpinsel, kann aber keinen Geschmack wahrnehmen.

Von 125 Papillen, die ÖHRWALL untersuchte, war bei 27 keine Geschmacksempfindung auszulösen. Von den übrigen 98 reagierten 91 auf Weinsäure, 79 auf Zucker, 71 auf Chinin. 12 reagierten nur auf Weinsäure, 3 nur auf Zucker, keine nur auf Chinin. Wegen Unsicherheit in den Urteilen hat ÖHRWALL die Werte für salzig ausgelassen. KIESOW fand, daß von 39 untersuchten Papillen 4 überhaupt nicht, 21 auf bitter, 31 auf salzig, 29 auf sauer, 31 auf süß reagierten; nur auf bitter oder süß sprach je 1 an. Aus diesen Untersuchungen geht unzweideutig hervor, daß *die Papillen in funktioneller Beziehung große Verschiedenheiten* zeigen. ÖHRWALL zieht aus seinen Versuchen zweifellos mit einer gewissen Berechtigung den Schluß, daß die einzelnen Geschmacksknospen eine spezifisch verschiedene Empfänglichkeit für Geschmacksreize haben. Man könnte dann einfach die Verhältnisse so formulieren, daß gewisse Geschmacksknospen nur auf bitter, andere nur auf salzig ansprechen usf. Freilich ist so auch für die Deutung der ÖHRWALLschen Befunde vorauszusetzen, daß in den einzelnen Papillen zumeist verschieden funktionierende Knospen vorkommen und daß relativ selten einmal in einer Papille Knospen von der gleichen spezifischen Disposition vereinigt sind.

Im Anschluß an die Feststellung, daß eine Papille auch auf 2, ja sogar alle 4 Qualitäten anspricht, erhebt sich die Frage, was sinnlich geschieht, wenn man auf eine Papille Mischungen von 2 Qualitäten aufpinselt. Bei solchen Untersuchungen hat sich (s. v. SKRAMLIK) herausgestellt, daß man nach einiger Übung die beiden Qualitäten erkennen und nebeneinander wahrnehmen kann, wobei je nach der Einstellung der Aufmerksamkeit, bald der eine, bald der andere sinnliche Bestandteil in den Vordergrund tritt. Aus diesem Verhalten geht hervor, daß wir mit Hilfe einer einzelnen Papille, also einer umschriebenen Zahl von peripheren Sinneselementen *analysieren* können.

Geradeso wie die einzelnen Papillen untereinander nicht gleichartig funktionieren, ebenso verschiedenartig ist die Tätigkeitsweise der einzelnen Anteile des peripheren Sinnesfeldes. Der Erfolg ist also durchaus nicht gleichartig, wenn wir den gleichen Geschmacksstoff auf verschiedene Zungenbezirke aufbringen. Bei Körpern mit Mischgeschmäcken ergeben sich qualitative und quantitative Unterschiede, bei Stoffen mit einem einheitlichen Geschmack nur quantitative, die aber oft so weit gehen können, daß die gleiche Konzentration auf der einen Seite mit voller Deutlichkeit, auf der anderen überhaupt nicht wahrgenommen wird. So ist nach HAENIG die Empfindlichkeit für süß am größten an der Zungenspitze, für sauer auf den Rändern, für bitter am Zungengrunde, für salzig an der Spitze und den Rändern. Zugleich ergibt sich, daß die Empfindlichkeit an symmetrisch gelegenen Stellen durchaus nicht gleich ist. Diese Feststellungen lehren, daß ein Körper mit dem Mischgeschmack bitter-süß, an der Spitze vorwiegend süß, am Grunde vorwiegend bitter schmecken wird. Aus diesen Angaben läßt sich der Schluß ziehen, daß auch die einzelnen Papillen einheitlicher und gleichartiger Funktion örtlich verschieden verteilt sind.

Gleich an dieser Stelle soll hervorgehoben sein, daß der Empfindungserfolg auch im hohen Maße von der Zahl der getroffenen Sinneselemente abhängt. Dies lehrt eine Erfahrung des Alltags, daß eine Lösung zur besseren Erkennung ihres Geschmacks mittels der Zunge hin- und herbewegt wird, wobei sie nicht nur stets mit neuen, sondern in erster Linie mit mehr Teilen des Sinnesfeldes in Berührung kommt. Man kann sich aber von dieser Tatsache auch im Versuche überzeugen, wenn man nämlich die Lösung gleicher Konzentration einmal bloß auf eine, das anderemal auf zwei Papillen aufbringt. Der Geschmack ist im letzteren Fall sehr viel *deutlicher* ausgeprägt.

7. Grenzen der Wahrnehmung und Unterscheidung.

Die Messung der *Empfindlichkeit* des Geschmacksorgans gegenüber seinen adäquaten Reizen kann in der Weise erfolgen, daß man die geringste Konzentration eines Stoffes bestimmt, die gerade eine Empfindung auslöst. Wir können sie also wie bei anderen Sinnesorganen nach dem Prinzip der *Schwellenbestimmung* vornehmen. Man spricht von einem Schwellenwert, wenn die Beschaffenheit eines Reizes eine bestimmte Grenze überschreiten muß, um einen gewissen psychischen Erfolg hervorzurufen, während unterhalb jener Grenze überhaupt keine Empfindung ausgelöst wird. Man kann von *einfachen* Schwellen reden, wenn se sich nur um *einen* Reiz handelt, von *Unterschiedsschwellen*, wenn dem Sinnesorgan *zwei* Reize dargeboten werden, wobei es fürs erste völlig gleichgültig ist, ob die beiden Reize gleichzeitig oder nacheinander gegeben werden. Im ersten Falle hat man bloß darauf zu achten, bei welcher Reizstärke überhaupt eine Empfindung auftritt, im zweiten Fall soll geprüft werden, wie groß der objektive Unterschied der Reize gemacht werden muß, damit eine Erkennung derselben als verschieden möglich ist.

In beiden Fällen muß übereinstimmend noch eine weitere Unterscheidung gemacht werden. Läßt man z. B. Geschmacksstoffe in sehr geringer Konzentration auf die Zunge einwirken, so findet man meist einen Stärkegrad, unterhalb dessen sie überhaupt nicht geschmeckt werden. Dieser soll als *genereller Schwellenwert* bezeichnet werden. Man kann nun durch Steigerung dieser Konzentration diejenige Stufe bestimmen, bei der eine *bestimmte* Geschmacksqualität auftritt und spricht dann von einer *spezifischen* Schwelle. So schmecken, wie bereits S. 535 hervorgehoben, fast alle Salze in geringster Konzentration schwach süß; erhöht man diese, so resultiert allmählich die Empfindung salzig. Es fallen also unter bestimmten Umständen generelle und spezifische Schwelle auseinander. Wichtig ist, daß man eine Unterscheidung zwischen genereller und spezifischer Schwelle nicht nur bei den einfachen, sondern auch den Unterschiedsschwellen machen kann.

Reizschwellen.

Sind *einfache* Schwellen beim Geschmack zu bestimmen, so müssen zahlreiche Vorsichtsmaßregeln beobachtet werden, wenn man die Ergebnisse verallgemeinern will. Vor allem muß der Reiz bekannt sein; hierzu genügt, daß die *Konzentration* und die *verwendete Flüssigkeitsmenge* angegeben wird. Ferner muß bestimmt werden: 1. Die *Größe* der gereizten *Schleimhautfläche* oder, was bei der individuell verschiedenen Verteilung der Papillen auf der Zungenfläche noch wichtiger ist, die *Zahl* der *getroffenen Papillen.* 2. Die *Dauer* der *Einwirkung.* 3. Die *Temperatur* der Schleimhaut, aber auch der reizenden Substanz. 4. Der *Erregbarkeitszustand* des Sinnesorgans. Wegen der individuellen Verschiedenheiten in den Leistungen des Sinnesorgans muß die Bestimmung an der gleichen Örtlichkeit unter sonst gleichen Umständen an *verschiedenen* Versuchspersonen wiederholt werden. Aus diesen Angaben geht hervor, mit wieviel Faktoren gerechnet werden muß und es empfiehlt sich zur Vereinfachung des Verfahrens so vorzugehen, daß man stets 10 ccm in den Mund nimmt, also auf die ganze Zungenfläche einwirken läßt, und zwar 2 Stunden nach Einnahme der letzten Mahlzeit, so daß das Organ wohl ausgeruht ist und sich auch keine Nahrungsmittelreste in größerer Menge in der Mundhöhle befinden. Die schwankenden Angaben der einzelnen Autoren bei den Reizschwellenwerten für bitter, salzig, sauer und süß erklären sich wohl ohne Schwierigkeit aus den individuellen Verschiedenheiten der Geschmacksempfindlichkeit; sie beruhen zum Teil aber auch auf der Nichtbeachtung der angegebenen Vorsichtsmaßregeln.

In den folgenden Tabellen sind die Reizschwellen für eine Anzahl rein bitter, salzig, sauer und süß schmeckender Körper angegeben; unter den rein salzig schmeckenden Körpern sind neben dem Kochsalz noch einige andere Metallsalze angegeben. Gleichzeitig ist bei allen bemerkt, ob generelle oder spezifische Schwellen bestimmt sind, soweit sich dies mit Sicherheit aus den Angaben der Autoren entnehmen ließ.

Berechnet man aus der Konzentration und dem Flüssigkeitsvolum die absolute Menge des geschmeckten Stoffes, so stellt sich heraus, daß die Zahlen bei den bitter schmeckenden Stoffen am niedrigsten sind.

RICHET und GLEY haben die generellen Schwellen für die Halogenverbindungen der Metalle Natrium, Kalium, Lithium und Rubidium unter völlig gleichen Bedingungen bestimmt und gefunden, daß die Reizwirkung dieser Salze auf den Geschmackssinn ungefähr dem Molekulargewicht proportional ist. Äquimolekulare Lösungen von nahverwandten Stoffen schmecken aber auch nahezu gleich, wie besonders die Untersuchungen von RENQVIST gelehrt haben. Diese für die Salze ermittelte Gesetzmäßigkeit gilt für die Säuren nicht. Äquimolekulare Lösungen von Säuren schmecken nämlich durchaus verschieden sauer (CORIN). Seitdem man auch die Dissoziation der Moleküle in den Lösungen berücksichtigte, ist man auch in der Klärung dieser merkwürdigen Unstimmigkeit wesentlich weiter gekommen. Nach den Untersuchungen von RICHARDS, KAHLENBERG, KASTLE und HÖBER und KIESOW ist für den sauren Geschmack das $H^{\cdot}$-Ion verantwortlich. Ist dies aber der Fall, so müßte unter sonst gleichen Bedingungen diejenige Säure am stärksten sauer schmecken, welche die meisten freien $H^{\cdot}$-Ionen enthalten und das sind die Mineralsäuren, wie z. B. HCl, HNO_3. Beim Vergleich der einzelnen Säuren hat sich nun gezeigt (PAUL und BOHNEN), daß von sogenannten *isoaziden* Stoffen die Kohlensäure am wenigsten aktuelle $H^{\cdot}$-Ionen enthält. Offenbar liegen die Dinge so, daß es gar nicht so sehr auf die Menge der freien $H^{\cdot}$-Ionen ankommt, vielmehr auch auf die potentiellen, die gegebenenfalls abdissoziieren können. Neuere Untersuchungen von LILJESTRAND weisen daraufhin, daß beim Schmecken von

Tabelle 8.

Schwellenwerte für bitter schmeckende Stoffe.

Substanz	chem. Formel	M. G.	S.	ccm	Konzentration		absolute Menge in g	Beobachter
					molare Lösung	Normallösung		
Urea	$\begin{array}{c}NH_2\\ C=O\\ NH_2\end{array}$	60,1	s	5,0	0,116	0,116	0,035	Gley und Richet
Theobrominum . . .	$C_7H_8N_4O_2$	180,2	s	6—8	0,000222	0,000222	0,000024 bis 0,000032	Gertz
Coffeinum	$C_7H_{10}N_4O_2$	194,1	s	6—8	0,0002	0,0002	0,000023 bis 0,000031	Gertz
Cocainum	$C_{17}H_{21}NO_4$	303,3	s	5,0	0,0005	0,0005	0,00075	Gley und Richet
Chininum	$C_{20}H_{24}N_2O_2$	324,22	s	5,0	0,0000104	0,0000208	0,00002	Gley und Richet
Chininum hydrochlor. .	$C_{20}H_{24}N_2O_2HCl(+2aq)$	360,67	s	10,0	0,000002 bis 0,00005	0,000004 bis 0,00010	0,00000075 bis 0,0000018	v. Skramlik
Strychninum	$C_{21}H_{22}N_2O_2$	334,3	s	5,0	0,0000023	0,0000023	0,000004	Gley und Richet

Tabelle 9.

Schwellenwerte für salzig oder vorwiegend salzig schmeckende Stoffe.

Substanz	chem. Formel	M. G.	S.	ccm	Konzentration		absolute Menge in g	Beobachter
					molare Lösung	Normallösung		
Natrium chloratum . .	NaCl	58,5	s	1,5	0,080	0,080	0,0071	Valentin
			s	2,0	0,026	0,026	0,003	Hoeber und Kiesow v. Skramlik
			s	10,0	0,010—0,085	0,010—0,085	0,0058—0,049	Hoeber und Kiesow
Natrium bromatum . .	NaBr (+ 2 aq)	103,0	s	2,0	0,022—0,037	0,022—0,037	0,0045—0,0076	Hoeber und Kiesow
Natrium jodatum . . .	NaJ + 2 aq	186,0	s	2,0	0,022—0,034	0,022—0,034	0,0066—0,01	Hoeber und Kiesow
Kalium sulfuricum . .	K_2SO_4	174,4	s	2,0	0,043	0,086	0,015	Hoeber und Kiesow
Ammonium chloratum .	NH_4Cl	53,5	s	2,0	0,009	0,009	0,001	Hoeber und Kiesow

Tabelle 10.

Schwellenwerte für sauer schmeckende Stoffe.

Substanz	chem. Formel	M. G.	S.	ccm	Konzentration		absolute Menge in g	Beobachter
					molare Lösung	Normallösung		
Acidum hydrochlor. .	HCl	36,5	s	10,0	0,001	0,001	0,00365	HEYMANS
Acidum hydrobromic. .	HBr	81,0	s	5,0	0,001	0,001	0,0005	RICHARDS
Acidum nitricum . .	HNO_3	63,1	s	5,0	0,001	0,001	0,00033	RICHARDS
Acidum sulfuricum . .	H_2SO_4	98,1	s	5,0	0,0005	0,001	0,00025	RICHARDS
Acidum aceticum . .	$CH_3C{<}^{O}_{OH}$	60,0	s	?	0,0011	0,0011	—	PAUL und BOHNEN

Tabelle 11.

Schwellenwerte für süß schmeckende Stoffe.

Substanz	chem. Formel	M. G.	S.	ccm	Konzentration		absolute Menge in g	Beobachter
					molare Lösung	Normallösung		
Saccharum album . . .	$C_{12}H_{22}O_{11}$	342,2	s	10,0	0,017	0,017	0,058	HEYMANS
Glucose	$C_6H_{12}O_6$	180,1	s	10,0	0,04—0,08	0,04—0,08	0,072—0,144	v. SKRAMLIK
Krystallose (HEYDEN) .	$C_6H_4{<}^{CO}_{SO_2}{>}NNa{+}2\,aq$	241,1	s	20,0	0,000023	0,000023	0,00011	LEMBERGER
Beryllium sulfuricum .	$BeSO_4(+4\,aq)$	105,1	s	2,0	0,00015	0,0003	0,000032	HOEBER und KIESOW

Säuren der Speichelflüssigkeit eine Bedeutung zukommt, welche das eingeführte Volumen nicht nur verdünnt, sondern als Puffer (Gehalt an Eiweißkörpern bzw. $NaHCO_3$) auch H·-Ionen abfangen und durch Heranziehung von OH·-Ionen in geschmackloses Wasser überführt. Nun wird auch verständlich, warum bei Einnahme von starken Säuren nur der Anfangsteil der Empfindung ein sehr ausgeprägter ist, daß man aber sehr bald ein Abklingen verzeichnen kann. Die aktuellen H·-Ionen werden neutralisiert, und es können keine neuen mehr abdissoziieren. Gegensätzlich verhalten sich die schwachen Säuren, die geradezu Depots für H·-Ionen darstellen. Puffert man saure Lösungen, so stellt sich nun heraus, daß die Geschmacksschwellen nicht bei einem pH· von 3 liegen, sondern von 6 und noch etwas mehr. Ja es liegt die Vermutung nahe, daß man die Empfindung sauer bereits bei einer Konzentration der Wasserstoffionen haben kann, die wenig über dem Neutralitätspunkte liegt ($0,8 \times 10^{-7}$ Grammionen H in einem l bei 18° C). Wenn wir also für gewöhnlich sauer erst bei einer 0,001 m HCl-Lösung wahrnehmen, so liegt dies daran, daß bei geringerer Konzentration die H-Ionen gar nicht bis zu den Geschmacksknospen vordringen, sondern auf dem Weg dahin im Speichel abgefangen werden.

Bezüglich des Einflusses der Temperatur der Lösungen auf die Feinheit des Geschmacks, soweit sie in den Schwellen zum Ausdruck kommt, hatte schon CAMERER gefunden, daß ein Optimum bei Zimmertemperatur, also zwischen 10 und 20° C zu finden ist. Das also würde besagen, daß die Schwellen am tiefsten bei Zimmertemperatur gefunden werden und darunter bzw. darüber höher liegen. Daß bei tieferen Temperaturen die Geschmacksempfindlichkeit eine sehr herabgesetzte ist, lehren Erfahrungen des gewöhnlichen Lebens. Man muß eine Eiskreme außerordentlich stark mit Zucker versetzen, um eine deutliche Süßempfindung zu bekommen. Ebenso ist bei Einnahme sehr heißer Flüssigkeiten, über 50° C, der Geschmackseindruck ein undeutlicher. KIESOW hat festgestellt, daß sich die Empfindung bei allen höheren Temperaturgraden als 0° C nicht merklich ändert unter der Voraussetzung, daß kein Kälte- oder Wärmeschmerz eintritt. Der alte WEBERsche Versuch wurde dagegen bestätigt, daß nämlich nach starker Abkühlung oder Erwärmung die Zunge für Geschmackseindrücke zunächst unempfindlich ist. Nach Behandlung mit Eis oder Wasser von 50—51° C ist die Zunge für 10″ zur Auslösung von Geschmacksempfindungen unbrauchbar. Nur der saure Geschmack wird durch Wärme gar nicht, durch Kälte fast gar nicht beeinflußt. Kochsalz schmeckt bei dieser künstlich erzeugten Geschmacksstörung zuerst sauer und erst allmählich kommt der spezifische Geschmack zum Vorschein. Im allgemeinen läßt sich also wohl sagen, daß ein Temperaturkoeffizient für die Geschmacksempfindungen nicht besteht (KOMURO).

Die Unterschiedsschwellen.

Über die Unterschiedsempfindlichkeit des Geschmacks liegen nur wenige Untersuchungen vor. Es machen sich nämlich Störungen eigener Art geltend, die nicht ohne weiteres zu überwinden sind. Sie beruhen vor allem darauf, daß eine gleichzeitige Vergleichung nicht gut möglich ist, weil die einzelnen Anteile des peripheren Sinnesfeldes ganz ungleich arbeiten und auch — wenigstens meistens — viel zu unempfindlich sind. Man ist also darauf angewiesen, die beiden Reize *nacheinander* zu exponieren. Der Erregungszustand der Geschmacksknospen kann aber nicht sofort abklingen aus dem einfachen Grunde, weil in den Zugängen zu den Sinneselementen immer etwas von dem Material haften bleibt und durch bloßes Nachspülen nicht ausnahmslos sofort zu entfernen ist. Leicht lösliche Körper — wie Säuren und süß schmeckende Stoffe — sind meist ohne besondere Schwierigkeit wegzubringen, schon darum, weil sie auch nicht so fest von den Eiweißkörpern der Geschmackszellen adsorbiert werden, wie z. B. die *Bitterstoffe*. Weiter stören Nachgeschmäcke und Umstimmungserscheinungen, welche die neu auftretende Empfindung modifizieren. So kann man sich durch einen einfachen Versuch überzeugen, daß die gleich konzentrierte Lösung eines süß schmeckenden Körpers in einem kurzen Intervall von weniger als 6″ gereicht, nicht gleich süß erscheint, sondern die erstgereichte den Eindruck der größeren Süßigkeit erweckt. Von zwei objektiv gleich starken Reizen erscheint also bei kurzem Intervall der beiden Darbietungen der zweite als der schwächere. Erst wenn man das Intervall länger macht, hat man den Eindruck von gleich stark. In diesem Fall aber — bei Vergrößerung des Intervalls — muß das Einnerungsbild ein sehr lebhaftes sein, wenn man die Eindrücke mit *Erfolg* vergleichen will. Es gehört also längere Einübung auf einen bestimmten Standard mit dazu. Freilich werden manche Versuchspersonen bei längerer und dauernd fortgesetzter Übung sehr sicher im Erkennen, so daß sie auch ohne Vergleich eine dargebotene Lösung in ihrer Konzentration beurteilen können.

Zu den bisher vorliegenden Untersuchungen ist zu bemerken, daß zwischen den einzelnen Autoren keine volle Übereinstimmung herrscht. Im allgemeinen wurde festgestellt, daß das Webersche Gesetz nur in *beschränktem Maße* gültig ist. Zu diesem Ergebnis gelangten Camerer für die Qualität salzig, Lemberger für süß, Fodor und Happisch für salzig. Keppler, der mit Vertretern aller Qualitäten experimentierte, schloß aus seinen Versuchen, daß das Webersche Gesetz für den Geschmack keine Gültigkeit hat. Bei diesen Untersuchungen hat sich nun gezeigt, daß die Unterschiedsschwelle für bitter, sauer und süß bei zu- und abnehmender Reizstärke verschieden ist, und zwar ist die Schwelle bei abnehmender Reizstärke kleiner als die bei zunehmender. Für die Qualität salzig, bei der sich Keppler dreier Intensitäten bediente, fand er bei der einen eine Umkehrung dieser Gesetzmäßigkeit, bei der anderen Gleichheit der Schwellen und bei der dritten das normale Verhalten. Fodor und Happisch fanden, daß bei der Qualität salzig Reizzunahmen besser erkannt werden als Reizabnahmen. Sie stellten aber auch gleichzeitig fest, daß die Unterschiedsschwelle nicht nur eine Funktion der Reizintensität, sondern auch der Zeit zwischen den beiden Reizwirkungen ist. Denn es ändert sich das Urteil mit wechselndem Reizintervall, und zwar in dem Sinne, daß bei seiner Verlängerung Reizabnahmen immer schlechter erkannt werden. Der zweite schwächere Reiz erweckt bei langen Intervallen eine stärkere Empfindung. Die beiden Verfasser heben auch hervor, daß für den Geschmack das von Pütter aufgestellte Gesetz gilt, daß nämlich die Unterschiedsschwelle eine Exponentialfunktion der Reizintensität ist.

8. Die Lokalisation der Geschmacksempfindungen.

Die Versuche zur Bestimmung des Lokalisationsvermögens beim Geschmackssinn können natürlich nur so angestellt werden, daß man gleichzeitig zwei Stellen des Sinnesfeldes auf der Zunge mit verschieden schmeckenden Lösungen bepinselt und aussagen läßt, welche Qualität an der einen, welche an der anderen getroffenen Stelle empfunden wurde. Dieser Vorgang, der von v. Skramlik gewählt wurde, entspricht *nicht* der Bestimmung der Raumschwellen beim Tastsinn mit zwei zugleich aufgesetzten Spitzen, denn für den Geschmack mußte das Verfahren dahin abgeändert werden, daß gleichzeitig entweder zwei verschiedene Qualitäten oder zwei verschiedene Konzentrationen der gleichen Qualität zur Darbietung gelangen. Eine andere Methodik läßt sich hier gar nicht anwenden, denn beim Bepinseln einer Stelle würde natürlich der Reizort durch die begleitende Tastempfindung bestimmt werden. So aber ist deren Einfluß völlig ausgeschaltet.

Als Geschmacksreize gelangen starke Konzentrationen von Vertretern für bitter, salzig, sauer und süß zur Verwendung. Dies ist erforderlich, weil die Empfindlichkeit bekanntlich auch von der Feldgröße in Abhängigkeit ist. Man grenzt auf der Zunge 4 Felder ab, 2 vordere und 2 hintere und bepinselt je 2 von ihnen gleichzeitig in wechselnder Kombination. Dabei hat sich herausgestellt, daß eine *richtige räumliche Unterbringung* der Geschmacksempfindungen *möglich* ist, freilich erst nach Erlangung einiger Übung. Dies besagt, daß niemand von vornherein lokalisieren kann, sondern es erst lernen muß.

Eine Lokalisation der Geschmacksempfindungen ist im allgemeinen auch möglich, wenn auf 2 Feldern gleichzeitig 2 verschieden starke Lösungen der gleichen Qualität dargeboten werden, man stößt aber dabei auf bemerkenswerte *Täuschungen*, die in das Gebiet der *konstanten Fehler* einzureihen sind. Sie äußern sich darin, daß die objektiv stärkere Lösung nicht in allen Fällen richtig lokalisiert wird, daß vielmehr die Beurteilung ihrer Lage vom *Individuum*, der *Örtlichkeit* und den *Konzentrationsunterschieden* in mannigfacher Weise abhängt. Ganz extreme Fälle dieser Art sind bei der Qualität *salzig* gefunden worden. So kann von manchen Versuchspersonen die Lage einer 1,71 m und einer gleichzeitig gebotenen 0,15 m NaCl-Lösung ausnahmslos mit Sicherheit angegeben werden, wenn die erste Lösung auf dem rechten, die zweite auf dem linken Anteil der vorderen Zungenhälfte dargeboten wird, nicht aber umgekehrt. Dieses Verhalten wird ohne weiteres verständlich, wenn man hört, daß die Empfindlichkeit für bestimmte Qualitäten an symmetrischen Stellen nicht gleich groß ist. Überraschend ist nur, daß die Unterschiede derartig ausgeprägt, weiter, daß sie nicht bei jedem Individuum zu verzeichnen sind und endlich, daß sie in diesem Ausmaß nur die Qualität *salzig* betreffen. Man kann aber ohne Ausnahme für jede Versuchsperson und für beliebige zwei Felder Konzentrationen der Geschmacksreize ermitteln, deren Unterscheidung in der einen Anordnung möglich, in der anderen ausgeschlossen ist.

Versuche mit kleinflächigen Reizen an einzelnen Papillen lehrten, daß die Raumschwellen des Geschmackssinnes von der gleichen Größenordnung sind wie beim Getast. Sie sind in der Querrichtung etwas tiefer als in der Längsrichtung und betragen bei Geübten in der ersten Richtung 2, in der letzteren 2,5—3 mm.

9. Die zeitlichen Verhältnisse der Geschmacksempfindung.

Meist ist bisher unter der Bestimmung der zeitlichen Verhältnisse bei einer Geschmacksempfindung nichts anderes verstanden worden, als einfach die Ermittlung der Reaktionszeit. Diese stellt bekanntlich die kürzeste Zeit dar, welche notwendig ist, um auf einen Reiz mit einer Ausdrucksäußerung zu reagieren. Zu dieser wird die Betätigung eines Tasterschlüssels benützt. Die Zeitmessung erfolgt am besten mit Hilfe eines HIPPschen Chronoskops. Die Reizdarbietung erfolgte zum Teil durch Schließung eines elektrischen Stromes auf der Zunge, zum Teil durch Aufdrücken eines mit der gewünschten Lösung befeuchteten Plättchens oder Schwämmchens. Ganz allgemein läßt sich zu diesen Versuchen bemerken,

Tabelle 12.

Qualität	Zungenspitze	
	Minimum	Maximum
bitter	2″	7″
salzig	0,25″	0,72″
sauer	0,64″	0,70″
süß	0,30″	0,85″

daß die Bestimmung einer solchen Reaktionszeit doch in hohem Maße willkürlich ist. Zweifellos stört bei allen diesen Bestimmungen die begleitende *Tastempfindung*; weiter kann die Betätigung des Reaktionstasters in einem Augenblick erfolgen, wo gerade eine erste unbestimmte Empfindung auftritt oder solange hinausgeschoben werden, bis man sich über die Qualität der Empfindung völlig im klaren ist. Man darf eben niemals vergessen, daß bei Verkleinerung der Reizfläche die Empfindungen doch sehr unbestimmt sind (selbst bei Verwendung hoher Konzentrationen) und erst allmählich an Sicherheit gewinnen. Die Schwierigkeiten lassen sich nur schwer beseitigen und sie verbleiben, auch wenn man die Berührungsempfindung durch Verwendung eines Tropfrohres möglichst schwächt.

Die Untersuchungen von BEAUNIS, HENRI u. a. haben ergeben, daß die Reaktionszeit an verschiedenen Zungenstellen ungleich ist. Am kürzesten ist sie für salzig; dann folgen süß, sauer und bitter (s. Tabelle 12).

10a. Anomalien des Geschmackssinnes. Toxische Einflüsse.

Angeborene Störungen des Geschmackssinnes, vollkommenes Fehlen oder teilweiser Ausfall, wie sie vom Gesichtssinn her als totale oder partielle Farbenblindheit bekannt sind, wurden bisher nicht beobachtet. Eine unscharfe Trennung der Qualitäten salzig und sauer, wie sie bei zahlreichen Leuten vorkommt, beruht zumeist auf einem ungenauen Auseinanderhalten der Begriffe. Bei Anwendung großflächiger Reize lernen die Betreffenden sehr rasch die beiden Qualitäten zu unterscheiden, wenn sie entsprechend belehrt werden. Bei kleinflächigen Reizen — Darbietung der schmeckenden Lösung auf einer einzelnen Papille — kommen selbst bei Geübten zwischen salzig und sauer leicht Verwechslungen vor. Es läßt sich unter diesen Umständen nicht leugnen, daß beide Qualitäten eine gewisse Ähnlichkeit untereinander aufweisen.

Unter *pathologischen* Bedingungen kommen Fehlen des Geschmackssinnes (Ageusie) und Störungen nicht selten vor. Es kann sich dabei um zentrale oder periphere Erkrankungen handeln, die das ganze Geschmacksfeld, aber auch nur einzelne Teile desselben betreffen. Halbseitige Störungen sind sehr häufig; man beobachtet sie bei Facialislähmungen, z. B. im Anschluß an Mittelohrentzündungen. Dabei kann auch vorkommen, daß durch die Lähmung die einzelnen Qualitäten in ungleichem Maße betroffen werden.

Als *Parageusien* sind Störungen des Geschmacks zu verstehen, bei denen die Geschmacksempfindungen nicht der Qualität des dargebotenen Reizes entsprechen. Sie treten besonders häufig bei zentralen Erkrankungen auf und bilden vielfach die ersten Symptome einer nachfolgenden vollständigen Geschmackslähmung. NAGEL erwähnt einen Fall, bei dem der einseitigen Geschmackslähmung ein Zustand vorausging, in dem auf der kranken Seite alles salzig schmeckte.

Unter Geschmacksillusionen sollen Erlebnisse verstanden werden, bei denen (bei sonst unveränderter Funktion des Geschmackssinnes) objektive Reize anders bewertet werden als in der Norm. Sie treten bei Geisteskranken auf, sind aber besonders auffallend in hypnotischen und hysterischen Zuständen, wo sie auch in einem gewissen Grade leichter zu studieren sind.

Geschmackshalluzinationen als Erlebnisse ohne jeglichen objektiven Reiz können bei Leuten mit lebhafter Phantasie leicht vorkommen. Interessant ist der Fall von FLAUBERT, der Arsenikgeschmack im Munde zu haben glaubte, als er die Vergiftungsszene der Madame Bovary schrieb.

Durch manche Substanzen läßt sich das System der Geschmacksempfindungen reduzieren, so zwar, daß eine oder mehrere oder auch sämtliche Qualitäten aufgehoben werden. *Cocain* beeinflußt in 2%iger Lösung vor allem die Bitterempfindung; in stärkerer Konzentration oder bei wiederholtem Bepinseln verschwinden aber auch alle anderen Qualitäten. Der Wiederherstellung des normalen Geschmacks geht nach FERRARI eine kurzdauernde Überempfindlichkeit für bitter voraus. Wiederholungen dieses Versuches haben gelehrt, daß die Überempfindlichkeit nur bei bitter und süß nachzuweisen ist, nicht aber bei salzig.

Eucain B hebt den Bittergeschmack auf; die übrigen Qualitäten werden nur in geringem Maße beeinflußt. Auch bei Verwendung dieser Substanz soll der Wiederkehr des normalen Geschmacks eine Überempfindlichkeit vorausgehen.

Alipin hebt in 5—10%iger Lösung den Bittergeschmack auf und schwächt die Süßwirkung.

Stovain, das bitterschmeckende Chlorhydrat des Amylens hebt nach PONZO in 5%iger Lösung den Geschmack für salzig und bitter auf, beeinflußt hingegen sauer nur wenig und in noch geringerem Grade süß. Der Wiederkehr des normalen Geschmackes geht eine Hypergeusie für salzig voran.

Viel untersucht wurde der Einfluß der *Gymnemasäure* auf den Geschmack. Diese Substanz (von der Formel $C_{32}H_{55}O_{12}$) wurde von HOOPER isoliert; sie ist ein grünlichgelbes Pulver, das sich in Wasser wenig, dagegen leicht in Alkohol löst. Die Gymnemasäure ist zu etwa 6% in den Blättern des Schlinggewächses Gymnema silvestre, einer in Indien wachsenden Asklepiadee enthalten. Kaut man deren Blätter, so wird, wie EDGEWORTH fand und HOOPER zuerst genauer feststellte, der bittere und süße Geschmack völlig aufgehoben, die übrigen Qualitäten, sowie der Tast- und Temperatursinn der Zunge bleiben unangegriffen. SHORE erzeugte die gleiche Wirkung durch Bepinselung der Zunge mittels einer 2%igen Lösung von Natrium gymnemicium. Die Wirkung hält stundenlang vor.

Genau wie Gymnemasäure wirkt Eriodictyonsäure, die in den Blättern von Eriodyction californicum enthalten ist.

HENNING erwähnt noch die sudanesische Wunderfrucht Bumelia dulcifica, welche den bitteren und süßen Geschmack angeblich in sauren wandelt. Die gleiche Wirkung wird dem samenumhüllenden Schleim der Beere von Phrygnium Danielli zugesprochen.

Über den Angriffspunkt aller dieser Substanzen ist zu sagen, daß er, soweit es sich um die *Ageusie* handelt, peripheren, soweit Erscheinungen von Hypergeusie ins Spiel kommen, zentralen Ursprungs ist. PONZO erlebte an sich, daß nach Bepinselung der einen Zungenhälfte mit Stovain die andere überempfindlich wurde. Diese Erscheinung weist zweifellos auf zentrale Vorgänge hin.

10 b. Gefühlsbetonung der Geschmacksempfindungen.

Es unterliegt keinem Zweifel, daß beim Geschmack einzelne Qualitäten Lust-, andere Unlustgefühle auslösen. Die Gefühlsbetonung ist *großen individuellen Schwankungen* unterworfen; was dem einen angenehm erscheint, ist dem anderen gleichgültig, einem dritten unter Umständen widerwärtig. Man kann dies schon aus Erfahrungen des täglichen Lebens herleiten; der eine bevorzugt süße, der andere mehr gesalzene Gerichte. Auch gibt es bei *einem* Individuum große Schwankungen in der Gefühlsbetonung. Die wiederholte Dareichung selbst einer beliebten Speise führt zum Überdruß. Jeder weiß, daß man nur wenige, im Geschmack ziemlich indifferente Speisen täglich zu sich nehmen kann (Kartoffeln, Brot). Weiter wechselt die Gefühlsbetonung mit dem Alter.

Beim kleinen Kinde ist ein deutlicher Unterschied in dem Verhalten gegenüber verschiedenen Geschmacksarten bemerkbar: Das Süße wird meist selbst bei hoher Intensität als angenehm empfunden, die übrigen Geschmacksarten bei hoher Intensität stets unangenehm, während sie in geringen Konzentrationen keinen besonderen Eindruck hinterlassen. Beim Kinde äußert sich viel mehr als beim Erwachsenen das Gefühl der Lust und Unlust im Gesichtsausdruck. Beim Säugling werden durch den süßen Geschmack Saugbewegungen ausgelöst; durch bitteren oder salzigen werden sie gehemmt. Man kann auch beim Kinde beobachten, daß eine Lustbetonung bei Geschmäcken anerzogen werden kann. So gewöhnen sich Kinder nur allmählich an den saueren Geschmack (z. B. von Salaten). Ist die Gewöhnung aber einmal eingetreten, dann wird auch diese Qualität meist als angenehm empfunden.

Beim Erwachsenen sind diese Unterschiede mehr oder weniger verwischt; an Stelle der einseitigen Bevorzugung des Süßen tritt je nach den Lebensumständen die Neigung auf, Saures, Bitteres oder Salziges zu genießen, vor allem aber die verschiedenartigsten Kombinationen zu erproben und anzuwenden. Immerhin ist — besonders bei Frauen — das Süße stark lustbetont, es bleibt stets etwas Angenehmes, während mit bitter und sauer immer etwas Unerfreuliches bezeichnet wird. Als fade bezeichnen wir Speisen, die den Geschmack nicht besonders reizen; freilich ist damit auch die Vorstellung von etwas wenig angenehmen verknüpft.

Die Veränderungen des Gesichtsausdrucks bei Einwirkung von Geschmäcken können als eine Art Reflex bezeichnet werden. STERNBERG sah sie bei einem Anencephalus. Ob es noch andere *Geschmacks*reflexe gibt, ist nicht leicht zu sagen. So wäre daran zu denken, daß die von v. SKRAMLIK beobachteten Kontraktionen der Froschzunge bei Aufbringen von Chinin reflektorisch erfolgen; denn sie schwinden nach Entfernung des Gehirns.

B. Die Leistungen der übrigen Sinneswerkzeuge in der Mundhöhle und im Rachen (Tast-, Schmerz- und Temperatursinn).

Die Bestimmung der Tastempfindlichkeit kann in Mundhöhle und Rachen mittels dünner und nicht zu weicher Haarpinsel, mit Wattebäuschen, den von FREYschen Reizhaaren und dem Induktionsstrom erfolgen. Es ist dabei aber streng zu beachten, daß nach den neuesten Darlegungen v. FREYs Berührungs-, Druck-, Vibrations- und Kitzelempfindungen durch Leistungen des Drucksinnes erzeugt werden, und es empfiehlt sich, die Untersuchung auch in Krankheitsfällen bei der Prüfung der Sensibilität nach diesen Gesichtspunkten zu orientieren. Zur Feststellung der Schmerzempfindlichkeit eignen sich nur die neuerdings von v. FREY angegebenen Distelstacheln, mittels deren *reine* Schmerz- ohne begleitende Berührungsempfindungen auszulösen sind. Diese wurden bisher zur Untersuchung der Schmerzempfindlichkeit in Mundhöhle und Rachen noch nicht verwendet, sondern man bediente sich zumeist feiner, zugeschliffener

Nadeln. Die thermische Prüfung wurde mit Hilfe verschiedenartig geformter Thermoden vorgenommen, die man entweder zuvor erwärmte oder abkühlte, oder mittels durchgeleitetem Wassers temperierte.

Die wesentlichen Kenntnisse von der Leistung des Druck-, Schmerz- und Temperatursinnes in der Mundhöhle verdanken wir KIESOW, sowie KIESOW und HAHN. An die Spitze der Betrachtungen ist jene eigentümliche Tatsache zu stellen, daß wir in der Mundhöhle Gegenden besitzen, auf denen die Tastorgane in reicher Zahl, die Schmerzapparate dagegen nur spärlich vertreten sind und umgekehrt solche, auf denen die Schmerzendigungen überwiegen. Es gibt z. B. in der Wangenschleimhaut eine Stelle, deren Größe gewissen individuellen Schwankungen unterworfen ist, auf der die Tastempfindlichkeit nicht geringer ist, als auf der übrigen Wangenschleimhaut, die aber gegenüber Schmerzreizen im hohen Grade unempfindlich ist. Je mehr wir uns den Gaumenbögen und den Tonsillen nähern, um so geringer erweist sich die Empfindlichkeit gegenüber Berührungen, während die Schmerzempfindlichkeit größer wird, bis sie annähernd der Norm entspricht (MARX); das Zäpfchen ist dagegen meist schmerzunempfindlich. Die Tastempfindungen sind an den Gaumenbögen ihrer Qualität nach nicht gut zu definieren. Sie werden als vage, schwache und unbestimmte bezeichnet, die sich von denen, die man von Tastpunkten erzielen kann, wohl unterscheiden. Die Empfindungen verschwinden fast sogleich nach der Reizung. Verstärkt man den Druck des Reizhaares allmählich, so wird die Empfindung stichartig, ohne aber ausgesprochen schmerzhaft zu sein. Weiter besitzen alle Berührungsempfindungen einen gewissen Grad örtlicher Unbestimmtheit. Man kann sie nicht leicht lokalisieren; zumeist begeht man bei solchen Versuchen recht merkliche Fehler. Die *Raumschwellen* sind ebenfalls relativ hohe. Sie betragen bei sukzessiver Reizung auf dem harten Gaumen 12,0—14,0 mm, der Wangenschleimhaut 20—24 mm. Von sämtlichen Teilen läßt sich durch Induktionsströme die Empfindung des Schwirrens auslösen und auch die des Kitzels. Letztere ist allerdings auf dem harten Gaumen und am Zahnfleisch leichter zu erzielen als auf den Gaumenbögen, wo sie oft erst nach langem, kräftigen Reiben auftritt.

Die Wangenschleimhaut erweist sich vorwiegend gegenüber Kälte empfindlich. Die Wärmeempfindlichkeit ist hier wie auf dem Zäpfchen nur in geringem Grade vorhanden. Auf den Gaumenbögen werden im allgemeinen Thermoden von 44—50° C als warm, von 31—35° C als kühl, von 24—28° C als kalt bezeichnet. Besonders auffallend ist hier die Größe der Indifferenzzone.

Über die Leistungen des Druck- und Schmerzsinnes im Nasenrachenraum sind wir durch eine Arbeit aus jüngster Zeit unterrichtet. v. GYERGYAY hat mit Hilfe eines neuen Verfahrens, welches die Einstellung des ganzen Nasenrachenraumes gestattet, systematische Untersuchungen über die Empfindlichkeit dieser Gegend angestellt, wobei Tast-, Druck-, Stich- und gelegentlich auch thermische Reize angewandt wurden. Gleichzeitig unterwarf er auch alle in dieser Gegend auslösbaren *Reflexe* einem eingehenderen Studium. Die früheren Befunde von JURASZ, SCHADEWALDT und EPHRAIM haben durch GYERGYAY eine gewisse Modifikation erfahren.

Bei der Auslösung der Empfindungen und Reflexe wurden angewandt als Tastreiz eine Knopfsonde, zur Hervorrufung der in der Tiefe entstehenden Druckempfindungen ein Instrument mit steifem Griff und abgerundetem dicken Ende, als Stichreiz eine lange spitze Nadel, als Temperaturreiz Instrumente mit abgerundetem Ende im erwärmten und abgekühlten Zustand.

Als wichtigstes Ergebnis hat sich bei diesen Untersuchungen herausgestellt, daß objektiv gleiche Reize örtlich verschiedene Empfindungen auslösen, und zwar verschieden der *Intensität*, aber auch der *Qualität* nach. Bemerkenswert ist auch, daß sich bestimmte *Zonen* ausfindig machen lassen, deren sämtliche Anteile sich in bezug auf die Intensität und Qualität gleichartig verhalten. Am *empfindlichsten* erweisen sich der weiche Gaumen, der untere Teil des Choanenseptums und der Nasenboden; hierzu kommt ein breiter Längsstreifen, der am oberen Teil der Nasengegend beginnt, an der mittleren Nasenmuschel, dem oberen Teil des Septums und Fornix vorbeizieht und an der hinteren Rachenwand in der unmittelbaren Umgebung der Medianlinie nach unten verläuft. Dabei ist die Empfindlichkeit in der Vomergegend am größten. Seitlich von dem angegebenen breiten Streifen nimmt die Empfindlichkeit sowohl gegen den Torus tubarius als auch weiter hinten gegen die ROSENMÜLLERsche Grube ab.

Die am *wenigsten empfindliche* Zone beginnt am Nasenboden, verläuft dem unteren Teil des Choanenseptums entlang, weiter auf der hinteren Oberfläche des Gaumensegels, zieht von hier aus seitlich zum Tubentrichter, weiter zum Eingange der ROSENMÜLLERschen Grube und endet unmittelbar hinter der Plica salpingopharyngea; in diesem Streifen ist das *untere Drittel* des *Tubenwulstes* am *unempfindlichsten*.

Diese Tatsache ist von Bedeutung für die Methode der Einführung des Katheters in die Ohrtrompete: man läßt nämlich den gebogenen Teil des Katheters aus der ROSENMÜLLERschen Grube über den Torus tubarius in den Tubentrichter hinübergleiten. Die geringe Empfindlichkeit der hinteren Oberfläche des weichen Gaumens und des unteren Septumteils läßt sich auch dadurch erweisen, daß man den Katheter ohne nennenswerte Unannehmlichkeit einführen kann, indem man das abwärts gebogene Ende über die hintere Oberfläche des Gaumensegels zieht, oder medianwärts gewendet, den hinteren Septumteil berührt, bevor man es in die Ohrtrompetenöffnung hineindreht.

Die Empfindungen, die sich vom Nasenrachenraum auslösen lassen, sind zum Teil von einem sehr unangenehmen Gefühlston begleitet. Sie sind deshalb nicht immer leicht zu beschreiben, zumal da wegen der gleichzeitig ausgelösten Reflexe jegliche Vergleichsmöglichkeit mit bekannten Empfindungen an anderen Schleimhaut- oder Hautflächen fehlt. Aus den zahlreichen auslösbaren Empfindungen lassen sich am leichtesten die reinen Berührungs- und reinen Stichschmerzempfindungen heraussondern. Die ersteren sind sozusagen „erträglich", die letzteren in der Qualität so wohl charakterisiert, daß sie nicht verwechselt werden können. Bei allen übrigen spielen die begleitenden Reflexe der *Nies-* und *Würgreflex*, eine störende Rolle. Der Niesreiz tritt in besonderer Stärke bei Berührung derjenigen Gegend auf, wo Rachen- und Nasendach aneinandergrenzen. Die beiden empfindlichsten Niesreizgebiete — das vordere Ende der mittleren Nasenmuschel und die Vomergegend — sind durch eine auf der medialen Seite der mittleren Nasenmuschel und an dem gegenüberliegenden Teil der Nasenscheidewand verlaufende weniger empfindliche Zone verbunden: Die zwei für den Niesreiz empfindlichsten Gebiete befinden sich an den zwei Kreuzungsstellen des Weges der Atmungsluft in der Nase.

In der Auslösbarkeit des *Würgreflexes* sind bemerkenswerte Schwankungen aufzuweisen, die vom Individuum, aber auch von dessen augenblicklicher Disposition abhängen. Manchmal wird nämlich der gleiche Reflex bei derselben Versuchsperson und an der gleichen Stelle schon bei einmaliger, manchmal erst nach wiederholter Reizung ausgelöst. Außerdem ist es — wie Erfahrungen des täglichen Lebens lehren — bis zu einem gewissen Grade möglich, den Würgreflex willkürlich zu unterdrücken. Nach vollständigem Ablauf des Reflexvorganges pflegt die Erregbarkeit des Zentrums noch eine Weile lebhafter zu sein; daher tritt von der einmal gereizten Stelle eine Zeitlang leichtes Würgen auf. Oft ist es schon auf eine einfache behutsame Berührung der Mitte der

hinteren Rachenwand auszulösen. Von dieser Stelle aus nimmt die Reflexerregbarkeit nach der Seite gegen die ROSENMÜLLERsche Grube zu ab und wird
noch geringer gegen den Levatorwulst und den Sulcus salpingopharyngeus.
An der Hinterwand des weichen Gaumens ist sie bereits sehr gering, am geringsten
in der unteren Hälfte des Tubenwulstes, die fast völlig unempfindlich ist. Von
denjenigen Teilen, die sich vor dem hinteren Choanenrand befinden, ist kein
Würgreflex auszulösen, ebensowenig vom Tubenwulst, von der oberen Hälfte
der ROSENMÜLLERschen Grube, vom Inneren der Ohrtrompete, vom Choanen-
septum und der Vomergegend. Aus diesen Angaben geht hervor, daß Reflexerregbarkeit und Tastempfindlichkeit miteinander nicht völlig parallel gehen,
denn die genannten Stellen sind gegenüber Tastreizen teilweise sehr empfindlich.
Hervorzuheben ist, daß ein plötzlicher Stich oft überhaupt keine Würgemp-
findung auslöst. Auch hat es vielfach den Anschein, als ob nach vorangegangenem
Stichreiz die Reflexerregbarkeit auf den Betastungsreiz hin vermindert wäre.

Für die *Lokalisation der Empfindungen* ist es von Bedeutung, daß der Unter-
suchte die Begleitempfindungen bei der Reflexauslösung von den Tast- bzw.
Schmerzempfindungen unterscheiden kann. Der *Würgreiz* wird *jederzeit* in die
Gegend der Zungenwurzel bzw. des Kehlkopfanfangsteils lokalisiert. Es ist also
völlig gleichgültig, welche Stelle getroffen wird. Die reinen Berührungs- und
Schmerzempfindungen haben etwas von einem „Lokalzeichen" an sich. Die
Lokalisation erweist sich aber zumeist als eine sehr mangelhafte und unsichere.
Bemerkenswert ist der *Einfluß* der *Übung* auf die *Lokalisation*. Individuen, die öfters
zu solchen Versuchen herangezogen werden, lokalisieren im allgemeinen besser.

Meist werden die Empfindungen nach ganz bestimmten Gegenden *projiziert.*
Reizung der von den Choanenrändern nach vorne zu gelegenen Teile und des
vorderen Abschnittes des Rachendaches führt zu Empfindungen, die nach der
Nase zu projiziert werden; Reize, die das Innere des Tubentrichters, den Grund
der ROSENMÜLLERschen Grube, die obere Hälfte des Tubenwulstes treffen,
werden gewöhnlich nach *dem Ohre zu* verlegt. Die Reizung aller tiefer gelegenen
Stellen wird in die *Rachengegend* projiziert. Indessen handelt es sich dabei
nicht um streng und allgemein gültige Feststellungen; es kann also sehr wohl
geschehen, daß die Grenzen der einzelnen Zone auch anders verlaufen. Am
Fornix befindet sich ein Gebiet, dessen Projektionsfeld wechselt; bald werden
die von hier ausgelösten Empfindungen in die Rachen-, bald in die Ohrengegend
projiziert. Interessant ist, daß die Projektion einer Empfindung von den vorangegangenen Erregungen abhängt. Wurde nämlich die Reizung einer entsprechenden Gegend kurz zuvor in das Ohr lokalisiert, so wird die nachfolgende
Reizung des Fornix ebenfalls dorthin verlegt.

Literatur.

Zusammenfassende Darstellungen für dieses umfangreiche Kapitel finden sich:
Zu I und II: COHNHEIM, O.: Die Physiologie der Verdauung und Aufsaugung in NAGELS
Handb. d. Physiol. Bd. 2, S. 516. 1907. — ELLENBERGER und SCHEUNERT: Die Verdauung
in ZUNTZ und LOEWY. Lehrb. d. Physiol. d. Menschen. Leipzig 1920. S. 491. — HEIDEN-
HAIN, R.: Physiologie der Absonderungsvorgänge in HERMANNS Handb. d. Physiol. Bd. 5,
I, S. 1. 1883. — MAYER, S.: Die Bewegung der Verdauungs-, Absonderungs- und Fort-
pflanzungsapparate in HERMANNS Handb. d. Physiol. Bd. 2, S. 401. 1881. — PAWLOW, J.:
Die äußere Arbeit der Verdauungsdrüsen und ihr Mechanismus. NAGELS Handb. d. Physiol.
Bd. 2, S. 666. 1907.
Für den Abschnitt die Sinneswerkzeuge in Mundhöhle und Rachen: MARCHAND: Le
goût. Bibl. intern. de physiol. expériment. Paris 1903. — NAGEL, W. A.: Der Geschmacks-
sinn in NAGELS Handb. d. Physiologie Bd. 3, S. 621. Braunschweig 1905. — v. VINTSCHGAU:
Geschmackssinn in HERMANNS Handb. d. Physiol. Bd. 3. Leipzig 1899.
ADDUCCO V. e U. MOSSO: Ricerche sopra la fisiologia del gusto. Giorn. acad. med.
di Torino Vol. 34. — AGGAZZOTTI, A. (1): La secrezione salivare nella marcia in montagna.

Nota 1 et 2. Arch. per le scienze med. Vol. 44, p. 60 et 84. 1921. — DERSELBE (2): Modificazione della viscosità della saliva mista dopoche è stata secreta in rapporto col potere filante e colla tensione superficiale. Arch. di fisiol. Vol. 20, p. 3. 1922. — D'ALISE, R.: Ricerche sulla secrezione chimica della saliva. Arch. di soienze biol. Vol. 2, p. 141. 1921. — ALLEN, H.: The tonsils in health and disease. Vortrag in der Americ. laryngol. assoc. Washington 1891. — AMERSBACH, K.: Zur Frage der physiologischen Bedeutung der Tonsillen. Arch. f. Laryngol. u. Rhinol. Bd. 29, S. 59. 1914. — AMERSBACH, K. und H. KOENIGSFELD: Zur Frage der inneren Sekretion der Tonsillen. Zeitschr. f. Hals-, Nasen- u. Ohrenheilk. Bd. 1, S. 511. 1922. — BEAUNIS, M.: Recherches expér. sur les conditions de l'activité cérébrale etc. Paris 1884. — BECHTEREW, W.: Über die Lokalisation der Geschmackszentren in der Gehirnrinde. Arch. f. (Anat. u.) Physiol. Suppl.-Bd. 1900. S. 195. — BARTH, E.: Über den Mechanismus der Kehldeckelbewegungen beim Menschen. VIRCHOWS Arch. f. pathol. Anat. u. Physiol. Suppl.-Bd. S. 84. 1905. — BERNARD, CL.: Leçons de physiologie. Paris 1867. — BIDDER: Artikel SCHMECKEN in WAGNERS Handwörterbuch der Physiol. Bd. 3, S. 9. 1856. — BIEDERMANN, W.: Fermentstudien. Zeitschr. f. Fermentforschung Bd. 1. 1916 u. Bd. 2. 1917.. — BOSWORTH, R.: Die Funktion der Tonsillen. Verhandl. d. Kopenhagener internat. Kongr. 1884. — BRIEGER, O.: Beiträge zur Pathologie der Rachenmandel. Arch. f. Laryngol. u. Rhinol. Bd. 12, S. 254. 1902. — CAMERER: Die Grenzen der Schmeckbarkeit von Chlornatrium in wäßriger Lösung. PFLÜGERS Arch. f. d. ges. Physiol. Bd. 2, S. 232. 1869. — CANNON, W. B. and A. MOSER: The movements of the foods in the Oesophagus. Americ. journ. of physiol. Vol. 1, p. 435. 1898. — CHEVREUL, G.: Des differentes manières dont les corps agissent sur l'organe du goût. Journ. de physiol. expér. Tome 4, p. 127. Paris 1824. — CORIN, J.: Action des acides sur le goût. Bull. de l'acad. des scienc. royale de Bruxelles 1887. Nr. 19, S. 617. — COHN, G. (1): Geschmack und Konstitution bei organischen Verbindungen. Samml. chem. u. chem.-techn. Vorträge Bd. 22. Stuttgart 1915. — DERSELBE (2): Die organischen Geschmackstoffe. Berlin: Franz Siemenroth 1919. — CZERMAK, J. (1): Über das Verhalten des weichen Gaumens beim Hervorbringen der reinen Vokale. Sitzungsber. d. K. Akad. d. Wiss. Wien Bd. 24, S. 4. 1857. — DERSELBE (2): Über reine und nasalierte Vokale. Sitzungsber. d. K. Akad. d. Wiss. Bd. 28, S. 575. 1858. — DIXON, F.: The sensory distribution of the facial nerve in man. Journ. of anat. and physiol. Vol. 33, p. 47. 1899. — DAVIS, C.: Die becherförmigen Organe des Kehlkopfs. Arch. f. mikroskop. Anat. Bd. 14, S. 158. 1877. — EDGEWORTH: s. W. T. P. DYER: A plant, which destroys the taste of sweetnes. Nature 1885, p. 176. — EINTHOVEN, W.: Physiologie des Rachens in HEYMANNS Handb. d. Laryngol. u. Rhinol. Bd. 2, S. 47 f. Wien 1899. — EPHRAIM, A.: Die nervösen Erkrankungen des Rachens. VOLKMANNS Samml. klin. Vortr. Neue Folge 1896. Nr. 162. S. 735. — FEIN, J. (1): Die Anginose. Wien: Urban & Schwarzenberg 1921. — DERSELBE (2): Zur Tonsillenfrage. Arch. f. Laryngol. u. Rhinol. Bd. 34, S. 319. 1922. — DERSELBE (3): Bemerkungen zur Tonsillenfrage usw. Wien. klin. Wochenschr. Bd. 35, S. 740. 1922. — FERMI, CL.: Über das Kauen der Speisen. Arch. f. (Anat. u.) Physiol. Suppl.-Bd. 1901. S. 90. — FERRARI, P.: Comment se modific la sensibilité gustative pour les très petites doses des anesthetiques locaux? Arch. ital. de biol. Vol. 42, p. 411. 1905. — FICK, A.: Lehrb. d. Anat. u. Physiol. d. Sinnesorgane. Lahr 1864. — FLEISCHMANN, O. (1): Zur Tonsillenfrage usw. Zeitschr. f. Hals-, Nasen- u. Ohrenheilk. Bd. 2, S. 420. 1922. — DERSELBE (2): Zur Frage der physiologischen Bedeutung der Tonsillen. Arch. f. Laryngol. u. Rhinol. Bd. 34, S. 30. 1921. — FODOR, K. und L. HAPPISCH: Über die Verschiedenheit der Unterschiedsschwellen für den Geschmackssinn bei Reizzunahme und Reizabnahme. PFLÜGERS Arch. f. d. ges. Physiol. Bd. 197, S. 337. 1922. — FREY, M. v. (1): Der laugige Geruch. PFLÜGERS Arch. f. d. ges. Physiol. Bd. 136, S. 276. 1910. — DERSELBE (2): Versuche über schmerzerregende Reize. Zeitschr. f. Biol. Bd. 76, S. 1. 1922. — DERSELBE (3): Über Wandlungen der Empfindung bei formal verschiedener Reizung einer Art von Sinnesnerven. Psychol. Forsch. Bd. 3, S. 219. 1923. — GAUDENZ, J. U.: Über die Zerkleinerung und Lösung von Nahrungsmitteln beim Kauakt. Arch. f. Hyg. Bd. 39, S. 230. 1901. — GERTZ, E.: Untersuchungen über die Reizschwellen des Coffeins und Theobromins. Skandinav. Arch. f. Physiol. Bd. 44, S. 129. 1923. — GLEY u RICHET (1): Action chimique et sensibilité gustative. Cpt. rend. des séances de la soc. de biol. 1885. p. 742. — DIESELBEN (2): De la sensibilité gustative pour les alcaloides. Cpt. rend. des séances de la soc. de biol. 1885. p. 237. — GLOVER, J.: Funktion der Mandeln. Soc. de laryngol. d'otol. et de rhinol. de Paris 8. I. 1909. — GOERKE, M. (1): Über Rezidive der Rachenmandelhyperplasie. Arch. f. Laryngol. u. Rhinol. Bd. 12, S. 278. 1902 u. Beitr. z. Pathol. d. Rachenmandel. Bd. 13, S. 224. 1903. — DERSELBE (2): Tonsillen und Allgemeinerkrankungen. Klin. Wochenschr. Nr. 1, S. 1749. — GOOD, R. H.: Frühimmunisierung, die wesentliche Funktion der Tonsille. Laryngoscope 1909. Mai. — GRÅBERG, J.: Zur Kenntnis des zellulären Baues der Geschmacksknospen des Menschen. Anat. Hefte Bd. 12, S. 339. 1899. — GULLAND, G.: On the function of the tonsils. Rep. laborat. of the r. college of physiol. 3. Edinburgh med. journ. 1891. — GUTZMANN: Experimentelle Studie über die Funktion der Eustachischen Röhre. 1879.

S. 29 u. Zentralbl. f. d. med. Wiss. S. 180. — v. Gyerggay, A.: Anwendung eines neuen Verfahrens zur Feststellung der physiologischen Erscheinungen usw. Arch. f. Laryngol. u. Rhinol. Bd. 33, S. 353. 1920. — Hänig, D. P.: Zur Psychophysik des Geschmacksinns. Wundts philos. Studien Bd. 17, S. 576. — Hartmann: Rhinoskopie und Pharyngoskopie. 1879. 2. Aufl., S. 191. — Heidenhain, M. (1): Über die Sinnesfelder und die Geschmacksknospen der Papilla foliata des Kaninchens. Beiträge zur Teilkörperchentheorie. Arch. f. mikroskop. Anat. Bd. 85, S. 365. 1914. — Derselbe (2): Über sekretorische und trophische Drüsennerven. Pflügers Arch. f. d. ges. Physiol. Bd. 17. 1878. — Henke, F.: Neue experimentelle Feststellungen usw. Arch. f. Laryngol. u. Rhinol. Bd. 28, S. 231. 1914. — Henning, H.: Physiologische Studien am Geschmackssinn. In E. Abderhaldens Handb. d. biol. Arbeitsmethoden Abt. 6. A. H. 4. — Henry, Ch.: Le temps de réaction des impressions gustatives, mesuré par un compteur à seconde. Cpt. rend. des séances de la soc. de biol. 1894. p. 682. — Herlitzka, A.: Sul sapore metallico, sulla sensazione astringente e sul sapore dei sali. Arch. di fisiol. Vol. 5, S. 217. 1908. — Hermann, L.: Beiträge zur Kenntnis des elektrischen Geschmacks. Nach Versuchen von cand. med. E. Laserstein. Pflügers Arch. f. d. ges. Physiol. Bd. 49, S. 519. 1891. — Heymanns, G.: Untersuchungen über psychische Hemmung. Zeitschr. f. Psychol. u. Physiol. d. Sinnesorg. Bd. 21, S. 321. 1893. — Hoeber, R. und F. Kiesow: Über den Geschmack von Salzen und Laugen. Zeitschr. f. physikal. Chem. Bd. 27, S. 601. 1898. — Hofmann, F. B. und R. Bunzel: Untersuchungen über den elektrischen Geschmack. Pflügers Arch. f. d. ges. Physiol. Bd. 66, S. 215. 1897. — Hoffmann, A.: Über die Verbreitung der Geschmacksknospen beim Menschen. Virchows Arch. f. pathol. Anat. u. Physiol. Bd. 62, S. 526. 1875. — Hopf, K. und D. Edzard: Beobachtung über die Verteilung der Zungenpapillen bei verschiedenen Menschenrassen. Zeitschr. f. Morphol. u. Anthropol. Bd. 12, S. 545. 1910. — Hooper: An examination of the leaver of Gymnema sylvestre. Nature Vol. 35, p. 565. 1887. — v. Humboldt, A.: Versuche über die gereizten Muskel- und Nervenfasern usw. Bd. 1. Posen u. Berlin 1797. — Japelli, G.: Über die physikochemischen Bedingungen der Speichelabsonderung. Zeitschrift f. Biol. Bd. 48, S. 398. 1906. — Jurasz, A.: Über die Sensibilitätsneurosen des Rachens und des Kehlkopfes. Volkmanns Samml. klin. Vortr. 1881. Nr. 195. — Kahlenberg, L.: The relation of the taste of acids salts to their degree of dissociation. Journ. of physic. chem. Vol. 4, p. 33 and p. 533. 1900. — Kahn, R. H.: Studien über den Schluckreflex. Arch. f. (Anat. u.) Physiol. 1903. Suppl.-Bd. S. 386. — Kastle, J. H.: Über den Geschmack und die Azidität der Säuren. Americ. chem. journ. Vol. 20, p. 466. 1898. — Keppler, F.: Das Unterscheidungsvermögen des Geschmackssinns für Konzentrationsdifferenzen der schmeckbaren Körper. Pflügers Arch. f. d. ges. Physiol. Bd. 2, S. 449. 1869. — Kiesow, F. (1): Beiträge zur physiologischen Psychologie des Geschmacksinns. Philos. Studien Bd. 10, S. 523. 1894. — Derselbe (2): Beiträge zur physiologischen Psychologie des Geschmacksinns. Wundts philos. Studien Bd. 12, S. 255 und 464. 1896. — Derselbe (3): Zur Psychophysiologie der Mundhöhle. Wundts philos. Studien Bd. 14, S. 567. 1898. — Derselbe (4): Schmeckversuche an einzelnen Papillen. Wundts philos. Studien Bd. 14, S. 591. 1898. — Kayser, R.: Über die Nasen- und Mundatmung. Pflügers Arch. f. d. ges. Physiol. Bd. 47, S. 543. 1890. — Kiesow, F. und Nadoleczny: Zur Psychophysiologie der Chorda tympani. Zeitschr. f. Psychol. u. Physiol. d. Sinnesorg. Bd. 23, S. 39. 1900. — Derselbe und R. Hahn: Beobachtungen über die Empfindlichkeit der hinteren Teile des Mundraums für Tast-, Schmerz-, Temperatur- und Geschmacksreize. Zeitschr. f. Psychol. u. Physiol. d. Sinnesorg. Bd. 26, S. 383. 1901. — Killian, G.: Über die Bursa und Tonsilla pharyngea. Morphol. Jahrb. Bd. 14. 1888. — Kohnstamm, J.: Vom Zentrum der Speichelsekretion, dem Nervus intermedius und der gekreuzten Facialis-wurzel. Verhandl. d. Kongr. f. inn. Med. 1902. — Komuro, K.: Le sens du goût a-t-il un coéfficient de température? Arch. néerland. de physiol. Bd. 5, p. 572. 1921. — Kraus, F.: Die Bewegungen der Speiseröhre unter normalen und pathologischen Verhältnissen auf Grund röntgen-kinematographischer Untersuchungen. Zeitschr. f. exp. Pathol. u. Therap. Bd. 10, S. 379. 1912. — Krause, F.: Die Physiologie des Trigeminus nach Untersuchungen bei Menschen, denen das Ganglion Gasseri entfernt worden ist. Münch. med. Wochenschrift 1895. Nr. 42, S. 25. — Kronecker, H. und F. Falk: Über den Mechanismus der Schluckbewegung. Arch. f. (Anat. u.) Physiol. 1880. S. 296. — Kronecker und S. Meltzer: Der Schluckmechanismus, seine Erregung und seine Hemmung. Arch. f. (Anat. u.) Physiol. Suppl.-Bd. 1883. 328. — Kronecker, H.: Artikel: Déglutition in Richets Dictionnaire de Physiol. 1900. p. 721. — Kümmel: Verhandl. d. dtsch. otol. Ges. Dresden 1897. — Küpferle, L.: Zur Physiologie des Schluckmechanismus nach röntgen-kinematographischen Aufnahmen. Pflügers Arch. f. d. ges. Physiol. Bd. 152, S. 579. 1913. — Lachmann: Untersuchungen über die latente Tuberkulose usw. Inaug.-Diss. Leipzig 1908. — Lafarga, J. V.: La secretion de la salive et son influence possible sur les caries dentaires. Cpt. rend. des séances de la soc. de biol. Tome 86, p. 412. 1921. — Langley: in Schäfers Textbook of physiol. 1893. — Laquer, F.: Über die Natur und Herkunft der Speichelkörperchen und ihre Beziehungen zu den Zellen des Blutes. Frankfurt. Zeitschr.

f. Pathol. Bd. 11, S. 1. 1912 u. Bd. 12, S. 386. — LEMBERGER, F.: Psychophysische Untersuchungen über den Geschmack usw. PFLÜGERs Arch. f. d. ges. Physiol. Bd. 123, S. 293. 1908. — LERMOYEZ: Aussprache zu GLOVER. Zentralbl. f. Laryngol. 1910. S. 250. — LILIJESTRAND, G.: Über den Schwellenwert des sauren Geschmacks. Arch. néerland. de physiol. de l'homme et des anim. Vol. 7, p. 532. 1922. — LINDT: Zeitschr. f. Hals-, Nasen- u. Ohrenheilk. S. 55. — LINNÉ, K.: Sapor medicamentorum. Amoenit. acad. Vol. 2, p. 379. 1751. — LONGET: Arch. génér. de méd. Paris 1841. Traité de Physiol. Tome 3, II. 131. — MAGENDIE (1): Mémoire sur l'usage de l'épiglotte dans la déglutition. 1813. — DERSELBE (2): Précis élémentaire de physiol. Tome 2, p. 63. 1825. — MARCELLI: Beitrag zum Studium der wäßrigen Mandelsekrete. Arch. ital. di laringol. 1916. — MARX, H.: Über die Schmerzempfindlichkeit der Mundhöhle. Münch. med. Wochenschr. 1921. Nr. 68, S. 1354. — MARZINI, G.: The internal secretion of tonsils. New York med. journ. and med. record 1898. — MELTZER, S. J. (1): Über den Verschluß der Glottis während des Schluckaktes. Zentralbl. f. Physiol. Bd. 11, S. 437. 1897. — DERSELBE (2): Ein Beitrag zur Kenntnis der Reflexvorgänge, welche den Ablauf der Peristaltik des Oesophagus kontrollieren. Zentralbl. f. Physiol. Bd. 19, S. 993. 1905. — DERSELBE (3) mit AUER: Über einen Vagusreflex für den Oesophagus. Zentralbl. f. Physiol. Bd. 20, S. 338. 1906. — DERSELBE (4): Schlucken durch eine Speiseröhre ohne Muskelschicht. Zentralbl. f. Physiol. Bd. 21, S. 70. 1907. — METZNER, R.: Die histologischen Veränderungen der Drüsen bei ihrer Tätigkeit. In NAGELs Handb. Bd. 2, S. 899. 1907. — MINK, P. (1): Die Pathologie und Therapie der Tonsillen usw. Arch. f. Laryngol. u. Rhinol. Bd. 30, 1916. — DERSELBE (2): Physiologie der oberen Luftwege. Leipzig 1920. S. 71 f. — MÜLLER, JOH.: Handb. d. Physiol. d. Menschen Bd. 2, S. 493. Coblenz 1840. — MÜLLER, L. R. (1): Das vegetative Nervensystem. Berlin 1920. — DERSELBE (2): Die Lebensnerven. Berlin 1924. — NAGEL, W. A. (1): Über die Wirkung des chlorsauren Kali auf den Geschmackssinn. Zeitschr. f. Psychol. und Physiol. d. Sinnesorg. Bd. 10, S. 235. 1896. — DERSELBE (2): Handb. d. Physiol. Bd. 3, S. 638. — DERSELBE (3): Handb. d. Physiol. d. Menschen. Bd. 4. Braunschweig 1904. — DERSELBE (4): Bemerkungen zu der vorstehenden Arbeit von H. ZWAARDEMAKER. Zeitschr. f. Psychol. u. Physiol. d. Sinnesorg. Bd. 38, S. 196. 1905. — OEHRWALL, H.: Untersuchungen über den Geschmackssinn. Skandinav. Arch. f. Physiol. Bd. 2, S. 1. 1891. — PASSAVANT: Über die Verschließung des Schlundes beim Sprechen. Frankfurt a. M. 1863 u. Arch. f. exp. Pathol. u. Pharmakol. Bd. 46. — PAUL, TH.: Physikalische Chemie der Lebensmittel VI. Physikalisch-chemische Untersuchungen über die saure Geschmacksempfindung. Zeitschr. f. Elektrochem. u. angew. physikal. Chem. Bd. 28, S. 435. 1922. — PIUTTI, A.: Berichte d. dtsch. chem. Ges. Bd. 19, S. 1693. 1886. — PONZO, M. (1): Contributo al problema della localizzazione delle sensazioni. V. congresso di psicologia. Roma 1906. p. 274. — DERSELBE (2): Über die Wirkung des Novains auf die Organe des Geschmacks, der Hautempfindungen, des Geruchs und Gehörs, nebst einigen weiteren Beobachtungen über die Wirkungen des Cocains, des Alypins und der Carbolsäure im Gebiete der Empfindungen. Arch. f. d. ges. Psychol. Bd. 14, S. 398. 1909. — PÜTTER, A.: Studien zur Theorie der Reizvorgänge. PFLÜGERs Arch. f. d. ges. Physiol. Bd. 171, S. 101. 1918. — RENQVIST, J.: Über den Geschmack. Skandinav. Arch. f. Physiol. Bd. 38, S. 97. 1910. — RICHARDS, F. W.: The relation of the taste of acids to their degree of dissociation II. Journ. of physiol. chem. Vol. 4, 3. p. 257. — ROEMISCH: Arch. f. Laryngol. u. Rhinol. Bd. 2. — ROCÉN, E.: Contributions to the localisation of sweet smell. Skandinav. Arch. f. Physiol. Bd. 40, S. 129. 1920. — ROSENTHAL, J.: Arch. f. (Anat. u.) Physiol. 1866. — ROSSBACH: Physiologische Bedeutung der Tonsillen. Zentralbl. f. klin. Med. 1887. — SANDMANN, G.: Über Atemreflexe von der Nasenschleimhaut. Arch. f. (Anat. u.) Physiol. 1887. S. 483. — SCHADEWALDT: Über die Lokalisation der Empfindungen in den Halsorganen. Dtsch. med. Wochenschr. 1887. S. 1709. — SCHAFFER, J.: Lehrb. d. Histologie. 2. Aufl. Leipzig: Engelmann 1920. — SCHEIER, M.: Zur Physiologie der Rachen- und Gaumenmandel. Berlin. laryngol. Ges. 1903. — SCHLEMMER, F. (1): Anatomische, experimentelle und klinische Studien usw. Monatsschrift f. Ohrenheilk. u. Laryngo-Rhinologie Bd. 55, S. 1567. 1922. — DERSELBE (2): Anatomische und physiologische Vorbemerkungen zur chronischen Tonsillitis. Zeitschr. f. Hals-, Nasen- u. Ohrenheilk. Bd. 4, S. 405. 1923. — SCHREIBER: Rec. de mémoires sur la philos. offert à Morochowetz, en 1892. Moskau 1893. — SHORE, L. E.: A contribution to our knowledge od taste sensations. Journ. of physiol. Vol. 13, p. 197. 1892. — STARR, H. C.: The hydrogen ion concentration of the mixed saliva, considered as an index of fatigue and of emotional excitation and applied to a study of the metabolic etiology of stammering. Americ. journ. of psychol. Vol. 33, p. 394. 1922. — STERNBERG, W.: Geschmacksempfindung eines Anencephalus. Zeitschr. f. Psychol. u. Physiol. d. Sinnesorg. Bd. 27, S. 77. 1902. — STÖHR, PH. (1): Über die peripheren Lymphdrüsen. Sitzungsber. d. physikal. med. Ges. Würzburg 1883. S. 180. — DERSELBE (2): Zur Physiologie der Tonsillen. Biol. Zentralbl. Bd. 2, S. 368. 1882. — DERSELBE (3): Über die Mandeln und Balgdrüsen. VIRCHOWs Arch. f. pathol. Anat. u. Physiol. Bd. 97, S. 213. 1884. — v. SKRAMLIK, E. (1): Mischungsgleichungen im Gebiete des Geschmackssinns. Ber. über d. ges. Physiol. Bd. 2, S. 168. 1920; Zeitschr. f. Sinnesphysiol. Bd. 53, S. 36. 1921 u. S. 219. 1922. — DERSELBE (2): Geschmacksreize und Zungenkreislauf. Zeitschr. f. d. ges. exp. Med. Bd. 12, S. 50. 1921. — DERSELBE (3): Über das Verhalten des Geruchssinns bei gleichzeitiger Einwirkung zweier Reize. Klin. Wochenschr. 1923. S. 1450. — DERSELBE (4): Varianten zur Aristotelischen Täuschung. PFLÜGERs Arch. f. d. ges. Physiol. Bd. 201. S. 249. 1923. — DERSELBE (5): Über die Lokalisation der Empfindungen bei den niederen Sinnen. Ber. üb. d. ges. Physiol. Bd. 22, H. 5/6. 1924. — v. TSCHERMAK, A.: Die Physiologie des Gehirns in NAGELs Handb. d. Physiol. Bd. 4, S. 1. 1909. — VALENTIN, G.: Lehrb. d. Physiol. Bd. 2. Braunschweig 1847. — VERSON, E.: Beiträge zur Kenntnis des Kehlkopfes und der Trachea. Sitzungsber. Akad. Wien math.-naturwiss. Kl. I. Bd. 57, S. 1093. 1868. — WALDEYER: Über den lymphatischen Apparat des Pharynx. Dtsch. med. Wochenschr. 1884. — WEBER, E. H.: Der Tastsinn und das Gemeingefühl. WAGNERs Handwörterb. d. Physiol. Bd. 3, 2. Abt., S. 480. Braunschweig 1846. — ZANDER, R.: Über das Verbreitungsgebiet der Gefühls- und Geschmacksnerven in der Zungenschleimhaut. Anat. Anz. Bd. 14, S. 131. 1897. — ZAUFAL, E.: Die normalen Bewegungen der Rachenmündung der Eustachischen Röhre. I. Arch. f. Ohrenheilk. Bd. 9, S. 133. 1874 u. Bd. 9, S. 228. 1875. — v. ZEYNEK, R.: Über den elektrischen Geschmack. Zentralbl. f. Physiol. Bd. 12, S. 617. 1898. — ZUNTZ, A.: Beiträge zur Physiologie des Geschmacks. Arch. f. (Anat. u.) Physiol. 1892. S. 536. — ZWAARDEMAKER, H. (1): Nederlandsch. tijdschr. v. geneesk. Bd. 1. 1899. — DERSELBE (2): Geschmack, in Ergebn. d. Physiol. Bd. 2, II, S. 699. 1903. — DERSELBE (3): Geruch und Geschmack. TIGERSTEDTS Handb. d. physiol. Methodik Bd. 3, I, S. 46. Leipzig 1914.

3. Physiologie des Kehlkopfs.

Von

Emil v. Skramlik-Freiburg i. Br.

Mit 25 Abbildungen.

Die Bedeutung des Kehlkopfs für den gesamten Organismus ist vor allem darin zu erblicken, daß er denjenigen Teil des luftzuführenden Apparates darstellt, der je nach Bedarf geöffnet oder verschlossen werden kann. In zweiter Linie ist erst seine Beteiligung an dem Zustandekommen der Stimmlaute anzuführen, indem durch Schwingung der in ihm befindlichen Stimmlippen die aus den Lungen kommende Luft in Schwingung versetzt wird. Es ist danach als eine Eigentümlichkeit der im Respirationstraktus vorhandenen Organe anzusehen, daß ihre Funktion keine einheitliche und begrenzte ist; sie beteiligen sich sämtlich an einer Anzahl von Vorgängen, die für die Erhaltung des Lebens im höheren und geringeren Maße wichtig sind.

Der Kehlkopf besteht — wie die Anatomie lehrt — aus einer Anzahl von Knorpelstücken, die durch bindegewebige und elastische Bänder und Membranen zusammengehalten werden, und vermöge einiger Muskeln gegeneinander beweglich sind. Hierzu kommt noch die Schleimhaut, die sein Inneres auskleidet. Es ist aber nicht nur dafür Sorge getragen, daß die Form des Kehlkopfs bzw. des von ihm umschlossenen Luftraumes verändert werden kann, sondern es kann auch der Kehlkopf als Ganzes mit der anschließenden Luftröhre verlagert werden. Man kann daher von einer Beweglichkeit des ganzen Kehlkopfs im Gegensatz zu der der einzelnen Kehlkopfknorpel gegeneinander sprechen.

I. Die Leistungen des Bewegungsapparates des Kehlkopfs [1].

A. Beweglichkeit des ganzen Kehlkopfs.

Für die Bewegung des Kehlkopfs dienen hauptsächlich jene Muskeln, mit deren Hilfe der Schildknorpel mit dem Zungenbein auf der einen, mit dem

---

[1] Ich verweise hier auf die Darstellung von C. ELZE in diesem Handbuche. Gewisse Wiederholungen sind natürlich unvermeidlich; es ist aber nicht von Nachteil, wenn die Ergebnisse von zwei Seiten beleuchtet werden.

Brustbein auf der anderen Seite verbunden ist. Während aber das letztere als eine im großen und ganzen fixe Ansatzstelle zu bezeichnen ist, kann dies vom Zungenbein natürlich nicht ausgesagt werden, das selbst im hohen Maße beweglich ist, unter Umständen aber auch hinlänglich in einer bestimmten Lage festgehalten werden kann. Die Bewegungen des ganzen Kehlkopfs bestehen nun vorwiegend in einer Verschiebung nach auf- und abwärts. Von den passiven Verlagerungen des Kehlkopfs, die bei verschiedenen Kopfdrehungen (Beugen, Seitwärtswenden u. ä.) stattfinden, soll hier nicht die Rede sein.

Als Heber des Larynx kommen neben dem M. thyreohyoideus die oberen Zungenbeinmuskeln (Mm. stylohyoideus, digastricus, genio- und mylohyoideus in Betracht, als Senker neben dem M. sternothyreoideus die unteren Zungenbeinmuskeln (Mm. sternohyoideus und omohyoideus). Die Lage des Kehlkopfs zu den übrigen Halseingeweiden wird der Höhe nach beim aufrechtstehenden Menschen durch den Zug dieser beiden Muskelgruppen bestimmt, wobei allerdings für die Zungenbeinheber nicht übersehen werden darf, daß sie es sind, an denen Kehlkopf und Luftröhre hängen. Infolge dieser Art von Befestigung und wegen der Dehnbarkeit der Luftröhre kann der Kehlkopf als Ganzes um mehrere Zentimeter gehoben bzw. gesenkt werden.

Die symmetrisch angelegten, zum Kehlkopf ziehenden Muskelgruppen auf der rechten und linken Seite arbeiten für gewöhnlich durchaus gleichmäßig, so daß Drehungen des Kehlkopfs um eine longitudinale und sagittale Achse in größerem Ausmaße nicht vorkommen, wenn sie auch an und für sich durchaus möglich sind. Die Verschiebung des Kehlkopfs nach oben und unten erfolgt vorwiegend beim Wechsel zwischen hohen und tiefen Stimmtönen und beim Schlucken.

Schon HARLESS hatte bedacht, daß sich zu den angeführten Muskelkräften noch ein Zug von seiten der Trachea hinzugesellen könnte, so daß die Gleichgewichtsstellung des Kehlkopfs auch durch diesen bestimmt wird. Der *Trachealzug*, wie er von MINK bezeichnet wird, kommt dadurch zustande, daß mit der ersten Einatmung nach der Geburt eine gewisse elastische Spannung (Tonus) aller Inspirationsmuskeln einsetzt, an der natürlich auch das Zwerchfell teilnimmt, dessen Kuppe sich so etwas tiefer einstellt, als es an der Leiche der Fall ist. Der Trachealzug wirkt sich bis zum kleinen Horn des Zungenbeins aus, mittels dessen es an dem starr elastischen Ligamentum stylohyoideum befestigt ist. Bei der Inspiration findet eine Verstärkung, bei der Exspiration eine Abschwächung dieses Trachealzuges statt. Wegen der großen Verschiebbarkeit der einzelnen Kehlkopfknorpel gegeneinander kommt es aber bei der Atmung weniger zur Verlagerung des Kehlkopfes als Ganzes, als zu Bewegungen in den Knorpelgelenken.

Im wesentlichen handelt es sich darum, daß bei Beginn der Einatmung durch den zunehmenden Trachealzug der Ringknorpelbogen sich senkt, während der vordere Schildknorpelteil in die Höhe geht. Bei der Ausatmung findet das gerade Gegenteil statt (MINK).

Für die Erzeugung von Tönen ist die Größe des supralaryngealen Raumes von Bedeutung, also der Grad der Durchgangsfreiheit für die Schallwellen vom Kehlkopf bis zum Mundhöhlendach. Hierfür spielt natürlich die Höhenstellung des Kehlkopfes, sowie seine Stellung zur Vertikalen eine gewisse Rolle. Durch graphische Registrierung dieser Stellungen (BARTH) wurde nachgewiesen, daß sich Natur- und geschulte Sänger zumeist verschieden verhalten. Während bei Natursängern mit steigender Tonhöhe der Kehlkopf gehoben, mit sinkender gesenkt wird (HELLAT) ist bei geschulten Kunstsängern das Gegenteil der Fall. Bei Hervorbringen hoher Töne tritt der Kehlkopf tiefer. NAGEL vermochte diese Beobachtungen zu bestätigen; er weist aber auch darauf hin, daß andere Untersucher zu gegenteiligen Ergebnissen gelangt sind. Offenbar kommen also individuelle Verschiedenheiten vor.

Beim Tiefertreten des Kehlkopfs erreicht der untere Schildknorpelrand die obere Begrenzung des Brustbeins. Gleichzeitig mit der Senkung findet aber auch eine Vorwärtsbewegung des Kehlkopfs statt. Der tiefer und nach vorn tretende Schildknorpel zieht das Zungenbein und den Kehldeckel mit herab und nach vorwärts. Das Ansatzrohr wird dadurch in zweierlei Richtung vergrößert: Es findet eine Zunahme in der Längs- (vertikalen) und Breitenrichtung statt. Der Kehldeckelwulst ist verstrichen, der MORGAGNISche Ventrikel entfaltet, so daß sich die Schallwellen nach oben ausbreiten können. So ist auch verständlich, daß bei dieser Kehlkopflage laryngoskopisch die Stimmlippen leichter zu sehen sind als beim Hochsteigen des Kehlkopfs, weil sich der Kehldeckel beim Heranziehen des Kehlkopfs an das Zungenbein stark vorwölbt und in das Gesichtsfeld drängt.

Es soll noch erwähnt werden, daß der für den vollen Stimmklang günstige und beim Kunstgesang bevorzugte Tiefstand des Kehlkopfs auch beim Gähnen erzielt werden kann. Auch der Nichtsänger kann sich mit Leichtigkeit davon überzeugen, daß bei Gähnstellung die Erzeugung voller Töne begünstigt ist. Freilich bleibt dadurch zunächst die Frage ungeklärt, warum das Tiefertreten des Kehlkopfes gerade für die hohen Töne so günstig ist.

Über die Bewegungen des Kehlkopfs beim Schluckakt ist bereits an anderer Stelle die Rede gewesen. Im wesentlichen wird der Kehlkopf gegen das Zungenbein und den Zungengrund gehoben, wodurch der Kehldeckelschluß passiv bewirkt wird.

B. Die Beweglichkeit der einzelnen Kehlkopfknorpel gegeneinander.

Die Beweglichkeit der einzelnen Kehlkopfknorpel gegeneinander wird durch einige gelenkige Verbindungen gewährleistet, von denen zwei, die Articulatio cricothyreoidea und die Articulationes cricoarytaenoideae besonderes Interesse beanspruchen.

Schildknorpel und Ringknorpel artikulieren in sehr einfacher Weise miteinander. Jedes der beiden symmetrischen Gelenke stellt ein Scharnier dar, in welchem fast gar keine Wackelbewegungen möglich sind. Beide Gelenke haben eine gemeinschaftliche transversal verlaufende Achse, um welche eine geringgradige Drehbewegung stattfindet, und zwar so, daß der untere Rand der Cartilago thyreoidea und der obere der Cricoidea sich einander nach vorne nähern. Dabei wird die Lamina cricoidea schräg gestellt, derart, daß ihr obeerr Rand nach hinten abweicht.

Sehr viel komplizierter ist die Gelenkverbindung zwischen dem Ring- und Gießbeckenknorpel. Der konvexe Gelenkkörper der Articulatio cricoarytaenoidea gehört dem Ringknorpel an. Er ist mit der Oberfläche einer Walze zu vergleichen, deren Achse entsprechend dem oberen Rande der Lamina schief gestellt ist. Sie verläuft von hinten innen und oben, nach vorn außen und unten. Der konkave Gelenkkörper sitzt an der Unterfläche des Processus muscularis des Stellknorpels und bildet eine Hohlrolle. Die Gelenkkapsel ist als eine schlaffe zu bezeichnen; nur in ihrem hinteren äußeren Teil weist sie durch das Ligamentum cricoarytaenoideum posterius eine Verstärkung auf. Dadurch ist auch eine ausgiebige Beweglichkeit des Gießbeckenknorpels auf dem Ringknorpel gewährleistet.

Die Bewegung erfolgt daher auch durchaus nicht bloß um eine Achse, etwa die vertikale (in der Luftröhrenrichtung gelegene), so daß der Stimmfortsatz des Gießbeckenknorpels sich nur in einer horizontalen Ebene nach außen und innen bewegt. Die Verhältnisse liegen vielmehr so, daß eine Seitwärtsbewegung des Stimmfortsatzes ohne eine gleichzeitige Hebung, seine Einwärtsbewegung nicht ohne eine Senkung möglich ist. Die Stimmbänder müssen danach bei weiter Glottis in ihren hinteren Anteilen höher stehen als bei enger (STIEDA). Wegen der Schlaffheit der Kapsel sind aber noch weitere Bewegungen möglich. *Erstens* eine Rückwärts-, sogenannte Kippbewegung um jene schräg gestellte Achse des Gelenkkörpers, die soweit gehen kann, daß die vordere Kante der

Pyramide nach oben gestellt ist, ihre Spitze nach hinten sieht. Dadurch kommt es auch zu einer Anspannung der Stimmbänder (L. Rehn). *Zweitens* können sich die Stellknorpel auf der schrägen Gelenkseite des Ringknorpels einfach verschieben; dabei nähern und entfernen sie sich voneinander, womit eine Hebung bzw. Senkung der Stimmfortsätze verbunden ist. Die Stimmritze erfährt bei diesem Vorgang eine Erweiterung bzw. Verengerung. Wegen der schiefen Lage der Gelenkfläche kommt es zugleich zu einer Änderung der Höhenlage der Stimmlippen. Aus der verschiedenartigen Beweglichkeit der beiden Knorpel gegeneinander geht hervor, daß die Articulatio cricothyreoidea ein Drehschiebegelenk darstellt.

1. Die Kehlkopfinnenmuskeln (spezieller Teil).

Vor allem ist hier darauf hinzuweisen, daß es durchaus nicht möglich ist, die Funktion eines einzelnen Kehlkopfmuskels mit einem Schlagwort erschöpfend darzulegen. Eine fixe Einstellung der Kehlkopfknorpel gegeneinander ist durchaus nicht gegeben, vielmehr sind sie in der mannigfaltigsten Weise verschieblich, wobei gerade dasjenige Gelenk, das mit der Stimmritzenweite am meisten zu tun hat (die Articulatio cricoarytaenoidea) die größte Verschiebbarkeit aufweist. Die Wirkungsweise jedes Muskels ist also im hohen Maße von der der übrigen Kehlkopfmuskeln abhängig, und wir sind noch sehr weit davon entfernt, das Problem des Zusammenwirkens der einzelnen Kehlkopfmuskeln untereinander erschöpfend auseinandersetzen zu können, ganz abgesehen davon, daß die einzelnen Faserzüge desselben Muskels auch nicht gleichsinnig zu wirken brauchen.

a) Der M. cricothyreoideus.

An jedem von diesen beiden Muskeln läßt sich eine medial gelagerte, steil nach abwärts verlaufende Pars recta und eine laterale, schräg verlaufende Pars obliqua unterscheiden. Die Funktion dieser beiden Teile muß in der gegenseitigen Annäherung des Schild- und Ringknorpels bestehen, wobei als Gelenk die Articulationes cricothyreoideae in Betracht kommen. Trotz dieser scheinbaren Einfachheit seiner Wirkungsweise ist viel über diesen Muskel geschrieben worden. Als noch nicht genug Erfahrungen an Lebenden gesammelt waren, lag es nahe, sich die Beweglichkeit der beiden Knorpel so vorzustellen, daß der Ringknorpel den fixierten, der Schildknorpel den beweglichen Teil darstellt. Von Magendie, Longet und vielen neueren Autoren (Jelenffy, Onodi, Neumayer u. a.) ist aber dargelegt worden, daß eher das Gegenteil der Fall ist; der Muskel nähert den Arcus des Ringknorpels dem unteren Rande des Schildknorpels. Hierdurch wird die Lamina cricoidea schräg nach hinten gestellt, so daß die Distanz zwischen dem oberen Rand der Platte und dem Schildknorpelwinkel *vergrößert* wird. So wird die dehnbare Stimmlippe zuerst verlängert, und wenn dies in erheblichem Maße nicht mehr möglich ist, gespannt, freilich nur unter der Bedingung, daß die Stellung des Gießbeckenknorpels gegenüber dem Ringknorpel sich nicht verändert. Dann findet aber auch gleichzeitig eine Hebung der hinteren Teile der Stimmlippen statt. Es wäre indessen völlig verfehlt, deshalb den M. cricothyreoideus als den ausschließlichen *Spanner* der Stimmlippen zu bezeichnen.

Ob der M. cricothyreoideus auch als *Adduktor* der Stimmfortsätze funktionieren kann, darüber sind die Meinungen noch geteilt. Mit Sicherheit kann ausgesagt werden, daß er nicht imstande ist, für sich allein wirkend eine volle Medianstellung des Stimmbandes zu erzielen. Der Zug des Cricothyreoideus bzw. die durch ihn bewirkte Lageveränderung der Lamina des Ringknorpels vermag nur dann eine Näherung der Stimmfortsätze zu bewirken, wenn diese sich in Abduktionsstellung befunden hatten, die Stellknorpel aber selbst durch Kontraktion des M. arytaenoideus transversus zusammengehalten werden. Eine Adduktionswirkung auf die Stimmfortsätze äußert also der Cricothyreoideus nur dann, wenn gleichzeitig der *Cricoarytaenoideus post.* und *Arytaenoideus transversus* in Tätigkeit sind.

Merkwürdig ist die Angabe einiger Autoren (vor allem von COHEN-TERVAERT), nach der der Cricothyreoideus bei seiner Zusammenziehung den Winkel zwischen den beiden Schildknorpelplatten spitzer macht, so daß es auf diese Weise zu einer Spannung und Dehnung der Stimmlippen kommt. Eine solche Wirkungsweise ist — wenn überhaupt — nur bei jugendlichen Individuen denkbar, wo die Knorpel noch die zu einer derartigen Durchbiegung erforderliche Weichheit besitzen, nicht aber bei älteren Leuten, bei denen die Knorpel zum Teil schon verknöchert sind.

b) Die Mm. cricoarytaenoideus posterior und anterior.

Diese beiden Muskeln sind in erster Linie für die Lage der Stimmlippen zueinander, also die Weite der Stimmritze bestimmend. Man kann bekanntlich an der Glottis zwei Teile unterscheiden, einen vorderen längeren zwischen den von den Mm. vocales unterfütterten Anteilen der Stimmlippen gelegenen und einen kürzeren, rückwärtigen, welcher von den beiden medialen Rändern der Processus vocales begrenzt wird. Der erste Teil heißt Pars intermembranacea, der zweite Pars intercartilaginea. Zum vollständigen *Verschluß der Stimmritze* ist also erforderlich, daß sowohl die *Stimmlippen* als auch die *Stimmfortsätze* aneinander liegen. Schon bei diesem scheinbar einfachen Vorgang handelt es sich um das Zusammenwirken einer Anzahl von Muskeln. Zur Vereinfachung der Darstellung empfiehlt es sich, die Tätigkeit der einzelnen Muskeln vorerst gesondert für sich zu behandeln.

Durch Zusammenziehung der Mm. cricoarytaenoidei post. werden die Muskel-fortsätze der Gießbeckenknorpel medialwärts gedreht, wobei die Stimmfort-sätze lateralwärts gewendet werden. Hierdurch werden die hinteren Ansatz-punkte der beiden Stimmbänder voneinander entfernt, die Stimmritze wird rautenförmig und zur *Glottis respiratoria* umgewandelt. Im Gegensatz dazu wird durch die Wirksamkeit des Cricoarytaenoideus anterior und lateralis der Muskelfortsatz nach vorn gedreht, wobei sich die Stimmfortsätze einander nähern. Durch Zusammenziehung des Cricoarytaenoideus posterior kommt es also zum *Klaffen*, durch Kontraktion des Cricoarytaenoideus anterior zum *Schluß* der Pars intercartilaginea der Stimmritze. Diese Betrachtungsweise gründet sich auf die Annahme, daß die beiden Gießbeckenknorpel nur um eine vertikale, in der Luftröhrenrichtung gelegene Achse drehbar sind. Es darf aber nicht übersehen werden, daß eine solche Drehung in der Articulatio cricoarytaenoidea wohl möglich ist, aber doch nur dann zustande kommt, wenn ein seitliches Ausweichen der Stellknorpel verhindert ist. Diese Bedingung ist aber nur dann erfüllt, wenn auch andere Muskeln in den Vorgang ein-greifen; vor allem die Mm. arytaenoidei transversus und obliquus, die ver-hüten, daß die beiden Stellknorpel sich gleichzeitig in seitlicher Richtung von-einander entfernen. Es ist für die Durchführung dieser einfachen Bewegung weiter notwendig, daß durch den M. thyreoarytaenoideus ein *Zurückfallen* der Stellknorpel unmöglich wird, daß also die Stimmfortsätze in der horizontalen Ebene, in der sie sich gleichzeitig entweder seitlich oder medialwärts drehen, auch festgehalten werden.

Man ersieht aus diesen Bemerkungen, daß die Form des als Pars inter-cartilaginea bezeichneten Stimmritze teilweise von der Art des synergischen Vor-gehens der einzelnen Muskeln abhängt. Muß doch beim Zusammenziehen des Cricoarytaenoideus posterior der anterior erschlaffen und umgekehrt. Soll nun die Stimmritze *völlig verschlossen* werden, so ist erforderlich, daß auch die *Mm. thyreoarytaenoidei* in den Vorgang eingreifen. Es muß sich also zu der Zusammenziehung des Cricoarytaenoideus posterior und der Mm. arytaenoidei noch die der Mm. thyreoarytaenoidei hinzugesellen, von denen der Internus oder Vocalis der Stimmlippe eingelagert ist und gewissermaßen deren Hauptmasse bildet. Die aktive Erweiterung der Stimmritze beim Einatmen verlangt ebenfalls das Zusammenwirken mehrerer Muskeln. Vor allem ist erforderlich, daß die Adduktoren erschlaffen (Mm. cricoarytaenoideus anterior, die adduktorischen Fasern in den Mm. arytaenoideus transversus und obliquus, endlich der Mm. vocales); ist das geschehen, so bewirkt der Zug der Mm. cricoarytaenoidei posteriores in Gemeinschaft mit Fasern des Cricoarytaenoideus lateralis die Erweiterung der Stimmritze. Da die Drehung der Stellknorpel bei Ein- und Auswärtsbewegung nicht einfach um eine vertikale, in der Längsrichtung des Kehlkopfs gelegte Achse stattfindet, so bedingen die seitlichen Bewegungen, worauf schon aufmerksam gemacht wurde, ein Heben und Senken der Stimmfortsätze. Das Geschehen bei Verengerung bzw. Erweiterung der Glottis stellt sich also bei näherer Betrachtung als ein sehr kompliziertes dar, das nicht ohne weiteres in die Teilvorgänge aufzulösen ist.

Verhältnismäßig einfach ist die Wirkung der beiden Mm. arytaenoidei, welche bei Zusammenziehung die beiden Stellknorpel einander nähern, sie allerdings entsprechend der schräg gegen die Medianlinie aufsteigenden Gleitbahn auch absolut heben und wahrscheinlich die Lage der Knorpelachsen zur Vertikalen etwas verändern. Dies vollzieht sich in der Weise, daß die Pyramidenkörper gegeneinander geneigt werden und einen nach oben spitzen Winkel einschließen. Doch ist dies wohl von geringerer Bedeutung. H. v. MEYER hat mit Recht darauf hingewiesen, daß die längeren hinteren Fasern des Transversus neben dem Zusammenrücken der Stellknorpel auch deren Drehung bewirken müßten, so daß die Stimmfortsätze zum Klaffen kommen.

Die Muskeln, welche das Vornüberkippen der Stellknorpel verhüten, treten alle in so merkwürdig schiefer Richtung an sie heran, daß die Wirkung jedes einzelnen von ihnen eine Drehung des Stellknorpels im Gefolge haben muß. Diese Bemerkung gilt in erster Linie für den M. cricoarytaenoideus posterior. Ziehen z. B. gleichzeitig der Posticus und der Arytaenoideus transversus, so muß die Stimmritze Rautengestalt annehmen.

Ebenso ist die Wirkung des Cricoarytaenoideus lateralis für sich genommen sehr verwickelt. Er zieht den Stellknorpel von der Höhe der Ringknorpelplatte seitlich herunter, zieht aber auch den Muskelfortsatz nach außen und unten, wodurch der Stimmfortsatz nach innen und oben geht. Der M. cricoarytaenoideus lateralis ist also ein Antagonist des Posterior und Arytaenoideus transversus gleichzeitig.

c) Der M. thyreoarytaenoideus internus.

Der M. thyreoarytaenoideus ist der Stimmlippe eingelagert. Deren freier, der Stimmritze zugekehrter Innenrand wird durch ein elastisches Band gebildet, das vorn an der Innenwand des Schildknorpels endigt. und sich jederseits an den Stimmfortsatz des Stellknorpels ansetzt.

Größeres Interesse beansprucht der Verlauf der elastischen Fasern im Stimmband, besonders an der vorderen Anheftungsstelle am Schildknorpel, wo gewöhnlich ein kleines, dreieckiges Knorpelstück (Processus vocalis anterior) eingeschaltet ist, dessen histologische und funktionelle Struktur nach KATZENSTEIN (7) für die Bewegung der Stimmlippe von Bedeutung zu sein scheint. Der Verlauf der elastischen Fasern in dem dreieckigen Knorpel läßt sich am besten an einem Schema erörtern (s. Abb. 1). An der vorderen Commissur bilden die elastischen Fasern dicht durcheinander geflochtene Bündel und gehen dann in den Zellen des dreieckigen Knorpels in Bogenform von der einen Stimmlippe zur anderen. An der Umbiegungsstelle senden sie Faserfortsätze bb_1 und cc_1 aus, die bis fast an die

Knorpelzellen der Cartilago thyreoidea heranreichen. An der vorderen Seite des dreieckigen Knorpels befinden sich die elastischen Fasern wieder im Bogen dd_1 angeordnet. Deren tangentiale Ausstrahlungen ee_1 und ff_1 gehen an die lateralen Teile des Schildknorpels. Wird nun auf den dreieckigen elastischen Knorpel durch die Stimmlippen ein Zug ausgeübt, so stellen die elastischen Faserzüge ee_1, ff_1, bb_1 und cc_1 Hemmungen gegen die Verlängerung, aa_1 und dd_1 Hemmungen gegen die Verbreiterung des dreieckigen Knorpels dar. Diese Faserzüge verleihen also dem funktionell sehr in Anspruch genommenen Knorpelstückchen die nötige Widerstandskraft gegen den Zug des M. thyreoarytaenoideus.

Die funktionelle Struktur des elastischen Gewebes in der menschlichen Stimmlippe selbst findet (REINKE) ihren Ausdruck darin, daß 1. die elastischen Fasern des Ligamentum vocale entsprechend der üblichen Zugrichtung stark ausgebildet sind, 2. die Propria der Schleimhaut anstatt Papillen Leisten trägt, die sich in der Richtung des konstanten Zuges ausgebildet haben, und daß 3. die elastischen Fasern, sowie die Gefäße der Propria parallel der Richtung der Leisten ebenfalls der konstanten Zugrichtung entsprechend verlaufen.

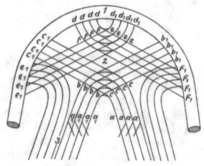

Abb. 1. Verlauf der elastischen Fasern im knorpeligen Processus vocalis anterior. (Nach KATZENSTEIN.)

Es läßt sich also ganz allgemein sagen, daß der *Faserverlauf* in den *Stimmlippen* der *Beanspruchung entsprechend ausgebildet* ist.

Die Wirkungsweise des in den Stimmlippen befindenden M. vocalis ist nicht einfach zu deuten. Hier ist in erster Linie zu bedenken, daß der Faserverlauf kein einheitlicher ist. GRÜTZNER hat darauf hingewiesen, daß es außer den in der Stimmbandrichtung vom Schildknorpel zum Körper und Stimmfortsatz des Stellknorpels ziehenden langen Fasern auch noch schräge Züge gibt, die in dem elastischen Bande und der Schleimhaut ihr Ende finden. Diese stammen hauptsächlich aus dem Thyreoarytaenoideus externus. Zum Teil verlaufen sie auch zu den falschen Stimmbändern. Ihre Wirkung ist aus ihrem Verlauf nicht ganz eindeutig zu bestimmen, da sie zwangsläufig mit der Tätigkeit der übrigen Anteile verknüpft ist. Es kann sich teils um ein Herabziehen der Stimmlippe handeln, teils, wie GRÜTZNER meint, um deren Abplattung und Verbreiterung. Diese Faserzüge verändern also vorzugsweise die *Gestalt* der Stimmlippe.

Wenden wir uns nun dem M. vocalis selbst zu, so ist vor allem zu vermerken, daß er sicher mehrere Funktionen in sich vereinigt. Solange man den bindegewebig elastischen Innenrand als das für die Tongebung Maßgebende ansah und die Stimmlippe mit einer gespannten Saite verglich, lag es nahe, den M. vocalis als *Entspanner* dieser Saite anzusehen, der durch seine Zusammenziehung ihre beiden Endpunkte einander näherbringt. Bei dieser Auffassung mußte angenommen werden, daß die Tonhöhenveränderung durch Regulierung der Länge des Stimmbandes und seiner Spannung zustande komme. Seit aber durch EWALD im Prinzip der Polsterpfeifen das Gegenstück zu der zweilippigen Membranpfeife aufgestellt wurde, liegen die Verhältnisse für die Beurteilung der Leistungen der Stimmlippen anders. Ist es auch nicht für alle Fälle erwiesen, daß die Schwingung der Stimmlippen transversal zu der Ausströmungsrichtung der Luft erfolgt, so lehrt doch die stroboskopische Kehlkopfbeobachtung mit voller Deutlichkeit, daß bei der Phonation im Brustregister ein Ausweichen der Stimmlippen nach der Seite erfolgt. In welchem Umfang bei der Zusammenziehung des Thyreoarytaenoideus internus eine Annäherung des Stimmfortsatzes an den Schildknorpel erfolgt, wird im wesentlichen davon abhängen, wie sich gleichzeitig der Cricothyreoideus verhält. Ist dieser zusammengezogen, so wird auch die Entspannung einen sehr viel geringeren Grad erreichen, als wenn er völlig erschlafft ist.

Man wird also ganz allgemein sagen können, daß die *Spannung* der *Stimmlippe* von dem *Verhältnis* des *Zuges* des *M. cricothyreoideus* zu dem des *Vocalis* abhängen wird. Arbeitet der Cricothyreoideus allein, so wird nämlich die Spannung der Lippe erst dann höhere Grade annehmen, wenn die durch den Zug dieses Muskels bedingte Längenänderung der Stimmlippen gegenüber deren Länge verschwindet. Ist dagegen der M. vocalis zusammengezogen, so wird jetzt° der Cricothyreoideus bei seiner Kontraktion die Stimmlippe sehr bald in Spannung versetzen, weil nunmehr eine wesentliche Längenänderung verhindert ist. Der M. vocalis stellt sich also bei dieser Zusammenarbeit mit dem Cricothyreoideus als ein Regulator der Stimmlippenspannung dar, die er wahrscheinlich sehr fein abzustufen vermag.

Durch Kontraktion des M. vocalis wird aber auch die Stimmlippe als Ganzes fester und starrer, so daß sie dann weniger leicht auszubiegen ist. Ist die Stimmritze geschlossen, so ist der Widerstand, den sie der Öffnung entgegensetzt, nunmehr ein sehr viel größerer, und es bedarf schon einer gewissen Steigerung des Druckes, unter dem die Luft in den Lungen steht, um den Durchtritt zu erzwingen. So kommt es zu einer Verstärkung der Luftstöße und damit zu einer Verstärkung der Stimmlaute.

Noch auf einen Punkt ist hier die Aufmerksamkeit zu lenken. Es handelt sich um die Tätigkeitsweise der einzelnen Faseranteile des M. vocalis, die durchaus nicht sämtlich gleichzeitig zusammenarbeiten müssen. Es kann nämlich geschehen, daß sich einzelne in Kontraktion befinden, andere noch völlig schlaff sind. Dadurch wird natürlich die Spannung in einzelnen Querschnittsanteilen der Stimmlippe verschieden ausfallen, weiter aber wird die Gestalt der Stimmlippe von Fall zu Fall wechseln. Solche Gestaltsveränderungen kommen im Leben sicher vor. Wenn sie sich vorerst auch der näheren Untersuchung entziehen, so bildet einen Hinweis darauf im groben der Unterschied der Stimmlippe beim Brustregister und Falsett.

Die Funktion des M. vocalis besteht also offenbar in dreierlei: 1. in einer *Regelung* der *Spannung* der Stimmlippe, dies geschieht in Zusammenarbeit mit dem M. cricothyreoideus, 2. in einer *Versteifung* der *Stimmlippen*, so daß bei geschlossener Glottis der Widerstand gegenüber dem Luftdurchtritt erhöht ist, 3. in einer *Formveränderung* der *Stimmlippen*, die natürlich sehr verschieden sein kann, je nach dem Kontraktionsgrade der einzelnen Anteile und der Zahl der Fasern, die sich an der Zusammenziehung *beteiligen*.

Überblicken wir noch einmal die Leistungen der Kehlkopfinnenmuskeln, so ist als wesentlicher Punkt herauszuheben, daß man die *Wirkungsweise* des *einzelnen Muskels* nicht mit einem *Schlagwort* angeben kann. Diese ist vielmehr in hohem Grade von dem Tätigkeitszustand der anderen Muskeln abhängig. Wie kompliziert die Wirkung einzelner Muskeln ist, geht daraus hervor, daß man z. B. den Cricoarytaenoideus lateralis als seinen eigenen Antagonisten auffassen muß, da er sowohl als Adduktor als auch Abduktor beansprucht werden kann. Die *anatomische Einheit* bedeutet darum noch keine *funktionelle*. Die Ursache für die Mannigfaltigkeit der Wirkung der inneren Kehlkopfmuskeln liegt in der vielseitigen Beweglichkeit im Stellknorpelgelenk. Es empfiehlt sich also bei der Bezeichnung der Funktion der Kehlkopfinnenmuskeln mit entsprechender Vorsicht vorzugehen, jedenfalls stets hinzuzusetzen, unter welchen Bedingungen dann die anderen Muskeln stehen müssen.

2. Allgemeines über die Kehlkopfmuskeln.

Elektrophysiologische Untersuchungen an der Kehlkopfinnenmuskulatur haben bisher völlig gefehlt. Daher ist es zu begrüßen, daß sich AMERSBACH in jüngster Zeit die Aufgabe gestellt hat, die Aktionsströme der Kehlkopfmuskeln zu verzeichnen. Die Ableitung geschah mit Hilfe von nadelförmigen polarisierbaren Nadeln aus Stahl mit vergoldeten Spitzen in ähnlicher Weise, wie dies E. REHN getan hatte. Die Versuche wurden vorwiegend an Hunden angestellt. Zum Einbringen der Elektroden in den Kehlkopf bediente sich AMERSBACH eines Instrumentes, das in seiner äußeren Form an die üblichen endolaryngealen Elektroden erinnert. Die Nadeln wurden jeweils in der Richtung des Faserverlaufs der Muskeln eingestochen, beim Stimmband also in der Längsrichtung. In der Abb. 2 ist der Aktionsstromrhythmus des M. vocalis der linken Seite wiedergegeben. Der Rhythmus des M. vocalis scheint ungefähr 50 in der Sekunde zu betragen, stimmt also mit den Angaben PIPERS über die Zahl der Impulse, die anderen Skelettmuskeln vom Zentralorgan zugeleitet werden, überein. Man

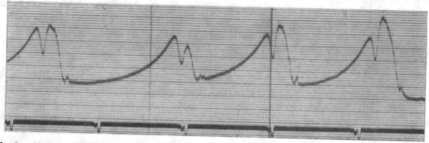

Abb. 2. Aktionsstromrhythmus vom M. vocalis (Hund). (Nach AMERSBACH.) (Bei Springer.)

kann auf die gleiche Weise die Ströme anderer Kehlkopfmuskeln ableiten und die Versuche auch am Menschen anstellen.

Von einem gewissen Interesse ist auch das Verhalten der einzelnen Muskeln beim *Absterben.* Es sind nämlich Unterschiede in der Geschwindigkeit dieses Prozesses bei verschiedenen Innenmuskeln des Kehlkopfs beobachtet worden, die zu den merkwürdigsten Schlüssen auf ihre Wirkungsweise während des Lebens Anlaß gegeben haben. Eine besondere Rolle haben diese Vorgänge bei der Erörterung der späteren Folgeerscheinungen bei Lähmung von Kehlkopfnerven espielt.

Ganz allgemein ließ sich feststellen, daß die inneren Kehlkopfmuskeln verschieden rasch absterben.

In bezug auf die Einzelheiten widersprechen sich die Angaben der einzelnen Untersucher aber sehr. So wurden bei Menschen, die der Cholera erlegen waren, noch ³/₄ Stunden nach dem Tode die Mm. thyreoarytaenoidei gut erregbar gefunden, während die Cricoarytaenoidei posteriores nicht mehr zu erregen waren (JEANSELME und LERMOYEZ). Bei Untersuchung an getöteten Tieren fanden SEMON und HORSLEY, BURGER, ONODI u. a. die gleichen Unterschiede. Es lag nahe, hier an eine verschiedene Empfindlichkeit der Muskeln gegenüber Auskühlung zu denken [JELENFFY(1)]. ONODI hat sich aber überzeugt, daß dies nicht den Ausschlag gibt. Er erwärmte den einen der freigelegten Postici künstlich, dabei stellte sich heraus, daß der erwärmte Muskel sogar weniger lang reagierte als der nicht erwärmte. NAGEL weist mit Recht darauf hin, daß dieses Verhalten noch nichts Merkwürdiges darstellt, wenn ONODIS Angabe wörtlich zu nehmen ist und er seine Präparate in Wasser erwärmte. Jedenfalls ist damit JELENFFYS Hypothese noch nicht widerlegt. Da die schnell und präzise arbeitenden Muskeln auch schnell abzusterben und zu erstarren pflegen, hat EWALD aus dem behaupteten früheren Absterben des Posticus den Schluß gezogen, daß dieser Muskel die feinste Regulierung der Stimmlippenspannung und damit der Tonhöhe bewirke. Da der Posticus mit der Stimmlippenspannung aber kaum etwas zu tun hat, so trifft EWALDS Angabe gar nicht zu.

Es fehlt nun auch nicht an Angaben von anderen Untersuchern, die eine andere zeitliche Folge beim Absterben beobachteten. So sah z. B. KRAUSE zuerst den M. cricothyreoideus absterben. GRÜTZNER fand z. B. an ausgeschnittenen Kehlköpfen verschiedener Schlachttiere die Cricoarytaenoidei post. länger erregbar als die Vocales. Zu dem gleichen Ergebnis kam auch CHAUVEAU. Auch erstarren die Postici entschieden langsamer und gleichen so mehr den roten Muskeln des Kaninchens (GRÜTZNER). Es fehlt somit noch eine hinreichend klare Feststellung des Sachverhaltes. Aus den vorliegenden Mitteilungen ist auch nicht immer zu ersehen, ob die Muskeln bei ihrer Untersuchung direkt oder indirekt gereizt wurden. Es ist also nicht möglich, etwas Sicheres über die Absterbefolge der einzelnen Muskeln zu sagen, am allerwenigsten läßt sich aber der oft gemachte Schluß rechtfertigen, daß der Posticus früher abstürbe als die Adduktoren.

II. Die Glottis.

Während des Lebens erfährt der Spalt, der sich zwischen den beiden Stimmlippen befindet und als Glottis bezeichnet wird, ständig eine Veränderung seiner Form. Die Mannigfaltigkeit seiner Gestalt leuchtet mit besonderer Deutlichkeit erst dann hervor, wenn man die begrenzenden Seiten der Stimmritzen nicht, wie das gewöhnlich zu geschehen pflegt, in einer *Ebene*, sondern im *Raume* darstellt. Ist ja doch mit Nachdruck darauf hingewiesen worden, daß die Stimmfortsätze bei Aus- und Einwärtsbewegung nicht etwa bloß auf einer horizontalen Ebene dahingehen, daß vielmehr gleichzeitig mit der Abduktion eine Senkung, mit der Adduktion eine Hebung verbunden ist.

Unter den vielen Gestalten, die die Glottis einnehmen kann, heben sich *zwei* heraus, die der maximalen Erweiterung bei einer forcierten Inspiration und die der maximalen Verengerung, bei Verschluß des Kehlkopfes. Während der ruhigen Atmung ist die Glottis weit und rhombisch gestaltet; die beiden Stimmbänder divergieren nach hinten. Man spricht dann von einer Glottis respiratoria im Gegensatz zu der Glottis phonatoria, die einen geraden, sagittalen, den ganzen Kehlkopfraum durchsetzenden feinen Spalt darstellt. Für alle Formen der Glottis zwischen der maximalen Erweiterung und dem Verschluß der Stimmritze fehlt jegliche exaktere Bezeichnung; dies würde stets als ein gewisser Mangel empfunden, um so mehr, als eine Bestimmung der Gestalt auf Schwierigkeiten stößt. Mit der Ausmessung der Breite an einer bestimmten Stelle allein ist natürlich noch nichts getan. Nun ist es ja gar nicht notwendig, für alle möglichen Glottisformen auch einen Namen zu haben, wohl aber besteht ein Bedürfnis nach der Bezeichnung einer Gestalt der Stimmritze, die gewissermaßen durch eine *Mittellage* der Stimmlippen zwischen ihrer *maximalen Entfernung* und *Annäherung* bestimmt wird. Diese wird während des Lebens bei verschiedenartigen Erkrankungen, besonders bei Lähmungen beobachtet, so daß für sie eine eigene Bezeichnung wirkliches Erfordernis ist.

ZIEMSSEN hat für diese Stimmlippenstellung als erster den Ausdruck „Kadaverstellung" gebraucht und sie als eine Position beschrieben, die zwischen tiefster Inspirations- und Phonationsstellung die Mitte hält. Daß diese Bezeichnung keine eindeutige ist, läßt sich auf den ersten Blick erkennen. Trotzdem wurde sie in die medizinische Bezeichnungsweise aufgenommen und wird auch heute noch in den meisten Beschreibungen und Erklärungen angewendet. Es hat aber auch nicht an Stimmen gefehlt, welche auf die Ungenauigkeit dieser Bezeichnung hingewiesen und vor ihrer Anwendung gewarnt haben (KRAUSE). SEMON (1) hat zahlreiche Messungen an Kehlköpfen ausgeführt und äußerte auf Grund seiner Bestimmungen Bedenken, ob der Ausdruck Kadaverstellung der Stimmlippen ein sehr bezeichnender und brauchbarer sei. Er kommt zu dem Ergebnis, daß die *Stellung* der *Stimmlippen* in der *Leiche* durchaus *nicht konstant* ist. Ähnliche Ansichten sprachen GROSSMANN, GOTTSTEIN, FEIN (1), BURGER (1), NEUMAYER u. a. aus. In jüngster Zeit noch hat SEUFFER in einer Arbeit, die die Stellung des Stimmbandes bei Recurrenslähmung behandelt, die mangelhafte Exaktheit des Ausdruckes Kadaverstellung gerügt.

Die Erwägung, daß es nicht angeht, eine Bezeichnung, die weder richtig noch genau ist, in wissenschaftlichem Sinne zu verwenden, hat FEIN veranlaßt, laryngoskopische Untersuchungen an der Leiche vorzunehmen. Dabei sollte vor allem festgestellt werden, ob die Stimmlippen nach dem Tode tatsächlich in einer bestimmten Stellung stehen und ferner, ob jene Stimmlippenstellung durch den Ausdruck „Kadaverstellung" präzis bezeichnet erscheint. An 50 Leichen wurden 88 laryngoskopische Untersuchungen zu verschiedenen Zeiten nach dem Tode und in verschiedenen Positionen vorgenommen. Dabei hat sich herausgestellt, daß die Stimmbänder kurze Zeit nach dem Tode in oder nahe der Mittellinie stehen. Mit dem Eintritt der Leichenstarre werden die Stimmlippen allmählich von der Medianlinie entfernt. Endlich hat sich gezeigt, daß die Weite der Glottis in der Leiche verschieden ist von derjenigen im ausgeschnittenen Kehlkopf. In diesem stehen nämlich die Stimmlippen in einer Zwischenstellung zwischen Median- und Auswärtsstellung. In der Leiche gibt es dagegen keine bestimmte Form der Glottis. Diese ist vielmehr beinahe ebenso vielgestaltig, wie die während des Lebens.

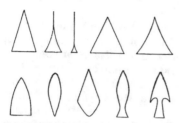

Abb. 3. Verschiedene Glottisformen im Kehlkopf der Leiche. (Nach J. FEIN.)

FEIN (2) hat (s. Abb. 3) 10 verschiedene Formen der Glottis wiedergegeben. Auf Grund dieser Befunde empfiehlt es sich, den Ausdruck Kadaverstellung, der nach Angabe zahlreicher Forscher nur geeignet ist, Verwirrung hervorzurufen, endgültig fallen zu lassen. FEIN (2) hat vorgeschlagen, an seiner Stelle von *Zwischenstellung* zu sprechen. Mit den drei Bezeichnungen *Auswärts-, Zwischen-* und *Medianstellung* kommt man im großen ganzen vollkommen aus und wo das nicht genügt, kann noch die Form der Glottis und die Entfernung der Stimmfortsätze von der Medianlinie angegeben werden.

III. Die Taschenbänder (falschen Stimmbänder) und der Morgagnische Ventrikel.

Bei den Taschenbändern handelt es sich um Schleimhautwülste, die reichlich *Schleimdrüsen* eingelagert enthalten. Eine eigene selbständige Beweglichkeit fehlt ihnen unter normalen Bedingungen vollkommen, da sich in ihnen bis auf sehr seltene Ausnahmefälle keine Muskelzüge befinden. Bei Einsetzen der Verengerung des Kehlkopfeinganges während des Schluckaktes werden die Taschenbänder einander nur genähert, während die Stimmlippen fest aneinander liegen. Gelegentliche klinische Beobachtungen weisen darauf hin, daß auch die Lücke zwischen den Taschenbändern verschlossen werden kann. Daß sie durch ihre Schwingungen die Kopfstimme erzeugen (SEGOND, KILLIAN u. a.) ist aber wenig wahrscheinlich, denn man kann mit Hilfe des Kehlkopfspiegels auch bei Falsetttönen die wahren Stimmlippen sehen. Ebenso entspricht es nicht den Tatsachen, daß bei diesem Register die falschen Stimmlippen an die wahren herabgezogen werden (MANDL, STOERCK). KATZENSTEIN (1) spricht von einem Auflegen der Taschenbänder auf die Stimmlippen beim „Falsett" des Hundes. Beim Übertragen solcher Ergebnisse auf die menschliche Stimmphysiologie ist aber die größte Vorsicht geboten! Die Feststellung, daß man die Stimmlippen auch beim Falsett vollkommen überblicken kann, macht alle Annahmen hinfällig, daß die Taschenbänder sich nur stellenweise den Stimmlippen anlegen, oder daß durch deren Berührung in einer ihrem Rande parallelen Linie künstliche Knotenlinien erzeugt werden, etwa in dem Sinne, wie der berührende Finger die Saite in Flageolettönen schwingen läßt. Letzteres ist bestimmt nicht möglich (vgl. hierüber das Kapitel: der Kehlkopf als Vorrichtung zur Erzeugung der Stimmlaute.)

Von mehreren Autoren (BRUNS, ROSSBACH, STOERCK) wurde angegeben, daß sich bei Lähmungen der einen Stimmlippe die andere leistungsfähige an das gegenüberliegende Taschenband anlegt. Mit hoher Wahrscheinlichkeit kann auf diese Weise Schall entstehen, denn es ist bekannt, daß auch beim Aneinanderlegen einer leistungsfähigen Stimmlippe an eine gelähmte, die letztere im Tempo der ersteren mitschwingen, was durch die periodischen Anstöße zu erklären ist. Die gelähmte Stimmlippe wird sich dabei wahrscheinlich wie ein Membran verhalten, an der Schwingungen erzwungen werden.

Die *Bedeutung der falschen Stimmbänder* für den Kehlkopf dürfte in ihrem *Reichtum* an *Schleimdrüsen* liegen, durch deren Sekret vor allem die Stimmlippen dauernd *feucht* gehalten werden. Daß an diese Befeuchtung auch die MORGAGNIschen Ventrikel und der unter den Stimmlippen gelegene Kehlkopfabschnitt teilnimmt, ergibt sich von selbst. Die durchströmende Luft bewirkt im Verein mit der Stimmlippenbewegung ständig eine rasche Verdunstung von Wasser, wodurch diese Teile sehr rasch austrocknen. Die schleimhaltige Flüssigkeit, die von den Drüsen dieser Gegend geliefert wird, ist zweifellos auch von einem gewissen Wert für den dichteren Abschluß der Stimmritze beim festen Aneinanderlegen der Stimmlippen. Der *Verschluß* wird auf diese Weise viel *besser gewährleistet* als wenn die *Stimmlippen trocken* wären.

Vom akustischen Standpunkte aus sind die MORGAGNIschen Ventrikel — wenigstens beim Menschen — sicher von untergeordneter Bedeutung. Es ist mehr als fraglich, ob in ihnen ein Eigenton entsteht, oder ob sie irgendwelche Partialtöne zu verstärken imstande sind. Anders liegen die Verhältnisse bei den zu tiefen Ausbuchtungen umgestalteten Ventrikelanhängen der *Anthropoiden*. Auch der Vergleich der Ventrikelräume mit einem Trompetenmundstück (MALGAIGNE), in welchem die schwingenden Zungen Spielraum finden, ist sicher ganz unzutreffend. Daß die Exkursionen der Stimmlippe durch das Vorhandensein der MORGAGNIcshen Ventrikel erleichtert werden, ist wohl anzunehmen.

IV. Die Innervation des Kehlkopfs.

A. Die periphere Innervation des Kehlkopfs.

Daß bisher auf dem Gebiet der peripheren Innervation des Kehlkopfs noch keine einheitlichen Ergebnisse erzielt wurden, hat seinen Grund nicht allein in der außerordentlich verwickelten Anordnung der Nerven, die aus den verschiedensten Fasern zusammengesetzt sind. Erschwerend ist, daß die Nervenversorgung bei den einzelnen Arten außerordentlich *schwankt* und daß sie auch bei ein und derselben Art *individuell* verschieden ist. Hierzu kommt, daß man die an Tieren gewonnenen Erfahrungen nur sehr bedingt auf den Menschen übertragen kann, weil sich dessen Kehlkopf in der Feinheit seines Baues und in seiner Leistungsfähigkeit vor allen anderen auszeichnet. Eine weitere, nicht zu unterschätzende Schwierigkeit liegt darin, daß die einzelnen Untersucher,

Physiologen sowohl wie Laryngologen, nicht immer zu übereinstimmenden Ergebnissen gekommen sind. So ist es natürlich nicht leicht, sich aus den schwankenden Angaben ein zutreffendes Bild zu machen. Aufgabe der vorliegenden Untersuchung sollte es daher sein, mit besonderem Nachdruck alle diejenigen Ergebnisse herauszugreifen, die als *absolut feststehende* zu betrachten sind.

Der Kehlkopf erhält (s. Abb. 4) von jeder Seite zwei Nerven, den N. laryngeus superior und inferior, die sich auf das feinste verästeln. Ihre zarteren

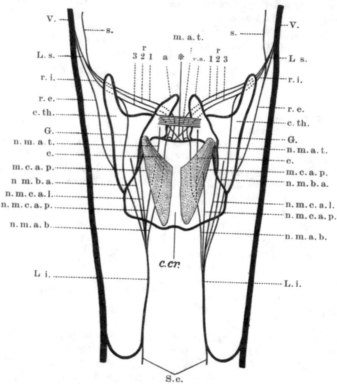

Abb. 4. Verlauf und Anordnung der motorischen und sensiblen Nerven des menschlichen Kehlkopfs. (Nach ONODI.)
V. bedeutet Vagus, Ls. N. laryngeus superior, r. i. dessen Ramus internus, r. e. dessen Ramus externus, S. die Verbindung mit dem sympathischen Nervensystem, r_1, r_2, r_3 Schleimhautzweige des Laryngeus superior, G. Galensche Schlinge, c. th. Schildknorpel, c. a. Gießbeckenknorpel, c. cr. Ringknorpel, m. c. a. l. Musculus cricoarytaenoideus lateralis, m. c. a. p. Musculus cricoarytaenoideus posterior, m. a. t. Musculus arytaenoideus transversus, L. i. N. laryngeus inferior, n. m. a. t. Nervenast zum Musculus arytaenoideus transversus, c Verbindungszweig, n. m. c. a. p. Nervenast zum Musculus cricoarytaenoideus posterior, n. m. c. a. l. Nervenast zum Musculus cricoarytaenoideus lateralis, n. m. t. a. Nervenast zum Musculus thyreoarytaenoideus, S. c. Verbindung des N. laryngeus inferior mit dem Sympathicus, * Kreuzung der sensiblen Fasern.

Verzweigungen weisen weitgehende individuelle Unterschiede auf. Bemerkenswert ist nun, daß diese untereinander vielfach Verbindungen eingehen und nicht streng auf der gleichen Seite bleiben. Sie greifen vielmehr auf die Gegenseite über, und zwar ist dies besonders häufig bei den sensiblen Ästen der Fall.

Auch zwischen oberen und unteren Kehlkopfnerven sind Verbindungen festgestellt worden. Besonders interessant ist jener als GALENsche Schlinge bekannte Ast, der vom Ramus internus des Laryngeus superior zum Recurrens zieht.

An dieser Stelle sei gleich auf einige interessante Abweichungen in der Nervenversorgung des Kehlkopfs innerhalb der Tierreihe aufmerksam gemacht. So besitzen Hund und Kaninchen einen eigenen N. laryngeus medius, den EXNER (1) zuerst beschrieben hat. Es handelt sich um einen besonderen Ast des Ramus pharyngeus vagi, für den beim Menschen wohl funktionell gleichwertige Fasern vorhanden sind, die sich indessen zu keinem besonderen Nervenstamm zusammenschließen. Weiter sei darauf hingewiesen, daß beim Hunde ein besonderer Verbindungsast zwischen dem Ramus pharyngeus vagi und dem Laryngeus inferior gefunden wurde.

Der Nervus *Laryngeus superior* wie *inferior* sind *Äste* des *Vagus*. Es sind gemischte Nerven, die sich aus *motorischen, sensiblen* und *parasympathischen* Anteilen zusammensetzen und überdies auch noch *sympathische* Fasern enthalten, die sich ihnen vorwiegend aus dem Ganglion cervicale supremum beimengen. Bevor die Funktion dieser Nerven auseinandergesetzt wird, sei hier noch einiges von der Anatomie und Physiologie des Vaguszentrums und des -stammes gesagt, von der Anatomie allerdings nur soviel, als zum Verständnis der physiologischen Verhältnisse unbedingt erforderlich ist.

1. Die Vaguszentren.

Der Vagus entspringt (vgl. L. R. MÜLLER) mit 12—18 feinen Wurzelfäserchen in einer Furche hinter der Olive aus dem verlängerten Mark (s. Abb. 5). Die zarten Bündel vereinigen sich zu einem gemeinsamen Strang und bilden noch innerhalb der Schädelhöhle das *Ganglion jugulare.* Nach Abgabe von zwei Ästen, des Ramus meningeus posterior und des Auricularis durchsetzt er ein *zweites* Ganglion, das *Ganglion nodosum.* Zwischen Vagus und dem anliegenden Glossopharyngeus und Accessorius, sowie dem Ganglion cervicale superius N. sympathicus bestehen zahlreiche Anastomosen.

Für die drei verschiedenen Funktionen des Vagus, nämlich die *motorische, sensible* und *vegetative* gibt es auch drei verschiedene *Kerne* im verlängerten Mark. Als *motorischer Kern* für die quergestreifte Muskulatur des Schlund- und Kehlkopfs ist der *Nucleus ambiguus* anzusehen, der dorsal von der Olive gelegen ist, sich aber ventral von den übrigen Vaguskernen befindet. Dieser Kern enthält große multipolare Ganglienzellen, vollkommen vom Typus der im Vorderhorn des Rückenmarkes befindlichen, so daß man sagen kann, daß er die Fortsetzung der Vordersäule in der Medulla oblongata darstellt. Die Beziehung dieser Stammganglien zum N. recurrens geht nach den Versuchen von KOHNSTAMM daraus hervor, daß nach Durchschneidung des N. recurrens eine ausgesprochene Entartung der Zellen im Nucleus ambiguus einsetzt.

Von diesem Kern strahlen die Nervenfasern dorsal- und leicht medialwärts nach dem dorsalen Vaguskern, biegen aber, bevor sie ihn erreichen, scharf ab und schließen sich seinen Fasern an (s. Abb. 6). Mit diesen durchbrechen sie gemeinsam das spinale Trigeminusfeld. Nach Durchschneidung des N. vagus verfällt aber nicht nur der Nucleus ambiguus der Tigrolyse, sondern auch eine große Ganglienzellengruppe am Boden des 4. Ventrikels lateral vom Hypoglossuskern wie BUNZL-FEDERN und VAN GEHUCHTEN nachgewiesen haben. Dadurch war erwiesen, daß auch diese Gruppe von Ganglienzellen, der sogenannte *dorsale Vaguskern* zentrifugale Fasern aussendet. Nach Durchschneidung des *Recurrens* allein bleiben die Zellen dieses Kerns indessen unverändert. Wohl aber kommt es zu ihrer Entartung, wenn der Vagus unterhalb des Abganges des Recurrens *durchschnitten* wird. So bleibt, wie KOHNSTAMM und WOLF-STEIN nachgewiesen haben, als Funktion für den dorsalen Vaguskern nur die *motorische Innervation* von *visceralen* Organen. Diese Annahme wird auch von MOLHANT geteilt. Die Ganglienzellen des dorsalen oder, wie er vielleicht besser genannt wird, *visceralen* Vaguskerns unterscheiden sich von denen des Nucleus ambiguus durch *Größe* und *Form*. Die Ganglien des Nucleus ambiguus sind viel-größer, multipolar und haben lange Fortsätze. Die Zellen des Nucleus visceralis sind klein und weisen manchmal gar keine Fortsätze auf.

Die *sensiblen* Bahnen des Vagus, welche die Empfindungen vom Schlund und Kehlkopf, von der Trachea und den Bronchien nach dem Gehirn leiten.

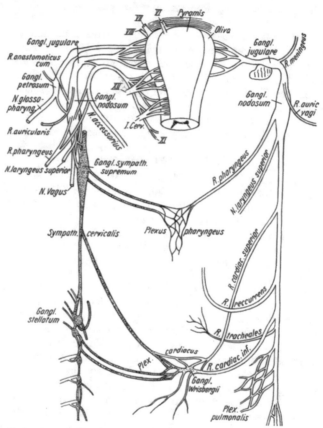

Abb. 5. Schematische Darstellung des Nervus vagus und seiner Äste und deren Beziehungen zum Grenzstrang des Sympathicus. (Aus L. R. MÜLLER: Lebensnerven. Berlin 1924.)

haben ihr trophisches Zentrum in den beiden Ganglien, die der Vagus durch-setzen muß, nämlich dem Ganglion jugulare und nodosum. Von da ziehen die sensiblen Fasern, dorsal von den motorischen und visceralen Fasern gelegen, zum Fasciculus solitarius. Sie endigen hier aber nicht unmittelbar in Ganglien-zellen, sondern verlaufen, ähnlich wie die Bahnen des Trigeminus, im Solitär-bündel noch nach abwärts, um erst weiter unten im Nucleus fasciculi solitarii zu endigen. Auf Grund der Durchschneidungsversuche von MOLHANT sind wir unterrichtet, daß die sensiblen Äste des Ramus pharyngeus, des N. laryngeus medius und des Recurrens zu den Ganglienzellen des Ganglion jugulare in Beziehung stehen.

Ein Vergleich der Anlage der drei verschiedenen Kerngruppen des Vagus im verlängerten Mark mit den motorischen, sensiblen und visceralen Kernen in der grauen Substanz des Rückenmarks lehrt, daß die Anordnung der Vaguskerne durchaus derjenigen der spinalen Kerngruppen entspricht.

Von der Funktion der Nerven (s. Abb. 7) kann man heute mit Sicherheit

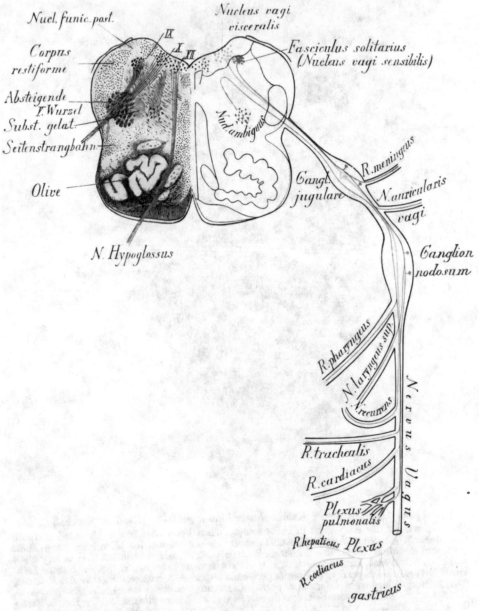

Abb. 6. Durchschnitt durch die Ursprungskerne des Vagus im verlängerten Marke (motorische Bahnen blau, viscerale Bahnen grün, sensible Bahnen rot). (Nach L. R. Müller: Das vegetative Nervensystem. Berlin 1920.)

aussagen, daß der *N. laryngeus inferior* sive recurrens *hauptsächlich* als *motorischer*, der *N. laryngeus superior vorwiegend* als *sensibler Nerv* des Kehlkopfs zu betrachten ist. Diese Befunde sind erhärtet worden durch *direkte Reizung* der Nerven, und zwar sowohl des zentralen, als auch peripheren Anteils gesondert für sich, mittels *Durchschneidung* der Nerven und Beobachtung der

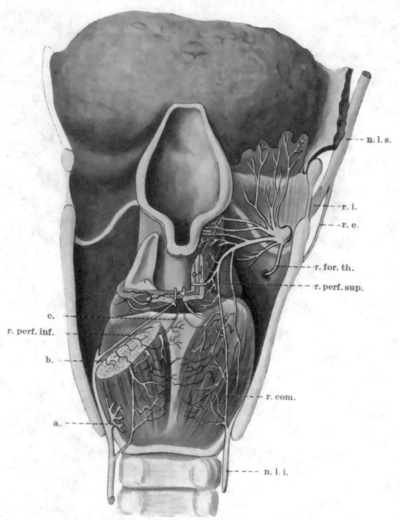

Abb. 7. Menschlicher Kehlkopf von hinten gesehen. (Nach S. EXNER.)
Die Verbreitung der Nerven ist in halbschematischer Weise angegeben. Um die innerhalb der Muskeln gelegenen Äste und Anastomosen zu zeigen, ist der M. cricoarytaenoideus post. und M. interarytaenoideus durchschnitten dargestellt. n. l. s. bedeutet Nervus laryngeus superior, r. i. dessen Ramus internus, r. e. dessen Ramus externus, r. for. th. Ramus foraminis thyreoideae, r. perf. sup. Ramus perforans superior, r. com. GALENsche Anastomose, n. l. i. Nervus laryngeus inferior, r. perf. inf. Ramus perforans inferior, a. Zweig des N. laryngeus inf., der sich vom Seitenrande aus in den M. cricoarytaenoideus begibt, b. Zweig desselben Nerven, der von vorne her in den Muskel eintritt, c. Ast des Ramus communicans, der gemeinschaftlich mit dem symmetrischen der anderen Seite dem M. interarytaenoideus und dem obersten Rande des Ringknorpels in die Schleimhaut der Kehlkopfhöhle dringt, und der zur Bildung des oberen Bogens wesentlich beiträgt.

darauffolgenden Degeneration des Muskels und endlich durch *klinische Befunde*. Zerstörung des einen N. recurrens führt zum Stillstand in der Beweglichkeit der gleichseitigen Stimmlippe, Zerstörung des Laryngeus superior führt zur Aufhebung der Kehlkopfreflexe und bedingt gleichzeitig durch Lähmung des M. cricothyreoideus eine Veränderung der Stimme, was sich darin äußert, daß diese dann rauh und heiser wird. Wie bereits erwähnt wurde, handelt es sich beim M. cricothyreoideus in der Hauptsache um den Spanner der Stimmlippen.

2. Die motorischen und sensiblen Anteile in den Kehlkopfnerven.

a) Nervus laryngeus superior.

Es wurde bereits darauf hingewiesen, daß der N. laryngeus nicht allein aus *sensiblen* Fasern besteht, sondern auch *motorische* enthält. Der motorische Anteil des N. laryngeus superior zieht zum Kehlkopf in einem besonderen Zweige. der als *Ramus externus* bezeichnet wird. An ihm hat wohl zuerst LONGET (2) experimentiert, der am Hunde beobachtete, daß nach Durchschneidung dieses Nervenzweiges das Gebelle rauh wurde.

Dieser Befund wurde später von G. SCHMIDT in VIERORDTS Laboratorium bestätigt und gleichzeitig dargetan, daß der gleiche Erfolg auch durch Ablösung des Muskels selbst erzielt werden kann. Die Stimmlippe der betreffenden Seite hängt schlaff herab und kann nicht mehr straff angezogen werden. Außerdem wurde beobachtet, daß die Exaktheit ihrer Bewegungen erheblich eingebüßt hat. Die Stimme wird deutlich tiefer, besonders wenn der Muskel auf beiden Seiten durchschnitten ist. Dieses Ergebnis ist ohne weiteres verständlich, weil wir ja wissen, daß eine Erhöhung des Tones verknüpft ist mit einer strafferen Spannung der Stimmlippen. Zu einem ähnlichen Ergebnis in der Änderung der Stimme führten auch die Beobachtungen von Neurologen und Klinikern in Fällen von isolierter Lähmung des M. cricothyreoideus beim Menschen.

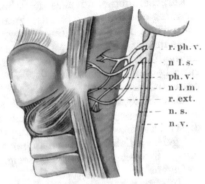

Abb. 8. Kehlkopf des Hundes mit seinen Nerven. (Nach S. EXNER.)

r. ph. v. bedeutet Ramus pharyngeus vagi, n. l. s. Nervus laryngeus superior, ph. v. ein zum unteren Teile der Pharynxmuskulatur gehender Ast des Ramus pharyngeus vagi, n. l. m. Nervus laryngeus medius, r. ext. Ramus externus nervi laryngei sup., n. s. Nervus sympathicus, n. v. Nervus vagus.

In Übereinstimmung zu den Erfahrungen, die nach Durchschneidung dieses Nerven gemacht wurden, ist zu erwarten, daß durch seine elektrische Reizung die Stimmlippe *gespannt* wird. Dies geschieht natürlich auf die bekannte Weise durch Annäherung des Schildknorpels an den Ringknorpel [LONGET (2). JELENFFY (1), SCHECH].

Bekanntlich entarten Muskeln nach Durchschneidung des Nerven, der sie versorgt. Deshalb degeneriert auch der Cricothyreoideus, wenn sein Nerv durchtrennt wird. MANDELSTAMM hat nun gefunden, daß dieser Muskel bei einigen Tieren nach Durchschneidung des Laryngeus superior *nicht* entartet. EXNER (1) erklärte diese Erscheinung mit Hilfe der von ihm entdeckten Tatsache, daß beim Hund und beim Kaninchen noch ein besonderes als Laryngeus medius bezeichnetes Nervenstämmchen zum gleichen Muskel tritt (s. Abb. 8). Der Cricothyreoideus wird also hier von zwei Anteilen versorgt, von denen der eine dem N. laryngeus superior, der zweite dem N. laryngeus medius zugehört.

Von einem gewissen Interesse ist die Frage, wie weit der Laryngeus superior die Stimmritzenweite *direkt* zu beeinflussen vermag. Das kann natürlich nur durch seinen Ramus externus geschehen, der den M. cricothyreoideus versorgt.

Bei Reizung der beiden Rami externi werden die Stimmlippen einander nur dann genähert, wenn die Stimmfortsätze sich vorher in einer größeren Entfernung voneinander befanden. Ein Verschluß der Glottis wird durch Wirkung des M. cricothyreoideus allein natürlich nicht herbeigeführt. Nach den Angaben von KUTTNER und KATZENSTEIN (1) kommt es bei *beiderseitiger* Zusammenziehung der Mm. cricothyreoidei zu einer geringen Verschmälerung der Stimmritze, bei *einseitiger* werden die Stimmbänder nur parallel zueinander eingestellt. In diesem Verhalten ist natürlich noch kein eigentlicher Adduktionsvorgang zu erblicken, sondern es handelt sich vielmehr um eine Verschiebung der beiden Stellknorpel gegeneinander, bewirkt durch Vergrößerung der Entfernung Lamina cricoidea-Schildknorpel.

Bemerkenswert ist, daß bei durchschnittenem Recurrens die Glottis noch etwas weiter wird, wenn man auch noch den *Laryngeus superior* durchschneidet. Wahrscheinlich handelt es sich aber bei dieser Erscheinung nicht um eine Beeinflussung des Ramus externus, denn man kommt zu dem gleichen Ergebnis, wenn man nach Durchschneidung bzw. bei Lähmung des Recurrens die Kehlkopfschleimhaut kokainisiert (v. MERING und ZUNTZ). Daraus geht hervor, daß es nicht die *direkte Entnervung* des Cricothyreoideus ist, welche die Glottiserweiterung herbeiführt, sondern die *Lähmung der sensiblen Endigungen* in der Schleimhaut, durch welche die *Kehlkopfreflexe* aufgehoben werden.

Die Bedeutung des Laryngeus superior für den Kehlkopf liegt — abgesehen von der Innervation des M. cricothyreoideus — in der sensiblen Versorgung dieses Organs. Die Untersuchung der Kehlkopfempfindlichkeit beruht zum Teil auf gelegentlichen Beobachtungen und bedarf noch ihrer ausführlichen Bearbeitung. Freilich sind die Schwierigkeiten, die dabei zu überwinden sind, keine geringen.

IWANOFF hat die Methoden zur Prüfung der Sensibilität des Kehlkopfes zu vervollkommnen gesucht. Er findet, daß die Empfindungsarten ungefähr derjenigen der Haut entsprechen. Wie im Nasenrachenraum spielen auch hier Reflexe eine große Rolle. Darum aber von einer eigenen „Reflexempfindung" zu sprechen, entbehrt jeglicher Begründung. Die feinste Tastempfindlichkeit besitzt die Hinterwand des Kehlkopfes. Dann folgen der Reihe nach: Rückseite der Epiglottis, Stimmlippenränder, Taschenbänder, Plicae aryepiglotticae, Stellknorpel. Berührungen werden einige Sekunden nachempfunden. Der *Temperatursinn* wurde mit Hilfe von Thermoden geprüft. Zwischen 25—35⁰ C tritt noch keine Empfindung auf. Unter 25⁰ tritt Kälte, über 35⁰ C Wärme und über 70⁰ Hitzeempfindung auf. Bei mäßiger Kälte und Wärme sind Unterschiede von 1⁰ erkennbar, bei über 60⁰ allerdings nur noch solche von 4—5⁰.

Einige Angaben über die Empfindlichkeit des Larynx werden bei den Kehlkopfreflexen gemacht. Den sensiblen Fasern des Laryngeus superior kommt aber außer der Vermittlung von Empfindungen auch noch eine weitere Bedeutung zu, auf die EXNER (1) als erster hingewiesen hat. EXNER (1) fand nämlich, daß *nach Durchschneidung des Laryngeus superior* sämtliche Muskeln degenerieren, die vom *Recurrens* innerviert werden. Zu dem gleichen Ergebnis kam MÖLLER bei Versuchen an Pferden. Vielfach tritt aber auch nach Durchschneidung des Laryngeus superior sofortige fast vollständige Lähmung der Stimmlippenmuskeln ein. Allerdings scheinen diese beiden Befunde EXNERS (Lähmung der Stimmlippenmuskeln mit nachfolgender Degeneration) *nicht ganz konstant* zu sein. H. MUNK (2) und seine Schüler BREISACHER und GÜTZLAFF haben während des Lebens weder Lähmung noch Degeneration gesehen. Dieser

Widerspruch kann möglicherweise auf der von MANDELSTAMM, ÓNODI (4) u. a. sichergestellten Überschreitung der Medianlinie durch die Nerven beruhen, die besonders für die Superiorfasern gilt. In diesem Falle ist verständlich, daß die Degeneration der Muskeln nicht eintrat, da es sich stets um *einseitige* Durchschneidung des Laryngeus superior handelte. An der Tatsache der einseitigen Stimmbandlähmung, wie der Muskelentartung nach einseitiger Durchschneidung des N. laryngeus superior läßt sich jedenfalls nicht zweifeln, um so weniger, als EXNER (5) selbst konstatiert hat, daß Lähmung wie Degeneration auch ausbleiben können.

Die ursprüngliche Vermutung EXNERS, daß der Laryngeus superior ein *motorischer* Nerv sei, erwies sich als falsch. EXNER (2) selbst hat von dieser Annahme Abstand genommen, sowie er sich überzeugt hatte, daß die periphere Reizung dieses Nerven zu keiner Muskelzusammenziehung führt (abgesehen von der des M. cricothyreoideus). Es handelt sich also in den früher angegebenen Erscheinungen um einen sehr viel verwickelteren Vorgang, nämlich um die Beeinflussung der Tätigkeit der motorischen Zentren durch Einlangen zentripetaler Erregungen. Zur Kennzeichnung der Abhängigkeit der Bewegungsfähigkeit von der Sensibilität, die schon MAGENDIE und BELL beobachtet hatten, prägte EXNER (4) den Ausdruck der *Sensomobilität*.

Bei der Entartung der Muskeln handelt es sich um eine Inaktivitätsatrophie. Eine Untersuchung der Pferdekehlköpfe, deren Muskeln während des Lebens gelähmt waren, durch PINELES ergab, daß die Degeneration solcher Muskeln unter einem etwas anderen Bilde auftritt als die nach Durchschneidung des Laryngeus inferior. Nach Durchschneidung des N. laryngeus superior fand sich teils eine Quellung, teils eine Schrumpfung der Fasern, während die Resektion des Laryngeus inferior wohl zu einer Veränderung im Muskelparenchym, vor allem aber zu krankhaften Vorgängen im interstitiellen Gewebe führte.

b) Nervus laryngeus inferior.

Von der motorischen Funktion dieses Nerven ist bereits gesagt worden, daß er *sämtliche Muskeln* des *Kehlkopfs* mit *Ausnahme* des *M. cricothyreoideus* innerviert. Nach Durchschneidung der beiden Nn. laryngei inferior. verhalten sich erwachsene und junge Tiere ganz verschieden. Das Leben erwachsener Tiere wird dadurch kaum gefährdet, wohl aber das von jungen Tieren. Schon LEGALLOIS sah danach bei jungen Hunden Erstickung eintreten. Katzen von 3 Wochen Alter starben nach dieser Operation binnen wenigen Tagen. 3 Monate alte Tiere erlagen dagegen nur dann, wenn sie heftige Bewegungen machen mußten. Doch verhalten sich verschiedene Tiergattungen dem Eingriff gegenüber ungleich. Bei Kaninchen ist die Gefahr geringer, bei Pferden sehr viel größer; es folgt Kehlpfeifen und Tod (GÜNTHER). Bei den angeführten Unterschieden spielt sicherlich auch die Ausführung der Operation eine Rolle. Oft dürften die Fälle durch Reizungserscheinungen von der Wunde und vom übrig gebliebenen Nervenstumpf aus kompliziert worden sein.

Nach *Durchschneidung* der beiden *Nn. recurrentes* erfolgt der *Tod* durch *Erstickung*. Es kann nämlich dann die Stimmritzenweite nicht über etwa 2—3 mm verbreitert werden. Diese genügt wohl bei der ruhigen Atmung, nicht aber, wenn das Tier genötigt ist, heftiger zu atmen, wie z. B. bei größerer Arbeitsleistung. In solchen Fällen kann es bei jugendlichen Individuen geschehen, daß der weiche Kehlkopf kollabiert und bei heftiger Einatmung ventilartig vollkommen verschlossen wird. In zwei Fällen ist die Gefahr besonders groß: wenn nämlich das Tier zu schreien versucht, oder aber der M. cricothyreoideus sich zu kontrahieren beginnt, dessen Antagonisten jetzt vollkommen ausgeschaltet sind. In letzterem Fall werden die Stimmlippen gestrafft und dabei einander etwas genähert, so daß das Hindernis für den Luftstrom noch weiter vergrößert wird.

Daß nach vollkommener Durchtrennung des N. recurrens die Stimme entweder sehr geschwächt wird, oder aber vollkommen versagt, ist nicht weiter verwunderlich, da der einzige übriggebliebene leistungsfähige M. cricothyreoideus die Stimmlippen wohl zu spannen, nicht aber bis zum *Glottisschluß* einander zu nähern vermag.

Die Frage, ob der Recurrens auch *zentripetale* Fasern führt, war lange umstritten. Von neueren Autoren haben SEMON und HORSLEY (3), BURGER (2), LUC, GROSSMANN (5), ÓNODI (5) und M. SCHMIDT den Recurrens für *rein motorisch* erklärt, während VALENTIN, LONGET (2), ROSENTHAL, BURKART, KRAUSE, MASINI (3), LÜSCHER, TRIFILETTI, KOKIN, SCHROETTER, RÉTHI (4) und KATZENSTEIN (1) für seine gemischte Natur eintraten.. Es unterliegt keinen Zweifel, daß es vollkommen verfehlt ist, den Recurrens für einen *rein motorischen* Nerven zu erklären, denn es sind ja in ihm Anteile des vegetativen Nervensystems vorhanden. Es fragt sich also nur, ob er sensible Fasern enthält oder nicht, und das ist doch wohl im allgemeinen zu bejahen. RÉTHI (4) zeigte, daß beim Hunde die sensiblen Fasern des Recurrens aus dem N. laryngeus superior stammen und durch den Ramus communicans zum Laryngeus inferior gelangen. Die sensible Funktion des Recurrens erlischt nämlich sofort, sowie der Ramus communicans durchschnitten wird. Dieses Ergebnis konnte von KATZENSTEIN (1) bestätigt werden. Auch er fand, daß bei Reizung des Recurrens die Tiere nur solange Schmerzensschreie von sich geben, als der Ramus communicans noch erhalten ist. Reizt man also das zentrale Ende des N. recurrens nach Durchschneiden des Ramus communicans, so empfindet der Hund keinen Schmerz. Weil die sensiblen Fasern im Recurrens vom Laryngeus superior von der Anastomose dieser zwei Nerven herstammen, wurde von der Sensibilität des Laryngeus inferior stets als von einer „erborgten" gesprochen.

Die Verteilung der sensiblen Fasern im Recurrens wechselt etwas mit der Tierart. So liegen die Verhältnisse bei der Ziege ganz gleichartig wie beim Hund. Bei Katze und Kaninchen dagegen führt der Recurrens noch in seinem ganzen Verlaufe neben *motorischen* auch *sensible* Fasern. Reizt man nämlich bei der Katze den *intakten Recurrens*, so kommt es zur Abduktion beider Stimmbänder, reizt man den *zentralen* Stumpf des durchschnittenen Recurrens, so wird auf reflektorischem Wege die Stimmlippe der entgegengesetzten Seite abduziert. Für diesen Erfolg ist es gleichgültig, ob der Nerv hoch oder tief durchschnitten wird. P. SCHULTZ und DORENDORF kamen zu dem gleichen Ergebnis wie KATZENSTEIN (1).

Ob im Recurrens des *Menschen* zentripetale Nerven vorkommen, ist völlig unentschieden. Ebenso ist die Frage noch völlig offen, um was für Arten von sensiblen Nerven es sich im Recurrens handelt, Tast-, Temperatur-, zentripetale Muskel- oder Gelenknerven.

Mannigfache Beziehungen hat der Laryngeus inferior als sensibler Nerv auch zum Schluckakt. Unter Benützung seiner zentripetalen Fasern kann nämlich der Schluckakt ausgelöst werden. Hauptsächlich geschieht dies, wie schon an anderer Stelle dieses Handbuches auseinandergesetzt wurde, durch Fasern des Laryngeus superior, doch ist bei einigen Tieren der Inferior sicher auch beteiligt.

3. Die Anteile des vegetativen Systems in den Kehlkopfnerven.

Über das Vorhandensein von Fasern des vegetativen Nervensystems in den an den Kehlkopf herantretenden Nerven braucht wohl nicht mehr gestritten zu werden. Sie finden sich sowohl im Laryngeus superior als auch inferior und entstammen, soweit es sich um parasympathische Anteile handelt, dem visceralen Vaguskern, soweit es sympathische sind, vorwiegend dem Ganglion cervicale supremum. ÓNODI (4) hat angegeben, daß eine Verbindung zwischen N. laryngeus superior und dem Ganglion cervicale superior bzw. dem N. cardiacus sup. sympathici besteht. Von diesen beiden aus wird auch der N. laryngeus inferior mit sympathischen Elementen versorgt, häufig aber auch noch aus dem Ganglion cervicale inferius. Von besonderer Bedeutung ist der Befund ÓNODIS, daß die verschiedenen Zweige des N. laryngeus inferior ganz *ungleichmäßig mit sympathischen* Elementen ausgestattet sind. Man kann die Äste des Recurrens in zwei Hauptbündel teilen, von denen das eine zum M. cricoarytaenoideus posterior zieht, also die Erweiterung der Stimmritze veranlaßt, während das zweite den Cricoarytaenoideus anterior und lateralis versorgt, also zur Verengerung der Glottis Anlaß gibt. Um diese beiden auch sprachlich auseinander zu halten, wurde stets von einem respiratorischen und phonatorischen Bündel gesprochen. Besonders reich an sympathischen Elementen ist der zum M. cricoarytaenoideus posterior ziehende Ast. So ließ sich z. B. beim Pferde, wo sich die zu den Antagonisten ziehenden Bündel leicht voneinander sondern lassen, feststellen, daß das Atmungsbündel außerordentlich reich an sympathischen Verbindungen ist, während dies beim Stimmbündel nicht der Fall ist. Das erstere wies 8, das letztere bloß 2 Verbindungen mit dem Sympathicus auf (mittels Ansa Vienssenii und Ramus cardiacus). Zu gleichen Ergebnissen wie ÓNODI (4) gelangte auch BROEKART (1, 2), der sogar von einem Plexus sympathicus recurrentis spricht.

Bei makroskopischer Präparation des N. recurrens fand L. R. MÜLLER ein feines Ästchen, das bis zum Isthmus der Schilddrüse hin verfolgt werden konnte und in einem feinen Knötchen endigte, das schöne multipolare sympathische Ganglienzellen enthielt. GERONZI stellte Ganglienzellen im Perimysium internum der Mm. cricoarytaenoideus posterior, thyreoarytaenoideus und cricothyreoideus fest, die offenbar sympathischer Natur sind.

Während die Anwesenheit von Elementen des vegetativen Nervensystems in den zum Kehlkopf ziehenden Nerven sichergestellt ist, herrscht noch keine Klarheit über ihre Funktion.

In Analogie mit den an anderen Organen gemachten Erfahrungen ist in erster Linie an eine *vasomotorische* Tätigkeit zu denken. Bekanntlich vermittelt den *parasympathischen Anteil* die *Erweiterung*, der *sympathische* Anteil die *Verengerung* der Gefäße. Ebenso wird es auch beim Kehlkopf sein, daß nämlich die Gefäße der Schleimhaut und der Muskeln mit den entsprechenden Nerven versorgt sind. Ansätze zu einer experimentellen Bestätigung dieser Annahme liegen seit langem vor, ebenso sprechen zahlreiche pathologische Fälle für ihre Richtigkeit (AUBERT und ROEWER). Das Ergebnis einer größeren Anzahl von Untersuchungen (vgl. SCHULTZES Zusammenfassung) ist die Feststellung, daß sich Gefäßnerven sowohl im N. laryngeus superior als auch inferior finden. Bemerkenswert ist, daß im Laryngeus superior die Dilatatoren, im inferior die Constrictoren überwiegen. Die Gefäßerweiterer stammen aus dem Vagus, während die Gefäßverengerer ihr Zentrum im oberen Brustmark haben, von wo die Fasern durch die Rami communicantes zum Ganglion thoracicum sup. und von hier auf dem Wege über die Ansa Vieussenii und das Ganglion cervicale inf. zum Recurrens gelangen. Reizt man diese Fasern, so kommt es zum Erblassen der Schleimhaut. Diese Beobachtungen verdanken wir vor allem HÉDON (1, 2), der Hunde als Versuchstiere benützte. Bemerkenswert ist, daß auch die Reizung des peripheren Endes des Vagosympathicus Erblassen der Schleimhaut herbeiführte. Diese Feststellung steht in guter Übereinstimmung zu den bisherigen Erfahrungen bei gleichzeitiger Reizung von parasympathischen und sympathischen Nervenfasern, die sich ja nebeneinander im Vagosympathicus befinden. Es überwiegen nämlich in diesem Falle zuerst immer die sympathischen Nerven, welche die Gefäßverengerung herbeiführen.

BROECKART (1, 2) hat darauf aufmerksam gemacht, daß der Kehlkopf unabhängig von den angeführten Bahnen auch noch auf anderem Wege sympathische

Fasern erhält. Es handelt sich nämlich um Nervengeflechte, welche aus dem Ganglion cervical. sup. stammen, die Gefäße umspinnen und mit diesen zur Kehlkopfmuskulatur und -schleimhaut gelangen. Vasomotoren soll auch die GALENsche Anastomose enthalten, jene merkwürdige Verbindung zwischen N. laryngeus superior und inferior, und zwar Vasodilatatoren, die zugleich mit sensiblen Fasern zum Laryngeus inferior ziehen.

Die Bedeutung der Gefäßnerven für die Ernährung der Organe ist hinlänglich bekannt. Es läßt sich also wohl denken, daß jegliche Alteration dieser Nerven die versorgten Gebiete aufs schwerste schädigen muß. Auf die Bedeutung dieser Tatsache soll noch bei der Besprechung der Muskellähmungen hingewiesen werden.

Aus den anatomischen und experimentellen Befunden läßt sich also mit Sicherheit entnehmen, daß die Anteile des vegetativen Nervensystems in den Kehlkopfnerven der Gefäßinnervation dienen. Ob sie auch für den *Tonus der Muskeln* von Bedeutung sind, läßt sich fürs Erste weder behaupten noch verneinen, da dafür jegliche experimentelle Grundlage fehlt. Nach neueren Forschungen (BOEKE, DE BOER, E. FRANK) dringen Anteile des autonomen Nervensystems in das Sarkoplasma der quergestreiften Muskeln ein. Ihre Aufgabe soll sein, einen bestimmten Tonus zu gewährleisten. Es unterliegt keinem Zweifel, daß bei einem so komplizierten Muskelapparat wie er sich im Innern des Kehlkopfs findet, der Tonus der einzelnen Muskeln von größter Bedeutung ist. Wie und in welchem Umfange er gewährleistet wird, muß die weitere Forschung ergeben.

An der direkten motorischen Innervation des Kehlkopfes sind natürlich die Anteile des vegetativen Systems *nicht* beteiligt. ÓNODI (6) hatte nämlich durch faradsche Reizung des doppelten sympathischen Grenzstranges zwischen Ganglion cervic. inf. und oberstem Brustganglion motorische Effekte, meist Stimmbandadduction erhalten und daraus auf die Beteiligung des Sympathicus an der motorischen Innervation des Kehlkopfes geschlossen. Die Unhaltbarkeit dieser Auffassung wurde von GROSSMANN (2) und P. SCHULTZ erwiesen, die gleichzeitig als Ursache für die Ergebnisse von ÓNODI (6) Stromschleifen ansprachen.

Die Frage, welchen Einfluß die Kehlkopfnerven auf das Wachstum des Kehlkopfes nehmen, hat v. ELISCHER beantwortet. Werden bei einem im Wachstum befindlichen Hunde einzelne Kehlkopfnerven ausgeschaltet, oder wird der M. cricothyreoideus entfernt, so treten dieselben Erscheinungen in der Bewegung der Stimmlippen und in der ganzen Kehlkopffunktion auf, wie sie im gleichen Falle bei vollkommen ausgewachsenen Hunden zur Beobachtung gelangen. Das Wachstum des Kehlkopfes bzw. der Knorpel, erfährt insofern eine Veränderung, als nach Resektion der motorischen Nerven oder Entfernung der Mm. cricothyreoidei die Masse der einzelnen Knorpel wahrscheinlich wegen der fehlenden Muskelfunktion im Wachstum etwas zurückbleiben. Der ganze Kehlkopf wird dadurch etwas kleiner. Von besonderer Wichtigkeit ist aber das Zurückbleiben im Längenwachstum der Stimmlippen, das wahrscheinlich durch den Ausfall der Funktion des M. cricothyreoideus bedingt ist.

4. Die späteren Wirkungen der Lähmung der Kehlkopfnerven.

Nach der Durchschneidung des Recurrens sowie bei seiner Lähmung durch pathologische Zerstörungsvorgänge, ergaben sich sehr merkwürdige Erscheinungen am gleichseitigen Stimmband. Es hat sich nämlich herausgestellt, daß die *Erweiterer* bzw. *Verengerer* der Stimmritze (Mm. cricoarytaenoidei post. bzw. ant. und lat.) *nicht* in *gleicher* Weise und auch nicht *gleichzeitig* in Mitleidenschaft gezogen werden müssen.

Diese auf den ersten Blick befremdliche Tatsache kann vielleicht doch einer gewissen Deutung zugeführt werden. In einem Nervenbündel liegen ja die einzelnen Anteile, die oft den verschiedensten Zwecken dienen, durchaus nicht regellos durcheinander. Kann man doch die verschiedenen Systemen (z. B. den cerebrospinalen und vegetativen) angehörenden Fasern in einem gemischten Nervenstamm ohne besondere Schwierigkeiten von einander isolieren und auf weite Strecken verfolgen (v. SKRAMLIK). Und was von den Anteilen verschiedener Nervensysteme gilt, kann ohne Bedenken auch auf Zweige des gleichen Systems übertragen werden. Es läßt sich also wohl annehmen, daß die motorischen Äste für verschiedene Muskeln sich in einem Nervenbündel an ganz bestimmten Stellen finden. Daß dabei individuelle Verschiedenheiten vorkommen, ja daß die Einzelfasern sogar bei ein und demselben Nervenstamm durch Drehung an verschiedenen Stellen anders gelagert sind, ist als ganz sicher anzunehmen.

Weiter ist hier anzuführen, daß die Verengerer und Erweiterer der Stimmritze bzw. die zu ihnen führenden motorischen Nerven nach GRÜTZNER *Unterschiede in der Erregbarkeit* aufweisen, die sich nicht etwa einfach bloß als quantitative, sondern vorzugsweise als qualitative darstellen. Bei schwacher Reizung des Vagus sah GRÜTZNER *Verengerung*, bei starker *Erweiterung* der Glottis. Diesen Unterschied konnte auch SIMANOWSKI feststellen. Andere Beobachter kamen aber — dies darf nicht unerwähnt bleiben — zu abweichenden, zum Teil völlig gegensätzlichen Ergebnissen. GRÜTZNER sah in diesem Verhalten ein Analogon zu dem bekannten RITTER-ROLLETschen Phänomen am Froschschenkel, das sich darin äußert, daß die Nerven der Beuger und Strecker nicht in gleicher Weise bei elektrischer Reizung ansprechen. Sicher spielen auch die zeitlichen Verhältnisse eine gewisse Rolle. Über ähnliche Beobachtungen berichten HOOPER, LIVON und BURGER (2). Man wird ferner vermuten können, daß bei der ungleichen Anfälligkeit der Stimmritzenverengerer und -erweiterer nicht nur die ungleiche Erregbarkeit der einzelnen Muskelnerven eine Rolle spielt, sondern wahrscheinlich auch Fasern, durch die der Muskel in seinem Tonus beeinflußt wird, der gesteigert und herabgesetzt werden kann.

Sind die erwähnten Tatsachen fürs erste nur als Anhaltspunkte aufzufassen, so scheinen sie doch der Anführung wert, um die merkwürdige Tatsache einigermaßen verständlich zu machen, daß nach Durchschneidung oder unter pathologischen Bedingungen die Erweiterer der Stimmritze eher leiden, als wie die Verengerer.

Besonders ausgeprägt sind diese Erscheinungen bei Fällen von intrathorakalen Tumoren, zuweilen auch bei Aortenaneurysmen, bei denen durch die wachsende Geschwulst ein langsam aber stetig zunehmender Druck auf den Recurrens ausgeübt wurde. Die *erste Erscheinung*, die sich dann geltend machte, war die Beschränkung der Auswärtsbewegung der Stimmbänder, die als ein Ausdruck der Schädigung des M. cricoarytaenoideus posterior aufgefaßt werden muß. Während der Ruhe steht das Stimmband in *schräger Stellung* etwa 2 mm von der Mittellinie entfernt. Es kommt also, wenn der Prozeß beide Seiten befallen hat, zum Klaffen der Stimmfortsätze. Die Anziehung bei der Stimmerzeugung erfolgt noch vollkommen normal. In einem *weiteren Stadium* dieses Prozesses kommt es zu einer sogenannten sekundären Adduktion, welche die *Medianstellung* des Stimmbandes bewirkt. Nach den bisherigen Deutungen handelt es sich dabei um eine „sekundäre Kontraktur" oder „Tonusvermehrung" der Adduktion. Im *dritten Stadium* kommt es endlich zum *völligen Versagen* des Recurrens. Es sind dann sowohl Adductoren wie Abductoren gelähmt. Das Stimmband nimmt eine schräge Zwischenstellung ein und steht etwa 2—3 mm von der Mittellinie. Es empfiehlt sich, diese Stellung als Zwischenstellung und nicht als „Kadaverstellung" zu bezeichnen, wie es v. ZIEMSSEN getan hat, da ja sehr wohl bekannt ist, daß bei der Leiche die verschiedenartigste Glottisweite und Form zu beobachten ist.

37

Es ließ sich also feststellen, daß bei Kompression des Recurrensstammes zuerst die *Funktion der Erweiterer* leidet und daß erst in einem *späteren Stadium* die *Verengerer* in Mitleidenschaft gezogen werden. In dieser Form wurde das Gesetz 1880 durch ROSENBACH ausgesprochen. Auf Grund einer größeren Anzahl von Fällen vermochte dann SEMON (1) diesem Satz eine allgemeinere Geltung zu verschaffen und ihn gleichzeitig dahin zu ergänzen, daß bei jeder *organischen* Erkrankung der Kehlkopfnerven zuerst die *Erweiterer*, bei *funktioneller* immer nur die Verengerer befallen werden. Über die Allgemeingültigkeit dieser Gesetzmäßigkeiten wurde lange Zeit hindurch heftig gestritten und man kann auch heute noch nicht entscheiden, ob das ROSENBACH-SEMONsche Gesetz in strenger Weise gültig ist. Jedenfalls läßt sich mit Rücksicht auf die widerstreitenden Meinungen sagen, daß es ja in der Natur der Sache liegt, wenn Ausnahmen vorkommen, handelt es sich doch —wie bereits besprochen wurde — nicht nur um sehr verzweigte, sondern auch um sehr kompliziert zusammengesetzte Nervenfaserbündel, deren einzelne Anteile bei zunehmendem Druck von außen oder fortschreitendem Krankheitsprozeß in *ungleichem Maße* betroffen werden können.

Sehr viel schwieriger als die Feststellung der nackten Tatsachen fällt die *Deutung* dieser Erscheinungen. In erster Linie erhebt sich die Frage, ob in pathologischen Fällen wirklich eine isolierte Lähmung des M. cricoarytaenoideus posterior festzustellen ist und welches dann die unmittelbar auftretende Bewegungseinschränkung an der Stimmlippe ist; sodann muß aufgeklärt werden, warum bei der Lähmung des Recurrens vor allen anderen Muskeln der Posticus leidet und endlich ist zu besprechen, welches die *Folgeerscheinungen* einer isolierten Ausschaltung dieses Muskels sind.

Das Vorkommen isolierter Posticuslähmungen kann nicht bestritten werden, da sie wiederholt beobachtet wurden. Wohl aber erheben sich Meinungsverschiedenheiten über das Maß der Beweglichkeit der Stimmlippe nach Ausschaltung des Posticus. Ob dabei nämlich die Stimmritze wirklich nicht über ein gewisses Maß hinaus über die Zwischenstellung zu verbreitert ist, muß bezweifelt werden, um so mehr, als sich im Tierexperiment die Verhältnisse etwas anders darbieten als in pathologischen Fällen. So hat schon GROSSMANN (3) gesehen, daß, besonders während angestrengter Atmung, die Stimmlippe bei experimentell erzeugter Posticuslähmung weiter abduziert werden kann als der „Zwischenstellung" entspricht. Diese Ergebnisse wurden von KUTTNER und KATZENSTEIN (2) bestätigt, welche sich eine Vergleichsmöglichkeit für die Stimmlippeneinstellung dadurch schafften, daß sie auf der einen Seite die beiden Kehlkopfnerven durchschnitten, während auf der anderen nur der Cricoarytaenoideus posterior außer Funktion gesetzt wurde. Durch diese Versuche wurde gleichzeitig erwiesen, daß die Erscheinung der Abductionsbewegung der Stimmlippe durch die Annahme der völligen Erschlaffung der Adductoren während der Einatmung nicht erklärt werden kann. Denn wenn dieser Faktor entscheidend wäre, so dürfte das Stimmband auf der völlig entnervten Seite nicht in Zwischenstellung stehen, sondern in derjenigen Position, die bei verstärkter Einatmung besteht und extreme Auswärtsstellung benannt wird. Deshalb sahen sich die beiden Forscher genötigt, *Hilfsabduktoren* anzunehmen; und zwar sollen dies der M. cricoarytaenoideus lateralis und der M. arytaenoideus transversus, ja selbst der M. cricothyreoideus sein. Daß die ersten beiden bei ihrer Zusammenziehung eine Erweiterung der Stimmritze bewirken können, erscheint nicht weiter befremdlich. Der Cricothyreoideus könnte aber nur durch Nachlassen seines Tonus zu einer Erweiterung der Glottis Anlaß geben, da er ja doch die Stimmlippen einander nähert, wenn er sich zusammenzieht. Ohne Zweifel ist dieses Gebiet noch sehr klärungsbedürftig; soviel läßt sich aber schon aus den bisherigen Untersuchungen entnehmen, daß der alleinige Ausfall des Crico-arytaenoideus posterior nur zu einer Einschränkung der Auswärtsbewegung führt und daß es Hilfsabduktoren geben muß.

Noch schwieriger ist die Frage zu beantworten, warum gerade der Posticus *zuerst* befallen wird. Diese Erscheinung könnte darauf beruhen, daß entweder der Muskel selbst oder sein versorgender Nervenast Schädigungen gegenüber besonders empfindlich ist. Um uns der ersten Annahme zuzuwenden, ist gesagt worden, daß in Fällen von Recurrensschädigung beim Menschen der Posticus fast stets stärker oder doch nicht weniger stark degeneriert gefunden wurde, als die anderen Kehlkopfmuskeln. Diese Feststellung hat zu der Annahme verleitet, daß der Muskel selbst leichter, vor allem aber früher zu alterieren ist. Nun wissen wir aus den Befunden von GRABOWER (3), daß bei *gleichzeitiger Durchtrennung* des oberen und unteren Kehlkopfnerven beim Hunde die im Posticus nach einigen Wochen vorgefundene Atrophie *hochgradiger* war als in den anderen Muskeln. Man kann also daraufhin mit Recht sagen, daß der Posticus verletzlicher ist, ist aber nicht berechtigt, aus dem Grade der Atrophie einen Schluß auf einen früheren Beginn der Schädigung zu ziehen.

Indessen scheint es, daß die leichtere Anfälligkeit des Muskels, wie sie sich aus den höheren Graden der Atrophie ergibt, nur beim *Menschen* vorhanden ist. BROEKART (3, 4) hat nämlich gefunden, daß nach Recurrensdurchschneidung beim Tier (Affe, Hund, Katze, Kaninchen und Meerschweinchen) der Posticus durchaus keine stärkere Verletzbarkeit im Sinne einer stärkeren Atrophie zeigte, sondern daß im Gegenteil nur der M. thyreoarytaenoideus *externus* erheblich degenerierte, während die anderen Muskeln noch nach Monaten kaum irgendwelche Alteration aufwiesen. Diese Befunde wurden von GRABOWER (3) an Hunden mit durchschnittenem Recurrens zum größten Teil bestätigt. Freilich ergab sich auch in vielen Fällen, daß die Degeneration im Posticus zunächst die gleiche war wie im Externus. Ob das verschiedene Verhalten des Posticus bei Mensch und Tier nicht auch in verschiedener Nervenversorgung begründet ist, muß vorerst dahingestellt bleiben. Es wäre wohl daran zu denken, da doch EXNER (1) z. B. für das Kaninchen festgestellt hat, daß der M. thyreoary-taenoideus externus ausschließlich oder fast ausschließlich vom N. laryngeus inferior versorgt wird, während alle übrigen Muskeln (also auch der Posticus) mehrfache Versorgung mit Nervenfasern besitzen.

BROECKART (4) hat dann auf Grund seiner Erfahrungen an Tieren den Satz ausgesprochen, daß eine leichtere Anfälligkeit des Posticus *nicht* besteht. Wenn aber trotzdem gelegentlich ein stärkerer Grad von Atrophie des Posticus auf-tritt, so könnte es sich in diesen Fällen nach BROECKART (2, 6) um einen Ausfall *vasomotorischer Nerven* gehandelt haben, unter denen natürlich dem Sympathicus besondere Bedeutung zukommt, da er den Konstriktorentonus gewährleistet. Durch partielle Obliteration der ernährenden Gefäße für eine Kehlkopfseite kommt es nämlich beim Kaninchen zu einem beschleunigten Auftreten der Muskelatrophie. An und für sich hat natürlich der Gedanke der Beteiligung der Vasomotoren an den Bildern der Posticuslähmung zweifellos seine volle Berechtigung. Doch wird es Aufgabe weiterer Forschung sein, diese Annahme experimentell zu stützen.

Wie weit der Nervenast, der den Posticus versorgt, leichter anfällig ist, muß dahingestellt bleiben. Doch scheint es einen Unterschied auszumachen, ob der Nerv oder der Muskel geschädigt wird. Von besonderem Interesse ist da der von GROSSMANN (5) angestellte Vergleich der Ausschaltung des Posticus durch Recurrensdurchschneidung mit der ein- oder beiderseitigen Exstirpation des Muskels selbst. In diesem letzteren Falle ist nämlich noch eine Abduktion bei der Einatmung zu bemerken, wie auch von DUBOIS REYMOND und

KATZENSTEIN (2) bestätigt wurde. Wahrscheinlich handelt es sich dabei um eine Wirkung des Cricoarytaenoideus lateralis und Arytaenoideus transversus bzw. obliquus. Eine *Medianstellung* tritt aber nicht ein. Trägt man die Muskeln beiderseits ab, so tritt Dyspnoe auf, die indessen lange keinen solchen Grad erreicht, wie bei der Durchschneidung des Laryngeus inferior.

Die *Erscheinungen des zweiten Stadiums* sind am schwierigsten zu deuten, und so ist es verständlich, daß die Meinungen darüber auch heute noch auseinandergehen. Vor allem ist hier anzuführen, daß auf die Ausschaltung des Posticus allein die Medianstellung *nicht zurückgeführt werden kann*. Denn A. KUTTNER und J. KATZENSTEIN (2) konnten bei ihren Versuchstieren, die sie lange Zeit hindurch bis zu einem Jahr am Leben erhielten, *niemals* Fixierung der Stimmlippen in Medianstellung beobachten. Soweit von früheren Experimentatoren behauptet wurde, daß im Gefolge einer experimentell erzeugten Posticuslähmung Medianstellung der Stimmlippen eintrat [G. SCHMIDT (2) und SCHECH] konnten Nebenverletzungen bei der Operation als Ursache dieser Erscheinung angesprochen werden (Zerrung des Recurrens und ähnliches). Auf einer Kombination von Lähmungs- und Reizungserscheinungen beruhen wahrscheinlich die vorübergehenden Medianstellungen, die H. KRAUSE (2, 3) bei Aufbinden des Recurrens auf ein Stück Kork beobachtet hatte.

Zur Erklärung der Medianstellung der Stimmlippen wurde vorwiegend an dreierlei Einflüsse gedacht. 1. An einen Zug der Adductoren, 2. an eine Wirkung des M. cricothyreoideus und 3. an zentripetale fortgeleitete Recurrensimpulse. SEMON (1) und mit ihm die Mehrzahl der Laryngologen haben in der Erscheinung der sekundären Adduction einen Ausdruck einer spastischen Tonuserhöhung gesehen, die hauptsächlich dadurch bedingt sein soll, daß der Hauptantagonist der Adductoren, nämlich der Cricoarytaenoideus posterior, außer Funktion ist.

GROSSMANN (5) hat dagegen unter Benützung einer Hypothese von WAGNER auf die Möglichkeit hingewiesen, daß in diesem zweiten Stadium bereits sämtliche Fasern des Recurrens gelähmt sind und daß im dritten eine Lähmung des Musc. *cricothyreoideus* hinzukommt, durch die die Zwischenstellung der Stimmbänder bedingt wird. Zugunsten dieser Annahme sprach die Tatsache, daß Durchschneidung des Laryngeus superior im Gefolge einer Recurrensdurchschneidung sofort die experimentell erzeugte Medianstellung zum Verschwinden bringt und zur Erweiterung der Glottis Anlaß gibt. Weiter läßt sich die Möglichkeit nicht bestreiten, daß durch Reizung des Cricothyreoideus die Stimmbänder etwas adduziert werden. Indessen gibt es auch eine ganze Anzahl Tatsachen, die gegen die Annahme von GROSSMANN (5) sprechen. Man kann nämlich die experimentell erzeugte Medianstellung auch rückgängig machen, nicht allein dadurch, daß man den Superior durchschneidet, sondern einfach, indem man die Kehlkopfschleimhaut cocainisiert. Es reicht also einfach die Lähmung der sensiblen Endigungen der Schleimhaut aus, um die Zwischenstellung herbeizuführen (v. MERING und ZUNTZ). Beim Zustandekommen der Medianstellung wurde deshalb auch an die Beteiligung von Impulsen gedacht, die auf dem Wege des Recurrens zentripetal fortgeleitet werden. Dagegen ist allerdings geltend gemacht worden, daß die Adduktion auch erfolgt, wenn man den Recurrens durch langsame Abkühlung ausschaltet (B. FRÄNKEL und J. GAD), und es unterliegt keinem Zweifel, daß es sich hier um eine sogenannte reizlose Ausschaltung handelt, bei der keine Reizungserscheinungen auftraten.

Aus den Befunden und Angaben der verschiedenen Beobachter geht hervor, daß man bisher nicht imstande ist, die Medianstellung der Stimmlippen befriedigend zu erklären. Einen Schritt nach vorwärts auf diesem schwierigen und nicht recht zugänglichen Gebiete bedeutete darum die Feststellung, daß man unter ganz bestimmten Bedingungen im Tierexperiment eine anhaltende Medianstellung zu erzielen vermag. Wie bereits auseinandergesetzt wurde, ergab die fortgesetzte Beobachtung der Stimmlippen nach einfacher Durchschneidung des Recurrens im günstigsten Falle nur eine vorübergehende Adduktions-stellung [GRABOWER (2)].

Wie nun DUBOIS REYMOND (2) und KATZENSTEIN gelehrt haben, tritt eine solche Medianstellung für längere Zeit auf, wenn man nach vorhergehender Entfernung des Cricoarytaenoideus posterior den *Vagus* unterhalb des Recurrensabganges durchschneidet. Wird diese Operation an die Ausschaltung des Posticus angeschlossen, so folgt nun dem SEMONschen *ersten Stadium der Recurrenslähmung* unmittelbar das zweite nach. Damit ist im Experiment zum *erstenmal verwirklicht worden*, was Beobachtungen von Krankheitsfällen gelehrt haben.

Man muß allerdings zur Aufklärung der drei Stadien von der Annahme aus-gehen, daß bei allen Geschwülsten in dieser Gegend zuerst die Fasern des Posticus durch den auf sie ausgeübten Druck gelähmt werden. Erst durch Schädigung der Lungenfasern des Vagus wird der inspiratorische Erweiterertonus beein-flußt, und es kommt die adductorische Komponente des Cricothyreoideus und des Cricoarytaenoideus mit ihrem ungeschädigten Tonus voll zur Geltung, ohne daß deswegen eine sekundäre Kontraktur angenommen werden muß. Wir müssen danach also schließen, daß in denjenigen Fällen, wo der SEMONsche Symptomenkomplex rein zur Beobachtung gelangte, zugleich neben der Lähmung des Posticus auch bereits eine Schädigung der zentripetalen Lungenfasern vorlag.

Aus all diesen Erfahrungen läßt sich der Schluß ziehen, daß dieses viel-umstrittene Gebiet noch neuer experimenteller Beobachtung bedarf. Mit Sicher-heit stehen, wie schon NAGEL hervorhebt, folgende Tatsachen fest. 1. Durch Ausschaltung der Mm. cricoarytaenoidei posterior. allein kommt es noch nicht zu einer Medianstellung der Stimmlippe. 2. Die Durchschneidung des N. recur-rens bewirkt höchstens Medianstellung während einiger Tage, und zwar um so sicherer und um so länger, je mehr das zentrale Stück des Nerven chronischen Reizungen ausgesetzt ist. Eine langandauernde Medianstellung und ein Analogon des zweiten Stadiums der Recurrenslähmung läßt sich beim Hund experimentell nur dann erzielen, wenn man den Posticus ausschaltet und hernach den Vagus unterhalb des Recurrensabganges durchschneidet. Ob eine dauernde Median-stellung auch durch Kontraktur des M. cricothyreoideus allein hervorgerufen werden kann, bedarf noch der Entscheidung.

B. Die Leistungen der Zentralorgane der Kehlkopfinnervation.

Es war von vornherein in hohem Grade wahrscheinlich, daß im Gehirn motorische Ganglienzellen vorhanden sein müssen, von denen Fasern ausgehen, durch die den zahlreichen größeren und kleineren quergestreiften Muskeln des Kehlkopfes Impulse zugeleitet werden. Liegen doch die Verhältnisse für diese völlig gleichartig, wie für die übrige Skelettmuskulatur, die auch von ganz bestimmten Stellen der Rinde beherrscht wird.

So haben wir auch ein motorisches Hauptzentrum für die Kehlkopfbewe-gungen in der Rinde; wir müssen aber auf Grund von neueren Untersuchungen annehmen, daß sich auch Zentren im Kleinhirn und in der Medulla oblongata finden, die man dann als Zentrum zweiter Ordnung dem Rindenzentrum gegen-über zu stellen hätte.

1. Das motorische Rindenzentrum.

Die Versuche zur Ermittlung dieses Zentrums wurden zumeist an Tieren angestellt. Der Erste, der Beziehungen des Großhirns zum Bellen ermittelte, war BOUILLAUD 1830. Ein Hund, dem das Großhirn von rechts nach links an der Vereinigung der vorderen mit den mittleren Lappen vor dem vorderen Ende der Seitenventrikel durchbohrt wurde, bellte nicht mehr. H. MUNK fand bei Reizung der ersten Windung des Gyrus praecrucialis Owen Zusammenziehung der Hals- und Nackenmuskeln; von dem medialen Anteil dieser Gegend wurde Bewegung der hinteren, vom lateralen Bewegung der vorderen Halsmuskulatur erzielt, zu der auch die des Kehlkopfes und Rachens gehören mußte.

Bei elektrischer Reizung der steil nach unten abfallenden Fläche des Gyrus praecrucialis Owen (s. Abb. 9) fand dann KRAUSE (5) 1883 Schluckbewegungen, Hebung des Gaumensegels, Zusammenziehung des Constrictor pharyngis superior, der hinteren Teile des Zungenrückens, der Arcus palatoglossi, teilweisen und vollkommenen Verschluß der Glottis und des Aditus laryngis, sowie Hebung des Kehlkopfes. Damit war natürlich der *Beweis* geliefert, daß auch die *innere Kehlkopfmuskulatur* von motorischen Ganglienzellen in der Hirnrinde beherrscht wird.

Vorzugsweise interessant ist auch die Feststellung, daß durch Reizung *einer* Seite der Großhirnrinde *bilateral symmetrische Stimmlippenbewegungen* erhalten werden, daß also die Muskulatur jeder Kehlkopfseite sowohl im rechten als auch im linken Gyrus praecrucialis Owen motorische Ganglienzellen besitzt. Nach einseitiger Exstirpation dieses Zentrums verfolgte KRAUSE (5) die degenerierten Faserzüge und fand, daß sie ihren Verlauf durch das Corpus mamillare nehmen.

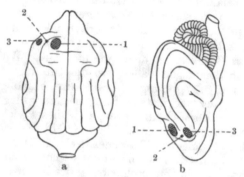

Abb. 9 a u. b. Die Kehlkopfzentren im Hundegehirn. (Nach KATZENSTEIN.)
a Ansicht von oben, b Ansicht von der Seite.
1 KRAUSEsches Kehlkopfbewegungszentrum, 2 neues Rindenfeld für die gleichzeitige Hälfte der Zunge, den Lippenwinkel und den weichen Gaumen, 3 neues Reflexbewegungszentrum in der zweiten Windung.

Dieses KRAUSEsche *Zentrum* ist seitdem vielfach bestätigt worden, durch SEMON und HORSLEY (3), MOTT, ONODI (7), RISIEN-RUSSEL, KLEMPERER, BROEKKART (6), KATZENSTEIN u. a. Einzelne Angaben von KRAUSE (5) haben aber durch die Nachuntersucher eine teilweise Modifikation erfahren. Vor allem konnte die Angabe nicht bestätigt werden, daß nach Exstirpation jenes Rindenteiles die Hunde *stumm* würden. Es kann wohl der Fall eintreten, daß die Stimme für einige Zeit (höchstens aber ein paar Wochen) aussetzt; meist bleibt jedoch die Operation völlig ohne Einfluß auf die Phonation. Dies steht in völliger Übereinstimmung mit den Erfahrungen von GOLTZ, dessen großhirnloser Hund ja bekanntlich noch bellen konnte. Aus diesen wichtigen Befunden ließ sich der Schluß ziehen, daß es für die Lautgebung noch *untergeordnete Zentren* geben muß, die beim Ausfalle des Hauptzentrums sofort dessen Funktion zu übernehmen vermögen.

Es war vorhin angegeben worden, daß einseitige Rindenreizung zu *bilateral symmetrischer* Zusammenziehung der Kehlkopfstimm-Muskeln führt. Aber auch dieser Befund von KRAUSE (5) ist nicht unbestritten geblieben, obzwar daran lange Jahre hindurch nicht gezweifelt wurde. Bemerkt doch SEMON (4), daß in dem ganzen so heiß umstrittenen Felde der Nerventätigkeit des Kehlkopfs keine Tatsache so feststeht als die, daß die Tätigkeit der beiden Kehlkopfhälften eine *bilateral symmetrische* ist. Und es erscheint auch auf den ersten Blick befremdlich, daß es möglich sein sollte, eine Kehlkopfhälfte willkürlich zu innervieren, da wir ja doch wohl wissen, daß wir die beiden Lungenhälften stets nur in dem gleichen Sinne zu beeinflussen vermögen, daß es also nicht möglich ist, nur mit einer Lunge zu atmen, oder aber mit der einen Lungenhälfte ein-, mit der anderen gleichzeitig auszuatmen. Dieses Verhalten wird durch das Vorhandensein von *Commissurenfasern* zwischen rechtem und linkem Anteil des Atemzentrums verständlich. In Analogie damit schien es doch recht unwahrscheinlich, daß für den Kehlkopf als eines Teiles des Atmungsapparates die Verhältnisse anders liegen sollten.

Gewisse Bedenken in der Gültigkeit der bilateral symmetrischen Innervation stiegen indessen auf, als MASINI (3) bei Reizung des KRAUSEschen Zentrums mit schwachen Strömen Bewegung nur *einer*, und zwar Adduction der *gegenseitigen* Stimmlippe erhielt. Diese Beobachtung MASINIS könnte von Bedeutung sein für die Erklärung unilateraler, von der Hirnrinde erzeugter Larynxparalysen.

Die von den Ergebnissen früherer Untersucher abweichende Angabe MASINIS (3) wurde lange bekämpft. Erst KATZENSTEIN (5) konnte durch Verwendung *unipolarer* Elektroden zeigen, daß MASINI im wesentlichen recht hatte. Reizung des KRAUSEschen Kehlkopfbewegungszentrums ergab nämlich in manchen Fällen Adduction der gegenseitigen, in anderen allerdings auch der gleichseitigen Stimmlippe. Bei bipolarer Reizung des Zentrums mit Hilfe dünner Doppelelektroden, deren Enden mit Asphaltlack gut isoliert waren und so recht nahe voneinander stehen konnten, traten dagegen beide Stimmlippen zur Mittellinie. Auf Grund dieser Versuche ließ sich der Schluß ziehen, daß wohl *jede Kehlkopfhälfte im Zentrum doppelt repräsentiert* ist, daß es aber durch örtliche Begrenzung und feine Abstufung des Reizes möglich ist, auch nur eine *einseitige* Wirkung zu bekommen. Damit läßt sich in Einklang bringen, daß *Muskelkünstler* — wie KATZENSTEIN (5) berichtet — einseitige *Kehlkopfbewegungen* einüben können. Auch läßt sich nicht leugnen, daß es manchen Menschen willkürlich gelingt, die Atembewegungen der einen Seite mit Hilfe der Rippen und des Zwerchfells willkürlich zu verstärken oder abzuschwächen. Dies ist besonders dann der Fall, wenn die Atmung der einen Seite durch Schmerz behindert wird. KATZENSTEIN (5) erzählte von sich, daß er vorwiegend einseitige Atmung ausführen konnte und beim Sprechen oft den Eindruck hatte, als wenn er hauptsächlich die rechte Mund- und Kehlkopfhälfte bewege.

Alles in allem läßt sich also sagen, daß beim Kehlkopf wie bei der Lunge bei der normalen Tätigkeit die *bilaterale Symmetrie* wohl meist gewahrt, aber nicht völlig unlösbar ist.

Die Richtigkeit dieser Formulierung findet eine Bestätigung, wenn man die *quantitative* Seite berücksichtigt. Es könnte ja ganz gut möglich sein, daß bei Reizung einer Rindenseite wohl beide Stimmlippen adduziert werden, daß aber die eine in stärkerem Maße angezogen, auch stärker angespannt ist, als wie die andere. Dafür spricht z. B. KATZENSTEINS Befund, daß selbst bei bilateralem Ansprechen des Larynx durch bipolare einseitige Rindenreizung sich eigentlich nur *eine* Stimmlippe richtig angezogen erwies, wie die Palpation lehrte. Weiter ist hier anzuführen, daß bei einseitiger Exstirpation des Kehlkopfbewegungszentrums die Stimmlippe der Gegenseite bei Adductionsbewegung schlotterte und den Eindruck des Tieferstehens machte. Diese Angaben weisen darauf hin, daß jede Kehlkopfseite, *wenn schon nicht unter dem ausschließlichen*, so doch unter dem *vorherrschenden Einfluß* eines (wahrscheinlich des gegenseitigen) Rindenfeldes steht.

Außer dem KRAUSEschen Kehlkopfbewegungszentrums in der ersten Windung gibt es noch ein zweites in der zweiten Windung des *Hundehirns*. KATZENSTEIN (2) fand nämlich, daß bei Reizung des vordersten Anteils der zweiten Windung Muskelzusammenziehungen im Kehlkopf erfolgen, die indessen nicht gleichartig sind. So traten z. B. während eines Versuches bei Reizung der vorderen

Spitze der zweiten *linken* Windung der Reihe nach auf: Zusammenziehung der gegenüberliegenden Stimmlippe, darauf folgend nach einer merklichen Pause, der linken; wurde noch etwas weiter lateralwärts gereizt, so erfolgte Adduction der gleichzeitigen (linken) Stimmlippe. Auch war der Erfolg ungleich, wenn bei wechselnder Stellung der Stimmlippen gereizt wurde. Bei Adductionsstellung derselben erhält man oft Abduction, bei Abductionsstellung oft Adduction der gegenüberliegenden rechten Stimmlippe.

Offenbar befinden sich in der Umgebung des KRAUSEschen Zentrums auch noch Rindenfelder für die Zunge, Gaumen und Lippen. Wurde in der Gegend zwischen erster und zweiter Windung gereizt, so erfolgte Zusammenziehung der gleichen Zungenhälfte, die sich nach der gereizten Seite umbiegt, ferner der Lippenmuskel und des ganzen weichen Gaumens. Reizt man nach KATZENSTEIN (2) die Rinde im Gyrus centralis anterior in seinem steil nach unten abfallenden Teil etwa 0,5—0,75 cm oberhalb des KRAUSEschen Kehlkopfbewegungszentrums, so kommt es nach einer ganz kurzen Einatmung, die mit einer starken Zusammenziehung des Zwerchfells, sowie einer starken Erweiterung der Zwischenrippenräume verbunden ist, zu einer *ausgiebigen Exspiration.* Diese führt beim nicht apnoischem Tier oft bis zu einem Tetanus aller an der Ausdehnung beteiligten Muskeln (vor allem der Intercostales interni und der Bauchmuskeln). Bei dieser Exspiration wird von dem Tier gleichzeitig ein mehr oder minder lauter Ton erzeugt, der einem Knurren entspricht, solange sich das Tier noch in Narkose befindet, einem Bellen, wenn es wieder wach ist. KATZENSTEIN (2) erblickt in diesem *Rindenfeld ein Zentrum*, von dem aus die *Atmung* und *Lautgebung* beeinflußt werden kann. Die Entfernung dieser Stelle von dem KRAUSEschen Zentrum schwankt je nach der Größe des Hundes und dementsprechend des Gehirns. Bemerkenswert ist die Verkuppelung der Lautgebung mit der Atmung von einer eng umschriebenen Stelle. Indessen stellt dies keine besondere Eigentümlichkeit dar, da wir ja wissen, daß beim Hunde ja auch die *Niesstelle* mit der Atemstelle im Stirnhirn verkuppelt ist. Es sei noch hervorgehoben, daß das KATZENSTEINsche Rindenfeld dem motorischen Sprachzentrum beim Menschen entspricht.

Bisher war immer die Rede davon, daß es unter dem Einfluß einer Hirnrindenreizung zu einer *Adduction* der Stimmbänder kommt. Abduction, also Glottiserweiterung, ist beim *Hunde* von der Rinde aus nicht ohne weiteres zu erreichen, vielmehr erst, wenn die peripheren Verengerer durchschnitten sind. Es bestehen hier offenbar auch Schwankungen mit der Tierart; denn man kann nach SEMON und HORSLEY bei der *Katze* auch *ohne* diese Maßregel Abduction bei Reizung des Rindenzentrums erhalten.

Mit dieser Beobachtung steht auch die Feststellung von KATZENSTEIN (3) im Einklang, daß Reizung des *Recurrens* unter gleichen Umständen an Hund und Katze zu verschiedenem Ergebnis führt. Bei Hunden kommt es zu *Verengerung*, bei Katzen zu *Erweiterung* der Stimmritze; ganz entsprechend den Verhältnissen bei Hirnrindenreizung. Vielleicht hängt dies mit der vorwiegend inspiratorischen Phonation bei der Katze und der exspiratorischen beim Hunde zusammen.

Nach *Zerstörung der Rindenfelder* kommt es beim Tiere nicht zur Stimmbandlähmung, auch nicht bei Mitentfernung des supplementären, von KATZENSTEIN (2) aufgefundenen Stimmlippenbewegungszentrums. Denn die Zentren zweiter Ordnung, vor allem die in der Medulla oblongata, befähigen zur ungestörten Aufrechterhaltung der Atmung, sowie zum Reflexschrei. Auch kommt es zu keiner Behinderung der rhythmisch erfolgenden inspiratorischen Abductions- und exspiratorischen Adductionsbewegungen. Es wäre indessen befremdlich, wenn der Ausfall der höheren Zentren so völlig ohne Einfluß auf die Leistungsfähigkeit des Kehlkopfs sein sollte. Darum ist es nicht weiter überraschend, wenn beim Versuche, freiwillig Töne hervorzubringen, erhebliche Störung bei der Einstellung der Stimmlippen beobachtet wurden, die man nach H. KRAUSE auf den *Verlust der Bewegungsvorstellungen* beziehen kann. KATZENSTEIN (3) sah in solchen Fällen auch während der Atmung ataktische Bewegungen der Stimmbänder, die bei bilateraler Operation erst nach Ablauf von 40 Tagen weniger deutlich wurden, aber selbst noch nach 80 Tagen sichtbar waren.

Auch bei Exstirpation der kortikalen *Lautgebungsstelle* beim Hunde finden sich ähnliche Störungen an den Stimmlippen, wie sie eben beschrieben wurden. Bei linksseitiger Entfernung ist die Schleimhaut des Kehlkopfs längere Zeit gerötet; die rechte Stimmlippe steht etwas tiefer als die linke und schlottert bei Abductionsbewegung. Bei Berührung der rechten Kehlkopfseite tritt Husten viel später und schwächer auf als bei Berührung der linken. Bei diesem Husten geraten die Stimmlippen, besonders die rechte, in fibrilläre Schwankungen und gehen dabei zu einer mittleren Adductionsstellung, so daß die Glottis bis etwa 2 mm an ihrem hinteren Ende klafft. Die rechte tieferstehende Stimmlippe macht ihre Bewegungen bei Abduction und Adduction in mehreren Etappen, während die linke Stimmlippe die entsprechenden Bewegungen in einem Zuge macht. Alle diese Störungen machen sich *einseitig* bei *unilateraler,* beiderseitig bei *bilateraler* Operation bemerkbar, nur ist hervorzuheben, daß bei *einseitiger Exstirpation* dieses Feldes im Kehlkopf *stets die Gegenseite* betroffen ist.

Im Vordergrunde der Erscheinungen stehen also *motorische Störungen.* Daß sich gleichzeitig (und zwar im Fehlen der Reizung der Schleimhaut) auch *Sensibilitätsstörungen* bemerkbar machen, beruht wohl auf der Ausschaltung der zentralen Übertragungsstelle im Reflexbogen. Nach der beiderseitigen Exstirpation bellen die Tiere in den ersten Monaten nicht, wohl aber sind sie imstande, quietschende und kreischende Geräusche von sich zu geben, wenn sie Schmerz empfinden.

Durch *Läsion* oder *völlige Entfernung* des *Kehlkopfbewegungszentrums erster Ordnung,* sei sie ein-, sei sie doppelseitig, kommt es beim Tiere niemals zu einer Larynxparalyse. Wohl aber ist zu verzeichnen, daß beim Fehlen dieser Zentren doch Motilitätsstörungen feinerer Art auftreten. Alle wichtigeren Reflexakte, wie die für die Atmung bleiben unbeeinflußt, auch zeigen die Kehlkopfmuskeln weder Atrophie noch Entartungsreaktion.

Es ist von Interesse, nunmehr einen Vergleich zu ziehen zwischen den Erscheinungen, die auftreten, wenn man beim Hunde nur die kortikalen Kehlkopfzentren oder das gesamte Großhirn entfernt. Die Beobachtungen an dem großhirnlosen Hunde von GOLTZ, der $1\frac{1}{2}$, und dem von ROTHMANN (1, 2), der über drei Jahre in guter Gesundheit lebte, beweisen, daß ein kräftiges spontanes Bellen auch nach gänzlicher Ausschaltung des Großhirns sofort vorhanden ist und unverändert bestehen bleibt. Freilich entbehrt es der feinen Modulation des normalen Hundes. Auch lautes Heulen und Knurren wird gelegentlich beobachtet; dabei ist die Bewegung der Stimmlippen eine vollkommen normale, sowohl bei der Adduction wie bei der Abduction. Diese Beobachtungen sind fürs erste nicht anders zu erklären, als daß sich nach Entfernung bestimmter Teile des Großhirns von den restlichen Gebieten gewisse Hemmungserscheinungen bemerkbar machen, die entfallen, wenn man das Großhirn *gänzlich* entfernt. Die Tatsache, daß die Funktion sofort nach totaler Großhirnausschaltung völlig erhalten ist, weist darauf hin, daß es auch noch *tiefergelegene* Zentren für die Kehlkopfbewegungen und die Stimmbildung gibt, die neben der Rinde eine weitgehende Tätigkeit entfalten können.

Der Sitz des *menschlichen Kehlkopfbewegungszentrums* steht noch nicht völlig fest. Nach den Beobachtungen von REBILLARD, GAREL, DÉJÉRINE und MASINI (1, 2) ist er am Fuße der dritten Stirnwindung bzw. dem unteren Teil der

aufsteigenden Stirnwindung zu suchen. Eine Reizung der Gebiete der Kehlkopfmuskeln bei Gelegenheit von Gehirnoperationen hat noch nicht stattgefunden.

Was die kortikalen Lautgebungsstellen bei *anderen Tieren* betrifft, sei noch auf die
Untersuchungen von GRÜNBAUM und SHERRINGTON verwiesen, die vom untersten Teile
des Sulcus centralis bei Anthropoiden (Orang-Utan, Gorilla, Schimpansen) durch unipolare
Reizung Bewegungen der Stimmlippen erhielten (Abb. 10).

Wird das von SEMON und HORSLEY im Gyrus compositus ant. umgrenzte Feld bei der
Katze freigelegt und gereizt, so erhält man, wie schon erwähnt wurde, eine bilaterale Abduktion der Stimmlippen. Werden die Abduktorzweige des N. recurrens durchschnitten oder
die beiden Mm. cricoarytaenoidei post. entfernt, so erhält man bei Reizung des Zentrums
in der Hirnrinde typische Abduktion der Stimmlippen. Neben dieser tritt fast regelmäßig

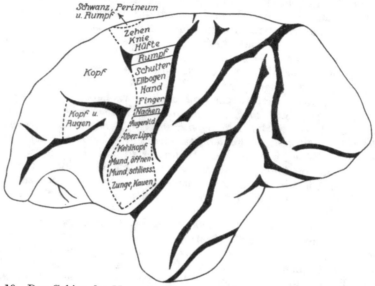

Abb. 10. Das Gehirn des Macacus sinicus von links. (Nach JOLLY und SIMPSON.)

eine Kontraktion der hinteren Teile der Zunge und eine Seitwärtsverschiebung des Kehlkopfes auf.

Beim Papagei hat O. KALISCHER ein umschriebenes Lautgebungszentrum am vorderen,
unteren Pol des *Schläfenteils* des Gehirns gefunden, dort wo dasselbe noch vom freien
Pallium bedeckt ist. Zur erfolgreichen Reizung dieses Punktes bedarf es nur sehr geringer
Reizstärken. Die Tiere geben dann einen deutlich artikulierten Laut von sich, der einmal
einen etwas höheren, einmal etwas tieferen Klang hat. Durch längere oder kürzere Reizung
der betreffenden Stelle kann man einen länger oder kürzer andauernden Ton erzielen. Es
handelt sich im allgemeinen um die Auslösung eines ziemlich komplizierten Bewegungs-
vorganges, in welchem neben den Kehlkopfbewegungen auch regelmäßig Atembewegungen
vorhanden sind.

2. Subcorticale Phonationszentren.

Frühere Untersucher haben vielfach angenommen, daß es ein willkürliches
subcorticales Stimmbildungszentrum gibt. An ein solches konnte nach den
Versuchen von ÓNODI (7) gedacht werden, der an Hunden, denen der Hirnstamm dicht vor den hinteren Vierhügeln durchtrennt worden war, das Fortbestehen der Phonation beobachtete. Letztere erlosch aber sofort und dauernd,
wenn 8—12 mm nach rückwärts vom ersten Frontalschnitt ein weiterer durch
die Medulla oblongata geführt wurde. Dabei blieb die Atmung ungestört.
Aus diesen Versuchen zog ÓNODI (7) den Schluß, daß ein subcorticales Stimm-

bildungszentrum zwischen dem hinteren Vierhügelpaar und einer Zone von 8—12 mm dahinter existieren müßte. Das Vorhandensein eines solchen Zentrums ist für die menschliche Physiologie und Pathologie von Bedeutung, weil Ónodi (4) die Richtigkeit seiner Annahme auch an menschlichen Anencephalen und perforierten Neugeborenen zu erweisen suchte. Bechterew und Iwanow haben die Befunde Ónodis bestätigt; F. Klemperer und Grabower (4) konnten sich von dem Vorhandensein dieses Zentrums *nicht* überzeugen. Nach Kanasugi kann auch das hintere Vierhügelpaar ohne Schaden für die Lautbildung weggenommen werden. Diese Befunde und die Erörterungen von Broeckart (7) und Katzenstein (6) über das Verhalten von menschlichen Anencephalen und perforierten Neugeborenen lehren mit hoher Wahrscheinlichkeit, daß das reflektorische Phonationszentrum des Menschen im Bulbus *höher* hinaufreicht, als seinerzeit von Semon und Horsley an Tieren experimentell festgestellt wurde. Weitere experimentelle Klärung ist hier erforderlich, besonders entsprechende Beobachtungen an Mißgeburten und perforierten Neugeborenen. *Subcorticale willkürliche* Phonationszentren scheinen *also nicht zu bestehen.*

3. Zentren im Kleinhirn.

An eine Beeinflussung der Vorgänge bei der Lautbildung durch das *Kleinhirn* konnte gedacht werden, 1. seit Bolk die Vermutung ausgesprochen hatte, daß der Lobus anterior cerebelli auch eine Vertretung für die Innervation von Kehlkopf und Zunge besitzen dürfte, 2. Lewandowski wiederholt bei ausgedehnten Kleinhirnläsionen bei Hunden eine Störung der Lautbildung beobachtet hat und schließlich 3. Bonnhoefer bei ähnlichen Prozessen Veränderungen von Stimme und Sprache des Menschen feststellen konnte. Katzenstein und Rothmann haben nun in Experimenten an *Hunden* gefunden, daß ein Zentrum für Kehlkopf- und Kieferinnervation, sowie für die Lautgebung in der Rinde des Lobulus centralis, eines dem vierten Ventrikel zugewendeten Teiles des Lobus anterior des Kleinhirnwurmes vorhanden ist.

Die Untersuchung des Kehlkopfes unmittelbar nach Durchschneidung eines vorderen Kleinhirnschenkels (s. Abb. 11) zeigt, daß die gleichseitige Stimmlippe etwas mehr oralwärts steht und weniger bewegt wird als die andere. Wird nun auch der vordere Kleinhirnschenkel der anderen Seite durchtrennt, so tritt bei Adduction ein Zittern der Stimmlippen auf; die Auswärtsbewegung erfolgt jetzt nicht auf einmal, sondern in 3—4 kurzen Absätzen. Dabei geht aber die Abduction kaum über die Zwischenstellung heraus. Schaltet man den Bindearm doppelseitig aus, so tritt auch noch eine Erschlaffung der Kiefermuskulatur und der Zunge auf. Bemerkenswert ist, daß sich die Störungen meist innerhalb weniger Tage zurückbilden. Mit Sicherheit geschieht dies bei *einseitiger* Ausschaltung; bei *doppelseitiger* bleibt ein Zittern beim Schluß der Stimmlippe und eine stufenweise vor sich gehende Abductionsbewegung zurück, die erst nach Monaten weichen. Dabei erreicht die Abduction noch lange nicht das normale Maß. Die Schwäche der Kaumuskulatur ist mehrere Tage nachweisbar, bildet sich aber allmählich zurück. Einseitig operierte Tiere bellen wie gewöhnlich; doppelseitig operierte geben durch 2—3 Monate überhaupt keinen Laut von sich. Allmählich stellt sich das Bellen wieder ein, doch klingt es abnorm hoch und blechern.

Nach Exstirpation des *Lobus anterior* des Kleinhirns schließen die Stimmlippen nicht fest. Die Auswärtsbewegung erfolgt abgebrochen und erreicht nicht die normale Weite der Abduction. Der Unterkiefer hängt schlaff herab, die Zunge ist zurückgesunken. Diese Veränderung in der Kehlkopfinnervation läßt sich noch nach Monaten nachweisen. Der normale Tonus der Unterkiefermuskulatur stellt sich nach einigen Wochen wieder her. So operierte Hunde bellen ungefähr

$1^1/_2$—2 Monate nicht und fangen dann allmählich an, eigentümlich hohe und blechern klingende Belltöne von sich zu geben.

Gleiche Erscheinungen wie nach Zerstörung des ganzen Lobus anterior treten auf, wenn man *den unteren Teil des Lobus anterior* zerstört. Die Rinde des unteren Teiles des Lobus anterior cerebelli, und zwar speziell das Gebiet des Lobulus centralis stellt also ein *Zentrum für die Innervation des Kehlkopfes, der Unterkiefermuskulatur* und endlich auch für die *Lautgebung* dar. Der Einfluß dieses zerebellaren Kehlkopfzentrums auf die Stimmlippen ist ein bilateraler; doch läßt sich zweifellos eine leichte Bevorzugung der Innervation der gleichseitigen Stimmlippe nachweisen, die nach Zerstörung der gleichseitigen Hälfte des Lobus anterior mehr nach außen und tiefer steht als die andere.

Reizung des Lobulus centralis ergibt eine Hebung des ganzen Kehlkopfes mit Anspannung der Kiefermuskulatur und eine starke Adduction der Stimmlippen, der bisweilen eine Abduction vorangeht.

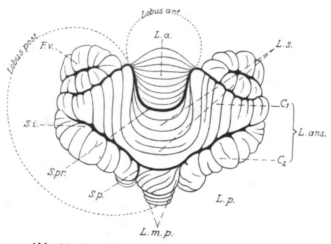

Abb. 11. Das Kleinhirn des Hundes. (Nach BOLK.)
L. a. bedeutet Lobus anterior, L. s. Lobus simplex, L. ans. Lobus ansiformis, F. v. Formatio vermicularis. L. m. p. Lobulus medianus post., S. pr. Sulcus primarius, S. i. Sulcus intercrurales, S. p. Sulcus paramedianus.

Offenbar liegt dem Gesamtkomplex der beobachteten Erscheinungen eine Beeinträchtigung der Muskelleistungen zugrunde. Übt ja doch bekanntlich das Kleinhirn einen Einfluß auf den Nervenmuskelapparat aus, und zwar in dem Sinne, daß die Kraft der Zusammenziehung und der Tonus von hier aus geregelt werden.

Von Interesse sind auch die Beobachtungen der beiden Autoren über die gegenseitige Beeinflussung der corticalen und cerebellaren Rindenfelder für die Kehlkopfbewegungen. Mitausschaltung des spezifischen Großhirnrindenbezirks ließ einesteils eine Stimmlippenexkavation auftreten und den Glottisschluß noch schwächer werden, hatte aber auf der anderen Seite eine deutliche Abschwächung der abgehackten Adductionsbewegungen der Stimmlippen im Gefolge. Als Grund dieser Erscheinung wird Absinken des Gesamtimpulses der Stimmlippeninnervation durch Ausschaltung der Großhirnzentren angenommen, wodurch auch die cerebrale Störung, die sich in der Ataxie der Stimmlippen bemerkbar macht, weniger stark hervortreten kann. Das Wiederauftreten des Bellens etwa drei Monate nach ausgedehnter Zerstörung der cerebralen und cerebellaren Zentren führte die Autoren zu der Annahme, daß ein subcorticaler Kehlkopfbewegungsapparat zurückbleibt, der schließlich auch die Lautgebung weitgehend zu regulieren imstande ist und der wohl mit dem bulbären zusammenfällt.

Es muß bemerkt werden, daß eine Nachprüfung der Versuche von KATZEN-STEIN und ROTHMANN durch GRABOWER (7) zu einem völlig negativen Ergebnis geführt hat. Bei Reizung des Lobus anterior ergaben sich so heftige und ausgebreitete Bewegungen des Kehlkopfs und seiner Umgebung, daß GRABOWER (1) an eine Wirkung von Stromschleifen dachte. Exstirpation des angegebenen Kleinhirnabschnittes hatten wiederum keine Dauerschädigung der Stimmlippenbewegungen zur Folge. Die stufenweise erfolgende Abduction der Stimmlippen von beschränktem Ausmaß konnte auch ihren Grund in der Narkose haben, wie Kontrollen ergaben. GRABOWER (7) hält aber trotz dieser Ablehnung eine *Repräsentation* des *Kehlkopfes* im *Kleinhirn* für *sehr wahrscheinlich*. Daher ist diese Frage als eine offene zu betrachten und einer erneuten genauen Untersuchung wohl wert.

Im Zusammenhang damit sei darauf hingewiesen, daß die feinere Abstufung der Wirkungsweise arbeitender Muskeln nicht nur vom Kleinhirn, sondern in besonderem Maße auch vom Labyrinth beherrscht wird. EWALD (1) hat für Tiere, STERN für den Menschen angegeben, daß bei Labyrinthstörungen (Taubstummheit beim Menschen) die Präzision der Kehlkopfmuskeleinstellungen leidet.

4. Die motorischen Zentren in der Medulla oblongata.

Die ersten experimentellen Untersuchungen über die Kehlkopfbewegungszentren in der Medulla oblongata sind von SEMON und HORSLEY angestellt worden. Es gelang ihnen, an Fleischfressern mittels elektrischer Reizung in der freigelegten Rautengrube verschiedene Felder nachzuweisen, von denen jedesmal in gleicher und ganz typischer Weise entweder nur Glottisöffnung oder nur Glottisschluß, stets aber *bilateral* erhalten werden konnte.

Reizung des oberen Randes des Calamus scriptorius und des Randes der hinteren Pyramide ergibt *Glottisschluß*. Unmittelbar nach vorn von der genannten Gegend liegt im Corpus restiforme ein kleines Gebiet, welches sich entlang dem äußeren Abschnitt des vierten Ventrikels bis zum Zentrum dieser Höhle erstreckt und auf dessen Erregung eine *Einwärtsbewegung* der Stimmlippe derselben Seite erfolgt. Nach den Erörterungen von SEMON (1) muß es unentschieden bleiben, ob diese einseitige Einwärtsbewegung als Resultat der Reizung eines für einseitige Abduction der Stimmlippen besonders bestimmten Kernes oder nicht vielmehr als Ergebnis direkter *Reizung der Wurzeln der motorischen Kehlkopfnerven* aufzufassen ist. Denn diese laufen an dieser Stelle bereits durch die Medulla oblongata herab.

Reizung der Ala cinerea ergibt doppelseitige *Glottisöffnung*. Dieses Gebiet liegt *oberhalb* desjenigen Feldes, dessen Reizung zu doppelseitiger Annäherung der Stimmlippen führt. Ein zweites Gebiet für doppelseitige Glottisöffnung wurde etwa in der Höhe des Acusticusursprunges gefunden. Es erstreckt sich bis dicht zur Öffnung des Aquaeductus Sylvii. Die *größte Wirkung* wird von einer Stelle erzielt, die sich etwa 2 mm von der Mittellinie nach außen befindet. Reizung des oberen Abschnittes des vierten Ventrikels bei der Katze bewirkt dauernde Glottisöffnung, während der Thorax fortfährt, sich rhytmisch zu erweitern und zu verengern. Wird eine Stellung gereizt, die sich zwischen den beschriebenen Abductionsgebieten befindet, so erzielt man eine Glottisweite, die mit der Zwischenstellung verglichen werden kann.

Die Angaben von SEMON und HORSLEY konnten bei einer Nachprüfung durch R. DUBOIS-REYMOND und J. KATZENSTEIN (1) im wesentlichen bestätigt werden. Doch vermochten diese beiden Forscher eine *strenge* Lokalisation der Reizungsstellen nicht zu erzielen. Bedenkt man, wie in der Medulla oblongata auf engem Gebiet eine große Zahl von Ursprungskernen wichtigster Nerven zusammengedrängt ist, so wird klar, daß eine stecknadelkopfgroße Begrenzung von Zentren weder zu erwarten, noch zu verwirklichen ist. Es wird also auch nicht weiter überraschen, wenn die Ergebnisse von DUBOIS-REYMOND und KATZENSTEIN (1) in mancher Beziehung von denen von SEMON und HORSLEY abweichen. Übereinstimmend ergab sich *Glottisschluß* bei Reizung des hinteren Randes des Calamus scriptoricus, *Glottisöffnung* bei Reizung eines Gebietes in der Ala cinerea. Dagegen war es nicht möglich, von den weiter cerebralwärts gelegenen Gebieten, von welchen SEMON und HORSLEY teils Zwischenstellung, teils (von noch höher befindlichen Stellen) beiderseitige Abduction der Stimmlippen erhalten hatten, den gleichen Reizungserfolg zu erzielen. Es ergab sich vielmehr teils *gleichseitige*, teils *gekreuzte Abduction*, manchmal gemeinsam mit Drehungen des Kehlkopfes.

Aus den gesamten Ergebnissen läßt sich also wohl mit Sicherheit ableiten, daß *Abduction* und *Adduction* der *Stimmlippen* von der *Medulla oblongata* aus durch *bestimmte*, nicht zu weit entfernt voneinander *gelegene Felder geregelt* wird, wobei das Zentrum für die Abduction etwas mehr kranial- und lateralwärts gelegen ist.

Diese Ergebnisse geben aber noch keinen Aufschluß darüber, welche Nervenkerne an der Bildung des Kehlkopfbewegungszentrums in der Medulla beteiligt sind, und ob man hier überhaupt von einem solchen sprechen kann. Hier mußte durch gleichzeitige histologische Untersuchungen eine Entscheidung gesucht werden. GRABOWER (1, 2) fertigte zwei Serien von Schnitten von dem Rückenmark und der Medulla oblongata erwachsener Menschen an, die sich von der Gegend des vierten Halsnerven bis zum Pons erstreckten. Vor 1895 erschien es eine wohlbegründete Lehre, daß dem Vagus durch den inneren Ast des *Accessorius* die motorischen Elemente für den Larynx zugeführt werden. GRABOWER (1) konnte nun ähnlich wie GROSSMANN (4) zeigen, daß der *Vagus* für die *Kehlkopf-innervation allein* zuständig ist und dessen *Nucleus ambiguus* als Ursprungsort für die motorischen Kehlkopfelemente angesehen werden muß. Der Accessorius-kern hat nämlich seinen Sitz nur im *Vorderhorn* des Rückenmarks, teils im dorsalen, teils im medialen Teile desselben. Der Accessoriuskern hört etwa in der Mitte der Pyramidenkreuzung auf. An seine Stelle treten in regelloser Weise eine Anzahl von Kernen auf, welche sich höher oben zum Hypoglossuskern umbilden. Danach ist der Accessorius ein Nerv, dessen Ursprungsgebiet im *Rückenmark* zu suchen ist. Der motorische Vaguskern beginnt erst an einer Stelle, die Accessoriuskern und -wurzeln ferne liegt, so daß irgendwelche Beziehungen zwischen den beiden völlig ausgeschlossen sind. Der motorische Vaguskern entsteht wahrscheinlich aus einem der abgeschnürten Vorderhornkerne, in welchen die vorderen Wurzeln einmünden. Cerebralwärts findet der motorische Vaguskern seine Fortsetzung im Facia. Der sensible und motorische Vaguskern ist konstant durch markhaltige Fasern indirekt miteinander verbunden. Es unterliegt also keinem Zweifel, daß der *Nucleus ambiguus* das letzte Zentrum für die motorische Kehlkopfinnervation in der Medulla oblongata darstellt, und dieses Ergebnis steht in bester Übereinstimmung mit den Befunden über den motorischen Kern des Vagus, von dem bereits die Rede war.

Der proximale Teil dieses etwa 20 mm langen Kerns besteht aus einer vorwiegend dichten Zellformation, die neben der quergestreiften Schlund- und Speiseröhrenmuskulatur auch den M. cricothyreoideus versorgt. Der *mittlere* Teil innerviert den weichen Gaumen, der *caudale* Teil mit seiner vorwiegend losen Zellformation die vom Recurrens versorgte Muskulatur. Eine weitere

Differenzierung des distalen Teiles des Nucleus ambiguus ist zwar histologisch erfolgt; so unterscheiden KOSAKA und YAGITA eine dorsale von einer ventro-lateralen Zellgruppe und teilen der ersteren die Versorgung der Kehlkopf-muskulatur mit Ausnahme des M. cricothyreoideus zu. Physiologisch ist die Trennung in einzelne Versorgungsgebiete noch nicht gemacht worden. GRA-BOWER (6) erwähnt wohl einige Versuche, die indessen erst auf eine breite Basis gestellt werden müssen, wenn man aus ihnen entscheidende Schlüsse ziehen will. Er erhielt nämlich bei der Zerstörung der Ala cinerea eine übermäßige, zügellose Abduction der gleichseitigen Stimmlippe, weshalb er in der Ala das Zentrum der Abductoren, in der Formatio reticularis dagegen das Adductorenzentrum vermutet.

Von größter Bedeutung ist es, festzustellen, daß man die verschiedenen Bereiche sondern konnte, welche die Beziehung zwischen Kehlkopf als Bestand-teil des Atmungsapparates und Atemzentrum, sowie Atemzentrum zum Kehl-kopf als Lautgebungsvorrichtung sichern. Denn trotz aller Nähe sind *Pho-nations-* und *Atemzentrum* sehr wohl *voneinander* zu trennen.

Bemerkenswert ist noch eine Beziehung des *obersten Halsmarkes* zur Kehlkopf-innervation. An Hunden und Affen konnte M. ROTHMANN (1, 2) konstant zeigen, daß eine bilaterale Adductorenparese mit entsprechender Stimmstörung (heisere Lautgebung) auftritt, wenn im Bereiche des ersten und zweiten Cervicalsegments die graue Substanz durchtrennt wird. Eine Beziehung dieser Störung zum spinalen Accessorius war nicht festzustellen. Zu bemerken ist, daß Dauer und Heftigkeit der Erscheinungen, die im Gefolge dieses Eingriffs auftreten, indi-viduell sehr wechseln. Ihre Ursache ist nicht geklärt. Vielleicht liegt sie in der Ausschaltung eines Anteiles der sensiblen Vaguswurzel, welche als Fasciculus solitarius bis in die oberen Abschnitte des Halsmarkes zieht und im Nucleus commissuralis hinter dem Zentralkanal endigt. Es würde sich soweit wahr-scheinlich um keine *direkte* Beeinflussung der Kehlkopfinnervation in den motorischen Nerven handeln, vielmehr um eine *indirekte* Beeinflussung der-selben durch Beeinträchtigung sensibler Vagusbahnen.

5. Die motorischen Bahnen für den Kehlkopf zwischen Gehirnrinde und Medulla oblongata.

a) In der Corona radiata.

HORSLEY und SEMON fanden nach Entfernung des Kehlkopfbewegungszentrums bei Reizung der bloßliegenden Fasern, welche von der Rinde abwärts zum verlängerten Mark ziehen, daß ihre Anordnung in dem Faserstrang durchaus nicht von derjenigen abweicht, die sie schon in der Rinde aufgewiesen haben. Dies gilt für sämtliche Anteile des Zuges von der Gehirnrinde bis zur inneren Kapsel. Im Stabkranz findet ebenfalls keine Änderung dieser Anordnung statt.

b) In der Capsula interna.

An einer Stelle vorn in der *inneren Kapsel* fanden HORSLEY und SEMON einen Anteil, von dem aus sie Beschleunigung der Atmung und Stimmlippenbewegung erhielten. Weiter abwärts von dieser Stelle ergaben sich die gleichen Veränderungen, es kam nur eine Aus-wärtsbewegung der Stimmlippen hinzu. Am Knie oder dicht hinter demselben fanden sie Fasern, welche der Verengerung der Glottisweite dienen. Die Stelle für die Auswärts-bewegung der Stimmlippen liegt beim Affen im Knie der Kapsel, beim Hund und bei der Katze unmittelbar vor dem Knie. BEEVOR und HORSLEY fanden die Stimmritzenver-engerungsfasern als kleines Bündel im hinteren Anteil der Kapsel unter den Fasern für die Bewegungen der Zunge und des Rachens.

c) In der Umgebung der Corpora quadrigemina.

Wie schon erörtert wurde, hat ÓNODI hinter den Vierhügeln ein Zentrum für die Kehlkopf-bewegungen vermutet, welches die hinteren Hügel und den entsprechenden Anteil des Bodens des 4. Ventrikels umfaßt. Nach den experimentellen Nachprüfungen von

F. KLEMPERER und GRABOWER besteht dieses Zentrum nicht. Es läßt sich aber wohl annehmen, daß an dieser Stelle motorische Bahnen für den Kehlkopf vorbeilaufen.

C. Die Kehlkopfreflexe.

Sämtliche Kehlkopfreflexe kann man in zwei Gruppen sondern: 1. solche, die vom Kehlkopf selbst und 2. solche, die von entfernter gelegenen Stellen ausgelöst werden.

1. Die ersten kommen durch Reizung der zentripetalen Kehlkopfnerven zustande, wobei diese Erregung auf die Zentren übergreift. Die hintere Wand des Kehlkopfes erweist sich als leichter erregbar als die vordere. Weiter ist von Interesse, daß die Kehlkopfreflexe in der Narkose sehr viel länger anhalten als der Cornealreflex (SEMON und HORSLEY). Im Gefolge einer Reizung der Kehlkopfschleimhaut kommt es zu einem festen Verschluß der Stimmritze. So wird verhütet, daß feste und flüssige Teile in den unteren Kehlkopfabschnitt und die weiteren Atmungswege gelangen. Gase bewirken nur dann einen Kehlkopfschluß, wenn sie die Schleimhaut reizen. Anschließend daran tritt der Hustenreflex auf, durch den die Entfernung der an falscher Stelle gelangten Substanzen erzielt wird. Der Hustenreflex kann natürlich — dies sei der Vollständigkeit wegen bemerkt — auch auftreten, wenn der Fremdkörper die Glottis bereits passiert hat, d. h. gegen die Luftröhre zu vorgedrungen ist.

Einen interessanten *einseitigen* Kehlkopfreflex hat KATZENSTEIN (6) beim Hunde gefunden. Wenn man die Schleimhaut, die nicht anästhesiert ist, leicht mit einer Sonde berührt, so bewegt sich die gleichseitige Stimmlippe zur Mittellinie. Der Reflex ist am besten zu beobachten, wenn man einen Aryknorpel wählt. Nur bei Berührung genau in der Mitte der Epiglottis oder an der vorderen Commissur der Stimmlippen gelingt es manchmal, den Reflex auf *beiden* Seiten gleichzeitig hervorzurufen. Beim Menschen tritt der Reflex nur dann auf einer Seite auf, wenn die Empfindlichkeit der Kehlkopfschleimhaut durch Aufträufeln von Cocain etwas herabgesetzt wird. Durch Entfernung des KRAUSEschen oder KATZENSTEINschen Kehlkopfbewegungszentrums wird der Reflex beim Tiere nicht aufgehoben, dagegen nach Durchschneidung des inneren Astes des N. laryngeus superior. Der Reflex hat also sein Zentrum in der Medulla oblongata.

2. Der Verschluß der Stimmritze kommt auch zustande, wenn *höher* gelegene Stellen gereizt werden. Besonders bekannt ist der Schluß der Glottis beim Beginn des Schluckaktes, wobei ja auch der Kehldeckelschluß stattfindet.

Von großer Bedeutung sind die *Atmungsreflexe* des Kehlkopfs. Es handelt sich dabei um die Tatsache, daß die Stimmritze während der Einatmung *erweitert*, während der *Ausatmung verengert* wird. Im ersten Falle findet eine Erleichterung des Luftzutritts, im zweiten Falle eine Behinderung des Luftaustritts statt. Diese Tätigkeit der im Kehlkopf gelegenen Muskeln — bei der Einatmung die des Cricoarytaenoideus posterior, bei der Ausatmung des Cricoarytaenoideus anterior bzw. lateralis — ist auf Erregungen zurückzuführen, die dem Atemzentrum durch die sensiblen Lungenvagusäste zugeleitet werden und von da auf die motorischen Kehlkopfnerven übergehen. Zum Verständnis dieses komplizierten Vorganges sei angeführt, daß nach den von HERING und BREUER entwickelten Vorstellungen jede Erweiterung der Lungen die sensiblen Endigungen des Vagus reizt, wobei auf reflektorischem Wege eine Exspirationsbewegung eingeleitet wird. Umgekehrt entsteht beim Zusammenfallen der Lunge ebenfalls eine Erregung des Vagus, die wieder eine Inspiration auslöst. Die von den Lungen zum Atemzentrum fortgeleiteten Impulse werden auch auf das in der Medulla oblongata gelegene Kehlkopfzentrum übertragen und verursachen das Spiel der Stimmlippen. Daß dieses von der Tätigkeit des Atemzentrums abhängt, geht am besten daraus hervor, daß es sofort aufhört, wenn die Atembewegungen

sistieren. Man kann bekanntlich einen Zustand erzeugen, bei dem durch Anhäufung von Sauerstoff im Blut die normalen Atemreize entfallen. Es handelt
sich um die *Apnoe*, bei der sämtliche Atemmuskeln, auch die des Kehlkopfs,
in Ruhe verharren, bis wieder die normalen Blutreize zur Wirkung kommen.
Die Atembewegungen der inneren Kehlkopfmuskeln sind also offenbar von den
beschriebenen Erregungen des Atemzentrums abhängig. Die respiratorische
Veränderung der Glottisweite ist bei der gewöhnlichen ruhigen Atmung von
untergeordneter Bedeutung. So sah SEMON unter 50 untersuchten Personen
bei ruhiger Atmung nur bei 20% eine inspiratorische Glottiserweiterung, bei
80% keine oder fast keine. Bei forcierter Atmung spielen natürlich die Stimmlippenbewegungen eine große Rolle.

Hier soll erwähnt werden, daß GROSSMANN (4) und KREIDL an Kaninchen
und Affen Stimmlippenbewegungen festgestellt haben, die als „perverse"
bezeichnet wurden. Bei künstlicher Atmung der Tiere wird durch Lufteinblasen
ein Reflex erzeugt, der darin besteht, daß bei der *Einatmung* eine *Adductions-*,
bei der Ausatmung eine Abductionsbewegung der Stimmlippen stattfindet, also
genau das Umgekehrte der Norm. Durchschneidung des Vagus hebt diesen
Reflex auf. DUBOIS-REYMOND und J. KATZENSTEIN (2) bestätigten das Vorkommen dieses Reflexes, fanden ihn auch beim Hunde und entdeckten ferner
einen Reflex von der Thoraxwand auf die Stimmbänder. Hierzu ist erforderlich, daß man die Blutreize für das Atemzentrum durch Herbeiführung von
Apnoe, die Vagusreize durch beiderseitigen vollkommenen Pneumothorax
ausschaltet. Wird nun der Brustkorb des Tieres abwechselnd mit den Händen
zusammengedrückt und wieder freigelassen, so treten im Zeitmaß dieser künstlichen Bewegungen im Kehlkopf bei der Kompression des Brustkorbs *Adduc-*
tionsbewegungen, beim Nachlassen des Druckes Abductionsbewegungen der
Stimmlinpen auf. Unabhängig also von den beiden Ursachen, durch welche die
Atmung geregelt wird, dem Blut- und Vagusreiz, besteht also auch eine direkte
Koordination zwischen der Bewegung bzw. der Stellung des Brustkorbes und
dem Kehlkopf. DUBOIS REYMOND und KATZENSTEIN (2) haben den durch
die sensiblen Erregungen des Brustkorbs gegebenen und nach dem Zentrum
fortgeleiteten Impuls als „Stellungsreiz" bezeichnet. Der Reflexbogen besteht
aus den Organen, welche in Haut, Muskeln (Sehnen und Gelenken)? gelegen sind
und uns über die Stellung des Brustkorbs Aufschluß geben, aus der zentripetalen sensiblen Bahn im Vagus, dem N. recurrens und den Kehlkopfmuskeln.
Durchschneidung des Halsmarks hebt den Reflex auf.

Eine reflektorische Beeinflussung des Kehlkopfs kann auch noch von sehr
viel ferner gelegenen Stellen stattfinden. So erzeugt beim Kaninchen nach
KRATSCHMER Berührung der Nasenschleimhaut mit einer Sonde oder Reizung
der sensiblen Trigeminusendigungen in der Nase durch Chloroform exspiratorischen Atemstillstand unter Medianstellung beider Stimmlippen. Weiter
entsteht reflektorischer Glottisschluß durch das Pressen bei Kotentleerung und
dem Geburtsakt. NAGEL erwähnt, daß Reizzustände in ganz fernen Organen,
zumal beim Weib in den Genitalien, oft Empfindungen auslösen, die in den
Kehlkopf projiziert werden. Als Vermittler für die Reizübertragung funktionieren hier wahrscheinlich Sympathicusfasern.

V. Der Kehlkopf als Vorrichtung zur Erzeugung der Stimmlaute.

Die Aufgabe einer Physiologie des Kehlkopfs als Vorrichtung zur Erzeugung
der Stimme wäre dahin zu umgrenzen, daß in systematisch geordneter Weise
angegeben werden soll, welche Form der Kehlkopf mit den anschließenden

Räumen, dem Schlund und der Mundhöhle, für jeden beliebigen Laut einzunehmen hat und welche Kräfte gleichzeitig in ihm wirksam sein müssen. Schon eine oberflächliche Betrachtung der bisherigen Befunde lehrt, daß wir von diesem Ziel noch weit entfernt sind. Haben uns doch erst die letzten Jahre dem Verständnis des Kehlkopfs als einer physikalischen Vorrichtung einigermaßen näher gebracht. Daß dieses Gebiet trotz mannigfacher Bemühungen nicht weitgehender durchforscht ist, liegt vor allem daran, daß es sich um die Analyse von Vorgängen handelt, die sich mit großer Schnelligkeit in einem sehr kompliziert gebauten Apparate abspielen. Stehen wir doch im Kehlkopf einer Vorrichtung gegenüber, die alle unsere Konstruktionen an Leistungsfähigkeit bei weitem übertrifft. Die Variabilität des erzeugten Schalls nach Stärke, Tonhöhe und Farbe vollzieht sich mit einer Leichtigkeit, die um so bewundernswerter ist, als wir bei unseren Instrumenten zu umständlichen Behelfen greifen müssen, um annähernd die gleiche Wirkung zu erzielen. Die Behandlung aller hierher gehöriger Probleme stellt also hohe Anforderungen an das experimentelle Geschick und die theoretische Durchbildung.

Eine weitere Erschwerung der Forschung bildet, daß Tiere zu Versuchen nicht herangezogen werden können, weil sich deren Kehlkopf in Bau und Leistung ganz wesentlich von dem menschlichen unterscheidet. So war man lange Zeit auf den bloßen Vergleich des Kehlkopfes mit Instrumenten von ähnlicher Wirkungsweise und den Bau von *Modellen* angewiesen. Dieses Verfahren brachte uns allerdings nur langsam voran; trotzdem verdanken wir ihm die Aufklärung wichtiger Gesetzmäßigkeiten im Ablauf der Erscheinungen bei der Stimmbildung. Zu den Modellversuchen kommen auch die zahlreichen Experimente am *ausgeschnittenen Kehlkopf.* Erst seit der Erfindung des Kehlkopfspiegels ist die Erforschung des Kehlkopfs als physikalische Vorrichtung in ein neues Stadium getreten, da es nunmehr möglich war, die Stimmlippen direkt zu beobachten. Bei dem schnellen Ablauf der Vorgänge an den Stimmlippen während des Sprechens und Singens reicht die Beobachtung mit Hilfe des Auges nicht aus. Besonderen Gewinn brachte darum die Laryngoskopie erst im Verein mit der *Stroboskopie* zur Sichtbarmachung der Schwingungsvorgänge und in neuester Zeit mit der *Kinematographie.* Eine strenge Analyse der auf diese Weise gewonnenen Kurven wird es uns ermöglichen, Vorgänge bei der Lauterzeugung zu erkennen, die uns vorerst noch als unentwirrbare Geheimnisse erschienen.

In den folgenden Zeilen soll vor allem ein Vergleich des Kehlkopfs mit ähnlich wirkenden Instrumenten durchgeführt werden. Die Ergebnisse der direkten Beobachtungsmethoden werden hier nur soweit verwertet, als es zum Verständnis der Wirkungsweise des Kehlkopfs erforderlich ist. Die Tätigkeit des Kehlkopfs bei der Erzeugung von Stimm- und Sprechlauten wird im Kapitel „Stimme und Sprache" von NADOLECZNY abgehandelt.

A. Vergleich des Kehlkopfs mit physikalischen Instrumenten.

1. Prinzipien der Schallerzeugung.

Um Schall zu erzeugen, brauchen wir die schwingende Bewegung elastischer Körper. Durch eine solche Schwingungsbewegung werden in der umgebenden Luft abwechselnd Verdichtungen und Verdünnungen erzeugt, welche die Bewegung bis zu unserem Ohr fortpflanzen und hier eine Schallempfindung hervorrufen.

Der wichtigste Unterschied im Schall ist gegeben zwischen *Geräuschen* und *musikalischen Klängen.* Um ihr Wesen zu ermitteln, genügt in den meisten Fällen schon eine aufmerksame Beobachtung durch das Ohr allein. Es stellt sich dabei heraus, daß im Verlaufe eines Geräusches ein schneller Wechsel verschiedenartiger Schallempfindungen eintritt. Man kann dies z. B. sehr leicht beobachten, wenn von einer heiseren Stimme ein Vokal intoniert wird. Ein musikalischer Klang dagegen erscheint dem Ohr als ein Schall, der vollkommen ruhig, gleichmäßig und unveränderlich andauert, solange er eben besteht. Physikalische Untersuchungen haben uns gelehrt, daß die Empfindung eines Klanges durch schnelle *periodische* Bewegungen der tönenden Körper hervorgebracht wird, die eines Geräusches durch *nichtperiodische Bewegungen*. Um die gemachten Erfahrungen gleich auf die Laute zu übertragen, welche von der menschlichen Stimme erzeugt werden, sei darauf hingewiesen, daß es sich bei den *Konsonanten* um *Geräusche* handelt, während die *Vokale* anhaltende, musikalisch verwertbare *Klänge der Stimme* sind.

Klänge unterscheiden sich wieder durch besondere Eigentümlichkeiten voneinander, und zwar 1. durch ihre Stärke, 2. durch ihre Tonhöhe und 3. durch ihre Klangfarbe. Die *Stärke* der Klänge hängt von der *Amplitude* der Schwingungen des tönenden Körpers ab; je größer diese ist, um so stärker erscheint der Klang. Schlagen wir z. B. eine Saite an, so sind ihre Ausschläge anfänglich groß genug, daß wir sie mit Hilfe unserer Augen wahrnehmen können. Später werden die sichtbaren Ausschläge immer kleiner; dementsprechend erscheint uns der Ton im Anfang am stärksten und läßt allmählich an Stärke nach. Die *Tonhöhe* hängt nur von der *Schwingungsdauer ab*, oder was auf das gleiche hinausläuft, von der *Schwingungszahl*. Je größer die Schwingungszahl oder je kleiner die Schwingungsdauer ist, um so höher erscheint ein Klang. Das a'' mit 870 Doppelschwingungen pro Sekunde erscheint uns höher als das a' mit 435. Der Unterschied der *Klangfarbe* beruht auf der *Schwingungsform*. Wenn man nacheinander dieselbe Note von einem Klaviere, einer Geige, einer Flöte und einer menschlichen Stimme angegeben hört, so läßt sich trotz gleicher Tonstärke und gleicher Tonhöhe der Klang dieser Instrumente auseinanderhalten. Die Abänderungen der Klangfarbe sind unendlich mannigfaltig, denn abgesehen von der langen Reihe musikalischer Instrumente und der verschiedenen Ausführung des gleichen Instruments, kann dieselbe Note zuweilen selbst auf demselben Instrument mit weit verschiedener Klangfarbe erzeugt werden. Am allerreichsten ist in dieser Beziehung die menschliche Stimme. Die *Klangfarbe* hängt von dem Vorhandensein und der Stärke der den Grundton des Klanges begleitenden Obertöne ab. Diese können bekanntlich zum Grundton harmonisch und unharmonisch sein.

Man spricht von *harmonischen* Obertönen, wenn ihre Schwingungszahl ein ganzes Vielfaches der des Grundtons beträgt, wenn sie also 2, 3, 4...n mal so groß ist; von *unharmonischen*, wenn es sich um keine ganzen Vielfachen handelt, ihre Schwingungszahl also z. B. 1·2, 5·5, 6·8mal so groß ist. Die Obertöne kommen dadurch zustande, daß der schwingende Körper nicht allein als Ganzes schwingt, sondern daß auch seine Teile noch Schwingungsbewegungen ausführen, durch welche die Schwingungsform des Ganzen wesentlich beeinflußt wird. Diese ergibt sich nach einfachen Regeln aus der Zahl der Obertöne, deren Amplitude, sowie der Phasendifferenz der einzelnen Töne gegeneinander. Umgekehrt kann man jede noch so kompliziert zusammengesetzte Schwingung in ihre Teilschwingungen auflösen, und zwar mit Hilfe der *mathematischen Analyse* nach FOURIER oder *physikalischer* Vorrichtungen, nämlich der Resonatoren.

Nach diesen kurzen Vorbemerkungen ist es unsere Aufgabe, den Kehlkopf als physikalisches Instrument zu charakterisieren und gleichzeitig zu entwickeln, wie der Unterschied der in ihm erzeugten Laute in bezug auf Stärke, Höhe und Klangfarbe zustande kommt. Die zur Erzeugung eines Schalles erforderlichen Schwingungen der Luft können wir auf völlig verschiedene Weise hervorbringen: durch Schwingungen elastischer Körper, die sich auf die umgebende Luft übertragen, oder durch zeitweise Unterbrechung eines konstanten Luftstroms. Instrumente, die als Hauptvertreter der ersten Gattung angesehen werden können, sind die *Saiten* und *Stimmgabeln*; der zweiten Gattung die *Sirene* und die *Pfeifen*.

Im Kehlkopf kann es nun auf zweierlei Weise zur Erzeugung von Stimmlauten kommen. Bei *geöffneter* Glottis durch Schwingungen der Stimmlippen, von denen wenigstens die als Bänder anatomisch abzusondernden Anteile mit ausgespannten Saiten oder besser Membranen verglichen werden können; bei *geschlossener* Glottis durch deren periodische Öffnung, wobei der aus der Lunge streichende kontinuierliche Luftstrom zeitweise unterbrochen wird. In beiden Fällen ist als Triebkraft die Lungenluft anzusehen, während die Elastizität der Stimmlippen als Gegenkraft in Betracht kommt, durch welche diese wieder in ihre Ruhelage zurückgetrieben werden. Im ersten Fall ist die Schwingungsrichtung vorwiegend in der Richtung des Luftstroms, im zweiten senkrecht dazu.

Gleich an dieser Stelle soll hervorgehoben sein, daß die Erzeugung der Stimmlaute auch bei *geöffneter* Glottis nicht auf der Schwingung der Stimmlippen in der Längsrichtung zu beruhen braucht, sondern auf deren periodischer Annäherung und Entfernung beruhen könnte. Auf diesen Punkt soll später noch ausführlich eingegangen werden.

2. Erzeugung von Tönen durch Saiten und Membranen.

Der Vergleich der Stimmbänder mit zwei ausgespannten Saiten, die durch den Luftstrom zum Schwingen gebracht werden, hat in der früheren Literatur noch bis zu J. MÜLLERS Zeiten eine große Rolle gespielt. Wir wissen heute sehr wohl, daß er nicht zutreffend ist; wenn hier trotzdem auf die Schwingungen von Saiten eingegangen wird, so geschieht es deshalb, weil uns deren Gesetze sehr wohl bekannt sind und in mancher Beziehung auf die Stimmlippen übertragen werden können.

Als Saite bezeichnet man in der Theorie einen festen fadenförmigen Körper, dessen Querschnitt im allgemeinen gegen seine Länge verschwindet und der einer Biegung gar keinen Widerstand entgegensetzt, so daß eine Formenänderung, bei welcher die Länge gleich bleibt, keinerlei elastische Kräfte wachruft. Die in Wirklichkeit existierenden Saiten erfüllen die letztere Bedingung nicht vollkommen, besonders die Metallsaiten nicht.

Die Theorie bezieht sich auf *ideale* Saiten, die keine Elastizität besitzen. Wir nehmen an, daß die Saite an beiden Endpunkten befestigt und durch eine gewisse Kraft P gespannt wird. Bezeichnet man mit l die Länge, r den Querschnittsradius, mit P die Spannung der Saite, d das Gewicht ihrer Volum-. einheit, n die Schwingungszahl und T die Dauer einer vollen Schwingung der Saite (einer Hin- und Herbewegung derselben), so gilt die Beziehung:

$$n = \frac{1}{2\,r\,l}\,\sqrt{\frac{g\,P}{\pi\,d}} \qquad (1)$$

$$T = 2\,r\,l\,\sqrt{\frac{\pi\,d}{g\,P}} \qquad (2)$$

Das besagt, daß die Schwingungszahl einer Saite indirekt proportional ihrer Länge und ihrem Querschnittsradius ist, daß sie direkt proportional der Quadratwurzel aus ihrer Spannung und indirekt proportional der Quadratwurzel aus ihrer Dichte ist. Man kann nach Taylor auch anschreiben:

$$n = \frac{1}{2}\,\sqrt{\frac{P\,q}{M\,l}} \qquad :$$

wenn man für die Masse der Saite $M = \pi r^2 l d$ einsetzt.

Damit ist die Schwingungszahl des Grundtons ermittelt. Dieser entsteht, wenn die Saite als Ganzes schwingt. Da aber auch Teile der Saite gesondert für sich schwingen, so entstehen eine Anzahl von Nebentönen, deren Schwingungszahlen das Vielfache der des Grundtones sind und von deren relativer Stärke die *Klangfarbe* des Saitentons abhängt.

Im Anschluß an die Schwingungen der Saiten sollen gleich die der Membranen besprochen werden. Die zu den Versuchen zumeist herangezogenen Membranen bestehen aus Papier, das man über einen runden oder viereckigen Rahmen ausspannt. Eine solche Membran gibt einen ganz bestimmten Grundton mit Nebentönen. Von großer Wichtigkeit ist, daß man von einer Membran auch „erzwungene" Schwingungen ausführen lassen kann, welche keiner der ihr eigentümlichen Schwingungen entsprechen. Auch bei Membranen ist die Schwingungszahl direkt proportional der Quadratwurzel aus ihrer gesamten, sich gleichmäßig über den Rand verteilenden Spannung und indirekt proportional der Quadratwurzel aus dem Gewicht der Membran.

Verwerten wir die Ergebnisse der Theorie für den Kehlkopf, so stellt sich vor allem die große Bedeutung heraus, welche die *Spannung* der Stimmlippen auf die Tonhöhe ausübt (WOODS). Diese kann durch Zug des Musc. cricothyreoideus unter Mitarbeit des vocalis bewirkt und abgestuft werden, der entsprechend dem quadratischen Gesetz auf das Vierfache gesteigert werden muß, damit unter sonst gleichbleibenden Verhältnissen der erzeugte Ton um eine Oktave höher ist. Der Bereich der Töne, den ein Individuum singend hervorbringen kann, pflegt im Durchschnitt zwei Oktaven zu umfassen. Bei Übung kann der Umfang allerdings gesteigert werden bis auf 3, maximal $3^1/_2$ Oktaven. Bei drei Oktaven Stimmumfang brauchen wir also eine Spannungsveränderung im Verhältnis von 1 : 64. Die Wirkung des M. cricothyreoideus muß also auf das 64fache gesteigert werden, wenn die dritte höhere Oktave des tiefsten erzeugbaren Tones angegeben werden soll. Seine Tätigkeit wird dadurch erleichtert, daß er an dem längeren Hebelarm des Systems zieht, denn die Entfernung: Ansatzstelle des Muskels — Gelenk (Articulatio cricothyreoidea) ist erheblich größer als diejenige: Gelenk — Lamina cricoidea. Von der Wirkungsweise des M. cricothyreoideus als Stimmbandspanner haben sich schon J. MÜLLER und nach ihm HARLESS überzeugt, die am herausgeschnittenen Kehlkopf den Muskelzug durch Annäherung des Schildknorpels an den Ringknorpel ersetzten. J. MÜLLER und zahlreiche spätere Forscher (selbst C. LUDWIG) gingen nämlich noch von der Auffassung aus, daß der Ringknorpel den fixen Bestandteil bei Bewegungen in der Articulatio cricothyreoidea bildet und nicht, wie wir heute wissen, der Schildknorpel. Daher wurde in diesen alten Versuchen die Spannung des Stimmbandes durch *Senkung* des Schildknorpels bewerkstelligt und nicht, wie man es heute machen würde, durch Hebung des *Ringknorpels*. Mit steigender Annäherung des Ringknorpels an den Schildknorpel wächst die Stimmbandspannung, und es war so möglich, den durch Anblasen des Kehlkopfes erzeugten Ton im Umfange von zwei Oktaven in die Höhe zu treiben. Auch beim Menschen wird beim Singen vom tiefsten zum höchsten Ton der Raum zwischen Ring- und Schildknorpel immer enger, wovon man sich durch Einlegen der Fingerspitze tief in die Lücke zwischen diese beiden Knorpel, welche durch das Ligamentum cricothyreoideum ausgefüllt wird, überzeugen kann.

Die Länge des Stimmbandes ist im Kehlkopf des Erwachsenen sicher in keinem hohen Grade veränderlich. Daß die dehnbare Stimmlippe durch Vergrößerung des Abstandes Schildknorpel — Lamina cricoidea auch etwas verlängert wird, läßt sich nicht bezweifeln. Das lehren u. a. die Messungen von JÖRGEN MÜLLER, der an Lebenden den Abstand des Arcus des Ringknorpels vom unteren Rand der Schildknorpelplatte gemessen hat und eine Verkürzung um etwa 6 mm beim Übergang vom tiefsten zum höchsten Ton feststellen konnte. Eine stärkere Spannung der Stimmlippe wird aber erst dann eintreten, wenn die Verlängerung gegenüber der ganzen Länge des Stimmbandes zu vernachlässigen ist. Hier ergibt sich die Bedeutung der Wirkungsweise des M. vocalis, der bei seiner Zusammenziehung der Verlängerung der Stimmlippe entgegenwirkt und so deren Spannung begünstigt.

Nehmen wir die Stimmbandlänge als konstant an, so wird sie im ungespannten Zustande den tiefsten zu erzeugenden Ton bestimmen. Im männlichen Kehlkopf beträgt nach den Messungen von J. MÜLLER die Länge des nicht gedehnten Stimmbandes 18,25 mm, im weiblichen 12,6 mm. Rundet man die Zahlen nach unten ab, so verhalten sich die beiden Längen wie 3 : 2. Bei gleicher Spannung müssen sich die Schwingungszahlen der im männlichen und weiblichen Kehlkopf erzeugten Töne verhalten wie 2 : 3. So wird also, wenigstens bis zu einem gewissen Grade, verständlich, warum die Stimme der Frauen zumeist höher ist, als die der Männer. Um die Pubertätszeit wächst der männliche Kehlkopf sehr schnell, der weibliche ebenfalls beschleunigt, wenn auch lange nicht so sehr wie der männliche. So erklärt sich auch der Unterschied in der Tonlage zwischen der Stimme des Kindes und der Erwachsener durch die verschiedene Länge der Stimmlippen.

Einen gewissen Einfluß auf die Höhe des Tones dürfte auch die Masse der Stimmlippe nehmen, die bei Zusammenziehung des M. vocalis verändert wird. Die Zunahme der Masse wird dadurch bedingt, daß infolge der Straffung des Stimmbandes ein Teil der unter den Stimmlippen befindlichen Schleimhaut höher gezogen wird. Jedenfalls wird aber so die schwingende Masse der Stimmlippe vermehrt. In welchem Umfange dadurch unter sonst gleichen Verhältnissen die Tonhöhe erniedrigt wird, läßt sich nicht sagen, da alle experimentellen Grundlagen fehlen.

3. Erzeugung von Tönen durch Sirenen und Pfeifen.

a) Sirenen.

Es wurde bereits darauf hingewiesen, daß ein Ton durch periodische Unterbrechung eines Luftstroms erzeugt werden kann. Auf diesem Prinzip beruht die Schallerzeugung in Sirenen und Pfeifen (Abb. 12 und 13).

Die Sirene von CAGNIARD-LATOUR besteht aus einem flachen Zylinder A, in welchen durch eine Röhre B Luft hineingeblasen wird. Oben ist der Zylinderraum durch einen unbeweglichen Deckel verschlossen, über dem sich die um eine vertikale Achse drehbare Kreisscheibe s befindet. Sowohl der unbewegliche Deckel als auch die drehbare Kreisscheibe sind an ihrer Peripherie an verschiedenen Stellen schräg durchbohrt. Wenn m die Zahl der Öffnungen in jeder Scheibe ist, so kommen bei jeder vollen Umdrehung der oberen Scheibe ihre Löcher m mal über die der festen Scheibe zu stehen, wobei dann der Zylinder mit der Außenluft in Verbindung steht. Die austretenden Luftstrahlen erzeugen oberhalb ss eine Verdichtung der äußeren Luft, die sich während der Zeit, wo alle Löcher geschlossen sind, in eine Verdünnung umwandelt. Macht die Kreisscheibe s in jeder Sekunde k Umdrehungen, so ist die Schwingungszahl n des entstehenden Tones

$$n = km.$$

Die Drehungsbewegung der Scheibe s wird durch die austretenden Luftstrahlen aufrecht erhalten und anfänglich beschleunigt; diese Luftstrahlen üben auf die Seitenwandungen der Öffnung einen Druck aus, dessen Horizontalkomponente senkrecht zu den Radien der Scheibe s ist. Jedesmal, wenn die Löcher der Scheiben übereinander stehen, treten m solche Komponenten auf und rufen eine Beschleunigung hervor. Ist die Kraft, mit welcher die Luft einströmt, konstant, so erhält s schließlich eine bestimmte Drehgeschwindigkeit, und es entsteht ein Ton von bestimmter Höhe. Durch Verstärkung bzw. Abschwächung des Luftstromes kann man die Höhe jenes Tones erhöhen oder erniedrigen.

Bei dieser Sirene ist die Höhe des erzeugten Tones von der Größe der antreibenden Kraft (dem Winddruck) abhängig. Denn je größer diese ist, um so rascher dreht sich die Scheibe. Es wurden aber auch Sirenen konstruiert, bei denen die Lochscheibe mit Hilfe anderer Kräfte, z. B. eines Elektromotors in Umdrehung versetzt und dabei angeblasen wird (Sirene von SEEBECK). In diesem Falle hängt die Tonhöhe nur von der Umdrehungszahl des Elektromotors ab, während nunmehr durch die Stärke des Winddrucks die *Amplitude* der Luftschwingungen, also die *Tonstärke* bestimmt wird.

Ziehen wir eine Parallele zwischen dem Kehlkopf und einer Sirene, so läßt sich sagen, daß bei geschlossener Glottis die Verhältnisse recht gleichartig liegen könnten. Durch den steigenden Druck der von den Lungen kommenden Luft wird die Glottis eröffnet, ein Teil der Luft tritt aus, die Glottis wird wieder durch die elastischen Kräfte in den Stimmlippen verschlossen, und es entsteht ein Ton, dessen Höhe von der Zahl der Öffnungen der Glottis pro Sekunde abhängt.

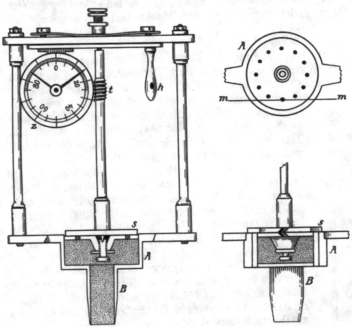

Abb. 12. Sirene. (Nach CAGNIARD-LATOUR.)

Der Kehlkopf hat also in seinem Bau, solange es sich um die Vorgänge bei geschlossener Glottis handelt, zweifellos eine gewisse Ähnlichkeit mit einer Sirene. Und zwar liegen die Verhältnisse beim Kehlkopf wie bei der Konstruktion von SEEBECK, d. h. es ist eine Steigerung des Druckgefälles zwischen Luftröhre und Kehlkopfausgang *nicht* zwangsläufig mit einer Steigerung der Öffnungen der Glottis pro Sekunde verbunden. Diese hängt vielmehr vorwiegend von der *Spannung der Stimmlippen* ab.

Man kann nun nicht etwa sagen, daß der Vergleich des Kehlkopfes mit einer Sirene ja nur bedingt zutrifft, da die Konstruktion letzten Endes in beiden Fällen eine völlig verschiedene ist. Denn für die Wirkungsweise ist es völlig gleichgültig, ob der Verschluß durch Vorlegen einer Platte (wie bei der Sirene) oder durch Verschluß eines Schlitzes in Form des Aneinanderlegens zweier Polster (wie beim Kehlkopf) zustande kommt.

Unter dem Gesichtspunkte, daß der Kehlkopf wie eine Sirene arbeitet, indem durch das Aneinanderlegen und Auseinandergehen der Stimmlippen der

Luftstrom aus den Lungen periodisch unterbrochen wird, erscheint die Wirkungsweise der *Mm. vocales* in einem neuen Lichte. Es läßt sich nicht leugnen, daß durch die *Zusammenziehung dieser Muskeln* die Stimmlippe *verfestigt* wird, so daß sie nun nicht mehr so leicht nach oben gegen den Mundraum zu durchschlagen kann. Weiter werden aber auch die Stimmlippen an den Rändern wulstig verdickt, so daß ihr Zusammenschluß besser gesichert ist. Diese beiden Faktoren bewirken, daß die Öffnung der Glottis nur unter einem größeren Druckgefälle zustande kommt, wodurch die Amplitude der Luftstöße, d. h. die Schallstärke vergrößert wird.

Auf demselben Prinzip, das der Sirene zugrunde liegt, beruhen auch einige Pfeifen, die zu musikalischen Zwecken viel benutzt werden. Je nach der speziellen Konstruktion unterscheidet man Zungen- und Membranpfeifen.

Bevor wir uns diesen aber zuwenden, sollen die *Orgelpfeifen* behandelt werden, die in vieler Beziehung einen Mechanismus besonderer Art darstellen.

b) Orgelpfeifen.

Eine eigenartige Stellung in bezug auf die entwickelten Prinzipien der Schallerzeugung nehmen die Orgel- und Flötenpfeifen ein, in denen die zweckmäßigste Methode verwirklicht ist, die Luft in Röhren in den Zustand stehender Schwingungen zu versetzen. Der Grund, warum sie hier trotz ihrer ganz lockeren Beziehungen zum Kehlkopf abgehandelt werden, beruht in der Bedeutung des Ansatzrohres für den Ton. Kommt ja doch für den Kehlkopf ein solches in Schlund und Mundhöhle in Betracht.

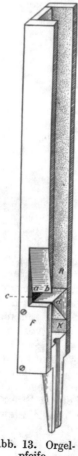

Bei den Orgel- und Flötenpfeifen wird der Ton dadurch hervorgebracht, daß man einen Luftstrom gegen die meist mit scharfen Rändern versehene Öffnung eines mit Luft gefüllten Hohlraumes treibt. Die Einrichtung eines solchen Instrumentes ist in Abb. 13 wiedergegeben. Man unterscheidet an ihm den Fuß, das Maul, und die Röhre. Die in den Fuß F eingeblasene Luft dringt aus dem Behälter K durch einen schmalen Spalt c d hervor und bricht sich an der oberen Kante a b des Mundes, von dem die Abbildung nur die linke Hälfte zeigt. Den wesentlichsten Bestandteil bildet die hohle, mit Luft oder anderen Gasen gefüllte zylindrische und prismatische Röhre R.

Das Zustandekommen von Tönen beim Anblasen von Orgelpfeifen ist ein recht verwickelter Vorgang, der bis heute noch nicht völlig geklärt ist. Im wesentlichen handelt es sich darum, daß das die Pfeife ausfüllende Gas an dem als Mund bezeichneten Röhrenende auf irgendeine Weise in Erschütterung versetzt wird. Diese Erschütterung kommt wahrscheinlich dadurch zustande, daß die aus der Spalte c d herausströmende Luft an der Kante a b verdichtet und zurückgeworfen wird, wobei ein Druckausgleich teilweise nach der Röhre zu, teilweise nach der Außenluft stattfindet. Sicher ist, daß diese Luftdruckschwankung im Inneren der Röhre fortschreitet, am entgegengesetzten Ende reflektiert wird und wiederum zurückkehrt. Es findet Interferenz mit neuen Erschütterungen statt und dadurch bilden sich im Röhreninneren stehende Wellen aus, wobei sich am Röhren*anfang* unbedingt ein Schwingungsbauch befinden muß. Man unterscheidet *offene* und *gedeckte* Pfeifen, je nachdem das Rohr an dem den Lippen abgewandten

Abb. 13. Orgelpfeife.

Ende offen oder geschlossen ist. Haben eine offene und eine gedeckte Pfeife die gleiche Länge, so sind die Schwingungszahlen

einer offenen Pfeife 2n, 4n, 6n, 8n . . . 2 mn,

einer gedeckten Pfeife n, 3n, 5n, 7n . . (2m—1)n,

worin n eine beliebige ganze Zahl bedeutet. Der Grundton einer gedeckten Pfeife bildet die untere Oktave des Grundtones einer offenen Pfeife von derselben Länge. Welchen der Töne man bei einer Pfeife erhält, hängt von der Art ab, wie sie zum Tönen gebracht wird.

Der Zusammenhang zwischen den Dimensionen einer Pfeife und der Höhe ihres Tones läßt sich nach MERSENNE dahin zusammenfassen, daß in geometrisch ähnlichen Pfeifen die Schwingungszahlen indirekt proportional ihren linearen Dimensionen sind. Dieses Gesetz gilt allerdings nur für Pfeifen, die nicht die Form von Röhren besitzen. Für die Art des erzeugten Tones ist unter sonst gleichen Bedingungen auch das Material bestimmend, aus dem die Pfeife hergestellt ist.

Zieht man einen Vergleich zwischen dem Kehlkopf und einer Orgelpfeife, so ist zu sagen, daß die Bildung prinzipiell unähnlich ist. Denkbar wäre ja, daß bei starrer Stellung der Stimmlippen und geöffneter Glottis die Luft gegen die falschen Stimmbänder getrieben, zum Tönen Anlaß geben könnte.

Aus der Theorie der Pfeifen kann man für den Kehlkopf nur so viel verwerten, daß eine Veränderung der Tonlage, abgesehen von der Art des Anblasens, auch durch Veränderung des Ansatzrohres zustande kommen kann. Hier ist freilich nur des einen Falles zu gedenken, daß durch Senken des Kehlkopfes die Größe des Ansatzraumes verändert wird, daß also die Vertiefung der Stimmlage begünstigt wird. Denn der Theorie nach gilt für offene Pfeifen die Gleichung:

$$n = \frac{v}{2\,l}$$

worin v die Schallgeschwindigkeit, l die Länge der Pfeife (gerechnet bis zum prismatischen Einsatzstück) bedeutet. Je länger also die Pfeife, um so tiefer ist unter sonst gleichbleibenden Bedingungen der Ton. Über die Bedeutung der Form des Ansatzstückes (Mundhöhle und Schlundkopf), die in der weitestgehenden Weise verändert werden kann, für die Tonbildung, ist im Kapitel Stimme und Sprache die Rede.

c) Zungenwerke.

Wenn ein Luftstrom durch eine Öffnung hervordringt, welche durch die Schwingungen eines elastischen Körpers in regelmäßigen Intervallen geschlossen und wieder geöffnet wird, so entsteht ein Ton genau in der gleichen Weise wie bei einer *Sirene*. Bei jedem Freiwerden der Öffnung entsteht nämlich ein Luftstoß, der eine Verdichtung erzeugt. In der Sirene geschieht dies mittels der rotierenden durchlöcherten Scheibe; in den sog. Zungenwerken sind es elastische Platten oder Membranen, welche in schwingende Bewegung gesetzt werden. Nach diesem Prinzip kann man die *Zungenwerke* scheiden in richtige *Zungenpfeifen*, bei denen eine elastische Platte (meist aus Metall) in schwingende Bewegung gesetzt wird und Lippen- oder Membranpfeifen, bei denen die beiden Lippen eines schmalen Spaltes durch membranöse elastische Platten gebildet werden.

In allen diesen Pfeifen wird der Schall durch die *intermittierenden Luftstöße* erregt, welche aus der von der Zunge begrenzten Öffnung während jeder einzelnen Schwingung hervorbrechen. Eine freischwingende Zunge hat eine viel zu kleine Oberfläche, als daß sie irgendeine in Betracht kommende Quantität von Bewegung an die Luft abgeben könnte; ebensowenig geschieht dies in den Pfeifen.

Der Schall entsteht vielmehr nur durch die Luftstöße wie in der Sirene, deren Metallscheibe gar keine Schallschwingungen auslöst. Durch die wechselnde Öffnung und Verschließung des Kanals wird der kontinuierliche Fluß des Luftstroms in eine periodisch wiederkehrende Bewegung verwandelt, welche das Ohr zu affizieren vermag.

Die Zungen der Zungenpfeifen der Orgel und des Harmoniums sind (s. Abb. 14) längliche viereckige Metallplättchen zz, welche auf einer ebenen Messingplatte aa befestigt sind,

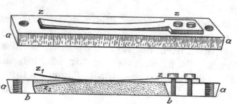

Abb. 14. Zungen aus Zungenpfeifen.

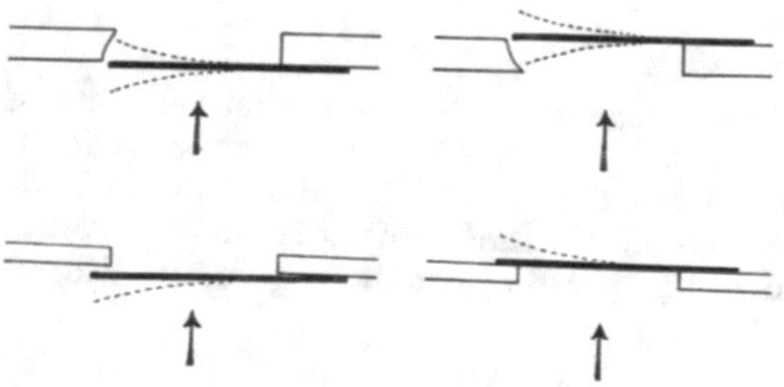

in der hinter der Zunge eine Öffnung von gleicher Gestalt wie die Zunge angebracht ist. Befindet sich die Zunge in der Ruhelage, so verschließt sie die Öffnung nahezu ganz, bis auf einen möglichst feinen Spalt längs ihres Randes. Wird sie in Schwingungen versetzt, so schwankt sie zwischen den mit z_1 und z_2 bezeichneten Stellungen hin und her. In der einen Stellung z_1 ist eine Öffnung für die *einströmende* Luft gebildet; bei der entgegengesetzten Ausbiegung z_2 dagegen ist die Öffnung verschlossen. Je nach der Größe der Zunge gegenüber der der Öffnung kann man *durchschlagende* und *aufschlagende* Zungen unterscheiden. Die ersteren sind (s. Abb. 15) etwas kleiner als die zugehörige Öffnung, so daß sie sich in diese hineinbiegen können, ohne die Ränder der Öffnung zu berühren; die letzteren sind größer als die zugehörige Öffnung, so daß sie diese vollständig verschließen können. Aufschlagende Zungen werden heute nicht mehr benützt; sie schlagen bei jeder Schwingung gegen den Rahmen und geben dadurch einen rasselnden Ton von sich. Außerdem sind sie von unsicherer Tonhöhe. Die Wirkung der Zungen ist wesentlich *verschieden*, je nachdem die von ihnen geschlossene Öffnung sich auftut, wenn sich die Zunge dem Winde entgegen nach der Windlade zu bewegt, oder wenn sie mit ihm gegen das Ansatzrohr schwingt. Die ersteren wurden von HELMHOLTZ als *einschlagende*, die letzteren als *ausschlagende* Zungen bezeichnet. Die Zungen der Klarinette, Oboe, des Fagotts, der Zungenwerke der Orgeln sind alles einschlagende Zungen. Die menschlichen Lippen in den Blechinstrumenten (Trompeten, Posaunen, Hörner) repräsentieren dagegen ausschlagende Zungen.

Wenn gar kein Schallbecher oder doch nur eine kurze Röhre auf das Zungenwerk aufgesetzt ist, so hängt die Schwingungszahl der Zunge, also der Ton, den sie von sich gibt, von ihrer Elastizität und ihren Dimensionen ab. Wenn man die Zunge auf irgendeine Weise, etwa mittels des Fingernagels, ein wenig aus ihrer Gleichgewichtslage herausbringt und dann losläßt, so hört man einen ganz schwachen, klanglosen, sehr bald verschwindenden Ton. In dieser Weise können also die Schwingungen des federnden Metallstreifens *nicht für musikalische Zwecke* verwendet werden. Es ist also der Aufsatz eines Schallbechers erforderlich. Wird aber eine lange Röhre aufgesetzt, so modifiziert diese den Ton wesentlich. Die Bewegung der Zunge hängt dann mehr von der Bewegung der in der langen Pfeife hin- und herlaufenden Luftwellen, als von ihrer eigenen Elastizität ab; sie wird also eigentlich mehr geschwungen, als daß sie selbst schwingt. Ob durch Ansatz eines Rohres der Ton der Zungenpfeife gegenüber dem der isoliert schwingenden Zunge unverändert bleibt, hängt davon ab, ob die Länge der Pfeife so bemessen ist, daß der Grundton *unisono* ist mit dem

Abb. 15. Schema der vier Formen von Zungenpfeifen.
(Nach EWALD.)
a durchschlagend einschlagend, b durchschlagend ausschlagend, c aufschlagend einschlagend, d aufschlagend ausschlagend.

Tone der freischwingenden Zunge. Ist dies nicht der Fall, so wird entweder der Einfluß der schwingenden Luftsäule einem Teil der elastischen Kraft der Zunge das Gleichgewicht halten, oder stets in gleichem Sinn auf die Zunge wirken, wie deren eigene Elastizität. Im ersten Fall wird der Ton des Instruments gegenüber der freischwingenden Zunge erniedrigt, im zweiten erhöht sein. Die einschlagenden Zungen geben angeblasen immer tiefere Töne, als wenn man sie frei, also ohne Verbindung mit einem Luftraum schwingen läßt. Die Töne der ausschlagenden Zungen sind stets höher als die der isolierten Zungen. Sind die Zungen aus Metall gebildet, so werden sie wegen ihrer großen Masse und Elastizität nur dann von der Luft kräftig bewegt, wenn sich der von der Pfeife angegebene Ton nicht zu sehr von dem Eigenton der freien Zunge entfernt. Am günstigsten liegen die Verhältnisse, wenn also *Resonanz* möglich ist. Daher sind die Pfeifen mit metallenen Zungen in der Regel nur fähig, einen einzigen Ton anzugeben, nämlich denjenigen unter den theoretisch möglichen Tönen, welcher dem eigenen Ton der Zunge am nächsten kommt. Interessant ist, daß die *durch-schlagenden* Zungen nur dann beim Anblasen ansprechen, wenn sie *einschlagend* gestellt sind. Sind sie dagegen ausschlagend eingerichtet, so kommt es zu gar keinen Schwingungen, sondern die Zunge biegt sich nach außen durch und bleibt dauernd in dieser Lage, solange die Druckdifferenz zwischen Windlade und Ansatzrohr die gleiche bleibt.

Dieses Versagen hat wohl seinen Grund in der Größe des Winddrucks; ist dieser erheblich größer als die elastische Gegenkraft der Zunge bei ihrer größten Entfernung aus der Ruhelage, so wird die Zunge nicht mehr zurückschwingen können. Daß das Verhältnis: Größe des Winddrucks zu Größe der elastischen Gegenkraft von großer Bedeutung für die Schwingungen der Zunge ist, läßt sich auch daraus ermessen, daß nach einer nicht veröffentlichten Beobachtung von MUSEHOLD auch eine durchschlagende und ausschlagende Zunge zum Schwingen zu bringen ist, wenn über sie ein *abgestimmtes* Ansatzrohr getan wird. Dann schwingt auch die durchschlagende Zunge, angeregt durch die in Schwingung gebrachte Luftsäule.

Eine zweite Art der Zungenwerke wird durch membranöse elastische Platten gebildet, welche die beiden Lippen eines schmalen Saumes bilden und durch ihre Oszillationen den Spalt abwechselnd öffnen und schließen. Als *musikalische Instrumente* kommen nur zwei Arten solcher membranöser Zungen in Betracht, nämlich die menschlichen Lippen beim Anblasen der Blechinstrumente und der menschliche Kehlkopf im Gesange.

Bei den membranösen Zungen ist die Zweizahl die übliche und nur in sehr primitiven Instrumenten schwingt nur ein Stimmband. So konstruierte J. MÜLLER membranöse Zungenpfeifen, indem er (s. Abb. 16a) auf ein rechtwinklig zur Achse abgeschnittenes Rohr zwei Lappen von vulkanisiertem Kautschuk in der Weise aufband, daß nur ein schmaler Spalt zwischen ihnen frei blieb. Noch besser als diese sprechen membranöse Zungenpfeifen an, wenn das obere Ende des hölzernen Rohres, in welches unten die Luft eingeblasen wird, von zwei Seiten schräg abgeschnitten ist, so daß zwei ungefähr rechtwinklige Spitzen zwischen den beiden schrägen Schnittflächen stehen bleiben (s. Abb. 16b und c). Über die beiden Abdachungsflächen werden alsdann mit leichter Spannung Streifchen von Kautschuk so aufgelegt, daß sie einen schmalen Spalt zwischen sich lassen und endlich mit Faden festgebunden. Sehr leicht läßt sich eine membranöse Zungenpfeife auch in der Weise herrichten, daß man aus einem Kautschukschlauch ein längeres Stück abschneidet und es am Ende eines Glasrohres von entsprechender Weite aufbindet (Abb. 16d). Wenn man nun die Kautschukröhre in ihrem oberen Ende an zwei gegenüberliegenden Punkten faßt und auseinanderzieht, so bildet sich eine Ritze, deren Ränder von Kautschuk sind, und wenn man dann unten in das Rohr hineinbläst, so erhält man einen Ton, der um so höher ist, je stärker die beiden Lippen angespannt werden. Man kann dabei ganz deutlich die Vibrationen beider Gummilippen sehen, welche die Ritze bilden. Der Schwingungstypus einer solchen Pfeife weicht erheblich von den meisten starren Zungenwerken ab, indem die beiden Lippen gegeneinander schwingen und sich in mehr oder weniger großer Fläche berühren. Im Anschluß an GRÜTZNER hat NAGEL solche Pfeifen als Gegenschlagpfeifen bezeichnet.

Damit kommen wir auf einen Schwingungstypus zu sprechen, der für den Kehlkopf unter bestimmten Bedingungen zutrifft; daß nämlich die Richtung, in welcher die Stimmlippen schwingen, *nicht mit der Windrichtung* zusammenfällt, sondern *senkrecht* auf *dieser steht.* Bei allen besprochenen Zungenwerken mit Ausnahme der beiden Membranpfeifen b und c in Abb. 16 findet die Schwingung der Zungen in der Fortpflanzungsrichtung des Luftstromes statt. Man hat sich nun, besonders unter dem Einfluß EWALDS (2), bemüht, alle Zungenwerke,

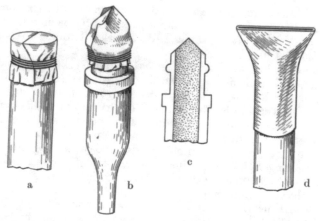

Abb. 16. Zweilippige Membranpfeifen. (Nach J. MÜLLER und H. HELMHOLTZ.)

bei denen die Schwingungen senkrecht zur Richtung des Windes vor sich gehen, als einen Mechanismus eigener Art von den übrigen auseinanderzuhalten, deshalb hat man auch eine eigene Bezeichnung aufgestellt und von diesen Werken als *Polsterpfeifen* gesprochen (s. Abb. 17).

In früherer Zeit wurde der Kehlkopf immer mit einer Zungenpfeife verglichen. Seit dem Erscheinen von EWALDS (2) Arbeit über die Physiologie des Kehlkopfs hat man viel von der Notwendigkeit gesprochen, die Analogie mit der Zungenpfeife aufzugeben und statt dessen den Kehlkopf als Polsterpfeife zu betrachten. Gleich an dieser Stelle sei erwähnt, daß das mit einer gewissen Einschränkung gilt: Man kann wohl von einer Polsterpfeifenwirkung des Kehlkopfs bei Erzeugung der Bruststimme sprechen, ob dies indessen auch für das Falsett (die Fistelstimme) gilt, ist zunächst noch fraglich.

Das Prinzip der Polsterpfeife besteht darin, daß in einer Röhre zwei Polster einander gegenüberstehen, die zwischen sich eine Stimmspalte bilden. Der Luftstrom erweitert die letztere, indem er die Polster nach der Seite zum Ausweichen bringt. Dies wird dadurch möglich, daß entweder die Polster selbst elastisch sind oder einer nachgiebigen Wand aufsitzen. Sind nur die Polster elastisch, so müssen sie auf der Windseite abgeschrägt sein, damit die Luft eine Angriffsfläche findet. Sind aber nur die Wände elastisch, auf denen die Polster befestigt sind, so kann die Luft auf diese wirken, und die Polster brauchen dann nicht abgeschrägt zu sein. Die beiden Konstruktionsprinzipien sind in den beiden nebenstehenden Abbildungen wiedergegeben. Will man die Konstruktion einer solchen Polsterpfeife verwirklichen, so ergeben sich Schwierigkeiten eigener Art, die hauptsächlich darin bestehen, daß die gleitenden Flächen zu stark aneinander reiben. Es blieb daher EWALD (3) nichts anderes übrig, als elastische Polster

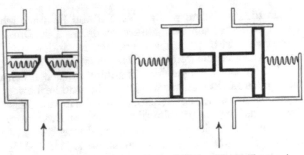

Abb. 17. Prinzip der Polsterpfeifen. (Nach EWALD.)
Der Pfeil gibt die Anblaserichtung an.

anzuwenden, die für gewöhnlich die Stimmritze verschließen, durch den Wind-druck aber deformiert werden und dadurch die Stimmspalte erweitern (s. Abb. 18).

Im folgenden ist eine solche Polsterpfeife beschrieben: Es handelt sich um eine vier-seitige Holzröhre von 100 cm Höhe und 20 cm Breite, die oben einen Aufsatz C trägt. Dieser besitzt dem Lumen der Röhre entsprechend im Boden ein quadratisches Loch, sowie weiter oben zwei überstehende Führungsleisten. Man kann daher von rechts und links zwei aus Holz gefertigte hohle Kästen d und d′ soweit hineinschieben, bis sich dieselben mit ihren abgerundeten Polsterflächen berühren. Die zylinderförmig gestaltete Polsterfläche be-steht aus einer 1 mm dicken Gummiplatte, die auf den halbkreisförmigen Rändern des Kastens aufgeklebt ist. Damit die Gummi-platte nicht über die Flächen des Kastens vorragt, ist der Holzrand um die Dicke der Platte kleiner gehalten. Beide Kästen werden in dem Aufsatz C mit Reibung verschoben; auf diese Weise ist es möglich, die Stimm-spalte vergrößern oder bis zur Berührung der beiden Polster zu verkleinern.

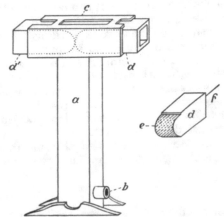

Abb. 18. Modell einer Polsterpfeife. (Nach EWALD.) Mit elastischen Gumm polstern innen.

Schließt man die Außenseiten der Polsterkästen, die für gewöhnlich offen bleiben, so wird der Ton der Pfeife höher. In noch höherem Maße ist dies der Fall, wenn man das im Polsterkasten abge-schlossene Luftquantum durch Einschieben eines Stempels verkleinert. In beiden Fällen wird die Elastizität des Polsters, d. h. die Gegenkraft, die dem Winddruck entgegen-wirkt, vergrößert. Das durch den Wind-druck aus seiner Ruhelage gedrängte Polster kehrt infolgedessen schneller zurück. Damit aber die Pfeife bei Luftabschluß der Polster-kästen anspricht, muß die Stimmspalte enger gemacht werden, wodurch der Winddruck ansteigt. Die Pfeife wird durch das Rohr b angeblasen, wozu bei ihren großen Dimensionen der Luftstrom eines kräftigen, durch Maschinendruck getriebenen Ventilators nötig wird.

EWALD (3) erwähnt, daß die Pfeife beim Anblasen sehr stark tönte und daß der tiefe Ton von der Straße her durch die geschlossenen Fenster laut zu hören war, trotzdem das Instrument kein Ansatzrohr besaß, das den Ton erheblich verstärkt hatte. Der Ton dröhnte so, wie wenn er von einer großen Orgelpfeife herrührte. Die Klangfarbe war durchaus angenehm, und es fiel auf, daß auch die tiefsten Töne, die man mit Hilfe der Polsterpfeife erzeugen konnte, glatt waren und das bei den Orgeln häufig vorkommende Knarren vermissen ließen.

EWALD hat stets daran festgehalten, daß die Polsterpfeife einen ganz eigenartigen Mechanismus darstellt. Die folgenden Erörterungen lehren, daß es sich aber in Wirklichkeit nur um eine Variante eines wohlbekannten Prinzips handelt.

Charakteristisch für die Polsterpfeifen ist, daß die Polster nicht in der Richtung des Windes schwingen, sondern senkrecht dazu. Der Durchtritt der Luft durch die Stimmspalte wird periodisch erleichtert, indem die schwingenden Membranen seitlich auseinanderweichen. Das ist zugleich der Gegensatz gegenüber den gewöhnlichen zweilippigen Membranpfeifen, deren schwingende Teile sich in der Richtung des Luftstromes periodisch hin- und herbewegen. EWALD (3) hat sich nun von der Schwingungsrichtung und -form der Polster dadurch zu überzeugen versucht, daß er im Mittelpunkte derselben zwei ganz dünne Seidenfäden befestigte, von denen der eine horizontal durch den Polsterkasten hindurchging, während der andere vertikal nach aufwärts gezogen wurde und diese Fäden mit kleinen Registrierhebeln in Verbindung setzte. Dabei stellte sich heraus, daß der horizontal gelegene Faden sich bedeutend stärker bewegte als der vertikale, daß aber auch dieser deutliche Auf- und Abwärtsbewegungen zeigte. Daraus läßt sich der Schluß ziehen, daß die Registrierstelle *keine reinen* Horizontalbewegungen ausführte, wie es dem Prinzip der Polsterpfeife entsprechen würde, sondern elliptische. Wahrscheinlich würde eine genauere Analyse der Bewegungsform lehren, daß es sich um eine komplizierte Schwingungsform nach Art der LISSAJOUSchen Abbildungen handelt. Eine Erklärung für das Vorhandensein einer vertikalen Komponente läßt sich ohne Schwierigkeit geben: Der Druck des Windes wirkt bei der gewählten Art der Angriffsfläche nicht nur deformierend nach der Seite, so daß die Polster nach dieser Richtung auseinandergedrängt werden, sondern auch in der eigenen Strömungsrichtung. Ob die letztere Wirkung wirklich erheblich schwächer ist, wie EWALD meint, soll dahingestellt bleiben.

Eine Durchrechnung seines Instrumentes hat EWALD (3) nicht gegeben. Eine solche ist nach den von O. FRANK entwickelten Prinzipien mit großer Annäherung möglich. Als schwingende Massen kommen vornehmlich die Gummimembranen in Betracht. Als Volumelastizitätskoeffizient kommt derjenige des Gummis in Rechnung, bzw. derjenige der Luft in den Ansätzen, vorausgesetzt, daß diese gegen die Außenwelt abgeschlossen werden. Dieser Volumelastizitätskoeffizient wird aber um so größer, je kleiner das in den Ansätzen abgeschlossene Volumen Luft gemacht wird. Nach der Gleichung:

$$n = \frac{1}{2\pi} \sqrt{\frac{E'}{M'}}$$

worin n die Schwingungszahl, M' die reduzierte Masse, E' den Volumelastizitätskoeffizienten bedeutet, ist die Schwingungszahl um so höher, je größer E' und je kleiner M' gemacht wird. Daher ist man imstande, die Schwingungszahl des Systems durch Verkleinerung der Membran und durch Steigerung des Elastizitätskoeffizienten, durch größere Dicke der Membran oder Wahl eines anderen Materials, aus der diese hergestellt ist, in die Höhe zu treiben. EWALD (3) hat nur den einen Fall verwirklicht, daß er durch Verkleinerung des in den Ansatzteilen vorhandenen Luftvolumens den Elastizitätskoeffizienten in die Höhe trieb. Tatsächlich hat sich, wie bereits erwähnt, dabei herausgestellt, daß der Ton der Pfeife sofort in die Höhe ging. Es wird sicher möglich sein, durch strenge Anwendung der bereits vorhandenen und auf brauchbarste Form gebrachten

mathematischen Regeln den Anwendungsbereich der Polsterpfeifen wesentlich
zu vergrößern.

Wünscht man, daß die Schwingungen wirklich nur *quer* zur Windrichtung erfolgen,
so empfiehlt es sich, die Polster aus starrem Material herzustellen und die Gegenkraft,

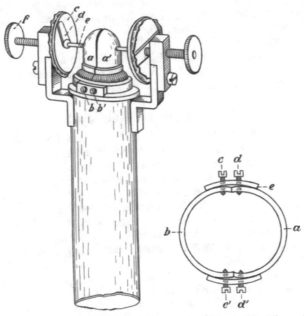

Abb. 19. Modell einer Polsterpfeife nach Ewald mit elastischen Gummipolstern außen.

welche die Polster wieder in ihre normale Lage zurücktreibt, außen anzubringen. Ob diese nun
elastisch ist oder nicht, ist für den Erfolg letzten Endes gleichgültig. Will man das Auftreten von Eigenschwingungen des Systems vermeiden, so muß man es in irgendeiner
Weise aperiodisch machen. Ewald hat auch solche Pfeifen konstruiert, wobei sich die
größte Schwierigkeit beim Abdichten der Polteransatzstelle gegen das Windrohr bot.

Hier mußte zur Vermeidung des Einstellens
von elastischen Faktoren von jeder Leder- und
Gummiverbindung Abstand genommen werden.
Bei dieser zweiten Konstruktion sind (s. Abb. 19)
die oberen Teile der beiden Polster aus leichtem
Holz gedreht und haben zusammen etwa die
Form eines Fingerhutes, der in der Mitte aufgeschnitten ist. Sie sind auf wohlverarbeitete
Stückchen aus Hartholz aufgekittet; ihre Bewegung erfolgt zwischen den Spitzen zweier
Schrauben. Ansatzrohr und Unterteil der
Polster müssen wohl ineinander passen, ohne
indessen durch zu strenge Führung die Bewegung zu erschweren. Als Gegenkraft hat
Ewald einmal die elastische zweier gedämpfter
Gummimembranen verwendet, in einem
anderen Falle die magnetische Anziehung. An
den beiden Polstern sind zwei Messingdrähte
befestigt, welche so abgebogen werden, daß sie
in die Mitte zweier Solenoide hineinragen. An
deren abgewendeten Ende gehen sie in zwei
Eisendrähte über. Sind die Solenoide von einem
konstanten galvanischen Strom durchflossen,
so werden die Polster durch magnetische Kräfte

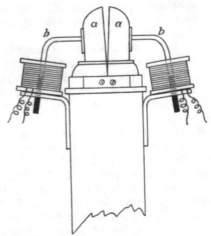

Abb. 20. Polsterpfeife nach Ewald mit
elektromagnetischer Gegenkraft.

in einer bestimmten Lage festgehalten und kehren in diese wieder zurück, wenn sie durch den Winddruck aus ihr herausgebracht wurden. Ob bei diesen beiden zuletzt beschriebenen Konstruktionen (s. auch Abb. 20) keine Eigenschwingungen der Polster auftreten, wie EWALD glaubte, ist zumindest sehr fraglich.

Es sei darauf hingewiesen, daß ungefähr gleichzeitig mit EWALDs Abhandlung über die Polsterpfeifen eine Arbeit von WETHLO erschien, der ebenfalls eine solche Pfeife konstruiert hat und an ihr in mannigfacher Richtung experimentierte. Er bestimmte vor allem die Tonhöhe in ihrer Abhängigkeit vom Polster- und Winddruck.

Bei der Besprechung des Ergebnisses der direkten Beobachtungsmethoden des Kehlkopfes wird sich herausstellen, wie weit die Polsterpfeife dem im Larynx gegebenen Prinzip entspricht.

B. Künstlicher Kehlkopf.

Es wurde bereits darauf hingewiesen, daß man die Leistungen des menschlichen Kehlkopfs auch an Modellen zu erforschen versuchte. Sie haben nahezu sämtlich bloß dazu gedient, zu zeigen, daß mit *steigender Spannung* der in ihnen befindlichen Stimmlippen der durch Anblasen erzeugte Ton in die Höhe geht. Ein sehr einfaches Modell stammt von LUDWIG. Auf eine Messingröhre von etwa 2 cm Durchmesser wird ein Stück Gummischlauch befestigt, das an zwei einander gegenüberliegenden Stellen mit kleinen Zangen gepackt und zu einem Schlitz gedehnt wird. Zu diesem Zwecke läuft von jeder Zange ein Band über eine Rolle zu einer Wagschale, die mit Gewichten beschwert wird. Die Messingröhre ist mit einem Blasebalg verbunden. Der erzeugte Ton ist um so höher, je mehr die Wagschalen beschwert werden, d. h. je größer die Spannung des Gummis ist.

Es wurden auch künstliche Kehlköpfe mit aktiv zusammenziehbaren Stimmlippen konstruiert. Ein Modell stammt von EWALD (3), das einem früheren von HARLESS ähnlich ist. Eine vierseitige Röhre von 5×10 mm Querschnitt wird oben dachförmig abgeschnitten. Die beiden Schnittflächen gehen in Platten über, welche ebenfalls giebelförmig aneinanderstoßen und das offenbleibende Lumen der Röhre umgeben. Auf diesen Platten werden die beiden Mm. sartorii eines kuraresierten Frosches wie die Gummimembranen bei einem künstlichen Kehlkopf ausgebreitet und hernach mit einem aufschraubbaren giebelförmigen Rahmen festgeklemmt. Der künstliche Kehlkopf wird nun angeblasen; die als Stimmlippen arbeitenden Muskeln schwingen und können während des Tönens in Kontraktion versetzt werden. Dazu reizt man sie mit Induktionsströmen, die man mittels kleiner biegsamer Pinsel zuführt. Der Muskel zieht sich bei dieser Anordnung isometrisch zusammen; bläßt man nunmehr die Pfeifen an, so geht dann der Ton in die Höhe. EWALD (3) bekam Tonerhöhung bis zu einer Quart. NAGEL verwendete eine Hohlröhre wie EWALD, aber mit schmälerem Schlitz (von 5 mm). Über die gerade zugeschnittene Röhre ist ein Sartorius gespannt; der eine Rand des Muskels liegt dem Holz fest auf, der andere berührt den Innenrand des Spaltes lose. Auf diese Weise entsteht eine einlippige Pfeife. Unter den Muskel sind an beiden Enden dünne Platindrähte geschoben. Die Pfeife wird mit einem Blasebalg angeblasen. Nach dem Entstehen des Tones wird mit einem Induktionsstrom kurz gereizt. Die Tonerhöhung ist größer, wenn der freie Rand gereizt wird, als wenn die nach dem aufliegenden Rand zu liegenden Teile in Erregung versetzt werden. Daß der Ton bei Reizung des Muskels in die Höhe geht, ist auf die Zunahme der Spannung während der annähernd isometrisch erfolgenden Zuckung zurückzuführen.

EWALD (3) hat auch die Polsterpfeife zu einem Modell des Kehlkopfes umgebaut, an dem sowohl die Weite der Stimmspalte wie die Größe des Luftdrucks im Innern der Polster leicht regulierbar ist. Dieses Kehlkopfmodell ist aus

Messing verfertigt, nur die Polster sind aus Gummi (s. Abb. 21). Das Rohr r erweitert sich konisch nach oben und trägt den schlittenartigen Aufsatz b. Auf diesem ist dann das kurze Rohrstück a angebracht, welches zur Aufnahme von Ansatzröhren verschiedener Art bestimmt ist, die den Ton ähnlich wie die Mund- und Nasenhöhle verstärken und modifizieren. Die Pfeife spricht aber auch ohne solche Schallbecher sehr leicht an. Dieses kurze Rohrstück sieht man in der nebenstehenden Abbildung von oben als Kreis. Es wird auf den oberen Rand des schlittenförmigen Aufsatzes b aufgelötet und berührt rechts und links die Oberfläche der Polsterstücke c, die von rechts und links in den Aufsatz b eingeschoben werden und die beiden in den Zeichnungen schraffiert angegebenen eigentlichen Polster tragen. Sie lassen sich soweit einschieben, daß sich die Polster berühren und die Stimmspalte verschwindet, können aber auch in beliebiger Entfernung voneinander festgeschraubt werden. Hierzu benützt man zwei kleine Schrauben s, die durch Schlitze in die seitliche Wand des Aufsatzes b hindurchgehen und sich in Löcher der Stücke c einschrauben lassen. Das Polster selbst besteht aus zwei Teilen, einem einschiebbaren Stück, das mit der Gummimembran überzogen wird, und einem Aufnahmeteil. Beide werden durch eine Schraubvorrichtung fest aneinander gepreßt. Wesentlich ist, daß man den Druck der Luft in den einschiebbaren

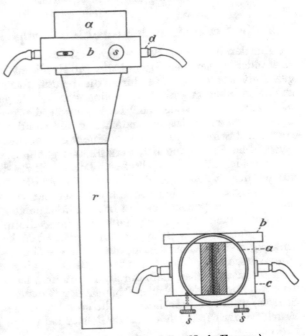

Abb. 21. Kehlkopfmodell. (Nach EWALD.)

Teil von außen (der Ansatzröhre d aus) beliebig verstärken oder abschwächen kann. Man bedient sich dazu am besten eines Gummigebläses, das mittels T-Stückes mit beiden Polstern in Verbindung gesetzt wird und sich abstufbar komprimieren läßt. So erweist sich diese Form der Polsterpfeife als ein in vieler Beziehung brauchbarer und lehrreicher künstlicher Kehlkopf. Jedenfalls kann man sagen, daß es von allen bisher angegebenen Modellen dem natürlichen Kehlkopf am allernächsten kommt.

Ein Verfahren zur bequemen Beobachtung der Stimmritze des Hundes während der Phonation in situ hat R. DUBOIS-REYMOND (1) angegeben. Nach dem Vorgange von GROSSMANN (5) wird die Trachea einige Zentimeter unterhalb des Ringknorpels durchschnitten, um die Glottis von unten her sichtbar zu machen. Hierbei kann sich der Kehlkopf in allen seinen Teilen frei bewegen, während für die Besichtigung vom Rachen aus die Zunge angezogen und die Epiglottis zurückgehalten werden muß, wodurch die Bewegungen des Kehlkopfes beeinträchtigt werden. Die Narkose wird mit Hilfe einer in den unteren Stumpf der Luftröhre eingebundene Röhre unterhalten. Eine über der Halsgegend angebrachte Glühlampe durchleuchtet vollkommen den Kehlkopf. Um Phonation zu erhalten, wird in den oberen Stumpf der Trachea das dünne Ende einer trichterförmigen Röhre von etwa 15 mm Weite eingebunden, deren zweites Ende durch eine luftdicht aufgeschraubte Glasplatte verschlossen ist. Der Luftstrom einer Kapselpumpe wird durch ein seitlich angesetztes Rohr in die trichterförmige Röhre geleitet. Ist der Hund in der Narkose, so entsteht durch Anblasen nur ein schnaubendes oder schwirrendes Geräusch. Wacht der Hund auf, so kann er mit Hilfe des künstlichen Luftstromes genau wie mit der Ausatmungsluft bellen. Sind die Nn. laryngei superior und recurrentes durchschnitten und auf Elektroden gelegt, so kann man durch künstliche Reizung Phonation hervorrufen und beliebig lange unterhalten.

C. Die Ergebnisse der direkten Beobachtung des Kehlkopfes.

Aus den bisherigen Besprechungen kann bereits entnommen werden, daß das Zustandekommen der Stimmlaute im Kehlkopf an die durchstreichende Luft geknüpft ist, welche das durch die beiden Stimmlippen gegebene Hindernis zeitweise beseitigt. Sind diese einander soweit genähert, daß die Stimmritze bloß *verengt* ist, so können Laute durch die periodische Erweiterung dieses Spaltes entstehen; ist die Abdichtung des Kehlkopfes durch festes Aneinanderlagern der Stimmlippen dagegen eine vollkommene, so können Laute nur durch periodische Sprengung des Verschlusses gebildet werden.

In beiden Fällen handelt es sich letzten Endes darum, daß durch die Schwingungen der Stimmlippen der Durchgang für die Luft erschwert bzw. erleichtert wird. Liegen die beiden Stimmlippen aneinander, so muß der Druck der unter normalen Bedingungen aus den Lungen kommenden Luft solche Werte erreichen, daß die beiden Polster auseinander gehen. Dann aber klafft zwischen ihnen eine Lücke, durch welche die Luft entweichen kann. Es erfolgt eine Drucksenkung und die Glottis kann durch die elastische Gegenkraft der Stimmlippen zum Verschluß gebracht werden. Besteht aber ein Stimmspalt, so streicht wohl ununterbrochen Luft durch, es kommt aber unter dem Einfluß des Luftdruckes infolge der Nachgiebigkeit der Polster zu einer Verbreiterung des Spaltes, wodurch *mehr* Luft durchtreten kann. Ist dies geschehen, so läßt der Druck wieder etwas nach und die Polster kehren in ihre ursprüngliche Ruhelage zurück.

Bevor wir uns der Schwingungsfrage der Stimmlippen selbst zuwenden, soweit sie aus deren direkter Beobachtung erschlossen werden kann, sollen hier noch einige Bemerkungen über die Öffnung und Erweiterung des Stimmspaltes und alle damit in Verbindung stehenden Erscheinungen eingeflochten sein.

Erweiterung der Stimmritze kann ebenso wie die Spaltbildung durch die Kraft der im Kehlkopf befindlichen Muskeln, aber auch durch den Druck der aus den Lungen bzw. der aus dem Mundraum kommenden Luft bewirkt werden, da wir sowohl bei der Ausatmung als auch bei der Einatmung Stimmlaute bilden können. Im Falle der *Muskelwirkung* spricht man von einer *aktiven*, im Falle der Druckluftwirkung von einer *passiven* Beseitigung des in den Stimmlippen gegebenen Hindernisses. Damit aber die Luft durch die Glottis entweichen kann, ist ein bestimmtes *Druckgefälle* notwendig, d. h. es muß der in der Trachea herrschende Druck größer sein als derjenige, der im Kehlkopfraum über den Stimmlippen gegeben ist. Herrscht zu beiden Seiten der Stimmlippen der gleiche Druck, so ist ein Erzeugen von Stimmlauten unmöglich. Man kann sich von diesen Verhältnissen im Selbstversuch überzeugen, indem man bei verschlossenem Mund und durch das Gaumensegel verlegten Zugang zum Nasenrachenraum oder einfach bei verschlossener Nase einen Laut zu erzeugen versucht.

Es treten dann wohl anfänglich Stimmlaute auf, was darauf beruht, daß immer noch ein Teil der Luft aus den Lungen in die dehnbare Mundhöhle oder den Schlundkopf übertreten kann. Deshalb wurden auch von Purkinje diese Laute treffend als „Blählaute" bezeichnet, weil die angeführten Räume mit nachgiebigen Wänden ausgestattet sind und durch „Aufblähen" eine gewisse Menge von Luft aufzunehmen vermögen. Sowie aber ein *Druckausgleich* stattgefunden hat, ist ein *Erzeugen* von *Stimmlauten nicht* mehr möglich. Je größer der angeschlossene Raum ist, um so länger kann der Laut ausgehalten werden; so zeigt sich, daß bei verschlossenen Lippen und Nase der Blählaut länger anhält als wenn der Zugang zur Nase verlegt wird. Im ersten Fall kommt nämlich zu der dehnbaren Mund- und Rachenhöhle noch der ganze Nasenraum hinzu. Der erzeugte Blählaut findet aber ein Ende, sowie der Druck in der Luftröhre gleich dem im Schlunde ist. Wir sind hernach in keiner Weise imstande, einen Laut von uns zu geben.

Die Nachgiebigkeit der Wände des Stimmkanals, wie sie eben für Mund- und Nasenrachenraum festgestellt wurde, spielt natürlich auch im Kehlkopf schon bei den normalen Vorgängen der Stimmerzeugung eine gewisse Rolle; so z. B. wenn die Stimmlippen vollkommen dicht aneinanderliegen und der Verschluß durch Zusammenziehung der Mm. vocales noch weiter gefestigt ist. Die Formveränderung betrifft natürlich nur diejenigen Teile des Kehlkopfes, die sich unter den Stimmlippen befinden. Diese werden natürlich selbst auch deformiert. Am hervorstechendsten ist die Ausdehnung des unteren Kehlkopfteiles, die mit einer Hebung des ganzen beweglich aufgehängten Larynx einhergeht. Ob diese nur auf der Streckung des Kehlkopfes beruht, läßt sich nicht mit Bestimmtheit aussagen, wohl aber kann an ein solches Moment gedacht werden, um so mehr als Harless an einer 9,5 cm langen Leichentrachea durch Erhöhung des Binnendruckes eine Verlängerung um 3,3 cm gefunden hat.

Die Deformation der Wände durch steigenden Innendruck wird sich aber auch an den Stimmlippen als oberer Begrenzung äußern. Es ist anzunehmen, daß sie dann nach oben, als der Seite des geringen Druckes vorgewölbt werden, bevor es zur gewaltsamen Eröffnung des Verschlusses kommt. Tatsächlich hat man — wir werden noch auf diesen Punkt zurückkommen — den wulstigen Rand der Stimmlippen bei Erzeugung von Bruststimme als ein Zeichen dieser Wirkung angesehen. Haben die Stimmlippen Keilform, so ist die Vorbuchtung dieser Stelle als der dünnsten wohl denkbar; indessen muß für die Richtigkeit dieser Ansicht noch der Beweis beigebracht werden. Es könnte sich nämlich bei der beobachteten Vorwölbung auch um einen Ausdruck der Zusammenziehung des M. vocalis handeln.

Den Vorgang der Vorwölbung der Stimmlippen kann man sich vergegenwärtigen, wenn man die Lippen schließt und nun durch den Mund auszuatmen versucht. Ein Spalt, durch den die Luft nach außen zu entweichen vermag, entsteht erst nach einer gewissen Vortreibung der ganzen vorderen Mundwand. Beim Ausströmen der Luft tritt ein leichtes Reibegeräusch auf; zur Erzeugung eines kräftigen Klanges kommt es nur, wenn durch Muskelanspannung die Lippen fest aufeinander gedrückt wurden und der Verschluß durch starken Druck der im Mundraum befindlichen Luft gesprengt wird. Hier handelt es sich um eine *passive* Eröffnung des Verschlusses. Eine solche findet zumeist auch beim Kehlkopf statt und wird außer bei der Stimmerzeugung auch beim Husten und Räuspern durchgeführt. Dazu sind allerdings erhebliche Druckwerte notwendig und diese bilden einen Hinweis auf die Festigkeit des Verschlusses. Es muß aber hervorgehoben werden, daß, genau so wie beim Lippenverschluß, eine solche gewaltsame Sprengung niemals mit einer einmaligen Eröffnung einhergeht, sondern daß sich an diese einige Schwingungen der

Stimmlippen anschließen, mit anderen Worten, es treten Eigenschwingungen des Systems auf, die sich darin äußern, daß ein Stimmklang entsteht.

Einmalige Verschlußsprengung *ohne* anschließendes Ertönen der Stimme kommt ebenfalls vor. Voraussetzung ist die Anwendung eines geringen Überdruckes, sowie ferner ein gewisses Entgegenkommen von seiten des Verschlußmechanismus. Bei dieser Art von Eröffnung des Stimmkanals kommt es zu einem leisen Knall, der eine bestimmte Tonhöhe hat und oft ausgeprägten Vokalcharakter erkennen läßt. Es soll noch erwähnt werden, daß die Verschlußsprengung im Kehlkopf in beiden Richtungen erfolgen kann, nur ist sie in der normalen wesentlich erleichtert. Die Keilform der Stimmlippen begünstigt einen Austritt von Luft in der üblichen Richtung; in der umgekehrten ist die Angriffsfläche zur leichten Erzielung eines Erfolges nicht günstig geformt. Immerhin ist auch ein inspiratorisches Phonieren bei einiger Übung möglich. Geschwätzige Leute verwenden auch den inspiratorischen Luftstrom zur Stimmerzeugung (v. KEMPELEN). Interessant ist, daß man nach SÉGOND (2) auch inspiratorisch singen kann, und zwar sowohl mit Brust-, als auch Falsettstimme. Auch beim Weinen und Schluchzen findet die inspiratorische Stimme Verwendung, seltener beim Lachen. Manche Tiere phonieren in beiden Richtungen; so miaut, wie wohl E. DUBOIS-REYMOND zuerst angegeben hat, die Katze inspiratorisch. Auch Pferd und Esel können auf diese Weise sehr laute Schreie von sich geben. Doch soll damit nicht gesagt sein, daß diese Tiere *nur* inspiratorische Laute erzeugen können. Sie vermögen dies ebensogut auf exspiratorischem Wege.

Damit sind die allgemeinen Bedingungen der Verschlußsprengung bzw. der Erweiterung der Stimmritze besprochen, und wir können uns nun der Funktionsweise des Kehlkopfes bei der Stimmerzeugung zuwenden, wie sie sich bei der direkten Beobachtung mit Hilfe des Kehlkopfspiegels und unter Heranziehung weiterer Methoden, wie der *Stroboskopie* und *Kinematographie* ergibt. Betrachtet man den normalen Kehlkopf während der Phonation im Spiegel, so erscheint die Stimmritze nicht geschlossen, sondern $1/4$—$1/2$ mm weit mit unscharfer Begrenzung. Aus diesem Bilde läßt sich natürlich kein Schluß machen, ob die Schwingungen *in der Fortpflanzungsrichtung des Luftstroms oder senkrecht* dazu erfolgen. Bei *stroboskopischer* Beobachtung muß sich dagegen ein Unterschied zeigen. Läßt man die Frequenz der Lichtblitze fast ebenso groß werden, wie die der Schallschwingungen, die der Kehlkopf erzeugt, so sieht man je nach der Phase, die in regelmäßiger Wiederkehr zur Beobachtung gelangt, die Stimmlippen aneinanderliegend mit einer wulstigen Abrundung in der Mitte, oder aber in einer Entfernung von 1—1$1/2$ mm voneinander. Daraus kann man unmittelbar auf die Schwingungsrichtung noch keinen endgültigen Schluß ziehen, wohl aber läßt sich sagen, daß der Luftstrom periodisch unterbrochen wird. Eine Berechnung ergibt dann, daß man bei der Annahme von Schwingungen in der Fortpflanzungsrichtung des Luftstromes niemals die beobachteten Weiten der Stimmritze erklären kann. In Abb. 22 sei mit ad ein Frontalschnitt durch die obere Begrenzung der einen Stimmlippe gezeichnet. Schwingt der freie Rand bei d nach dem Zungenpfeifenmechanismus auf und nieder, so beschreibt er dabei etwa ein Viertel eines Kreises, wenn a mit dem seitlichen Ansatz der Stimmlippe am Kehlkopf übereinstimmt. Die Frage ist nun, wie weit die Ränder der Stimmlippen voneinander entfernt sind, wenn sich diese bei ihrer Schwingung maximal von ihrer Ruhelage entfernt haben. Messen wir die Amplitude durch den Winkel a, so soll die Strecke bd = x ermittelt werden. Man erhält daraus die Glottisweite, wenn man die gefundene Zahl mit 2 multipliziert.

In dem Dreieck abc (s. Abb. 22) ist die Seite bc = r sin a, gleichzeitig ist bc = (2r — x)x. Daraus ergibt sich a = r $\pm$ $\sqrt{r2 - r \sin a}$, wobei $a = \dfrac{360 \cdot cd}{2\,r\pi}$ ist. Setzt man cd = 4 mm r gleich 10 mm an, so ergibt sich für x ein Wert von 0,2 mm. Dies bedeutet, daß der Abstand der beiden Stimmlippen im Augenblicke des weitesten Ausschwingens gleich 0,4 mm ist. Die für r und die Amplitude (cd) gewählten Zahlen sind mit Absicht so groß gewählt worden, wie sie in Wirklichkeit niemals vorkommen können.

Ein Vergleich der gefundenen Zahl (0,4 mm) mit den beobachteten Werten für die Weite der Stimmritze (1—1¹/₂ mm) ergibt, daß man durch *Annahme von Schwingungen in der Windrichtung* die beobachtete *Glottisweite nicht erklären* kann. Wohl aber ist dies im Falle von seitlichen Schwingungen möglich, da hier die maximale Glottisweite gleich der doppelten Amplitude einer Stimmlippe ist. In dem gewählten Beispiel würde also die Glottisweite 8 mm erreichen. Es fragt sich nun, ob solche seitlichen Schwingungen mit der *Form* der Stimmlippen in Einklang zu bringen sind, denn es läßt sich nicht leugnen, daß auch diese für die Art der Schwingung von Bedeutung ist. Nach den Angaben von LUSCHKA ist nicht daran zu zweifeln, daß die untere Fläche der Stimmlippen sehr steil medianwärts ansteigt. In gleicher Weise äußert sich

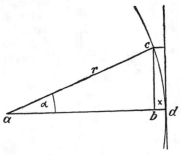

Abb. 22. Skizze zur Berechnung der Glottisweite bei Schwingungen der Stimmbänder in der Strömungsrichtung der Luft.

auch FRÄNKEL, der an einer großen Anzahl von Frontalschnitten durch den ganzen Kehlkopf den schrägen Verlauf der Unterfläche der Stimmkörper dargelegt hat. Indessen konnte bei dieser Art von Präparation immer noch der Einwand gemacht werden, daß an dem toten Material die während des Lebens vorliegenden Verhältnisse wesentlich entstellt sind. Deshalb hat MUSEHOLD Leichenkehlköpfe in der Weise JOH. MÜLLERs hergerichtet und bei angespannten Stimmbändern Wachs in den unteren Kehlkopfraum gegossen. Die erzielten Abgüsse gaben ein treffliches Bild der Raumverhältnisse, vor allem der fraglichen Neigung der unteren Stimmkörperoberflächen. In der Abb. 23 sind die Durchschnitte solcher Abgüsse von 4 Kehlköpfen wiedergegeben, wobei die Zeichnung nach einer Photographie erfolgte. Sind auch die räumlichen Verhältnisse in diesem Teil des Kehlkopfes gewissen individuellen Schwankungen unterworfen, so veranschaulichen die Bilder zur Genüge das

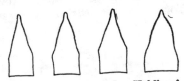

Abb. 23. Ausgüsse des Kehlkopfraumes unterhalb der Glottis nach MUSEHOLD zur Demonstration der abgeschrägten Polsterflächen.

Prinzip. Die unteren Flächen der Stimmkörper schließen einen spitzen Winkel miteinander ein. Man kann sie mit einem steilen Dach vergleichen, dessen First durch die Stimmbandränder gebildet wird. Allerdings entspricht — worauf mit Nachdruck hingewiesen sein soll — diese Form und Neigung der unteren Stimmbandflächen nur demjenigen Fall am Lebenden, bei dem die Mm. thyreoarytaenoidei int. *nicht* zusammengezogen sind. Kommt es aber zu deren Kontraktion, so erfährt die Form des vorhin beschriebenen Daches insofern eine Veränderung, als die aneinanderstoßenden Ränder der Stimmlippen nach oben und seitlich hervorgebuchtet werden. Dabei nehmen die Ränder die Gestalt von *wulstigen* Lippen an. Wirkt nun der Luftstrom auf die so geformten Gebilde ein, so trifft er zunächst ihre unteren geneigten Flächen unter einem Winkel, der das Ausweichen seitlich noch weiter begünstigt.

Nach diesen Befunden läßt sich an der keilförmigen Gestalt der Lippen nicht mehr zweifeln, und es fragt sich nur, welches unter diesen Bedingungen die Wirkung des Luftdruckes sein wird. Man kann zu diesem Zwecke (s. Abb. 24) nach dem Parallelogramm der Kräfte die einwirkende Kraft des Luftdruckes in zwei Komponenten zerlegen, von denen die eine parallel zu der Unterfläche der Stimmlippen wirkt, während die andere senkrecht dazu ist. Durch die letztere werden die Stimmlippen nach oben und seitlich auseinandergedrückt.

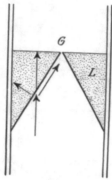

Demnach findet aber die Schwingung im *strengen Sinne* weder in der Richtung des Windes, noch seitlich statt, vielmehr in einer schrägen Richtung, gewissermaßen einer Mittellage zwischen den beiden Extremen. Die Stimmlippenränder bewegen sich also *nicht* auf einer Kreisfläche, deren Zentrum etwa in dem Ansatzpunkt der Lippen und Seitenfläche des Kehlkopfes liegt, sondern führen eine komplizierte Schwingungsbewegung aus, die nach oben und seitlich gerichtet ist (s. Abb. 25). In diesem Falle machen sie auch nur *halbe* Schwingungen, da sie beim Durchgang durch die Ruhelage aufeinanderprallen und so an einer Weiterbewegung verhindert sind. Dies wird auch durch eine Beobachtung von MUSEHOLD bestätigt, der bei zeitmessenden Versuchen feststellen konnte, daß die Dauer des Stimmlippenschlusses sehr viel länger ist, als die des Verweilens in einer anderen Schwingungsphase, z. B. die Stellung in maximaler Erweiterung.

Abb. 24. Zerlegung der Kraft der Luftströmung in 2 Komponenten. G Glottis. L Stimmlippe.

Durch die bisherigen Besprechungen ist der Schwingungsvorgang an den Stimmlippen bereits soweit geklärt, daß die Annahme einer einfachen Hin- und Herbewegung in der Richtung des Luftstromes als unzulänglich und mit den tatsächlichen Verhältnissen unvereinbar aufgegeben werden muß. Indessen darf nicht übersehen werden, daß die Vorgänge bei der Erzeugung des gleichen Tons in *verschiedenen Registern* sehr verschieden sein könnten.

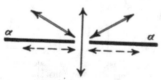

Was unter Register verstanden wird, ist im Kapitel Stimme und Sprache auseinandergesetzt. Man nimmt gewöhnlich drei Gesangsregister an, ein Brust-, ein Mittel- und ein Falsettregister. Diese können noch in Unterabteilungen geschieden werden: als tiefes und hohes Falsettregister.

Abb. 25. Zur Schwingungsfrage der Stimmlippen. (Vgl. NAGEL.) a Stimmlippe. Schwingungen in der Strömungsrichtung der Luft (dick ausgezogener Pfeil). Schwingungen senkrecht zur Strömungsrichtung der Luft (gestrichelter Pfeil). Schwingungen in schräger Richtung (doppelte Linie des Pfeils).

Beim Brustregister gerät nun, wie Untersuchungen nach den stroboskopischen Beobachtungsmethoden zuerst an Leichenkehlköpfen, später auch beim Lebenden lehrten, eine *breitere* Zone des Stimmbandes in Schwingungen als bei *Falsett*. Die Weite der Stimmritze wechselt von $0-1\frac{1}{2}$ mm. Nach den übereinstimmenden Angaben von MUSEHOLD und RÉTHI (4) berühren sich die Stimmlippen bei der Bruststimme zeitweilig in ihrer ganzen Länge. Beim *lauten* Brustton haben dieselben eine leicht wulstige Form, welche in der Mitte besonders ausgesprochen ist. Die Trennungslinie der beiden Lippen ist dementsprechend an den Punkten der stärksten Berührung — in der Mitte — ganz dünn, nach vorn und hinten allmählich etwas dicker. Bei schwächerer Tongebung wird diese Linie gleichmäßig fein und gerade; dabei flacht sich nun die Stimmbandoberfläche ab. Die Bewegungen der Stimmbänder finden wesentlich in *seitlicher* Richtung statt, während ihre Oberflächen dabei lebhafte Vibration zeigen. Beim Zurückschnellen in die

Ausgangsstellung stoßen sie zusammen und verhindern dadurch gegenseitig das Weiterschwingen über diese Gleichgewichtslage hinaus. Die Stimmlippen führen so nur halbe Schwingungen, vorwiegend in seitlicher Richtung aus.

Wird dagegen ein *Falsetton* gesungen, so berühren sich die Stimmbänder nicht mehr. Sie sind in ihrer ganzen Länge durch einen mehr oder weniger breiten, meist schwach elliptischen Spalt getrennt. *Nur bei Falsett* gelingt es, Detailzeichnungen der Stimmbandoberflächen zu erhalten, wie z. B. die Gefäßverzweigung.

Während also im *Brustregister* die Glottis durch die Bewegung der Stimmlippen abwechselnd geöffnet und geschlossen wird, bleibt dieselbe im *Falsettregister* auch bei der größten gegenseitigen Annäherung der Stimmlippen offen, d. h. sie wird durch die Schwingungen der Stimmlippen abwechselnd erweitert und verengert. Réthi (1, 2) hat nun behauptet, daß man bei *Falsett* den freien Rand des Stimmbandes nach aufwärts schwingen sieht, und dann die Schärfe dieses Randes als Kante nach außen rückt, während der freie Rand wieder abwärts geht. Diese Kante läuft, indem sie allmählich verstreicht, eine kurze Strecke weit lateralwärts ab. Außen verliert sie sich in der Gegend des äußeren Randes des M. vocalis. Hierbei soll sich auch gezeigt haben, daß die Wellen, die an der Oberfläche des Stimmbandes von innen nach außen ablaufen, nicht immer parallel dem freien Rande ziehen, sondern sehr oft mit demselben einen nach vorn offenen Winkel einschließen, d. h. an der vorderen Commissur beginnend von vorne innen nach hinten außen verlaufen. Eine Knotenlinie, wie sie zuerst von Öertel und später von Koschlakoff angegeben wurde, eine sogenannte sagittale Ruhelinie, von der nach außen und innen eine Bewegung im entgegengesetzten Sinne erfolgen soll, wurde nicht gefunden. Musehold konnte bei Falsett eine Schwingung der Ränder nach oben und unten *nicht* nachweisen. Gleichwohl schienen schwache Verdunkelungen der Ränder, die bei größter Annäherung der Stimmlippen durch das Fernrohr beobachtet werden konnten, für solche Schwingungen zu sprechen. Durch die periodisch geöffnete und verengerte Glottis streicht die zur Tonerzeugung notwendige Luft kontinuierlich hindurch, versetzt dabei die Stimmlippenränder in Schwingungen und verleiht dadurch dem Falsetton den weichen hauchenden Charakter. Im Gegensatz hierzu wird beim *Brustton* der Luftstrom durch den völligen Verschluß der Glottis unterbrochen, der Luftdruck unter den Stimmlippen infolgedessen erhöht, so daß sie bei der Sprengung der Glottis in ihrer ganzen Breite ausweichen.

Beim *Mittelregister* zeigte sich, daß ein ziemlich breiter Anteil des Stimmbandes schwingt, breiter als beim Falsett. Das Stimmband ist flach und es laufen — wie Réthi (4) beobachtet hat — Wellen darüber hinweg, wie beim Kopfregister. Die benachbarten Gesangsregister haben also gewisse Merkmale miteinander gemeinsam. Bei Brust- und Mittelregister schwingt eine verhältnismäßig breitere Zone des Stimmbandes, bei Mittel- und Kopfregister laufen über die Oberfläche der Stimmlippen Wellen hinweg.

Als wesentliches Ergebnis der direkten Beobachtungsmethode kann also hingestellt werden, daß beim Brustregister die Stimmlippen auseinandergedrängt werden. Mit dieser Schwingungsweise steht auch in Übereinstimmung, daß die Oberfläche der Stimmlippen bei stroboskopischer Beobachtung immer etwas verwaschen erscheint, was beim Falsett *nicht* der Fall ist. Wir müssen also annehmen, daß die Bewegung der Stimmlippen bei diesen beiden Registern doch im Grunde verschieden erfolgt, und es wird Aufgabe weiterer Forschung sein, hier eine endgültige Entscheidung zu suchen.

Es sei hier noch darauf hingewiesen, daß beim *Brustregister* der Stimmspalt zeitweise *verschwindet*, während er beim *Falsett* immer *offen* bleibt. Es muß also der Luftverbrauch im Falsett erheblich größer sein als bei Bruststimme. Dies ließ sich auch im Experiment nachweisen. GARCIA hat sich überzeugt, daß für einen und denselben Ton die Luft beim Falsett nur auf $^3/_4$ der Zeit ausreicht, während welcher der Brustton auszuhalten war.

Werfen wir nunmehr einen Überblick über die Leistungen des Kehlkopfes als Vorrichtung zur Erzeugung der Stimmlaute, so läßt sich ohne Zweifel als wichtige Tatsache die hinstellen, daß die Laute durch Luftstöße zustande-kommen, die entweder durch die periodische Eröffnung oder Erweiterung der Glottis entstehen. Mit hoher Wahrscheinlichkeit sind es auch beim Falsett nicht Schwingungen der Stimmlippen als solche, die sich auf die Luft über-tragen und auf diese Weise eine Schallempfindung hervorrufen, sondern das durch die Schwingungen der Stimmlippen bedingte periodische Anschwellen und Nachlassen des aus den Lungen herausgelangenden Luftstroms.

Der Kehlkopf funktioniert bei Bruststimme wie eine Sirene. Beim Falsett empfiehlt es sich vorerst nur von einer *Zungenpfeifenwirkung* zu sprechen. Dieser liegt zwar kein anderes Prinzip der Schallerzeugung zugrunde, wohl aber handelt es sich um eine dem Kehlkopf in diesem Falle verwandtere Konstruktion. Die direkten Beobachtungen des Kehlkopfs haben ergeben, daß die Stimmlippen beim Brustregister schräg nach außen und oben schwingen. Die seitliche Kompo-nente ergibt sich aus der Wirkung des senkrecht nach oben streichenden Luft-stromes auf die schräg gerichtete Unterfläche der Stimmlippe.

Die *Stärke* der im Kehlkopf erzeugten Laute ist abhängig von der Höhe des Druckes, unter den die Luft in den Lungen gesetzt werden kann. Diese hängt wieder von der Festigkeit des Glottisverschlusses ab, der durch Zusammen-ziehung des in den Stimmlippen befindlichen M. vocalis *gesichert* wird. Je stärker die Kontraktion dieses Muskels ist, und je mehr Fasern sich an ihr beteiligen, um so weniger leicht ist der Verschluß zu sprengen. Es muß dazu der Druck in den Lungen höhere Grade erreichen und damit wächst die Kraft, unter der die Luft ausgepreßt wird. So kommt es zu einer Vergrößerung der *Amplitude* der Schwingungen. Die Bedeutung des M. vocalis an diesem Vorgang geht mit großer Sicherheit aus dem Vorwölben der Stimmlippe bei Bruststimme hervor, die laryngostroboskopisch einwandfrei beobachtet wurde und schwerlich als eine durch den Luftdruck bedingte Ausbauchung gedeutet werden kann.

Die *Tonhöhe* hängt vor allem von der Länge und der Spannung der Stimm-lippen ab. Die Länge schwankt bei verschiedenen Kehlköpfen etwas. Sie ist bei Frauen erheblich geringer als bei Männern, bei Kindern geringer als bei Erwachsenen. So erklärt sich der Unterschied in der Stimmlage. Durch den Zug des M. cricothyreoideus werden die Stimmlippen nicht nur gespannt, sondern auch etwas verlängert. Ohne Zweifel wirkt aber der M. vocalis bei Zusammen-ziehung einer beträchtlichen Verlängerung entgegen und ermöglicht durch Festhalten des Stimmfortsatzes auch eine stärkere Spannung der Stimmlippen bei annähernd gleichbleibender Länge. Es ist ohne weiteres verständlich, daß der Zug des M. cricothyreoideus allein zur Spannung der Stimmlippen nicht ausreicht; es muß die Unterstützung anderer Muskeln hinzukommen, durch welche die Stellknorpel in unveränderter Lage zur Lamina des Ringknorpels gehalten werden. Durch *Länge* und *Spannung* der Stimmlippen wird ihre Schwingungszahl oder besser die Länge ihrer Einstellungszeit bestimmt, also jener Zeit, die verstreicht, bis die aus ihrer Ruhelage herausgebrachten Lippen wieder dahin zurückkehren. Bei Bruststimme, wenn also die Stimmlippen in der Ruhelage fest aneinander liegen, kommt es kaum zum Auftreten von Eigen-schwingungen der Stimmlippen, weil durch deren Aneinanderprallen nach Durch-gang durch die Ruhelage die Schwingungsbewegung erheblich gedämpft wird.

Die *Klangfarbe* endlich hängt von den Schwingungen ab, welche die einzelnen Teile der Stimmlippen ausführen und die bis jetzt noch nicht genügend untersucht sind. Jedenfalls kann man mit Sicherheit annehmen, daß so merkwürdig geformte Gebilde wie die Stimmlippen nicht allein als Ganzes schwingen, sondern auch als Teile, wodurch die Klangfarbe bedingt wird, die ja gerade beim Kehlkopf in ganz hervorragendem Maße veränderlich ist. Kann doch ein und derselbe Ton in drei Registern wiedergegeben werden.

Über die Bedeutung des Ansatzrohres muß im Kapitel Stimme und Sprache abgehandelt werden.

Daß eine solche Vorrichtung, wie wir sie im Kehlkopf besitzen, auch in beiden Richtungen zum Ertönen gebracht werden kann, ist nicht weiter verwunderlich. Daß sie aber in der einen Richtung leichter anspricht als in der anderen, erklärt sich aus der Form der Stimmlippen.

Literatur.

Zusammenfassende Darstellungen dieses Gebietes.

EWALD, J. R.: Die Physiologie des Kehlkopfes und der Luftröhre. Stimmbildung. In P. HEYMANNS Handb. d. Laryngol. u. Rhinol. Bd. 1, S. 165. Wien 1898. — GRÜTZNER, P. (1): Physiologie der Stimme und Sprache in HERMANNS Handb. d. Physiol. Bd. 1, II. Leipzig 1879. — DERSELBE (2): Stimme und Sprache. Ergebn. d. Physiol. Bd. 1, II, S. 466. 1902. — HARLESS, E.: Stimme in WAGNERS Handwörterbuch der Physiol. Bd. 4, S. 504. 1853. — KATZENSTEIN, J.: Methoden zur Erforschung der Tätigkeit des Kehlkopfes, sowie der Stimme und Sprache. Handb. d. biol. Arbeitsmethoden v. E. ABDERHALDEN. Abteil. 5, Teil 7, S. 261. 1923. — MERKEL, C. L.: Anatomie und Physiologie des menschlichen Stimm- und Sprachorgans (Anthropophonik). Leipzig 1857. — MÜLLER, J.: Von der Stimme und Sprache. Handb. d. Physiol. d. Menschen. Bd. 2, S. 138. 1840. — NAGEL, W.: Physiologie der Stimmwerkzeuge. NAGELS Handb. d. Physiol. Bd. 4, S. 691. 1909. — Referat der Herren NEUMAYER, STUPKA, KLESTADT und SPIES. Offene Fragen und neuere Gesichtspunkte bei den Kehlkopflähmungen. Zeitschr. f. Hals-, Nasen- u. Ohrenheilk. 1923. — SEMON, F.: Die Nervenkrankheiten des Kehlkopfes und der Luftröhre. P. HEYMANS Handb. d. Laryngol. u. Rhinol. Bd. 1, S. 587. Wien 1898.

Einzelarbeiten.

AMERSBACH, K.: Elektrophysiologische Untersuchungen an den Kehlkopfmuskeln. Zeitschr. f. d. ges. exp. Med. Bd. 28, S. 122. 1922. — AUBERT, H. und D. ROEWER: Über die vasomotorische Wirkung des N. vagus, N. laryngeus und symp. PFLÜGERS Arch. f. d. ges. Physiol. Bd. 1, S. 211. 1868. — BARTH, E.: Zur Lehre vom Tonansatz auf Grund physiologischer und anatomischer Untersuchungen. Arch. f. Laryngol. u. Rhinol. Bd. 16, S. 481. 1904. — BECHTEREW, W.: Der hintere Zweihügel als Zentrum für das Gehör, die Stimme und die Reflexbewegungen. Neurol. Zentralbl. 1895. S. 706. — BEEVOR, CH. and HORSLEY, V.: A further minute analysis by electric stimulation of the so-called motor region of the cortex cerebri in the monkey. Phil. Transact. of the royal soc. 1888. p. 28. — BELL, K.: Physiologische und pathologische Untersuchungen des Nervensystems. Übersetzt von M. H. ROMBERG. Berlin 1832. S. 59. — BREISACHER, L.: Versuche über den Nervus laryngeus superior. Zentralbl. f. d. med. Wiss. 1889. Nr. 43, 26. Okt. — BREISACHER, L. und TH. GÜTZLAFF: Versuche am Nervus laryngeus superior des Pferdes. Zentralbl. f. Physiol. Bd. 5, S. 273. 1891. — BOEKE, J.: Über eine aus marklosen Fasern hervorgehende zweite Art von hypolemmalen Nervenendplatten bei den quergestreiften Muskelfasern der Vertebraten. Anat. Anz. Bd. 35, S. 481. — BOER DE, S.: Die Bedeutung der tonischen Innervation für die Funktion der quergestreiften Muskeln. Zeitschr. f. Biol. Bd. 65, S. 239. 1915. — BOLK: Das Cerebellum der Säugetiere. Jena: G. Fischer 1906. — BONNHOEFER, K.: Über den Einfluß des Cerebellum auf die Sprache. Monatsschr. f. Psychiat. u. Neurol. Bd. 24, S. 379. 1908. — BOUILLAUD: Recherches expérimentales sur les fonctions du cerveau (lobes cérébraux) en général et sur celles de sa position antérieur en particulier. Journ. de physiol. expér. Tome 10, p. 45. Paris 1830. — BROECKAERT, J. (1): Recherches expérimentales sur le centre cortical de la phonation. Flandr. méd. Vol. 2, p. 796. 1895. — DERSELBE (2): Die besondere Vulnerabilität des M. cricoarytaenoideus post. Internat. Zentralbl. f. Laryngol. Bd. 19, S. 380. 1903; Bd. 20, S. 556. 1904. — DERSELBE (3): Einige Worte über seine Versuche über die motorische Innervation des Larynx beim Affen. Internat. Zentralbl. f. Laryngol. Bd. 21, S. 216. 1905. — DERSELBE (4): Anastomosen des Recurrens und des großen Sympathicus. Internat. Zentralbl. f. Laryngol. Bd. 23, S. 343. 1907. — DERSELBE (5): Die Sympathicusnerven des Kehlkopfs. Internationales Zentralbl. f. Laryngol. Bd. 24, S. 126. 1908. — DERSELBE (6): Zur Kenntnis der Veränderungen in den Kehlkopfmuskeln nach Durchschneidung des Recurrens. Arch.

f. Laryngol. u. Rhinol. Bd. 21, S. 453. 1908. — Derselbe (7): Etat actuel des paralysies récurrentielles. Verhandl. d. 16. internat. med. Kongr. in Budapest. Bd. 1, S. 37. 15. Sekt. 1909. — Bruns: Die Laryngologie. Tübingen 1865. — Bunzl-Federn, E.: Der zentrale Ursprung des Vagus. Monatsschr. f. Psychiatr. u. Neurol. Bd. 5, S. 1. 1899. — Burger, H. H. (1): Die laryngealen Störungen der Tabes dorsalis. Leyden 1891. — Derselbe (2): Über die zentripetale Leitung des N. laryngeus inf. usw. Berl. klin. Wochenschr. 1892. S. 806. — Derselbe (3): Zur Stimmbandstellung nach Recurrensdurchschneidung und zur Frage der Posticuslähmung. Arch. f. Laryngol. u. Rhinol. Bd. 9, S. 203. 1899. — Burkart, R.: Über den Einfluß des Nervus vagus auf die Atembewegungen. Pflügers Arch. f. d. ges. Physiol. Bd. 1, S. 106. 1868. — Chauveau, A.: Vitesse de propagation des excitations dans les nerfs moteurs des muscles de la vie animale, chez les animaux mammifères. Cpt. rend. hebdom. des séances de l'acad. des sciences. Tome 87, I, p. 138. 1878. — Cohen, G. D.-Tervaert: Innervation, Funktion und Lähmung einiger Kehlkopfmuskeln. Internat. Zentralbl. f. Laryngol. Bd. 3, S. 110. 1886/87. Leyden 1886. — Dubois-Reymond, R.: Phonation des Hundekehlkopfs bei künstlicher Reizung. Zentralbl. f. Physiol. Bd. 28, S. 173. 1914. — Dubois-Reymond, R. und J. Katzenstein (1): Beobachtungen über die Koordination der Atembewegungen. Arch. f.(Anat. u.)Physiol. 1901. S. 513. — Dieselben (2): Über die Wirkung der Atemreize auf den Kehlkopf. Arch. f. Laryngol. u. Rhinol. Bd. 14, S. 107. 1903. — v. Elischer, E.: Über den Einfluß der Ausschaltung der Kehlkopfnerven auf das Wachstum des Kehlkopfs. Pflügers Arch. f. d. ges. Physiol. Bd. 158, S. 443. 1914. — Ewald, J. R. (1): Zur Physiologie des Labyrinthes. 5. Mitteilung. Pflügers Arch. f. d. ges. Physiol. Bd. 63, S. 521. 1896. — Derselbe (2): Handb. d. Laryngol. v. Heymann. 1898. S. 202. — Derselbe (3): Zur Kenntnis von Polsterpfeifen. Pflügers Arch. f. d. ges. Physiol. Bd. 152, S. 171. 1913. — Exner, S. (1): Die Innervation des Kehlkopfs. Sitzungsber. d. Akad. Wien, Mathem.-naturw. Kl. III, Bd. 89, S. 63. 1884. — Derselbe (2): Zur Kenntnis der Innervation des Kehlkopfs. Zentralbl. f. Physiol. Bd. 2, S. 629. 1888. — Derselbe (3): Ein physiologisches Paradoxon betreffend die Innervation des Kehlkopfes. Zentralbl. f. Physiol. Bd. 3, S. 115. 1889. — Derselbe (4): Über Sensomobilität. Pflügers Arch. f. d. ges. Physiol. Bd. 48, 592. 1891. — Derselbe (5): Zur Kenntnis des Nervus laryngeus superior des Pferdes. Zentralbl. f. Physiol. Bd. 5, S. 589. 1891. — Fein, J. (1): Die Stellung der Stimmbänder in der Leiche. Arch. f. Laryngol. u. Rhinol. Bd. 11, S. 21. 1901. — Derselbe (2): Über die sog. Kadaverstellung der Stimmbänder. Dtsch. med. Wochenschr. 1921. H. 21. — Ferrein, M. A.: De la formation de la voix de l'homme. Histoire de l'acad. royale des sciences de Paris. Tome 51, p. 409. 1741. — Frank, E.: Über Beziehungen des autonomen Nervensystems zur quergestreiften Muskulatur. Berl. klin. Wochenschr. Jg. 56, Nr. 45 u. 46. 1919. — Frank, O.: Prinzipien der graphischen Registrierung in Tigerstedts Handb. d. Physiol. Methodik. 2. Bd., 2, S. 1. Leipzig 1913. — Fränkel, B. und J. Gad: Versuche über die Ausfallserscheinungen der Stimmbandbewegung bei Abkühlung des N. recurrens. Zentralbl. f. Physiol. Bd. 3, S. 49. 1889. — Garcia, M.: The London, Edinburgh and Dublin philosophical magazine and journal of science. Vol. X. 1855. Deutsch in der Monatsschr. f. Ohrenheilk. u. Laryngo-Rhinol. Bd. 12, Nr. 1—6. Berlin 1878. — Gehuchten, A. van: Recherches sur l'origine réelle des nerfs craniens. Journ. de neurol. et hypnol. Tome 3, p. 114, 273, 293, 457, 493. 1898 et Tome 4, p. 21. 1899. — Geronzi, G.: Über die Anwesenheit von nervösen Ganglien in einigen Muskeln des Kehlkopfinneren. 8. Kongr. d. ital. Ges. f. Laryngol. Ref. Internat. Zentralbl. f. Laryngol. Bd. 21, S. 463. — Goltz, Fr.: Über die Verrichtungen des Großhirns. Pflügers Arch. f. d. ges. Physiol. Bd. 13, S. 1. 1876. Bd. 14, S. 412. 1877. Bd. 20, S. 1. 1879. Bd. 26, S. 1. 1881. — Gottstein: Die Krankheiten des Kehlkopfs. 1893. S. 13. — Grabower (1): Das Wurzelgebiet der motorischen Kehlkopfnerven. Zentralbl. f. Physiol. Bd. 3, S. 505. 1889. — Derselbe (2): Das Wurzelgebiet der motorischen Kehlkopfnerven. Zentralbl. f. Physiol. Bd. 4, S. 505. 1890. — Derselbe (3): Zu Ónodis Stimmbildungszentrum. Arch. f. Laryngol. u. Rhinol. Bd. 6, S. 42. 1897. — Derselbe (4): Zur Medianstellung des Stimmbandes. Arch. f. Laryngol. u. Rhinol. Bd. 7, S. 128. 1898. — Derselbe (5): Über die Veränderungen in gelähmten Kehlkopfmuskeln. Arch. f. Laryngol. u. Rhinol. Bd. 21, S. 340. 1909. — Derselbe (6): Die diagnostische Bedeutung der Kehlkopflähmungen. Berl. klin. Wochenschr. 1911. Nr. 15, S. 664. — Derselbe (7): Zur Frage eines Kehlkopfzentrums in der Kleinhirnrinde. Arch. f. Laryngol. u. Rhinol. Bd. 26, S. 1. 1912. — Grossmann, M. (1): Über die Atembewegungen des Kehlkopfs. I. Teil. Das Respirationszentrum, insbesondere des Kehlkopfes. Sitzungsberichte d. Akad. Wien, Mathemat.-naturw. Kl. III, Bd. 98, S. 466. 1889. — Derselbe (2): Über die Atembewegungen des Kehlkopfes. II. Teil: Die Wurzelfasern der Kehlkopfnerven. Sitzungsber. d. Akad. Wien, Mathem.-naturw. Kl. III, Bd. 98, S. 466. 1890. — Derselbe (3): Experimentelle Beiträge zur Lehre von der Posticuslähmung. Arch. f. Laryngol. u. Rhinol. Bd. 6, S. 282. 1897. — Derselbe (4): Über die Veränderung der Herzarbeit durch zentrale Reizung von Nerven. Zeitschr. f. klin. Med. Bd. 32, S. 219 u. 501. 1897. — Derselbe (5): Experimentelle Untersuchungen über die funktionelle Ausschaltung einzelner

Muskeln bzw. Muskelgruppen des Kehlkopfes. PFLÜGERS Arch. f. d. ges. Physiol. Bd. 73, S. 184. 1898. — DERSELBE (6): Über den angeblichen motorischen Effekt der elektrischen Reizung des Sympathicus auf die Kehlkopfmuskeln. Arch. f. Laryngol. u. Rhinol. Bd. 18, S. 394. 1906. — GRÜNBAUM, A. S. F. und C. S. SHERRINGTON: Observations on the physiology of the cerebral cortex of the anthropoid apes. Proc. of the roy. soc. of med. Vol. 72, p. 152. — GRÜTZNER, P.: Über physiologische Verschiedenheiten der Skelettmuskeln. Breslauer ärztl. Zeitschr. Bd. 5, S. 190. 1883. — GÜNTHER, J. H. F.: Untersuchungen über den Pfeiferdampf oder die sog. Hartschnaufigkeit der Pferde, begründet und erläutert durch 100 Beobachtungen und Versuche. Zeitschr. f. d. ges. Tierheilk. u. Viehzucht Bd. 1, S. 267. 1834. — HÉDON, E. (1): Sur la présence dans le nerf larynge supérieur de fibres vasodilatrices et sécrétoires pour la muqueuse du larynx. Cpt. rend. des séances de la soc. de biol. Tome 73, p. 267. 1896. — DERSELBE (2): Innervation vasomotorice du larynx. Cpt. rend. des séances de la soc. de biol. 1906. — HELLAT, P.: Von der Stellung des Kehlkopfes beim Singen. Arch. f. Laryngol. u. Rhinol. Bd. 8, S. 340. 1898. — HELMHOLTZ, H. v.: Die Lehre von den Tonempfindungen. Braunschweig 1876. — HERING, E.: Die Selbststeuerung der Atmung durch den Nervus vagus. Mitteilung über eine von Dr. JOSEPH BREUER im physiol. Inst. der k. k. Josephsakademie ausgeführte Untersuchung. Sitzungsber. d. Akad. Wien, Mathem.-naturw. Kl. II. Bd. 57, S. 672. 1868. — HOOPER, FR. H.: The respiratory function of the human larynx. New York med. journ. a. med. record 1885. 4. July. — IDEM: Effects of varying rates of stimulation on the action of the recurrent laryngeal nerves. New York med. journ. a. med. record 1887. 26. Nov. — IWANOFF, A.: Über die Sensibilität des Kehlkopfs. Zeitschr. f. Laryngol. Rhinol. u. ihre Grenzgeb. Bd. 4, S. 145. 1911. — IWANOW, E.: Über die corticalen und subcorticalen Zentren für Bewegung der Stimmbänder und Lautwerden der Stimme. Diss. Petersburg 1899. Ref. im Neurol. Zentralbl. 1899. S. 1025. — JEANSELME, E. et LERMOYEZ, M.: Etude sur la contractibilité post mortem et sur l'action de certains muscles, d'après des expériences sur des cadavres de chlolériques. Arch. de. physiol. norm. et pathol. Tome 6, p. 109. 1885. — JELENFFY (1): Der Musculus cricothyreoideus. PFLÜGERS Arch. f. d. ges. Physiol. Bd. 7, S. 77. 1873. — DERSELBE (2): Zur Anatomie. Physiologie und Pathologie der Larynxmuskeln. Berl. klin. Wochenschr. 1888. Nr. 34—36. — KALISCHER, O.: Das Großhirn der Papageien. Berlin 1905. — KANASUGI, H. E.: Phonation nach Durchtrennung des Hirnstammes. Arch. f. Laryngol. u. Rhinol. Bd. 21, S. 334. 1908. — KATZENSTEIN, J. (1): Untersuchungen über den N. recurrens und sein Rindenzentrum. Arch. f. Laryngol. u. Rhinol. Bd. 10, S. 288. 1900. — DERSELBE (2): Über die funktionelle Struktur der wahren und falschen Stimmlippen. Arch. f. (Anat. u.) Physiol. 1901. Suppl. S. 263. und Arch. f. Laryngol. u. Rhinol. Bd. 13. 1902. — DERSELBE (3): Über ein neues Hirnrindenfeld und einen neuen Reflex des Kehlkopfes. Arch. f. (Anat. u.) Physiol. 1905. S. 396. — DERSELBE (4): Über die Lautgebungsstelle in der Hirnrinde des Hundes. Arch. f. Laryngol. u. Rhinol. Bd. 20, S. 500. 1907. — DERSELBE (5): Über Brust- und Falsettstimme. Zeitschr. f. klin. Med. Bd. 62, S. 241. 1907. — DERSELBE (6): Über die Lautgebungsstelle in der Hirnrinde des Hundes. Arch. f. Laryngol. u. Rhinol. Bd. 20, S. 509. 1908. — DERSELBE (7): Über Phonationszentren. Verhandl. d. 16. internat. med. Kongr. Budapest 1909. 15. Sekt. S. 418. — KATZENSTEIN, J. und M. ROTHMANN: Zur Lokalisation der Kehlkopfinnervation in der Kleinhirnrinde. Beitr. z. Anat., Physiol., Pathol. u. Therapie d. Ohres, d. Nase u. d. Halses. Bd. 5, S. 380. 1912. — KEMPELEN, W. v.: Mechanismus der menschlichen Sprache nebst der Beschreibung einer sprechenden Maschine. Wien 1791. S. 104. — KILIAN: Beiträge zur Physiologie der menschlichen Stimme. PFLÜGERS Arch. f. d. ges. Physiol. Bd. 9, S. 244. 1874. — KOHNSTAMM, O. und J. WOLFSTEIN: Versuch einer physiologischen Anatomie der Vagusursprünge und des Kopfsympathicus. Journ. f. Psychiatr. u. Neurol. Bd. 8. 1907. — KLEMPERER, F.: Experimentelle Untersuchungen über Phonationszentren im Gehirn. Arch. f. Laryngol. u. Rhinol. Bd. 2, S. 329. 1895. — KOKIN, P.: Über die sekretorischen Nerven der Kehlkopf- und Luftröhrenschleimdrüsen. PFLÜGERS Arch. f. d. ges. Physiol. Bd. 63, S. 622. 1896. — KOSAKA, K. und K. YAGITA: Experimentelle Untersuchung über die Ursprünge des N. hypoglossus und seines absteigenden Astes. Jahrb. d. Psychiatrie u. Neurol. Bd. 24, S. 50. 1903. — KOSCHLAKOFF: Über den Schwingungstypus der Stimmbänder. PFLÜGERS Arch. f. d. ges. Physiol. Bd. 38, S. 428. 1886. — KRATSCHMER: Über Reflexe von der Nasenschleimhaut auf Atmung und Kreislauf. Sitzungsber. d. Akad. Wien, Mathem.-naturw. Kl. II. Bd. 62, S. 147. 1870. — KRAUSE, H. (1): Untersuchungen und Studien über Contracturen der Stimmbandmuskeln. VIRCHOWS Arch. f. pathol. Anat. u. Physiol. Bd. 98, S. 294. 1884. — DERSELBE (2): Über die Adductorencontractur vulgo Posticuslähmung der Stimmbänder. VIRCHOWS Arch. f. pathol. Anat. u. Physiol. Bd. 102, S. 301, 1885. — DERSELBE (3): Über die zentripetale Leitung des N. laryngeus inferior und die pathologische Medianstellung des Stimmbandes. Berl. klin. Wochenschr. 1892, S. 478. — DERSELBE (4): Über die zentripetale Leitung des Nervus laryngeus inf. und die pathologische Medianstellung des Stimmbandes. Berl. klin. Wochenschr 1892. S. 478. — DERSELBE (5): Über die Beziehungen der Großhirnrinde zu Kehlkopf und Rachen. Arch. f. (Anat. u.) Physiol. 1884. S. 203. — KREIDL, A.: Experimentelle Untersuchungen über das Wurzelgebiet des N. glossopharyngeus, vagus und accessorius beim Affen. Sitzungsber. d. Akad. Wien, Mathem.-naturw. Kl. 106, 3, S. 197. 1897. — KUTTNER, A.: Klinische und experimentelle Medianstellung. Arch. f. Laryngol. u. Rhinol. Bd. 14, S. 135. 1903. — KUTTNER, A. und J. KATZENSTEIN (1): Zur Frage der Posticuslähmung. 1. Teil. Arch. f. Laryngol. u. Rhinol. Bd. 8, S. 181. 1898. — DIESELBEN (2): Zur Frage der Posticuslähmung (2. Teil) und über die Innervation des Kehlkopfs während der Atmung. Arch. f. Laryngol. u. Rhinol. Bd. 9, S. 308. 1898. — DIESELBEN (3): Experimentelle Beiträge zur Physiologie des Kehlkopfes. Arch. f. (Anat. u.) Physiol. 1899. S. 274. — LEGALLOIS: Expériences sur le principe de la vie. Paris 1812 et Oeuvres. Tome 1, p. 169. Paris 1824. — LEWANDOWSKY, M.: Über die Verrichtungen des Kleinhirns. Arch. f. (Anat. u.) Physiol. 1903. S. 174. — LIVON, CH.: Action des nerfs recurrents sur la glotte. Arch. de physiol. norm. et pathol. 1890. p. 587. — LONGET (1): Recherches expérimentales sur les fonctions des nerfs, des muscles du larynx et sur l'influence des nerfs accessoires de WILLIS dans la phonation. Gaz. med. de Paris 1841. — DERSELBE (2): Traité de physiologie. Paris 1869. II. p. 729. — LUDWIG, C.: Physiologie des Menschen. Leipzig 1861. — LUC, H.: Les nervopathies laryngées. Paris 1892. p. 33. — LÜSCHER, F.: Über die Innervation des Schluckaktes. Zeitschr. f. Biol. Bd. 35, S. 192. 1897. — MAGENDIE: Vorlesungen über das Nervensystem und seine Krankheiten. Übersetzt von G. KRUPP. Leipzig 1841. S. 306. — MALGAIGNE: Nouvelle théorie de la voix humaine. Arch. général. de med. Tome 25. p. 201 et 327. 1831. — MANDL: Traité pratique etc. p. 273. — MANDELSTAMM, B.: Studien über Innervation und Atrophie der Kehlkopfmuskeln. Sitzungsberichte d. Akad. Wien, Mathem.-naturw. Kl. III. Bd. 85, S. 83. 1882. — MASINI, G. (1): Sui centri motori corticali della laringe. Acta d. R. acad. di Torino. 1888. Marzo. — DERSELBE (2): Sui centri motori della laringe. Arch. ital. di laringol. Vol. 8, p. 45. 1888. — DERSELBE (3): Sulla fisiopathologia del ricorrente Genova 1893. — MERING, J. v. und N. ZUNTZ: Über die Stellung des Stimmbandes bei Lähmung des N. recurrens. Arch. f. (Anat. u.) Physiol. 1892. S. 163. — MEYER, H. v.: Arch. f. Anat. u. Entwicklungsgeschichte 1889. — MINK, P. J. (1): Die Glottis. PFLÜGERS Arch. f. d. ges. Physiol. Bd. 123, S. 131. 1908. — DERSELBE (2): Die respiratorischen Bewegungen des Kehlkopfes. Arch. f. Laryngol. u. Rhinol. I.: Bd. 30, S. 391. II.: Bd. 31, S. 125. 1916. — MOLHANT: Le nerf vague. Etude anatom. et expérimentale. Louvain 1914. — MÖLLER: Das Kehlkopfpfeifen der Pferde. Stuttgart 1888. — MOTT, J. W.: Report on associated eye movements produced by unilateral and bilateral cortical faradisation of the monkeys brain. Brit. med. journ. 1890. p. 1419. — MÜLLER, L. R.: Das vegetative Nervensystem. Berlin 1920. Die Lebensnerven. Berlin 1924. — MUNK, H. (1): Über die Stirnlappen des Großhirns. Sitzungsber. d. Akad. Berl. 1882. S. 753. — DERSELBE (2): Über Versuche betr. den N. laryngeus superior der Pferde. Arch. f. (Anat. u.) Physiol. 1891. S. 175. — DERSELBE (3): Über den N. laryngeus superior des Pferdes. Arch. f. Anat. u. Physiol. 1891. S. 542. — MUSEHOLD, H.: Stroboskopische und photographische Studien über die Stellung der Stimmlippen im Brust- und Falsettregister. Arch. f. Laryngol. u. Rhinol. Bd. 7, S. 1. 1898. — NAGEL, W. A.: Über Problematisches in der Physiologie der Stimmlippen. Zentralbl. f. Physiol. Bd. 21, S. 782. 1907. — NEUMAYER, W.: Untersuchungen über die Funktion der Kehlkopfmuskeln. Arch. f. Laryngol. u. Rhinol. Bd. 4, S. 323. 1896. — OERTEL: Das Laryngostroboskop und die laryngostroboskopische Untersuchung. Arch. f. Laryngol. u. Rhinol. Bd. 3, S. 1. 1895. — ONODI, A. (1): Zur Frage vom N. laryngeus medius. Zentralbl. f. d. med. Wiss. Bd. 51. 1888. — DERSELBE (2): Beiträge zur Lehre von der Innervation und den Lähmungen des Kehlkopfes. Monatsschr. f. Ohrenheilk. u. Laryngo-Rhinol. 1888. Nr. 4. — DERSELBE (3): Zur Lehre von den Kehlkopflähmungen. Zentralbl. f. d. med. Wiss. 5. Okt. 1889. Nr. 40. — DERSELBE (4): Bemerkungen zu dem Aufsatze des Herrn Dr. H. H. BURGER: Über die zentripetale Leitung des N. laryngeus inferior. Berl. klin. Wochenschr. 1892. Nr. 32. — DERSELBE (5): Die Phonationszentren im Gehirn. Neurol. Zentralbl. 1894. S. 752 und Berl. klin. Wochenschrift 1894. Nr. 48. — DERSELBE (6): Die Innervation des Kehlkopfs. Wien: Hölder 1895. — DERSELBE (7): Die Anatomie und Physiologie der Kehlkopfnerven. Berlin: O. Coblentz 1902. — PINELES, F.: Die Degeneration der Kehlkopfmuskeln beim Pferde nach Durchschneidung des N. laryngeus superior und inferior. PFLÜGERS Arch. f. d. ges. Physiol. Bd. 48, S. 17. 1891. — PIPER, H.: Elektrophysiologie menschlicher Muskeln. Berlin 1912. — PURKINJE, J.: Badania w przedmiocie fizyologie mowy ludzkiéj. Kraków 1836. — REHN, E.: Elektrophysiologie der krankhaft veränderten menschlichen Muskeln. Dtsch. med. Wochenschr. 1921. Nr. 44 und Dtsch. Zeitschr. f. Chirurg. Bd. 162, H. 3 u. 4. — REHN, L.: Automatische Kippbewegungen der Gießbeckenknorpel. Arch. f. Laryngol. u. Rhinol. Bd. 32, S. 338. 1919. — REINKE, F.: Über die funktionelle Struktur der menschlichen Stimmlippe mit besonderer Berücksichtigung des elastischen Gewebes. Anat. Hefte Bd. 9, S. 103. — RÉTHI, L. (1): Experimentelle Untersuchungen über den Schwingungstypus und den Mechanismus der Stimmbänder bei der Falsettstimme. Sitzungsber. d. Akad. Wien, Mathem.-naturw. Kl. III,

Bd. 105, S. 197. 1896. — DERSELBE (2): Untersuchungen über die Schwingungsform der Stimmbänder bei den verschiedenen Gesangsregistern. Sitzungsber. d. Akad. Wien, Mathem.-naturw. Kl. III. Bd. 106, S. 166. 1897. — DERSELBE (3): Die Stimmbandspannung, experimentell geprüft. Sitzungsber. d. Akad. Wien, Mathem.-naturw. Kl. III. Bd. 106, S. 244. 1897. — DERSELBE (4): Experimentelle Untersuchungen über die zentripetale Leitung des N. laryngeus inf. Sitzungsber. d. Akad. Wien, Mathemat-naturw. Kl. III. Bd. 107. S. 15. 1898. — RISIEN-RUSSEL, J. S.: The representation of abduction of the vocal cords in the cerebral cortex. Brit. med. journ. 1895. p. 481. — ROSENTHAL, O.: Bresl. ärztl. Wochenschr. 1880. — ROSENTHAL, J.: Die Atembewegungen und ihre Beziehungen zum Nervus vagus. Berlin 1862 und HERMANNS Handb. d. Physiol. Bd. 4, S. 2. 283. — ROSSBACH: Physiologie und Pathologie der menschlichen Stimme. Würzburg 1869. — ROTHMANN, M. (1): Über die Beziehungen des oberen Halsmarks zur Kehlkopfinnervation. Verhandl. d. physiol. Ges. zu Berlin 3. 11. 1911. — DERSELBE (2): Über die Beziehungen des obersten Halsmarks zur Kehlkopfinnervation. Neurol. Zentralbl. Bd. 31, S. 274. 1912. — SCHECH, PH.: Experimentelle Untersuchungen über die Funktionen der Nerven und Muskeln des Kehlkopfs. Zeitschr. f. Biol. Bd. 9, S. 258. 1873. — SCHMIDT, G.: Die Laryngoskopie bei Tieren. Experim. Studien a. d. physiol. Institut Tübingen 1873. — SCHMIDT, M.: Die Krankheiten der oberen Luftwege. 1879. S. 79. — SCHROETTER: Vorlesungen über die Krankheiten des Kehlkopfes. — SCHULTZ, P.: Die Beteiligung des Sympathicus an der Kehlkopfinnervation. Arch. f. Laryngol. u. Rhinol. Bd. 16, S. 1. 1904. — SCHULTZ, P. und DORENDORF: Über die zentripetale Leitung des N. recurrens. Arch. f. Laryngol. u. Rhinol. Bd. 15, S. 217. 1904. — SCHULTZE, H.: Historisch-kritische Darlegung der Arbeiten über die Versorgung des Kehlkopfes, der Trachea und Bronchien mit vasomotorischen und sensiblen Nerven nebst eigenen Versuchen über Gefäßnerven der oberen Luftwege. Arch. f. Laryngol. u. Rhinol. Bd. 22, S. 31. 1909. — SÉGOND: Mémoire sur la voix inspiratoire. Arch. gén. méd. Tome 17, 4. série, p. 200. 1848. — SEMON, F.: Die Nervenkrankheiten des Kehlkopfes und der Luftröhre. HEYMANNS Handb. d. Laryngol. u. Rhinol. Bd. 1, S. 621. 1898. — SEMON, F. and V. HORSLEY (1): Über die Beziehungen des Kehlkopfs zum motorischen Nervensystem. Dtsch. med. Wochenschr. 1890. S. 672. — DIESELBEN (2): An experimental investigation of the central motor innervation of the larynx Part. I. Excitation experiments Philosoph. transactions of the royal soc. of London Vol. 5, p. 181. 1890. — SEUFFER: Med. Klinik 1920. — SIMANOWSKI, N.: Über die Beziehung der Kehlkopfnerven zur Innervation der einzelnen Kehlkopfmuskeln. Internat. Zentralbl. f. Laryngol. 1886. Getschen. klin. Gaz. 1885. Nr. 9. — DERSELBE (2): Ein Versuch zur Erklärung des Unterschiedes im Verhalten der Glottisschließer und -erweiterer bei Kehlkopflähmungen zentralen Ursprungs. Getschen. klin. Gaz. 1885. Nr. 26. — SKRAMLIK, E. v.: Über den beschleunigenden Nerven des Froschherzens. Zentralbl. f. Physiol. Bd. 34, S. 9. — STERN, L. W.: Taubstummensprache und Bogengangsfunktion. PFLÜGERS Arch. f. d. ges. Physiol. Bd. 60, S. 124. 1895. — STOERCK: Klinik der Krankheiten des Kehlkopfs. Stuttgart 1880. S. 61. — TRIFILETTI, A.: 11. internationaler Kongreß in Rom. 1894. — VALENTIN, G.: Lehrb. d. Physiol. Bd. 1, S. 2. 1847. — WAGNER: Die Medianstellung der Stimmbänder bei Recurrenslähmung. VIRCHOWS Arch. f. pathol. Anat. u. Physiol. Bd. 120, S. 437 und Bd. 124, S. 127. 1890. — WETHLO, F.: Versuche mit Polsterpfeifen. PASSOWS und SCHÄFERS Beitr. zur Anat., Physiol., Pathol. u. Therap. d. Ohr., d. Nase u. d. Halses Bd. 6, S. 268. 1913. — WOODS, H. W.: Law of transverse vibrations of strings applied to the human larynx. Dublin. journ. of med. sciences. Mai 1893. — v. ZIEMSSEN: Handb. d. Respirationsapparates. Bd. 1, S. 428. 1876.

4. Physiologie der Stimme und Sprache.

Von

Max Nadoleczny-München.

Mit 13 Abbildungen.

Die Stimm- und Sprachphysiologie ist nicht nur eine unentbehrliche Grundlage unseres theoretischen Verständnisses für die Lebensvorgänge, welche wir am Stimm- und Sprachorgan beobachten, sondern auch für unser praktisches Vorgehen bei der Behandlung von Erkrankungen dieser Organe. Das gilt keineswegs etwa für den Spracharzt allein, auch der operativ tätige Hals- und Nasenarzt sollte die Ergebnisse der Phonetik, der Lehre von der Lautgebung, in weit höherem Maße beachten, als das bisher vielfach geschah. Es ist ein Verdienst

Hermann Gutzmanns (1), die Bedeutung der experimentellen Phonetik für die Rhinolaryngologie ins rechte Licht gerückt zu haben. Diese auf Physiologie und Physik fußende Wissenschaft erforscht die Stimm- und Sprachlautbildung, also Atmung, Stimmgebung und Artikulation sowie die erzeugten Laute selbst, und hat daher außer den erwähnten Beziehungen zur Klinik auch solche zur Psychologie und schließlich sogar zu den Sprachwissenschaften, namentlich der Linguistik. Von dieser letzteren Seite her erhielt die Phonetik mehr Anregung als Förderung, denn leider fehlt den Philologen mitunter die Einsicht in das Wesen und — in die Schwierigkeit phonetischer Probleme. Im folgenden soll eine Übersicht gegeben werden, die hauptsächlich Ergebnisse neuerer Forschung berücksichtigt. Bezüglich der Entwicklung der Anschauungen bis auf die heutige Zeit, sowie der Bedeutung früherer Versuche muß auf ältere Sammelwerke und Monographien verwiesen werden [Merkel, Ewald, Nagel, Gutzmann (1 u. 2), Scripture, Rousselot und zuletzt E. Barth und Labus] sowie auf die Referate von Gutzmann und Struycken 1911.

I. Physiologie der Sprech- und Singatmung.

Die Atmung beim Sprechen und Singen unterscheidet sich wesentlich von der *Ruheatmung*, welche allein dem Stoffwechsel dient, weil noch eine neue Aufgabe, die phonatorische hinzutritt und damit auch größere Anforderungen an die Leistungen der Atemorgane gestellt werden. Die Atmung während körperlicher und geistiger Ruhe verläuft bekanntlich automatisch und unabhängig von unserem Bewußtsein in gleichmäßigen Zügen. Die Zahl dieser Atemzüge in der Minute ist abhängig vom Alter; Kinder atmen häufiger z. B. im Alter von 5 Jahren 26mal, Jugendliche zwischen 15 und 20 Jahren durchschnittlich 20mal, Erwachsene 16—20mal in der Minute. Körperliche Bewegungen, seelische Erregungen, Erhöhung der Körpertemperatur und der Temperatur der Außenwelt beschleunigen die Atmung. Anspannung der Aufmerksamkeit verlangsamt oder hemmt sie für einige Zeit ganz. Große Menschen atmen gewöhnlich weniger häufig in der Minute als kleine. Die Veränderungen der Atmung unter dem Einfluß seelischer Vorgänge sind namentlich von der Wundtschen Schule eingehend untersucht worden (Literatur bei Leschke).

Diese Ruheatmung geht, normale Atmungswege vorausgesetzt, geräuschlos bei geschlossenem Mund vor sich, wobei eine verhältnismäßig kleine Luftmenge (etwa 500 cbm) ein- und ausgeatmet wird. Wichtig ist, daß hierbei die Dauer der Einatmung annähernd gleich (nur wenig kürzer) ist wie die Ausatmungsdauer. Während der Ruheatmung nehmen die Stimmlippen eine Mittelstellung zwischen stärkster Abduction und Adduction ein, die Stimmritze hat demnach die Form eines gleichschenkeligen Dreiecks. Die Lehre, wonach der Mann vorwiegend mit dem Bauch, die Frau mehr mit der Brust atmet und deren Begründung durch Unterschiede der Bekleidung, phylogenetische Entwicklung eines Typus aus funktionellen Ursachen (Schwangerschaft) kann nicht Anspruch darauf machen, als allgemein gültiges Gesetz anerkannt zu werden.

Nach Schilling (3) ist nämlich der Atemtypus, den er in einen costalen, epigastrischen und abdominalen einteilt, in durchaus individueller Weise abhängig von Körperlage und Atmungstiefe. Im allgemeinen erleidet der Typus vom Stehen zum Sitzen und Liegen eine Verschiebung im Sinne der Abdominalatmung, jedoch gibt es davon zahlreiche Ausnahmen. Noch wechselvoller ist der Einfluß der Atmungstiefe: während der Ruheatmung kommt beim Manne der epigastrische und abdominale Typus gleich häufig vor, beim Weibe jedoch überwiegt der erstere. Während der Tiefatmung nimmt beim männlichen Geschlecht der epigastrische, beim weiblichen der costale Typus an Häufigkeit zu. Jedoch lassen Bandmaß-, stethographische und pneumographische Messungen keinen zuverlässigen Schluß auf den Anteil der Brust- und Zwerchfellbewegung an der Atmung zu. Das zu erreichende Ideal ist aber die Bestimmung des Atemtypus nach der volumetrischen Leistung von Zwerchfell und Brustkorb.

Die einzige, früher angegebene Art dieser Messung ist die pletysmometrische von HULTKRANZ; sie ist aber wegen der umständlichen Apparatur praktisch kaum durchführbar und gibt nur für die Bauchatmung zuverlässige Ergebnisse. Das von SCHILLING angegebene Verfahren benützt drei bequem zu messende Größen: Thoraxumfang in der Diaphragmagegend, orthodiagraphisch gemessene maximale Diaphragmaexkursion und Vitalkapazität (bzw. Respirationsluft). Aus diesen Größen ist in Verbindung mit einem Index, welcher — aus Mittelwerten aus Querschnitten einer Formalinleiche gewonnen — den Flächeninhalt des funktionierenden Lungengewebes mit dem zugehörigen Thoraxumfang in Beziehung setzt, eine einfache Formel gewonnen. ($u^2 h \cdot 0{,}02$), nach welcher der absolute Rauminhalt des durch die Zwerchfellbewegung geatmeten Luftraumes berechnet und in Beziehung zur gesamten Atemluft gesetzt wurde.

Aus solchen Berechnungen ergab sich, daß der Zwerchfellanteil bei der Tiefatmung beider Geschlechter nahezu gleich groß ist und etwa $20^0/_0$ des geatmeten Luftvolumens beträgt; bei der Ruheatmung des weiblichen Geschlechtes ist er kleiner (etwa $15^0/_0$), beim männlichen größer (etwa $35^0/_0$) und bei Kindern sowie bei der Singatmung geschulter Sänger größer als während der einfachen Tiefatmung.

Für den Ruheatmungstypus der Säuglinge ergaben SCHILLINGS Messungen, daß trotz des vorherrschend abdominalen Typus ihre Brustbewegungen doch nicht so geringfügig sind, wie sie von mancher Seite geschildert wurden und daß sie auch eine Trennung in überwiegend epigastrische beim männlichen und überwiegend costale beim weiblichen Säugling zulassen. Die relativen Brustbewegungen des Säuglings betragen nach SCHILLING zwei Drittel jenes des Erwachsenen, der volumetrische Anteil der Zwerchfellbewegung das eineinhalbfache wie beim Erwachsenen.

Von diesem Ruheatmungstypus unterscheidet sich die *Atmung beim Sprechen und Singen in* folgender Weise:

Sie wird namentlich beim Singen mehr vom Bewußtsein abhängig. Die Zahl der Atemzüge in der Minute nimmt ab, sie wird zum Teil durch den Sinn des Gesprochenen, zum Teil durch den formalen Ablauf des Sprechsatzes oder der musikalischen Phrase bestimmt. Der phonetische Vorgang ordnet sich psychischen Einflüssen unter [PANCONCELLI-CALZIA (1)]. Daher lassen sich gesetzmäßige Zahlenwerte für die Sprechatmung nicht angeben. FRITZ LEHMANN, der Untersuchungen über deren Frequenz beim Lesen von Prosa und Poesie sowie beim repetierenden Zählen (bei jedem neuen Atemzug mit 1 wieder anfangend) und beim fortlaufenden Zählen gemacht hat, kommt daher zu dem begreiflichen Schluß, daß keine Sprechweise durch besondere Einheitlichkeit der Atemfrequenz ausgezeichnet sei. Beim Zählen gewinnt der phonetische Vorgang die Oberhand gegenüber dem seelischen Einfluß, weshalb es sich besser eignet zur Untersuchung der Sprechatmung als solcher. Die Atmungszahl war in der Minute beim Lesen von Gedichten und Lesestücken im Mittel 16—21, beim fortlaufenden Zählen (ab 21) etwa 12, beim wiederholenden Zählen nur 7—9. Bei möglichster Ausschaltung aller Störungen scheint die Sprechatemfrequenz ungefähr gleich 12 in der Minute zu sein. Über die Sprechatmung bei freier Rede gibt es noch keine Untersuchungen, wohl weil es nicht ganz leicht ist, einheitliche Grundsätze für solche Versuche aufzustellen.

Der Weg der Einatmung beim Sprechen und Singen geht durch den Mund. Dieser physiologischen Tatsache widersprechen die Vorschriften mancher laienhaften Abhandlungen, welche behaupten, Sänger und Redner müssen beim Sprechen und Singen durch die Nase atmen wegen der Reinigung, Vorwärmung und Anfeuchtung der Atemluft. Das ist aber physiologisch unmöglich, es gilt nur für die Ruheatmung. Vor Beginn der Rede bzw. des Singens kann allerdings der erste Atemzug noch durch die Nase erfolgen. Ob zwischenhinein durch Nase und Mund, also mit erschlafftem Gaumensegel eingeatmet wird oder teils durch die Nase, teils durch den Mund, ist nach SCHILLINGS (6) neuesten Versuchen auch von der vorbereitenden Einstellung auf Anfangslaute abhängig, ebenso die Einatmung in Vokalstellungen (s. S. 668). Er fand namentlich bei stark motorisch Vorstellenden eine Bereitschaftsstellung der Mundhöhle beim Einatmen, „auf welche die abdominale Atmung am besten anspricht" und die auch zum Stimmungsgehalt des Gesungenen oder Gesprochenen paßt. Es muß rasch und tief eingeatmet werden, weil schnell eine größere Luftmenge (etwa 1500—2400 ccm) eingesogen werden soll und dazu ist eine größere Öffnung nötig. Deshalb werden die Stimmlippen dabei stark nach auswärts gezogen, die Stimmritze nimmt Fünfeckgestalt an. Die Einatmung ist dann wie in der Ruhe geräuschlos und soll es auch sein. Da der Mensch außer der durchschnittlichen Atmungsluftmenge von 500 ccm noch durch tiefe Einatmung rund 1500 ccm Ergänzungsluft einatmen und durch tiefste Ausatmung noch rund 1500 ccm Vorratsluft ausstoßen kann, wobei immer noch 1500 ccm Residualluft in den Lungen bleiben, so ist genügend für den größeren Luftverbrauch namentlich beim Singen gesorgt.

Das zeitliche Verhältnis von Einatmung zu Ausatmung wird wesentlich zugunsten der letzteren verändert. Da die eingeatmete Luft möglichst langsam auf eine Reihe von Worten bzw. Lauten verteilt wird, so übertrifft die Einatmung um ein Vielfaches die Ausatmung. Natürlich schwanken die Werte sehr. Nach PANCONCELLI-CALZIA (1) kann sich die Phonationseinatmung zur Ausatmung z. B. verhalten wie 1 : 12, in außergewöhnlichen Fällen auch einmal umgekehrt wie 1 : 0,7, beim gewöhnlichen Reden aber ist das Verhältnis etwa 1 : 6 oder 1 : 7. Das zeitliche Verhältnis der Einatmung zur Ausatmung läßt sich mittels Division der ersteren durch die letztere in einer Zahl (gewöhnlich einem Bruch) ausdrücken, dem respiratorischen Quotienten [1]). Er schwankt in der Ruhe etwa um 0,8, beim gewöhnlichen Reden um 0,15; beim Singen liegen die Werte zwischen 0,1 und 0,02 (NADOLECZNY). Die Ausatmung erfolgt nicht in gleichmäßigem Strom, sondern bald etwas rascher, bald langsamer, je nach der Lautfolge und Lautstärke des Gesprochenen oder der Tonhöhe und -stärke des Gesungenen, ferner aber auch abgeteilt durch den Sinn des Gesprochenen (oder durch die Cäsuren der musikalischen Phrase) z. B.:

Ein Esel   der einen Sack mit Salz   auf seinem Rücken trug

Einatmung mußte durch einen tiefen Bach gehen.

Die physiologisch unumgängliche Mundatmung beim Singen und Sprechen hat zweifellos den Nachteil, daß die Luft kälter, trockener und staubiger in die tieferen Luftwege gelangt als bei der Nasenatmung, daher die Mahnung für Redner und Sänger möglichst nicht in zu kalter und zu trockener und zu staubiger Luft zu singen oder zu sprechen. Allein jene Luftmengen, die während der Ruheatmung unsere Atemorgane durchstreichen, sind wesentlich größer als die beim Sprechen verbrauchten.

Das lehrt folgende Berechnung: Nehmen wir an, ein Mensch spricht im Tag im ganzen zwei volle Stunden mit je 12 Atemzügen in der Minute, so wären das 1440 Einatmungen durch den Mund gegen 28160 Atemzügen durch die Nase (18 in der Minute) während der übrigen 22 Stunden. Nimmt man als Durchschnittsmenge bei der Sprechatmung 2000 ccm Luft, bei der Ruheatmung 550 ccm Luft für jeden Atemzug, so ergibt sich als

Gesamtluftverbrauch beim Sprechen   2 880 000 ccm,
„   in der Ruhe   15 488 000 „
was einem Verhältnis von 45 beim Sprechen zu 242 in der Ruhe entspricht. Mit anderen Worten: die unter weniger günstigen hygienischen Voraussetzungen bei zweistündigem andauerndem Sprechen eingeatmete Luftmenge ist etwa $^1/_5$—$^1/_6$ des Luftverbrauchs in den 22 übrigen Tagesstunden.

---

[1]) Im Sinne dieses zeitlichen Verhältnisses, nicht im Sinne des Volumverhältnisses zwischen eingeatmetem Sauerstoff und ausgeatmeter Kohlensäure, wofür der Ausdruck in der Atmungschemie gebraucht wird.

Die Unterschiede zwischen Ruhe und Sprechatmung lassen sich in Anlehnung an GUTZMANN (2) in folgender Übersicht zusammenstellen (vom Überwiegen der Brustatmung beim Sprechen wird noch die Rede sein):

Atmung

in der Ruhe:	beim Sprechen und Singen:
1. Automatisch.	1. Vom Willen mehr oder minder geregelt.
2. Einatmungsdauer = Ausatmungsdauer.	2. Einatmungsdauer $<$ Ausatmungsdauer.
3. Luftmenge klein (500—600 ccm).	3. Luftmenge groß 1500—2400 ccm.
4. Weg durch die Nase.	4. Weg durch den Mund (nebenbei auch durch die Nase).
5. Stimmritze dreieckig bei Ein- und Ausatmung.	5. Stimmritze fünfeckig bei Einatmung, spaltförmig (Tongebung) bei der Ausatmung.
6. Costoabdominal.	6. Einatmung costoabdominal oder mehr costal.

Einatmung immer geräuschlos!

Die Unterschiede zwischen Ruhe- und Sprechatmung lassen sich zum Teil schon durch Betrachtung und Betastung erkennen, wobei indes die Genauigkeit des Beobachtens unter der Flüchtigkeit der Eindrücke leidet. Für experimentell-phonetische und klinische Zwecke verwendet man daher *graphische Verfahren,* die uns ein anschauliches Bild der Atembewegungen festhalten. Inwieweit dieses Bild den tatsächlichen Bewegungen entspricht, hat SCHILLING in diesem Handbuch auseinandergesetzt. Es ist selbstverständlich, daß die Instrumente jeweils nur die Bewegungen jener Körperteile aufzeichnen, an denen sie anliegen und daß diese Kurven in ihren Ausmaßen vom Wiedergabeapparat abhängen. Deshalb dürfen wir die Pneumographie nicht als ein Meßverfahren betrachten und müssen ihre Fehlerquellen kennen. Für klinische Zwecke eignen sich besonders die Gürtelpneumographen von GUTZMANN allein oder in Verbindung mit dem SCHILLINGschen Diaphragmographen zur Aufzeichnung von Zwerchfellbewegungen, die ja bekanntlich der Betrachtung nicht zugänglich sind. Man nimmt gewöhnlich eine Kurve der Brustatmung in der Höhe der Brustwarzen und eine zweite von der Oberbauchgegend in der Höhe der Magengrube auf. Die Versuchsanordnung zur Aufnahme von Atembewegungen (Nasenatmung, Brust- und Bauchbewegung) zeigt uns Abb. 1. Wichtig ist, daß der Untersuchte nichts vom Zweck solcher Untersuchungen weiß und daß er die Apparate nicht sieht, weshalb sie hinter seinem Rücken aufgestellt werden müssen. Ferner soll seine Aufmerksamkeit weder auf diesen Vorgang, noch auf sonstige Sinneseindrücke gerichtet sein, weil die Atmung durch die Erregung intellektueller oder sinnlicher Aufmerksamkeit verändert wird im Sinne einer Abflachung namentlich der Brustatemkurve bzw. einer Verlangsamung der Atmung bis zur Hemmung, also völligem Stillstand (ZONEFF und MEUMANN). Es wird daher vielfach zweckmäßig sein, die zu untersuchenden Personen, bevor man das Kymographion zur Registrierung der Atembewegungen in Gang setzt, durch belanglose Unterhaltungen abzulenken bis sich eine regelmäßige Ruheatmung eingestellt hat. Während dieser Zeit kann man die Ausschläge der Schreibhebel auf die ruhende Trommel zeichnen, wodurch man sogenannte Null-Linien erhält, die später bei Messungen zur Festlegung synchroner Punkte gebraucht werden. Bei allen Aufnahmen muß man zunächst einige Ruheatemzüge aufzeichnen lassen, denn nur auf diesem Wege ist es möglich, sich von der richtigen Anordnung und Einstellung der Apparate zu überzeugen.

Letztere soll derart sein, daß während der Ruhe die Kurven von Bauch und Brustatmung gleiche Höhe haben. Ferner sind die Ruheatmungskurven das unumgänglich nötige Vergleichsobjekt für alle Sprech- und Singatemkurven, denn solche Kurven sind nur innerhalb einer Aufnahme unter sich vergleichbar, weil ja bei jeder neuen Aufnahme sich die Einstellung der Apparate (Schreibkapseln, Gürtelpneumographen an der Versuchsperson, Körperhaltung der letzteren) ändern kann, wodurch der Kurvenverlauf beeinflußt wird. Selbst die von STREIM und HEINITZ (1) vorgeschlagene Eichung der Schreibkapseln, die übrigens vor jeder neuen Untersuchung wiederholt werden müßte, schützt nicht ganz vor Täuschungen.

Die Ruhekurve zeigt zur Nasenatmung parallele gleichmäßig hohe Bewegungen an Brust und Bauch (Abb. 2 a—h), die ganz annähernd synchron verlaufen; die Bauchkurve kann bei der Ausatmung ein wenig vorausgehen

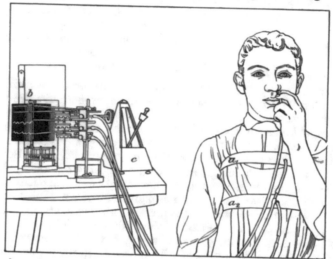

Abb. 1. Aufnahme der Atembewegungen. $a_1 a_2$ Gürtelpneumographen. b Kymographion. c Metronom, dessen Schläge auf die vorgeschobene Gummikapsel fallen zwecks gleichzeitiger Registrierung der Zeit (1 Sekunde). Die Schreibhebel der Kapseln zeichnen auf (von oben nach unten): 1. die Metronomschläge, 2. die Kurve der Nasenatmung, 3. die Kurve der Brustatmung, 4. die Kurve der Bauchatmung (vgl. Abb. 2, S. 627). (Nach GUTZMANN.)

[RIEGEL, GUTZMANN (5)]. Die Einatmung ist ein wenig kürzer als die Ausatmung; beide zusammen dauern rund drei Sekunden (= 20 Atemzüge in der Minute). Sobald geredet wird, verändern sich die Kurven (Abb. 2 a—δ). Ihre Höhe nimmt an der Brust mehr als am Bauch zu. Mit dieser Veränderung gleichzeitig finden wir einen Unterschied im zeitlichen Verhältnis beider Kurven: die Bauchatmungskurve ist bereits im Absinken, während jene der Brust noch ansteigt. GUTZMANN (5) hat diese Erscheinung den normalen Asynchronismus der Sprech- und Singatmung genannt und in Übereinstimmung mit MOSSO dadurch erklärt, daß „die willkürliche Beeinflussung der Atmung durch den Sprechvorgang der thorakalen Bewegung das Übergewicht über die Abdominalbewegung verleiht". Die Brustatmung ist eben, wie auch ZONEFF und MEUMANN gezeigt haben, mehr dem Einfluß seelischer Erregung unterworfen und sie wird beim Sprechen offenbar vom cerebralen Atemzentrum geleitet [GUTZMANN (5)]. Hinsichtlich des Verlaufes der Bauchkurve gegenteilige Versuchsergebnisse von CL. HOFFMANN bedürfen noch der Nachprüfung; jedenfalls überwiegt bei bewußten Atemfunktionen die Brustatmung.

Das bisher nur hinsichtlich der äußeren Thorax- und Abdomenbewegungen studierte zeitliche Ineinandergreifen der Atembewegungen hat SCHILLING (3 u. 4) mit Hilfe seines Diaphragmographen auch hinsichtlich der wirklichen Diaphragmabewegung in ihrer Beziehung zu den äußeren Atembewegungen genauer untersucht und gefunden, daß die Atembewegungen im allgemeinen beim Beginn der Einatmung einen deutlichen Synchronismus, beim Beginn der Ausatmung, insbesondere der Sprech- und Singausatmung einen ausgesprochenen Asynchronismus zeigen, und zwar in dem Sinne, daß, obwohl die Bauchatmung der Brustatmung vorausläuft, das Zwerchfell noch mehr oder weniger lange in gesenktem Zustande verharrt, wenn die übrigen Abschnitte des Atmungsapparates schon in der Ausatmungsbewegung begriffen sind. Dieser physio-

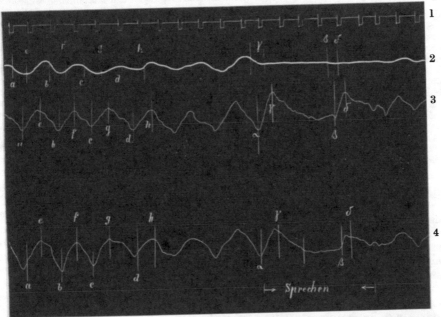

Abb. 2. Ruhe- und Sprechatemkurve von einem normal sprechenden vierjährigen Mädchen. (Nach GUTZMANN.) Ergebnis des Aufnahmeverfahrens von Abb. 1. a—h Ruheatmung; α—δ Sprechatmung. (Berechnung der Einzelwerte dieser Kurve siehe Tabelle 1, S. 631.)

logische Asynchronismus ist stärker ausgesprochen bei geschulten Sängern und zeigt sich besonders beim Staccato und den sog. gestauten Tönen. Das ist ein neuer Beweis dafür, daß man die Bewegungen des Bauches jenen des Zwerchfells nicht gleichsetzen darf. Das zeitliche Überwiegen der Bauchatmung zeigen die Kurven in Abb. 2 in sehr einprägsamer Weise. Gar nicht selten findet man auch während des Sprechens, daß der exspiratorische Kurvenschenkel entsprechend dem größeren Luftverbrauch unter das Niveau der Ruheatemkurve reicht. Die gleichzeitig aufgenommene Kurve der Nasenatmung steht dabei während der Einatmung fast oder ganz still und zeigt in der Ausatmungsphase nur kleine Ausschläge, die den Nasenlauten M M und Ng entsprechen. Dies beweist das Zurücktreten der Nasenatmung beim Reden gegenüber der Mundatmung. Die vom Sinn der Rede bestimmten Pausen während der Ausatmung sind durch kleine Unebenheiten des absteigenden Kurvenschenkels zwischen β und γ Abb. 2 angedeutet. Noch besser sind sie zu sehen, wenn man den Luftstrom, der dem Mund des Sprechenden entweicht, mit dem Atemvolumschreiber

40*

auffängt und als Volumkurve aufzeichnet [GUTZMANN (4)]. So kann man den
Luftverbrauch beim Sprechen und Singen messen mit dem Ergebnis, daß er
beim Lesen, freien Sprechen und Pianosingen um 20—30% geringer ist als bei
ruhiger Atmung, während er beim Deklamieren und Singen die Werte der Ruheatmung um so mehr übersteigt, je größer die Stimmstärke wird (R. DU BOIS-
RAYMOND und KATZENSTEIN). Der subglottische Druck ist nach neueren Untersuchungen von GUTZMANN und LOEWY an Tracheotomierten abhängig von
Tonhöhe und Tonstärke sowie vom Sprachlaut (vgl. u. S. 633).

Die Sprechatmungsart, wie wir sie soeben beschrieben haben, ist der Rede des normalen
erwachsenen Menschen ohne seelische Erregung mit gesunder Stimme zugeordnet. Sie
ist wie alle menschlichen Bewegungen das Ergebnis einer *Entwicklung*. ECKERLEIN konnte
zeigen, daß beim schreienden Säugling die Brustbewegungen außerordentlich überwiegen.
GUTZMANN (1) hat diese Beobachtungen bestätigt und darauf hingewiesen, daß die Form
der kurzen Schreikurven wenigstens was die Brustatmung betrifft, den Sprechkurven
der späteren Zeit ähneln, während die langen Schreikurven durch Zuhilfenahme der gesamten
Rumpf- und Brustmuskulatur verändert werden. Was das zeitliche Verhältnis betrifft,
so fand er bei der Schreiatmung der Säuglinge noch eine vollkommene Inkoordination
zwischen Brust- und Bauchatmung, bald läuft die eine, bald die andere Kurve voraus.
Diese Inkoordination hält wahrscheinlich „bis zum Beginn der Sprechperiode des Kindes
an". Dann beginnt sich allmählich eine wohlkoordinierte Sprechatembewegung anzu-
bahnen und weiter auszubilden. Die Ruheatemfrequenz des Säuglings ist übrigens bedeutend,
sie schwankt zwischen 20 und 60, sinkt am Ende des Säuglingsalters stark, um dann allmählich im Lauf des Kleinkindesalters noch mehr abzunehmen; nach dem ersten Lebensjahr
liegt sie jedenfalls unter 30. Es ist selbstverständlich, daß z. B. das Schulkind noch keine
so ausgebildete langsame Sprechatmung aufweist wie der Erwachsene, denn es hat immer
noch eine größere Ruheatmungszahl und es atmet auch beim Sprechen noch häufiger ein,
aber im normalen Sprechatemtypus.

Die *Singatmung* weicht zwar im großen und ganzen nicht wesentlich von der
Sprechatmung ab, nur ist die Einatmung beim Sprechen nicht so rasch, nicht
so tief und (entsprechend den weniger ungleichen Leistungen) auch regelmäßiger
als beim Singen (MERELLI). Sie hat für den Kunstgesang eine so große Bedeutung, daß ihre besondere Darstellung wohl gerechtfertigt ist. Die Singatmung
hat im allgemeinen einen durch bewußtes Einüben ausgebildeten Atemtypus
mit verkürzter, beschleunigter und vertiefter Einatmung und erheblich ver-
längerter, verlangsamter und vertiefter Ausatmung. Diese Atmungsart zeigt
sich bei vielen Sängern schon wenn sie sich Gesangstöne nur vorstellen (inneres
Singen). Die Singatemkurve hat ferner noch zwei Eigentümlichkeiten: Stütz-
und Einstellbewegungen. Mit Atemstützen (appoggiare la voce) wird jene
Atemführung bezeichnet, welche geleitet ist von der Wahrnehmung der mit
bewußter Verlangsamung des Ausatmens verbundenen örtlichen sogenannten
Muskelempfindungen, die uns der Drucksinn vermittelt. Das beruht „auf
dem richtigen Dosieren der Innervation beider Antagonisten" (RÉTHI).
An den Atemkurven erscheinen während der Stützbewegungen leichte Kon-
vexitäten häufiger an der Brustkurve, welche die wesentliche Verlangsamung
der Ausatmung anzeigen (siehe Abb. 3, Brustkurve). Werden solche Bewegungen übertrieben ausgeführt, so kommt es neben einer beträchtlichen Hebung
des Brustkorbes zu einer gleichzeitigen Einziehung des Bauches, also zu einer
Atemführung, die der Stimmgebung meist nicht förderlich ist. Durch gleichzeitige Aufnahme der Zwerchfellbewegung zeigte SCHILLING (2), daß beim
sogenannten „Atemstauen", das wohl im Grunde ein übertriebenes Stützen ist,
die Zwerchfellbewegung geringer ist als bei der gewöhnlichen Singatmung und
„daß neben dem Festhalten der Inspirationstendenz während der Ausatmung
noch der mehr oder weniger starke Spannungszustand zwischen Bauch- und
Zwerchfellmuskulatur hinzukommt". „Beim Übergang von der Einatmungsstellung in die Staustellung sieht man, wie sich die vorher weich anzufühlenden
Bauchdecken plötzlich straffen". Der Brustkorb wird über die gewöhnliche

maximale Einatmungsstellung hinaus erweitert. Die Staustellung ist eine „mit forcierter Exspirationsanstrengung verbundene maximale Inspirationsanstrengung"; dabei ist die Stimmritze fest geschlossen. SCHILLING (2) wies nach, daß gleichzeitig der intrapulmonale Druck vermindert, der Blutdruck in der Peripherie unter Umständen wesentlich erhöht ist.

„Unter Einstellbewegung beim Singen sind zu verstehen: Bewegungen der Atmungsmuskulatur und des Kehlkopfs vor der Intonation, welche auf die Hervorbringung bestimmter Gesangsklänge hinzielen (NADOLECZNY). An den Atemkurven erscheinen sie als kleine Zacken am Anfang der Ausatmung ähnlich wie beim stummen, kurzen Stimmritzenschluß (siehe Abb. 3, Bauchkurve bei a[1]).

Auch beim Singen ist synchrones Atmen von Brust und Bauch nicht die Regel, sondern die Bauchkurve läuft der Brustkurve zeitlich gewöhnlich voraus.

Durch die pneumographische Untersuchung lassen sich drei *Singatemtypen* unterscheiden, nämlich: 1. die costo-abdominale Tiefatmung beim Ein- und Ausatmen, 2. die mehr costale Atmungsart und 3. jene Atmungsform, die bei aufsteigenden Tonfolgen mehr abdominal bei absteigenden mehr costal atmet.

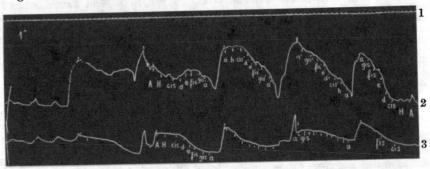

Abb. 3. Kurven der Atembewegung bei den vier A-Dur-Tonleitern, Vokal o (Tenor von Weltruf, jedoch nicht mit einwandfreier Technik). 1. Zeitschreibung: 1 Sek. 2. Brustatmung. 3. Bauchatmung. Zuerst drei Ruheatemzüge, dann eine aufsteigende Tonleiter ohne Tonbezeichnungen. Hierauf dieselbe mit Tonbezeichnungen, an der Brustkurve a b d (Registerübergang) Stützbewegungen. An der Bauchkurve der ersten absteigenden Tonleiter bei a[1] Einstellbewegung.

(Typus SEWALL und POLLARD.) Der erste und dritte Typus dürfte die zum Singen am besten geeignete Atmungsart sein; mit der costo-abdominalen Tiefatmung wird nach E. BARTH auch die größte Vitalkapazität erreicht. Diese Atemtypen sind aber nur in dem Sinne aufzufassen, daß ein Muskelgebiet überwiegt. Es ist selbstverständlich, daß die anderen dabei nicht stillstehen, daß also ein ausschließlicher sogenannter „ungemischter Atemtypus" nicht vorkommt. Die Atembewegungsform hängt auch vom Körperbau und Körperhaltung ab (A. BARTH), und zwar beeinflußt die Körperhaltung nach MERELLI namentlich die Brustatmung. Ein Zeichen gut geschulter Singatmung sind gleichmäßig absteigende, nicht allzu steile Atemkurven; Absätze innerhalb der Ausatmung sollen den musikalischen Cäsuren entsprechen. (Weiteres über die Singatmung siehe meine Untersuchungen über den Kunstgesang.) Über Atemvolummessung beim Singen siehe unten S. 634.

Rechnerische Verwertung der Atemkurven. Wenngleich uns die Pneumographie der Brust- und Bauchatmung keine absoluten Werte liefert, weil sie wie oben dargelegt, kein Meßverfahren ist, so lassen sich die gewonnenen Kurven doch zunächst innerhalb einer Aufnahme rechnerisch verwerten (RIEGEL, STREIM). Die Zählung der Atemzüge und die Berechnung ihrer Zahl in bezug auf die Zeit durch gleichzeitige Aufschreibung der Zeitkurve ist ohne weiteres möglich. Ferner kann man die Dauer von Ein- und Ausatmung dadurch bestimmen, daß man die Länge derselben auf der Abszisse ausmißt. Man benutzt dazu eine dem Ordinatenlineal von LANDOIS nachgebildete Kreisbogenschablone, welche aus der Nullinie der Kurven geschnitten ist. Mittels dieser Schablone lassen sich die den Kurvengipfeln zugehörigen synchronen Punkte auf einer Abszissenlinie leicht festlegen. Dann mißt man den Abstand zwischen diesen Punkten und hat so in Millimetern Strecken, welchen der Weg der Ein- und Ausatmung auf der Abszisse entspricht. Die gleichzeitig aufgenommene Zeitkurve erlaubt die Dauer der jeweiligen Atemphase in Sekunden auszurechnen; z. B. die Strecke der Einatmung sei 2,5 mm, die Umdrehungsgeschwindigkeit der Trommel sei 5 mm in der Sekunde, dann dauert die Einatmung 0,5 Sekunden. Dividiert man den Wert der Einatmungsdauer J durch jenen der Ausatmungsdauer E, so erhält man den Respirationsquotienten J : E, der in der Ruhe etwas kleiner ist als 1, weil ja die Ausatmungsdauer (der Nenner jenes Bruches) größer ist als die Einatmungsdauer. Je mehr die erste sich ausdehnt, desto kleiner wird jener Quotient. Die thorakale und abdominale Höhe der Atemkurven kann man nach RIEGEL als Schwankung zwischen tiefstem und höchstem Punkt in Millimetern messen, nach STREIM mittels eines geeichten Pneumographenmaßstabes bzw. einer geeichten Kreisbogenschablone (PANCONCELLI-CALCIA). Die gefundenen Werte nennt RIEGEL Respirationsgröße, STREIM Ausdehnung (des atmenden Körpers an der Stelle, wo der Pneumograph anliegt). Dividiert man den Wert dieser Atemhöhe in Millimetern durch den Wert für die zugehörige Atemdauer in Sekunden, so erhält man die mittlere Geschwindigkeit der Ein- und Ausatmung in Millimetern pro Sekunde. Durch Einzeichnung der synchronen Punkte an den Kurvengipfeln bekommt man einen unmittelbaren Einblick in das zeitliche Verhältnis von Brust- und Bauchatmung (Synchronismus, Asynchronismus). Der Atemtypus ist dann aus den Kurven zu erkennen, wenn die Sprech- und Singatmung mit der Ruheatmung verglichen werden kann. Die gemessenen Werte lassen sich untereinander nur innerhalb einer Aufnahme vergleichen. PANCONCELLI-CALCIA stellt sie in einer Formel zusammen, z. B. für die Phonationsausatmung (r. ph.) an Brust (c) und Bauch (a).

$$
\begin{array}{c c c c c c c}
 & F & D & A & G & S & T \\
\text{r. ph.} & c\ 2,7 & 1,5/20 & 3,2 & 1,2 & & 1,5 \\
 & a\ 2,2 & 1,5/20 & 1,7 & 2,3 & -(0,3), & \\
\end{array}
$$

wobei F die Frequenz, D die Dauer, A die Ausdehnung, G die Geschwindigkeit, S der Synchronismus und T der Typus ist.

Um nun auch die Ergebnisse verschiedener phonographischer Aufnahmen von einer Versuchsperson oder von zahlreichen Untersuchten miteinander zu vergleichen, die ja als absolute vom Instrumentarium abhängige Größen nicht unter sich vergleichbar wären, kann man den allerdings etwas umständlichen Weg rechnerischer Vergleichung wählen (NADOLECZNY). Wenn es sich bei Untersuchungen an zahlreichen Personen z. B. darum handelt, die Abweichung eines phonatorischen Atemzuges von der Ruheatmung in Zahlen darzustellen, so addiert man sämtliche Werte für die Ruheatmung und dividiert den erhaltenen Wert durch die Zahl der gemessenen Atemzüge, dann erhält man ideale Durchschnittswerte für Dauer, Höhe und mittlere Geschwindigkeit der Ruheatmung. Mißt man nunmehr eine phonatorische Atemkurve aus und dividiert die so gewonnenen Werte durch jene Durchschnittswerte für die Ruheatmung, so ergeben sich relative Zahlen, welche die Abweichung der phonatorischen Atmung von der Ruheatmung ausdrücken und welche dann unter sich vergleichbar sind (weil sie keine absoluten Werte mehr enthalten). Auf diese Art lassen sich die Ergebnisse großer Untersuchungsreihen bzw. zahlreicher Atemkurven in tabellarischer Übersicht vereinigen. Ebenso sind ja auch die Respirationsquotienten verschiedener Aufnahmen stets untereinander vergleichbar, weil sie relative Zahlen sind. Diesem Verfahren wohnt der unvermeidliche Fehler inne, daß man eine Einheit (phonatorische Atmung) in rechnerische Beziehung setzt zum Durchschnitt aus einer Vielheit, statt daß man die Durchschnittswerte auch von phonatorischen Vielheiten in ein Verhältnis bringt. Diese letzteren aber sind unter sich zu verschieden, als daß man Durchschnitte berechnen könnte. Ein Beispiel möge das Gesagte erläutern, nämlich die Berechnung der Werte von Abb. 2 für die ersten vier Atemzüge a—h und der Vergleich zu dem Sprechatemzug α—β. Die Zahl der Ruheatemzüge aus denen man Durchschnittswerte berechnet, sollte allerdings größer sein (etwa 20—30).

Aus der Tabelle 1 ergibt sich der zahlenmäßige Ausdruck der Abb. 2, und zwar: Die relative Einatmungsdauer vor dem Sprechen ist an der Brustkurve etwas verkürzt (0,9), an der Bauchkurve gleich dem Durchschnitt der Ruheatmung. Die relative Einatmungshöhe ist an der Brustkurve mehr als doppelt so hoch (2,1), an der Bauchkurve nur wenig höher (1,1) als in der Ruhe. Die relative mittlere Geschwindigkeit ist bei der Einatmung an der Brustkurve mehr als verdoppelt (2,2), an der Bauchkurve nur wenig erhöht (1,1) gegenüber der Ruheatmung. Das Überwiegen der Brustatmung beim Einatmen während des Sprechens drückt sich also in den relativen Werten für Dauer, Höhe, mittlere Geschwindigkeit deutlich aus.

Tabelle 1.

Ausmessung von vier Ruheatmungen a—h und einem Sprechatemzug α—β der Abb. 2, S. 627.

	J			E			J/E	i		e		i/J		e/E	
mm	mm	Sek.	rel t. Wert	mm	Sek.	relat. Wert	relat. Wert	mm	relat. Wert	mm	relat. Wert	mm pro Sek.	relat. Wert	mm pro Sek.	relat. Wert
Ruheatmung Brustatmung I. Atemzug	4,5	0,75		5,5	0,9			5,5		6,0		7,3		6,6	
II. „	4,5	0,75		5,5	0,9			5,5		4,5		7,3		5,0	
III. „	5,0	0,8		7,0	1,2			4,5		6,5		5,6		5,4	
IV. „	5,5	0,9		6,5	1,1			5,5		7,0		6,1		6,4	
Durchschnittswert Brustatmung		3,2:4 = 0,8			4,1:4 = 1,0		0,8	21:4 = 5,2		24:4 = 6,0		26,3:4 = 6,6		23,4:4 = 5,9	
Sprechatmung α—β Brustatmung	4,5	0,75	0,9	18,0	3,0	3,0	0,3	11,0	2,1	8,0	1,3	14,6	2,2	2,7	0,5
Ruheatmung Bauchatmung I. Atemzug	5,0	0,8		6,0	1,0			8,5		9,0		10,6		9,0	
II. „	4,5	0,75		4,5	0,75			9,0		7,0		12,0		9,3	
III. „	5,0	0,8		6,5	1,1			7,5		5,0		9,4		4,0	
IV. „	5,5	0,9		5,5	0,9			5,0		5,5		5,5		6,1	
Durchschnittswert Bauchatmung		3,25:4 = 0,8			3,75:4 = 0,9		0,9	30,0:4 = 7,5		26,5:4 = 6,6		37,5:4 = 9,4		28,4:4 = 7,1	
Sprechatmung α—β Bauchatmung	5,0	0,8	1,0	17,5	2,9	3,2	0,3	8,0	1,1	7,0	1,1	10,0	1,1	2,4	0,3

Die relative Ausatmungsdauer ist wesentlich verlängert, und zwar an der Brustkurve um das Dreifache (3,0), an der Bauchkurve um mehr als das Dreifache (3,2). Die relative Ausatmungshöhe überwiegt an der Brustkurve mit 1,3 gegenüber der Bauchkurve mit 1,1. Die relative mittlere Geschwindigkeit ist an beiden Kurven sehr gering, und zwar an der Brustkurve größer (0,5) als an der Bauchkurve (0,3). Bei der phonatorischen Ausatmung ist das Überwiegen der Brustkurve nicht so ausgesprochen. Der Respirationsquotient (0,3) hat an Brust und Bauch fast nur ein Drittel des Wertes der Ruheatmung (0,8).

Die Pneumographie ist zuerst von GUTZMANN als klinisches Untersuchungs-verfahren bei Störungen der Sprache und Stimme benutzt worden. Sie gibt uns ein anschauliches Bild der Atembewegungen im einzelnen Fall und ihre rechnerische Darstellung nach dem von RIEGEL ausgearbeiteten Meßverfahren erlaubt uns in relativen Zahlen die Ergebnisse großer Untersuchungsreihen zusammenzustellen und Abweichungen vom Normalen auf diese Art auszu-drücken. Die oben auseinandergesetzten Unterschiede zwischen Ruheatmung einerseits, Sprech- und Singatmung andererseits lassen sich durch dieses Ver-fahren beweisen und zahlenmäßig darstellen. Für die Pathologie ist uns damit ein wertvolles Vergleichsmittel an die Hand gegeben worden. Jedoch empfiehlt es sich das Verfahren durch die Diaphragmographie nach SCHILLING (2, 3, 4) nebst Umfangmessungen und Spirometrie zu ergänzen.

II. Physiologie der Stimme.

Die Stimme entsteht bekanntlich dadurch, daß in der Ausatmungsluft an der Stimmritze durch die Vibrationen der Stimmlippen Verdichtungs- und Verdünnungswellen auftreten. Die phonatorisch ausgeatmete Luft wird zur tönenden Masse, deren Schwingungen nicht mehr mit dem verhältnismäßig langsamen Exspirationsstrom, sondern mit der Fortpflanzungsgeschwindigkeit des Schalls (von rund 333 m in der Sekunde) sich im ganzen Raum verbreiten, und zwar kugelhüllenförmig um die Schallquelle als Mittelpunkt.

Die so erzeugten Töne wurden in der Phonetik von MERKEL primäre Töne genannt (nicht zu verwechseln mit dem Grundton eines Klanges oder mit dem sogenannten primären Ton von dem der Gesangslehrer beim Unterricht auszugehen pflegt; näheres bei H. STERN). Diesen *primären Kehlkopfton*, den das Ansatzrohr nicht beeinflußt, würde man nur an herausgeschnittenen Kehlköpfen zu hören bekommen [GUTZMANN (1 u. 2)]. Auch sie könnten nicht Töne im physikalischen Sinne ohne Obertöne hervorbringen. KATZENSTEIN unter-suchte den Stimmlippenton durch Klangaufnahmen an Leichenkehlköpfen und an sich selbst, nachdem er sich ein starres (bronchoskopisches) Rohr bis etwas oberhalb der Stimm-lippen hatte einführen lassen. Er glaubt annehmen zu dürfen, daß dieser Ton eine ,,reine Sinusschwingung" sei, wenn es sich um Brusttöne handelt, daß aber bei Falsettönen ,,ein leises Mitschwingen der Oktave" statthabe. Aber das eingeführte Rohr muß den Kehlkopf-ton selbst schon verändern, was KATZENSTEIN offenbar übersehen hat.

Die ,,Kehlkopftöne" des Menschen sind jedenfalls nicht Töne im physikali-schen Sinn, sondern Klänge, bestehend aus Grundton und harmonischen sowie nichtharmonischen Obertönen, deren Klangcharakter abhängig ist von der Schwingungsart der Stimmlippen und dem Verhalten des Ansatzrohres. Ihre Grundtonhöhe ist veränderlich je nach der Zahl der Stimmlippenschwingungen, ihre Stärke hängt vom Anblasedruck ab, ihre Dauer ist, wie wir unten sehen werden, nicht allein durch die vorhandene Atemluftmenge bestimmt.

Die Kompensation der Kräfte im Kehlkopf (JOHANNES MÜLLER).

Stimmstärke, Atemdruck und *Luftverbrauch.* Die im Kehlkopf wirkenden Kräfte: Luftdruck und Spannung und ihr Verhältnis zueinander hat zuerst JOHANNES MÜLLER an Leichenkehlköpfen und am künstlichen Kehlkopf unter-sucht, indem er den Luftdruck durch ein Manometer an der Luftröhre, die Spannung der Stimmlippen durch Zug an denselben und durch Druck von der Seite her mittels Gewichten maß. Er fand, daß die Tonhöhe mit dem

Steigen und dem Nachlassen des Anblasedruckes sowie mit der Stimmlippen-spannung steigt und fällt, und daß die seitliche Kompression der Stimm-lippen verbunden mit der Spannung eine Tonerhöhung hervorbrachte, namentlich dann, wenn ein Teil der Stimmritze „vorzugsweise verengt" und dadurch „die Länge der schwingenden Teile verkürzt" wurde, ferner wenn der Luftdruck zunahm. Er erkannte, daß die Tonstärke in direktem Ver-hältnis zur Anblasestärke steht. EWALD und auch NAGEL konnten am künst-lichen Kehlkopf, dessen Stimmlippen durch lebende Froschmuskeln gebildet wurden, ebenfalls die Tonerhöhung durch Muskelzusammenziehung (auf elek-trische Reizung hin) feststellen. Nach diesem berühmten Gesetz der „Kompen-

sation der physischen Kräfte am mensch-lichen Stimmorgan" von JOHANNES MÜLLER wäre für einen gut gesungenen Schwellton (Crescendo und Decrescendo) mit genau ein-gehaltener Tonhöhe nötig, daß proportional zum steigenden Anblasedruck die Stimm-lippenspannung vom leisesten Pianissimo (pp) zum stärksten Fortissimo (ff) abnehme und dann mit sinkender Anblasestärke zum Pia-nissimo wieder ansteigen müßte nach neben-stehendem Schema (Abb. 4).

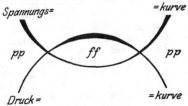

Abb. 4. Schema eines gut gesungenen Schwelltones.

EWALD kam anläßlich der Versuche mit seinen zum Zweck bestmöglichster Nachahmung des natürlichen Kehlkopfes und zur Beobachtung der Stimm-lippenschwingungen hergestellten Polsterpfeifen zu ähnlichen Ergebnissen, wenigstens was das Verhältnis zwischen Tonhöhe und Spannung anlangt, jedoch sagt er, daß die Verstärkung des Anblasens die Tonhöhe „meist steigert" und erklärt das aus der hierdurch „vermehrten Spannung der Membran". Bemerkenswerterweise konnte WETHLO bei seinen Versuchen mit Polster-pfeifen zwar bestätigen, daß eine Erhöhung des Seitendrucks bei gleichblei-bendem Winddruck die Tonhöhe wesentlich steigert, daß aber die Tonhöhe mit Steigerung des Winddrucks sinkt. Das widerspricht dem oben erwähnten Gesetz und würde zu der Annahme führen, daß sich „Atemdruck und Spannung der Kehlkopfmuskulatur gleichsinnig ändern". Auch EWALD erwähnt die „verhältnismäßig große Unabhängigkeit der Tonhöhe vom Winddruck" und meint, wenn am menschlichen Kehlkopf ähnliche Verhältnisse bestehen, so könnte dadurch das Anschwellen eines Tones „ohne besondere oder mit nur sehr geringer Kompensation der Kräfte" ermöglicht werden. Wir dürfen jedoch nicht vergessen, daß gerade Veränderungen des Schwelltones (Detonieren) schon bei ganz leichten Stimmstörungen, also Schwächezuständen hervortreten, was doch darauf hinweist, daß gerade eine sehr feine genau abstufbare Kom-pensation der Kräfte dabei stattfinden muß. Es läßt sich auch darüber streiten, ob der Leichenkehlkopf, dessen Stimmlippen wohl leicht nach anderen Rich-tungen dehnbar und anders formbar sind als die lebenden, zur Entscheidung der Kompensationsfrage verwendet werden darf. NAGEL zweifelt daran, weil er den lebendigen Muskel vermißt. Das gilt auch für die künstlichen Kehlköpfe obwohl zugegeben werden muß, daß die Polsterpfeife dem wirklichen Kehlkopf am nächsten kommt und klangvolle und angenehm gefärbte Töne gibt.

Subglottischer Druck und Luftverbrauch.

GUTZMANN und LOEWY haben in jüngster Zeit an Tracheotomierten mit Gasuhr und Wassermanometer Untersuchungen über den *subglottischen Druck und den Luftverbrauch* gemacht und gefunden, daß ersterer bei gleicher Tonhöhe mit der Tonstärke und bei gleicher Stärke mit der Tonhöhe steigt und daß auch die Atemvolumina mit der Stimmstärke ansteigen. Letztere stehen jedoch bei der Flüsterstimme naturgemäß in umgekehrtem Verhältnis zum Druck. Nach KICK-HEFEL beträgt der Exspirationsdruck bei Vokalen, gewöhnlichen Luftdruck vorausgesetzt, 8—10 mm Wasser. Bei Erhöhung des Luftdrucks bleibt er fast gleich, während das Atemvolumen bei + 1 Atmosphäre etwa um die Hälfte abnimmt.

Ein absolutes Maß für die *Stimmstärke* haben wir nicht. Die relative Messung derselben durch Bestimmung des Atemvolumverbrauches bei gleichbleibender Tonhöhe und gleichbleibendem Klang ergab, daß die einmal eingenommene Intensität der Stimme bei guten Sängern im forte mit einem durchschnittlichen Fehler von 8—9%, im piano mit einem solchen von 7% eingehalten werden kann. (Aufnahmen mit dem Atemvolumschreiber von GUTZMANN-WETHLO).

Mit dem gleichen Apparat gelang mir der Nachweis, daß der Mehrverbrauch an Luft während des Pulsstoßes bei tiefen Pianotönen der Männerstimme rund 0,5—1,5 ccm beträgt. Dieses *pulsatorische Tremolo* tritt nach C. N. STEWARD und TOSHIHIKO FUJITA namentlich bei Ermüdung der Stimme am Ende langgehaltener piano-Töne auf und kann von gutgeschulten Sängern ausgeglichen werden. RABOTNOW hat die während des Singens aus der Stimmspalte entweichende Luft *(Nebenluft)* untersucht, die nicht zur Bildung von Schallwellen Verwendung findet. Durch Hin- und Herbewegen eines Ohrkatheters über der Stimmritze glaubt er feststellen zu können, daß jenes Ausfließen von Luft im hinteren Teil der Stimmritze vor sich geht. Es wirkt störend bei der Stimmgebung, beeinträchtigt die Gleichmäßigkeit des Luftdrucks in der Trachea und scheint auch von der Vokalisation abhängig zu sein. FRÖSCHELS hat zum Nachweis dieser Nebenluft einen kleinen Apparat hergestellt; näheres siehe in dem Abschnitt Untersuchungsmethoden dieses Handbuches.

Was die *Beziehungen der Stimmstärke zur Bewegung des gesamten Kehlkopfs* anlangt, so wissen wir seit LISKOVIUS, daß der Kehlkopf beim Schwellton nach abwärts rückt. Das gleiche geschieht beim unvermittelten Übergang vom piano ins forte; in letzterem Fall macht der Kehlkopf einen Ruck nach vor- und abwärts, beim *Schwellton* erscheint diese Bewegung um so ausgeglichener, je besser die Schulung des Singenden ist.

M. SCHÖN fand bei seinen Versuchen an bekannten Kunstsängerinnen übrigens beim Crescendo stets eine *Neigung zur Tonerhöhung*.

Ausdauer der Stimmgebung.

Nach GUTZMANN und LOEWY sind die Ursachen für die *Ausdauer der Stimmgebung* verschieden. Sie hängt natürlich von der Tonstärke, zum Teil auch von Körpergröße und Vitalkapazität ab und ist daher bei Kindern geringer als bei Erwachsenen. Letztere erreichen leicht eine Ausatmungsdauer von etwa 25 Sekunden auf einen Ton in mittlerer Lage und Stärke, und zwar nach KICK-HEFEL der Mann im Mittel 25, die Frau 20 Sekunden bei normalem Atmosphärendruck, bei Überdruck bis zu 1 Atmosphäre etwas weniger. Unterschiede in der Dauer der Tongebung zwischen verschiedenen Vokalen erklären sich aus der verschieden großen Ausflußöffnung des Ansatzrohres je nach der Vokalstellung.

Geschulte Sänger können es bis auf 40 und mehr Sekunden Ausatmungsdauer bringen. Von dem berühmten Balthasar Ferri (17. Jahrhundert) wird eine Ausatmungsdauer von 50 Sekunden berichtet (FÉTIS), von Adelina Patti eine solche von 60 Sekunden. Die Angabe von LABLACHE, wonach man bei dem berühmten Tenor Rubini mehr als vier Minuten lang nicht bemerken konnte, wann er atmete, darf nicht im Sinne einer so langen Ausatmungsdauer gedeutet werden. Die gewöhnliche Vokalmusik stellt keine so hohen Anforderungen; 12—15 Sekunden scheinen dem Zuhörer schon sehr lange, bei Bach findet man lange Phrasen von 7—8 Takten, die in einem Atem gesungen aber noch nicht 20 Sekunden Ausatmungsdauer erfordern.

Bei Untersuchungen über das Singen musikalischer Phrasen fand ich, daß schon Koloraturen, die etwa 13 Sekunden Singzeit erfordern, vielfach nicht mehr in einem Atem gesungen werden, selbst wenn das der Komposition entsprechen würde.

Bei sparsamer, technisch einigermaßen geschulter Atmung wird der Zeitraum, über den man einen Ton zu halten vermag, bestimmt durch die Höhe der Kohlensäurespannung, die sich in den Lungenalveolen ausbildet. Sie ist beim Kunstsänger „der für den Zwang zu erneuter Inspiration maßgebende Faktor", der sich bei etwa 5—7% geltend macht, nicht aber die Erschöpfung des Luftvorrats, der nur bei technisch nicht geschulten Sängern eine Rolle spielt. So betrug z. B. bei den Versuchen von GUTZMANN und LOEWY die in 40—50 Sekunden ausgeatmete Luftmenge bei einem auf die Vokale o oder u in der Tonlage a = 144 Schwingungen nur 3—3,8 Liter bei einer Vitalkapazität von 5,2 Litern. Ferner kommt noch namentlich bei lautem Singen die Kompression der großen intrathoracischen Venen in Betracht: Kompressionsdyspnoe, wenn der intrapulmonale Druck etwa 20 ccm Wasser (= 14,6 mm Hg) überschreitet.

Stimmeinsätze.

Die Stimmlippen können sich beim Beginn der Stimmgebung verschieden verhalten; die Art ihrer Bewegung erzeugt Verschiedenheiten beim Erklingen der Stimme, die man ziemlich allgemein Stimmeinsatz nennt. BUKOFZER, IMHOFER und RÉTHI gebrauchen in diesem Sinne das Wort Tonansatz, während das Wort Toneinsatz einen musikalischen Vorgang, nämlich das zeitliche Erklingen eines bestimmten Stimm- oder Instrumenttons in einem Musikstück bezeichnet. Man pflegt drei Stimmeinsätze zu unterscheiden: a) den *gehauchten*, b) den *weichen* und c) den *harten* Stimmeinsatz.

a) Gehen die Stimmlippen von der Hauchstellung (meist — aber nicht immer — Dreiecksform der Stimmritze) ziemlich rasch in die Phonationsstellung, so läuft dem erzeugten Klang ein leises Reibegeräusch voraus (in der Schrift mit dem Buchstaben h, Spiritus asper bezeichnet). Mit diesem gehauchten Einsatz können Vokale und tönende Dauerlaute gebildet werden.

b) Legen sich die Stimmlippen rasch fast parallel aneinander, zu einem länglichen, schmalen elliptischen Spalt, ohne daß ein Geräusch vor dem Erklingen der Stimme hörbar wird, so beginnt die Stimmlippenvibration mit der Phase der Stimmritzenöffnung. Dieser weiche (leise oder allmähliche) Einsatz wurde von GUTZMANN (1 u. 3) psychologisch richtig als Lusteinsatz gedeutet. Er leitet den behaglichen Lallgesang des Kindes auf der Vorstufe der Sprachentwicklung ein; wir hören ihn beim bewundernden „Ah" als Ausdruck gehobener Stimmung. Er ist der hygienisch und klanglich beste Stimmeinsatz.

c) Legen sich die Stimmlippen vor der Tonerzeugung fest aneinander, so muß die Stimmritze durch erhöhten Atemdruck gewissermaßen gesprengt werden, was mit einem leicht knackenden Geräusch geschieht. Dieser harte oder feste Einsatz (Glottisschlag, coup de glotte, Spiritus lenis) leitet dann die Stimmgebung ein. Seine Stärke ist sehr unterschiedlich, aber auch der geringste Glottisschlag ist durch Behorchen des Kehlkopfs mit einem Stethoskop oder Phonendoskop nachweisbar (GUTZMANN). Er wird außerordentlich oft beim Sprechen gebraucht, obwohl er unhygienisch ist. Beim Singen sollte er im allgemeinen vermieden werden, jedoch ist er nötig im staccato des Koloraturgesangs. Der Schauspieler verwendet ihn zum Ausdruck seelischer Erregung. GUTZMANN hat ihn als Unlusteinsatz bezeichnet, mit dem der Säugling sein Schmerz- und Hilfegeschrei beginnt. Der Erwachsene braucht ihn als Ausdruck des Abscheus und der Ungeduld in dem kurzen Ausruf A oder Ach was.

Den drei Stimmeinsätzen entsprechen auch drei *Stimmabsätze*, und zwar wenn dem verlöschenden Stimmklang ein Hauch folgt, der gehauchte; wenn er ohne jedes Geräusch verklingt, der weiche; und schließlich wenn sich die Stimmritze am Ende des Lautes fest schließt, der harte Stimmabsatz. Die Stimmabsätze haben weniger praktische, wohl aber phonetische und psychologische Bedeutung.

Ein vierter Stimmeinsatz, der gepreßte, ist ebenfalls praktisch unwichtig, er kommt im Arabischen vor und wurde von PANCONCELLI-CALZIA untersucht. Andere Benennungen oder Darstellungen der Stimmeinsätze sind bis jetzt experimentell phonetisch nicht begründet.

Die oben erwähnten drei Stimmeinsätze lassen sich mit dem Kehlkopfspiegel sehr wohl unterscheiden, man sieht beim gehauchten Einsatz deutlich den Übergang der Dreiecksform in die Spaltform der Stimmritze, beim weichen

die Spaltform vor Beginn der Vibrationen und beim harten die leichte Vorwölbung der aneinander gepreßten Stimmlippen vor der Öffnung der Stimmritze,
womit dann der Klang beginnt.

GUTZMANN hat in seinem Referat zum 3. internationalen Laryngologenkongreß 1911
graphische Aufnahmen der Atemluft und der Stimmvibration veröffentlicht, die im
wesentlichen unserer Abb. 5 gleichen. Jedoch zeigt letztere noch die Kehlkopf- und Atembewegungen. Man sieht wie beim gehauchten Einsatz (I) die Kurve der Atemluft jener der
Stimmvibration vorausläuft, während der Kehlkopf eine geringe Einstellbewegung nach
vorn macht. Die Bauchatemkurve läuft der Brustatemkurve voraus. Beim leisen Einsatz
II beginnen gleichzeitig mit dem Exspirationsstrom allmählich stärker werdende Vibrationen. Der harte Einsatz III fängt mit einer steilen Erhebung der Luftstromkurve und

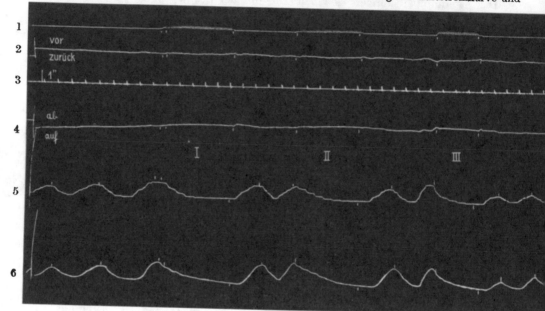

Abb. 5.   Graphische Aufnahme der drei Stimmeinsätze bei leise gesummten Tönen.
1. Kurve der Mundluft, in der die Vibrationen wegen der langsamen Bewegung der Aufnahmetrommel als Verdickungen erscheinen. 2. Vor- und Rückwärtsbewegung des Kehlkopfs, aufgenommen mit ZWAARDEMAKERS Laryngograph. 3. Zeitkurve 1 Sekunde.
4. Ab- und Aufwärtsbewegung des Kehlkopfs (aufgenommen wie 2.). 5. Kurve der Brustatmung. 6. Kurve der Bauchatmung. Aufwärts Einatmung, abwärts Ausatmung.
Von links nach rechts: Zwei Ruheatmungen, dann: I gehauchter Einsatz; eine Ruheatmung, dann: II leiser Einsatz; eine Ruheatmung, dann: III harter Einsatz; am Schluß
zwei Ruheatmungen. In der laryngographischen und in der Brustatemkurve werden pulsatorische Bewegungen sichtbar. Die synchronen Punkte sind durch kleine Striche bezeichnet.

starken Vibrationen an. Am Schluß zeigt die Mundluftkurve nach Aufhören der Stimmvibrationen eine kleine terminale Erhebung: Stimmabsatz, am stärksten nach dem harten
Einsatz (III) mit dem lauteren Ton.

Auch mit dem Apparat von MARBE erhält man Unterschiede, und zwar beim leisen
Stimmeinsatz anfänglich undeutliche, fast verwischte, beim harten aber deutliche, scharf
gezeichnete Rußringe. J. SEEMANN ist es gelungen, durch Klangaufnahmen mit dem
FRANKEschen Apparat nachzuweisen, daß die Sprengung des Stimmlippenverschlusses
der Vokalschwingung beim Spiritus lenis $^1/_{100}$—$^1/_{60}$ Sekunde vorausgeht, während der Hauchlaut länger etwa $^1/_4$ Sekunde, vor dem Vokal andauert. Über die Stimmabsätze fehlen
derartige Untersuchungen noch, doch finden sie ihren graphischen Ausdruck in den SEE-
MANNschen Kurven. Beobachtungen über deutsche und amerikanische Stimmein- und
absätze finden sich in SCRIPTURES Untersuchungen über die Vokale (1906).

Den *Luftverbrauch* beim weichen und harten Stimmeinsatz hat RÉTHI mit
dem Spirometer von HUTCHINSON gemessen, und zwar im piano, mezzo forte

und forte und in verschiedenen Tonhöhen. Im piano betrug die ausgeatmete Luftmenge beim harten Einsatz etwa das Doppelte des Verbrauchs beim weichen Einsatz (also 2 : 1), im forte verhielten sich die Mengen wie 3 : 2, in mezzoforte war das Verhältnis ähnlich wie im piano. Je höher die Töne, desto größer die Unterschiede zwischen beiden Stimmeinsätzen. R. HAHN konnte mit dem Atemvolumschreiber von GUTZMANN-WETHLO ähnliche Mengenverhältnisse nachweisen. ZWAARDEMAKER berechnete beim Staccatosingen einen Luftverbrauch von 50 ccm in der Sekunde gegenüber 23 ccm in der Sekunde für ein getragenes Lied und dementsprechend Unterschiede im Energieaufwand der beim staccato mehr als das Doppelte betrug. Die Luftstöße beim staccato werden bei guten Sängerinnen hauptsächlich durch die Bauchmuskulatur erzeugt.

SCHILLING (3) dagegen, welcher den Atemvolumverbrauch bei Staccato- und Legatofiguren mit dem CALCIA-SCHNEIDERschen Atemvolumschreiber gemessen und gleichzeitig die thoracalen und abdominalen Atembewegungen und Diaphragmahebungen registriert hat, fand bei Verwendung einer möglichst *gleichen Tonstärke* stets einen *geringeren* Luftverbrauch beim Staccato, wobei eine weitgehende Kompensation in dem Ausmaße der thoracalen und diaphragmalen Bewegungen je nach der Art des Stützens stattfand.

Die *Kehlkopfbewegungen* bei den drei Stimmeinsätzen sind bei verschiedenen Menschen nach GUTZMANNs Untersuchungen unterschiedlich stark, jedoch sind die Erhebungen der laryngographischen Kurve beim festen Stimmeinsatz gewöhnlich größer und stets steiler, weniger steil beim gehauchten und am flachsten beim leisen Stimmeinsatz. Zu ähnlichen Ergebnissen kam auch ich, nämlich: größte Höhe und Steilheit beim harten Einsatz und beim höchsten Ton, geringste beim weichen Einsatz, deutlichste Ausschläge beim Vokal i.

Entsprechend dem Stimmeinsatz und Stimmabsatz macht der Kehlkopf nämlich *Einstell- und Abstellbewegungen* (siehe auch oben S. 629). Die Einstellbewegungen treten oft schon beim lebhaften Vorstellen von Gesangstönen, beim „inneren Singen" auf und sind bei ungeschulten Stimmen meist größer als bei geschulten. Ihre Größe ist abhängig, und zwar gleichsinnig, von der Stimmstärke und Tonhöhe. Ihre Geschwindigkeit ist vor höheren Tönen und bei hartem Stimmeinsatz größer. Sie beginnen etwa 0,1—0,4 Sekunden vor dem Erklingen der Stimme und enden oft erst ungefähr ebenso lang nach dem Beginn der Phonation (vgl. Abb. 5). Das Verhältnis der Winkelgröße von Kurven der Ein- und Abstellung lehrt, daß die Abstellbewegung gewöhnlich rascher verläuft als die Einstellbewegung. Während nun diese Winkelgrößen der Ein- und Abstellung jede für sich bei den drei Stimmeinsätzen keinen wesentlichen Unterschied zeigen, erreicht das Verhältnis zwischen beiden Winkelgrößen beim harten und weichen Stimmeinsatz vielfach höhere Werte als beim gehauchten, wohl weil es von der anfänglichen Stimmstärke abhängig ist. Näheres über das Wesen dieser Bewegungen siehe NADOLECZNY: Untersuchungen über den Kunstgesang. Nach M. SCHOEN beginnt auch bei Kunstsängern — seine Versuche sind an fünf Sängerinnen gemacht — ein Ton unter der beabsichtigten Tonhöhe (etwa $^1/_{10}$ Ton), wenn eine Pause oder ein tiefer Ton vorausging. Der Einsatz ist *rein*, wenn ein höherer Ton vorausging, der Tonabsatz ist gewöhnlich erhöht.

Nach MERKEL wird jener Ton, der möglichst ohne besondere Kehlkopfeinstellung nach oben oder unten hervorgebracht wird, als *phonischer Nullpunkt* bezeichnet. Er verlegte ihn etwa in die Mitte des Stimmbereiches, E. BARTH an dessen untere Grenze und W. KÖHLER bei Männern eine Quinte oder Sexte, bei Frauen eine Oktave über die untere Stimmgrenze. SCHILLING hat den Einfluß von Vokalstellungen auf diesen phonischen Nullpunkt berücksichtigt und gefunden, daß er bei einer Minderzahl von 9% der Untersuchten von der Vokalstellung unabhängig war. Bei der Mehrzahl schwankte er je nach der Vokalstellung um ein oder zwei Töne bis zu einer Quarte und Quinte, bei 23% der 48. Versuchsperson schwankte er sogar bis zu einer Oktave und darüber. Dabei waren dem u, o und a die tieferen, dem e und i die höheren Tonlagen zugeordnet. Bei der letzten Gruppe mit großen Tonhöhenschwankungen fand SCHILLING keine akustischen Vorstellungstypen, sondern nur visuelle bzw. stark motorisch-visuelle, bei denen offenbar der Organempfindungen „den stärkeren Einfluß auf den physischen Vorgang der Ausdrucksbewegungen gewinnen". Daß schon beim lebhaften Vorstellen von Singtönen der Kehlkopf von Sängern seine Ruhelage verläßt und entsprechend der vorgestellten Tonhöhe Bewegungen nach oben oder unten macht, konnte ich bei Untersuchungen über das *innere Singen* mit dem ZWAARDEMAKERschen Apparat nachweisen. Solche *Einstellbewegungen* über oder unter den phonischen Nullpunkt sind bei motorischen bzw. gemischt motorischen Vorstellungstypen häufiger. Kehlkopfbewegungen beim *stillen Lesen* sind zuerst von CURTIS aufgenommen worden.

Stimmumfang und Stimmlage

des Erwachsenen sind das Ergebnis einer längeren Entwicklung. Von der *Stimme des Säuglings* sind wir durch Untersuchungen von FLATAU und GUTZMANN unterrichtet. Die Mehrzahl, zwei Drittel der von ihnen untersuchten Kinder, schrie im Anfang (reflektorisch) mit leisen, später nach der 5. Woche als Unlustäußerung mit hartem Stimmeinsatz in der Lage der Töne $a^1 h^1$ (ebenso bei GARBINI); ein Drittel schrie vorwiegend in der zweigestrichenen Oktave. Der Stimmumfang ist im Anfang gewöhnlich klein und betrug bei fast zwei Drittel der Fälle nur 2—3 Halbtöne, bei einem Drittel aber mehr, nämlich bis zu einer Quint. Daneben

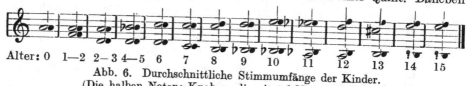

Alter: 0 1—2 2—3 4—5 6   7   8   9 10 11 12 13 14 15

Abb. 6. Durchschnittliche Stimmumfänge der Kinder.
(Die halben Noten: Knaben, die viertel Noten: Mädchen.)

kommen inspiratorische Töne und sehr hohe in der dreigestrichenen Oktave gelegene Pfeiftöne vor mit „glashellem, hartem" Klangcharakter, als kämen sie „aus einem flötenartigen Blasinstrument". Der Stimmumfang erweitert sich bald in die zweigestrichene Oktave hinein auf etwa 6 Halbtöne. Der musikalischen Verwertung ist also von vornehrein eine Fülle von klingenden Stimm- (und auch Sprach-) Elementen gesichert, aber im weiteren Verlauf verschwinden die Einatmungs- und Pfeiftöne. Über die weitere Entwicklung der *Stimme im ersten Lebensjahre* liegen außer den Untersuchungen von GARBINI noch sorg-

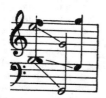

Abb. 7. Stimmwechsel (Umfang vor und nach der Pubertät) beim männl. (halbe Noten) und weibl. (viertel Noten) Geschlecht. (Nach GUTZMANN.)

fältige Beobachtungen an einem Kind von GUTZMANN (1) vor. Er konnte in der 14.—15. Woche im Umfang einer Terz: g^1—e^1 und erst im 10. Monat unvollkommene Singversuche in auf- und absteigenden Terzen d^1—f^1, im 12. Monat bis zu einer deutlichen Quint cis^1—gis^1 feststellen [1]. GARBINI gibt h^1—e^2 an. Über die *Kinderstimme* vor dem 6. Jahr finden sich dann nur bei GARBINI (1892) einige Angaben über Umfänge von etwa d^1—a^1 im 3. und 4. d^1—b^1 im 4. und 5. Jahr. Zahlreicher sind dagegen die Untersuchungen über die **Stimme des Schulkindes** seit den ersten Veröffentlichungen von KOCH 1874 und VIERORDT 1877 bis zu den letzten von FRÖSCHELS 1920. Die größte Zahl von Kinderstimmen nämlich 3000 hat PAULSEN beobachtet. Am genauesten sind die Arbeiten von FLATAU, GUTZMANN und WEINBERG (Literatur zum Teil bei FRÖSCHELS, zum Teil bei PAULSEN). Die Ergebnisse dieser letzten drei Untersuchungen stimmen ziemlich gut überein, sie sind nicht nach rechnerischen, sondern nach realen Durchschnitten zusammengestellt „in der Weise, daß man die Mittelzahl der gemeinsamen und am häufigsten gesungenen Töne jeder Jahresklasse als Maßstab benutzt" (WEINBERG). So kommt man, wenn man noch GARBINI berücksichtigt, zu einer kleinen Abänderung der Tabelle von PAULSEN (siehe Abb. 6).

FRÖSCHELS, der rechnerische Durchschnitte gibt, nach dem Verfahren, das FLATAU und GUTZMANN abgelehnt haben, kommt natürlich zu wesentlich größeren Umfängen (wie übrigens auch FLATAU und GUTZMANN nach dieser Berechnungsart). Der Unterschied der Ergebnisse liegt also am Rechenverfahren.

---

[1] Es könnte ein Irrtum (Druckfehler?) in der Oktavenbezeichnung vorliegen.

Die Kenntnis der kindlichen Stimmumfänge ist wichtig, weil im Schulgesang, der meist an die Stimmstärke oft aber auch an den Umfang höhere Anforderungen stellt als der Durchschnitt der Kinder leisten kann, die Stimme Schaden leiden muß.

Da der Kehlkopf zur Zeit der **Pubertät** erheblich wächst, so daß die Stimmlippen beim männlichen Geschlecht fast um 1 cm, also um mehr als ein Drittel ihrer Länge zunehmen, beim weiblichen Geschlecht bedeutend weniger, nämlich nicht einmal ganz um 5 mm, so muß sich die Stimme ändern, sie muß tiefer werden. Der *Stimmwechsel* tritt angeblich beim weiblichen Geschlecht früher ein und verläuft rascher aber unauffälliger als beim männlichen. Die Stimme sinkt eben nur um eine Terz, während die männliche um eine ganze Oktave tiefer wird (Abb. 7) [1]).

Der Stimmwechsel kann sich bei beiden Geschlechtern sehr in die Länge ziehen. Einzig bei PAULSEN finden sich zahlenmäßige Angaben über diesen wichtigen Vorgang wenigstens bei Knaben:

Zeit des Stimmwechsels. (Nach PAULSEN.)

Der Untersuchten		Knabenstimmen		Unfähig zu singen	Männerstimmen
Alter	Zahl	ohne Anzeichen	unter dem Einfluß der Mutation		
12	254	251 = 98,8 %	3 = 1,2 %	—	—
13	256	229 = 89,5 „	13 = 5,1 „	14 = 5,5 %	—
14	291	196 = 67,4 „	29 = 10,0 „	66 = 22,7 „	—
15	327	134 = 41,0 „	40 = 12,2 „	131 = 40,1 „	22 = 6,7 %
16	217	10 = 4,6 „	49 = 22,6 „	47 = 21,7 „	111 = 51,2 „
17	212	—	23 = 10,9 „	30 = 14,2 „	159 = 75,0 „
18	167	—	2 = 1,2 „	21 = 12,6 „	144 = 86,2 „
19	63	—		4 = 6,3 „	59 = 93,7 „

Die hier wiedergegebene Tabelle betrifft die Singstimme und veranschaulicht gut, daß der Stimmwechsel innerhalb von acht Jahren auftreten kann und sich schon im 12. Jahr (meiner Erfahrung nach hie und da schon im 11.) bemerkbar macht. Beachtenswert ist, daß noch zwei 18jährige mit Kinderstimme singen. Erst die 20jährigen brauchen sämtliche die Männerstimme zum Singen ohne sie jedoch, wie PAULSEN sagt, schon völlig zu beherrschen. Das *Verhältnis zwischen Sprech- und Singstimme* zu dieser Zeit ist vom gleichen Forscher beachtet worden. Die Mehrzahl der Untersuchten sprach und sang je nach dem Ablauf des Stimmwechsels entweder beides mit Kinderstimme oder nachher beides mit Männerstimme. Bei einer kleinen Minderzahl (10 Untersuchte zwischen 15 und 18 Jahren) stimmten Sprech- und Singstimmlage nicht überein, die einen sangen mit Knaben- und sprachen mit Männerstimme, andere umgekehrt. Ein gesetzmäßiger Zusammenhang zwischen der Stimmlage beim Kind und beim Erwachsenen ist bisher nicht nachgewiesen (E. BARTH). Jedoch behauptet BERNSTEIN auf Grund der Vererbungslehre „bei der Mutation der Knabenstimme muß Sopran in Baß, Mezzosopran in Bariton und Alt in Tenor übergehen." Die Stimme muß in der Übergangsperiode nicht rauh klingen und muß auch nicht stets die Erscheinungen des „*Umkippens*" hervorbringen. MACKENZIE behauptet letzteres geschehe nur bei 17 %.

Örtliche Erscheinungen im Kehlkopf: Von einer unbedeutenden Rötung des

---

[1]) Der sagittale Durchmesser des Schildknorpels ist nach VIERORDT (Daten und Tabellen) im 9.—14. Jahr = 10,6—10,8 mm, im 20.—22. Jahr = 16,0 mm, die Stimmritzenlänge nach HARLESS im 14. Jahr = 10,25 mm, nach der Pubertät = 17,05 mm. Aus den Zahlen von WEINBERG geht hervor, daß das Wachstum beim weiblichen Kehlkopf früher einsetzt als beim männlichen, aber geringer ist.

Kehldeckels oder der hinteren Partie des Kehlkopfeingangs neben weißen Stimmlippen (10%) bis zur starken Rötung und Schwellung der Kehlkopfschleimhaut mit oder (selten ohne) Beteiligung der Stimmlippen (15%) kommen nach Paulsen noch einer Menge (75%) Zwischenformen vor, mit mehr oder weniger deutlicher Rötung der Schleimhaut und „auffallend verschiedenem Verhalten" der Stimmlippen, „welche alle Abstufungen von einer durchaus normalen Beschaffenheit bis zu hochgradiger Schwellung und Durchfeuchtung erkennen lassen." Über die *Mutationserscheinungen* bei der *weiblichen Stimme* wissen wir noch recht wenig. Das Umkippen kommt meiner Erfahrung nach ebenfalls vor, wenn auch seltener als bei Knaben; häufig ist der überhauchte Sprechton (mangelhafter Stimmritzenschluß). Auf die Erscheinung des zu tiefen oder zu hohen Sprechens hat Zumsteeg hingewiesen.

Der **Stimmumfang des Erwachsenen** ist je nach dessen Eigenart, nach Geschlecht und Alter wohl auch nach Körperbau verschieden. Über die Tonlage der Singstimme haben Bernstein und Schläper an gesunden, aber nicht gesanglich ausgebildeten über 18 Jahre alten Frauen (1035) und Männern (1061) statistische Untersuchungen gemacht. Sie gingen von einem leicht singbaren Mittelton aus bis zum höchsten und tiefsten Ton, „der noch etwa drei Sekunden gut und rein ausgehalten wurde". Es ergab sich, daß sowohl die Masse der Männerstimmen wie die der Frauenstimmen in zwei deutlich getrennte Gruppen zerfällt, die gewöhnlich als Baß und Tenor, Alt und Sopran bezeichnet werden. „Die Gruppen haben für sich genommen sowohl nach mittlerer Stimmlage wie nach stimmlichem Umfang geordnet, nahezu Gauss-Charakter und erweisen sich also wesentlich als natürliche Gruppen. Das Verhältnis Baß : Tenor ist gleich Sopran : Alt und bei Annahme von 0,85% infantiler Stimmen durch 1 : 5 hinreichend genau wiedergegeben." „Die Streuungen bei beiden Gruppen sind nicht genotypisch, sondern lediglich phänotypisch durch die verschiedenen Dimensionen des Stimmorgans bedingt." Jedoch hat sich in die Arbeit von Bernstein und Schläper ein Fehler in der Oktavenbezeichnung eingeschlichen, wodurch die mittlere Stimmlage der Tenöre um eine Oktave zu hoch und jene der Altistinnen um eine Oktave zu tief angegeben worden ist. In einer neueren Arbeit teilt Bernstein auf Grund einer Schulkinderstatistik mit, daß man an Kindern vom achten Jahr an die Stimmgattung schon subjektiv erkennen könne, und daß *die halbe Zahl der Baritonisten* bzw. *Mezzosopranistinnen gleich der Quadratwurzel aus dem Produkt der Zahl der Bässe und Tenöre bzw. Soprane und Alte ist*. Dieses auf Grund der Mendelschen Lehren gefundene Quadratwurzelgesetz stimmt auch innerhalb der Familien. Eine kleine Untersuchungsreihe von Fröschels an 50 Studenten ergab einen durchschnittlichen Umfang von 14,5 Tönen, deren Lage er nicht angibt.

Die **Sprechtonlage** liegt bei ruhiger Umgangssprache innerhalb einer Quint oder Sext am unteren Ende des Stimmumfangs wie schon Dionys von Halikarnass (zit. bei Merkel) wußte. Gutzmann (1) bestimmte ihn zwischen A und d beim Mann und a und d[1] bei der Frau, Paulsen zwischen A und e bzw. a und e[1].

Als Durchschnittsumfang für die musikalisch gebräuchlichen **Stimmlagen** gelten nach einem Schema von Gutzmann (1 u. 2) je zwei Oktaven nämlich:

Baß	. . E	(81,5 Schw.) —	e[1] (325,9).
Bariton	. G	(96,9 „) —	g[1] (387,5).
Tenor	. . H	(122 „) —	h[1] (488,3).
Alt	. . . e	(162,9 „) —	e[2] (651,8).
Mezzosopr.	g	(193,8 „) —	g[2] (775,1).
Sopran	. h	(244,1 „) —	h[2] (976,5).

Allen gemeinsam also wäre die Oktave e—e[1].

An *Kunstsängern* konnte ich *wesentlich größere Stimmumfänge* feststellen, wenn man jene Töne hinzurechnete, die im piano noch rein erklangen, ferner bei Frauen, die Pfeiftöne und bei Männern die reine Fistelstimme. Von 55 Sopranstimmen erreichte eine nur h^2, 10 das c^3, 8 das cis^3, 8 das d^3, 2 das dis^3, 6 das e^3, 7 das f^3, 4 das fis^3, 4 das g^3, 1 das gis^3, 2 das a^3 und 2 das c^4. In der Tiefe reichte eine dieser Stimmen bis c, 3 bis d, 16 bis e und keine weniger tief als a. Auch Mezzosoprane und Altstimmen kamen in der Höhe noch bis über das hohe c^3, in der Tiefe teils bis zum c oder sogar darunter bis H und A. Die Tenorstimmen (29) erreichten meist das hohe c^2, sogar e^2 mit Fisteltönen bis a^2 und c^3. Bemerkenswert war die Ausdehnung der tiefen Männerstimmen (Bariton und Baß), wenn man die Fisteltöne einrechnete. Sie reichten in der Tiefe bis zu D oder C, sogar H_1 oder A_1 und in der Fistel bis a^2, einmal sogar bis c^3. Die durchschnittliche mit dem Gehör durch Vergleich mit belasteten Stimmgabeln festgestellte *Sprechtonlage* der Sänger und Sängerinnen paßte sich im großen und ganzen der Stimmgattung an. Sie liegt bei höheren Stimmen um c bzw. c^1, bei tieferen Stimmen um Gis, A bzw. gis und a.

Im *Greisenalter* verliert die Stimme bei beiden Geschlechtern an Klangfarbe. Sie klingt zwar schwächer, aber schärfer und dünner, beim Mann höher, weil der Umfang der Bruststimme kleiner wird; bei der Frau kann sie tiefer werden. Häufig wird sie zittrig, weil offenbar der Stimmlippenschluß nicht mehr längere Zeit in gleicher Stärke eingehalten werden kann (E. BARTH). Das gilt aber weder für alle Sprechstimmen noch für die Singstimmen. Wie lange die letzteren, namentlich gut geschulte, nicht nur aushalten, sondern leistungsfähig bleiben können, das beweisen viele berühmte Sänger und Sängerinnen, die noch mit 60 und sogar 70 Jahren auf der Höhe ihrer Kunst standen oder wenigstens große Erfolge hatten.

Außergewöhnliche Stimmumfänge über drei Oktaven hinaus sind schon in der älteren Literatur vielfach beschrieben. Am berühmtesten ist wohl LUCREZIA AGUJARI gewesen mit einem Umfang von $g-c^4$ sowie der Kastrat FARINELLI mit einem Stimmumfang von $3\frac{1}{2}$ Oktaven. Die russischen Bässe singen nicht ganz selten bis in die Mitte der Kontraoktave hinunter.

Nimmt man als äußerste Grenzen das Kontra C (C_1) mit 32, 33 Schwingungen für die tiefsten Bässe und den höchsten Pfeifton der Kinder mit g^4 (3100 Schwingungen), so umgreift das menschliche Stimmorgan im ganzen über sechseinhalb Oktaven.

Die **Klangfarbe** der menschlichen Stimme ist nicht nur abhängig vom Ansatzrohr allein, sondern vom gesamten Bau des Stimmorgans, ja vielleicht des ganzen Körpers. Sie ist nach HELMHOLTZ bekanntlich das Ergebnis der Menge und der Stärkeverhältnisse der Obertöne. Bei den verschiedenen Stimmgattungen ist sie auch bei gleichen Vokalen und gleicher Tonhöhe verschieden. BERNSTEIN hat mit INTRAU durch Aufnahmen mit dem ROUSSELOTschen Sprachschreiber versucht, diesen Unterschied

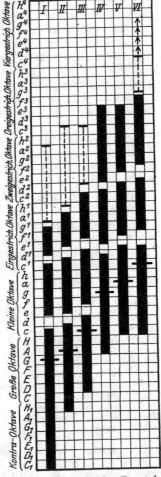

Abb. 8. Graphische Darstellung der maximalen Stimmumfänge für I. Baß, II. Bariton, III. Tenor, IV. Alt, V. Mezzosopran, VI. Sopran mit Berücksichtigung der Kunstsänger. Die punktierten Strecken bezeichnen das Falsettregister, beim Sopran das Pfeifregister; die Pfeile ↑ bezeichnen die Pfeiftöne der Kinder. Den weißen Unterbrechungen entsprechen die Registergrenzen, den schwarzen Querstrichen die ungefähre Sprechstimmlage.

klanganalytisch zu ergründen. Jedoch ist dabei das Gesetz für die erzwungenen Schwingungen in der Physiologie (vgl. S. 622) nicht berücksichtigt, d. h. die Eigenschwingung des Aufnahmeapparates nicht in Rechnung gezogen. Es wurde der Vokal a, auf dem Grundton f gesungen, untersucht und beim Baß, vom Formanten abgesehen (vgl. unten Vokallehre, S. 622 ff.), kein weiteres, beim Bariton ein weiteres, beim Tenor zwei weitere Intensitätsmaxima gefunden. Die beiden höherliegenden Maxima bei Bariton und Tenor waren identisch! Es wird zu untersuchen sein, wie weit der Apparat selbst dabei mitgesprochen hat und wie weit Registerunterschiede eine Rolle spielen, da f in verschiedenen Registern gesungen werden kann.

Die **Register der Gesangstimme** sind schon seit langer Zeit Gegenstand lebhafter Erörterungen und vielfacher zum Teil sehr sorgfältiger Untersuchungen gewesen.

Die Bezeichnung „Stimmregister" stammt bekanntlich vom Register der Orgel, wo es ursprünglich eine Öffnungsvorrichtung bedeutet hat, mittels deren dem Luftstrom Zutritt zu einer Reihe von Pfeifen verschafft wurde. Später wurde der Name auf die Pfeifenreihe bzw. die dadurch erzeugten Orgeltöne übertragen und dann überhaupt zur Benennung einer Reihe gleichartiger Töne benutzt. Die Verwendung des Ausdrucks für die menschliche Stimme stammt von älteren Gesangslehreren und kommt schon bei TOSI (Brust- und Falsettregister) vor. Historisches über die Bezeichnung Brust- und Falsettstimme im 18. und 19. Jahrhundert hat KATZENSTEIN zusammengestellt. Um die Mitte des vorigen Jahrhunderts hat MANUEL GARCIA den Begriff mit folgenden Ausführungen festgelegt:

„Wir verstehen unter Register eine Reihe von aufeinanderfolgenden homogenen, von der Tiefe zur Höhe aufsteigenden Tönen, die durch die Entwicklung desselben mechanischen Prinzips hervorgerufen sind, und deren Natur sich durchaus unterscheidet von einer anderen Reihe von ebenfalls aufeinanderfolgenden Tönen, die durch ein anderes mechanisches Prinzip hervorgerufen sind. Alle demselben Register angehörigen Töne sind indessen von einerlei Natur, gleichviel, welche Modifikationen sie hinsichtlich des Klanggepräges oder der Stärke erleiden können. Die Register decken einander in einem Teil ihres Gebietes, so daß die in einer gewissen Region vorhandenen Töne zu gleicher Zeit zwei verschiedenen Registern angehören können und daß die Stimme dieselben, sei es im Sprechen, sei es im Singen, angeben kann, ohne sie miteinander zu verwechseln" (amphotere Töne). Ursprünglich wurden von GARCIA 3 Register unterschieden: ein tiefes, ein mittleres und ein hohes. Das tiefe Register hat seinen Namen *Bruststimme* beibehalten, bis es von HENNIG mit Unterregister, von SEYDEL mit Knorpelstimme, von SCHEIDEMANTEL mit Vollstimme bezeichnet wurde. Diese Namen haben sich aber nicht eingebürgert.

Das mittlere Register ist am meisten umstritten worden und hat auch seinen Namen mehrmals gewechselt. GARCIA nennt es z. B. Falsett und legt damit den Grund zu zahlreichen Irrtümern. ROSSBACH bezeichnet es mit Kopfstimme, SEYDEL als Bänderstimme. STOCKHAUSEN braucht die Worte Falsett und Mittelstimme abwechselnd für das mittlere Register, ebenso MERKEL je nach dem Timbre (dunkel = Mittelstimme, hell = Falsett). Man findet in der Literatur auch die französische Bezeichnung voix mixte für *Mittelstimme* angewandt, die im Französischen häufiger médium (Zwischenstimme) heißt.

Das hohe Register wird im allgemeinen mit *Kopfstimme* bezeichnet, von ROSSBACH als Zwischenstimme, von SEYDEL als dünne Stimme, von HENNIG als Oberregister, von SCHEIDEMANTEL als Randstimme geführt und vielfach mit Falsett, also Fistelstimme gleichgesetzt. Bei TOSI hat das Falsett wohl noch die Bedeutung einer künstlerisch brauchbaren Kopfstimme. In neuerer Zeit haben zahlreiche Stimmforscher und Sänger, u. a. H. STERN, SCHEIDEMANTEL gegen die Vermengung der Begriffe Kopf- und Fistelstimme Einspruch erhoben, weil eben ein schöner Kopfton des Tenors musikalisch nichts mit einem dünnen Fistelton zu tun hat. Es fällt auch dem nicht vorgebildeten Zuhörer auf, wenn ein Tenor sich in der Höhe plötzlich notgedrungen einiger Falsetttöne bedient. Schon MERKEL meint: „Es gehört zur Gesangstechnik des Tenoristen, das natürliche Falsett durch Kunst und Übung in die Kopfstimme zu verwandeln." Die Kopfstimme wäre demnach also eine Mischung von hoher Mittelstimme und Falsett, eine voix mixte im gleichen Sinne wie man Mischstimme zwischen Brust- und Falsettregister = Mittelstimme annimmt.

So viel über die fast allseitig bestrittenen Bezeichnungen der drei Register, die im Kunstgesang gewöhnlich vorkommen. Darüber und darunter gibt es aber auch noch homogene

Tonfolgen, nämlich das *Stroh- oder Kehlbaßregister* in der Tiefe, das vom E abwärts in die Kontraoktave hinabreicht, ferner die eigentliche, im Kunstgesang verpönte *Fistelstimme*, die beim männlichen Geschlecht auffälliger ist als beim weiblichen, wo sie aber auch vorkommt und namentlich als Sprechfistelstimme (u. a. bei Neuropathen) unangenehm auffällt; und schließlich das *Flageolett- oder Pfeifregister* der Frauen und Kinder, selten des Mannes, das bei d³, e³, f³ beginnt.

Strohbaß- und Pfeifregister werden nur ausnahmsweise im Kunstgesang verwendet, durch manche Lehrer, z. B. SCHEIDEMANTEL, sogar von diesem Gebiet ausgeschlossen. Die Strohbaßtöne werden von russischen Kirchensängern gebraucht und sind wohl z. B. von ORLANDO DI LASSO als Begleittöne zum eigentlichen Baß ähnlich dem tiefen Fagott verwendet worden. Sie haben einen dem Orgelton ähnlichen Klangcharakter, wie ich mich beim Anhören des Don-Kosakenchors überzeugen konnte. Die Töne des Flageolettregisters werden, abgesehen von Stimmphänomen der Variétés, hier und da von Koloratursängerinnen in der höchsten Höhe benutzt, was musikalisch vielfach als unzulässig gilt, obwohl von anderer Seite (L. MOZART und neuerdings A. LANKOW) die Schönheit solcher Töne besonders bewundert wird. Auch hier scheint es eben künstlerisch brauchbare und nicht brauchbare Leistungen zu geben.

Die Selbständigkeit einiger Register bzw. die Berechtigung, sie als solche zu bezeichnen, wird von nicht wenigen Autoren bestritten, und zwar hauptsächlich anläßlich der soeben erwähnten Trennung von Kopf- und Fistelstimme. Auch gegen die Annahme der Mittelstimme überhaupt werden von allen jenen Bedenken erhoben, die nur Brust- und Falsettregister gelten lassen (I. MÜLLER, MACKENZIE, LERMOYEZ, EWALD, PIELKE u. a.). Gleichwohl aber müssen wir aus weiter unten zu erörternden Gründen diese Bezeichnung aufrechterhalten. MERKEL nennt die Töne des Mittelregisters „eigentlich nur eine Fortsetzung der mit Timbre obscure gegebenen Bruststimme nach oben" in mittlerer Kehlkopfstellung. NEHRLICH trennt die Mittelstimme in zwei Abteilungen, CASTEX hält sie für eine Abart der Bruststimme, MONTAGNÉ berücksichtigt sie vom Standpunkt der Praxis aus. Auch BOTTERMUND tritt für die Drei-Registertheorie ein. GUTZMANN und MUSEHOLD geben beide Erklärung für das Zustandekommen der Mittelstimme und auch NAGEL hält die Annahme eines Mittelregisters für berechtigt, ebenso neuerdings KATZENSTEIN. SOKOLOWSKY schreibt es nur der Frauenstimme zu, während er es beim Mann nicht für natürlich, sondern durch Übung anerzogen hält. Im gleichen Sinne äußern sich auch LABLACHE und STOCKHAUSEN hinsichtlich der Verwendung bei beiden Geschlechtern.

Obwohl NAGEL sagt, GARCIA habe den Begriff in „für sein Forschen und Denken charakteristisch klarer Weise" definiert, so hat doch seit der Mitte des vorigen Jahrhunderts der Streit um die Registerbezeichnung und -begrenzung nicht aufgehört. Ihn historisch zu schildern, fehlt uns der Raum, aber wesentliche Mängel der Auffassung und wesentliche Erweiterungen und Vertiefungen der Registerlehre sollen kurz erwähnt werden.

Der *Registerbegriff* kann akustisch (analytisch) und phonetisch (mechanisch-synthetisch) gefaßt werden. Er wird von einem Teil der Gesangslehrer didaktisch verwendet, von einem anderen Teil für die Stimmbildungslehre mit äußerster Heftigkeit abgelehnt. Die didaktische Frage scheidet für uns aus. Dagegen dürfte es von Belang sein, die akustischen und physiologischen (phonetischen) Merkmale der Register auf Grund des bisher Erforschten zu besprechen. Denn gerade die Vermengung von mechanischen und akustischen Merkmalen durch GARCIA hat zu der Begriffsverwirrung und zu den Streitigkeiten geführt. Wir werden aber sehen, daß auch heute noch beide Seiten der Registerfrage zur Begriffsbestimmung herangezogen werden müssen, und daß diese Frage namentlich analytisch noch nicht ganz gelöst ist.

Nachdem die Register ursprünglich ein musikalischer Begriff sind, so wird es zweckmäßig sein, vorerst ihre akustische Seite ins Auge zu fassen. So erging es ja auch im Lauf der historischen Entwicklung, die mechanischen Vorgänge wurden erst viel später erforscht. Obwohl NAGEL sagt, an einer präzisen akustischen Definition fehle es noch, läßt sich auf Grund neuerer Forschung und Betrachtung doch einiges zur Begriffsbestimmung in diesem Sinne beitragen. In neuester Zeit hat BUKOFZER folgende *akustischen Kriterien* für ein Register aufgestellt: a) seinen eigenartigen Klang, b) seine konstante, eine bestimmte Tonregion umfassende Ausdehnung, c) den Registerbruch an seiner Grenze, und er fügt hinzu: „Prinzip und Modus des physiologischen Zustandekommens sind keine Kriterien." NAGEL sagt mit Recht, daß sich für das fein analysierende

Ohr die Register deutlich im Klang unterscheiden, ferner stehe fest, daß das Falsett ärmer an Obertönen sei. Jedenfalls treten nach KATZENSTEINS klang-analytischen Untersuchungen beim Brustton die Obertöne stärker hervor als beim Falsetton (Mittelstimme der Frau); ferner fand er bei der Mittelstimme des Mannes, die er voix mixte nennt, die Obertöne ebenfalls stärker als beim Falsett. Schon bei diesen Untersuchungen störte der Unterschied in der Tonstärke, die ihrerseits die Stärke der Obertöne beeinflußt. SOKOLOWSKY, der sich nur mit den Registern der Frauenstimme beschäftigt hat, kommt ebenfalls zum Schluß, die Mittelstimme habe weniger starke Obertöne als die Bruststimme, aber stärkere als die Kopfstimme. Ein Blick auf Abb. 9 lehrt, daß Klangana-lysen amphoterer Töne mit guten Wieder-gabeapparaten noch lehrreiche Ergebnisse erwarten lassen.

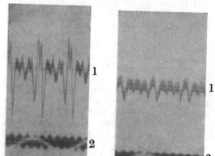

a   b
Abb. 9. 1. Klangkurve des Vokals O: a) mit Bruststimme, Ton 195 Schw. (etwa g); b) mit Fistelstimme, Ton 192,5 (etwa g). 2. Zeitkurve ¹/₁₀₀ Sek.
Die Aufnahmen stammen von einem 19jährigen Studenten mit persistierender Fistelstimme nach der Übungsbehand-lung und wurden mit dem FRANKSchen Apparat aufgenommen. Sie zeigen im Vergleich mit KATZENSTEINS Kurven, was ein wirklich guter Apparat leistet. Das Stärkeverhältnis zwischen Grund-ton und Obertönen ist im Falsett etwa 3:2 für alle wiedergegebenen Teiltöne, beim Brustton verhalten sich die ver-schiedenen Teiltöne sehr verschieden zum Grundton und es traten deren mehrere deutlich hervor.

Das Pfeifregister der Frauenstimme er-innert in seinem Timbre nach FLATAU „mehr an den Beiklang einer Klarinette als an einen Flötenton". MOZARTS Vater fand diese Höhenlage der Stimme bei LUCREZIA AGUJARI (das ist die erste Be-schreibung in der Literatur) „so schön wie eine Oktavinpfeife in einer Orgel". Hierzu ist zu bemerken, daß die Oktavpfeife der Orgel eine Labialstimme mit sanftem, an-genehmem Klang ist im Gegensatz zur Oktavflöte mit ihrer gellenden Klang-schärfe.

Was den *Umfang* der Register angeht, so bestehen in der Literatur scheinbare Widersprüche, die sich dadurch erklären lassen, daß die Register sich teilweise decken. Im allgemeinen kann man sagen, die Mittelstimme (soweit von einer solchen die Rede ist) umfasse nach den meisten Autoren ungefähr eine Oktave, und zwar beim Baß etwa vom c bis c¹, beim Bariton und Tenor vom e bis e¹, bei den Frauen-stimmen e¹ bis e²; darunter liegt die Brust-stimme mit meist ungefähr 4—6 Tönen, darüber die Kopfstimme, die bei den tiefen Männerstimmen im Kunstgesang fehlen kann oder nur über 2—3 Töne verfügt, beim Tenor aus ungefähr 5 Tönen besteht, beim Alt und Mezzosopran 3—5 Töne, beim hohen Sopran noch 6—8 Töne, letzteres ausnahmsweise, erreichen kann.

Aus meinen Zusammenstellungen geht hervor, daß Stimmumfänge bis über 2¹/₂ Oktaven bei beiden Geschlechtern und sogar über 3 Oktaven beim weib-lichen Geschlecht nicht so selten sind als man zu glauben geneigt ist. Dement-sprechend umfassen die beiden tiefen Register oft annähernd eine ganze Oktave, namentlich die Mittelstimme der Frau, während jene des Mannes meistens einen kleineren Umfang hat. Auch die Kopfstimme (nicht Fistelstimme) des Mannes ist gewöhnlich wesentlich enger begrenzt als jene der Frau, die in einigen Fällen sogar wiederum eine Oktave erreichen kann.

Das Pfeifregister umfaßt etwa die Töne d³, e³ bis c⁴.

Die Angaben über *Registergrenzen* bzw. -brüche schwanken, je nachdem man die natürlichen Übergänge festzustellen suchte oder die äußersten Grenzen der einzelnen Register aufsuchte, die sich ja bis zu einem gewissen Grad hinausschieben lassen.

Im Durchschnitt werden in der Literatur von etwa 20 verschiedenen Autoren am häufigsten die Registerbruchstellen in die Gegend folgender Töne verlegt: beim Baß um c und c¹ oder e¹, beim Bariton um c¹, meist e¹, f¹, beim Tenor um c und um c¹, öfter e¹, f¹. Bei den Frauenstimmen gewöhnlich zwischen d¹ und f¹ bzw. um e², f². SOKOLOWSKYS Untersuchungen an 47 Frauenstimmen stellten den Bruch in der Mehrzahl der Fälle unten bei e¹ (23mal), daneben noch oft bei dis¹ (9mal), oben ebenfalls am häufigsten bei e² (22mal) und dis² (11mal) fest, und zwar unabhängig von der Stimmgattung. Den Bruch zwischen Kopfstimme der Frau und Flageolettregister hat nur FLATAU angegeben, und zwar bei e³, fis³.

An über 100 Sängern habe ich die Registerbruchstellen mit dem Ohr festzustellen versucht, und zwar hauptsächlich beim leisen Aufwärtssingen der Tonleiter durch 2 Oktaven je nach dem Stimmumfang. Gewöhnlich wurde hierzu als Vokal ein offenes A oder Ä gewählt. Sehr geschulte Sänger verstehen es auch dabei den Übergang zu verwischen, meistens aber gelingt es einem nach einigen Versuchen, die Bruchstelle doch herauszuhören. Als Übergangstöne zwischen Brust- und Mittelstimme fanden sich bei Bassisten H bis dis; am häufigsten c d; bei Baritonen H—fis, am häufigsten d e; bei Tenören dis bis fis, am häufigsten e f; bei Altistinnen cis¹—fis¹, am häufigsten d¹ e¹; bei Mezzosopranen dis¹—fis¹, am häufigsten e¹ f¹; bei Sopranen dis¹—g¹, am häufigsten e¹ f¹. Die Übergänge von der Mittel- zur Kopfstimme lagen beim Baß, wo sie nur ein paarmal festgestellt wurden, bei c¹—dis¹ (einmal sogar bei g¹), beim Bariton zwischen c¹ und fis¹, am häufigsten bei d¹ e¹; beim Tenor zwischen dis¹ und fis¹, am häufigsten bei e¹ fis¹; beim Alt zwischen d² und f², am häufigsten bei dis² e²; beim Mezzosopran zwischen dis² und f², am häufigsten bei dis² e² und schließlich beim Sopran zwischen dis² und fis², am häufigsten bei e² f². Der Bruch zum Pfeifregister lag zweimal schon bei cis³ d³, dreimal bei dis³ e³ und zweimal bei fis³ g³.

Diese Registergrenzen lassen sich nun einmal nicht überhören, sobald sie nicht künstlich verdeckt sind. Gar nicht selten hört man ein leises Nebengeräusch an den Bruchstellen. Aber sie lassen sich verschieben, weil die Register ausdehnungsfähig sind und sich in gewissen Tonbereichen überlagern, die man seit MERKEL amphotere Töne nennt. Ferner hat PIELKE auf die Abhängigkeit der Registerübergänge von der Vokalisation hingewiesen im Hinblick auf das Decken. Es ist namentlich der Männerstimme leicht möglich, das Brustregister hinaufzuschrauben, bis es plötzlich in die Fistel umkippt. Umgekehrt kann die Frau verhältnismäßig tief in Mittelstimme beginnend im gleichen Register bis in den unteren Bereich der Kopfstimme singen und den Anschein erwecken, als verfüge sie nicht über die Bruststimme.

Die Registergrenzen zwischen je zwei Registern konnten auch den Anhängern der Zweiregisterlehre nicht entgehen, die etwa für die unteren ²/₃ der Tonleiter beim Mann die Bruststimme, für das obere Drittel die Kopfstimme, bei der Frau dagegen für ungefähr das untere Drittel die Bruststimme, für den Rest der Tonfolgen die Kopfstimme annehmen. CASTEX, der diese vielfach übliche Lehre vielleicht am klarsten zur Darstellung gebracht hat, hilft sich so, daß er den Übergang der Männerstimme, den er namentlich beim Bariton meist zwischen a und h gehört hat, also höher als wir, einen falschen (faux passage) nennt im Gegensatz zum echten (vrai passage), den er auf e¹ g¹ verlegt. Umgekehrt findet er den echten Bruch der Frauenstimmen bei e¹ f¹ des Sopran, bei f¹ g¹ des Mezzosopran und bei e¹ g¹ des Alt unten, den falschen bei allen Frauenstimmen zwischen d² f² in der Höhe. Die Bezeichnungsfrage ist eine rein theoretische und hängt von der subjektiven Stellungnahme zur Registerlehre ab; wichtiger ist, daß solche Übergänge eben gehört werden.

Aus meinen Beobachtungsreihen ergibt sich, daß die Registergrenzen, die wir mit dem Ohr wahrnehmen, der Stimmlage durchschnittlich entsprechen, also auch bei den Frauenstimmen im großen ganzen tiefer beim Alt als beim

Sopran liegen und nicht so ganz unabhängig von der Stimmgattung zu sein scheinen als SOKOLOWSKY annimmt.

Abgesehen von den akustischen Kriterien können wir aber noch *phonetische* aufstellen. Fassen wir die akustischen Erscheinungen im ganzen als erstes Kriterium des Registerbegriffs zusammen, so dürfen wir die *subjektiven Empfindungen* der Sänger, deren Bedeutung nicht zu unterschätzen ist, als zweites Kriterium ansehen. Nach NAGEL gestattet „das Gefühl — dem Geübten sicher die Angabe, in welches Register die Töne gehören", die er hervorbringt. „Es handelt sich um Lageempfindungen und Spannungsgefühle, die sehr unbestimmter Natur sind und nur bei gehöriger Übung verwertet werden können." Die Angaben hierüber sind in der Gesangsliteratur zahllos.

Von der einfachen Behauptung A. LANKOWS: „ich höre drei verschiedene Register und ich fühle sie auch stimmlich, trotzdem meine Tonskala und die meiner ausgebildeten Schüler durchaus glatt und ohne jeden Bruch erklingt", bis zu den phantasievollsten Beschreibungen von Empfindungen in Rachen, Nase, am Gaumen, in der Haut der Lippen, der äußeren Nase, der Stirne und von Erschütterungen des ganzen Körpers, wie sie SCHEIDEMANTEL mit den Worten beschreibt: „Ich habe (beim Brustregister) das Gefühl, daß meine Stimmbänder in vollster Breite und Masse schwingen (was SCHEIDEMANTEL aus der Physiologie weiß) und daß alles an mir und in mir vom Zwerchfell bis zum Scheitel mitschwingt." Der Registerübergang als solcher wird von manchen, wenn der Kopfton eintritt, als „Erleichterung" empfunden. Die von SOKOLOWSKY untersuchten Sängerinnen gaben auf nachträgliches Befragen an, bei den Registerbruchstellen einen „Knick" oder „Bruch", ein „Knicksen, Umkippen" wahrzunehmen bzw. zu empfinden, „daß es so nicht mehr weiterginge". Ferner wird vielfach von den Singenden eine Veränderung dessen beobachtet, was sie Resonanz nennen, das ist aber eine Vibrationsempfindung.

Diese *Vibrationen* am Körper, und zwar die objektiv wahrnehmbaren sowie die subjektiv empfundenen sind drittens namentlich von H. STERN mit Recht als Kriterium des Registerbegriffs bezeichnet worden. Die Bestimmung von Vibrationsbezirken am Schädel wurde bei Vokalen von HOPMANN, beim Singen von C. ZIMMERMANN mit dem Getast vorgenommen. H. STERN hat auch noch die Vibrationsbezirke am Brustkorb aufgenommen und zur Kontrolle einen Taubstummen herangezogen mit Rücksicht auf dessen besondere Fähigkeit im Wahrnehmen von Vibrationsunterschieden. Auch bei dieser Forschungsweise ergaben sich Unterschiede der Register im Sinne ihrer Benennung, d. h. ausgedehntere und stärkere Vibrationen am Brustkorb beim Brustregister, geringere bei der Mittelstimme und enger begrenzte sowie schwächere Vibrationen am Brustkorb bei der Kopfstimme. Die Vibrationsbezirke am Schädel fand STERN bei Mittel- und Kopfstimme eher größer als bei der Bruststimme, im Gegensatz zu ZIMMERMANNS Angaben, der von einem Verschwinden der Vibrationen bei hohen Kopftönen spricht. STERN sucht diesen Widerspruch wohl mit Recht dadurch zu klären, daß er annimmt, es habe sich bei ihm um Kopftöne (in unserem obigen Sinn), bei ZIMMERMANN um Falsett gehandelt. Beim Flageolettregister der Frau beschreibt FLATAU einen stärkeren Vibrationsbezirk am Hinterhaupt und Nacken. SCHULTZ konnte beim Pfeifregister des Mannes überhaupt keine Vibration (auch nicht am Kehlkopf) mit dem Getast wahrnehmen.

GIESSWEIN (2) bestimmte, das Vibrationsmaximum beim Baß um A (=108 v d), fand jedoch ein weiteres schwächeres etwa eine Oktave höher. Durch Versuche bestimmte er den Eigenton eines weichwandigen Resonators von den Formen und Massen des Bronchialbaums in der gleichen Höhe wie die menschliche Sprechstimmlage. Die Klangfarbe des Brusttons entsteht durch Resonanzerscheinungen innerhalb der Resonanzbreite des Bronchialbaums, eine andere Komponente dieser Klangfarbe aber liegt nach GIESSWEIN in der muskulären Einstellung der Stimmlippen. „Beide Komponenten stehen in einem wechselseitigen Verhältnis" in dem Sinne, daß die Stimmlippen in jener Tonlage leichter ansprechen. MARTINI konnte bei seinen Untersuchungen über Perkussion und Auskultation feststellen, daß es zur Resonanz der Lunge nur kommt, „wenn die Stimme in der Tonhöhe der Lungenschwingung liegt; sie wird daher fast nur bei Männern beobachtet. Kinderstimmen kommen der Resonanzbreite meist noch näher als Frauenstimmen, weil bei Kindern der Lungeneigenton höher liegt wie bei Erwachsenen". Die Eigenschwingung der Lunge Erwachsener bestimmte MARTINI zu 95—130 v d, Tonlage G—c, für Kinderlungen liegt sie höher etwa bei 170 v d, Tonlage e—f.

Viertens sind als Kriterien des Registerbegriffs die *Kehlkopfbewegungen*, und zwar die äußeren wie die inneren herangezogen worden einschließlich der laryngoskopischen Bilder. Im allgemeinen gilt die Regel, daß der Kehlkopf beim Brustregister tiefer steht als beim Mittel- und Kopfregister, namentlich das starke Steigen beim Übergang zum Falsett wird hervorgehoben. BILANCIONI behauptet beim Falsett ziehe sich der Kehldeckel aktiv zusammen und bilde eine Art Aufsatzröhre. Die Unterschiede in der Kehlkopfstellung richten sich nach der Ausbildung der Gesangsstimme. Beim Natursänger sind sie größer, bei ihm zeigt sich der Registerbruch von Brust- zu Fistelstimme, den der Kunstsänger vermeidet, als deutlicher Sprung des Kehlkopfes nach oben um oft mehr als 1 cm. (JÖRGEN MÖLLER und FISCHER haben mittels des Röntgenverfahrens die Entfernung zwischen Ring- und Schildknorpel bei Brust- und Fistelstimme gemessen, die mit steigender Tonhöhe immer kleiner wird.) Der Kunstsänger bewegt den Kehlkopf in viel kleineren Grenzen. Beim Strohbaßregister scheint er ähnlich wie beim Falsett hochgezogen zu werden (?). Beim Flageolettregister der Frau tritt er sehr hoch und nach vorne, wie WANGEMANN und MILLER (bei A. LANKOW) angeben, wovon ich mich ebenfalls überzeugen konnte, während FLATAU „am Kehlkopf eine Veränderung in der Gesamtlage" nicht wahrnahm, was wohl im Verhältnis zu den höchsten Kopftönen gemeint ist. Er beschreibt in Übereinstimmung mit WANGEMANN und MILLER die Hebung des Zungenrückens, das starke Hochziehen des Gaumensegels und ferner die Neigung des Kehldeckels nach hinten, Vorgänge, die ich ebenso beobachtet habe, und wie sie ähnlich beim laryngealen Pfeifen des Mannes beschrieben sind. Durch palpatorische und laryngographische Untersuchungen mit dem Apparat von ZWAARDEMAKER kam ich zur Anschauung, daß die Übergänge von einem Register zum andern an der Kehlkopfbewegung durch etwas größere Stufen zum Ausdruck kommen, namentlich bei der natürlichen Bewegung, d. h. dem Ansteigen mit der Tonhöhe.

Von der Stimmlippenbewegung sagte schon in der vorlaryngoskopischen Zeit LEHFELDT 1835, daß bei der Bruststimme die ganzen Stimmlippen, bei der Fistelstimme nur deren Ränder schwingen. MUSEHOLD hat durch seine stroboskopischen Untersuchungen bestätigt, daß die Schwingungen der Ränder in der Fistelstimme jedenfalls stärker sind, und weiter nachgewiesen, daß die Stimmlippen im Brustregister bis zur Berührung auf- und auswärts schwingen, wobei die Phase des Glottisschlusses länger dauert als jene der Öffnung, während im Falsett sich die Glottis nur verengert und die Stimmlippenränder ein wenig durchschlagend und namentlich seitwärts schwingen, also als Polsterpfeifenlippen, wie EWALD angegeben hat. Man nimmt an, daß der Schwingungsmechanismus der Mittelstimme eine Zwischenform zwischen den von MUSEHOLD beschriebenen anderen Registern sei im Sinne eines stärkeren Schwingens der medialen Stimmlippenteile (KATZENSTEIN), weil die Muskelkontraktionen, die für Brust- und Falsetton maßgebend sind, sich hier mehr die Wage halten (innere und äußere Spannung). Die hiervon abweichende Theorie von TER KUILE ist noch nicht nachgeprüft. Für die Pfeiftöne kommt möglicherweise der Mechanismus der SAVARTschen Pfeife in Betracht, also keine Stimmlippenschwingung, jedenfalls konnte Schultz stroboskopisch keine solchen nachweisen und nahm daher den Vorgang der Lippenpfeife an. Für den Klangcharakter des Falsett ist nach Musehold auch das Offenbleiben der Glottis maßgebend. Damit kommen wir zu dem laryngoskopischen Unterschied zwischen den Registern, zur Stimmritzenform.

In dieser Frage dürfte ziemliche Übereinstimmung herrschen. Während der Brusttöne erscheint die Stimmritze geschlossen (weil die Berührungsphase länger dauert als die Öffnungsphase, Musehold) oder jedenfalls sehr eng und linear (Oertel und Lermoyez). Die gerade, aber nicht mehr ganz so enge Stimmritzenform wird im Mittelregister beibehalten, aber der hintere Teil der Glottis ist geschlossen. Mit zunehmender Tonhöhe wird diese noch kürzer, um schließlich bei höheren Kopftönen bis auf die Hälfte verkürzt zu erscheinen. Daher wird auch von manchen Autoren der kurzspaltige (weibliche) vom langspaltigen (männlichen) Mechanismus als prinzipiell verschieden getrennt (Scheidemantel, Mackenzie). Im Falsett dagegen weichen die Stimmlippenränder infolge der starken Längsspannung und der damit verbundenen Verdünnung in der Mitte ein wenig auseinander und formen so die bekannte spindelförmige Stimmritze. Den Übergang von Brust- zu Kopfstimme beschreibt Castex als ein leichtes Sichöffnen der Stimmritze in den vorderen zwei Dritteln. Die zur Tonerzeugung notwendigen Luftstöße werden im Brustregister durch abwechselnde „Öffnung" und „vollkommenen Schluß", im Falsett aber nur durch „Öffnung" und „Verengerung" der Glottis bewirkt (Musehold).

Eine besondere Beachtung hat die Stimmritzenform beim Pfeifregister gefunden. Flatau beschreibt zwischen den in ihrem hinteren und vorderen Teil fest zusammenschließenden Stimmlippen einen kleinen sichelförmigen Spalt, der sich mit zunehmender Tonhöhe noch abflacht und vielleicht auch etwas verkleinert. Garnault bildet einen vorderen Pfeifspalt ab beim „petit registre", dessen Bezeichnung er Curwen zuschreibt. Was sonst hierüber veröffentlicht ist, betrifft das laryngeale Pfeifen.

Bei Kindern beobachteten Flatau und Gutzmann sowohl die Spindelform als auch einen mittleren linearen „Pfeifspalt", der mit einem „ganz hinten gelegenen winzigen Dreieck" abwechselte oder mit einem auch in der Mitte gelegenen „mehr spindelförmigen Spältchen". Felix Semon sah bei einem 13jährigen Jungen während der Pfeiftöne zwischen den Aryknorpeln einen 1,5—2 mm weiten Spalt, de Flines in einem ähnlichen Fall ein kleines hinteres offenes Dreieck; die Stimmlippen waren dabei fest geschlossen. Hudson Makuen und Bond legen auf die Annäherung der Taschenlippen mehr Wert, ebenso Roe, der zwischen den letzteren einen elliptischen Spalt beschreibt, durch den man die Stimmlippenränder sehen konnte. P. Schultz und Lüders geben uns die genaueste Beschreibung, die zum Teil auf Selbstbeobachtung sich stützt: Die Taschenbänder schießen nach der Mitte über die Stimmbänder vor, sind straff gespannt und konvergieren nach vorne, wo sie sich sogar aneinander legen. Der ganze Zugang zum Kehlkopf geht nach unten trichterförmig zu. Durch den rautenförmigen Spalt zwischen den Taschenbändern sieht man auf die Stimmbänder. Diese liegen vorne fest aneinander, divergieren in den hinteren Partien des membranösen Teils stark nach hinten. Die Innenränder der Aryknorpel laufen parallel, so daß der Processus vocalis im Scheitelpunkte eines einspringenden Winkels liegt. Processus vocalis und Basen der Aryknorpel rücken weit auseinander, so daß die Glottis nach hinten verlängert erscheint. Dagegen bildet sich bei hohen Pfeiftönen ein spindelförmiger Spalt, weil die Aryknorpel sich aneinander legen. Der Spalt umfaßt in seinem hinteren Drittel teilweise die Pars cartilaginea, in den vorderen zwei Dritteln Teile der Pars membranacea der Stimmritze.

Sechs eigene Beobachtungen ergaben verschiedene Bilder: haarscharfe, linienförmige Stimmritze (Kopfstimme?), kleiner Pfeifspalt ganz vorn, elliptischer Pfeifspalt zwischen vorderem und mittlerem Drittel.

Bei Tönen der Kontraoktave unter dem tiefen Baß C legt sich nach meinen Beobachtungen (u. a. an einem russischen Sänger des Don-Kosakenchors) der Kehldeckel nach hinten. Die Stimmritze ist nur im hintersten Teil sichtbar und leicht geöffnet, die Vibrationen der Knorpelglottis sind deutlich. Der ganze Kehlkopf steht sehr tief. Die Taschenlippen scheinen sich im vorderen Glottisteil zu nähern.

Als fünftes Kriterium für den Registerbegriff ist der *Luftverbrauch* angeführt worden. Hierüber sind die Akten jedoch nicht geschlossen, und es wird noch neuer Versuche bedürfen, die sichere Befunde liefern. Vorläufig kann man auf Grund älterer und neuerer Angaben sagen, daß der Luftverbrauch im Falsett größer sei als bei der Bruststimme, und zwar nach GARCIA und MERKEL. Das trifft nach KATZENSTEIN nur für Natursänger zu, während der ausgebildete Sänger im Falsett und bei der Mittelstimme weniger Luft verbrauche als im Brustregister. Dasselbe glaube auch ich annehmen zu dürfen. Aber es ist bei all diesen Untersuchungen fraglich, ob die Stimmstärke in beiden Registern wirklich gleich gemacht werden konnte, da ja auch der Druck sehr ungleich ist, und ob nicht Nebenluft (wilde Luft) bei mehr gehauchter Stimmgebung die Ergebnisse fälschte. GUTZMANN und LOEWY fanden an Tracheotomierten für den subglottischen Druck höhere Werte bei der Brust- als bei der Fistelstimme. SCHILLING (3) fand, daß das Verhältnis der subchordalen Druckstärke verschieden ist, je nachdem die Töne getrennt oder gebunden gesungen werden, im ersteren Falle verhielt sich Falsett zu Bruststimme wie 3 : 8, im letzteren Falle wie 3 : 5. Für das Flageolettregister wird von WANGEMANN und MILLER der geringe Luftverbrauch hervorgehoben. Demgegenüber hat P. SCHULTZ beim laryngealen Pfeifen durch spirometrische Untersuchungen festgestellt, daß „wie bei der Fistelstimme" eine große Luftmenge mit sehr geringem Druck (8—20 mm H_2O) verbraucht wird, und zwar ungefähr 50% mehr Luft als bei ruhiger Atmung. Durch Betastung und an pneumographischen Kurven konnte ich den Übergang von einem Register ins andere häufig nachweisen in Übereinstimmung mit dem gehörten Registerbruch und der Veränderung der Atem- sowie der Atemvolumkurve (Abb. 10).

Für die Beurteilung der Kunstgesangsstimme dürfen wir wohl bei der Einteilung in die gewöhnlichen drei Register zu bleiben, nämlich in Brust-, Mittel- und Kopfstimme und daneben noch drei musikalisch außergewöhnliche Register anzunehmen, nämlich Strohbaß, Fistel und Pfeifregister. Dabei ist freilich zuzugeben, daß die Mittel- und Kopfstimme durch ein Ineinandergreifen der wesentlichen Muskelwirkungen bei der reinen Fistel- und der reinen Bruststimme erzeugt werden, dessen Einzelheiten noch unerforscht sind.

Registerdefinition. Mit Benutzung der Definition von GARCIA möchte ich den Registerbegriff folgendermaßen festlegen:

Unter Register verstehen wir eine Reihe von aufeinanderfolgenden gleichartigen Stimmklängen, die das musikalisch geübte Ohr von einer anderen sich daran anschließenden Reihe ebenfalls unter sich gleichartiger Klänge an bestimmten Stellen abgrenzen kann. Ihr gleichartiger Klang ist durch ein bestimmtes konstantes Verhalten der Obertöne bedingt. Diesen Tonreihen entsprechen an Kopf, Hals und Brust bestimmte objektiv und subjektiv wahrnehmbare Vibrationsbezirke. Die Stellung des Kehlkopfs ändert sich beim Übergang von einer solchen Tonreihe zur anderen beim Natursänger stärker als beim Kunstsänger. Die Register sind hervorgerufen durch einen bestimmten ihnen zugehörigen Mechanismus der Tonerzeugung (Stimmlippenschwingung, Stimmritzenform, Luftverbrauch), der jedoch einen allmählichen Übergang von einem ins angrenzende Register zuläßt. Eine Anzahl dieser Klänge kann jeweils in zwei angrenzenden Registern, aber nicht immer in gleicher Stärke hervorgebracht werden. Zum Sprechen in der Umgangssprache können alle drei Register dienen, jedoch darf man die Verwendung der Bruststimme und etwa noch der Mittelstimme dabei als normal ansehen.

Hinsichtlich der Art und Weise der Beteiligung einzelner Muskeln und Muskelpartien bei der Bildung der verschiedenen Register sind vorläufig nur Hypothesen aufgestellt worden. Auf diese einzugehen, hält NAGEL nicht für ratsam, weil sie „doch wohl einigermaßen in der Luft schweben, so lange wir über den eigentlichen Schwingungsvorgang (an den Stimmlippen) noch so sehr im unklaren sind". Gleichwohl scheint mir eines festzustehen, nämlich, daß beim Zustandekommen der Fistelstimme der Cricothyreoideus die Hauptrolle spielt. Schon MICHAEL hat ihn den Leitmuskel dieses Registers genannt. Die experimentellen Untersuchungen von R. DU BOIS-REYMOND und KATZENSTEIN am Hund und die röntgenologischen von JÖRGEN MÖLLER und FISCHER am Menschen dürften diese Ansicht bestätigen. Auf wesentlich schwächeren Füßen steht die Annahme von MICHAEL, der Interarytaenoideus sei der Leitmuskel des höheren Brustregisters, der Vocalis jener der Mittelstimme. Zwar ist man allgemein geneigt, die Tonerhöhung bei der Bruststimme hauptsächlich, wenn auch nicht ausschließlich, der Zusammenziehung des Vocalis zuzuschreiben. Im Hinblick darauf aber, daß der Mechanismus der Polsterpfeife doch höchstwahrscheinlich für den Kehlkopf in Betracht kommt, darf man wohl die gesamte, unter den Begriff des Sphincter laryngis zusammenfaßbare Muskelgruppe als physiologische

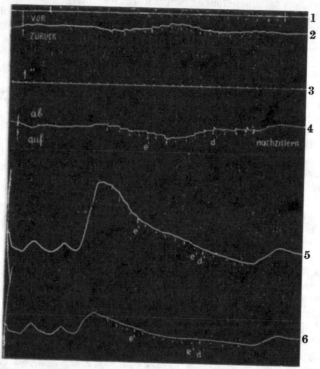

Abb. 10. Atem- und Kehlkopfbewegungen beim Auf- und Abwärtssummen der Tonleiter a—a¹ in einem Atem (Sopranistin). 1. Nasale Stimmkurve (aufgenommen mit der Kapsel eines Kehltonschreibers). 2. Horizontalbewegung des Kehlkopfs. 3. Zeitschreibung: 1 Sek. 4. Vertikalbewegung des Kehlkopfs. 5. Brustatmung. 6. Bauchatmung. Die laryngographische Kurve ist mit dem Apparat von ZWAARDEMAKER aufgenommen. Es bedeutet ein Ausschlag nach oben in der Horizontalkurve (2) eine Vorwärtsbewegung, in der Vertikalkurve (4) eine Abwärtsbewegung des Kehlkopfs; ein Ausschlag nach unten in der Horizontalkurve eine Rückwärtsbewegung in der Vertikalkurve eine Aufwärtsbewegung des Kehlkopfs. Registerübergänge in der aufsteigenden Tonleiter bei e¹, in der absteigenden bei d¹ (aus NADOLECZNY: Untersuchungen über den Kunstgesang).

Einheit auffassen. Die Wirkung der äußeren Kehlkopfmuskeln, die dessen Stellung verändern, wurde für die Stimmbildung vielleicht etwas zu sehr unterschätzt, denn jeder Tonbewegung entspricht eine Stellungsveränderung des Kehlkopfs. Stimmveränderungen bei Kehlkopflähmungen können wohl zur Klärung solcher Fragen mit herangezogen werden.

Die **Bewegungen des ganzen Kehlkopfs** kann man auch zu den Ansatzrohrbewegungen rechnen, jedoch sollen sie um ihrer Beziehungen zur Tonhöhe und zu den Registern im Anschluß an die letzteren kurz beschrieben werden. Sie beeinflussen auch die Länge des Windrohres (unterhalb der Stimmritze). Sowohl EWALD wie auch namentlich WETHLO erkannten bei Versuchen mit Polsterpfeifen, daß die Windrohrlänge von ganz wesentlichem Einfluß auf das Ansprechen jener Pfeifen ist und daß es Optima und Pessima dieser Länge gibt, welche um die halbe Länge der im Windrohr (Schlauch) sich bildenden stehenden Wellen auseinanderliegen. „Also wäre auch die Länge der Luftröhre, die ja mit der Tonhöhe schwankt, für die Phonation nicht gleichgültig" (EWALD). Von altersher galt das Gesetz, der Verkürzung des Ansatzrohrs mit steigender Tonhöhe. Seit der zweiten Hälfte des 18. Jahrhunderts (BERARD) weiß man, daß

der Kehlkopf beim Aufwärtssingen auch sinken kann, namentlich HELLAT, dann E. BARTH haben die Tiefstellung bzw. das stufenweise Sinken als besondere Eigentümlichkeit des Kunstsängers im Gegensatz zum Natursänger bezeichnet. Der Kehlkopf steigt und sinkt jedenfalls bei den meisten Sängern insbesondere bei den weiblichen, mit der Tonhöhe in kleinen, den einzelnen Tönen entsprechenden Stufen (natürliche Bewegung); beim Kunstsänger aber kann diese Bewegung auch der Tonhöhenfolge entgegengesetzt verlaufen (Gegenbewegung). Diese Umkehrung der Kehlkopfbewegung ist (nach meinen Untersuchungen) verbunden mit sogenannter gedeckter Singweise. Sie scheint bei tiefen Stimmen häufiger vorzukommen, bei Koloratursopranen habe ich sie nur einmal beobachtet (Abb. 11). Abgesehen von der Tiefe der Einatmung und von der Klangfarbenänderung wird die Kehlkopfbewegung auch von der Stimmstärke im Sinne einer Senkung beeinflußt. Je besser geschult eine Stimme ist, desto kleiner sind im allgemeinen diese Kehlkopfbewegungen. Ob beim Senken die Formung des Ansatzrohrs „mit geringstem Aufwand

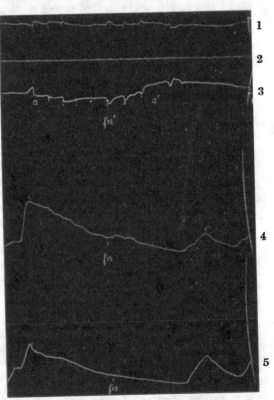

Abb. 11. Atem- und Kehlkopfbewegungen beim Aufwärtssingen der Tonleiter a—a¹ (Konzertsopran) mit gedeckter Klanggebung. Vokal o. 1. Horizontalbewegung des Kehlkopfs. 2. Zeitschreibung: 1 Sek. 3. Vertikalbewegung des Kehlkopfs. 4. Brustatmung. 5. Bauchatmung. Der Kehlkopf sinkt ab fis¹, Stützbewegung an der Brustatmung an gleicher Stelle. (Vergleiche Text zu Abb. 10.)

von Muskelenergie" und der Wegfall „störender Spannung der das Zungenbein hebenden und fixierenden Muskulatur", wie E. BARTH annimmt, ausschlaggebend seien, oder ob es sich um Änderungen der Ansprechbarkeit des Kehlkopfs durch Längenänderung des Windrohres oder schließlich um uns noch unbekannte Einflüsse handelt, ist eine der offenen Fragen in der Phonetik des Kunstgesangs.

Genauer untersucht sind bisher hauptsächlich die Vorgänge des sogenannten *Deckens der Gesangstöne.* Dabei handelt es sich nämlich um eine Veränderung der Klangfarbe jener Töne, die in der oberen Hälfte der Mittelstimme und am Übergang zur Kopfstimme liegen. Sie erklingen in gewöhnlicher offener, besser gesagt, ungedeckter Stimmgebung hell und grell, sogar unschön und gepreßt und erwecken, oft den Eindruck des Mühevollen. Diesen Übergang zur Kopfstimme gleicht der Sänger nun durch einen Wechsel in der Einstellung des Kehlkopfs und des Ansatzrohrs aus, der zur Folge hat, daß die Töne weicher und etwas dumpfer klingen (sogenannter Registerausgleich). Der Vokalcharakter ist bei gedeckter Tongebung leichter beizubehalten als bei ungedeckter (SCHILLING (1). Das Decken ist ferner abhängig von der Vokalisation und tritt bei u und i früher ein als bei e und o und schließlich bei a (PIELKE), also früher bei den engsten Vokalstellen. Dabei richtet sich der Kehldeckel nach vorn auf, er deckt also nicht etwa den Kehlkopfeingang, wie man nach der Bezeichnung erwarten sollte. Der Kehlkopf tritt ein wenig nach vorne unten und der Sinus glossoepiglotticus wird vergrößert, wie SCHILLING (1) durch Röntgenaufnahme feststellen konnte. GUTZMANN und PIELKE fanden, daß im gedeckten Ton der Grundton am stärksten sei, während bei ungedeckter Singweise dessen Oktave (der erste Partialton) „außerordentlich stark" hervortrete. Gedeckte Klänge scheinen übrigens etwas obertonreicher zu sein. PIELKE neigt zur Annahme, „daß bei gedeckten Tönen eine gradweise Verschiebung eines Anteiles der Muskeltätigkeit des Thyreoarytaenoideus zu Lasten des Cricothyreoideus stattfindet", denn der M. vocalis erscheint während ungedeckter Klänge dicker bei perkutaner Durchleuchtung; und MUSEHOLD glaubt, daß dieser Übergang gar nicht so allmählich eintrete. Die Veränderung der Kehlkopfstellung, besonders des Kehldeckels, faßt er als eine Mitbewegung auf „infolge des plötzlichen verstärkten Einsetzens der äußeren Spannmuskeln". Daraus schließt er auf eine Veränderung des Schwingungsmechanismus der Stimmlippen in dem Sinne, daß die Dauer der Phasen (Öffnung und Schluß) „sich verschiebt oder ausgleicht". Die Stimmlippen würden dann nicht mehr so plötzliche Luftstöße erzeugen, sondern allmählich sich vollziehende Unterbrechungen. Jedenfalls fand er bei gedeckten Tönen die fürs Brustregister charakteristische Stimmritzenform.

Eine besondere Art der Kehlkopfbewegung kommt beim *Trillern* zustande, nämlich fortlaufende, durch elastischen Rückstoß gebundene, rhythmisierte Schüttelbewegungen nach oben vor- und unten rückwärts, die von gleichartigen Mitbewegungen der Zunge und des weichen Gaumens begleitet sind. Die Schlagzahl des Trillers ist abhängig von der Tonhöhe und schwankt etwa zwischen 6 und 9 in der Sekunde. Trillerbewegungen der Atemmuskulatur können diesen Vorgang begleiten, sind aber nicht unentbehrlich.

Schließlich sei noch erwähnt, daß die Kehlkopfstellung bei gewöhnlicher Tongebung im Sprechen und Singen auch von der *Vokalisation* abhängig ist, und zwar tritt der Kehlkopf bei u und o unterhalb, bei e und i gewöhnlich oberhalb der durchschnittlichen a-Stellung.

Unter **Genauigkeit der menschlichen Stimme** versteht man die Fähigkeit eine bestimmte Tonhöhe festzuhalten. Das ist eine psychologisch-phonetische Leistung, die nach beiden Richtungen hin von Belang ist. Die erste Anregung zu einschlägigen Versuchen stammt von HENSEN, dessen Schüler KLÜNDER die Schwankungen der Stimme durch Auszählen der Schwebungen untersuchte, die an KÖNIGschen Flammen sichtbar werden, wenn ihnen ein Orgelpfeifton und ein dazu gesungener Ton gleichzeitig zugeleitet werden. Später hat er dann beide Töne durch zwei Membranen gleichzeitig graphisch aufgenommen, ihre Schwingungszahlen gezählt und festgestellt, um wievielmal häufiger oder langsamer der Klang der menschlichen Stimme in der Zeiteinheit schwingt als der gegebene Ton, der nachgesungen wurde. GRÜTZNER hat dann Sington und

Stimmgabelton mittels eines dem SAMOJLOFFschen ähnlichen Spiegelapparates verglichen.

Die Untersuchungen von KLÜNDER sind zwar in großer Zahl, aber nur an zwei Personen gemacht worden, von denen eine er selber war (kein Sänger, aber mit geübtem musikalischem Gehör begabt). Er untersuchte ferner nur die Genauigkeit des Mitsingens zu einem gleichzeitig erklingenden Orgelpfeifton, wobei also der letztere während des Versuchs zur Korrektur des Stimmklangs dient. BOEKE hat Klänge von ungeschulten Stimmen musikalischer Versuchspersonen, eines 13jährigen Knaben, einer Frau (Sopran) und eines Mannes (Bariton) beim Tonleitersingen mit dem Phonographen aufgenommen. Der erste Ton jeder Tonleiter war durch eine Stimmpfeife angegeben worden. Die Längen der auf der Phonographenwalze meßbaren Vokalperioden konnte er dann mit den berechneten Längen der jeweiligen Tonstufen jener Tonleiter vergleichen und so die recht geringen Abweichungen berechnen. Z. B. war der größte Unterschied einmal beim Ton g (Bariton) 43,5 gemessene Länge und 42 berechnete Länge = 1,5, meist waren aber die Unterschiede viel kleiner nämlich 0,1 bis 0,5, häufig sogar gleich Null. SOKOLOWSKY (1) hat an 4 Opernsängerinnen und 3 Opernsängern eine Anzahl von Versuchen in 3 Versuchsreihen gemacht, welche unsere Kenntnisse über das Nachsingen nach zwei Richtungen erweitern, nämlich hinsichtlich der Fähigkeit einen bereits verklungenen Ton nachzusingen und dann hinsichtlich der Genauigkeit im Intervallsingen zu einem gleichzeitig erklingenden Ton. Er bediente sich zur gleichzeitigen Registrierung der Töne eines Saitengalvanometers für den Orgelpfeifenton und des Phonoskops von WEISS für den nachgesungenen Ton. Der Orgelpfeifenton wurde in einem entfernten Zimmer angeblasen, durch ein Mikrophon ins Versuchszimmer geleitet und dort „dem Saitengalvanometer mittels des sekundären Kreises eines Transformators vermittelt, dessen primärer Kreis in die Mikrophonleitung eingeschaltet war“. KERPPOLA und WALLE haben 37 Herren und eine Frau zu ihren Versuchen benutzt, die nach den musikalischen Leistungen und der gesanglichen Ausbildung in 4 Gruppen geteilt wurden, nämlich Nichtsänger, gelegentlich Singende, Angehörige von Chören und Chordirigenten (keine Berufssänger). Sie mußten zum Ton einer elektrischen Gabel den gleichen Ton, dessen Oktave, große Terz, Quint, alle Töne der Durskala, kleine Sekunde und kleine Terz singen. Der gesungene Ton wurde mit einer O. FRANKschen Herztonkapsel registriert, nachdem durch einen HELMHOLTZschen Resonator die Obertöne ausgelöscht waren zwecks einfacher Auszählung der Grundtonperiode auf den Kurven. In dreiviertel der Fälle betrug der Fehler $^1/_6$ Ton, in der Hälfte der Fälle nur noch $^1/_{12}$ Ton; Kapellmeister sangen besser als die Berufssänger SOKOLOWSKYS, diese letzteren aber nicht durchgehends besser als Dilettanten.

Die Ergebnisse der bisher vorliegenden Versuche über das Nachsingen lehren uns Folgendes:

1. Beim Nachsingen eines gleichzeitig erklingenden Orgelpfeiftons oder Stimmgabeltons (Unisonoversuche) ergeben sich Fehler von höchstens 1,3% und mindestens 0,17% im Mittel, 0,443% nach SOKOLOWSKY gegenüber einem durchschnittlichen Fehler von 0,357% bei KLÜNDER und 1,0% bei KERPPOLA und WALLE. Die Fehlergröße war natürlich je nach der Person verschieden. Bei etwaigen Schlüssen aus Unisonoversuchen fällt die Tatsache wesentlich ins Gewicht, daß auch der unmusikalische Mensch durch Schwebungen, die zwischen den beiden Tönen entstehen, gezwungen wird, seinen Sington dem gleichzeitig klingenden Instrumentton immer wieder anzupassen und so den unangenehmen Eindruck jener Schwebungen zu vermeiden. Dieser „automatische“ Ausgleich von Schwebungen ist nach GUTZMANN sogar dann zu beobachten, wenn der Ton gar nicht gehört, sondern nur als Vibration durch das Getast wahrgenommen wird. Z. B. wenn der Taubstumme seinen Kehlkopfton mit dem tastenden Finger am Kehlkopf des vorsingenden Lehrers nachprüft.

2. Das Nachsingen eines gegebenen Tones eine halbe bis eine Minute nach dem Verklingen war nicht immer mit derselben Genauigkeit möglich wie das Unisononachsingen. Hier handelt es sich auch um musikalisches Erinnerungsvermögen. SOKOLOWSKY fand Fehler von 0,07—3,52%. Bemerkenswert ist, daß die größten Fehlergrade bei einer Sängerin vorkamen, die bei den Unisonokurven die verhältnismäßig kleinsten Fehler machte, während eine zweite Sängerin bei beiden Versuchen die kleinsten Fehlerquoten nämlich 0,07 und 0,17 aufwies, also „neben der Fähigkeit sehr rein und genau zu intonieren noch die Gabe eines vorzüglichen musikalischen Gedächtnisses“ besaß. Vom Standpunkt

der Entwicklungslehre ist noch eine Beobachtung von NAGEL (S. 749) sehr beachtenswert. „Bei einem $3^1/_2$jährigen Knaben der sonst kein Zeichen musikalischer Begabung gab" (Mutter und Großvater hatten absolutes Tongehör) stellte er fest, „daß er das a^1 einer Stimmgabel ohne jede Einübung nicht nur recht rein nachsang, sondern auch nach mehreren (bis zu fünf) Minuten es sicher wiederfand. Nach solchen Pausen kamen im Einsatz allerdings Fehler bis zu einem halben Ton vor, die aber schnell nach dem akustischen Erinnerungsbild korrigiert wurden."

3. Beim Singen von Intervallen zu einem gleichzeitig erklingenden Ton kamen SOKOLOWSKY sowie KERPPOLA und WALLE zu wesentlich anderen Ergebnissen als bei Unisono- und Nachsingversuchen mit einzelnen Tönen. Die Fehler wurden erheblich größer und scheinen von der Art des Intervalls abzuhängen, nicht jedoch von der Richtung. Nach SOKOLOWSKY war es gleichgültig, ob das Intervall nach oben oder nach unten gesungen wurde. Die Ergebnisse dieser Arbeiten sind so bemerkenswert, daß ihre Zusammenstellung hier folgen möge.

	Mittlerer Fehler nach SOKOLOWSKY	nach KERPPOLA und WALLE
Beim Grundton	0,443%	0,3—1,3%
Bei der kleinen Terz . .	0,783 „	1,2—1,8 „
Bei der großen Terz . .	1,520 „	0,4—2,0 „
Bei der Quart	1,25 „	0,6—1,3 „
Bei der Quint	3,282 „	0,1—2,7 „
Bei der Sext	1,005 „	1,1—2,1 „
Bei der Oktav	1,163 „	0,1—2,0 „

KERPPOLA und WALLE fanden, daß die Oktave und die Terz ungefähr mit gleicher Sicherheit getroffen wurden, während besonders die Quint wie auch bei SOKOLOWSKYS Sängern größere Schwierigkeiten machte; nur von den Dirigenten wurde sie gut getroffen. Im allgemeinen weichen die prozentualen Fehler nicht allzusehr voneinander ab; es ergeben sich demnach keine sehr großen Unterschiede. Bei allen Versuchen von SOKOLOWSKY wurde überwiegend häufiger zu tief gesungen, während das „zu hoch Singen" selten vorkam. Das Verhältnis des Detonierens zum Distonieren schwankte demnach zwischen 6 : 1 und 3 : 1.

Nach M. SCHOEN wird selten ein Ton länger als $^1/_2$ Sekunde genau auf derselben Tonhöhe gehalten; die Schwankungen aber sind sehr gering, etwa $^1/_{30}$ Ton, und zwar häufiger nach oben. Die Tonschwankungen wurden an gehaltenen Tönen des Ave Maria von BACH-GOUNOD untersucht. Das Crescendo erhöht den Ton ebenfalls. Über den Einfluß der Vokalisation auf die Genauigkeit der Tonhöhe siehe unten S. 667. Derselbe Autor hat auch das *Stimmvibrato* untersucht und seine Ursache in einem graduellen Gleiten der Tonhöhe gefunden, wobei jeder Tonhöhenschwankung eine Intensitätsschwankung von entsprechender Größe und gleicher Dauer entspricht. Die Theorie SCHOENS über das Vibrato, wonach die den Kehlkopf in der Schwebe haltenden Muskeln die Tonhöhenschwankungen hervorbringen, dagegen die Zungenbewegungen durch periodische Änderung im Resonanzraum die synchronen Intensitätsschwankungen erzeugen, bedarf noch des Beweises.

TOSHIHIKO FUJITA hat behauptet, die Pulswelle beeinflusse den verklingenden Pianoton (*pulsatorisches Tremolo*) so, „daß die Stimmhöhe mit der Drucksteigerung höher, mit der Druckabnahme tiefer wird". Der Nachweis dafür ist ihm nicht gelungen. Auch ich konnte zwar deutliche Schwankungen der Amplitudenhöhe mit dem Puls beobachten, dabei auch Ungenauigkeiten im Einhalten der Tonhöhe durch Auszählen der Schwingungen nachweisen. Die Schwankungen waren aber nicht synchron mit dem Puls, „sie drückten sich nicht in einer konstanten Differenz zwischen den Schwingungszahlen während der Drucksteigerung und der Drucksenkung aus".

Die Fähigkeit des Menschen, richtig nachzusingen, ist erstaunlich groß. NAGEL spricht von einer „Besonderheit der Kehlkopfmuskulatur, die von keiner anderen Muskelgruppe des Körpers einschließlich der Augenmuskeln auch nur annähernd erreicht wird". HELMHOLTZ, der sich zuerst mit dieser Frage beschäftigt hat, sagt: „Im Gesange kann die Tonhöhe am allerleichtesten und vollkommensten den Wünschen eines feinen musikalischen Gehörs folgen", aber er betont auch „daß gegenwärtig selbst von unseren Opernsängern nur wenige imstande sind, einen kleinen mehrstimmigen Satz — so zu singen, daß der Hörer die volle Freude an dem reinen Wohlklang haben könnte". Als Ursache hierfür gibt er an, daß die Sänger nicht rein singen lernen, weil sie von Anfang an an dem gleichschwebend gestimmten Klavier singen lernen und daher hat der Sänger „gar kein Prinzip, nach welchem er die Tonhöhe seiner Stimme sicher und genau abmessen könnte". Aus diesem Grunde sängen musikalische Dilettanten, die nicht so sehr an Klavier oder Orchesterbegleitung gewöhnt seien, oft vollkommen rein. KERPPOLA und WALLE aber weisen darauf hin, daß diese Annahme von HELMHOLTZ nicht genügend begründet ist, denn die Fehler beim Nachsingen beruhen zwar einerseits auf der Empfindlichkeit des Ohres, oder sagen wir besser der Tonwahrnehmung, andererseits aber auch auf der Genauigkeit der Stimmgebung. Wenn sich nun Fehlergrößen beim Nachsingen besonders des Grundtones (Unisono) zeigen, die nur wenig oder gar nicht jene Fehler übertreffen, die beim Urteil über die Tonhöhe von Psychologen festgestellt wurde, so beweist das jedenfalls keine Hörfehler. So kleine Fehler kamen auch beim Intervallsingen namentlich in der Gruppe der Dirigenten vor. Sie glauben daher eher eine angeborene Gabe beim genauen Nachsingen voraussetzen zu dürfen und schreiben dem Einfluß der Übung weniger Bedeutung zu.

Noch größere Untersuchungsreihen über die Genauigkeit des Nachsingens und des Intervallsingens bei Kindern und Erwachsenen, bei Natur- und Kunstsängern wären für Psychologen und Phonetiker höchst wertvoll.

Im Anschluß an die Frage der Genauigkeit seien Versuche von SOKOLOWSKY (2) erwähnt, die dahinzielen, das Wesen *fehlerhaft gebildeter Gesangsklänge* zu ergründen. Zwar handelt es sich dabei ursächlich mehr um Veränderungen im Ansatzrohr, von denen namentlich bezüglich des offenen Näselns noch die Rede sein wird, aber bisher sind nur folgende klanganalytischen Forschungen gemacht worden. SOKOLOWSKY hat mit dem Schallschreiber von WEISS, dessen Eigenton er etwa mit 4000 angibt, Aufnahmen des normalgebildeten, des gequetschten („geknödelten"), des gaumig klingenden, des übermäßig nasalen und des übermäßig offenen oder plärrenden Singtons jeweils in gleicher Tonhöhe gemacht und die Kurven nach FOURIER analysiert. Er schließt aus seinen vorläufigen Versuchen, wie er selbst sagt, mit allem Vorbehalt, daß der normalgebildete Ton bei einer mittleren Grundtonamplitude von einer Reihe der niederen Obertöne bis etwa zum sechsten hinauf in mäßiger Stärke begleitet ist, während gequetschte Töne erheblich ärmer an Obertönen seien und darum nicht „tragen", wie der Sänger sich ausdrückt. Beim sogenannten Gaumenton fiel vor allem die sehr hohe Grundtonamplitude auf. Allzu offene Töne zeichneten sich durch einen großen Reichtum an starken und hohen Obertönen aus, der jenen beim normalgebildeten Ton wesentlich übertraf. Offenbar ist dieser scharfe, schmetternde Klang ähnlich wie bei Blechinstrumenten nach HELMHOLTZ durch starke Obertöne jenseits des sechsten und siebten Partialtons erzeugt, die unter sich Dissonanzen bilden. Ganz ungedeckte Töne klingen ja auch blechern. Vom Näseln wird im folgenden dritten Abschnitt die Rede sein.

Ungewöhnliche Arten der Lautgebung.

Das *Flüstern* beruht auf einer Verschärfung des Hauchgeräusches durch Reiben der Luft zwischen den einander genäherten Stimmlippen. Gewöhnlich scheint dabei die Stimmritze vorn (Glottis phonatoria) geschlossen zu sein, während der Spalt zwischen den Stellknorpeln in Form eines kleinen Dreiecks geöffnet bleibt. Aber auch andere Einstellungen kommen vor, z. B. ein verhältnismäßig weiter Glottisspalt. Gleichviel ob die Luft durch das Knorpeldreieck streicht oder durch die etwas geöffnete Stimmritze, immer entsteht das gleiche Flüstergeräusch, dessen Tonhöhe nur durch die Form des angeblasenen Ansatzrohres verändert werden kann (geflüsterte Vokale.) Das Anblasen dieses Rohrs kann auch ohne Mitwirkung des Kehlkopfs von außen durch ein Nasenloch künstlich gemacht werden, wie zuerst DELEAU (1829) gezeigt hat. Auf der Grundlage dieses Verfahrens wird bei Kehlkopflosen ein Luftstrom bzw. der Ton eines künstlichen Kehlkopfs zu den Sprachorganen geleitet, nämlich durch die Nase oder auch durch den Mund. Bezüglich der Bedeutung geflüsterter Vokale siehe den nächsten Abschnitt S. 662 u. 665.

Bei seinen Versuchen mit dem künstlichen Kehlkopf konnte JOHANNES MÜLLER merkwürdigerweise leichter *inspiratorische Töne* erzeugen als exspiratorische; umgekehrt hat WETHLO seine Polsterpfeife nur exspiratorisch anblasen können. Der menschliche Kehlkopf spricht in beiden Richtungen an, aber exspiratorisch leichter. Wenige eigene Beobachtungen deuten darauf hin, daß die Sprechstimmlage beim inspiratorischen Sprechen tiefer liegt als beim exspiratorischen, und zwar beim weiblichen Geschlecht um eine Oktave, und daß der Stimmumfang sich ebenso nach unten verschiebt, z. B. normaler Stimmumfang $c-c^3$, Sprechstimmlage um a und b, inspiratorischer Stimmumfang $F-a^2$ mit Sprechstimmlage um A und B. Die Stimmritze scheint bei inspiratorischen Tönen weiter geöffnet, doch ist das Spiegeln dabei oft schwer. Einatmungslaute kommen schon beim Schreien der Säuglinge vor, meist in der zweigestrichenen Oktave (FLATAU und GUTZMANN), dann beim Jauchzen, Weinen und Lachen, ferner als pathologische Erscheinung, und zwar willkürlich und unwillkürlich. Die inspiratorische Stimme spricht bei geschlossenem Mund leichter an als bei offenem, weil wie GUTZMANN (6) in einer Arbeit über die verschiedenen Formen der inspiratorischen Stimme meint, beim Öffnen des Mundes „auch die Stimmlippen, die Tendenz haben, sich zu öffnen. Zu beachten ist, daß die Schnalzlaute mit der inspiratorischen Funktion nichts zu tun haben (PANCONCELLI-CALZIA), also auch während des exspiratorischen Summens möglich sind.

Nach PANCONCELLI-CALZIA ist die Phonation nach vorherigem inspiratorischem Sprechen oder Flüstern um ein Drittel oder um die Hälfte kürzer als nach stummer Einatmung, die inspiratorische Funktion ist also „unökonomisch", sie kann aber länger dauern als die exspiratorische, was bei der stummen Einatmung naturgemäß nie der Fall ist. Das inspiratorische Sprechen ermüdet, wie jeder ungeübte und unnatürliche Vorgang, daher dauert das auf inspiratorisches Sprechen folgende exspiratorische um so länger, je kürzer das erstere währte.

Nach der Art und Weise der Lippenpfeife, also ohne schwingende Ränder, können im Kehlkopf wahrscheinlich (Pfeifregister) sicher aber zwischen Zunge und Zähnen und zwischen den Lippen *Pfeiftöne* erzeugt werden. Die Mundpfeiftöne sind am gebräuchlichsten, sie entstehen wie E. BARTH ausführt, wie beim Jägerpfeifchen, in dem die Luft durch einen kurzen aber verhältnismäßig breiten zylindrischen Hohlraum hindurchgeblasen wird, der an den beiden Grundflächen eine kleine Öffnung besitzt. Diesen beiden engen Stellen entsprechen im Mund eine Verengerung zwischen Zunge und hartem Gaumen und eine zweite zwischen den gespitzten Lippen. Die Veränderung der Tonhöhe entsteht durch feinabgestufte Hebungen und Senkungen der Vorderzunge, wodurch die Öffnung und wohl auch der Hohlraum zwischen jenen beiden Stellen in seiner Länge verändert wird. Diesen Bewegungen entsprechen stufenartige Kehlkopfbewegungen, wie man sich durch Betasten des Schildknorpels während des Tonleiterpfeifens überzeugen kann. HEINITZ (2) hat an Röntgenplatten (allerdings nur von einer Versuchsperson) zeigen können, daß die Kehlkopflage mit der Pfeiftonhöhe entsprechend steigt und sinkt, daß aber auch die wagrechte Lage sich dabei verändert. Gewöhnlich lassen sich mit den Lippen etwa 2—3 Oktaven pfeifen, und zwar nach E. BARTH c^2-c^5. Wird mit geöffneten Lippen gepfiffen, was meiner Erfahrung nach bei erheblicher pathologischer Prognathie am leichtesten ist, so entsteht die vordere Verengerung zwischen Zunge und Zähnen. Bei zunehmendem atmosphärischem Druck wird das Mundpfeifen erschwert oder sogar unmöglich (KICKHEFEL).

Stimmabnormitäten, d. h. ungewöhnliche Leistungen sind von mehreren Beobachtern beschrieben worden; es handelt sich beim weiblichen Geschlecht gewöhnlich um eine perverse Mutation.

Der älteste Fall in der Literatur findet sich in Fantosis Storia del canto: Von drei Schwestern sang die 17jährige Sopran, die 13jährige Alt (Mutation?) und die 10jährige Basso profondo (perverse Mutation). Weitere Fälle haben verschiedene Untersucher mitgeteilt u. a. Horsford, ein 17jähriges Mädchen mit Baritonstimme, Scheier ein 16jähriges *Mädchen mit Baßstimme* (Umfang C—c³, Bruststimme angeblich bis f¹, g¹, Kopfstimme ab d², Sprechstimme in Baßlage). Sie hatte einen Kehlkopf von männlichem Charakter. Auch bei einer etwa 30jährigen Baritonistin mit einem Umfang von G—d³ (Bruststimme G—f¹, Mittelstimme fis¹—f², Kopfstimme fis²—d³, Sprechstimmlage h, c¹) fand ich einen verhältnismäßig großen Kehlkopf mit stark ausgebildetem Schildknorpel neben vollkommen weiblichem Habitus. Eine 26jährige *Tenoristin* mit einem Umfang von c—d³ verfügte über eine Bruststimme bis e¹, ihre Mittelstimme reichte aber nur bis h¹. Der Sprechton lag bei a. Sie sang zwischen c und h¹ Tenorstimme (geknödelt), darüber Sopran (tremolierend), der Kehlkopf war mittelgroß, die Stimmlippen breit, nicht lang, keinerlei männliche Züge nachweisbar. Eine 24jährige Sängerin, die Sokolowsky beschreibt, hatte einen Umfang von c—c² als Tenorstimme und darüber eine schwach entwickelte weibliche Mittel- und Kopfstimme. Solche weibliche Tenorstimmen dürfen wir in Übereinstimmung mit Sokolowsky als echt weibliche Stimmen mit umfangreich und kräftig entwickeltem Brustregister ansehen. In seinem Fall war der Kehlkopf auch nicht ausgesprochen männlich, aber doch auch für den weiblichen Kehlkopf etwas zu groß: „Übergangskehlkopf". Über *Frauenstimmenimitatoren* wissen wir nur wenig. Lermoyez hat einen besonders guten Sänger dieser Art beschrieben, der als Bariton G—f¹ sang und mit Mühe h¹ im Falsett erreichte, aber „mit kristallreiner Frauenstimme" von g¹—a² singen konnte, wobei sich das hintere Drittel der Stimmritze schloß. Ein 20jähriger junger Mann, den ich untersuchen konnte, hatte nur einen Stimmumfang von E—e²; sein Kehlkopf hatte äußerlich ein männliches Aussehen, die Stimmlippen waren lang und schmal, nur der Kehldeckel war von kindlicher Form. Die Tatsache, daß gerade tiefe Stimmen, Baritone und Bässe, oft über beträchtlich ausgedehnte Falsettregister bis a² und sogar c³ verfügen (mit teilweise geschlossener Stimmritze) erklärt das nicht allzu seltene Auftreten solcher Stimmphänomene, von denen jüngst Réthi und Fröschels einen Fall beschrieben haben, der einen Umfang von F₁ bis a³ erreichte. Bei einem dreijährigen Mädchen mit heterologer Pubertas praecox, das W. Herzog beschrieben hat, konnte ich eine Sprechstimmlage zwischen Gis und c, also wie bei einem Baß oder Bariton, feststellen. Ähnliche Fälle bei Neurath, Ergebnisse d. inn. Med. u. Kinderheilk. Bd. 4, S. 46.

Die *Kastratenstimme* hat in früheren Zeiten wegen ihrer Reinheit, ihrem schönen Klang und ihrer Ausdauer (langer Atem) die Zuhörer begeistert. Ihr Umfang betrug nach Haböck etwa 2—2¹/₂ Oktaven höchstens von c—c³ oder f³. Sie verliert im Alter zwar an Höhe, nicht aber an Glanz und Kraft. Der berühmte Kastrat Farinelli verfügte über 3¹/₂ Oktaven nämlich A—d³. Der Kehlkopf kastrierter Knaben wächst zwar weiter, aber langsamer und nicht im gleichen Maß wie beim Normalen, dem er an Größe etwa um ¹/₃—¹/₄ nachsteht (Dupuytren, Gruber). Die Stimmritze ist kürzer wie beim Mann, aber länger als bei der Frau, der Schildknorpel ragt nicht hervor. Der Brustumfang solcher Sänger übertrifft jenen von gesunden Männern (Haböck).

Über die *Bauchrednerstimme* ist seit der Monographie von Flatau und Gutzmann nichts mehr veröffentlicht worden. Obwohl Bleuler das Wesentliche dieser Stimmverstellung in der „Tonproduktion durch äußerst sparsamen Luftverbrauch" erkennen will, wobei es noch ungeklärt sei, warum die Stimmlippen bei oft recht hohem Luftdruck „durch den kaum nachweisbaren Luftstrom in Vibrationen versetzt werden", so spielen doch Vorgänge im Ansatzrohr beim Bauchreden eine wichtige Rolle. Nach Flataus und Gutzmanns Untersuchungen handelt es sich bei dieser Stimmgebung um eine Mittelstellung zwischen Fistelstimme und Preßverschluß der Stimmritze, wobei auch die Taschenlippen zusammengedrückt werden. Die Knorpelglottis ist fest verschlossen. Der Kehldeckel wird stark nach rückwärts gelagert, daher die Schwierigkeiten der Spiegeluntersuchung bei diesem Vorgang, welche sich sogar durch Versuche, den cocainisierten Kehldeckel mit der Sonde aufzuheben, nicht immer überwinden lassen (Laubi bei Bleuler). Dabei ist auch die Spannung und Hebung des Gaumensegels bedeutend größer als während gewöhnlicher Stimmgebung. Die Phonation ist gepreßt und gedämpft, meist rückt der Kehlkopf im ganzen in die Höhe, nur bei starken Tönen nach unten, wobei „sich das ganze Ansatzrohr nach allen Richtungen zu einer resonierenden Höhle erweitert" (Bleuler). Jedoch gilt die Kehlkopfstellung als unwesentlich für die Entstehung der Bauchstimme, obgleich erhebliche Stellungsveränderungen offenbar stets damit einhergehen. Meine Untersuchungen an H. Blank stimmen damit überein. Im Gegensatz zu Flatau und Gutzmann konnte ich bei zwei Bauchrednern Vibrationen je nach dem Stimmumfang an Hals und Brust wahrnehmen. Wesentlich scheint auch die Atmungsart. Die Bewegungen der Brust und der Unterbauchgegend entsprechen zwar jenen beim gewöhnlichen Reden und sind nur flacher. Jene der Oberbauchgegend (Magengrube) verlaufen den normalen Ausatmungsbewegungen entgegengesetzt, hier wird eine tiefe Einatmungsstellung beibehalten mit weit herabgedrücktem Zwerchfell wie Flatau und Gutzmann durch graphische Aufnahmen und Perkussion nachweisen konnten. Meine Röntgenaufnahmen zeigen das auch deutlich. Flatau und Gutzmann sehen darin eine Mittelstellung „zwischen der in der Bauchpresse ausgesprochenen maximalen Kontraktion der Bauchmuskeln mit gleichzeitigem inspiratorischem Zwerchfellstand und der . . . . Einschaltung inspiratorischer Elemente während der Exspiration." Hier finden sich merkwürdige Ähnlichkeiten zwischen der Staustellung der Sänger und der Bauchrednerstellung. Die Verringerung des Luftverbrauches um etwa ein Drittel gegenüber gewöhnlicher Stimmgebung erklären jene Autoren, „einesteils aus der inspiratorischen Stellung des Epigastriums mit dem Zwerchfell und der sie begleitenden Verlangsamung der gewöhnlichen Ausatmung", anderenteils aus der dem Preßverschluß nahekommenden Verengerung der Stimmritze. Um den Hörer über die Herkunft der Stimme (scheinbar aus weiter Ferne) zu täuschen, müssen dabei alle sichtbaren Sprechbewegungen unterdrückt werden. Das ist ein wichtiger Teil der Bauchrednerei. Den Stimmumfang und die Höhe der Bauchrednerstimme geben Flatau und Gutzmann mit höchstens etwa einer Oktave, und zwar einer Oktave über dem Brustregister an. Bei H. Blank fand ich einen ziemlich großen Stimmumfang von cis—c^2 für die Ventriloquenztöne neben einem normalen Umfang von B_1—c^1.

III. Physiologie der Sprache.

Die Bedeutung des Ansatzrohres

liegt nicht darin, daß es etwa die Höhe des „primären" Kehlkopftones verändern könnte. Nagel hebt mit Recht gegenüber manchen unklaren und falschen Darstellungen hervor, der Kehlkopf sei „geradezu ein typisches Beispiel für ein Blasinstrument, dessen Tonhöhenänderung von der Gestalt des Ansatzrohrs in weitgehendem Maße unabhängig ist". Das gilt für alle Stimmregister, auch für das Falsett wie Katzenstein durch den ursprünglich von Meissner vorgeschlagenen Versuch der Einführung eines Metallrohres bis über die Stimmlippenebene nachweisen konnte.

Eine Beobachtung von Spiess, wonach der auf m gesummte Ton merklich tiefer wird, wenn man besonders bei einseitiger Nasenverengerung das weitere Nasenloch plötzlich verschließt, widerspricht diesem Gesetz nicht. Gutzmann erklärt die Erscheinung als Folge der Verlangsamung des Exspirationsstroms und Bukofzer hat das experimentell nachgewiesen.

Um so wichtiger ist der Einfluß des Ansatzrohres auf die Stärke und ausschlaggebend ist es für die Klangfarbe der menschlichen Stimme. Es stellt einen weichwandigen Resonator dar, der stark gedämpft ist und daher eine erhebliche Resonanzbreite hat. Schon bei seinen Versuchen am Leichenkehlkopf konnte Johannes Müller zeigen, daß sobald er ihn mit dem Ansatzrohr in Zusammenhang ließ, die künstlich erzeugten Klänge der menschlichen Stimme derart ähnelten, daß sie aus einem lebenden Körper zu kommen schienen. Diese „Menschenähnlichkeit der Leichenstimme" ist, wie Gutzmann hervorhebt, nur durch die Einwirkung des Ansatzrohres erklärlich; ohne letzteres erinnern solche Töne durchaus nicht an die Lautgebung von Lebewesen. Die Verstärkung des Kehlkopfklanges im Ansatzrohr hängt sehr von dessen Form (Einstellung) ab. Seine vollkommenste Öffnung, welche den Austritt der tönenden Luftsäule nirgends hemmt, sondern ihr, wie Gutzmann sagt, „den Weg möglichst bahnt", ist einer der wichtigsten Vorgänge beim Kunstgesang. Durch Verengerung des Ansatzrohres kann die Stimme aber auch gedämpft werden, z. B. beim leisen Bauchreden; aber auch hierbei wird seine schallverstärkende Wirkung verwendet beim scheinbaren Rufen aus der Ferne mit lauteren Tönen (Bleuler). Im Ansatzrohr entstehen schließlich noch außer den Vokalen fast alle jene Geräusche, die den übrigen Sprachlauten ihr eigenartiges Gepräge verleihen.

Bevor wir auf die Lautgebung eingehen, wollen wir die beiden *Hauptwege im Ansatzrohr* und ihren Einfluß auf den Stimmklang betrachten (Abb. 12).

Der *erste Weg* geht aus dem Kehlkopf über den Zungengrund durchs Gaumentor in die Mundhöhle und nach außen. Dabei ist das Gaumensegel gehoben und rechtwinklig abgeknickt. Es verschließt luftdicht den Nasenrachenraum dadurch, daß es sich etwa 5 mm oberhalb der Basis des Zäpfchens (nicht mit seinem unteren Rand) an die hintere Rachenwand anpreßt, wo ihm der Constrictor pharyngis superior entgegenkommt (PASSAVANTscher Wulst). Das

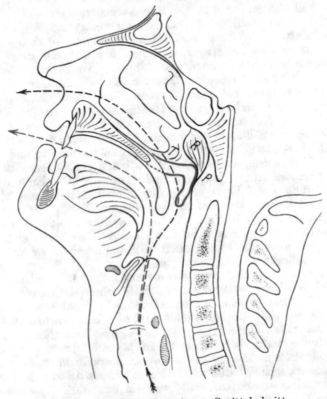

Abb. 12. Halbschematischer Sagittalschnitt.
Das Gaumensegel (schwarz) in Respirationsstellung und (rot) in Phonationsstellung.
Rot: der Phonationsweg, schwarz: der Respirationsweg. P PASSAVANTscher Wulst.
R Rachentonsille. T Tubenlippe.

Gaumensegel zerfällt nämlich in einen muskulösen, mehr horizontalen und in einen muskelarmen, dünnen drüsenreichen mehr vertikalen Teil. Die Uvula ist dabei nebensächlich. Nach PASSAVANTs heute noch gültiger Darstellung kommt der Verschluß in folgender Art zustande: „Durch gleichzeitige Wirkung des Levator palati und Constrictor pharyngis superior tritt der horizontal gehobene Teil des Gaumensegels in Berührung mit dem vortretenden Wulst der hinteren Schlundwand und der Abschluß ist gegeben." „Wenn die beiden anderen Constrictoren des Schlundes, der Constrictor medius und der Constrictor infimus vorzugsweise Schlingmuskeln sind, so ist der *Constrictor pharyngis superior vorzugsweise ein der Sprache dienender Muskel,* wenn auch sein Nutzen beim Schlingen, als Mitschließer des Nasenraumes, nicht in Abrede

42*

gestellt werden soll." GUTZMANN konnte die Gaumensegelbewegung an wegen Tumor des Oberkiefers radikal operierten Kranken von oben beobachten und modellieren, und SCHEIER hat diese Ergebnisse auf Grund von Röntgenaufnahmen bestätigt. Der Verschluß erscheint von unten gesehen als elliptischer Sphincterverschluß. Seine Kraft ist erheblich und von der Vokalisation bzw. der Konsonantenbildung abhängig. Sie schwankt um 50 mm Hg. kann aber Werte von über 100 mm Hg erreichen (BIEBENDT); sie ist am stärksten beim i und beim scharfen ß. Auf diesem Weg kommen als resonierende Hohlräume in Betracht: der Raum über dem Kehlkopf, die Mundrachenhöhle und die Mundhöhle. Aktive Verengerungen dieses Weges sind möglich zwischen a) Kehldeckel und Rachenhinterwand, b) Zungengrund und Rachenhinterwand, c) Zunge und weichem Gaumen, d) Zunge und hartem Gaumen, e) Zunge und Zähnen, f) zwischen den Zähnen, g) zwischen den Lippen. (Ebenso zwischen Zähnen und Lippen.) Passiv kann der Weg verengert sein durch Vergrößerung der Gaumenmandeln, Abscesse, Geschwülste.

Der *zweite Weg* führt bei geschlossenem Mund vom Kehlkopf über den Zungengrund zwischen herabhängendem Gaumensegel und hinterer Rachenwand herauf in den Nasenrachenraum und durch die Nase nach außen. Als resonierende Hohlräume auf diesem Weg kommen in Betracht: der Raum über dem Kehlkopf, die geschlossene Mundhöhle, der Nasenrachenraum und die Nasenhöhle. Aktive Verengerungen sind möglich zwischen a) Kehldeckel und Rachenhinterwand, b) zwischen Zungengrund und Gaumensegel (aber nur im Sinne einer Ausschaltung bzw. Verengerung des Mundhöhlenraumes, c) zwischen Vorderzunge und hartem Gaumen in eben diesem Sinne. Passiv kann jener Weg verengert sein durch Vergrößerung der Rachenmandel sowie durch pathologische Verengerungen oder durch teilweisen Verschluß der Nase.

Beide Wege können gleichzeitig offen sein, dann gabeln sie sich am freien Rand des herabhängenden Gaumensegels.

Das Ansatzrohr kann also nach GIESSWEIN aufgefaßt werden als „ein im oberen Teil sich gabelnder, weichwandiger Schalltrichter, dessen Wände streckenweise willkürlich veränderliche, resonatorenähnliche Hohlräume bilden". Die wesentlichen davon sind die Mundhöhle und der Nasenrachenraum mit den Nasenhöhlen, während die Hohlräume des Gesichtsschädels (Nasennebenhöhlen) durch die Stimme wahrscheinlich nicht in tönende Schwingungen versetzt werden und jedenfalls nicht als Resonatoren in Betracht kommen.

Die *Bewegungen*, mittels deren wir die Form unseres Ansatzrohres verändern. sind ganz oder teilweise sichtbar, und zwar am besten die Lippenbewegungen. ferner jene des Unterkiefers nach oben, unten, vor- und rückwärts. Bei geöffnetem Mund können wir auch die Zungenbewegungen verfolgen, denen der äußerlich sichtbare und tastbare Mundboden (zum Teil auch der ganze Kehlkopf) folgt. Bewegungen des Gaumensegels aber sind nur so weit sichtbar, als wir dessen orale Fläche beobachten können; einen Teil der pharyngealen Oberfläche sieht man unter Umständen bei der Rhinoskopie während der Hebung des Gaumensegels. Erst durch GUTZMANNS Beobachtungen an Patienten mit operativem Defekt des Oberkiefers sind wir über die oben erwähnte Bewegungsart des Gaumensegels genauer unterrichtet. Die Kehldeckelbewegungen entziehen sich unserer direkten Betrachtung, sind jedoch mittels Röntgenstrahlen nachweisbar, während die Beobachtung im Kehlkopfspiegel bei herausgestreckter Zunge nicht mehr unter normalen Verhältnissen stattfindet.

In der Phonetik des Singens spielt das Verhalten des Ansatzrohres eine sehr wesentliche Rolle, insofern als sich darin der Vorgang des *Stimmansatzes* (Stimmanschlag oder auch Tonansatz) abspielt. Mit dieser Frage hat sich E. BARTH besonders eingehend beschäftigt und er hat den Nachweis versucht.

daß der tiefe Kehlkopfstand die günstigsten Verhältnisse für den Stimmansatz gewährleiste. Schon HELLAT hatte als Vorteil der Kehlkopftiefstellung beim Singen angegeben, daß der Pharynx verlängert, seine Höhle erweitert, die Zunge heruntergezogen, die Mundhöhle erweitert, die Trachea verkürzt und wahrscheinlich auch erweitert, der „Druck auf den Kehlkopf" aber vermindert werde und daß dabei der Schildknorpel dem Ringknorpel eng anliege. Auch SPIESS hatte schon auf die Bedeutung eines möglichst freien Raumes zwischen Zungengrund und Zungenrücken einerseits und hinterer Rachenwand sowie weichem Gaumen andererseits hingewiesen. E. BARTH sagt, daß durch das Tiefer- und Vorwärtstreten des Schildknorpels das Zungenbein ebenfalls nach vorn unten gezogen wird, wobei das Ansatzrohr, und zwar Hypo- und Mesopharynx im vertikalen und sagittalen Durchmesser vergrößert werde, also an Länge und Weite gewinne. Gleichzeitig nimmt der Kehldeckel eine längliche und flachere Form an. Sein Wulst verstreicht, womit ein Hindernis für die zum harten Gaumen aufsteigende Schallwelle weggeräumt sei. Gleichzeitig werden die MORGAGNIschen Ventrikel entfaltet, denen BARTH einen (sehr hypothetischen!) resonatorischen Einfluß zuschreibt. Demgegenüber glaubt er beim Hochziehen des Kehlkopfes eine Berührung des Kehldeckelwulstes mit den Stimmlippen annehmen zu dürfen. Schließlich vermutet er „eine Ersparnis von Muskelkräften" durch das mit dem Ansteigen der Tonhöhe einhergehende Herabtreten des Kehlkopfes. Dabei erschlaffen die Antagonisten der Herabzieher, welche sonst Zungenbein und Schildknorpel fixieren und die Tongebung soll unter „geringerem Aufwand an Muskelkräften" erfolgen ohne „störende Spannung der das Zungenbein hebenden und fixierenden Muskulatur". An dieser Darstellung ist noch manches hypothetisch und unerwiesen. Jedoch mag die Bedeutung der äußeren Spanner namentlich des Sternothyreoideus bisher unterschätzt worden sein. Schon MERKEL hat ihnen mehr Beachtung geschenkt und neuerdings auch MINK, dessen sonstige Anschauungen hier außer Betracht bleiben können. Jedenfalls haben die Fixationsmuskeln auf die stimmliche Leistung des Kehlkopfs einen nicht unwesentlichen Einfluß. Eine Erklärung für das sicher bei Männerstimmen, seltener bei Frauenstimmen beobachtete stufenweise Sinken des Kehlkopfs mit steigender Tonhöhe geben aber auch BARTHS Darlegungen nicht. Auch FLATAU und GUTZMANN haben ihr Augenmerk auf das Verhalten des oberen Ansatzrohres beim Singen gerichtet und die Bewegungen seiner Wände gleichzeitig mit jenen des Kehlkopfs graphisch aufgenommen. Sie fanden geringere Bewegungen des Kehlkopfs und „sehr starke unabhängige Mundbodenbewegungen, wobei die Vokaldifferenzen noch nachweisbar waren, während sich sonst im Ansatzrohr „ein auffallendes Verschwinden der Vokaldifferenzen zeigte". Sie erblicken darin „das Bestreben im Kunstgesang periphere Teile zugunsten des Kehlkopfs zu belasten und gleichzeitig eine relativ einheitliche Form des Ansatzrohrs zu bewahren, während die zu den verschiedenen Vokalisationen notwendigen Veränderungen mehr und mehr der unabhängiger gewordenen Mundboden- und Zungenaktion zufallen". Diese Annahme läßt sich wohl mit dem Tiefertreten des Kehlkopfs überhaupt beim Singen und auch bei steigender Tonhöhe vereinigen, denn der Kehlkopf bleibt dabei zwar unterhalb der Ruhelage ohne jedoch größere Bewegungen zu machen. Es scheint mir durchaus denkbar, daß die Ursache für die der natürlichen entgegengesetzten Kehlkopfbewegung in dem Bestreben der Kunstsänger zu suchen ist, durch den ganz allmählich einsetzenden Mechanismus des Deckens bei dem ja auch der Vokalcharakter sich ändert, den sogenannten Ausgleich der Stimmregister und damit eine gleichmäßig schöne Tongebung zu erreichen.

Der günstigste Übungsvokal beim Singen soll übrigens nach FRÖSCHELS (2) das u sein, weil dabei namentlich die unteren Teile des Ansatzrohrs sich am wenigsten von der

Ruhelage entfernen und die Zunge nicht zurückgezogen werden könne und weil von ihm untersuchte Natursänger auf den Vokal u den größten physiologischen Stimmumfang erreichten. FLATAU und GUTZMANN vertreten die Ansicht, man solle individuell vorgehen und „von den vorhandenen gegebenen natürlichen Formen" des Ansatzrohres diejenigen zum Ausgang der Übungen wählen, die „die besten Vorbedingungen bereits aufweisen".

Vokale.

Die wichtigste Frage aus der Ansatzrohrphysiologie ist jene nach der *Entstehung der Vokale*. Die Vokaltheorie beschäftigt schon seit einem Jahrhundert die Physiologen. Ihre Lösung ist auf den verschiedenen Wegen versucht worden und mag sie auch noch nicht ganz erreicht sein, so ist man ihr doch wesentlich näher gekommen. Eine historische Darstellung der Entwicklung dieser Lehre von Vokalen wäre in mehr als einer Beziehung fesselnd und lehrreich, doch fehlt dazu hier der Raum, weshalb auf die Ausführungen in GUTZMANNS Stimmphysiologie, in NAGELS Handbuch, insbesondere aber auf GARTENS „Beiträge zur Vokallehre" hingewiesen werden muß. Bekanntlich stehen sich zwei Theorien gegenüber, die Obertontheorie von HELMHOLTZ und die Formanttheorie von HERMANN. Der eigentümliche Vokalklang verdankt seine Entstehung der Verstärkung von Tönen im Ansatzrohr, deren Höhe bestimmt und vom Grundton unabhängig ist und deren Stärke jene des Grundtones unter Umständen übertreffen kann. Nach HELMHOLTZ sind das zum Grundton im Kehlkopfklang harmonische Teiltöne, welche durch Resonanz im Ansatzrohr je nach dessen Formung verstärkt werden. Da die Resonanzbreite des Ansatzrohres sehr groß ist, so können bei jeder Lage des Grundtones einer oder mehrere Teiltöne in der Mundhöhle resonieren. HERMANN behauptet demgegenüber, daß die verstärkten Töne nicht zum Grundton harmonisch sein müssen und nicht im sogenannten primären Klang enthalten zu sein brauchen, sondern im Ansatzrohr selbst entstehen, und zwar dadurch, daß bei jeder Schwingung, jedem Stoß des der Stimmritze entweichenden Luftstromes die Luft in der Mundhöhle immer von neuem in eine Reihe rasch gedämpfter erzwungener Schwingungen versetzt werde, deren Frequenz sich nach dem Ausmaß des Mundhöhlenraumes richte; daher die Bezeichnung Pufftheorie durch SCRIPTURE. Diese „Formanten" seien also nicht immer harmonisch zum Grundton.

Zur Untersuchung der Bildung von Vokalklängen, zur Lösung der Frage nach der Schwingungsform der unmittelbar über den Stimmlippen befindlichen Luftsäule und nach der Schwingungsform der in der Mundhöhle verstärkten oder entstandenen Töne (also zur Lösung einer einzigen Gleichung mit zwei Unbekannten) hat man die verschiedensten Wege mit mehr oder weniger Erfolg beschritten, ohne zu einer absoluten Klärung zu gelangen. Die Untersuchung der *Eigentöne der Mundhöhle* in verschiedenen Vokalstellungen (ohne Stimme) (ABRAHAM) oder beim Flüstern (WEISS, STUMPF) der Vokale oder beim Anblasen der Mundhöhle von außen (GUTZMANN) war ein Weg zum Ziel. Da jedoch nicht erwiesen ist, daß dabei die Mundhöhlenform genau gleich ist wie beim Singen eines Vokals, und da GARTEN nachgewiesen hat, daß die Weite der Stimmritze jene Eigentöne beeinflußt, so war auf diesem Wege die Frage nicht zu lösen. Die Ermittlung der *Eigentöne aus gesungenen Vokalen* mit unserem Gehör stößt auf wohl unüberwindliche Schwierigkeiten, selbst wenn man Resonatoren verwendet. Die FOURIER-Analyse (HERMANN, PIPPING), also die mathematische Berechnung der Teiltöne aus registrierten Vokalkurven vermag nur harmonische, niemals unharmonische Komponenten der Schwingung nachzuweisen, selbst wenn die Aufnahme richtig war, d. h. der Eigenton der Schallschreibermembran höher liegt als die aufgenommenen Klänge (und ihre Teiltöne), *denn für alle Klangaufnahmen gilt das Gesetz, daß nur Schwingungen, die unter-*

halb der Eigenschwingung des Registrierapparates liegen, dynamisch richtig, höhere aber gedämpft wiedergegeben werden (O. FRANK). Eine dritte Versuchsanordnung schien Erfolg zu versprechen: die *Vokalsynthese* aus harmonischen Teiltönen. Aber es war möglich, gute künstliche Vokale nicht nur aus harmonischen Teiltönen (C. STUMPF) zusammenzusetzen, sondern sie ließen sich merkwürdigerweise auch durch Verwendung zum Grundton unharmonischer Schwingungen (HERMANN) erzielen. Einen schweren Stoß schien die HERMANNsche Lehre durch Versuche von W. KÖHLER zu erhalten. Es gelang ihm nämlich mit dem QUNICKEschen Interferenzapparat die Vokale durch Auslöschen einzelner harmonischer Teiltöne derart umzuwandeln, daß am Ende der Rohrleitung ein anderer Vokal gehört wurde. Dieses für jeden, der es mitbeobachten konnte, ganz überraschende Experiment schien zu beweisen, daß durch Auslöschung harmonischer Teiltöne der Vokalcharakter verloren geht und daß andere Vokale entstehen, deren Formant im Sinne der HERMANNschen Lehre dann hätte im Tongemisch des ursprünglichen Vokals gewissermaßen latent vorhanden sein müssen. GARTEN hat aber gezeigt, daß auch in diesem Falle, wie das leider oft vorkommt, die mangelhafte Kenntnis der Eigenschaften des Untersuchungsapparates zu falschen Deutungen der Versuchsergebnisse führt. Durch Aufnahme von Sirenentönen und vom elektrischen Funkenknall mit dem Schallschreiber durch den Interferenzapparat hindurch wies er nach, daß dieser Apparat gleichzeitig mit der Auslöschung tieferer Teiltöne höhere von der doppelten Schwingungszahl der ausgelöschten erheblich verstärkt, daß er außerdem wie ein Resonator Eigentöne seiner verschiedenen Seitenröhren liefert und daß er schließlich auch unharmonische Komponenten eines Klanges mit den harmonischen verkleinern, erheblich ändern oder sogar auslöschen kann. Der Nachweis für die letzte Tatsache gelang durch Aufnahme künstlicher, von einem vorgeschalteten Resonator veränderter Vokale mit und ohne Interferenzapparat vermittels des Schallschreibers. Die Auslöschung bestimmter Obertöne ergab gleiche Kurvenbilder beim künstlichen Vokal, der nachweislich unharmonische Teiltöne enthielt, wie beim unveränderten Vokal. *Damit ist der wichtigste Einwand gegen die Formantenlehre entkräftet,* denn die Vokaländerungen KÖHLERS lassen sich nicht nur durch die Vernichtung harmonischer Obertöne, sondern auch durch Verstärkung von höheren Teiltönen und Entstehung von Eigenschwingungen der Resonatorröhren erklären, und die Auslöschung harmonischer Obertöne durch den Apparat beeinträchtigt oder vernichtet auch namentlich in der Nähe gelegene unharmonische Obertöne, also etwaige Formanten.

Die bisherigen Versuche, *Eigentöne der Mundhöhle* festzustellen von ABRAHAM, AUERBACH, DONDERS, GUTZMANN, HELMHOLTZ, HERMANN und WEISS, ergaben außerordentlich verschiedene Resultate, die so weit voneinander abwichen, daß sie nicht alle richtig sein konnten. GARTEN nahm nun Schwingungen der Mundhöhle mit seinem Schallschreiber auf, die durch einen Funkenknall vor dem geöffneten Mund bei verschiedenen Vokalstellungen oder durch Anblasen der Mundhöhle durch eine Schlitzsirene oder schließlich beim Flüstern entstanden. Er fand einheitliche Zahlen für die einzelnen Vokale, die wesentlich höher lagen als man durch Analyse gesungener Vokale berechnet hatte. Am Modell konnte er ferner zeigen, daß sich mit der Erweiterung der Stimmritze der Mundhöhlenton erhöht, daß also die Erhöhung der Eigentöne beim Flüstern und überhaupt bei offener Stimmritze eintreten mußte. Daraus geht weiter hervor, daß beim Singen der Eigenton der Mundhöhle bei Brusttönen mit der Erweiterung und Verengerung bzw. dem Verschluß der Stimmritze ein wenig auf- und abschwanken muß und daß er bei der Kopfstimme, bei der ja die Glottis verhältnismäßig weit ist und sich nicht schließt, höher sein muß. Dementsprechend fand GARTEN auch bei der Kopfstimme höher gelegene Formanten als bei der Bruststimme. Als Mittelwerte für die Vokalformanten, Formant-region (STUMPF) (Eigentöne der Mundhöhle), fanden sich bei einer Bariton-stimme für den Vokal A etwas über 1000, für den Vokal O etwas über 800, für den Vokal U etwas über 700 Schwingungen, bei gelegentlichen Bestimmungen für E über 2500 etwa e^4, für I über 2700 Schwingungen etwa f^4, doch konnten ausführliche Untersuchungen mit diesem Verfahren nur bei A, O und U gemacht werden. Bei einer Frauenstimme wurden ähnliche Werte erhalten, bei einer anderen Männer- und einer zweiten Frauenstimme waren die Werte um 100 bis 200 Schwingungen niedriger. Bemerkenswert war die Abnahme der Dämp-fung vom A übers O zum U, eine Erscheinung, die auch an Kugelresonatoren mit enger Öffnung auftritt, wo die Dämpfung mit zunehmender Verengerung der Öffnung (am engsten am Mund beim U) abnimmt. In einer weiteren Arbeit zeigte GARTEN mit KLEINKNECHT einen neuen Weg zur *Aufnahme und Analyse gesungener Vokale vermittels* des von ihm erfundenen *automatischen, variablen, harmonischen Kugelanalysators.* Dieser Apparat gestattet die Aufschreibung der Resonanzmaxima zwar nicht streng gleichzeitig, aber in Bruchteilen einer Sekunde hintereinander. Eine genaue physikalische Prüfung des Apparats bewies, daß er richtig arbeitet, daß seine Eigentöne vom Schallschreiber richtig wiedergegeben werden, daß er einfachere und kompliziertere Klänge in ihre Komponenten zerlegt, und daß ein Ton schon nach ganz wenigen Schwingungen in diesem variablen Resonator eine merkliche resonatorische Verstärkung erfährt. Mit diesem neuen Apparat wurden die Vokale A, O und U untersucht. Für die Verstärkung der sehr hohen Teiltöne des E und I eignet sich das Ver-fahren noch nicht. Die Vokale wurden von einer Männer- und einer Kinder-stimme gesungen. Übereinstimmend für beide fand sich ein bei rund 1000 (h^2c^3) Schwingungen festliegendes Verstärkungsgebiet für A, ein etwas tieferes um 700 Schwingungen (f^2g^2) für O und ein noch tieferes um 650 Schwingungen (etwa e^2) für U. Dementsprechend war bei mit tiefem Grundton gesungenen Vokalen ein höherer Oberton verstärkt als bei auf hohem Grundton gesungenen Vokalen, mit anderen Worten: die Ordnungszahl des verstärkten Teiltons nahm mit der Höhe des Grundtons ab, weil ja die absolute Tonhöhe des verstärkten Teiltons unverändert bleibt. Ferner konnte nachgewiesen werden, daß auch ein zum Grundton unharmonischer Oberton verstärkt sein kann. Die Untersuchung der Amplitudengröße von Grundton und Teiltönen ergab im Gegensatz zur bisherigen Lehre, daß beim A wie beim U auch der Grundton neben dem zweiten Teilton kräftig hervortritt, beim O mehr der letztere.

Besonders wichtig war noch die letzte Versuchsreihe, wobei der Vokal A in verschiedener Tonhöhe vor einem Resonator mit konstant hohem Eigenton gesungen wurde. Trotz des Wechsels der Grundtonhöhe traten in jeder Grund-tonperiode Teilschwingungen von nahezu gleicher Schwingungsdauer auf (For-mantschwingungen). Aus allem schließt GARTEN, daß man mit HELMHOLTZ *einen an harmonischen Obertönen reichen Kehlkopfton annehmen darf, daß aber alle jene Teiltöne, die höher liegen als die Eigentöne des Hohlraums über der Stimm-ritze stark verkleinert, also abgeschwächt werden.* Er tritt der Ansicht von BROEMSER bei, daß der Vorgang analog der Registrierung rascher (von den Stimmlippen erzeugter) Schwingungen mit einem elastischen System von niedrigerer Schwin-gungszahl (Mundhöhle) sei, daß also eine zwar obertonreiche, aber in der Gesamt-form einfache Schwingung (Stimmlippenschwingung) als Stoßerreger in Betracht kommt, und daß man daher eine Vokalkurve in gleicher Weise (mathematisch) behandeln könne „wie eine von einem schlecht registrierenden Apparat auf-genommene Kurve". *Daneben entstehen in der Mundrachenhöhle noch unharmo-nische Eigentöne jener Hohlräume,* die sich wegen der geringen Zahl von Schwingungen innerhalb der Grundtonperiode z. B. beim O und U mit dem harmonischen Analysator nicht ermitteln lassen (wohl aber beim A). *Es sind die Formanten* HERMANNS, die gelegentlich zum Stimmton auch harmonisch sein können. *Sie bilden stets, und zwar bei geflüsterten Vokalen allein* (ohne den Grundton), *die charakteristische Komponente des Vokalklangs*, den wir gewohnt sind „in der lauten Sprache mit dem klingenden Kleid der Stimmbandtöne zu umgeben".

In jüngster Zeit (1924) hat sich FERDINAND TRENDELENBURG mit der Vokaltheorie beschäftigt. Er meint, „ein Gegensatz zwischen der Theorie von HELMHOLTZ und von HERMANN könnte nur dann bestehen, wenn die einzelnen Impulse (der Stoßerregung) nicht streng periodisch identisch wären". Letzteres hält er wegen der Regelmäßigkeit seiner Vokalkurven für ausgeschlossen. Jedoch berücksichtigt er die neuere Literatur nur zum Teil, jedenfalls nicht die genaue mathematische Analyse von BROEMSER mit ihren entgegengesetzten Ergebnissen. Ferner ist sein Aufnahmeverfahren nur bis zu dem von ihm verwandten Kndensatormikrophon, aber nicht darüber hinaus genau berechenbar; sein Verstärker betont Schwingungen höherer Frequenz, also hohe Obertöne. Neben den bekannten Formantgebieten fand er bei A, O und U noch ein hohes charakteristisches

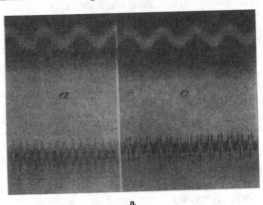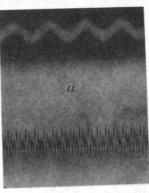

a   b

Abb. 13 Klangaufnahmen der Vokale a, o, a; aufgenommen von Prof. BROEMSER mit dem FRANKschen Apparat. Oben Zeitkurve: $1/50$ Sek. Vokal a Ton etwa 242 (h), Formant etwa 970; Vokal o Ton etwa 166 (f), Formant etwa 670; Vokal u Ton etwa 205 (a), Formant etwa 615. Die Schwingungszahlen der Formanten sind durch Auszählung berechnet und stimmen annähernd gut mit jenen von GARTEN angegebenen überein. (Vgl. PH. BROEMSER und O. FRANK: Ein neues Verfahren zur Registrierung von Schallphänomenen. Ges. f. Morphol. u. Physiol. in München 12. 11. 1912.)

Gebiet in der Gegend von 3000 Schwingungen. *Diesen hohen Partialtönen schreibt er einen entscheidenden Einfluß auf die persönliche Klangfarbe zu.* Sie haben also mit der eigentlichen Vokallehre nichts zu tun.

Bildung und Einteilung der Vokale. Für die Entstehung der Vokale ist die Form des Ansatzrohres, in der Hauptsache der Mundrachenhöhle maßgebend. Da nun diese Höhle dank der Weichheit und Verschieblichkeit ihrer Wände ganz außerordentlich veränderlich ist, so muß es entsprechend den zahlreichen Abstufungen zwischen ihrer Länge, Breite und Höhe sowie der Enge und Weite der vorderen und hinteren Öffnung unendlich zahlreiche Vokale geben, wenn wir also im allgemeinen Sprachgebrauch von fünf Vokalen: a, e, i, o, u oder mit ä, ö, ü acht Vokalen reden, so sind damit nur Haupterscheinungsformen „Grundvokale" (SÜTTERLIN) gemeint, zwischen denen es beliebig viele andere gibt. Ihre weitere Einteilung ist von linguistischer Seite vielfach versucht worden. So entstanden Vokalsysteme. Fast jeder Systematiker schuf sich eine eigene Einteilung und bestritt die Berechtigung anderer. Vom philologischen Standpunkt aus genügen z. B. sogar 18 Vokale „auch den einfachsten Bedürfnissen nicht, zumal wenn man mehrere Sprachen gleichzeitig ins Auge faßt" (Sütterlin). Schließlich kam man (in England) bis auf 52 und sogar 90 Vokale. Es wird Sache experimentell-phonetischer Forschung sein, derartige linguistische Fragen zu klären und vielleicht einheitlicher zu gestalten. Für unsere Betrachtung genügen einfachere Übersichtsdarstellungen.

Die Veränderungen der Mundhöhlenform bei der Erzeugung von Vokalen geschehen hauptsächlich durch Lippen-, Kiefer- und Zungenbewegungen, während für die Veränderung der Klangfarbe der Stimme als solche, wie wir schon sahen, die Stellung des Kehldeckels, der Raum zwischen Zungengrund und Rachenwand und ferner, wie wir noch sehen werden, das Verhalten des Gaumensegels in Betracht kommt. Veränderungen der Lippen- und Mundstellung bei den Vokalen können wir sehen und photographieren; Zungenstellungen zeigen uns Röntgenschirm und -Platte (Scheier), wobei wir sie durch Auflegen dünner Bleiplättchen (E. A. Meyer), eines Kettchens (E. Barth) sowie durch Aufstreichen einer Wismutpaste (Fröschels und Haudek) deutlicher machen können. Die genauesten Untersuchungen über Zungenstellung bei Vokalen verdanken wir L. P. H. Eijkman. Meßverfahren sowie Einbringen von Gummikapseln in die Mundhöhle haben sich dabei wenig bewährt, weil sie den Vorgang der Lautbildung stören. Die Unterkieferbewegungen lassen sich durch Apparate von Zwaardemaker und von Rousselot registrieren, die Gaumensegelbewegung durch Einführen von Schreibhebeln durch die Nase oder durch Aufnahme des aus einer (nicht verengten) Nasenhälfte entweichenden Luftstroms, am besten durch das Röntgenverfahren. Gut brauchbar besonders für Zungenbewegungen ist auch das von Gutzmann abgeänderte Färbeverfahren Grützners, bei dem der harte und etwa noch der wagrechte Teil des weichen Gaumens mit einer Aquarellfarbe bestrichen wird. Die Zunge leckt an den Berührungsstellen die Farbe ab, wodurch diese Stellen an Zunge und Gaumen sichtbar und ausmeßbar werden. Mittels aller dieser verschiedenen Arten der Untersuchung können wir die Bildung der Vokale in großen Zügen festlegen und folgende Gruppen unterscheiden: Die Vorderzungenvokale mit breiten Mundstellungen, deren Hauptvertreter i und e sind, die Hinterzungenvokale mit runden Mundstellungen, deren Hauptvertreter o und u sind, dazwischen das offene a. Dementsprechend geht die Gestaltveränderung der Mundhöhle im großen und ganzen so vor sich, daß beim a der Kiefer nach unten gesenkt ist, die Lippen weit geöffnet sind und die Zunge am Mundboden mit der Spitze hinter den Alveolen der Schneidezähne ruht. Der weiche Gaumen ist gehoben und schließt den Nasenrachen mit mäßiger Kraft ab. Vielfach wird die Zunge nicht einfach nach unten gelegt, sondern dabei etwas zurückgezogen und an der Wurzel sogar ein wenig gehoben. Das ist aber schon keine reine Lautbildung mehr. Vom a übers o zum u wird der Unterkiefer mehr und mehr gehoben, der Mund verengt und die Lippen stülpen sich zu einer immer kleineren runden Öffnung vor, während sich der Zungenrücken allmählich hebt, so daß sich der Raum zwischen hinterem Zungenrücken und Gaumen etwas verengt. Der Kehlkopf senkt sich dabei ein wenig. Umgekehrt wird die Mundspalte ohne Lippenvorstülpung in die Breite gezogen, wenn man vom a übers e zum i hinübergeht, während der Unterkiefer sich ebenfalls wieder hebt und der Zungenrücken im vorderen Drittel nach oben gegen den Gaumen steigt und so den vorderen Teil der Mundhöhle verengt. Der Kehlkopf hebt sich dabei ein wenig. Der weiche Gaumen hebt sich ebenfalls vom a zum u und vom a zum i stets etwas mehr und kräftiger. Nur beim a scheint er manchmal nicht ganz abzuschließen, wie man im Rachenspiegel sehen kann. Scheier fand bei zwei Sängern durch Röntgenaufnahmen, daß bei Brusttönen „das Gaumensegel sich fest an die hintere Pharynxwand heranlegt, bei dem Falsett das Gaumensegel nicht den Nasenrachenraum abschließt, vielmehr weit absteht, wenn es auch nicht so weit herunterhängt wie bei den nasalierten Vokalen". Solche Befunde sind an einem großen Material noch nachzuprüfen. In jüngster Zeit hat RABOTNOW den Satz aufgestellt, beim Singen schließe der weiche Gaumen den Nasopharynx nicht völlig ab, jedoch sind seine Versuche (namentlich mit nasalen Kurven) und die daraus gezogenen Schlüsse nicht beweisend.

Neben den soeben beschriebenen Vokalen gibt es auch Zwischenstellungen wie ä und å, ferner Vorderzungenvokale mit runden Mundstellungen, z. B. ö und ü und in fremden Sprachen auch Hinterzungenvokale mit breiten Mundstellungen. Das ä wird in einer Mittelstellung zwischen a und e, und zwar mit mäßig gesenktem Unterkiefer, mäßig breitem Mund und leicht gehobener Vorderzunge gebildet. Das å, mit etwas gehobenem Unterkiefer und etwas breiterer, also elliptischer Mundöffnung sowie leicht gehobener Hinterzunge. Die Zwischenstellungen ö und ü weichen in der Lippenstellung dadurch von o und u ab, daß die Mundöffnung durch leichtes Senken und Einwärtsziehen der Unterlippe ein wenig verengt wird, während sich der Zungenrücken statt hinten mehr vorne hebt.

Nach M. SCHOEN hat die Qualität des Vokals Einfluß auf die Tonhöhe der Singstimme, die bei o und u etwas sinkt, bei e ein wenig steigt und bei a und i am richtigsten bleibt; was noch nachzuprüfen wäre.

Zwischen den soeben beschriebenen Stellungen sind alle Übergänge denkbar, und damit alle Klangveränderungen möglich. Tatsächlich sprechen ja auch kaum zwei beliebige Menschen jeweils ganz gleiche Vokale, dagegen findet man nicht selten eine auffallende Übereinstimmung in der Vokalisation bei Geschwistern, wie ja auch besondere Sprechweisen, Akzenteigentümlichkeiten der Sprache, in manchen Familien erbliche Gewohnheiten sind.

Die *Vokale* können aber auch in verschiedener Art, nämlich mehr *offen* und mehr *geschlossen* ausgesprochen werden, wobei noch die Lautdauer hereinspielt, weil offene Laute gewöhnlich kürzer gesprochen werden als die geschlossenen, jedoch kann die Lautdauer (der zeitliche Akzent siehe S. 677) nicht als Einteilungsgrundlage benutzt werden. Geschlossene Vokale wären z. B. das a in Adel und Tadel, das o in Ohr und Note, das u in Uhr und Busen, das e in Esel und Nebel, das i in Igel und Fließen, das ü in Hügel, das ö in Vögel, das ä in Täter. Offen dagegen wäre das a in Apfel und Pappel, das o in Ost und total, das u in Ulrich und Tupfen, das e in Ente und Decke, das i in Irma und Bitte, das ü in Fürchten, das ö in Götter und das ä in Gänse. Den Unterschied zwischen offenen und geschlossenen Vokalen fand SOKOLOWSKY darin, daß bei sogenannten offenen Vokalen das Bestreben deutlich wird, sich der Mittelstellung des Vokals „der Indifferenzlage", d. h. also der a-Stellung zu nähern, „und zwar beim o und e direkt und beim i und u auf dem Weg über e bzw. o". Seine Klanganalysen ergeben, daß die Formanten des offenen o und u höher liegen als jene des geschlossenen o und u, während jene des offenen e und i tiefer liegen als die des geschlossenen e und i, daß sich also die Formanten aller offenen Vokale stets mehr den a-Formanten in der zweigestrichenen Oktave nähern. Die sichtbaren Mund- und Zungenbewegungen und sogar die Kehlkopfbewegungen sind übrigens bei den offenen Vokalen dementsprechend weniger groß und weniger deutlich ausgeprägt.

Am Gesichts- und Hirnschädel hat E. HOPMANN den einzelnen Vokalen zugehörige Vibrationsbezirke feststellen können, die am Schädeldach sowie an Gesicht und Hals bei den Lauten i und u (engste Schallabflußöffnung) die größte, dagegen beim a (weiteste Schallabflußöffnung) die geringste Ausdehnung hatten. Die Vibrationsbezirke beim o und e näherten sich in ihrer Größe und Form bald mehr jenen für u und i, bald jenem des a je nach der Klangfarbe des o und e (geschlossen oder offen).

Mit dem Vorbehalt der bisher dargestellten Vokalunterschiede läßt sich noch immer das von HELLWAAG 1781 aufgestellte *Vokaldreieck* zur übersichtlichen Darstellung einer Vokaleinstellung brauchen, wobei von den drei Grundvokalen, gewissermaßen den Endstellungen a, u, i ausgegangen wird.

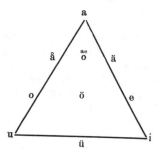

In diesem Vokaldreieck finden wir die wesentlichen Vokale eingezeichnet, um die sich nun alle unendlich vielen Zwischenformen gruppieren lassen.

Bemerkenswert ist noch, daß der *Luftverbrauch* bei lange gehaltenen Vokalen mit der Enge der Ausflußöffnung abnimmt, daß er also beim u geringer ist als beim a (GUTZMANN und LOEWY).

SCHILLING hat den Einfluß extremer Vokalstellungen auf dem Atemtypus zum Gegenstand von Untersuchungen an 17 Versuchspersonen gemacht mit dem Ergebnis, daß er im allgemeinen mit zunehmender Verdunkelung der Vokale mehr abdominal wurde. Die Ursache hierfür war nicht mechanisch durch die Strömungsgeschwindigkeit beim Einatmen, sondern seelisch, und zwar individuell bedingt.

Konsonanten.

Schließt man die vorgestülpten Lippen immer mehr, während man ein u ausspricht, so entsteht schließlich ein tönendes w; hebt man die Zunge während des i-Lautes fast bis zur Berührung mit dem vorderen Gaumen, so entsteht ein tönendes j; verengt man die Mundöffnung beim ü noch mehr, so gerät man in ein f-artiges (bilabiales) Blasen oder ins Pfeifen. In diesen Fällen ist man an der *Vokalkonsonantgrenze* angelangt. Zwischen Vokal und Konsonant gibt es eben fließende Übergänge. GUTZMANN (1) weist darauf hin, daß die Vertauschung von u und v oder w sowie von i und j in alten Schriften auf eine zeitweilige Verwischung dieser Grenzen hindeutet. Zum Teil aus diesen Gründen ist auch eine genaue *Begriffsbestimmung des Wortes Vokal* auf Schwierigkeiten gestoßen. Man könnte etwa in Anlehnung an eine Erklärung GUTZMANNS sagen: Vokale sind im physiologischen Sinne diejenigen menschlichen Sprachlaute, bei denen die Stimme (vox) der wesentliche Bestandteil ist und bei denen nur je nach der Formung der in der Mitte offenen Mundhöhle der Klang durch deren Eigentöne verändert wird.

Stellt sich dem Luftstrom, der aus dem Kehlkopf entweicht, an irgendeiner Stelle ein Hindernis entgegen, so entsteht ein Geräusch. Dieses Geräusch ist der maßgebende Bestandteil des *Konsonanten*, „consonat aliquid ergo consonans". Dabei ist es gleichgültig, ob das Geräusch allein auftritt oder zum Stimmklang hinzutritt. In diesem Sinne sind der gehauchte und der harte Stimmeinsatz Kehlkopfkonsonanten. Bei Nasenlauten ist das Konsonierende (allerdings kein Geräusch!) der Nasenrachenraum und die geschlossene Mundhöhle mit ihren Eigentönen. Nur die meisten L-Laute sind geräuschlos und könnten ebensogut den Vokalen zugezählt werden, wenn man bei deren Umgrenzung nicht die Tatsache in Betracht zieht, daß die Mundhöhle in der Mitte offen ist. Bei den L-Lauten aber wird der Luftstrom durch die in der Mitte an den Gaumen oder die Oberzähne angelegte Zunge in zwei Hälften gespalten. Wird übrigens die Zunge weiter hinten gehoben, so entsteht auch während des L-Lautes ein Reibegeräusch z. B. beim englischen ll in Lloyd. Nehmen wir demnach als wesentliche Eigentümlichkeiten der Konsonanten im allgemeinen die Hemmung des Luftstroms und die daraus folgende Geräuschbildung ohne Rücksicht auf die Stimme, so ergibt sich, daß die Unterscheidung von Vokal und Konsonant als Selbstlaut und Mitlaut physiologisch nicht haltbar ist, ganz abgesehen davon, daß zahlreiche rein geräuschhafte

Konsonanten eben nur Selbstlaute sind. Andererseits aber sind rein gebildete Vokale niemals geräuschhaft, denn geflüsterte Vokale sind eben nicht rein, sondern von einem Kehlkopffreibelaut begleitete Eigentöne der Mundhöhle oder, wenn man will, auch vokalisierte Geräusche. Mit den geflüsterten Vokalen sind wir eben wieder an einer anderen tiefer gelegenen Stelle des Sprachorgans zur Vokalkonsonantgrenze gelangt, nämlich bei den Kehlkopfkonsonanten, zu denen alle an der Stimmritze erzeugten Geräusche gehören, die nur zum Teil in unserer Sprache vorkommen. Die Analyse geflüsterter Vokale hat mit Rücksicht auf das Formantproblem C. STUMPF durchgeführt.

Über die zweckmäßigste Einteilung der Konsonanten haben sich die Linguisten mehr als die Physiologen den Kopf zerbrochen und sie sind zu mannigfachen, bisweilen wenig übersichtlichen und erkünstelten Einteilungen gelangt wie bei den Vokalen, weil eben zwischen allen Sprachlauten fließende Übergänge vorhanden sind. Fassen wir nur wesentliche Merkmale ins Auge, so genügt folgende Übersicht, die nach der Bildungsstelle, der Bildungsart im Ansatzrohr und der Beteiligung der Stimme vorgenommen ist.

Bildungsstelle		Bildungsart				
		Verschluß-laute	Reibelaute	Zitterlaute	L-Laute	Nasen-laute
Lippen oder Unterlippe und Oberzähne I	Stimmlos	p	f	(Lippen-r)		m
	Stimmhaft	b	w			
Vorderzunge und Zähne II	Stimmlos	t	ss			n
	Stimmhaft	d	s			
Zunge und Vordergaumen III	Stimmlos	t	vorderes ch sch	} Zungen-r	l	n
	Stimmhaft	d	j sch			
Zunge und Hintergaumen IV	Stimmlos	k	hinteres ch	} Gaumen-r [1]	ll	ng
	Stimmhaft	g	hinteres ch			

Zwischen Rachen- und Zungengrund (V) gebildete Geräusche können im Deutschen außer Betracht bleiben; betreffend Kehlkopfkonsonanten (VI) siehe oben bei den Stimmeinsätzen S. 635.

Aus dieser Einteilung geht hervor, daß einige Laute z. B. t verschieden gebildet werden können, wobei der vorangehende oder nachfolgende Vokal eine Rolle spielt, was in der Phonetik der Lautsprache oft vorkommt.

Die wesentlichen Eigenschaften der Konsonanten sollen hier kurz erwähnt werden. Bezüglich der Einzelheiten muß auf phonetische Werke verwiesen werden, deren physiologische Grundlagen aber nicht immer tragfähig sind.

Verschlußlaute.

Die explosiven Verschlußlaute werden im allgemeinen in harte p, t, k und weiche b, d, g geteilt, deren wichtigste Merkmale namentlich die philologischen Phonetiker beschäftigt haben. Da auch hier eine scharfe Abgrenzung wegen der möglichen Übergänge nicht ganz durchführbar ist und weil Mundartverschiedenheiten dabei mithereinspielen, so ist man in der Frage nach den Unterschieden zwischen hartem (tenuis) und weichem (media) Laut noch nicht ganz einig, besonders auch deshalb, weil behauptet wird, das weiche b könne auch stimmlos gebildet werden, während BRÜCKE angibt, das geschehe mit Flüster-

[1] Eigentlich ein Reibelaut.

stimme. v. WILCZEWSKI hat an Lippenlauten in Verbindung mit Vokalen experimentell nachgewiesen, daß bei ihnen die Begriffe „stimmhaft", „stimmlos" und „halbstimmhaft" nicht streng abgrenzbar, daß also ihre Grenzen fließend sind. Sogar als stimmlos geltende Laute p und f „wiesen in vielen Fällen in allen Stellungen Stimmhaftigkeit auf". Diese Erscheinung dürfte sich durch Hereinspielen der folgenden oder vorhergehenden Vokale erklären um so mehr, als in der Mitte des Lippenlauts nie Stimmhaftigkeit auftrat. Experimentell-phonetische Untersuchungen im Anschluß an J. SEEMANNS erste Versuche könnten diese Fragen noch klären.

Eine übersichtliche Darstellung der Unterschiede zwischen den beiden Laut-arten gibt GUTZMANN (1 u. 2); wir ergänzen sie im folgenden:

1. Die Tenuis ist tonlos. Ob bei der Media sich die Stimmritze zum Tönen verengt oder mit der Lautbildung ertönt, ist nach J. SEEMANNS Versuchen frag-lich. Möglicherweise geht der Stimmlippenschwingung das nach rückwärts fortgeleitete Geräusch der Explosion im Ansatzrohr voraus.

2. Die Spannung der Verschlußteile bei der Tenuis ist stark, bei der Media schwach. Jene sind bei der Tenuis hart, während sie sich bei der Media weich anfühlen.

3. Die Berührungsflächen der Verschlußteile sind bei der Tenuis schmal (klein), bei der Media breit (groß).

4. Die Aufhebung des Verschlusses erfolgt bei der Tenuis mehr passiv (Sprenglaut nach SIEVERS), bei der Media mehr aktiv (Lösungslaut nach SIEVERS).

Dieser im allgemeinen mit größerem (Tenuis) oder geringerem (Media) Luftdruck erfolgenden Öffnung des Verschlusses schließt sich im Deutschen gewöhnlich ein Hauchlaut an (Aspirata). Die Bildungsstellen sind aus vor-stehender Tabelle ersichtlich. Analysen der Explosivgeräusche sind von HER-MANN versucht worden.

Reibelaute.

Bei den Lippenlauten (siehe Tabelle 669) ist zu bemerken, daß das w im Süddeutschen zwischen den Lippen, im Norddeutschen zwischen Unterlippe und Oberzähnen gesprochen wird. Zum Zweck dieser f-Stellung wird der Unter-kiefer ein klein wenig zurückgeschoben.

Das s wird in der Weise gebildet, daß der Unterkiefer ein wenig nach vorne geschoben wird, bis die Schneiden der Schneidezähne aufeinander stehen. Die Zunge liegt mit ihren Seitenrändern den oberen Alveolarfortsätzen an und verschließt also seitlich die Mundhöhle, während sich ihre Spitze zu den Alveo-larfortsätzen der beiden unteren mittleren Schneidezähne senkt. Die Mittel-linie der Zunge bildet also eine Rinne, durch die der Luftstrom auf die Schneiden dieser beiden unteren Zähne geblasen wird, wo er das dem s-Laut eigentümliche scharfe Reibegeräusch erzeugt. Die Lippen werden dabei etwas zurückgezogen.

Beim deutschen sch dagegen werden die Lippen rüsselartig vorgestülpt und formen, wenn deutlich gesprochen wird, einen dreieckigen Mundspalt, dessen Grundlinie oben liegt, während unten im Winkel der Spitze nicht nur die unteren Schneidezähne, sondern auch deren Zahnfleisch sichtbar wird. Der Unterkiefer ist ebenfalls vorgeschoben, die Zahnreihen sind etwas geöffnet, die Zunge wird in der s-Lage ein wenig mehr nach hinten zurückgezogen, so daß ihre Spitze den Alveolen unten nicht mehr anliegt. Dadurch wird der Raum für den längs der Mitte des harten Gaumens zu den unteren Zähnen gerichteten Luftstrom vorn breiter, die Verengerungsstelle wird etwas nach rückwärts verlegt, das Reibegeräusch erklingt weicher und bekommt noch einen „volleren Charakter" dadurch, daß der Luftstrom vor den Zähnen einen zweiten von den Lippen gebildeten Raum (das verlängerte Atrium oris) durchstreicht [GUTZ-MANN (1 u. 2)].

Das französische tönende J wird weniger scharf, namentlich nicht mit Zuhilfenahme der Lippen und gleichzeitig stimmhaft gebildet.

Beim tonlosen vorderen ch (ich, Blech, Elch, Seuche, Reich) bildet die Zunge mit dem harten, beim hinteren ch (ach, Loch, Buch, Bauch) mit dem weichen Gaumen oder dem hinteren Teil des harten Gaumens eine mittlere Rille, in der das Reibegeräusch entsteht, während sich ihre Seitenränder weiter hinten den Alveolen der Oberzähne anpressen, und die Spitze hinter der unteren Zahnreihe liegt. Der Zungenrücken steht höher wie bei s und bei i. Das vordere ch läßt sich aus der i-Stellung erzeugen, wenn man mit dem Daumen den vorderen Teil des Mundbodens von außen hinter dem Kinn kräftig nach oben drückt. Das Gaumen-r als Reibelaut wird zwischen weichem Gaumen und Zungengrund gebildet.

Die Geräusche der Zischlaute haben eine gewisse Tonhöhe, weshalb sie genau genommen nicht unter den HELMHOLTZschen Begriff des Geräusches, bestehend aus nichtperiodischen Schallbewegungen, fallen. Daher wurden ebenfalls von HERMANN Analysen dieser Laute vorgenommen und auch C. STUMPF hat sich mit der Frage nach den Formantregionen der wichtigsten Konsonanten sch, s, f, ch, r (übrigens auch p t und k) beschäftigt und sagt, daß man „auch da in gewissem Sinne Formantregionen festlegen kann, obgleich sie hier nicht so scharf ausgeprägt sind wie bei den Vokalen". — „Diese Laute erstrecken sich nach unten hin in der Hauptsache gleichfalls bis in die Gegend des c^1, wo, wenn überhaupt etwas, nur ein eben merkliches, völlig charakterloses, dumpfes Geräusch hörbar ist; nach oben reichen die schärfsten bis in den Anfang der siebengestrichenen Oktave." FERD. TRENDELENBURG fand bei Zischlauten mittlere Schwingungszahlen zwischen 3500 und 5000 sec^{-1}, was bis auf das Sch mit STUMPFS Angaben übereinstimmt.

Zitterlaute.

Diese zählen zu den nichtdauernden (diskontinuierlichen) Geräuschlauten, bei denen der Verschluß sehr rasch hintereinander immer wieder geöffnet wird. Das kann zwischen den Lippen, zwischen Zungenspitze und hartem Gaumen, zwischen Zäpfchen und Zungengrund vor sich gehen. Am gebräuchlichsten sind das Zungen- und das Gaumen-r (ein Reibelaut) je nach Mundart; für die Bühnensprache ist das Zungen-r Vorschrift. Die Zungenspitze zittert dabei im austretenden Luftstrom, und zwar immer kurz gewöhnlich mit weniger als 5 „Schnurroszillationen". Der Formant des stimmhaften r liegt nach HERMANN an der Grenze zwischen der drei- und viergestrichenen Oktave.

L-Laute.

Das L ist ein sogenannter Halbvokal; es entsteht wie GRÜTZNER zuerst zeigte dadurch, daß sich die Zunge mit der Spitze hinter die obere Zahnreihe anstemmt, während ihre Seitenränder dem Gaumen anliegen. So bleibt zu beiden Seiten der Zunge ein Raum frei zwischen Zähnen und seitlichem Zungenrand, durch den der Luftstrom in zwei Hälften geteilt entweicht. Die Mundhöhle erhält also so die Gestalt von zwei durch eine mittlere Wand (Zunge) getrennten Räumen, die vorn und hinten offen sind. Diese verleihen durch ihre besondere Resonanz dem Vokal den eigentümlichen L-Klang, dessen Formant nach HERMANN u. a. etwa in der Mitte der dreigestrichenen Oktave liegt. Je nachdem die Zunge weiter vorn den Alveolen oder weiter hinten dem Gaumen angelegt wird, verändert das L seine Klangfarbe. Manchmal scheint es auch einseitig gebildet zu werden (NAGEL).

Nasenlaute.

Die sogenannten Resonanten m, n und ng werden mit Stimme bei herabhängendem Gaumensegel gebildet, während die Zunge in b-, d- oder g-Stellung liegt. Dabei gerät die Mundhöhle mit dem Nasenrachenraum in Schwingungen, die wir namentlich an den Lippen deutlich mit dem Getast wahrnehmen können und auch an uns selbst als Erschütterungen der Höhlenwände empfinden. Über die klanglichen Eigenschaften dieser Nasenlaute siehe diese Seite unten.

Blählaute. (PURKINJÉ 1836.)

Sie nehmen deshalb eine besondere Stellung unter den Lauten ein, weil sie als Teilerscheinung der weichen Explosivlaute (mediae) in Betracht kommen. Es handelt sich dabei um ein Aufblähen der Mundhöhle bei gehobenem Gaumensegel durch die Luft, die aus der tönenden Stimmritze nach oben gepreßt wird und wegen des Verschlusses der Mund- und Rachenhöhle nicht entweichen kann. Dabei entsteht ein sehr kurzdauernder Laut in b-, d- oder g-Stellung, und zwar in letzterer am kürzesten. Die Media, namentlich das b, wird oft mit dem Blählaut eingeleitet, aber dieser ist kein unerläßlicher Bestandteil weicher Explosivlaute.

Schnalzlaute (Klixe).

Diese haben als Sprachlaute keine Bedeutung. Sie kommen während der Sprachentwicklung des Kindes im Lallen vor und verschwinden wieder, erhalten sich jedoch als interjektionelle Laute, z. B. der Mißbilligung und des Ärgers, ferner kommen sie in Sprachen der Naturvölker vor. Sie werden, wie schon erwähnt, nicht eigentlich inspiratorisch gebildet.

Die Behauptung von RABOTNOW, wonach viele Sänger, und zwar nicht nur solche, die mit Luftabströmen bei den Vokalen (wilder Luft) singen, alle Konsonanten mit unvollkommenem Abschluß des Gaumensegels bilden und daher undeutlich aussprechen, bedarf noch des genaueren Nachweises. Seine nasalen Kurven genügen allein nicht dazu. Jedenfalls fand er bei seinen besten Sängern mit deutlichster Aussprache, daß „der weiche Gaumen dabei für einen Augenblick sich stark hebt, da er beim Singen der Vokale gesenkt ist". Vgl. oben S. 667.

Das Verhältnis des Ansatzrohrs zum Stimmapparat.

Die Veränderung des Stimmklangs durch verschiedene Formung des Ansatzrohres (Verengerungen, Vokalstellungen) ist zwar schon erwähnt, aber eine Eigentümlichkeit der Lautbildung: *die Nasalierung* bedarf noch genauerer Erklärung. Bei den echten *Nasenlauten* (Resonanten: m, n, ng) ist die Mundhöhle vorn oder weiter hinten *geschlossen*; sie resoniert allerdings mit, der Schall aber hat nur einen Abflußweg durch die Nase, weil das Gaumensegel herabhängt. Der eigentümliche Klang solcher Laute ist also hervorgerufen durch die Resonanz der geschlossenen Mundhöhle *und* der offenen Nasenrachen- und Nasenhöhle bzw. deren Eigentöne. Als Formantregion des m hat HERMANN die. Tonlage bei c^4 gefunden. HELMHOLTZ gibt an, daß besonders beim m (beim Brummen) die Obertöne zwar ziemlich hoch hinaufreichen, aber viel schneller an Stärke abnehmen als bei einem engen Vokal, z. B. beim u. „Die höhere Oktave des Grundtones hat beim Brummen noch ziemliche Stärke, alle höheren Partialtöne sind aber schwach." Die Resonanten haben im Gegensatz zu den genäselten Vokalen nichts unangenehm Nasales mit Ausnahme vielleicht des ng, da bei ihnen ja neben dem Eigenton des suprapalatalen Resonanzraumes noch jener der mehr (ng) oder minder (m) verkleinerten Mundhöhle hinzutritt.

Anders verhält es sich aber, wenn der Stimmklang, also die Vokale, *offen genäselt* werden (z. B. die französischen Vokale). In der deutschen Sprache kommt — von Mundarteigentümlichkeiten abgesehen — dieses offene Näseln normalerweise nicht vor. Der besondere näselnde Klang entsteht dabei dadurch, daß beide Wege sowohl der durch die Mundhöhle als auch jener durch Rachen und Nase (infolge Erschlaffung des Gaumensegels) dem Schallabfluß offen stehen. Dadurch werden dem Stimmklang einerseits Eigentöne der offenen Mundhöhle, andererseits solche der zusammenhängenden Rachennasenhohlräume beigemengt. Nach HELMHOLTZ und MACH klingen nun jene Klänge hohl und näselnd, denen die gradzahligen Teiltöne, also die Oktave und die Doppeloktave fehlen, und wenn ausschließlich eine große Anzahl nicht gradzahliger Obertöne vorhanden seien (HELMHOLTZ). Klanganalysen nasaliert gesungener Vokale hat KATZEN-STEIN zuerst unternommen mit dem Ergebnis, daß dabei die weniger hohen Teiltöne gegenüber den anderen verstärkt werden, „das Gebiet der stärksten Teiltöne wird nach unten verschoben". Er vermutet mit Recht, daß „durch die Resonanz der Nasenhöhle besonders die weniger hohen Teiltöne hervorgerufen werden". Sein Untersuchungsverfahren leidet unter dem Mangel, daß der Eigenton der Aufnahmenmembran nicht bekannt ist. Seine Kurven erscheinen durchwegs vom Aufnahmeapparat stark beeinträchtigt. SOKOLOWSKY (2) sah bei übermäßig nasal gesungenen Tönen eine auffallend geringe Grundtonamplitude und einen sehr großen Mangel an Obertönen. „Es ist so, als wenn die ganze Energie vom Formanten aufgeschluckt wäre." Seine Aufnahmeplatte hatte einen hohen Eigenton von angeblich 4000 v. d., weshalb die Kurven zuverlässiger sind. Ferner fand GUTZMANN (3) durch Analyse von mittels des Lioret-graphen von Edisonwachswalzen abgenommenen Kurven, daß die nasalierten Vokale „offensichtlich ein gemeinschaftliches Verstärkungsgebiet haben", und zwar „im charakteristischen Eigenton des suprapalatalen Raumes", nämlich zwischen e^3 und h^3. Aber auch das von GUTZMANN gewählte Untersuchungsverfahren entspricht nicht den Anforderungen des Gesetzes von den erzwungenen Schwingungen in der Physiologie. Wenn auch seine Ergebnisse, die sich mit GRÜTZNERS klassischen Ausführungen in der Hauptsache decken, im wesentlichen sicher richtig sind, so dürfte sich durch weitere Forschungen mit neueren und besseren Verfahren (nach FRANK oder nach GARTEN) das Wesen der Nasalität noch genauer festlegen lassen.

Eine andere Beziehung zwischen Stimmklang und Ansatzrohr namentlich auch bei nasalierten Klängen ist das Auftreten bestimmter mit dem Getast wahrnehmbarer und mit Instrumenten nachweisbarer *Vibrationsbezirke* am Körper. HOPMANN fand an Kopf und Hals bei verschiedenen Vokalen verschieden starke und verschieden ausgedehnte Vibrationsbereiche, und zwar am Schädeldach über Wangen, Kiefer und Nase und um den Kehlkopf herum am stärksten aber auch kragenförmig um den ganzen Hals herum. Sie waren am stärksten und größten bei den verhältnismäßig engen Lauten u und i, geringer beim a. Über die Beziehungen dieser Vibrationsbereiche zu den Stimmregistern siehe oben S. 646. Von der Wahrnehmung solcher Vibrationen am eigenen Körper haben die Schlagworte „Nasen- und Kopfresonanz" beim Sprechen und Singen ihren Ausgang genommen und damit die Annahme, es handelte sich dabei um besondere Resonanzerscheinungen, Teiltonverstärkungen in den Nebenhöhlen der Nase. GIESSWEIN (1) hat durch sorgfältige Versuche nachgewiesen, „daß den Erschütterungen der Schädelknochen keinerlei wesentliche und somit praktische Bedeutung als verstärkende Faktoren der menschlichen Stimme und Sprache beizumessen ist, sondern daß sie nur Folgeerscheinungen jener und als solche kaum befähigt sind, die Hohlräume des Gesichtsschädels als Resonatoren in tönende Schwingungen zu versetzen". Die tastbaren Vibrationen erklärt er richtig aus Erschütterung der Wände des Ansatzrohres besonders der Mundhöhle und ihrer Umgebung, denn die Mundhöhle ist ja ein Resonator und je enger siene Öffnung, desto stärker gerät die Luft in seinem Inneren in Schwingungen, daher die stärksten Vibrationen bei den beiden Vokalen mit engster Öffnung u und i (Vokalkonsonantengrenze). Die Fortleitung solcher Erschütterungen durch Weichteile und Knochen des Schädels dürfte von der „Art und Stärke des erzeugten Klanges einerseits und der Dicke und Struktur der Knochen und Weichteile andererseits" abhängen. Einen zweiten Resonator stellen die Nasenräume (Nasenrachen mit den beiden Hauptnasenhöhlen) dar. Auch sie haben nach allgemeiner Ansicht, der auch GIESSWEIN beitritt, „einen nicht zu unterschätzenden Einfluß auf den Wohlklang der Stimme". Nach vollständiger Ausschaltung des Nasenrachenraumes und der Nasenhöhle vermittels eines dem gehobenen Gaumensegel angepreßten Obturators erhielt KATZENSTEIN zum Teil Veränderungen in der Stärke der Obertöne, namentlich eine Abschwächung der niederen Teiltöne. Jedenfalls ist die gemeinsame supra-palatale Höhle und ihre Weite nicht gleichgültig für den Stimmklang. RÉTHI (1) hat den Einfluß der Erweiterung dieser Höhle vermittels Cocainisierens der Nase untersucht und gibt an, daß dadurch nicht nur bei nasalierten, sondern auch bei nicht nasalierten Vokalen stärkere Vibrationen der Nasenluft erzeugt werden können, die er objektiv gemessen hat. Die Stimme klinge dann „kräf-tiger, voller und runder". Nachdem von verschiedenen Untersuchern experi-mentell bewiesen ist, daß eine „nicht unerhebliche Öffnung zwischen Nasen-höhlen und Mundhöhle bestehen kann, ohne daß ein näselnder Beiklang zustande kommt" (GIESSWEIN), so kann es möglich sein, daß gerade beim Singen eine verhältnismäßig geringe Spannung des weichen Gaumens deshalb von Vorteil ist, weil dabei ein Teil der Rachen-Gaumenmuskulatur weniger angestrengt wird. Jedoch wissen wir darüber nichts Bestimmtes. Immerhin wäre es denkbar, daß darauf der Vorteil der von manchen Gesangslehrern und auch von SPIESS für die Stimmschulung empfohlenen Summübungen beruht, und daß bei einem richtig gebildeten Gesangston die subjektiven Wahrnehmungen von Vibrationen an manchen Stellen des Kopfes ein Zeichen für dessen Güte sind, nicht aber die Ursache dafür, sondern ebenso Folgeerscheinungen des richtigen Tonansatzes wie auch der Wohlklang selbst.

Hiermit wären die Beziehungen zwischen Stimme und Ansatzrohr nach dem jetzigen Stand der phonetischen Forschung geklärt bis auf die vielfach behauptete *Bedeutung des harten Gaumens* als Resonanzstelle oder Schallreflektor. Resonanz (Schallverstärkung durch Mittönen) gibt es hier natürlich nicht. Aber auch von einer regelmäßigen Brechung oder Reflexion der Tonwellen" im Ansatzrohr kann nach GIESSWEIN (1) trotz der gegenteiligen Anschauungen MALJUTINS keine Rede sein. MALJUTIN behauptet, ein hoher Koeffizient des Verhältnisses der Höhe zur Steilheit des harten Gaumens spreche für „Güte, Sicherheit und Leichtigkeit der Stimme", die absolute Höhe desselben sei maßgebend für die Stimmstärke. Daß die Dinge nicht so einfach liegen, ergibt sich nach GIESSWEIN ohne weiteres aus dem Verhältnis der großen Wellenlängen (zwischen $^1/_3$ und etwa 5 m) zu den kleinen Maßverhältnissen des Ansatzrohres. Die Schallwellen gehen hier der Oberfläche des Schalltrichters entlang und folgen allen Krüm-mungen und Biegungen wie MACH und FISCHER gezeigt haben. Zu der Reflexions-hypothese bemerkt übrigens NAGEL noch, es sei gänzlich unerwiesen, daß nur der harte und nicht der weiche Gaumen zu solchen Reflexionen geeignet sei, falls es deren gibt. Die Erfahrung, daß zahnärztliche Prothesen den Stimm-klang nicht beeinträchtigen, wenn einmal die Fremdkörperempfindung über-wunden ist und der Sänger sich an die Platte gewöhnt hat, spricht auch gegen die vielfach ohne Überlegung nachgeschriebene und nachgesprochene Annahme älterer Autoren. Dabei soll indes keineswegs die Bedeutung der angeborenen Form des Ansatzrohres geleugnet werden. Eine gewisse Weite des Rachens und des Nasenrachens verbunden mit einer entsprechenden Breite des Gaumens, ja des ganzen Gesichtsschädels, ist zweifellos von Vorteil für den Stimmklang. Dagegen sind pathologische Gaumenformen, wie sie gewöhnlich neben patho-logischer Prognathie vorkommen, sicher ungünstig. Ob die zahnärztliche Kiefer-regulierung großen Einfluß auf die Stimme hat, wie das von REICHERT behauptet wurde, ist noch ganz unerwiesen. Zwar haben wir keine in Zahlen niedergelegten Forschungsergebnisse, aber die tägliche Beobachtung lehrt, daß gute Sänger meist ein weites Ansatzrohr besitzen, während die innere Formbeschaffenheit der Nase offenbar weniger bedeutungsvoll ist als die Nasenärzte glauben.

Die Verbindung der Laute untereinander.

Die Zergliederung der Sprache in einzelne Laute hat stets etwas Erzwungenes und Erkünsteltes an sich, denn wir sprechen nicht in einzelnen Lauten, ja nicht einmal in einzelnen Worten, sondern die Einheit der Rede ist der Satz. Schon die ersten Worte des sprechenlernenden Kindes sind nicht als Bezeichnungen bzw. Gegenstandssymbole zu verstehen, sondern als Ausdrücke von Wünschen oder Stimmungen. Sie haben Satzcharakter und sind daher mit Recht als Einwortsätze bezeichnet worden (MEUMANN, C. und W. STERN). Innerhalb von Worten und Sätzen aber stehen die Laute nicht vereinzelt für sich da (das ist nur in der Schrift der Fall, die aber mit der Lautphysiologie ganz und gar nichts zu tun hat), sondern sie sind von ihren Nachbarlauten im besonderen und von der angeborenen (?) oder angewöhnten Sprech- bzw. Redeweise im allgemeinen beeinflußt. Diese beruht auf einer „Gesamtveränderung". [GUTZMANN (1 u. 2)] oder vielleicht besser *Gesamteinstellung des Ansatzrohres zum Sprechen*, der sogenannten *Artikulationsbasis*. Je nach der Art und Weise dieser Einstellung werden die Laute verschieden gebildet. So läßt es sich erklären, daß verschiedene Völker, verschiedene Stämme eines Volkes die gleiche Sprache verschieden sprechen. Man verwendet in der gewöhnlichen Umgangssprache dafür das Wort „Akzent", was jedoch phonetisch, wie wir noch sehen werden, nur zum Teil solche Unterschiede erklärt, und man sagt gewöhnlich z. B. der Berliner spricht mit einem anderen Akzent als der Münchner oder der Engländer spricht deutsch mit englischem Akzent. Die Unterschiede in der Sprechweise betreffen nicht nur Völker bzw. Gebietsteile oder Städte eines Landes, sie sind auch erkennbar in der Rede von Menschen aus verschiedenen Gauen, ja sogar Dörfern und nicht selten Familien. Das Wesen dieser Artikulationsbasis ist noch nicht genügend ergründet, wenn auch Philologen (wie VIËTOR u. a.) durchgehende Unterschiede allgemeiner Art, z. B. zwischen deutscher, englischer und französischer Artikulationsweise angegeben haben. Jedenfalls fehlt diesen Behauptungen die experimentelle Begründung, und sicher spielen hier auch noch sprechmelodische Einflüsse herein (musikalischer Akzent). Undenkbar vom physiologischen Standpunkt scheint mir aber die Gleichsetzung von Artikulationsbasis mit der Atemstellung bzw. Ruhe- oder Indifferenzlage. Die Behauptung, die „Ruhelage der Sprechorgane" sei beim Deutschen eine andere als beim Engländer, der den Kehlkopf „tief unten liegen" läßt, den Unterkiefer vorschiebt usw., oder beim Franzosen, der den Unterkiefer zurückziehe und dessen Kehlkopf höher stehe (VIËTOR, SÜTTERLIN), entbehrt jeder experimentell phonetischen Grundlage und dürfte kaum stimmen. Treffender scheint mir die Erklärung von PAUL, der eine „ganz bestimmte Lagerung der beweglichen Teile des zur Ausführung von Sprechbewegungen bereiten und fixierten Sprechorgans" annimmt, die er „die Grundstellung des tätigen Sprachorgans" nennt und die er nicht mit der Ruhelage verwechselt wissen will. Jedenfalls gibt es zwischen den verschiedenen Sprachen wesentliche Unterschiede in der Verwendung und Deutlichkeit der Lippen-, Zungen-, Unterkiefer- und Kehlkopfbewegungen, die GUTZMANN (2) für die vier europäischen Hauptsprachen in seiner Stimmbildung und Stimmpflege zusammengestellt hat.

Eine andere Frage ist die nach der *Beeinflussung der Laute untereinander.* Hierüber ist viel und wird noch immer experimentell phonetisch gearbeitet. Die Doppelvokale au, ai (= ei) und oi (mitteldeutsch) oder äu (norddeutsch) = eu sind nicht einfach Folgen zweier gleichwertiger Laute, sondern der erste ist betont durch längere Dauer und größere Stärke, er ist silbenbildend, der zweite tritt dagegen zurück. Zwischen beiden wird die Verbindung durch einen Gleitlaut hergestellt. Den Schlußlauten der Doppelvokale wurde theoretisch der Vokalcharakter abgesprochen und sie wurden einfach als Engelaute bezeichnet, doch fußt diese Annahme nicht auf experimenteller Grundlage. — Von den Doppelkonsonanten ist derjenige silbenbildend und damit hauptsächlich, der zum folgenden Vokal hinüberleitet, weil eben der Vokal in Silbe und Wort nach Dauer und Lautstärke überwiegt. — GUTZMANN (1 u. 2) hat darauf hingewiesen, daß mehreren Lauten gemeinsame Stellungen und Bewegungen nur einmal ausgeführt werden, wenn diese Laute aneinander treten nach dem Grundsatz der geringsten Anstrengung. — Die gegenseitige Beeinflussung der Sprachlaute äußert sich ferner noch in der Ausdehnung einer Artikulationsbewegung auf den folgenden oder vorhergehenden Laut, die Übertragung der Stimmhaftigkeit von einem Laut auf den anderen, die Nasalierung der Vokale durch angrenzende Resonanten (GRÜTZNER, PAN-CONCELLI-CALZIA) u. a. m. J. W. KAISER hat z. B. in neuester Zeit mit einem Wassermanometer zeigen können, daß beim Übergang von einem nasalen zu einem Mundlaut und umgekehrt der Gaumensegelverschluß bzw. die Öffnung immer in der Weise erfolgt, daß die vorausgehenden Laute von dem folgenden beeinflußt werden. Der an und für sich selten rein orale Vokal a wird oft unter dem Einfluß von Nachbarlauten oral. In der gewöhnlichen Rede jedoch mit ihrem steten Wechsel von Mund- und Nasenlauten tritt nach KAISER eine ziemlich „korrekte" Öffnung und Schließung des Nasenrachens ein. Zwischen den verschiedenen Lauten läßt sich theoretisch immer ein außerordentlich kurzer Übergangslaut einschieben, sei es ein Hauch, sei es eine Zwischenstellung des Ansatzrohres, sei es eine Veränderung des Stimmlauts zum Zweck der Angleichung der Laute untereinander. Näheres über solche Einzelfragen ist in den Handbüchern der Phonetik nachzulesen. So werden Laute zu Silben[1]), Worten und schließlich zur Redeeinheit, zum Satz, verbunden, dessen phonetisch wichtigste Merkmale die Akzente sind.

Die Akzente der Sprache.

Man unterscheidet *drei Akzente* der Sprache bzw. innerhalb der Laute, Silben, Worte und Sätze, nämlich den *musikalischen*, d. h. die Tonbewegung, den *dynamischen*, d. h. die Stärkeschwankung und den *temporalen*, d. h. die Schwankung der Lautdauer (Quantität). Die Akzente sind wesentlich für das Verständnis von Worten und Sätzen; sie ermöglichen uns deren Verständnis nicht nur nach der formalen Seite, sondern auch nach dem Sinn des Gesagten. Falsch betonte Worte werden unverständlich, der verschiedene Satzakzent ändert den Sinn des Gesagten wie ein Beispiel von SIEVERS lehrt: *er* hat das Buch, er *hat* das Buch, er hat *das* Buch, er hat das *Buch*. FRÖSCHELS versuchte die Akzente teleologisch aus dem Bestreben zu deuten, die Aufmerksamkeit des Hörers auf einen Satz, ein Wort oder eine Silbe zu lenken.

Der *musikalische Akzent* innerhalb der Laute und Silben kann nach SIEVERS eben, steigend oder fallend sein. Nach Untersuchungen von MARTENS und später von POLLAK tritt dieses Steigen und Sinken innerhalb jedes Vokals auch mehrmals auf, und daneben kommen noch kürzere mit der Periode des Grundtons zusammenfallende Schwankungen vor; die Stimme ist beim Aussprechen eines Vokals in einem fortwährenden „Zittern um die betreffende Höhenlage" begriffen. Die Tonbewegung innerhalb des Wortes kann unabhängig sein vom Stärkeakzent, geht aber oft parallel mit ihm namentlich in der deutschen Sprache. Beim musikalischen Satzakzent unterscheidet SIEVERS zunächst eine hohe, eine mittlere und eine tiefe Stimmlage, die je nach dem Sinn der Rede, nach der Gemütsverfassung und der allgemeinen Stimmlage des Redenden verschieden sind. Besonders wegen der Beziehungen der Akzente zur seelischen Verfassung haben sich die Psychologen (vor allem WUNDT) mit dem musikalischen Akzent beschäftigt und eine Menge Verfahren zu dessen Bestimmung (Tonhöhenkurven) ausgearbeitet (ROUSSELOT, KRÜGER und WIRTH, MARBE). Bekannt ist das Ansteigen der Tonhöhe am Ende des Fragesatzes, wobei nach ISSERLIN „vor dem eigentlich Fragenden ein starker Abfall der Tonhöhenbewegung erfolgt", und das Sinken am Ende des Aussagesatzes. Durch sorgfältige Untersuchungen über die Schlußkadenz im

---

[1]) Über die Begriffsbestimmung der „Silbe" siehe bei SIEVERS.

deutschen Aussagesatz konnte POLLAK zeigen, „daß die Vokale in Wörtern gleicher stimmhafter Betonung am Satzanfang stets einen höheren Ton tragen als am Satzende". Jedoch kommt es dabei nach Untersuchungen von HENTRICH nicht nur auf die Vokale an, denn auch stimmhafte und stimmlose Konsonanten beeinflussen die Tonhöhe des angrenzenden Teils benachbarter Vokale. Einzelheiten über die Bedeutung der musischen Elemente für die Sprache findet man in dem Buch von E. DUPRÉ und M. NATHAN: Le langage musical. 1911.

Der *Stärkeakzent* wird hervorgebracht durch den Wechsel der Artikulationsschärfe und durch vom Anblasestrom abhängige Schwankungen in der lebendigen Kraft der Schallwellen. Da es keinen objektiven Schallmesser gibt, so ist dieser Akzent schwer zu messen. ZWAARDEMAKER untersuchte ihn genetisch durch Bestimmungen der Strömungsgeschwindigkeit der Atemluft und des Luftdruckes, er versuchte ferner den Energieaufwand der Artikulationsbewegung graphisch darzustellen (Kieferbewegung, Mundbodendruck, Stellung und Bewegung des Kehlkopfs). Das Produkt des dynamischen Akzentes, die akzentuierte Silbe, wird bestimmt durch die physikalische Schallmasse, deren Lautheit, womit das Ohr gereizt wird, und schließlich die psychische Wirkung auf den Hörer. Die Schallmasse hat ZWAARDEMAKER durch Ausmessung von Phonographenglyphen nach deren empirischer Eichung bestimmt; die Lautheit nach Schwellenwerten für die Schallenergie (minimum perceptibile). Für die psychische Wirkung gilt das WEBERsche Gesetz und dementsprechend ist die Kurve der Reizintensität nach den Logarithmen der Ordinaten zu beurteilen. Die phonographische Glyphik muß also umgerechnet werden nach physikalischen Intensitäten, nach physiologischer Reizstärke und nach den Logarithmen derselben. Die letztere Kurve „schafft uns das richtige Bild der Erscheinung". Sie zeigt uns graphisch und genau quantitativ den dynamischen Silbenakzent. ISSERLIN schätzte die Intensität der Laute nach der Amplitudenhöhe seiner mit dem FRANKschen Apparat aufgenommenen Kurven. Er konnte zeigen, wie der Tonstärke im Aussagesatz die Aufgabe zufällt, „in der abfallenden Bewegung Wesentliches nicht verschwinden zu lassen", denn der dynamische Akzent steigt, während der musikalische fällt. Die Untersuchung des Stärkeakzents der Flüstersprache ist für den Ohrenarzt von Wichtigkeit (O. WOLF, LUCAE).

Der *zeitliche Akzent* ist viel leichter meßbar, weshalb auch zahlreiche Untersuchungen mit Phonograph und Kehltonschreiber vorliegen. Man muß dabei nach GUTZMANN (1 u. 2) drei Zeitabschnitte unterscheiden: 1. die Vokaldauer, 2. die Konsonantdauer, 3. die Übergangsdauer von Vokal zum Konsonanten und umgekehrt. Dabei ergeben sich wesentliche Unterschiede z. B. je nach der Mundart, in der ein Satz gesprochen wird (ZWAARDEMAKER und GALLÉE).

Die verschiedenen Sprachakzente beeinflussen sich natürlich gegenseitig, so namentlich der zeitliche und der musikalische, denn die Wirkung des musikalischen Akzentes wird von der Dauer der Tonhebung oder Tonsenkung gewissermaßen unterstrichen, wie ja auch für die musikalische Melodie Tonhöhen- und Tondauer-Unterschiede maßgebend sind. Daß der zeitliche und der Stärkeakzent der Sprache auch in der Schrift zum Ausdruck kommen, hat EDUARD HIRT durch Untersuchungen mit der Schriftwage zeigen können. Bei Untersuchungen über das *Sprachtempo* überhaupt kam FRÖSCHELS zur Ansicht, es bleibe bei der einzelnen Person durchschnittlich immer dasselbe. Ferner fand er, daß bloßes Syllabieren langsamer erfolgt als das Sprechen von Silben in Sätzen und daß freies Sprechen und Vorlesen beim selben Menschen (wie zu erwarten war) nicht mit gleicher Geschwindigkeit vor sich gehen.

Zum Schluß dürfte es angebracht sein, den *Begriff „Sprache"* festzulegen und die phonetischen Unterschiede zwischen Sprache und Gesang aufzuzeigen.

Von psychologischer Seite (REUMUTH) wurde der Satz aufgestellt: „unter Sprache verstehen wir alle Lautäußerungen, die mit der Absicht hervorgebracht werden, einen Gedanken zum Ausdruck zu bringen". Diese Umgrenzung dürfte etwas zu eng sein und man sagt vielleicht besser auch mit Rücksicht auf die Sprachentwicklung beim Kind: Sprache ist lautliche Ausdrucksbewegung für unser Fühlen, Wollen und Denken (obwohl diese Begriffsbestimmung wiederum etwas zu weit geht). Die Hervorbringung von Sprachlauten erfordert geordnete und in sich übereinstimmende (koordinierte) Bewegungen aller Muskeln, die den Sprechwerkzeugen (im weitesten Sinne) zugehören.

Vom *Gesang* unterscheidet sich die Sprache vor allem durch die gleitenden Übergänge der Tonhöhen, die es auch dem Geübten erschweren, Tonschwankungen beim Sprechen mit dem Ohr zu erfassen, denn die jeweiligen Tonhöhen sind äußerst kurz und gehen sofort fließend in eine Reihe darüber- und darunterliegender über, und zwar wie wir gesehen haben schon innerhalb eines Lautes und einer Silbe. Sprechmelodie und Rhythmus der Umgangssprache sind nicht fest gefügt wie im Gesang, der bestimmten Intervallen und einen bestimmten Rhythmus folgen muß. Zusammengefaßt lassen sich diese Unterschiede in folgender Übersicht darstellen:

Umgangssprache:	Gesang:
Luftverbrauch etwa 20—30% geringer als bei ruhiger Atmung (Katzenstein).	Luftverbrauch erheblich größer als bei ruhiger Atmung.
Tonlage: eine Quint bis eine Sext.	Tonlage: der ganze Stimmumfang.
Tonhöhenwechsel stetig gleitend, neben Tonsprüngen.	Tonhöhenwechsel in festen Intervallen, niemals stetig.
Periodenlänge der Vokale wechselnd.	Periodenlänge der Vokale gleichbleibend.
Dauer der Vokalklänge durchschnittlich kurz.	Dauer der Vokalklänge durchschnittlich lang.
Tonfall und Rhythmus durch den Sinn und die Akzentgesetze bestimmt.	Melodie und Rhythmus durch mathematisch-musikalische Gesetze bestimmt.

Zwischen Sprache und Gesang steht das singende Sprechen z. B. bei kirchlichen Liturgien, wo es mehr rhythmisiert oder beim Rezitativ der Oper, wo es mehr melodisiert ist. Das in manchen Gegenden (und Familien) übliche gewohnheitsmäßige singende Sprechen hat nicht mehr ganz den gleitenden Tonhöhenwechsel gewöhnlicher Sprache, vor allem auch nicht deren sinnvolle Akzentuierung; es wirkt langweilig und ist wie C. Stumpf sich sehr treffend ausdrückt „gerade darum unschön, weil es sich den festen Intervallen der Musik nähert und dadurch den Vorzug der Sprache aufgibt ohne den der Musik zu gewinnen". In jüngster Zeit hat C. Stumpf nochmals die Frage nach dem Unterschied zwischen Singen und Sprechen erörtert gegenüber W. Köhler mit dem Ergebnis, daß sie „nur gradweise", „nicht durch irgendeine Grundeigenschaft" verschieden sind, daß aber dieser Gradunterschied sehr „einschneidend" ist und zwar nicht nur für den Hörer, sondern auch für den Sprechenden und Singenden, also objektiv und subjektiv. (Singen und Sprechen, Zeitschr. f. Psychol. Bd. 94, S. 1. 1924.)

Literatur.

I. Bücher und Monographien mit Literaturangaben.

Barth, E.: Einführung in die Physiologie, Pathologie und Hygiene der menschlichen Stimme. Leipzig 1911. — Brücke: Grundzüge der Physiologie und Systematik der Sprachlaute. Wien 1876. — Ewald, J. R.: Physiologie des Kehlkopfs in Heymanns Handbuch Bd. 1, S. 165 ff. 1898. — Flatau und Gutzmann: Die Bauchrednerkunst. Leipzig 1894. — Fröschels: Singen und Sprechen. Leipzig u. Wien 1920. — Garten, S.: Beiträge zur Vokallehre I.—III. Abhandl. d. mathemat.-physikal. Kl. d. sächs. Akad. d. Wiss. Bd. 38, Nr. 7, 8, 9. Leipzig 1921. — Grützner (1): Physiologie der Stimme und Sprache. Leipzig 1879. — Derselbe (2): Stimme und Sprache in Ergebnisse der Physiologie Bd. 2. 1902. — Gutzmann, H. (1): Physiologie der Stimme und Sprache. Braunschweig 1909. — Derselbe (2): Stimmbildung und Stimmpflege. München: J. F. Bergmann 1920. — Derselbe (3): Über die Beziehungen der experimentellen Phonetik zur Laryngologie. 3. internat. Laryngo-Rhinol.-Kongreß Berlin 1911. — Helmholtz: Lehre von den Tonempfindungen. 5. Aufl. Braunschweig 1896. — Labus: Per l'oratore e per il cantante. Mailand 1912. — Lermoyez: Etude expérimentale sur la phonation. Paris 1886. — Merkel, C. L.: Anthropophonik. Leipzig 1857. — Musehold.: Allgemeine Akustik und Mechanik des menschlichen Stimmorgans. Berlin 1913. — Nadoleczny: Untersuchungen über den Kunstgesang. Berlin 1922. — Nagel: Physiologie der Stimmwerkzeuge. Handb. d. Physiol. 1908. — Panconcelli-Calzia: Experimentelle Phonetik. Sammlung Göschen 1921. — Paul:

Grundriß der germanischen Philologie. Straßburg 1897. — POIROT: Phonetik. Handb. d. physiol. Methodik v. TIGERSTEDT. Bd. III, 6. Leipzig 1911. — RIEGEL: Die Atembewegungen. Würzburg 1873. — ROUSSELOT: Principes de phonétique experimentale. Paris 1897 und 1901. — SCRIPTURE: The elements of experimental phonetics. New York 1912. — SIEVERS: Grundzüge der Phone'ik. Leipzig 1901. — STRUYCKEN: Über die Beziehungen der experimentellen Phonetik zur Laryngologie. 3. internat. Laryngo-Rhinol.-Kongreß Berlin 1911. — STUMPF, C. (1): Die Anfänge der Musik. Leipzig 1911. — DERSELBE (2): Tonpsychologie. Leipzig 1883—1890. — SÜTTERLIN: Die Lehre von der Lautbildung. Leipzig 1916. — VIËTOR: Elemente der Phonetik. Leipzig 1898.

II. Einzelne Arbeiten.

BARTH, A.: Die Veränderung der Körperoberfläche beim Atmen. Verhandl. d. Ges. dtsch. Naturforscher u. Ärzte in Dresden 1907. Leipzig 1908. — BERNSTEIN, F. und SCHLÄPER, P.: Über die Tonlage der menschlichen Singstimme. Sitzungsber. d. preuß. Akad. d. Wiss. Bd. 5. 1922. — BERNSTEIN, F.: Zur Statistik der sekundären Geschlechtsmerkmale beim Menschen. Nachricht. d. Gesellsch. d. Wissensch. zu Göttingen, mathem.-physikal. Klasse 1923. — BILANCIONI: Sulla funzione dell' epiglottide nel canto. Arch. ital. di laryngol. Nr. 4. 1923. — BUKOFZER (1): Was ist Tonansatz? Arch. f. Laryngol. u. Rhinol. Bd. 17. 1905. — DERSELBE (2): Über den Einfluß der Verengerung des Ansatzrohres auf die Höhe des gesungenen Tons. Arch. f. Ohrenheilk. Bd. 61 u. Stimme. Bd. 1. 1907. — DU BOIS-RAYMOND, R. und J. KATZENSTEIN: Über Atemvolummessung beim Sprechen und Singen. Arch. f. experim. u. klin. Phonetik 1913. — ECKERLEIN: Zur Kenntnis des Atemmechanismus der Neugeborenen. Zeitschr. f. Geburtsh. u. Gynäkol. Bd. 19. 1890. — EIJKMAN, L. P. H.: The tongue-position in the pronunciation of some vowels as set by Röntgenphotographs. Vox, S. 129. 1914. — EWALD: Zur Konstruktion von Polster-pfeifen. PFLÜGERS Arch. f. d. ges. Physiol. Bd. 152, S. 171. 1913. — FRÖSCHELS (1): Untersuchungen über das Sprechtempo. Monatsschr. f. Ohrenheilk. u. Laryngo-Rhinol. Nr. 10. 1920. — DERSELBE (2): Über den günstigsten Übungsvokal beim Gesangsunterricht. Stimme Bd. 16, 9, S. 169. 1922. — GARBINI: Evoluzione della voce nella infancia. Verona 1892. — GIESSWEIN (1): Über die „Resonanz" der Mundhöhle und der Nasenräume im besonderen der Nebenhöhlen der Nase. Beitr. z. Anat., Physiol., Pathol. u. Therapie d. Ohres, d. Nase u. d. Halses. Bd. 4. 1911. — DERSELBE (2): Über Brustresonanz. Verhandl. d. Ges. dtsch. Hals-Nasen-Ohrenärzte in Nürnberg 1921. S. 87. — GUTZMANN, H. (1): Beobachtungen der ersten sprachlichen und stimmlichen Entwicklung eines Kindes. Monatsschrift f. Sprachheilk. 1911. — DERSELBE (2): Über die Beziehungen der experimentellen Phonetik zur Laryngologie. 1. Referat zum internat. Laryngol.-Kongr. Berlin 1911. — DERSELBE (3): Untersuchungen über das Wesen der Nasalität. Arch. f. Laryngol. u. Rhinol. Bd. 27, H. 1. — DERSELBE (4): Zur Messung der relativen Intensität der Stimme. Beitr. z. Anat., Physiol., Pathol. u. Therapie d. Ohres, d. Nase u. d. Halses. Bd. 3, S. 233. 1909. — DERSELBE (5): Zur Frage der gegenseitigen Beziehungen zwischen Brust- und Bauchatmung. Verhandl. d. 20. Kongr. f. inn. Med. Wiesbaden 1902. — DERSELBE (6): Über die verschiedenen Formen der inspiratorischen Stimme. Monatsschr. f. Ohrenheilk. u. Laryngo-Rhinol. 1921. — GUTZMANN und LOEWY: Über den intrapulmonalen Druck und den Luftverbrauch bei der normalen Atmung, bei phonetischen Vorgängen und der exspiratorischen Dyspnoe. PFLÜGERS Arch. f. d. ges. Physiol. Bd. 180, S. 111. 1920. — HABÖCK: Die Eunuchenstimme und ihre künstlerische Verwendung. Wien. med. Wochenschr. 1918. Nr. 34 u. 35. — HAHN, R.: Tracciati volumetrici del diverso consumo di aria nell' attaco di voce esplosivo e nell' attaco di voce fisiologica etc. Arch. ital. di otol., rinol. e laringol. Vol. 25, p. 369. 1914. — HEINITZ (1): Ein Beitrag zur Eichmethode für die Untersuchung von Atembewegungskurven. Vox, H. 6, S. 157. 1919. — DERSELBE (2): Experimentelle Untersuchung über Kehlkopf- und Zungenbeinlage beim Singen und beim Pfeifen. Vox, 1916. S. 36. — HENTRICH, K.: Über die Bedeutung der Konsonanten für die Tonhöhenbewegung der Sprache. Vox, 1922. S. 15. — HERMANN, L.: Phonophotographische Untersuchungen (über Konsonanten). PFLÜGERS Arch. f. d. ges. Physiol. Bd. 45, 47, 48, 53, 58, 59, 61, 83, 91. — HERZOG, W.: Ein Fall von allgemeiner Behaarung mit heterologer Pubertas praecox bei dreijährigem Mädchen. Münch. med. Wochenschr. 1915. Nr. 6 u. 7. — HOFFMANN, CL.: Beitrag zur Frage des Asynchronismus zwischen costaler und abdominaler Atmung bei der Phonation. Vox, 1919. H. 5, S. 121. — ISSERLIN, M.: Psychologisch-phonetische Untersuchungen. Zeitschr. f. d. ges. Neurol. u. Psychiatrie. Bd. 75, S. 1. — KAISER, J. W.: Quelques remarques sur le fonctionnement du voile du palais dans la phonation. Arch. néerland. de physiol. de l'homme et des animaux. Tome 9, p. 30. 1924. — KATZENSTEIN, S.: Über Probleme und Fortschritte in der Erkenntnis der Vorgänge bei der menschlichen Lautgebung nebst Mitteilung über den Stimmlippenton und die Beteiligung der verschiedenen Räume des Ansatzrohres an dem Aufbau der Vokalklänge. Beitr. z. Anat., Physiol., Pathol. u. Therapie d. Ohres, d. Nase u. d. Halses. Bd. 3, S. 291. 1909. — KERPPOLA, W. und D. F. WALLE: Über die Genauigkeit eines nachgesungenen Tons. Skandin. Arch. f. Physiol. Bd. 33, H. 1/3, S. 1. 1915. — KICKHEFEL, G.: Untersuchungen über die Exspiration und über das Pfeifen im luftverdichteten Raume. Arch. f. Laryngol. u. Rhinol. Bd. 32, H. 3. — LESCHKE, E.: Die körperlichen Begleiterscheinungen seelischer Vorgänge. Arch. f. d. ges. Psychol. Bd. 21, S. 435. 1911. — LEHMANN, FRITZ: Untersuchungen über die Frequenz der Sprechatmung. Vox 1922. S. 97. — MARTINI, PAUL: Studien über Perkussion und Auskultation. Habilitationsschrift München 1922. — MALJUTIN, E. N.: Die Bedeutung der Form des harten Gaumens als eines wichtigen Bestandteils des Resonators beim Singen. Arch. f. Laryngol. u. Rhinol. Bd. 9, S. 40. 1899. — MERELLI: Ricerche pneumografiche durante la emissione della voce parlata e cantata. Vox 1922. S. 46. — MOSSO, A.: Über die gegenseitigen Beziehungen der Bauch- und Brustatmung. Arch. f. Anat. u. Physiol. 1878. S. 441. — MÜLLER, JOHANNES: Über die Kompensation der physischen Kräfte am menschlichen Stimmorgan mit Bemerkungen über die Stimme der Säugetiere, Vögel und Amphibien. Berlin 1839. — NADOLECZNY: Untersuchungen mit dem Atemvolumschreiber von GUTZMANN-WETHLO über das pulsatorische Tremolo der Singstimme. Zeitschr. f. Hals-, Nasen- u. Ohrenheilk. 1922, S. 66. — PANCONCELLI-CALZIA (1): Ein Einheitskriterium für die Untersuchung der Atembewegungen. Vox 1919. S. 186. — DERSELBE (2): Die Darstellung der Atembewegungen durch eine Formel. Vox 1919. S. 180. — DERSELBE (3): Über inspiratorische Phonation. Arch. neerlandaises de physiol. de l'homme et des animaux. Tome 7, p. 402. 1922. — PASSAVANT: Über die Verschließung des Schlundes beim Sprechen. Frankfurt a. M. 1863. — PAULSEN, E.: Die Singstimme im jugendlichen Alter und der Schulgesang. Kiel 1900. Vgl. auch PFLÜGERS Arch. f. d. ges. Physiol. Bd. 61. 1895 u. Bd. 74. 1899. — POLLAK, H. W.: Phonetische Untersuchungen. Sitzungsber. d. Akad. d. Wiss. in Wien, philos.-histor. Kl. Bd. 164, S. 5. 1911. — RABOTONOW (1): Neue Tatsachen in der Physiologie der Stimme bei Sängern. Zeitschr. f. Hals-, Nasen- u. Ohrenheilk. 1923. S. 451. — DERSELBE (2): Zur Frage über die Stimmbildung bei Sängern. Ebenda 1922. S. 322. — REICHERT, F.: Die Lösung des Problems eines freien Sprech- und Gesangstones auf anatomisch-physiologischer Basis. Naturforschervers. Münster 1912. — RÉTHI, L. (1): Beziehungen zwischen Weite der Nasenhöhle und der Resonanz der Stimme. Stimme 1918. S. 193. — DERSELBE (2): Experimentelle Untersuchungen über den Luftverbrauch beim harten und weichen Tonansatz. Wien. med. Wochenschr. 1913. Nr. 9. — SCHEIER: Die Bedeutung des Röntgenverfahrens für die Physiologie der Sprache und Stimme. Arch. f. Laryngol. u. Rhinol. Bd. 22. 1909. — SCHILLING, R. (1): Die Deckung des Gesangstons im Röntgenbilde. Arch. f. experim. u. klin. Phonetik. 1914. S. 129. — DERSELBE (2): Untersuchungen über das Stauprinzip. Zeitschr. f. Hals-, Nasen- u. Ohrenheilk. Bd. 1. 1922. — DERSELBE (3): Die Atembewegungen in Sprache und Gesang, eine experimentalphonetische Studie. Habilitationsschr. Freiburg i. B. 1922. — DERSELBE (4): Die Zwerchfellbewegungen beim Sprechen und Singen. Dtsch. med. Wochenschr. Nr. 46. 1922. — DERSELBE (5): Über den Einfluß der Vokalstellungen auf den Atemtypus und den phonischen Nullpunkt. Klin. Wochenschr. Bd. 3, S. 650. 1924. — DERSELBE (6): Zur Frage des Einatmungsweges beim Sprechen und Singen. Stimme. Bd. 18. Heft 6. 1924. — SCHOEN, MAX: An experimental study of the pitsch factor in artistic singing. Psychol. monogr. Vol. 31, Nr. 1, S. 230—259. 1922. — SCRIPTURE, E. W.: Untersuchungen über die Vokale. Zeitschr. f. Biol. Bd. 48, S. 232. 1906. — SEEMANN, JOHN: Neue Aufnahmen der menschl. Stimme. Zeitschr. f. biol. Technik u. Methodik. Bd. 1, S. 110. 1908. — SOKOLOWSKY, R. (1): Über die Genauigkeit des Nachsingens von Tönen bei Berufssängern. Beitr. z. Anat., Physiol., Pathol. u. Therapie d. Ohres, d. Nase u. d. Halses. Bd. 5, S. 204. 1911. — DERSELBE (2): Versuch einer Analyse fehlerhaft gebildeter Gesangstöne. Arch. f. experim. Phonetik 1914. S. 328. — STERN, H. (1): Die Bedeutung des sog. primären Tons für die Stimmbildung. Monatsschr. f. Ohrenheilk. u. Laryngo-Rhinol. Bd. 44, Nr. 8. 1910. — DERSELBE (2): Gesangsphysiologie und Gesangspädagogik in ihren Beziehungen zur Frage der Muskelempfindungen und der beim Singen am Schädel und am Thorax fühlbaren Vibrationen. Monatsschr. f. Ohrenheilk. u. Laryngo-Rhinol. 1911. S. 374. — STREIM, H.: Über die Bearbeitung von Atemkurven. Vox 1919. S. 1. — STUMPF, C.: Zur Analyse geflüsterter Vokale. Beitr. z. Anat., Physiol., Pathol. u. Therapie d. Ohres, d. Nase u. d. Halses. Bd. 12. S. 234. 1919. — TRENDELENBURG, FERD.: Objektive Klangaufzeichnung mittels des Kondensatormikrophons. Wissensch. Veröffentl. des Siemenskonzerns. III. 2. 1924. — WETHLO, F.: Versuche mit Polsterpfeifen. Beitr. z. Anat., Physiol., Pathol. u. Therapie d. Ohres, d. Nase u. d. Halses. Bd. 6, S. 269. 1913. — v. WILCZEWSKI, ST.: Phonoposotische und phonotopische Untersuchungen von Lippenlauten. Vox 1922. S. 64. — ZONEFF und MEUMANN: Über die Begleiterscheinungen psychischer Vorgänge in Atem und Puls. WUNDTS philos. Studien. Bd. 18, S. 1. 1903. — ZUMSTEEG: Über larvierte Formen von Mutationsstörungen. Vox 1916. S. 216. — ZWAARDEMAKER: Über den dynamischen Silbenakzent. Vox 1913. S. 7.

NB. Die im Text erwähnten, in diesem Verzeichnis aber nicht genannten Arbeiten oder Verfasser sind in den Büchern (1. Teil des Verzeichnisses) oder in den hier aufgeführten einschlägigen Veröffentlichungen zitiert. Bezüglich der *Untersuchungsverfahren* muß auf die Bearbeitung durch SCHILLING in diesem Handbuch verwiesen werden.

5. Physiologie der Luftröhre und der Bronchien.

Von

Ernst Mangold-Berlin.

Mit 4 Abbildungen.

In der Lehre von den Funktionen der Luftröhre und Bronchien gebührt den *Bewegungsvorgängen* weitaus der erste Platz und der größte Raum. Daneben spielt die vielseitige mechanische Bedeutung des Tracheobronchialbaumes, wie sie sich aus der mechanischen Betrachtung ergibt (s. ELZE), und, für die chemische Physiologie der Atmung, der Gaswechsel in diesem die Atemluft leitenden Röhrensystem eine wichtige Rolle, während über die Funktionen der Schleimhaut zur Zeit noch nicht viel zu sagen ist. Auch die Erwärmung der Atemluft und ihre Anreicherung mit Wasserdampf (s. EWALD) kommen als physiologische Wirkungen dieser Luftwege in Betracht.

Hier sollen, dem Gegenstande dieses Handbuches entsprechend, vorwiegend die Funktionen der Tracheal- und Bronchialmuskulatur und ihre Innervation, also die *aktiven Bewegungsvorgänge*, behandelt werden.

I. Passive Bewegungen von Luftröhre und Bronchien.

Der Tracheobronchialbaum unterliegt indessen auch passiven Bewegungen, die sich als respiratorische und pulsatorische unterscheiden lassen und deren erstere teils als Lageveränderungen des ganzen Tracheobronchialbaumes oder einzelner Teile, teils als Lumenveränderungen auftreten (s. BRÜNINGS). Beim Menschen können zur Beobachtung dieser Bewegungsvorgänge der Kehlkopfspiegel, die Bronchoskopie und das Röntgenverfahren herangezogen werden, wobei die passiven respiratorisch und pulsatorisch bedingten Veränderungen der Lage und des Querschnittes an Trachea, Bifurkation und großen Bronchien zur Feststellung kommen.

1. Respiratorische Bewegungen.

Die großen Luftröhrenäste bleiben infolge ihrer Lage zum Lungengewebe auch bei heftigen Atembewegungen in einer bemerkenswerten relativen Ruhe; bei maximaler Inspiration sinken die großen Bronchien um etwa 1 cm abwärts, ohne dabei wesentliche Änderungen in ihren Winkelverhältnissen zu erfahren (BRÜNINGS). WEINGÄRTNER gelang es, im Anschluß an die BRÜNINGSsche Tracheographie die Bewegungen der Bifurkation auch auf eine Schreibkapsel zu übertragen.

Das Lumen der Trachea und großen Bronchien ändert sich auch bei höchster Steigerung der positiven und negativen Schwankung des pleuralen Druckes nicht merklich, solange die Glottis geschlossen ist; bei plötzlicher Sprengung des Glottisverschlusses tritt eine starke Verengerung der Luftröhre und Bronchien ein, wie sie momentan auch bei offener Glottis durch plötzliche Drucksteigerung in der Pleura hervorgerufen werden kann; in der Ermöglichung passiver exspiratorischer Lumenverengerungen liegt die hauptsächliche Bedeutung der Paries membranacea (BRÜNINGS). Bei gewöhnlicher Atmung sind die

Druckschwankungen zu gering, um merkliche Änderungen des Lumens zu erzeugen; sie sind daher beim Erwachsenen nur bei abnorm starker Atmung zu sehen, eher bei Kindern, bei denen das Lumen der Trachea und großen Bronchien infolge der Nachgiebigkeit der Wandungen bei forcierter Exspiration vlölig verschwinden kann; besonders nachgiebige Stellen können auch durch ihr inspiratorisches Einsinken zu inspiratorischen Stenosen führen (Brünings).

2. Andere passive Bewegungen.

Pulsatorische Bewegungen werden auf den Tracheobronchialbaum durch die großen Gefäße und vielleicht das Herz übertragen; besonders kann eine systolische Vortreibung der linken Trachealwand durch die anliegende Aorta hervorgerufen werden.

Endlich gehört zu den passiven Bewegungen noch die *deglutatorische Kompression* der Trachea, eine beim Schluckakte infolge der unmittelbaren Berührung der Paries membranacea mit der Speiseröhre, an der hinteren Trachealwand entlang laufende Vorwölbung nach innen, die jedoch in erheblicher Weise auch nur bei Kindern zu beobachten ist (Brünings).

Verkürzungen in der Längsrichtung können im Bereiche des Tracheobronchialbaumes nur durch elastische Kräfte nach passiver Verlängerung erfolgen. Derartige Verkürzungen der Luftröhre, wie sie beim Pferde mehrere Zentimeter betragen sollen, werden durch das auch beim Menschen ausgebildete System subepithelial verlaufender innerer elastischer Längsbänder (Aschoff) und das die Knorpel verbindende Längsband ermöglicht. Da eine Längsmuskulatur an Trachea und Bronchien beim Menschen fehlt, können diese sich auch nicht in einem beständigen Längskontraktionszustande befinden (Brünings) und Verkürzung durch Muskelaktion gibt es an der Trachea sicher nicht (Kahn); ebensowenig wohl an den Bronchien, obgleich sie hier im Hinblick auf den vorwiegend schrägen Verlauf der Muskelzüge gelegentlich angenommen wurde (Lohmann); an isolierten Bronchialmuskelstreifen vom Rinde ließen sich jedenfalls nur Längenänderungen in der zum Bronchus queren Richtung hervorrufen (P. Trendelenburg).

II. Aktive Bewegungen von Luftröhre und Bronchien.

Es kommen demnach als aktive Muskelwirkung nur Verengerungen und Erweiterungen in Betracht.

An der *Trachea* vollzieht sich der Mechanismus der Verengerung und Erweiterung in der Weise, daß durch den Zug der sich verkürzenden Muskeln die Trachealknorpelringe auf Biegungselastizität in Anspruch genommen werden; diese haben, vermöge ihrer Elastizität, die Neigung, sich nach außen zu öffnen, wie sich beim Zerschneiden der Pars membranacea zeigt und bewirken so die Erweiterung in dem Maße als die Muskulatur erschlafft (Horvath, Kahn).

Auch an den Erweiterungen im Tracheobronchialsystem ist daher die Muskulatur beteiligt insofern, als sie durch ihre Erschlaffung, durch Nachlaß ihres Tonus, die dilatierenden elastischen Kräfte freigibt.

1. Methodisches.

Bei der physiologischen und pharmakologischen Untersuchung dieser Muskelwirkungen ist eine große Mannigfaltigkeit der Methode angewendet worden, um den besonders bei bronchialphysiologischen Versuchen möglichen Fehlerquellen Rechnung zu tragen. Von der Trachea bleibt an isoliert überlebenden, am einen Ende abgebundenen, am anderen mit Glasrohr versehenen Stücken die elektrische Reizbarkeit 7 Stunden post mortem erhalten. Stärke und Geschwindigkeit der Kontraktion erweisen sich ebenso wie auch die Elastizität der Trachealringe von der Temperatur abhängig (HORVATH). Auch in situ bei erhaltener Durchblutung und Innervation lassen sich an beiderseits abgeschlossenen Abschnitten der Luftröhre mittels Volumregistrierung die durch Muskelwirkung bedingten Veränderungen verzeichnen (KAHN). Zur Untersuchung der Bronchialmuskelwirkung und ihrer Innervation hat man gelegentlich die direkte Beobachtung am lebenden oder toten Tiere angewandt (LONGET, BEER, LOHMANN), vorwiegend aber die Registrierung des Seitendruckes der Trachea mittels Manometers oder MAREYscher Schreibkapsel von einer in die Luftröhre eingeführten Kanüle aus (DONDERS, KNAUT, BERT, SCHIFF, GERLACH, GAD, SANDMANN, BEER, EINTHOVEN, am Menschen ARON; siehe auch ROSENTHAL, SCHENCK) und ferner die plethysmographische (onkographische) Registrierung der Volumänderungen eines freigelegten Lungenlappens (DIXON und BRODIE, DIXON und RANSOM, WEBER).

Lokale Volumänderungen der Bronchien konnten auch mittels eingeführter Ballonsonden registriert werden (ROY und BROWN); ferner an der überlebenden durchbluteten Lunge die auch hier noch zum Teil auf Tonusschwankungen der Bronchialmuskulatur zurückzuführenden Änderungen der Atemgröße (MODRAKOWSKI). Diese Versuche wurden mit oder ohne Narkose oder am kurarisierten oder dezerebrierten Tier, meist mit künstlicher Atmung und gleichmäßiger Regulierung der Atemluftmengen ausgeführt. Dabei wurden die neuromuskulär bedingten Verengerungen und Erweiterungen des Bronchialsystems aus den registrierten Veränderungen von Druck und Volum ersehen, wobei der Anstieg der Druckkurve, die den trachealen Seitendruck verzeichnet, oder die Amplitudenverkleinerung der Volumkurve eines Lungenlappens die Bronchokonstriktion anzeigt. Für die einwandfreie Deutung der Kurven müssen die Veränderungen des intratrachealen Druckes durch passive Beeinflussung von seiten des Oesophagus, Magens und Herzens, besonders bei den Vagusreizungen, ferner von seiten der großen Gefäßstämme und der Schwankungen der Blutfülle der Lungengefäße, letzteres vornehmlich auch bei der Volumschreibung, beachtet werden. Die Kontraktionsfähigkeit der kleineren Bronchien auf mechanische, chemische und elektrische Reize wurde bereits durch VERNIER (1779), KIEMER (1829), WIEDEMEYER, LONGET beobachtet.

2. Verhalten der isolierten Bronchialmuskulatur.

Die Bronchialmuskulatur läßt sich indessen auch isoliert der Untersuchung zugänglich machen, wie es von P. TRENDELENBURG durchgeführt wurde, der die funktionellen Veränderungen in körperwarmer Ringerlösung überlebender Muskelquerstreifen aus mittelgroßen Bronchialästen vom Rinde mit der Suspensionsmethode aufzeichnete. Diese überlebenden Bronchialmuskelpräparate zeigen weder spontane Kontraktionen, noch solche auf Dehnungsreiz. Auch mit Induktionseinzelschlägen konnten keine Kontraktionen erzielt werden, während die bei kurzer tetanischer Reizung erhaltenen Kurven die gleiche Form hatten wie die bei konstantem Strom registrierten. Die Latenz ist dabei von der *Temperatur* abhängig, mit deren Steigen sie sich verkürzt.

Erwärmung der isolierten Bronchialmuskulatur führt je nach langsamem oder schnellem Verlauf zu verschiedenen Kontraktionskurven, bei ersterem zu einer solchen mit zweimaligem Abfall (s. Abb. 1). Innerhalb der physiologischen Temperaturbreite, etwa 35—40° C, verursacht *jede* langsame Temperaturänderung eine geringe Erschlaffung. *Rasche* Abkühlung kann im Gegensatz zur langsamen als starker tonussteigernder Reiz wirken.

Auch gegen Veränderungen des *osmotischen Druckes*, besonders gegen dessen Herabsetzung, erwies sich die Bronchialmuskulatur als auffallend empfindlich. Bei der Prüfung chemischer Wirkungen ist daher sowohl Temperaturkonstanz als auch Isotonie zu beachten. Auch können vielleicht auf diese Weise in vivo Änderungen der Weite der luftzuführenden Wege eintreten (P. TRENDELENBURG).

Hinsichtlich der *Ionenwirkung* ergaben weitere Versuche an Bronchialmuskelstreifen, daß die in der Therapie des asthmatischen Bronchospasmus verwendeten Anionen NO_3, NO_2 und J und das Kation Ca nicht primär an der Muskulatur eine Erschlaffung bewirken, während für die die Expektoration fördernde Wirkung des Kation NH_4 eine Erklärungsmöglichkeit in seinem bronchodilatatorischen Effekte liegt.

Auf den bei diesen Studien ebenfalls geprüften Einfluß von Gasen, Narkoticis und Giften wollen wir erst im Anschluß an die manometrischen und plethysmographischen Versuche eingehen.

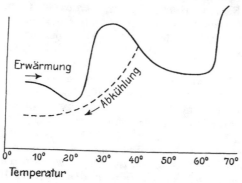

Abb. 1. Schema der Kontraktionskurve des isolierten Bronchialmuskelpräparates bei langsamer Erwärmung von 5—69° (———) und bei langsamer Abkühlung von 40—5° C (------). (Nach P. TRENDELENBURG.)

III. Innervation.

1. Innervation der Trachea.

Der Innervation der Trachea hat von seiten der Physiologen KAHN besondere Untersuchungen gewidmet. Er fand, daß beim Hunde als Folge peripherer Vagusreizung eine Verengerung der Luftröhre eintritt und daß diese Wirkung durch beiderseitige Durchschneidung des *Recurrens* aufgehoben wird, daß dieser, wie auch die sehr starke Kontraktion bei seiner Reizung zeigte, demnach der einzige motorische Nerv für die Trachea ist. Periphere Reizung des Laryngeus superior, wie die des Sympathicus, Ganglion cerv. supr., Ganglion stellat., ansa Vieusseni, erwies sich als wirkungslos auf die Trachealmuskulatur.

Reflektorische Kontraktion der Luftröhre erhielt KAHN durch zentripetale Reizung des Recurrens, Lar. sup., Ischiadicus, Femoralis u. a. sensibler Hautnerven, besonders leicht durch mechanische Reizung der Kehlkopfschleimhaut, ferner durch NH_3 von der Nase aus. Lungendehnung bewirkte eine Erschlaffung der Trachea, die bei Kollaps wieder in Kontraktion überging. Durch Reizung der Hirnrinde, wobei von bestimmten Stellen Kontraktion, von anderen Erschlaffung auszulösen war, konnte KAHN die Existenz von *Rindenzentren* für die Trachealmuskulatur erweisen, deren Reizung nach beiderseitiger Vagusdurchschneidung keine Wirkung mehr hatte.

2. Innervation der Bronchialmuskulatur.

Der bronchomotorische Nerv ist der *Vagus*, dagegen spielt der Sympathicus, soweit von ihm aus überhaupt bis jetzt eine Wirkung auf die Bronchialmuskulatur erzielt werden konnte, nur bei manchen Tieren eine geringe Rolle (s. später).

Der Vagus führt *bronchokonstriktorische und dilatatorische Fasern.*

Die bronchokonstriktorische Funktion des Vagus wurde zuerst von WILLIAMS (1840) und LONGET (1842) beobachtet und dann nach manchen negativen und widersprechenden Versuchen anderer Autoren von allen späteren, so u. a. von

SCHIFF, GERLACH, EINTHOVEN, BEER, ROY und BROWN, SANDMANN, DIXON und BRODIE, PREVOST und SALOZ, LOHMANN, DIXON und RANSOM, WEBER mittels der verschiedenen, oben bereits angedeuteten Methoden bestätigt.

a) Periphere Vagusreizung.

Die bronchokonstriktorische Wirkung der *peripheren Vagusreizung* läßt sich mit der trachealmanometrischen oder lungenplethysmographischen Methode und auch direkt am Lungenquerschnitt beobachten (LOHMANN) und selbst noch am isoliert überlebenden Tra-chea-Lungen-Vaguspräparat vom frisch getöteten Tiere (SCHIFF) nachweisen. Nach EINTHOVEN steigt der Atemdruck bei peripherer Vagusreizung beim Hunde (Abb. 2) individuell verschieden hoch an und höher bei geöffnetem Thorax; der höchste dabei erzielte Atemdruck betrug 129 mm Wasser, sonst ergaben sich Drucke von 35—103 mm und auch nach dem Tode noch bis 81 mm. Diese Drucksteigerungen sind vom Blutdruck unabhängig (EINTHOVEN), auch hat die periphere Vagusreizung keine Wirkung auf die Lungengefäße (WEBER).

Der durch periphere Vagusreizung erzeugte Bronchialkrampf führt bis zur Verengerung auf $1/2$ bis $1/3$ des Lumens, manchmal bis zum fast völligen Verschluß (ROY und BROWN); je nach der Methodik kann auch ein völliger Verschluß herbeigeführt werden (WEBER).

Die Angabe von SANDMANN, wonach die periphere Vagusreizung Bronchokonstriktion nur bei schwächerem Reize hervorruft, bei stärkerem jedoch Dilatation, findet sich sonst nicht bestätigt. Anscheinend ruft diese Reizung allein meist keine Bronchodilatation hervor (BEER), doch erhält man bei der Katze, bei der die broncho-dilatatorischen Fasern besonders entwickelt sein sollen, auch gelegentlich ohne weiteres bei peripherer Vagusreizung eine schwache bronchodilatatorische Wirkung (DIXON und BRODIE, DIXON und RANSOM), wie sie auch bei vorheriger Ermüdung des Vagus erzielbar sein soll (WEBER).

Die bronchodilatatorische Vaguswirkung läßt sich indessen leicht hervorrufen, wenn sich die Bronchien infolge Tonussteigerung ihrer Muskulatur durch Muscarin, Pilocarpin oder Physostigmin im Zustande der Verengerung befinden (DIXON und BRODIE, PREVOST und SALOZ, WEBER an Katze und Hund). Hier wirkt die Vagusreizung also vielmehr lösend auf den bestehenden Bronchospasmus.

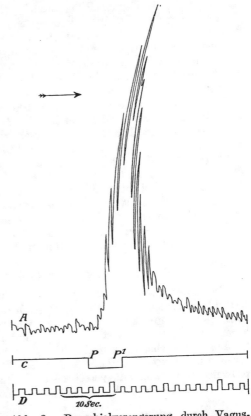

Abb. 2. Bronchialverengerung durch Vagusreizung beim Hunde. A Atemdruck. P—P^1 Elektrische periphere Reizung beider Vagi. C Reizmarkierung. D Zeitmarkierung. (Nach EINTHOVEN.)

Beim Kaninchen konnten Dixon und Ransom keine bronchodilatatorische Wirkung des Vagus nachweisen.

b) Reflektorische Bronchokonstriktion und Dilatation.

Reizung des zentralen Stumpfes des durchschnittenen Vagus löst bei intaktem anderem Vagus Bronchokonstriktion aus (Sandmann, Roy und Brown), die jedoch schwächer ausfällt als bei peripherer Vagusreizung. Auch Einthoven und Dixon und Ransom bestätigten dies, während Weber diese Wirkung auf eine durch Vagus, Rückenmark, Grenzstrang vermittelte reflektorische Veränderung der Blutfülle der Lungengefäße zurückführt. Dixon und Ransom erhielten auch nach beiderseitiger Durchschneidung des Vagus und Halssympathicus bei zentripetaler Vagusreizung noch reflektorische Wirkung, jedoch jetzt nur noch Bronchodilatation, offenbar auf dem Wege vom Vagus über das Rückenmark und Äste des 1.—3. Dorsalnerven. Reflektorische Bronchokonstriktion wird weiter auf mannigfaltige Weise erzielt; so durch zentripetale Reizung des Laryngeus sup. (Gerlach, Golla und Symes), des Ischiadicus (Einthoven, Dixon und Ransom), des 2. und 3. Ram. dorsalis oder des Brustsympathicus (Accelerans) und verschiedener anderer Nerven (Dixon und Ransom), ferner durch Reizung der Kehlkopf- und besonders der Nasenschleimhaut (Sandmann, Einthoven, Dixon und Ransom, Prevost und Saloz) durch Kitzeln oder NH₃; bei der Kitzelreizung soll Erweiterung vorangehen (Sandmann). Bei allen diesen Wirkungen geht die afferente Bahn durch den Vagus. Auf diesem Wege entsteht offenbar durch krankhafte Übererregbarkeit des bronchokonstriktorischen Apparates das Asthma bronchiale, und auch durch seelische Erregungen kann es über den Vagus zu Bronchokonstriktion und Atemnot, Asthma nervosum, kommen (L. R. Müller, S. 113).

c) Verlauf der bronchomotorischen Nervenfasern.

Die bronchomotorischen Fasern des Vagus verlaufen bei der Katze mit individuell verschiedener Kreuzung nach der anderen Seite. Gewöhnlich beeinflußt jeder Vagus beide Seiten. So wie manchmal alle Herzhemmungsfasern allein im linken Vagus verlaufen, so finden sich auch für die Bronchomotoren wechselnde Verhältnisse und selten auch eine totale oder aber auch gar keine Kreuzung (Dixon und Ramson). Auch Weber fand bei Hund und Katze eine teilweise Kreuzung mit verschiedener oder gleich starker bronchomotorischer Innervation beider Lungen, meist mit stärkerer Wirkung auf der Seite der Reizung.

Von den im Vagus verlaufenden bronchokonstriktorischen und dilatatorischen Fasern werden die letzteren durch Reizung langsamer erregt, so daß meist zunächst die konstriktorische Wirkung hervortritt (Roy und Brown).

Nach Möllgaards anatomischen Untersuchungen an der Katze wird die bronchomotorische Nervenleitung vom dorsalen Vaguskern in der Medulla oblongata her im Ganglion nodosum unterbrochen, und zwar soll die bronchokonstriktorische Bahn über multipolare, die dilatatorische über unipolare Ganglienzellen führen. Eine ununterbrochene Verbindung zwischen Kernen der Medulla oblongata und den Lungen gibt es nicht; die Lungen stehen also nicht in direkter Verbindung mit dem Zentralnervensystem. Das spinalsympathische, über das Ggl. stellatum führende System dient offenbar vorwiegend der vasomotorischen Innervation der Lungen.

Die *Angriffsweise des Vagus an der Bronchialmuskulatur* ist nicht unumstritten, insbesondere ist die Beteiligung der die Bronchien umgebenden Ganglienzellhaufen fraglich (Roy und Brown, Gerlach, Lohmann), die manche Autoren als Vermittler der Vagusinnervation betrachteten und bis zu denen sich Fasern des Plexus bronchialis verfolgen lassen (siehe L. R. MÜLLER S. 112).

d) Sympathische Innervation.

Über die Beteiligung des Sympathicus an der bronchomotorischen Innervation bestehen vorwiegend negative Angaben, da die früheren Autoren in ihm keine efferenten Nervenfasern für die Bronchialmuskulatur nachweisen konnten, auch beim Kaninchen die Reizung wirkungslos verlief (LOHMANN). Positive Befunde konnten nur DIXON und RANSOM an narkotisierten oder decerebrierten Katzen erheben, bei denen sie vom Halssympathicus zweimal bronchokonstriktorische Wirkung erhielten und auch in ihm und noch stärker wirksam im Brustsympathicus bronchodilatatorische Fasern nachweisen konnten, die mit den Accelerantes verliefen; die zentripetale Reizung des Brustsympathicus hatte stets zuerst Bronchokonstriktion, danach Dilatation zur Folge. Über eine doppelte Innervation der Bronchien durch Vagus und Sympathicus, wie sie L. R. MÜLLER als gegeben annimmt, ist also bisher funktionell noch kaum etwas ermittelt und noch nicht nachgewiesen, wieweit sich neben den bronchodilatatorischen Fasern des Vagus auch der Sympathicus als Antagonist des bronchokonstriktorischen Vagussystems an der Regulierung des Kontraktionszustandes der Bronchialmuskulatur beteiligt.

3. Tonus, Automatie, Rhythmicität.

Schon DONDERS schloß aus dem Sinken des nach der Thoraxöffnung am getöteten Tiere zuerst steigenden, intratrachealen Druckes auf einen tonischen Kontraktionszustand der Bronchialmuskeln. Daß diese auch isoliert noch einen

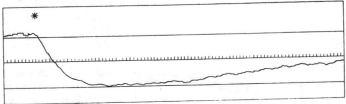

Abb. 3. Tracheokonstriktorischer Vagustonus. Tonusabfall bei Durchschneidung eines Vagus (bei *) am Hunde. Volumkurve eines in situ belassenen Abschnittes der Trachea. (Nach KAHN.)

ausgeprägten Tonus besitzen, so daß sie sich durch tonusherabsetzende Mittel um mehr als die Hälfte der Anfangslänge verlängern können, zeigte P. TRENDELENBURG. In situ besteht ein, wenn auch geringer konstriktorischer Tonus durch die Vagusinnervation sowohl an der Trachea (KAHN) (s. Abb. 3), als auch an den Bronchien (ROY und BROWN, EINTHOVEN), da nach Vagotomie eine Bronchodilatation eintritt. Auch DIXON und RANSOM halten das Bestehen eines zentralen bronchokonstriktorischen Vagustonus für jedenfalls nicht widerlegt. Weber konnte einen solchen allerdings nie beobachten und führt die tonische Innervation auf andere Bahnen zurück. Nicht völlig geklärt erscheinen auch die *spontanen rhythmischen Tonusschwankungen*, wie sie an der überlebenden (HORVATH) und der in situ isolierten Trachea (KAHN), bei dieser als ausgiebige Kontraktionsvorgänge, die besonders bei Unruhe der Versuchshunde und diese noch überdauernd auftraten, beobachtet bzw. registriert wurden. KAHN führt dieselben auf Änderungen eines geringen, von den Ganglien der Hinterwand der Trachea ausgehenden Tonus infolge von Erregungen vom

Recurrens aus, zurück. An den Bronchien konnte besonders EINTHOVEN solche schwachen rhythmischen Kontraktionen feststellen, die unabhängig vom Vaguszentrum und auch nach Lähmung der Nervenendigungen auftraten und die er auf eine automatische Reizbildung in der Muskulatur selbst bezieht. Sonst haben anscheinend nur ROY und BROWN derartige Bewegungen gesehen. Nach den stets negativen Ergebnissen an isolierten Bronchialmuskeln sind solche scheinbar spontanen rhythmischen Tonusschwankungen wohl zum Teil durch Interferenz zwischen den registrierten Atemdruck- oder Lungenvolum-schwankungen und pulsatorischen Wellen, im übrigen aber durch Änderungen der Kohlensäurespannung, Narkosentiefe und Temperatur bedingt, gegen die eine beträchtliche Empfindlichkeit des bronchomotorischen Apparates besteht. Für das Auftreten *peristaltischer Bewegungen* in der Bronchialmuskulatur fehlt jede Wahrscheinlichkeit (P. TRENDELENBURG, ROHRER).

4. Pharmakologische Beeinflussung des bronchomotorischen Apparates.

Aus zahlreichen, größtenteils mit Rücksicht auf Theorie und Therapie des Bronchialasthma angestellten Versuchen ergibt sich die starke konstriktorische oder dilatatorische Wirkung einer Anzahl von *Alkaloiden* auf die Bronchialmuskulatur.

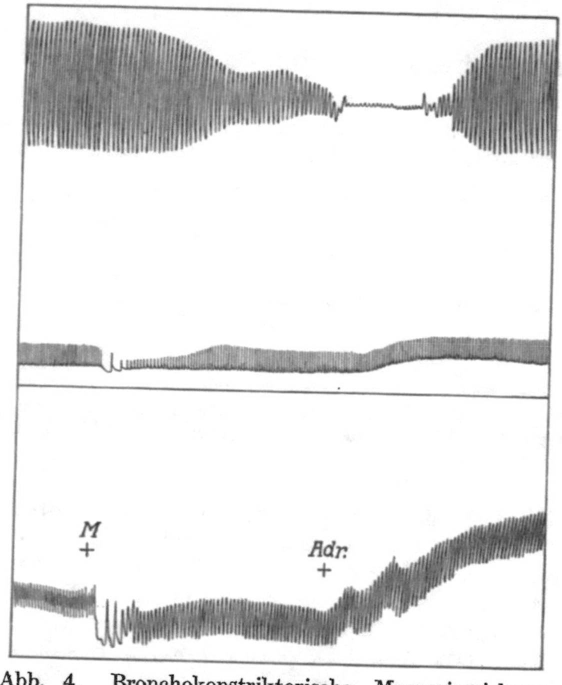

Muscarin (BEER, PREVOST und SALOZ, JANUSCHKE und POLLAK, s. Abb. 4), *Physostigmin* (DIXON und RANSOM, PREVOST und SALOZ), *Pilocarpin* (CLOETTA, GOLLA und SYMES, BAEHR und PICK, PREVOST und SALOZ), *Veratrin* (DIXON und BRODIE) wirken bronchokonstriktorisch und können zur experimentellen Erzeugung von Asthma (WEBER), auch zur Steigerung des Bronchialmuskeltonus für den Nachweis der bronchodilatatorischen Wirkung der Vagusreizung verwendet werden. Die Wirkung, die z. B. bei Physostigmin infolge der starken Bronchokonstriktion tödlich sein kann (DIXON und RANSOM) wird zum Teil auf Erregun der Vagusendigungen DIXON und BRODIE) zurückgeführt. P. TRENDELENBURG erhielt indessen nachhaltige irreversible To-

Abb. 4. Bronchokonstriktorische Muscarinwirkung (Injektion von 0,001 g Muscarin), durch 0,0002 g Adrenalin aufgehoben. Obere Kurve Atmungsvolumen eines Lungenlappens, mittlere Kurve Blutdruck, untere Kurve Blutvolumen eines Lungenlappens. (Nach WEBER.)

nussteigerung durch Muscarin, Pilocarpin, *Arekolin* auch am isolierten Bronchialmuskelstreifen, während dieser von *Veratrin, Protoveratrin*, Physostigmin nicht beeinflußt wird.

Auch *Ergotin* soll Bronchokonstriktion herbeiführen (Prevost und Saloz, Baehr und Pick), nach Baehr und Pick ferner auch *Pepton* (Witte) (s. Pal), Histamin, Hypophysenextrakt, Cholin, Tyramin. *Imido* (β-Imidoazolyläthyl-aminchlorhydrat) ruft teils durch Bronchokonstriktion, teils durch Zunahme der Blutfülle der Lungen Asthma hervor (Weber).

Bronchodilatatorisch wirken besonders *Atropin* (Beer, Roy und Brown, Einthoven, Cloetta u. a.), das auch die Trachealmuskulatur zur Erschlaffung bringt (Golla und Symes), und *Adrenalin* (Kahn, Kaplan und Jagic, Januschke und Pollak u. a.) (s. Abb. 4).

Atropin und Adrenalin, durch welche die bronchokonstriktorische Wirkung des Muscarin, Pilocarpin, Arecolin, Physostigmin, nicht aber die durch Brom, Baryum und Schwermetallsalze erzeugte (Dixon und Brodie), antagonistisch aufgehoben werden kann, bringen stärker als das *Cocain, Chinin, Emetin* auch die isolierte Bronchialmuskulatur zur Erschlaffung (P. Trendelenburg). Adrenalin führt auch zu lange dauernder Verengerung der Lungengefäße und beseitigt dadurch in großer Dosis das allein durch aktive Zunahme der Blutfülle der Lungen bewirkte Asthma, bei dem alle anderen Mittel unwirksam blieben (Weber). Die Adrenalindilatation hebt für lange Zeit die Wirkung der oben nach Baehr und Pick genannten bronchokonstriktorischen Mittel auf. *Morphin* verursacht nach Einthoven keine Lähmung des bronchokonstriktorischen Tonus, dilatiert aber die durch Imido verengerten Bronchien (Weber) und erschlafft (1 : 1000) die isolierte Bronchialmuskulatur (P. Trendelenburg); in großen Dosen ruft es Bronchokonstriktion hervor (Dixon und Brodie). Nach P. Trendelenburg ist es unentschieden, ob die Wirkung des Chinin und des therapeutisch als Bronchodilatator nicht in Betracht kommenden Morphin, Emetin und *Strychnin* auf atropinartiger Vaguslähmung oder adrenalinartiger Sympathicusreizung beruht oder ob sie eine direkte Wirkung auf die Muskelelemente besitzen.

Nicotin, das die Tracheal- (Golla und Symes) und Bronchialkonstriktion, besonders infolge Vagusreizung (Einthoven) oder Imido (Weber), lähmt und starke Dilatation herbeiführt (Roy und Brown), hat auf den isolierten Muskel ebensowenig eine Wirkung wie *Lobelin*, das ebenfalls eine bestehende Konstriktion aufhebt (Dixon und Brodie). *Coffein*, das gegen Bronchospasmus verwendbar ist (Pal), bringt in großen Dosen ähnlich wie *Alkohol* die isolierte Bronchialmuskulatur nach mäßiger Verkürzung zu weitgehender Erschlaffung (Trendelenburg). Alkohol und Morphin beseitigen auch durch zentrale Wirkung das experimentell erzeugte Asthma (Weber). *Curare* ist ohne Einfluß (Einthoven) oder verringert die bronchokonstriktorische Erregbarkeit (Beer).

Bronchodilatatorisch wirkt auch *Trinitrin* (Prevost und Saloz). Durch Pepton kann beim Meerschweinchen ein experimenteller Bronchospasmus erzeugt werden, der durch Jodnatrium, Rhodannatrium oder Natriumnitrit gelöst wird (Pal).

Die *Narkotica Chloroform, Äther, Urethan* verursachen bei bestehender Bronchokonstriktion Dilatation; sie lähmen die Vaguswirkung (Dixon und Brodie). Auch die isolierte Bronchialmuskulatur beeinflussen die ersteren schon in Konzentrationen, die bei der Inhalationsnarkose in der Inspirationsluft vorkommen, wobei $CHCl_3$ Verkürzung, Äther wie Urethan Erschlaffung hervorruft (P. Trendelenburg).

Durch die Narkose wird die Wirkung der peripheren und zentripetalen Vagusreizung verändert und oft in starke Bronchodilatation verwandelt (Roy und Brown).

Von *Gasen* interessiert die Wirkung der *Kohlensäure*. Die von Bloch festgestellte, den bronchokonstriktorischen Tonus steigernde Wirkung von

Verunreinigungen der Einatmungsluft ist wohl größtenteils auf die Kohlensäure zurückzuführen, durch die der vom Vagus ausgehende Tonus erhöht und die rhythmischen Schwankungen des Atemdrucks verstärkt werden (EINTHOVEN). Vermehrung der CO_2 im Vaguszentrum steigert den Bronchialtonus, Verminderung setzt ihn herab (EINTHOVEN), Dyspnoe führt zur Konstriktion der Trachea, die auch das Stadium der Erstickung überdauert (KAHN); auch läßt sich durch CO_2 Asthma (WEBER), wie auch fast regelmäßig Kontraktion der isolierten Bronchialmuskulatur (TRENDELENBURG) erzeugen, während hier *reine* CO_2 nicht selten nur Tonusabnahme hervorruft und Erstickung durch Sauerstoffmangel nicht zu stärkerer Tonuszunahme führt.

Ammoniak bewirkt reflektorisch Bronchokonstriktion (SANDMANN), am isolierten Muskelpräparat meist erst Tonuszunahme, dann Abnahme (TRENDELENBURG).

IV. Bedeutung der Tracheal- und Bronchialmuskulatur für die Atmung.

Wie tief eingreifend die Wirkung der Bronchialmuskeln für die Atmung sein *kann*, geht deutlich aus der ätiologischen Bedeutung des erhöhten bronchokonstriktorischen Tonus für das Asthma bronchiale hervor. Viel unmerklicher vollziehen sich offenbar die funktionellen Veränderungen in der schon eingangs charakterisierten Art bei der normalen Atmung. Die weitgehenden Möglichkeiten solcher Veränderungen lassen sich aus der vorstehend dargestellten nervösen und chemischen Beeinflußbarkeit entnehmen. Die Wirkung der konstriktorischen und dilatatorischen Veränderungen besteht in Erhöhung und Herabsetzung der Widerstände in den Atemwegen für die Atmungsluft. Wie stark diese in ihrer Strömungsgeschwindigkeit von der Rohrweite, die ja schon rein anatomisch im Tracheobronchialbaum an verschiedenen Stellen verschieden ist (BRAUNE und STAHEL, AEBY, EWALD), abhängig ist, zeigen Untersuchungen und Berechnungen von ROHRER über den Einfluß der durch die Rohrweite bedingten Strömungswiderstände und „Extrawiderstände" in den menschlichen Atemwegen auf Strömungsgeschwindigkeit und Liefermengen der Atmungsluft.

Besonders den plötzlichen, reflektorisch ausgelösten Kontraktionen der Tracheal- und Bronchialmuskulatur kommt wohl auch eine Art Schutzfunktion zu, teils im Sinne der Versteifung der Luftröhre und Bronchien bei heftigen Druckänderungen (KAHN), wie ja BRÜNINGS bronchoskopisch beim Hustenstoß Verengerung der Bronchien nachweisen konnte, teils als Schutz gegen das Einatmen schädlicher Gase (SANDMANN); von BRÜNINGS wird allerdings eine solche Aufgabe der glatten Muskulatur, dem erhöhten Druck forcierter Exspirationen Widerstand zu leisten, abgelehnt, da der Exspirationsdruck gar nicht im Sinne einer Dehnung auf die Luftwege wirke, weil der pulmonale Druck immer hinter dem pleuralen Außendruck zurückbleibe.

V. Anhang. Über die Funktion der Schleimhaut des Tracheobronchialbaumes.

Besondere Untersuchungen zur Physiologie der Schleimhaut des Tracheobronchialbaumes liegen nicht vor. Manche Hinweise auf die Funktion der trachealen Schleimdrüsen finden sich bei WÄTJEN. Zum Studium der Flimmerbewegung wurden gelegentlich auch die respiratorischen Schleimhäute herangezogen. Die Fortschaffung der Sekrete wird durch größere exspiratorische

Druckentfaltungen unterstützt, wobei die verengerten Stellen im Verlaufe des Bronchialweges mehrfache Steigerungen der Luftströmungsgeschwindigkeit und dadurch günstige Bedingungen für ein staffelweises Vorschieben der Sekrete schaffen (ROHRER).

Eine physiologische Bedeutung besitzt die Schleimhaut ferner als Sitz der Receptoren für die manche Atemreflexe auslösenden Reize. So wirkt die CO_2-Einatmung, die reflektorisch auf dem Vaguswege Vertiefung der Inspiration hervorruft (DONDERS), von der Schleimhaut der Trachea und Hauptbronchien aus (GAD), ebenso CO_2 und NH_3 bei Auslösung der oben erwähnten bronchokonstriktorischen Wirkungen.

Literatur.

ARON: VIRCHOWS Arch. f. pathol. Anat. Bd. 129. S. 426. 1892. — ASCHOFF: Elastische Systeme des Tracheobronchialbaumes. Congresso internat. dei patologi. Torino. Unione tipograficoeditrice torinese 1912. — BAEHR und PICK: Pharmakologische Studien an der Bronchialmuskulatur der überlebenden Meerschweinchenlunge. Arch. f. exp. Pathol. u. Pharmakol. Bd. 74, S. 41. 1913. — BEER: Arch. f. (Anat. u.) Physiol. 1892. Suppl.-Bd. 101. — BLOCH: Pathologie und Therapie der Mundatmung. Wiesbaden: J. F. Bergmann 1889. — BRAUNE und STAHEL: Verhältnis der Lungen als zu ventilierende Lufträume zu den Bronchien. Ber. d. k. sächs. Ges. d. Wiss. 1885. — DIESELBEN: Arch. f. (Anat. u.) Physiol. Anat. Abt. 1886. — BRÜNINGS: Die direkte Laryngoskopie, Bronchoskopie und Ösophagoskopie. Wiesbaden: J. F. Bergmann 1910. — CLOETTA: Experimentelle Pathologie und Therapie des Asthma bronchiale. Leipzig: Vogel 1913. — DIXON und BRODIE: Journ. of physiol. Vol. 29, p. 97. 1903. — DIXON und RANSOM: Broncho-dilator nerves. Journ. of physiol. Vol. 45, p. 411. 1913. — DONDERS: Zeitschr. f. rat. Med. Bd. 3, S. 287. — EINTHOVEN: Die Wirkung der Bronchialmuskeln und über Asthma nervosum. PFLÜGERS Arch. f. d. ges. Physiol. Bd. 51. 1892. — ELZE: Anatomie und Entwicklungsgeschichte des Kehlkopfes und des Tracheobronchialbaumes. Dieses Handbuch. — EWALD, J. R.: Die Physiologie des Kehlkopfes und der Luftröhre. In HEYMANN: Handb. d. Laryngol. u. Rhinol. Bd. 1. Wien 1898. — GAD: Arch. f. (Anat. u.) Physiol. 1878. S. 559. — DERSELBE: Atemreflexe von den Hauptbronchien. Verhandl. d. physiol. Ges. Berlin 1890. — GERLACH: PFLÜGERS Arch. f. d. ges. Physiol. Bd. 13, S. 491. 1876. — GOLLA und SYMES: The innervation of the tracheal muscle. Journ. of physiol. Vol. 46, p. XXXVIII. 1913. — DIESELBEN: The double action of adrenaline on the bronchioles. Journ. of physiol. Vol. 46, p. XXXVIII. 1913. — HORVATH: PFLÜGERS Arch. f. d. ges. Physiol. Bd. 13, S. 508. 1876. — JANUSCHKE und POLLAK: Arch. f. exp. Pathol. u. Pharmakol. Bd. 46, S. 205. 1911. — KAHN: Physiologie der Trachea. Arch. f. (Anat. u.) Physiol. 1907. S. 398. — KAPLAN und v. JAGIC: Berl. klin. Wochenschr. 1909. S. 583. — LOHMANN und E. MÜLLER: Physiologie der Bronchialmuskulatur. Sitzungsberichte d. Ges. z. Beförderung d. ges. Naturwiss. Marburg 1912. — DIESELBEN: Über die Wirkung des Nervus vagus auf die Bronchialmuskulatur. Sitzungsber. d. Ges. z. Beförd. d. ges. Naturwiss. Marburg 1912/13. — MODRAKOWSKY: Beobachtungen an der überlebenden Säugetierlunge. PFLÜGERS Arch. f. d. ges. Physiol. Bd. 158, S. 509—526. 1914. — MÖLLGAARD: Skand. Arch. f. Physiol. Bd. 26, S. 315. 1912. — MÜLLER, L. R.: Das vegetative Nervensystem. Berlin: Julius Springer 1920. — PAL: Dtsch. med. Wochenschr. 1912. S. 5. — DERSELBE: Über die Wirkung des Coffeins auf die Bronchien und die Atmung. Dtsch. med. Wochenschr. 1912. S. 1774. — PREVOST und SALOZ: Arch. internat. de physiol. Vol. 8, p. 327. 1909. — ROHRER: Strömungswiderstand in den menschlichen Atemwegen. PFLÜGERS Arch. f. d. ges. Physiol. Bd. 162. S. 225—299. 1915. — DERSELBE: Anwendungen der Atemphysiologie auf klinische Fragen. Schweiz. med. Wochenschr. 1921. — ROSENTHAL: In HERMANNS Handb. d. Physiol. Bd. 4, S. 173. 1882. — ROY und BROWN: Journ. of physiol. Vol. 6. 1885. — SANDMANN: Arch. f. (Anat. u.) Physiol. 1890. S. 252. — SCHENCK: Atembewegungen in TIGERSTEDTS Handb. d. physiol. Meth. Bd. 2, 2. Abt. 1908. — SCHIFF: PFLÜGERS Arch. f. d. ges. Physiol. Bd. 4, S. 225. 1871. — TRENDELENBURG, P.: Physiologische und pharmakologische Untersuchungen an der isolierten Bronchialmuskulatur. Arch. f. exp. Pathol. u. Pharmakol. Bd. 69, S. 79—101. 1912. — DERSELBE: Versuche an der isolierten Bronchialmuskulatur. Zentralbl. f. Physiol. Bd. 26, S. 1. 1913. — WÄTJEN: Tracheale Schleimdrüsen. Beitr. z. pathol. Anat. u. z. allg. Pathol. Bd. 68. 1921. — WEBER: Neue Untersuchungen über experim. Asthma und die Innervatior der Bronchialmuskeln. Arch. f. (Anat. u.) Physiol. 1914. S. 63. — WEINGÄRTNER: Physiologische und topographische Studien am Tracheobronchialbaum des lebenden Menschen. Berlin 1919.

III. Pathologie und Therapie.

A. Allgemeiner Teil.

I. Untersuchungsmethoden.

1. Diagnostik der Nasenkrankheiten[1].

Von

C. Zarniko-Hamburg.

Mit 40 Abbildungen.

Bevor wir uns der Besprechung der rhinologischen Diagnostik zuwenden, mag es nicht überflüssig sein, die vielfachen und oft sehr engen Beziehungen in Erinnerung zu bringen, die zwischen der Nase und den übrigen Körperorganen bestehen (90, 34, 32, 37, 121). Dieser Beziehungen sollen wir bei der Untersuchung unserer Patienten stets eingedenk sein, *wir sollen über der Untersuchung der Nase die Berücksichtigung des übrigen Körpers nicht vergessen.*

Die Diagnose der Nasenkrankheiten gründet sich auf *Anamnese* und *objektiven Befund.* Zuweilen wird sie erst durch den *Erfolg der Therapie* sichergestellt.

A. Anamnese.

Die *nähere Anamnese* hat die Beschwerden des Kranken, soweit sie sich auf die Nase beziehen, ihre Dauer, mutmaßliche Ursache (Beschäftigung, Lebensweise, Infektionsgelegenheit), zuweilen die hereditären Verhältnisse zu erforschen.

In vielen Fällen lenken schon die Angaben des Patienten die Aufmerksamkeit des Untersuchers auf gewisse andere Organe; oft jedoch ergibt sich der Anstoß zu ihrer Berücksichtigung erst aus der objektiven Untersuchung der Nase, verbunden mit der Erfahrung, daß gewisse Nasenerkrankungen häufig Ursache oder Folge gewisser entfernter Störungen sind. Was der zu Untersuchende über diese Störungen auszusagen weiß, gehört zur *entfernteren Anamnese.*

Für die

B. Objektive Untersuchung

kommen folgende Methoden in Betracht: *Inspektion, Durchleuchtung, Röntgendurchstrahlung, Palpation, Anämisierung und Anästhesierung, Auskultation, Prüfung mit dem Geruche, mikroskopische und bakteriologische Untersuchung, funktionelle Prüfung.*

---

[1] Die nachfolgende Darstellung lehnt sich, vielfach wörtlich, an die ausführlichere Bearbeitung desselben Gegenstandes in meinem Lehrbuche: Die Krankheiten der Nase und des Nasenrachens (3. Auflage 1910) an.

Wir wollen die angeführten Methoden, mit Ausnahme der in diesem Handbuch andern Autoren zugewiesenen Röntgenuntersuchung, der Reihe nach besprechen und zum Schluß einige Vorschläge machen, in welcher Vereinigung sie im besonderen Falle zweckmäßig in Anwendung kommen. Es wird sich dabei herausstellen, daß sehr selten alle Untersuchungsmethoden für den einzelnen Fall notwendig sind. Aber der Nasenarzt soll über alle Bescheid wissen oder wenigstens für solche, die ihm ferner liegen oder die er aus Mangel an Apparaten und technischer Schulung (wie vielleicht die bakteriologische Untersuchung, die Röntgendurchstrahlung) nicht auszuüben vermag, sich einer geeigneten Mithilfe versichern, die er, wenn erforderlich, ohne Schwierigkeit zur Verfügung hat.

I. Inspektion.

Zunächst betrachtet man, am besten bei Tagesbeleuchtung, die Nase von außen, ihre Form, Farbe, ihr Verhältnis zum übrigen Gesicht und dieses selbst. Manche Erkrankungen des Naseninneren — ich nenne nur die Hyperplasie der Rachenmandel, die Verbiegung der Nasenscheidewand, Ozaena, Syphilis, das juvenile Fibrosarkom des Nasenrachens, aber auch einfache Nasenpolypen — können die äußere Erscheinung in typischer Weise verändern, so daß man schon aus der äußeren Betrachtung vermuten kann, was man im Inneren antreffen und worauf man besonders zu achten haben wird. — Man läßt den Patienten sodann ein Paar kräftige Respirationen durch die Nase machen, um zu beobachten, ob die Nasenflügel dabei gehoben oder ob sie schlaff an das Septum angesogen werden.

Die bisher geschilderte Betrachtung kann man als *äußere Inspektion der Betrachtung des Naseninneren (Rhinoskopie)* gegenüberstellen.

1. Die Rhinoskopie

ist die eigentliche Domäne des Nasenarztes. Sie erfordert nicht allein ein besonderes Instrumentarium, sondern auch gründliche Schulung.

Theoretisches. Die Höhlung der Nase stellt sich in der Regel als ein kompliziertes System von engen Kanälen, Spalten, Buchten und Taschen dar. Eine kurze Überlegung wird ergeben, unter welchen Bedingungen wir einen solchen Raum am vollkommensten zu inspizieren vermögen.

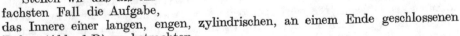

Abb. 1.

Stellen wir uns als einfachsten Fall die Aufgabe, das Innere einer langen, engen, zylindrischen, an einem Ende geschlossenen Röhre (Abb. 1 R) zu betrachten.

Es leuchtet ein, daß wir dazu vor allem das Auge *(A)* in die Richtung der Achse der Röhre oder deren nächste Nähe bringen und so richten müssen, daß die Sehachse mit jener zusammenfällt oder einen sehr kleinen Winkel bildet. Trotzdem sehen wir für gewöhnlich nur vom Anfangsteil etwas, von den tieferen Abschnitten sehr wenig, weil die Wände unseres Hohlraumes nicht genügend beleuchtet sind. Um dem abzuhelfen, haben wir 1) für eine intensive Lichtquelle zu sorgen und 2) die von dieser gelieferten Strahlen in eine für die Beleuchtung auch der tiefsten Abschnitte passende Richtung zu bringen, sie zu orientieren.

Von dem Innenraum wird um so mehr beleuchtet, je kleiner der Winkel ist, den die Zylinderachse mit der Achse des wirksamen Strahlenbündels bildet. Während z. B. bei der Lage des Lichtpunktes *L* nur das Stück $\alpha\,\beta$ direkt erhellt wird, wird es bei der Lage L' schon das längere Stück $\alpha\,\beta'$. Am günstigsten wäre es, wenn die beiden genannten Achsen zusammenfielen, d. h. *wenn es gelänge, das wirksame Lichtbündel so zu orientieren, daß seine Achse mit der Sehachse zusammenfiele.* Es wäre dann so, als ob die beleuchtenden Strahlen vom beobachtenden Auge ausgingen, das Auge wäre „selbstleuchtend" gemacht. Man muß um so mehr trachten, diese Forderung zu erfüllen, je enger die zu inspizierende Röhre ist, und darf deshalb bei der Rhinoskopie, besonders bei der Rhinoscopia anterior (s. u.), wo wir es mit sehr engen Räumen zu tun haben, unter keinen Umständen davon abgehen. Es wird sich bald herausstellen, daß ihr ganz allein durch *indirekte Beleuchtung* (S. 697) genügt werden kann.

Ferner muß die *Lichtquelle*, wenigstens für die indirekte Beleuchtung, eine derartige *Form* haben, daß sie eine Fläche von mehreren Quadratzentimetern mit möglichst homogener Helligkeit darstellt, da der Reflektor, wie wir sehen werden, ein reelles Bildchen von dieser Fläche entwirft (Brünings. 12).

Lichtquellen. Für die Rhinoskopie ist ein recht helles und möglichst farbloses, also weißes Licht unerläßlich. Denn wir sollen nicht allein Formveränderungen, sondern auch Farbenunterschiede erkennen können. „Die Erkennung der Farbe erfordert eine stärkere Einwirkung als die des Lichtes überhaupt. Das farbige Objekt erscheint farblos bei zu schwacher Beleuchtung, bei zu kurzer Betrachtung oder bei zu kleinem Sehwinkel. Die einzelnen Farben zeigen in all diesen Hinsichten erhebliche Unterschiede; am schwersten wirkt in jeder der genannten Beziehungen das Rot ein" (Hermann. 49, S. 539). Wir haben es in unserem Falle aber fast ausschließlich mit rot oder rötlich gefärbten Objekten zu tun.

Von den für uns in Frage kommenden Lichtquellen liefert *die Sonne* das hellste und weißeste Licht. Leider steht es uns nicht immer zur Verfügung, ferner ist seine große Hitze für den Untersuchten und den Untersucher sehr lästig und endlich ist die richtige Orientierung der Sonnenstrahlen meist umständlicher als die bei den künstlichen Lichtquellen.

Wir verwenden aus diesen Gründen das Sonnenlicht nur ganz ausnahmsweise, in der Regel benutzen wir *künstliche Lichtquellen*, die uns die Fortschritte der Beleuchtungstechnik in großer Anzahl und Vollkommenheit darbieten[1]).

Ich sehe an dieser Stelle von einer systematischen Besprechung sämtlicher Arten des künstlichen Lichtes mit Rücksicht auf die vorhin aufgestellten Anforderungen ab[2]) und begnüge mich mit der Anführung der überall leicht erhältlichen Lichtquellen, die sich für unsere Zwecke bewährt haben.

Ein ganz vortreffliches Licht von der besten Qualität liefert der Auersche *Glühstrumpf*. Die Projektion seiner Form ist eine homogene leuchtende Fläche. Seine Helligkeit von 60—80 NK bei *aufrecht stehender Anordnung* ist vollkommen ausreichend. Sie wird aber beim *hängenden Gasglühlicht* (der „Invertlampe") durch Vorwärmung des zuströmenden Gases bis auf 130 NK gesteigert[3]). Deshalb stellt die Auer-Invertlampe in der ihr von Brünings (12) gegebenen Aufmachung eine unserer allerbesten Lichtquellen dar (Abb. 2).

Dem Gasglühlicht steht das *Spiritusglühlicht* sehr nahe. Der Glühstrumpf ist bei beiden derselbe, nur dient hier zur Erhitzung statt der Bunsenflamme ein Spiritusbrenner von geeigneter Konstruktion. Lichtstärke: 30—50 NK. — Ähnliches gilt vom *Petroleumglühlicht.*

---

[1]) Einen vortrefflichen Überblick über die künstlichen Lichtquellen liefert W. Brüsch in seinem Büchelchen: Die Beleuchtungsarten der Gegenwart. 1906.

[2]) Wer sich für diese Fragen interessiert, den darf ich wohl auf die Bearbeitung desselben Gegenstandes in meinem Lehrbuche (121, S. 146 ff.) verweisen.

[3]) Diese Anordnung dürfte den Vorschlag Schönemanns (98), die Helligkeit des aufrechtstehenden Stumpfes durch Zuleitung von Sauerstoffgas zu steigern, überflüssig machen.

Das *elektrische Bogenlicht* kommt in seiner Qualität dem Sonnenlicht von allen künstlichen Lichtquellen am nächsten und wir haben es in Stärken, die weit über unsere Bedürfnisse hinausgehen, zur Verfügung. Obwohl WINCKLER (Arch. f. Laryngol. Bd. 2, S. 138) der elektrischen Bogenlampe eine für unsere Zwecke passende Aufmachung gegeben hat, und obwohl wir in der Liliput-lampe von Siemens & Halske und der Miniaturlampe von Körting & Mathiesen geeignete Modelle haben, ist sie, wenn ich recht unterrichtet bin, wenig im Gebrauche.

Das rührt vermutlich von der Konkurrenz der *elektrischen Metallfadenlampen* her, die weit bequemere, überall erhältliche und erheblich billigere Lichtspender von vorzüglicher Brauchbarkeit darstellen. Der Farbenton der *einfachen Metallfadenlampe* hat eine ganz geringe Beimischung von Gelb, der der *Halbwattlampe* ist ein reines Weiß. Metall-fadenlampen werden bis zu 100 NK, Halbwatt-lampen bis zu 3000 NK, also bis zu einer unsere Ansprüche weit übersteigenden Lichtstärke, hergestellt. Bei beiden muß das Leuchtfeld durch Mattierung des Glases homogenisiert werden. Dadurch entsteht zwar ein Licht-verlust bis zu 20%, aber dieser fällt bei Aus-wahl einer hinreichend starken Lampe nicht ins Gewicht.

Die spektroskopische Untersuchung zeigt, daß das Licht auch der Halbwattlampe trotz der für seine Erzeugung verwandten ungeheueren Temperaturen (ca. 2500° C) gegenüber dem Sonnen- und Tageslicht noch einen erheblichen Überschuß von roten und gelben Strahlen enthält, der die Erkennung der Farben beeinträchtigt. Diese überschüssigen Strahlen aber können durch geeignete Filter absorbiert werden. — Es ist das Verdienst der Reinlichtwerke A. G. in München (Osterwaldstraße 8a), diese Aufgabe wissen-schaftlich in Angriff genommen zu haben[1]). Ihre Lampe Nr. 334 mit Glühlampe von 300 Watt (bei 100—130 Volt Spannung ca. 450 NK) scheint mir das Ideal einer rhinologischen Untersuchungslampe zu sein.

Ein weißes Licht von großem Glanze und jeder gewünschten Stärke (25—1400 NK) liefert auch die *Nernstlampe*. Dabei strahlt sie wenig Hitze aus. Um

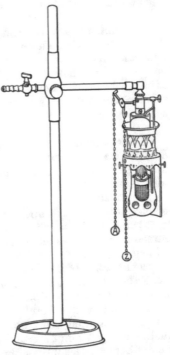

Abb. 2. Untersuchungslampe nach BRÜNINGS.

dieser Vorzüge willen hat sie kompetente Lobredner gefunden[2]). Aber sie ist recht empfindlich und launenhaft, bis zu ihrer Entzündung ver-gehen 15—30, oft aber auch mehr Sekunden, die dem ungeduldig Wartenden eine Ewigkeit dünken. Dieser Nachteil allein reicht für mich hin, um von ihrer Verwendung abzuraten. Jedoch es kommt noch dazu, daß die Nernstlampe ein für die Erkennung der Farben recht ungünstiges Spektrum besitzt. BRÜNINGS (12) hat deshalb dicht vor dem Glühkörper ein Lichtfilter in Gestalt einer farbigen Scheibe, die alle für die Farbenunterscheidung un-günstigen Spektralfarben absorbiert, angebracht und ferner noch durch einige andere Ver-besserungen (Mattscheibe aus Opalinglas, deren homogene Beleuchtung ein hinter dem Brenner befindlicher ringförmiger Parabolspiegel bewirkt) ein für unsere Zwecke geeignetes Modell geschaffen.

---

[1]) Vgl. den Katalog der Firma, ferner TASCHENBERG, E. W.: Künstliches Tageslicht im ärztlichen Laboratorium und Untersuchungszimmer. Dtsch. med. Wochenschr. 1923. Nr. 42 und ESKUCHEN, K.: Neue Lampen für ärztliche und Laboratoriumszwecke. Münch. med. Wochenschr. 1923. Nr. 46, S. 1389.

[2]) FRÄNKEL, B. (Arch. f. Laryngol. u. Rhinol. Bd. 12, S. 151), KÖRNER (Zeitschr. f. Ohrenheilk. u. f. Krankh. d. Luftwege. Bd. 42, S. 3), DENKER: Daselbst Bd. 44, S. 204.

Für manche Untersuchungen benutzt man *kleine Kohlen- oder Metallfaden-lämpchen*, die, weil sie dem Untersuchungsobjekte sehr nahe gebracht werden können, nur eine geringe Helligkeit (ca. 8 NK) zu besitzen brauchen. Zur Speisung eines solchen Lämpchens dient der Strom einer Akkumulatorbatterie oder für kürzere Beanspruchung selbst der eines kleinen Taschentrockenelements. Will man den Strom der Lichtleitung dazu benutzen, so muß derselbe durch Einschaltung eines regulierbaren Widerstandes [1]) oder durch einen Multostaten für das Bedürfnis des Lämpchens reduziert werden.

Die übrigen Lichtquellen (die *gewöhnliche Gasflamme*, das *Petroleumlampenlicht*, das *Kerzenlicht*) sind im Vergleich zu den bisher besprochenen mit so großen Nachteilen behaftet, daß man sich ihrer nur im Notfall bedienen wird.

Alle künstlichen Lichtquellen haben die Eigenschaft, die Farben der von ihnen beleuchteten Gegenstände zu verändern (S. 694). Und mag diese Verfälschung bei unseren besten Lichtquellen auch sehr gering sein, so ist es doch gut, sich ihrer bewußt zu bleiben. Man betrachte deshalb dieselben Objekte häufig bei natürlichem und bei künstlichem Lichte, achte auf die Farbenunterschiede und gewöhne sich daran, aus den veränderten auf die wirklichen Farben zu schließen.

Unter Umständen kann es erwünscht sein, die *Helligkeit der künstlichen Lichtquellen durch optische Hilfsmittel zu verstärken.* Das kann auf mehrere Arten geschehen. Man kann *Sammellinsen* davor oder *Hohlspiegel* dahinter oder *beide Vorrichtungen gleichzeitig* anbringen.

Sammellinsen vereinigen das durchfallende Licht auf einen beschränkten kegel- oder zylinderförmigen Raum, und dies führt für die indirekte Beleuchtung (s. u.) zu der Unzuträglichkeit, daß der Untersuchende sich mit seinem Reflektor immer im Bereiche dieses Raumes halten muß. Sobald er ihn überschreitet, gelangt er in eine ziemlich dunkle Zone, deren Licht eben die Sammellinse abgelenkt hat. Diese Beschränkung der Bewegungsfreiheit ist äußerst störend, nicht allein für die Untersuchung von Erwachsenen, mehr noch bei der zaghafter oder gar ungezogener und widerstrebender Kinder. Wir müßten diesen Übelstand ja mit in den Kauf nehmen, wenn wir auf keine andere Weise oder nur mit großen Kosten und Unbequemlichkeiten zu einer hinreichend starken Lichtquelle gelangen könnten, und in früheren Zeiten mögen Sammellinsen auch für die indirekte Beleuchtung ihre Vorteile und ihre Berechtigung gehabt haben. Heute haben sie sie nicht mehr. Wohl aber werden sie für die direkte Beleuchtung mit Nutzen verwandt.

Im Gegensatz zu den Sammellinsen sind *Hohlspiegel* oder Vorrichtungen, die eine ähnliche Wirkung haben, zur Lichtverstärkung auch für die indirekte Beleuchtung sehr dienlich. Zwar ist auch bei den Hohlspiegeln die größte Helligkeit in einem kegelförmigen Raum, aber auch außerhalb desselben hat man immer noch die Lichtstärke der Lampe ohne Abzug zur Verfügung.

Für aufrechtstehendes Gasglühlicht hat sich ein *Tonzylinder* mit einem in der Höhe der Flamme befindlichen, nicht zu kleinen rechteckigen oder ovalen Ausschnitt vortrefflich bewährt. Nicht allein, daß er das Licht erheblich verstärkt, und zwar viel gleichmäßiger als ein blanker Hohlspiegel oder Hohlzylinder, und es weißer macht, er hält auch einen großen Teil der strahlenden Wärme ab, die die künstlichen Lichtquellen alle liefern und die besonders dem zunächst sitzenden Patienten sehr empfindlich und lästig werden kann.

---

[1]) Einen transportablen Widerstand („Transwis") liefert die G. m. b. H. Deschu in München, Frauenstraße 6 b. Er findet in einem kleinen Täschchen Platz und kann in jede Lichtleitung eingestöpselt werden.

Vorrichtungen zur Orientierung der Lichtstrahlen. 1) *Direkte Beleuchtung.*
Die Lichtquelle wird der Sehachse soviel als möglich genähert. Die Richtung der
Strahlen ist dieselbe, wie die Blickrichtung. Es genügt für die Rhinoskopie
nicht, die Lichtstrahlen am Kopfe des Untersuchers vorbei auf die zu inspizierende
Nase fallen zu lassen, weil dabei ihr Winkel mit der Sehachse zu groß wäre (S. 693).
Die Lampe muß vielmehr dicht am Auge des Untersuchers stehen, und deshalb
ist aus leicht ersichtlichen Gründen für den vorliegenden Zweck allein die
elektrische Glühbirne als Lichtquelle geeignet. Von den Anordnungen, die
ich kenne, erscheint mir die von KUTTNER (Abb. 3) angegebene deshalb am
brauchbarsten, weil bei ihr die Glühlampe der Sehachse am nächsten gebracht
werden kann.

2) *Beleuchtung mit reflektiertem Licht (indirekte Beleuchtung)* (Abb. 4).
Die Lichtstrahlen fallen über die Schulter des Patienten hinweg auf einen

vor dem untersuchenden Auge befindlichen runden Spiegel *(Reflektor)* mit zentraler Durchbohrung,
durch die gesehen wird. Der Spiegel
wird so gerichtet, daß das reflektierte Strahlenbündel die zu untersuchende Partie beleuchtet. *Damit
ist erreicht, daß die Sehachse und die
Achse dieses Strahlenbündels vollkommen zusammenfallen.*

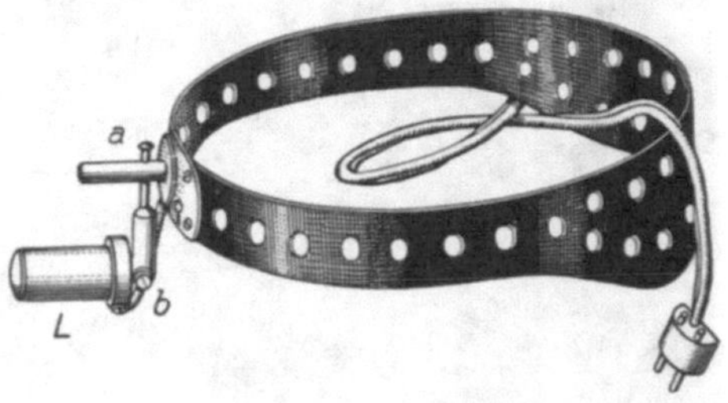

Die Erfindung des in der Mitte durchbohrten Reflektors für die Beleuchtung
enger Körperhöhlen ist eine Großtat des
praktischen Arztes FRIEDRICH HOFMANN
in Burgsteinfurt (1841). Er hat diese Beleuchtung nicht allein für die Untersuchung des Ohres angewandt, sondern
mit klarem Blick ihre Bedeutung für die
des Mastdarms, der *Rachen- und Nasenhöhle* „Explorationen der weiblichen Geschlechtsteile,
ohne Kenntnis des HOFMANNschen
einmal ersonnen (105, S. 82).

Abb. 3. KUTTNERsche Stirnlampe an BERGEATS
Hartgummistirnreif montiert. Vor einiger Zeit
hat KUTTNER ein neues verbessertes Modell
bekanntgegeben (73), bei dem einige Mängel
der hier abgebildeten Lampe beseitigt sind.

„Explorationen der weiblichen Geschlechtsteile,
erkannt (52)[1]. Später (1855) hat A. v. TRÖLTSCH
Spiegels völlig selbständig dieselbe Anordnung noch

Als *Reflektor* ist für das Sonnenlicht ein *Planspiegel* zu verwenden. Die
übrigen Lichtsorten werden vorteilhaft durch Benutzung eines *Konkavspiegels*
verstärkt, dessen Brennweite gewöhnlich zwischen 15 und 18 cm genommen wird.

Der Konkavspiegel entwirft bekanntlich von einem Objekt, das jenseits des Krüm-
mungsmittelpunktes liegt, ein umgekehrtes, verkleinertes und deshalb lichtstärkeres,
reelles Bild zwischen Krümmungsmittelpunkt und Brennpunkt. Hierbei gilt die Relation
$1/a + 1/b = 1/f$, wenn man mit a die Entfernung des Objektes vom Spiegel, mit b die des
Bildes vom Spiegel, mit f die Brennweite bezeichnet. Für uns handelt es sich darum, das
verkleinerte Bild der Flamme auf den Punkt zu werfen, den wir am genauesten betrachten
und deshalb am stärksten beleuchten wollen. Man kann als Entfernung dieses Punktes
von einem emmetropischen Auge oder von dem dicht davor befindlichen Spiegel etwa
25 cm annehmen. Hieraus und aus der Brennweite unseres Reflektors können wir den
passendsten Abstand der Flamme nach der angeführten Formel finden. So haben wir für
einen Spiegel von 15 cm Brennweite die Gleichung $1/x + 1/25 = 1/15$, woraus sich ergibt
$x = 37,5$ cm.

Der Reflektor entwirft ein umgekehrtes, verkleinertes, reelles Bild der Lichtquelle.
Damit ist gesagt, daß dieses Bild und also auch die Beleuchtung ungleichmäßig ausfallen,
hellere und dunklere Stellen aufweisen wird, wenn solche bei der zur Benutzung kommenden
Lichtquelle vorhanden sind. Diese Differenzen werden zwar einigermaßen verwischt,
wenn das Objekt nicht genau in der Bildebene liegt, aber sie werden nicht vollkommen
aufgehoben. Aus diesem Grunde ist bei den elektrischen Glühfadenlampen eine Homo-
genisierung des Leuchtfeldes durch Mattierung der Birne, bei der Nernstlampe durch
Vorschaltung einer Mattscheibe erforderlich.

[1] Näheres bei BLUMENFELD (7).

Der Reflektor soll etwa 9—10 cm im Durchmesser haben. Sein Gewicht läßt sich vermindern, indem man ihm eine Aluminium- oder eine Hartgummifassung (30)[1]) gibt. Er ist am besten an einem *Stirnbande* befestigt. Dieses soll festsitzen, muß deshalb einigermaßen steif und darf keinesfalls dehnbar sein,

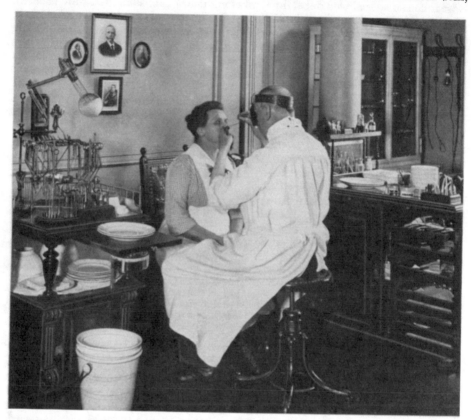

Abb. 4. *Situation des Patienten und des Arztes bei einer Nasenuntersuchung.*
Die Pat. befindet sich in der 1. Position (S. 705). Der Arzt sondiert eine Stelle an der rechten unteren Muschel. *Man beachte die richtige Stellung des Stirnspiegels dicht vor seinem linken, Auge.* Auf dem Tische links ein Metallgestell (Modell HARTMANN) zur Aufnahme der notwendigsten, täglich gebrauchten Untersuchungsinstrumente (Specula, Spatel, Nasenzangen) und einiger Scheren, Schlingen usw.; ferner neben der an einem Wandarm befestigten elektrischen Lampe (Halbwatt 450 NK, mattiert), ein Auerbrenner ohne Strumpf mit Zündflamme, zum Anwärmen von Kehlkopf- und Rachenspiegeln vortrefflich geeignet; ferner ein Wattebehälter (Glaskasten mit übergreifendem, schwerem Deckel), aus dem die Watte auf einen leicht sauber zu haltenden vernickelten Metallansatz hervorgezogen wird; ferner mehrere Holzklötze mit Löchern zur Aufnahme von Kehlkopf- und Rachenspiegeln, Spiegelgriffen Pinseldrähten usw. und mit Zapfen, auf die Ohrkatheter gesteckt werden können. — In der unteren Etage des Tisches Reserveteller und Schalen (sog. Kummen). Rechts an der Wand Multostat, von dem der Ampèremeter zwischen Arzt und Patientin soeben sichtbar ist. Davor, in Höhe des Arztes ein Schrank mit Aufsatz, der einen Politzerballon, Tropffläschchen für Cocain- und Suprareninlösungen, einige Flaschen und Gläschen mit Pinselflüssigkeiten, Pulvern, Gläser mit Sonden usw. trägt. Auf der Schrankplatte Schalen zur Aufnahme gebrauchter Instrumente, Kummen, Holzklotz für Glasansätze usw. In den Auszügen auf untergebreiteten Leinentüchern Instrumente.

---

[1]) *Anmerkung bei der Korrektur:* Nach Abschluß des vorliegenden Artikels habe ich den Reflektor kennen gelernt, den die Firma Krupp aus ihrem nicht rostenden Stahl anfertigt. Er scheint mir das Vollkommenste zu sein, was man sich denken kann.

und es soll ab- oder auswaschbar sein. Diesen Anforderungen genügt der von
BERGEAT (3) angegebene Stirnreif aus Hartgummi (Abb. 3) durchaus. Man
bestellt ihn nach der Weite der Hutnummer. Ihn in heißem Wasser plastisch
zu machen und genau der Kopfform anzupassen ist nicht notwendig, er sitzt
auch ohnedies fest genug und ist vielleicht
weniger lästig als ein ganz eng anliegender
Reif. Auch gibt es ein Modell, bei dem die
Weite des Reifs verstellt und also der Kopf-
weite des Untersuchers angepaßt werden kann
(Abb. 13).

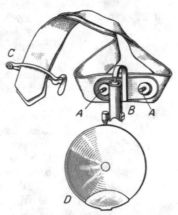

Leider ist ein am BERGEATschen Reifen
befestigter Spiegel vorteilhaft nur in der Sprechstunde zu benutzen, weil das Ganze für den
Transport zu viel Platz wegnimmt. Deshalb
habe ich, da sich an den bis dahin vorhandenen
sauberen und dabei transportablen Reflektor-
trägern allerhand Mängel herausstellten, die
Konstruktion eines solchen versucht, der allen
Ansprüchen genügen sollte (120). Das Resultat
ist das in der Abb. 5 abgebildete Stirnband,
das ich nach vieljähriger Erprobung bestens
empfehlen kann.

Abb. 5. Stirnband des Verfassers,
abnehmbares Doppelplättchen (D)
am Reflektor. HIRSCHMANNSches
Gelenk (B).

Es ist ein breites, starkes, weißes Band, das
ich bei der Wäsche stärken lasse wie einen Hemd-
kragen. Ist es vollgeschwitzt, vollgefettet oder
vollgespritzt, so kann man es in wenigen Minuten gegen ein reines austauschen. Das ist durch
folgende Anordnungen ermöglicht: 1) Das Band sitzt vorn zwischen zwei Metallplatten,
die durch die Schraubenmuttern A A gegeneinander gepreßt erhalten werden. Für die
Schrauben sind im Bande zwei Knopflöcher vorgesehen. 2) Am Hinterkopf wird das Stirnband nicht wie bisher allgemein durch eine Schnalle, sondern durch eine besonders konstruierte Klemme C zusammengehalten. Diese ist sehr zierlich und leicht, hält absolut fest,
hindert nicht im Geringsten und ist in wenigen Sekunden abgenommen und wieder befestigt.
Die Stelle am Bande, wo sie angeklemmt werden muß, ist leicht bei probeweiser Anlegung des
Bandes abzugreifen, man könnte
sie auch, wenn es erwünscht wäre,
mit ein paar farbigen Fädchen
markieren. — Bei länger andauernder Benutzung kann die nackte
hintere Metallplatte einen belästigenden Druck an der Stirn
erzeugen. Um diesem abzuhelfen,
genügt es, diese Platte beim Auswechseln des Bandes mit einigen
Lagen Verbandmull oder Flanell
zu überziehen. Man schneidet ein
passendes Stück zu, legt die Stirnplatte auf, schlägt von unten und
oben um und „knöpfelt" die her-
übergeschlagenen Enden auf die
Schrauben A A. Darauf kommt
das Band, darauf die äußere
Platte. Ein so hergerichtetes Band
kann man auch bei empfindlicher
Stirnhaut stundenlang ohne die
geringste Belästigung tragen [1]).

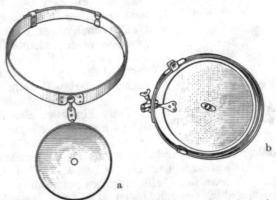

Abb. 6.   Stirnspiegel nach ZIEGLER. a gebrauchsfertig,
b zum Transport hergerichtet.

Nachträglich ist mir ein anderer bequem transportabler Spiegel bekannt
geworden, den die Abb. 6a und b gebrauchsfertig und zum Transport hergerichtet
darstellen. Der zusammenschiebbare Stirnreif besteht aus Vulkanfiber, die

---

[1]) Der Spiegel ist von der Firma Ad. Krauth, Hamburg, Gänsemarkt 58 zu beziehen.

Fassung des Spiegels aus Aluminium. Über der Glasplatte kann ein Schutzdeckel befestigt werden (Abb. 6b).

Einen anderen gut transportablen Spiegelhalter endlich stellt CZERMAKS (21, S. 28) „Mundstiel" dar, ein mit den Schneidezähnen festzuhaltender Holzkeil, an dem der Reflektor gelenkig befestigt ist. LUCAE (78) hat ihn verbessert, indem er den Holzkeil durch eine Hartgummiplatte ersetzte, die vom Zahnarzt genau nach den Vorderzähnen des Untersuchers gearbeitet wird (Abb. 7).

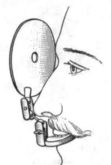

Ich kenne Operateure hohen Ranges, die den LUCAE-schen Mundhalter ständig benutzen, für Untersuchung und Operation, in der Sprechstunde und außer dem Hause. Er muß also wohl Vorzüge haben, die mir bisher verborgen geblieben sind, denn ich finde ihn scheußlich. Dies Speicheln und Sprechen mit der Platte zwischen den Zähnen wirkt auf mein Gefühl höchst unästhetisch. Wer sich darüber hinwegsetzt, mag den LUCAEschen Mundhalter immerhin erproben.

Abb. 7.
Spiegelhalter nach
CZERMAK-LUCAE.

Die Verbindung des Reflektors mit dem Reflektorträger, sei dieser nun ein Stirnband oder ein Mundhalter, muß derartig sein, daß er frei und leicht nach allen Richtungen gedreht und verschoben werden kann und daß er trotzdem in der ihm einmal gegebenen Lage stehen bleibt. Das wird in der Regel durch Kugelgelenke angestrebt. Besonders wichtig ist es, die zentrale Öffnung des Spiegels dicht ans Auge bringen zu können, um ein möglichst weites Blickfeld zu gewinnen (S. 701), ein Punkt, der gewöhnlich über Gebühr mißachtet wird.

Von den vielen Gelenkkonstruktionen, die ich durchgeprüft habe, muß ich der HIRSCHMANNschen den ersten Preis zuerkennen. Das HIRSCHMANNsche Gelenk (Abb. 5) setzt sich aus einem Kugel- und einem Scharniergelenk zusammen, die beide durch Friktion gegen federnde Pelotten die notwendige Steifigkeit erhalten. Es versagt nie, wird nicht klapprig, erfordert kein Nachschrauben und Nachstellen.

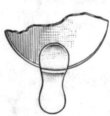

Sehr brauchbar sind ferner die Gelenke von B. FRÄNKEL (30), HARTMANN, KRAUSE, auch die Konstruktion von STURMANN (Med.-techn. Rundschau, Bd. 2, 9. 1909) erscheint mir beachtenswert. Nicht dagegen kann man die in Wien und Süddeutschland viel benutzten, dem alten TÜRCKschen Spiegel nachgearbeiteten Modelle empfehlen, weil sie die innige Annäherung des Spiegels an das untersuchende Auge verhindern.

Abb. 8. Fingergriff-
platte nach JANSEN.

Beim Einstellen des Reflektors ist es unvermeidlich, daß man mit dem Finger die spiegelnde Fläche am Rande befaßt, wobei sich die Erhabenheiten der Fingerbeere daktyloskopisch abdrücken und leicht den Anschein mangelhafter Sauberkeit erwecken können. Um diesem Übelstande abzuhelfen, hat BERGEAT (3) ein Metallplättchen an der Stelle, die man gewöhnlich anfaßt, anlöten lassen. Ich (120) habe statt dessen ein ähnlich gestaltetes *Doppelplättchen* (Abb. 5, D) angegeben, das am Reflektor festgeklemmt, abgenommen und ausgekocht werden kann; JANSEN, die in der Abb. 8 abgebildete Handhabe. Der Reflektor selbst kann, wenn er einmal vollgehustet oder -geniest ist, gut abgewaschen werden, besonders wenn er nach KILLIANS Vorschlag in der Metallfassung festgekittet ist, am besten, wenn er aus Kruppschem Stahl besteht (S. 698, Fußnote). Durch diese Verbesserungen gelangen wir zu einem *Instrument, das auch die strengsten Anforderungen an Sauberkeit und sogar an Asepsis erfüllt.*

Es ist vorteilhaft, das Licht an der rechten Seite des Patienten vorbei, also von der linken Seite des Arztes zum Spiegel gelangen zu lassen. Die rechte Hand des Arztes muß nämlich zur Einführung von Untersuchungs- und Operations- instrumenten häufig in der Höhe der zu untersuchenden Nase gehalten werden (Abb. 4) und würde so das Licht verschatten, wenn es von rechts herüberkäme. Soll nun bei linksseitig auffallendem Licht der Reflektor dicht am Auge gehalten werden, *so wird man am besten das linke Auge zur Inspektion zu benutzen haben.* Ferner ist es zweckmäßig, *die Lichtquelle ein Weniges über dem Niveau des beobachtenden Auges anzubringen.* Für die Sonne ist dies, wenn sie höher steht, unausführbar. Man hilft sich dadurch, daß man die Sonnenstrahlen mit einem in gehöriger Höhe angebrachten Planspiegel *(Heliostaten)* auffängt und auf den Stirnspiegel zurückwirft. Der Heliostat ist von Zeit zu Zeit nach dem veränderten Stande der Sonne zu richten.

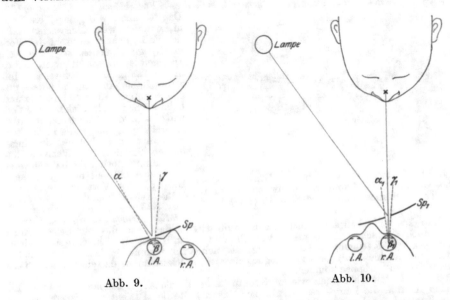

Abb. 9.   Abb. 10.

Meine zuerst 1894 ausgesprochene [1]) und später eingehender begründete [2]) Forderung, *das mit den zukommenden Lichtstrahlen gleichnamige Auge zum Sehen zu benutzen,* hat noch immer nicht die *allgemeine* Anerkennung gefunden, die sie verdient. Ich halte sie aber für so *außerordentlich wichtig,* daß ich nicht verabsäumen will, auch an dieser Stelle *die großen mit ihrer Befolgung verknüpften Vorteile* darzulegen. Ich beziehe mich dabei auf zwei sche- matische Skizzen, die ich unter Benutzung der Taf. III aus W. Braunes topographisch- anatomischem Atlas (Leipzig 1875) völlig maßgetreu mit Lineal und Zirkel entworfen habe, und die die Verhältnisse bei richtiger (Abb. 9) und bei unrichtiger (Abb. 10) Situation des Reflektors darstellen.

Man erkennt ohne Weiteres folgendes:

1. Der Reflektor (Sp) kann bei der richtigen Anordnung dem untersuchenden Auge ganz dicht genähert werden. Das durch den Winkel $\alpha\beta\gamma$ umgrenzte Blickfeld ist deshalb etwa doppelt so groß wie bei der unrichtigen Anordnung ($\alpha_1\beta_1\gamma_1$), bei der der Reflektor (Sp$_1$) mit seiner Durchbohrung mehrere Zentimeter vom Auge entfernt liegen *muß.* (Wer durch ein Schlüsselloch sehen will, nähert diesem das Auge ja auch, soviel es angeht!)

2. Bei der richtigen Anordnung liegen beide Augen im Schatten des Spiegels und beide können also unbehelligt beobachten. Zwar wird bei der Rhinoskopie unter gewöhnlichen Umständen fast ausschließlich monokular gesehen. Aber es ist nützlich, daneben auch die Umgebung der Nase, das Gesicht des zu Untersuchenden u. a. m. nicht außer Acht zu lassen.

---

[1]) In der 1. Aufl. meines Lehrbuches (121).
[2]) In den folgenden Auflagen desselben.

Bei Benutzung des ungleichnamigen Auges fällt das volle Licht in das gleichnamige Auge (Abb. 10). Dieses muß also entweder zugekniffen, oder künstlich abgedeckt werden[1]), oder es muß die Blendung ertragen, was alles nicht vorteilhaft ist.

Es ist leicht begreiflich, daß bei unserer Anordnung das Verlangen nach einem für binoculares Sehen doppelt durchbohrten Reflektors, wie ihn Schalle (93) und Clar (Abb. 12) angegeben haben, oder nach einem durch Weglassen eines Segmentes verkleinerten Reflektor (74) sich kaum bemerkbar machen wird.

3. Der Reflektor deckt bei der richtigen Anordnung viel mehr vom Gesicht des Untersuchers ab und bildet auf diese Weise einen guten Schutz gegen Anhusten und Tröpfchen-infektion, weshalb man zu besonderen *Schutzvorrichtungen* nur in besonders schwierigen Fällen (bei großer Reflexempfindlichkeit des Pat.) seine Zuflucht zu nehmen braucht. Solche Schutzvorrichtungen sind eine *Spiegelglasplatte*, die entweder freihändig von einer Hilfsperson oder an einem Galgen aufgehängt (Killian. 62) vor das Gesicht des Untersuchers gehalten wird, ferner verschiedene *Schutzmasken* (84, 114, 75), die zum Teil gar schrecklich aussehen, in keinem Falle aber eine angenehme Dekoration des damit Behängten darstellen.

Man sollte meinen, die aufgeführten Vorteile seien so bedeutend und so handgreiflich, daß jeder, einmal darauf aufmerksam gemacht, sich diesen Vorschlägen anschließen müßte.

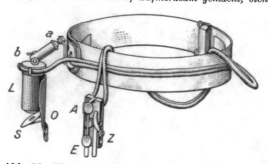

Das ist aber, wie gesagt, bis jetzt nicht in dem wünschenswerten Maße der Fall. Schuld ist wohl das Vorurteil, *das Umlernen sei zu schwer.* Dagegen ist erstens zu sagen, daß es in der Tat gar nicht schwer ist. Ich selbst habe jahrelang mit dem ungleichnamigen Auge untersucht und habe mich, nachdem ich mir die Verhältnisse einmal klar gemacht hatte, in drei Tagen vollständig in die korrekte Art zu spekulieren hineingefunden. Und zweitens: Wenn die Eingewöhnung noch zehnmal schwerer wäre, so müßte sie doch geschehen! Die späteren Vorteile wiegen alle Mühe reichlich auf! — *Lernende aber sollten sich von vornherein die richtige Methode zu eigen machen!*

Abb. 11. Kirsteins Stirnlampe. a b Hirschmann-sches Gelenk. Z Steckkontakt mit Vorrichtung zum Ein- und Ausschalten des Stromes (A E).

Man kann überhaupt gar nicht genug dahin wirken, daß Jeder die volle Beherrschung aller, auch der scheinbar kleinsten Vorteile und „Kniffe" für die Rhinoskopie erwirbt. Nach meiner Überzeugung sind die geradezu kläglichen rhinoskopischen Leistungen mancher sonst ganz geschickter Kollegen vorzüglich darauf zurückzuführen, daß sie sich über diese „Kleinigkeiten" erhaben dünken.

Ist der Untersucher irgendwie am Gebrauche des linken Auges behindert, so empfiehlt es sich für ihn, die Lampe rechts, also zur linken Seite des Patienten, aufzustellen, wie es in England durchgängig üblich sein soll, und also das von rechtsher kommende Licht mit dem vor dem rechten Auge situierten Reflektor aufzufangen.

Hier ist noch einiger bemerkenswerter Anordnungen der indirekten Beleuchtung zu gedenken, *bei denen die Lichtquelle, ein Mignonlämpchen, dicht vor dem Reflektor angebracht ist.* Die weiteste Verbreitung hat die Kirsteinsche Lampe gefunden (66). Bei ihr befindet sich das Mignonlämpchen in der untern mit einstellbarer Sammellinse versehenen Hülse L (Abb. 11). Das Licht fällt durch diese Linse konzentriert auf den kleinen, schräg darunter angebrachten Planspiegel S, der in der Mitte zum Durchsehen eine Durchbohrung trägt. Die Scheibe O dient zur bequemen Einstellung der Lampe[2]).

Die Clarsche Lampe (68) besteht aus einem doppelt durchbohrten Reflektor von kurzer Brennweite, vor dem an einem dünnen Hebelarm das Lämpchen angebracht ist (Abb. 12). Brünings benutzt einen asphärischen Zeissschen Reflektor und die Firma F. L. Fischer hat zu dem Brüningsschen Modell eine aufsteckbare, einen Planspiegel tragende Hülse konstruiert, bei deren Verwendung wir wieder beim Kirsteinschen Spiegel angelangt sind (Abb. 13).

Ein *Vergleich zwischen direkter und indirekter Beleuchtung* muß durchaus zu ungunsten der direkten ausfallen. Prinzipiell schon deshalb, *weil die indirekte*

---

[1]) Killian hat dazu ein an den Stirnreif anzuklemmendes kleines Metallplättchen angegeben (vgl. den Instrumentenkatalog der Firma F. L. Fischer-Freiburg und Berlin Nr. 5020).

[2]) Laut mündlicher Mitteilung hat Kirstein seiner Zeit die Anregung zur Konstruktion seiner Lampe aus den Auseinandersetzungen über den Gegenstand in der 1. Aufl. meines Lehrbuches erhalten.

Beleuchtung allein es ermöglicht, die Beleuchtungsstrahlen in der Sehachse selbst zu orientieren. Bei der direkten Beleuchtung müssen sie dagegen immer mit der Sehachse einen Winkel bilden, und mag dieser noch so klein sein, er ist für die Inspektion enger Röhren, also auch für die vordere Rhinoskopie, sehr nach-

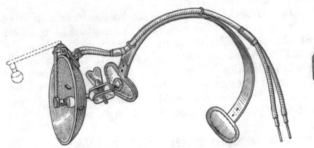

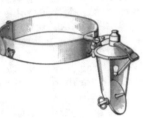

Abb. 12. CLARscher Spiegel, modifiziert von KOFLER (68). Durch Abheben des das Glühlämpchen tragenden Hebels wird der Kontakt unterbrochen. Der den Spiegel tragende Metallbügel und das Gelenk sind nicht empfehlenswert.

Abb. 13. Stirnlampe nach BRÜNINGS.

teilig. — Sodann aber hat das bei der indirekten Beleuchtung zur Verwendung kommende Instrumentarium die Vorzüge der Einfachheit und Billigkeit, es ist leicht transportabel, leicht rein zu halten (auch im chirurgischen Sinne), endlich: es gewährt dem Untersuchenden volle Bewegungsfreiheit, worin er sich bei der direkten Beleuchtung (freilich auch bei Benutzung der zuletzt besprochenen Konstruktionen der indirekten Beleuchtung) durch die Leitungsschnüre, an denen er festgebunden ist, empfindlich beeinträchtigt sieht.

Ich rate daher sowohl auf Grund theoretischer Erwägung wie praktischer Erfahrung: *Man benutze zur Rhinoskopie reflektiertes Licht der besten Lichtquelle, die man sich verschaffen kann.*

Ich selbst habe in meiner Sprechstunde viele Jahre lang AUERlicht benutzt, bis während des Krieges das Gas schlecht und knapp wurde und schließlich stundenweis überhaupt nicht zu haben war. So mußte ich zur

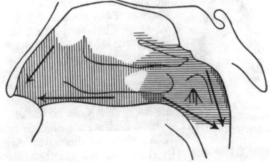

Abb. 14. Senkrecht schraffiert ist das Gebiet, das von vorne, wagerecht das, das von hinten zu inspizieren ist. Die Pfeile zeigen die Richtung an, in der die Lichtstrahlen zum Auge oder auf den Rachenspiegel gelangen.

elektrischen Beleuchtung übergehen (mattierte Halbwattlampe von 450 NK, Abb. 4). Mein Reflektor hat 10,5 cm Durchmesser und ist an einem BERGEATschen Stirnreif befestigt. — Außerhalb der Sprechstunde, bei Besuchen im Hause des Patienten dient mir der in der Abb. 5 abgebildete Reflektor von 9 cm Durchmesser.

Am besten rhinoskopiert man ohne Brille. Mäßig Kurzsichtige haben bekanntlich vor Normalsichtigen den Vorteil, daß sie nahe Gegenstände etwas vergrößert sehen, ihr Auge gleicht dem normalen, mit einer Lupe bewaffneten Auge. Diese sollen ihre Brille also jedenfalls ablegen. Sehr Kurzsichtige dagegen, Übersichtige, Astigmatische und Presbyopen können sie nicht entbehren und müssen dann die Nachteile, die sich aus dem Weiterabstehen des Stirnspiegels ergeben (S. 701), mit in den Kauf nehmen.

Praktische Ausübung der Rhinoskopie. Die hauptsächlichsten Arten der Rhinoskopie sind zwei: die bei Bestrahlung von vorn her unter gleichzeitiger Dilatation des Naseneinganges *(Rhinoscopia anterior)* und die bei Bestrahlung von hinten her mit Hilfe des Rachenspiegels *(Rhinoscopia posterior)*. Beide Methoden ergänzen einander. Bei einer regulär gebauten Nase können wir von vorne die in der Abb. 14 senkrecht, von hinten die wagrecht schraffierten Partien der lateralen Wand und die entsprechenden Teile des Septums übersehen. Man sieht, daß einzelne Stücke auf beide Arten betrachtet werden können.

Diese rhinoskopischen Methoden werden durch die von Killian sog. *Rhinoscopia media*, die einen großen Teil des in der Abb. 14 weiß gelassenen Gebietes erschließt, durch die von Bergeat als *Rhinoscopia externa* bezeichnete Besichtigung des vordersten Teiles der Nasenhöhle mit dem Spiegel und endlich durch die *direkte Besichtigung des Nasenrachens* ergänzt.

Für die

a) Rhinoscopia anterior

ist es nötig: 1) das Nasenloch zu dilatieren, 2) seine Ebene in eine für das Hindurchsehen geeignete, also zur Sehachse möglichst senkrechte Richtung zu bringen.

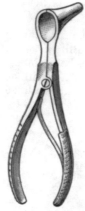

Für diese Zwecke ist eine große Anzahl von Dilatatoren *(Nasenspecula)* angegeben worden, und es ist bis zu einem gewissen Grade Geschmacks- und Gewohnheitssache, welchen man bevorzugt. Nach gründlicher Prüfung sämtlicher Konstruktionstypen finde ich, daß die dem Kramerschen Ohrspeculum nachgebildeten zweiblättrigen Nasenspecula alle anderen übertreffen. Sehr empfehlenswert ist das von Cholewa (Dtsch. med. Wochenschr. 1888, Nr. 30) aus der Hartmannschen Poliklinik beschriebene Modell, das neuerdings nach Fortlassung der Sperre und von den Berliner Fabrikanten unter der Bezeichnung des Hartmann-schen geführt wird (Abb. 15). Es ist schwer, dieses Speculum genug zu loben. Es ermöglicht eine vollkommene Übersicht aller überhaupt inspizierbaren Teile, seine Führung beansprucht nur eine Hand, es ist leicht und mit der denkbar geringsten Belästigung für den Patienten einzuführen, es kann ebenso leicht — auch während man Untersuchungs- oder Operationsinstru-

Abb. 15. Nasen-speculum nach Hartmann. ²/₅.

mente in der Nase verweilen läßt — wieder entfernt werden[1]).

Kein anderer von den mir bekannten Typen vereinigt diese Vorteile in sich. Bei ihnen werden gefensterte Branchen (B. Fränkel) oder Halbrinnen (Duplay) durch Schrauben auseinander- und zusammengebracht. Man braucht daher für die Einführung und Herausnahme immer beide Hände. Die Halbrinnen des Duplayschen Speculums sind zudem an einem Ring befestigt, der es sehr erschwert, ein durch das Speculum eingeführtes Instrument in der Nase zu belassen, was doch zuweilen erwünscht oder notwendig ist.

Das Speculum durch Vorrichtungen zur Feststellung (Schrauben oder Sperren) zu komplizieren, bringt keinen Vorteil. In der richtigen Lage, wie manche wähnen, wird es dadurch nicht erhalten. Gehörig auseinandergezwängt bleibt es wohl einmal hängen, bis die Hand des Arztes es von neuem faßt und in die ihm genehme Position bringt, meist aber rutscht es heraus und fällt hinab, was dem Patienten angenehmer zu sein pflegt, als dem Arzte. Überdies liegt *bei der Untersuchung* niemals auch nur das geringste Bedürfnis für ein sich selbsthaltendes Speculum vor, wogegen ein solches bei manchen operativen Eingriffen vorteilhaft verwendet werden kann.

---

[1]) Für das Mitnehmen in der Tasche habe ich mir ein Speculum anfertigen lassen, dessen Blätter nach den Seiten umgelegt werden können, so daß sie in dieselbe Ebene mit den Handgriffen zu liegen kommen.

Die *Ausübung der Rhinoscopia anterior* gestaltet sich folgendermaßen: Nachdem der Stirnspiegel so gerichtet ist, daß ein heller Lichtkreis die Nase des zu Untersuchenden beleuchtet, drängt der Arzt mit der Daumenkuppe der linken Hand die Nasenspitze in die Höhe, um die Ränder der Nasenlöcher und, während er die Nasenspitze bald nach rechts, bald nach links hinüberdrückt, die Innenwände des beweglichen Teils genau zu besehen. Hier kommen häufig Rhagaden, Krusten, Excoriationen und Eiterpusteln vor, die eine besonders vorsichtige Einführung des Speculums erheischen. Deshalb und weil solche Veränderungen leicht von den Blättern des Speculums verdeckt werden, ist die *Betrachtung dieser Teile ohne Speculum* niemals zu versäumen [1]).

Ist sie beendet, so ergreift der Arzt das Speculum mit der linken Hand und führt die Blätter geschlossen ins Nasenloch der zu inspizierenden Seite ein. In diesem Augenblicke legen viele Patienten, bestrebt, dem Instrument auszuweichen, den Kopf nach hinten über, weichen vor dem Speculum zurück. Man ermahnt sie, sich nicht zu ängstigen und drückt den Kopf mit der ums Hinterhaupt gelegten rechten Hand sanft nach vorne, so daß der Nasenboden wieder wagerecht steht. Jetzt öffnet man durch leichten Druck die Blätter des Speculums, preßt es nach oben an und rotiert es zugleich um eine Achse, die man sich *durch den vordersten Punkt* der Blätter in frontaler Richtung gelegt denkt, so weit, daß die Blätter mit dem Nasenboden gleichgerichtet sind. So vermeidet man am besten die stets unangenehme, öfters schmerzhafte Berührung des knöchernen Nasenbodens.

In dieser Stellung des Patienten und des Speculums, die ich die *erste Position* nennen will (Abb. 4), erblickt man lateralwärts die *untere Muschel*, den gegenüberliegenden Teil der *Scheidewand* und den *Nasenboden*, alle in starker perspektivischer Verkürzung [2]). Durch den mehrere Millimeter breiten Zwischenraum zwischen unterer Muschel und Scheidewand blickt man auf die *hintere Wand des Nasenrachens*. Läßt man den Pat. i oder u sagen (z. B. Ibis, Ida, Uhu) oder schlucken, so gewahrt man eine Bewegung in dieser Partie, es steigt von unten her eine Falte über das Niveau des Nasenbodens empor und wieder hinab, der *Levatorwulst*.

In vielen Darstellungen wird die Spekulierung der hinteren Rachenwand durch die Nase entweder gar nicht erwähnt oder mehr als unwichtiges Kuriosum betrachtet. Sie soll unter besonders günstigen Verhältnissen und bei pathologischer Weite der Nase wohl einmal gelingen. — Dieser Standpunkt muß durchaus bekämpft werden. In einem Teil der Fälle gelingt es dem Geübten ohne weiteres, häufig schon, wenn er nur mit dem Finger die Nasenspitze anhebt, die hintere Rachenwand und die Bewegungen des Gaumensegels in voller Deutlichkeit zu sehen. In den übrig bleibenden Fällen kann man nach sorgfältiger Reinigung und Anämisierung der Nasenschleimhaut und indem man mit der Sonde im Wege liegende Neubildungen bei Seite drängt, fast immer wenigstens auf einer Seite ein Stück der Rachenwand sehen und als solches mit Sicherheit erkennen. Es ist gewiß nicht zu viel behauptet, wenn man sagt: die Spekulierung der hinteren Rachenwand durch die Nase hindurch gelingt in 99 von 100 Fällen. *Diese Untersuchung ist keine Spielerei, sondern sie ist sehr wichtig, und man soll sich deshalb nicht eher zufrieden geben, ehe nicht die Spekulierung der hinteren Rachenwand gelungen ist oder man sich Klarheit darüber verschafft hat, weswegen sie mißlingt.*

Freilich muß man in schwierigen Fällen alle sich darbietenden Hilfsmittel herbeiziehen. Und gerade hier zeigt sichs, ob jemand rhinoskopieren kann oder nicht. Ich betrachte die

---

[1]) In praxi wird sich hieran zuweilen die *Rhinoscopia externa* (S. 716) anschließen.
[2]) Ich unterlasse es, Abbildungen des bei der vorderen Rhinoskopie zu Erschauenden einzufügen, weil solche eine gute Vorstellung doch nicht vermitteln. Alles was überhaupt geleistet werden kann, leisten die vortrefflichen Atlanten von Gerber (36) und Krieg (71). In diesen wie auch in einzelnen Lehrbüchern findet man die Bilder beider Nasenhöhlen paarweise nebeneinander gestellt, obwohl sie doch von verschiedenen Richtungen her gesehen und gezeichnet sind. Ich finde, daß das verwirrt, und rate immer die eine Hälfte mit einem Blatte zuzudecken. Die Bilder gewinnen dadurch ganz außerordentlich an Klarheit.

45

Spekulierung der Hinterwand per nasum deshalb als eine *Probe auf die Fertigkeit des Untersuchers.*

Man verabsäume auch nie auf den Levatorwulst zu achten, da er in vielen Fällen ein vortreffliches Orientierungsmittel ist. Die Abschätzung der Tiefendimension in der Nase ist ja, weil wir für gewöhnlich nur monokular untersuchen können, sehr erschwert. Zuweilen glaubt man die hintere Rachenwand zu sehen. Man läßt phonieren, aber der Levatorwulst zeigt sich nicht. Eine nähere Untersuchung mit der Sonde lehrt dann gewöhnlich, daß als Rachenwand ein hinten in der Nase liegender Tumor (verdicktes hinteres Muschelende, in den Nasenrachen hinabhängender Polyp) imponiert hat, nach dessen Abhebung der Levatorwulst sichtbar wird. — Eine andere Überraschung bereitet dem Neuling manchmal die Neigung des Pat., während der Untersuchung das Gaumensegel von vornherein reflektorisch anzuspannen, wobei der Atem angehalten oder durch den Mund geatmet wird. Auch dann vermißt man beim Phonieren das so charakteristische Heraufkommen und Heruntersinken des Levatorwulstes. Man lasse nun den Pat. bei geschlossenem Munde forciert atmen oder schlucken. Sogleich fällt der Levatorwulst, den man bis dahin gewöhnlich für den unteren Choanenrand angesehen hat, hinab und jetzt hat man bei wiederholtem Phonieren den wohlbekannten Anblick.

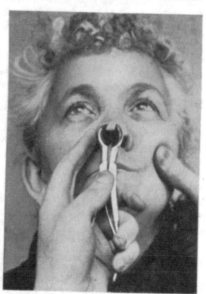

Abb. 16. Zweite Position.

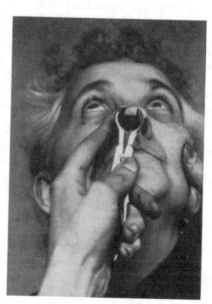

Abb. 17. Dritte Position.

Läßt man den zu Untersuchenden den Kopf ein wenig nach rückwärts neigen (2. *Position*, Abb. 16), so verschwindet der Nasenboden und das rückwärtige Stück der unteren Muschel und der Blick fällt zwischen dem vorderen Ende der unteren Muschel und dem Septum auf einen vorn etwas verdickten Wulst, *die mittlere Muschel*. Die Verdickung ist das *Operculum*. Ihm gegenüber etwas nach dem Beschauer zu gelegen und es öfters teilweise verdeckend, liegt das *Tuberculum septi* ZUCKERKANDLS. Zwischen Muschel und Septum in die *Riechspalte* zu sehen, gelingt sehr selten. Doch haben BERGEAT (4) in drei Fällen, KILLIAN (61) und KRIEG (71, Taf. 3, Abb. 4) jeder in einem Falle die obere Nasenmuschel von vorne gesehen. Bei der Beurteilung derartiger abnormer Bilder vergesse man nicht, daß die mittlere Nasenmuschel durch eine Längsfurche geteilt sein kann, wobei dann der obere Abschnitt als obere Nasenmuschel imponieren kann; daß sich ferner übermäßig entwickelte Gebilde des mittleren Nasenganges (Bulla ethmoidalis, Processus uncinatus) aus diesem hervordrängen und eine mittlere Muschel vortäuschen können, wobei dann die mittlere Muschel für die obere angesehen wird (GERBER. 36,

Taf. 1, Abb. 7. KRIEG. 71, Taf. 3, Abb. 7). — Verfolgt man die mittlere Muschel nach hinten, so erkennt man häufig an ihrem unteren Rande vorbei eine wagerechte, nach abwärts konkave Linie, den *oberen Choanenrand*. Was darüber liegt, ist vordere Keilbeinfläche, was darunter und weiter in der Tiefe liegt, ist das Rachendach (Fornix pharyngis).

Bei ganz nach rückwärts gebeugtem Kopfe (3. *Position*, Abb. 17) verschwindet die untere Muschel und der rückwärts gelegene Teil der mittleren Muschel. Man erblickt jetzt nur das Operculum, das in einem sehr spitzen, nach hinten offenen Winkel zu stecken scheint. Die Spitze des Winkels entspricht der vorderen Kante der Nasenhöhle.

Die *Farbe* der Nasenschleimhaut ist bei weißem Licht ein kräftiges Rosarot. Die hinteren Partien erscheinen dunkler gefärbt, weil sie weniger Licht erhalten.

Die Schleimhaut soll einen feuchten Glanz, nirgends Auflagerung von Sekret zeigen. Die Anwesenheit reichlicheren Sekrets ist immer ein Zeichen krankhafter Veränderungen und oft kann man aus dem Aussehen desselben (ob es klar, wäßrig oder mehr eitrig, dünnflüssig, zäh oder klumpig und zu Borken und Krusten eingedickt ist) sowie aus dem etwa vorhandenen Geruch Schlüsse auf die Art der Erkrankung ziehen.

Die 3 Positionen sind willkürlich gewählt, um für die Beschreibung Ruhepunkte zu gewinnen. Für gewöhnlich wird man ganz allmählich aus einer in die andere übergehen und den Kopf des Patienten dabei hin und wieder leichte Rotationen vollführen lassen, um einzelne Stücke möglichst von der Fläche betrachten zu können. Man wird, um fragliche Dinge aufzuhellen, öfter zur Sonde und zu anämisierenden Mitteln greifen. Es ist gleichgültig, welche Ordnung man beim Spekulieren einhält. Nur *gewöhne man sich an eine bestimmte Ordnung und befolge diese pedantisch*. Sonst wird manches übersehen. Niemals darf die Spekulierung dem Patienten Schmerz bereiten.

Um die Bilder richtig auszulegen, beachte man, daß die Nasenhöhle von einem Punkte — dem Nasenloch — aus gewissermaßen wie ein Panorama angesehen wird. Daher liegen die tiefer sichtbaren Teile in der 1. Position nach hinten, in der 2. Position nach hinten und oben, in der 3. Position fast ganz nach oben von den davor erscheinenden. Die Pfeile der Abb. 14 werden das verständlich machen.

Für eine angenehme und erfolgreiche Spekulierung ist eine *geeignete Haltung* des zu Untersuchenden sehr wichtig. Er soll nicht auf einer Kante des Stuhlsitzes balancieren, sondern ordentlich festsitzen. Er darf sich nicht zurücklehnen, wie im Sorgstuhl, sondern er soll den Oberkörper leicht vornüberbeugen, wobei die Unterarme oder Hände leicht auf seinen Oberschenkeln oder auf etwa vorhandenen Armlehnen des Untersuchungsstuhles ruhen mögen. In dieser Stellung behält er am leichtesten die notwendige Fühlung mit dem Nasenspeculum und vermeidet am ehesten den ganz unerträglichen Fehler, vor dem Instrument zurückzuweichen. Die Mediane werde gewahrt, d. h. weder Kopf noch Rumpf sollen verdreht werden. Die Haltung sei ganz ungezwungen, ohne unnötige Muskelspannung. — Der rechten Hand des Untersuchers fällt die wichtige Aufgabe zu, den Kopf des zu Untersuchenden durch sanfte Hilfen in die passenden Lagen zu bringen. Daneben gebe man in freundlichem Tone ganz kurze, stereotype Anweisungen (,,Kopf mehr nach unten, bitte!", ,,Kopf nach oben", ,,mehr rechts sehen!" u. dgl.). Bald werden diese ohne Nachhilfe befolgt und man hat jetzt die rechte Hand frei. — Großes Gewicht ist darauf zu legen, daß der Untersuchte die ihm einmal gegebene Stellung auch beibehält. Er soll sich verhalten wie eine Gliederpuppe, nicht wie eine Sprungfeder. — Man darf die Wichtigkeit eines derartigen ,,Drills" des Patienten nicht unterschätzen. Untersuchung und spätere Behandlung werden dadurch ganz ungemein erleichtert, wenn nicht erst ermöglicht.

Die häufigsten *Hindernisse der Inspektion von vorne* sind: 1) Starke Vibrissen. Man versuche, sie mit dem Speculum bei Seite zu drängen. Gelingt das nicht, so kann man sie unbedenklich mit der Schere abtragen. 2) Schwellung der Muschelschleimhäute durch Anschoppung der Schwellkörper. Sie kann durch Cocain- oder Suprareninaufpinselung (S. 727) vollkommen beseitigt werden. 3) Neubildungen drängt man mit der Sonde bei Seite. 4) Difformitäten des Gerüstes und harte Neubildungen müssen unter Umständen operativ beseitigt werden. 5) Flüssige Sekrete, Blut (bei Operationen), Borken und Krusten werden abgewischt, weggeschnäuzt oder weggespült.

b) Rhinoscopia media (Rhinoscopia anterior profunda).

Rhinoscopia media hat KILLIAN (61) eine von ihm erfundene Untersuchungs- methode genannt, bei der durch besonders gebaute Specula die nachgiebigen Seitenwände einiger für gewöhnlich nicht zu inspizierender intranasaler Spalt- räume zurückgedrückt und diese auf solche Weise dem Blick erschlossen werden.

Die Specula (Abb. 18) sind aus dem HARTMANNschen (Abb. 15) heraus- gebildet, indem dessen Blätter erheblich verlängert (bis auf 5 cm und 7,5 cm) und vorn allmählich abgeplattet wurden, so daß das Instrument in geschlossenem Zustande vorn eine ziemlich scharfe Kante hat. Es empfiehlt sich, den Winkel zwischen den Blättern und Griffbranchen ziemlich groß zu machen, oder dem Instrument Bajonettform (KIRSTEIN. 67) zu geben, um es weit genug einführen zu können.

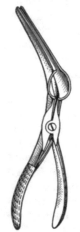

Ausübung der KILLIAN*schen Rhinoskopie.* Es sei die *Riechspalte* zu besichtigen. Man bestreicht ihre Wände nach- einander mit Cocainlösung (1 : 10) und mit Suprareninlösung (1 : 5000), wodurch sie anästhetisch und anämisch werden. Dann dringt man mit dem Speculum tastend zwischen Septum und mittlerer Muschel ein, soweit es geht, öffnet es möglichst weit unter allmählich zunehmendem Druck und inspiziert, während der Untersuchte etwa vorquellenden Schleim oder ein Bluttröpfchen auf Kommando wegschnüffelt. Bald schließt man das Speculum, um es etwas tiefer einzu- führen; und in dieser Art schrittweise vorgehend gelangt man bis in die Gegend des oberen Nasenganges. So ist es in geeigneten Fällen möglich, „die beiden seitlichen Wände der Riechspalte, von dem freien Rande der mittleren Muschel bis zur Lamina cribrosa, vollständig zu übersehen. Der obere Nasengang und die obere Muschel markieren sich oft nur wenig, aber man kann sie mit einer vorn etwas abgebogenen dünnen Sonde bequem abtasten. Auch ein oberster Nasen- gang läßt sich so nachweisen. Die vordere Keilbeinfläche

Abb. 18. Specu- lum für die Rhinoscopia media. (KILLIAN.) ²/₅.

und die Mündung der Keilbeinhöhle zeigen sich direkt, die Sondierung der letzteren wird wesentlich leichter und sicherer" (61). Den *mittleren Nasen- gang* kann man in ähnlicher Weise vorgehend zuweilen ebenso vollkommen überblicken, „den Hiatus semilunaris, Proc. uncinatus, Bulla ethmoidalis, die Spalte zwischen dieser und der mittleren Muschel (Eingang in die mittleren Siebbeinzellen), die Öffnungen der vorderen Siebbeinzellen, den Anfang des Weges nach der Stirnhöhle" direkt sehen. Endlich gelingt es unter Umständen an der unteren Muschel vorbeizugehen und den *unteren Nasengang* bis gegen die Mündung des Tränennasenkanals zu inspizieren.

Es kann vorkommen, daß beim Auseinanderdrängen an einzelnen dünnen Knochenplatten (der mittleren Muschel und anderen Teilen des Siebbeingerüstes, der unteren Muschel) unter einem knackenden Geräusch Infraktionen erzeugt werden. Ich habe bisher ebensowenig wie KIRSTEIN (67) und KUTTNER (Diskussion zu 67) irgendwelchen Nachteil davon gesehen. Trotzdem ist nicht zu leugnen, daß der Methode etwas Gewaltsames anhaftet. Sie erfordert nicht allein vom Untersuchten eine gewisse Standhaftigkeit, sie stellt auch an die Geschicklichkeit und Besonnenheit des Untersuchers etwas höhere Ansprüche.

Für den aber, der auf die KILLIANsche Rhinoskopie gehörig eingeübt ist, bedeutet sie wegen der erheblichen Erweiterung des Inspektionsgebietes einen beträchtlichen Gewinn.

Die Bezeichnung *Rhinoscopia media* stellt die Methode, die doch eine Abart der Rhinoscopia anterior ist, auf eine Stufe mit dieser und der Rh. posterior. Man sollte daher den ursprünglichen Namen durch den von KIRSTEIN (67) vorgeschlagenen: *Rhinoscopia anterior profunda* ersetzen.

c) Rhinoscopia posterior (21, 101).

Die nun zu besprechende Methode hat CZERMAK (21) erfunden (1859) und *Rhinoskopie* genannt. Diese Bezeichnung blieb viele Jahre hindurch für die *Besichtigung des Nasenrachens* in Anwendung, so daß z. B. ZAUFAL (122) *Rhinoscopia anterior* „die Untersuchung des Nasenrachenraumes von vorn durch die Nase" nennt. Soviel ich sehe, hat zuerst B. BAGINSKY (2) die Bezeichnungen Rhinoscopia anterior und posterior in dem heute gebräuchlichen Sinn angewandt. — Wie faszinierend eine bedeutende Idee sein kann, zeigt sich auch in unserem Falle. Die CZERMAKsche Rhinoskopie beherrschte lange Zeit die Nasenuntersuchung vollkommen. Die viel einfachere und natürlichere vordere Rhinoskopie kam erst viel später zur vollen Entfaltung. Wie es scheint, hat C. MICHEL mit seinem genug zu lobenden Buche: Die Krankheiten der Nasenhöhle usw. (Berlin 1876) sie in den Sattel gehoben.

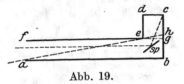

Abb. 19.

Theoretisches. a b c d e f (Abb. 19) sei der Durchschnitt einer rechtwinklig abgebogenen, oben geschlossenen Röhre und wir hätten die Aufgabe, das Innere dieser Röhre zu besehen.

Wenn wir durch das offene Ende in der früher besprochenen Weise beleuchten, so wird uns die Besichtigung des Stückes a b g e f auch noch die des Stückes g h leicht gelingen. Was darüber liegt (h c d e), ist unserm Auge verdeckt.

Aber auch dieses Stück können wir uns durch ein in passender Neigung unterhalb angebrachtes und frei bewegliches Spiegelchen (sp) zur Anschauung bringen, vorausgesetzt, daß wir genug Licht hineinzuwerfen vermögen. Hierzu aber brauchen wir nur nach einem von LISTON und von GARCIA für die Laryngoskopie zuerst verwandten Prinzip *helles Licht in der Richtung unserer Sehachse auf das Spiegelchen fallen zu lassen* (CZERMAK. 21). Dieses Licht wird in derselben Richtung reflektiert, woher die in unser Auge gelangenden Lichtstrahlen vor ihrer Zurückwerfung kommen. Mit anderen Worten: Es wird gerade die Stelle hell beleuchtet, die wir im Spiegelchen sehen. Und drehen wir dieses nach verschiedenen Seiten, so können wir nach und nach sämtliche Teilstücke von den Wänden des Raumes im Spiegelbilde betrachten.

Jetzt haben wir weiter 1) die Teilbilder im Geiste zu einem Gesamtbilde zu vereinigen und 2) aus diesem Bilde, das ja ein Spiegelbild des ursprünglichen Objektes ist, die Beschaffenheit desselben zu erschließen. Hierfür haben wir uns daran zu erinnern, daß *im Spiegel eine Umkehrung nur der zur Spiegelfläche normalen Dimension stattfindet* (Verkehrung oder Perversion LISTINGS). Das heißt für unsern Fall: rechts bleibt rechts, links bleibt links, hinten wird zu oben, vorne wird zu unten.

Unter gewissen Bedingungen bilden Cavum oris, Pharynx und Cavum pharyngonasale zusammen eine Höhle, die einigermaßen der beschriebenen

Röhre gleicht. Wir können deshalb das Cavum pharyngonasale, das dem abgeknickten Teile der Röhre entspricht, nach den erörterten Prinzipien besichtigen. Die Untersuchungsmethode, die wir damit ausüben, heißt *Rhinoscopia posterior.*

Bei der *Ausübung der Rhinoscopia posterior* unterscheiden wir zwei Akte. Durch den ersten werden die Höhlen, die die Lichtstrahlen zu passieren haben, in eine hierfür geeignete Form gebracht. Im zweiten wird die eigentliche Spiegelung ausgeführt.

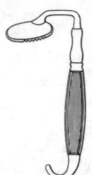

1. Akt. Die geeignetste Form der Mund- und Rachenhöhle ist die, die sich einer möglichst weiten Röhre nähert. Mit dieser soll der Nasenrachenraum wieder in möglichst weiter und freier Kommunikation stehen. Damit diese Einstellung der Teile zustande komme, sind folgende Forderungen zu erfüllen:

1) Der zu Untersuchende muß den *Mund weit öffnen.* Manche meinen dies zu tun, wenn sie die Zahnreihen auseinanderreißen, die Lippen davor aber zusammenschließen. Man fordere solche auf, die Zähne zu zeigen, die Nase zu rümpfen.

Abb. 20.
Zungenspatel
nach Türck. ¹/₃.

2) Werfen wir jetzt Licht in die Mundhöhle, so sehen wir, daß die Rachenwand uns ganz oder teilweise von der emporgewölbten Zunge verdeckt wird. *Diese muß also hinabgedrückt werden.* Wir legen dazu einen *Zungenspatel* auf den Zungenrücken, und während der zu Untersuchende ruhig atmet, zwingen wir seine Zunge mit kräftigem, stetem Drucke nieder, wobei das rückwärtige Ende des Spatels einen etwas größeren Weg beschreibt, als das vordere.

Von *Zungenspateln* gibt es sehr zahlreiche Formen. Am besten sind die knieförmig gebogenen und unter ihnen besonders die von Türck (Abb. 20), Hartmann (Abb. 21) und B. Fränkel angegebenen Modelle empfehlenswert. Sehr brauchbar und jederzeit leicht zu improvisieren ist auch der knieförmig gebogene Stiel eines Britannialöffels, dessen seitlich zusammengebogene Laffe als Handhabe dient¹).

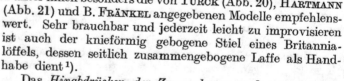

Das *Hinabdrücken der Zunge kann erschwert oder fürs erste unausführbar sein* a) wegen allzugroßer, häufig durch Bangigkeit gesteigerter²) Reizbarkeit des Patienten. Sowie der Spatel aufgelegt wird, erfolgt eine Würgbewegung, die oft mit Aufbringen von Mageninhalt oder mit einer Hustenexplosion endet. Besonders gefährlich sind in dieser Beziehung alte Säufer und Raucher. b) Wenn ein unanstelliger, mit einer kräftigen Zunge ausgestatteter Patient

Abb. 21.
Zungenspatel nach
Hartmann. ¹/₃.

diese aufbäumt. Es ist kaum zu glauben, welcher Kraft es bedarf, um eine solche widerspenstige Zunge zu bezwingen. Und oft gelingt es trotz allem nur unvollkommen und für kurze Augenblicke. — In beiden Fällen empfiehlt es sich, zuerst den Patienten eindringlich zu ermahnen, er möge seine ganze Energie zusammennehmen, um den Würgreiz zu unterdrücken, die Zunge zu erschlaffen. Kommt man damit nicht zum Ziel, so ist es das beste, ihn mit Geduld einzugewöhnen. Man bestellt ihn in kurzen Zwischenräumen, täglich oder jeden zweiten Tag, zur Einübung und weist ihn außerdem

¹) Bruck, erwähnt bei Flatau (28).
²) Traube hat, wie Czermak (21, S. 45) angibt, diese Erscheinung treffend als *Nausea mentalis* bezeichnet.

an, sich zu Hause mehrmals des Tags mit einem Löffelstiel die Zunge 20—30 mal so weit herunterzudrücken, daß er in einem Spiegel seinen Gaumen und die Rachenwand sehen könne (MICHEL. 82, S. 12). Daneben lasse man ihn mit einem Glasstab oder Zahnbürstenstiel die hintere Rachenwand an mehreren Stellen öfters berühren. Auf diese Weise pflegen auch die reizbarsten Individuen in wenigen Tagen hinreichend abgestumpft zu werden.

3) Bedingung für eine freie Kommunikation des Nasenrachenraums mit dem Rachen ist *Erschlaffung des Gaumensegels*. Diese Stellung genügt für die meisten Fälle zur Untersuchung. Manchmal aber kann es wünschenswert sein, durch Hervorziehen des erschlafften Gaumensegels mit Hilfe des *Gaumenhakens* sich noch mehr Raum zu verschaffen.

Sehr viele lassen ohne unser Zutun ihr Gaumensegel schlaff herabhängen. Oft aber finden wir, daß auch sonst wenig reizbare Personen das Gaumensegel anspannen, sobald wir die Zunge hinunterdrücken. Man führe dann ruhig den Rachenspiegel ein und liege auf der Lauer. Häufig fällt das Gaumensegel nach einem Weilchen von selbst herab. — Andere heben das Gaumensegel erst, sobald wir den Rachenspiegel einführen wollen, auch ohne daß wir aus Ungeschick reizbare Stellen berühren. Dieses ist gewöhnlich bei übereifrigen Patienten der Fall. Sie wollen es so recht gut machen und meinen, sie müßten während der Arzt sich zum Spiegeln anschickt, nun auch das Ihre dazu tun. In diesem Falle versuche man, die Aufmerksamkeit des Patienten durch irgendwelche Mitteilungen auf andere Dinge abzulenken, und man wird häufig das Gaumensegel herabsinken sehen.

Kommt man auf diese Art nicht zum Ziel, so kann man folgende Hilfsmittel versuchen: a) man lasse den zu Untersuchenden ein „ang" angeben (wie in „Angel") oder ein nasaliertes französisches a oder o, oder b) man fordere ihn auf, die Lippen über dem im Munde verweilenden Zungenspatel zu schließen und dabei kräftig zu atmen oder riechend zu schnüffeln. Hierbei sinkt das Velum herab und der Patient wird sich der gewünschten Einstellung bewußt. Läßt man ihn jetzt die Lippen langsam auseinandermachen, so behält er gewöhnlich ohne weiteres jene Einstellung bei und man hat gewonnenes Spiel.

Schon CZERMAK (21) hatte sich bei seinen postrhinoskopischen Versuchen des *Gaumenhakens* bedient und seine Anwendung galt so sehr als die normale Methode, daß SEMELEDER (101, S. 23) als letztes Auskunftsmittel, wenn der Haken durchaus nicht ertragen werde, den Versuch, ohne Haken zu spiegeln, anrät, also unsere Normalmethode. Aber die ersten Gaumenhaken und besonders die Art ihrer Applikation waren sehr verbesserungsbedürftig. Es ist das Verdienst VOLTOLINIS (112, S. 17) und in neuester Zeit besonders A. v. GYERGYAIS (41—44) hierin Wandel geschaffen zu haben. Früher war man ängstlich bemüht, sich dem Gaumensegel mit grazilen Instrumenten sanft zu nahen; VOLTOLINI fand, „daß das Gaumensegel einen kräftigen, handfesten Zug mit einem massiven, schwerfälligen Spatel, welcher bis an die Choanen, d. i. bis an den Ansatz des Velums am harten Gaumen hinaufreicht, leichter verträgt, als einen gelinden Reiz und einen Zug, welcher bloß das Gaumensegel für sich erfaßt". v. GYERGYAI studierte die Bedingungen, unter denen der Würgreflex durch Manipulationen am weichen Gaumen hervorgerufen wird, und kam zu folgenden Ergebnissen: Anästhesiert man die Rückfläche des Velums noch so gut durch Bestreichen mit Cocainlösung, so können doch von ihr aus Würgbewegungen ausgelöst werden; dieselben bleiben aber vollkommen aus, nachdem man die Muskulatur des Velums, insbesondere die Levatoren, durch Infiltration mit Novocainlösung gelähmt und unempfindlich gemacht hat. Daraus glaubt v. GYERGYAI schließen zu dürfen, daß der Würgreflex nicht, wie MICHEL (82) angenommen hatte, von der *Schleimhaut* des Velums seinen Ursprung nimmt, sondern *von den Muskeln*. Vermutlich lägen ihm zentripetale, durch Muskelkontraktionen eingeleitete Erregungen zugrunde. — v. Gyergyai fand ferner, daß *Überdehnung* der Gaumenmuskulatur den Würgreflex hemmt (Analoga: Überdehnung des Oesophagus beseitigt den Oesophaguskrampf, Überdehnung des Sphincter ani den Spasmus dieses Muskels).

Der *Gaumenhaken* Voltolinis (Abb. 22) gleicht einem kräftigen Wundhaken mit solidem Stiel. Dicht vor dem Knie sind zwei Backen angebracht, um das Herabgleiten der Uvula zu verhindern. Eine vortreffliche Modifikation des Voltolinischen ist der Tornwaldtsche Haken (Abb. 23).

Die Anwendung des Gaumenhakens gestaltet sich folgendermaßen. Nach vorheriger ausgiebiger Cocainisierung des Gaumensegels und des Pharynx faßt man den Haken mit der rechten Hand, so daß der Daumen oben, die andern Finger unten liegen, ähnlich wie man eine Pistole faßt, und führt ihn über die niedergedrückte Zunge hinweg bis zur hinteren Rachenwand. Nun sucht man hinters Gaumensegel zu gelangen, ohne Gewalt. Ist das Gaumensegel kontrahiert, so macht man es schlaff (a nasale!), schlüpft, sobald sichs lüftet, dahinter, führt den Haken *dreist* hinauf und beginnt jetzt *kräftig nach außen zu ziehen*, wobei man dem Knie des Hakens zugleich die Richtung nach oben gibt. Dabei vermeide man, das Gaumensegel gegen den hintern Rand des harten Gaumens zu quetschen. Es soll vielmehr um seine Anheftung an der *unteren* Fläche des harten Gaumens (v. Gyergyai. 42, S. 58) als Drehpunkt gewissermaßen herumgehebelt werden. — Oft folgt es sogleich den ersten Traktionen. Noch öfter aber spannt es sich

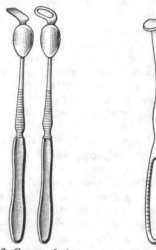

Abb. 22. Gaumenhaken nach Voltolini. ¹/₄.   Abb. 23. Gaumenhaken nach Tornwaldt. ¹/₃.

krampfhaft an. Dann gehe man nicht brüsk vor, sondern lasse einen nasalierten Vokal anlauten, ziehe bei jeder Erschlaffung des Velums den Haken etwas an und erobere solcher Art Stück für Stück von seinem Terrain. Bei etwaigen Würgbewegungen braucht man den Haken nicht herauszunehmen. Man läßt ihn vielmehr ruhig liegen, denn „der Sturm beschwichtigt sich bald, indem man entweder mit Ernst oder mit Freundlichkeit dem Patienten zuredet". Ganz vortrefflich kann man bei Würgbewegungen den Passavantschen Querwulst hervortreten sehen.

Wird der Gaumenhaken nicht sogleich ertragen, so ist das meistens beim zweiten oder dritten Versuche der Fall. Im äußersten Falle kann man durch Infiltrationsanästhesie des Velums vollkommene Reflexlosigkeit herbeiführen.

Der Gaumenhaken verschafft uns folgende Vorteile: 1) Wir können größere Spiegel anwenden, mehr Licht hinter die Nase werfen, daher genauer sehen und besonders die Farben besser beurteilen. 2) Wir können dem Spiegel Stellungen geben, die für die Betrachtung der Teile günstiger sind als die bei engem Isthmus und sind deshalb imstande, sowohl die Hinterwand mehr von der Fläche aus zu betrachten, als auch weiter in die Nase hineinzuschauen.

Die Nachteile der Anwendung des Gaumenhakens (Unannehmlichkeit während der Einführung, geringe Sensationen der gedehnten Teile auch nach der

Untersuchung, kleine Blutungen und Ödeme) sind zwar nicht sehr beträchtlich aber immerhin beachtenswert.

Ich kann deshalb denen nicht zustimmen, die den Gaumenhaken stets zu Hilfe nehmen wollen, die keine Untersuchung des Nasenrachens für vollständig erklären, bei der nicht der Gaumenhaken benutzt ist; ebensowenig aber denen, die ihn ganz verwerfen. *Er ist für die Untersuchung vieler Fälle ein sehr schätzbares Hilfsmittel.*

2. *Akt.* Für die *Spiegelung* benutzen wir kleine, an einem langen Stiel im Winkel von etwa 100° festsitzende, runde Glasspiegelchen *(Rachenspiegel)*. Ihr Durchmesser schwankt zwischen 6 und 20 mm. Der Stiel ist in einem soliden Handgriff befestigt oder er kann in einen solchen hineingeschraubt werden. Das Glas des Spiegels soll rein weiß sein. (Probe: Das Spiegelbild eines rein weißen Papiers muß rein weiß erscheinen.) Es soll nicht zu dick sein und der Spiegel muß ohne Schädigung des Silberbelages auskochbar sein (119).

Gegenwärtig sind ausschließlich Glasspiegel im Gebrauch, obwohl *Metallspiegel* wesentliche Vorzüge vor ihnen haben (112). Der vernickelte Metallspiegel ist nicht allein durch ausgiebiges Auskochen absolut sicher zu sterilisieren, er besitzt auch nur *eine* spiegelnde Fläche, so daß Doppelbilder und daraus folgende Undeutlichkeiten vermieden werden. — Es ist deshalb schwer zu sagen, weshalb Metallspiegel in der Rhinoskopie keine Verwendung finden. Der in älteren Publikationen geltend gemachte Nachteil des leichten Rostens läßt sich durch Vernickelung beseitigen (ZIEM. 126a) und wird vollends wegfallen, sobald wir die erforderlichen Größen aus KRUPPschem nicht rostendem Stahl zur Verfügung haben werden, was vorläufig noch nicht der Fall ist. Diese Spiegelchen werden in ihrer unbegrenzten Haltbarkeit und Vollkommenheit das Ideal des Rachenspiegels darstellen.

Bei der Auswahl der passenden Spiegelgröße ist zu beachten, daß mit kleinen Spiegeln leichter zu spiegeln ist, aber — ceteris paribus — weniger gesehen werden kann als mit großen, und umgekehrt. Es gilt deshalb als *Regel, zum größten für den Fall überhaupt anwendbaren Spiegel zu greifen.* Man kann sagen: die Größe des für einen konkreten Fall anzuwendenden Spiegels wächst mit der Geschicklichkeit und der Erfahrung des Untersuchers. Und ebenso: der erfahrene Untersucher wird ganz kleine Spiegelchen (6 mm) noch dort mit Vorteil benutzen dürfen, wo der Anfänger an der Untersuchung scheitert.

Führt man den unvorbereiteten Spiegel in die Rachenhöhle des zu Untersuchenden, so läuft er durch einen Niederschlag von Wasserdampf an und wird dadurch blind. Um das zu verhindern, kann man ihn über einer Lampe oder in heißem Wasser anwärmen. Die passende Temperatur lernt man bald kennen und durch Auflegen des Spiegels auf den Handrücken kontrollieren. Dieses älteste und für alle Fälle ausreichende Verfahren, um das Anlaufen des Spiegels zu vermeiden, kann man auf mehrfache Weise umgehen. Z. B. indem man eine Spur gelber Schmierseife auf dem Spiegel verreibt und mit einem trockenen Lappen nachpoliert (KIRSTEIN, Dtsch. med. Wochenschr. 1897, Nr. 8), oder indem man den Spiegel mit einem seifenspiritusgetränkten und danach getrockneten Lappen abreibt (KASSEL: Zeitschr. f. Laryngol., Rhinol. u. ihre Grenzgeb. Bd. 4, S. 770), oder indem man ihn zuerst in einer 1%igen Sodalösung entfettet, danach in eine Cyanquecksilberlösung (1—2 : 1000) taucht und nach Abschwenken des Überflüssigen einführt (VACHEZ: Ann. des mal. de l'oreille etc. 1897. Nr. 9; ref. Monatsschr. f. Ohrenheilk. u. Laryngo-Rhinol. 1898, S. 141), oder indem man statt dieser beiden Flüssigkeiten eine 0,5%ige Lysollösung (RUPRECHT: Monatsschr. f. Ohrenheilk. u. Laryngo-Rhinol. 1900, S. 240, BAUROWICZ: Arch. f. Laryngol. u. Rhinol. Bd. 11, S. 480), oder eine 0,5%ige Lysoformlösung (ARNHEIM: Allg. med. Zentralzeit. 1901, 47), oder 95%igen Alkohol (HESCHELIN, Monatsschr. f. Ohrenheilk. u. Laryngo-Rhinol. 1902, S. 60) verwendet oder indem man ein paar Tropfen kalten Wassers mit dem Daumenballen oder besser einem Wattebausch auf der Spiegelfläche verreibt (KASSEL: Arch. f. Laryngol. u. Rhinol. Bd. 13, S. 162). Schon die große Zahl der Vorschläge beweist, daß sie alle ihre Mängel haben. Diese beruhen vorzüglich in dem schlechten Geschmack der angewandten Mittel und in dem Umstande, daß bei Verwendung von Flüssigkeiten das Spiegelbild leicht verzerrt erscheint. — Die Ersatzmethoden haben deshalb die einfache Anwärmung des Spiegels nicht verdrängen können.

Zur *Ausübung der Rhinoscopia posterior* setzt sich der Arzt dem zu Untersuchenden gegenüber, wie bei der Rhinoscopia anterior. Der Stirnspiegel wirft seinen Lichtkreis auf den Mund des Patienten. Die linke Hand des Arztes hält den Zungenspatel, die rechte wie eine Schreibfeder den Griff des erwärmten Rachenspiegels. Nun werden die als 1. Akt beschriebenen Operationen vorgenommen. Ein heller Lichtschein strömt durch den weitgeöffneten Mund über die niedergehaltene Zunge hinweg und erleuchtet das erschlaffte Gaumensegel und die hintere Rachenwand. Befinden sich die Teile in der richtigen Lage, dann führt die rechte Hand den Spiegel durch die eine Arkade bis dicht an die hintere Rachenwand und stellt ihn so, daß zunächst das Septum (Abb. 24) im Spiegelbilde erscheint.

Das Septum ist einer der prägnantesten Teile des postrhinoskopischen Bildes und eignet sich vortrefflich als Ausgangs- und Orientierungspunkt. Aus der ersten Spiegelstellung heraus gelangen wir dann zur Inspektion der

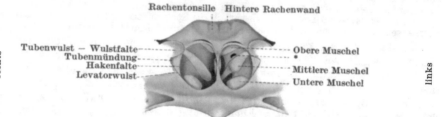

Abb. 24. Postrhinoskopisches Bild des in Abb. 25 abgebildeten Präparates[1]). * Ostium einer hinteren Siebbeinzelle.

übrigen Teile, indem wir den Spiegel Bewegungen machen lassen, die aus Rotationen um den Stiel und Hebungen und Senkungen des Stieles zusammengesetzt sind. Auch hier gilt, wie bei der Rhinoscopia anterior die Regel, sich an eine bestimmte, gleichgültig welche, Reihenfolge zu gewöhnen und diese pedantisch zu befolgen. Es empfiehlt sich, vom Septum aus zunächst die Choanen (leichte Außenrotation), dann Muscheln und Nasengänge (Senken des Griffs), dann die seitliche Rachenwand (weitere Rotation), dann die obere und hintere Rachenwand (zurückrotieren und Griff heben!) ins Auge zu fassen.

Manche Vorteile lassen sich durch gewisse Stellungen erreichen, die man dem zu Untersuchenden gibt. So empfiehlt Voltolini (112, S. 97), ihn mit gerade gestreckter Rücken- und Halswirbelsäule und nach übergebeugtem Kopfe sich gegenüber zu setzen und etwas von unten her anzusehen. Dabei vergrößert sich der Abstand des Velums von der Rückwand, und der Spiegel kann den Choanen besser gegenübergestellt werden. — Zur Besichtigung der Seitenwand setzt man den zu Untersuchenden schräg und läßt ihn eine Drehung des Kopfes im Gelenk zwischen Atlas und Epistropheus zu sich hin ausführen, aber nur in diesem Gelenk, die Schultern müssen schräg stehen bleiben. Dann bildet sich durch Schrägstellung der Choanenebene und des Velums zur Rachenhinterwand ein dreieckiger Raum, in den ein relativ großer Spiegel eingeführt und leicht der entgegengesetzten Tubenmündung gegenübergestellt werden kann (Vohsen. 107).

---

[1]) Die Abb. 24 und 25 sind von Frau Wittmaack nach Originalen des Verfassers (cf. 121, S. 170/171) gezeichnet worden.

Die Hebungen und Senkungen des Griffs kann man umgehen, wenn man Spiegel benutzt, die sich in einem Scharnier gegen den Stiel bewegen lassen. Bewegung und Einstellung werden durch Fingerdruck vom Griff aus bewerkstelligt. Derartige Modelle existieren von MICHEL, B. FRÄNKEL, HARKE. — Es spiegelt sich auf solchen Spiegeln in der Tat recht bequem. Man kann sie aber gut entbehren. Ein Nachteil ist ihre Kompliziertheit.

Will man unter Benutzung des *Gaumenhakens* spekulieren, so übergibt man dem Patienten selbst oder einem Gehilfen den Zungenspatel — am meisten eignet sich hierfür der TÜRCKsche — und bedient mit der rechten Hand den Gaumenhaken, mit der linken den Spiegel.

Um das *postrhinoskopische Bild* zu verstehen, muß man sich die Richtung vergegenwärtigen, in der die Lichtstrahlen der betrachteten Teile auf den Spiegel fallen (Abb. 14). Man ersieht leicht, daß die nach oben strebenden Linien und Flächen (Gaumensegel, hintere Rachenwand, Plica salpingopharyngea,

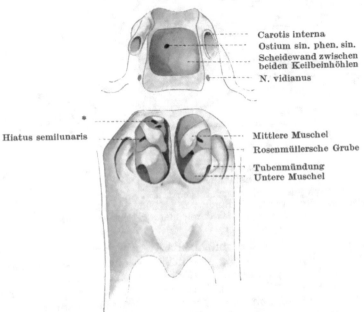

Abb. 25. Frontalschnitt dicht hinter den Tubenmündungen.
(Präparat aus A. HARTMANNS Sammlung.)

ROSENMÜLLERsche Grube) in starker perspektivischer Verkürzung erscheinen müssen. — In der Abb. 26 ist das Spiegelbild für die Ebene $\alpha\,\beta$ des Spiegels sp mit punktierten Linien dargestellt. Man erkennt, daß sich die hintere Rachenwand im Bilde oben, das Gaumensegel unten zeigen muß. — Nach dem LISTINGschen Gesetze endlich müssen die zur rechten Hand des Untersuchers liegenden Teile (also die linke Seite des Untersuchten) auf der rechten Seite des Spiegelbildes erscheinen und umgekehrt (S. 709).

Hiernach wird die Abb. 24 und was sie von ihrem Original (Abb. 25) unterscheidet, leicht verstanden werden.

Die Farbe der Teile gleicht im allgemeinen der der Nasenschleimhaut in ihrem vorderen Abschnitte. Als hellere Stellen sieht man das Septum und einen dreieckigen Bezirk im Bereich der Tube. Dieser entspricht der ungerollten Knorpelplatte, die, weil sie von unten gesehen wird, verhältnismäßig groß erscheint (Abb. 26).

Die Rhinoscopia posterior gilt mit Recht als eine etwas schwierigere Untersuchungsmethode. Einmal ist der Untersucher bis zu einem gewissen Grade von der Anstelligkeit, der Energie und dem guten Willen des zu Untersuchenden abhängig. Bei ausreichender Erfahrung sind diese Hindernisse, von Imbecillen abgesehen, niemals unüberwindlich, wenn sie auch zuweilen an die Geduld und Ausdauer beider Beteiligten beträchtliche Anforderungen stellen. — Sodann bereitet die Orientierung im postrhinoskopischen Bilde, die Zurückführung des im Spiegel Erschauten auf die originalen Teile anfangs ziemliche Schwierigkeiten. Um darüber hinwegzukommen, gibt es kein besseres Mittel, als Studien an einem Leichenkopfe, der transversal in der Höhe des Epistropheus durchschnitten ist. Man kann dabei die Teile einerseits direkt, andererseits im Spiegel-

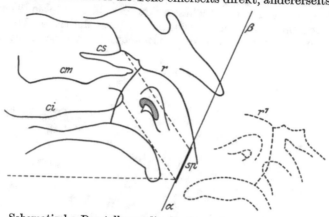

Abb. 26.   Schematische Darstellung, die die Lage des postrhinoskopischen Bildes
veranschaulichen soll, gez. vom Verf.

$\alpha\beta$ Ebene des Spiegels sp, ci untere Muschel, cm mittlere Muschel, cs obere Muschel, r Rückwand des Nasenrachenraumes, r^1 dieselbe im Spiegelbilde. Die Lage des Tubenknorpels ist durch Schraffierung angedeutet.

bilde betrachten und beides miteinander vergleichen. (Die Abb. 24 ist auf diese Art von demselben Kopfe gewonnen, wie nach dessen frontaler Durchtrennung die Abb. 25.) Auch die besten *Phantome*, wie sie zuerst von Oertel, dann von Isenschmidt, Schech, Hartmann (45) u. a. angegeben sind, bilden doch nur einen unvollkommenen Ersatz für den Leichenkopf. Immerhin sind sie für die Einübung der zur Einstellung auf die einzelnen Punkte notwendigen Spiegelbewegungen sehr nützlich.

d) Rhinoscopia externa.

Wohl jeder Nasenarzt hat sich des öfteren veranlaßt gesehen, die Prinzipien der hinteren Rhinoskopie zur Besichtigung des vordersten, in der Nasenspitze verborgenen Teiles der Nasenhöhle (*Recessus apicis nasi* — Bergeat. 5) anzuwenden. Man hält ein kleines angewärmtes Rachenspiegelchen in passender Haltung und Beleuchtung unter die Nasenspitze, die man entweder breitdrückt oder aufhebt oder durch ein Speculum erweitert oder sonstwie dem Zweck der Inspektion anpaßt. Diese Art der Besichtigung ist zuerst von Réthi (86, S. 28. 87) beschrieben, sodann von R. Wagner (113), G. Spiess (102) und besonders eingehend von Bergeat, der für sie den Namen *Rhinoscopia externa* vorgeschlagen, ferner von Gerber (38. 39), der besondere Modelle von Nasenvorhofspiegeln angegeben hat.

e) Direkte Besichtigung des Nasenrachens (Epipharyngoscopia directa).

Werfen wir noch einmal einen Blick auf unser bei der Erläuterung der Rhinoscopia posterior benutztes Schema (Abb. 19). Wir fanden, daß man bei direkter Besichtigung nur ein ganz schmales Stück von der Hinterwand (hg) und dementsprechend von den Seitenwänden des den Nasenrachen repräsentierenden Raumes (g c d e) inspizieren kann. Dieses Stück muß größer werden, wenn wir diesem Raum eine Neigung nach der Längsachse der Röhre a b g f geben können, oder, mit anderen Worten, wenn wir den Winkel f e d aus einem rechten zu einem stumpfen machen; und noch größer, wenn wir die Kante e dabei abstumpfen oder eindrücken können.

Beides geschieht in natura, wenn wir 1) dem Kopf des zu Untersuchenden eine ganz starke Rückwärtsneigung im Atlantooccipitalgelenk und den oberen Halswirbeln geben, und 2) das Gaumensegel kräftig nach vorne ziehen.

Besser als die früher (S. 712) beschriebenen eignet sich der von LINDT (76) angegebene Gaumenhaken (Abb. 27) für unsere Untersuchungsmethode. Seine Applikation geschieht ganz nach den früher gegebenen Regeln. Niederdrücken der Zunge ist nur zuweilen erforderlich. Läßt man während das Velum nach vorn gezogen wird den zu Untersuchenden seinen Kopf allmählich aufs äußerste hintenüberlegen, so kann man bei gehöriger Beleuchtung folgende Teile des Nasenrachens unmittelbar besehen, sondieren und behandeln: die hintere Rachenwand bis zum Rachendach (Rachentonsille mit ihren Rinnen und Buchten), bei nicht vergrößerter Rachenmandel die ROSENMÜLLERschen Gruben und, wenn man den Kopf des Untersuchten nach der gleichnamigen Seite hinüberdrückt, die von der Tubenmündung ausgehenden Falten (Plicae salpingopharyngea, salpingo-palatina) und unter sehr günstigen Verhältnissen diese selbst.

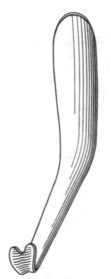

Abb. 27. Gaumenhaken nach LINDT.

Die Methode und ihre Resultate lassen sich, wie LINDT hervorhebt, sehr wohl mit der Autoskopie des Larynx nach KIRSTEIN vergleichen und ihr Verhältnis zur Rhinoscopia posterior mit dem der Autoskopie zur Laryngoskopie. Hier wie dort werden Teile, die mit dem Spiegel nur mangelhaft, weil in starker perspektivischer Verkürzung inspizierbar sind (Hinterwand des Nasenrachens — des Larynx) dem direkten Sehen überraschend deutlich erschlossen.

Schon ZAUFAL (123) war auf ganz ähnliche Weise zur direkten Besichtigung der Plica salpingopharyngea gelangt (76). Seine Mitteilung war aber vergessen, als die frappierenden Leistungen der KIRSTEINschen Autoskopie LINDT (76) und KATZENSTEIN (56) fast gleichzeitig zu dem Versuch drängten, den Nasenrachen nach ähnlichen Grundsätzen der direkten Inspektion zugänglich zu machen.

Inzwischen ist die Epipharyngoskopie sehr · wesentlich vervollkommnet worden, wobei sich A. v. GYERGYAI (41—44) besondere Verdienste erworben hat.

Es lag nahe, das wundervolle von BRÜNINGS für die Bronchoskopie geschaffene Instrumentarium den Zwecken unserer Methode anzupassen. Damit vermochte v. GYERGYAI (41) bei passender Einstellung des Untersuchungsrohres (12—20 mm Durchmesser) nicht allein *in jedem Falle* den ganzen Nasenrachen *in allen seinen Teilen* zu besichtigen, sondern unter günstigen Umständen sogar Teile der eigentlichen Nasenhöhle: das hintere Ende und ein Stück vom unteren Rande der mittleren Muschel, einen Teil des mittleren Nasenganges, die vordere Wand der Keilbeinhöhle im Profil, den oberen Nasengang, den Recessus sphenoethmoidalis, Siebbeinzellenostien, wohl auch einmal das hypertrophische Ende einer unteren Muschel.

YANKAUER (118) verzichtet auf das BRÜNINGSsche Elektroskop und empfiehlt Rohre von besonderer, an den beiden Enden trichterförmig erweiterter Form, die den Überblick erweitern und erleichtern sollen, die aber nicht die Anerkennung v. GYERGYAIS finden (42).

Die weiteren Fortschritte knüpfen sich an Studien v. Gyergyais (43) über die Sensibilität der einzelnen Nasenrachenbezirke und über die Genese des Würgreflexes. Die Ergebnisse der letzteren sind bereits referiert worden (S. 711). Was die Sensibilität anbetrifft, so erwiesen sich die hintere Wand, das Dach und die Gegend der Vomerflügel sehr empfindlich (und reflexerregbar), die seitlichen Teile dagegen, insbesondere der Torus tubarius und die hintere Velumfläche ziemlich unempfindlich.

Das praktische Ergebnis dieser Studien ist die Konstruktion zweier neuer Instrumententypen für die Epipharyngoskopie.

Der erste besteht aus einem „nach physiologischen Grundsätzen konstruierten" Gaumenhaken von besonderer Form, mit dem das Velum sehr vollkommen vorgezogen und — zur Unterdrückung des Würgreflexes — überdehnt

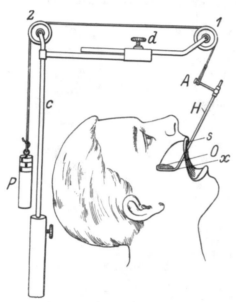

werden kann. Für längeres Verweilen kann der Gaumenhaken an einem Seilzug derart aufgehängt werden, daß ein seiner Kraft angepaßtes Gegengewicht (Abb. 28 P) die Überdehnung aufrecht erhält. Der andere Instrumententyp ist der nach Hebelart wirkende Untersuchungstubus (Abb. 29). Ihm dient nach seiner Einführung die untere Zahnreihe als Hypomochlion. Ein

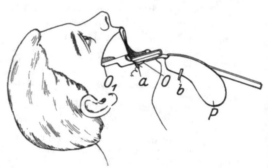

Abb. 28. Gaumenhaken
nach A. v. Gyergyai.

Abb. 29. Untersuchungstubus
nach A. v. Gyergyai.

am langen Schenkel des Hebels verschiebbares, zugleich den Handgriff darstellendes Gewicht (P) besorgt die Regulierung des für die Überdehnung des Velums erforderlichen Druckes.

Anhang: Körperliches Sehen in der Rhinoskopie.

Die binokuläre Tiefenwahrnehmung beruht bekanntlich darauf, daß beide Augen den Gegenstand von verschiedenen Standpunkten aus betrachten, so daß auf die beiden Netzhäute zwei verschiedene perspektivische Bilder desselben fallen, und daß diese Bilder durch einen psychischen Akt, bei dem auch die Empfindungen für Konvergenz der Sehachsen und Akkommodation eine beträchtliche Rolle spielen, zu einem körperlichen Gesamteindruck vereinigt werden.

Die unerläßliche Voraussetzung des körperlichen Sehens, daß beide Augen gleichzeitig das Objekt zu sehen imstande sein müssen, ist nun ohne weiteres nicht vorhanden, wenn dieses sich in der Tiefe eines engen Hohlraumes befindet. Eine einfache Überlegung wird das klar machen.

Es sei in der Skizze Abb. 30 O eine Kugel, die von den Augen Al und Ar betrachtet wird. Wir halten eine Scheibe, die die Ebene des Papiers in der Linie SS schneidet, mit einer kreisrunden Öffnung ab in einer zur frontalen parallelen Ebene dergestalt zwischen Kugel und Augen, daß der Mittelpunkt der Öffnung in die Hauptachse xy unseres Systems fällt, und bewegen diese Scheibe — immer parallel mit der Frontalebene — gegen die Augen. Dann werden diese, wie die Randstrahlen $Al\beta$ und $Ar\beta$ zeigen, die Kugel körperlich in der Lage S^1S^1 der Scheibe in ihrem ganzen Umfange körperlich sehen. Schon in der Lage S^2S^2 ist das körperliche Sehen aufgehoben, da das rechte Auge (Ar) nur das Stück $a\,\delta'$ der Kugeloberfläche, das linke (Al) nur das Stück $a\,\delta''$ übersieht, also kein Punkt der Kugeloberfläche mehr von beiden Augen gleichzeitig gesehen werden kann. — In der Lage S^3S^3 ist die Kugel beiden Augen vollkommen verdeckt. Um etwas von ihr zu sehen, muß eines der Augen der Achse xy genähert werden, es wird dann monokulär gesehen.

Was von der durchlochten Scheibe gilt, gilt ebenso von einem Tubus mit der Öffnung ab, dessen Durchschnitt in der Abbildung mit $adcb$ bezeichnet ist. Schieben wir diesen Tubus mit seiner Öffnung in die Ebenen S^1S^1 bis S^4S^4, so begegnen wir den sämtlichen soeben beschriebenen Erscheinungen. Das Verhältnis der Kugel O zum Tubus entspricht dabei einer Verlagerung derselben in die Tiefe, in der Lage S^4S^4 der Öffnung liegt die Kugel nahe dem Boden dc.

Es ergibt sich ohne weiteres, daß die Bedingungen für das plastische Sehen um so ungünstiger sein werden, je kleiner die Öffnung ab, je enger also der Tubus ist.

Wenden wir das Ergebnis unserer bisherigen Betrachtungen auf die Untersuchung der Nase an, so folgt: In dem System sehr enger Kanäle, das die Nasenräume darstellen, ist plastisches Sehen bei der Rhinoscopia anterior auf die allervordersten Bezirke beschränkt. Ebenso ist es bei der Rhinoscopia posterior, bei der die Öffnung ab durch die Projektion des schräg gestellten Rachenspiegels auf die Frontalebene repräsentiert wird, nur in sehr beschränktem Umfange möglich.

Wollen wir dennoch auch unter so ungünstigen Verhältnissen plastisches Sehen erzwingen, so stehen uns zwei Wege offen (13, 48): 1) Wir rücken mit den Augen vom Objekt ab, wobei sich der Winkel $Al\beta Ar$ zunehmend verkleinert. In einer gewissen Entfernung vermögen dann wieder beide Augen zugleich das Objekt zu übersehen. Diese Anordnung ist praktisch nicht brauchbar, weil das Objekt dabei außerhalb der Grenze deutlichen Sehens zu liegen kommt. 2) Wir lenken durch optische Hilfsmittel die Randstrahlen $Al\beta$ und $Ar\beta$ dergestalt ab, daß sich der von ihnen eingeschlossene Winkel auf das gewünschte Maß verkleinert. Es ist dann so, als ob

Abb. 30.

die „Eintrittspupillen" (HEGENER. 48) zusammengerückt wären. Nehmen wir an, die Pupillendistanz wäre scheinbar auf die Hälfte des ursprünglichen reduziert worden (Al^1Ar^1 der Abb. 30), dann wäre noch in der Lage S^4S^4 unserer Scheibe eine plastische Betrachtung der Kugel O möglich.

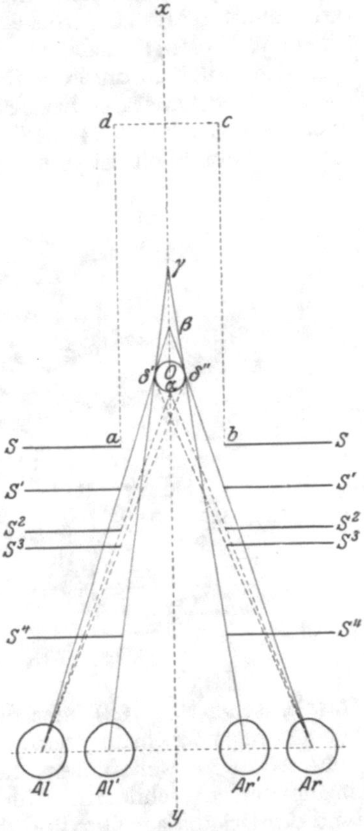

Die so erzielte Plastik ist indessen nicht vollkommen. Bei Verkleinerung des Winkels $Al\beta Ar$ auf $Al^1\gamma Ar^1$ entsteht der Eindruck, als ob das Objekt weiter entfernt liege. Bei Verkleinerung des Konvergenzwinkels auf die Hälfte erscheint es beispielsweise auf die doppelte Entfernung hinausgerückt.

Glücklicherweise läßt sich diesem Übelstande sehr gut abhelfen, und zwar auf zweierlei Weise: 1) Man schaltet in den Strahlengang ein vergrößerndes Linsensystem (GALILEIsches Fernrohr [BRÜNINGS. 13. v. EICKEN. 24], ZEISSsches Prismentheaterglas [HEGENER. 47. 48]) ein. Da nämlich bei jeder Vergrößerung des Netzhautbildes auch seine Querdisparation (d. i. der Abstand eines Punktes auf der Netzhaut von der Stelle des zugehörigen identischen Punktes), die durch Verkleinerung des Konvergenzwinkels vermindert worden war, wieder vergrößert wird, so steigt in gleichem Maße das Tiefenunterscheidungsvermögen. Hierfür gilt die von CZAPSKI (20) aufgestellte Formel $V = D/d$, worin V die

Vergrößerung, D die wirkliche, d die reduzierte Pupillardistanz darstellt. D. h. bei einer auf die Hälfte reduzierten Pupillardistanz muß die Vergrößerung das Doppelte, bei $1/3$ der Pupillardistanz das Dreifache betragen, um eine vollkommene Plastik herbeizuführen. Bleibt die Vergrößerung hinter dieser Forderung zurück, so ist die Plastik zwar weniger vollkommen, trotzdem aber für unsere Zwecke sehr schätzenswert (24). 2) Man bringt den Wert des künstlich verkleinerten Konvergenzwinkels ($Al'\gamma Ar'$) durch eine bestimmte Anordnung spiegelnder Flächen auf den Wert des ursprünglichen Konvergenzwinkels ($Al\beta Ar$) (WESSELY. 116, 117).

Die Vorzüge des binokularen Sehens vor dem monokularen (bedeutende Verfeinerung der Tiefenwahrnehmung, richtige Wahrnehmung des Glanzes und unmittelbare körperliche Anschauung des Objektes) haben schon frühzeitig das Verlangen nach praktisch brauchbaren Apparaten für die binokulare Inspektion auch in unserem Gebiete wachgerufen. So sind, abgesehen von der leider nicht genauer beschriebenen BRÜNINGSschen „Rhombenbrille" die Stereolupen von HEGENER (47, 48), v. EICKEN (24) und WESSELY (116, 117) entstanden. Bei allen ist mit dem optischen Teil die nach dem Prinzip der

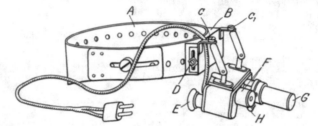

Abb. 31.   Stereolupe von HEGENER.

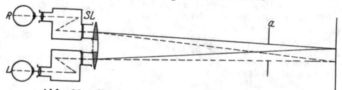

Abb. 32.   Strahlengang der Stereolupe HEGENERS.

KIRSTEINschen (S. 702) oder der KUTTNERschen Lampe (S. 697) konstruierte Beleuchtungsvorrichtung fest verbunden.

Es würde zu weit führen, diese genial ausgedachten Apparate hier in ihren Einzelheiten zu schildern. Wer sie benutzen will, muß sich ohnehin an der Hand der Originalarbeiten und der von den Fabrikanten beigegebenen Beschreibungen vollkommen mit ihnen vertraut machen.

Hier genüge es, Abbildungen ihres äußeren Aussehens und ihres Strahlenganges zu geben, die nach den vorigen Auseinandersetzungen leicht verständlich sein werden (Abb. 31—36).

Nicht unerwähnt bleibe, daß bei dem v. EICKENschen und dem WESSELYschen Instrument durch Einfügung von Prismen mit „semipermeabler" Silberschicht eine Mitbeobachtung durch seitwärtsstehende Personen ermöglicht ist (Abb. 35), ein für Demonstrations- und Lehrzwecke nicht zu unterschätzender Vorzug.

Ich kenne aus praktischer Erprobung die v. EICKENsche Lupe und finde ihre Leistungen des höchsten Lobes würdig. Auch die WESSELYsche Stereobrille scheint sich vorzüglich zu bewähren (117, Disk.). Dagegen sollen dem HEGENERschen Instrument einige Mängel anhaften, die seine praktische Verwendung beeinträchtigen (24): 1) das scharfe Sehen ist an eine ganz bestimmte Entfernung geknüpft. 2) Der Untersucher muß seinen Kopf vollkommen ruhig halten, soll das Bild nicht vor seinen Augen auf- und abtanzen. Schon die Kontraktion des M. temporalis beim Sprechen macht sich in dieser Hinsicht störend bemerkbar. 3) Zur Inspektion ganz enger Räume (Nasengänge, Trachea usw.) ist das Instrument nicht brauchbar, weil auch die reduzierte Pupillendistanz noch zu groß ist.

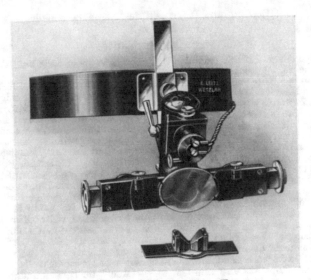

Abb. 33.   Stereolupe von C. v. Eicken.

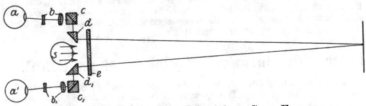

Abb. 34.   Strahlengang der Stereolupe C. v. Eickens.

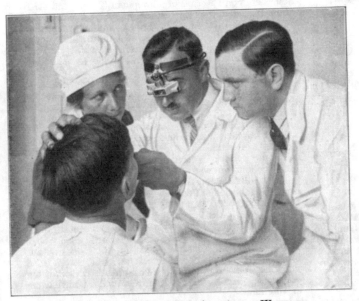

Abb. 35.   Stereobrille („Relaskop") von Wessely.
Zwei Mitbeobachter.

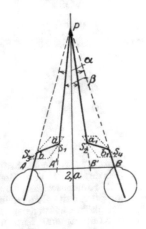

Abb. 36. Strahlengang der
Stereobrille Wesselys.

2. Endoskopie.

Die Erfolge der von Nitze erfundenen Cystoskopie haben sehr bald dazu geführt, die neue Erfindung rhinologischen Zwecken dienstbar zu machen.

So hat man mit Hilfe von passend gestalteten, durch die Nase eingeführten Cystoskopen die Wände des Nasenrachens, insbesondere das Verhalten der Tubenmündung in gesundem und krankem Zustande studiert (*Salpingoskopie* Zaufal. 124, Valentin. 106, Mayr. 80), Franke. 31). Man hat schlanke Cystoskope durch alveoläre Bohrlöcher in kranke Kieferhöhlen und in die Tiefen der Nasengänge eingeführt, um über das Verhalten der erkrankten Schleimhaut und der Nebenhöhlenmündungen Aufschluß zu gewinnen (Reichert. 85, Hirschmann. 51). Man hat endlich den Nasenrachen vom Mund eher endoskopisch betrachten zu sollen geglaubt (Hays. 46, Flatau. 29, Schmuckert. 97, Finder. 26, Scheier. 95).

Ich habe von der Endoskopie mehr den Eindruck einer interessanten Spielerei als einer notwendigen Untersuchungsmethode (69). Ich wüßte keines der durch sie erreichten Ergebnisse zu nennen, das nicht auf andere Weise einfacher zu erreichen gewesen wäre. Es ist z. B. dank der Vervollkommnung unserer Anästhesierungsmethoden heute fast ebenso einfach eine für die direkte Inspektion der Kieferhöhle hinreichend weite Öffnung in der Fossa canina anzulegen, als einen für die Endoskopie hinreichend weiten Bohrkanal durch den Processus alveolaris. Und ohne Zweifel ist die direkte Inspektion der endoskopischen überlegen, um so mehr als man mit ihr die Palpation verbinden und ihr, wenn nötig, therapeutische Eingriffe folgen lassen kann, die ausgiebiger und wirkungsvoller sind, als die unter Leitung des Endoskops ausführbaren (85. 6). — Auch die Tubenmündung vermögen wir heute, wie früher geschildert (S. 717), in höchst vollkommener Weise der direkten Betrachtung zugänglich zu machen.

Ein sehr beachtenswerter Nachteil des Cystoskops ist seine fragwürdige Sterilisierbarkeit. Recht störend macht sich ferner eine Verzerrung der Bilder und eine Verfälschung der Helligkeitsnuancen bemerkbar: das naheliegende erscheint vergrößert und übermäßig hell, das Entferntliegende verkleinert und dunkel.

II. Durchleuchtung mit elektrischem Glühlicht.

Bei der Durchleuchtung sucht man Differenzen in der Lichtdurchlässigkeit, wie sie viele normale und pathologische Körpergewebe aufweisen, zu diagnostischen Zwecken auszunutzen. Sie kommt in der Rhinologie lediglich für die Diagnostik von Nebenhöhlenerkrankungen, insbesondere von Eiteransammlungen in Kiefer- und Stirnhöhle in Betracht. Zur Untersuchung ist ein *absolut dunkler Raum* erforderlich. Ist ein solcher nicht herzustellen, so kann man sich zur Not damit helfen, daß man nach tunlichster Verdunkelung dem Pat. und sich selbst ein lichtdichtes Sammettuch, wie es die Photographen benutzen, überwirft.

Das *Instrumentarium* besteht im wesentlichen in einem elektrischen Glühlämpchen, das mit verschiedenen spatel- oder röhrenförmigen Ansätzen armiert werden kann (50, 115, 104, 111). Die neueren Apparate sind alle so eingerichtet, daß sie leicht sauber gehalten werden können, was dadurch erreicht ist, daß eine auskochbare Glashülse über den Teil der Lampe gezogen wird, der bei der Untersuchung der Kieferhöhle in den Mund genommen werden muß (115, 104, 111) (Abb. 37).

Der vollkommenste Apparat dürfte der von Vohsen, dem unermüdlichen Vorkämpfer für die Methode, neuerdings angegebene sein (111). Bei ihm ist das sonst gebräuchliche Kohlenfadenlämpchen durch ein viel helleres und dabei weniger Hitze ausstrahlendes Metallfadenlämpchen ersetzt. Im Handgriff befindet sich neben der Ein- und Ausschaltvorrichtung ein Rheostat zur feineren Abstufung der Lichtstärke. Der Strom wird von einer Akkumulatorbatterie oder nach Vorschaltung eines geeigneten Anschlußapparates von der Lichtleitung entnommen.

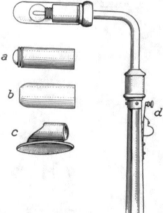

Abb. 37. Durchleuchtungslampe (Warnecke. 115). a Metallkappe mit Kondensorlinse, b Gummikappe für die Untersuchung der Stirnhöhle, c Zungenspatelansatz, d Kontakt zum Ein- und Ausschalten des Glühlämpchens.

Zur *Untersuchung der Kieferhöhle* legt man das mit der Glashülse armierte Lämpchen dem zu Untersuchenden genau in der Mittellinie auf die Zunge. Nachdem er Zähne und Lippen fest über dem die Lampe tragenden Stabe geschlossen hat, läßt man erglühen, und sogleich erstrahlt das Gesicht von den Augen abwärts bis zum Kinn und seitwärts bis zu den Kaumuskeln in rotem Schimmer, besonders hell die Gegend über den Nasenbeinen und die Mundgegend. Unter dem Orbitalrand gewahrt man oft, besonders wenn man die übrigen hellen Teile mit der geschlossenen Hand abdeckt, auf jeder Seite ein annähernd sichelförmiges, erleuchtetes Feld. Zuweilen auch — in etwa 50 von 100 Fällen (BURGER. 18) — sieht man die Pupillen schwach erleuchtet bei mittlerer oder maximaler Weite (VOHSEN. 108, DAVIDSOHN. 22) und etwas öfter hat der Untersuchte dabei eine subjektive Lichtempfindung, und zwar gesondert auf jedem Auge (BURGER). Sie wird leichter bei geschlossenen Augen wahrgenommen (111). Wird die Erhitzung der Lampe dem Untersuchten lästig, was er durch ein Signal anzudeuten hat, so unterbricht man den Kontakt und entfernt die Lampe.

Man hat für die Diagnostik der Kieferhöhlenerkrankungen nacheinander auf die Erhellung der infraorbitalen Region (HERYNG. 50, VOHSEN. 109) auf Erhellung der Pupillen (DAVIDSOHN. 22) und auf die subjektive Lichtempfindung (BURGER. 17. 18) während der Durchleuchtung das Hauptgewicht gelegt. Man fand nämlich in einer Reihe von einseitigen Empyemfällen auf der kranken Seite diese Phänomene fehlend oder abgeschwächt, während sie auf der gesunden Seite vorhanden waren. Da nun Eiter transparent ist (SCHWARTZ. 99), so konnte man wohl annehmen, daß er die Ursache der Ausfallserscheinungen sei, und diese Annahme als bewiesen ansehen, wenn nach Auswaschung des Eiters Ausgleich eintrat. So gelangte man zu der These: Wenn sonstige Anzeichen einer Nebenhöhlenerkrankung vorhanden sind, beweist Dunkelbleiben der kritischen Stellen und Ausfall der subjektiven Lichtempfindung auf der gleichnamigen Seite bei elektrischer Durchleuchtung, daß die Kieferhöhle erkrankt ist.

Haben wir diese These anzuerkennen?[1]) Wir müßten es, wenn folgende Bedingungen erfüllt wären: 1) Es müßte eine vollkommene Symmetrie der beiden Gesichtsschädelhälften vorhanden sein, die Kieferhöhlen müßten gleich groß, ihre Wände, besonders die unteren, gleich dick, die Schleimhaut in beiden von gleicher Beschaffenheit sein. — Daß all das nicht der Fall ist, lehrt die oberflächlichste Durchblätterung eines der bekannten Nasenatlanten. Wir finden da Fälle abgebildet, in denen auf einer Seite eine sehr große dünnwandige Kieferhöhle, auf der anderen eine kleine Höhle mit ganz dicken Wänden vorhanden ist. Bei der Durchleuchtung wird diese Seite dunkel, jene hell erscheinen, und doch sind beide eiterfrei. Dazu kommt, daß Nebenhöhlenentzündungen häufig Schleimhautverdickungen und damit eine Abschwächung der Durchleuchtbarkeit zurücklassen, nachdem sie längst abgelaufen sind. 2) Es müßte das Licht der Durchleuchtungslampe lediglich oder vorzugsweise durch den Kieferhöhlenboden zu den erleuchteten Stellen gelangen. Auch dieses ist nicht stets der Fall. Sowohl in die Kieferhöhle wie zum Bulbus oculi können Lichtstrahlen gelangen, die von den Wänden der Nasenhöhle dorthin reflektiert werden [2]), und so unter Umständen mit Umgehung etwaigen am Boden der Kieferhöhle lagernden Eiters diese Teile erleuchten. Andererseits weist BOENNINGHAUS (8) darauf hin, daß bei einseitiger Verengung der Nase, besonders durch Septumdeviation, die verengte Seite und damit die ihr benachbarte Kieferhöhle weniger Licht empfängt und dadurch, obwohl sie völlig gesund ist, dunkler erscheint. 3) Es müßte der Eiter auch in sehr dünner Schicht die Lichtstrahlen merklich absorbieren. Das geschieht aber keineswegs in dem Grade, daß nicht bei Anwesenheit von nur wenig Eiter auch durch den Boden eine zur Erleuchtung hinreichende Lichtmenge zustrahlen könnte und daß nicht eine solche Gesichtsseite gegenüber der andern, die vielleicht infolge dicker Knochenwände schlecht durchleuchtbar ist, als die hellere erscheinen könnte.

Wenn die vorstehenden theoretischen Deduktionen richtig sind, so hätten wir die Möglichkeit 1) bei gesunder Kieferhöhle Ausfall, 2) bei eiterhaltiger Kieferhöhle Vorhandensein der kritischen Phänomene zu erhalten. *In der Tat haben sehr zahlreiche, in der Literatur niedergelegte klinische Erfahrungen die Bestätigung dafür geliefert.*

---

[1]) Um die Kritik der anfangs überschwänglich gepriesenen Durchleuchtungsresultate hat sich ganz besonders ZIEM verdient gemacht. Die betreffenden Artikel sind in chronologischer Reihenfolge: In Sachen der Durchleuchtung der Oberkieferhöhle. Berl. klin. Wochenschr. 1890, Nr. 36. Durchleuchtung oder Probespülung der Kiefer- und Stirnhöhle? Ibid. 1891, Nr. 24 (das. Literatur). Nochmals die Durchleuchtung der Kieferhöhle. Ibid. 1891, Nr. 48. Über Durchleuchtung der Gesichtsknochen. Ibid. 1892, Nr. 33. Nochmals die Durchleuchtung der Kiefer- und Stirnhöhle. Monatsschr. f. Ohrenheilk. u. Laryngo-Rhinol. 1893, S. 349 ff. Nochmals die Überschätzung der Durchleuchtung der Kieferhöhle. Ibid. 1895, S. 155 ff. Einige Worte über die Entzündung der Stirnhöhle. Med. Klinik. 1909, Nr. 3. — Man vergleiche ferner: Berl. laryngol. Ges. 24. Juni 1892. Diskussion zum Vortrage von DAVIDSOHN (22), Verhandl. Bd. 3, S. 47 ff. HERZFELD: Zur Frage der elektr. Durchleuchtung der Gesichtsknochen und der Pupille b. Emp. antri Highm. Berl. laryngol. Ges. 10. 3. 1893. Verhandl. Bd. 4, 2. Teil und Diskussion. Ibid. Teil 1, S. 11 ff.

[2]) Diese Annahme wird für den Bulbus oculi von VOHSEN (111) bestritten. Er behauptet, daß durch die Nasenhöhle hindurch kein Licht zu ihm gelangen könne, weil es durch die Siebbeinzellen aufgehalten werde.

Und damit ist der Durchleuchtungsmethode für die Diagnostik von Kieferhöhlenempyemen das Urteil gesprochen. Was nützt uns eine Methode, deren Verwendbarkeit von so vielen *meist ganz und gar nicht zu übersehenden* Voraussetzungen abhängig ist? In den wenigen Fällen, in denen aus äußerlichen Rücksichten die unfehlbare Resultate liefernde Probedurchspülung nicht ausführbar ist, pflegt man deshalb nach der Durchleuchtung genau so klug zu sein, als wie zuvor.

Nur in einer Verwendung muß man der Durchleuchtung bei der Beurteilung von Kieferhöhlenempyemen einigen Wert zuerkennen. Sie kann zur Kontrolle der Ausheilung benutzt werden (GRÜNWALD: Die Lehre von den Naseneiterungen 1893, S. 85). Wird eine vorher dunkle Kieferhöhle nach der Ausheilung durchleuchtbar, so kann man aus dem Wiedererscheinen einer Verdunkelung ein Rezidiv mit einiger Wahrscheinlichkeit diagnostizieren, aus dem Fortbestehen der Aufhellung es ausschließen. Freilich auch nicht mit voller Sicherheit, wie aus den früheren Betrachtungen leicht abgeleitet werden kann. Die zwischen den einzelnen Beobachtungen liegenden längeren Zeiträume tragen zur Erhöhung der Unsicherheit bei, weil die Erinnerungsbilder, auf denen die Schlüsse beruhen, mit der Zeit verblassen.

Zur *Durchleuchtung der Stirnhöhle* (109, 110, 111) wird das Glühlämpchen mit einer Kappe umgeben, die die Lichtstrahlen nur durch eine polständige kreisrunde Öffnung austreten läßt, die seitlichen Strahlen aber abblendet. Man beginnt nach der Anweisung VOHSENS (111) mit der vermutlich gesunden Höhle. Die Lichtleitungsröhre wird ohne Licht auf die Basis der Stirnhöhle *hinter* dem Supraorbitalrande *unter kräftigem Druck* aufgesetzt und dann mit ganz schwachem Lichte begonnen. Setzt man die Kappe zu weit nach vorn auf, so kann man durch die Durchleuchtung des Randes und der Weichteile irregeführt werden. Man steigert jetzt die Intensität der Lampe, bis sich über dem Supraorbitalrande ein helleres Feld abzeichnet. Dieses entspricht nach Leichenversuchen VOHSENS (109) der Projektion der Stirnhöhle auf die Außenwand. „Jetzt wird vor Wegnahme des Instrumentes vom Stirnhöhlenboden das Licht ausgeschaltet, damit nicht durch Blendung der Augen des Untersuchers die Feinheit der Wahrnehmung beeinträchtigt wird. Da der im Griff befindliche feine Rheostat auf seiner Einstellung belassen wird, dringt das Licht mit der gleichen Intensität in die Stirnhöhle der anderen Seite, wobei gröbere Unterschiede zutage treten. Zur Kontrolle wiederholt man das Verfahren und steigert auch auf der schwächer transparenten Seite das Licht bis zur klaren Wahrnehmung des Stirnhöhlenbezirkes. Auf der normalen Seite zeigt sich dann die Differenz in größerer Helligkeit."

Auch bei der Stirnhöhle ist man zur diagnostischen Verwertung auf den Vergleich der Durchleuchtungsbilder beider Seiten miteinander angewiesen. Verdunkelung, geringe Größe des erleuchteten Feldes sollen auf Erkrankung (Verdickung der Schleimhaut, Eiteransammlung) hindeuten. Da bei der Untersuchung beider Höhlen nacheinander ein Vergleich sich auf Erinnerungsbilder stützt, woraus Fehler entstehen können, hat GERBER (35) einen Apparat konstruiert, der es ermöglicht, beide Stirnhöhlen zu gleicher Zeit zu durchleuchten. Diesen Apparat verwirft VOHSEN (110), weil bei dem Vergleich ganz geringe Helligkeitsdifferenzen in Frage kämen, es aber unmöglich sei, zwei ganz gleichhelle Glühlämpchen herzustellen. — Um eine gleichzeitige Durchleuchtung der beiden Stirnhöhlen zu bewirken, setzt A. MEYER (81) die Lampe 1 Querfinger breit über der Nasenwurzel median auf die Glabella auf. Man sieht dann zu beiden Seiten der Nasenwurzel das Orbitaldach erhellt. Zugleich kann, ähnlich wie bei der Durchleuchtung der Kieferhöhle, subjektive Lichtempfindung auftreten (CLAUS. 19, STENGER. 103).

An der Durchleuchtung der Stirnhöhle hat ZIEM (125) eine ähnlich scharfe Kritik geübt, wie an der der Kieferhöhle. Und CLAUS (19) kommt bei Studien an einem großen Leichenmaterial zu denselben Ergebnissen. Die häufig anzutreffende außerordentliche Asymmetrie in der Größe und Wandstärke der Stirnhöhlen, der Umstand, daß sie öfter durch Siebbeinzellen verdrängt oder eingeengt werden, entziehen der Beurteilung jeden sicheren Boden. Die Unsicherheit geht so weit, daß bei dickem und reichlich diploischem Margo supraorbitalis eine Stirnhöhle vorgetäuscht werden kann, wo gar keine vorhanden ist. (Diese Behauptung wird, wie wir sogleich hören werden, von VOHSEN bestritten.) — Vielleicht geben Helligkeitsdifferenzen vor und nach der Applikation der Nasenluftdusche, bei der ja unter Umständen Sekret aus der Stirnhöhle herausgeworfen wird, diagnostischen Anhalt (ZIEM); vielleicht kann die Durchleuchtung ähnlich wie bei der Kieferhöhle zur Kontrolle der Ausheilung benutzt werden.

Diese in bezug auf die vorhin geschilderte Methodik nach meiner Meinung berechtigte Kritik muß modifiziert werden, nachdem VOHSEN (110, 111) die *Beobachtung des Grenzbezirks zwischen beiden Stirnhöhlen* systematisch ausgebildet hat. Ich glaube, daß damit ein brauchbares Hilfsmittel für die zuweilen recht schwierige Beurteilung der Stirnhöhlenverhältnisse gewonnen ist, das um so höher geschätzt zu werden verdient, weil wir bei den Stirnhöhlen nicht wie bei den Kieferhöhlen ein so leicht und ungefährlich in fast allen Fällen verwendbares, nahezu untrügliches diagnostisches Mittel zu Gebote haben, wie es die Probepunktion und Probespülung darstellt. Freilich wird der Wert der VOHSENschen Methode durch die Konkurrenz der Röntgenplatte stark beeinträchtigt, denn diese liefert gerade für die Stirnhöhlen viel feinere und zuverlässigere Unterscheidungsmerkmale als jene.

VOHSEN (111) schildert seine Methode folgendermaßen: „Steigert man die Intensität des Lichtes bis zur Durchleuchtung des Stirnhöhlenseptums, so dringt aus der gesunden Stirnhöhle früher Licht in den Bezirk der kranken, als aus der kranken bei gleicher Lichtstärke in die gesunde. Das erklärt sich so: Das Licht dringt durch verdickte Schleimhaut in die kranke Höhle und hat nun, um in die gesunde zu gelangen, nochmals eine verdickte Schleimhaut am Septum zu durchleuchten. In der gesunden Höhle aber dringt das Licht bis zur normalen Septumschleimhaut und am Winkel zwischen Septum und vorderer Wand dringt das Licht in die Vorderwand der kranken früher, als aus der kranken in die gesunde, wo ihm das Hindernis der kranken Schleimhaut entgegensteht. Sind beide Stirnhöhlen gesund, so bedarf es nur der Lichtintensität, die zur Durchleuchtung einer Stirnhöhle überhaupt erforderlich ist, um auch Licht in die andere fallen zu lassen. Das gibt sich im schwächeren Durchleuchten des ganzen nicht direkt durchleuchteten Stirnhöhlenbezirkes zu erkennen. Eine große Erleichterung zur Beurteilung dieser Verhältnisse bietet die Aufzeichnung der Durchleuchtungsgrenze mit einem Buntstift. Man umkreist den gleichmäßig durchleuchteten Bezirk und wiederholt das auf der anderen Seite. Bei normalen Stirnhöhlen überschneiden sich die Linien zum Entstehen einer regelmäßigen Figur, was bei einseitiger Erkrankung nicht der Fall ist. „Regelmäßig" natürlich zur Lage des Septums. Auffallend und auf eine Krankheit verdächtig ist ein scharfes Abschneiden einer durchleuchteten Stirnhöhle in der Mittellinie oder deren Nachbarschaft, da das bei normalen Höhlen nicht vorkommt. Überschreitet der durchleuchtete Bezirk stark die Mittellinie, so ist mit der Möglichkeit eines Defektes der Stirnhöhle auf der nicht durchleuchteten Seite zu rechnen. Eine größere Stirnhöhle, die infolge pathologischer Zustände gar nicht durchleuchtete, habe ich bis jetzt noch nicht gesehen. Bei sehr starkem Licht ist immer ein wenn auch nur schwach durchleuchtender Bezirk zu sehen, der mit festem Knochen nicht zu verwechseln ist. Ein Stirnbein ohne Höhle durchleuchtet überhaupt nicht, wenn es von der angegebenen Stelle durchleuchtet wird."

Die

III. Untersuchung mit Röntgenstrahlen

wird in diesem Bande des Handbuches von PASSOW & GRAUPNER geschildert.

IV. Palpation.

Die Untersuchung mit dem Tastgefühl wird auf zwei Arten ausgeübt, entweder als *direkte* mit dem bloßen Finger (*Fingerpalpation, Digitalpalpation*) oder als *indirekte*, wobei die *Sonde* eine Verlängerung des Fingers darstellt (*Sondenpalpation, Sondierung*).

Die *Fingerpalpation* kommt für die Untersuchung der eigentlichen Nasenhöhlen wenig in Betracht. Sie beschränkt sich darauf, daß wir mit dem in das Vestibulum eingeführten kleinen Finger gelegentlich einmal die Konsistenz, Festigkeit oder Verschieblichkeit hier befindlicher Bildungen prüfen. Ferner kann man bei krankhaften Prozessen, die sich vom Naseninneren bis zur Oberfläche erstrecken, z. B. bei syphilitischen Erweichungen und Nekrosen, durch Betastung der Oberfläche manche Aufschlüsse erhalten.

Das eigentliche Gebiet für die Fingerpalpation in der Rhinologie ist aber der *Nasenrachen*. Sie ist das einzige Untersuchungsmittel für die freilich sehr seltenen Fälle, wo die Inspektion dieses Bezirks unausführbar ist. In anderen Fällen ergänzt sie das Ergebnis der Inspektion, indem sie uns Aufschluß über die Resistenz und Verschieblichkeit der Teile, über die Anheftungsstelle von Tumoren u. dgl. gibt.

Zur Betastung des Nasenrachens benutzt man gern den dünneren Zeigefinger, das ist Rechtshändigen der linke. Nur bei ganz kleinen Kindern wählt man statt dessen den kleinen Finger. — Der wohlgekürzte Nagel des zur Palpation bestimmten Fingers wird vor der Untersuchung geglättet und die ganze Hand gründlich mit Seife und Bürste gereinigt, der Finger und besonders der Nagelfalz mit einem in 70%igem Alkohol getauchten Gazestück abgerieben. Pharynx, Velumrückseite und Nasenrachen sind vorher mit Cocainlösung (1 : 10) bestrichen. Nach diesen Vorbereitungen tritt der Arzt, wenn er die linke Hand benutzen will, an die linke Seite des zu Untersuchenden, gebietet ihm den Mund aufzumachen und ruhig und tief zu atmen und fährt, während die Rechte den Kopf

stützt, mit dem linken Zeigefinger in den Mund bis an die hintere Rachenwand.
Die übrigen Finger sind eingeschlagen, die Dorsalseite der Hand schaut nach
unten. Sobald die Kuppe des palpierenden Fingers die Rachenwand fühlt,

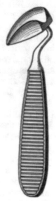

biegt er sich in den Endphalangen hakenförmig in die Höhe
und schlüpft hinters Gaumensegel. Er fühlt jetzt deutlich an
der Fingerbeere das Septum, an der Nagelseite das schwammige
Gewebe der Rachentonsille. Er tastet weiter bei kleinen seitlichen Bewegungen und Rotationen die Choanen mit den Enden
der mittleren und unteren Muschel, an der Seitenwand Tubenmündung, Tubenwulst und Rosenmüllersche Grube. Alle diese
Teile werden *im Fluge* palpiert und sogleich nach beendeter
Prüfung wird der Finger entfernt. Denn die ganze Untersuchung, auch wenn sie noch so geschickt und schonend ausgeführt wird, *ist für den Untersuchten außerordentlich unangenehm.*

An zwei Stellen können dem Eindringen des Fingers *Hindernisse* bereitet werden, an den *Zähnen* und am *Velum.*

Widerspenstige Kinder lassen sich häufig durch Güte nicht

Abb. 38.
Mundkeil
nach
Beckmann.
1/3.

bewegen, den Mund zu öffnen. Manche tun es, wenn man ihnen
die Nase zuhält, oder während sie schreien. Andere beißen trotzdem die Zähne aufeinander. Man hat empfohlen, in diesem Falle
mit einer Hühnerfeder, deren Fahne bis auf eine kleine Spitze
abgerissen ist, zwischen den Zähnen und der Wange nach hinten
zu gehen, hinter dem letzten Backzahn in die Mundhöhle zu
dringen und die Feder nach den Kehlkopf hinabzuschieben. Während des
hierauf eintretenden heftigen Würgens öffnet das Kind den Mund (Sachs,
zit. von Schalle. 94, S. 187). Dasselbe läßt sich gewöhnlich erreichen, indem
man die Spitze des Zeigefingers hinter die Backzähne einführt
und die Kiefer auseinanderdrängt. — Ist der Mund geöffnet, so
hat man dafür zu sorgen, daß man nicht auf den Finger ge-
bissen wird. Dazu legt man entweder einen *Mundsperrer,* z. B.
den von Beckmann modifizierten Meyerschen Mundkeil (Abb. 38)
ein, oder man benutzt einen von Schalle (94) angegebenen Kunstgriff, der darin besteht, daß man die Unterlippe des Patienten
mit dem rechten Daumen über die untere Zahnreihe krempt
und sie dort festhält. Will der Patient jetzt zubeißen, so beißt
er sich zu allererst auf seine eigene Lippe und hört dann schon von
selber auf. Der rechte Arm des Arztes schlingt sich bei dieser
Methode um das Hinterhaupt des Untersuchten und gewährt ihm
eine wirksame Stütze.

Wird das *Gaumensegel* während der Untersuchung krampfhaft
gegen die hintere Rachenwand gepreßt, so ist es dem palpierenden
Finger ganz unmöglich, dahinter zu schlüpfen. Mit Recht rät
Ziem, in diesem Falle jegliche Gewalt zu vermeiden, weil die
gewaltsame Öffnung des Verschlusses dem Untersuchten die ärgsten
Beschwerden bereitet. Man sorge vielmehr für eine Erschlaffung
des Gaumensegels, indem man einen nasalierten Vokal aussprechen

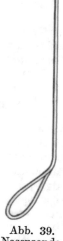

Abb. 39.
Nasensonde.
3/8.

läßt oder indem man, während der Finger im Munde verweilt,
diesen etwas schließen, darauf „ein oder ein paarmal Schlucken
läßt und sowie abgeschluckt und das Gaumensegel dabei herunter-
gefallen ist, behende in den Nasopharynx eingeht" (Ziem. 126).

Die Palpation des Nasenrachenraumes gehört keineswegs zu den leichten
Untersuchungsmethoden, die man frischweg ohne gründliche Vorbereitung ausführen könnte. Schon die Überwindung der soeben erwähnten Hindernisse

erfordert eine gehörige technische Fertigkeit. Dazu kommt, daß die ganze Untersuchung schnell und elegant ausgeführt werden muß. Sonst läßt sie sich kaum jemand zum zweiten oder dritten Male gefallen. Endlich bereitet die Deutung des Gefühlten anfangs manche Schwierigkeiten. Besonders geben die Tubenwülste, zumal wenn sie sich bei der reflektorischen Konzentration der Schlundmuskeln dem palpierenden Finger entgegendrängen, zu Zweifeln Anlaß. Sie werden häufig für pathologische Bildungen gehalten. Über diese Schwierigkeiten hilft nur fleißige und gewissenhafte Übung hinweg, wobei man zweckmäßig an der Leiche seine Studien beginnt. Der palpierende Finger muß ähnlich wie der des Gynäkologen auf die besondere Aufgabe einexerziert werden, um schnell und sicher das Wesentliche zu erkennen.

Für die *Sondenuntersuchung der Nase* (Abb. 4) *und die des Nasenrachens durch die Nase hindurch* gebrauchen wir eine etwas längere Knopfsonde, deren myrthenblatt- oder schleifenförmiger Handgriff etwa 12 cm vom Knopf entfernt stumpfwinklig abgebogen ist (Abb. 39).

Man soll stets eine größere Anzahl von Sonden vorrätig haben, von denen einige weich und schmiegsam (aus geglühtem Kupfer mit Nickelüberzug), die andern härter und starrer sein mögen (aus ungeglühtem Silber oder Neusilber).

Mit der Sonde ermitteln wir die Resistenz, die Verschieblichkeit der Teile, die Beschaffenheit ihrer Oberfläche, ob sie glatt oder rauh, fest oder leicht verletzlich sind. Zugleich kontrollieren wir mit dem Auge die Formveränderungen, die durch die Sondierung erzeugt werden. — Die Sonde gibt uns ferner über Gegenden Aufschluß, in die wir mit dem Blick nicht eindringen können, über enge Kanäle, Nischen und Buchten. Wir erkennen so deren Ausdehnung, die Beschaffenheit ihrer Oberfläche, wir fördern durch die Sondierung häufig pathologische Sekrete zutage, die zu weiteren Untersuchungen benutzt werden können.

Zur *Sondierung des Nasenrachens per os* bedient man sich einer längeren Sonde, die 3—4 cm vom Knopfe nahezu im rechten Winkel kurz abgebogen ist. Der Spitze können entsprechend der Lage der zu palpierenden Teile noch besondere Abbiegungen gegeben werden. Diese Untersuchung wird mit Vorteil nur unter Leitung des Auges vorgenommen.

V. Anämisierung und Anästhesierung (Suprarenin, Cocain, Alypin).

Oft erblicken wir an einer Muschel eine diffuse oder circumscripte Verdickung, von der wir nicht sogleich sagen können, ob sie einer übermäßigen Füllung des Schwellgewebes oder einer Neubildung von Gewebselementen ihre Entstehung verdankt. Zwar bietet eine Hyperämie bei der Sondenuntersuchung die Resistenz eines Luftkissens dar, während sich Neubildungen mehr wie Lappen oder Wülste im ganzen hin- und herschieben lassen. Aber diese Merkmale sind nur für reine Fälle verwertbar. Haben wir z. B. eine gefäßreiche hyperämische Neubildung vor uns, so sagt uns die Sonde nicht, wieweit Neubildung, wieweit Hyperämie an der Bildung des Tumors partizipiert.

Bei derartigen Zweifeln schreiten wir zur *Anämisierung* der fraglichen Stelle. Die danach etwa eintretende Abschwellung ist auf Rechnung der Hyperämie zu setzen.

Zur Anämisierung stehen uns zwei Mittel zu Gebote: *Nebennierenextrakt* und *Cocain*.

Unter den zahlreichen *Nebennierenpräparaten*, die die Konkurrenz der chemischen Fabriken auf den Markt gebracht hat, befinden sich so viele vortreffliche deutschen Ursprunges (Suprareninum syntheticum *Höchst*, Paranephrin *Merck*, Epinephrin, Epirenan), daß wir auf die ausländischen (Adrenalin *Parke, Davis & Co.*, Ischämin *Armour*) verzichten können. Ich benutze das Suprarenin der Höchster Farbwerke in einer Lösung von 1 : 5000, die ich mir aus der im Handel befindlichen Originallösung (Suprarenin. hydrochl. 1 : 1000) durch Zusatz des vierfachen Quantums Borwasser selbst herstelle. Die Lösung ist etwas empfindlich. Sie verliert durch Oxydation an Wirksamkeit und ist deshalb geschützt vor Luft und Licht aufzubewahren. Auch zersetzt sie sich bei Berührung mit Alkalien. Es ist demnach der antiseptisch wirkende Borsäurezusatz auch in dieser Hinsicht sehr nützlich.

Vom *Cocainum hydrochloricum* halte man eine auch für die Anästhesierung geeignete Lösung von 1 : 10 Borwasser vorrätig. Löst man in destilliertem Wasser, so kommt es bald zu Schimmelbildung; Lösungen in Borwasser dagegen sind unbegrenzt haltbar.

Leider sind sie, wie mir Kulturversuche gezeigt haben, nicht völlig keimfrei. Will man eine keimfreie Lösung benutzen, so muß man sie entweder durch Kochen sterilisieren, wobei sie etwas an Wirksamkeit einbüßt, oder durch fraktionierte Sterilisation, indem man sie an drei aufeinanderfolgenden Tagen jedesmal eine Stunde lang auf 80° C erhitzt.

Ich habe zwar in langjähriger Praxis mit meinen unsterilisierten Borwasserlösungen für den gewöhnlichen Gebrauch nur gute Erfahrungen gemacht, halte aber trotzdem das Verlangen nach zuverlässig sterilen Flüssigkeiten für prinzipiell wichtig und berechtigt. Am besten wäre es, wenn die großen Fabriken sich entschlössen, solche in den Handel zu bringen.

Unsere Lösungen müssen in *sorgfältig gesäuberten und vor der Füllung jedesmal in reinem Wasser ausgekochten Tropffläschchen* aufbewahrt werden, aus denen man sie auf den Wattepinsel tröpfelt. Nicht dagegen darf man den Wattepinsel, wie es merkwürdigerweise öfters geschieht, in die Lösung hineintauchen. Man würde diese sonst verschmutzen, wenn man nicht — was in praxi wohl kaum geschieht — einen jedesmal frisch sterilisierten Wattepinsel benutzte. Ist strenge Asepsis erforderlich, so kann man die Tropffläschchen mit Sublimatlösung abreiben oder nach dem Vorgange Killians mit einem zuvor ausgekochten klammerförmigen Halter aus Nickelblech versehen, den allein man dann anfaßt.

Gibt man einige Tropfen Suprarenin- oder Cocainlösung auf einen Wattepinsel und bestreicht damit eine hyperämische, angeschwollene Schleimhautstelle, so bemerkt man schon nach 1—2 Minuten Blaßwerden und Abschwellung[1]). Bestreicht man eine cocainisierte Stelle nach einiger Zeit mit Suprarenin, so beobachtet man, daß Blässe und Abschwellung noch weiter zunehmen. *Das Suprarenin ist also ein stärker anämisierendes Mittel als das Cocain.* Die Wirkung des Suprarenins kann bis zu 2 Stunden vorhalten, die des Cocains bis zu $^1/_2$ Stunde.

Das Cocain hat neben der anämisierenden noch eine Eigenschaft, die es für den Rhinologen zu einem der allerwichtigsten Arzneimittel macht: Es bewirkt gleichzeitig *Anästhesie* der Schleimhautbezirke, mit denen es in Berührung gebracht wird.

Dieselbe Wirkung, aber ohne die anämisierende Komponente [2]), hat das *Alypin* (100, 25, 91, 92, 55). Es wird, wie das Cocain, in einer Lösung von 10% angewandt, worauf nach 12—15 Minuten sehr vollkommene Anästhesie eintritt (55). Die Lösung kann ohne Beeinträchtigung ihrer Wirkung durch Kochen sterilisiert werden.

Über die ungeheure Bedeutung der lokalen Anästhesierung für die operative Rhinologie ist hier nicht zu sprechen. Hier hat uns lediglich ihre diagnostische Bedeutung zu beschäftigen. Bekanntlich gibt es eine Anzahl von Neurosen die nach Art der Reflexe von hyperästhetischen Stellen der Nasenschleimhaut aus erzeugt werden, die nasalen Reflexneurosen. Für die sehr schwierige Diagnostik dieser Erkrankungen ist die Anästhesierung der verdächtigen Stellen ein außerordentlich wichtiges Hilfsmittel. Gelingt es dabei, die Neurose prompt zu beeinflussen, abzuschwächen oder aufzuheben, so ist die Annahme eines nasalen Ursprunges sehr wahrscheinlich.

Früher stand uns für diese Untersuchung nur das Cocain zu Gebote und man konnte dann im Zweifel sein, ob für den Ausfall des Experiments die anästhesierende oder die anämisierende Komponente in Betracht käme. Heute, wo wir

---

[1]) Über die pharmakologischen Eigenschaften der Nebennierenpräparate und ihre Anwendung für unser Gebiet vgl. Rosenberg (88), Bukofzer (15, 16), Braun (9) und das Sammelreferat von Lindt (77).

[2]) Mehrere Autoren (Impens, Finder. 25) behaupten sogar eine hyperämisierende Wirkung des Alypins. Vgl. darüber Katz (55, S. 23).

im Suprarenin ein lediglich anämisierendes und im Alypin ein lediglich anästhesierendes Mittel neben dem zugleich anämisierenden und anästhesierenden Cocain zur Verfügung haben, ist die Frage leicht zu entscheiden.

Gelangt etwas Cocainlösung in den Nasenrachen und weiter hinab in den Rachen und — bei Schluckbewegungen — auf den Zungengrund, so empfindet man zuerst den unangenehmen bitteren Geschmack des Mittels, bald danach stellt sich eine Kälteempfindung und ein aus der Anästhesie der Teile resultierendes Gefühl ein, als wenn ein Kloß im Halse säße, der die Schleimhautwände an der gegenseitigen Berührung hinderte. Dieses sehr lästige „Cocaingefühl" verschwindet zwar nach kurzer Zeit, ermahnt uns aber doch, bei der Darreichung des Mittels sparsam und möglichst genau lokalisierend zu verfahren, was auch mit Rücksicht auf den augenblicklich ziemlich hohen Preis des Mittels und auf die sogleich zu besprechende Möglichkeit einer Intoxikation empfehlenswert ist.

Das Suprarenin ist nach den bisherigen Erfahrungen bei äußerlicher Anwendung vollkommen ungiftig, harmlos auch das Alypin. Beim *Cocain* sind in überaus seltenen Fällen nach Auftragung auch geringer Dosen beunruhigende *Intoxikations*erscheinungen beobachtet worden.

HUSEMANN (54) schildert die Symptome der akuten Cocainvergiftung folgendermaßen: „Die leichteste Form, der sog. *Cocainkollaps*, charakterisiert sich durch plötzliche Gesichtsblässe, rasch vorübergehenden Schwindel, Kribbel- oder Kältegefühl in den Extremitäten, kleinen frequenten Puls, unregelmäßige Atmung und kalte Schweiße, in etwas schweren Fällen als ausgeprägter Ohnmachtsanfall mit vorübergehender Bewußtlosigkeit, nach deren Verschwinden ein einige Stunden anhaltender Schwächezustand eintritt. Eine zweite Form ist die *Cocainexcitation* oder der *Cocainrausch*, bei dem die Symptome sich gewöhnlich auf auffällige Heiterkeit und Geschwätzigkeit erstrecken, in manchen Fällen aber auch ein ausgesprochenes *Cocaindelirium* mit Hallucinationen oder selbst ein akuter Tobsuchtsanfall sich entwickelt, der manchmal mit Schlaf endigt und etwas Abgeschlagenheit hinterläßt. Eine dritte Form bildet der *Cocainkrampf*, charakterisiert durch das Auftreten meist epileptiformer oder hysterischer, mitunter tetanischer Krämpfe." Die vierte Form, der *Cocainsopor*, kann hier außer Betracht bleiben, weil er bei so kleinen Gaben, wie wir sie anwenden, überhaupt nicht vorkommt, ebensowenig wie der Exitus. „Die drei erstgenannten Formen sind häufig miteinander kompliziert. Bei nervösen Personen führt der akute Cocainismus mitunter zu protrahierter Krankheit, indem sich besonders Krämpfe, aber auch Schwindel und rauschartige Zufälle längere Zeit nach der Erholung aufs Neue einstellen und sich in wechselnden Intervallen in den nächsten 3—4 Wochen wiederholen."

Beim Cocainkollaps lasse man den Kopf tieflagern, reiche Cognac, schwarzen Kaffee, mache eine Ätherinjektion oder lasse einige Tropfen Amylnitrit inhalieren[1]). Bei Cocainkrämpfen sind Inhalationen von Äther erprobt, die aber auszusetzen sind, sobald die gewünschte Wirkung erzielt ist. Neuerdings empfiehlt AGDA HOFVENDAHL (53) Darreichung von Veronal und intravenöse Injektion von Somnifen, einem anderen Barbitursäurederivat (4 ccm einer 20%igen Lösung), und K. MAYER (79), nach Tierversuchen, intravenöse Injektion einer Chlorcalciumlösung (10%ig 5—10 ccm *sehr langsam* zu injizieren!) zur Anregung des Atmungszentrums.

VI. Auskultation.

Zuweilen kann man aus Stenosengeräuschen, die bei der Atmung hörbar sind, ohne weiteres auf ein Atmungshindernis schließen, manchmal weisen außerdem feuchte Rasselgeräusche auf das Bestehen einer Hypersekretion hin.

Ob die Anregung MINKS (83), Stirn- und Kieferhöhle mit einem geeigneten Hörrohr (Gummischlauch mit Ohrtrichter verbunden) zu auskultieren, Nachahmung gefunden hat, weiß ich nicht.

Häufig dient uns das Gehör zur Beurteilung von *Sprachfehlern*, wie sie von manchen Nasenerkrankungen abhängen oder begünstigt werden. Dahin gehören die verschiedenen Formen des *Stammelns*: Die offene Nasensprache häufig in Verbindung mit Näseln; die gestopfte Nasensprache mit ihren Unterabteilungen, der Rhinolalia clausa posterior (der „toten" Sprache) und der Rhinolalia clausa anterior, bei der gewöhnlich Näseln vorhanden ist; das funktionelle

---

[1]) 3—5! Tropfen auf ein Taschentuch geträufelt. Höchstens 8—10 Atemzüge! Bei Personen, die zu Kopfkongestionen neigen, zu vermeiden.

Stammeln. Dahin gehört auch das *Stottern*, bei dem eine Abhängigkeit von Nasenerkrankungen öfters nachgewiesen ist.

Hier müssen diese Andeutungen genügen. Die Einzelheiten sind in anderen Kapiteln dieses Handbuches auseinandergesetzt.

VII. Prüfung mit dem Geruche.

Die Bedeutung des Geruchssinnes für Arzt und Patienten wird auch heute noch vielfach über Gebühr mißachtet. In der Tat ist er, obwohl beim heutigen Kulturmenschen rudimentär entwickelt, eines der allerfeinsten diagnostischen Hilfsmittel, auf dessen Pflege nicht nachdrücklich genug hingewiesen werden kann[1]).

Auch der Nasenarzt kommt öfters in die Lage, seinen Geruch zu Hilfe zu nehmen. Gewöhnlich handelt es sich um bakterielle Zersetzungsgerüche, die in stagnierenden Nasensekreten entstehen und sich der Exspirationsluft beimischen. Die Zersetzungserreger sind ubiquitäre Luftkeime der verschiedensten Arten. Aber manche Sekrete bieten einzelnen Arten besonders günstige Daseinsbedingungen und es kann dann zur Entstehung von *spezifischen Gerüchen* kommen, aus denen man die Krankheit ohne weiteres erkennen kann. Solche sind der Fötor der Ozaena und angeblich auch der des Rhinoskleroms. Dagegen zeichnen sich die bei syphilitischen Nekrosen, bei der Anwesenheit von Fremdkörpern, beim Zerfall maligner Neoplasmen und ebenso bei fötiden Nebenhöhlenempyemen auftretenden Fötores nicht durch eine charakteristische Färbung, sondern vorzugsweise durch eine allgemeine Scheußlichkeit aus. Tuberkulöse Ulcera geben zum Unterschiede von den syphilitischen fast niemals einen schlechten Geruch.

Man darf übrigens nicht vergessen, daß zuweilen ein exspiratorischer Fötor nicht aus der Nase selbst, sondern von tiefergelegenen Stellen herstammt, z. B. von stinkenden Rachen- oder Gaumenmandelpfröpfen, von einem Zungenbelag, einer Ozaena laryngea, einer putriden Bronchitis.

VIII. Mikroskopische und bakteriologische Untersuchung.

Die *mikroskopische Untersuchung* kommt für Sekrete und excidierte Gewebsstücke in Betracht. Es ist überflüssig, auf ihre Wichtigkeit besonders hinzuweisen. In manchen Fällen bringt sie allein die Entscheidung.

Über die mikroskopische und histologische Technik geben die bekannten Lehrbücher von Stöhr, Böhm & Oppel, Rawitz und Schmorl Auskunft.

Manchmal hat man zur Sicherung der Diagnose *Mikroorganismen* nachzuspüren. Einzelne von diesen, wie z. B. der Tuberkelbacillus, sind durch Gestalt, Größe und tinktorielles Verhalten hinreichend charakterisiert, so daß mit der Feststellung dieser Eigenschaften — der *bakterioskopischen Untersuchung* — genug geschehen ist. Andere jedoch, wie der Diphtheriebacillus, der Rotzbacillus, erfordern zu ihrer Identifizierung die Erforschung ihres *biologischen Verhaltens*, d. h. ihres Wachstums auf den verschiedenen Nährböden und ihres Verhaltens zu gewissen Tierspezies.

Über die Einzelheiten dieser ebenso interessanten wie mühevollen Untersuchungsmethoden muß auf die Lehrbücher der Bakteriologie und bakteriologischen Technik (Abel, Günther, Lehmann & Neumann u. a.) verwiesen werden.

IX. Funktionelle Prüfung.

Von den zahlreichen im physiologischen Teile dieses Handbuches besprochenen Funktionen der Nase werden bei der objektiven klinischen Prüfung gewöhnlich

---

[1]) Vgl. dazu Ebstein (23), Gerber (37, S. 15ff.), Zarniko (121, S. 73ff.).

nur folgende berücksichtigt: *Luftdurchgängigkeit, Empfindlichkeit, Geruchs-
vermögen und Beeinflussung von Sprache und Stimme.* Die letztgenannte
Funktion ist vorhin bei Besprechung der Auskultation berücksichtigt, die Prüfung
des Geruchsvermögens im allgemeinen Teil von ZWAARDEMAKER geschildert
worden. Es bleiben demnach hier nur die Prüfungsmethoden der Luftdurchgängigkeit und der Empfindlichkeit zur Erörterung übrig.

Über die

Luftdurchgängigkeit der Nase

gibt die Inspektion nur sehr mangelhaften Aufschluß. Man ist öfters erstaunt,
daß sich Personen, deren Naseninneres bei höchst unregelmäßigem Bau und
ziemlicher Schleimhautschwellung den Eindruck beträchtlicher Verengung
erweckt, nicht im geringsten über irgendwelche Erscheinungen der Nasen-
verstopfung zu klagen haben. — Auf der anderen Seite ist man anfangs gewöhnlich geneigt, hinreichende Luftdurchgängigkeit bei einer Nase anzunehmen,
durch die man gut hindurchsehen kann, und pflegt dann Klagen über Behinderung der Nasenatmung für ungerechtfertigt zu halten. Mit Unrecht! Denn
die Atmungsluft hält sich gern an ihren natürlichen Weg[1]), und ist dieser verengt oder verlegt, so können sehr fühlbare Atmungsstörungen vorhanden sein,
obwohl die unterwärts liegende Straße frei ist. Auch ist zu beachten, daß der
Luftstrom schon durch Aufheben der Nasenspitze bei der Inspektion (1. und
2. Position, S. 705 f.) von seiner nach oben gerichteten Bahn nach dem unteren
Nasengange abgelenkt wird, was zu Täuschungen in der Beurteilung Anlaß
geben kann (BRUCK. 10).

Da die Inspektion also für die Abschätzung der Luftdurchgängigkeit versagt,
so müssen wir uns nach anderen Untersuchungsmitteln umsehen. Zur allgemeinen Orientierung halten wir dem Patienten das eine Nasenloch zu, am
besten durch Vorlegen der Daumenkuppe (11) und lassen ihn durch das andere
forciert atmen. Die Kraft des dabei entstehenden Luftstromes, die wir fühlen
oder nach den dabei entstehenden Geräuschen beurteilen können, der Grad
der zu seiner Erzeugung aufgewandten Anstrengung, liefern brauchbare Anhaltspunkte. — Ein objektives Maß für die exspiratorische Durchgängigkeit der
einen Nasenhälfte liefert folgender Versuch ZWAARDEMAKERS (127). Hält man
dem Patienten, am besten in Höhe der Oberlippe, eine kühle polierte Metallplatte[2]) wagrecht unter die Nase, so entsteht darauf beim ersten Exspirium
ein Atembeschlag, der allmählich kleiner wird und schließlich ganz verschwindet. Gewöhnlich schon am Anfange, sicher aber nach einigen Sekunden
erkennt man zwei gesonderte „Atemflecke". Die Größe eines jeden ist der
Menge des Wasserdampfes und damit auch der Luftmenge proportional, die die
gleichnamige Nasenhälfte während des Exspiriums passiert hat. Deshalb kann
man nach dem Vergleiche beider Atemflecke und nach der Zeit bis zu ihrem
Verschwinden die exspiratorische Durchgängigkeit beider Nasenhälften in
ihrem Verhältnis zueinander beurteilen.

Ein absolutes Maß liefert dieser Versuch natürlich nicht. Und wir prüfen
bei ihm nur die Durchgängigkeit *beim Exspirium.* Es ist wichtig, dies zu
beachten (96, 11). Gewiß ist sehr häufig das Verhalten beim Inspirium dem
beim Exspirium gleich. Manchmal aber auch nicht. Es kann durch eine
Art Klappenmechanismus bei freiem Exspirium das Inspirium behindert sein
(z. B. beim Ansaugen der Nasenflügel) und umgekehrt (z. B. bei weichen
Verdickungen der Hinterenden an den unteren Muscheln). In solchen Fällen

---

[1]) Man vgl. darüber die betr. Ausführungen im allgemeinen Teile.
[2]) Vortrefflich ist der von GLATZEL (40) angegebene Metallspiegel.

darf aus den Atemflecken kein Schluß auf die erheblich wichtigere inspiratorische Luftdurchgängigkeit der Nase gezogen werden.

Oft beobachtet man beim Verschwinden der Atemflecke eine Zwei- und Mehrteilung jedes Flecks in zwei oder mehrere Abteilungen. Diese Erscheinung beruht auf Teilung des Luftstromes durch wandständige Vorsprünge (Nasenmuscheln, Deviationen des Septums, Leisten u. dgl.). Aus der Form der Teilflecke aber auf die sie verursachenden Bildungen irgendwelche Schlüsse ziehen zu wollen, ist nicht erlaubt, wie es überhaupt müßig ist, allzu viele Spekulationen darüber anzustellen. Denn über die Art und Form des Hindernisses erhalten wir durch Auge und Sonde den besten Aufschluß.

Die Methode Zwaardemakers findet ihre Ergänzung in einem von Spiess (102, S. 218) angegebenen Verfahren. Es basiert darauf, daß in der Nase selbst und ebenso im Rachen bei jeder Inspiration eine kleine negative Druckschwankung, bei jeder Exspiration eine positive Druckschwankung eine kurze Zeitlang besteht. Diese Schwankungen werden stärker, wenn der Nasenluftweg eingeengt ist. Man kann sie an einem Manometer messen, wenn man ein Glasröhrchen mit einem seiner Schenkel verbindet und unter den erforderlichen Kautelen in den Mund nimmt. Unter der Voraussetzung, daß die Atembewegungen gut miteinander übereinstimmen, kann man auf diese Arbeit demselben Individuum die *inspiratorische* Luftdurchgängigkeit beider Nasenhälften miteinander vergleichen.

Für eine *objektive Messung der Luftdurchgängigkeit* oder, was dasselbe ist, des ihr umgekehrt proportionalen *Widerstandes*, den der Luftstrom beim Passieren der Nase findet, ist folgende Überlegung maßgebend (121):

Bewegt sich ein Luftstrom unter einem bestimmten Drucke k durch eine enge Röhre und erfährt dabei den Widerstand w, so ist die in der Zeit t durchströmende Luftmenge $m = \text{Konst.}\ \dfrac{k \cdot t}{w}$, oder $w = \text{Konst.}\ \dfrac{k \cdot t}{m}$. Das heißt: Bei gleichem Druck und gleicher Luftmenge ist der Widerstand direkt proportional der gefundenen Zeit, bei gleicher Zeit und gleicher Luftmenge direkt proportional dem aufgewandten Drucke.

Es kommt also darauf an, die Werte k, t und m zu ermitteln oder teilweise in der Versuchsanordnung festzulegen. Hierfür sind mehrere Methoden angegeben, über die kurz berichtet werden soll.

Bei dem Verfahren von Kayser (57) wird die Zeit gemessen, die eine genau bestimmte Luftmenge unter einem bestimmten Drucke gebraucht, um die Nase oder eine Nasenhälfte der Versuchsperson zu passieren. Dieser Zeit entspricht der Widerstand. Um zu einem absoluten Maße zu gelangen, wird die Konstante unserer Gleichung vertreten durch Beziehung auf analoge Versuche an einer Röhre mit abstufbarem Widerstande. Druck und Luftmenge werden durch einen belasteten Blasebalg bestimmt, die Zeitmessung geschieht automatisch durch eine Wasseruhr. Der Blasebalg ist in Verbindung mit einem Glasrohr, das die Versuchsperson in den Mund bis nahe an den Isthmus faucium hineinlegt. Das Gaumensegel muß herabhängen, der Mund um das Rohr fest geschlossen, der Atem angehalten werden. Tritt der Saugebalg in Tätigkeit, so passiert die angesogene Luft die ganze Nase oder, wenn eines oder das andere Nasenloch verschlossen wird, die freibleibende Seite allein.

Das Kaysersche Verfahren ist leider wegen der Kompliziertheit des Apparates und mancher Fehlerquellen (man ist auf die Zuverlässigkeit der Versuchsperson allzusehr angewiesen) klinisch nicht gut verwendbar.

Zwaardemaker (128) hat eine Versuchsanordnung angegeben, bei welcher der Druck gemessen wird, den die Versuchsperson aufwenden muß, um eine bestimmte Luftmenge in der Zeiteinheit durch sein Aerodromometer zu treiben oder zu saugen. Der gefundene Wert (k) ist nach der vorhin aufgestellten Formel proportional dem Widerstande (w). — Der Druck wird durch ein luftdicht mit dem einen Nasenloche verbundenes Manometer gemessen, der Lufttransport in der Zeiteinheit durch das mit dem anderen Nasenloche luftdicht verbundene Aerodromometer, ein senkrecht stehendes Glasrohr, in dem eine Aluminiumscheibe zwischen zwei Spiralfedern suspendiert ist. Empirisch ist festgestellt, welche Lufttransportmengen den Ausschlägen der Scheibe entsprechen. — Die praktische Ausführung der Untersuchung gestaltet sich so, daß die Versuchsperson aufgefordert wird, exspiratorisch oder inspiratorisch die Scheibe an einem bestimmten Striche der Skala zu halten, indessen der Untersucher den Manometerdruck abliest.

GAERTNER (33. 2a) läßt mit Hilfe eines besonders konstruierten Gasometers eine bestimmte Luftmenge unter gleichmäßig fallendem Druck in das eine Nasenloch der Versuchsperson einströmen und mißt die Zeit, in der diese Luftmenge die Nasenhälfte passiert, um entweder bei reflektorisch hochgezogenem Velum zum andern Nasenloch oder nach Sprengung des Gaumensegelverschlusses zum Rachen hinaus zu entweichen. — Diese Versuchsanordnung muß unsichere Resultate liefern, weil sie von der wechselnden Durchgängigkeit der anderen Nasenhälfte und von der wechselnden Festigkeit des Gaumensegelverschlusses abhängig ist. Sie schafft ferner unnatürliche Verhältnisse. Denn es ist nicht gleichgültig, ob Luft durch die Nase gesogen (wie beim natürlichen Inspirium) oder getrieben wird (wie beim GAERTNERschen Versuch). Ist doch der Einfluß auf die Füllung der Schwellkörper in beiden Fällen durchaus der entgegengesetzte. Endlich bleiben, ebenso wie übrigens auch beim ZWAARDEMAKERschen Versuch, Hindernisse im Vestibulum (Ansaugen des Nasenflügels!) unberücksichtigt.

Zusammenfassend kann man sagen, daß die aufgeführten Methoden der Messung mit einer Anzahl von Übelständen (Kompliziertheit der Apparatur, Abhängigkeit von der Geschicklichkeit des zu Untersuchenden, Schaffung unnatürlicher Verhältnisse) behaftet sind, die ihre klinische Verwendbarkeit in Frage stellen. Für klinische Zwecke brauchen wir ein Verfahren, das auf einfache und schnelle Weise zum Ziele führt.

Ein solches hat BRÜNINGS (14) angegeben[1]). Es beruht darauf, daß man *mit der Stoppuhr die Dauer einer maximalen Inspiration durch jede Nasenseite gesondert mißt* und daraus durch Rechnung einen Mittelwert für die gesamte Luftdurchgängigkeit ableitet.

Bei der praktischen Ausführung geht man so vor: Der Pat. schließt ein Nasenloch durch Unterhalten des Daumens zu, atmet zunächst durch den Mund maximal aus und danach durch die offene Nasenseite *in forcierter Weise maximal ein.* Die Dauer dieser laut hörbaren Inspiration läßt sich mit der Stoppuhr ziemlich genau bestimmen. Danach wird derselbe Versuch für die andere Nasenseite angestellt. Am besten macht man dem Pat. einmal vor, was er auszuführen hat.

Die so gewonnenen Zahlenwerte geben zunächst mit großer Deutlichkeit *Durchgängigkeitsdifferenzen beider Nasenseiten* an. Sie lassen aber auch ein Urteil über die Zulänglichkeit oder den Grad der Behinderung *der gesamten Nasenatmung* zu. BRÜNINGS fand nämlich aus einer großen Anzahl von ,,normalen" Fällen als Mittelwert für die maximale Inspiration durch jede Nasenseite rund 2 Sekunden, woraus sich für die ,,Gesamtnase" der Mittelwert von 1 Sekunde ergibt. Daraus folgt: *Man erhält die für die Beurteilung der Nasenatmung maßgebende Gesamtdurchgängigkeit, indem man die Inspirationszeiten beider Hälften addiert und die Summe durch 4 dividiert,* wobei der reciproke Wert der so gefundenen Zahl der Gesamtdurchgängigkeit entspricht. Es würde also beispielsweise eine Nase, die rechts die Zahl 1, links die Zahl 3 liefert, ebenfalls eine normale Gesamtdurchgängigkeit von 2 Sekunden ergeben, obwohl eine einseitige Verengerung besteht.

Für eine übersichtliche Notierung bezeichnet BRÜNINGS die Durchgängigkeit der rechten Seite mit d_r, die der linken mit d_l, die Gesamtdurchgängigkeit mit D. Dann lautet die

---

[1]) Das Nachfolgende zum Teil wörtlich nach BRÜNINGS.

Normalformel: $\dfrac{d_r = 2}{d_l = 2}$ D $= {}^1/_1$. Folgende Beispiele mögen die Notierung in anormalen

Fällen erläutern: $\dfrac{d_r = 3}{d_l = 1}$ D $= {}^1/_1$, d. h. normale Gesamtdurchgängigkeit bei unregel-

mäßiger Nasengestaltung (rechts enge, links weite Nasenhöhle). $\dfrac{d_r = 7}{d_l = 5}$ D $= {}^1/_3$, d. h.

Gesamtdurchgängigkeit $= {}^1/_3$ der Norm, beide Nasenhälften verengert. $\dfrac{d_r = 0,8}{d_l = 1,2}$ D $= {}^2/_1$.
d. h. Gesamtdurchgängigkeit das Doppelte der Norm, beide Nasenhälften erweitert.

Bei dem Verfahren wird weder die Luftmenge (die Vitalkapazität) noch der Inspirationsdruck direkt gemessen, beides Größen, die erheblichen individuellen Schwankungen unterliegen. Hierin liegt scheinbar ein Nachteil der Methode, in Wirklichkeit aber, wie Brünings
angibt, eher ein Vorteil. Denn es ist richtiger, die relative Durchgängigkeit der Nase in
bezug auf die individuelle Vitalkapazität zu beurteilen, als der Messung, wie es bei Benutzung
der Apparate geschieht, jedesmal ein bestimmtes Luftquantum zugrunde zu legen und so
absolute Werte anzustreben, die z. B. bei Kindern zu falschen Ergebnissen führen müssen.
Ähnliches gilt für den individuell wechselnden maximalen Inspirationsdruck.

Bei ungeschickten Personen, die es zu keiner ausgiebigen Inspiration bringen, muß der
Versuch mehrmals wiederholt werden. Gegen die Fehlerquelle, die durch inspiratorisches
Ansaugen des Nasenflügels entsteht, schützt man sich durch Abhalten des Nasenflügels
mit der Sonde und durch Vergleichung der In- mit der Exspirationsdauer. Die letztere
soll in der Norm um $^1/_3$ kleiner sein als die erstere.

Prüfung der Empfindlichkeit (Empfindungen und Reflexe).

Die Nasenhöhle wird vom Trigeminus mit sensiblen Fasern versorgt, der Nasenrachen
vom Trigeminus und Glossopharyngeus.

Von den auf den Bahnen dieser Nerven verlaufenden *Empfindungen* sind *Tast-* und
Temperaturempfindungen in der Nase auf das von modifizierter Epidermis überzogene
Vestibulum beschränkt. Temperaturempfindungen, besonders Kälte, werden auch im
Nasenrachen gut wahrgenommen, nicht dagegen in der Nasenhöhle selbst (Kayser. 59).
Kitzel und Schmerz werden überall in der Nasenhöhle und im Nasenrachen empfunden,
wobei schon geringe Steigerung des Reizes vom Kitzel zum Schmerz führt (Kayser. 59).

Zuweilen breiten sich Reizungen sensibler Nerven im zentralen Verlaufe auf benachbarte
Bahnen aus und rufen hier Mitempfindungen hervor, die gleichzeitig mit den primären
Empfindungen, manchmal sogar stärker als diese, wahrgenommen werden (*(Irradiation*).
So kann beispielsweise bei Reizungen in den vorderen Abschnitten der Nasenhöhle Jucken
in der Haut der äußeren Nase (Endast des N. ethmoidalis) oder Jucken im inneren Augenwinkel, an den inneren Teilen der Augenlider, der Conjunctiva und an der Caruncula
lacrymalis (Ram. infratrochlearis nervi nasociliaris) auftreten (Killian. 63).

Wichtiger noch als die Empfindungen sind die *Reflexe*, die auf Reizungen sensibler
Nasennerven folgen. Killian (63. 64) hat sie eingehend studiert und beschrieben. Er
teilt sie in lokale, regionäre und entfernte, nach ihrem Ursprungsgebiet in ethmoidale
und sphenoidale, endlich in normale und krankhafte *(Neurosen)* ein. Auf Einzelheiten
einzugehen ist hier nicht der Ort. Doch sei auf das Studium der einschlägigen Arbeiten
Killians nachdrücklich hingewiesen.

Zur *Prüfung der Sensibilität* dienen folgende Methoden:

1) Man schaltet die sensiblen Endapparate oder die Fortleitung der Reize
durch Applikation lokaler Anästhetica temporär aus und beobachtet die hierauf
folgenden Ausfallserscheinungen. Mit dieser Methode haben wir uns bereits
beschäftigt (S. 727 ff.).

2) Man beobachtet den Erfolg von Reizungen, die auf die zu prüfenden
Stellen appliziert werden. Hierüber ist jetzt zu sprechen.

Man verwendet zur Prüfung am besten *taktile Reize,* die man von der zartesten
(Berührung mit einem feinen Wattepinsel oder mit einem auf geeignete Weise
festgehaltenen Baumwollenfädchen) bis zu den kräftigsten (derberen Knopf-
sondendruck) auf die zu prüfende Stelle einwirken läßt. Dabei läßt man sich
von dem Patienten seine Empfindungen angeben, beobachtet auch die teils
reflektorischen, teils willkürlichen Abwehrbewegungen (Krausen der Nase mit
Verengerung des Nasenvorhofs, Hand- und Armbewegungen) und die sonstigen
Reflexe (z. B. Niesen, Nasenhusten, Absonderung von Tränenflüssigkeit u. dgl. m.

(KILLIAN. 63). — Wenn diese Untersuchung auch mit ziemlich vielen Fehlerquellen behaftet ist, so verhilft sie doch bei deutlichen Abweichungen von
dem aus der Erfahrung abzuleitenden Durchschnitt zu einem brauchbaren
Urteil über Existenz und Größe von Sensibilitätsstörungen.

Es wäre natürlich sehr erwünscht, ein *absolutes Maß* für die Ermittlung
von Empfindlichkeitsunterschieden zu besitzen. Bereits KAYSER (59) spricht
von Druckreizen von 5—10 mg, die er angewandt habe, ohne aber über das
dafür benutzte Instrument Angaben zu machen. Ein für klinische Zwecke
brauchbares Instrument hat KILLIAN angegeben. Er benutzt ein feines Garn-
fädchen (BROOK Nr. 100), das in eine an der
Spitze gespaltene Sonde eingeklemmt oder
zu dem sondenförmig abgebogenen Röhrchen
seines *„Knizometers"* [1] (Abb. 40) heraus-
geleitet und auf die Länge von 6 mm abgeschnitten wird (65). Mit diesem öfters zu
erneuernden Fädchen (denn nur bei absoluter
Trockenheit sind die Resultate verwertbar!)
werden kleine Bezirke von 3 mm Länge
gekitzelt, unter so leichter Berührung, daß
der Faden nur 2 mm durchgebogen wird, was
einem Druck von 0,015 g entspricht. Der
Normale empfindet dabei auch an den von
Natur empfindlichsten Stellen, den Tubercula
septi und den Bezirken über den vorderen
Enden der unteren Nasenmuscheln (KILLIANS
„4 Punkte") höchstens ein unbedeutendes
Kitzelgefühl. Überempfindlichkeit zeigt sich
durch das Auftreten von kräftigen, zum Teil
höchst unangenehm gefärbten Empfindungen und von allerhand Reflexen an.

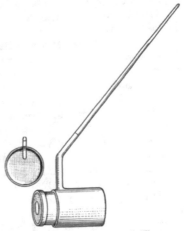

Abb. 40. Knizometer nach KILLIAN.

Der Knizometer ist nach der Angabe KILLIANS ein wissenschaftlich genaues,
den Anforderungen der Praxis sehr vollkommen genügendes Meßinstrument.
Die damit gewonnenen Prüfungsresultate mehrerer Beobachter können deshalb
unbedenklich miteinander verglichen werden. Nur muß man einige die
Sensibilität der Schleimhaut beeinflussende Umstände, wie Temperatur und
Feuchtigkeit der Luft berücksichtigen. In der kalten Jahreszeit ist die Reizbarkeit wesentlich geringer als in der warmen.

*   *   *

Ich beschließe meine Ausführungen mit einem

Überblick über den Gang und einigen Winken für die praktische Ausübung der Nasenuntersuchung.

Noch bevor wir zur Erhebung der *Anamnese* schreiten, betrachten wir den
Gesamthabitus des zu Untersuchenden, *Miene* und *Gesichtsausdruck* (70, 58, 89).
Während er uns über seine Beschwerden berichtet, merken wir auf etwaige
Sprachanomalien. Deshalb versäumen wir es nicht, an Kinder, für die ja die
Eltern gewöhnlich das Wort führen, einige Fragen zu richten. Solche Fragen

---

[1] *κνίζειν* übersetzt KILLIAN (65) mit kitzeln. In den mir zur Hand stehenden Lexica
von PAPE und MENGE finde ich: ritzen, kratzen, schaben angegeben.

bringen, wenn sie dem kindlichen Begriffsvermögen und Gedankeninhalt angepaßt sind, außerdem den Vorteil, daß die Kleinen zutraulicher werden und
sich die weitere Untersuchung mit weniger Widerstreben gefallen lassen.

Sehr häufig liefern neben der Anamnese allgemeine Inspektion und Auscultation schon wertvolle Anhaltspunkte für das weitere Vorgehen. In der
Regel wird es ratsam sein, darauf zuerst die *Rhinoskopie* vorzunehmen, und zwar
— manchmal nach Ausübung der *Rhinoscopia externa* — die *vordere Rhinoskopie*.
Mit dieser wird häufig die *Anämisierung und Anästhesierung* der Schleimhaut
verbunden, worauf die *Sondierung* folgt. Nur selten, nämlich wenn die *Reiz-
empfindlichkeit der Nasenschleimhaut* in Frage kommt, muß deren Prüfung
der Cocainisierung vorausgeschickt werden, ohne Rücksicht auf die Unannehmlichkeiten, die der Untersuchte davon hat.

Bei diesen diagnostischen Bemühungen stellt sich zuweilen der Wunsch ein,
durch die *Rhinoscopia ant. profunda* verborgene Stellen zu erkunden. Auf die
Besichtigung von vorn hat man häufig die *Rhinoscopia posterior* folgen zu lassen,
die in manchen Fällen durch *Palpation des Nasenrachens* zu ergänzen ist. Man
verabsäume auch nicht auf *Störungen der Funktion*, insbesondere des *Riech-
vermögens* zu achten und vervollständige die Untersuchung im gegebenen Falle
durch die übrigen im Vorstehenden besprochenen diagnostischen Maßnahmen.

Häufig wird sich im Verlauf der eigentlichen Nasenuntersuchung das Bedürfnis
herausstellen, seine Aufmerksamkeit anderen Organen zuzuwenden, insbesondere
den tieferen Respirationswegen, den Ohren, den Augen, dem Zirkulationsapparat, dem Bewegungsapparat, der Funktion der Nieren, und auf etwa vorhandene Dyskrasien (Syphilis, Skrofulose, Rhachitis) zu achten. So werden
wir daran erinnert, daß wir nicht Spezialisten, sondern Ärzte sein sollen.

Selbstverständlich darf man sich nicht darauf capricieren, alles was zu
untersuchen ist, in einer Sitzung abzutun. Selbst wer die Zeit dazu hat, möge
bedenken, daß die Nasenschleimhaut sehr empfindlich ist und daß selbst
scheinbar geringfügige diagnostische Eingriffe merklich auf das Befinden des
Untersuchten einwirken können. Deshalb empfiehlt es sich, bei der ersten
Untersuchung nur die Hauptsachen festzustellen, die feinere Ausarbeitung
einer komplizierten Diagnose aber auf mehrere Sitzungen zu verteilen.

Aus denselben Gründen sei man bestrebt, unangenehme oder schmerzhafte
diagnostische Eingriffe womöglich ganz zu vermeiden. *Was durch Inspektion
erkennbar ist, dafür soll die Palpation nicht herbeigezogen werden.* Das ist eine
alte Regel, die jedem jungen Studenten der Medizin eingebläut wird, und er
wird mit Recht scharf getadelt, wenn er eine Schwellung, eine Difformität
oder ähnliches mehr, bevor er sie genau angesehen hat, zu befassen und zu
drücken beginnt. Und soll es in der Rhinologie anders sein? Man übe also und
bilde seine Fertigkeit in der Rhinoskopie bis zu äußerster Feinheit aus, und
man wird immer seltener in die Notwendigkeit versetzt sein, die auch bei
äußerster Gewandtheit für den Untersuchten stets unangenehme Fingerpalpation
des Nasenrachens vornehmen zu müssen. Nicht ohne Grund habe ich deshalb
die Rhinoskopie so eingehend besprochen und die Forderungen präzisiert, die
man an einen zünftigen Untersucher zu stellen hat.

Das soeben Gesagte gilt in erhöhtem Maße für die *Nasenuntersuchung der
Kinder*. Man kann wohl behaupten, daß diese sehr häufig zu den schwierigsten
Untersuchungen überhaupt gehört. Ist es oft schon mit Umständen verknüpft,
Erwachsene gefügig zu machen, sie zum Einhalten der gewünschten Stellungen,
zum Befolgen der gegebenen Anweisungen zu veranlassen, so wachsen diese
Schwierigkeiten bei Kindern sehr beträchtlich. — Die erste Aufgabe ist es,
ihr Zutrauen zu gewinnen. Wie das zu machen ist, dafür lassen sich keine Regeln
geben, um so weniger, als dabei natürliche Anlage eine große Rolle spielt.

Daneben aber haben Takt und Erfahrung eine große Bedeutung. Ein paar freundliche Worte, die Darreichung von ein paar Süßigkeiten, aber auch eine ernste, nachdrückliche Vorstellung zur rechten Zeit wirken oft Wunder. Durchaus verboten ist es, züchtigen oder strafen zu wollen, wenn es gleich zuweilen schwer fällt und äußerster Energie bedarf, dieser Regel treu zu bleiben, besonders wenn unvernünftige Eltern ihre ungezogenen Sprößlinge gegen den Arzt und nicht den Arzt gegen die ungezogenen Sprößlinge unterstützen. Aber jede Überschreitung rächt sich durch empfindliche Nackenschläge.

Noch weniger als Erwachsene dürfen Kinder lange untersucht werden, denn sie sind viel leichter mißmutig und teilnahmslos. Sie haben ja meist keinen Begriff davon, weshalb sie sich den Unannehmlichkeiten der Untersuchung überhaupt zu unterziehen haben. Man wird sich daher bei der ersten Untersuchung oft damit begnügen, einen allgemeinen Überblick gewonnen und den kleinen Patienten die Harmlosigkeit der Untersuchungsinstrumente zu Gemüte geführt zu haben. Damit ist viel erreicht, und das zweite Mal kommt man gewöhnlich vollständig zum Ziele.

Es braucht nicht besonders hervorgehoben zu werden, daß *sämtliche* Untersuchungsinstrumente, auch die Rachenspiegel, nach jeder Benutzung durch *gründliche Säuberung und Auskochen in Sodalösung* sterilisiert werden müssen. Diese Forderung erscheint heute ebenso selbstverständlich, wie sie ehemals Verwunderung und gelinden Widerspruch hervorgerufen hat (119).

Daß die zur Untersuchung dienenden Flüssigkeiten nicht anders als aus chirurgisch sauberen Tropffläschchen auf den sterilen Wattepinsel geträufelt werden dürfen, haben wir bereits besprochen.

Das Streben nach einwandfreier Reinlichkeit und Einhaltung chirurgischer Asepsis erfordert endlich, daß man seine Instrumente während der Untersuchung nicht auf Unterlagen von zweifelhafter Sauberkeit (z. B. auf die fortdauernd unmöglich rein zu haltende Tischplatte, wie man es häufig mit Schaudern sieht [1]) ablegt, sondern auf leicht auswechselbare, leicht zu reinigende und zu desinfizierende Unterlagen. Als solche haben sich mir seit Jahrzehnten flache Fayenceteller bewährt, die zu beiden Seiten des Untersuchers an bequemer Stelle aufgestellt werden (Abb. 4). Nach Abfertigung jedes Patienten werden neue Teller auf die benutzten gestellt, um von Zeit zu Zeit stapelweise zur Reinigung und Desinfektion fortgenommen zu werden (119). Dieses Verfahren kann gar nicht dringend genug empfohlen werden. Es ist das einzige, das bei größter Einfachheit und Billigkeit seinen Zweck aufs Vollkommenste erfüllt.

Am besten ist es, rhinologische Untersuchungen in einem wohlausgestatteten Ordinationszimmer vorzunehmen. Doch sind Untersuchungen und kleine Operationen (z. B. Blutstillung) in der Wohnung der Patienten nicht immer zu umgehen, und man muß sich dann mit der Ungunst der Bedingungen, insbesondere mit der mangelhafteren Beleuchtung abfinden so gut es geht. Von den für solche Zwecke angegebenen kompendiösen Taschenbestecken (AVELLIS: Arch. f. Laryngol. u. Rhinol. Bd. 1, S. 117, GERBER: Monatsschr. f. Ohrenheilk. u. Laryngo-Rhinol. 1906, S. 651 u. a. m.) halte ich nicht viel, besonders von denen nicht, die eine gesonderte Aufbewahrung von unbenutzten und benutzten Instrumenten nicht zulassen. Ich ziehe es vor, die notwendigen Instrumente und Gegenstände (Watte, Cocaintropfflasche usw.) in sauberen Leinenumschlägen in einer Ledertasche unterzubringen und außerdem ein Leinentuch, in das die benutzten Instrumente eingewickelt werden. Nach ähnlichen Grundsätzen ist das Besteck von LEWIN (Monatsschr. f. Ohrenheilk. u. Laryngo-Rhinol. 1914, S. 1285) zusammengestellt.

---

[1] Besonders auch bei Zahnärzten!

Literatur.

1). AVELLIS: Kursus der laryngoskopischen und rhinoskopischen Technik. 1891. — *2).* BAGINSKY, B.: Die rhinoskopischen Untersuchungs- und Operationsmethoden. VOLKMANNS Samml. Nr. 160. 1879. — *2a).* BÉNESI, O.: Das GÄRTNERsche Rhinometer und seine praktische Verwendung. Monatsschr. f. Ohrenheilk. u. Laryngo-Rhinol. 1911, S. 1337. — *3).* BERGEAT, H.: Stirnreif aus Hartgummi als Reflektorträger usw. Arch. f. Laryngol. u. Rhinol. Bd. 1, S. 388. 1894. — *4).* DERSELBE: Über die Sichtbarkeit der oberen Nasenmuschel (Concha ethmoidalis med.) in nichtatrophischen Nasenhöhlen. Monatsschr. f. Ohrenheilk. u. Laryngo-Rhinol. 1896, S. 266. — *5).* DERSELBE: Rhinoscopia externa. Recessus apicis nasi. Monatsschr. f. Ohrenheilk. u. Laryngo-Rhinol. 1899, S. 130. — *6).* BINDER: Über die Extraktion eines Fremdkörpers aus der Oberkieferhöhle unter Leitung des Salpingoskopes. Arch. f. Laryngol. u. Rhinol. Bd. 16, S. 173. 1904. — *7).* BLUMENFELD, F.: Zur Erinnerung an FRIEDRICH HOF-MANN. Zeitschr. f. Laryngol., Rhinol. u. ihre Grenzgeb. Bd. 4, S. 237. 1912. — *8).* BOENNING-HAUS, G.: Die Operationen bei den entzündlichen Erkrankungen der Nebenhöhlen. Handb. v. KATZ, PREYSING und BLUMENFELD. Bd. 3, S. 77. 1913. — *9).* BRAUN, H.: Die Lokalanästhesie. 1905. (6. Aufl. 1921.) — *10).* BRUCK, F.: Über eine Täuschungsmöglichkeit bei der Untersuchung der Luftdurchgängigkeit der Nase usw. Münch. med. Wochenschr. 1898, Nr. 36. — *11).* DERSELBE: Zur Prüfung der Luftdurchgängigkeit der Nase. Therap. d. Gegenw. 1901. Sept. — *12).* BRÜNINGS, W.: Demonstration neuer diagnostischer und therapeutischer Hilfsmittel und deren Anwendung. Verein dtsch. Laryngol. XVI. 1909. Verh. S. 74. — *13).* DERSELBE: Stereolaryngoskopie. Verein dtsch. Laryngol. XVII. 1910. Verh. S. 82. — *14).* DERSELBE: Schätzung der Luftdurchgängigkeit einer oder beider Nasenseiten ohne Anwendung von Instrumenten. Ver. dtsch. Laryngol. XIX. 1912. Verh. S. 116. — *15).* BUKOFZER, M.: Untersuchung über die Wirkung von Nebennierenextrakten (Adrenalin) a. d. Schleimhaut der oberen Luftwege bei äußerlicher Anwendung. Arch. f. Laryngol. u. Rhinol. Bd. 13, S. 241. 1903 (ausf. Lit.). — *16).* DERSELBE: Die Reaktion der Nasen- und Kehlkopfschleimhaut auf Nebennierenextrakt (Adrenalin). Dtsch. med. Wochenschr. 1903. Nr. 41. — *17).* BURGER, H.: Zur Diagnose der Kieferhöhleneiterung. Monatsschr. f. Ohrenheilk. u. Laryngo-Rhinol. 1893, S. 323. — *18).* DERSELBE: Das Empyem der Highmorshöhle. VOLK-MANNS Samml. N. F. Nr. 111. 1894. — *19).* CLAUS: Zur Durchleuchtung der Stirnhöhlen. Arch. f. Laryngol. u. Rhinol. Bd. 13, S. 103. 1903. — *20).* CZAPSKI: Grundzüge der Theorie der optischen Instrumente. 1904, zit. von HEGENER (48). — *21).* CZERMAK, JOHANN N.: Der Kehlkopfspiegel. 2. Aufl. 1863. — *22).* DAVIDSOHN: Die elektrische Durchleuchtung der Gesichtsknochen. Berl. klin. Wochenschr. 1892. Nr. 27/28. — *23).* EBSTEIN, ERICH: Der Geruch in der klinischen Diagnostik. Würzb. Abhandl. Bd. 20, H. 10—12. 1920. — *24).* VON EICKEN, C.: Körperliches Sehen bei der Oto-Rhino-Laryngoskopie. Arch. f. Laryngol. u. Rhinol. Bd. 33, S. 690. 1920. — *25).* FINDER, G.: Über Alypin in der rhinolaryngologischen Praxis. Berl. klin. Wochenschr. 1906. Nr. 5. — *26).* DERSELBE: Berl. laryngol. Ges. 25. 2. 1910. Verhandl. Bd. 21, S. 17. — *27).* DERSELBE: Rhinologische Technik. 1. Die Untersuchung der Nase. Dtsch. med. Wochenschr. 1922, Nr. 47, S. 1585. — *28).* FLATAU, TH. S.: Laryngoskopie und Rhinoskopie. 1890. — *29).* DERSELBE: Laryngoskopie und hintere Rhinoskopie bei geschlossenem Munde. PASSOWS Beitr. Bd. 3, S. 461. 1910. — *30).* FRÄNKEL, B.: Ein leichter Reflektor. Arch. f. Laryngol. u. Rhinol. Bd. 14, S. 580. 1903. — *31).* FRANKE, K.: Über Endoskopie des Nasen-Rachenraumes. PASSOWS Beitr. Bd. 8, S. 284. 1916. — *32).* FRIED-RICH, E. P.: Rhinologie, Laryngologie und Otologie in ihrer Bedeutung für die allgemeine Medizin. 1899. — *33).* GAERTNER, G.: Die Messung der Durchgängigkeit der Nase für den Luftstrom. Wien. klin. Wochenschr. 1911. Nr. 8, S. 279. — *34).* GERBER, P. H.: Die Beziehungen der Nase und ihrer Nebenräume zum übrigen Organismus. 1896. — *35).* DERSELBE: Ein Doppeldiaphanoskop zur Durchleuchtung der Stirnhöhlen. Dtsch. med. Wochenschr. 1900. Nr. 11. — *36).* DERSELBE: Atlas der Krankheiten der Nase, ihrer Nebenhöhlen und des Nasenrachenraumes. Berlin 1902. — *37).* DERSELBE: Etwas über Nasen. 2. Aufl. 1910. (Eine im besten Sinne populäre, höchst amüsante Darstellung der Physiologie der Nase und ihrer Beziehungen zum übrigen Körper.) — *38).* DERSELBE: Lupusbekämpfung und Nasenvorhof. Münch. med. Wochenschr. 1911. Nr. 47, S. 2501 (und — aus GERBERS Poliklinik — G. COHN: Arch. f. Laryngol. u. Rhinol. Bd. 19, S. 346). — *39).* DERSELBE: Vergrößernder anastigmatischer Nasenvorhofspiegel. Münch. med. Wochenschr. 1912. Nr. 37 u. Med. Klinik 1913. Nr. 9. — *40).* GLATZEL: Zur Prüfung der Luftdurchgängigkeit der Nase. Therap. d. Gegenw. August 1901 u. Monatsschr. f. Ohrenheilk. u. Laryngo-Rhinol. 1904, S. 8. — *41).* v. GYERGYAI, A.: Ein neues direktes Untersuchungsverfahren des Nasenrachens, der Ohrtrompete und der hinteren Nasenpartie. Dtsch. med. Wochenschr. 1910. Nr. 12, S. 563. Verhandl. d. Vers. dtsch. Laryngol. 1910. S. 63. Verhandl. d. dtsch. otol. Ges. 1910. S. 276. — *42).* DERSELBE: Über mein Verfahren zur direkten Untersuchung des Nasenrachens und der Ohrtrompete. Zeitschr. f. Laryngol., Rhinol. u. ihre Grenzgeb. Bd. 5, S. 57, 71. 1913. — *43).* DERSELBE: Ein neues Verfahren zur Verhinderung der die Untersuchung und Behandlung störender Rachenreflexe. Monatsschr. f. Ohrenheilk. u. Laryngo-Rhinol. 1921. S. 1211 (enthält eine Aufzählung der zahlreichen Arbeiten des Verfassers über denselben Gegenstand und die Epipharyngoscopia directa). — 44). DERSELBE: Direkte Untersuchung des Innern der knorpeligen Ohrtrompete bis zum Isthmus. Ges. dtsch. Hals-, Nasen- u. Ohrenärzte. 1922. Verh. S. 362. — 45). HARTMANN, A.: Die Krankheiten des Ohres. 8. Aufl. 1908. S. 58. — 46). HAYS, HAROLD: Eine neue Untersuchungsmethode für die hintere Nase, die Tuben und den Larynx mit einem elektr. Pharyngoskop. Zeitschr. f. Laryngol., Rhinol. u. ihre Grenzgeb. Bd. 2, S. 496. 1910. — 47). HEGENER, J.: Ein binokulares, stereoskopisches Kehlkopffernrohr. Ver. D. Laryngol. XVII. 1910. Verh. S. 100. — 48). DERSELBE: Die binokularsteroeskopische Untersuchung des Larynx, des Epipharynx sowie des Trommelfells. PASSOWS Beitr. Bd. 3, S. 222. 1910. — 49). HERMANN, L.: Lehrb. d. Physiol. 11. Aufl. 1896. — 50). HERYNG: Die elektrische Durchleuchtung der Highmorshöhle beim Empyem. Berl. klin. Wochenschr. 1889. Nr. 35/36. — 51). HIRSCHMANN, A.: Über Endoskopie der Nase und deren Nebenhöhlen. Arch. f. Laryngol. u. Rhinol. Bd. 14, S. 195. 1903. (Vortr. i. d. Berl. laryngol. Ges. 13. 5. 1903. Diskuss.: B. FRÄNKEL, REICHERT. Verh. Bd. 14, S. 14). — 52). HOFMANN, FRIEDR.: Beitrag zur Untersuchung des äußeren Gehörganges. CASPERS Wochenschr. f. d. ges. Heilk. 1841. S. 10—14. Ref. von BLUMENFELD (7). — 53). HOFVENDAHL, AGDA: a) Die Bekämpfung der Cocainvergiftung im Tierversuch. Zeitschr. f. Hals-, Nasen- u. Ohrenheilk. Bd. 1, S. 233. 1922. b) Die Bekämpfung der Cocainvergiftung. Prakt. Ratschläge. Monatsschr. f. Ohrenheilk. u. Laryngo-Rhinol. 1921. S. 887. — 54). HUSEMANN, TH.: Akute Cocainvergiftung. PENTZOLDT & STINTZINGS Handb. d. spez. Therap. inn. Krankh. Bd. 2, S. 311. 1895. — 55). KATZ, L.: Die Krankheiten der Nasenscheidewand. 1908. — 56). KATZENSTEIN, J.: Die Autoskopie des Nasenrachenraumes. Arch. f. Laryngol. u. Rhinol. Bd. 5, S. 283. 1896. — 57). KAYSER, R. (Breslau): Die exakte Messung der Luftdurchgängigkeit der Nase. Arch. f. Laryngol. u. Rhinol. Bd. 3, S. 101. 1895. — 58). DERSELBE: Über die Bedeutung der Nasenkrankheiten für den Gesichtsausdruck. BRESGENS Samml. Bd. 4, Heft 1. 1900. — 59). DERSELBE: Über die Sensibilität der Nasenschleimhaut. 76. Vers. dtsch. Naturf. u. Ärzte. Breslau 1904. Autoref. Zeitschr. f. Ohrenheilk. u. f. Krankh. d. Luftwege. Bd. 49, S. 53. — 60). DERSELBE: Anleitung zur Diagnose und Therapie der Kehlkopf-, Nasen- und Ohrenkrankheiten. 5. Aufl. 1908. (13. u. 14. Aufl. 1923.) — 61). KILLIAN, G.: Über Rhinoscopia media. Münch. med. Wochenschr. 1896. Nr. 33. — 62). DERSELBE: Demonstration auf der Vers. d. Vereins südd. Laryngol. 1901. Verh. Bd. 1, S. 485. — 63). DERSELBE: Über Ethmoidalneurosen. Verein D. Laryngol. XVII. 1910. Verh. S. 356. — 64). DERSELBE: Zur Lehre von den nasalen Reflexneurosen. Dtsch. med. Wochenschr. 1910. Nr. 40, S. 1868. — 65). DERSELBE: Zur Sensibilitätsprüfung der Nasenschleimhaut. Dtsch. med. Wochenschr. 1911. Nr. 9, S. 410. — 66). KIRSTEIN, A.: Eine neue elektrische Stirn-, Hand- und Stativlampe für Hals, Nase und Ohr. Dtsch. med. Wochenschr. 1895. Nr. 29, S. 462. — 67). DERSELBE: Rhinoscopia media nach KILLIAN. Berl. laryngol. Ges. 30. 10. 1896. (Verh. Bd. 7, S. 13) und 26. 2. 1897 (Verh. Bd. 8, S. 9). — 68). KOFLER, K.: Elektrischer, leicht ausschaltbarer Stirnreflektor. Monatsschr. f. Ohrenheilk. u. Laryngo-Rhinol. 1915. S. 607 (Modifikation der CLARSCHEN Lampe). — 69). KRETSCHMANN: Ist das Salpingoskop eine Bereicherung des diagnostischen Instrumentariums? Monatsschr. f. Ohrenheilk. u. Laryngo-Rhinol. 1910. S. 757. — 70). KRIEG, R.: Wahrscheinlichkeitsdiagnosen bei Krankheiten sowohl der Nase und des Halses als auch des übrigen Körpers, gestellt auf Grund der Nasenhalserscheinungen. BRESGENS Samml. Bd. 2, Heft 8. 1897. — 71). DERSELBE: Atlas der Nasenkrankheiten. Stuttgart 1901. — 72). KÜMMEL, W.: Die Untersuchung der Nase. Lehrb. d. klin. Untersuchungsmethoden von EULENBURG, KOLLE & WEINTRAUD. 1905. — 73). KUTTNER, A.: Eine sterilisierbare Stirnlampe. Zeitschr. f. Laryngol., Rhinol. u. ihre Grenzgeb. Bd. 5, S. 75. 1913. — 74). LANGE, W.: Reflektor. Med. Klinik. 1912, S. 33. Ref. Zeitschr. f. Laryngol., Rhinol. u. ihre Grenzgeb. Bd. 5, S. 982. — 75). LAUTENSCHLÄGER, E.: Eine neue Gesichtsmaske zum Schutz gegen Tröpfcheninfektion für Rhino-Laryngologen. Arch. f. Laryngol. u. Rhinol. Bd. 28, S. 488. 1914. — 76). LINDT jun., W.: Die direkte Besichtigung und Behandlung der Gegend der Tonsilla pharyngea und der Plica salpingopharyngea in ihrem obersten Teil. Arch. f. Laryngol. u. Rhinol. Bd. 6, S. 47. 1897. — 77). DERSELBE: Adrenalin und seine Verwendung in der Laryngo-Rhino-Otologie. Internat. Zentralbl. f. Ohrenheilk. Bd. 4, S. 437. 1906. — 78). LUCAE, A.: Zur Erfindung des Ohrenspiegels und über einen praktischen Mundhalter für denselben. Arch. f. Ohrenheilk. Bd. 26, S. 132. 1888. — 79). MAYER, KARL: Zur Bekämpfung der Cocainvergiftung. Zeitschr. f. Ohrenheilk. u. f. Krankh. d. Luftwege. Bd. 82, S. 42. 1922. — 80). MAYR, K.: Zur Endoskopie des Ostium pharyngeum tubae. Arch. f. Ohren-, Nasen- u. Kehlkopfheilk. Bd. 80, S. 192. 1909. — 81). MEYER, A.: Berl. laryngol Ges. 7. 6. 1901. Verhandl. Bd. 12, S. 17. — 82). MICHEL, C.: Die Krankheiten der Nasenhöhle und des Nasenrachenraumes. 1876. — 83). MINK, P. J.: Einfache Hilfsmittel in der Rhinologie. Verein süddtsch. Laryngol. XIII. 1906. Verhandl. S. 105. — 84). POLLAK, E.: Gesichtsschutzvorrichtungen für den Arzt. Arch. f. Laryngol. u. Rhinol. Bd. 19, S. 157, 532. 1907. — 85). REICHERT, M.: Über eine neue Untersuchungsmethode der Oberkieferhöhle mittels des Antroskops. Berl. klin. Wochenschr. 1902. Nr. 18. Ref. von HIRSCHMANN (51). — 86). RÉTHI, L.: Die Krankheiten der Nase, ihrer

Nebenhöhlen und des Rachens. 1892. — *87)*. DERSELBE: Zur „Rhinoscopia externa". Monats-schrift f. Ohrenheilk. u. Laryngo-Rhinol. 1900. S. 199. — *88)*. ROSENBERG, A.: Nebennieren-extrakt in der Rhinolaryngologie. Berl. klin. Wochenschr. 1902. Nr. 26. — *89)*. DERSELBE: Welche Nasenkrankheiten kann man ohne technische Untersuchungsmethoden erkennen? Berl. Klinik. Heft 175. 1903. — *90)*. RUNGE, W.: Die Nase in ihren Beziehungen zum übrigen Körper. 1885. — *91)*. RUPRECHT, M.: Alypin und Novocain. Monatsschr. f. Ohrenheilk. u. Laryngo-Rhinologie. 1906. S. 399. — *92)*. DERSELBE: Haben sich in der Rhino-Laryngologie die Ersatzmittel des Cocains bewährt? Monatsschr. f. Ohrenheilk. u. Laryngo-Rhinol. 1911. S. 144. — *93)*. SCHALLE: Ein neuer Apparat zur Untersuchung des Nasenrachenraumes usw. Arch. f. Ohrenheilk. Bd. 10, S. 128. 1876. — *94)*. DERSELBE: Über Ohren- und Nasen-rachenkrankheiten und einige Behandlungsweisen derselben. Zeitschr. f. Ohrenheilk. u. f. Krankh. d. Luftwege. Bd. 11, S. 183. 1882. — *95)*. SCHEIER, M.: Zur endoskopischen Untersuchung des Kehlkopf- und Nasenrachenraums. Berl. laryngol. Ges. 18. 3. 1910. Verhandl. Bd. 21, S. 25. — *96)*. SCHEINMANN: Berl. laryngol. Ges. 2. 11. 1893. Verhandl. Bd. 4, S. 35. — *97)*. SCHMUCKERT: Zur Untersuchung von Kehlkopf und Rachen bei kleinen Kindern. Münch. med. Wochenschr. 1910. Nr. 11; 1911. Nr. 7. — *98)*. SCHOENEMANN, A.: Sauerstoff-Gasglühlicht. Arch. f. Laryngol. u. Rhinol. Bd. 18, S. 192. 1906. — *99)*. SCHWARTZ: Über den diagnostischen Wert der elektrischen Durchleuchtung menschlicher Körperhöhlen. BRUNS Beitr. z. klin. Chirurg. Bd. 14. 1895. — *100)*. SEIFERT: Über Alypin. Dtsch. med. Wochenschr. 1905. Nr. 34. — *101)*. SEMELEDER, FR.: Die Rhinoskopie usw. 1862 (mit schönen, von HEITZMANN gemalten Tafeln). — *102)*. SPIESS, G.: Die Untersuchungsmethoden der Nase usw. HEYMANNS Handb. Bd. 3. 1900. — *103)*. STENGER: Zur Durchleuchtung der Stirnhöhle. Med. Klinik 1914. Nr. 5. — *104)*. STURMANN & HAIKE: Berl. laryngol. Ges. 16. 11. 1906. Verhandl. Bd. 17, S. 49. — *105)*. v. TRÖLTSCH, A.: Lehrb. d. Ohrenheilk. 7. Aufl. 1881. — *106)*. VALENTIN, AD.: Die cystoskopische Untersuchung des Nasenrachens oder Salpingoskopie. Arch. f. Laryngol. u. Rhinol. Bd. 13, S. 410. 1903. Ibid. Bd. 14, S. 194. 1903. — *107)*. VOHSEN, C.: Eine modifizierte Untersuchungsmethode des Nasenrachenraumes und des Kehlkopfes. Monatsschr. f. Ohrenheilk. u. Laryngo-Rhinol. 1889. S. 9. — *108)*. DER-SELBE: Zur elektrischen Beleuchtung und Durchleuchtung der Körperhöhlen. Berl. klin. Wochenschr. 1890. Nr. 12, S. 274. — *109)*. DERSELBE: Die Durchleuchtung der Oberkiefer-höhle und Stirnhöhle und deren Erkrankungen. Berl. klin. Wochenschrift 1890. Nr. 46, S. 1060. — *110)*. DERSELBE: Wert der Durchleuchtung bei Erkrankungen der Stirnhöhle. Verhandl. d. Vereins süddtsch. Laryngol. 1907. S. 23 und Med. Klinik 1907. Nr. 23. — *111)*. DERSELBE: Methodik der Durchleuchtung von Oberkiefer- und Stirnhöhle. Berl. klin. Wochenschr. 1908. Nr. 28. — *112)*. VOLTOLINI: Die Rhinoskopie und Pharyngoskopie. 2. Aufl. 1879. — *113)*. WAGNER, R.: Verwendung von Spiegeln bei der Rhinoscopia anterior. Münch. med. Wochenschr. 1893. Nr. 10. Ref. SEMONS Zentralbl. Bd. 10, S. 286. — *114)*. WALLICZEK, K.: Bemerkungen zu der Publikation von Dr. EUGEN POLLAK (84). Arch. f. Laryngol. u. Rhinol. Bd. 19, S. 376, 533. 1907. — *115)*. WARNECKE: Eine aseptische Durchleuchtungslampe. Arch. f. Laryngol. u. Rhinol. Bd. 12, S. 307. 1902. — *116)*. WESSELY, E.: Eine Stereobrille für reduzierten Pupillenabstand nach physiologischen Prinzipien. Arch. f. Laryngol. u. Rhinol. Bd. 34, S. 296. 1921. — *117)*. DERSELBE: Eine Stereobrille für reduzierten Pupillenabstand (Relaskop) nach physiologischen Prinzipien. Verhandl. d. Ges. dtsch. Hals-, Nasen- u. Ohren-ärzte. 1922. S. 531. — *118)*. YANKAUER, S.: Die pharyngeale Tubenmündung mit Beschrei-bung eines Speculums und anderer Instrumente zur direkten Untersuchung und Behand-lung derselben. Zeitschr. f. Laryngol., Rhinol. u. ihre Grenzgeb. Bd. 4, S. 361 u. Bd. 5, S. 67. — *119)*. ZARNIKO, C.: Miscellanea rhinologica. Monatsschr. f. Ohrenheilk. u. Laryngo-Rhinol. 1898, S. 216. — *120)*. DERSELBE: Ein sauberer Stirnspiegel. Monatsschr. f. Ohren-heilkunde u. Laryngo-Rhinol. 1900, S. 164. — *121)*. DERSELBE: Die Krankheiten der Nase und des Nasenrachens. 3. Aufl. 1910. — *122)*. ZAUFAL, E.: Über die Untersuchung des Nasenrachenraumes von der Nase aus usw. Arch. f. Ohrenheilk. Bd. 12, S. 243. 1877. — *123)*. DERSELBE: Die Plica salpingopharyngea. Arch. f. Ohren-, Nasen- u. Kehlkopfheilk. Bd. 15. 1880. — *124)*. DERSELBE: Zur endoskopischen Untersuchung der Rachenmündung der Tuba en face und des Tubenkanals. Arch. f. Ohrenheilk. Bd. 79, S. 109. 1909. — *125)*. ZIEM, C.: Durchleuchtung oder Probespülung der Kiefer- und Stirnhöhle? Berl. klin. Wochenschr. 1891, Nr. 24. — *126)*. DERSELBE: Über Palpation des oberen und unteren Rachenraumes und der Kehlkopfhöhle. Therapeut. Monatsschr. 1892, Nr. 8. — *126 a)*. DER-SELBE: Über Metallspiegel. Monatsschr. f. Ohrenheilk. 1894. S. 186. — *127)*. ZWAARDE-MAKER, H.: Atembeschlag als Hilfsmittel zur Diagnose der nasalen Stenose. Arch. f. Laryngol. Bd. 1, S. 174. 1894. — *128)*. DERSELBE: Die absolute Luftdurchgängigkeit d. Nasenhöhlen. Zeitschr. f. Laryngol., Rhinol. u. ihre Grenzgeb. Bd. 1, S. 625. 1909.

2. Die Untersuchung der Mund- und Rachenhöhle.

Von

Carl von Eicken-Berlin.

Mit 25 Abbildungen.

Historische Übersicht.

Die Erkrankungen der Mundhöhle haben von jeher das Interesse der leidenden Menschheit auf sich gelenkt. Das älteste Buch über Heilkunde, der Papyros EBERS, erwähnt an einer Stelle, daß die Ägypter sich bei Erkrankungen dieser Körperhöhle des palpierenden Fingers bedienten (KILLIAN); ferner spricht alles dafür, „daß die alten Griechen schon früh die Zunge mit dem Spatel herabdrückten". Damit ist ein wichtiges Prinzip der Endoskopie begründet, den Überblick über das, was die Natur freiwillig dem Auge bietet, unter Verdrängung von Weichteilen durch Einführung eines Instrumentes zu erweitern. Die Annahme liegt nahe, daß die Betrachtung der Mundhöhle, dieses mit einer großen Öffnung versehenen und daher am leichtesten zugänglichen Hohlraumes des menschlichen Körpers als die älteste endoskopische Methode anzusehen ist. Sicher werden die Ärzte des klassischen Altertums beim Druck auf die Zunge Teile der hinteren Rachenwand erkannt haben, zeigt uns doch die tägliche Erfahrung, daß wir selbst ohne jedes Instrument nicht selten größere oder kleinere Abschnitte dieser Wand erblicken.

Die Inspektionsmöglichkeit aber der hinter und oberhalb vom Gaumensegel gelegenen Teile, des Zungengrundes und der unterhalb von ihm befindlichen tiefen Abschnitte des Rachens ist eine Errungenschaft der Neuzeit. In diese Hohlräume brachte erst der Kehlkopfspiegel, das Prinzip des um die Ecke Sehens, Licht. Es kann nicht meine Aufgabe sein, auf die Geschichte der Entdeckung des Kehlkopfspiegels hier einzugehen; auch auf eine ausführliche geschichtliche Darstellung der von CZERMAK im Jahre 1858 in die Medizin eingeführten Spiegelung des Nasenrachenraumes möchte ich verzichten und auf die erschöpfende Arbeit von G. SPIESS in HEYMANNS Handb. d. Laryngol. u. Rhinol. verweisen, in der sich zahlreiche, für den allmählichen Ausbau der Untersuchungstechnik interessante Einzelheiten finden, denen heute nur zum Teil noch praktische Bedeutung zukommt.

In Anlehnung an die so weittragenden Entdeckungen der Kehlkopfspiegelung und der von CZERMAK als „Rhinoskopie" bezeichneten Spiegelung des Nasenrachens, für die jetzt allgemein der Name Rhinoscopia posterior üblich ist, sehen wir das Bestreben, auch den hinter dem Kehlkopf gelegenen untersten Abschnitt des Pharynx, den Hypopharynx dem Auge zu erschließen. Es entstanden mehrere Instrumente, mit denen man den Kehlkopf von der Wirbelsäule abzudrängen und in den so gewonnenen Raum mit dem Kehlkopfspiegel Licht zu werfen suchte. Praktischer Erfolg war diesen Bemühungen zunächst nicht beschieden (STARCK). Erst nachdem man gelernt hatte, mit langen geraden Röhren die Luftröhre mit ihren Verzweigungen und die Speiseröhre direkt zu inspizieren, stoßen wir wieder auf Versuche, die Gegend hinter dem Kehlkopf, die für die Betrachtung mit einem Rohr sich wenig eignet, mit dem Spiegel genauer zu untersuchen.

In allerneuester Zeit gelang es, auch auf direktem Wege den Raum hinter dem Kehlkopf übersichtlich frei zu legen.

Die Schwierigkeiten, die sich gelegentlich der Rhinoscopia posterior in den Weg stellen, veranlaßten ZAUFAL 1873 lange, gerade, trichterförmige Röhren durch die Nase in den Nasenrachen vorzuschieben. VOLTOLINI versah diese am Ende mit einem Spiegel, um die Bewegungen des Gaumensegels zu betrachten. Der gleiche Gedanke liegt dem Salpingoskop VALENTINS zugrunde. Ein ähnlich gebautes Instrument führte HAYS 1909 durch den Mund hinter das Gaumensegel, um von hier die nach oben und unten gelegenen Teile zu inspizieren. Schließlich sehen wir v. GYERGYAI seit dem Jahre 1910 eifrigst bemüht, eine zweckmäßige Methode der direkten Inspektion des Nasenrachens zu schaffen. Unabhängig von ihm hat YANKAUER 1911 in ähnlicher Weise das gleiche Ziel verfolgt[1]).

Untersuchungsmethoden der Mundhöhle.

Die Mundhöhle zerfällt in zwei Teile, das zwischen der Außenfläche der Zahnreihen, den Wangen und Lippen gelegene Vestibulum oris und das Cavum oris.

Die Untersuchung des Vestibulum oris bereitet in der Regel keine Schwierigkeiten. Wir orientieren uns unter Benützung eines Spatels über die Zahl, die Beschaffenheit und die Stellung der Zähne, beachten die Farbe und Konsistenz der Gingiva und stellen fest, ob von den Zahnwurzeln ausgehende Fisteln bestehen oder stärkere Vortreibungen am oder oberhalb des Processus alveolaris, die auf Zahncysten hindeuten. Durch Palpation wird man in derartigen Fällen nicht selten das sog. „Pergamentknittern" feststellen können. Wenn auch die genauere Untersuchungstechnik der Zahnerkrankungen nicht in den Rahmen dieses Kapitels hineingehört, so ist es doch wichtig, auf diese Dinge kurz hinzuweisen. Bekannt ist, daß Ohrenschmerzen oft allein durch cariöse Prozesse an den Backzähnen des Unterkiefers — seltener des Oberkiefers — ausgelöst werden. Von großer praktischer Bedeutung für das Entstehen von Eiterungen der Highmorshöhle sind Zahnwurzeleiterungen des Oberkiefers; Röntgen-Filmaufnahmen der in Frage kommenden Zähne geben uns wertvolle diagnostische Aufschlüsse.

Zur Inspektion der Lippen- und Wangenschleimhaut drängen wir die Weichteile mit einem Spatel oder stumpfen Haken recht weit von den Zähnen ab. Unser Bestreben muß darauf gerichtet sein, die Schleimhaut in möglichst breiter Fläche dem Auge zugänglich zu machen. Um die Innenfläche der Wange gut zu überblicken, lassen wir den Kopf des Patienten bei geöffnetem Munde nach der zu inspizierenden Seite drehen. Die Mündung des Ausführungsganges der Parotis findet sich gegenüber dem zweiten oberen Molarzahn; man sieht oft, wie sich von hier aus ein kleiner Speichelstrahl in die Mundhöhle ergießt. Diese Stelle markiert sich zudem entweder als ein dunkel gefärbter Punkt oder durch eine kleine Schleimhautlefze. Bei entzündlichen Veränderungen der Parotis quillt gelegentlich ein trübes, schleimiges oder selbst eitriges Sekret aus dem Ausführungsgang hervor, namentlich wenn wir die Absonderung der Drüse durch vorsichtige massierende Bewegungen anregen.

Von dem Cavum oris überblicken wir ohne Zuhilfenahme irgendeines Instrumentes große Abschnitte. Um das Dach der Mundhöhle, den harten und weichen Gaumen und die Innenfläche der Zähne des Oberkiefers zu sehen, fordert man den Patienten auf, den Mund zu öffnen, ohne die Zunge vorzu-

---

[1]) In dem Literaturverzeichnis am Schlusse des Kapitels sind nur diejenigen Arbeiten berücksichtigt, die nach dem Erscheinen des Artikels von SPIESS in HEYMANNS Handb. d. Laryngol. u. Rhinol. 1899 bei Hölder in Wien, bemerkenswert sind. Im übrigen sei auf das ausführliche Literaturverzeichnis der SPIESSschen Arbeit verwiesen.

strecken; beugt man den Kopf stark nach rückwärts, so lassen sich auch die
Raphe und die Rugae palatinae, die bei jugendlichen Individuen in größerer
Ausdehnung und Entfaltung vorhanden sind und
im Alter gänzlich verschwinden können, zu Gesicht bringen. Bei sehr hohem spitzen Gaumen
erweist sich die Anwendung eines Spiegels zur
Betrachtung dieser vorderen Abschnitte vorteilhaft. Perforationen des harten Gaumens, die bei
tertiärer Lues vorkommen, dürfen nicht übersehen
werden. Die Schleimhaut des harten Gaumens
weist zahlreiche Schleimdrüsen auf, die in der des
weichen Gaumens spärlicher zerstreut sind. Sie
heben sich zuweilen als dunkler gefärbte Punkte
aus der Umgebung heraus und bedecken sich bei
stärkerer Sekretion der Drüsen mit feinen Schleim-
tröpfchen. Ein solcher Gaumen sieht aus, als ob
er mit feinen Perlchen bedeckt wäre und führt
manche ängstliche Laien, die ihre Mundhöhle
genau zu betrachten pflegen, zu der irrigen Annahme, daß hier Tuberkel beständen.

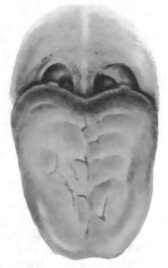

Die Fähigkeit, die Zunge abzuflachen, ist individuell sehr verschieden. Sehr oft läßt sich ein
recht großer Teil ihrer Oberfläche überblicken,
zuweilen eine und selbst zwei der am weitesten
nach außen gelegenen Papillae circumvallatae
erkennen (Abb. 1). Über die Zunge hinweg sieht
man die vorderen und hinteren Gaumenbögen
und den oberen Teil der Gaumenmandeln; von

Abb. 1. Oberfläche der weit vorgestreckten Zunge. Beiderseits
eine Papilla circumvallata. Man
sieht die oberen Teile des vorderen und hinteren Gaumenbogens und ein Stückchen der
hinteren Rachenwand.

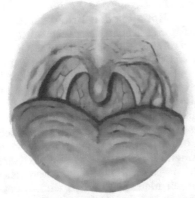

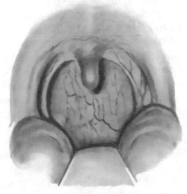

Abb. 2. Die Zunge ist nicht vorgestreckt.
Man sieht größere Abschnitte der vorderen
und hinteren Gaumenbögen sowie ein
größeres Stück der hinteren Rachenwand
als bei Abb. 1.

Abb. 3. Großes Stück der hinteren Rachenwand bei nach unten und vorn verdrängter
Zunge.

Abb. 1—3. Verschiedene Ergebnisse der Inspektion bei demselben Patienten.

der hinteren Rachenwand schließlich ein gewisses Stück, das beim Anlauten
von „a" sich nach oben etwas vergrößert (Abb. 2, 3). Manche Menschen besitzen
die Fähigkeit, die Zunge aktiv stark abzuflachen, so daß tiefere Abschnitte

der hinteren Rachenwand und selbst der freie Rand des Kehldeckels zum Vorschein kommen. Namentlich für Sänger trifft dies häufig zu; im extremsten Maße besaß eine Sängerin, die TOBOLD untersuchte, diese Eigenschaft. Sie konnte die weit herausgestreckte Zunge so stark muldenförmig abflachen, daß der ganze Kehlkopf direkt und ohne jedes weitere Hilfsmittel dem Auge des Beobachters frei lag. Dieser Fall steht in der Literatur einzig da.

Seitliche Bewegungen der Zungenspitze und solche nach oben, die den Weg zur Zungenunterfläche, zum Mundboden und zur Innenfläche der Unterkieferzähne freigeben, werden vielfach weniger prompt ausgeführt, so daß man zu Spateln und zur Inspektion der Hinterfläche der Schneide- und Eckzähne zu einem Spiegel greifen muß.

Zu beiden Seiten des Frenulum linguae münden — zuweilen in einem Ausführungsgang vereint — die Glandula sublingualis und submaxillaris. Erkrankungen dieser Drüsen sind gelegentlich durch Speichelsteine bedingt. Mit ganz feinen biegsamen Silbersonden glückt es hin und wieder, die Ausführungsgänge zu sondieren und die Diagnose durch das Anstoßen der Sonde an einen rauhen Fremdkörper zu sichern. Besitzen diese Gebilde eine gewisse Größe, so vermag man sie durch bimanuelle Palpation zu erkennen. Auch in Filmaufnahmen kommen sie zur Darstellung; zu diesem Zweck muß man den Film unter die Zunge legen und die Röntgenstrahlen von der Unterkiefergegend aus bei stark rückgebeugtem Kopf einfallen lassen.

Eine gründliche Inspektion der Gaumenmandelgegend erfordert stets die Anwendung eines Spatels; dabei ist die Art des Spatels — es gibt deren eine Unzahl — weniger wichtig als die Kunst, mit der der Spatel geführt wird. Um einige der gebräuchlichsten Spatel zu nennen, sei der von TÜRCK, der von FRAENKEL und von BRÜNINGS angeführt. Der Spatel von FRAENKEL und von BRÜNINGS ist gefenstert, so daß die Fläche, mit der das Instrument mit der Zungenoberfläche in Berührung kommt, kleiner ist als beispielsweise bei dem Spatel von TÜRCK, der übrigens auch von dem Patienten selbst gehalten werden kann. Nach meinen Erfahrungen spielt aber die Größe der Berührungsfläche des Spatels mit der Zunge keine entscheidende Rolle für den Erfolg der Untersuchung, denn schließlich leistet jeder Spatel gute Dienste, vorausgesetzt, daß der Untersucher mit seiner Anwendung vertraut ist. Der vordere Abschnitt der Zunge ist sicher weniger reflexerregbar als der weiter rückwärts gelegene. In den allermeisten Fällen lassen sich aber störende Reflexe bei entsprechender Übung des Untersuchers vermeiden. Der anzuwendende Druck darf nicht brüsk erfolgen, man muß ihn ganz gleichmäßig zu steigern wissen und ihn dann konstant erhalten. Um dies zu erreichen, empfiehlt es sich, mit ein oder zwei Fingern der den Spatel führenden Hand einen Stützpunkt an dem Unterkiefer oder der Wange des Patienten zu suchen. Vorherige Cocainpinselung der Oberfläche ist nur in ganz vereinzelten Ausnahmefällen notwendig. Bei extremer Reizbarkeit ist es ratsam, die Patienten in nüchternem Zustand zu untersuchen.

Unvernünftige Kinder, die unserem Zuspruch nicht zugänglich sind, müssen im ganzen und ihr Kopf im speziellen, gut fixiert werden. Wenn sie den Mund nicht öffnen wollen, geht man mit einer geknöpften Sonde hinter dem hintersten Backzahn ein und kitzelt mit dem Sondenknopf die hintere Rachenwand; dann öffnet sich der Mund unter allen Umständen.

Im allgemeinen sind die Gaumenmandeln, überhaupt das ganze adenoide Gewebe des Schlundringes beim Kinde viel stärker entwickelt als beim Erwachsenen; bei Kindern beobachten wir manchmal, daß die beiden Gaumenmandeln sich in der Mittellinie berühren. Im Gegensatz hierzu findet man oft außerordentlich kleine Mandeln, die tief in der Mandelbucht verborgen liegen und deren Sichtbarmachung einige Kunstgriffe erfordert.

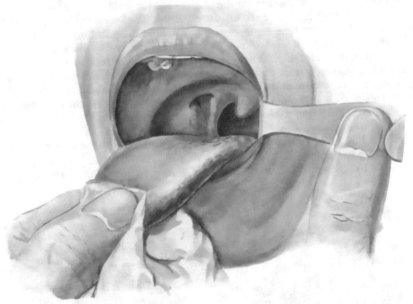

Abb. 4. Inspektion der Tonsillargegend nach dem Vorschlag von J. A. KILLIAN.
Zunge stark herausgezogen, Mundwinkel der l. Seite nach hinten zurückgezogen: es entsteht
ein größeres Spatium zwischen vorderem und hinterem Gaumenbogen.
Die tiefliegende Tonsille wird größtenteils durch die Plica triangularis verdeckt.

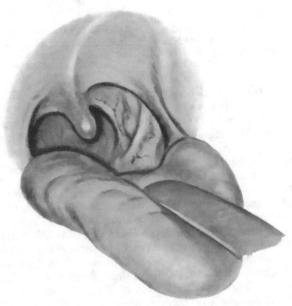

Abb. 5. Blick vom rechten Mundwinkel auf die linke Tonsille.
Die Zunge ist durch den Spatel stark nach unten verdrängt.

Eine sehr zweckmäßige Methode hat J. A. KILLIAN angegeben; er zieht mit einem Haken die Backentasche der entgegengesetzten Seite weit zurück, läßt die Zunge weit hervorstrecken, durch einen Tupfer oder ein Tuch festhalten und drückt nunmehr den Zungengrund mit einem Spatel so weit wie möglich nach unten. Dadurch wird der vordere und hintere Gaumenbogen weit auseinander gezogen und die Tonsillarbucht flächenhaft freigelegt (Abb. 4, 5).

Ein ähnlicher Effekt ist dadurch zu erreichen, daß man den vorderen Gaumenbogen mit einem stumpfen Häkchen nach vorne von der Tonsille abhebt (Abb. 6, 7).

In vielen Fällen scheint nur der obere Teil des vorderen Gaumenbogens vorhanden zu sein; den nach der Zunge hin sich erstreckenden Abschnitt erkennt man erst, wenn man die Mandelgegend breit entfaltet. Der untere Teil der Tonsille stößt nicht direkt an den vorderen Gaumenbogen an, sondern ist von der Plica triangularis, die eine verschieden starke Entwicklung zeigt, bedeckt (GRÜNWALD). Sehr variabel ist auch bei den verschiedenen Tonsillen die Zahl

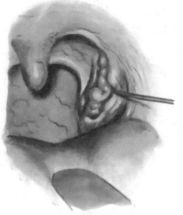 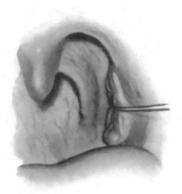

Abb. 6. Durch ein Häkchen ist der vordere Gaumenbogen zur Seite gedrängt, das Tonsillargewebe, das vorher nicht zu erkennen war, kommt deutlich zum Vorschein.

Abb. 7. Mäßig vergrößerte Tonsille, mit einem Häkchen nach seitwärts verdrängt, um einen größeren Abschnitt des hinteren Gaumenbogens zu veranschaulichen.

und die Tiefe der Gänge und Spalträume (Abb. 8, 9, 10). Zuweilen ist man erstaunt, wie tief auch bei kleinen Tonsillen eine abgebogene Sonde in die Mandelgänge einzudringen vermag. Eine recht tiefe Bucht findet sich ziemlich konstant am oberen Mandelpol, die bei tiefliegenden Tonsillen sich besonders gut mit einem Spiegel veranschaulichen läßt (Abb. 10a). In den Gängen und Spalten der Mandeln bildet sich häufig schleimiges oder citriges Sekret; zuweilen besteht es auch aus gelblichweißen, sehr übelriechenden, mehr oder wenig klumpigen Massen, die entweder oberflächlich liegen oder durch Druck auf die Mandel erst zum Vorschein gebracht werden müssen. HARTMANN hat für diesen Zweck ein besonderes Instrument, das „Mandelkörbchen" angegeben, mit dem die Tonsille ausgequetscht wird. Den gleichen Effekt erzielen wir durch kräftig massierenden Druck, den wir mit einem stumpfen Spatel vom vorderen Gaumenbogen aus in der Richtung von vorne nach hinten einwirken lassen.

Fischgräten, Borstenhaare und ähnliche Fremdkörper, die sich in den Mandelbuchten fangen, bedingen ausgesprochene Schluckbeschwerden. Ragen sie mit ihrem Ende nicht aus der Mandel heraus, so wird ihre Erkennung und Entfernung vereitelt, wenn uns nicht der tastende Finger auf eine bestimmte Stelle aufmerksam macht.

Besteht Verdacht auf einen peritonsillaren Absceß, so gibt uns die Palpation manchmal Aufschluß darüber, ob sich Fluktuation nachweisen läßt und Wahrscheinlichkeit dafür besteht, daß man bei einer Incision auf Eiter stößt oder nicht. Auch Probeaspirationen mit einer nicht zu dünnen Hohlnadel können hier Klarheit schaffen.

Sehr wichtig ist die Palpation auch für die Diagnose eines ungewöhnlich langen Processus styloideus (v. EICKEN, SCHENKE). Durch knöcherne Verwachsung der im Ligamentum stylohyoideum mitunter

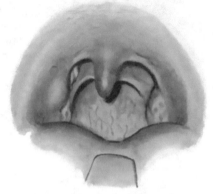

Abb. 8. Bei Druck auf die Zunge erkennt man links etwas mehr Tonsillargewebe als rechts.

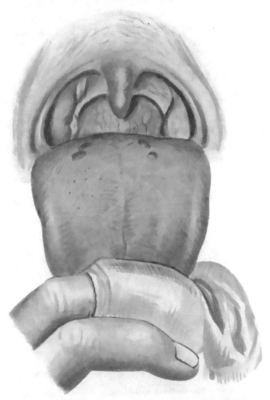

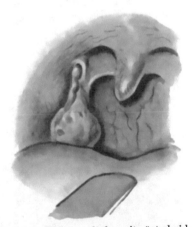

Abb. 9. Durch Vorziehen der Zunge tritt beiderseits der vordere Gaumenbogen deutlich in die Erscheinung und man erkennt beiderseits zwei Papillae circumvallatae. Auf der rechten Seite bedeckt die Plica triangularis einen großen Teil der Gaumentonsille.

Abb. 10. Blick von links seitwärts bei herabgedrückter Zunge. Der untere Pol der Tonsille wird deutlich sichtbar.

Abb. 8—10. Verschiedene Ergebnisse der Inspektion bei demselben Patienten.

entwickelten Knochenkerne mit dem am Felsenbein inserierenden Processus styloideus kommt es plötzlich zu sehr heftigen, nach dem Ohr hin ausstrahlenden Schluckschmerzen, weil der lange starre Stab nunmehr die Weichteile stark reizt. Ist durch den palpatorischen Befund die ungewöhnliche Resistenz in der Tonsillargegend festgestellt, so kann das Röntgenbild die Diagnose weiter klären.

Den Zungengrund, das Ligamentum glosso-epiglotticum medium und die seitlich von ihm gelegenen Valleculae, die orale Fläche der Epiglottis sowie die Plicae pharyngo-epiglotticae untersucht man am zweckmäßigsten mit dem

Kehlkopfspiegel. Auch unter Verdrängung der Weichteile des Zungengrundes
nach unten und vorne lassen sich manche dieser Gebilde direkt freilegen, worauf

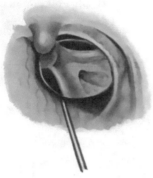

schon VOLTOLINI aufmerksam machte. Es ist aber
vor allem den Bemühungen KIRSTEINS, dessen
Hauptstreben allerdings auf die direkte Besichtigung des Kehlkopfes gerichtet war, gelungen, die
Zungenspateltechnik zu vervollkommnen.

Vermag der Patient die Zunge nicht genügend
weit herauszustrecken, was namentlich bei phleg-
monösen Prozessen am Zungengrunde und den
tiefer gelegenen Abscessen innerhalb der Zunge
selbst die Regel zu sein pflegt, so gibt uns eine
bimanuelle Palpation oft wertvolle Aufschlüsse.

Abb. 10a. Spiegelbild der im
oberen Mundwinkel gelegenen
Tonsillarbucht einer tief
gelegenen Tonsille.

Die Untersuchungsmethoden des Nasenrachenraumes (Epipharynx).

Zur Orientierung der Verhältnisse im Nasenrachenraum eignen sich ganz besonders die Fälle
von Palatum fissum. Bei ihnen genügt eine ein-
fache Rückwärtsbeugung des Kopfes, um große Abschnitte der Gebilde zu
überblicken, die sonst durch das Gaumensegel verdeckt sind. In normalen
Fällen muß der Nasenrachenraum
durch einen Spiegel betrachtet werden,
eine Kunst, die dem Anfänger große

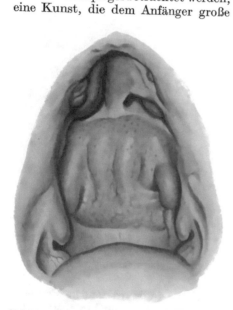

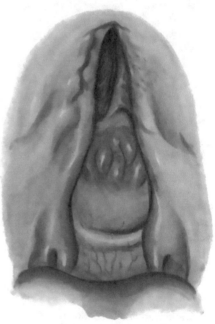

Abb. 11. Stark entwickelte Rachentonsille
mit mehreren Spalten und Tubenwülsten;
auf der rechten Seite erscheint das hintere
Ende der unteren Muschel.

Abb. 12. Spaltbildungen in der Rachentonsille. Deutliches Hervortreten des durch
die Kontraktion des oberen Schlundschnürers
hervorgebrachten PASSAVANTschen Wulstes.

Schwierigkeiten bereitet und die erst mit zunehmender Übung nach und nach
überwunden werden können (Abb. 11, 12).

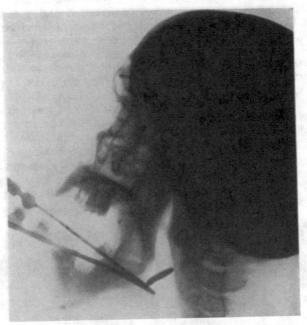

Abb. 13. Stellung des Zungenspatels und des hinter das Gaumensegel eingeführten Spiegels.

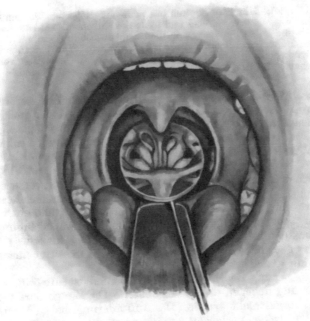

Abb. 14. Postrhinoskopisches Bild in einem ungewöhnlich großen Spiegel.

Die Methode erfordert eine Erschlaffung des Gaumensegels und eine ausgiebige Verdrängung des Zungengrundes nach unten und vorne, denn nur so
läßt sich der für die Einführung des Spiegels zwischen dem Gaumensegel und
der hinteren Rachenwand notwendige Abstand gewinnen (Abb. 13, 14). Der
Zungengrund und namentlich das Gaumensegel besitzen einen hohen Grad von
Reflexerregbarkeit, die den Anfänger viel häufiger zur Anwendung von Cocain-
pinselungen zwingen als den geübten Untersucher, der in der Regel ohne dieses
Hilfsmittel auskommt.

Die Beschränkung der räumlichen Verhältnisse bringt es mit sich, daß man
nur ausnahmsweise große Spiegel anwenden kann und sich in der Norm solcher
kleineren Kalibers bedienen muß (Abb. 15). Selbstverständlich geben größere
Spiegel ein übersichtlicheres Bild als kleine, die immer nur einen kleinen Teil des
zu inspizierenden Hohlraumes beleuchten. Um auch mit kleineren Spiegeln einen
größeren Abschnitt zu erhellen, haben der Amerikaner MAC KENZIE 1909 die
Anwendung kleinerer Konvexspiegel und BRÜNINGS 1910 die anastigmatischer
kleiner Konvexspiegel empfohlen, denen prinzipiell der Nachteil anhaftet,

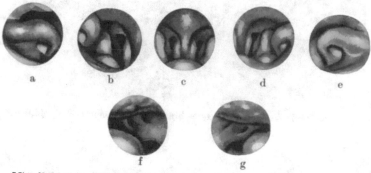

Abb. 15. Mittelbild (c): Hinterer Septumrand mit aufgelagerten Schleimhautwülsten.
Man sieht vor allem die mittlere Muschel und Teile der Tubenwülste. Die beiden daneben
gelegenen Bilder (b und d) zeigen mehr von dem Tubenwulst und die am weitesten nach
auswärts gelegenen Bilder (a und e) die beiden Tubenwülste. Die beiden unteren Bilder
(f und g) veranschaulichen die ROSENMÜLLERschen Gruben, die zum Teil von adenoidem
Gewebe, das Spaltbildungen erkennen läßt, ausgefüllt sind.

daß infolge der Divergenz der vom Spiegel reflektierten Lichtstrahlen sie das
zu inspizierende Gebiet weniger hell erleuchten. Sie haben sich nicht allgemein
einbürgern können. Steht gelegentlich ein ungewöhnlich großes Spatium zwischen
hinterer Rachenwand und Gaumensegel zur Verfügung, so wird man sich nach
dem Vorschlage WEINGÄRTNERS mit Vorteil des von BRÜNINGS angegebenen
anastigmatischen vergrößernden Kehlkopfspiegels bedienen (Abb. 16, 17). Versuche mit einfachen Konkavspiegeln und mit Konvexlinsen versehene Spiegel
(WERTHEIM, TÜRCK, VOLTOLINI) führten nicht zu brauchbaren Resultaten.

Normalerweise nimmt der Kopf des Patienten gleiche Höhe ein wie der des
Untersuchenden. Aus stärkeren Rückwärts- und Vorwärtsbeugungen sowie
aus seitlichen Einstellungen des Kopfes des Patienten — alle diese Stellungen
sind als besonders geeignet empfohlen worden — wird man nur ausnahmsweise
einen Raumgewinn erzielen.

Eine forcierte Öffnung des Mundes des Patienten ist unnötig, ruhige und
gleichmäßige Atmung dagegen dringend geboten. Die Zunge darf beim Öffnen
des Mundes nicht vorgestreckt werden. Der Aufforderung, bei geöffnetem Munde
durch die Nase zu atmen, vermögen zunächst nur die wenigsten Menschen zu
entsprechen. Durch einige Übung wird diese Fähigkeit zumeist schnell erlernt.

Die richtige Stellung des Gaumensegels ist gegeben, wenn wir den geöffneten Mund des Patienten mit der Hand verschließen und ihn dann durch die Nase atmen lassen. Ist gleichmäßige und ruhige Nasenatmung eingetreten, so entfernen wir unmerklich unsere Hand und der Patient atmet durch die Nase weiter.

Ein anderes Mittel besteht darin, daß wir den Patienten den Diphtong ng phonieren lassen, der in den französischen Worten ,,dans'' und ,,en'' enthalten ist und sich auch in dem deutschen Worte ,,Hang'' findet; nur müssen wir nicht das ganze Wort ,,Hang'', sondern nur die drei Buchstaben ,,Hañ'' antönen lassen. Auch schnüffelnde Bewegungen, als ob der Patient einen Geruch wahrnehmen soll, erweisen sich manchmal zweckmäßig.

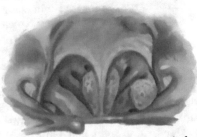

Abb. 16. Normales postrhinoskopisches Bild mit Wülsten am Septum und Hypertrophie des hinteren Endes der unteren Muschel. Uvula bifida.

Bei sehr ängstlichen Menschen empfiehlt MORITZ SCHMIDT, den Spiegel das erste Mal an den harten Gaumen anzulegen und dann so zu tun, als ob man überrascht sei, wie gut der Kranke halte. ,,Freundliches und energisches Zureden, noch besser Vormachen der Untersuchung an einem anderen Patienten, der gut hält, lassen die Ängstlichkeit meistens überwinden.''

Von allergrößter Bedeutung für den Erfolg ist natürlich technisches Können und die Geschicklichkeit des untersuchenden Arztes. Aber auch ihm begegnen Fälle, in denen die Inspektion des Nasenrachenraumes auf die bisher geschilderte Weise mißlingt. In diesen Ausnahmefällen erweisen sich Instrumente, mit

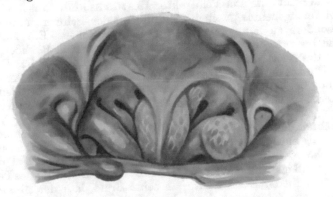

Abb. 17. Das gleiche Bild, durch Einführung eines anastigmatischen BRÜNINGSschen Spiegels nach dem Vorschlag von WEINGÄRTNER gewonnen.

denen das Gaumensegel von der hinteren Rachenwand abgedrängt wird, von Vorteil. Schon CZERMAK hat einen Gaumenhaken konstruiert, mit dem ihm die Untersuchung des Nasenrachenraumes ,,öfter gelungen'', ,,vielfach mißlungen ist''. VOLTOLINI ließ einen weiter nach oben reichenden Haken bauen, der nicht so leicht wie der CZERMAKsche abglitt und mit dem er sehr befriedigende Resultate erzielte.

Seit jenen Zeiten sind zahllose Gaumenhaken gebaut worden, die zum Teil in Verbindung mit Mundspateln standen und die im einzelnen anzuführen kaum der Mühe lohnt.

Praktisch vielfach angewandt wird der Gaumenhaken von SCHMIDT, der auf einem verschieblichen und festschraubbaren Stativ zwei kleine Pelotten trägt, die neben der Nase ihren Stützpunkt finden. Ganz ähnlich ist das Instrument KUBOS, das aus Aluminium hergestellt ist und der Feststellvorrichtung entbehrt; der Schieber findet an dem Stiel des Griffes bei Spannung des Gaumensegels durch Reibung den nötigen Widerstand.

HOPMANN senior hat ein sehr zweckmäßiges Instrument gebaut, das alle Vorteile früherer ähnlicher Konstruktion in sich vereint und ihre Nachteile vermeidet. Es besteht aus einer, der Oberlippe sich anpassenden Metallplatte, auf der sich ein Haken und zwei spitzwinklig sich von ihr abhebenden federnde Metallplättchen befinden. Ferner aus einem Gummischlauch, dessen beide Enden durch feine Metallknöpfchen verschlossen sind. Diese Enden werden nach Cocainisierung der Hinterfläche des Gaumensegels und der unteren Nasengänge durch diese hindurch nach dem Nasenrachenraum über das Gaumensegel hinaus vorgeschoben, hier mit einer Pinzette gefaßt und aus dem Munde herausgezogen. Ehe man den Gummischlauch anspannt, greift man mit dem Haken der Metallplatte um das vor dem häutigen Nasenseptum liegende Mittelstück des Gummischlauches herum, wodurch ein Druck auf die Weichteile der Nase verhindert wird und stellt, wenn durch Anspannung der Enden des Schlauches die erstrebte Entfernung des Gaumensegels von der hinteren Rachenwand erreicht ist, diese an den federnden Klemmen der Platte fest. Ein Ausgleiten des Gaumensegels, wie es bei starken Würgbewegungen bei den sonst üblichen Gaumenhaken immer in dem einen oder anderen Falle sich ereignet, ist bei dem HOPMANNschen Velotraktor ausgeschlossen. Auch Schleimhautverletzungen, die sich bei Einführung metallischer Instrumente in den Nasenrachenraum nicht mit Sicherheit vermeiden lassen, treten bei Verwendung elastischer Gummischläuche nicht ein. Der Velotraktor HOPMANNs hinterläßt infolgedessen auch keinerlei unangenehme Nachempfindungen oder Schmerzen und eignet sich ganz besonders zu längerdauernden Demonstrationen. Ein Mangel des HOPMANNschen Instrumentes soll nicht verschwiegen werden. Bei hochgradigen Verengerungen des Nasenlumens oder bei totalen Verlegungen ist das Einführen des Gummischlauches durch die Nase ein Ding der Unmöglichkeit. Auch dürfte seine Anwendung bei kleinen Kindern einerseits und bei unvernünftigen, widerspenstigen älteren Kindern andererseits auf unüberwindliche Schwierigkeiten stoßen.

Diesen Nachteil hat er übrigens mit sämtlichen anderen Gaumenhaken gemein, so daß als einzige rationelle Untersuchungsmethode des Nasenrachenraumes für solche Fälle die digitale Exploration übrig bleibt. Um diese zu bewerkstelligen, muß man die Kinder gut fixieren lassen. Den Kopf des Patienten preßt man mit der linken Hand kräftig an seine Brust, läßt den Mund öffnen und drückt mit dem Zeigefinger der linken Hand die Weichteile der Wange fest zwischen die geöffneten Zahnreihen ein; man gewinnt so einen vollkommenen Schutz für den jetzt einzuführenden Zeigefinger der rechten Hand. Beim Versuch, den Mund zu schließen, würde sich das Kind durch Biß in seine eigene Wange nur selbst heftigen Schmerz bereiten und so bleibt der Mund geöffnet. Der Zeigefinger (bei ganz kleinen Kindern evtl. der kleine Finger) wird hinter das Gaumensegel heraufgeführt, wo er sich schnell über evtl. vorhandene pathologische Bildungen orientiert.

TRAUTMANN hat ganz treffend die räumlichen Verhältnisse des Nasenrachenraumes mit denen eines Souffleurkastens verglichen. Es liegt auf der Hand, daß bei der Betrachtung eines solchen Raumes mit einem Spiegel von unten her gewisse Wandabschnitte nur in starker perspektivischer Verkürzung sich darstellen können, während andere, dem Spiegel direkt gegenüberliegende

Abschnitte einen relativ breiten Raum im Bilde einnehmen. Günstig für die Betrachtung liegen vor allem die Choanen und die Hinterfläche der Uvula. Weniger günstig steht es mit der Betrachtung der Tubenwülste und den oberhalb von ihnen gelegenen ROSENMÜLLERschen Gruben. Diese an der Seitenwand des Epipharynx befindlichen Gebilde werden sich in größerer Breite zur Anschauung bringen lassen, wenn wir den Spiegel nach der gegenüberliegenden Seite verschieben und ihn nach der zu inspizierenden Seite hin kanten. Verhältnismäßig am ungünstigsten kommt im postrhinoskopischen Spiegelbild die eine große Fläche darstellende hintere Rachenwand weg, sowie die Hinterfläche des Gaumensegels, die scheinbar zu ganz kleinen Flächen zusammenschrumpfen.

Der Tubenwulst liegt bei aufrechter Kopfhaltung etwa in der Höhe des hinteren Endes der unteren Muschel. Im Spiegelbild erscheint er wesentlich über die untere Muschel nach oben gerückt zu sein. Die Orientierung im Nasenrachenraum ist um so schwieriger, mit je kleinerem Spiegel wir diesen Raum betrachten. Erst durch vielfältige Übung gelingt es, sich aus den zahlreichen kleinen Teilausschnitten, die man mit einem

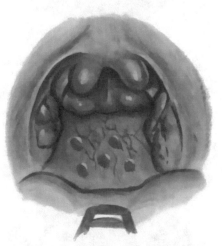

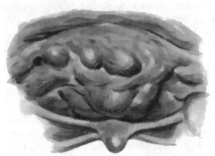

Abb. 18. Große Rachentonsille, die das ganze postrhinoskopische Bild verdeckt.

Abb. 19. Große Rachentonsille, die Uvula bifida nach unten stark überragend. Follikel an der hinteren Rachenwand.

solchen Spiegelchen sieht, eine Vorstellung des Gesamtbildes zu machen. An welchem Punkt wir die Betrachtung beginnen, ist ziemlich gleichgültig. Wir müssen uns nur darüber klar sein, daß recht weitgehende individuelle Verschiedenheiten das postrhinoskopische Bild in der mannigfaltigsten Weise variieren.

Den weitgehendsten Einfluß auf die Übersichtlichkeit der Gebilde übt die Rachenmandel aus. Manchmal reicht sie so nahe an das Gaumensegel heran und besitzt so weite laterale Ausläufer, daß von dem Septum, den Muscheln und den Tubenwülsten nichts zu sehen ist (Abb. 18, 19). In anderen Fällen verdeckt sie die obere Hälfte der Choanen und läßt außer den Tubenwülsten Teile der mittleren und vielleicht der unteren Muscheln erkennen. Ist die Rachenmandel noch kleiner, so werden die beiden Choanen frei und über ihnen markieren sich die für die Rachenmandel charakteristischen fächerförmig angeordneten Furchen oder selbst nur kleine Buchten und punktförmige Einziehungen. Überreste der Rachenmandel können wir fast bei jedem Menschen nachweisen. Über den Tubenwülsten sehen wir die ROSENMÜLLERschen Gruben nicht selten von

adenoidem Gewebe ausgefüllt, das ebenfalls durch Einkerbungen und Spaltbildungen zerklüftet erscheint (Abb. 20).

Die oberen Abschnitte des postrhinoskopischen Bildes werden oft durch
Schwellungen der hinteren Enden der unteren Muscheln, die bekanntlich einen
Schwellkörper besitzen, verdeckt, so
daß nur die geschwollenen hinteren
Enden der Muscheln zum Vorschein
kommen, die sich nicht selten hinter
dem Septum flächenhaft berühren.

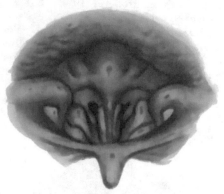

Besteht ein solches Hindernis nicht,
so sieht man frei in die Choanen hinein, und zwar nimmt dann das hintere
Ende der mittleren Muscheln einen
großen Teil in Anspruch, während von
den unteren Muscheln nur ein kuppen-
förmiger Abschnitt der hinteren Enden
sichtbar wird. Über den mittleren
Muscheln und zwischen ihnen und
dem Septum erkennt man in einer
ziemlich großen Zahl der Fälle die
oberen und ganz vereinzelt auch eine
weitere vierte Muschel. Die Farbe
aller dieser Gebilde schwankt je nach
dem Blutfüllungsgrad in weiten

Abb. 20. Übersichtsbild über den Nasenrachenraum. Man erkennt in der Mitte einen
Rest Rachenmandelgewebe, lateral von ihm
Spalträume, die ebenfalls der Rachentonsille
angehören.

Grenzen. Im allgemeinen läßt sich sagen, daß die mittleren und oberen
Muscheln einen gelblichroten bis rosaroten Ton aufweisen, die hinteren Enden
der unteren Muscheln dagegen blasser erscheinen. Auch der Tubenwulst hebt
sich durch eine etwas hellere
Farbe aus der Umgebung ab und
das Tubenostium zeichnet sich
im entzündungsfreien Zustand
durch eine auffallend helle, fast
weißliche Farbe der Schleimhaut
aus, auf der wir oft feine Ge-
fäßstämmchen erblicken.

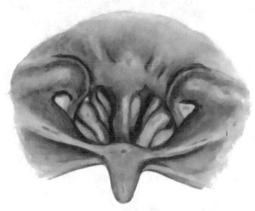

Als seltene Rarität sind Zwei-
teilungen der hinteren Enden der
mittleren Muscheln beschrieben
worden. Ausnahmsweise sind
außer der unteren Muschel
drei selbständige Siebbeinhauptmuscheln anzutreffen (Abb. 21).
Gelegentlich kann auch der
Processus uncinatus eine weit
nach hinten reichende Leiste
bilden, die einer Hauptmuschel

Abb. 21. Drei Siebbeinhauptmuscheln auf der
rechten Seite über der unteren Muschel.

durchaus ähnlich ist und zwischen der mittleren und unteren Muschel sich
einschiebt.

In einer gewissen Entfernung von dem durch seinen helleren Ton sich aus-
zeichnenden, in der Mitte des Bildes befindlichen hinteren Endes des Septums
sehen wir recht häufig weißliche Verdickungen der Schleimhaut, die bei stärkerer
Entwicklung ein Hindernis für die Inspektion des oberen Nasenganges abgeben.
Besteht eine Septumdeviation mit Bildung einer Spina, so reicht diese Deviation

nie bis zur Choane selbst vor, bleibt vielmehr stets etwa 1—1¹/₂ cm vom hintersten Teil des Vomer entfernt. Derartige Spinen lassen sich auch gut im postrhinoskopischen Bilde feststellen.

Hin und wieder zeigen die Choanen verschiedene Breiten, doch kommt dieser seltenen Anomalie eine größere praktische Bedeutung nicht zu.

Eine mehr flächenhafte Freilegung der hinteren Rachenwand ist kaum je angezeigt. VOLTOLINI versah den Gaumenhaken an seiner hinteren Fläche mit einem Spiegel und betrachtete das von diesem aufgefundene Bild unter drehenden Bewegungen des Gaumenhakens mit einem gewöhnlichen postrhinoskopischen Spiegel. Um den Nasenboden und die Hinterfläche des Gaumensegels besser zu überblicken, verwandte VOLTOLINI einen an einem langen, rechtwinklig abgehobenen Stiel befestigten Spiegel, der leicht nach vorne geneigt, dicht unter das Rachendach vorgeschoben wurde. Das Bild dieses Spiegels wurde wiederum durch einen zweiten postrhinoskopischen Spiegel aufgefangen.

Im Jahre 1903 veröffentlichte VALENTIN die Beobachtungen und Erfahrungen, die er mit einem kleinen nach Art der Cystoskope gebauten, durch den unteren Nasengang in den Epipharynx vorgeschobenen Instrument gemacht hatte. Sein Hauptinteresse war der Tube gewidmet, weshalb er auch seine Methode mit dem Namen „Salpingoskopie" bezeichnete. Nach VALENTIN gibt das Instrument Bilder der Tube von „überraschender Schönheit und lichtvoller Farbenfrische". „Alle Details zeigen sich hell und klar. Der Gegensatz des salpingoskopischen en face-Bildes der Tubenöffnung, gegenüber der kümmerlichen verkürzten Projektionszeichnung bei der gewöhnlichen hinteren Rhinoskopie ist ein sehr großer." Neben der Tubeninspektion hebt VALENTIN die Bedeutung seines Instrumentes für das Studium der Bewegungen des Gaumensegels beim Sprech- und Schluckakt hervor. Die Anregung VALENTINs zu weiteren Studien über die Physiologie und Pathologie des Nasenrachenraumes hat bisher wenig Gegenliebe gefunden. MARSCHIK erwähnt 1904 nur ganz kurz, daß er durch ein über dem optischen Fenster verschiebbares Prisma eines verbesserten Salpingoskops nach GATSCHER, MARSCHIK, LEITER die hintere Epipharynxwand sichtbar gemacht habe, sowie daß eine aufgesetzte Spülröhre die Bougierung, Durchblasung und Durchspülung der Tube gestatte und endlich, daß Versuche im Gange seien, photographische Aufnahmen des Nasenrachenraumes zu ermöglichen.

Voss demonstrierte 1908 eine am Salpingoskop angebrachte Vorrichtung zum Katheterisieren und Bougieren der Tube; aber auch über den Nutzen dieses Instrumentes fehlen weitere Angaben.

Erwähnt sei, daß VALENTIN sowohl mit seinem Salpingoskop, wenn er es bei vorgehaltener Zunge vom Munde aus wie einen Kehlkopfspiegel gegen die Uvula vorschob, „hübsche" mit den von den Urologen gebrauchten größeren und lichtstärkeren Cystoskopen Bilder erhielt, „die den laryngoskopisch gewonnenen in nichts nachstehen".

Er vermutet, daß die cystoskopische Untersuchung vom Munde aus namentlich dann von Nutzen sein wird, wenn die Anwendung des Kehlkopfspiegels bei Tumoren und sonstigen Hindernissen auf Schwierigkeiten stößt und glaubt, daß für solche Fälle geeignete Instrumente konstruiert werden können, die den Nachteil seines Salpingoskops vermeiden, bei dem der zu weit über das Prisma hervorragende Beleuchtungsschnabel recht hinderlich ist.

Ohne offenbar von dem VALENTINschen Gedanken Kenntnis zu haben, hat HAYS im Jahre 1909 ein solches Instrument bekannt gegeben. Es wird wie ein Mundspatel gebraucht und besitzt außer der Betrachtungsvorrichtung, die um 360⁰ gedreht werden kann, zwei seitlich von dem Prisma stehende elektrische Lämpchen, die auch bei längerem Gebrauch sich kaum erwärmen.

48*

Gewisse Schwierigkeiten, die die Sterilisation des Instrumentes mit sich brachten, sind von SCHMUCKERT, FLATAU und HOLMES beseitigt worden, ohne daß an dem Prinzip des Instrumentes etwas Wesentliches geändert wurde.

Der Vorteil des Instrumentes beruht hauptsächlich darauf, daß der Nasenrachenraum sowohl wie der Kehlkopf bei geschlossenem Munde des Patienten betrachtet werden kann. Anfänglich fand die Neuerung viele begeisterte Anhänger. So hebt KRETSCHMANN hervor, daß seine Anwendung sehr leicht sei und störende Reflexe fehlten. Die Seitenwände des Epipharynx, die Flächen des hinteren Abschnittes des Septums, die Gegend des hinteren Siebbeins seien besonders gut zu Gesicht zu bringen. Weniger befriedigt klingen die Äußerungen FINDERS: „Man sieht mit ihm grobanatomische Veränderungen, aber nicht Farbennuancen, oberflächliche Geschwüre usw." Als Vorteil hebt FINDER die Möglichkeit hervor, das Instrument lange im Munde liegen zu lassen und die Befunde einem großen Zuhörerkreis zu demonstrieren. Auch bei Patienten mit Kieferklemme sei es zu verwenden. Das postrhinoskopische Bild sei sehr schön, aber man könne den unteren Teil der Choanen und die unteren Muscheln nicht sehen.

Recht absprechend beurteilt OERTEL das Pharyngoskop und erteilt den praktischen Ärzten den Rat, ein solches Instrument sich nicht anzuschaffen; aber auch für den geübten Untersucher, den Spezialisten, hält er das Pharyngoskop im allgemeinen für vollkommen überflüssig. Er hat sich davon überzeugt, „daß in allen Fällen, in welchen die Rhinoscopia posterior mit dem Pharyngoskop gut ausführbar war, die einfache Spiegeluntersuchung mindestens ebenso gute Resultate gab, daß aber in vielen Fällen, in welchen das Pharyngoskop versagte, die Spiegeluntersuchung noch zum Ziele führte bei richtiger Anwendung aller Hilfsmittel". „Dazu kommt noch, daß der Gebrauch des Pharyngoskops eine gleichzeitige Sondenuntersuchung ausschließt, ebenso natürlich alle therapeutischen Eingriffe, zu deren Ausführung man doch noch zum Spiegel greifen muß."

KAHLER hat mit einem modifizierten HAYSschen Pharyngoskop und einem mit diesem von der Firma Leiter kombinierten Apparat photographische Aufnahmen mit einer Expositionszeit von $^1/_5$ Sekunde gewonnen, die er durch eine Vorrichtung erzielte, mittels deren die Lampe im Moment der Aufnahme überspannt wurde.

Fassen wir alle diese Urteile zusammen, so läßt sich wohl sagen, daß die großen Hoffnungen, die man auf die von der Nase und die von der Mundhöhle eingeführten Cystoskope setzte, sich nicht erfüllt haben und daß, abgesehen von einigen ganz speziellen Zwecken, eine Bereicherung unserer Untersuchungstechnik durch sie nicht gegeben ist.

Die ersten Anfänge einer direkten Besichtigung des Nasenrachenraumes gehen auf ZAUFAL zurück, der bereits im Jahre 1881 nachwies, daß man nach Vorziehung des Gaumensegels die Plica salpingo-pharyngea direkt betrachten könne. Zu günstigeren Resultaten gelangte LINDT mit einem besonders für diesen Zweck angegebenen Gaumenhaken. Dieser besteht aus einem langen, breiten, spatelförmigen Griff, an den sich im stumpfen Winkel ein langes, bei angelegtem Haken horizontal stehendes Stück ansetzt, das unten eine seichte Rinne bildet und allmählich sich verschmälernd, in einen kurz abgebogenen, sich verbreiternden, am oberen Rande eingekerbten Haken ausläuft. Bei nach vorne abgezogenem Gaumensegel läßt man den Kopf des zu Untersuchenden allmählich aufs Äußerste hinten überlegen und kann dann folgende Teile des Nasenrachens der Besichtigung, Sondierung und Behandlung zugänglich machen: Die hintere Rachenwand bis zum Rachendach, also auch die Rachentonsille mit ihren Falten und Buchten, bei nicht vergrößerter Rachenmandel die

ROSENMÜLLERschen Gruben und bei Rotation des Kopfes nach der gleichnamigen Seite die von der Tubenmündung ausgehenden Falten (Plica salpingo-pharyngea und salpingo-palatina) und unter sehr günstigen Verhältnissen die Tubenmündung selbst. Gleichzeitig mit LINDT hat KATZENSTEIN ein ähnliches Verfahren angegeben. Sein Vorgehen unterscheidet sich von dem LINDTschen nur dadurch, daß er den Patienten in Rückenlage untersucht bei möglichst weit herabhängendem Kopf.

Wenige Jahre später empfahl v. GYERGYAY mit 8—10 cm langen, geraden Metallröhren verschiedenen Durchmessers — 4—12 mm —, die mit der BRÜNINGschen Lampe erhellt wurden, den Nasenrachenraum direkt zu betrachten; auch er nahm zunächst die Untersuchung am überhängenden Kopf des Patienten vor. Das Gaumensegel wurde mit dem Zeigefinger der linken Hand nach vorne und unten verdrängt und dann mit der rechten Hand das Untersuchungsrohr bei stark geöffnetem Munde und weit zurückgezogenem Mundwinkel unmittelbar von der unteren Zahnreihe ausgehend, eingeführt und mit dem hinter dem Gaumensegel befindlichen Zeigefinger in die gewünschte Richtung gebracht und fixiert. Zuerst wird meistens die ROSENMÜLLERsche Grube und der Torus tubarius sichtbar. „Wenn man nun den innen und außen gelegenen Teil des Rohres medianwärts schiebt, ist die ganze hintere Wand des Rachens, die obere Wand (Fornix pharyngis) und die Tonsilla pharyngea zu sehen. Wird das Instrument seitwärts bewegt, so kann die Tubenöffnung eingestellt werden. Wird der Kopf noch kräftiger nach rückwärts geneigt, der Kiefer kräftiger und möglichst gegen die entgegengesetzte Seite gezogen, ferner das dünnere, innen befindliche Ende des Rohres gegen die Nasenhöhle, das auswärtige Ende nach der Richtung des Sternum gebogen, so bekommen wir das ganze hintere Ende des Choanenseptums und einen Teil der vorderen unteren, demnach bereits in der Nasenhöhle befindlichen Partie der vorderen unteren Wand des Keilbeinkörpers, gegebenenfalls das hintere Ende der evtl. hypertrophischen unteren Nasenmuschel, als auch der mittleren, ausnahmsweise den Recessus sphenoethmoidalis, die obere Nasenmuschel und die Öffnung einzelner Ethmoidalzellen zu sehen".

In seinen späteren Publikationen hat v. GYERGYAY sein ganzes Interesse auf die Verbesserung der Untersuchungs- und Behandlungsmethoden der Tuba Eustachii und ihrer direkten Umgebung konzentriert. Zu diesem Zweck führte er genaue Studien über die Reflexerregbarkeit der einzelnen Schleimhautbezirke des Nasenrachenraumes sowie über die Art der von den verschiedenen Stellen ausgelösten Empfindungen aus. Ferner fand er, daß für das Zustandekommen des Würgreflexes bei Andrängen von Instrumenten an das Gaumensegel hauptsächlich die Gaumensegelmuskulatur verantwortlich zu machen sei und daß diese störenden Reflexe durch Überdehnung der Muskulatur oder durch Infiltrationsanästhesie der zu den Muskeln führenden Nerven eine Reflexlosigkeit erzielt werden kann. Neuerdings empfiehlt v. GYERGYAY die Untersuchung am sitzenden Kranken vorzunehmen und statt des Fingers einen von ihm konstruierten Gaumenhaken anzuwenden, mit dem es allein schon gelingt, die EUSTACHIsche Röhre und ihre Umgebung freizulegen. Dieser Haken wird durch eine über zwei Rollen geleitete Schnur, die am Ende ein Gewicht trägt derart fixiert, daß das Gaumensegel in überdehnter Stellung verharrt; die Rollen selbst sind an einem mit dem Untersuchungsstuhl in Verbindung stehenden Gestell gestützt. Um bei der Röhrenuntersuchung ein größeres Gesichtsfeld zu gewinnen, ließ er an beiden Enden des Rohres einen größeren Teil der Rohrwandung abtragen und versah das aus dem Munde hervorragende Ende mit einem Stiel, auf dem ein Laufgewicht sich befindet, durch das ebenfalls die Muskulatur des Gaumensegels in überdehntem Zustande erhalten wird. Das

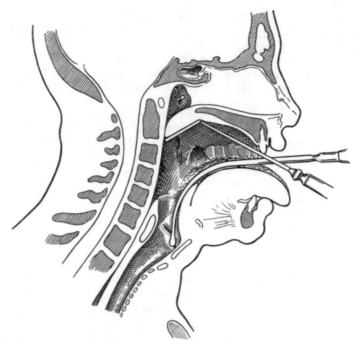

Abb. 22. Einführung des Kehlkopfhebels ohne Druck auf den Kehlkopf.

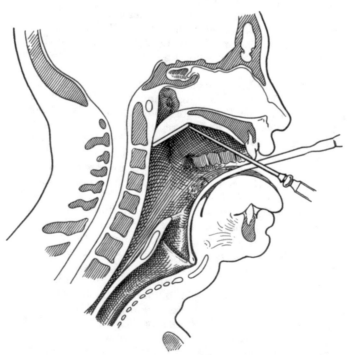

Abb. 23. Freiwerden des Raumes hinter der Ringknorpelplatte bei Druck der Sonde auf die vordere Wand des Kehlkopfes.

Instrument hält sich durch das Laufgewicht von selbst, wodurch beide Hände des Untersuchers frei werden.

Als wesentlichen Vorteil seines Instrumentes betont v. GYERGYAY die Möglichkeit, Reste von adenoidem Gewebe an den Tubenwülsten, der Tubenwand und aus der ROSENMÜLLERschen Grube in exakter Weise entfernen zu können, ferner die Möglichkeit, die Tube mit eigens zu diesem Zweck angefertigten Dilatatoren zu erweitern. Sein Verfahren ermöglicht es ihm, Lufteintreibungen in das Mittelohr unter Kontrolle des Auges vorzunehmen und nach der Dilatation selbst bis zum Isthmus der Tube zu schauen.

Die Bemühungen v. GYERGYAYS haben bisher in der Literatur noch keinen rechten Widerhall gefunden, nur G. ALEXANDER kann aus eigener Erfahrung die Methode empfehlen, die in der Hand des Geübten in sehr vielen Fällen von chronischen Adhäsivprozessen, die jeder anderen Behandlung trotzen, gute Dienste leistet.

Dem GYERGYAYschen Verfahren ähnlich ist das von YANKAUER. Das Instrument dieses Autors besitzt an beiden Enden des Rohres trichterförmige Erweiterungen. Auch über den Nutzen des YANKAUERschen Verfahrens fehlen in der Literatur weitere Angaben.

Schließlich sei erwähnt, daß G. HOFER vor kurzem ein mit einem kräftigen Haken versehenes Instrument zur direkten Epipharyngoskopie empfahl, das dem Haken von LINDT überlegen sein soll. Die Besichtigung des hinteren Rachendaches, der ROSEN-MÜLLERschen Gruben und der Plicae salpingopharyngae gelingt mit ihm angeblich leicht.

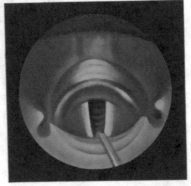

Abb. 24. Freigelegter Raum hinter dem Kehlkopf.

Die Betrachtungsmethoden des Hypopharynx.

Der hinter dem Kehlkopf gelegene Abschnitt des Hypopharynx bereitete der Inspektion lange Zeit große Schwierigkeiten. Die Betrachtung dieser Gegend gelingt mit dem Kehlkopfspiegel nicht mehr, für die Untersuchung mit langen ösophagoskopischen Röhren eignet er sich auch sehr schlecht, da die Röhren bei der Einführung erst nach der Passage der untersten Abschnitte der Constrictores pharyngis inferiores eine stetige Führung gewinnen, während sie andererseits beim Zurückziehen aus der Speiseröhre leicht durch eine Würgbewegung herausgeschleudert werden. Etwas leichter gestaltet sich die Untersuchung mit kurzen, schräg abgeschnittenen Rohren, den sog. Röhrenspateln. Aber auch mit ihnen kann man nicht auf einmal einen Gesamtüberblick über diese Gegend gewinnen. BLUMENFELD erwähnt, daß er durch Vorziehen des Kehlkopfes durch eine an seiner Hinterwand angelegte Sonde einmal ein Carcinom des Hypopharynx diagnostizieren konnte.

Weit besser gelingt die Einstellung dieser Gegend, wenn man den cocainisierten Kehlkopf mit einer kräftigen, starren Sonde unterhalb der vorderen Commissur faßt und ihn bei nach vorn geneigtem Kopf von der Wirbelsäule nach vorne abdrängt. Die beiden Sinus piriformes confluieren dann zu einem gemeinsamen großen Cavum, das sich bis zum unteren Abschnitt der Ringknorpelplatte überblicken läßt (v. EICKEN) (Abb. 22, 23, 24).

BRÜGGEMANN gab eine Modifikation des von EICKENschen Verfahrens an. Er spritzt Novocain-Suprareninlösung in die Gegend des Lig. conicum ein und führt mit einer Nadel einen starken Seidenfaden durch das Ligament hindurch. Durch Zug an dem Seidenfaden kann man den Kehlkopf von der Wirbelsäule abdrängen. Eine mit scharfen Spitzen versehene Zange leistet den gleichen Dienst (Abb. 25).

GERBER konstruierte einen abgebogenen Haken, mit dem er den Kehlkopf von hinten nach vorne zog. Als Nachteil dieses Verfahrens muß hervorgehoben werden, daß beim Einführen des Hakens, namentlich beim Bestehen pathologischer Veränderungen (Carcinome), Blutungen ausgelöst und etwa vorhandene

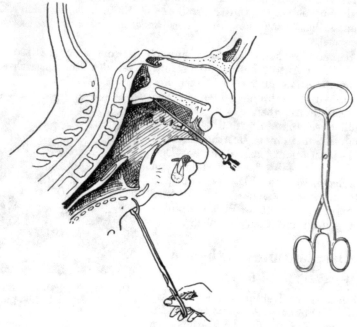

Abb. 25. BRÜGGEMANNsches Verfahren: Der Kehlkopf wird [durch eine Zange von der Wirbelsäule abgezogen.

Fremdkörper disloziert werden können. Außerdem wird durch den Spatel selbst ein Teil der Schleimhaut verdeckt.

Mit Hilfe der KILLIANschen Schwebelaryngoskopie und besser noch mit der von SEIFFERT angegebenen Modifikation dieses Verfahrens kann man auch den ganzen Hypopharynx zur Anschauung bringen.

Literatur.

ALEXANDER, G. 17. internat. med. Kongr. London. Sekt. 16. — ALEXANDER, ARTHUR: Arch. f. Laryngol. u. Rhinol. Bd. 16, S. 338. Berlin. — ANDREWS, ALBERT B.: Journ. of the Americ. med. assoc. 11. Nov. 1899. — AXMANN (Erfurt): Dtsch. med. Wochenschr. 1904. Nr. 25. — BABER: E. CROSSWELL: Brit. med. assoc. Portsmouth 1899. Laryngol. Sekt. — DERSELBE: Lancet. April 1903. — BACCARANI, UMBERTO: Über die Auskultation der Mundhöhle. Münch. med. Wochenschr. 1903. S. 210. — BAUDOUIN, G.: New York med. journ. a. med. record. 4. Aug. 1900. — BLUMENFELD: Verhandl. d. Vereins süddtsch. Laryngol. 1906. S. 287. — BRAATZ (Königsberg): Münch. med. Wochenschr. 1903. Nr. 5. — BROWNE, LENNOX: Brit. laryngol., rhinol. a. otol. assoc. 8. Nov. 1901. — BRÜGGEMANN, A.

(Gießen): Zeitschr. f. Hals-, Nasen- u. Ohrenheilk. Bd. 4, H. 2. — DERSELBE: Vers. dtsch. Hals-, Nasen- u. Ohrenärzte Kissingen 1923. — BRÜGGEMANN (Magdeburg): Dermatol. Zentralbl. 1900. — BRÜNINGS: Vers. d. Vereins dtsch. Laryngol. 1910. — BRYANT, ALICE D.: Laryngoscope. Februar 1905. — BRYANT: Acad. d. med. de New York. Sect. d'otol. 10. Mai 1906. — CAUZARD: Pariser Ges. f. Laryngol., Rhinol. u. Otol. 11. Nov. 1904. — COURTADE (Paris): 13. internat. med. Kongreß 1900. — EDDY, T. W.: New York record. 27. Sept. 1902. — v. EICKEN: Arch. f. Laryngol. u. Rhinol. Bd. 19, S. 213. — DERSELBE: Laryngol. Sekt. d. Naturforschervers. Stuttgart 1906. — DERSELBE: Berl. klin. Wochenschr. 1907. Nr. 1. — DERSELBE: Zeitschr. f. Ohrenheilk. u. f. Krankh. d. Luftwege. Bd. 78, S. 63. — EMERSON, FRANCIS P.: Ann. of otol., rhinol. a. laryngol. März 1911. — ENGELMANN, G. (Wien): Wien. med. Wochenschr. 1904. Nr. 1. — FINDER: Berl. laryngol. Ges. 25. Febr. 1910. — FLATAU: PASSOWS Beitr. 1910. S. 461. — FOURNIÉ: Pariser Ges. f. Otol., Laryngol. u. Rhinol. 10. Nov. 1905. — FRENCH, THOMAS R.: New York med. journ. a. med. record. 20. Mai 1916. — GAREL, J.: Ann. des maladies de l'oreille etc. Tome 35, Nr. 11. — GERBER: Berl. klin. Wochenschr. 1906. Nr. 53. — DERSELBE: Med. Klinik 1917. Nr. 18. — DERSELBE: Arch. f. Laryngol. u. Rhinol. Bd. 19. — GLAS, E.: Wien. laryngol. Ges. 7. Febr. 1912. — GRÜNWALD: Die Krankheiten der Mundhöhle, des Rachens und der Nase. LEHMANNS med. Handatlanten. — GUNDELACH, ARMIN: Laryngoscope. Februar 1915. — v. GYERGYAY, A.: Dtsch. med. Wochenschr. 1910. S. 563. — DERSELBE: Verhandl. d. Vereins dtsch. Laryngol. 1910. — DERSELBE: Verhandl. d. dtsch. otol. Ges. 1910. — DERSELBE: Verhandl. d. 3. internat. Laryngol.-Kongr. 1911. — DERSELBE: Zeitschr. f. Laryngol., Rhinol. u. ihre Grenzgeb. 1913. — DERSELBE: Dtsch. med. Wochenschr. 1913. S. 1206. — DERSELBE: Verhandl. d. Vereins dtsch. Laryngol. 1913. S. 150. — DERSELBE: Verhandl. d. dtsch. otol. Ges. 1913. S. 109. — DERSELBE: 17. internat. Kongr. London. Sekt. 15 S. 115, Sekt. 16 S. 773. — DERSELBE: Arch. f. Laryngol. u. Rhinol. 1920. S. 353. — DERSELBE: Verhandl. d. Ges. dtsch. Hals-, Nasen- u. Ohrenärzte 1921. S. 117. — DERSELBE: Monatsschr. f. Ohrenheilk. u. Laryngo-Rhinol. 1921. S. 1211. — DERSELBE: Zeitschr. f. Hals-, Nasen- u. Ohrenärzte. Bd. 3, S. 362. — HASLINGER (Wien): Verhandl. d. Vereins dtsch. Hals-, Nasen- u. Ohrenärzte 1923. — HASTY, FRED E.: Ann. of otol., rhinol. a. laryngol. 1922. S. 598. — HAYS, HAROLD: New York med. journ. a. med. record. 17. April 1909. — DERSELBE: Zeitschr. f. Laryngol., Rhinol. u. ihre Grenzgeb. 1912. — HERNANDEZ: Otorhinol. Ges. zu Madrid. 20. April 1911. — HILL, ALVIN G.: Journ. of the Americ. med. assoc. 26. Jan. 1901. — VAN DER HOEVEN, LEONHARD J. (Amsterdam): Niederländ. Ges. f. Hals-, Nasen- u. Ohrenheilk. 19. Vers. in Leyden. — HOFER, G.: Monatsschr. f. Ohrenheilk. u. Laryngo-Rhinol. 1920. — HOLMES, F. M.: Ann. of otol., rhinol. a. laryngol. März 1911. — HUITFELD, HANS: Norsk magaz. f. laegevidenskaben 1911. Nr. 8. — JAENICKE (Görlitz): Dtsch. med. Wochenschr. 1900. H. 25. — KAHLER: 3. internat. Laryngol.-Kongr. 1911. — KATZENSTEIN: Berl. laryngol. Ges. 4. Dez. 1896. — KILLIAN: Arch. f. Laryngol. u. Rhinol. Bd. 29. — DERSELBE: Schwebelaryngoskopie. Urban & Schwarzenberg 1920. — KIRSTEIN: Vgl. Literaturverzeichnis im Nekrolog von EICKENS auf KIRSTEIN. Zeitschr. f. Hals-, Nasen- u. Ohrenheilk. Bd. 4, S. 275. — KRETSCHMANN (Magdeburg): Monatsschr. f. Ohrenheilk. u. Laryngo-Rhinol. 1910. H. 7. — KRICHELDORF: Münch. med. Wochenschr. 1904. Nr. 31. — KUBO, INO: Verhandl. d. 15. Vers. d. Ärzte zu Kiushiu 1909. — KÜMMEL, W.: Lehrb. d. klin. Untersuchungsmethoden 1904. — LAMANN: Monatsschr. f. Ohrenheilk. u. Laryngo-Rhinol. 1900. Nr. 10. — LEVINSON, A. (Chicago): Münch. med. Wochenschr. 1914. Nr. 26. — LINDT jr., W.: Arch. f. Laryngol. u. Rhinol. Bd. 6. — DERSELBE: Monatsschrift f. Ohrenheilk. u. Laryngo-Rhinol. 1896. S. 456. — LOVAL, F.: Rev. hebdom. de laryngol. 1912. Nr. 1. — LYLE, H.: Lancet 30. April 1907. — MAC GIBBON SALTAN: Laryngoscope. März 1920. — MAC KENZIE, DAN.: Laryngol. sect. of royal soc. of med. 5. Febr. 1909. — MAHU (Paris): Presse otolaryngol. belge. 1908. Nr. 6. — MARSCHIK (Wien): 21. Tagung des Vereins dtsch. Laryngol. Kiel 1914. — MÖLLER, JÖRGEN: Hosp. tijdschr. 1899. p. 439. — NORMAN, E. TITUS: Med. record. 27. Nov. 1915. — OERTEL (Dresden): Münch. med. Wochenschr. 1912. Nr. 37. — PAUNZ: Wien. klin. Rundschau 1900. Nr. 23. — PIRQUET: Münch. med. Wochenschr. 1904. Nr. 38. — RICARD, G.: Thèse de Toulouse 1899. — SCHENKE: Zeitschr. f. Hals-, Nasen- u. Ohrenheilk. Bd. 7, H. 3, S. 251. — SCHMIT, R. (Löwen): Arch. internat. Tome 26. p. 528. — SCHMUCKERT: Münch. med. Wochenschr. 1910. S. 576. — DERSELBE: Münch. med. Wochenschr. 1912. Nr. 7. — SEIFFERT: Vgl. Kapitel über Untersuchung des Kehlkopfes. — SOBEL, JACOB: New York med. News. 2. Nov. 1901. — SPIESS, G.: HEYMANNS Handb. Bd. 2, S. 65. — STARCK: Lehrb. d. Ösophagoskopie. Würzburg: Kabitzsch. — STEPHAN (Berlin): Münch. med. Wochenschr. 1920. Nr. 11. — STEPHENSON, C. C.: Americ. Journ. of the med. assoc. 19. Sept. 1903. — STEURER (Jena): Vers. d. Vereins dtsch. Hals-, Nasen- u. Ohrenärzte 1923. — VACHER: Belg. otol.-laryngol. Ges. Brüssel 1903. — VALENTIN, A.: Arch. f. Laryngol. u. Rhinol. Bd. 13, S. 410. 1903. — VOSS: Verhandl. d. dtsch. otol. Ges. 1908. — YANKAUER (Sydney): Laryngoscope. März 1911. — DERSELBE: Zeitschr. f. Laryngol., Rhinol. u. ihre Grenzgeb. Bd. 4, S. 561. — YEARSLEY,

MACLEOD: Journ. of laryngol., rhinol. a. otol. Jan. 1918. — WATSON-WILLIAMS: Sect. of laryngol. royal acad. of med. 2. Nov. 1917. — WEINGÄRTNER: Berl. laryngol. Ges. 9. Juli 1920. — WOOD, J. WALKER: Journ. of laryngol. a. otol. Nov. 1913. — ZAUFAL: Arch. f. Ohren-, Nasen- u. Kehlkopfheilk. Bd. 15.

3. Untersuchungsmethoden des Kehlkopfes.
a) Indirekte und direkte Laryngoskopie, Palpation, Durchleuchtung, Sondierung.

Von

A. Seiffert-Berlin.

Mit 109 Abbildungen.

Indirekte Laryngoskopie.

Geschichte.

Versuche, Licht in Körperhöhlen des lebenden Menschen zu bringen, sind schon alt. Der erste, von dem die Literatur berichtet, ist BOZZINI, ein Arzt aus Frankfurt a. M. Er publizierte im Jahre 1807 eine „Vorrichtung und ihre Anwendung zur Erleuchtung innerer Höhlen und Zwischenräume des lebenden animalen Körpers". Wenn auch damit das Prinzip vorhanden war, so wurde doch speziell die Kehlkopfuntersuchung nicht erwähnt.

Im Jahre 1829 berichtete SENN über einen zwei Jahre vorher unternommenen Versuch, den Kehlkopf eines Kindes mit einem eingeführten Spiegelchen zu untersuchen, und obwohl ihm dabei der Einblick nicht glückte, hielt er doch die Methode für aussichtsvoll.

1829 demonstrierte BABINGTON in der HUNTERschen Gesellschaft in London seine Kehlkopfuntersuchungen, bei der er mit der linken Hand mit Hilfe eines Planspiegels Sonnenlicht in den Rachen des Patienten warf, während er mit der rechten Hand einen kleinen Glasspiegel in den Rachen einführte. Auf diese Weise glückte es ihm aber nur, den Kehlkopfeingang zu erblicken.

1837 erwähnen TROUSSEAU und BELLOC ihre erfolglosen Versuche, mit Hilfe eines von SELLIGUES konstruierten Instrumentes an Kranken und Leichen den Kehlkopf zu sehen.

1838 demonstrierte BEAUMÈS in Lyon einen beweglichen Spiegel, mit dem er sich angeblich nicht nur den Larynx, sondern auch die Choanen zu Gesicht gebracht hatte.

Die Stimmbänder selbst erblickte zuerst LISTON in zwei Fällen mit einem vorher in heißes Wasser getauchten Spiegel, worüber er im Jahre 1840 berichtet. Er hat dann aber diese Sache nicht weiter verfolgt.

Auch WARDEN und AVERY machten 1844 Versuche mit reflektiertem Licht, die jedoch keine zufriedenstellenden Ergebnisse zeitigten.

Die weitaus wichtigsten Arbeiten stammen von dem Spanier MANUEL GARCIA, der damals Gesanglehrer in London war. Er machte im September 1854 den Versuch, mit Hilfe eines in den Rachen gehaltenen Spiegels bei direkter Sonnenbeleuchtung die Bewegungen seiner eigenen Stimmbänder in einem zweiten Spiegel zu studieren, um seinem Gesangsunterricht eine wissenschaftliche Grundlage geben zu können. Da sein Rachen nicht sehr reizbar war, glückte die Untersuchung ausgezeichnet, und so wurde GARCIA der Erfinder der Autolaryngoskopie. Die Ergebnisse seiner Untersuchungen publizierte er im März 1855.

In medizinischen Kreisen aber blieben seine Versuche unbeachtet. So waren sie auch dem Dr. LUDWIG TÜRCK am allgemeinen Krankenhaus in Wien unbekannt, als er im Sommer 1857 eine Untersuchungsmethode ausarbeitete, sich bei seinen Kranken den Kehlkopf mit Hilfe eines Spiegels zu Gesicht zu bringen. Zur Beleuchtung benutzte er ebenso wie GARCIA direktes Sonnenlicht. Da ihm dies im Herbst nicht mehr zur Verfügung stand, mußte er seine Untersuchungen unterbrechen.

Der Physiologe CZERMAK in Pest, dem die Arbeiten von GARCIA nicht unbekannt geblieben waren, hatte auch von den Untersuchungen TÜRCKS gehört und sich von ihm zu physiologischen Studien seinen Spiegel geliehen. Er erkannte sofort die eminente Wichtigkeit der Methode und machte sie durch Einführung der künstlichen Beleuchtung vom Sonnenlicht unabhängig. Nun arbeiteten beide in regem Fleiß und schafften die Methode der Spiegeluntersuchung des Kehlkopfes nahezu in ihrer jetzigen Vollkommenheit.

Instrumentarium (der normalen Untersuchung).

Beleuchtung.

Die zur Kehlkopfuntersuchung benutzten Lichtquellen und Beleuchtungsvorrichtungen sind dieselben, welche zur Untersuchung der Nase verwandt werden. Sie sind bereits bei der Einführung in die Untersuchungsmethoden der Nase eingehender beschrieben worden. Hier soll daher nur auf einige Besonderheiten hingewiesen werden, die bei der Kehlkopfuntersuchung zu berücksichtigen sind. Wir brauchen ein intensives, gleichmäßiges Licht, das gestattet, Farbennuancen möglichst gut zu erkennen. Man benutzt jetzt fast allgemein künstliches Licht, und zwar entweder elektrisches, Gas- oder Spiritusglühlicht. Das für unsere Zwecke beste Flächenlicht gibt die Glühstrumpflampe; lichtstarke elektrische Beleuchtungskörper sind ebenfalls geeignet, wenn die Lichtquelle durch Mattierung gleichmäßig gemacht wird und dabei nicht zu viel von der Intensität verloren geht. Das Gasglühlicht hat den Vorteil, daß es gleichzeitig zur Erwärmung des Spiegels dienen kann.

Man verwendet zweckmäßigerweise nicht direktes, sondern reflektiertes Licht. Dazu werden Hohlspiegel (Reflektoren) benutzt. Am besten eignet sich ein Reflektor mit einer Brennweite von 15 cm. Nach den optischen Gesetzen ist das Bild eines Gegenstandes ebenso groß wie dieser, wenn sich der letztere in doppelter Brennweite vom Reflektor befindet, ist er weiter entfernt, so wird das Bild kleiner, liegt er im Brennpunkt, so laufen die reflektierten Strahlen parallel und das Bild fällt ins Unendliche. In unserem Falle handelt es sich um ein Flammenbild. Die Lichtquelle muß möglichst in doppelter Brennweite vom Reflektor entfernt und hinreichend groß sein. Nehmen wir als Entfernung des Reflektors vom Munde des zu Untersuchenden 14 cm an und als Untersuchungsobjekt beispielsweise die Stimmlippen, so sind die letzteren etwa 30 cm vom Reflektor entfernt, da man von der Zahnreihe bis zum Spiegel etwa 8 cm und vom Spiegel bis zu den Stimmlippen ebenfalls 8 cm rechnen kann. Ein Spiegel von 15 cm Brennweite wirft bei richtiger Einstellung der Lichtquelle das Lichtbild gerade in die Gegend der Stimmlippen. Ein derartiger Reflektor ist also für unsere Zwecke am geeignetsten und kann in dieser Hinsicht als ,,mit mittlerer Brennweite ausgestattet" bezeichnet werden.

Der Durchmesser der üblichen Reflektoren beträgt 8—10 cm. Diese Spiegelgröße ist hinreichend, um genügend viel Licht aufzufangen, ist andererseits auch nicht zu groß, um nicht die Umgebung des Mundes in störender Weise mit zu beleuchten. Außerdem wird auch das Gesichtsfeld des anderen Auges nicht zu viel eingeschränkt.

Die zentrale Durchbohrung des Spiegels beträgt gewöhnlich 6—10 mm im Durchmesser. Je weiter die Durchbohrung ist, desto größer ist das Gesichtsfeld. Deshalb ziehen viele für Kehlkopfuntersuchungen einen Reflektor mit größerer Öffnung (bis zu 15 mm) vor.

Vielfach werden auch an Stelle von Reflektoren parallelstrahlige *Stirnlampen* benutzt, von denen die Konstruktion nach Kirstein die gebräuchlichste sein dürfte.

Wenn gute Beleuchtung fehlt (im Privathause), so genügt im Notfalle auch Kerzenlicht.

Es ist sehr vorteilhaft, das Untersuchungszimmer zu verdunkeln, was bei schwacher Lichtquelle unbedingt erforderlich werden kann. In der Dunkelheit erweitert sich nämlich die Pupille, so daß mehr Licht von dem Bilde auf die Netzhaut gelangt, und das für die Dunkelheit adaptierte Auge nimmt auch schwache Lichtintensitäten wahr. Es wird also das betrachtete Objekt bei Verdunkelung des Zimmers deutlicher gesehen.

Kehlkopfspiegel.

Der Vorläufer des Kehlkopfspiegels war der zahnärztliche Spiegel. Einen solchen benutzte Garcia zu seinen Untersuchungen. Andere, die sich um die Ausarbeitung der Laryngoskopie verdient gemacht haben, verwendeten Spiegel von besonderer Form. Czermak benutzte quadratische Spiegel mit abgerundeten Ecken. V. v. Bruns bevorzugte die Dachziegelform. Türck arbeitete zuerst mit ovalen, schließlich mit kreisrunden Spiegeln verschiedener Größe. Diese Form hat sich im Laufe der Jahre als die zweckmäßigste erwiesen, so daß sie heute fast ausschließlich im Gebrauch ist. Auch war es das Verdienst Türcks, daß er den richtigen Winkel von 120—125° zwischen Stiel und Spiegel angab, denn mit einem solchen Spiegel kann man jedes beliebige Individuum untersuchen, ohne den Stiel verbiegen zu müssen. Desgleichen hat Türck schon erkannt, daß der Stiel fest und unbiegsam sein muß, da der Gaumen bisweilen mit einer ziemlichen Kraftaufwendung emporgedrängt werden muß. Der Scheitelpunkt des Winkels soll dicht am Spiegel liegen. So hat Türck dem Spiegel in allen wesentlichen Teilen die endgültige Form verliehen, die jetzt noch allgemein verwendet wird. Der Griff bildet die gerade Verlängerung des Stieles. Ob dieser fest mit ihm verlötet oder verschiebbar ist und mit einer Schraube festgestellt werden kann, ist unwesentlich. Jedoch ist ein abnehmbarer oder verschieblicher Griff, besonders für die Unterbringung im Taschenbesteck, praktisch.

Große Schwierigkeiten bereitete lange die Lösung der Frage der Sterilisierbarkeit der Spiegel, so daß eine Reihe von Autoren sich damit beschäftigt hat. Metallspiegel, die am besten auszukochen sind, empfehlen sich schon deshalb nicht, weil sie beim Gebrauch leicht blind werden. Außerdem resorbieren sie, abgesehen von Silberspiegeln die zu empfindlich sind, zu viel Licht und geben die Farben nicht ganz in natürlichem Ton wieder. Von einem guten Spiegel aber, den wir zur Kehlkopfuntersuchung nötig haben, muß man verlangen, daß er die Farben des Objektes nicht verändert. Es muß also eine rein weiße Fläche im Spiegel ohne jede Beimengung einer anderen Farbe erscheinen. Solches leisten Spiegel aus wasserklarem Glas mit Silberbelag. Sie vertragen aber nicht ohne weiteres das Auskochen. Man hat daher zerlegbare Spiegel konstruiert (Winkler, Hopmann, Killian, Trautmann), bei denen der eigentliche Glasspiegel vor dem Auskochen aus der Metalleinfassung entfernt werden kann. Dieses häufige Auswechseln der Spiegelfläche hat sich in der Praxis als zu umständlich erwiesen. Man hat sich daher bemüht, die Spiegel so herzustellen, daß sie das Auskochen im ganzen vertragen. Bei ihnen wird der Silberbelag geschützt durch eine auf galvanischem Wege hergestellte Lage Kupfer und die Glasplatte in die Metallhülse fest eingefügt. Derartige Spiegel vertragen das Sterilisieren durch Auskochen einige hundertmal, so daß sie den praktischen Anforderungen genügen und jetzt wohl fast allgemein im Gebrauch sein dürften. Das Eindringen von Wasser läßt sich durch Einzementieren verhindern.

Die gebräuchlichen Spiegel sind etwa 2 mm dick. Man bedarf *Kehlkopfspiegel verschiedener Größen.* Im Handel sind gewöhnlich 8 Nummern vorrätig, dabei entsprechen die Nummern folgenden Durchmessern:

Nr.:	00	0	1	2	3	4	5	6	
Durchmesser:	15	17	19	21	23	25	27	29	mm.

In der Praxis kann man mit drei Größen auskommen, und zwar mit den Nummern 00, 2 und 4, also mit 15, 21 und 25 mm Durchmesser. Fixation des Spiegels am Kopf des Patienten, wie es von V. v. Bruns, Roser, Moritz u. a. angegeben worden ist, hat sich zur Untersuchung und Behandlung als unzweckmäßig erwiesen und ist deshalb wohl allgemein aufgegeben worden.

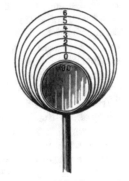

Abb. 1.
Satz Kehlkopfspiegel.

Untersuchungstechnik.

Prinzip.

Der Weg zum Kehlkopf bildet bei normaler Haltung keine gerade Linie, sondern ist im Rachen fast rechtwinklig abgeknickt. Bringt man am Scheitel dieses Winkels einen Spiegel an, so kann man sich das Kehlkopfinnere zu Gesicht bringen, da man mit Hilfe des Spiegels gewissermaßen um die Ecke sehen kann. Es ist aber erforderlich, daß das Kehlkopfinnere gleichzeitig beleuchtet wird, um es erblicken zu können. Das Licht muß ebenfalls um die Ecke in den Kehlkopf geleitet werden. Ist die Lichtquelle dicht vor dem Auge, was durch die vorher beschriebenen Beleuchtungsvorrichtungen möglich wird, so fällt die Blickrichtung mit der Richtung des Lichtstrahles zusammen. Sie treffen also beide den in den Mesopharynx eingeführten Spiegel und werden von diesem in gleicher

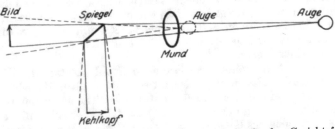

Abb. 2. Schematische Zeichnung für Lage und Größe des Gesichtsfeldes.

Weise in den Kehlkopf gelenkt. Fallen Lichtrichtung und Blickrichtung, wie hier angenommen, zusammen, so wird auch der ganze erleuchtete Teil des Objektes sichtbar, d. h. das Lichtfeld und das Blickfeld decken sich. Bilden aber Blickrichtung und Lichtrichtung einen Winkel zueinander, so wird von dem Lichtfeld um so weniger sichtbar, je größer der Winkel zwischen beiden ist. Wir haben ganz ähnliche Verhältnisse vor uns, wie sie bereits bei der Untersuchungstechnik der Nase (von Zarniko) klargelegt sind. Auch hier haben wir es mit der Untersuchung eines Rohres zu tun, nur ist das Rohr weiter und in annähernd rechtem Winkel abgeknickt, im übrigen aber sind die Verhältnisse die gleichen.

Die Größe des Lichtfeldes und des Blickfeldes hängen ab von der Größe des Spiegels und der Entfernung der Lichtquelle bzw. des Auges vom eingeführten Spiegel. Je größer der Spiegel desto größer ist auch das Bild, ebenso wachsen auch Lichtfeld und Blickfeld mit der Annäherung des Auges mit dem Reflektor zum Munde des Untersuchten, wie aus der beigefügten schematischen Zeichnung ersichtlich ist.

Gang der normalen Untersuchung.

Derjenige, welcher die Laryngoskopie erlernen will, tut gut, sich zunächst den Gebrauch des Reflektors einzuüben. Er setzt den am Stirnreif befestigten Reflektor so auf, daß er mit dem linken Auge durch die Durchbohrung hindurchsieht und reflektiert das Licht einer etwas links vor ihm befindlichen Lichtquelle in der Weise, daß er einen etwa 30 cm von seinem Auge entfernten Punkt beleuchtet und mit dem linken Auge durch die Durchbohrung hindurch beobachtet. Die Gründe für das linksäugige Spiegeln sind bei der Rhinoskopie auseinandergesetzt. Mit dem rechten Auge sollten nur solche Untersucher spiegeln, bei denen der Visus des linken Auges schlechter ist als der des rechten. Für solche, welche mit dem rechten Auge spiegeln, hat KILLIAN eine Blende angegeben, die am Stirnreif befestigt wird, um zu verhindern, daß das linke Auge von den Lichtstrahlen geblendet wird. Um sicher zu sein, daß der Untersucher auch wirklich mit dem linken Auge durch das Loch des Reflektors hindurch beobachtet, muß der Lernende das rechte Auge zeitweise verdecken, da ihm sonst der Irrtum unterlaufen kann, daß er mit dem rechten Auge am Reflektor vorbeisieht, während er glaubt, mit dem linken zu sehen. Wenn er sich nun so einige Übung im Reflektieren des Lichtes erworben hat, kann er seine Übung am Lebenden fortsetzen, dessen Uvula er mit dem Reflektor beleuchtet. Hat er hierin eine genügende Sicherheit erreicht, dann empfiehlt es sich, gleich an duldsamen Patienten das Kehlkopfspiegeln zu üben und nicht am Phantom. Von manchen werden erst eingehende Vorstudien an Phantomen bevorzugt, welche aus Pappe, Gips oder Metall hergestellt werden oder auch aus einem Schädel, an dem ein Kehlkopf aufgehängt wird. Solche Phantome sind zur Erlernung von endolaryngealen Eingriffen sehr wertvoll, zur Übung im Laryngoskopieren sind sie mindestens entbehrlich. Das Lernen am Phantom bringt sogar gewisse Nachteile mit sich, da man dabei nicht lernt, Rücksicht auf den Patienten zu nehmen und sich leicht Bewegungen angewöhnt, die vom Lebenden nur selten vertragen werden. Es ist also das vorsichtige Einüben am Lebenden empfehlenswerter.

Der Patient wird auf einen gewöhnlichen Stuhl gesetzt. Der Untersucher nimmt ihm gegenüber Platz. Sein Gesicht soll sich etwa in derselben Höhe wie das des Patienten befinden, daher werden Höhendifferenzen am besten durch einen Drehschemel auf dem der Arzt sitzt, oder, falls ein solcher nicht vorhanden ist, durch ein untergelegtes Kissen ausgeglichen. Die Haltung beider sei zwanglos. Der Arzt soll nicht zu weit entfernt sein, er spreizt die Oberschenkel und nimmt die Knie des zu Untersuchenden zwischen die seinigen. Weibliche Untersucher, denen dies nicht möglich ist, lassen den Patienten die Beine spreizen oder halten die Knie seitwärts. Der Untersuchte soll den Oberkörper etwas nach vorn neigen. Sollte der Patient, wie es häufig vorkommt, zurückweichen, so muß man ihn auffordern, sich wieder dem Arzt zu nähern.

Das Licht wird auf der rechten Seite des Patienten in der Höhe seines rechten Ohres und etwas dahinter angebracht. Es muß möglichst dieselbe Entfernung vom Reflektor haben, wie der Kehlkopf, denn bei dieser Entfernung wird das

Flammenbild vom Reflektor, wie oben ausgeführt, gerade auf die Stimmbänder geworfen, wodurch eine optimale Beleuchtung des zu untersuchenden Gebietes erreicht wird. Auf diese Weise können wir am besten Feinheiten (Auflagerungen, Epitheldefekte usw.) erkennen. Durch Wahl der richtigen Entfernung des Arztes vom Patienten und der Lichtquelle vom Reflektor läßt sich eine exakte Beobachtung ermöglichen und so können Zweifel und Täuschungen am leichtesten vermieden werden. Liegt die zu untersuchende Stelle weiter entfernt, so genügt es, die Lampe näher heranzurücken, liegt sie näher, dann wird die Lichtquelle etwas weiter entfernt. Entfernt man aber die Lampe zu weit, so wird das Flammenbild zu klein und liegt vor der deutlichen Sehweite von 30 cm, steht die Lichtquelle zu nah, so ist das umgekehrte der Fall.

Die Kopfhaltung des Patienten soll ungezwungen, gerade oder nur leicht erhoben sein; der Kopf soll weder seitwärts geneigt noch gedreht werden. Ein Fixieren des Kopfes durch Hilfspersonen oder Kopfstütze ist überflüssig. Die richtige Haltung muß während der Dauer der Untersuchung beibehalten werden. Weicht der Patient mit dem Kopf nach hinten aus oder sinkt er in sich zusammen, was nicht selten geschieht, so muß die Haltung wieder verbessert werden.

Nun lassen wir den Patienten den Mund öffnen und werfen mit Hilfe des Reflektors das Licht auf die Uvula. Es erscheint das kreisrunde beleuchtete Gesichtsfeld, das von dem Ausschnitt des Reflektors begrenzt wird. Wir haben den Reflektor so zu richten, daß die Uvula die Mitte dieses Gesichtsfeldes und auch der erleuchteten Fläche bildet. Dann fällt bei richtiger Haltung die Längsachse der Mundhöhle mit der Sehachse und dem Zentralstrahl des Lichtbildes zusammen.

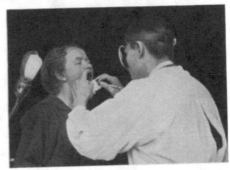

Abb. 3.
Laryngoskopieren in normaler Stellung.

Ehe wir in der Beschreibung des Ganges der Untersuchung fortfahren, müssen wir einige anatomische und physiologische Tatsachen erörtern, die für das Verständnis der Laryngoskopie unerläßlich sind. Dem Einblick in den Kehlkopf ist der Kehldeckel hinderlich. Wird er auf den Kehlkopfeingang herabgedrückt, so ragt er etwa um $1/3$ seiner Länge nach hinten über den Kehlkopf hinaus. Will man in den Kehlkopf hineinsehen, so muß der Kehldeckel gehoben werden. Dieser steht mit dem Zungengrund in Verbindung; zieht man die Zunge nach vorn, so überträgt sich dieser Zug vermittels der Ligamente auf den Kehldeckel, wodurch dieser mit nach vorn gezogen und aufgerichtet wird. Dadurch wird der Abstand zwischen Epiglottis und hinterer Rachenwand vergrößert und so wird der Weg zum Kehlkopf frei. Noch wirkungsvoller als das passive Hervorziehen ist das aktive Hervorstrecken der Zunge. Dabei wird ebenso wie beim Zug der Zungengrund und die Epiglottis nach vorn gebracht, außerdem aber wird die Epiglottis durch Kontraktion von Muskelfasern, die vom Zungengrund zur Epiglottis verlaufen, noch stärker aufgerichtet. Außer beim Hervorziehen und Hervorstrecken der Zunge richtet sich die Epiglottis noch bei einem anderen Vorgange auf. Der Kehldeckel macht nämlich wie die anderen Stimm- und Sprachwerkzeuge bei bestimmten Lauten gesetzmäßige Bewegungen. So hebt sich die Epiglottis bei mittelhohem „ä" oder „hä", so daß das Kehlkopfinnere dabei gewöhnlich sichtbar wird, je höher dieses „ä" intoniert wird, desto mehr pflegt sich der Kehldeckel zu heben. Alle diese Umstände machen wir uns beim Kehlkopfspiegeln zunutze. Wir lassen den Patienten also die Zunge hervorstrecken und dabei so oft ein möglichst hohes „ä" sagen, bis er den Laut in gewünschter Weise hervorbringt.

Die hervorgestreckte Zunge muß festgehalten werden, da sie sonst bei der Untersuchung reflektorisch zurückgezogen wird. Das Halten der Zunge kann vom Untersucher, vom Patienten oder von einer Hilfsperson ausgeführt werden. In der Hoffnung, durch stärkeres Ziehen den Kehldeckel besser aufrichten zu können, macht der Anfänger oft den Fehler, an der Zunge zu stark zu ziehen, wodurch dann leicht sehr schmerzhafte Einrisse am Zungenbändchen entstehen, welches dabei auf die Kante der unteren Schneidezähne zu liegen kommt. Daher empfiehlt es sich, beim Lernen der Laryngoskopie das Hervorziehen der Zunge lieber dem Patienten zu überlassen. Es kommt ja auch weniger auf das starke Hervorziehen der Zunge an als vielmehr darauf, daß die aktiv hervorgestreckte Zunge durch Festhalten am Zurückgleiten gehindert wird. Die Zunge kann aber nicht mit den bloßen Fingern gehalten werden, da sie zu glatt ist und zurückschlüpfen würde. Sie wird daher mit Hilfe eines Mulläppchens oder Tuches fixiert. Der Patient hält die Zungenspitze so, daß der Daumen an der Unter-, die anderen Finger an der Oberfläche zu liegen kommen, und zwar wählt er die Hand, die

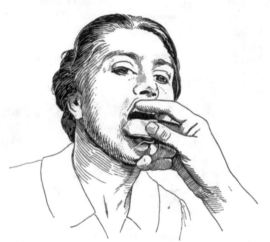

Abb. 4. Festhalten der Zunge nach Killian.

dem Arzt am wenigsten hinderlich ist, das ist die gleichnamige, d. h. spiegelt der Arzt mit der rechten Hand, so nimmt der Patient auch die rechte und umgekehrt.

Wenn der Lernende schon eine gewisse Übung erreicht hat, soll er die Zunge des Patienten selbst halten. Hierzu ist der von Killian angegebene Handgriff sehr zu empfehlen (s. Abb. 4). Die Zunge wird mit einem mehrfach zusammengelegten trockenen Gazeläppchen umhüllt und dann zwischen Daumen und Mittelfinger so gefaßt, daß der Daumen oben, der Mittelfinger unten zu liegen kommt. Der Zeigefinger wird gestreckt vor die oberen Schneidezähne und an die Oberlippe angelegt. Dadurch wird der Mund offen und ein störender Bart beiseite gehalten. Auch wird das etwa blendende Weiß der Schneidezähne verdeckt. Wenn der Arzt die Zunge selbst hält, so kann er damit gleichzeitig die Kopfstellung des Patienten dirigieren. Bei Operationen oder sonstigen endolaryngealen Eingriffen muß das Halten der Zunge einer Hilfsperson überlassen werden, wenn der Patient selbst dazu nicht imstande ist.

Während wir so das Licht in den Mund des Patienten hineinwerfen, achten wir auf die Weite des Rachens, um danach die richtige Spiegelgröße auswählen zu können. Es ist nämlich der größte für den Patienten passende Spiegel der geeignetste, denn es ist mit einem größeren Spiegel ein größerer Abschnitt des Kehlkopfes auf einmal zu übersehen und es wird auch mehr Licht reflektiert als durch einen kleinen, er gibt also ceteris paribus hellere Bilder.

Bevor der Spiegel in den Mund eingeführt wird, muß er erwärmt werden, um das Beschlagen zu verhüten. Denn da die Exspirationsluft mit Wasserdampf gesättigt ist, schlägt sich dieser in Tröpfchenform an Gegenständen nieder, wenn ihre Temperatur niedriger ist als die der Exspirationsluft. Dadurch wird die spiegelnde Fläche undurchsichtig. Die Temperatur des Spiegels muß also mindestens auf Körperwärme gebracht werden. Zum Erwärmen können wir die Lichtquelle benutzen. Liefert diese hierfür nicht genügend Wärme, was z. B. bei den elektrischen Glühbirnen der Fall ist, so bedienen wir uns dazu einer Spiritusflamme. Wir halten den Spiegel so über die Flamme, daß er von der Glasfläche aus erwärmt wird, denn diese wollen wir vor dem Beschlagen bewahren. Würden wir die Metall- oder Rückseite erwärmen, so würde sie so stark erhitzt werden müssen, bis die Glasfläche die nötige Temperatur erreicht hätte, daß sie für den Patienten zu heiß sein würde. Wird der Spiegel über die Flamme gehalten, so bildet sich zunächst ein Niederschlag von Wasserdampf. An dem Verschwinden desselben erkennt man, daß der Spiegel genügend erwärmt ist. Um Verbrennungen sicher zu vermeiden, soll der Untersucher immer vor dem Einführen die Spiegelwärme am eigenen Handrücken prüfen. Die Hohlhand eignet sich nicht dafür, da sie nicht so empfindlich ist. Die Prüfung kann man auch an dem Handrücken oder der Wange des Patienten vornehmen. Wenn keine Flamme zur Verfügung steht, kann man den Spiegel auch in heißem Wasser erwärmen, das hat aber den Nachteil, daß er vor dem Einführen abgetrocknet werden muß.

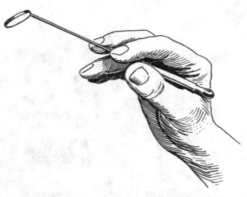

Abb. 5. Haltung des Kehlkopfspiegels.

Ist der Griff des Spiegels verstellbar, so wird er so eingestellt, daß der Stiel von der hinteren Rachenwand bis an die Lippen reicht. Den Griff nimmt man wie eine Schreibfeder in die Hand. Es empfiehlt sich, das Spiegeln von vornherein mit beiden Händen zu üben, denn man muß auch die Führung des Spiegels mit der linken Hand beherrschen, da man bei endolaryngealen Eingriffen zur Handhabung der Instrumente die rechte Hand braucht.

Während wir den Patienten ein hohes „ä" sagen lassen, führen wir den Spiegel so durch die Mundhöhle, daß die Spiegelfläche horizontal und der Zunge zugekehrt gehalten wird. Dies darf nicht hastig geschehen, um nicht anzustoßen, denn wenn wir mit der spiegelnden Fläche die Zunge berühren, so wird diese mit Speichel verunreinigt, was den Spiegel unbrauchbar macht. Er muß dann wieder herausgenommen und gereinigt werden. Berühren wir aber den weichen Gaumen, so reizt dies leicht den Patienten zum Würgen. Der Spiegel soll mit seiner Rückseite an die Uvula angelegt werden. Diese ist allerdings nicht immer ohne weiteres zu sehen. Bei der Phonation aber hebt sich das Gaumensegel und die Uvula wird sichtbar. Ist sie auf die Rückseite des Spiegels aufgeladen, so wird sie mit sanftem gleichmäßigem Druck möglichst weit nach hinten oben gedrängt, während gleichzeitig der Spiegel bis zu einem Winkel von 45° aufgerichtet wird. Abb. 6 zeigt einen sagittalen Durchschnitt mit Situation des Spiegels. Je weiter der Spiegel nach hinten geführt wird, desto mehr wird vom Kehlkopf sichtbar, da dann der Winkel, den die Mundhöhle mit der Kehlkopfhöhle bildet, optisch am besten überwunden werden kann. Das Andrücken der Uvula an die hintere Rachenwand wird meist vertragen, ohne daß ein Würgreflex ausgelöst wird, wenn nur der Spiegel ruhig gehalten und die Rachenwand nicht unmittelbar mit dem Spiegel berührt wird. Die den Spiegel haltende Hand darf den Einblick nicht verdecken, sie muß daher seitlich gehalten werden, der Stiel des Spiegels kommt dabei in den Mundwinkel des Patienten zu liegen. Man kann vorteilhafterweise die Hand auf den Unterkiefer des Patienten auf-stützen, so daß sie besser ruhig gehalten werden und Kopfbewegungen des Patienten leicht folgen kann, ohne daß der Spiegel aus der Lage kommt. Es ist ratsam, schon während der Einführung des Spiegels den Patienten phonieren zu lassen, nicht nur weil so die Uvula besser zu sehen ist, sondern auch weil dadurch die Reflexerregbarkeit herabgesetzt und das Kehlkopfinnere sofort leichter sichtbar wird.

Wenn der Spiegel an die Uvula angelegt ist, dürfen mit ihm zur genaueren

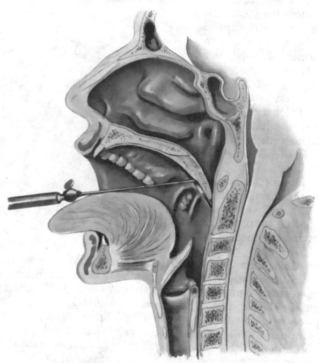

Abb. 6. Lage des eingeführten Spiegels im sagittalen Durchschnitt.

Einstellung des Gesichtsfeldes nur noch geringe sehr schonende Bewegungen gemacht werden. Diese werden durch leichtes Heben und Senken oder durch Drehungen des Handgriffes bewirkt. Ausgiebige Bewegungen des Spiegels mit Berührung der Schleimhaut werden gewöhnlich vom Patienten nicht ver-tragen, sondern reizen zum Würgen, was die Laryngoskopie vereitelt.

Er muß also ruhig und sicher in der Stellung gehalten werden, in welcher er den für die Betrachtung günstigsten Winkel mit der Körperachse bildet. Dieser Winkel beträgt in der Mittelstellung 45°; bei genauerer Einstellung von Punkten, die weiter vorn oder hinten gelegen sind, muß der Winkel kleiner oder größer gewählt werden, d. h. man muß den Spiegel flacher oder steiler halten. Gewöhnlich wird er zunächst zu steil gehalten, dann muß der Stiel gesenkt werden. Zum besseren Verständnis dieser Verhältnisse seien hier an der Hand von Abbildungen die Ausführungen B. Fränkels wiedergegeben:

„Da Einfalls- und Ausfallswinkel des Lichtes gleich sind, muß eine in der Mitte
des Kehlkopfspiegels auf seiner Ebene errichtete Perpendikulare b a (s. Abb. 7)
mit unserer Sehachse c a, die mit der Hauptachse des einfallenden Lichtes und
der Längsachse des Mundes des Patienten identisch ist, den gleichen Winkel
bilden wie mit einer Linie d a, die von dem Mittelpunkte des Spiegels nach dem
beobachteten Punkte gezogen wird. Ist der Spiegel s p 45⁰ zur Horizontalen
geneigt, so ist c a d ein rechter Winkel. Erheben wir unsere Sehachse, stellen
wir z. B. unser Auge in g, so wird ceteris paribus der Punkt h im Spiegelbilde
erscheinen, und senken wir unser Auge nach e, so sehen wir f. Wir sehen also
um so mehr nach vorn, je tiefer wir unsere Sehachse halten und umgekehrt,
wenn wir zu weit nach vorn sehen, z. B. nur die Zunge erblicken, so halten wir
unser Auge zu tief. Bewegen wir bei unveränderter Sehachse den Spiegel,
bringen wir ihn z. B. aus der Stellung s p in die s′ p′, d. h. nähern wir ihn der
Vertikalen, so wird statt des Punktes c der Punkt d, der mehr nach vorn liegt,
gesehen werden, und bringen wir ihn in die Stellung s″ p″, d. h. nähern wir ihn
der Horizontalen, so erscheint der mehr nach hinten gelegene Punkt e. Jede
Veränderung unserer Sehachse oder der Winkelstellung des Spiegels zu ihr

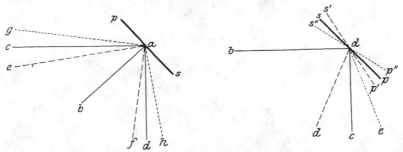

Abb. 7. Schematische Zeichnung für Einstellung des Spiegelbildes nach FRÄNKEL.

verändert also auch das, was wir im Bilde erblicken, und ist es verständlich,
daß eine Kombination dieser beiden Veränderungen, d. h. eine Verschiebung
der Sehachse und gleichzeitig der Winkelstellung des Spiegels zu ihr sich in
ihren Wirkungen entweder verstärken oder gegenseitig aufheben kann‘‘.

Haben wir das Kehlkopfbild bei Phonation gesehen, so lassen wir den
Patienten ruhig atmen, um die Stimmbänder auch in Respirationsstellung
beobachten zu können.

Fassen wir den Gang der Untersuchung noch einmal kurz zusammen, so
ergibt sich folgendes:

Arzt und Patient sitzen sich in gleicher Höhe gegenüber, das Licht der neben
dem rechten Ohr des Patienten befindlichen Lichtquelle wird mit dem Reflektor
in den Mund des Patienten geworfen. Der Spiegel wird erwärmt, seine Wärme
geprüft, die herausgestreckte Zunge des Patienten mit der Hand fixiert und,
während der Patient ein hohes „ä‘‘ sagt, wird der Spiegel an die Uvula gelegt
und genau eingestellt, bis das Kehlkopfbild deutlich wird.

Dieser ganze Gang der Untersuchung ist oft nur das Werk weniger Augenblicke. Es ist dazu aber, ehe die nötige Sicherheit erreicht ist, eine große Übung
erforderlich. Es genügt nicht, daß ein Arzt imstande ist, ab und zu einen Einblick
in den Kehlkopf zu gewinnen, sondern er muß die Technik des Laryngoskopierens
so weit beherrschen, daß er gewissermaßen unwillkürlich mit Leichtigkeit jeden
einzelnen Punkt des Kehlkopfes sich zu Gesicht bringen kann. Dabei gilt
als Regel, daß der Spiegel lieber häufiger eingeführt als zu lange gehalten wird.

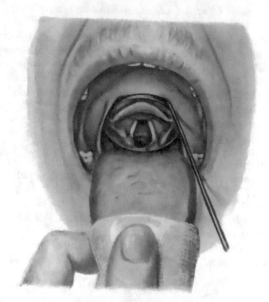

Abb. 8. Laryngoskopisches Übersichtsbild.

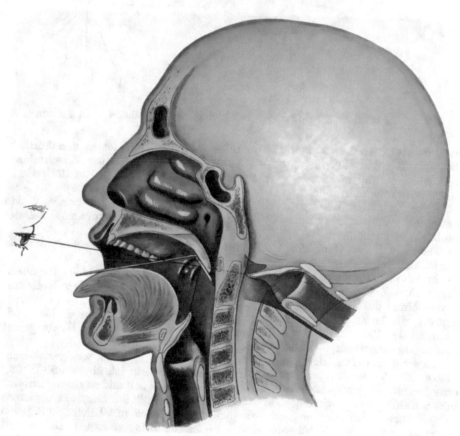

Abb. 9. Lage des Bildes bei normaler Laryngoskopie.

Das laryngoskopische Bild.

Da wir die Laryngoskopie mit einem Spiegel ausführen, haben wir es natürlich mit einem Spiegelbild zu tun. Was wir sehen, ist also nicht das Objekt selbst, sondern ein virtuelles Bild desselben. Dieses Bild erscheint hinter dem Spiegel in der Richtung, in welcher wir auf den Spiegel blicken, und zwar liegt das Bild so weit hinter dem Spiegel, wie das Objekt selbst vom Spiegel entfernt ist, also ist das Bild vom Auge ebenso weit entfernt wie das Objekt, wie aus der Abb. 2 und der Abb. 9 ersichtlich ist. Bei der Laryngoskopie in der gewöhnlichen Stellung wird das Bild etwa in der Höhe des Atlas projiziert (Abb. 9).

Die in Wirklichkeit horizontal verlaufenden Stimmlippen erscheinen im Bilde senkrecht, wenn der Spiegel um 45⁰ geneigt ist, denn im Spiegel verdoppelt sich der Winkel. Was am Kehlkopf vorn liegt, erscheint im Bild oben, das, was in Wirklichkeit hinten liegt, unten. Man sieht also im Bild den Kehldeckel oben, die Arygegend unten. Rechts nnd links bleibt vom Beobachter aus gesehen unverändert, die rechte Seite des Kehlkopfes, die zur linken Seite des Beobachters liegt, erscheint im Bild auf

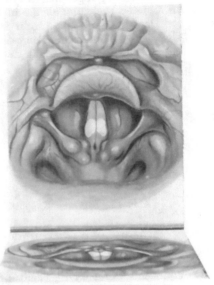

Abb. 10. Spiegelbild einer horizontal liegenden Kehlkopfzeichnung.

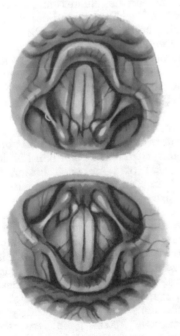

Abb. 11. Phonationsstellung (Spiegelbild und Wirklichkeit).

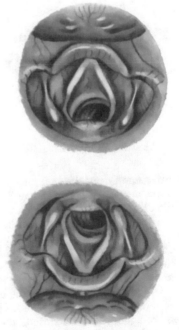

Abb. 12. Respirationsstellung (Spiegelbild und Wirklichkeit).

derselben Seite. Zum Studium dieser Verhältnisse empfiehlt es sich, die auf den Tisch gelegte Zeichnung eines Kehlkopfes mit einem um 45⁰ dazu geneigten Spiegel zu betrachten, wie die Abb. 10 zeigt.

Die Bewegungen bei endolaryngealen Eingriffen erscheinen natürlich auch in anderer Richtung als sie in Wirklichkeit gemacht werden.

Da wir das Kehlkopfrohr in der Richtung seiner Längsachse sehen, bieten sich seine Wände dem Auge in sehr starker perspektivischer Verkürzung dar, so daß die in Wirklichkeit tiefe Kehlkopfhöhle im Bilde nur ganz flächenhaft

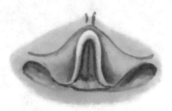

Abb. 13. Infantile Epiglottis.

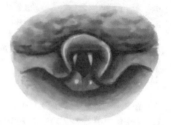

Abb. 14. Omegaform der Epiglottis.

gesehen wird. Wir erhalten vor allem auch deshalb eine schlechte Vorstellung von der Tiefenausdehnung, weil wir nur mit einem Auge sehen und fast keine Schatten sichtbar werden, mit deren Hilfe wir sonst den Eindruck der Tiefe gewinnen könnten. Denn da die Richtung der Beleuchtung mit der Sehachse zusammenfällt, werden alle sichtbaren Teile fast gleichmäßig beleuchtet. Durch Übung läßt sich trotzdem eine gewisse Tiefenwahrnehmung erlernen mit Hilfe der parallaktischen Verschiebungen, die bei Kopfbewegungen entstehen. Hierbei wirken

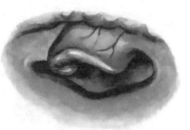

Abb. 15. Schiefe Epiglottis.

unterstützend die genaue Kenntnis der anatomischen Verhältnisse und das Sondieren.

Beim Einführen des Kehlkopfspiegels fällt zunächst der Kehldeckel ins Auge. Seine Form ist individuell sehr verschieden. Sowohl seine linguale wie seine laryngeale Fläche sind im allgemeinen sattelförmig, die linguale Fläche ist von rechts nach links konvex und von oben nach unten konkav, die laryngeale Fläche dagegen ist von rechts nach links konkav und von oben nach unten konvex. Beim Kind bildet der Kehldeckel oft eine nach hinten offene Rinne, eine Form, die sich gelegentlich auch beim Erwachsenen findet. Bisweilen nimmt der freie Teil der Epiglottis Omegaform an. Auch kann er in seltenen Fällen gespalten sein. Manchmal findet sich eine Asymmetrie des Kehldeckels, die erhebliche Grade erreichen kann, ohne pathologisch sein zu müssen. Der freie Rand ist meist dünn und nach vorn etwas eingerollt, kann aber auch dicker sein. Manchmal zeigt er perlförmige Unebenheiten. Die Farbe der Epiglottis ist gewöhnlich gelblichrot und heller als die angrenzende Schleimhaut. An der lingualen Fläche sind häufig Gefäße zu erkennen, was an der laryngealen seltener ist.

Je weniger der Kehldeckel nach hinten geneigt ist, desto mehr sieht man von seiner laryngealen Fläche. Er kann sich mit seinem freien Rande ganz an den Zungengrund anlehnen, so daß die linguale Fläche ganz verschwindet. Meist aber ist die Epiglottis stärker nach hinten geneigt, so daß zwischen ihrem freien Teil und dem Zungengrund ein Zwischenraum entsteht. Es ist dann die linguale Fläche des Kehldeckels mit den Verbindungen zum Zungengrund, den mittleren und den seitlichen Bändern (Ligg. glosso-epiglottica med. et lat.), zwischen denen sich die Valleculae befinden, im Gesichtsfeld. Diese sind flache Gruben, die individuell verschieden tief sind. Unter ihnen liegt der Körper des Zungenbeins, der nicht selten, besonders bei Frauen, durch die zarte Schleimhaut hindurchscheint und die helle Farbe verursacht. In den Plicae verlaufen oft stärkere Venen. Den Seitenrand der Epiglottis verbindet eine Falte mit der seitlichen Pharynxwand (die Plica pharyngo-epiglottica). Annähernd senkrecht dazu verlaufen vom Seitenrand des Kehldeckels nach hinten innen zur Spitze des Aryknorpels die aryepiglottischen Falten (Plicae aryepiglotticae). Diese bilden zusammen mit dem Rande der Epiglottis die Begrenzung des Kehlkopfeinganges. Der mehr oder weniger scharfe obere Rand der aryepiglottischen Falten weist etwa an der Grenze des mittleren und hinteren Drittels eine Verdickung auf, die durch Knorpeleinlagerung (Cartilago cuneiformis) hervorgerufen wird. Am hinteren Ende der Falte befindet sich eine ähnliche,

meist weniger auffallende Verdickung, die ebenfalls durch Einlagerung eines Knorpels (Cartilago corniculata) bedingt ist. Zwischen den beiden hinteren Verdickungen liegt die Incisura interarytaenoidea. Der Kehlkopfeingang wird also begrenzt von dem freien

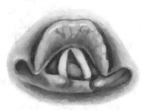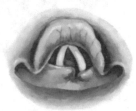

Abb. 16. Ansaugen der Aryknorpel.

Rande der Epiglottis, den aryepiglottischen Falten und der Incisura interarytaenoidea. Manchmal kommt es vor, daß sich der Kehlkopfeingang bei der Einatmung verengt, wobei die Aryknorpel in das Kehlkopfinnere hinein angesaugt werden, ohne daß dies als pathologisch anzusprechen wäre. Die Abb. 16 zeigt einen derartigen Fall in Ein- und Ausatmungsstellung.

Seitlich von den aryepiglottischen Falten liegen die Sinus piriformes, in die wir beim Spiegeln hineinsehen, besonders bei der Phonation. Sie werden seitlich von der Membrana hyothyreoidea und medial von der seitlichen Kehlkopfwand begrenzt. Manchmal schimmert, besonders bei anämischen Personen, der obere Schildknorpelrand an der lateralen Wand deutlich durch.

Außer dem Kehlkopfeingang und seiner Umgebung sieht man mit dem Spiegel das Kehlkopfinnere. Aus den sichtbaren Formen desselben läßt sich der eigentliche Aufbau des Kehlkopfes nur dunkel ahnen, da man vom Kehlkopfgerüst selbst nur sehr wenig zu sehen bekommt. Wir unterscheiden eine vordere, eine hintere und zwei seitliche Wände des Kehlkopfinneren. Eine scharfe natürliche Grenze existiert allerdings nicht zwischen den einzelnen Wänden, sondern sie gehen allmählich ineinander über. Die Vorderwand hat oberhalb der Stimmbänder etwa die Breitenausdehnung der Epiglottis, ist im Bereiche der Stimmbänder sehr schmal und verbreitert sich unterhalb derselben wieder, so daß ihre Form dem Längsdurchschnitt einer Sanduhr sehr ähnlich sieht. Die Vorderwand wird oberhalb der Stimmbänder im wesentlichen von der Epiglottis gebildet. Sie zeigt daher wie diese oben und unten eine Konkavität und dazwischen einen leicht konvexen Abschnitt. Unterhalb der Stimmbänder wird sie vom Schildknorpel, dem Lig. conicum und dem Ringknorpel gebildet. Wir sehen diese Teile bei der gewöhnlichen Laryngoskopie bei ruhiger Atmung von hinten und oben her in starker perspektivischer Verkürzung und gewinnen daher ein ganz anderes Bild als beim Präparat. Der Kehldeckel verdeckt sich selbst zum Teil. Seine Länge, die etwa 4—5 cm beträgt, ist nicht zu erkennen. Die ganze Vorderwand oberhalb der Stimmlippen, d. h. die laryngeale Fläche der Epiglottis sieht man bei gewöhnlicher Haltung durchaus nicht immer. Oft wird dabei nur die Konvexität — das Tuberculum — sichtbar und nicht selten nicht einmal dieses. Dann pflegt auch die vordere Commissur der Stimmbänder verdeckt zu werden.

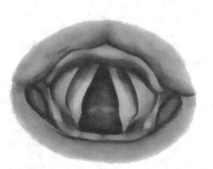

Unterhalb der Stimmbänder bietet sich während ruhiger Atmung, bei der allein man in den subglottischen Raum hineinsehen kann, die Vorderwand als eine ziemlich glatte Fläche dar, an der zuweilen der Ringknorpel durchscheint.

Die seitlichen Partien des Kehlkopfeinganges werden von den oben beschriebenen aryepiglottischen Falten gebildet. Diese gehen an der Seitenwand des Kehlkopfinneren ohne natürliche Grenze in die Taschenbänder, auch falsche Stimmlippen genannt, über. Dicht unterhalb der Taschenbänder befindet sich

Abb. 17. Tuberculum der Epiglottis.

der Eingang zum Ventrikel, der aber bei der normalen Laryngoskopie gewöhnlich nicht sichtbar ist. Vielmehr scheinen sich an die Taschenbänder die wahren Stimmbänder unmittelbar anzuschließen, deren seitliche Partien von den Taschenbändern verdeckt werden können. Wird viel von ihnen verdeckt,

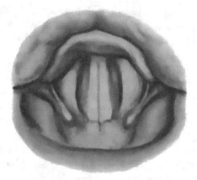

Abb. 18. Kehlkopfbild mit schmalen Taschenbändern in Respirations- und Phonationsstellung.

so erscheinen sie schmäler, wird wenig verdeckt, scheinen sie breiter zu sein. Bei sehr schmalen Taschenbändern ist der Eingang in den Morgagnischen Ventrikel gut sichtbar. Die Stimmbänder erscheinen dann sehr breit und sind in ihren lateralen Teilen rot gefärbt, wie die Abb. 18 zeigt. Der von den Taschenbändern gewöhnlich nicht verdeckte Teil der Stimmbänder hat meist eine weiße Farbe. Diese rührt [nach Killian] von den durch die Schleimhaut durchschimmernden elastischen Fasern bzw. dem sehnigen Ligament her. Je weniger die elastischen Fasern entwickelt sind, desto mehr scheinen die Muskelfasern durch die Schleimhaut durch und verursachen eine mehr oder weniger rote Färbung der Stimmbänder, was bei Frauen häufiger der Fall ist. Diese durch die durchscheinende Muskulatur bedingte rote Farbe ist eine andere als die, welche bei

Katarrhen entsteht. Diese wird durch eine stärkere Injektion der Schleimhautgefäße bedingt, wodurch das Weiß der Stimmbänder wie durch eine Deckfarbe verdeckt wird. Das hintere Drittel des Stimmbandes hat gewöhnlich einen etwas gelblichen Farbenton, welcher von dem durchscheinenden Knorpel des hierliegenden Proc. vocalis herrührt. Von der Unterfläche der Stimmbänder sieht man bei der gewöhnlichen Untersuchung normalerweise nichts.

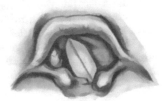

Bei Asymmetrie des Kehlkopfes kann die Stimmritze schräg verlaufen.

Da man bei der normalen Laryngoskopie in der Richtung von hinten oben nach vorn unten in den Kehlkopf sieht, blickt man mehr oder weniger parallel mit der Hinterwand, so daß hier

Abb. 19. Schräg verlaufende Stimmritze.

die perspektivische Verkürzung noch störender zu sein pflegt als bei den übrigen Teilen. An der Grenze von der Sciten- zur Hinterwand sieht man einen vom

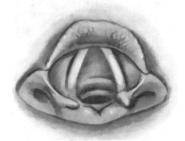
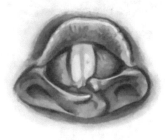

Abb. 20. Sog. Überkreuzung der Aryknorpel.

WRISBERGschen Knorpel ausgehenden Wulst, der nach dem Taschenband zu verläuft. Er ist ebenso wie der WRISBERGsche Knorpel individuell verschieden

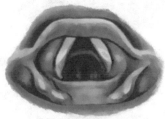
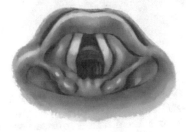

Abb. 21. Längsfalten an der Hinterwand.   Abb. 22. Querfalte an der Hinterwand.

stark ausgeprägt. Ein zweiter Wulst zieht vom SANTORINIschen Knorpel zum Stimmband, dieser ist aber weniger ausgeprägt als der andere und oft kaum wahrzunehmen.

Nicht selten kann man beobachten, daß bei der Phonation sich die WRISBERGschen Knorpel aneinander vorbeischieben, so daß der eine vor den anderen zu liegen kommt, was fälschlicherweise, worauf KILLIAN hinwies, als „Überkreuzung der Aryknorpel" bezeichnet zu werden pflegt.

Je nach der Stellung der Aryknorpel zueinander, d. h. ob sie mehr abduziert oder adduziert sind, bilden sich an der Hinterwand naturgemäß mehr oder weniger ausgeprägte Längsfalten, die im Spiegel als Hervorragungen zu erkennen sind, die aber bei tiefer Inspiration verschwinden und einer querverlaufenden Falte oberhalb der Stimmbänder Platz machen, was man bei günstig liegenden Fällen auch bei normaler Spiegelung beobachten kann (S. Abb. 21 u. 22).

Bei ruhiger Atmung gehen die Stimmbänder nach hinten zu auseinander, während sie nach vorn zu (zur vorderen Commissur) zusammenlaufen. Sie umgrenzen so normalerweise ein gleichschenkliges Dreieck, dessen Basis hinten

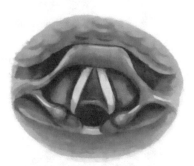

Abb. 23. Mittlere Inspiration.

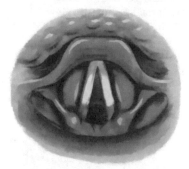

Abb. 24. Mittlere Exspiration.

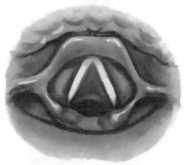

Abb. 25. Tiefe Inspiration.

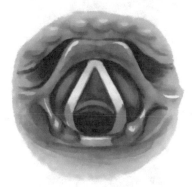

Abb. 26. Tiefste Inspiration (Seufzer).

und dessen Spitze vorn ist. Diese Stellung der Stimmbänder wird als „Respirationsstellung" bezeichnet.

Bei der Respiration müssen wir die Inspiration und die Exspiration unterscheiden. Die Glottis ist oft bei der Einatmung weiter als bei der Ausatmung, wie der Vergleich der beiden Kehlkopfbilder zeigt, die während mitteltiefer Ein- und Ausatmung bei demselben Patienten beobachtet und gezeichnet wurden. Je tiefer die Einatmung ist, desto weiter pflegen die Stimmbänder auseinander zu gehen, wie aus den Abbildungen ersichtlich ist. Bei allertiefster Einatmung, dem Seufzer, nimmt die Glottis die Form eines Fünfeckes an, da dann die hinteren Teile der Stimmbänder, die von den Proc. vocales gebildet werden, nach vorn divergieren.

Das kindliche Kehlkopfbild weicht in der Form kaum von dem des Erwachsenen ab. Die von beiden Seiten stark komprimiert erscheinende sogenannte infantile Form der Epiglottis findet man beim Kind häufiger als beim Erwachsenen, ist aber durchaus nicht die Regel. Zum Vergleich der Spiegelbilder kindlicher Kehlköpfe verschiedener Altersstufen sind die beigegebenen Bilder

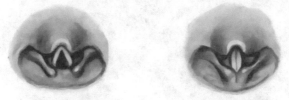

Abb. 27. Kehlkopfbild eines zweijährigen Kindes.

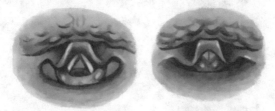

Abb. 28. Kehlkopfbild eines fünfjährigen Kindes.

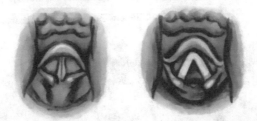

Abb. 29. Kehlkopfbild eines siebenjährigen Kindes.

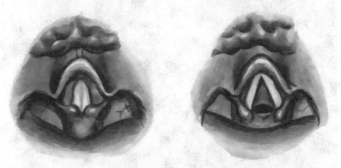

Abb. 30. Kehlkopfbild eines dreizehnjährigen Kindes.

in natürlicher Größe bei Respirations- und Phonationsstellung getreu nach der Natur gezeichnet. Sie stammen von einem 2-, 5-, 7- und 13jährigen Kind. Man sieht also, daß bisweilen auch kleine Kinder bei der Laryngoskopie so gut halten, daß sie sich sogar Sitzungen zur Zeichnung gefallen lassen.

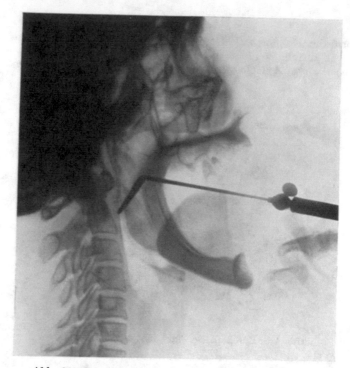

Abb. 31. Röntgenaufnahme bei normaler Kopfhaltung.

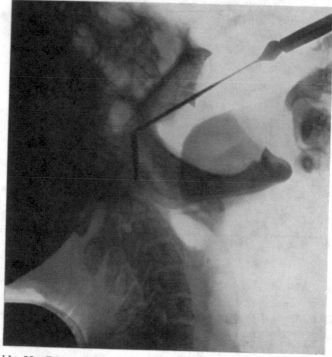

Abb. 32. Röntgenaufnahme bei nach hinten übergebeugtem Kopf.

Besichtigung der vorderen Commissur.

Bei der Laryngoskopie in der oben beschriebenen Normalhaltung ist leider verhältnismäßig häufig die vordere Commissur nicht gut zu Gesicht zu bringen, auch bei sorgfältigster Berücksichtigung der die Spiegelung erleichternden Maßnahmen wie Phonation, aktives Vorstrecken der Zunge und möglichst weites Vorschieben des Spiegels nach hinten oben. Würde man den Spiegel noch weiter nach hinten oben schieben können als es die Halswirbelsäule bei normaler Haltung gestattet, so würde man auch besser von hinten her in den Kehlkopf hineinsehen können. Ein derartiges Zurückweichen der obersten Halswirbel läßt sich in der Tat erreichen durch Zurückbeugen des Kopfes bei sonst gleichbleibender Körperhaltung. Dabei bildet die Halswirbelsäule eine nach vorn konvexe Krümmung.

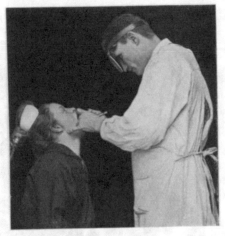

Abb. 33. Stellung zur Besichtigung der vorderen Commissur.

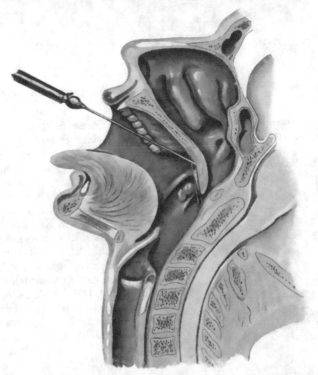

Abb. 34. Innensituation bei nach hinten übergebeugtem Kopf.

Die untere Partie der Halswirbelsäule bleibt annähernd in gleicher Stellung, während die oberen Halswirbel stark zurückweichen. Dies erkennt man leicht bei dem Vergleich von Röntgenbildern, die durch seitliche Aufnahme während der Spiegelung bei normaler Haltung und bei rückwärts geneigtem Kopf gewonnen

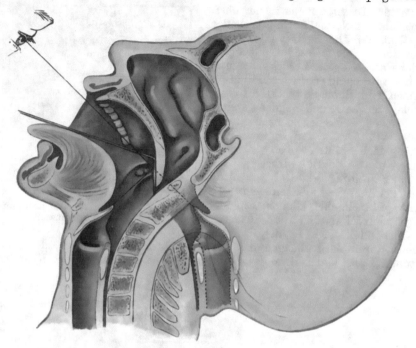

Abb. 35. Lage des Bildes bei nach hinten übergebeugtem Kopf.

wurden. Eine willkommene Nebenwirkung beim Zurückbeugen des Kopfes ist ein Höhersteigen des Kehlkopfes, so daß dieser dem Spiegel genähert wird.

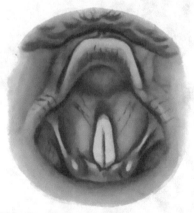

Abb. 36. Kehlkopfbild bei nach hinten übergebeugtem Kopf und hoher Phonation.

Bei dieser Art des Spiegelns sitzt der Patient wie bei der gewöhnlichen Haltung auf einem Stuhl, neigt aber den Kopf so weit wie irgend möglich nach rückwärts, wobei darauf zu achten ist, daß die sonstige Haltung des Körpers beibehalten wird. Manche Patienten nehmen dabei leicht eine fehlerhafte Haltung an, indem sie sich mit dem ganzen Körper nach rückwärts lehnen, was natürlich korrigiert werden muß. Die Lichtquelle bleibt wie sonst neben dem rechten Ohr des Patienten. Der Arzt steht vor dem Patienten und sieht von oben her in den Kehlkopf hinein. Im übrigen ist die Technik der Spiegelung die gleiche wie bei der normalen Haltung. Die Innensituation ist auf dem beigegebenen Bild (Abb. 34) ersichtlich, das einen konstruierten Medianschnitt während der Spiegelung darstellt. Die spiegelnde Fläche steht dabei annähernd senkrecht. Die Lage des Bildes ist aus der nebenstehenden Zeichnung (Abb. 35) ersichtlich. Es steht um so tiefer, je mehr der Kopf rückwärts geneigt wird. Man sieht bei dieser Stellung nicht nur die vordere Commissur besser, sondern gewinnt überhaupt einen besseren Aufblick auf die gesamte Vorderwand des Kehlkopfes. Die laryngeale Fläche der Epiglottis erscheint weniger verkürzt, so daß Einzelheiten besser wahrgenommen werden können. Abb. 36 auf S. 782 zeigt, welch einen prachtvollen Aufblick auf die Vorderwand man mit Hilfe dieser Methode bei gleichzeitiger hoher Phonation oft gewinnen kann.

Besichtigung der Hinterwand.

Wie schon bei der Besprechung des laryngoskopischen Bildes erwähnt wurde, blickt man bei der normalen Laryngoskopie von hinten oben nach vorn unten in den Kehlkopf hinein und sieht so der Hinterwand etwa parallel, so daß hier die perspektivische Verkürzung besonders stark ist. Die genaue Besichtigung der Hinterwand ist aber gerade von besonderer Wichtigkeit, da diese häufig der Sitz von Erkrankungen ist. Zum Beispiel nimmt gern die Kehlkopftuberkulose hier ihren Anfang. Es ist das Verdienst KILLIANS, eine Stellung gefunden und angegeben zu haben, die die so wichtige Kehlkopfhinterwand dem Auge besser zugänglich macht,

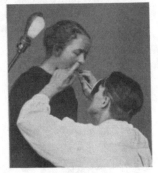

Abb. 37. KILLIANsche Stellung.

als dies bei der Laryngoskopie in normaler Haltung möglich ist. Es war ihm bekannt, daß beim Rückwärtsneigen die vorderen Partien des Kehlkopfes besser sichtbar werden, und so kam ihm der Gedanke, zu untersuchen, wie sich das Kehlkopfbild bei der entgegengesetzten Haltung des Kopfes, nämlich dem Vorwärtsneigen, ändern würde. Er hatte von vornherein die Vermutung, daß man dabei die Hinterwand besser sehen würde. Diese Erwartung hatte ihn nicht getäuscht. Zur Ausführung dieser Spiegelmethode stellt sich der Patient aufrecht und

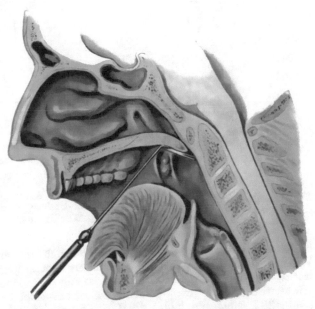

Abb. 38. Innensituation bei KILLIANscher Stellung.

neigt den Kopf, und zwar *nur* den Kopf nach vorn. Der Arzt kniet vor ihm, am besten auf einem Kissen, und sieht von unten her auf den Spiegel, dessen Fläche fast horizontal gehalten wird. Bei größeren Patienten kann der Arzt auch auf dem Stuhl sitzen bleiben; will er bei kleinen

Patienten das Hinknien vermeiden, so kann er diese auf eine Fußbank stellen. Benutzt man beim Spiegeln einen Reflektor, so ist auch hierbei darauf zu achten, daß die Lampe so stark erhöht wird, daß sie neben dem rechten Ohr des Patienten zu stehen kommt. Wird dies nicht berücksichtigt, so entstehen Schwierigkeiten. Als sehr zweckmäßig erweist sich bei dieser Untersuchung auch die Benutzung einer Kirsteinschen Stirnlampe. Die günstige Wirkung der Vorneigung des Kopfes erklärt sich nach Brünings, von dem die beiden beigegebenen schematischen Durchschnittsfiguren stammen, folgendermaßen: Bei der normalen laryngoskopischen Stellung (Abb. 39 A)

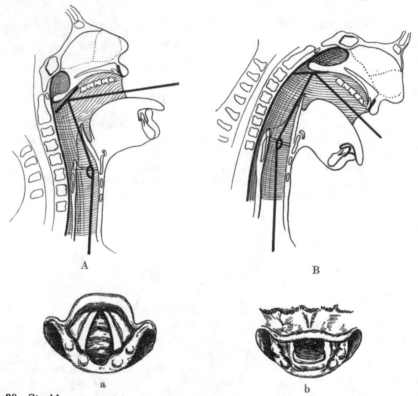

Abb. 39. Strahlengang und laryngoskopisches Bild: A a in gewöhnlicher Stellung (vordere Trachealwand); B b in Killianscher Stellung (hintere Larynxwand).
(Nach Denker-Brünings.)

bildet die Luftröhrenachse mit der Blickrichtung einen nach hinten offenen Winkel. Man sieht dabei bei geöffneter Glottis gegen die vordere Trachealwand, wie das darunter befindliche laryngoskopische Bild a zeigt. Von der Hinterwand ist so gut wie nichts zu sehen. Bei der Killianschen Stellung (Abb. 39 B) dagegen bildet die Luftröhrenachse mit der Blickrichtung einen nach vorn offenen Winkel, so daß nunmehr der Blick bei geöffneter Glottis gegen die Hinterwand gerichtet ist (b).

Das Spiegelbild steht um so höher, je mehr der Kopf nach vorn geneigt ist. Läßt man die Bewegung während der Untersuchung allmählich ausführen, so kann man das Höhersteigen des Bildes sehr gut beobachten. Durch die verschiedenen Situationen werden auch Lageänderungen im Spiegelbild bedingt.

Die in Wirklichkeit horizontal verlaufenden Stimmlippen, welche bei gewöhnlicher Laryngoskopie im Bilde senkrecht erscheinen, verlaufen in der KILLIANschen Haltung im Bilde nahezu horizontal, indem sich das Bild nach vorn herüberneigt. Bei exzessiver KILLIANscher Haltung liegt das Bild ganz oben, so daß schließlich das Bild der Epiglottis senkrecht über dieser selbst zu liegen scheint. Noch höher erscheint das Bild der Bifurkation, es tritt also eine völlige Umkehr der Verhältnisse ein; hier ist nicht vorn und hinten verkehrt, sondern oben und unten. Tropft man in dieser Haltung Flüssigkeit in den Larynx,

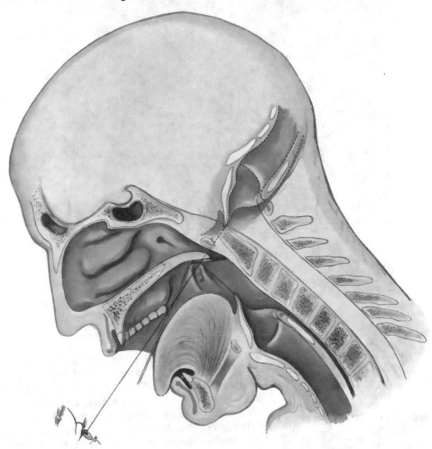

Abb. 40. Lage des Bildes in KILLIANscher Stellung.

so steigen im Bilde die Tropfen scheinbar nach oben, während sie beim Husten nach abwärts zu fallen scheinen. Abb. 40 zeigt im schematischen Medianschnitt die Situation bei der KILLIANschen Haltung und läßt auch die Lage des Spiegelbildes erkennen. Das Gerüst zu diesem Bild ist einer seitlichen Röntgenaufnahme, die während der Untersuchung in KILLIANscher Haltung angefertigt wurde, entnommen, die Weichteile hineingezeichnet und die Lage des Spiegelbildes durch Konstruktion gewonnen. Bei der KILLIANschen Haltung blickt man von oben vorn nach hinten unten in den Kehlkopf hinein, also in schräger Richtung nach der Hinterwand zu, dabei werden die vorderen Partien des Kehlkopfes gewöhnlich von der Epiglottis bedeckt. Die Hinterwand ist nur

50

bei tiefer Atmung sichtbar; bei der Phonation nämlich legen sich die Aryknorpel so eng aneinander, daß der oberhalb der Stimmlippen gelegene Teil der Hinter-

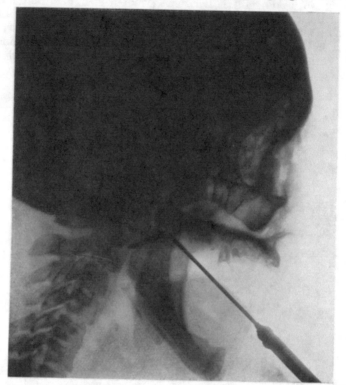

Abb. 41. Seitliche Röntgenaufnahme bei Killianscher Stellung.
(Lage des Bildes in Killianscher Stellung.)

wand sich maximal verschmälert, während der in und unterhalb der Stimmritze gelegene Teil durch den Schluß der Stimmbänder vollkommen verdeckt wird.

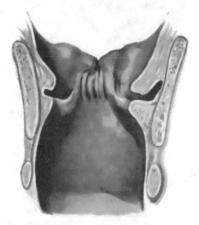

Abb. 42. Präparat mit Längsfalten an der Hinterwand.

Je tiefer die Inspiration, desto mehr entfaltet sich die Hinterwand. Bei mittlerer Inspiration sind häufig symmetrisch angeordnete Längsfalten zu sehen, die entsprechend der wechselnden Breite der Hinterwand bei Phonation und Inspiration physiologisch sind. Bei tiefer Inspiration, bei der sich die Hinterwand entfaltet, verschwinden sie vollständig zum Unterschied von krankhaften Gebilden, die auch dann bestehen bleiben. Im Schleimhautrelief läßt sich oft bei tiefer Inspiration eine quere Falte etwas oberhalb der Stimmlippen beobachten, Die endolaryngealen Flächen der Arygegenden und der aryepiglottischen Falten, die individuell außerordentlich verschieden sind, erscheinen wesentlich flächenhafter als bei der gewöhnlichen Spiegelung. Nach unten zu blickt man leicht bis zum unteren Rande der Ringknorpelplatte und oft noch tiefer an der Hinterwand der Trachea hinab.

Alle diese Einzelheiten an der Hinterwand, die man gelegentlich auch bei der Untersuchung in gewöhnlicher Haltung wahrnehmen kann, sieht man bei der KILLIANschen Haltung außerordentlich viel deutlicher, so daß eine solche Untersuchung in allen zweifelhaften Fällen unbedingt vorgenommen werden sollte. Wie deutlich die Kehlkopfhinterwand in der KILLIANschen Stellung zu sehen ist, demonstriert beistehende Abb. 43, welche nach dem Leben naturgetreu gezeichnet ist.

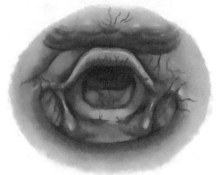

Abb. 43. Bild der Kehlkopfhinterwand in KILLIANscher Stellung.

Besichtigung des subglottischen Raumes.

Schon bei der normalen Laryngoskopie sieht man gewöhnlich unterhalb der Stimmbänder die Vorderwand des subglottischen Raumes und bei der Untersuchung in KILLIANscher Haltung die Hinterwand desselben. Nicht zu sehen sind gewöhnlich die Seitenwände, d. h. die Unterfläche der Stimmbänder, aber auch diese kann man sich meist durch besondere Methoden zu Gesicht bringen. Läßt man den Patienten den Kopf nach einer Seite neigen und legt den Spiegel an die laterale Rachenwand der tieferstehenden Seite, so sieht man gewöhnlich bei tiefster Einatmung die Unterfläche des Stimmbandes der entgegengesetzten Seite (AVELLIS). Wollen wir also die linke Seite des subglottischen Raumes sehen, so bringen wir den Spiegel an die rechte Seite des Rachens, während wir den Patienten den Kopf nach rechts neigen lassen. Dabei gewinnt man einen besseren Einblick auf die gesamte laterale Kehlkopfwand, schaut tiefer in den Eingang des MORGAGNIschen Ventrikels hinein und infolgedessen erscheint das Stimmband breiter. Will man die rechte Seite spiegeln, so muß der Kopf natürlich nach der linken Seite geneigt und der Spiegel links gehalten werden.

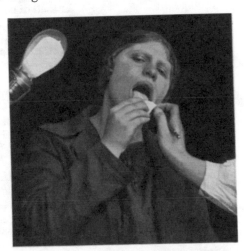

Abb. 44. Haltung zur Besichtigung des subglottischen Raumes.

Bei dieser Art der Untersuchung ist das Kehlkopfbild ein ganz anderes als wir es zu sehen gewohnt sind. Der Kehlkopf erscheint nämlich, abgesehen davon, daß wir nur eine Seite des Innenraumes sehen, vollkommen schief. Die beigegebenen Abb. 45 u. 46 zeigen, wie sich der Kehlkopf bei dieser Untersuchungsart im Spiegel präsentiert.

Eine andere Möglichkeit, sich die Unterfläche einer Stimmlippe zu Gesicht zu bringen, besteht darin, während des Spiegelns in gewöhnlicher Haltung den

Kehlkopf von außen zu fassen und etwas um seine sagittale Achse zu drehen, worauf schon Türck hinwies.

Auch ist von verschiedenen Autoren empfohlen worden, zum Besichtigen der unteren Stimmlippenflächen ein zweites kleines Spiegelchen, das sich an

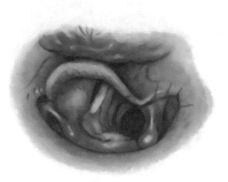 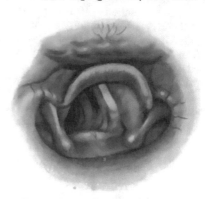

Abb. 45. Bild der rechten Kehlkopfseite bei Haltung nach Avellis.

Abb. 46. Bild der linken Kehlkopfseite bei Haltung nach Avellis.

einem entsprechend langen gebogenen Stiel befindet und auch beweglich gemacht werden kann (Gerber), durch die geöffnete Glottis hindurchzuführen. Zur Ausübung dieser Methode ist gewöhnlich Cocainisierung erforderlich.

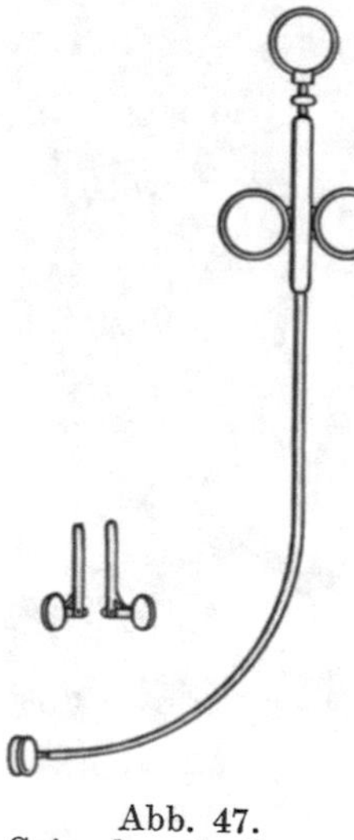

Lassen diese Methoden zu wünschen übrig, so wendet man am besten die direkte Untersuchung an, die weiter unten besprochen wird.

In Fällen, wo eine Tracheotomiewunde besteht, kann man sich einen Einblick in den subglottischen Raum auch dadurch verschaffen, daß man ein kleines angewärmtes Spiegelchen durch die Tracheotomieöffnung in die Trachea einführt und die spiegelnde Fläche nach oben zu wendet. Die Wundränder der Trachea kann man sich dabei mit geeigneten Speculis auseinanderhalten. Als Erfinder der Methode gilt Neudörfer; andere haben die Untersuchungsmethode durch die Tracheotomieöffnung besonders ausgebildet, so Czermak, Türck und Voltolini, welche eigene Instrumente hierfür angegeben haben. Je größer die Trachealöffnung, desto leichter ist die Untersuchung, da man dann um so größere Spiegel einführen kann. Das Gesichtsfeld wird auch um so größer, je mehr man das Auge dem eingeführten Spiegelchen nähert. Ein spezielles Instrumentarium ist meist, besonders bei größerer Öffnung, entbehrlich. Bei frischen Wunden können durch die Manipulationen leicht Blutungen entstehen, die unliebsame Störungen verursachen, worauf deshalb bei der Einführung der Instrumente Rücksicht genommen werden muß. Bei störenden Hustenreflexen ist Anästhesie mit Cocain-Adrenalin erforderlich.

Abb. 47.
Spiegel nach Gerber für subglottischen Raum.

Man kann im Spiegel deutlich die Unterfläche der Stimmbänder sehen (die Gegend des Lig. conicum), sowie die vordere Commissur, welche im Spiegelbild unten liegt, während die Hinterwand sich im Bilde oben zeigt. Bei geöffneter

Glottis kann man auch Teile oberhalb der Stimmlippen erkennen, beispielsweise die Epiglottis in ihrer ganzen Ausdehnung und die laryngeale Fläche der Regio arytaenoidea, manchmal sieht man sogar in den Pharynx hinein bis zum Velum palatinum.

Schwierigkeiten.

Wenn wir hier von Schwierigkeiten reden, so müssen wir uns darüber klar sein, daß sie zum großen Teil nicht für jeden Untersucher bestehen, sondern für das Maß von Schwierigkeiten ist in erster Linie die Übung und Geschicklichkeit des Untersuchers maßgebend. Je geübter und geschickter ein Untersucher ist, desto weniger Schwierigkeiten begegnen ihm. Die meisten Schwierigkeiten hat naturgemäß der Anfänger. Zunächst fällt ihm gewöhnlich schwer, das Licht mit dem Stirnspiegel so zu reflektieren, daß es richtig auf die zu beleuchtende Stelle fällt. Es ist daher ratsam, um sich und den Patienten Beschwerlichkeiten zu ersparen, erst die Beleuchtungstechnik durch fleißige Vorübungen so zu erlernen, daß man mit ihr vollkommen vertraut ist, wenn man mit der eigentlichen Laryngoskopie beginnt. Reichliche Gelegenheit zur Aneignung der Beleuchtungstechnik bietet sich bei der Spiegeluntersuchung des Mundes, der Nase und des Ohres. Bei diesen Übungen kommt es sehr darauf an, daß der Untersucher den Kopf unbeweglich hält, nachdem er das Licht mit dem Reflektor auf die zu untersuchende Stelle scharf eingestellt hat, notwendig werdende Bewegungen müssen mit dem Kopf des Patienten ausgeführt werden, während der Untersucher seine Kopfhaltung unverrückt beibehält. Denn, wenn er seinen Kopf mit dem Reflektor bewegt, so fällt das reflektierte Licht auf eine andere als die zu untersuchende Stelle und die Reflektorstellung muß mit der Hand korrigiert werden, was sehr störend ist.

Die Benutzung einer Stirnlampe anstatt des Reflektors erleichtert dem Anfänger die Beleuchtung, aber sie ist nicht so allgemein anwendbar.

Ebenso wie die Einstellung des Lichtes pflegt auch die Anwendung des Kehlkopfspiegels dem Anfänger Schwierigkeiten zu machen, die sich nur durch fleißige Übung unter genauer Befolgung der bei der normalen Laryngoskopie beschriebenen Vorschriften beheben lassen.

Außerdem macht der Anfänger bei der Laryngoskopie gern den Fehler, daß er gewöhnlich das Auge auf den Spiegel akkommodiert, während das zu betrachtende Spiegelbild ca. 8 cm dahinter liegt; und wird das Auge richtig auf die Entfernung des Objektes eingestellt, so macht schließlich noch das Erfassen des Spiegelbildes mit *einem* Auge, insbesondere die Wahrnehmung der Körperlichkeit, große Schwierigkeiten, die nur durch ausgiebigste Übung überwunden werden können.

Es gibt Patienten, die aus Furcht vor der Untersuchung dem Arzt Schwierigkeiten bereiten. Viele, die beobachten, daß der Spiegel über einer Flamme angewärmt wird, fürchten sich vor Verbrennung. Diese überzeugt man von der Grundlosigkeit ihrer Befürchtung durch Anlegen des Spiegels an den eigenen Handrücken und an die Wange des Patienten. Manche Patienten befürchten, der Arzt beabsichtige zu „schneiden". Diesen zeigt man am besten vor der Untersuchung den harmlosen Spiegel und erklärt ihnen seinen Zweck. Bei einem Patienten, welcher Angst hat, daß man ihm bei der Untersuchung Schmerzen bereiten könnte, empfiehlt es sich, zunächst den Spiegel in die Mundhöhle einzuführen, ohne irgendwelche Teile zu berühren, damit er die Überzeugung gewinnt, daß er die Untersuchung aushalten kann. Hat der Patient nunmehr Vertrauen gewonnen, so führt der Untersucher den Spiegel jedesmal etwas tiefer ein, bis er sein Ziel erreicht hat. Patienten, die sich vor Übertragung von Krankheiten durch das Instrumentarium fürchten, sind darüber aufzuklären, daß die Instrumente vor jedesmaligem Gebrauch sterilisiert werden.

Manche Patienten würgen schon, wenn sie die Zunge vorstrecken sollen oder wenn sie auch nur daran denken, daß ihnen ein Gegenstand, wie der Spiegel, in den Rachen eingeführt werden soll. Solche Leute, die zum Glück selten sind, können selbst dem geübten Laryngoskopiker Schwierigkeiten bereiten. Man versuche dabei, die Aufmerksamkeit auf etwas anderes zu lenken. Man fordert z. B. den Patienten auf, dauernd tief zu atmen und führt dann eine sehr schnelle Untersuchung aus, die man nötigenfalls mehrmals wiederholt und bei denen man die so gewonnenen Teilbilder zu einem Gesamtbild ergänzt.

Weit häufiger als der rein psychischen Übererregbarkeit begegnet man einer gesteigerten Reflexerregbarkeit, die auf einer erhöhten Berührungssensibilität der Rachengebilde beruht. Sie kann bisweilen einen hohen Grad erreichen, so daß schon bei leichter Berührung mit dem Spiegel Würgen und Erbrechen ausgelöst werden kann. In solchen Fällen empfiehlt es sich, die Spiegelung ohne Berührung der Rachenteile auszuführen, während man den Patienten möglichst hoch phonieren läßt. Um ungewollte Berührungen besser vermeiden zu können, wählt man dazu kleine Spiegel. Kommt man damit nicht zum Ziel, so erinnere man sich daran, daß ein festeres Andrücken des Spiegels oft besser vertragen wird als leichte Berührung; ganz besonders sind in diesen Fällen die unsicher tastenden Bewegungen zu vermeiden, die ja schon bei ganz normalen Menschen zum Würgen reizen, um so mehr bei Leuten mit erhöhter Sensibilität. Die Reflexerregbarkeit läßt sich auch durch psychische Ablenkung herabsetzen, z. B. durch die schon von Türck für solche Fälle empfohlenen „keuchenden Respirationen". Gerade auch in solchen Fällen bemühe man sich, die Einzeluntersuchungen in einem Minimum der Zeit auszuführen, da ein längeres Verweilen des Spiegels im Rachen die Reflexerregbarkeit zu erhöhen pflegt. Ist die Schleimhaut durch die Untersuchungen gereizt, so lasse man dem Patienten Zeit, bis eine Beruhigung eingetreten ist, ehe man den Spiegel wieder einführt.

Sollte es trotzdem nicht gelingen, einen genügenden Einblick in den Kehlkopf zu gewinnen, so ist als ultimum refugium die Reflexerregbarkeit durch Bepinselung des Gaumensegels und der hinteren Rachenwand mit *Cocain* herabzusetzen. Je größer die Geschicklichkeit des Untersuchers ist, desto seltener wird er Cocain verwenden müssen. Ein geschickter Laryngologe hat es nur selten nötig, zur Herabsetzung der Reflexerregbarkeit bei der gewöhnlichen Laryngoskopie Cocain zu benutzen.

Erhebliche Schwierigkeiten erwachsen nicht selten durch anatomische Veränderungen. Verhältnismäßig häufig kommt es vor, daß die zu untersuchenden Patienten den Mund nicht ordentlich öffnen können (z. B. infolge von Entzündungen am Unterkiefer oder den Tonsillen, bei Narbenbildung usw.). Können die Patienten selbständig gar nicht die Zahnreihen voneinander entfernen, so kann man durch etwa vorhandene größere Zahnlücken hindurch versuchen, die Zunge beiseite zu halten und ein kleines Spiegelchen einzuführen. Dabei verwendet man am besten parallelstrahliges Licht (Kirsteinlampe), evtl. durch Planspiegel reflektiertes Sonnenlicht. In solchen Fällen kann man, wenn diese Methode versagt, was besonders bei kleineren Zahnlücken der Fall ist, sich oft noch mit Erfolg der direkten Methode oder kleiner cystoskopartiger Untersuchungsinstrumente zur Laryngoskopie bedienen. Stehen diese nicht zur Verfügung, dann muß man versuchen, die Zahnreihen mit einem Mundsperrer langsam voneinander zu entfernen (evtl. unter Morphiumwirkung oder Leitungsanästhesie). Sind die Zahnreihen nur ungenügend voneinander zu entfernen, dann verzichtet man besser auf das Vorziehen der Zunge, da sonst der Spalt zwischen den Zähnen von der Zunge ausgefüllt wird und zum Hineinsehen kein Platz mehr bleibt. Die Zunge lassen wir also in solchen Fällen hinter den Zahnreihen und halten sie mit einem Spatel beiseite, während wir den Spiegel in der üblichen Weise einführen.

Bei kurzem Zungenbändchen ist es manchmal dem Patienten unmöglich, die Zunge hervorzustrecken. In diesen Fällen muß man auch auf das Herausziehen der Zunge verzichten.

Bei scharfen unteren Schneidezähnen kann es leicht passieren, daß das Zungenbändchen, besonders bei unvorsichtigem Hervorziehen, eingerissen wird, was dem Patienten starke Beschwerden verursacht. Man schützt in solchen Fällen die Zunge durch ein auf die unteren Schneidezähne gelegtes Mulläppchen und vermeidet jedes passive Hervorziehen der Zunge. Ist bei früheren Untersuchungen bereits ein Einriß am Frenulum erfolgt, so cocainisiert man am besten die schmerzhafte Stelle vor der Untersuchung.

Häufiger begegnet einem ein störendes Aufbäumen des Zungenrückens, besonders bei kurzer dicker Zunge. In solchen Fällen lasse man den Mund maximal öffnen und die Zunge möglichst weit vorstrecken, worauf schon TÜRCK hingewiesen hat. Dabei gewinnt man nicht nur durch das weite Öffnen des Mundes mehr Raum, sondern nicht selten flacht sich die Zunge auch mehr ab. Genügt das nicht, so kann man die Zunge mit einem Zungenspatel leicht herabdrücken.

Sind die Tonsillen stark vergrößert, dann muß man sich eines kleinen Spiegels bedienen, um die störende Enge zu passieren. Das gleiche gilt bei Narbenverengerung usw.

Eine zu lange Uvula kommt leicht unter dem Kehlkopfspiegel hervor und stört den Einblick in den Kehlkopf, indem an Stelle des Kehlkopfbildes immer das Bild der Uvula zu sehen ist. Man vermeidet dies am einfachsten, indem man einen großen Spiegel benutzt, der die ganze Uvula bedeckt. Große Spiegel muß man auch bei weitem Rachen anwenden, um ein Vorfallen des Gaumensegels zu vermeiden. Dann erübrigt sich die Verwendung von Spiegeln mit sogenanntem Zäpfchendecker, wie sie u. a. von VOLTOLINI angegeben worden sind.

Der Einblick in die Valleculae ist häufig dadurch gehindert, daß der Kehldeckel dem Zungengrund anliegt. Durch Druck mit dem Finger von außen auf den Körper des Zungenbeins in der Richtung von vorn nach rück- und aufwärts läßt sich der Kehldeckel vom Zungengrund entfernen und auf diese Weise oft ein besserer Einblick in die Valleculae gewinnen [TÜRCK].

Vermehrte natürliche Halskrümmung, Lordose, Abscesse oder Geschwülste der hinteren Rachenwand können den Einblick in den Kehlkopf sehr erschweren. Man versuche durch Veränderung der Haltung das Hindernis zu umgehen, wobei der Kopf nicht nach rückwärts gebeugt werden darf. Sind die anatomischen Veränderungen hochgradig, so kann die indirekte Untersuchung unmöglich werden und man gezwungen werden, seine Zuflucht zu einer der direkten Methoden zu nehmen.

Sekrete, welche bei der Untersuchung stören, läßt man den Patienten ausräuspern oder entferne sie von den Stimmbändern durch Abspritzen oder Abwischen, wenn sie sich nicht abhusten lassen.

Sehr häufig bildet die Epiglottis ein Hindernis für die Untersuchung. Oft entstehen Schwierigkeiten bei Formveränderungen der Epiglottis, von denen die häufigsten die infantile oder kahnförmige und die omegaförmige sind. Die hohen Grade der infantilen Form lassen oft nur einen sehr schmalen Spalt frei, durch den immer nur ein kleiner Teil des Kehlkopfinneren zu übersehen ist. Man muß durch verschiedene Spiegelhaltungen sich nacheinander die einzelnen Teile des Kehlkopfinneren zu Gesicht bringen und sich daraus das Gesamtbild kombinieren. Von außen bewirkte Verschiebungen des Kehlkopfes können dabei unterstützend wirken.

Die Omegaform bietet ähnliche Schwierigkeiten. Auch sie läßt oft nur einen kleinen Teil des Innenraumes auf einmal erkennen.

Bei einer seitlich verzogenen Epiglottis kann es nötig werden, den Spiegel schräg einzusetzen oder seitlich geneigte Kopfhaltung einnehmen zu lassen.

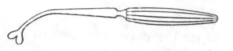

Abb. 48. Reichertscher Haken.

Bei weitem am häufigsten stört die Epiglottis, wenn sie nach hinten überliegt und so den Eingang in den Kehlkopf verdeckt, besonders wenn sie noch dazu abnorm lang ist und sich bei Phonation nicht genügend aufrichtet. Dann gelingt es oft mit normaler Laryngoskopie selbst bei genauer Beachtung der Regeln nicht, einen Einblick in den Kehlkopf zu gewinnen. Manchmal kommt man noch zum Ziel, wenn man bei stark rückwärts geneigtem Kopf untersucht und den Patienten dabei auffordert, ein ganz hohes „i" zu phonieren. Trotzdem sich dabei die Zunge aufbäumt, reicht die Zeit vorher oft noch aus, einen kurzen Einblick in den Kehlkopf zu gewinnen. Wenn dies nicht der Fall ist, so halte man den Zungenrücken mit einem Spatel nieder. Bisweilen

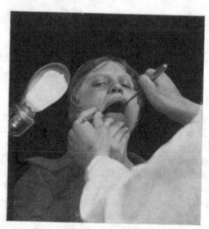

Abb. 49. Haltung des Reichertschen Hakens durch den Arzt.

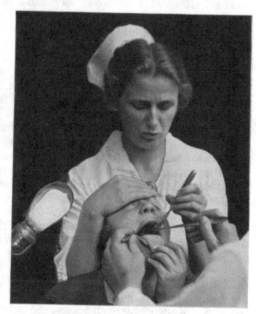

Abb. 50. Haltung des Reichertschen Hakens durch Hilfsperson.

ist eine stoßweise Atmung vorteilhaft, die man auch mit Erfolg anwenden kann bei sogenannter perverser Abwärtsbewegung der Epiglottis, bei der sich die Epiglottis während der Phonation auf den Kehlkopf senkt statt sich zu heben.

Wenn es trotz aller dieser Maßnahmen nicht gelingt, das Kehlkopfinnere genügend zu übersehen, dann müssen wir die Epiglottis mit Hilfe von Instrumenten mechanisch aufrichten. Als sehr geeignet hierfür erweist sich der Reichertsche Epiglottisheber. Es ist dies ein etwas gekrümmter Hebel mit einem fischschwanzähnlichen Ende, das zwischen Zungengrund und Epiglottis in die Valleculae eingesetzt wird. Bei der Anwendung des Instrumentes ist es notwendig, daß der Patient seine Zunge selbst hält, während der Untersucher mit der einen Hand in der üblichen Weise den Spiegel einführt und dann mit der anderen den Hebel unter Leitung des Auges in die Valleculae einsetzt. Drückt man nun mit Hilfe dieses Instrumentes den Zungengrund nach vorn, wobei man die obere Zahnreihe als Stütz- bzw. als Drehpunkt benutzen kann, so richtet sich stets die Epiglottis auf und der Kehlkopfeingang wird frei. Es empfiehlt sich hierbei, die Gegend der Valleculae zu cocainisieren. Besonders ist dies bei empfindlichen Patienten nötig. Kann der Untersucher den REICHERTschen Haken nicht selbst halten, weil er seine Hand anderweitig baucht, z. B. zur Sondierung, so kann der Haken vom intelligenten Patienten selbst oder von einer Hilfsperson gehalten werden, die dann am besten hinter dem Patienten steht, wie auf dem Bilde ersichtlich ist. In Ermangelung eines REICHERTschen Hakens kann man auch eine kräftige Kehlkopfsonde in gleicher Weise verwenden oder mit dieser nach vorheriger Cocainisierung den Kehldeckel von der laryngealen Seite aus fassen und empordrücken. Die verschiedentlich konstru-

ierten Kehldeckelhalter sind entbehrlich. Das instrumentelle Anheben der Epiglottis eignet sich auch bei anderen Hindernissen, z. B. bei Vorwölbung der hinteren Rachenwand. Es führt so gut wie immer zum Ziel und ist sozusagen als ultimum refugium der indirekten Untersuchung anzusehen. Der Geübte wird nur sehr selten nötig haben, hierzu seine Zuflucht zu nehmen. Bei Befolgung der oben angeführten Regeln kommt er fast immer ohne instrumentelle Hilfe aus. Ein großer Fehler, den Anfänger gern machen, ist es, bei Schwierigkeiten leicht ungeduldig zu werden, denn dadurch werden die Schwierigkeiten gewöhnlich noch vermehrt und die Untersuchung gelingt dann erst recht nicht.

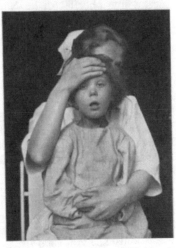

Abb. 51. Halten der Kinder.

Besonders große Schwierigkeiten entstehen bei der Untersuchung von Kindern, die ein großes Maß von Geschicklichkeit und Geduld des Untersuchers erfordert. Die Kinder pflegen sich auf jede mögliche Weise gegen die Untersuchung zu wehren. Sie schlagen oft mit Händen und Füßen, stoßen die Instrumente zurück und drehen den Kopf beiseite. Gegen alle diese Abwehrmaßnahmen hilft eine genügend kräftige Assistenz, durch die man die Kinder so halten lassen kann, wie es zur Herausnahme der Rachenmandel üblich ist. Wenn sie den Mund nicht freiwillig öffnen, so kann man dies erzwingen durch Zuhalten der Nase, oder wenn das nicht zum Ziele führt, durch Kitzeln im Rachen mit einer weichen Sonde, welche hinter den Zähnen oder durch die Nase eingeführt wird. Sobald der Mund geöffnet ist, muß man schnell einen Mundsperrer einlegen, um zu verhüten, daß er wieder geschlossen wird. Abwehrbewegungen, die das Kind dann noch mit der Zunge macht, kann man mit einem Zungenspatel oder mit einem REICHERTschen Haken beherrschen. Auf das Herausziehen der Zunge verzichtet man am besten.

Am meisten erschweren die Kinder die Untersuchung durch immerwährendes Beschmutzen des Spiegels mit schaumigem Speichel, den sie in ungeheuren Mengen produzieren und beim Würgen und Husten dauernd gegen den Spiegel schleudern. Gegen dieses Abwehrmittel ist der Untersucher verhältnismäßig machtlos. Außerdem quetschen die Kinder den Kehlkopfeingang zusammen, um ihn nur für kurze Momente zur Einatmung zu öffnen. Diesen Augenblick muß man mit dem Spiegel zu erhaschen suchen, denn da gelingt es noch am ehesten, einen Einblick zu gewinnen. Es ist nötig, eine ganze Reihe passender Spiegel angewärmt bereit zu halten, die man sich von einer Hilfsperson schnell reichen läßt, um die schmutzig gewordenen sehr rasch durch saubere ersetzen zu können.

Bei ganz kleinen Kindern glückt die Laryngoskopie nicht selten ohne weiteres, wenn man sie während des Schreiens spiegelt.

Manche Kinder, die sich nur vor der Berührung im Rachen fürchten, lassen sich nach Cocainisierung untersuchen.

Es kommt nicht selten vor, daß sich auch sehr ängstliche Kinder überraschenderweise nach gutem Zuspruch tadellos spiegeln lassen. Deshalb sollte man damit immer erst einen Versuch machen.

Glückt es mit den bisher angegebenen Methoden nicht, zum Ziele zu kommen, so bleibt schließlich nur noch übrig, abgesehen von der direkten Untersuchung, die indirekte Laryngoskopie in der Narkose auszuführen. Gewöhnlich genügt hierzu eine oberflächliche Narkose mit Chloräthyl, Bromäthyl oder Äther usw. Dabei läßt man das Kind am besten in sitzender Stellung halten, verzichtet auf das Vorziehen der Zunge und führt die Laryngoskopie am bequemsten mit dem Reichertschen Haken aus, wenn man nicht die direkte Untersuchung vorzieht.

Besondere Methoden.

Schon lange bevor Killian seine Stellung zur *Besichtigung der Hinterwand* angab, war auch von anderer Seite das Bedürfnis erkannt worden, eine Methode zu besitzen, diese so wichtige Stelle mehr in der Aufsicht zu sehen. Türck empfahl hierfür bei gerader Kopfhaltung das Licht horizontal oder mehr von unten einfallen zu lassen und den Kehlkopfspiegel etwas mehr horizontal zu halten.

Von ihm und auch von anderen ist es versucht worden, die Hinterwand mit einem zweiten abgebogenen Spiegel besser zu sehen, der mit seiner Rückfläche an die laryngeale Fläche der Epiglottis angelegt wird und mit dem gleichzeitig die Epiglottis gut aufgerichtet werden kann. Dabei wird das Bild der Hinterwand zunächst von dem ihr gegenüberliegenden Spiegel aufgefangen und dieses Spiegelbild mit dem anderen an der Uvula befindlichen Spiegel reflektiert. Durch den zweiten Spiegel wird das Bild des ersten Spiegels wieder umgekehrt, so daß es aufrecht erscheint. Diese Methode ist praktisch leider fast ausnahmslos nur mit Cocainisierung der Epiglottis anwendbar, da die wenigsten Patienten ohne Anästhesierung des Kehldeckels eine solche Untersuchung vertragen.

Die *Umkehr des Spiegelbildes in ein aufrechtes* hat verschiedene Autoren veranlaßt, besondere Vorrichtungen hierfür anzugeben. Als erster hat Hirschberg zwecks Umkehrung des Spiegelbildes in ein aufrechtes an dem Reflektor einen zweiten Spiegel angebracht. Später ließ Katzenstein den Umkehrspiegel mit an den Griff des einzuführenden Spiegels befestigen, dann ersetzte er die beiden Spiegel durch ein Umkehrprisma. Bei Benutzung eines derartigen Prismas erscheint das laryngoskopische Bild aufrecht. Diese Art der Spiegelung nannte Katzenstein *Orthoskopie*. Sie hat sich nicht eingebürgert, schon deshalb nicht, weil das Prisma zu voluminös ist und bei der Untersuchung stört. Man lernt daher allgemein lieber das Arbeiten im umgekehrten Bild.

Die *Demonstration des laryngoskopischen Bildes* läßt sich auf verschiedene Weise erreichen. Am einfachsten dürfte es sein, wenn sich der Mitbeobachter unmittelbar hinter oder neben den Untersucher stellt, und zwar auf die Seite, auf der dieser den Reflektor trägt. Sieht der Mitbeobachter nun unmittelbar am Reflektor vorbei, so kann er das Bild im Kehlkopfspiegel mitsehen, besonders wenn der Untersucher etwas nach der anderen Seite zu ausweicht. Dies gelingt um so besser, je größer der Kehlkopfspiegel und je weiter die Mundspalte ist.

Der Mitbeobachter kann seinen Kopf auch zwischen den Reflektor und den Patienten bringen, nur darf er nicht das Loch des Reflektors verdecken, damit er dem Untersucher nicht das Gesichtsfeld zudeckt. Auch darf er den Kopf nicht zwischen Lichtquelle und Reflektor bringen; daher stellt er sich am besten auf die der Lichtquelle entgegengesetzten Seite. Da dabei die Hand, die den Spiegel hält, leicht stört, hat FRÄNKEL dafür einen besonderen Griff angegeben, bei dem

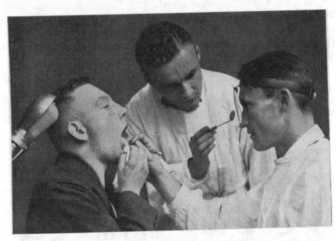

Abb. 52. Mitbeobachtung nach KILLIAN.

der Spiegelstiel gegen den Handgriff einen stumpfen Winkel bildet. Jeder gewöhnliche Spiegelgriff läßt sich in einen derartigen Demonstrationsgriff verwandeln, wenn man ihn in seinem Schraubenende schräg durchbohren läßt.

Eine sehr gute und einfache Methode ist die von KILLIAN vorgeschlagene, den Mitbeobachter einen planen Kehlkopfspiegel so vor den Reflektor halten zu lassen, daß die spiegelnde Fläche dem Munde des Patienten zugekehrt ist. Mit einiger Aufmerksamkeit gelingt es dabei leicht, das Kehlkopfbild mit diesem Spiegel aufzufangen, ohne das Loch des Reflektors zu verdecken. Verschiedene Autoren (SIEGL, BÖCKER, NOLTENIUS u. a.) haben Vorrichtungen angegeben, mit denen kleine Planspiegel zwecks Mitbeobachtung an jeden Reflektor angebracht werden können.

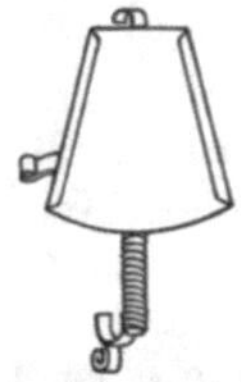

Wenn man zur Untersuchung Sonnenlicht benutzt und dies mit einem Planspiegel reflektiert, so kann der zweite Beobachter das Kehlkopfbild in dem Reflektor sehen, wenn er sich hinter oder neben den Patienten stellt (LUCAE). FRÄNKEL hat diese Methode auch für künstliches Licht verwendbar zu machen gesucht, indem er die üblichen Reflektoren mit 15 cm Brennweite durch solche mit etwa 50 cm Brennweite ersetzte. Diese Methode hat jedoch keine Verbreitung gefunden.

Abb. 53. Demonstrationsspiegel nach NOLTENIUS.

KILLIAN hat die Kirsteinlampe so einrichten lassen, daß sie ohne weiteres zur Mitbeobachtung benutzt werden kann, indem er einen größeren Spiegel einsetzen ließ. Der Mitbeobachter muß dann in der Richtung des Tubus auf den Spiegel schauen. E. MEYER hat eine Demonstrationsvorrichtung für zwei Mitbeobachter konstruiert, bei welcher er zur Beleuchtung eine auf einem Stativ befestigte Kirsteinlampe benutzt und zur Mitbeobachtung zwei Planspiegel, und zwar auf jeder Seite der Kirsteinlampe einen, anbringen ließ.

Von Eicken ließ seine „Binokularlupe" durch besondere auswechselbare Prismen so einrichten, daß außer dem Untersucher noch zwei Personen, auf jeder Seite eine, gleichzeitig mitbeobachten können. Sie ist zur Demonstration sehr geeignet. Ihre genaue Konstruktion wird bei der stereoskopischen Laryngoskopie beschrieben. Ähnlich verwendbar ist die ebenfalls an jener Stelle beschriebene Vorrichtung von Wessely.

Brünings hat zu Unterrichtszwecken eine Demonstrationsvorrichtung gebaut, die er Polylaryngoskop nennt. Dieser Apparat ermöglicht es, daß bis zu 9 Personen gleichzeitig das Kehlkopfbild betrachten können. Um einem ganzen Auditorium gleichzeitig das Kehlkopfbild zu demonstrieren, haben Czermak und Frankland zusammen und später Killian einen Apparat konstruiert, mit dem ein reelles Bild des Kehlkopfes auf die Leinwand projiziert wird.

Auch der Untersuchte selbst kann sein Kehlkopfbild sehen, z. B. wenn er einen kleinen Planspiegel, wie vorher beschrieben, vor den Reflektor hält und ihm die entsprechende Neigung gibt.

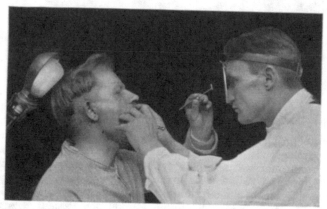

Abb. 54. Patient sieht seinen Kehlkopf im Gegenspiegel.

Aber nicht nur den Kehlkopf anderer kann man untersuchen, sondern man kann sich auch seinen eigenen selbst zu Gesicht bringen. Diese Art, den eigenen Kehlkopf zu spiegeln, wird *Autolaryngoskopie* genannt. Sie wurde zuerst von Garcia angewandt, der die Laryngoskopie in der Form der Autolaryngoskopie erfunden hat. Er ließ Sonnenlicht in den geöffneten Mund fallen, führte einen kleinen Spiegel in den Rachen ein und beobachtete nun in einem zweiten vor das Gesicht gehaltenen Spiegel das von dem ersten Spiegel reflektierte Kehlkopfbild.

Das Sonnenlicht läßt sich auch durch eine künstliche Lichtquelle ersetzen, was Czermak als erster getan hat. Neuerdings benutzt man natürlich statt der lichtschwachen Petroleumlampe moderne stärkere Lichtquellen.

Man kann die Autolaryngoskopie auch so ausführen, daß man das Licht mit Hilfe eines an einem Stativ befestigten Reflektors in den Rachen wirft und das Bild in einem vor den Reflektor gehaltenen Planspiegel betrachtet. Das autolaryngoskopische Bild kann mit einer der vorher beschriebenen, unter Umständen zweckentsprechend modifizierten Methode auch einem anderen demonstriert werden.

Die Entfernung des bei der Autolaryngoskopie gewonnenen Bildes ist größer als bei der gewöhnlichen Laryngoskopie. Sie setzt sich zusammen aus der

Entfernung des Gegenspiegels von der Glottis und vom Auge. Sie beträgt gewöhnlich etwa 45 cm, ist also um ca. 15 cm größer als bei der normalen Laryngoskopie. Daher muß Kurzsichtigkeit dabei durch eine Brille korrigiert werden.

Die Autolaryngoskopie eignet sich sehr dazu, zu lernen, Kehlkopfuntersuchungen schonend auszuführen, da man die Unannehmlichkeiten, die man sonst dem Anderen zufügen würde, am eigenen Leibe spürt. Daher sollten auch besonders Anfänger diese Methode üben.

Eine *Vergrößerung des laryngoskopischen Bildes* kann auf drei verschiedene Arten erreicht werden.

1. Durch Fernrohr, 2. durch Linsen und 3. durch Hohlspiegel. Alle drei Wege sind von verschiedenen Autoren beschritten worden.

Schon bald nach der Erfindung der Laryngoskopie benutzte TÜRCK ein GALILEIsches Fernrohr, das er hinter der Öffnung des Reflektors anbrachte und Perspektivlupe nannte. HIRSCHBERG ersetzte das GALILEIsche Fernrohr TÜRCKS durch ein astronomisches. Auch die von EICKENsche Stereolupe gibt eine Vergrößerung des Kehlkopfbildes, die ebenfalls durch Fernrohre bewirkt wird. Die Vergrößerung ist durch vorgesetzte Linsen variierbar. Sie beträgt das 1,5—1,8fache der natürlichen Größe. Dieser Apparat ist bedeutend bequemer im Gebrauch als die von TÜRCK und HIRSCHBERG, die wohl kaum noch benutzt werden.

Bei der Vergrößerung durch *Linsen* ist zu erwähnen, daß das zu vergrößernde Objekt, in unserem Falle der Kehlkopf, sich innerhalb der Brennweite der Linse befinden muß. Wir können daher nur Linsen mit großer Brennweite, d. h. schwache Linsen, benutzen, wenn wir sie zwischen Reflektor und Mund des Patienten halten. Die Linse muß also hierfür etwa eine Brennweite von 20 cm haben. Ihre vergrößernde Wirkung ist nur gering. Wollen wir eine stärkere Vergrößerung erreichen, so müssen wir stärkere Linsen anwenden, die aber dann an einem Stiel in den Mund des Patienten gehalten werden müssen, und zwar je stärker die Linse, desto mehr muß sie dem Objekt, d. h. dem Kehlkopf, genähert werden, da das Objekt ja immer innerhalb der Brennweite liegen muß. Die Vergrößerung wird bei gleichbleibender Entfernung von Auge und Objekt um so stärker, je stärker die Linse ist. Starke Linsen können günstigenfalls an einem gebogenen Stiel zwischen Rachenspiegel und Kehlkopf gehalten werden. Die Linsen, auch die vor den Mund gehaltenen, müssen angewärmt werden, da sie sonst beschlagen. Es bilden sich bei ihrer Benutzung leicht sehr störende Reflexe, besonders wenn man sie rechtwinklig zur Sehachse hält. Werden sie aber schräg gehalten, so geben sie eine Verzeichnung des Bildes, die um so stärker ist, je schräger die Linse gehalten wird. Ein weiterer Übelstand ist der, daß sie die Beleuchtung stören, zumal sie die Lichtstrahlen eher zur Vereinigung bringen. Kurz, es ergibt sich bei ihrem Gebrauch eine Reihe von Mängeln, während der Vorteil gering ist, so daß sie sich in der Laryngologie nicht eingebürgert haben. HIRSCHBERG verwandte ein rechtwinkliges Prisma als Kehlkopfspiegel, dessen untere Kathetenfläche er als Linse konvex schleifen ließ, während er die Hypotenuse mit Spiegelbelag versah. Er kombinierte also gewissermaßen eine Linse mit dem Kehlkopfspiegel und machte so die Linsenvergrößerung wesentlich brauchbarer. Ein Nachteil ist, daß dieses Prisma viel mehr Raum beansprucht und deshalb oft nicht verwendbar ist.

Brauchbarer als die Linsen sind die *Hohlspiegel*. Als erster versuchte WERTHEIM einen Hohlspiegel zur Vergrößerung des Kehlkopfbildes zu verwenden. Er wählte jedoch eine zu kurze Brennweite, so daß sein Spiegel praktisch nicht zu verwenden war. TÜRCK hat dem Hohlspiegel eine größere Brennweite gegeben und ihn dadurch brauchbarer gemacht. Aber auch seine Spiegel geben leicht sehr stark verzeichnete Bilder, was bei ihrem Gebrauch ein großer Nachteil ist.

Dieser Nachteil wurde erst in neuerer Zeit durch die Herstellung *anastigmatischer Spiegel* von Brünings beseitigt (Abb. 55). Der Spiegel hat die Form eines Dachziegels; sein Stiel ist an der rechten oder linken Seite angebracht zur Benutzung für die rechte oder die linke Hand. Er ist in zwei Größen käuflich (20 und 25 mm Durchmesser). Das Bild ergibt etwa eine zweifache Vergrößerung.

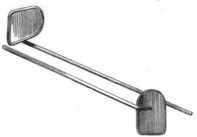

Abb. 55. Vergrößernder Kehlkopfspiegel nach Brünings.

Er wird so verwandt wie ein gewöhnlicher Kehlkopfspiegel, nur muß man darauf achten, daß er senkrecht gehalten wird und die Neigung des Spiegels zwischen 70 und 100° beträgt, da nur dann das Bild nicht verzeichnet erscheint. Der Kopf des Patienten muß daher bisweilen etwas gehoben oder gesenkt werden. Beifolgende Abb. 56 gibt den Vergleich zweier Bilder, von denen das eine mit einem gewöhnlichen Planspiegel, das andere mit einem Brüningsschen Vergrößerungsspiegel gewonnen ist. Der Brüningsche Hohlspiegel hat sich als sehr brauchbar erwiesen und ist daher zur Zeit von allen Vergrößerungsvorrichtungen wohl am verbreitetsten. Beistehende Abb. 57 und 58 sind in Phonation und Respiration genau nach der Natur gezeichnete vergrößerte Kehlkopfspiegelbilder eines 66jährigen Mannes.

Türck hat wohl als erster versucht, *Messungen* am Kehlkopfbilde vorzunehmen. Zu diesem Zweck hielt er einen Maßstab neben den Kopf des Patienten und suchte durch Vergleich des Kehlkopfbildes mit dem Maßstab die Größenverhältnisse in Zahlen auszudrücken. Mandl und Merkel haben auf die Glas-

Abb. 56. Photogramm eines Kehlkopfbildes; a im vergrößernden, b im gewöhnlichen Spiegel. (Nach Brünings.)

fläche des Kehlkopfspiegels Maßstäbe auftragen lassen. Diese Spiegel müssen zur Sehachse senkrecht stehen und unter einer Neigung von 45° gehalten werden. Da die Maßstäbe beim Spiegeln stören, zumal sich die Teilstriche beim Schräghalten des Spiegels doppelt zeigen, hat Semeleder den Maßstab auf der Fassung des Spiegels anbringen lassen. Wagner läßt durch einen zweiten Spiegel einen am Reflektor angebrachten Maßstab auf das Bild im Kehlkopfspiegel projizieren.

Auch die Benutzung einer Zeichenkamera ist empfohlen worden. Das einfache photographische Bild läßt sich ebenfalls zu Messungen benutzen.

Alle diese Maßnahmen zur Größenbestimmung sind nur verwendbar für Teile, welche in einer zur Sehachse annähernd senkrecht gelegenen Ebene sich befinden und die Resultate werden um so ungenauer, je größer die perspektivische Verkürzung ist, so daß sie für die Tiefenbestimmung überhaupt nicht verwendbar sind.

Wer über ein gutes Augenmaß verfügt, kann diese Hilfsmittel entbehren, da er auch ohne dieselben in bequemer Weise dasselbe erreicht. Will man genaue

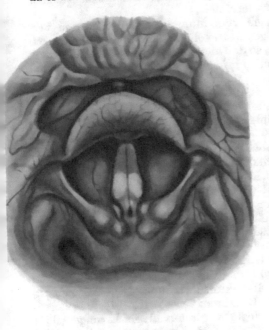

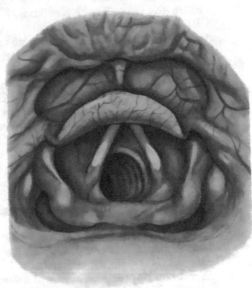

Abb. 57. Vergrößertes Kehlkopfbild
in Phonationsstellung.

Abb. 58. Vergrößertes Kehlkopfbild
in Respirationsstellung.

Resultate haben, so dürfte es sich empfehlen, die Messungen mit in den Kehlkopf eingeführten Maßstäben oder eigens dafür konstruierten Zirkeln auszuführen, wobei die Anwendung der stereoskopischen Laryngoskopie von großem Vorteil sein dürfte. Vor Einführung von Meßinstrumenten muß der Kehlkopf natürlich cocainisiert werden.

Zur Bestimmung der Maße des Kehlkopfinneren dürften sich auch stereo-

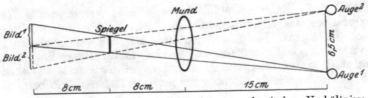

Abb. 59. Schematische Darstellung der stereoskopischen Verhältnisse.

skopische Photographien eignen, an denen mit Hilfe besonderer Vorrichtungen genaue Messungen vorgenommen werden können.

Bei der Laryngoskopie können wir gewöhnlich das Kehlkopfinnere nur mit einem Auge sehen; das gleichzeitige Sehen mit beiden Augen, die *stereoskopische Laryngoskopie*, ist nur unter gewissen Bedingungen möglich. Betrachten wir die beigegebene schematische Zeichnung, deren Maßverhältnisse der Wirklichkeit entsprechen, so erkennen wir, daß bei einer Pupillendistanz von 6,5 cm, einer Spiegelgröße von 2 cm Durchmesser und einer Entfernung der Augen vom Munde von 15 cm ein stereoskopisches Sehen ausgeschlossen ist, denn ein binokulares Sehen kann nur dort zustande kommen, wo sich die Gesichtsfelder beider Augen decken, während sie hier auseinanderfallen.

Wird der Abstand des Untersuchers vom Munde des Untersuchten vergrößert und ein größerer Kehlkopfspiegel, z. B. von 3 cm, gewählt, dann decken sich größere Bezirke der Gesichtsfelder, so daß hier ein stereoskopischer Eindruck zustande kommt. Dieser Bezirk ist um so größer, je größer der Spiegel ist und je weiter sich der Untersucher entfernt. Das hat aber praktisch seine Grenzen, da die Größe des Spiegels durch die Raumverhältnisse des Rachens begrenzt ist und der Untersucher sich nicht weiter entfernen kann, als er mit dem Arm reicht und noch scharf sehen kann. Untersucher mit geringerer Pupillendistanz haben vor denen mit weiterer einen kleinen Vorteil. Wenn der Untersucher mit dem Reflektor sich weiter als gewöhnlich vom Patienten entfernt, so muß er die Lichtquelle natürlich näher heranbringen, um gute Beleuchtung zu erhalten. Diese Art des binokularen Sehens ist leider oft nicht ausführbar und bei dem ungewöhnlich großen Abstand vom Untersuchten unbequem.

Da aber das körperliche Sehen zur Wahrnehmung der Tiefenverhältnisse außerordentlich wichtig ist, hat eine Reihe von Autoren optische Vorrichtungen ersonnen, mit denen der Augenabstand gewissermaßen künstlich verkleinert wird.

Im Jahre 1861 baute der Augenarzt GIRAUD-TEULON als erster in der Medizin einen Apparat, um durch eine kleine Öffnung binokular sehen zu können. Er brachte hinter dem zentralen Loch des Reflektors zwei rhombische Prismen an, die mit den Kanten aneinander stießen. BÖTTCHER verbesserte 1874 diese stereoskopische Vorrichtung. In der Laryngologie wurde aus dieser Errungenschaft zunächst kein Vorteil gezogen, obwohl WUNDT und HELMHOLTZ auf den großen Wert des binokularen Sehens hinwiesen.

BRÜNINGS entwickelte 1910 auf dem Laryngologenkongreß die Möglichkeiten des stereoskopischen Sehens in der Laryngologie und ließ eine „rhombische Brille" zum binokulären Sehen herstellen. Auch konstruierte er zu diesem Zweck einen geteilten Kehlkopfspiegel.

FLATAU ließ ein auf dem Prinzip des Cystoskops beruhendes Kehlkopfstereoskop herstellen.

HEGENER publizierte im Jahre 1910 einen optischen Apparat mit PORROschen Prismen, wie sie in den ZEISSschen Operngläsern verwandt werden. Seine damit verbundene Fernrohreinrichtung liefert eine dreifache Vergrößerung. Den Abstand der „Eintrittspupillen" reduzierte er auf etwa die Hälfte des Pupillenabstandes des Untersuchers. Die Lichtstrahlen liegen in der Achse des optischen Systems. Das Instrument läßt sich der verschiedenen Pupillendistanz verschiedener Untersucher durch eine Schwenkvorrichtung anpassen. Der Apparat ist an einem Stirnreif befestigt. In der Praxis hat er sich aber nicht sehr eingebürgert, da offenbar die geringe Tiefenschärfe beim Gebrauch stört.

Die VON EICKENsche Binokularlupe besteht im wesentlichen aus einer Vorrichtung, welche den Pupillenabstand optisch soweit verringert, daß man in enge Röhren binokular sehen kann, einem kleinen GALILEIschen Fernrohr für jedes Auge und einer Lichtquelle, deren parallele Strahlen in die Blickrichtung fallen. Die Konstruktion ist aus der schematischen Zeichnung ohne weiteres ersichtlich. Die Vergrößerung beträgt für Gegenstände, die sich 37 cm vom Auge des Beobachters befinden, das $1\frac{1}{2}$fache der wirklichen Größe. Durch Vorschalten von Brillengläsern läßt sich eine Vergrößerung von 1,7 und 1,8 der natürlichen Größe erreichen. Um das Verschmelzen der Bilder bei der Untersuchung zu erleichtern, ist das eine Prisma mit Hilfe einer kleinen Schraube drehbar eingerichtet, wie die Abb. 60 zeigt. Die äußeren Prismen sind auswechselbar und lassen sich zu Demonstrationszwecken durch solche mit semipermeabler Silberschicht ersetzen. Das innere Prismenpaar ist unverschieblich montiert, ist aber auch auswechselbar gegen ein zweites, dessen Prismen weiter auseinanderstehen, um bei größeren Öffnungen einen stärkeren Stereoeindruck zu ermöglichen. Die Lichtquelle ist ein elektrisches Glühlämpchen, dessen Faden spiralig gewickelt ist. Das Licht wird durch einen kleinen Hohlspiegel und eine Linse fast parallel gemacht und in die Blickrichtung reflektiert. Die ganze Vorrichtung ist an einem Stirnreif in einem Kugelgelenk beweglich befestigt. Die Tiefenschärfe des Apparates ist eine sehr große, da die Vergrößerung nicht sehr stark ist.

Auch TRENDELENBURG ließ eine binokulare Lupe konstruieren, die er zum Gebrauch für reflektiertes Licht verwendbar machte, indem er einen Reflektor mit zwei Löchern vorschaltete.

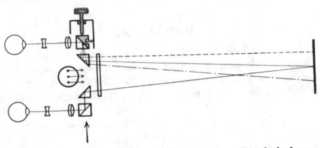

Abb. 60. Konstruktion der v. EICKENschen Binokularlupe.

Das Prinzip zweier rhombischer Prismen benutzte WESSELY zur Konstruktion einer „Stereobrille", die er auch zur Demonstration für zwei Beobachter einrichtete.

Unter *Laryngo-Endoskopie* versteht man die Untersuchung des Kehlkopfes mit cystoskopartigen Instrumenten. Nach der genialen Erfindung des Cystoskops von NITZE haben viele Forscher daraus für ihr Spezialgebiet Nutzen gezogen. So ist auch das Cystoskop für laryngoskopische Zwecke modifiziert und mit Vorteil verwandt worden [VALENTIN, HAYS, SCHMUCKERT, FLATAU]. Diese Instrumente sind bei den „Untersuchungsmethoden des Rachens" genauer beschrieben, so daß ich mich hier mit einem kurzen Hinweis darauf begnügen möchte.

Die Pharyngoskope sind nicht dazu berufen, die Untersuchung mit dem Spiegel zu ersetzen, sondern sie können sie nur ergänzen. Schon wegen der Verwendbarkeit bei operativen Eingriffen ist der einfache Kehlkopfspiegel den Pharyngoskopen weit überlegen. Einen erheblichen Wert haben sie jedoch für stimmphysiologische Studien, da bei ihrer Verwendung die Stellung der Stimmorgane weniger verändert wird als bei der Untersuchung mit dem Spiegel. In vereinzelten Fällen, beispielsweise bei Trismus, kann die Untersuchung mit dem Pharyngoskop notwendig werden.

Die *Stroboskopie* ermöglicht eine sehr schnelle Bewegung sehr verlangsamt wahrzunehmen. Sie wurde 1832 von STAMPFER beschrieben und 1878 von OERTEL als Laryngo-Stroboskopie in unsere Spezialwissenschaft eingeführt. Sie besteht im wesentlichen aus einer rhythmischen Unterbrechung der Beleuchtungs- oder Bildstrahlen. Wenn die Anzahl der Unterbrechungen nur wenig von der Schwingungszahl der Stimmlippen in der Zeiteinheit abweicht, so werden die Bewegungen der Stimmbänder sehr verlangsamt wahrgenommen und können infolgedessen genau beobachtet werden. Diese Methode hat für die Stimmphysiologie und -pathologie eine hervorragende Bedeutung erlangt. Sie wird daher bei den „Untersuchungsmethoden der Stimme und Sprache" genauer abgehandelt.

Direkte Laryngoskopie.

Wir haben bei der indirekten Laryngoskopie gesehen, daß der Winkel, den die Achse der Mundhöhle mit der Achse der Kehlkopfhöhle bildet, optisch mit Hilfe eines Spiegels umgangen werden kann. Dieser Winkel läßt sich aber auch mechanisch durch Druck mit einem Spatel beseitigen, so daß der Weg zum Kehlkopf ein gerader wird und man unmittelbar in die Höhle hineinschauen kann. Diese Methode nennt man direkte Laryngoskopie im Gegensatz zur indirekten, welche mit dem Spiegel ausgeführt wird.

Geschichte.

Im Jahre 1864 sah Tobold bei einer Sängerin mit dünner Zunge zufällig ohne Spiegel das Kehlkopfinnere, aber er verwertete diese Beobachtung nicht. Voltolini bemühte sich in den Jahren 1865—1868 durch Spateldruck auf die Zunge den Kehlkopf direkt zu besichtigen, erblickte aber günstigstenfalls nur die Arygegend.

Als erster scheint von Hacker die Untersuchung des Kehlkopfes auf direktem Wege mit Erfolg vorgenommen zu haben. Wenigstens berichtet er in der Sitzung der wissenschaftlichen Ärztegesellschaft in Innsbruck am 14. Dezember 1901, als er bei der Demonstration eines Speiseröhrencarcinoms mit dem Ösophagoskop aus Versehen in die Trachea gelangte, daß ihm dieses Ereignis unabsichtlich noch nicht passiert sei, daß er aber seit Ende der 80er Jahre in seinen Kursen wiederholt die Möglichkeit, direkt in den Kehlkopf zu sehen, demonstriert habe. Dieser Möglichkeit, den Kehlkopf direkt zu sehen, hat er offenbar keine große Bedeutung beigemessen, sonst würde er sie wohl schon in den 80er Jahren publiziert haben.

Auch andere gerieten bei Anwendung der Ösophagoskopie versehentlich in den Kehlkopf bzw. in die Trachea; es ist aber von keinem bekannt, daß er für Diagnose und Therapie aus dieser Tatsache die naheliegenden Folgerungen gezogen hätte. Ein solches Versehen passierte eines Tages auch Rosenheim und dies veranlaßte im November 1894 Kirstein, der die Bedeutung dieses Verfahrens sofort erkannte, es für klinische Untersuchungen zu verwerten. So wurde Kirstein der Begründer der direkten Laryngoskopie, die er selbst Autoskopie nannte. Zuerst führte er die Untersuchung nach seinen eigenen Worten in folgender Weise aus:

„Bei einem cocainisierten, vorschriftsmäßig gelagerten Patienten, dem Rosenheims langer gerader Tubus in der Speiseröhre lag, führte ich einen zweiten ebensolchen Tubus neben dem ersten tief in die Mundhöhle ein, drückte mit kräftiger Hebelbewegung den Zungengrund nach vorne, schob das Ende der Röhre hinter den Kehldeckel, leuchtete hinein und erfreute mich zum ersten Male an dem unmittelbaren Anblick der Stimmbänder sowie sämtlicher Trachealringe bis zur Bifurkation."

Allmählich vereinfachte Kirstein seine Methode, denn bald stellte sich heraus, daß das vorherige Einführen eines Ösophagoskopes völlig überflüssig war. Er führte die direkte Untersuchung also nur noch mit einem Rohr aus, das er über die Epiglottis schob. Kurze Zeit später ersetzte er das Rohr durch einen Spatel mit einem kastenförmigen Aufsatz in Verbindung mit dem KASPER-schen Panelektroskop. Als sich nun bald ergab, daß die Untersuchung meist auch ohne Kastenaufsatz glückte und man auch in den Kehlkopf sehen konnte, ohne die Epiglottis selbst zu fassen, wenn man nur den Zungengrund mit dem in die Valleculae eingeführten Spatelende stark nach vorn zog, vereinfachte er schließlich sein Instrumentarium so weit, daß nur ein schmaler, am Ende leicht abgebogener Spatel mit einem rechtwinkligen Stiel übrig blieb. Bei diesem zuletzt verwandten sog. Universalspatel benutzte er zur Beleuchtung die von ihm konstruierte und nach ihm benannte Stirnlampe. In der Absicht, die Spiegeluntersuchung des Kehlkopfes möglichst durch seine „Autoskopie" ersetzen zu können, suchte er ohne Cocain auszukommen. Diese Methode führte aber nur bei einem verhältnismäßig geringen Prozentsatz von Patienten und auch dann gewöhnlich nur unter erheblicher Belästigung derselben zum Ziel, so daß sie die Erwartungen KIRSTEINS in dieser von ihm angegebenen Form nicht erfüllte.

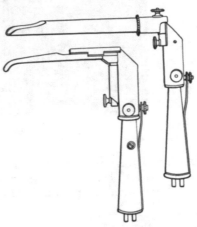

Abb. 61. Autoskope nach KIRSTEIN mit KASPERS Panelektroskop (Röhren- und Spatelform).

Die Methode der direkten Kehlkopfuntersuchung wurde bald von anderen, hauptsächlich von KILLIAN und seinem Schüler BRÜNINGS, erfolgreich weiter entwickelt.

KILLIAN (stand den ersten Publikationen von KIRSTEIN sehr skeptisch gegenüber. Nachdem er sich aber von der Ausführbarkeit überzeugt hatte, nahm er sich der Sache mit der ihm eigenen Energie an. Er erkannte bald, daß KIRSTEIN durch das Verlassen der Röhrenform und das Benutzen einfacher Spatel das Anwendungsgebiet seiner Methode wesentlich beschränkt hatte. Deshalb kehrte KILLIAN wieder mehr und mehr zum Röhrenspatel zurück, wodurch die Methode erst ihre volle Bedeutung erlangte. Auch gab KILLIAN eine ganz besondere Art der direkten Kehlkopfuntersuchung in der Form der „Schwebelaryngoskopie" an, die von ALBRECHT und anderen weiter modifiziert wurde. An der Entwicklung der direkten Laryngoskopie ist BRÜNINGS hervorragend beteiligt, indem er u. a. die Gegendruckautoskopie angab und das Instrumentarium sehr handlich gestaltete.

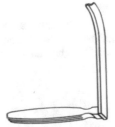

Abb. 62. Universalspatel von KIRSTEIN.

In neuerer Zeit wurden selbsthaltende Kehlkopfspecula konstruiert, welche eine Stütze auf der Brust oder an der hinteren Rachenwand des Patienten haben.

Instrumentarium.

Für die direkte Laryngoskopie sind im Laufe der Zeit sehr viele Instrumente konstruiert worden, die sich nicht behauptet haben. Hier soll nur das zur Zeit gebräuchliche Instrumentarium erwähnt werden.

Von den zur Anästhesierung des Kehlkopfes erforderlichen Watteträgern dürften wohl die in der Abbildung gezeigten sondenartigen die einfachsten und

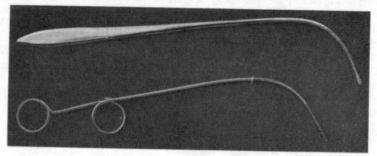

Abb. 63. Kehlkopf-Watteträger.

verbreitetsten sein. Zum Festhalten der Watte hat die eine Form tiefe gewindeartige Riefen, bei der anderen sind die Riefen weniger tief, sie trägt aber dafür am Ende einen Knopf, um das Abrutschen der Watte zu verhindern.

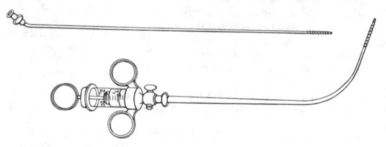

Abb. 64. Pinselspritze nach Brünings.

Brünings hat zur Cocainisierung eine besondere Spritze angegeben, die er „Pinselspritze" nennt. Sie besteht aus einer Rekordspritze mit Absperrhahn, auf welche lange Hohlsonden aufgeschraubt werden können, die am Ende

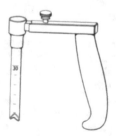

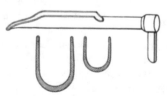

Abb. 65.   Rohrgriff nach Brünings.   Abb. 66. Autoskopierspatel nach Brünings.

siebartig durchlöchert und zum Anbringen der Watte tiefe Schraubengewinde haben. Der Cocainverbrauch kann an der Skala abgelesen werden.

Zur Beleuchtung eignen sich die parallelstrahligen Stirnlampen nach Kirstein, die schon bei der indirekten Laryngoskopie erwähnt wurden, und

besonders Elektroskope, die bei der Bronchoskopie beschrieben werden. Auch
läßt sich Reflektorbeleuchtung verwenden.

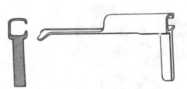

Abb. 67. Kinder-Autoskopierspatel
nach BRÜNINGS.

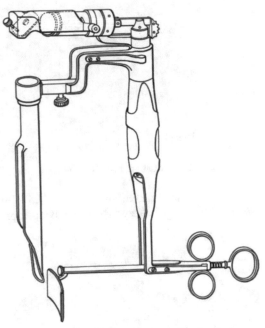

Abb. 69. Gegendrücker nach BRÜNINGS.

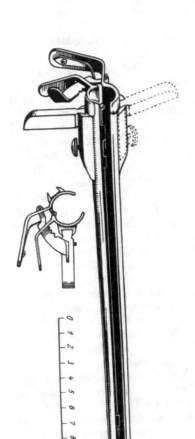

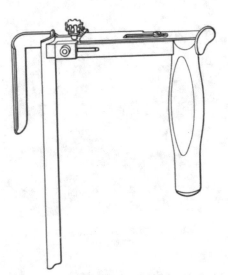

Abb. 68. Aufklappbares Rohr
nach SEIFFERT.

Abb. 70. Operationsautoskop (zum Anstecken des
Gegendrückers).

Steht kein Elektroskop zur Verfügung, so empfiehlt sich der „Rohrgriff"
nach BRÜNINGS, nach dessen Prinzip auch der Handgriff des Elektroskops

gebaut ist. Er bildet mit dem Spatelrohr zusammen eine U-Form, ist infolgedessen viel bequemer und gestattet eine bessere Kraftentfaltung als die zum

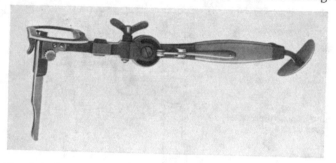

Abb. 71. Autoskop mit Brustpelotte nach Seiffert, von der Seite gesehen.

Rohr senkrecht stehenden Griffe. Die Spatel haben Röhren- oder Rinnen-
form. Brünings hat zur direkten Kehlkopfuntersuchung den sog. Autoskopie-

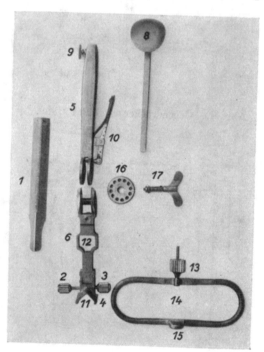

spatel angegeben, der in zwei
Größen hergestellt wird. Nach
Brünings haben diese Spatel
„im obersten Drittel Röhrenform,
damit das Gesichtsfeld nicht
durch Zähne, Lippen und Bart-
haare gestört wird. Im mittleren
Drittel ist das Rohr aufgeschlitzt
und so weit hochgebogen, daß sich
die Zunge beim Hineindrücken
nicht in das Gesichtsfeld legt.
Das untere Drittel endigt schräg
und ist stark abgeflacht".

Als Kinderautoskopiespatel hat
Brünings ein rinnenförmiges Instrument angegeben, dessen Form
aus der Abbildung ersichtlich ist.
Der Spalt auf der rechten Seite
erleichtert das Einführen von
Instrumenten.

Die Vorteile eines rings geschlossenen Rohres vereinigte
Seiffert mit den Vorzügen der
seitlich geöffneten, indem er das
Rohr aus zwei in einem Scharnier
beweglichen Teilen herstellen ließ.

Abb. 72. Autoskop mit Bruststütze (Einzelteile)
nach Seiffert.

Eine wertvolle Ergänzung zu
seinem Elektroskop bildet der
Gegendrücker nach Brünings,
der auch zu seinem Operationsautoskop paßt. Er besteht im wesentlichen
aus einer Stange mit Arretierungsvorrichtung und Pelotte und läßt sich mit
einer Hülse auf den Griff des Elektroskops aufstecken.

Das Autoskop mit Bruststütze nach Seiffert ist dem Killianschen Spatelhaken, aus dem es sich entwickelt hat, ähnlich. Die einzelnen Teile, aus
denen sich der Apparat zusammensetzt, sind aus der Abb. 72 ersichtlich. Die

Hauptbestandteile sind der Rinnenspatel, die Mundsperre, das Kniestück und die Pelotte. Der Zweck des Spatels und der Mundsperre ist ohne weiteres klar. Das Kniestück dient dazu, einen Winkel zu bilden, um die Pelotte der Brust zu nähern, damit sie dort aufgestützt werden kann. Zur Beleuchtung dient

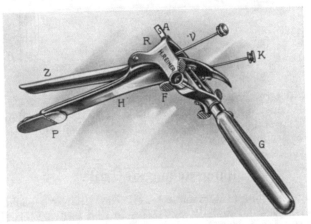

Abb. 73. Direktoskopie nach HASLINGER.
Z Zungenspatel, R Rachenspatel, P Pelotte für den Hypopharynx, V Vorschiebestangen, K Knopf, F Flügelschrauben, G Griff, A Ansatz für Griff.

eine Kirsteinlampe, die entweder auf der Stirn getragen oder mit Hilfe eines Zwischenstückes auf den Apparat aufgesteckt werden kann.

HASLINGER konstruierte einen selbsthaltenden Apparat zur direkten Untersuchung und Behandlung des Larynx, den er Direktoskop nannte. Er benutzte als Widerlager den Hypopharynx mit der dahinter liegenden Wirbelsäule, um den bei der direkten Laryngoskopie zur Verdrängung der Zunge und Epiglottis notwendigen Druck zu erzeugen. Der Apparat besteht aus einem Zungenspatel von winkligem Querschnitt und einem verlängerbaren Rachenspatel. Die Verlängerung trägt am Ende eine wippende Pelotte. Sie ist mit Hilfe zweier Stangen verschiebbar. Durch zwei Flügelschrauben lassen sich die beiden Spatel auseinanderspreizen. Zum Ansetzen des Griffes sind zwei kurze Zapfen angebracht.

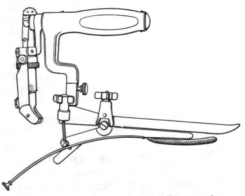

Abb. 74. Spreizspeculum (SEIFFERT).

Das selbsthaltende Spreizspeculum nach SEIFFERT ist auf dem gleichen Prinzip aufgebaut und nimmt wie jenes seinen Stützpunkt an der hinteren Rachenwand. Es läßt sich auf das BRÜNINGSsche Elektroskop aufstecken oder mit einem eigenen Handgriff verwenden. Zur bequemeren Handhabung ist es nach der einen Seite hin vollständig geöffnet. Die hintere verlängerbare Branche federt und ist am Ende zum Schutze für die Weichteile vor der Wirbelsäule mit einer Gummihülse überzogen. Auch die vordere Branche läßt sich

durch einen aufsteckbaren und vorschiebbaren Zusatzteil verlängern, so daß
das Speculum auch für die Untersuchung tieferer Teile verwendet werden kann.

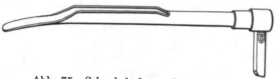

Abb. 75. Schnabelrohr nach Brünings.

Auf einem anderen Prinzip beruht das selbsthaltende autoskopische Spatelrohr mit seitlichem Fenster von von Eicken und das „Schnabelrohr" von
Brünings, welche beide sich dadurch halten, daß sie mit ihrer Verlängerung
in die Trachea geschoben werden.

Untersuchungstechnik.

Die direkte Kehlkopfuntersuchung soll die indirekte nicht verdrängen,
sondern ergänzen und ist deshalb besonders in den Fällen vorzuziehen, wo die
letztere versagt. Sie belästigt zwar den Patienten gewöhnlich mehr als die
indirekte, ist ihr aber in mancher Hinsicht überlegen. Da man mit ihr den

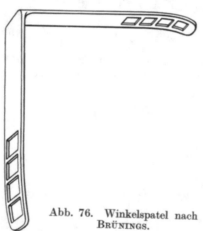

Abb. 76. Winkelspatel nach
Brünings.

Kehlkopf unmittelbar sieht, ist das Bild
viel deutlicher als im Spiegel, so daß
Feinheiten viel genauer zu erkennen sind.
Das Arbeiten im Kehlkopf ist bei der
direkten Untersuchung viel leichter als
bei der indirekten. Mit der Autoskopie
lassen sich die sonst schwer sichtbaren
Stellen des Kehlkopfes, wie die Hinterwand und die unteren Stimmlippenflächen, genau zu Gesicht bringen. Das
Hauptanwendungsgebiet sind Kinder,
die sich nicht spiegeln lassen, Fälle, in
denen die Spiegeluntersuchung nicht genügend Aufschluß gibt und als Hilfsmittel bei Operationen. Als Kontra-
indikationen für die direkte Untersuchung
können gelten: Erkrankungen, bei denen
eine stärkere Blutdrucksteigerung ge-
fährlich ist, wie Aortenaneurysma, dekompensierte Herzfehler, drohende Apo-
plexie und Hämoptoe; auch bei Atemnot, bei Retropharyngealabsceß und
bei Wirbelcaries ist vor ihrer Anwendung gewarnt worden. Alle die angeführten
Momente müssen bei der Wahl des Verfahrens berücksichtigt werden.

Ehe man mit der eigentlichen Untersuchung beginnt, empfiehlt es sich,
durch eine Voruntersuchung die „Autoskopierbarkeit" des Patienten festzustellen. Man versteht darunter die Eignung eines Patienten für direkte Untersuchungen, die sehr verschieden sein kann. Die Voruntersuchung entspricht
der Kirsteinschen prälaryngealen Autoskopie mit seinem Universalspatel,
ohne daß der Druck so weit gesteigert wird, wie es für einen Einblick in den
Kehlkopf erforderlich ist. Man führt diese Prüfung mit einem geraden oder
besser einem rechtwinklig abgebogenen Spatel aus. Der perforierte Winkelspatel nach Brünings eignet sich hierzu sehr gut, besonders wenn man sein.

schmales Ende einführt. Man läßt den Patienten sich setzen und stellt sich selbst vor ihn hin. Der Patient neigt seinen Kopf nur leicht nach hinten, während man den Spatel bis zum Zungengrund einführt und auf diesen gleichzeitig einen Druck nach unten und hauptsächlich nach vorn ausübt. Auf diese Weise gelingt es fast immer, den freien Rand der Epiglottis zu Gesicht zu bekommen. Oft sieht man aber auch einen verschieden großen Teil der laryngealen Fläche der Epiglottis, manchmal sogar unter günstigen Verhältnissen die Arygegend, besonders wenn man den Spatel weiter eingeführt hat und einen etwas stärkeren Druck ausübt. Wir sehen also bei dieser Stellung von oben her in den Rachen hinein. Wird dies nicht beachtet, sondern schaut man in horizontaler Richtung in den Mund, während man den Zungengrund nur nach abwärts drückt, so erhält man keine rechte Vorstellung von der Autoskopierbarkeit des betreffenden Patienten. Wenn man die Probe aber richtig ausführt, so gewinnt man von vornherein schon eine gute Vorstellung, ob und inwieweit sich der Patient zur direkten Untersuchung eignen wird. Das zuverlässigste Kriterium ist der Abstand des Zungengrundes und der Epiglottis von der hinteren Rachenwand. Je größer dieser schon bei geringem Druck ist, desto leichter wird die direkte Laryngoskopie auszuführen sein. Dabei sieht man auch viel von der Epiglottis; aber auf die Freilegung der Epiglottis allein zu bauen, ist nicht selten trügerisch, denn es gibt Fälle mit kurzem Hals und hochstehendem Kehlkopf, bei denen es leicht ist, sich mit der Spatelprobe einen großen Teil der Epiglottis zu Gesicht zu bringen, bei denen aber bei stärkerem Druck der Zungengrund mit dem Kehldeckel sich nicht von der hinteren Rachenwand entfernen läßt. Diese Fälle sind ausnahmslos schwer direkt zu untersuchen. Es handelt sich meist um kräftige Männer mit kurzem starken Hals und dicker Zunge. Im Gegensatz hierzu stehen Leute mit schlankem, magerem, beweglichem Hals, leicht verschieblichem Kehlkopf und langer dünner Zunge, was man häufiger bei Frauen, Kindern und nach Schwund des Fettpolsters bei alten Leuten antrifft. Diese sind für die direkte Laryngoskopie viel besser geeignet. So kann man schon nach dem äußeren Anblick mit einiger Wahrscheinlichkeit sagen, wer gut autoskopierbar sein wird und wer nicht; besonders wenn man dabei noch das Verhalten der oberen Schneidezähne in Betracht zieht. Sind sie nur schwach entwickelt oder fehlen sie ganz, so ist dies oft für die direkte Untersuchung von großem Vorteil, während ein starkes Vortreten derselben die Ausführung der Untersuchung oft erheblich erschwert.

Recht wichtig ist auch die Beurteilung der Toleranz und der Reflexerregbarkeit des Patienten, über die man ebenfalls durch die Spatelprobe ein Urteil erhält. Die Reflexe müssen durch Anästhesierung herabgesetzt oder beseitigt werden.

Zur *Anästhesierung* des Kehlkopfes setzt man sich wie zur gewöhnlichen indirekten Laryngoskopie dem Kranken gegenüber. Man benutzt dazu einen Wattepinsel, den man sich selbst so herstellt, daß man das Ende eines Kehlkopfwatteträgers mit langfaseriger, gut entfetteter Watte umwickelt. Es ist sehr darauf zu achten, daß ein Abfallen der Watte während des Gebrauches unmöglich ist. Der Watteträger muß daher tiefe Querriefen haben oder besser noch außerdem am Ende eine knopfförmige Verdickung besitzen. Die Watte muß fest aufgewickelt werden, soll aber nach dem Ende zu locker bleiben und das Metall überragen, um beim Pinseln Verletzungen zu vermeiden. Darauf träufelt man je nach der Größe des Pinsels 5—10 Tropfen einer 10(—20)%igen Cocainlösung, der 1—2 Tropfen Adrenalin zugesetzt werden. Die Watte darf nicht triefend naß sein, drückt man sie leicht auf die Hand, so darf keine Flüssigkeit herausfließen.

Den Patienten mache man darauf aufmerksam, daß durch das nun vorzunehmende Einpinseln ein fremdes Gefühl im Halse entstehen werde, daß dies beabsichtigt und nötig sei, um die Untersuchung schmerzlos auszuführen; von der Flüssigkeit solle er nichts hinunterschlucken, sondern alles in eine ihm in die Hand gegebene Schale ausspucken. Nun bringt man unter Leitung des Kehlkopfspiegels den Pinsel ohne anzustoßen bis auf die laryngeale Fläche der Epiglottis, bestreicht diese damit ganz kurz und zieht ihn wieder aus dem Munde heraus. Dann wartet man eine bis zwei Minuten ab, denn so lange braucht etwa das Cocain, bis es seine Wirkung entfaltet, da es erst bis zu den Nerven-endigungen durch die Schleimhaut hindurch diffun-dieren muß. Eine zweite Pinselung eher vorzunehmen ist unzweckmäßig, da sie den Patienten unnötig be-lästigt. Nachdem man also etwas gewartet hat, geht man zum zweiten Male in den Kehlkopf ein und kann, da die Reflexerregbarkeit schon etwas herabgesetzt ist, mit dem Pinsel länger an der Epiglottis verweilen, ohne dem Patienten zu unangenehm zu werden. Man macht wieder eine entsprechende Pause, die man benutzt, um einen neuen Cocainpinsel fertig zu machen, denn wenn er intensiver benutzt worden ist, pflegt er verbraucht und mit Schleim überzogen zu sein. Man pinselt nun wieder und wiederholt in der gleichen Weise die Cocaini-sierung so oft, bis die ganze laryngeale Fläche des Kehl-deckels auf streichende Bewegungen nicht mehr reagiert. Eine besondere Cocainisierung des Zungengrundes ist meist nicht erforderlich; es genügt schon, den Pinsel beim Herausziehen darüber hinweggleiten zu lassen. Die Anästhesie des Kehldeckels ist meist ausreichend, um mit der direkten Laryngoskopie einen Einblick in den Kehlkopf zu gewinnen. Handelt es sich aber darum, genauere Untersuchungen, besonders unterhalb der Stimmbänder, evtl. mit Sondierung vorzunehmen, so muß selbstverständlich der ganze Kehlkopf anästhesiert werden. Man macht das ebenso wie bei der Anästhe-sierung der Epiglottis, nur daß man allmählich tiefer geht und so lange pinselt, bis das ganze Kehlkopfinnere, insbesondere die Stimmbänder und der subglottische Raum, nicht mehr reflexerregbar sind. Bei empfind-lichen und überhaupt schwer autoskopierbaren Patienten ist ebenfalls eine umfangreiche Anästhesierung erforder-

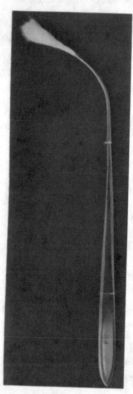

Abb. 77.
Kehlkopfwattepinsel.

lich. Bei diesen empfiehlt es sich, auch die Cocainisierung der Gaumenbögen und des Zungengrundes vorzunehmen, da dadurch die reflektorischen Abwehr-bewegungen (Würgreiz, Zungenkontraktion) wesentlich verringert werden und dann nach ausgiebiger Anästhesierung ein geringerer Druck mit dem Spatel aus-reicht. Dauert eine Untersuchung längere Zeit, so muß, besonders bei empfind-lichen Patienten, die Cocainisierung wiederholt werden, was schon nach 10 Minuten der Fall sein kann. Daher lasse man nach Beendigung der Anästhesie keine Zeit verstreichen, sondern beginne sofort mit der Untersuchung, um vor Wieder-eintritt der Reflexerregbarkeit fertig zu sein.

    Meist genügt, wie bereits erwähnt, die einfache Pinselung der Epiglottis. Dem Geübten glückt auch schon die Untersuchung ehe die Reflexe ganz erloschen sind, da ein gleichmäßiger fester Druck weniger leicht Reflexe auslöst als ein-fache Berührung. Es gibt auch Patienten mit herabgesetzter Reflexerregbarkeit, die leicht ohne jede Anästhesierung direkt zu untersuchen sind. Das sind jedoch seltene Ausnahmen.

Auch eine Reihe von Patienten mit normaler Reflexerregbarkeit läßt sich ohne allzugroße Belästigung ohne Anästhesierung untersuchen, wenn man den Spatel zwischen Zunge und Kehldeckel bringt und so die empfindliche laryngeale Fläche der Epiglottis vermeidet. Diese von KIRSTEIN empfohlene prälaryngeale Methode, bei welcher der Kehldeckel durch das in den Valleculae befindliche Spatelende ähnlich wie bei der Benutzung des REICHERTschen Hakens aufgerichtet wird, verlangt einen größeren Autoskopiedruck, als wenn die Epiglottis selbst gefaßt wird. Denn das Gesichtsfeld wird dabei nach vorn um wenigstens soviel eingeschränkt, wie die Dicke der Epiglottis ausmacht. Daher muß man, um diese Beschränkung des Gesichtsfeldes zu beseitigen, einen wesentlich stärkeren Druck ausüben. Der Vorteil, ohne Cocain auszukommen, wird also aufgehoben durch das Notwendigwerden eines wesentlich stärkeren Druckes.

Von manchen werden zur Anästhesierung Sprays oder Einträufelungen von Cocain mittels Spritze gemacht. Die Benutzung eines Pinsels hat vor diesen Methoden aber wesentliche Vorteile, denn gegen diese sind grundsätzliche Bedenken zu erheben. Diesen beiden Applikationsweisen des Cocains, besonders aber dem Spray, haftet der Nachteil an, daß man das Mittel nicht auf den zu anästhesierenden Bezirk beschränken kann, sondern daß man es auf eine sehr große Fläche verbreitet und dadurch den Patienten eher einer Vergiftungsgefahr aussetzt. Dann aber ist die Wirkung auch nicht so zuverlässig und tritt nicht so schnell ein, da das Mittel erst den die Fläche bedeckenden Schleimüberzug durchdringen muß und deshalb an Stellen, wo dieser dick ist, eine Anästhesie überhaupt nicht eintritt. Durch die beschriebene Art des Aufpinselns werden diese Nachteile vermieden. Man hat dabei den Vorteil, daß man beim Pinseln den Schleim beseitigt und so das Cocain direkt mit der Schleimhaut in Berührung bringt. Es wird nur der Bezirk anästhesiert, den man unempfindlich machen will. Außerdem gewinnt man gleichzeitig durch das Berühren ein Urteil über den jeweiligen Grad der Anästhesie.

Zur Anästhesierung hat BRÜNINGS ein von ihm als „Pinselspritze" bezeichnetes sehr brauchbares Instrument empfohlen, das beim Instrumentarium beschrieben worden ist. Sie läßt sich ebenso verwenden wie ein Kehlkopfwattepinsel und hat dabei den großen Vorteil, daß sie eine genaue Dosierung des Cocains gestattet und das sonst häufige Auswechseln der Watte während der Anästhesierung des Patienten unnötig macht.

Die Anästhesierung des Kehlkopfes läßt sich auch ohne Spiegel durchführen. Obwohl dies weniger empfehlenswert ist, wird es doch von einzelnen besonders laryngologisch nicht geschulten Chirurgen, die nicht gewohnt sind, im Spiegelbild zu arbeiten, bevorzugt. Man fährt blind mit dem Pinsel in den Rachen und trifft dabei den Zungengrund und die Epiglottis. Wenn die Empfindlichkeit dieser Teile schon nachgelassen hat, dann geht man mit einem oder zwei Fingern der linken Hand ein, tastet die Epiglottis und führt nun unter Kontrolle des Gefühls, ganz ähnlich wie bei der Intubation nach O'DWYER, den Cocainpinsel in den Kehlkopf ein und wiederholt diese Prozedur so oft, bis Reflexlosigkeit eingetreten ist.

Wer die Intubation nach O'DWYER nicht beherrscht, kommt aber bei der palpatorischen Cocainisierung leicht neben dem Kehlkopf vorbei in den Sinus piriformis und die Anästhesierung mißlingt. Für solche empfiehlt es sich daher, die Cocainisierung in sozusagen halber Autoskopie vorzunehmen. Man bringt sich hierfür, wie bei der Voruntersuchung mit Hilfe eines Spatels, am besten unter Elektroskopbeleuchtung, die linguale Fläche des Kehldeckels zu Gesicht und pinselt dann die laryngeale Fläche der Epiglottis, indem man den Pinsel neben dem Spatel unter Leitung des Auges über den Rand der Epiglottis hinüberführt. Diese Methode ist für den Patienten schonender und führt sicherer zum

Ziel als das blinde Verfahren. Es ist aber hierfür, besonders bei weniger geeigneten Fällen, schon einige Übung erforderlich.

Nachdem der Patient gut cocainisiert ist, beginnt man ohne Zeitverlust die Untersuchung. Den Patienten läßt man beengende Kleidungsstücke (Halskragen) und künstliches Gebiß entfernen. Am besten setzt man ihn dann auf einen niedrigen Stuhl, wie ihn Brünings als Endoskopierstuhl angegeben hat. Hat man einen solchen nicht zur Verfügung, so kann man auch einen niedrigen Schemel verwenden, oder man setzt den Patienten auf einen gewöhnlichen Stuhl und stellt sich selbst auf eine Fußbank.

Hat man eine Hilfsperson zur Verfügung, so läßt man diese sich hinter den Patienten stellen und dessen Kopf und Oberkörper halten. Auch muß die Assistenz den Untersucher dadurch unterstützen, daß sie den Körper des

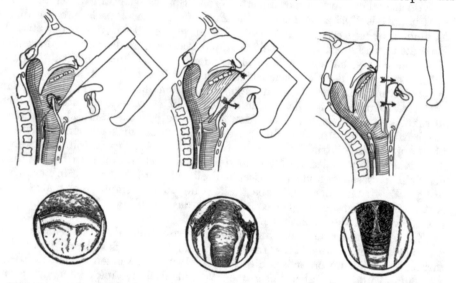

Abb. 78. Die 3 autoskopischen Tempi mit den zugehörigen Bildern (nach Brünings).

Patienten in die jeweils notwendige Stellung bringt und so hält. Eine mechanische Kopfstütze stört nur die Untersuchung. Manche Autoren bevorzugen prinzipiell die Untersuchung in Rücken- oder Seitenlage.

Der Spatel wird am Elektroskop befestigt. Man überzeugt sich von der richtigen Einstellung des Lichtes und erwärmt sowohl den Spatel, wie den Spiegel des Elektroskops über einem Spirituslämpchen, was besonders während der kälteren Jahreszeit nötig ist, da sich sonst durch die Ausatmungsluft sofort störende Nebel bilden und der Spiegel beschlägt. Auch tut man gut, feuchte Läppchen bereit zu halten, um gegebenenfalls den Spiegel rasch reinigen zu können. Es empfiehlt sich, alles was nur irgendwie möglich ist, schon vor der Cocainisierung sorgfältig vorzubereiten. Dies ist besonders Anfängern anzuraten, weil sonst die günstigste Wirkung des Cocains leicht ungenutzt vergeht.

Bei der direkten Laryngoskopie hält man sich für die Einführung des Spatels zweckmäßigerweise an den Vorschlag von Brünings, drei Tempi zu unterscheiden. und zwar:

Tempo I, Einstellen der lingualen Epiglottisfläche,

Tempo II, Überschreitung des Kehldeckelrandes mit Einstellen der Gießbeckenknorpel,

Tempo III, Einstellen der Stimmbänder unter Verstärkung des Druckes.

Bei Tempo I läßt man den Patienten den Hals strecken, dann kommt das Kinn nach vorn und der Kopf wird etwas nach rückwärts geneigt, die Zunge soll der Patient vorstrecken und mit seiner rechten Hand unter Zuhilfenahme

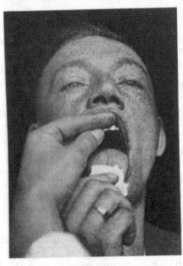

Abb. 79. Handstellung bei der Autoskopie nach BRÜNINGS.

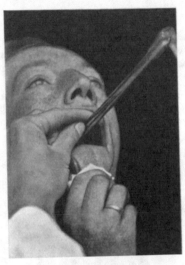

Abb. 80. Einführung des Spatels.

eines Tuches halten, damit sie möglichst ruhig bleibt und nicht durch Bewegungen stört. Der Arzt legt Daumen und Zeigefinger seiner linken Hand dem Patienten unter gleichzeitigem Hochschieben der Oberlippe so an die Zähne des Oberkiefers, daß der Zeigefinger an die Lippenflächen, der Daumen auf die Kanten der Schneidezähne zu liegen kommt. Man legt dann den Spatel in den Winkel zwischen Daumen und Zeigefinger und schiebt ihn etwa 5 cm tief genau in

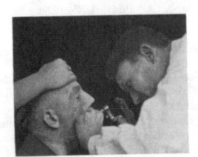

Abb. 81. Körperhaltung bei Tempo I.

Abb. 82. Bild bei Epiglottiseinstellung.

der Mittellinie über den Zungenrücken entlang, indem man dabei durch das Spiegelloch des Elektroskops hindurchsieht. Dann drückt man mit dem Spatel den Zungengrund leicht nach abwärts. Dabei wird, wenn man sich genau in der Mittellinie gehalten hat, die Epiglottis sichtbar. Erscheint sie aber nicht, dann muß man das Spatelende mehr nach rechts oder links führen und dort den Druck wiederholen, bis man die Epiglottis gefunden hat. Man stellt sie dann symmetrisch im Gesichtsfeld ein, wie es die Abb. 82 zeigt.

Das Aufsuchen und Einstellen der Epiglottis ist sehr wichtig, da sie gewissermaßen der Wegweiser für die direkte Laryngoskopie ist. Sie orientiert über die
Lage der Mittellinie und zeigt die Stelle an, an welcher der Weg in den Kehlkopf
führt. Es gibt keinen so zuverlässigen Anhaltspunkt wie die Epiglottis und eine
Orientierung ohne sie ist bei der Kleinheit des Gesichtsfeldes oft außerordentlich
schwierig.

Die Aufgabe des Daumens der linken Hand des Arztes ist es, das Rohr in
der Mittellinie zu halten, da sonst der Spatel leicht von der Epiglottis abgleitet
oder beiseite gedrängt wird. Der Zeigefinger verhindert, daß die Lippe des
Patienten zwischen Rohr und Schneidezähnen eingequetscht wird und bewahrt
die Zähne selbst nach Möglichkeit vor dem Rohrdruck. Außerdem ist er beim
Vorschieben des Rohres behilflich.

Tempo II. Ist nun die Epiglottis richtig eingestellt, so führt man unter
strenger Innehaltung der Medianlinie das Ende des Spatels über den freien

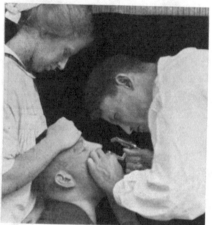

Rand des Kehldeckels hinweg, schiebt
den Spatel um 1—2 cm tiefer und
während der Patient die Zunge losläßt, drückt man den Kehldeckel
etwas nach vorn, bis die Arygegend
erscheint. Damit ist das zweite Tempo
beendet.

Während man den Kehldeckel überschreitet, hebt man das Spatelende
leicht an und muß sehr darauf achten,

Abb. 83. Körperhaltung bei Tempi II und III.   Abb. 84.   Bild bei Einstellung der
                                                                   Arygegend.

daß man es keinesfalls tiefer als 2 cm hinabschiebt, so daß es nur etwa 8—10 cm
von der oberen Zahnreihe entfernt ist, weil man sonst leicht hinter den Kehlkopf in den Hypopharynx gelangen kann, denn die hintere Rachenwand bildet,
eine gleichmäßige Fläche, die keinen Anhaltspunkt für eine Orientierung gibt.

Zeigefinger und Daumen verhindern das Abweichen von der Medianlinie,
die Zunge soll bei Beginn des Druckes losgelassen werden, damit sie weicher
wird und dem Spatel einen geringeren Widerstand entgegensetzt. Bei diesem
Druck muß man strengstens darauf achten, daß man den Spatel nicht tiefer
schiebt und auch nicht aus der Medianlinie herausbringt. Dieser Druck wird
auf den Kehldeckel ausgeübt unter gleichzeitigem Drehen des Spatels um eine
etwa in der Mitte des Spatels gelegene frontale Achse, wobei der Kopf etwas
nach rückwärts geneigt wird. Man läßt hierbei am besten den Patienten oft
phonieren, um einerseits durch psychische Ablenkung die Neigung zum Würgen
und Pressen zu vermindern und andererseits sich leichter orientieren zu können.
Denn durch die dabei auftretenden charakteristischen symmetrischen Bewegungen sind die Aryknorpel leicht zu erkennen.

Sollte es nicht gelingen, die Arygegend zu sehen, so ist man gewöhnlich von
der Mittellinie nach dem Sinus piriformis zu abgewichen oder hinter dem

Aryknorpel vorbei zu tief in den Hypopharynx gegangen. Dann ziehe man den Spatel lieber zurück und stelle sich wieder die Epiglottis ein, als daß man ohne genügende Orientierung herumsucht.

Tempo III. Hat man die Arygegend gefunden und mit Sicherheit als solche erkannt, so verstärkt man den Druck auf den Kehldeckel langsam, ohne tiefer zu gehen, in der Richtung nach vorn. Es werden dabei nacheinander die Hinterwand, allmählich immer mehr von den Stimmlippen und in besonders günstigen Fällen auch die vordere Commissur sichtbar. Bei Benutzung des großen Spatels bleibt die vordere Commissur gewöhnlich verdeckt. Beigefügte Bilder zeigen diese Situation in Phonations- und Respirationsstellung.

Will man sich aber in solchen Fällen doch die vordere Commissur einstellen, so benutzt man dazu den schmäleren Spatel mit mehr Aussicht auf Erfolg, denn dieser läßt sich, da er weniger Raum beansprucht, tiefer in den Zungengrund eindrücken und so gewinnt man nach vorn zu mehr Blickfeld. Abb. 87 zeigt das endoskopische Bild bei der Einstellung der vorderen Commissur mit dem kleinen Spatel.

Die bei der Einstellung erforderliche Kraft ist individuell sehr verschieden. Nach Messungen von BRÜNINGS beträgt sie im Durchschnitt etwa 10 kg,

Abb. 85.
Bild bei Phonation.

Abb. 86.
Bild bei Respiration.

Abb. 87. Bild bei Einstellung der vorderen Commissur mit kleinem Spatel.

d. h. etwa die Hälfte der Kraft, über die ein Mann unter den gegebenen Umständen verfügt. Obwohl also der Druck auf den Zungengrund sehr erheblich ist, schadet er doch bei sachgemäßer Ausführung der Untersuchung dem Patienten nicht.

Im allgemeinen genügt die Einstellung der Stimmbänder vollständig; in gewissen Fällen aber, besonders zur Besichtigung des subglottischen Raumes, ist es erforderlich, den Spatel um mehrere Zentimeter tiefer einzuführen. Man hebt hierzu das Rohr mit dem linken Zeigefinger etwas von den Zähnen ab und schiebt es dabei tiefer. Will man die unteren Stimmlippenflächen genauer untersuchen, so empfiehlt es sich, den Kopf nach der gegenüberliegenden Schulter neigen zu lassen, oder den Spatel vom Mundwinkel aus schräg zu stellen.

Autoskopie mit selbsthaltenden Apparaten.

Gegendruck-Autoskopie.

Bei der Beschreibung der normalen direkten Untersuchung haben wir erwähnt, daß die Einstellung der vorderen Commissur gewöhnlich Schwierigkeiten bereitet. Der hierfür erforderliche Druck ist oft so groß, daß er eine große Kraftanstrengung verlangt. Dadurch werden aber dem Patienten oft so erhebliche Beschwerden bereitet, daß man von dem Versuch, die Einstellung mit Gewalt zu erzwingen, lieber Abstand nimmt.

Der Hauptgrund für die Schwierigkeit, sich die vordere Commissur zu Gesicht zu bringen, besteht darin, daß gleichzeitig mit dem Druck auf den

Zungengrund auch der Kehlkopf mit nach vorn bewegt wird; denn der Druck auf den Zungengrund setzt sich natürlich auch auf das Zungenbein fort, und da dieses mit dem Kehlkopf durch Muskeln und Bänder verbunden ist, folgt der Kehlkopf, zumal er keine nennenswerte Verbindung mit der Wirbelsäule hat, den Bewegungen des Zungenbeins nach vorn zu, was für die Einstellung der vorderen Commissur recht nachteilig ist.

Brünings, der diese Tatsache bald erkannte, ersann in seiner Gegendruck-Autoskopie ein Verfahren, das geeignet ist, das unerwünschte Mitgehen des Kehlkopfes zu verhindern. Er läßt eine auf den Handgriff aufsteckbare Pelotte gegen den Kehlkopf drücken und erreicht damit ohne Schwierigkeit ein Zurück-schieben des Kehlkopfes um den Betrag, um den er bei der Untersuchung durch den Spateldruck nach vorn gezogen wurde. Hierzu kommt noch der Betrag von etwa $1/2$—1 cm, um den sich der Kehlkopf bei hinten übergeneigtem Kopf überhaupt leicht zurückdrängen läßt. Die Wirkungsweise des Gegendrückers wird durch die schematische Abb. 88 veranschaulicht.

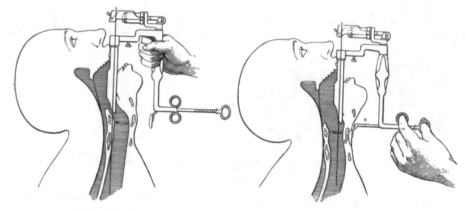

Abb. 88. Wirkungsweise des Gegendrückers nach Brünings.

Bei Verwendung dieses Apparates verteilt sich der Zungendruck auf die Zähne und den Kehlkopf. Dadurch hält sich das Instrument selbst in seiner Lage, wenn auch etwas unsicher.

Zur Einführung des Spatels bei Verwendung des Gegendrückers muß zunächst die Pelottenstange ganz zurückgezogen und die Pelotte selbst, wenn sie hinderlich sein sollte, nach oben gedreht werden. Die Einstellung bis zum Sichtbarwerden der Aryknorpel geschieht genau so wie bei der vorher beschriebenen gewöhnlichen Methode. Sobald die Arygegend im Gesichtsfeld erscheint und man sich damit von der richtigen Spatellage überzeugt hat, wird die Pelotte vorgeschoben, wobei darauf zu achten ist, daß sie auf die Prominentia laryngis auftrifft. War sie vor der Einführung nach oben gedreht, so muß sie bei großen Patienten wieder nach unten gedreht werden, weil sie sonst oberhalb des Kehl-kopfes zu liegen kommen würde. Jetzt wird der Pelottendruck auf den Kehlkopf durch langsames Vorschieben der Stange vorsichtig verstärkt, bis die vorderen Teile der Stimmbänder im Gesichtsfeld erscheinen. Um die Untersuchung möglichst zu erleichtern und dem Patienten Unannehmlichkeiten zu ersparen, wählt man für Patienten mit geringer Autoskopierbarkeit auch bei der Gegendruckmethode schmale Spatel.

Brünings (hat nachgewiesen, daß bei Verwendung des Gegendrückers eine Druckverminderung von 40—60% erreicht wird, was bei Fällen, die einen hohen Druck erfordern, viel ausmacht und für solche Patienten eine wesentliche Erleichterung bedeutet.

Bei leicht zu untersuchenden Patienten kann man breitere Spatel verwenden und erhält dadurch ein viel größeres Gesichtsfeld, was unter Umständen sehr vorteilhaft sein kann. Nach BRÜNINGS ist „in ganz leichten Fällen der Gegendrücker nur zu operativen Eingriffen, zu Demonstrationen und länger dauernden Prozeduren, in mittleren und schweren Fällen dagegen auch zu diagnostischen Einblicken heranzuziehen".

Zur Untersuchung von Kindern eignet sich das BRÜNINGSche Verfahren nicht, da der weiche kindliche Kehlkopf durch den Gegendrücker leicht zusammengedrückt werden kann.

Eine besondere Form der direkten Kehlkopfuntersuchung hat KILLIAN in der „Schwebelaryngoskopie" angegeben. Sie hat eine große Bedeutung erlangt und ist wegen ihrer Eigenart ebenso wie ihre Modifikationen, u. a. die ALBRECHTsche Stützautoskopie, in einem besonderen Kapitel behandelt, so daß ich mich hier mit dem Hinweis darauf begnügen kann.

Autoskopie mit Bruststütze.

Eine Methode, die aus der KILLIANschen Schwebelaryngoskopie hervorgegangen ist, ist u. a. die Autoskopie mit Bruststütze von SEIFFERT. Er hatte bemerkt, daß das „Schweben" des Kopfes für die Einstellung des Larynx nur eine ganz untergeordnete Rolle spielt und daß das Einstellen des Bildes dabei durch Hebelwirkungen des am Galgen befestigten Hakenspatels bewirkt wird. Denn das Kehlkopfbild bleibt, auch wenn der Patient sich aufzurichten bestrebt ist, so lange eingestellt, wie der Spatelhaken am Galgen fixiert ist. Wenn er aber vom Galgen loshakt, so schlägt das Hakenende des Spatels stets nach der Brust des Patienten zu, während gleichzeitig das Kehlkopfbild verschwindet. Verhindert man auf irgendeine Weise diese Drehbewegung, so bleibt das Bild eingestellt, auch wenn der Kopf gar nicht schwebt, sondern fest aufliegt.

SEIFFERT gab dem Hakenspatel einen Stützpunkt an der Brust bzw. dem Bauch des Patienten und erreichte so dasselbe, was mit der KILLIANschen „Schwebe" zu erreichen ist, ohne die umfangreiche Aufhängevorrichtung. Ein wesentlicher Vorteil ist dabei auch, daß eine Fixation außerhalb des Körpers nicht erforderlich ist. Die Methode hat eine äußerliche Ähnlichkeit mit der BRÜNINGSchen Gegendruckautoskopie, verfolgt aber einen anderen Zweck. Sie will nicht den Kehlkopf zurückdrücken, sondern nur einen geeigneten Stützpunkt geben, der der Kehlkopf gerade in den Fällen nicht ist, in denen die direkte Laryngoskopie am häufigsten und dringendsten nötig wird, nämlich bei Kindern. Wie bei der Gegendruckautoskopie bereits erwähnt, hält der weiche kindliche Kehlkopf den Gegendruck nicht aus.

Die Untersuchung mit dem Apparat ist mit und ohne Allgemeinnarkose möglich. Beginnen wir mit der Untersuchung in Narkose, die bei Kindern meist erforderlich sein dürfte. Ist die Narkose tief genug, d. h. sind die Cornealreflexe erloschen und keine Spannungen mehr vorhanden und läßt sich vor allem der Mund leicht öffnen, dann kann die Untersuchung beginnen. Der Kranke wird so gelagert, daß er mit dem Kopf das Tischende erreicht, aber noch mit dem Hinterkopf aufliegt. Der Kopf soll nicht über das Tischende herunterhängen. Der nicht Geübte tut gut, zwischen die Backenzähne einen Mundsperrer zu legen und die Zunge genau in der Mittellinie mit der Zungenzange vorziehen zu lassen, wie es KILLIAN für die Schwebe empfohlen hat. Nun nimmt man den Apparat zur Hand, schließt dessen Mundsperre, nachdem man den Spatel möglichst weit zurückgezogen hat. Dies ist zweckmäßig, damit der Spatel nicht von selbst durch die eigene Schwere vorrutscht und beim Einführen stört. Außerdem ist das Schließen der Mundsperre noch insofern vorteilhaft, weil bei nicht sehr weit geöffnetem Munde die Einführung leichter ist. Die Kirsteinlampe ist aufgesetzt und der Lichtstrahl so in den Mund gerichtet, daß man durch das Loch bequem die beleuchtete Stelle sehen kann. Dann wird der Apparat so eingesetzt, daß der Spatel in der Mitte des Zungenrückens und der Zahnhaken hinter die mittleren Schneidezähne des Oberkiefers zu liegen kommt.

Jetzt wird die Mundsperre mit Hilfe der Sperrschraube geöffnet. Dadurch wird sowohl das Gesichtsfeld erweitert, als auch der Spatel beweglich gemacht. Man hält den Apparat mit der einen Hand und schiebt mit der anderen den Spatel durch Drehen an der gerieften Walze am Zungenrücken entlang. Hält man sich dabei genau in der Mittellinie, dann erscheint — wenn man den Spatel genügend weit vorgeschoben hat — der freie Rand der Epiglottis. Während des

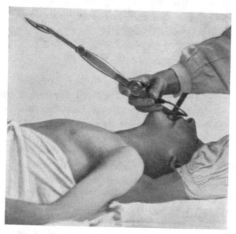

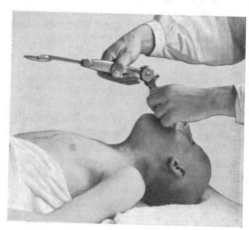

Abb. 89. Situation bei Beginn der Einführung.

Abb. 90. Handgriff beim Einstellen des Pelottenschenkels.

Vorschiebens ist darauf zu achten, daß der Zahnhaken nicht von den Zähnen abgehoben wird.

Nun kommt es darauf an, welche Methode man anwenden will, die epiglottische oder die linguale, die schon Kirstein unterschieden hat. Bei der lingualen Methode schiebt man das Spatelende zwischen Zungengrund und Epiglottis und hebelt den Zungengrund nach vorn, indem man den Apparat um die Schneidezähne kippt. Dann richtet sich die Epiglottis auf und man sieht deren laryngeale Fläche und in den Larynx hinein. Während man den Schraubenschenkel mit der linken Hand hält, drückt man mit der rechten auf den Hebel, der den Pelottenschenkel fixiert und dreht den Pelottenschenkel so weit, bis sich die Pelotte gegen die Brust stemmt. Dann läßt man die Feder los und bringt den Fixationsstift wieder zum Einschnappen. Jetzt ist die grobe Einstellung erreicht, feinere Regulierungen lassen sich durch Nachschrauben an der Flügelschraube leicht bewerkstelligen. Die linguale Methode führt — besonders bei Erwachsenen — nicht immer zum Ziel. In einem Teil der Fälle kann man sich dann doch noch das Kehlkopfinnere zu Gesicht bringen, wenn man auf den Kehlkopf drückt. Mit diesem Handgriff gelingt es bei Kindern fast stets, den Kehlkopf vom Zungengrund aus einzustellen.

Bei der epiglottischen Methode verfährt man bis zum Sichtbarwerden der Epiglottis ebenso wie bei der lingualen. Dann aber schiebt man das Spatelende nicht zwischen Zungengrund und Epiglottis, sondern zwischen Epiglottis und hinterer Rachenwand 1—2 cm tiefer bis in die Nähe der Arygegend, die wir nun durch Anheben des laryngealen Spatelendes zu Gesicht bekommen. Dieses Anheben besteht in einem Drehen des Apparates um die Kante der Schneidezähne, ohne auf diese einen stärkeren Druck auszuüben. Wird die Spatelspitze in dieser Weise noch mehr angehoben, dann erscheint nacheinander die Hinterwand des Kehlkopfraumes und immer mehr von den Stimmbändern bis zu ihrer vorderen Commissur. Wenn man das Kehlkopfinnere sieht, dann wird der Pelottenteil in der gleichen Weise wie bei der lingualen Methode auf die Brust gesetzt. Man kann ohne Bedenken die langausgezogene Pelotte bei kleinen Kindern auch auf den Bauch aufsetzen, besonders wenn man Decken oder Kleidungsstücke dazwischen legt. Der Pelottendruck beträgt ja nur einen Bruchteil von dem, der auf den Zungengrund ausgeübt wird. Er ist um so geringer, je länger die Pelotte ausgezogen und je kürzer die Entfernung des Zungengrundes von den oberen Schneidezähnen ist.

Handelt es sich um einen kurzen Eingriff zur Diagnosenstellung und ist damit das Ziel erreicht, dann kann der Apparat wieder entfernt werden. Man hat hierfür nur nötig, durch Druck auf die Feder und leichtes Anheben des Apparates die Fixation des Pelottenschenkels zu lösen. Dann läßt sich das Instrument bequem herausnehmen. Will man aber einen Eingriff vornehmen oder muß man zu Demonstrationszwecken den Apparat längere Zeit liegen lassen, dann muß die Narkose fortgeführt werden. Dies geschieht am besten durch Einblasen des Narkoticums mit Hilfe eines Gebläseapparates (z. B. nach JUNKER). Um nicht

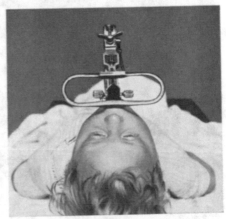

Abb. 91. Apparat in situ von vorn gesehen beim Liegenden.

genötigt zu sein, eine tiefe Narkose zu machen, ist es zweckmäßig, schon während der Einführung des Apparates bald nach Sichtbarwerden der Epiglottis die Schleimhaut mit 10%igem Cocain, dem einige Tropfen Adrenalin zugesetzt werden, einzupinseln.

Während bei Kindern gewöhnlich Narkose erforderlich ist, dürfte dies bei Erwachsenen nur ganz ausnahmsweise der Fall sein. Hier genügt fast stets einfache lokale Schleimhautanästhesie mit Cocain-Adrenalin. Die Untersuchung kann je nach Wunsch am liegenden oder sitzenden Patienten gemacht werden. Sehr empfindlichen Patienten gibt man am besten vorher Morphium oder Scopolamin-Morphium, in der Weise, wie sie KILLIAN für seine Schwebelaryngoskopie empfohlen hat. Will man die Untersuchung am sitzenden Patienten vornehmen, so ist es bequem, ihn auf einen niedrigen Sitz zu setzen, wofür sich das von BRÜNINGS für direkte Untersuchung angegebene Stühlchen sehr gut eignet. Dabei ist es zweckmäßig, wenn sich eine Hilfsperson hinter den Patienten stellt und dessen Kopf so hält, daß sie den Hinterkopf mit der einen Hand von unten umfaßt und stützt und die andere Hand auf die Stirn legt. Die Hilfsperson hat darauf zu achten, daß der Patient bei der Einführung nicht nach hinten ausweicht. Der Untersucher, der die Beleuchtung und den Apparat wie zur Untersuchung im Liegen vorbereitet hat, stellt sich vor den Patienten, läßt ihn den Mund öffnen und führt den Apparat so ein, daß die Zahnplatte hinter die Schneidezähne des Oberkiefers zu liegen kommt. Wie oben beschrieben, wird nun auch der Spatel in der Mittellinie vorgeschraubt und die Epiglottis mit dem Spatelende gefaßt. In Fällen, in denen das Aufladen der Epiglottis Schwierigkeiten macht, nimmt man am besten den Apparat noch einmal heraus und läßt sich die Zunge vom Patienten selbst vorziehen. Dann richtet sich die Epiglottis auf und läßt sich so leichter fassen. Der Geübte wird dies wohl nur selten nötig haben. Hat man sich die Stimmbänder zu Gesicht gebracht, so faßt man mit der linken Hand den Apparat für einen Augenblick am Bügel der Mundsperre, während man mit der rechten die Fixierung löst, die ausgezogene Pelotte auf die Brust aufsetzt und die Feder wieder einschnappen läßt. Nun

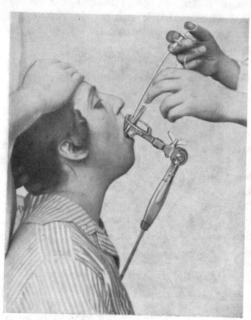

hält sich der Apparat von selbst. Wenn man jetzt die Flügelschraube nach rechts herumdreht, so erscheinen allmählich immer mehr von den vorderen Teilen der Stimmbänder, bis schließlich die vordere Commissur erreicht ist. Diese Einstellung der vorderen Teile muß mit ganz besonderer Vorsicht erfolgen. Um sie möglichst schonend ausführen zu können, macht man die erforderliche Hebelbewegung am besten direkt mit der Hand vom Handgriff aus. Dabei hebt sich die Pelotte von der Brust ab und man hat nur nötig, die Flügelschraube so viel nach rechts zu drehen, bis sich die Pelotte wieder auf die Brust aufstützt. Mit der Hand hat man doch ein feineres Gefühl und kann besser beurteilen, wie stark der zu überwindende Widerstand ist. Die

Abb. 92. Apparat in situ beim sitzenden Patienten.

gefühllose Schraube überwindet die stärkste Spannung schonungslos; die Hand dagegen hat ein feines Empfinden dafür, wann die Spannung nachgelassen hat; erst dann ist der geeignete Augenblick da, um die Hebelwirkung zu verstärken. Wird die Spannung wieder stärker, so wartet man zunächst unter Festhalten des gewonnenen Gesichtsfeldes mit Hilfe der Flügelschraube ab, bis die Spannung wieder nachläßt und so fort, bis man die vordere Commissur erreicht hat. Auf diese Weise kann man dem Patienten die Unannehmlichkeiten auf ein Mindestmaß herabsetzen. Die Schraube hält das gewonnene Gebiet in vollständiger Ruhe fest; die Muskulatur erschlafft und stellt sich darauf ein. Es ist überraschend, wie lange die Patienten, die nur in Lokalanästhesie untersucht bzw. behandelt werden, den einmal eingestellten Apparat zu ertragen pflegen, offenbar weil er eben ganz ruhig sitzt und keine Druckschwankungen zuläßt, die bei mit der Hand gehaltenen Instrumenten unvermeidlich sind und den Patienten immer wieder zu Muskelkontraktionen reizen. Bei der Rechtsdrehung der Flügelschraube, die für die Einstellung der vorderen Commissur erforderlich ist, verkleinert sich der Winkel zwischen dem Schrauben- und Pelottenschenkel und damit nähern sich notwendigerweise die freien Enden dieser Schenkel. Die am Ende des Schraubenschenkels sitzende Zahnplatte hat also die Neigung, mit in den Mund hineinzugehen. Sie drückt sich dabei fester an die Schneidezähne des Oberkiefers an. Eine Bewegung in den Mund hinein kann indes infolge des Widerstandes der Zahnplatte an den Zähnen bzw. an dem Alveolarfortsatz nicht zustande kommen. Beim Rechtsdrehen der Flügelschraube erfolgt vielmehr ein Hinaufwandern der Pelotte an der Brust des Patienten und es ist deshalb darauf zu achten, daß die Pelotte auf dem Körper bzw. der Kleidung des Patienten frei gleiten kann. Die Tendenz des Schraubenschenkels, in den Mund des

Patienten hinein zu wandern, ist von Vorteil, da der Apparat infolgedessen am Abrutschen nach außen verhindert wird. Der Druck auf die Schneidezähne wirkt hierbei in ihrer axialen Richtung, was sie am besten vertragen. Bei sehr empfindlichen Patienten tut man gut, die Einstellung der vorderen Commissur nicht zu forcieren, sondern sie sich durch Druck von außen auf den Kehlkopf zu Gesicht zu bringen.

Eine der ALBRECHTschen Stützautoskopie ähnliche Methode erreicht man in sehr bequemer Weise

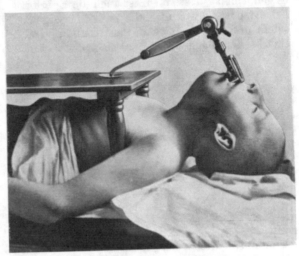

Abb. 93. Fußbänkchen als Stützpunkt.

dadurch, daß man über den Körper des liegenden Patienten ein Fußbänkchen stellt und dieses als Stützpunkt für die Pelotte dienen läßt. Auf diese Weise vermeidet man jeden, auch den geringsten Druck auf den Körper des Patienten, wie es bei ganz kleinen Kindern manchem vielleicht wünschenswert erscheinen könnte; außerdem fällt hierbei auch die Übertragung etwaiger respiratorischer Schwankungen der Pelotte auf den Kehlkopf vollständig fort. Allerdings sind diese Schwankungen im Kehlkopf für gewöhnlich so gering — da sie ja nur etwa ein Drittel der Pelottenschwankungen betragen —, daß sie meist kaum wahrgenommen werden.

Das Bild des Kehlkopfinneren ist bei der direkten Laryngoskopie ein anderes als bei der Spiegeluntersuchung oder wie es der Anatom an der Leiche zu sehen bekommt.

Ist das Kehlkopfinnere eingestellt, so erblickt man zu beiden Seiten des Spatels je einen dicken Wulst hervorquellen. Der Spatel verdrängt die mittleren Zungenpartien, indem er sich mehr oder weniger tief in die Zungensubstanz eindrückt.

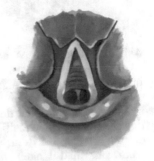

Abb. 94. Kehlkopfbild beim Liegenden.

Zwischen den Zungenwülsten hindurch sieht man den Kehlkopf. Ist die Epiglottis mitgefaßt, dann wird der Kehlkopfeingang in sagittaler Richtung in die Länge gezogen. Dabei werden die aryepiglottischen Falten angespannt und die Aryknorpel etwas um ihre frontale Achse nach vorn gedreht. Ist der Kehldeckel nicht mitgefaßt, so ist die Dehnung des Kehlkopfeinganges geringer.

Befindet sich das Spatelende zwischen Zungengrund und Epiglottis, ohne daß das Zungenbein mitgefaßt ist, dann ist nicht selten der Zungenbeinkörper sichtbar, der als querverlaufender Wulst vor dem Spatelende liegt. Wird von außen auf den Zungenbeinkörper gedrückt, so tritt er noch deutlicher hervor. Ist der Zungenbeinkörper vom Spatelende gefaßt, so ist er natürlich nicht zu sehen. Man überblickt dann die ganze linguale Fläche der Epiglottis und die Valleculae. Je tiefer sich das Spatelende in den Vallekeln befindet und je stärker es gehoben ist, desto mehr ist auch die Epiglottis aufgerichtet, so daß wenigstens bei Kindern gewöhnlich die ganze laryngeale Fläche der Epiglottis zu übersehen und der Einblick in den Kehlkopf frei ist. Nicht immer jedoch richtet sich bei der angegebenen Spatellage der Kehldeckel so weit auf, daß der Einblick

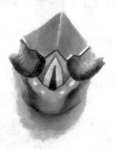

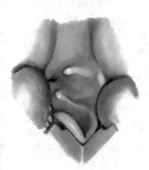

Abb. 95. Großes Zungenbeinhorn.

Abb. 96. Oberrand des Schildknorpels.

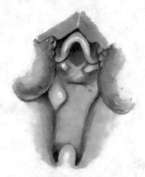

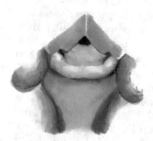

Abb. 97. Blick auf die vordere Commissur.

Abb. 98. Blick auf die Hinterwand.

in das Kehlkopfinnere frei wird. In solchen Fällen hebt sich der Kehldeckel durch Druck von außen auf den Kehlkopf bei Erwachsenen häufig, bei Kindern stets so weit, daß sich das Kehlkopfinnere dem Blick darbietet, besonders wenn der Kehlkopf gleichzeitig kranialwärts geschoben wird. Ruht der freie Teil der Epiglottis auf dem Spatel, dann tritt ihr Petiolus stark hervor, besonders wenn der Spatel nach vorn gerichtet ist. Reicht der Spatel in das Kehlkopfinnere hinein, so daß der Petiolus bedeckt ist, so werden die Taschenbänder vom Spatelende beiseite gedrängt, der obere Teil des Kehlkopfraumes erscheint weiter und die Stimmbänder werden scheinbar breiter. Es kommen dadurch die seitlichen, rötlich gefärbten Partien der Stimmbänder zu Gesicht, die den Boden der Morgagnischen Ventrikel bilden und sonst von den Taschenbändern bedeckt sind. Wird der Kehlkopf von außen mit der Hand um eine sagittale Achse gedreht, dann wird auch noch ein Teil der Seitenwand des Ventrikels sichtbar. Wird das Taschenband mit einem stumpfen Häkchen beiseite gehalten, so kann man, besonders unter Zuhilfenahme eines kleinen Spiegels, den ganzen Ventrikel übersehen. Ist das Spatelende stark nach vorn gerichtet, so ist auch die vordere Commissur sichtbar. Dabei besteht gewöhnlich maximale Dorsalflexion der Wirbelsäule und der Kehlkopf hebt sich in seinen oberen Teilen von

der Wirbelsäule ab, indem er dabei eine leichte Drehung um eine horizontale Achse macht, wenn man Kopf und Hals als feststehend betrachtet. Dieses Heben des Kehlkopfes ist auch von außen daran zu erkennen, daß der Winkel zwischen Kinn und Hals ausgeglichen und die Haut über der Kehlkopf- und Zungenbeingegend stärker vorgebuckelt wird. In dem gleichen Maße, wie die vorderen Partien vorgedrängt werden, ziehen sich die seitlichen ein. Der sonst quere Spaltraum des oberhalb des Kehlkopfeinganges gelegenen Teiles

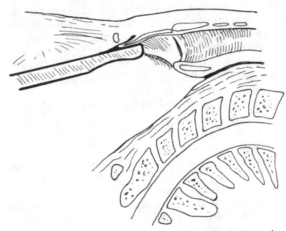

Abb. 99. Situation bei Einstellung der vorderen Commissur nach Röntgenaufnahme.

des Hypopharynx nimmt durch den Spateldruck eine dreieckige Form an. Je stärker der Spateldruck ist, desto mehr werden die Seitenwände gespannt und verlängern sich auf Kosten der Rachenhinterwand, die entsprechend schmäler wird. An den gespannten Seitenwänden treten anatomische Einzelheiten deutlich hervor. Besonders auffallend ist die Pulsation der Carotis in der Nähe der Hinterwand. Außerdem sieht man den oberen Teil des Schildknorpels. Bei Druck von außen auf entsprechende Stellen treten das große Horn des Zungenbeins sowie das obere Horn des Schildknorpels und deren Verbindung deutlich hervor.

Hat der Spatel die Richtung nach der vorderen Commissur, dann gewinnt man gewissermaßen von hinten her einen Einblick in den Kehlkopf. So erklärt es sich, daß man die Hinterwand in mehr oder weniger paralleler Richtung sieht, ja, die Hinterwand und die hinteren Teile der Stimmbänder können dabei durch die Schleimhautfalte des

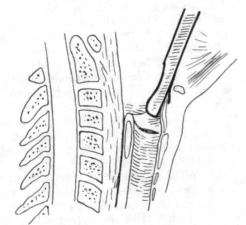

Abb. 100. Situation bei der Einstellung der Hinterwand nach Röntgenaufnahme.

Kehlkopfeinganges, die zwischen den beiden WRISBERGschen Knorpeln liegt, vollständig verdeckt werden.

Hat der Spatel die Richtung auf die Wirbelsäule zu, so gewinnt man einen Einblick auf die Hinterwand.

Der Kehlkopf wird nun nicht mehr von der Wirbelsäule abgezogen, sondern

legt sich hier wieder mehr an und macht dabei die Drehung um die frontale
Achse zurück, so daß man nunmehr von vorn her in den Kehlkopf hineinsieht,
wobei der Blick unter einem größeren Winkel die Hinterwand trifft, während
die vorderen Teile der Stimmbänder allmählich mehr verdeckt werden.

Die Wirbelsäule ist beim Einstellen der vorderen Commissur stark dorsal
flektiert. Bei der Einstellung der Hinterwand wird die Überstreckung der Wirbelsäule rückgängig, wobei sie sich mehr gerade richtet. Diese Einstellung der Wirbelsäule wird zum Teil ganz automatisch durch ihre Elastizität (Zwischenwirbel-
scheiben, Bänder, Muskelzug) bewirkt; man kann aber etwas nachhelfen,
indem man den Hinterkopf des liegenden Patienten auf sich zuzieht. Eine noch
günstigere Einstellung der Hinterwand kann man unter Umständen dadurch
erreichen, daß man den Kehlkopf von außen her faßt und ihn nach oben drängt,
während der Spatel gleichzeitig etwas zurückgezogen wird. Dabei nähert man
den Kehlkopf dem Auge des Untersuchers und bringt die Hinterwand unter
einem günstigeren (d. h. weniger spitzen) Winkel zu Gesicht.

Vergleichen wir das Kehlkopfbild, das wir bei der direkten Untersuchung
erhalten, mit dem Spiegelbild, so sehen wir beim liegenden Patienten die Teile
des Kehlkopfes ähnlich wie im Spiegelbild — die vorderen Partien oben, die
hinteren unten — nur die Seiten verhalten sich anders bei der Betrachtung;
denn während im Spiegelbild — vom Untersucher aus gerechnet — die rechte
Seite des Patienten links, die linke rechts ist, sind sie bei der Untersuchung
des liegenden Patienten den Seiten des Untersuchers entsprechend. Beim
sitzenden Patienten dagegen befindet sich der Kehldeckel vorne und die hinteren
Teile hinten. Die Seiten indessen bleiben die gleichen wie im Spiegelbild. Vergleicht man die Lage des direkten Bildes beim sitzenden mit demjenigen beim
liegenden Patienten, so findet man, daß die Teile, welche beim sitzenden vorn
sind, beim liegenden oben sind; was beim Sitzenden hinten ist, befindet sich
beim Liegenden unten; das, was der Untersucher beim sitzenden Patienten
links sieht, sieht er beim liegenden zu seiner Rechten und umgekehrt. Dies
ist ja bei einiger Überlegung zwar selbstverständlich, indes zeigt die Erfahrung,
daß der Ungeübte oft überrascht ist, das, was er beim sitzenden Patienten rechts
von sich aus gesehen hat, beim liegenden links zu sehen, und daß er dann leicht
verwirrt wird, wenn er nicht vorher darauf aufmerksam gemacht worden ist.

Die mit diesem Apparat erhobenen anatomischen Befunde haben für alle
direkten Untersuchungsmethoden Geltung. Sie ließen sich infolge der bleibenden ruhigen Einstellung sehr genau beobachten, was bei nicht fixierenden
direkten Untersuchungsmethoden nicht möglich ist, da die Erscheinungen zu
flüchtig sind. Aus diesem Grunde sind sie an dieser Stelle beschrieben worden.

Struycken hat einen Apparat für direkte Untersuchungen konstruiert,
mit dem er den unangenehmen Druck auf die Schneidezähne vermeidet und auf
die Kauflächen der Mahlzähne verteilt. Um zu bewirken, daß das gewonnene
Kehlkopfbild selbsthaltend eingestellt bleibt, so daß zum Arbeiten beide Hände
frei bleiben, hat Struycken neuerdings das Prinzip der Stütze gegen die Brust
mit Vorteil für seinen Apparat verwandt. Er erreicht dies, indem er das Ende
des Griffes mit Hilfe einer Stange in die Zähne eines auf der Brust des Patienten
befestigten Schildes eingreifen läßt.

Andere selbsthaltende Specula.

Haslinger und Seiffert haben unabhängig voneinander das Prinzip
des Stützpunktes an der hinteren Rachenwand aufgestellt und dazu verwertet,
ein selbsthaltendes spreizbares Speculum für direkte Laryngoskopie zu konstruieren.

Die Vorbereitung des Patienten für die Anwendung des HASLINGERschen „Direktoskops" besteht in ähnlicher Weise wie bei den anderen selbsthaltenden Apparaten für Erwachsene in der Applikation von Cocain-Adrenalin im Larynx; es muß aber außerdem auch der Hypopharynx mit anästhesiert werden. Bei unruhigen Patienten oder bei starker Speichelsekretion empfiehlt sich eine

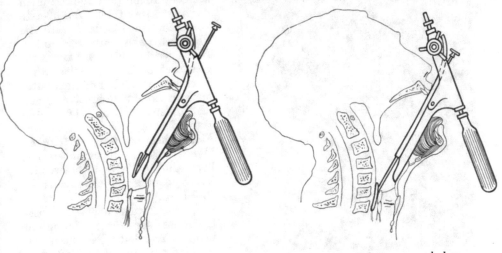

Abb. 101. Direktoskop, geschlossen eingeführt. (Nach HASLINGER.)

Abb. 102. Pelotte vorgeschoben. (Nach HASLINGER.)

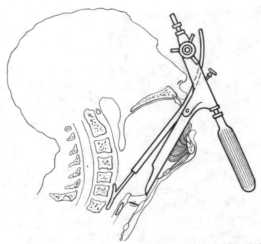

Abb. 103. Direktoskop geöffnet in endgültiger Lage. (Nach HASLINGER.)

Morphium-Atropininjektion eine halbe Stunde vor der Untersuchung. Mitunter kann auch Narkose erforderlich werden, was bei Kindern die Regel ist. Zur Beleuchtung verwendet man elektrische Stirnlampen (CLAR oder KIRSTEIN) oder auch gewöhnlichen Reflektor mit elektrischer oder Gaslichtquelle.

Der Gebrauch geschieht nach HASLINGER in folgender Weise: „Das Instrument ist geschlossen, die Pelotte für den Hypopharynx vollständig zurückgezogen.

Die rechte Hand hält den Griff des Instrumentes, das entlang der vorgestreckten Zunge über die Epiglottis geführt wird, bis die Larynxhinterwand (der Ary-

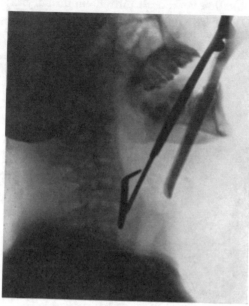

knorpel) sichtbar wird. Dann wird die Hypopharynxpelotte durch Druck auf den Kopf an den Vorschiebestangen (mit dem Daumen der linken Hand) bis aufs äußerste vorgeschoben. Alsdann wird die Flügelschraube mit der linken Hand gedreht bis der Larynx im gewünschten Maße sichtbar wird. Der Apparat bleibt nunmehr automatisch fixiert (definitive Lage). Abnehmen: Griff mit der rechten Hand fassen, durch Drehen der Flügelschraube (mit der linken Hand) Instrument schließen und herausziehen. (Nicht notwendig ist, Hypopharynxpelotte zurückzuziehen)."

Abb. 104. Röntgenaufnahme: Lage des Apparates. (Nach HASLINGER.)

SEIFFERT verwendet sein selbsthaltendes spreizbares Speculum beim sitzenden Patienten in Verbindung mit dem BRÜNINGschen Elektroskop. In Ermangelung eines solchen kann man auch einen einfachen Handgriff aufstecken und dazu Reflektorbeleuchtung oder Kirsteinlampe benutzen. Da auf der einen Seite der Apparat vollständig offen ist, bietet er nach dieser Seite hin eine große Bewegungsfreiheit für einzuführende Instrumente.

Die Anwendung ist im wesentlichen die gleiche wie beim HASLINGERschen Direktoskop.

Die spreizbaren Specula haben den Vorteil, daß sie klein und verhältnismäßig einfach sind, besitzen aber den Nachteil, den Stützpunkt an einer vulnerablen und schlecht kontrollierbaren Stelle zu haben. Beim Gebrauch muß man darauf Rücksicht nehmen, und bei schwer autoskopierbaren Patienten lieber auf die Einstellung der vorderen Kehlkopfpartie verzichten, be-

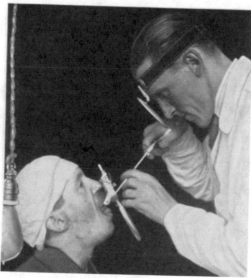

Abb. 105. Untersuchung am sitzenden Patienten. (Nach HASLINGER.)

sonders wenn man bedenkt, daß nach den BRÜNINGschen Messungen manchmal ein Verdrängungsdruck zur Einstellung der vorderen Commissur von 20 kg und mehr erforderlich ist.

Von Eicken hat wohl als erster ein selbsthaltendes Kehlkopfspeculum angegeben, das aus einem einfachen Trachealrohr besteht, welches zur Einstellung einer zu operierenden Stelle mit einem seitlichen Fenster versehen ist.

Ähnlich ist das „gefensterte Schnabelrohr" von Brünings, ein halboffener Autoskopie-spatel mit einem schnabelförmigen Fortsatz, der in die Trachea geschoben wird und so das Rohr in der Lage erhält. Es eignet sich für kleine Eingriffe an der Hinterwand.

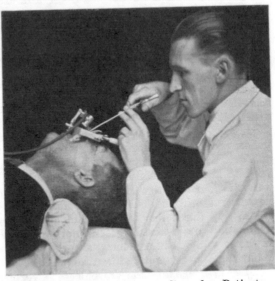

Laryngoscopia directa inferior.

Unter *Laryngoscopia directa inferior* oder retrograder Tracheoskopie versteht man die direkte Kehlkopfuntersuchung durch eine Trachealfistel. Sie wird am liegenden Patienten ausgeführt unter Zuhilfenahme von kurzen abgeschrägten, der Weite der

Abb. 106. Untersuchung am liegenden Patienten.

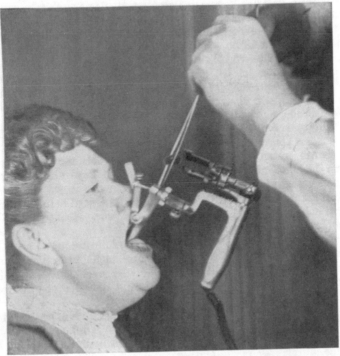

Abb. 107. Speculum mit Brünings Elektroskop beim sitzenden Patienten.

Trachealöffnung entsprechenden Rohren. Da der Fistelkanal meist schräg nach unten zu verläuft und deshalb mit dem oberen Teil der Trachea einen spitzen Winkel bildet, um den das Rohr herumgeführt werden muß, gestaltet sich die Untersuchung oft recht schwierig und ist manchmal sogar unausführbar. Wenn eine Kehlkopfstenose besteht, ist zu berücksichtigen, daß nicht durch das eingeführte Rohr die Luftzufuhr abgesperrt wird.

Fehler und Schwierigkeiten.

Sehr häufig sind die Schwierigkeiten, welche die Patienten infolge von Angst vor der Untersuchung machen. Die Tatsache, daß die Untersuchung in einem besonderen Raum, abseits von anderen Patienten, vorgenommen werden soll, wirkt oft schon beunruhigend und die Beunruhigung wird leicht noch erhöht, wenn die Patienten die Vorbereitungen mit beobachten. Es kommt dann bisweilen vor, daß der Patient die Untersuchung a priori verweigert. Man tut daher gut, den Kranken vorher über die Harmlosigkeit der Untersuchung aufzuklären, auch darüber, daß dieselbe in einem besonderen Raum ausgeführt werden müsse, weil die hierzu nötige Einrichtung sich nur dort befinde. Vor der Cocainisierung müssen wir den Kranken über deren Wirkung unterrichten und ihm sagen, daß durch das Pinseln bald ein stumpfes Gefühl im Halse entstehen werde, daß dies beabsichtigt und notwendig sei, um die ihm in seinem eigenen Interesse nötige Untersuchung zu erleichtern, da er sonst würgen würde, was leicht die Untersuchung stören könnte.

Hält man sich an diese Vorschläge, so vermeidet man gewöhnlich die Schwierigkeiten, die die Patienten sonst leicht aus Angst bei der Cocainisierung machen. Besonderer Wert ist auf die sachgemäße Anfertigung der Cocainpinsel zu legen. Man achte darauf, daß die Watte das Metallende der Sonde genügend überragt und darauf ein weiches Polster bildet, damit man nicht mit dem bloßen Metall die Schleimhaut bearbeitet; ein Fehler, der dem Anfänger leicht passiert. Richtet eine Hilfsperson die Pinsel her, so überzeuge man sich deshalb immer vor dem Gebrauch, ob die Watte vorschriftsmäßig aufgewickelt ist.

Ein schwerer Fehler ist es, mit der Untersuchung zu beginnen, ehe eine genügende Anästhesie erreicht ist und sie dann an dem sich wehrenden Patienten erzwingen zu wollen, wie überhaupt die ganze Untersuchung mehr eine Kunst- als eine Kraftprobe sein soll. Eine gute Anästhesie ist gerade für schwer zu untersuchende und ängstliche Patienten die unerläßliche Vorbedingung für das Gelingen der Untersuchung.

Läßt sich am ersten Tage die erforderliche Anästhesie nicht erreichen, so bestelle man den Patienten an einem der folgenden Tage nüchtern wieder.

Da nicht selten die Ursache für ein Mißlingen der Anästhesie ein Rachen- oder Kehlkopfkatarrh ist, behandle man zuerst diesen und nehme einen erneuten Versuch erst nach dem Abklingen des Katarrhs vor. Eventuell gebe man ein Sedativum (Brom, Morphium, Scopolamin).

Ein Fehler ist es, wenn der Kopf bei der Einführung stark nach rückwärts gebeugt wird, da hierdurch die Untersuchung nicht unwesentlich erschwert wird. Die günstigste Stellung liegt zwischen der normalen Kopfhaltung und maximalen Rückwärtsbeugung und ist während der Spateleinführung durch langsames Rückwärtsneigen des Kopfes herauszufinden.

Oft weichen die Patienten dem Zungendruck aus, indem sie mit dem Gesäß auf der Unterlage immer mehr vorrutschen und den Kopf stark nach rückwärts neigen. Dadurch gerät allmählich der ganze Körper in eine stark nach rückwärts geneigte Lage, durch welche die Untersuchung bis zur Unmöglichkeit erschwert werden kann. In solchen Fällen ziehe man den Spatel wieder heraus und korrigiere erst die Haltung des Patienten. Außerdem unterrichte man ihn, wie er den Oberkörper vorneigen müsse, und daß er auf keinen Fall das Gesäß vorschieben dürfe. Um das Ausweichen des Patienten zu verhüten, empfiehlt sich, das von BRÜNINGS für diesen Zweck angegebene Stühlchen zu benutzen.

Anfänger begehen oft den Fehler, daß sie den Spatel gleich zu tief einführen und deshalb die Epiglottis nicht finden. Aber wohl noch häufiger führen sie beim Tempo 2 den Spatel zu tief ein, so daß sie am Kehlkopf vorbei in den Hypopharynx geraten. Um dies zu vermeiden, müssen die bei der normalen Untersuchung beschriebenen Vorschriften genau beobachtet werden. Macht die Untersuchung beim Vorschieben des Spatels in der Mittellinie Schwierigkeiten, so kann man bei etwa vorhandenen größeren seitlichen Zahnlücken das Rohr

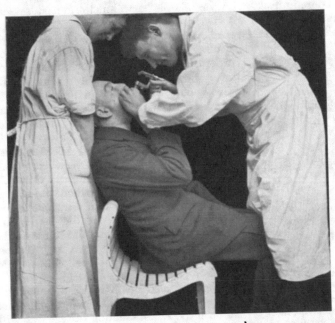

Abb. 108. Falsche Haltung des Patienten.

von der Seite aus einführen und dadurch sowohl sich selbst als auch dem Patienten die Untersuchung oft wesentlich erleichtern. Hierbei wird der Kopf etwas nach der entgegengesetzten Seite geneigt und gedreht. Es ist aber in solchen Fällen ganz besonders darauf zu achten, daß die Epiglottis aufgesucht und in der Mittellinie überschritten wird.

Besondere Schwierigkeiten können durch Mißbildungen oder krankhafte anatomische Veränderungen wie Narben, Tumoren usw. hervorgerufen werden. Regeln lassen sich dafür nicht aufstellen, sondern die Entscheidung über den für die Untersuchung am besten geeigneten Modus muß von Fall zu Fall getroffen werden. Bei starken Veränderungen kann die direkte Untersuchung sogar unmöglich werden. Hier sei nochmals auf die verhältnismäßig häufigen Fälle hingewiesen, bei denen der Zungengrund der Verdrängung einen größeren Widerstand entgegensetzt, und es sei daran erinnert, daß bei diesen die vorderen Teile des Kehlkopfes durch Gegendruck von außen leichter sichtbar gemacht werden können.

Öfter entstehen Schwierigkeiten dadurch, daß bei der Untersuchung im Sitzen — besonders wenn dieselbe längere Zeit dauert — dem Patienten Speichel durch den Kehlkopf in die Trachea hineinläuft und dort durch Reizung der Bifurkation Hustenanfälle auslöst. Wenn dies eintritt, dann entferne man das Instrument — auch im Falle der Anwendung eines selbsthaltenden Apparates — und lasse den Patienten das Sekret erst aushusten. Man kürze die Untersuchung auch nach Möglichkeit ab oder, falls sie aus besonderen Gründen länger dauern muß, suche man durch Absaugen das Hinabfließen des Speichels zu verhindern und untersuche evtl. im Liegen. Gesteigerte Sekretion kann man auch durch Atropin bekämpfen.

Autoskopie bei Kindern.

Wie bei der „indirekten Laryngoskopie" erwähnt worden ist, setzen die Kinder der Untersuchung recht oft den größten Widerstand entgegen und sträuben sich mit allen ihnen zu Gebote stehenden Mitteln, so daß die indirekte Unter-

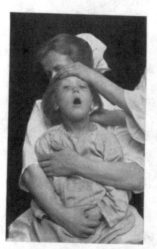

suchung oft eine ganz außergewöhnliche Übung erfordert und auch dann noch nicht selten — selbst unter Berücksichtigung aller Kunstgriffe — ganz versagt oder einen nur unzureichenden Einblick gewährt. Man wird sich daher bei Kindern oftmals zur direkten Laryngoskopie entschließen müssen. Zwar suchen sich die Kinder dagegen natürlich ebenfalls verzweifelt zu wehren; aber die Aussichten auf Erfolg sind doch insofern wesentlich bessere, als man dazu keinen Spiegel braucht, der durch Anspeicheln dauernd blind gemacht werden würde, und man sich den Zugang zum Kehlkopf erzwingen kann, was dadurch erleichtert wird, daß die Gewebe infolge ihrer Weichheit leicht verdrängbar sind und daß nach Wild der Übergang der Pars laryngea pharyngis in die Achse der Luftröhre bei Kindern mehr geradlinig ist.

Abb. 109. Kind, zur direkten Untersuchung von zwei Personen gehalten.

Obgleich also bei Kindern die anatomischen Verhältnisse für die direkte Laryngoskopie günstig liegen, ist doch die Untersuchung infolge des Widerstrebens meist nicht leicht. Wenn man von einer Narkose absieht, müssen die Kinder festgehalten werden. Bei größeren, sehr vernünftigen Kindern kann man wie bei Erwachsenen verfahren. Zur Anästhesierung verwende man höchstens 10%iges Cocain. Ganz kleine Kinder (Säuglinge) werden am besten ohne Anästhesie untersucht. Bei größeren Kindern läßt sich zwar die Untersuchung auch ohne Anästhesierung durchführen, sie wird aber durch voraufgehende Cocainisierung meistens erleichtert.

Die Applikation des Cocains geschieht am besten ohne Zuhilfenahme des Spiegels, unter Leitung des Fingers oder mittels der früher beschriebenen „halben Autoskopie". Die Pinselung muß zart geschehen, um nicht den subglottischen Raum zu Schwellungen zu reizen, die bei Kindern leicht eintreten und bedrohliche Formen annehmen können.

Zur Ausführung der Untersuchung müssen die sich sträubenden Kinder sitzend festgehalten werden, ähnlich wie es bei der Herausnahme der Rachenmandeln üblich ist. Allerdings muß der Kopf, den man am besten von einer zweiten Assistenz halten läßt, beweglich bleiben. Die Assistenz hat auch dafür zu sorgen, daß der Kopf nicht zu weit nach hinten gestreckt wird. Oft auch beißen die Kinder die Zähne fest aufeinander, um das Eingehen mit dem Spatel zu verhindern. Dann ist man genötigt, den Mund gewaltsam zu öffnen. Zur Untersuchung kann man den BRÜNINGSschen Kinderspatel oder noch besser einen Röhrenspatel in Verbindung mit dem BRÜNINGSschen Elektroskop verwenden. Man schiebt den Spatel ein und, wenn das Kind darauf beißt, bringt man zwischen die Zähne einen Mundsperrer. Auf das Vorziehen der Zunge kann man verzichten. Das Kind wehrt sich zwar mit Bewegungen der Zunge nach allen Richtungen hin, die sich auch durch Festhalten mit einer Zungenzange nicht ganz verhindern lassen, aber man kann im allgemeinen trotzdem die Epiglottis ohne Schwierigkeit finden. Schwerer hält es schon, einen Einblick in den Kehlkopf zu gewinnen, da die Kinder den Kehlkopfeingang fest geschlossen halten und weil sich im Pharynx viel schaumiger Speichel anzusammeln pflegt, der in dem kurzen Augenblick der Kehlkopföffnung bei der Atmung den Einblick verhindern kann. Den Speichel läßt man durch eine Hilfsperson mit einer Speichelpumpe absaugen. Als einzuführendes Endstück benutzt man einen Nelatonkatheter, um die Gefahr einer Verletzung auszuschließen.

Sehr störend für die Untersuchung sind auch plötzliche ausweichende Bewegungen der Halsorgane, denen man mit dem Instrument nicht so schnell folgen kann, zumal man bei der Zartheit der Gewebe die größte Vorsicht walten lassen muß und die Orientierung durch die Kleinheit des Blickfeldes recht unangenehm erschwert wird. Am besten wartet man, um in den Kehlkopf zu gelangen, immer die kurzen Inspirationen ab.

Diese Schwierigkeiten sind, auch wenn die Kinder von geschulter Assistenz richtig gehalten werden, selbst für den geübten Untersucher bisweilen sehr groß, so daß der Wunsch naheliegt, sich die Untersuchung durch Ausschaltung der Abwehrmaßnahmen zu erleichtern. Für kurzdauernde Untersuchungen genügt dazu gewöhnlich eine oberflächliche Rauschnarkose, z. B. mit Äthylchlorid. Die Kinder werden dabei am besten auf dem Schoß sitzend gehalten. Die Untersuchung wird alsdann in gewöhnlicher Weise mit oder ohne Anhaken der Epiglottis ausgeführt. Hat man das Kehlkopfinnere eingestellt und wartet dabei kurze Zeit, dann kann man auch die Bewegungen der Stimmbänder beobachten, die beim Nachlassen der Narkose rasch einzutreten pflegen.

Falls eine Untersuchung voraussichtlich längere Zeit beansprucht, z. B. zur genauen Feststellung der Ursache eines erschwerten Dekanülements, so macht man am besten gleich eine Vollnarkose (Äther, Chloroform), untersucht im Liegen und benutzt einen selbsthaltenden Apparat, aber nicht den BRÜNINGSschen Gegendrücker, bei dessen Druck der kindliche Kehlkopf leicht kollabiert. Die Ausführung derartiger Untersuchungen ist bereits bei der Untersuchungstechnik mit selbsthaltenden Apparaten beschrieben worden.

Palpation.

Bei der Laryngoskopie scheint von dem eigentlichen Kehlkopfgerüst nur bisweilen an einzelnen Stellen etwas durch die Schleimhaut hindurch (z. B. der obere Rand der Schildknorpel in den Sinus piriformes, der Ringknorpel im subglottischen Raum).

Die Inspektion wird von der Palpation in wertvoller Weise ergänzt, denn mit ihrer Hilfe ist es möglich, bei weitem den größten Teil des Knorpelgerüstes, wenigstens was die äußere Fläche anlangt, der Untersuchung zugänglich zu machen und dabei die Form und Lage des Kehlkopfes zu erkennen. Allerdings sind nicht alle Patienten in gleichem Maße für diese Untersuchung geeignet; am wenigsten Personen mit kurzem, dickem und fettreichem Hals. Am besten sind dagegen magere alte Leute mit langem Hals, deren Kehlkopf sehr verschieblich ist, zu untersuchen. Bei derartigen Patienten ist nicht selten die ganze Außenfläche des Kehlkopfes der Betastung zugänglich und es lassen sich dabei die Schildknorpelplatten in ihrer ganzen Ausdehnung palpieren. Man kann dann den oberen Rand bis zu dem oberen Horn und auch dieses selbst deutlich fühlen, sowie auch die hintere und untere Begrenzung der Schildknorpel. Ebenso ist die Außenfläche des Ringknorpels abzutasten. Um die Ringknorpelplatte fühlen zu können, geht man mit der einen Hand vor dem Musculus sternocleido-mastoideus ein und schiebt den Kehlkopf von der Wirbelsäule weg möglichst weit nach der anderen Seite zu. Mit der anderen Hand geht man hinter dem Musculus sternocleido-mastoideus ein und kann so die Hinterfläche der Ringknorpelplatte tastend erkennen. Wenn auch der Ring- und Schildknorpel stellenweise außer der Haut auch mit Muskeln bedeckt ist, so kann man doch in günstigen Fällen durch diese hindurch noch deutlich fühlen. Bei sehr ungünstig liegenden Fällen ist manchmal nur mit Mühe das Pomum Adami zu erkennen. Zwischen diesen Extremen gibt es alle Übergänge. Bei den meisten Menschen lassen sich die vorderen Knorpelteile deutlich abtasten und von den seitlichen Teilen wenigstens die Umrisse erkennen, während die Ringknorpelplatte weniger zugänglich ist.

Zur Palpation gehört natürlich, wie auch sonst, der Vergleich beider Seiten. Man kann dadurch nicht selten Asymmetrien ermitteln, die normalerweise vorkommen. Man achte auch auf die Elastizität, die im jugendlichen Alter viel größer ist als bei alten Leuten. Partielle Änderungen der Elastizität können vorkommen bei Verdünnungen des Knorpelgerüstes infolge von Cysten oder Tumoren. Dann lassen sich bisweilen die Stellen eindrücken, wobei knisternde Geräusche entstehen können, die man dann fühlt.

Desgleichen prüfe man die Konsistenz, die in der Jugend weicher ist als im Alter, in dem sie infolge der Verknöcherung hart wird. In pathologischen Fällen kann sich die Konsistenz ändern, z. B. bei ödematöser Durchtränkung, Absceßbildung oder Tumoren. Dabei wird die Form stellenweise verändert und die Konturen an den betroffenen Stellen werden unscharf.

Bei seitlichen Verschiebungen oder Drehungen des Kehlkopfes entsteht — besonders wenn dieser gleichzeitig an die Wirbelsäule angedrückt wird — ein weiches Krepitieren, das aber, speziell bei alten Leuten, laut und hart werden kann. Offenbar entsteht es durch Reiben der großen Schildknorpelhörner an der Wirbelsäule. Es beunruhigt nicht selten die Patienten und kann bei Unkenntnis der Ursache zu Irrtümern führen, beispielsweise kann die Krepitation irrtümlich auf eine Fraktur zurückgeführt werden, besonders wenn ein Trauma angegeben wird. Hebt man den Kehlkopf von der Wirbelsäule ab, so bleibt die Krepitation aus, während sich bei Frakturen auch bei abgehobenem Kehlkopf Krepitation erzeugen läßt.

Auch für die Feststellung der Bewegungen des Kehlkopfes ist die Palpation zu verwerten, da sie hierüber besser Aufschluß gibt als die Inspektion.

In manchen Fällen von Aortenaneurysma, seltener bei Insuffizienz der Aortenklappen, kann man am Kehlkopf Pulsationen fühlen (Olliver-Cardarellisches Symptom). Diese erklären sich offenbar dadurch, daß der Aortenbogen auf dem linken Hauptbronchus reitet und die abnorm starken Pulsationen durch die Trachea auf den Kehlkopf übertragen werden.

Auch der Stimmfremitus sowie der laryngeale Stridor lassen sich durch Auflegen der Finger deutlich fühlen.

Nicht unwichtig ist die Feststellung der Druckempfindlichkeit. Aber nicht nur die Empfindlichkeit der Teile, die der Palpation zugänglich sind, kann man dadurch feststellen, sondern es läßt sich auch durch äußere Betastung ein Schluß auf die Empfindlichkeit bestimmter Stellen des Kehlkopfinneren ziehen. Drückt man zwischen Zungenbein und oberen Schildknorpelrand die Fingerspitze ein, so wird der Druck auf die dort liegende Epiglottis übertragen und dadurch bei Entzündungszuständen derselben Schmerz erzeugt. Drückt man den Kehlkopf nach hinten, so werden u. a. die Aryknorpel gegen die Wirbelsäule gedrückt und hierdurch bei entzündlicher Erkrankung der Arygegend Schmerz hervorgerufen.

Auch einer Betastung von innen ist der Kehlkopf teilweise zugänglich. Bei Erwachsenen erreicht man gewöhnlich mit den Fingerspitzen den Kehldeckel mehr oder weniger weit. Man kann sich die Palpation von innen erleichtern, indem man den Kehlkopf mit der anderen Hand von außen faßt und entgegenschiebt.

In günstiger liegenden Fällen läßt sich noch bequem der Kehlkopfeingang erreichen und die Arygegend sowie die aryepiglottischen Falten abtasten. Bei Kindern ist die Palpation leicht. Die Palpation von innen ist früher viel ausgeübt worden, doch hat sie nach Einführung der Laryngoskopie an Bedeutung verloren. Sie wird jetzt zur Ergänzung der Spiegeluntersuchung herangezogen, z. B. zur Prüfung der Konsistenz. Mitunter kann die palpatorische Orientierung bei der Entfernung eines stenosierenden Kehlkopffremdkörpers in Ermanglung endoskopischer Instrumente gute Dienste leisten. Unentbehrlich ist sie bei der palpatorischen Cocainisierung des Kehlkopfes und bei der Intubation nach O'DWYER.

Durchleuchtung (Diaphanoskopie).

Die Durchleuchtung oder Diaphanoskopie ist eine Laryngoskopie, bei welcher die Erhellung des Kehlkopfinneren nicht auf dem sonst üblichen Wege durch den Mund erfolgt, sondern durch die Gewebe des Halses hindurch. Es ist ja seit langem bekannt, daß Licht durch Körpergewebe hindurchdringt, was wir uns beispielsweise bei der Durchleuchtung der Nebenhöhlen zunutze machen.

Wenn man intensives Licht auf die Kehlkopfgegend fallen läßt und gleichzeitig einen Kehlkopfspiegel wie zur indirekten Laryngoskopie in den Rachen hält, so sieht man das Kehlkopfinnere in rotem Licht aufleuchten, so wie wir dies von den die Hand durchdringenden Sonnenstrahlen her kennen. Der Kehlkopfspiegel dient also bei der Diaphanoskopie nicht zur Beleuchtung, sondern nur zum Auffangen des Bildes. Der durchleuchtete Kehlkopf läßt sich auch direkt mit dem Autoskopiespatel betrachten.

Die indirekte Methode ist im Jahre 1858 von CZERMAK beschrieben und als „Durchleuchtung" bezeichnet worden. Andere Autoren, wie VOLTOLINI, ROTH, FREUDENTHAL, haben sich bemüht, die Beleuchtung möglichst zweckentsprechend zu gestalten.

Am zweckmäßigsten dürfte zur Durchleuchtung die Benutzung einer mit Gummi abgeblendeten Glühlampe sein, wie sie zur Diaphanoskopie der Kieferhöhlen gebräuchlich ist. Es empfiehlt sich dabei, den Untersuchungsraum zu verdunkeln.

Ursprünglich hat man sich von der Methode viel versprochen; so sagt CZERMAK: „Ich glaube in dieser Durchleuchtungsmethode ein Mittel entdeckt zu haben, vermittels dessen es möglich werden könnte, die in physiologischen (Register) und pathologischen Zuständen wechselnden Dicken (vertikale Durchmesser) der Stimmbänder, etwa auch gewisse Ernährungsstörungen, genauer zu bestimmen und endlich die Tiefe, in welcher sich etwaige Veränderungen in der Trachea befinden, unmittelbar zu konstatieren". Diese Hoffnungen haben sich als trügerisch erwiesen. Auch die Vermutung, daß man das Tiefenwachstum von Tumoren mit der Methode würde erkennen können, hat sich nicht bestätigt, so daß die Durchleuchtung des Kehlkopfes keine praktische Bedeutung erlangt hat.

Die röntgenologische Untersuchung des Kehlkopfes wird an anderer Stelle behandelt.

Sondierung.

Die Sondierung des Kehlkopfes führt man unter Leitung des Spiegels mit einer biegsamen Metallsonde aus, die sich für jeden einzelnen Fall in geeigneter Weise zurechtbiegen läßt. Wir können mit Hilfe der Sondenuntersuchung die Reflexerregbarkeit der einzelnen Stellen des Kehlkopfinneren feststellen. Zu diesem Zweck berührt man mit dem Sondenknopf nur leicht die Kehlkopfschleimhaut an verschiedenen Stellen, z. B. die Epiglottis, die Arygegend oder die Stimmbänder, was normalerweise sofort einen Verschluß der Glottis und gewöhnlich auch Husten zur Folge hat. Bei alten Leuten pflegt die Reflexerregbarkeit herabgesetzt zu sein. Als sehr wertvoll hat sich auch die Sondenuntersuchung bewährt, um die Konsistenz der Gewebe oder eines Fremdkörpers zu bestimmen.

Bei Polypen ist die Sonde oft dienlich, um den Ursprung und die Beweglichkeit der Polypen festzustellen.

Die Sondierung soll nur unter Leitung des Auges vorgenommen werden, was sowohl mit Hilfe des Kehlkopfspiegels, wie auch bei der direkten Untersuchung möglich ist. Während das Führen der Sonde bei der direkten Untersuchung keine Schwierigkeiten bietet, muß es im Spiegelbilde erst geübt werden, da die auszuführenden Bewegungen in Wirklichkeit andere sind, als sie sich im Spiegel zeigen. Es empfiehlt sich, erst ausgiebige Vorübungen am Phantom zu machen, ehe man sich mit dem Patienten selbst beschäftigt. Die Sondierung am Patienten, besonders unter Anästhesie, ist eine sehr empfehlenswerte Vorübung für endolaryngeale Eingriffe.

Literatur.

ABRAHAM, JOSEPH H.: Direct laryngoscopy, tracheo-bronchoscopy and oesophagoscopy: Alaham med. journ. 1908. Juli. — ALBRECHT: Die Gegendruckautoskopie mit Seiten-stützen. 21. Tagung d. Vereins dtsch. Laryngol. in Kiel am 29. u. 30. Mai 1914. — ARIZA-Unvollkommenheiten der Laryngoskopie und geeignete Mittel zu deren Verbesserung. (Imperfections de la laryngoscopie y medios intendos para corrigistas.) Siglo méd. Nr. 1642, p. 384. 14. 6. 1885. — ARNHEIM: Lysoformlösung zur Verhütung des Anlaufens der Kehlkopfspiegel. Sonderdruck d. Allg. med. Zentral-Zeitg. 1901. Nr. 47. — AVELLIS (1): Arch. für Hals-, Nasen- und Ohrenärzte und eines veränderten Kehlkopfspiegels. Arch. f. Laryngol. u. Rhinol. Bd. 1, S. 1. 1893. — DERSELBE (3): Die Untersuchung des Kehlkopfs und der Luftröhre. Lehrb. d. klin. Untersuchungsmethoden. 1904. — DERSELBE (4): Kursus der laryngol. und rhinol. Technik. Berlin 1891. — BARATOUX: Laryngophantom. Monatsschr. f. Ohrenheilk. u. Laryngo-Rhinol. 1885. Nr. 7. — BASS: Ein zerlegbarer aseptischer Spiegel für laryngo- und odontologische Zwecke. Wien. klin. Rundschau 1901. Nr. 26. — BAUER, WILHELM: Die Bestrebungen nach Verbesserung der laryngoskopischen Untersuchungs-methoden mit Angabe eines neuen Laryngoskopes. Würzburg 1898. — BAUMEISTER: De Laryngoscopia. Bonn 1862. — BAUMGARTEN (1): Monatsschr. f. Ohrenheilk. u. Laryngo-Rhinol. 1893. Nr. 5. — DERSELBE (2): Das Cocain als differential-diagnostisches Mittel im Kehlkopfe. Wien. med. Wochenschr. 1887. Nr. 44. — BAUROWICZ: Lysol zur Desinfektion und zur Verhütung des Anlaufens des Kehlkopf- und Nasenrachenspiegels. Arch. f. Laryngol. u. Rhinol. 1901. Bd. 11, H. 3, S. 480. Nachtrag: Arch. f. Laryngol. u. Rhinol. Bd. 12, H. 1, S. 144. 1901. — BAYER (1): Monatsschr. f. Ohrenheilk. u. Laryngo-Rhinol. 1883. Nr. 10. — DERSELBE (2): Demonstriert verschiedene aseptische Laryngoskope. Jahresvers. belgischer Laryngol. u. Otol. Brüssel. 16. Juli 1895. — BENJAMIN-HOWARD: Eine neue und zugleich die einzige Methode zum Aufrichten der Epiglottis (A new and only way of raising the epiglottis). Brit. med. journ. 17. Nov. 1888. Med. Presse a. Circular 7. Nov. 1888. — BENJA-MINS: Ein neues Kehlkopfspeculum. Acta oto-laryngol. Vol. 1, H. 1. 1918. — BERGEAT: Stirnreif. Arch. f. Laryngol. u. Rhinol. Bd. 1, H. 3. — BERTHOLD: Beschreibung einer einfachen Methode, vermittels deren zwei Beobachter gleichzeitig ein Trommelfell oder den Kehlkopf untersuchen können. (Separatabdruck aus der Berl. klin. Wochenschr. 1875. Nr. 25.) — BLEGVAD, N. RH.: Local anaesthesia in oto-laryngology with special reference to conduction anaesthesia. (Lokalanästhesie in der Oto-Laryngologie speziell Leitungsanästhesie.) Acta oto-laryngol. Vol. 4, H. 3, S. 305—327. 1922. — BLEYER: J. M.: Zungen- und Kehlkopfhervorzieher zur gewaltsamen Ausübung der Laryngoskopie bei Kindern. Arch. pediatr. Philadelphia Oct. 1888. — BÖCKER (1): Eine einfache Methode, das Bild des Kehlkopfes usw. einem zweiten Beobachter gleichzeitig zur Anschauung zu bringen. Dtsch. med. Wochenschr. 1876. Nr. 34/35. — DERSELBE (2): Vgl. auch KRIEG: Eine einfache Kehlkopflampe. Württemberg. Korrespond.-Bl. 1888. Nr. 20. — BORNHILL, JOHN F.: The new method of examination and treatment of the larynx, trachea and bronchi. Central states med. Monitor. Vol. 11, Nr. 3. Zeitschr. f. Laryngol., Rhinol. u. ihre Grenzgeb. Bd. 1, H. 2. 1908. — BOSE: Ein neuer laryngoskopischer Apparat. Darmstadt. August 1867. — BOWLES: Über das Aufrichten der Epiglottis (On the raising the epiglottis). Brit. med. journ. 12. Jan. 1889. Internat. Zentralbl. f. Laryngol. Bd. 6, S. 251. — BOZZINI: Der Lichtleiter oder Beschreibung einer einfachen Vorrichtung und ihrer Anwendung zur Erleuchtung innerer Höhlen und Zwischenräume des lebenden animal. Körpers. Weimar 1807. — BRESGEN: Laryngoskopie der Realencyklopädie der gesamten Heilkunde. 2. Auflage. — BROCK und ARKLE (London): Cocain als ein lokales Anaestheticum. (Cocain as a local anaesthetic.) Brit. med. journ. 6. Dez. 1884. Internat. Zentralbl. f. Laryngol. Bd. 1, S. 201. — BROWNE: The throat and its diseases. 2. Aufl. London 1887. — BRÜNINGS (1): Handbuch d. direkt. Untersuchungsmethoden. 1909. — DERSELBE (2): Über neuere optische Hilfsmittel in der Oto-Laryngologie. Dtsch. med. Wochenschr. 1919. Nr. 20, S. 559. — DERSELBE (3): Über ein Universallaryngoskop. 20. Tagung d. Vereins dtsch. Laryngol. zu Stuttgart am 7. u. 8. Mai 1913. Internat. Zentralbl. f. Laryngol. Bd. 29, S. 410. — DERSELBE (4): Über Beleuchtungsprinzipien endoskopischer Rohre. Verhandl. d. Vereins süddtsch. Laryngol. Würzburg 1908. — DERSELBE (5): Anastigmatischer vergrößernder Kehlkopfspiegel. Druckschrift: Mikro 280 von CARL ZEISS, Jena. — DERSELBE (6): Über eine neue Art der direkten Laryngoskopie und der direkten Kehlkopfoperationen. Verhandl. d. Vereins dtsch. Laryngol. 1909. — DERSELBE (7): Endoskopische und radiologische Untersuchungen zur Topographie der Luftröhre und des Bronchialbaumes sowie deren klinische Verwertung. Verhandl. d. Vereins dtsch. Laryngol. 1909. — DERSELBE (8): Demonstration neuer diagnostischer und therapeutischer Hilfsmittel und deren Anwendung. Verhandl. d. Vereins dtsch. Laryngol. 1909. — BRÜNINGS-ALBRECHT: Direkte Endoskopie der Luft- und Speisewege. 1915. (Neue dtsch. Chirurg. Bd. 16.) — V. v. BRUNS: Die Laryngoskopie und die laryngoskopische Chirurgie. Tübingen 1885 und 1873. — BURGER: Das Laryngoskop von KRISHABER. Nederl. Ges. f. Hals-, Nasen- u. Ohrenkrankh. 25. Vers. in Amsterdam. Nov. 1915. — BÜRKNER: Die Verwendbarkeit des AUERschen Gasglühlichtes zu medizinischen Zwecken. Berl. klin. Wochenschr. 1886. Nr. 48. — CAUZARD: La laryngoscopie directe, la tracheo-bronchoscopie. Le Larynx 1909. Zeitschr. f. Laryngol., Rhinol. u. ihre Grenzgeb. Bd. 2, H. 1. 1909. — CHEVRIER et CAUZARD: L'analgésie et l'anesthésie régionales du larynx per cocainisation des nerves laryngés supérieures et inférieures. 1907. — CHIUCINI: Sterilisierbarer Kehlkopfspiegel (Specchio laringeo disinfettabile). Boll. d. malatt. dell' orecchio, della gola e del naso. 1895. Nr. 11. Zentralbl. f. Laryngol. 1896. — CHUBB: Eine Stirnlampe. Brit. med. Journ. 3. April 1920. — CLAOUÉ (1): Direkte Laryngoskopie in cervicodorsaler Flexion, neues direktes Laryngoskop. 3. Kongr. d. Soc. franç. d'otol.-rhinol.-laryngol. Paris. Tome 5. 1920. Presse méd. 1920. Nr. 35. — DERSELBE (2): Ein Instrument zur direkten Laryngoskopie. L'otol.-rhinol.-laryngol. 1921. Jan. — DERSELBE (3): Über den besten natürlichen direkten Zugang zur hinteren Partie des Kehlkopfes. (La meilleure voie naturelle d'accis direct vers le segment postérieur du larynx, laryngoscopie directe en flexion cervicodorsale. Ann. d. maladies de l'oreille. 1912. Nr. 12. — COHEN-SOLIS: Eine billige und praktische Methode zur elektrischen Beleuchtung beim Laryngoskopieren. (A cheap and practical method of electric illumination for laryngoscopi etc.) Med. news. Vol. 45, Nr. 3. 19. July 1884. p. 81. — COOLIDGE: Neuere Fortschritte in der Laryngologie. (Recent progress in laryngology.) Boston med. a. surg. journ. 11. Oct. 1910. — COTTERELL (Bicerta): Elektrische Erleuchtung der Höhlen des menschlichen Körpers (Electrical illumination of the various cavities of the human body) und Firnissen des Kehlkopfspiegels mit Glycerin (Smearing the laryngeal mirror with glycerine). Lancet. 7. u. 14. März 1885. — CRESWELL-BABER (Brighton): Instrument zur Untersuchung gewisser Teile des Larynx (Instrument for examining certain parts of the larynx). Lancet. 18. Febr. 1888. — DERSELBE (2): Schnurrbartklammern für die Laryngoskopie (Moustache clips for laryngoscopy). Lancet 30. März 1907. — COURTADE: BOZZINI als Vorläufer der direkten Untersuchungen. Arch. internat. de laryngol., otol.-rhinol. et broncho-oesophagoscopie. 1908. S. 182. — CZAPSKI: Erläuterung und Demonstration eines vergrößernden Laryngoskopes. 62. Vers. dtsch. Naturforscher u. Ärzte in Heidelberg. 21. Sept. 1890. — CZERMAK (1): Über den Kehlkopfspiegel. Wien. med. Wochenschr. 1858. Nr. 13, 27. März. — DERSELBE (2): Über GARCIAS Kehlkopfspiegel. Wien. med. Wochenschr. 1858. Nr. 16 v. 17. April. — DERSELBE (3): Physiologische Untersuchungen mit GARCIAS Kehlkopfspiegel. Sitzungsber. d. k. k. Akad. d. Wiss. in Wien v. 29. April 1858. Bd. 29, S. 557 (mit 3 Tafeln). — DERSELBE (4): HELMHOLTZ, physiol. Optik S. 50, 310. — DERSELBE (5): Der Kehlkopfspiegel. Leipzig 1860 u. 1863. —

Derselbe (6): Ein Beitrag zur Laryngoskopie. Wien. med. Wochenschr. 8. Jan. 1859. Nr. 2. — Derselbe (7): Adalék a gögvizsgàlatàhoz (Beiträge zur Laryngoskopie), mit Holzschnitten. Orvosi Hetilap v. 20. Febr. 1859. (Ungar. med. Wochenschr. Pest). — Derselbe (8): Beiträge zur Laryngoskopie. Wien. med. Wochenschr. 1859. Nr. 10 v. 5. März. — Derselbe (9): Beiträge zur Laryngoskopie. Wien. med. Wochenschr. 1859. Nr. 16 u. f. — Derselbe (10): Der Kehlkopfspiegel und seine Verwertung für Physiologie und Medizin. Leipzig: Engelmann 1860. — Derselbe (11): Du laryngoscope etc. Edition française, publiée avec le concours de l'auteur. Paris: J. B. Baillère 1860. — Derselbe (12): On the Laryngoscope etc. in the „Selected Monographs" of the New-Sydenham. Society London 1861. — Denker-Brünings: Lehrb. d. Krankh. d. Ohres u. d. Luftwege. 1915. — Dionisio: Erweiterungsspeculum für die Stimmbänder und Elevator für die Epiglottis für endolaryngeale und subglottische Operationen. (Speculum dilatateur des cordes vocales et élévateur de l'epiglotte pour les opérations endolaryngiennes et sousglottiques). Ann. des maladies de l'oreille. et du larynx. April 1892. — von Eicken (Freiburg i. Br.): Die Leistungen der direkten Untersuchungsmethoden der tiéferen Luftwege (Referat). 16. Internat. med. Kongreß in Budapest v. 28. August bis 4. Sept. 1909. — Derselbe (2): Die klinische Verwertung der direkten Untersuchungsmethoden der Luftwege und der oberen Speisewege. Fraenkels Arch. f. Laryngol. Bd. 15, H. 3, S. 371. — Derselbe (3): Körperliches Sehen bei der Oto-Rhino-Laryngoskopie. Arch. f. Laryngol. u. Rhinol. Bd. 33, H. 3. — Derselbe (4): Stereoskopie in der Oto-Laryngo-Rhinologie. Med. Klinik Nr. 3, S. 76. 1918. — Derselbe (5): Verbesserung der endoskopischen Beleuchtungstechnik. Laryngol. Ges. Berlin. Sitzg. v. 25. April 1922. — Derselbe (6): Über Verbesserungen der endoskopischen Beleuchtungstechnik in der Oto-Rhino-Laryngologie. (Laryngol. Ges. Berlin, Sitzg. v. 21. April 1922.) Klin. Wochenschr. Jg. 1, Nr. 23, S. 1185. 1922. — Derselbe (7): Die direkte Laryngo-Tracheo-Bronchoskopie. Die deutsche Klinik am Eingang des 20. Jahrhunderts. 1909. — Derselbe (8): Zur direkten Laryngo-Tracheoskopie. Verhandl. d. Vereins süddtsch. Laryngol. 1904. S. 44. — Derselbe (9): Binokulare Stirnlampe nach von Eicken. 8. Jahresversammlung d. Ges. schweiz. Hals-, Nasen- u. Ohrenärzte. Bd. 6. 1920. — Derselbe (10): Körperliches Sehen bei der Laryngologie. Arch. f. Laryngol. u. Rhinol. Bd. 33, H. 3. — Derselbe (11): Meine Binokularlupe für Hals-, Nasen- u. Ohrenärzte. Acta oto-laryngol. Vol. 5, Fasc. 4, S. 418. — Escat: La laryngoscopie chez l'enfant. Arch. internat. de laryngol., otol.-rhinol. et broncho-oesophagoscopie (Extrait). Toulouse 1896. — Fauvel (1): Du laryngoscope au point de vue pratique. Paris 1861. — Derselbe (2): Note sur la laryngoscopie suivie de la description de quelques instruments nouvellement employés. Paris 1867. — Ficano (1): Die laryngoskopische Technik und die wichtigsten Kehlkopfkrankheiten. (Teccnica laringoscopia e malatie pui importanti della laringe. Librairie internat. Palermo 1890). — Derselbe (2): Zungenherauszieher zu laryngoskopischen Zwecken. (Tira lingua per la laringoscopia. Gazz. degl. osp. 28. Mai 1892. — Flatau (1): Die Endoskopie des Kehlkopfes und die optischen Verhältnisse bei dieser Methode. Sonderabdruck aus: „Die Stimme". Berlin 1912. — Derselbe (2): Apparat zur Durchleuchtung des Kehlkopfes. Berl. laryngol. Ges. 22. Januar 1904. — Derselbe (3): Ein desinfizierbarer Kehlkopfspiegel. 65. Vers. d. dtsch. Naturforscher u. Ärzte zu Nürnberg. 11.—14. Sept. 1893. — Derselbe (4): Laryngoskopie und Rhinoskopie mit Einschluß der allgemeinen Diagnostik und Therapie. Berlin: Otto Enslin 1890. — Derselbe (5): Laryngoskopie und hintere Rhinoskopie bei geschlossenem Munde. Beitr. z. Anat., Physiol., Pathol. u. Therapie d. Ohres, d. Nase u. d. Halses. Bd. 3, S. 461. 1910. — Finder: Kehlkopfuntersuchung und einige hauptsächliche Kehlkopfkrankheiten bei Kindern. Berl. klin. Wochenschr. 1906. Nr. 45. — Forus: Die Kunst des Laryngoskopierens ohne Beihilfe eines Lehrers. (Arte de laringoscopizar sin necesidad de maestro. La oto-rhinol.-laringol. espanola. Julio 1900. — Foulis (Edinburgh): Die einzige Methode, die Zunge, die Epiglottis und die ary-epiglottischen Falten zu ein- und derselben Zeit anzuziehen. (On the only way if raising the tongue, the epiglottis and the arytaeno-epiglottis folds at one and the same time). Edinburgh med. journ. July u. August 1889. — Fournié (1): Untersuchung des Kehlkopfes und Nasenrachens bei hyperästhetischen Personen. (Procédé d'examen du larynx et du rhinopharynx chez les hyperesthésiques). Presse méd. 18. Nov. 1905. — Derselbe (2): Etude pratique sur le laryngoscope. Paris 1863. — Fränkel, B. (1): Über Beleuchtungsapparate. Berl. klin. Wochenschr. 1876. Nr. 16. — Derselbe (2): Die Demonstration des laryngoskopischen Bildes. Sonderabdruck aus Therap. Monatsh. Dez. 1893. — Derselbe (3): Allgemeine Diagnostik usw. Ziemssens Handb. d. spez. Pathol. u. Therap. Bd. 4, 2. Aufl., S. 18. — Derselbe (4): Die laryngoskopische Beleuchtung. Dtsch. Arch. f. klin. Med. Bd. 12, S. 541. — Derselbe (5): Untersuchungsmethoden des Kehlkopfes und der Luftröhre. Handb. d. Laryngol. u. Rhinol. — Frey, G.: Regionäre Anästhesie des Kehlkopfes. Arch. f. Laryngol. u. Rhinol. Bd. 18, S. 360. 1906. — Freudenthal (1): Translumination of the larynx and of the antrum of Highmore, with demonstrations. Reprinted from the med. record. May 17. 1890. — Derselbe (2): Die Durchleuchtung in der Laryngologie. Nach einem am 7. Okt. 1889 in der dtsch. med. Ges. gehaltenen Vortrag. — Friedberg: Vergleich des Wertes der indirekten und direkten Laryngoskopie (Comparative value of indirect and direct laryngoscopy). Illinois med. journ. Vol. 9. 1916. — FRITSCHE: Die Albocarbonuntersuchungslampe für Nase und Kehlkopf. Berl. klin. Wochenschr. 1885. Nr. 5. — GALAUX: Laryngoscopie. Chronique scient. de l'Exposition le progr. méd. 19. oct. 1889. — GARCIA (1): Beobachtungen über die menschliche Stimme. Deutsch v. L. v. SCHRÖTTER. Monatsschr. f. Ohrenheilk. u. Laryngo-Rhinol. 1878. Nr. 1, 3, 4, 5, 6. — DERSELBE (2): Physiol. observ. on human voice. Proc. of the roy. soc. of London (A. u. B.) Vol. 7, p. 399. 1855. Auch in: London, Edinburgh and Dublin. Philosoph. magaz. Vol. 10, p. 218. 1853. Franz. unter dem Titel: Observations physiologiques sur la voix humaine. 1855. 2. Edit. 1861. — GÄRTNER (Wien): Beleuchtungsapparat für Mund, Rachen und Kehlkopf. Wien. klin. Wochenschr. 1889. Nr. 11. — GERBER (1): Die Untersuchung der Luftwege. Ein Vortrag zur Einführung in die moderne Rhino-Laryngologie für Ärzte und Studierende. Sonderabdruck a. d. Arch. f. Laryngol. 1913. — DERSELBE (2): Laryngoscopia subglottica. Sonderabdruck a. d. Arch. f. Laryngol. u. Rhinol. Bd. 18, H. 2. — DERSELBE (3): Pharyngo-Laryngoskopie. Sonderabdruck aus dem Arch. f. Laryngol. u. Rhinol. Bd. 19, H. 2. — GERBER und FRITZ HENKE II: Die Untersuchungsmethoden der Luftwege nach dem heutigen Stande der Wissenschaft inkl. der Schwebelaryngoskopie. Verein f. wissenschaftl. Heilk. Königsberg i. Pr. Offizielles Protokoll 13. Jan. 1913. — GERHARDT (1): Über äußere Untersuchung des Kehlkopfes. Arch. f. Laryngol. u. Rhinol. Bd. 2, H. 3. — DERSELBE (2): Erfahrungen über Cocainanwendung am Kehlkopfe. Therap. Monatsh. 1888. Nr. 4. — DERSELBE (3): Laryngoskopie und Diagnostik. Dtsch. med. Wochenschr. 1885. Nr. 44. — DERSELBE (4): Zur Anwendung des Kehlkopfspiegels. Arch. f. phys. Heilk. Bd. 3, S. 420. 1859. — GIBB: Laryngoscope. London. 1864. — GLOGAU: Ein Spatel für die direkte Laryngoskopie. Laryngoscope Dez. 1915. — GOUGUENHEIM: Anästhesierende Eigentümlichkeiten des Cocains. (Propriétés anaesthesiques de la cocaine). Soc. de thérapeut. Paris, 27. Avril 1887. — GOTTSTEIN (1): Laryngoskopie. Separatabdr. aus d. Diagnostisch. Lexikon f. prakt. Ärzte. Wien. — DERSELBE (2): Über die Durchleuchtung des Kehlkopfes. 62. Vers. d. Naturforsch. u. Ärzte in Heidelberg. — DERSELBE (3): Die Krankheiten des Kehlkopfes mit Einschluß der Laryngoskopie und der lokaltherapeutischen Technik. Wien: Toeplitz & Deuticke 1884. — DERSELBE (4): Die Durchleuchtung des Kehlkopfes. Dtsch. med. Wochenschr. 10. Okt. 1889. — GRANT: Vorübungen der Patienten vor der laryngologischen Untersuchung. (A preliminary drill for laryngoscopy.) Journ. of laryngol a. otol. Oct. 1891. — GRÜNFELD: Zur Geschichte der Endoskopie und der endoskopischen Apparate. Med. Jahrb. 1879. S. 237. — HACK: Über die Varianten des physiologischen Kehlkopfbildes. Festschr. d. 56. Vers. dtsch. Naturforscher u. Ärzte. — HAGEN: De Laryngoscopia. Ejusque usu in cognoscendis sanandisque morbis laryngis. (Dissertation.) — HALBERTSMA: Beitrag zur Laryngoskopie. Wien. med. Wochenschr. 1864. Nr. 22 v. 28. Mai. — HARKE: Ein neuer Spiegel für Nasenrachenraum und Kehlkopf. Sonderabdruck a. d. Dtsch. med. Wochenschr. 1891. Nr. 28. — HAYS: Eine verbesserte Stirnlampe. (An improved head lamp.) Laryngoscope. November 1921. — HARRISON (1): A device for laryngoscopic practise. Méd. record. 1882. p. 304. — DERSELBE (2): Künstliche Beleuchtung für Laryngoskopie. (Artificial illuminants in laryngoscopy). Laryngoscope. Febr. 1909. — HARTMANN: Ein neuer Mund- und Kehlkopfspiegel. Dtsch. med. Wochenschr. 1890. Nr. 46. — HEDINGER: Der elektrische Spiegel. Dtsch. med. Wochenschr. 1879. Nr. 6. — HELOT und TROUVÉ: Le Photophore electrique frontal. — HERRMANN: Zentralbl. f. Physiol. 1889. Nr. 14 und Lehrb. d. Physiol. 11. Aufl., S. 354. — HERYNG: Traité de laryngoscopie et de laryngologie opératoire et clinique. Paris: Masson & Cie. 1912. — HEURICH: Beitrag zur Klinik der direkten Untersuchungsmethoden. Münch. med. Wochenschr. 1913. Nr. 48. — HEWITT (London): Die Aufrichtung der Epiglottis. (On raising the epiglottis.) Brit. med. journ. 26. Jan. 1889. — HILL: Laryngoscopie à vision directe pour les operations intralaryngées. Arch. internat. de laryngol., otol.-rhinol. et broncho-oesophagoscopie Tome 30, Nr. 1. 1910. — HIRSCHBERG (1): Über die laryngoskopische Beleuchtung. Separatabdr. a. d. Dtsch. Arch. f. klin. Med. Mai 1873. — DERSELBE (2): Berl. klin. Wochenschr. 1877. S. 73 und VIRCHOWS Arch. f. pathol. Anat. u. Physiol. Bd. 69, S. 146. — HOHL: Ein neues Laryngoskop. Dtsch. Klinik 1868. S. 6. — HÖLSCHER: Ein neuer Handgriff zur direkten Behandlung von Kehlkopf und Schlund. Arch. f. Laryngol. u. Rhinol. Bd. 34, H. 1. 1921. — HOLMGREN (1): Über direkte Laryngoskopie, Bronchoskopie und Ösophagoskopie. (Om direct laryngoscopie, bronchoscopie och Oesophagoskopie). ALLMÄNNAS Svenska läkarditningen 1911. — DERSELBE (2): Rapport sur la laryngoscopie directe et son importance dans le diagnostic détaillé, dans certain cas de décanulement difficile chez les enfants. Schwed. med. Ges., oto-laryngol. Sektion Stockholm. Sitzung vom 27. Februar 1908. — HOOPER: Methods of demonstrating laryngeal movements. Internat. Kongr. in Berlin 1890. — HOPMANN: Aseptische Halsspiegel. Dtsch. med. Wochenschrift 1894. Nr. 9. — DERSELBE (2): Demonstration einer Untersuchungsbrille, montiert mit elektrischer Lampe. Bericht über die 21. Sektion der 61. Naturforschervers. zu Köln (Laryngo-Rhinologie). — DERSELBE (3): Sterilisierbarer Halsspiegel. Monatsschr. f. Ohrenheilkunde u. Laryngo-Rhinol. 1897. Nr. 12. — HORN: Eine universale Demonstrationshandgrifflampe für Laryngoskopie, Tracheoskopie, Bronchoskopie und Ösophagoskopie. Dtsch. med. Wochenschr. 1908. Nr. 17. — Huizinga: Über direkte Laryngoskopie bei Kindern. Nederlandsch tijdschr. v. geneesk. Jg. 66, 1. Hälfte, Nr. 2, S. 193—197. — Ingals: Röhrenspeculum für den Larynx. (Open tube laryngeal speculum.) Journ. of the Americ. med. assoc. 8. Mai 1909. — Isenschmid: Ein Beitrag zur laryngoskopischen Diagnose. Korrespondenz-Bl. f. schweiz. Ärzte. Jg. 9. 1879. — Jackson (1): Endoskopie des Kehlkopfs, der Bronchien und des Oesophagus. (Laryngeal, bronchial and oesophageal endoscopy.) Laryngoscope Mai 1912. — Derselbe (2): Ein laryngoskopisches Rohr zur Sichtbarmachung der vorderen Commissur der Stimmbänder. Laryngoscope Vol. 8. 1915. — Derselbe (3): Anästhesie zur peroralen Endoskopie. 34. Jahresvers. d. Americ. laryngological assoc. Atlantic City. Mai 1912 and Laryngoscope Oct. 1912. — Derselbe (4): Die neueren Fortschritte in den endoskopischen Methoden, bei deren Anwendung auf Kehlkopf, Trachea, Bronchien, Oesophagus und Magen. (The recent progress of endoscopie methods as applied to the larynx, trachea, bronchi, oesophagus and stomach.) Laryngoscope. Juli 1913. Ref. gehalten auf d. internat. med. Kongr. London 1913. — Derselbe (5): Perorale Endoskopie und Chirurgie des Larynx (Endoscopie perorale et chirurgie laryngienne. Arch. internat. de laryngol., otol.-rhinol. et broncho-oesophagoscopie. Tome 37, p. 649. 1914. — Derselbe (6): Perorale Endoskopie und Larynxchirurgie. Laryngoscope company 1915. — Jarvis: A new electr. light. Annual Meeting d. New Yorker med. Society. 4. Febr. 1885. — Jellinek (1): Über die Anästhesierung des Larynx und Pharynx. Vorl. Mitt. d. Wien. med. Kl. 1884. Nr. 39. — Derselbe (2): Das Cocain als Anaestheticum und Analg. für den Pharynx und Larynx. Wien. med. Wochenschr. 1884. Nr. 45/46. — Jonas: Ein neuer Apparat zur Kehlkopfuntersuchung. Wien. klin. Wochenschr. 1921. Mr. 23. — Johnston (1): Extension and flexion in direct laryngoscopy. Ann. of otol., rhinol. a. laryngol. 1910. Nr. 1. Zeitschr. f. Laryngol., Rhinol. u. ihre Grenzgeb. Bd. 3, S. 411. 1910. — Derselbe (2): Die aufrechte Methode der direkten Laryngoskopie. (The straight method of direct laryngoscopy.) Laryngoscope. Vol. 12. 1910. — Derselbe (3): Eine einfache Methode zur Untersuchung des Kehlkopfes bei Kindern (a simple method of examining the larynx in children). Journ. of the Americ. med. assoc. Vol. 3. 1909. — Jurasz (1): Über das Aufrechtstellen und Fixieren des Kehldeckels während laryngoskopischer Untersuchungen und Operationen. Berl. klin. Wochenschr. 1876. Nr. 38. — Derselbe (2): Ein neuer Kehldeckelnadelhalter. Berl. klin. Wochenschr. 1877. Nr. 24. — Kassel (1): Zur Frage: „Verhütung des Anlaufens von Kehlkopfspiegeln". Fränkels Arch. f. Laryngol. Bd. 12, S. 309. 1901. — Derselbe (2): Nochmals „Ersatz der Anwärmung des Kehlkopfspiegels". Fränkels Arch. f. Laryngol. Bd. 13, H. 3, S. 462. 1903. — Derselbe (3): Mittel, um das Beschlagen von Brillen, Kehlkopfspiegeln usw. zu verhindern. Zeitschr. f. Laryngol., Rhinol. u. ihre Grenzgeb. Bd. 4, S. 770. 1912. — Katzenstein (1): Die Orthoskopie des Larynx (Spiegelbesichtigung des Kehlkopfes im aufrechten Bilde.) Arch. f. Laryngol. u. Rhinol. Bd. 4, H. 2. — Derselbe (2): Über eine neue Methode der Laryngoskopie. Berl. laryngol. Ges. Sitzg. v. 17. April 1896. — Derselbe (3): Neue Methode zur direkten Untersuchung des Kehlkopfes. Dtsch. med. Wochenschr. 1913. Nr. 20, S. 969. — Derselbe (4): Neue Methode der direkten Untersuchung des Kehlkopfes. 20. Tagung d. Vereins dtsch. Laryngologen zu Stuttgart am 7. u. 8. Mai 1913. — Kayser: Die Laryngoskopie bei Kindern. Sammlg. zwanglos. Abhandl. a. d. Geb. d. Nasen-, Ohren-, Mund- u. Halskrankh. Bd. 4, Nr. 10 v. 15. Okt. 1900. — Killian (1): Die Demonstration laryngoskopischer Bilder vermittels der direkten Projektion. Münch. med. Wochenschr. 1893. Nr. 6. — Derselbe (2): Demonstration einer neuen gabelförmigen Fassung für seinen sterilisierbaren Kehlkopfspiegel. Bericht über die 2. Vers. süddtsch. Laryngol. zu Heidelberg am 4. Juni 1895. — Derselbe (3): Die Untersuchung der hinteren Kehlkopfwand. (L'examen de la paroi postérieure du larynx.) Arch. internat. de laryngol., otol.-rhinol. et broncho-oesophagoscopie 1891. Fevr. Nr. 1. — Derselbe (4): Ein zerlegbarer und sterilisierbarer Kehlkopfspiegel. Therap. Monatsh. Dez. 1893. — Derselbe (5): Zur Geschichte der Laryngoskopie von den ältesten Zeiten bis Bozzini. Arch. f. Laryngol. u. Rhinol. Bd. 29, H. 3, S. 347. 1915. — Derselbe (6): Demonstration des Rinnenspatels. Verhandl. d. Vereins dtsch. Laryngol. 1910. — Derselbe (7): Hilfsmittel für den laryngo-rhinologischen Unterricht (Bronchoskopiephantom). Arch. f. Laryngol. u. Rhinol. Bd. 13. 1903. — Derselbe (8): Ein Phantom zur Einübung der Sondierungen unter Leitung des Kehlkopfspiegels. Arch. f. Laryngol. u. Rhinol. Bd. 13, H. 1. — Derselbe (9): Der Gegenspiegel. Münch. med. Wochenschr. 1891. Nr. 33. — Derselbe (10): Die direkten Methoden in den Jahren 1911 und 1912. Semons internat. Zentralbl. f. Laryngol., Rhinol. u. verwandte Wiss. Jg. 29, Nr. 9. — Killian, Kahler, Jackson: Bronchoskopie, Ösophagoskopie, Gastroskopie. 4. Ref.: 3. Internat. Laryngo-Rhinol.-Kongr. zu Berlin. 30. Aug. bis 2. Sept. 1911. — Kirstein (1): Autoskopie des Larynx und der Trachea (Besichtigung ohne Spiegel). Arch. f. Laryngol. u. Rhinol. Bd. 3, S. 156. 1895. — Derselbe (2): Kombinierte Laryngoskopie, eine neue Art den Kehlkopf zu spiegeln. Allg. med. Zentral-Zeitg. 1897. Nr. 32. — Derselbe (3): Laryngoskopie im Kindesalter. Zeitschr. f. klin. Med. 1900. S. 103. — Derselbe (4): Die Autoskopie des Kehlkopfes und der Luftröhre. Berlin 1896. — DERSELBE (5): Schmierseife zur Verhütung des Anlaufens der Kehlkopfspiegel. Dtsch. med. Wochenschr. 1897. S. 123. — DERSELBE (6): Dtsch. med. Wochenschr. 1895. Nr. 29. — DERSELBE (7): Die Autoskopie. Berlin 1896 und Therap. Monatsh. 1896. Juli. — DERSELBE (8): Kombinierte Laryngoskopie. Allg. med. Zentral-Ztg. 1897. Nr. 23 u. 32. (Laryngoscopie combinée.) Ann. des maladies de l'oreille 1897. Nr. 6. — DERSELBE (9): Verhütung des Beschlagens des Kehlkopfspiegels ohne Erhitzen. (A procedure for preventing cloudiness on the laryngeal mirror without heating it.) New York med. journ. 19. Vol. 3. 1897. — DERSELBE (10): Der Zungenspatel. Berl. klin. Wochenschr. 1898. Nr. 12. — KOFLER (1): Neue Instrumente. Monatsschr. f. Ohrenheilk. u. Laryngo-Rhinol. Bd. 49, S. 599. 1915. — DERSELBE (2): Neue elliptische Röhrenspatel. Wien. laryngol.-rhinol. Ges. Febr. 1915. — KOHN: Der Wert der Digitaluntersuchung für die Diagnose und Therapie der Hals- und Nasenkrankheiten. (Upon the importance of digital examination in the diagnosis and treatment of diseases of the throat and nose.) New York med. journ. 4. Jan. 1896. Med. Record 18. April 1896. — KÖRNER: Das Auskochen des Kehlkopfspiegels. Monatsschr. f. Ohrenheilk. u. Laryngo-Rhinol. 1897. Nr. 10. Wien. med. Presse. 1897. Nr. 48. — KOSCHIER: Mitteilung über einen neuen Kehldeckelhalter. Wien. klin. Wochenschr. 1893. Nr. 17. — KRATZ-BROUSSAC: Illustr. Monatsschr. f. ärztl. Polytechnik. Bd. 3. — KRIEG: Eine einfache Kehlkopflampe. — KRISHABER: Laryngoscope, dictionnaire encyclopédique des sciences méd. Paris 1868. — TER KUILE (1): Endolaryngoscopie door middel van twee Keelspiegels. Nederlandsch tijdschr. v. geneesk. 1905, tweede helft, Nr. 2. — DERSELBE (2): (Enschede, Holland) Ein verbessertes Modell eines Hinterwandspiegels. FRÄNKELS Arch. f. Laryngol. Bd. 22, H. 1, S. 172. 1909. — KYLE: Direct laryngoscopy and tracheo-bronchoscopy. Journ. of the Indiana State med. soc. 1908. 15. Febr. — LABUS (1): Quelques observations sur la modification apportée par Mr. le DR. GAREL à mon laryngofantôme. Mailand 1884. — DERSELBE (2): La Laringoscopia e l'elettricità nei sordo-muti. Gaz. med. Italiana. Mailand 1871. — DERSELBE (3): La laringoscopia. Rivista di med. chirurg. ter. Mailand 1872. — DERSELBE (4): Un nuovo apparecchio illuminante per la laringoscopia. Gazz. med. ital. Mailand 1873. — DERSELBE (5): Laringoscopio portatile. Gazz. med. ital. Mailand 1876. — DERSELBE (6): Fantoccio per esercitazioni laringoscopiche. Ann. universali di med. Mailand 1878. — DERSELBE (7): Prelezione al corso di laringoscopia nella R. università di Pavia. Gazz. med. ital. Milano 1878. — LACK: Eine Methode zur Untersuchung des Kehlkopfes bei Kindern. Londoner laryngol. Ges. Sitzung v. 10. Febr. 1897. — LANNOIS, LERMOYEZ, MOURE, SEBIKAU: Traité pratique d'oto-rhino-laryngol. Paris 1921. — LEDOUX: Die direkte Untersuchung der Atmungswege (L'examen direct de l'arbre respiratoire). Ann. de la policlinique centrale. 1913. Nr. 9. — LEFFERTS: The modern methods of examning the upper air passages. New York 1876. — LEITER: Elektro-endoskopische Instrumente. Wien 1880. S. 19. — LEROUX: Eine neue Methode der direkten Laryngoskopie. Une ortho-laryngoscopie autostatique. Franz. Kongr. f. Oto-Rhino-Laryngol. zu Paris. 5.—8. Mai 1913. — LEVINSTEIN: Über einen laryngoskopischen Apparat mit besonderer Rücksicht auf Selbstbeobachtung. Berl. klin. Wochenschr. 1864. Nr. 13. — LEWIN (1): Die Laryngoskopie. Beiträge zu ihrer Verwertung für praktische Medizin. Berlin: Aug. Hirschwald 1860. — DERSELBE (2): Über Laryngoskopie. Allg. med. Zentral-Zeitg. v. 12. Okt. 1861. — LICHTWITZ: L'éclairage à l'acétylène en laryngologie, rhinologie et otologie. 12. Congr. internat. de méd. Moskau. 19.—26. August 1897. — LISTON: Pract. surg. London 1840. S. 410. — LÖRI: Pester med.-chirurg. Presse 1874. Nr. 25. — LUBET-BARBON: Allgemeine Anästhesie durch das Äthylbromin und dessen Anwendungsweise. (Anesthésie générale par la bromure d'Ethyle et ses applications.) Arch. internat. de laryngol., otol.-rhinol. et broncho-oesophagoscopie. Tome 5, Nr. 5. 1892. — LUCAE: De laryngoscopiae usu nonnulla. Inaug.-Diss. Berlin. — LUMIN: Über das Laryngoskopieren bei Kindern. Petersburger med. Wochenschr. 1899. Nr. 40. — LYNAK: New laryngeal speculum. New York med. journ. a. med. record. 17. Aug. 1921. — MACINTYRE: Neue Methoden zur Untersuchung von Nase und Hals. (Recent methodes of examination of the nose and throat). Glasgow med. journ. März 1909. — MACKENZIE (1): The use of laryngoscope. London 1871. 3. Aufl. — DERSELBE (2): Die Krankheiten des Halses und der Nase. 2 Bände. Deutsch v. FELIX SEMON. Berlin: Aug. Hirschwald 1880—1884. — MACZEWSKI: Über Laryngoskopie. Inaug.-Diss. Würzburg 1865. — MANDL: Traité pratique des maladies du larynx et du pharynx. Paris 1879. — MASSEI (1): Applicazione del laringoscopio alla medicina militare. Florenz 1885. — DERSELBE (2): Die vergrößernden Kehlkopfspiegel nach BRÜNINGS. (Gli specchi magnificanti del BRÜNINGS.) Arch. ital. di laringol. Oct. 1914. — DERSELBE (3): Sulla technica dell' autoscopia. Consideratione pratiche. Arch. ital. di laryngol. 1910. Nr. 3. Zeitschr. f. Laryngol., Rhinol. u. ihre Grenzgeb. Bd. 3, H. 4. 1910. — MAYER: Histoire du laryngoscope jusqu'en 1860. Inaug.-Diss. Paris 1905. — MERKEL: Die Funktionen des menschlichen Kehlkopfes usw. Leipzig: O. Wiegand 1862. — MERMOD (1): Kehlkopf und Cocain. (Larynx et cocaïne.) Rev. méd. de la Suisse romande. 1889. Nr. 6. — DERSELBE (2): Das Vorstehen der Zunge in der indirekten Laryngoskopie. (La propulion de la langue dans la laryngoscopie indirecte.)

Arch. internat. de laryngol., otol.-rhinol. et broncho-oesophagoscopie. Tome 34, p. 2. 1912. — DERSELBE (3): Laryngendoskopischer Spiegel. (Un miroir laryngendoscopique.) Ann. des maladies de l'oreille etc. Tome 2, Nr. 2. 1898. — METCALF: Demonstriert ein prismatisches elektrisches Laryngoskop, das direktes Licht in den Kehlkopf wirft. 63. Jahresvers. d. British. med. assoc. 31. Juli, 1. u. 2. August 1895. — MEYER (1): Elektrisches Kehlkopf-Beleuchtungsinstrument. Patentschr., Patent Nr. 34 316, Klasse 30. 1885. — DERSELBE (2): Ein neuer Apparat zur Demonstration des laryngoskopischen Bildes. FRÄNKELS Arch. f. Laryngol. Bd. 14, S. 192. 1903. — DERSELBE (3): Die Bedeutung der direkten Untersuchungsmethoden der oberen Luftwege im Dienste der Kinderheilkunde. Dtsch. med. Wochenschr. 1910. Nr. 34. — MICHAEL: Die Untersuchung des Kehlkopfs. Dtsch. Medizinal-Zeitg. 1886. Nr. 10. — DERSELBE (2): Psychrophos. Ein neuer Beleuchtungsapparat mit kaltem Licht. Illustr. Vierteljahrsschr. d. ärztl. Polytechnik. 1881. H. 3. — MOLL: Ein Hilfsmittel zur Erlernung des Laryngoskopierens. 1919. H. 4, S. 150. — MOORE: Endo-laryngealmirror. Royal soc. of med. section of laryngol. London. Sitzung v. 5. Mai 1922. — MORITZ: Ein selbsthaltendes Laryngoskop. (A self retaining laryngoscope.) Brit. med. journ. 1893. 18. Nov. — MOSHER, H. P.: The direct examination of the larynx and of the upper end of the esophagus by lateral route. Boston med. a. surg. journ. 1908. Nr. 6, S. 189. — MOSLER: An instrument for direct intubation of the larynx. Transact. of the Americ. laryngol. assoc. 1910. S. 52. — MOURA (1): Notice sur une nouvelle application du laryngoscope. — DERSELBE (2): Cours de laryngoscopie. Paris 1861. — MOURA-BOUROUILLOU: Cours complet de laryngoscopie. Paris 1861. Delahaye. — DERSELBE (2): Traité pratique de laryngoscopie. Paris 1864. — MOURET: Laryngo-Tracheo-Bronchoskopie und Ösophagoskopie am sitzenden und liegenden Patienten mit starker Vorneigung des Körpers. Französ. Kongr. f. Oto-Rhinol.-Laryngol. zu Paris v. 5.—8. Mai 1913. — MURPHY: Direkte Untersuchung von Kehlkopf, Trachea, Bronchien und Oesophagus. (Direct examination of the larynx, trachea, bronchi and oesophagus. Americ. med. Gaz. 20. 10. 1910. — NEUDÖRFER: Zeitschr. f. prakt. Heilk. v. 12. Nov. 1858. Nr. 46. — NEUMANN: Spatel zur direkten Laryngoskopie (Demonstration). Wien. laryngol. Ges. 1. 6. 1910. — NICOLAI: Manopola porta specchio laringeo. Mailand 1886. — NOLTENIUS: Vom Reflektor abnehmbarer Gegenspiegel zur Demonstration des Innenraumes von Kehlkopf, Nasenrachenraum, Nase, Ohr sowie zur Autolaryngoskopie des Patienten. Therap. Monatsh. 1890. Februar. — OERTEL (1): Das Laryngo-Stroboskop. Zentralbl. f. d. med. Wiss. 1878. Nr. 5 u. 6 und Arch. f. Laryngol. u. Rhinol. Bd. 3, S. 1. — DERSELBE (2): Das Laryngo-Stroboskop und seine Verwendung in der Physik, Physiologie und Medizin. Berlin: Aug. Hirschwald 1895. — DERSELBE (3): Über eine neue laryngo-stroboskopische Untersuchungsmethode. Münch. med. Wochenschrift v. 12. März 1895. Nr. 11. — DERSELBE (4): Über den laryngologischen Unterricht. Leipzig: Vogel. 1878. — DERSELBE (5): Dtsch. Arch. f. klin. Med. Bd. 21. — PAULIN: De l'invention du laryngoscope. Paris 1861. — PAULIN et GARCIA: Notice sur le laringoscope. 5. Février 1861. — PAUNZ (1): Über die Verwendung der direkten Laryngoskopie und Tracheo-Bronchoskopie bei Kindern. Jahrb. d. Kinderheilk. 1912. Ergänzungsheft. — DERSELBE (2): Ein fixierbarer Kehlkopfspiegel. Bimanuelle endolaryngeale Operationen. Pester med. chirurg. Presse Bd. 35, Nr. 26. 1899 und Wien. klin. Rundschau 1900. Nr. 8. — PETERSEN: Die Laryngoskopie bei Kindern. Berl. laryngol. Ges. 7. 1. 1898. — PICK (1): Zur Endoskopie der oberen Luftwege. Prag. med. Wochenschr. 1900. Nr. 49. — PIENIAZEK (1): Supplemente zur Laryngoskopie. (Uzueptnienie do dzieta wtasnego p. t. Laryngoskopia, wydanego W. 1879. W. Krakowie.) — DERSELBE (2): Arch. f. Laryngoskopie. Bd. 4, S. 210. — POLYÁK: Neues Ortholaryngoskop zu Kehlkopfoperationen. Rhino-laryngologische Sektion d. ungar. Ärztevereins. Sitzung v. 7. Dez. 1920. — PRATT: Direkte Kehlkopf-untersuchung. (Direct laryngeal examination.) New York med. Journ. a. med. record 1913. 24. Mai. — PROSSER: Lessons in laryngoscopy including rhinoscopy. London 1873. — QUISE: Eine Erfahrung mit der direkten Laryngoskopie. Nederl. Ges. f. Hals-, Nasen u. Ohrenheilk. 20. Vers. in Utrecht am 19. u. 20. 11. 1910. — RAUCHFUSS: Bemerkung zur Diskussion über subglottische Laryngoskopie. Berl. klin. Wochenschr. 1907. Nr. 8. — REICHERT: Eine neue Methode zur Aufrichtung des Kehldeckels. Berlin 1879. Vgl. VOL-TOLINI: Ein neues Instrument f. Operationen bei Rückwärtsneigung des Kehldeckels. Monats-schrift f. Ohrenheilk. u. Laryngo-Rhinol. 1885. S. 198. — RÉTHI (1): Eine indirekte Unter-suchungsmethode des Kehlkopfes. (Distractio laryngis.) Orvosi Hetilap 1917. Nr. 1. — DERSELBE (2): Methode zur indirekten Untersuchung und Operationen des Kehlkopfes (Distractio laryngis). 21. Tagung d. Vereins dtsch. Laryngol. in Kiel am 29. und 30. Mai 1914. — DERSELBE (3): Einiges über die Schwierigkeiten der laryngologischen Untersuchung bei Hyperästhesie der Rachengebilde. Monatsschr. f. Ohrenheilk. u. Laryngo-Rhinol. 1908. H. 4. — DERSELBE (4): Eine Vorrichtung zum Heben des Kehldeckels bei Kehlkopf-operationen. Wien. med. Presse 1898. Nr. 37. — RICHARD (1): Notice sur l'invention du Laryngoscope servant d'introduction à la seconde édition des observations physiologiques sur la voix humaine par MANUEL GARCIA. Paris: P. Asselin 1861. — DERSELBE (2) cf. Ercat.: Über forcierte Untersuchung des Larynx bei Kindern. (De l'examen forcé du larynx chez l'enfant.) Thèse de Toulouse 1899. — ROSER: Ein feststellbarer Kehlkopfspiegel. Zentralbl. f. Chirurg. 1887. Nr. 29. — ROTH (1): Über Durchleuchtung des Kehlkopfes und der Nase. Demonstration eines neuen Apparates. Wien. klin. Wochenschr. 1888. Nr. 38. — DERSELBE (2): Die Anwendung des elektrischen Lichtes in der Laryngoskopie und Rhinoskopie. Wien. med. Presse 1889. Nr. 10 u. 11. — RUPRECHT: Haben sich in der Rhinolaryngologie die Ersatzmittel des Cocain bewährt? Monatsschr. f. Ohrenheilk. u. Laryngo-Rhinol. 1911. H. 2. — RYLAND: Digitalretraktion der Epiglottis während der indirekten Laryngoskopie. (Digital retraction of the epiglottis during indirect laryngoscopy.) Journ. of laryngol. a. otol. März 1920. — SARGNON: De l'endoscopie directe. Arch. internat. de laryngol., otol.-rhinol. et broncho-oesophagoscopie. 1908. — SÄXINGER: Beiträge zur experimentellen Laryngoskopie. Inaug.-Diss. Tübingen 1876. — SCHADEWALDT: Eine physikalische Vervollkommnung der laryngoskopischen Beleuchtungsapparate mit verdreifachter Ausnutzung der Lichtquelle mittels sphärischer Reflexion. Dtsch. med. Wochenschr. 1886. Nr. 35. — SCHAEFER: Eine neue elektrische Beleuchtungs- und Untersuchungslampe. Münch. med. Wochenschr. 1905. Nr. 10. — SCHALLE: Ein neuer Apparat zur Untersuchung des Nasenrachenraumes und des Kehlkopfes. Arch. f. Ohren-, Nasen- u. Kehlkopfheilk. — SCHECH: Ein billiges Kehlkopfphantom. Münch. med. Wochenschr. 1888. Nr. 11. — SCHLEICHER: Durchleuchtung des Kehlkopfes und der Schädelhöhlen. (Eclairage par transparence du larynx et des cavités craniennes.) Ann. et Bull. de la soc. de méd. d'Anvers. Tome 7. 1890. — SCHMIDT (1): Die Krankheiten der oberen Luftwege. — DERSELBE (2): Die Laryngoskopie an Tieren. Tübingen 1873. — SCHMUCKERT: Zur Untersuchung von Kehlkopf und Rachen bei kleinen Kindern. Wien. med. Wochenschr. 1912. Nr. 7. — SCHNITZLER (1): Über Laryngoskopie und Rhinoskopie und ihre Anwendung in der ärztlichen Praxis. Wien: Urban & Schwarzenberg 1879. — DERSELBE (2): Laryngoskopie. Realencyklopädie der ges. Heilk. Bd. 8, 1. Aufl. 1881. — v. SCHRÖTTER (1): Über die laryngo- und rhinoskopische Untersuchung bei Kindern. Monatsschrift f. Ohrenheilk. u. Laryngo-Rhinol. 1879. Nr. 11. — DERSELBE (2): Vorlesungen über die Krankheiten des Kehlkopfes, der Luftröhre, der Nase und des Rachens. Wien: Braumüller 1887. — DERSELBE (3): Laryngoskopie und Rhinoskopie. 1873. — SCHULTER: Über die Varianten des laryngoskopischen Bildes. Inaug.-Diss. Hannover 1892. — SCHWARTZ: Über den diagnostischen Wert der elektrischen Durchleuchtung menschlicher Körperhöhlen. Inaug.-Diss. Tübingen 1895. — SECCOMBE: Perfectionnement de l'instrument de BRÜNINGS pour faciliter les manipulations sous la laryngoscopie directe. Arch. internat. de laryngol., otol.-rhinol. et broncho-oesophagoscopie. Tome 30, Nr. 1. 1910. — SEIFERT (1): Durchleuchtung der Gesichtsknochen und des Larynx. Sitzungsber. d. Würzburger physik.-med. Ges. 1889. 3. Sitzung v. 19. Jan. 1889. — DERSELBE (2): Über das AUERsche Gaslicht. Würzburger Sitzungsber. 1887. — DERSELBE (3): Demonstration von Beleuchtungsapparaten. Sitzungsber. d. Würzburger phys.-med. Ges. v. 25. Juli 1885. — SEIFFERT (1): Apparat zur direkten Untersuchung. 2. Jahresvers. d. Ges. d. dtsch. Hals-, Nasen- u. Ohrenärzte. Juni 1922. — DERSELBE (2): Indirekte Laryngoskopie im aufrechten Spiegelbilde. — DERSELBE (3): Chloräthyl bei der Kehlkopfuntersuchung von Kindern. Arch. f. Ohren-, Nasen- u. Kehlkopfheilk. Bd. 108, S. 1. — SEILER (1): Handbook of the diagnosis and treatment of diseases of the throat, nose and naso-pharynx. Philadelphia 1883. — DERSELBE (2): Ein elektrischer Kehlkopfspiegel. (An electric laryngoscope.) New York med. journ. a. med. record Vol. 25, Nr. 21, p. 591. May 24. 1884. — SEMELEDER (1): Die Laryngoskopie und ihre Verwertung für die ärztliche Praxis. Wien: Braumüller 1863. — DERSELBE (2): Über Beleuchtung des Kehlkopfes. Allgem. Wien. med. Zeitg. 4. Okt. 1859. Nr. 40, S. 305. — DERSELBE (3): Die Rhinoskopie usw. Leipzig: Engelmann 1862. — SEMON (1): Elektrische Erleuchtung verschiedener Höhlen des menschlichen Körpers mittels Taschenakkumulatoren. (Illumination of different cavities of the human body by means of pocket-accumulators). Lancet, 14., 21. u. 28. März 1885. — DERSELBE (2): Zum 100. Geburtstage MANUEL GARCIAS. — DERSELBE (3): On the position of the vocal cords in quiet respiration etc. Proc. of the royal soc. Vol. 48. p. 104. — SENATOR (1): Diskussion über zweiten — subglottischen — Spiegel. Berl. klin. Wochenschr. 1907. Nr. 7. — DERSELBE (2): Über subglottische Laryngoskopie. (Concerning subglottic laryngoscopy.) New York med. journ. a. med. record 1907. 9. März. — SENN: Journ. des progres etc. Tome 5. 1829. — SEYFFARTH: Über direkte Laryngoskopie und Tracheo-Bronchoskopie. Dtsch. med. Wochenschr. 1914. Nr. 27, S. 1363. — SHURLY: The Art of laryngoscopy. Detroit med. journ. July 1906. — SIEBENMANN: Neuer Larynxhaken zur indirekten Laryngoskopie, Hypopharyngoskopie und zur operativen Behandlung. Vereinigung schweizerisch. Hals- u. Ohrenärzte in Zürich im Juni 1920. (Schweiz. med. Wochenschr. 1921. Nr. 2.) — SIEGLE: Berl. klin. Wochenschr. 1874. Nr. 21. — SPICER: Die Untersuchung des Kehlkopfs und die Entfernung von Kehlkopfgeschwülsten bei jungen nervösen und ungebärdigen Kindern. (To examine the larynx and to remove laryngeal growth in young, nervous or unmanageable children. Philadelph. med. news. 12. Jan. 1895. — SPIESS: Ein neues Laryngostroboskop. Arch. f. Laryngol. u. Rhinol. Bd. 7, H. 1. — STEIN: Untersuchungsbrille, montiert mit elektrischer Lampe. Therap. Monatsh. 9. Sept.

1888. — Steiner (1): Über die Laryngoskopie des Kaninchens. Verhandl. d. physiol. Ges. zu Berlin 1876. Nr. 8. — Derselbe (2): Die Laryngoskopie der Tiere nebst Mitteilungen über die Innervation des Stimm- und Schluckapparates. Verhandl. d. naturhist. med. Vereins zu Heidelberg. N. S. Bd. 2, H. 4. — Störk (1): Zur Verwertung des Kehlkopfspiegels. Zeitschr. d. Ges. d. Ärzte zu Wien. Nr. 51 v. 20. Dez. 1858 (Mitteil. zweier pathol. Fälle). — Derselbe (2): Zur Laryngoskopie. Zeitschr. d. Ges. d. Ärzte zu Wien. 1859. Nr. 46 v. 14. Nov. 1859. und Nr. 52 v. 26. Dez. 1859. — Derselbe (3): Zur Laryngoskopie. Über Erkrankungen des Kehlkopfes und das operative Heilverfahren bei demselben. Wien 1860. — Derselbe (4): Laryngoskopische Erfahrungen. Österr. Zeitschr. f. praktische Heilk. 1860. Jg. 6, Nr. 40 u. 43. — Derselbe (5): Über Laryngoskopie. Volkmanns Samml. klin. Vorträge. Nr. 36. Leipzig: Brockhaus 1872. — Struyken (1): Über Laryngoscopia directa. Passows Beitr. Bd. 9, S. 166. 1917. — Derselbe (2): Autoskopie. Niederländ. Ges. f. Hals-Nasen-Ohrenkrankh. Nov. 1914. — von Távölgyi: Neue Nasen- und Kehlkopfinstrumente. Fränkels Arch. f. Laryngol. Bd. 38, H. 2. 1914. — Thorner: Autoscopy of the Larynx and of the trachea. Journ. of the Americ. med. assoc. 1896. Februar. — Tilley: Direct examination of the larynx, trachea and oesophagus by Brünings instrument. Lancet 1908. Nov. — Tobold: Laryngoskopie und Kehlkopfkrankheiten. 3. Aufl. Berlin: Aug. Hirschwald 1874. — Trautmann (1): Ein neuer sterilisierbarer Kehlkopfspiegel. Monatsschr. f. Ohrenheilk. u. Laryngo-Rhinol. 1901. Nr. 4. — Derselbe (2): Dtsch. med. Wochenschr. 1890. Nr. 15. — Derselbe (3): Eine neue Modifikation des Reflektors. Demonstration in der Münch. laryngol.-otol. Ges. Münch. med. Wochenschr. 1904. Nr. 29. — Türck (1): Der Kehlkopfspiegel und die Methode seines Gebrauches. Zeitschr. f. d. Ges. d. Ärzte zu Wien. 1858. Nr. 26. v. 28. Juni. — Derselbe (2): Über Gewinnung vergrößerter Kehlkopfspiegelbilder. Zeitschr. d. Ges. d. Ärzte zu Wien. 1859. Nr. 52, 26. Dez. — Derselbe (3): Praktische Anleitung zur Laryngoskopie. Wien: Braumüller 1860. — Derselbe (4): Methode pratique de laryngoscopie. Edition franç. publiée avec le concours de l'auteur. Paris: J. B. Baillère 1861. — Derselbe (5): Englische Ausgabe seiner Arbeiten und „Recherches cliniques" etc. Paris: J. B. Baillère 1862. — Derselbe (6): Über einen Kunstgriff bei der Untersuchung des Kehlkopfes. Zeitschr. d. Ges. d. Ärzte Wien. v. 21. Febr. 1859. — Derselbe (7): Der Kehlkopfrachenspiegel und seine Anwendung bei Krankheiten des Kehlkopfes und seiner Umgebung. Allg. Wien. med. Zeitg. 1859. Nr. 15—26. — Derselbe (8): Über einen Apparat zur künstlichen Beleuchtung und über Untersuchung der hinteren Kehlkopfwand. Allg. Wiener med. Zeitg. 1859. Nr. 48, 29. Nov. — Derselbe (9): Klinik der Krankheiten des Kehlkopfes und der Luftröhre nebst einer Anleitung zum Gebrauche des Kehlkopfrachenspiegels und zur Lokalbehandlung der Kehlkopfkrankheiten. Wien: Wilhelm Braumüller 1866. — Derselbe (10): Über eine Verbesserung des laryngoskopischen Verfahrens. Sitzungsber. d. mathem.-naturw. Kl. d. kais. Akad. d. Wiss. Bd. 38. 1859. — Derselbe (11): Über Gewinnung vergrößerter Kehlkopfspiegelbilder und über einige Kunstgriffe bei der laryngoskopischen Untersuchung. Zeitschr. d. Ges. d. Ärzte v. 26. Dez. 1859. Nr. 52. — Derselbe (12): Über ein Instrument zur Abflachung der Zunge. Zeitschr. d. Ges. d. Ärzte v. 16. Jan. 1860. Nr. 3. — Derselbe (13): Über die Stellung des Beleuchtungsspiegels bei der Untersuchung des Kehlkopfes. Allg. Wien. med. Zeitg. v. 31. Jan. 1860. Nr. 5. — Derselbe (14): Beiträge zur Laryngoskopie und Rhinoskopie. Zeitschr. d. Ges. d. Ärzte v. 21. Mai 1860. Nr. 21. — Derselbe (15): Laryngoskopische Notiz. Allg. Wien. med. Zeitg. v. 21. August 1860. Nr. 34. — Derselbe (16): Laryngoskopische Notiz. Allg. Wien. med. Zeitg. v. 30. Okt. 1860. Nr. 44. — Derselbe (17): Über eine neue Zungenspatel. Allg. Wien. med. Zeitg. v. 26. März 1861. Nr. 13. — Derselbe (18): Neue Verbesserungen laryngoskopischer und rhinoskopischer Apparate. Allg. Wien. med. Zeitg. v. 9. Juli, 5. und 27. August und 12. November 1861. Nr. 28, 32, 35 u. 46. — Derselbe (19): Über lokale Anästhesierung des Kehlkopfes und Rachens. (Laryngoskopisch-klinische Mitteilungen Bd. 3.) Allg. Wien. med. Zeitg. v. 31. März 1863. Nr. 13. — Derselbe (20): Eine Vorrichtung zur Fixierung des Beleuchtungsspiegels. (Laryngoskopisch-klinische Mitt. Bd. 5.) Allg. Wien. med. Zeitg. Nr. 21 v. 26. Mai 1862. — Derselbe (21): Federnder Spiegelträger. (Laryngoskopisch-klinische Mitt. Bd. 15.) Allg. Wien. med. Zeitg. v. 9. Aug. 1864. Nr. 32. — Unger: Ein selbsthaltendes Laryngoskop zur direkten Besichtigung. (A direct view self-retaining laryngoscope.) Laryngoscope. Nov. 1921. — Vacher: Ein sehr einfaches und sehr praktisches Mittel, die Kehlkopfspiegel vom Beschlagen zu schützen. (Sur un moyen très simple et très pratique d'empêcher des miroirs laryngiens de se couvrir de buée.) Ann. des maladies de l'oreille 1897. Nr. 9. Septembre. — Vohsen (Frankfurt a. M.): Eine modifizierte Untersuchungsmethode des Nasenrachenraumes und des Kehlkopfes. Monatsschr. f. Ohrenheilk. u. Laryngo-Rhinol. 1889. Nr. 1. — Vohwinkel: Elektrischer Beleuchtungsapparat für den Taschengebrauch. Wien. klin. Wochenschr. 1889. Nr. 24. — Voltolini (1): Die Besichtigung des Kehldeckels und Schlundkopfes ohne Kehlkopfspiegel. Berl. klin. Wochenschr. 1868. Nr. 23. — Derselbe (2): Ein neues Instrument für Operationen im Kehlkopfe bei Rückwärtsneigung des Kehldeckels. Monatsschr. f. Ohrenheilk. u. Laryngo-Rhinol. 1885. Nr. 5. — Derselbe (3): Das elektrische Licht usw. Monatsschr.

f. Ohrenheilk. u. Laryngo-Rhinol. 1885. S. 142. — Derselbe (4): Die Durchleuchtung des Kehlkopfes und anderer Höhlen des menschlichen Körpers mit Demonstrationen an Gesunden und Kranken. Vortrag. Breslauer ärztl. Zeitschr. 1888. Nr. 22. — Derselbe (5): Zu meiner Durchleuchtungsmethode. Monatsschr. f. Ohrenheilk. sowie f. Kehlkopf-, Nasen- u. Rachenkrankheiten. 1889. Nr. 2. — Wagener: Zur Technik und Methodik der Untersuchung von Kehlkopf und Luftröhre. Arch. f. Laryngol. u. Rhinol. Bd. 33, S. 154. — Wagget:. Direct laryngoscopy, tracheoscopy, bronchoscopy, oesophagoscopy and gastroscopy. Reprinted from a system of medicin, edited by Sir Chifford Allbutt and Rolleston. Revised Edition Vol. 4, Part. 2. 1908. — Wagner (1): Ein neues Kehlkopfmikrometer. Berl. klin. Wochenschr. 1890. Nr. 45. — Derselbe (2): Eine Lichtquelle für laryngoskopische und rhinoskopische Untersuchungen. Vortrag am 24. Sept. 1891 zu Halle. — Derselbe (3): Hilfsmittel für den laryngoskopischen Unterricht. Handb. d. Laryngol. u. Rhinol. Wien 1898. — Waldenburg (1): Zur Vereinfachung der Laryngoskopie. Berl. klin. Wochenschr. 1869. Nr. 49. — Derselbe (2): Einige Bemerkungen zur Laryngoskopie und laryngoskopischen Chirurgie. Berl. klin. Wochenschr. 1868. Nr. 51. — Wallis: Zur Verhütung des Beschlagens des Kehlkopfspiegels. (To prevent the clouding of laryngoscopes.) New York med. journ. a. med. record 17. April 1897. — Warden: London med. gaz. Vol. 2, p. 256. 1844. London a. Edinburgh monthly journ. of med. sc. Vol. 5, p. 552. 1845. — Warnecke: Eine aseptische Durchleuchtungslampe. Arch. f. Laryngol. u. Rhinol. Bd. 12, H. 2. — Watson: Direct laryngoscopy, bronchoscopy and oesophagoscopy. Bristol med.-chirurg. journ. 1912. Nr. 115. — Weil (1): Die Gewinnung vergrößerter Kehlkopfspiegel-bilder nebst einer kurzen Darstellung der Theorie des Kehlkopfspiegels. Heildelberg 1872. — Derselbe (2): Über Laryngoscopia und Tracheoscopia inferior. Monatsschr. f. Ohrenheilkunde u. Laryngo-Rhinol. 1892. Nr. 12. — Wessely: Eine Stereobrille für reduzierten Pupillenabstand nach physiologischen Prinzipien. Acta oto-laryngol. Vol. 5, p. 438. — Winkler: Eine kleine Abänderung der gebräuchlichen Kehlkopf- und Nasenrachenspiegel. Therap. Monatsh. Nov. 1892. — Yankauer: Demonstration einer neuen direkten Laryngoskopie. (Demonstration of new direct laryngoscopy.) Laryngoscope. Vol. 4. 1911. — Yearsley: Introduction to the art of laryngoscopy. London: J. Churchill 1862. — Yonge, Eugene: Prof. Edmund Meyers Apparat zur Demonstration des Kehlkopfbildes. London. laryngol. Ges. 5. Februar 1904. — Ziem (1): Konservierung der Rachenspiegel. Monatsschr. f. Ohrenheilk. u. Laryngo-Rhinol. 1886. Nr. 5. — Derselbe (2): Über Palpation des oberen und unteren Rachenraums sowie der Kehlkopfhöhle. Therap. Monatsh. 1892. H. 8. — Derselbe (3): Über Metallspiegel. Monatsschr. f. Ohrenheilk. u. Laryngo-Rhinol. 1894. — Derselbe (4): Voltolini und die Autoskopie des Kehlkopfes. Monatsschr. f. Ohrenheilkunde u. Laryngo-Rhinol. 1896. Nr. 6. — Derselbe (5): Contribution à l'autoscopie du larynx. Mémoires originaux. La pratique médicale journ. des maladies des oreilles, du nez et du larynx. Juin 10. 1896. — Derselbe (6): Notiz zur Konservierung der Rachen- und Kehlkopfspiegel. Monatsschr. f. Ohrenheilk. u. Laryngo-Rhinol. 1886. Nr. 5. — v. Ziemssen (1): Laryngoskopisches und Laryngotherapeutisches. Arch. f. klin. Med. 1868. — Derselbe (2): Laryngoskopisches und Laryngotherapeutisches. Ziemssens Arch. Bd. 4.

b) Die Schwebelaryngoskopie und die ihr verwandten Methoden.

Von

W. Albrecht-Tübingen.

Mit 32 Abbildungen.

Die Schwebelaryngoskopie und die ihr verwandten Methoden dienen dem Zweck, größere, kompliziertere und längerdauernde Operationen in Ruhe und einzeitig auszuführen. Das Instrumentarium ist dementsprechend so konstruiert, daß das in den Kehlkopf eingeführte Laryngoskop sich selbst in seiner Lage hält und dem Operateur beide Hände für den Eingriff freiläßt. Die Methoden sind dieser Konstruktion entsprechend als „selbsthaltende Methoden" bezeichnet worden. Eine andere Benennung bezeichnet sie nach ihrem Zweck als „operative Methoden".

I. Die instrumentelle Entwicklung.

Die instrumentelle Entwicklung verlangt eine genauere Besprechung, da ihre Kenntnis für das Verständnis der einzelnen Methoden von Wichtigkeit ist. In der Werdezeit der Schwebelaryngoskopie, als es galt, das beste und schonendste Instrument zu finden, zeigten sich die Schwierigkeiten und Fehler des Verfahrens am deutlichsten, und wenn auch die Probleme im großen ganzen als gelöst gelten dürfen, so sind doch die Fragen, die zur Diskussion standen, für Technik und Methodik auch heute noch von praktischem Interesse. Zugleich bildet die Besprechung der instrumentellen Entwicklung die Grundlage für den weiteren Ausbau.

Es ist bekannt, daß die Methode von Killian gefunden wurde, als er einem Zeichner die Anatomie vom Kehlkopf und Rachen an der Leiche demonstrieren wollte. Er hatte zu diesem Zweck den Kopf der Leiche über die Tischkante gelegt und einen Hakenspatel, der oben an einem Galgen befestigt war, in den Kehlkopf eingeführt, so daß das Gewicht des freischwebenden Kopfes nach unten drückte, während der Spatel Zunge und Epiglottis nach oben zog. Das Instrument hielt von selbst und stellte das Kehlkopfinnere übersichtlich ein.

Der Gedanke lag nahe, diese Methode auch am Lebenden zu versuchen, doch standen dem anfangs manche Schwierigkeiten im Wege. Zunächst hatte Killian Bedenken, ob das Verfahren nicht zu unbequem sei. Er führte deshalb die ersten Versuche am narkotisierten Patienten aus. Als sie von Erfolg waren, ging er zur lokalen Anästhesie über, doch zeigte sich bald, daß empfindlichere Patienten den Unannehmlichkeiten der Methode nicht gewachsen waren. Es wurde deshalb neben lokaler Anästhesierung eine allgemeine Betäubung in Form des Scopolamin-Morphiumdämmerschlafes angewandt.

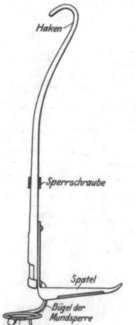

Abb. 1. Erste Form des Schwebehakens.

Als erstes Instrument wurde ein Hakenspatel gewählt, ähnlich dem bei der Leiche verwandten, der zur Spreizung des Mundes eine verstellbare Metallplatte trug (Abb. 1). Dieser Hakenspatel wurde an einem Galgen aufgehängt, der sich seitlich und senkrecht verschieben ließ. Der Spatel ließ schon nach den ersten Versuchen eine in der Methode gelegene Schwierigkeit deutlich erkennen, zu deren Überwindung alle folgenden Konstruktionen dienten: der in den Kehlkopf eingeführte Spatel rutschte nach außen in die Mundhöhle ab, sowie man das aufgehängte Instrument sich selbst überließ.

Es erschien zunächst einfach, diesem Fehler dadurch zu begegnen, daß man an den Zähnen des Oberkiefers einen Widerstand und Stützpunkt suchte. Es wurde deshalb an der Mundsperre eine quergestellte verschiebliche Leiste angebracht, die hinter die Zähne zu liegen kam. Sie erfüllte ihren Zweck und verhinderte das Abrutschen, machte jedoch dem Patienten große Beschwerden, da der Oberkiefer den kräftigen Druck des Instruments nach außen auszuhalten hatte. Die Klagen waren häufig so stark, daß eine Änderung in der Konstruktion nötig wurde.

Ein Fehler des Instruments lag, wie von mir festgestellt wurde, darin, daß sich der Aufhängepunkt nicht senkrecht über der höchstbelasteten Stelle des Spatels befand (Abb. 2).

Das Instrument mußte das Bestreben haben, die beiden Punkte in eine senkrechte Linie zu stellen (Abb. 3), d. h. nach außen abgleiten. Zur Korrektur dieses Fehlers gab ich dem Instrument die in Abb. 4 wiedergegebene Form. Auch KILLIAN korrigierte seinen Hakenspatel in diesem Sinne, indem er den Schaft des Spatels in einem Schraubengelenk abbog, so daß der Aufhängepunkt senkrecht über die Hauptbelastungsstelle gebracht werden konnte.

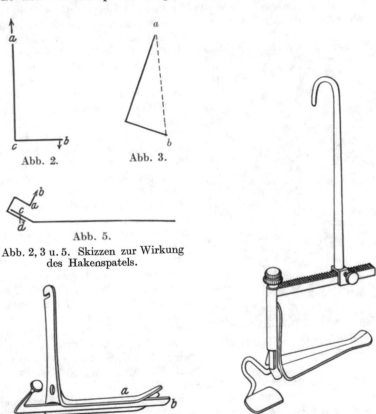

Abb. 2. Abb. 3.

Abb. 5.

Abb. 2, 3 u. 5. Skizzen zur Wirkung des Hakenspatels.

Abb. 6. Spatel zur Schwebelaryngoskopie nach ALBRECHT.

Abb. 4. Schwebehaken nach ALBRECHT.

Mit diesen Konstruktionen war der Drang des Instruments, nach außen abzugleiten, gemildert, doch nicht beseitigt. Die Ursache für das weitere Abgleiten lag daran, daß die Mund-Kehlkopfachse für gewöhnlich nicht wagrecht, sondern schräg steht, da auch der maximal zurückgebeugte Kopf bei horizontaler Rückenlage eine Streckung des Atlantooccipitalgelenks auf 180⁰ nicht zuläßt. Die Zugwirkung des Hakenspatels war somit schräg nach vorn oben gerichtet (Abb. 5, Pfeil a b), während der schwebende Kopf senkrecht nach unten, ja entsprechend der Bewegung des Gelenkes nach vorn unten drückte (Pfeil c d).

Die Folge mußte ein Abrutschen des Spatels nach außen sein.

Zur Ausschaltung dieses Fehlers plante ich, den Tisch schräg zu stellen und durch Senkung des Oberkörpers eine wagrechte Lage der Mund-Kehlkopfachse zu erreichen. In der Praxis hat sich jedoch diese Idee aus technischen Gründen nicht bewährt, da sich bei stark geneigter Tischfläche eine für die Einführung und Lage des Spatels ungeeignete Haltung ergab.

Auch mein Plan, in der Vallecula des Zungengrundes einen Halt für den Spatel zu finden, hat den Erwartungen nicht voll entsprochen. Ich hatte einen vorn hakenartig umgebogenen Mundspatel mit verschiebbarer Epiglottisspange konstruiert (Abb. 6), dessen Haken am Zungengrund einen Widerstand finden sollten. Ein Abgleiten wurde damit allerdings im allgemeinen vermieden, doch konnte sich der breite Zungenspatel nicht tief genug in die Zunge einfurchen, so daß die vordere Kehlkopfhälfte meist unübersichtlich blieb und sich auch durch einen an der Querspange angebrachten Gegendrücker nicht in wünschenswerter Weise einstellen ließ.

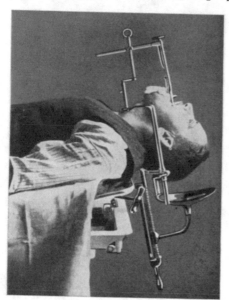

Abb. 7.   Schwebelaryngoskopie mit Hilfe des Stützautoskops.

Besser war der V-förmige Spatel KILLIANS, der sich tief in die Zunge eingrub, ohne jedoch das Abrutschen des Instruments zuverlässig zu verhindern.

KILLIAN kehrte deshalb zu der ersten Konstruktion, hinter die Zähne des Oberkiefers einen Sperrhaken einzuführen, zurück, während ich in meiner Stützautoskopie (Gegendruckautoskopie mit Seitenstützen) die Methode des Schwebens verließ und auf das Prinzip des BRÜNINGsschen Gegendrückers zurückgriff, von dem Gedanken ausgehend, daß beide Methoden, das Schwebe- und das Gegendruckverfahren letzten Endes auf demselben Prinzip beruhen. Es wird dies am besten aus Abb. 7 ersichtlich. Man sieht hier, daß die dem Spatel parallel laufende Querspange, die bei der Schwebemethode durch Zug von oben gehalten wird, durch Druck von unten her gestützt wird. Der Unterschied ist also nur der, daß in einem Fall Zug von oben, im anderen Druck von unten das Instument festhält. Das Gegendruckverfahren läßt aber ein Abrutschen nach außen nicht befürchten, da der Kopf nicht frei zu schweben braucht. Als feste Stützpunkte für den Gegendrücker wurden seitlich am Hals Stützplatten angebracht, auf denen das Instrument ruht. Die Neukonstruktionen der Schwebelaryngoskopie wurden, soweit sie sich bewährt hatten, auf die Stützautoskopie übernommen.

In neuester Zeit hat SEIFFERT das Gegendruckverfahren dadurch geändert, daß er als Stützpunkt für die verlängerte Querspange das Sternum wählte.

II. Technik und Methodik.
1. Die Schwebelaryngoskopie.

Das Instrumentarium umfaßt den Schwebehaken und den Galgen.

Der Schwebehaken gliedert sich in folgende drei Teile: *Spatel, Kniestück, Mundsperre.* Der nach vorn offene *Spatel* hat, wie erwähnt, V-Form. Zur Vermeidung von Verletzungen ist er an seinem vorderen Ende abgerundet. Ein Satz von Spateln verschiedener Länge erlaubt die jeweils passende Größe zu

wählen (Abb. 8). Für Kinder, bei denen sich erfahrungsgemäß die richtige Spatel-
länge schwieriger abschätzen läßt als beim Erwachsenen, ist der Spatel ver-
längerbar (Abb. 9).

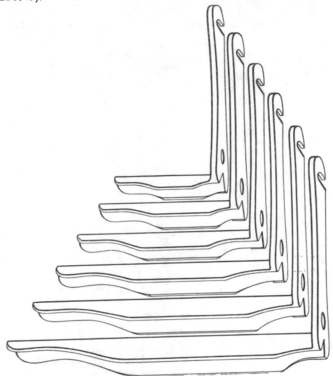

Abb. 8. Spatelform zur Schwebelaryngoskopie.

Das *Kniestück* ist durch ein Gelenk in zwei Teile geteilt: den oberen am Ende
hakenförmig abgebogenen Hakenschenkel und den unteren Schraubenschenkel.
Das Gelenk liegt etwa an der Grenze des oberen und mittleren Drittels und
wird durch die Knieschraube bewegt. Sie ist eine Flügelschraube, deren Gewinde
in das gezähnte kreisförmige Ende des
Hakenschenkels eingreift, und wirkt nach
dem Prinzip der Schraube ohne Ende.
Der Schraubenschenkel trägt an seiner
vorderen Platte zwei Kerben zur Befestigung des Spatels. In seine hintere
Fläche ist die Mundsperre eingelassen, die
von einer walzenförmigen Sperrschraube
aus reguliert wird (Abb. 10).

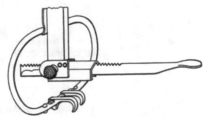

Abb. 9. Verlängerbarer Kinderspatel.

Die *Mundsperre* (Abb. 11) besteht
aus einem geschlossenen ovalen Ring.
Die handlichere Form eines einseitigen Bügels, wie sie ursprünglich konstruiert
war, ist verlassen worden, weil der elastische Bügel bei stärkerem Druck
federte und nachgab. Der untere Teil des Ringes trägt zwei verstellbare Zahnhaken, die hinter die Zähne des Oberkiefers zu liegen kommen. Der Ring selbst
ist an seiner senkrecht verschieblichen Platte, die der hinteren Fläche des

Schraubenschenkels anliegt, befestigt. Sie steht mit der Sperrschraube des Schraubenschenkels in Verbindung und reguliert mit ihrer Hilfe die Spreizung der Mundöffnung. Zugleich ist der Ring zur individuellen Anpassung und zur Erleichterung der Einführung horizontal beweglich. Die Konstruktion des Gelenks, das diese Bewegung ermöglicht, ist aus Abb. 11 ersichtlich. Wir sehen,

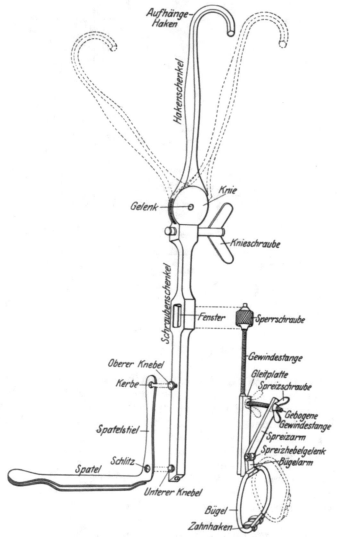

Abb. 10. Schwebehaken nach Killian.

daß die obere Querspange der Mundsperre mit einem Doppelhebel breit und fest verbunden ist, dessen Winkel in einem Gelenk mit horizontaler Achse an der erwähnten Platte befestigt ist. Der Doppelhebel besteht aus einem längeren oberen und einem kurzen unteren Arm. Die Einstellung geschieht durch eine Schraube, deren gebogene Gewindestange in einem Ausschnitt des oberen Hebelarms liegt. Die Exkursionsweite der Mundsperre beträgt etwa 5 cm.

Die Form des Galgens zeigt Abb. 12. Er ist zur genauen Einstellung des Spatels in horizontaler und vertikaler Richtung verschieblich. Die Verschiebung geschieht mittels Schraubengang und Kurbel.

Die Methode verlangt beim Kinde tiefe Allgemeinnarkose (Chloroform-Äthernarkose), beim Erwachsenen neben lokaler Anästhesie Scopolamin-Morphiumdämmerschlaf. Nur ausnahmsweise, bei wenig empfindlichen Kranken und leichter Autoskopierbarkeit genügt lokale Betäubung allein. Für die Scopolaminnarkose ist nach KILLIAN eine Dose von drei Dezimilligramm Scopolamin und einem Zentigramm Morphium zweimal zu verabreichen, die erste Dose zwei Stunden, die zweite eine Stunde vor der Operation.

Zur Beleuchtung wird am besten die KIRSTEINsche Stirnlampe verwendet, doch eignet sich dazu auch jeder gewöhnliche Stirnreflektor.

Bei der Einführung des Spatels befindet sich der Patient in Rückenlage, Der frei über den Tischrand hängende Kopf wird mittels einer Kopfstütze oder von einem Assistenten gehalten. Der Spatel wird genau

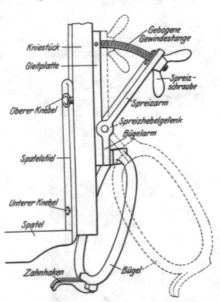

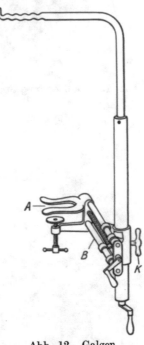

Abb. 11. Mundsperre.

Abb. 12. Galgen
zur Schwebelaryngoskopie.

in der Mittellinie bis an die hintere Rachenwand eingeführt und unter leichtem Druck nach vorne, dem Zungengrund entlang über die Epiglottis vorgeschoben, bis die Arygegend zu Gesicht kommt. Jetzt ist die Lage erreicht, in welcher der Haken in den bereitgestellten Galgen eingehängt und die Mundsperre hinter die Zähne des Oberkiefers gebracht wird. Die Stütze des Kopfes wird langsam entfernt und das Gewicht des freischwebenden Kopfes veranlaßt ein tiefes Einfurchen des Spatels in den Zungengrund. Die hinteren Teile des Kehlkopfes werden sichtbar. Kurbeln wir jetzt den Galgen hoch, so gräbt sich der Spatel noch tiefer in das Gewebe ein und zieht zugleich das Kehlkopfgerüst nach oben. Wir bekommen einen Einblick in das Kehlkopflumen und in den Eingang des Sinus piriformis. Nur die vordere Commissur ist noch nicht klar übersichtlich. Zur ihrer Einstellung empfiehlt es sich zunächst, den Galgen seitlich nach vorne,

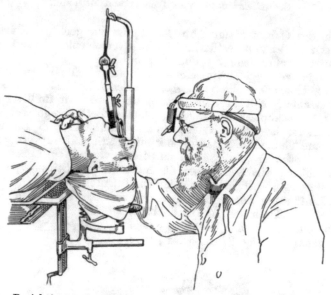

Abb. 13. Besichtigung des Kehlkopfs in Schwebelaryngoskopie (Seitenansicht).

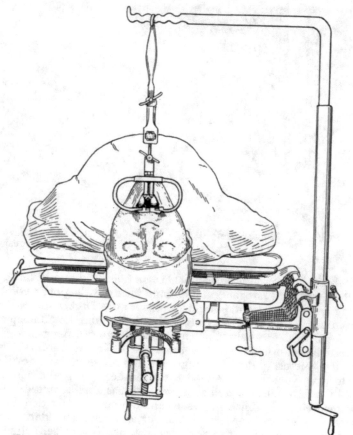

Abb. 14. Einstellung des Kehlkopfs in Schwebelaryngoskopie (von vorne gesehen).

gegen den Operateur zu, zu verschieben, da durch diese Verschiebung der Kopf des Patienten maximal nach rückwärts gebeugt und das vordere Ende des Spatels gehoben wird. Häufig wird dadurch die vordere Kehlkopfgegend übersichtlich. Ist dies nicht der Fall, so ist weiteres Hochkurbeln des Galgens erforderlich. Außerdem haben wir in der Konstruktion der Mundsperre eine geeignete Vorrichtung für die Einstellung der vorderen Commissur: Durch Einwärtsschrauben des oberen Hebelarmes wird der Zahnhaken der Mundsperre nach außen gedrückt. Da er aber bei liegendem Instrument an der oberen Zahnreihe einen festen Widerstand findet und nicht nach außen ausweichen kann, so treibt diese Bewegung den beweglichen Spatel nach innen und vorne. Durch geeignete Kombination der drei Möglichkeiten, die alle in ähnlichem Sinne wirken: Hochkurbeln, seitliche Verschiebung des Galgens und Abdrängen der Mundsperre wird sich in den meisten Fällen der Kehlkopf klar und übersichtlich einstellen lassen. Abb. 13 und 14 zeigen die Situation nach Einstellung des Kehlkopfbildes.

Die Schwierigkeiten, die der Schwebelaryngoskopie entgegenstehen, sind im wesentlichen dieselben, wie wir sie für jede direkte Untersuchung kennen: hervorstehende Zähne des Oberkiefers, dicke unnachgiebige Zunge, weit nach vorn gelagerter Kehlkopf, können in hohem Maße störend wirken. Diese erschwerenden Momente treten bei der Schwebemethode besonders deutlich in die Erscheinung, da bei der starren unbeweglichen Situation, wie sie die Methode mit sich bringt, jedes feinere Arbeiten, wie wir es bei sitzender Stellung durch kleine Verschiebungen in der Haltung des Patienten, durch seitliche Einführung des Rohres, durch vorsichtige Verdrängung der Muskulatur, durch Gegendrücken des Kehlkopfs von außen her gewohnt sind, unmöglich ist. Speziell die Einstellung der vorderen Commissur ist mitunter außerordentlich schwierig und nur mit starker Kraftentfaltung möglich. Sie kann für die Zähne des Oberkiefers, die den ganzen Druck der aufgewendeten Kraft auszuhalten haben, schmerzhaft und für schlechte Zähne bedrohlich werden.

Gefahren sind bei der Methode nicht zu befürchten. Von unangenehmen Folgen sind oberflächliche Ulcerationen der Epiglottis und Abbrechen defekter Schneidezähne vereinzelt beobachtet.

2. Die Stützautoskopie.

Das Instrumentarium besteht aus dem *Autoskop* und dem *Stützapparat*.

Bei dem *Autoskop* (Abb. 15) unterscheiden wir Spatel, Griff und Gegendruckvorrichtung.

Als Spatel wählten wir für den Erwachsenen den Rinnenspatel (Abb. 16), der sich am schonendsten in der Zungenmuskulatur eingräbt. Zwei Exemplare von verschiedener Länge reichen für alle Fälle aus. Bei Kindern hat sich die flache, vorn etwas abgebogene Form gut bewährt (Abb. 17). Ist der Zugang zum Kehlkopf besonders weit, so leistet der breite V-förmige Spatel mit vorn umgebogenen Ende (Abb. 18) ausgezeichnete Dienste.

Der Griff ist, um sicher und ruhig in der Hand zu liegen, bauchig verdickt und mit queren Leisten versehen. An seinem oberen Ende trägt er eine Schraube, die mit Hilfe eines durch den in der Längsrichtung ausgebohrten Griff verlaufenden Schraubengewindes die Mundsperre reguliert. Die Mundsperre befindet sich an seinem unteren Ende und besteht aus einem Bügel mit flacher Metallplatte, die auf die Zähne des Oberkiefers zu liegen kommt.

Als Gegendruckvorrichtung dient eine zum Griff senkrecht stehende, an seinem oberen Ende ansetzende Querstange und der Gegendrücker. Die Querstange kann, um bei der Einführung des Instrumentes nicht zu stören, hochgeklappt werden. Der Gegendrücker ist in einem Reiter auf der Querstange

verschieblich. Er besteht aus zwei parallelen Stäben, die mittels eines Ring-
griffs gegen den Spatel vorgeschoben und durch Arretierung in jeder gewünschten
Lage fixiert werden können. An seinem unteren Ende trägt er eine quergestellte
Platte, die für gewöhnlich flach gebaut, für tracheotomierte Patienten zentral
gewölbt ist (Abb. 19 und 20). Die Platte muß mit dickem Gummi belegt sein,
um in jeder Position auf den Seitenplatten des Stützapparates einen festen Halt
zu finden.

Am *Stützapparat* (Abb. 21) fällt zunächst die Kopfstütze auf, ein ovaler
Ring, der zur Aufnahme des Hinterkopfes dient und durch eine Kurbel hoch-
und tiefgeschraubt werden kann. Seitlich von ihr befinden sich die Seiten-

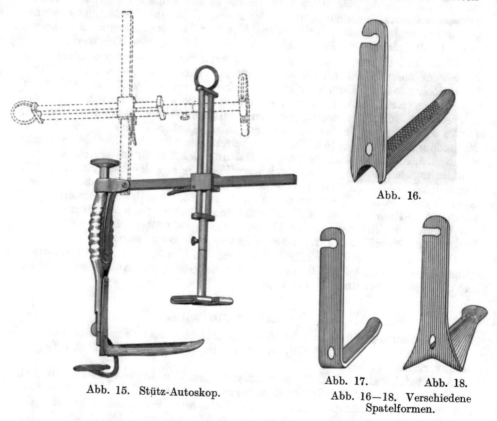

Abb. 16.

Abb. 15. Stütz-Autoskop.

Abb. 17.   Abb. 18.
Abb. 16—18. Verschiedene
Spatelformen.

stützen, zwei mit runden Stäben rechtwinklich verbundene Metallplatten von
Dreiecksform, die an der Oberfläche leicht exkaviert und gerippt sind. Die Stäbe
sind in Hülsen eingepaßt und werden mittels einer Sperrschraube in beliebiger
Höhe und Lage festgehalten. Die Stützplatten kommen bei der Untersuchung
seitlich vom Kehlkopf zu liegen und dienen dem Gegendrücker als Stützpunkt.

Zur genauen Anpassung an die Halsform sind von STEURER die Säulen der
Seitenstützen beweglicher gestaltet worden. Sie wurden zunächst von der
Kopfstütze getrennt, so daß eine seitliche Verschiebung nach außen möglich
wurde. Außerdem ist die Hülse, welche die Stützsäulen umfaßt, in vertikaler
Richtung drehbar (Abb. 22), so daß die Stützen bequem bis an die obersten
Teile des Kehlkopfes gelagert werden können. Es hat dies zugleich den Vorteil,
daß der Abstand des Gegendrückers von Griff des Autoskops klein gewählt

werden kann und sich so dem senkrechten Punkt über der höchstbelasteten Stelle des Spatels nähert. Es wird dadurch der Druck auf die obere Zahnreihe

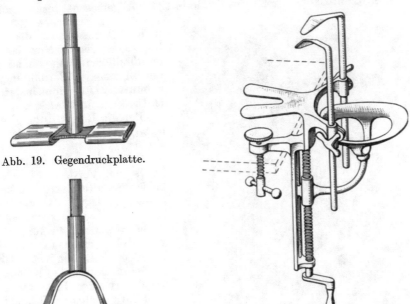

Abb. 19. Gegendruckplatte.

Abb. 20. Gegendruckplatte bei Tracheotomierten.

Abb. 21. Stützapparat zur Stützautoskopie.

vermieden oder auf ein Geringes gemildert. Auch sonst hat STEURER das Instrumentarium insofern verbessert, als er es zum Gebrauch am sitzenden Patienten geeignet gestaltete. Er brachte zu diesem Zweck an der Lehne des BRÜNINGSschen

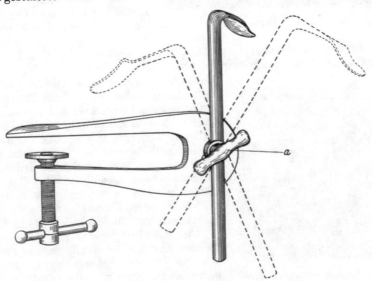

Abb. 22. Bewegliche Seitenstütze. (Nach STEURER.)

Endoskopierstuhls eine Holzplatte an, an welche der Stützapparat angeschraubt wird (Abb. 23).

Die Stützautoskopie wird beim Kinde in tiefer Allgemeinnarkose ausgeführt, für den Erwachsenen genügt lokale Anästhesierung der Kehlkopfschleimhaut. Nur bei sehr empfindlichen Patienten ist, mehr zur allgemeinen Beruhigung, eine subkutane Morphiumeinspritzung (1 Centigramm) ratsam.

Für die Beleuchtung gilt dasselbe wie bei der Schwebelaryngoskopie.

Bei der Lagerung des Patienten ist es von Vorteil, zwischen die beiden Schulterblätter ein kleines Kissen zu legen, das den Oberkörper etwas nach vorne schiebt. Sonst ist darauf zu achten, daß der Hals genau in die Mitte zwischen die beiden Seitenstützen zu liegen kommt. Als Maßstab für die richtige Lage dient der Abstand zwischen seitlichem Halsrand und der Säule der Seitenstütze, der beiderseits gleich groß sein muß. Der Kopf ruht maximal zurückgebeugt in der Kopfstütze. Die Platten der Seitenstützen liegen beiderseits neben dem Schildknorpel (Abb. 24).

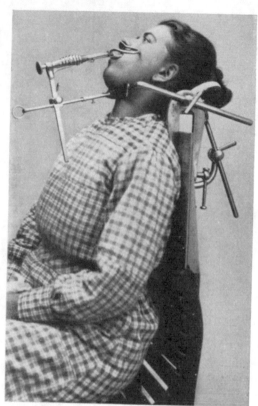

Abb. 23. Stützautoskopie im Sitzen.

Zur Einführung des Instrumentes wird der Gegendruckapparat hochgeklappt (Abb. 25) und die Mundsperre schmal eingestellt. Ist der Spatel so weit eingeführt, daß die Aryknorpel zu Gesicht kommen und die Platte der Mundsperre auf der oberen Zahnreihe liegt, so klappt die linke Hand den Gegendrücker tief (Abb. 26). Seine Querplatte stützt sich auf die Seitenstützen, auf denen das Instrument fest und sicher ruht (Abb. 27). Das Kehlkopflumen wird in seinen hinteren Teilen sichtbar. Zur Sichtung der vorderen Teile wird der Gegendrücker langsam tiefer gedrückt, bis sich die Stimmbänder in ihrer ganzen Ausdehnung ins Gesichtsfeld einstellen. Die Erweiterung der Mundsperre erleichtert den Zugang und gestaltet das Kehlkopflumen übersichtlich (Abb. 28).

Die Schwierigkeiten, mit denen wir zu rechnen haben, sind im allgemeinen dieselben, wie die bei der Schwebelaryngoskopie besprochenen. Eine Erleichterung für den Patienten ist darin zu sehen, daß sich die vordere

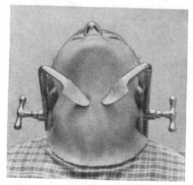

Abb. 24. Lage der Seitenstützen seitlich vom Kehlkopf.

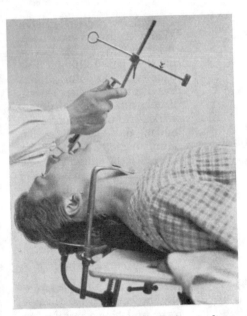 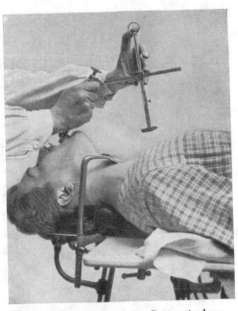

Abb. 25. Einführung des Stützautoskops.
Tempo I.

Abb. 26. Einführung des Stützautoskops.
Tempo II.

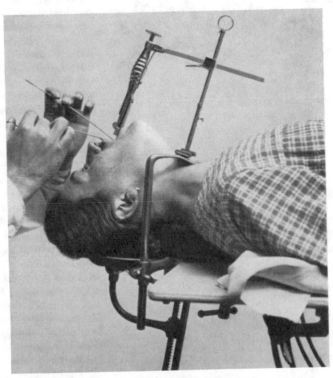

Abb. 27. Stützautoskopie in situ.

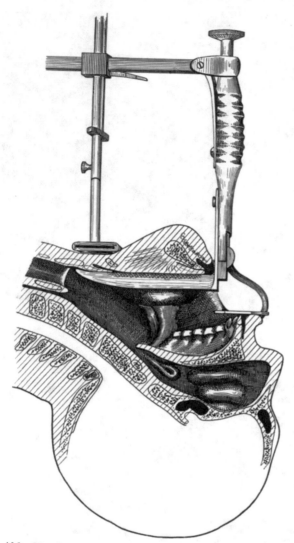

Abb. 28. Lage des Stützautoskops im Sagittalschnitt.

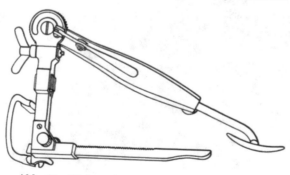

Abb. 29. Universalautoskop. (Nach Seiffert.)

Commissur auf schonende Weise in das Gesichtsfeld bringen läßt, da der Gegendrücker den Kehlkopf tiefdrückt und im Sinne des Brüningsschen Gegendrucks von außen entgegenwirkt. Auch ist hervorzuheben, daß die Platte der Mundsperre, die auf der oberen Zahnreihe liegt, von den Patienten gut ertragen wird. Üble Folgen haben wir bei der Methode nie beobachtet.

3. Das Seiffertsche Universalautoskop

wird anderen Orts genauer beschrieben. Es hat Spatelform und eine vereinfachte Mundsperre von Killians Schwebelaryngoskopie übernommen. Die Fixierung geschieht nach dem Prinzip des Gegendrucks. Die Methode unterscheidet sich von der Stützautoskopie dadurch, daß die Gegendruckvorrichtung nicht rechtwinklig abgebogen, sondern geradlinig gestreckt ist. Der gestreckte und verlängerbare Gegendrücker ist mit dem Griff durch ein Arretiergelenk nach dem Prinzip. der Killianschen Schraube ohne Ende verbunden und trägt an seinem freien Ende eine bewegliche halbkugelige Pelotte, die auf das Sternum zu liegen kommt (Abb. 29). Die Einführung des Spatels und das Anlegen der Mundsperre geschieht auf dieselbe Art wie bei der Schwebelaryngoskopie. Ist das Kehlkopflumen sichtbar, so wird der Pelottenschenkel tiefgeklappt und findet auf dem Sternum einen festen Stützpunkt. Die Einstellung der vorderen Kehlkopfpartien geschieht durch den verstärkten Druck des Pelottenschenkels. Er wird durch Anziehen der Flügelschraube erreicht, welche den Schenkel nach dem Patienten zu abbiegt. Die Hebung des vorderen Spatelendes ist die Folge einer Hebelwirkung, welche die obere Zahnreihe als Hypomochlion benützt. Die angewandte Kraft liegt somit auf den Zähnen des Oberkiefers, welche den ganzen Druck auszuhalten haben.

III. Die klinische Verwendung.

Die „selbsthaltenden Methoden" haben sich bei den verschiedensten Operationen gut bewährt. Ihr bevorzugtes Gebiet sind die kindlichen Kehlkopfkrankheiten, bei denen wir von einer absoluten Indikation sprechen dürfen. Haben uns doch erst die neuen Methoden die Möglichkeit gebracht, auch beim Kinde ruhig, gründlich und sicher zu operieren. Wohl waren wir auch vorher in der Lage, mittels der direkten Laryngoskopie Eingriffe im kindlichen Kehlkopf auszuführen, allein es fehlte die Sicherheit ruhiger Einstellung und die Möglichkeit rascher Blutstillung. Für den Erwachsenen wird sich eine umrissene Indikationsstellung nicht finden lassen, da man mit den bisherigen Methoden meist gute Erfolge erreicht und hier Neigung, Gewohnheit und Geschicklichkeit des Operateurs zum großen Teil die Indikation bestimmt.

Die kindlichen Kehlkopfkrankheiten, deren Behandlung mittels der operativen Methoden erfolgreich durchgeführt wurde, sind Papillome, Fremdkörper, Kinderknötchen, Membranbildung, Cysten und Tuberkulose.

Für die Papillome ist allgemein anerkannt, daß die „operativen Methoden" das souveräne Verfahren geworden sind. Neben meinen eigenen Beobachtungen sei an die Mitteilungen von WEINGÄRTNER, WOLFF, KLEESTADT, MANN, KATZENSTEIN, FERRERI, UCHERMANN u. a. erinnert. Wir können in dem ruhigen und übersichtlichen Operationsgebiet, in dem jede geringe Blutung mit der linken Hand abgetupft wird, während die rechte operiert, die Papillomwärzchen makroskopisch bis auf den letzten Rest entfernen. Das geeignetste Instrument ist die feine Doppellöffelzange, welche die Tumoren sicher und schonend abträgt. Als wesentliche Unterstützung für eine gründliche Entfernung ist hervorzuheben, daß wir uns auch die versteckten Teile des MORGAGNISCHEN Ventrikels und subglottischen Raumes zu Gesicht bringen können, wenn wir mit einer Sonde die überhängenden Schleimhautpartien abdrängen. Besteht vor der Operation nennenswerte Atemnot, so ist vor Einführung des Spatels zu tracheotomieren, da sich die Atembehinderung durch die maximale Rückwärtsbeugung des Kopfes zu steigern pflegt. Verlegt ein Papillomteil bei liegendem Instrument die Glottis, so wird der Weg durch ein dünnes Rohr, das wir in die Trachea einführen, rasch freigemacht, sofern es nicht gelingt, das stenosierende Papillom mit der Zange zu entfernen. Die rasche und zuverlässige Beseitigung einer Stenose ist als entschiedener Vorteil gegen früher hervorzuheben.

Fremdkörper sind häufig mit Erfolg behandelt worden. Der Vorteil des selbsthaltenden Instruments zeigt sich besonders deutlich bei eingespießten und verhackten Fremdkörpern, die vor der Extraktion zangengerecht entwickelt werden müssen (Knochenstücke, Glassplitter, Nadeln u. ähnliches). Von KILLIAN, WEINGÄRTNER, FREUDENTHAL, LEEGARD, IGLAUER u. a. werden erfolgreiche Extraktionen mitgeteilt.

Bei Knötchenbildung ermöglicht die ruhige und klare Einstellung der Stimmbänder eine scharf begrenzte Abtragung (WEINGÄRTNER, KATZENSTEIN, SEIFFERT). Ebenso ist für die Durchtrennung von Membranen und zur Abtragung von Cysten die Sicherheit des Operierens hervorzuheben.

Tuberkulose kommt im kindlichen Kehlkopf selten zur Behandlung. Von mir wurden zwei Fälle mitgeteilt, in denen tuberkulöse Wucherungen den Kehlkopf verengt hatten. Durch gründliche Entfernung der Granulationen wurde der Atemweg freigelegt. Von KAHLER sind ebenfalls zwei Fälle mit Erfolg operiert worden.

Beim *Erwachsenen* ist die Indikation, wie erwähnt, weniger klar vorgezeichnet. Wohl läßt sich mit der Schwebelaryngoskopie und Stützautoskopie jede endo-laryngeale Operation sicher und erfolgreich aus-

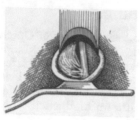

Abb. 30. Narbige Verwachsungen im Stützautoskop.

führen, allein wir haben in der indirekten und direkten Laryngoskopie Methoden, die häufig auf schonendere Weise dasselbe erreichen. Als absolut indiziert dürfen die ,,selbsthaltenden Methoden" bei verkeilten und verhakten Fremdkörpern gelten, die erst aus ihrer verspießten Lage gelöst werden müssen, bevor wir sie extrahieren können. Der große Vorteil des zweihändigen Operierens ist hier ohne weiteres klar. Ist es doch meist nötig, durch Zug des Fremdkörpers nach der einen und gleichzeitige Verdrängung der Weichteile nach der entgegengesetzten Seite eine verhakte Spitze zu lösen und den Fremdkörper in die geeignete Achsenstellung zu bringen. Sonst möchten wir bei derbem umschriebenem Narbengewebe, wie wir es mitunter bei ausgeheilter Tuberkulose sehen, die neue Methode als die überlegene bezeichnen. Sie erlaubt uns, mit der BRÜNINGS-schen Kehlkopfpinzette das Gewebe fest zu fassen und zugleich mit dem Messer entlang dem Rand der Narbe das derbe Gewebe auszuschneiden. Wir verfügen über eine solche Beobachtung mit sehr gutem Resultat (Abb. 30 zeigt die Stenose) und sind zu der Überzeugung gekommen, daß die außerordentlich derbe Narbe auf andere endolaryngeale Weise nicht in wünschenswerter Gründlichkeit hätte entfernt werden können.

Die blutige Behandlung der Tuberkulose wurde durch die Schwebelaryngoskopie entschieden verbessert und von den Anhängern der Cürettage wird als großer Vorteil gerühmt, daß in *einer* Sitzung eine gründliche und ausreichende Abtragung der Infiltrate durchgeführt werden könne (CHIARI, HÖLSCHER, KAHLER, FREUDEN-

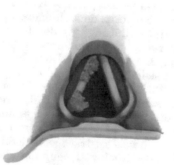

Abb. 31. Papillome im Stützautoskop.

THAL). Wir können von guten Erfolgen bei stenosierenden Infiltrationen und Granulationen berichten, die sich in *einer* Sitzung so gründlich ausschneiden ließen, daß die Tracheotomie vermieden werden konnte. Eine ähnliche Beobachtung ist von SEIFFERT mitgeteilt. Die Ausführung des galvanokaustischen Tiefenstiches wird durch die ruhige Einstellung des Kehlkopfes erleichtert. Es gilt dies in erhöhtem Maße für die ausgedehnte kaustische Zerstörung im Sinne SIEBENMANNS, die sich in dem übersichtlichen Operationsgebiet mit exakter Dosierung durchführen läßt.

Was für die blutige Behandlung der Tuberkulose gilt, hat auch für Granulationen, die durch skleromatöse Veränderungen bedingt sind, seine Berechtigung. Von SIMOLETTI und SEIFFERT wurden Skleromfälle mit Erfolg behandelt.

Die Behandlung der Papillome (Abb. 31) ist mit der selbsthaltenden Methode ratsam, wenn wir auf anderem Wege keine Ausheilung erzielen. Die Neigung zu Rezidiven ist meist darauf zurückzuführen, daß Papillome im subglottischen

Raum oder MORGAGNISchen Ventrikel versteckt bleiben. Sie werden bei zwei-händigem Operieren sicherer gefunden und abgetragen als beim Operieren mit dem Spiegel.

Sonst ist die Schwebelaryngoskopie zur Abtragung von Polypen (STEMMER, CHIARI, HÖLSCHER), von Fibromen (SONNENKALB), von Sängerknötchen (LYNCH), einem Fibrosarkom (KILLIAN), Lymphom (KAHLER) und zur Entfernung von Cysten (KILLIAN, LYNCH) verwendet worden. Bei der Paraffininjektion in das gelähmte Stimmband leistete sie gute Dienste.

Auch umschriebene Carcinome wurden mit ihrer Hilfe abgetragen, von E. MEYER am Kehldeckel, von LYNCH am Stimmband. LYNCH konnte mit Messer und Schere bis zum Perichondrium vordringen und glaubt, in seinem Fall das kranke Gewebe gründlich exstirpiert zu haben. KILLIAN will die Schwebemethode auf ganz kleine Carcinome, die am Rand des Stimmbandes sitzen, beschränkt wissen, hält aber bei solch kleinen Tumoren endolaryngeales

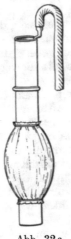

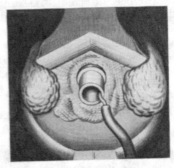

Abb. 32a.   Abb. 32b.

Abb. 32a und b.   Tamponkanüle. (Nach KAHLER.)

Eingreifen für berechtigt. KAHLER ist ähnlicher Meinung. Wir glauben dieser Auffassung nicht zustimmen zu dürfen und möchten uns auf den Standpunkt stellen, daß jedes Carcinom von außen operiert werden muß. Nur die Operation von außen gibt uns den nötigen Überblick für eine sichere Beurteilung des Krankheitsprozesses und seiner Ausdehnung. Mag der Kehlkopf endolaryngeal noch so klar eingestellt sein, so wird der Einblick bei der mehr oder weniger tangential gerichteten Blickrichtung doch nie eine so genaue Beurteilung erlauben wie der Blick auf die Schleimhaut bei gespaltenem Kehlkopf.

Zur endolaryngealen Blutstillung hat KAHLER eine Modifikation der TRENDELENBURGSchen Tamponkanüle angegeben, die in Abb. 32 abgebildet ist. Die Kanüle wird in den Kehlkopf eingeführt und darauf der sie umgebende Gummiballon aufgeblasen.

Auch außerhalb des Kehlkopfs sind die „selbsthaltenden Methoden" erfolgreich verwendet worden. Am häufigsten in der Gegend des *Hypopharynx*, dessen retrolaryngealer Teil durch den Zug des Instrumentes nach vorne in seinen obersten Partien freigelegt wird. Von SIEBENMANN und LAYTON wurden in Schwebelaryngoskopie retropharyngeale Abscesse gespalten. KAHLER entfernte ein lymphangiektatisches Myxom von ungewöhnlicher Größe, das sich nach Spaltung der Schleimhaut bis ins Mediastinum verfolgen und an seiner Basis abtragen ließ. Fremdkörper werden klar ins Gesichtsfeld gebracht, wenn sie hinter den Aryknorpeln hervorragen. So konnte WEINGÄRTNER eine in die Schleimhaut eingespießte Nadel nach Spaltung des Gewebes extrahieren. Tiefer gelegene Fremdkörper müssen erst mit einem Spreizinstrument freigelegt werden (SEIFFERT), bevor wir sie fassen können, und es ist für solche Fälle fraglich, ob wir nicht mit der einfachen Ösophagoskopie schonender und leichter die Extraktion ausführen können als mit der Schwebelaryngoskopie. Auch für die Beurteilung maligner Tumoren in dieser Gegend ist die Schwebemethode wiederholt vorgeschlagen worden, doch sind wir auch hier der Meinung, daß dafür die Einführung des Ösophagoskops bei gleichem Erfolg einfacher ist.

In der *Trachea* wurde von KAHLER bei einem 8 Monate alten Kind ein Granulom in der Höhe des zweiten Trachealringes mit der Schlinge entfernt.

Die Bronchien wurden von KILLIAN nach Einführung eines Rohres von der Schwebemethode aus eingestellt (Schwebebronchoskopie), und von ihm wie von WEINGÄRTNER sind bronchiale Fremdkörper auf diese Weise entfernt worden. Als Vorteil vor der einfachen Bronchoskopie wird hervorgehoben, daß das Rohr leicht entfernt und neu eingeführt werden kann. Wir haben keine eigene Erfahrung über diese Methode, möchten jedoch zu bedenken geben, daß unter der mehr oder weniger starren Fixierung des Kehlkopfs die Beweglichkeit des Rohres und damit die feinere Einstellung leiden kann.

Im Meso- und Epipharynx ist das Schwebeverfahren zu Eingriffen in der Tonsillengegend und zur Behandlung von Nasenrachenfibromen (JAKOBSEN, HÖLSCHER) verwendet worden. Von uns selbst wurde früher die Tonsillektomie, wenn sie Narkose erforderte, in Schwebelaryngoskopie empfohlen. Wir sind jedoch von diesem Verfahren wieder abgekommen, da durch die schwebende Lage die Gaumenbögen straff gespannt werden und leicht einreißen. Auch sonst halten wir die Operation in Seitenlage für einfacher. Auch der Nasenrachen läßt sich unseres Erachtens auf andere Weise leichter zur Entfaltung bringen. Speziell für die Operation der Nasenrachenfibrome möchten wir auf die durch die hängende Lage erhöhte Blutungsgefahr hinweisen.

Eine klar umschriebene *Gegenindikation* läßt sich gegen die Verwendung der selbsthaltenden Autoskope nicht aufstellen. Wir müssen von Fall zu Fall entscheiden und den Allgemeinzustand des Patienten mit den lokalen Verhältnissen (Autoskopierbarkeit) in Rechnung stellen. Im allgemeinen ist bei schweren Veränderungen des Gefäßsystems große Vorsicht angezeigt. Speziell die Schwebelaryngoskopie, die an das Gefäßsystem besonders große Anforderungen stellt (hängender Kopf!), kann für eine weit vorgeschrittene Arteriosklerose gefährlich werden. Sonst ist daran zu erinnern, daß eine Stenose des Kehlkopfes sowohl durch die Rückwärtsbeugung des Kopfes wie vor allem auch durch Spannung der Stimmbänder verstärkt wird.

Literatur.

Die Literatur ist in den Arbeiten von KILLIAN und KAHLER zusammengestellt.
1. KILLIAN, Die Schwebelaryngoskopie und ihre praktische Verwertung. Berlin-Wien: Urban und Schwarzenberg. 1920.
2. KAHLER, Arch. f. Lar. Bd. 33.

4. Die Untersuchungsmethoden der Stimme und Sprache.

Von

R. Schilling-Freiburg i. B.

Mit 48 Abbildungen.

A. Allgemeines.

Wenn wir unter Stimme und Sprache — unter phonetischem Gesichtspunkte — die dem Ausdruck dienende Umwandlung der Atmungsluft in Schall verstehen, so erstreckt sich die Untersuchung derselben einmal in genetischer Hinsicht auf die Bewegungen und Bewegungskomplexe, welche an dem Zustandekommen dieser Umwandlung beteiligt sind, dann in effektiver (gennematischer) Hinsicht auf die Klangphänomene selbst, welche als das Produkt dieser Umwandlung unserm Ohr als Stimme und Sprache imponieren.

Die Methoden der Untersuchung sind *Beobachtung* und *Experiment,* wobei die erstere den flüchtigen, den Sinnesorganen sich darbietenden Vorgang verfolgt, die letztere mit Hilfe geeigneter, registrierender Apparate ihm eine Dauerspur abringt und seine Aufzeichnung unter willkürlich gesetzten bzw. abgeänderten Bedingungen seines Ablaufes gestattet.

Die Untersuchungsmittel (bzw. Werkzeuge) der Beobachtung sind Gehör, Gesicht, Getast; die Hilfsmittel der experimentellen Untersuchung sind Apparate, welche die ersteren entweder unterstützen oder an ihre Stelle treten und den Eindruck, den sie von dem Vorgang aufnehmen, einer nachträglichen, von seinem zeitlichen Ablauf unabhängigen Untersuchung bzw exakten Ausmessung zugänglich machen. Ein allgemeines Werturteil über die Leistungsfähigkeit beider Methoden kann dahin zusammengefaßt werden, daß beide innerhalb der Grenzen ihrer Leistungsfähigkeit wertvoll sind, daß scharfes Beobachten und Hinhören oft erst die Vorbedingungen und Grundprobleme schafft, auf welchen ergänzendes und ausführendes Experimentieren erfolgreich eingreifen kann.

Im besonderen kommt für die Beurteilung der Leistungsfähigkeit des *Ohres* als phonetischer Analysator weniger seine — von Physiologen und Psychologen genau erforschte — Reaktion auf einfache Sinnesreize in Betracht, als vielmehr sein Verhalten gegenüber den komplizierten Reizen der Sprachlaute.

Wenn z. B. die Unterschiedsempfindlichkeit des menschlichen Ohres für Tonhöhen von Preyer (s. Nagel) auf weniger als $^1/_2$ Schwingung innerhalb der Oktaven $c—c^3$ festgestellt wurde, so gilt dies zunächst nur für die verwendeten Schallreize (Zungenpfeifen) und darf nicht ohne weiteres auf die Schallreize der menschlichen Stimme und Sprache angewendet werden.

Bei ihnen zeigt sich nach Gutzmann (1) die Erscheinung der Lautvertauschung und eklektischen Kombination.

Gutzmann untersuchte die Treue der Wiedergabe von sinnlosen Silben bei 6 Versuchspersonen am Telephon, im Freien, bei Diktat, am Phonographen und fand, daß Laute von ähnlichem Klangcharakter sehr häufig verwechselt werden, so insbesondere p, t, k; b, d, g; sch, f, ss, z, x, ch; m, ng, w, j.

Panc. Calzia (2) machte 2 Grammophonaufnahmen mit 29 sinnlosen und 21 sinnhaften, aus Lauten und Lautgruppen bestehenden Reizen, die er von 100 normalhörenden Personen abhören ließ und fand: 1. von 50 Reizen ist nur $^1/_3$ richtig angegeben worden;

2. die 21 sinnhaften Reize sind mit 64,5% richtig, 31,5% falsch und 4% nicht angegeben worden. Die 29 sinnlosen sind nur zu 43% richtig, 48% falsch und 9% nicht angegeben worden; 3. von 662 falschen Angaben sinnhafter Reize sind ca. 64,7% sinnhaft und 35,3% sinnlos; von 1387 falschen Angaben sinnloser Reize sind ca. 40% sinnhaft und 60% sinnlos.

Was jedoch die Unterscheidung von Stimmqualitäten und deren feinster Nüancen anlangt, so leistet das Ohr, namentlich das geschulte, Ausgezeichnetes. Hinsichtlich der Schnelligkeit der Apperzeption phonetischer Erscheinungen hat Gianfranceschi festgestellt, daß die zur Wiedererkennung eines Vokals nötige Normaldauer $1/108''$ (= 2 Schwingungen) bei einer Tonhöhe von 129 VD. beträgt.

Die Grenzen der sprachlichen Perzeption hinsichtlich der Stärke der Laute können mit dem Griessmannschen Ototelegraphon bestimmt werden. Es erzeugt eine fixierte Normalsprache, welche ohne erhebliche akustische Verzerrung bei viel reinerer Übertragung der Schalllaute wie beim gewöhnlichen Telephon wiedergegeben wird. Das Prinzip des Spracherzeugers beruht auf der wechselnden Magnetisierung eines Stahldrahtes durch Mikrophonströme. Der magnetisierte Draht bringt dann dieselben Töne in einem Telephon wieder hervor. Mittels eines Widerstandes wird die Sprache bis zur Unverständlichkeit und bis zum völligen Verschwinden abgeschwächt und umgekehrt wieder verstärkt. Durch eine einfache Vorrichtung wird die Sprache ausgelöscht und der Draht kann unbegrenzt oft neu besprochen werden. Die Eichung wird ausgeführt, indem der Schwellenwert des hineingesprochenen für den Normalhörigen festgestellt wird (zit. nach Katzenstein, S. 357). Über die Wahrnehmung der Gestaltsqualitäten des gesprochenen Wortes hat Ruederer beachtenswerte experimentell-psychologische Untersuchungen gemacht.

Die Fähigkeit des *Gesichtssinnes,* komplexe Bewegungsvorgänge in ihrer Gesamtheit zu erfassen, erhebt diesen zu einem wichtigen Auffassungsinstrumente der charakteristischen Oberflächenveränderung der Thorax-Kehlkopf- und Artikulationsorgane während ihres phonischen Bewegungsspieles. Die Kombinationsfähigkeit jedoch, welche sich in der erstaunlichen Ablesegeschicklichkeit mancher Tauber und Schwerhöriger zu erkennen gibt, darf meines Erachtens nicht dem Gesichtssinn als Eigenschaft zugeschrieben und der kritischen Beobachtung als Vorzug gebucht werden. Schränkt man nämlich die selektive Kombination durch Anwendung sinnloser Silben als optischen Reiz möglichst ein, so tritt eine fortwährende Verwechslung gleichartig gebildeter Laute (b, p, m — d, t, n — g, k, ng — f, w usw.) deutlich zutage [Gutzmann (1), S. 17].

Das *Getast* dient durch Ausnützung der Tast-, Lage- und Bewegungsempfindungen dazu, z. B. mittels der aufgelegten Hand, Bewegungen, Härtegrad und Vibrationen der Sprechorgane an sich und anderen zu beurteilen. Gutzmann (2) hat mit Hilfe einer sinnreichen Apparatur, die aus elektrisch betriebenen Stimmgabeln, Umschalter und Fingerpelotte besteht, festgestellt, daß man von A bis e′ bei verschiedenen Tonintensitäten einen ganzen Ton durch Vibrationsgefühl des Fingers unterscheiden kann.

Die Leistungsfähigkeit des Tastsinnes wurde zu Zwecken des Taubstummenunterrichts geprüft von Lindner mittels seines Ferntasters (eine in den Stromkreis eines mit Telephon verbundenen Mikrophons eingeschaltete Induktionsspule läßt die Schallschwingungen dem tastenden Finger als elektrische Ströme empfinden); von Feldt mittels seines Tastreifens (von einem 4 cm breiten, 4 mm starken Reifen aus Tannenholz, der beim Sprechen gegen den Kehlkopf des Lehrers gelegt wird, fühlt der Schüler die Stimmvibrationen mit den Fingerspitzen ab); von Schär mittels eines langen Gummischlauches, der an einem Ende einen Mundtrichter zum Hineinsprechen, am anderen eine Reihe von Pelotten zum Abtasten trägt; von Fröndt mittels induzierter, nach Art der Elektrodenrelais verstärkter Wechselströme. Danach können (nach Schär) von der menschlichen Stimme in gewissen Grenzen die Dauer, die Stärke, die Höhe, die Klangfarbe und die Stimmeinsätze wahrgenommen werden, und zwar um so besser, je isolierter die Elemente gegeben werden. Im Flusse der Sprache dagegen kann durch den Tastsinn das zeitliche Moment der Lautsprache, die Dauer, eindeutig erfaßt werden, während Klangfarbe, Tonhöhe und Stärke infolge ihrer wechselseitigen Überlagerung nicht zu unterscheiden sind.

Die *experimentellen* Untersuchungsmittel zerfallen in solche ohne und mit Fixierung, je nachdem sie die Sinnesorgane nur vorübergehend unterstützen oder eine Dauerspur hinterlassen.

Zu den ersteren gehören für das Ohr z. B. die Resonatoren zum Heraushören der Teiltöne eines Klanges, die Interferenzröhren zur Ausschaltung von Teiltönen u. a. m.; für das Auge die monokulare Laryngoskopie (GARCIA, CZERMAK), die binokulare, stereoskopische Laryngoskopie (HEGENER, BRÜNINGS, v. EICKEN), die Phonendoskopie (HAYS, FLATAU, CALZIA), welche das Kehlkopfbild im aufrechten Bilde zeigt, und die Stroboskopie (s. S. 875), welche die Stimmlippenbewegungen in verlangsamtem Rhythmus sichtbar macht, ferner der Röntgenschirm (s. S. 869), welcher die Zwerchfellbewegungen, die Artikulationsstellungen und Bewegungen in ihren tieferen Teilen sichtbar macht.

Die Untersuchungsmittel mit Fixierung zerfallen in zwei große Gruppen, in *graphische* und *glyphische,* je nachdem sie auf oder in den Stoff schreiben [CALZIA (2)]. An den Apparaten beider Gruppen unterscheiden wir in der Regel drei Teile: den Aufnahmeapparat, den Schreibapparat und den Registrierapparat. Der Aufnahmeapparat erleidet von dem zu untersuchenden Vorgang eine diesem adäquate Veränderung, welche mittels eines Übertragungsapparates auf einen die Bewegung meist vergrößernden Schreibhebel übertragen und von diesem auf einer gleichmäßig sich bewegenden, meist zylinderförmigen Schreibfläche aufgeschrieben oder in sie eingegraben wird. Die Möglichkeit, den fixierten Vorgang beliebig oft zu reproduzieren, bezwecken Wiedergabeapparate, welche besonders für glyphische Aufnahmen ausgebildet sind.

Auf die zahlreichen Modifikationen dieses Grundtypus der Untersuchungsapparate, deren möglichste Vereinfachung erstrebt wird, soll im speziellen Teil näher eingegangen werden. Ebenfalls sollen dort die allgemeinen und speziell phonetischen Meßmittel, durch welche die Beziehung der phonetischen Vorgänge zur Zeit, die Kontrolle und Korrektur der fixierenden Apparate, die Ausmessung und Korrektur ihrer Ergebnisse ausgeführt werden, des näheren erörtert werden.

Hinsichtlich der Auswahl der Versuchspersonen und des Verhaltens gegen sie ist es wohl kaum nötig besonders hervorzuheben, daß zu normexperimentalphonetischen Zwecken nur gesunde, insbesondere sprachgesunde, ruhige, insuggestible, dem Versuch sich unbefangen hingebende Individuen zu verwenden sind, und eine möglichst günstige psychische Einstellung der Versuchsperson durch ein geeignetes Verhalten des Versuchsleiters zu erstreben ist: beruhigendes freundliches Wesen, Vermeidung der Orientierung über Zweck und Ziel des Versuches, Anpassung an Raum, Inventar und Personen durch eine oder mehrmalige Scheinaufnahmen, Abwendung des Gesichtes der Versuchsperson vom Apparat, Anwendung der Grundsätze der experimentellen Psychologie soweit sie für die jeweils gestellte Aufgabe in Betracht kommen. — Eine Trennung der Versuchsperson vom Apparat durch eine Wand nach dem Vorschlage von E. A. MEYER ist nach POIROT und CALZIA unzweckmäßig, da hierdurch die Neugier der Versuchsperson in störender Weise gereizt werden kann. Jedoch ist Trennung in zwei weit auseinanderliegende Räume, soweit die Apparatur es gestattet, zu empfehlen. Werden farbige Eingeborene als Versuchspersonen verwendet, so muß man sich erst über Sitten und Gebräuche ihres Volkes unterrichten. Mohamedanern z. B. verbietet ihre Religion, sich innerlich untersuchen zu lassen (CALZIA). Lästige Untersuchungen, wie Laryngoskopieren, Endoskopieren, Palatometrie bedürfen häufig einer längeren Vorbereitung durch Anpassung und Gewöhnung, da die für laryngologische Untersuchung so angenehme Cocainisierung für phonetische Zwecke nicht angebracht ist, wenn nicht die Anästhesierung gewisser Zonen als eine Variation der Versuchs-

bedingungen besonders herangezogen werden soll. Peinliche, vor den Augen
der Versuchsperson vorzunehmende Asepsis gebietet sich von selbst. Bei
Minderjährigen ist schriftliche Einwilligung der Eltern einzuholen. Gefährliche
Untersuchungen, wie z. B. die Verwendung der Röntgenstrahlen erfordern die
Anwendung der in der heutigen Röntgentechnik gebotenen Vorsichtsmaßregeln
(cf. Albers Schönberg, Kirchberg).

Zur Untersuchung pathologischer Fälle sind die obigen Bedingungen nach
Möglichkeit einzuhalten oder bewußt — in Anpassung an den speziellen Fall
und unter Berücksichtigung der möglichen Fehlerquellen abzuändern.

Die Untersuchung von Kindern, Tierstimmen usw. erfordert besondere Maßnahmen,
auf die z. T. im speziellen Abschnitt näher eingegangen wird; z. T. liegen die bezüglichen
Arbeiten auf anderem Gebiet, so Katzensteins tierexperimentelle Untersuchungen über
die Lautgebungsstelle beim Hunde auf dem Gebiete der Lokalisationslehre, so daß auf die
betreffenden Autoren verwiesen werden muß, insbesondere auf die soeben erschienene
ausführliche Darstellung von Katzenstein in Abderhaldens Handb. der biologischen
Arbeitsmethoden, ferner die klanganalytischen Untersuchungen über den sprechenden
Hund (Fröschels: Wien. med. Wochenschr. Nr. 40. 1917, Sokolowsky: Arch. f. exp.
Phonetik, Bd. 1). Eine zusammenfassende Darstellung unserer derzeitigen Kenntnisse über
die Erzeugung von Geräuschen und Tönen bei Tieren findet sich bei O. Weiss (Handbuch
der vergleichenden Physiologie Winterstein, Bd. 3, S. 249—318).

B. Spezieller Teil.

Die Einteilung des Stoffes, bei welcher mich Poirots Arbeit leitete, ergibt
sich aus der eingangs gegebenen Definition und erstreckt sich auf

I. die den Luftstrom verursachenden und modifizierenden Bewegungen des
Sprechapparates,

II. die aerodynamischen Eigenschaften des Luftstromes,

III. die akustischen Eigenschaften des in Schall umgewandelten Luftstroms.

I.

Entsprechend der Dreiteilung des Sprechapparates gleich einem musikalischen Instrumente in Blasebalg — Stimmpfeife — Ansatzrohr beschäftigen
sich die Untersuchungsmethoden mit den Atembewegungen, den Stimmlippen-
und Kehlkopfbewegungen, den Stellungen und Bewegungen des Ansatzrohres.

1. Die Atembewegungen.

Eine optische Kontrolle empfiehlt sich, registrierenden Untersuchungen
vorauszuschicken, da sie eine allgemeine Orientierung ermöglicht, das Charakteristische in den gesamten Bewegungserscheinungen erfaßt, andererseits auch
auf Einzelheiten aufmerksam wird, z. B. plastisches Hervortreten einzelner
Muskelbäuche, die in Gürtelpneumographischen Aufnahmen nicht zum Ausdruck kommen. Die aufgelegte Hand fühlt den Kontraktionszustand der unter
der Hautdecke liegenden Muskeln und kann ihren Härtegrad abschätzen. In
horizontaler Körperlage kann dieser auch mit dem Mangoldschen Sklerometer
in absoluten Werten ausgedrückt werden.

Die früher viel verwendete Cyrtometrie stellt die Form eines Thoraxquerschnitts
in einer fixierten Stellung fest. Die einfachste Methode sind 2 Bleidrähte, die um beide
Brusthälften herumgelegt und der Thoraxform angepaßt werden. Das Cyrtometer von
Woillez besteht aus einer Kette von 2 cm langen, durch strenge Gelenke miteinander
verbundenen Fischbeinstäbchen, die mittels zweier leicht beweglicher Gelenke der Brustwand fest umgelegt, dann abgenommen und zur Nachzeichnung der Form auf Papier gelegt
werden. Demeny hat 2 im Gelenk gegeneinander drehbare Bügel konstruiert, die um den
Brustkorb gelegt werden und mit einer Anzahl radiär angeordneter, beweglicher Stifte
armiert sind, welche durch Federkraft der Brustwand angedrückt werden und durch Arretierung festgelegt werden.

Die Größe des Umfangs wird am besten nach der alten Bandmaßmethode bestimmt, die sich mir selbst für fortlaufende Umfangmessungen während der Atembewegung gut bewährt hat.

Zur automatischen Registrierung der respiratorischen Umfangveränderungen einzelner Thoraxquerschnitte dienen die *Gürtelpneumographen*. Am gebräuchlichsten ist der von GUTZMANN — nach einem schon von MAREY angegebenen und auch von LOEWY und ZUNTZ (S. 348) verwerteten Prinzip konstruierte Gürtelpneumograph, der aus einem ca. 30 cm langen, 2—3 cm lumenhaltenden,

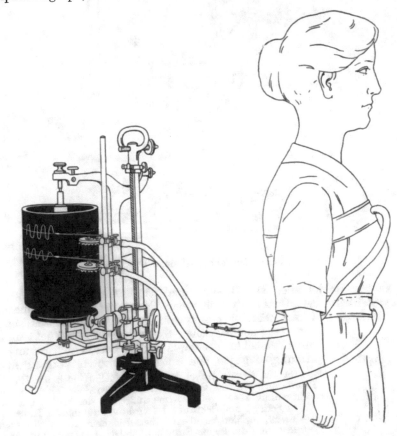

Abb. 1. GUTZMANNscher Gürtelpneumograph.
Zwei GUTZMANNsche Gürtel zur Registrierung der thorakalen und abdominalen Atembewegungen. In die Ableitungsschläuche sind Nullventile eingeschaltet, mit welchen der Druck im pneumatischen System nach Belieben ausgeglichen werden kann. Die Schreibkapseln sind an einem ZIMMERMANNschen Universalstativ angebracht und schreiben auf eine berußte rotierende Trommel. (Nach CALZIA.)

allseitig geschlossenen Gummischlauch besteht und mittels eines unelastischen Gurtes um den Thorax geschnallt wird[1]). Er trägt in der Mitte eine kleine

---

[1]) Um ein gutes Anliegen des Gürtelpneumographen, der sich namentlich beim Umlegen um das Abdomen leicht knickt, zu erzielen, empfiehlt ROTHE, die Luftspannung im pneumatischen System etwas zu erhöhen: Aufblasen eines Hg-Manometers auf 3—5 cm vor dem Einschalten in das pneumatische System, Verschluß des offenen Schenkels mittels Gummipfropfens, Entfernung des letzteren nach Einschaltung des Pneumographen, wodurch

Ableitungsröhre, welche die durch die Atembewegungen entstehenden Druckschwankungen durch einen dünnen Gummischlauch auf eine Schreibkapsel
überträgt.

Die Schreibkapsel (Marey) besteht aus einer mit einer Gummimembran

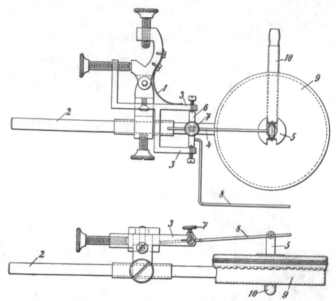

Abb. 2. Schreibkapsel nach Ganske.

überspannten Hohlpfanne. Die Bewegungen der Membran werden auf einen
mit dem Zentrum der Membran durch einen Träger verbundenen einarmigen
Hebel übertragen. Dieser schreibt positiv auf, da die Thoraxerweiterung die
Luft im pneumatischen System zusammendrückt und den
Schreibhebel hochgehen läßt, die Thoraxverkleinerung (Aus-
atmung) dagegen den entgegengesetzten Vorgang auslöst.

Da ein solcher Hebel bei großen Exkursionen am Rande der
Pfanne anstößt, hat Ganske (Abb. 2) den Schreibhebel an einem
rechtwinklig abgebogenen Arme außerhalb der Pfanne angebracht.
Durch Feder 1 und Schraube 1a wird die Stellung der Kapsel gegen
das Kymographion reguliert. Zwischen den Armen des Lagers 3
befindet sich die kleine Stange 4, welche einerseits mit dem Alu-
miniumträger 5 und andererseits mit der durchlochten Welle 6 in
Verbindung steht, in welcher sie nach erfolgter Einstellung durch
eine Schraube (7) fixiert wird. Der Arm 8 trägt den Schreibhebel.
Lichte Weite der Kapsel (9) = 60 mm, ihre Tiefe = 15 mm. Luft-
zuführungsrohr zur Kapsel (10).

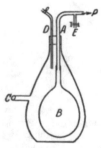

Abb. 3. Ballon zur
pneumographischen
Druckregulierung
nach Fröschels (3).

Um große Volumschwankungen verkleinert auf die Mareyschen
Trommeln zu übertragen, leitet Fröschels (Abb. 3) den vom Pneumographen kommenden Schlauch durch eine Röhre A zu einem Ballon B,
der luftdicht in einer Flasche mit seitlichem Tubus eingesetzt wird.
Die Dehnung des Ballons bedingt eine entsprechende Volumänderung
in der Flasche, die durch den seitlichen Ansatz C auf die Mareysche Registrierkapsel
übertragen wird. Eine dritte in die Flasche mündende Röhre D ermöglicht es, die

der Luftdruck im Gürtel um einige Millimeter Hg steigt. — Dadurch werden aber vor
der Druckerhöhung gemachte Eichungen illusorisch und durch die Dehnung der Kapsel-
membran wird der Fehler der elastischen Nachdehnung vergrößert. — Wethlo-Berlin
ist zur Zeit mit einer Neukonstruktion Gutzmannscher Gürtel beschäftigt.

Anfangsstellung des Schreibhebels beliebig zu ändern. Von einem Seitenhahn der ersten Röhre wird der Pneumograph und der Ballon nach Bedarf aufgeblasen, dann wird E geschlossen und nunmehr auch das Rohr D versperrt. Trotz prall aufgeblasenen Luftgürtels steht doch die MAREYsche Kapsel immer noch in vollkommener Ruhe und kann allen Volumschwankungen bei der Atmung vollkommen folgen.

Zu bedenken ist aber, daß der den gummibewandeten Registrierapparaten innewohnende Fehler der elastischen Nachdehnung durch die Einschaltung eines Gummiballons in das pneumatische System noch mehr vergrößert wird. Über Elastische Nachwirkung s. SCHILLING (2) S. 246.

Als Schreibfläche genügt für Atemaufnahmen das einfache, mit Uhrwerk betriebene Kymographion von JULIUS GANSKE (†) [1] mit bis zu 4 cm/Sek. Mantelgeschwindigkeit, dessen 28 cm hohe Trommel für die gleichzeitige Registrierung von 3—4 übereinandergeordneten MAREYschen Kapseln geeignet ist. Doch ist für die später zu besprechenden Tonhöhenaufnahmen ein leistungsfähigeres, z. B. das von ZIMMERMANN hergestellte und verbesserte LUDWIG BALTZARsche Kymographion mit bis zu 15—20 cm/sek. Mantelgeschwindigkeit und automatischer Senkvorrichtung unentbehrlich.

Als Stativ zur Anbringung der MAREYschen Kapseln kann jedes massive, erschütterungsfreie Stativ Verwendung finden, doch ist es zweckmäßig, auch hier sich — namentlich mit Rücksicht auf Tonhöhenaufnahmen — gleich das Universalstativ von ZIMMERMANN anzuschaffen, das die Höhen- und Seiteneinstellung durch Regulierschrauben in exakter Weise ermöglicht (CALZIA, Abb. 11 des Praktikums).

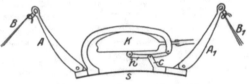

Abb. 4. Pneumograph nach MAREY.

Andere, weniger gebräuchliche Pneumographen geben ein negatives Bild der Atmung, weil in ihrem Lumen bei der Thoraxausdehnung ein negativer Druck entsteht; so der Pneumograph von PAUL BERT, der aus einem an beiden Enden mit Gummimembranen geschlossenen zylindrischen Rohr besteht. Zwei an den Membranen befestigte Haken dienen zur Anknüpfung der Bindeschnur, welche bei der Einatmung die Membran nach außen dehnt.

Der Pneumograph von VERDIN hat 2 durch eine Querplatte verbundene Kapseln und kann, wenn man jede Kapsel mit einer besonderen Schnur an der entsprechenden Seite eines Rückenwirbels befestigt und mit einer besonderen Schreibkapsel verbindet, gesonderte Kurven für jede Seite liefern.

ZÜND-BURGUET hat einen Pneumographen nach Art eines Blasebalges konstruiert.

JAQUETS nach ursprünglich MAREYscher Konstruktion gebauter Pneumograph (Abb. 4) beruht auf der Elastizität einer auf die Brust aufgesetzten Metallplatte, deren Durchbiegung bei der Thoraxbewegung mittels eines Hebels auf die Membran einer Kapsel übertragen wird. Das um die Brust geschnallte Band zieht an den Armen AA₁, die an der elastischen Stahlplatte S befestigt sind. Neben A ist ein Bügel befestigt, der eine Aufnahmetrommel K trägt und an seinem Ende einen Hebel h hat, dessen anderes Ende mit dem Knopf der Aufnahmekapsel gelenkig verbunden ist. Dieser Hebel wird von dem mit ihm gelenkig verbundenen Fortsatz c des Armes A₁ bewegt, wenn A und A₁ auseinandergebogen werden. Die Bewegung des Hebels h wird durch die Kapsel k aufgenommen und durch Luftübertragung auf eine Schreibkapsel weitergeleitet.

Der verhältnismäßig große Widerstand, welchen die Metallplatte ihrer Einbiegung entgegensetzt, vermindert die Verwertbarkeit des Apparates und macht ihn für Säuglinge und kleine Kinder gänzlich unbrauchbar. Für letztere eignen sich die kleinsten Nummern der GUTZMANNschen Gürtelpneumographen.

Neuerdings beschreibt FRÖSCHELS (2) einen nach DURIGS Angabe von CASTAGNA konstruierten Pneumographen, der ähnlich wie der MAREYsche auf der Biegsamkeit eines Metallstreifens beruht, der an beiden Enden von vertikalen Säulen begrenzt ist und in der Mitte einen ebenfalls vertikal gestellten Tambour trägt. Gegen dessen Membran drückt ein Stift, der an der einen Säule verschiebbar in verschiedener Höhe der Membran eingestellt

---

[1] Wird jetzt, wie die meisten von GUTZMANN und CALZIA angegebenen Apparate von C. Schneider (Hamburg 30, Goebenstraße 16) hergestellt.

werden kann und dementsprechend verschiedene Ausschläge gibt, während die oberen Enden der Säulen durch eine Querstange verbunden sind. Mehrere Pneumographen können so geeicht werden, daß sie bei gleicher Einbiegung des Metallstreifens die gleichen Schreibkapselausschläge geben.

Zoneff und Meumann, die sich zu ihren psychologischen Versuchen der Mareyschen Pneumographen bedienten, haben diese durch ein Viergurtensystem am Thorax befestigt: 2 horizontale Gurten, der obere zwischen I. und II. Rippe, der untere unterhalb des Sternums angelegt, mit diesen durch Nähte verbunden zwei vertikale Gurten über beide Schultern hinweg. Die Pneumographen waren auf der vorderen Seite der horizontalen Gurte fest angenäht und durch 2 gewöhnliche Kupferdrähte nach hinten fest gespannt. Ob bei dieser Befestigungsart die Atmung unbehindert stattfinden kann, möchte ich bezweifeln. Andererseits ist die Befestigung der Gürtelpneumographen durch *vertikale* über die Schultern gelegte Bänder zu empfehlen um das Abrutschen der Gürtel zu verhindern.

Während die Gürtelpneumographen über die Veränderungen eines Thoraxquerschnitts unterrichten und je nach ihrer Konstruktion bald mehr die Umfangveränderung, bald mehr die Thoraxindexveränderung [s. Schilling (2)] anzeigen, registrieren andere Apparate, die *Stethographen,* die Bewegungen einzelner Punkte der Thoraxoberfläche.

Die älteren, zu diesem Zwecke konstruierten Apparate bestehen im wesentlichen aus einarmigen Hebeln, welche tangential der Thoraxfläche angelegt, die Bewegungen eines Thoraxpunktes auf ein Kymographion übertragen (Vierordt und Ludwig) oder aus einer Reihe von Stäbchen, welche senkrecht auf die Körperoberfläche aufgestellt, das Bewegungsspiel einzelner Punkte einer Konturlinie mitmachen; so der Stäbchenapparat von Dohrn (Eckerlein), bestehend aus 20 Messingstäbchen, welche in einem Abstand von je 1 cm in einem an einem Stativ befestigten Rahmen sich in der Vertikalen leicht auf- und abbewegen und mit ihren, mit feinen Federn versehenen Spitzen ihre Bewegung auf eine horizontale berußte Glasplatte aufzeichnen. Dieser speziell für Säuglinge konstruierte Apparat ist nur in horizontaler Körperlage verwertbar und zeichnet nur die Größe der Verschiebung einer Konturlinie, nicht ihren zeitlichen Verlauf.

Eine Verbindung des Prinzips der vertikalen Stäbe mit zweiarmigen Hebeln stellt der Riegelsche Doppelstethograph dar, ein sehr kompliziert konstruierter, exakt arbeitender Apparat, mit welchem dieser Autor seine klassischen Atembewegungskurven aufgenommen hat: die Vertikalbewegung zweier, auf symmetrische Thoraxpunkte aufgesetzter Stäbe wird auf zwei horizontale doppelarmige Hebel übertragen, deren Spitzen auf einen zwischen ihnen mittels eines Uhrwerks in horizontaler Richtung vorwärts bewegten Papierstreifens ihre Bewegungskurven in einer abzulesenden beliebigen, bis 30fachen Vergrößerung aufschreiben.

May hat den Riegelschen Doppelstethographen so abgeändert, daß die Kurven auf einer Kymographiontrommel aufgezeichnet werden (Abb. 5).

Das Stativ besteht aus einer massigen Klemmschraube A, die an dem quer über der horizontal gelagerten Versuchsperson stehenden Tisch befestigt wird. An ihr ist horizontal ein vierkantiger Eisenstab B angeschmiedet, an welchem der Querstab C verschoben werden kann. Auf letzterem stehen senkrecht 2 Hohlstäbe D, in denen in beliebiger Höhe durch Schrauben, die die Hebel tragenden Stangen fixiert werden können. Die Stangen sind oben mit Gabelträgern E zur Aufnahme der Achsen der zweiarmigen Hebel F versehen. An ihrem vorderen Ende tragen diese die Schreibspitzen, vom hinteren Ende jedes Hebels zweigt horizontal nach außen im rechten Winkel eine 22 cm lange, dünne Hohlstange G ab, die zur Verbindung des Hebels mit dem Aufnahmearm H dient; letzterer besteht aus zwei ineinander verschieblichen, durch Federkraft fixierbaren Aluminiumröhren. Am unteren Ende der äußeren befindet sich ein Holzknopf, der mit Collodium auf der Haut befestigt wird; das obere Ende der inneren Röhre ist durch ein Gabelscharnier mit einem horizontalen Röhrchen verbunden, welches über die Stahlstange G geschoben wird. Der eine der Hebel hat zur Anlehnung an das Kymographion eine bajonettförmige Knickung.

Der Nachteil beider Apparate liegt in seiner Beschränkung auf ruhige horizontale Lagerung der Versuchsperson. Ob der von Gino Merelli (Parma) verwendete, nach Tullio konstruierte Übertragungsapparat, dessen eines

Hebelende mittels eines vertikal hängenden Wollfadens direkt an der Schreibfeder angreift, für alle Körperlagen gleichmäßig verwertbare Resultate liefert, scheint mir aus der Darstellung des Autors nicht hervorzugehen.

Nach dem Prinzip der Tasterzirkel sind die Thorakographen von FICK, LEVY-DORN, BERT konstruiert, welche die Durchmesserveränderungen des Thorax registrieren, indem eine pneumatische Aufnahmetrommel für das Luftübertragungsverfahren entweder an einem Ende eines Zirkelarmes (BERT) oder an einem rückwärts über die Achse hinaus verlängerten Zirkelarme angebracht und mit dem anderen Ende durch ein verstellbares Gestänge (FICK) oder mit einem dagegengedrückten, durch Schraube verstellbaren Stift verbunden ist.

Das Bestreben, die stets Fehler bedingenden und die Versuchsperson mehr oder weniger belästigenden Übertragungsapparate möglichst auszuschalten, führte dazu, auch die Fortschritte der wissenschaftlichen Photographie und Kinematographie für die Erforschung der Atembewegungen nutzbar zu machen. Auf photographischem Wege hat HASSE mittels eines Maßgitterverfahrens unter genauer Kontrolle der Körpersymmetrie die maximale Inspirations- und Exspirationsstellung auf derselben Platte aufgenommen und die Körperkonturen in beiden Atmungsphasen ausgezeichnet und ausgemessen. GUTZMANN und FLATAU haben bestimmte Stellen des Atmungsapparates mit dem Dermatographenstift bezeichnet und die atmende Versuchsperson kinematographisch aufgenommen (Einlochfilm von durchschnittlich 5 m Länge und Größe der Einzelbildchen von 17 mm im Quadrat mit gutem Anastigmaten und Beleuchtungsanlage von zwei Bogenlampen).

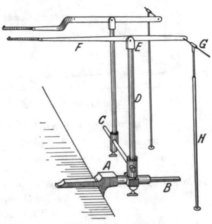

Abb. 5. Doppel-Stethograph nach MAY.

Die in der Bewegung der einzelnen Stellen stattfindende Konturenverschiebung wurden als Ordinaten in gleichen Abständen gezeichnet und ihre Endpunkte verbunden.

Über Wesen und Anwendungsweise der wissenschaftlichen Kinematographie auf allen Gebieten gibt das Werk von LIESEGANG Auskunft.

Die Bewegungen des *Zwerchfells* wurden in der vorröntgenologischen Zeit von HULTKRANZ an der Durchgangsstelle des Oesophagus mittels eines verschluckten, an dem einen Ende eines Gummischlauches befindlichen kleinen Gummiballons aufgenommen, der den Bewegungen des Zwerchfells folgt und sie durch einen in dem Schlauche befindlichen unnachgiebigen Faden auf einen Schreibhebel und auf einen rotierenden Zylinder überträgt.

Mittels der Röntgenstrahlen hat zuerst DE LA CAMP die Zwerchfellbewegungen orthodiagraphisch verfolgt und auf einer rotierenden Trommel aufgezeichnet, wobei die sonst allseitig möglichen Bewegungsmöglichkeiten des Zeichenarmes durch entsprechende Fixierung nur auf die vertikale Richtung beschränkt wurden. Die Methode gibt absolute Werte, doch liegt die Fehlerquelle in der psychologischen Variationsbreite des zeitlichen Ablaufes und der expansiven Genauigkeit des Reflexbogens Auge — Arm — Hand — Gehirn. Relative Werte liefert der für jeden Röntgenapparat verwendbare, am Röntgenschirm anzubringende *Diaphragmograph* von SCHILLING (1):

Ein in einer vertikalen Schiene durch Gleitrollen möglichst reibungslos verschiebliches Lineal L wird mittels eines Aluminiumrahmens S an den Platincyanürschirm angeschraubt. Die Bewegungen eines am unteren Ende des Lineals angebrachten Zeigers Z, welcher

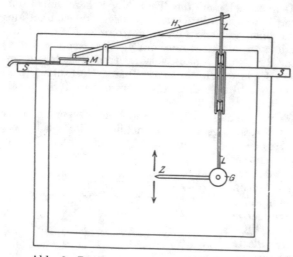

von der Hand des Untersuchers an einem geeignet angebrachten Griffe G geführt die Bewegungen eines bestimmten Punktes des Zwerchfellschattens verfolgt, werden auf eine am Rahmen angebrachte Mareysche Kapsel M übertragen und von da aus einer Registrierkapsel zugeführt. Die durch den psychologischen Fehler eintretende Verspätung muß für jeden Untersucher berechnet werden. Sie beträgt z. B. für den Autor $^1/_5''$.

Das Ideal wäre auch hier die kinematographische Röntgenphotographie, deren Nutzbarmachung infolge unserer wirtschaftlichen Lage zur Zeit ins Stocken geraten ist.

Abb. 6. Diaphragmograph nach Schilling.

Ausmessung und Korrektur von Atemkurven.

Die Ausmessung von Atembewegungskurven erstrebt die Feststellung von Frequenz, Dauer, Ausdehnung, Geschwindigkeit, Synchronismus und Typhus (cf. Streim).

Da infolge der Radiusschreibung des Schreibhebels, der Zylinderkrümmung,

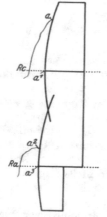

der evtl. verschiedenen Länge und asynchronen Anordnung der Schreibhebel, ferner der verschiedenen Ausdehnungskoeffizienten der pneumatischen Systeme der Apparatur veränderte Werte registriert werden, so ist eine Korrektur der Kurven erforderlich.

Die zur Korrektur der drei erstgenannten Fehler von Langendorff zusammengestellten Methoden sind in der von P. Calzia (7) angegebenen Kreisbogenschablone vereinigt, die zur Bestimmung synchroner Punkte wohl die bequemste und sicherste Methode ist. Wethlo hat einen Korrektionsapparat konstruiert, welcher die Umzeichnung von Bogenschriftkurven in Stirnschriftkurven ermöglicht. — Die von Calzia (in Abänderung des Ordinatenlineals von Landois) eingeführte Methode ist folgende:

Auf die Rußfläche werden vor Beginn der Aufnahme nach Justierung der Apparate mit den Schreibhebeln Nullinien gezogen und dann auf die stehende Trommel Kreisbogen geschlagen. Die Kreisbogen (es können beliebig viele sein und brauchen nicht senkrecht untereinander angeordnet sein) werden dann mit einem Stück ihrer Nullinien untereinander zusammenhängend ausgeschnitten und als Kurvenlineal zur Korrektur benützt. Sucht man z. B. in Abb. 7 nach Beendigung der Aufnahme und Fixierung der

Abb. 7. Anwendung der Kreisbogenschablone.
.... Nullinien der Kurven.
—·— Kurven.
—— Kreisbogenschablone mit ihren Nullinien.
a a¹ a² a³ die synchronen Kurvenpunkte (a a²) mit ihren synchronen Abszissenpunkten (a¹ a³) auf den Nullinien.

Rußkurve zu dem Ordinatenpunkte a der Kurve Rc den zeitlich zugehörigen Abszissenpunkt und den synchronen Ordinatenpunkt der Kurve Ra, so legt man die ausgeschnittene Schablone, deren Nullinien nach denen der Kurve ausgerichtet werden, so auf die Kurven, daß der obere Bogen die Kurve Rc in a schneidet. Die übrigen Kreuzungspunkte von Kurven, Schablone und Null-linien (in diesem Falle a¹, a², a³) sind synchrone Punkte.

Atemfrequenz und Dauer der einzelnen Phasen lassen sich durch einfache Abmessung = Projektion der gesuchten Strecken auf die Abszissenlinie der gleichzeitig geschriebenen Zeitkurve mit Hilfe der Kreisbogenschablone bequem feststellen [1]). Dagegen muß zur Messung der Ausdehnung — da der Gürtel-pneumograph nur relative [2]) Werte liefert —, wenn es auf absolute Werte an-kommt, eine Eichung des pneumatischen Systems vorgenommen werden. Diese kann mittels eines eingeschalteten Quecksilbermanometers geschehen.

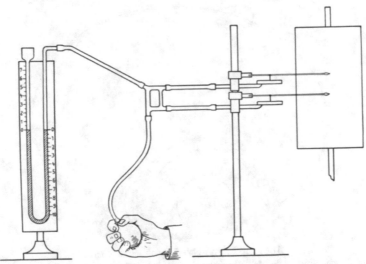

Abb. 8. Manometrische Kapseleichung. (Nach Calzia.)

Man drückt den mit dem pneumatischen System verbundenen Gummiballon so weit zusammen, daß das Hg-Manometer 1 mm positiven Ausschlag gibt. Hierauf wird die Trommel etwas weiter gedreht und es wird in gleicher Weise der Ausschlag für jeden weiteren Millimeter Quecksilber bestimmt unter jeweiliger

---

[1]) Das Ergebnis der Ausmessung der Atembewegungen hat Calzia (Vox 1919. S. 180) durch eine Formel dargestellt, welche einen raschen Überblick ermöglicht, z. B.:

$$r\,m \quad \frac{c \quad 8 \quad 2,7/4,9 \quad 1,0 \quad 0,4 \qquad 0,3,}{a \quad 8 \quad 2,4/4,8 \quad 0,7 \quad 0,3 \quad +}$$

F D A G S T, wobei r m = Respiratio muta, c = costalis, a = abdominalis, F = Frequenz, D = Dauer (Insp./Exp.), A = Ausdehnung, G = Ge-schwindigkeit, S = Synchronismus, T = Typus (= Ac — Aa) bedeutet. Ein Beispiel für die phonatorische Atmung (r. ph.) wäre folgendes:

$$r.\,ph. \quad \frac{c \quad 2,7 \quad 1,5/20 \quad 3,2 \quad 1,2 \qquad 1,5,}{a \quad 2,7 \quad 1,5/20 \quad 1,7 \quad 2,3 \quad -0,3}$$

F D A G S T, wobei S = —0,3 Verspätung des Einsetzens der abdominalen Kurve um 3 Sekunden bedeutet.

[2]) Die rechnerische Verwertung der relativen Maßwerte hat Nadoleczny (3) angegeben. Siehe dieses Handbuch: Physiologie der Sprache und Stimme.

geringer Vorwärtsbewegung der Trommel. Man erhält' dadurch eine Eichungs-
treppe, die man unmittelbar auf die Kreisbogenschablone auftragen kann.

Zur Beschleunigung des Verfahrens hat Heinitz (3) einen Generalabakus
konstruiert, welcher es ermöglicht, mit zwei Eichungen, nämlich für 1 mm und
8 mm Quecksilber auszukommen. Der Generalabakus besteht aus einer Reihe
hintereinander geordneter Kreisbogenschablonen, welche für verschiedene
Kapselspannungen und Schreibhebellängen in Quecksilbermillimeterteilstrichen
geeicht sind. Man sucht sich diejenige Kreisbogenschablone aus, welche am
besten in die selbstgemessene 1—8 mm Distanz hineinpaßt und überträgt die
Teilstriche der Schablone auf den eigenen Kreisbogen.

Der Quecksilbermanometereichung haften große Fehlerquellen an, so z. B.
der subjektive Fehler des Ablesens, der verhältnismäßig große Druck, welcher
für die erste Millimetersteigung erforderlich ist und selbst noch einer feineren

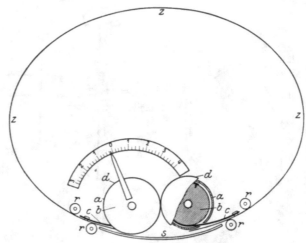

Abb. 9. Eichungsreif nach Schilling.

Auf einem Brett sind 2 hohle Messingzylinder aa befestigt, in welchen mit geringem
Zwischenraum zwei Zylinder bb um ihre Achse drehbar eingebaut sind. In dem Zwischenraum sind Stahlbänder cc eingerollt und auf dem inneren Zylinder befestigt. Diese werden
beim Drehen der inneren Zylinder durch einen in den äußeren Zylinder angebrachten
Schlitz tangential nach außen geschoben und wieder eingezogen. Die beiden drehbaren
Zylinder sind durch Zahnräder gekuppelt und der eine mit einem Handgriff, der andere mit
einem Zeiger versehen, welcher die Bewegung der Federn cc in mm an einer Skala abzulesen gestattet. An die freien Enden der Federn cc ist ein den Brustumfang darstellendes
Stahlband zzz von 50 mm Breite angeklemmt und durch Leitrollen rrr an seiner unteren
Kante in die gewünschte Form gezwungen. Die Leitrollen sind auf Schienen verstellbar
und gestatten, dem Stahlband eine weitgehende Formveränderung vom Kreis bis zum
Längs- bzw. Queroval zu geben. Es können verschieden lange Stahlbänder eingespannt
werden. Der jeweils eingestellte Brustumfang ist bei Nullstellung des Zeigers an einer
auf dem Stahlband eingeätzten Teilung abzulesen.

Einteilung bedarf, ferner der große Einfluß, welchen die Anfangsspannung des
Gürtels auf die Größe der Hebelausschläge ausübt und dadurch die Kapseleichung illusorisch macht usw. Darum hat Schilling versucht, an Stelle der
Druckeichung eine lineare Eichung einzuführen, die mit Hilfe eines *Eichungs-
reifes* erzielt wird.

Dieser (Abb. 9) besteht aus einem auf einem Brett angebrachten Stahlreifen, welcher
mittels drehbarer durch Zahnräder gekuppelter Zylinder in beliebigen, auf einer graduierten
Zeigervorrichtung abzulesenden Maßen erweitert und verengert werden kann. Dem Stahlband
kann man mittels kleiner Schrauben einen dem zu untersuchenden Thoraxumfang gleichen

Anfangsumfang und mit Hilfe von Leitrollen eine dem zu untersuchenden Thoraxquerschnitt ähnliche Form erteilen. Da die Kapselausschläge in hohem Maße und gleichsinnig von der Anfangsspannung des Gürtels abhängig sind, ist es erforderlich, bei der Eichung und Aufnahme die gleiche Anfangsspannung zu wählen. Der Eichungsreif muß deshalb den gleichen Umfang und möglichst die gleiche Form erhalten wie der zu prüfende Thoraxquerschnitt, und dem um den Reif gelegten Gürtel wird mit Hilfe einer am Gürtelband angebrachten Zentimetereinteilung die gleiche Anfangsspannung erteilt wie bei der Aufnahme der Versuchsperson.

2. Die Kehlkopfbewegungen.

Wir unterscheiden die Massenbewegungen des Kehlkopfs, die er als ganzes ausführt und die Bewegungen seiner inneren Teile, insbesondere der Stimmlippen.

Für die optische Kontrolle der äußeren Kehlkopfbewegungen ist die Profilstellung besonders bei stark entwickeltem Pomum Adami am günstigsten, evtl. nach GARCIA der Schatten des Kehlkopfs. Da der Kehlkopf unter der relativ unbeweglichen Haut gleitet, empfiehlt es sich, äußerlich an dieser Marken mit dem Dermographenstift vorzunehmen, deren eine dem Ruhepunkt entspricht. Durch Visieren einer bestimmten Stelle läßt sich das Ausmaß der Kehlkopfbewegungen nach den Marken bestimmen.

Hinsichtlich der photographischen bzw. röntgenologischen Aufnahmen der Kehlkopfbewegungen kommen die gleichen Gesichtspunkte wie bei den Artikulationsbewegungen in Betracht (s. folgenden Abschnitt).

Die Palpation des Kehlkopfs baut entweder auf den Gelenkempfindungen oder dem Gleitgefühl des Fingers (GUTZMANN, FLATAU) auf: Anlegen der Kuppe des gestreckten Fingers in die Incisura thyreoidea bei ruhigem Aufliegen der Hand auf einem festen Stativ ohne zu drücken. Die vertikalen Bewegungen des Fingers werden entweder im Phalangealgelenk oder im Metacarpophalangealgelenk empfunden, wobei die Unterschiedsschwelle für letztere Artikulation nach GOLDSCHEIDER $0,3-0,4^0$ beträgt, was der Verschiebung der Fingerspitze um ca. $^1/_2$ mm entspricht. Auch die Drehrichtungsschwelle, d. h. der Umfang der Gelenkbewegung, bei dem die Drehrichtung durch den Drucksinn noch wahrgenommen werden kann, ist an der oberen Extremität sehr klein, er beträgt nach v. FREY und MEYER am Daumen $^1/_2^0$ (cf. NADOLECZNY, 4, S. 52).

Die Ausnützung der Gleitempfindung erreicht man am besten, wenn man die leicht gekrümmte Hand so von hinten um den Hals legt, daß der Außenrand des Zeigefingers sich am Unterkiefer-Halswinkel befindet und die Fingerspitzen bis zum Vorderhals reichen. Als besondere Marken hat man die zwei Seitenränder der vier Finger, also acht Punkte. Die Unterschiedsempfindung ist hier gröber als beim obigen Verfahren.

Zur graphischen Registrierung der Kehlkopfbewegungen bedient man sich der Laryngographen. Die Laryngographen von PILTAN, KRYWICKI, CURTIS und ZÜND-BURGUET haben nur mehr historisches Interesse, da sie durch ihre Befestigungsart belästigend und unzuverlässig (z. B. Stützpunkt auf der Brust bei PILTAN) sind und mehr oder weniger nur den komplexen Vorgang der kombinierten Vertikal- und Horizontalbewegung registrieren.

Eine isolierte Registrierung beider Bewegungen wurde durch die Laryngographen ROUSSELOTS und ZWAARDEMAKERS erstrebt, aber noch nicht vollkommen erreicht. Auch folgen alle diese Laryngographen nicht den größten Bewegungen des Kehlkopfs (2—3 cm), der ZWAARDEMAKERsche registriert z. B. nur ca. 1 cm richtig (POIROT).

Der ZWAARDEMAKERsche Apparat ist folgendermaßen konstruiert: Eine Pelotte, die die Form eines Konus hat, wird an den Schildknorpel oder zwischen ihn und das Zungenbein (ZWAARDEMAAKER, EIJKMAN!) angelegt. Die vertikalen Bewegungen des Kehlkopfes werden durch eine Kapsel aufgenommen, auf welcher der den Konus tragende Hebelarm ruht. Die horizontalen Kehlkopfbewegungen werden durch eine zweite Kapsel aufgenommen, gegen welche das Ende dieses Hebelarms drückt.

Die Leistungsfähigkeit und Fehlerquellen des Zwaardemakerschen Apparates, ferner seine Eigenschwingungen hat Nadoleczny analysiert, indem er die Bewegungen des Kehlkopfs durch meßbare Bewegungen eines Schlittenapparates ersetzte: „er zeichnet Vor- und Rückwärtsbewegungen innerhalb eines Spielraums von weniger als 1 bis zu 3 mm ziemlich richtig, vergrößert aber die einfachen Vorwärtsbewegungen ein wenig. Er registriert die Auf- und Abwärtsbewegungen innerhalb eines Spielraums von etwa 10 bis 15 mm über oder unter der Ruhelage annähernd richtig, und zwar besser die letzteren, vorausgesetzt, daß er richtig horizontal steht und nicht abgleitet, also bei nicht allzugroßen einmaligen Bewegungen." Über Veränderungen der laryngographischen Kurve durch Undichtigkeit der Wiedergabekapsel, durch Druck vom Mundboden, ferner über Abgleit- und Vorbeigleitkurven s. Nadoleczny (1).

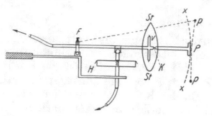

Abb. 10. Schematische Darstellung des Zwaardemakerschen Laryngographen.
[Aus Nadoleczny (2).]

Diese Fehlerquellen vermeidet bis zu einem gewissen Grade der Gutzmannsche (6) Laryngograph.

Statt Gummikapseln benützt er 2 gut ineinandergleitende, passende Röhren, zwischen welchen eine Spiralfeder derart befestigt ist, daß sie durch sie zusammengehalten werden und nach stärkerem Ineinanderschieben und Auseinanderziehen wieder zu dem Ruhepunkt zurückkehren. Der Capillarraum zwischen beiden Röhren wird durch Glycerin-Seifenlösung gedichtet. Die engere Röhre wird durch Luftübertragung mit einer Schreibkapsel verbunden. Zwei solche Systeme sind rechtwinklig zueinander angeordnet; die horizontale mit ihrem Pelottenende dem Pomum aufsitzende Röhre a vermittelt die sagittalen Bewegungen des Kehlkopfs. Diese Aufnahmeröhre ist um eine Querachse beweglich und stellt einen zweiarmigen Hebel dar. Das freie Hebelende ist mit der zweiten genau so konstruierten Röhre derart verbunden, daß es in ständiger Berührung mit der Pelotte dieser zweiten Röhre steht, welch letztere senkrecht zur ersteren angeordnet die Vertikalbewegungen aufnimmt und durch das rechtwinklig abgebogene Ende b zu einer Schreibkapsel weiter leitet. Der ganze Apparat ist an einer Art Brillengestell aufgehängt mit Stützpunkten auf dem Nasenrücken und den Ohren und kann nach dem Rücken hin durch ein Band fixiert werden.

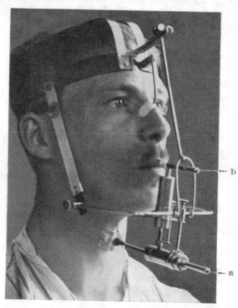

Abb. 11. Der Gutzmannsche Laryngograph.

Statt des Brillengestells, das von manchen Versuchspersonen als lästig empfunden wird, hat Schneider den Gutzmannschen Laryngographen an einem Stirnreifen befestigt, an welchem ich vorne eine Strebung mit in vertikaler und sagittaler Richtung verstellbarer Gabel anbrachte, welche das Gewicht des Röhrensystems aufnimmt ohne dessen freie Beweglichkeit zu hindern (s. Abb. 11).

Die inneren Bewegungen des Kehlkopfs, insbesondere der Stimmlippen werden optisch, durch die Laryngoskopie und Stroboskopie, ihre nach außen geleiteten Erschütterungen taktil durch den aufgelegten Finger, akustisch durch das mit Stethoskop oder Phonendoskop bewaffnete Ohr wahrgenommen oder durch eine mit Gummi überzogene Kapsel aufgenommen und mittels empfindlicher Schreibvorrichtung registriert.

Als Aufnahmeapparat für Kehltonschwingungen dient eine Hartgummi-
kapsel, die mit einer feinen, stark gespannten Gummimembran überzogen
ist (nach KRÜGER-WIRTH). Ähnlich sind die Konstruktionen von ROUSSELOT,
ZÜND-BURGUET (Doppelkapsel, die den Schildknorpel von beiden Seiten berührt);
POIROT (S. 22) (einfache Gummibirne mit abgeschnittenem Boden und dem
Kehlkopf angepaßten Rändern. Der Vorteil des Fehlens der Eigenschwingungen
bei den weichen Kapseln ist für Tonhöhenaufnahmen belanglos und wird durch
die stärkere Dämpfung herabgesetzt. — Diese Kapseln werden entweder mit
der Hand am Schildknorpel seitlich gehalten oder am Hals festgeschnallt.

Die Kapseln werden durch Vermittlung eines dünnen Gummischlauchs mit
dem Aufnahmeapparat verbunden, dem *Kehltonschreiber*. Es gibt deren mehrere

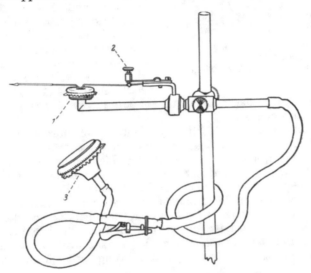

Abb. 12. Kehltonschreiber nach CALZIA-SCHNEIDER.

1 Durchmesser der Kapsel ca. 12 mm. Ein dünner Stahlschreibhebelansatz ist fest verlötet in einem Klemmstück, welches auf dem Rohransatzstück hin- und herbewegt und
mittels einer Klemmschraube fixiert werden kann. Mit Hilfe der an einem Ausleger des
Klemmstücks angebrachten Mikrometerschraube 2 drückt man den Stahlschreibhebel
so weit gegen die straff gespannte Gummimembran, daß der winklig ausgebogene Teil desselben eben die Membran fest genug berührt. Ein dünnes Aluminiumplättchen von 7 mm
Durchmesser liegt lose auf der Membran und wird durch den niedergedrückten Schreibhebel festgehalten. Vorne auf dem zugespitzten Stahlhebel wird ein dünner Strohhalm
mit feiner Hornspitze fest übergeschoben. Die mit einer Gummimembran überzogene
Aufnahme-Kapsel 3, hält die Versuchsperson seitlich gegen den Schildknorpel.

[ROSAPELLY, ROUSSELOT, E. A. MEYER (3), ZÜND-BURGUET, KRUEGER und
WIRTH, FRANK, POIROT, GUTZMANN-WETHLO].

CALZIA (1) hat den KRÜGER-WIRTHschen Kehltonschreiber vervollkommnet
durch Anbringung einer Dämpfung nahe der Einstellschraube. Er ist als der
CALZIA-SCHNEIDERsche Kehltonschreiber jetzt wohl am meisten im Gebrauch.

Laryngostroboskopie: Die Bewegungen der Stimmlippen verlaufen so rasch,
daß wir sie mit dem Auge nicht verfolgen können. Die Stroboskopie ermöglicht
es, durch periodische Unterbrechung des Lichtes die Geschwindigkeit der Stimmbandbewegungen in gewissen Grenzen beliebig fürs Auge zu verlangsamen. Das
Prinzip der Stroboskopie wurde 1832 von PLATEAU und unabhängig von ihm
1834 von STAMPFER gefunden. Auf die Verwertbarkeit der Stroboskopie für
die Stimmbandbewegungen hat zuerst TÖPLER (Annalen d. Physik u. Chemie

1866, S. 108) hingewiesen, deren praktische Auswertung auf OERTEL 1878, KOSCHLAKOFF, RETHI u. a. zurückgeht.

Versuchen wir uns diese Verhältnisse nach dem Vorbilde von MUSEHOLD graphisch darzustellen (s. Abb. 13).

Auf der horizontalen Zeitlinie seien in gleichen Abständen die Zeitstrecken eingetragen, in welchen die Belichtungsblitze erfolgen: a, a¹, a² .... a⁶ ....

Als Ordinaten sei die Größe der gleichmäßig auf- und abschwellenden Bewegung des beobachteten Objektes in jedem Zeitpunkte aufgetragen und ihre End-

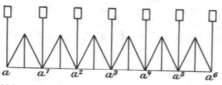

punkte durch eine fortlaufende Linie verbunden. Die Fußpunkte der so entstandenen Zickzacklinie, welche dem Beginn jeder Periode entsprechen, fallen hier mit den Belichtungs-momenten zusammen, da Objekt-bewegung und Lichtunterbrechung die gleiche Periode haben. In diesem Falle sieht das Auge immer dieselbe

Abb. 13. Graphische Darstellung des stro-boskopischen Vorgangs bei Periodengleichheit von Belichtung und Objektschwingung.

Phase der Bewegung, das Stimmband scheint in der Ausgangsphase der Be-wegung still zu stehen.

Wenn wir nun aber die Periode der Lichtunterbrechungen um ein geringes vergrößern, d. h. die Umdrehungsgeschwindigkeit der stroboskopischen Scheibe etwas verlangsamen, so daß die Zahl der Lichtunterbrechungen in einem bestimmten Zeitabschnitt geringer ist als die der Objektbewegungen, dann erhalten wir einen Vorgang, wie er in Abb. 14 dargestellt ist. Angenommen, es erfolgen in 1 Sekunde 10 Lichtunterbrechungen und während derselben Zeit 11 Stimmbandschwingungen, so sehen wir, daß bei der zweiten Belichtung die zweite Schwingung bereits um einen Bruchteil, nämlich $1/10$ ihrer ganzen Dauer über den Punkt a¹ hinausgegangen ist, bei der dritten Belichtung um $2/10$, bei der vierten um $3/10$ usw. Die sechste Belichtung trifft die sechste Schwingung

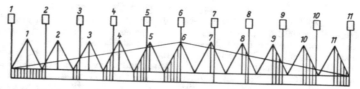

Abb. 14. Stroboskopische Scheinschwingung bei Periodenverhältnis 10 : 11.

in der Mitte, wo sie mit $5/10$ Vorsprung abgelaufen ist, während erst am Ende der 11. Schwingung die 11. Belichtung wieder die Phase a zeigt. Wir erhalten somit, wenn wir die einzelnen belichteten Bewegungspunkte durch eine Linie miteinander verbinden, eine verlangsamte Scheinschwingung, welche sich aus je einer Phase von 11 Schwingungen zusammensetzt. Da wir annahmen, daß in 1 Sekunde 11 Stimmbandschwingungen stattfanden (die Dauer einer Stimm-bandschwingung also $1/11''$ beträgt), so dauert die scheinbar verlangsamte Schwingung $11 \times 1/11$ Sekunden. Also in unserem Falle gerade 1 Sekunde.

Um die Abhängigkeit der Dauer und Gestalt der Scheinschwingung von dem Schwingungs-verhältnis von Objekt und Belichtung zu studieren, stellen wir uns am besten noch einige andere Schwingungsverhältnisse graphisch dar, und zwar lassen wir bei gleichbleibender Schwingungszahl des Objektes = 10 die Zahl der Lichtunterbrechungen der Reihe nach die Werte 9, 8, 7, 6 annehmen. Wir sehen, daß die Scheinschwingungen sowohl hinsicht-lich ihrer Zahl als auch ihrer Form sich ändern. Bei 9 Unterbrechungen haben wir eine Scheinschwingung, welche der in Abb. 15 ihrer Form nach sehr nahe steht, bei 8 haben wir 2 formgleiche, bei 7 jedoch 3 nach Form und Dauer ungleiche, bei 6 wiederum 2 Pseudo-schwingungen von ebenfalls veränderter Form (Abb. 16, 17, 18).

Wir sehen aus der Mannigfaltigkeit der Kurven, die man durch graphische Darstellung von noch weiteren Zahlenverhältnissen erhält, daß sich eine allgemeine Formel für die Pseudoschwingung nicht ableiten läßt, sondern ein solcher Versuch, wie er mehrfach in der Literatur gemacht worden ist, zu Täuschungen führen muß. Wir sehen aber weiter daraus, daß man mit Rückschlüssen aus dem stroboskopischen Bilde auf den wirklichen Schwingungsablauf der Stimmlippen sehr vorsichtig sein muß. Auch der allgemeine Satz, daß die Pseudoschwingung um so getreuer und langsamer ist, je geringer die Differenz zwischen Stimmbandschwingungszahl und Lichtunterbrechungsfrequenz ist, gilt nicht unter allen Umständen, wie z. B. der Vergleich von Abb. 17 und 18 zeigt.

Die von Töpler abgeleitete Formel, wonach die Schwingungszahl der Scheinschwingung gleich der Differenz der Schwingungszahl des Objektes und der Belichtungen ist, gilt nur,

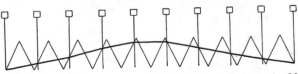

Abb. 15. Scheinschwingung bei Periodenverhältnis 9 : 10.

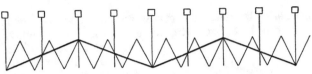

Abb. 16. Scheinschwingung bei Periodenverhältnis 8 : 10.

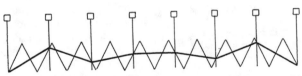

Abb. 17. Scheinschwingung bei Periodenverhältnis 7 : 10.

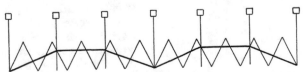

Abb. 18. Scheinschwingung bei Periodenverhältnis 6 : 10.

wenn diese Differenz sehr klein ist und verliert um so mehr an Zuverlässigkeit, je mehr sich diese Differenz der halben Schwingungszahl des Objektes nähert.

Außer dem Verhältnis von Schwingungszahl des Objekts und der Belichtungen kommen in Betracht die Helligkeit des Bildes, die Dauer der Bildwirkung auf das Auge, ihr Verhält-nis zur Dauer der Verdunkelung, also Zahl, Größe und Form der Sektoren. Diese Verhält-nisse sind abhängig von den physiologischen und psychologischen Eigenschaften des Sehaktes (Dauer der Nachbildwirkung im Auge = $^1/_8$ Sekunde, „Verschmelzungsfrequenz" = die zur Erzielung eines ganz stetigen Eindrucks oder zum Aufhören des Flimmerns er-forderliche Frequenz des Lichtwechsels pro Sekunde; diese nimmt mit wachsender Licht-stärke zu von 17,7 bei 0,06 Meterkerzen bis 71,0 bei 6400 Meterkerzen (cf. Lehmann, S. 18), Linke, Wethlo, Hegener).

Die laryngostroboskopische Beobachtung muß also mit einer Lichtunter-brechung kombiniert sein. Diese befindet sich entweder zwischen Lichtquelle und Auge und unterbricht den Lichtstrahl periodisch; oder sie befindet sich zwischen Auge und Objekt (Kehlkopfspiegelbild) und unterbricht die Sichtbarkeit des letzteren. Nach letzterem Prinzip sind die Apparate von Koschlakoff, Oertel, Musehold, Nagel, nach dem ersteren die von Rethi, Spiess,

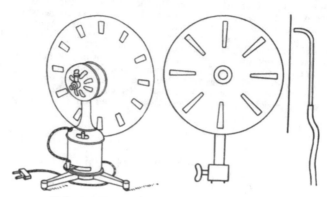

Abb. 19. Laryngostroboskop nach Zumsteg.

Wethlo konstruiert. Die letzteren gestatten dem Untersucher freiere Beweglichkeit, und da die Unterbrechung nahe an die Lichtquelle herangebracht werden kann und die Verwendung eines durchbohrten Hohlspiegels entbehrlich macht, mit geringerer Lichtverschwendung zu arbeiten. Als Lichtquelle dient nach Nagel eine Projektionsbogenlampe, deren Strahlen stark konvergent gemacht werden und mit ihrem Schnittpunkt in die Projektionsebene der stroboskopischen Scheibe fallen und jenseits derselben durch eine Konvexlinse aufgefangen und als paralleles Strahlenbündel weitergegeben werden. Hegener hat diese Konstruktion noch wesentlich verbessert, indem er durch Anbringen einer weiteren Sammellinse von der beleuchteten Partie der ersten ein scharfes Bild entwirft, das mittels eines zwischen den Objektiven des Beobachtungsapparates befindlichen kleinen Planspiegels in die Ebene der Glottis geworfen wird. Die so erreichte Lichtstärke gestattet bei Verwendung von 10 Amperen photographische und kinematographische Aufnahmen der stroboskopischen Bilder. (Näheres s. dieses Handbuch bei Hegener.)

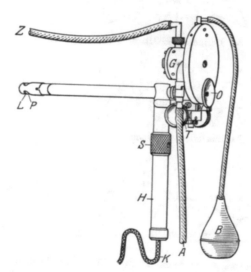

Abb. 20. Turbo-Stroboskop nach Wethlo.
H Handgriff. O—P Sehrohr mit optischem System. O Okular. P Prisma. L Glühlampen. K Lichtkabel. S Einschalter für Licht. G Turbinengehäuse. Z Schlauch für zuströmende Preßluft. A Schlauch für abströmende Luft. B Gummiball zum Anblasen der stroboskopischen Scheibe als Sirene. T Triebbewegung zum Einstellen der Oktaven.

Als Lichtunterbrecher wird gewöhnlich eine Pappscheibe von ca. 40 cm Durchmesser mit etwa 6 Schlitzen von 1—2 cm Schlitzbreite und sektorförmiger Schlitzgestalt verwendet. Um eine genügende Bildschärfe des bewegten Gegenstandes zu erzielen, muß man eine möglichste Abkürzung der Belichtungszeit anstreben, der dunkle Sektor darf deshalb im Verhältnis zur Schlitzbreite nicht zu kurz sein. Frühere Konstruktionen litten an diesem Fehler, indem das Verhältnis von hellem Schlitz zu dunklem Sektor 1 : 2 (RETHI 1 : 6) betrug. NAGEL empfiehlt das Verhältnis 1 : 20. HEGENER verwendet 1—2 cm Schlitzbreite zu 30 cm dunklem Sektor bei 40 cm Scheibendurchmesser und empfiehlt, mit möglichst kleinem Krater und Schlitzbreiten, die mindestens dreimal so breit sind als das Kraterbild zu arbeiten. WETHLO verwendet das Verhältnis 1 : 8 bei seinem Turbostroboskop, bei welchem die kleine stroboskopische Scheibe mittels Preßluftturbine mit einer Geschwindigkeit von 15 000 Touren pro Minute gedreht wird, so daß bei vier Schlitzen der Ton c^3 noch erreicht wird. Das Turbostroboskop ist an das Laryngoskop von FLATAU angebaut und empfiehlt sich durch seine handliche Form für klinische Zwecke [1]).

Bei der stroboskopischen Untersuchung der Stimmlippenbewegungen ist es zweckmäßig, zunächst den in Abb. 13 dargestellten Fall, d. h. den scheinbaren Stillstand der Stimmlippen in einer bestimmten Phase anzustreben. Das geschieht dadurch, daß man den Ton, welchen man beim Anblasen der rotierenden Scheibe oder durch Auscultation mittels eines Hörschlauches (MUSEHOLD) erhält, dem gesungenen Ton gleich macht. Dann erst ist der Gang der Scheibe durch eine geeignete Hemmvorrichtung oder bei elektrischem Antrieb durch einen Rheostaten um eine möglichst kleine Differenz zu verlangsamen, damit auch die künstliche Schwingung sich möglichst langsam vollzieht (MUSEHOLD).

Hinsichtlich der Methoden, welche die Erforschung der Gesetze der Stimmerzeugung durch Nachahmung der natürlichen Verhältnisse durch einen künstlichen Kehlkopf (LUDWIG, EWALD, NAGEL), ferner am herausgeschnittenen Kehlkopf (JOHANNES MÜLLER) und durch vivisektorische Eingriffe (DU BOIS REYMOND) zum Ziele haben, s. bei KATZENSTEIN (S. 320—325).

3. Die Artikulationsbewegungen.

Dem Gesichts- und Tastsinn sind hauptsächlich nur die vorderen Teile des Ansatzrohres, die Bewegungen bzw. Spannungsunterschiede der Lippen und ihrer angrenzenden Teile, des Unterkiefers und des Mundbodens zugänglich und finden u. a. im Taubstummenunterricht ausgedehnte Anwendung und feinste Differenzierung

Was die experimentelle Untersuchung der Artikulationsbewegungen anlangt, so sind nach dem Grundsatz von GALLÉE, der auch von GUTZMANN und CALZIA vertreten wird, alle Einrichtungen zu vermeiden, deren Fühlapparat im Mundinnern angreift, weil sie die Bewegungen belästigen und störende Reflexe hervorrufen. Eine ganze Reihe von Apparaten, welchen demnach nur historischer Wert zukommt, muß deshalb unberücksichtigt bleiben.

Um die Bewegungen des *Unterkiefers* zu registrieren, hat ZWAARDEMAKER einen Bügel konstruiert, der durch drei an einem Stirnband befestigte Spiralfedern in schwebender Stellung gehalten wird. Die vordere Spiralfeder greift an einem nach Art eines Blasebalgs funktionierenden Luftkissen an, das mit einer Schreibkapsel verbunden ist. Die Schlotterung des Bügels ist durch zwei am Angulus mandibulae anliegende, verstellbare Gummikeile und eine in der Kinngrube rollende Kugel, welche der Haut freie Beweglichkeit gewährt, vermieden. Der Apparat registriert nur vertikale Unterkieferbewegungen und gibt nur relative Werte. (Hinsichtlich des ZWAARDEMAKERschen Universalapparates s. S. 881.)

Eine Eichung der Kapselausschläge kann mit dem EIJKMANschen Kieferabstandmesser gemacht werden: Zwei leicht gekrümmte horizontale Stangen, deren Abstand durch

---

[1]) Eine genaue Beschreibung der Konstruktion verschiedener Stroboskope findet sich bei KATZENSTEIN (S. 273—277).

vertikale Zahnstange reguliert wird, werden so zwischen die Kiefer gesteckt, daß sie den Rand der Zähne berühren, die Bewegung der Zahnstange ist durch Vermittlung eines Zeigers an einem Halbzirkel in absoluten Maßen abzulesen.

Die *Lippen*bewegungen werden mittels *Labiographen* registriert. Sie übertragen entweder mit Luftübertragung oder mit direkter Aufzeichnung. Von der ersteren existieren Modelle von Rosapelly, Rousselot und Zwaardemaker.

Die Bewegungen von 2 scherenartig arbeitenden, mit ihrem einen Ende der Lippenrundung angepaßten Stangen werden bei Rosapelly auf eine zwischen den Stangen angebrachte Mareysche Kapsel übertragen und registrieren so nur die Resultante der Lippenbewegungen. Bei Rousselot ist jeder Stange eine gesondert registrierende Mareysche

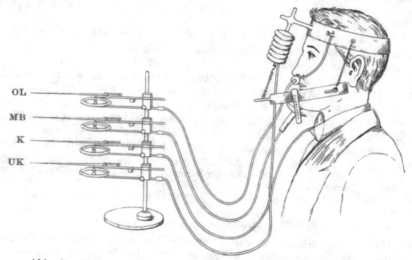

Abb. 21. Zwaardemakers Registrierapparat für die Sprechbewegungen.

An einem um die Stirn gelegten festen Band aus Aluminium sind die verschiedenen Apparate angebracht. Die Spiralfeder vor dem Ohr zeigt die Befestigung des Kinnbügels, der vorn durch eine zweite Spiralfeder mit einem kleinen Blasebalg verbunden ist. Letzterer hängt durch eine feste Verbindung mit dem Stirnbügel zusammen. Die Luftdruckänderung im Blasebalg wird durch einen Schlauch auf die Schreibkapsel UK übertragen. Der Schreibhebel macht mit dem Unterkiefer gleichsinnige Bewegungen. Unterhalb der Nase, leicht auf der Oberlippe ruhend ist eine kleine hohle, auf der Kontaktseite mit Gummi begrenzte Röhre befestigt, deren Druckverschiedenheiten sich auf die Kapsel OL übertragen. Vorschieben der Oberlippe bewirkt ein Steigen des Schreibhebels, Zurückgehen, ein Sinken. Die Bewegungen des Mundbodens werden durch die kleine, am Kinnbügel befestigte Kapsel MB übertragen. Stülpt sich der Mundboden vor, so hebt sich der Schreibhebel der Kapsel MB und senkt sich, wenn der Mundboden zurückgeht. Zur gleichzeitigen Registrierung der Kehlkopfbewegungen ist die Brondgeestsche Kapsel mit Doppelmembran hinter den Kragen gesteckt. Steigen und Vorwärtsbewegung des Kehlkopfs werden vom Schreibhebel K mit einem Ausschlag nach oben, Sinken und Rückwärtsbewegung des Kehlkopfes mit Ausschlag nach abwärts beantwortet.

(Aus: Gutzmann, Dysarthrische Sprachstörungen. S. 92. Abb. 38.)

Kapsel zugeteilt. Zwaardemaker versucht eine Registrierung von außen durch ein den Lippen angelegtes Luftkissen von geeigneter Form oder von drei, nebeneinander geordneten Gummipelotten, die an der Nase durch einen Feldbauschschen Nasenöffner befestigt sind.

Labiographen mit *direkter* Aufzeichnung sind von E. A. Meyer, Poirot und Wilczewsky konstruiert. Sie arbeiten durch Hebelübertragung, wobei die Spitzen der den Fühlarmen entgegengesetzten Arme direkt schreiben, und zwar bei Meyer in scherenförmiger, bei Poirot und Wilczewsky in paralleler Anordnung.

Der Labiograph von WILCZEWSKI (Abb. 22) besteht aus einer 25 cm langen, 1,8 cm breiten Metallröhre, um deren Mittelpunkt sich ein Hebel bewegt, dessen Achsen aus den beiden Schlitzen am Ende der Röhre herausragen. An dem einen Hebelarm wird eine Schreibfeder (x) befestigt, auf den andern ein Mundstück (M) geschoben. Ein kleines Gewicht sorgt für die Abwärtsbewegung des Hebelarms, der sich beim Lippenschluß gegen eine obere schmale am Rohrende befestigte Schiene bewegt. Dieser Apparat hat gegenüber dem v. MEYER den Vorzug der größeren Raumersparnis wegen seiner kleineren Ausschläge auf dem Kymographion und vermeidet wegen seiner größeren Länge die Gefahr der Verschiebung der Apparatur und Irritation der Versuchsperson in höherem Maße.

Die Breite der Berührungsflächen der Lippen z. B. bei den Verschlußlauten kann auf einem gefalteten, beiderseits berußten Papierstreifen, ihre Spannung beim Lippenverschluß nach ROUSSELOT mittels eines zwischen die Lippen gesteckten Gummisäckchens, das je nach dem Lippenabstand mehr oder weniger eingedrückt wird, gemessen werden.

Die Gesamtheit der äußeren Artikulationsbewegungen ist schon von GENTILLI durch Anbringen von Registrierapparaten an den markantesten Punkten versucht, von ZWAARDEMAKER durch seinen kompendiösen Universalapparat verwirklicht worden (s. Abb. 21), welcher aus den oben einzeln beschriebenen

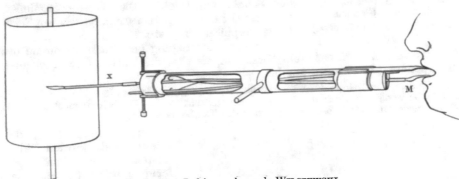

Abb. 22. Labiograph nach WILCZEWSKI.

Teilen für Kiefer und Lippenbewegungen kombiniert ist und außerdem noch eine zur Registrierung der Mundbodenbewegungen dienende Kapsel enthält, die mit einer Pelotte versehen, von einem an den Kieferbügel geschraubten Querbügel getragen wird. Die Pelotte berührt den Mundboden in der Mittellinie 1—1½ cm vom inneren Kieferrand entfernt.

Für die Bewegungen der *Zunge* kommen Apparate, welche die Zungenoberfläche berühren, wie der ATKINSONsche Mouthmeasurer aus oben angeführten Gründen nicht mehr in Betracht, sondern die Registrierung auf unbewegten Flächen, und zwar für die horizontale Projektion die Palatographie, für die sagittale Projektion die Röntgenaufnahme.

Ein *Palatogramm* ist die Projektion der Berührungsflächen zwischen Zunge und Gaumen in der horizontalen Ebene. Dies wird gewonnen nach früheren Methoden durch direktes Bestreichen des Gaumens oder der Zungenoberfläche mit einem Farbstoff und Betrachtung der nach erfolgter Aussprache hinterlassenen Spuren [OAKLEY, COLES: Bestreichung des Gaumendaches mit einem Brei aus Mehl und Gummi; GRÜTZNER: Zungenoberfläche mit Carmin oder chinesischer Tusche; GUTZMANN (3): Gaumendach mit Farbe bestrichen]. Da die nachträgliche Beobachtung und Übertragung mittels Spiegelprojektion sehr mühsam und zeitraubend ist, verwendet man jetzt einen dünnen, künstlichen, abnehmbaren Gaumen, den man mit irgendeinem Pulver (Magnesia) bestreut. Um die Berührungsflächen messen zu können, werden die Palatogramme entweder photographiert oder besser auf eine Schablone übertragen. Diese wird nach Calzia-Lohmann (3) z. B. in der Weise gewonnen, daß der metallene künstliche Gaumen zunächst mit Ätznatronlauge gebeizt wird. Dann werden auf seiner silberweißen Rückfläche zunächst zwei Koordinaten aufgetragen, zu diesen in beiden Richtungen äquidistante Linien in 5 mm Abstand über den ganzen Gaumenrücken gezogen und von den Endpunkten von je (2 × 2) Quadraten Löcher in den künstlichen Gaumen gebohrt, so daß Flächenstücke von 1 qcm entstehen. Die Felder werden als flächengleich betrachtet und auf Millimeterpapier übertragen, wodurch ein zwar verzerrtes, weil aufgerolltes, aber flächenrichtiges Bild entsteht.

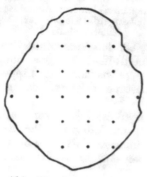

Abb. 23. Schablone des künstlichen Gaumens.
(Nach Panconcelli-Calzia.)

Die in diese Schablone eingezeichneten Berührungsflächen werden mit dem Planimeter gemessen, indem man die auf dem Palatogramm unberührt gebliebene Fläche vom Gesamtflächeninhalt der Schablone abzieht. Die Messungsergebnisse werden nach einer von Heinitz angegebenen Schablone graphisch dargestellt.

Für die Übertragung der Muskelspannung des Mundbodens hat Eijkman ein Kissen angefertigt, das mittels Gewichteichung die Spannung in Gramm angibt:

einen Tambour mit Gummimembran bespannt, die in ihrer Mitte einen Knopf trägt, der mehr oder weniger stark an den Mundboden angedrückt wird. Die Schreibhebelausschläge sind in gleichem Sinne vom Anfangsdruck des Tambours abhängig.

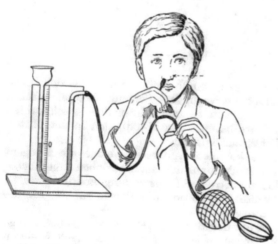

Abb. 24. Apparat zur Messung der Stärke des Gaumensegelverschlusses.
(Nach Gutzmann.)

Die Bewegungen des *Gaumensegels* wurden früher mittels entsprechend geformter Fühlhebel entweder von der Mundhöhle aus (Weeks) oder von der Nasenhöhle aus (Czermak, Gentzen, Allen, Gutzmann, Zwaardemaker, Eijkman) registriert, sind aber wegen der nicht zu vermeidenden Reflexwirkungen verlassen. Wir beschränken uns jetzt auf die Registrierung der Nasenluft nach Rosapelly und Rousselot mittels Nasenolive und Gummischlauch, da die Strömung der Nasenluft eine Funktion der Velumbewegung ist. Jedoch können hierdurch weder absolute Werte noch ein Urteil über den Stand des Velums gewonnen werden, da der Hebelausschlag nicht nur vom Öffnungsgrade des Nasenrachenraums, sondern auch von der Geschwindigkeit des Luftstromes abhängig ist.

Die Kraft des Gaumensegelverschlusses wird nach Hartmann in der Weise gemessen, daß eine Nasenhöhle mit einem Hg-Manometer, die andere mit einem Gebläse luftdicht verbunden wird. Während die Versuchsperson einen oralen Laut anhaltend phoniert, wird Luft in die Nase getrieben, deren Drucksteigerung man am Manometer abliest. GUTZMANN verschließt nur ein Nasenloch mit durchbrochener Olive, während das andere durch Fingerdruck abgesperrt wird. Von der Olive führt ein Schlauch zu einem T-Rohr, dessen einer Schenkel durch einen Schlauch mit dem Manometer, dessen anderer mit einem Doppelgebläse verbunden wird.

Auf *photographischem* Wege lassen sich die Bewegungen des Ansatzrohres (der Lippen, des Mundbodens, der Kehlkopfbewegungen) von der Seite und teilweise auch von vorn aufnehmen, was z. B. für den Ableseunterricht Taubstummer von großer Bedeutung ist.

DEMENY und MAREY nahmen als erste die einzelnen Phasen der Lippenbewegungen bei der Aussprache eines Labiallautes in photographischen Serien auf. Die einzelnen Photographien wurden in der Reihenfolge, wie sie aufgenommen waren, in gleichen Abständen auf einen Papierstreifen aufgeklebt und in den kreisförmigen ANSCHÜTZschen Schnellseher gesteckt. Beim Drehen desselben

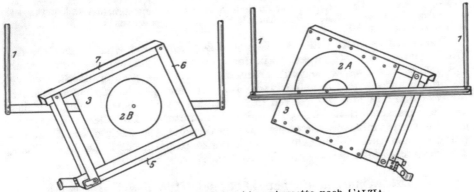

Abb. 25 a und b. Durchleuchtungskassette nach CALZIA.

und Durchblicken durch den spaltförmigen Schlitz verschmelzen die Bewegungen zu einem ungetrennten Bewegungsvorgang.

Das Verfahren der Stereokinematographie unter Verwendung der Reflexkamera und der HEGENERschen Beleuchtungsvorrichtung und der von CALZIA eingeführten Autokatoptrie: Selbstkontrolle der Versuchsperson durch einen an der Vorderseite der Reflexkamera angebrachten Planspiegel ist von CALZIA (11) näher beschrieben und noch weiter ausgebildet worden.

Das *Röntgen*verfahren gestattet Betrachtung der Kehlkopfbewegungen, der Zunge, des Kehldeckels, des Velums, des Zungenbeins, des Schild- und Ringknorpels usw. in der Sagittalebene im Platincyanürschirm und Plattenaufnahmen der Stellung dieser Organe, deren Konturlinien sich bei Verwendung weicher Röhren deutlich markieren. Die früher angewendete Bestreichung der Zungenoberfläche mit Wismuthpaste (SCHEIER) oder Auflegung eines Metallkettchens (BARTH und GRUMNACH) oder punktierter Metallinie (E. A. MEYER) auf die mediane Begrenzungslinie der Zunge bzw. längs des Gaumenprofils ist wegen ihrer Belästigung verlassen und durch die moderne Röntgentechnik überflüssig gemacht, welche bei einer Belichtungszeit von $^1/_{100}''$ ausgezeichnete Momentaufnahmen gestattet und die technische Voraussetzung für kinematographische Aufnahmen bildet. Letztere ist zuerst von GRÖDEL ausgeführt worden.

Wichtig ist genaue Parallelstellung der Platte zur sagittalen Kopfebene, möglichste Raumersparnis am unteren Rand der Kassette, bequeme sichere Kopfstütze; Bedingungen, welche durch die Calziasche Anordnung der Apparatur gegeben sind (s. Abb. 25).

Für die Durchleuchtung hat P. Calzia die untere Leiste des Rahmens des Durchleuchtungsschirmes nur 1 cm dick gestaltet und die beiden seitlichen Leisten mit einem durchlöcherten Stab versehen lassen. An dem den Röntgenkasten tragenden Teil des Stativs von R. Seifert & Co. wurden 2 eiserne Träger befestigt und an jedem von diesen eine vertikale Stange, an welche die Schiene gehängt wird und infolge der Durchlöcherung beliebig hoch und schräg angebracht werden kann. Der Beobachter behält dabei die Hände frei. Für photographische Zwecke wurde an einem Träger 1 (Abb. 25 a u. b) eine Doppelscheibe befestigt, die an der Außenseite 2 A einen Durchmesser von 21 cm und an der Innenseite 2 B einen Durchmesser von 9 cm aufweist. Zwischen dieser Doppelscheibe dreht sich der Kassettenbehälter 3 mit ziemlich großer Reibung, damit er die ihm gegebene Stellung behält. In den Kassettenbehälter schiebt man eine Kassette 29,5 × 23,5 cm ein und drückt die Feder 4 fest zu. Die untere Leiste 5 des Kassettenbehälters hat im Gegensatz zu der seitlichen Leiste 6 und der oberen Leiste 7 keinen Rand. Von der Leiste des inneren Holzrahmens der Kassette ist ein 2 cm breites Stück entfernt worden, so daß sie nur eine Dicke von 5 mm aufweist, wodurch der bisherige Verlust von 25 mm auf nur 5 mm herabgesetzt wird. Die Versuchsperson stellt sich im Profil dicht vor den Tubus; durch den Träger 1 wird der Kassettenbehälter an dem großen Stativ angebracht durch 2 Doppelschrauben, die eine vertikale und horizontale Verschiebung gestatten (Fortschr. a. d. Geb. d. Röntgenstr. Bd. 30, S. 535).

Panconcelli-Calzia (4) hat die von Levi-Dorn und Silberberg für die Untersuchung der Magenperistaltik inaugurierten Röntgenpolygramme auch für phonetische Zwecke eingeführt, indem er zwei oder mehrere Artikulationsstellungen auf ein und dieselbe Platte aufnahm und gleichzeitig einen eisernen Maßstab (50 : 13 mm mit Zacken in Abständen von 10 bzw. 5 mm), welcher an einem massiven Stativ befestigt und lotrecht unter die Protuberantia mentalis gestellt wurde, mitphotographierte. Die praktische Ausmessung von Röntgenpolygrammen mit Zuhilfenahme von Polarkoordinaten und die Einkleidung der Messungsergebnisse in eine Formel hat Wiebe bearbeitet.

II. Die aerodynamischen Eigenschaften des Luftstroms.

Von den physikalischen Eigenschaften der Sprechatmungsluft interessieren den Phonetiker hauptsächlich Richtung, Druck, Geschwindigkeit, Volumen. Diese sind durch die Relation $v = ls$ verbunden, wobei v das Volumen, l der Querschnitt des Ausflußrohres, s die Stromgeschwindigkeit bedeutet. Die unregelmäßige Form des Ansatzrohres und die Bildung zahlreicher Wirbel des Luftstromes macht die Anwendung der Formeln von Bernoulli und Poiseuille für die Stromgeschwindigkeit bei regelmäßiger Strömung illusorisch.

Aus praktischen Gründen sei die Untersuchung des Luftstromes außerhalb und innerhalb des Ansatzrohres unterschieden, wenngleich für die letztere die früher schon erwähnten Bedenken der störenden Einbringung von Apparaten in die Mundhöhle zu Recht bestehen.

Der aus dem Ansatzrohr austretende Luftstrom kann partiell oder total aufgefangen werden. Das erstere (z. B. bei der Untersuchung der S-Laute) kann mittels eines — mit einer Schreibkapsel verbundenen Glasröhrchens geschehen, das an verschiedenen Stellen vor die Mundöffnung gehalten wird und die relative Intensität und Richtung der Luftströmung zu bestimmen ermöglicht.

Die totale Auffangung geschieht, wenn nur die Mundluft in Betracht kommt, mit einem der Mundspalte angepaßten Mundtrichter, bei gleichzeitiger Berücksichtigung von Mund- und Nasenluft durch die Anwendung einer Respirationsmaske. Zweckmäßig ist die Gutzmannsche Maske mit beweglicher Klappe, welche gestattet, die Zuleitung zum registrierenden Apparate ein- und abzustellen (s. Calzia, Praktikum S. 8).

Da nach geschlossener Ventilklappe der gedrosselte Klang schwer mit dem Ohr zu beurteilen ist, hat WETHLO die Maskenwand an einer Stelle durchbrochen und einen Hörschlauch dort angesetzt. Das Entweichen von Luft verhindert eine dünne Gummimembran, die den Schall durchläßt.

Sehr brauchbar ist das Modell CALZIA-SCHNEIDER mit luftaufblasbarer Gummirandklappe, welche eine dichte Anpassung an die Gesichtsfläche gestattet. Zur Registrierung der Dynamik der Mundluft dient eine größere Kapsel mit etwas schwächerer Membranspannung, die häufig gleichzeitig mit dem Kehltonschreiber zur Untersuchung der Stimmhaftigkeit der Laute verwendet wird. Die Abgrenzung der Laute hinsichtlich ihrer Dauer wird durch die Mundluftkurve, die Bestimmung des Grades und des Ortes ihrer Stimmhaftigkeit durch die in ihrer räumlichen und zeitlichen Beziehung zur Mundluftkurve ausmeßbare Stimmkurve (Phonoposoto- und Phonotopometrie nach CALZIA (5) erreicht.

Das *Volumen* der beim Sprechen oder Singen verbrauchten Luft kann direkt durch eine in die Stromleitung eingeschaltete Gasuhr gemessen werden. Man liest den Stand einer solchen Gasuhr vor und nach dem Versuche ab und erhält aus der Differenz zwischen Anfangs- und Endablesung die verbrauchte Luftmenge. Der Nachteil liegt in dem ziemlich beträchtlichen Quantum schädlicher Luft und in der Trägheit des Mechanismus.

DU BOIS REYMOND und J. KATZENSTEIN verwendeten zur Atemvolummessung eine über den Kopf der Versuchsperson gestülpte, doppelt durchbohrte Glasglocke, die durch eine Halskrause aus Gummimembran luftdicht abgeschlossen wird. Die Bohrlöcher der Glocke haben 4 cm Durchmesser. In sie sind mit Korkringen Glasröhren von 2 cm Weite eingesetzt. Durch sie steht das vordere, vor dem Munde angebrachte durch Gummischlauch mit dem Einlaßventil, das hintere mit der Gasuhr unter Zwischenschaltung des Auslaßventils in Verbindung. Die Ventile sind nach dem Prinzip einer auf Quecksilber schwimmenden kleinen Glasglocke sinnreich und für Druckunterschiede von 2—3 cm Hg zuverlässig konstruiert. Die beim Singen und Sprechen verbrauchte Luft läßt sich an der Gasuhr ablesen oder mittels eines Schreibers auf einer berußten Trommel aufschreiben. Hinsichtlich der Eichung des Apparates und genaueren Einzelheiten s. KATZENSTEIN, S. 352.

Freier von diesem Fehler sind die Atemvolummesser. Der Volummesser ist ein Behälter, der anfangs' leer, im Verlauf des Versuches von der ausgeatmeten Luft gefüllt wird. Während das ursprüngliche, von HUTCHINSON konstruierte, von WINTRICH, PANUM modifizierte Spirometer zur Messung der Vitalkapazität bestimmt — wegen des großen Gewichtes und der Reibung des Behälters mit dem umgebenden Wasser für phonetische Zwecke weniger geeignet ist und fortlaufende Registrierung nicht ermöglicht, so zeigt der GADsche, ebenfalls in Wasser äquilibrierte Atemvolummesser eine bedeutend größere Empfindlichkeit, die von GUTZMANN und WETHLO noch bedeutend dadurch gesteigert ist, daß der Behälter aus einem in Luft äquilibrierten Balg besteht, der von der strömenden Luft unter Wegfall der Wasserreibungsfläche erweitert wird [s. CALZIA, Praktikum, S. 8, Abb. 1 und GUTZMANN (3), S. 29].

Die Eigenschwingungen des GUTZMANN-WETHLOschen Atemvolumschreibers hat NADOLECZNY unter 2 verschiedenen Bedingungen bestimmt: 1. Loslassen des durch mittlere Luftfüllung gehobenen Hebels des Apparates bei offenem Zuleitungsrohr. Es erfolgt eine Nachschwingung von ca. $^1/_3''$ Dauer (= Eigenschwingung des Systems von 3 D. S. pro Sekunde). 2. Verschließt man nach Luftfüllung das Zuleitungsrohr luftdicht, so wird die Eigenschwingung durch die eingeschlossene Luftmenge verändert. Hängt man jetzt ein Gewicht von 25 g an der Mitte des Führungshebels auf und brennt den Faden durch, so entstehen viel schnellere Eigenschwingungen (ca. 24 pro Sekunde). Diese treten bisweilen bei der Aufnahme als kleine Wellen in der Kurve in Erscheinung.

Neuerdings haben CALZIA und SCHNEIDER einen 6 Liter fassenden Atemvolumschreiber konstruiert mit vertikal stehendem, durch eine Galgenvorrichtung äquilibrierten Blasebalg.

Der Apparat ist in seinem Aufbau möglichst leicht gehalten, trotzdem die Kapazität dieses Apparates ca. 6 Liter beträgt.

a ist eine Grundplatte aus Holz, b sind die Bälge, c ein Joch aus Metallstangen, d ein Galgenstück mit 2 Führungsrollen, über welchen eine Schnur k läuft, die den Zeiger und die Bälge miteinander in Verbindung hält, e ist eine leichte Aluminiumstange und dient als Führung beim Auf- und Niedergang der Bälge. Am Ende des Galgenstückes d ist eine feine Metallschlinge angebracht, durch welche die Führungsstange hindurch gleitet, f ist ein weiter Gummischlauch, der das Schlauchansatzstück des Apparats mit dem vernickelten Mundtrichter g verbindet, h ist eine vernickelte Messingskala mit Teilung für ganze und Unterteilung für ¹/₁₀ Liter, i ist ein leichter Aluminiumschreibhebel für Registrierungen.

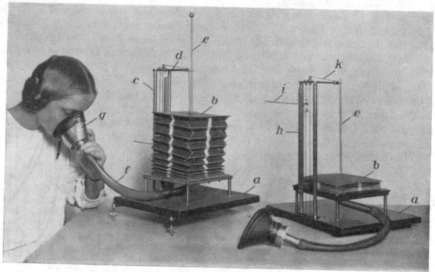

Abb. 26. Atemvolummesser nach Calzia-Schneider.

Um eine genügende Abdichtung zwischen Mund und Mundtrichter herstellen zu können, ist über den Mundtrichter eine pneumatische Randkappe geschoben.

In der Kurve des Atemvolumschreibers stellt die jedem Abszissenwert xt entsprechende Ordinate yt die von der Zeit O bis zur Zeit t verbrauchte Luftmenge dar. Durch Einführung bestimmter meßbarer Luftmengen in den Apparat erhält man eine Eichung, die auf einer Skala längs der Gleitschiene angebracht ist und direkt abgelesen werden oder mit dem Zirkel auf die Ordinaten der Kurve abgetragen werden kann.

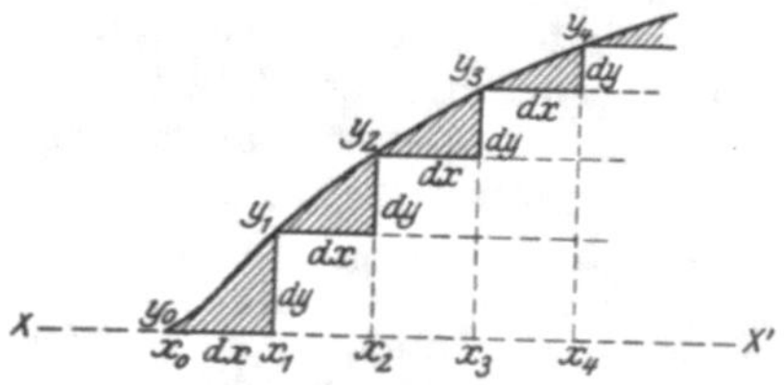

Die *Strömung* (= die während je einer Sekunde strömende Luftmenge) kann man aus der Volumkurve berechnen, indem man von der Abszissenlinie aus in den jeder Sekunde entsprechenden Abszissenwerte x^0, x^1, x^2 . . . . . . die Ordinaten errichtet und von ihren Schnittpunkten mit der Kurve (y_0, y_1, y_2 . . . .) aus parallele Linien zur Abszisse zieht. Jede Endordinate dy der schraffierten Flächen stellt die während je einer Sekunde strömende Luftmenge dar.

Abb. 27. Strömungskurve nach Poirot.

Man erhält eine Geschwindigkeitskurve, wenn man für die verschiedenen Strecken der Volumkurve den Quotienten $\dfrac{dy}{dx}$ bildet. Das Verhältnis dieser Quotienten zueinander ergibt die gesuchten Werte. Wählt man dx überall gleich, so verhalten sich die Werte der Derivierten wie die sukzessiven dy zueinander, also wie die Strömungswerte.

Die *Geschwindigkeit* des Luftstromes kann direkt oder indirekt bestimmt werden. Zur direkten Bestimmung hat ZWAARDEMAKER den *Aerodromographen* nach dem Prinzip der PITOTschen Röhren konstruiert. Wenn man in einen Flüssigkeitsstrom von bekannter Richtung eine Röhre eintaucht, deren unteres, rechtwinklig abgebogenes Ende man stromaufwärts wendet, so steigt die Flüssigkeit in der Röhre bis zu einer Höhe, die von der kinetischen Energie des Stromes abhängt. Der ZWAARDEMAKERsche Apparat besteht aus einem horizontalen Atmungsrohr von 2 cm Durchmesser, in welches zwei PITOTsche Röhren von 0,36 qcm Lumen mit entgegengesetzter Richtung ihrer abgebogenen Enden eingelassen sind. Die bei der Atmung in den PITOTschen Röhren entstehende Druckdifferenz wird auf zwei über die oberen Röhrenenden gestülpten und durch Eisenfäden an einem äquilibrierten Wagebalken aufgehängten Gelatine-

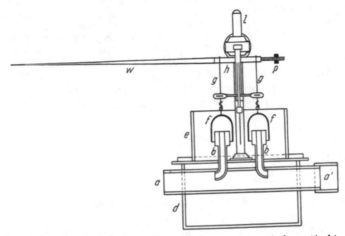

Abb. 28. Aerodromograph nach ZWAARDEMAKER (schematisch).
a—a¹ zylindrisches Rohr von 2 cm Durchmesser. b PITOTsche Röhrchen. d elektrisch erwärmtes Sandbad, in welchem das Atemrohr eingebettet ist. f Gelatinekapseln, die in die Ligroinschicht eintauchen. e Behälter, welcher Röhrenkapseln und Ligroinschicht ringförmig umgibt. g Faden, an welchem die Kapseln aufgehängt. h äquilibrierter Balken mit Schreiber w und Laufgewicht p. l Stab, an welchem das Gehäuse des Wagenjochs vertikal verschiebbar ist.

kapseln übertragen und von der Schreibspitze des Wagebalkens registriert. Die Eichung des Apparates mittels Gasuhr ist von J. TEN HAVE durchgeführt (s. POIROT, S. 61 und KATZENSTEIN, S. 354).

Da die kinetische Energie eines Kraftsystems von der Masse m und der Geschwindigkeit s abhängt ($E = \frac{1}{2} m s^2$) und da die Masse hier konstant ist, so verhalten sich die Luftanstauungen in der stromaufwärtsgerichteten Röhre wie die Quadrate der Stromgeschwindigkeit.

Die Ausschläge eines in den Luftstrom eingeschalteten, leicht beweglichen Hindernisses sind zu verschiedenen Konstruktionen sowohl für Geschwindigkeitsmessung als auch für Intensitätsmessung verwendet worden.

Im ROUSSELOTschen Torsionsmanometer wird der Luftstrom gegen den Außenrand einer an einem vertikal gespannten Faden angebundenen Karte gerichtet und die Tourenzahl während der Aussprache eines Lautes gezählt. Im Phonometer von LUCAE schwingt eine runde Glasscheibe in einem Rahmen um eine vertikale Achse. Ein horizontaler Kreis mit Gradeinteilung erlaubt die Ablesung des Winkelausschlags. Zwaardemaker hat auch die äußerst empfindliche akustische Torsionswage von Dvorak benützt. Das Aerodromometer von Zwaardemaker besteht aus einem vertikalgestellten Glasrohr von der Weite der Trachea; darin schwebt eine von zwei entgegengesetzten Spiralfedern im Gleichgewicht gehaltene Aluminiumscheibe, deren Ausschläge nach vorheriger Eichung an einer Skala der Glasröhre abgelesen oder photographisch registriert werden.

Indirekt kann die Geschwindigkeit aus der Volumkurve erschlossen werden (s. S. 886).

Zur Feststellung der *wilden Luft* beim Gesange hat Fröschels (1) eine auf einem wagrechten Stativ ruhende Glasröhre von 7 cm Innenweite konstruiert; in der Mitte ihrer Länge ist an einem an der Wandung angeklebten Menschenhaar ein 6 cm langer Aluminiumdraht befestigt, der an einem Ende ein Kügelchen aus Wachs und am anderen ein quadratisches $1\frac{1}{2} \times 1\frac{1}{2}$ cm messendes Glimmerblättchen trägt, die beide genau ausäquilibriert sind. Die beiden Öffnungen der Röhre sind mit je einem durchbohrten Korkstöpsel verschlossen, durch welche je eine 1 cm breite Glasröhre 2 cm tief in das Lumen der Hauptröhre hineingeschoben ist. Die eine dieser Glasröhren ist mit einem Hörschlauch, die andere mit einem Zweighahn verbunden, der durch je einen Schlauch mit einer Nasenolive und einem Mundtrichter verbunden ist, in welchen die Versuchsperson hineinsingt. Das Blättchen bleibt stehen oder erzittert nur, wenn es von rhythmischen Luftwellen getroffen wird, wird aber abgelenkt, wenn es von nicht rhythmischen (wilder Luft) getroffen wird.

Die aerodynamischen Eigenschaften des Luftstromes *innerhalb* des Ansatzrohres sind nur durch in dieses eingeführte Apparate zu bestimmen und deshalb leicht Fehlerquellen bei ihrer Feststellung unterworfen.

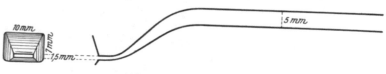

Abb. 29. Seydelsche Röhre.

Der primäre Luftdruck unterhalb der Stimmritze wurde bei Tracheotomierten von Cagniard Latour, Grützner (2), Roudet (1), Gutzmann (4), Schilling (3) mittels eines mit der Trachea verbundenen Hg-Manometers bestimmt. Zur Bestimmung des sekundären Drucks (oberhalb der Stimmbänder) hat Seydel ein Glasrohr konstruiert, dessen Mundstück z. B. hinter die Zähne gebracht wird und geeignet ist, den Druck bei Bildung der Verschlußlaute zum Druckmesser zu übermitteln.

Bei nicht abgeschlossener Mundhöhle wirkt die Seydelsche Röhre wie eine Pitotsche Röhre und verzeichnet sowohl Stromgeschwindigkeit als den an der Aufnahmestelle herrschenden relativen Druck. Zur Bestimmung der Richtung und Gestalt des Luftstromes innerhalb des Ansatzrohres hat man versucht, das von Lootens für Pfeifen verwendete Tabaksrauchverfahren weiter auszuarbeiten (Gellé, Thooris) oder zur Untersuchung der Stromwirbel eine Röhre quer in die Stromrichtung gestellt und mit einem empfindlichen Manometer verbunden.

III. Die akustischen Eigenschaften des Luftstroms.

Die komplizierte und variable Gestalt des Strombettes übt nicht nur auf Richtung und Gestalt des strömenden, sondern auch, was uns noch wichtiger ist, auf seine Eigenschaft als tönenden Luftstrom einen bestimmenden Einfluß aus. Das Strombett ist fast in allen seinen Teilen, sowohl im Windlade- als Ansatzrohr ein mehr oder weniger variabler Resonator. Wir können entweder die resonatorischen Eigenschaften des Strombettes unabhängig vom tönenden

Luftstrom ihres Trägers (evtl. mit Hilfe fremder Schallquellen) untersuchen oder aber die akustischen Eigenschaften des Eigen-Luftstroms selbst zum Gegenstand unserer Untersuchung machen. Danach hätten wir zu scheiden:

1. Die resonatorischen Eigenschaften des Strombettes.

a) *Mundhöhle.* Die Eigentöne der Mundhöhle können auf verschiedene Weise erregt werden, durch Flüstern — Anblasen — Perkussion — Stimmgabeln — Funkenknall. Die *Flüster*probe ist besonders (s. POIROT S. 70) von DONDERS und früher schon von SAMUEL REYHER, CHR. HELLWAG, FLÖCKE, OLIVIER, LLOYD, MONOYER, neuerdings von ABRAHAM und O. WEISS angewendet worden. Bläst man das in verschiedene Vokalstellung gebrachte Ansatzrohr von hinten durch die Flüsterstimme an, so kann man die Tonhöhe des so entstehenden Geräusches mit dem Ohr bestimmen, wobei man sich aber leicht in der Schätzung der Oktavenhöhe irrt. Durch Verstärkung des Anblasestromes kann man einzelne Flüstervokale zum Pfeifen bringen (z. B. ü, ö, u) (NAGEL). Das Anblasen der Mundhöhle von vorne durch ein mit feiner Spalte endendes, gegen die Mundhöhle gerichtetes Rohr hat DONDERS zuerst angewendet und HENSEN wieder aufgenommen.

Die *Perkussion* der Wangen (HELMHOLTZ), der Zähne (HELMHOLTZ, BOURSEUL), oder des Kehlkopfs (AUERBACH) läßt ebenfalls die Höhe des Mundtones in stark gedämpfter Form erklingen.

Die *Stimmgabel*methode wurde besonders von HELMHOLTZ und KÖNIG ausgebildet. Hält man vor die Mundöffnung eine schwingende Stimmgabel, so antwortet das Ansatzrohr mit einer Mitschwingung, welche den Ton der Gabel verstärkt, wenn derselbe mit dem Eigenton der Mundhöhle übereinstimmt. Dazu ist eine belastete (möglichst obertonfreie) kontinuierliche Tonreihe erforderlich. Der Versuch läßt sich entweder so ausführen, daß man den der Mundstellung entsprechenden Gabelton oder umgekehrt die dem Gabelton entsprechende Mundstellung sucht (POIROT). Dabei ist das bei weichen Resonatoren verbreiterte Resonanzbereich, das Mittönen anderer Töne als des Eigentons (bzw. dessen Obertöne) bei starkem Gabelanschlag zu berücksichtigen.

Durch *Funkenknall* hat GARTEN (1) die Mundhöhle in Schwingungen versetzt. Ein 1 cm langer Funken wird erzeugt von einem Induktorium, in dessen sekundären Kreis zwei Leydener Flaschen eingeschaltet sind. Die Drahtenden, zwischen denen der Funke überspringt, sind in einem kleinen Teller aus Siegellack von ca. 2 cm Durchmesser eingelassen, der in der Mitte etwas vertieft ist, so daß die Umgebung des Mundes vor dem Überspringen des 5—10 mm der Mundhöhle genäherten Funkens geschützt ist. Die in der Mundhöhle entstehenden Schwingungen werden durch einen dicht vor den Mund gehaltenen Gummischlauch oder durch ein direkt in die Mundhöhle eingeschobenes dünnes, seitlich abgebogenes Glasrohr, das die Weite der Mundöffnung nicht merklich beeinträchtigt, dem Schallschreiber (s. S. 895) zugeleitet.

b) Die resonatorischen Eigenschaften der Trachea wurden von GIESSWEIN (2) untersucht teils durch Auscultation des Pektoralfremitus, teils durch akustische Versuche an weichwandigen Resonatoren, welche die Gestalt des Bronchialbaumes nachahmen.

c) Die mit dem Ansatzrohr durch enge Kanäle zusammenhängenden Nebenhöhlen der Nase wurden ebenfalls von GIESSWEIN (1) hinsichtlich ihrer resonatorischen Eigenschaften untersucht durch Anblasen der freigelegten Nebenhöhlenöffnung an Formalinhalbschädeln mittels Blasebalgs und feinem Glasröhrchen von spaltförmiger, 1 cm langer, 1 mm breiter Öffnung; und durch Versuche an Glaszylindern mit abgestimmten Luftvolumen, das teils durch

Anblasen, teils durch Antönen oder durch Aufsetzen einer schwingenden Stimmgabel in Schwingungen versetzt wurde.

d) Die resonatorischen Eigenschaften der Lunge und des Brustkorbs hat Martini mittels Frankscher Glimmerkapseln und unter Auswertung der von Frank behandelten Gesetze für die Bewegung gekoppelter Systeme untersucht.

2. Die akustischen Eigenschaften des Luftstroms.

Von den hier in Betracht kommenden Eigenschaften: Tonhöhe, Tonstärke und Klangfarbe (Klangqualität) haben wir die Untersuchungsmethoden der ersteren schon bei den Stimmvibrationen besprochen. Für die Bestimmung der Tonstärke kommt außer der Beobachtung durch das Ohr, dessen Unterschiedsschwelle auf 25% bzw. 9—10% (s. Poirot S. 73) veranschlagt wird, nach Gutzmann nur die Atemvolummessung und diese nur bei gleicher Tonhöhe und gleicher Klangfarbe in Betracht (s. auch S. 909).

Für die Beurteilung des Gesamteindrucks eines Klanges (Habitus des Lautes, Voll-, Flüsterstimme, Register, Deckungsverhältnis usw.) ist das Ohr ein ausgezeichnetes Beobachtungsmittel. Für die Klanganalyse, die Bestimmung seiner Zusammensetzung aus Teiltönen reicht das Ohr, wenn es auch durch Übung in dieser Fähigkeit geschärft werden kann (cf. Helmholtz) nicht aus. Es sind deshalb zahlreiche Methoden zur Klanganalyse erfunden worden. Diese teilen sich in solche, welche aus dem Gesamtklang isolierte Töne herausnehmen (Resonatoren, Interferenzapparat) und solche, welche die die Tonempfindung erzeugenden Luftschwingungen möglichst in ihrer Gesamtheit registrieren. Diese hinterlassen eine Spur des Vorgangs, welche durch Meß- und Rechenmethoden analysiert wird. Je nachdem diese Spur eine akustische Wiedergabe gestattet oder nicht, unterscheidet man (nach Poirot) die phonographischen bzw. die phonautographischen Methoden.

Die *Klanganalyse durch Resonatoren* ist durch Helmholtz begründet. Resonatoren sind Hohlräume mit metallischer Wandung und von verschiedener Form (kugelig, zylindrisch mit starren Dimensionen oder teleskopischem Auszug) und verschieden großer Öffnung, manchmal mit Blendvorrichtung. Gegenüber der Öffnung findet sich eine andere kleine Öffnung zum Abhören mit oder ohne Schlauchleitung oder evtl. Registriervorrichtung. Die Resonatoren haben eine starke, scharf begrenzte Resonanz und sind zur Auslese ihres Eigentons in einer Tonmasse sehr geeignet (Poirot). Läßt man einen Laut auf eine Serie von Resonatoren einwirken, d. h. diese sukzessiv dem Ohr anlegen, so werden nur diejenigen erregt, deren Eigentöne mit den Teiltönen des Lautes übereinstimmen. Auf diese Weise läßt sich nicht nur das Vorhandensein des betreffenden Eigentones im Klange feststellen, sondern in gewissen Grenzen auch seine Intensität abschätzen (Auerbach).

Der *variable Analysator* von Garten (1) besteht aus einer in Glycerin suspendierten Gummihohlkugel, deren Volumen durch Veränderung des umgebenden Luftdrucks geändert wird (s. Abb. 30).

Der Apparat besteht aus 2 durch ein 2,5 cm weites Rohr verbundenen Hohlkugeln aus Glas, G_1 und G_2. Die untere Glaskugel hat an ihrem unteren Ende einen Ablauf mit Hahn für das zur Füllung dienende Glycerin. Ferner besitzt diese Kugel an der einen Seite in der Höhe ihres Äquators eine runde Öffnung M von 15 mm Durchmesser, an deren Rand das Glas einen nach außen aufgeworfenen Ring bildet, der zur Befestigung des kugelförmigen elastischen Resonators dient und die Mundöffnung des Resonators darstellt. Auf der gegenüberliegenden Seite der Kugel setzt sich ein hoher Ansatz R von 30 mm Durchmesser und 80 mm Länge an, der sich in ein Glasrohr verjüngt, durch das ein zweites engeres Glasrohr von außen eingeschoben wird, das die Luft des Resonators mit dem Schallschreiber mittels Gummischlauch in Verbindung setzt. Über die innere Öffnung des engeren Glasrohres wird unter Zwischenschaltung eines Gummischlauches das freie Ende eines Condoms luftdicht befestigt, dessen anderes, aufgeschnittenes Ende am Glaswulst der Mundöffnung M umgestülpt und luftdicht durch Ligatur und Gummilösung festgemacht wird. Unter Saugwirkung der Wasserleitung wird dann die untere Kugel mit verdünntem Glycerin gefüllt, bis dasselbe im Zwischenstück zwischen beiden Kugeln steht. Nun wird der zum Glyceringefäß führende Hahn abgedreht und bei weiterem Ansaugen der Wasserluftpumpe dehnt sich die Gummihohlkugel immer mehr aus, während das Glycerin aus der unteren in die obere Hohlkugel überströmt. Nach Abdrehen des zur Saugpumpe führenden Hahnes behält die Gummihohlkugel ihre Ausdehnung bei, bis sie nach Öffnung des zum Luftzutritt führenden Hahnes H_1 und unter Regulierung des Stellhahnes H_2 mit größerer oder kleinerer Geschwindigkeit gleichmäßig zusammenfällt. Während dieses Zusammensinkens macht der Gummiballon als Resonator alle Stadien von h_3 bis gis^0 durch und gestattet die zeitlich zerlegte Analyse eines vor der Mundöffnung M erklingenden Klanges bis zum 8. Teilton.

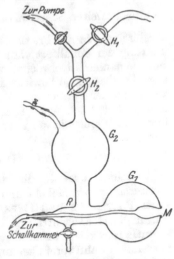

Abb. 30. Variabler Analysator von GARTEN.

Das Auslöschen von Teiltönen aus einem Klange geschieht mit der *Interferenzmethode,* die von GRÜTZNER und SAUBERSCHWARTZ mit Hilfe der T-rohrförmigen QUINCKESCHEN Interferenzröhre ausgearbeitet worden ist. Diese besteht aus einem 90 cm langen Rohr, das ein Lumen von 10 mm hat und auf welchem in Abständen von je 10 cm 6 Röhren von 50, 60, 70, 80, 90, 100 cm (bzw. mit verschiebbaren Stempeln) aufgesetzt sind. Zwei Schallwellen von gleicher Tonhöhe und Stärke können sich gegenseitig aufheben (d. h. Stille erzeugen), wenn sie mit einem Gangunterschied von einer halben Wellenlänge zusammentreffen. Ist z. B. der verschiebbare Stempel in dem senkrechten Schenkel um $1/4$ Wellenlänge des betreffenden Tones vom horizontalen Schenkel entfernt, so entsteht durch die seitliche Abweichung der

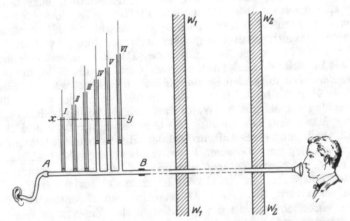

Abb. 31. Interferenzapparat nach GRÜTZNER und SAUBERSCHWARTZ.

Tonwellen nach dem senkrechten Schenkel eine Verspätung von $1/2$ Wellenlänge und dadurch eine Auslöschung des Tones für das am distalen Ende (A) der Röhre auscultierende Ohr. Das andere Ende B ist mit einer durch zwei Zimmer geführte Zuleitungsröhre verbunden, um zu vermeiden, daß der primäre Ton vom anderen Ohr gehört wird.

Außerdem werden auch die ungeradzahligen Obertöne ausgelöscht, für welche ja die Wegdifferenz eine ungerade Anzahl von halben Wellen beträgt. Die geradzahligen Obertöne werden dagegen verstärkt (Wegdifferenz eine gerade Anzahl von halben Wellenlängen). Um auch diese auszulöschen, muß in einem zweiten Schenkel der Stempel auf $\frac{\lambda}{2}$ eingestellt werden. Da die völlige Auslöschung in der Praxis nicht erfolgt wegen der in den Röhren entstehenden Störung der Schallfortpflanzung, so werden mehrere gleiche Interferenzröhren nebeneinander angebracht; wenn das erste Rohr den Ton auf 1/n seiner Intensität herabsetzt, so bewirkt das p^{te} Rohr eine Abschwächung von 1/np. Gleichzeitig mit der Vernichtung tieferer und höherer Teiltöne entstehen, wie Garten gezeigt hat, auch neue Töne, welche den ursprünglichen Klang gänzlich verändern, andererseits werden auch nicht harmonische Formantschwingungen mitvernichtet.

Die Phonautographie.

Das Ideal wäre die direkte optische Aufnahme der Luftschwingungen ohne Vermittlung von Hebeln und Membranen, wie sie in dem Interferenzverfahren nach Boltzmann und Raps versucht worden ist. Ein intensives, durch eine Sammellinse konzentriertes Lichtbündel wird durch den Spiegel eines Interferentialrefraktors in zwei parallele Bündel gespalten, die sich nach einer getrennten Bahn vereinigen und interferieren. Die Interferenzen werden ebenfalls auf optischem Weg zur Anschauung gebracht. Das eine der getrennten Lichtbündel durchsetzt eine Luftschicht, welche durch den zu untersuchenden Klang in Schwingungen versetzt wird, während das andere durch ruhende Luft geht. Die photographierten Interferenzstreifen zeigen je nach der Art der Schwingungen ein verschiedenes Aussehen. Die Empfindlichkeit dieser Methode reicht für phonetische Zwecke noch nicht aus und bedarf noch erheblicher technischer Vervollkommnung.

Die gebräuchlichen phonetischen Methoden bedienen sich deshalb noch durchweg schwingender Membranen oder Platten. Die Bewegungsmöglichkeit einer Membran nimmt vom Rande, wo sie = 0 ist, bis zur Mitte ständig zu und die erhaltenen, positiven und negativen Impulse haben von der Peripherie zum Zentrum eine immer größere Amplitude. Da die Membran eine im Vergleich mit der Luft bedeutende Masse hat, so genügt ein Impuls nicht, um sie in Bewegung zu setzen. Die folgenden Stöße addieren sich aber, wie die Handzüge auf das Glockenseil und allmählich, mit der Anzahl der Stöße, wächst der schwingende Ausschlag der Membran. Wenn dies erreicht ist, so besitzt die Membran wegen ihrer Masse und Geschwindigkeit eine relativ große kinetische Energie, die zur Mitschwingung eines aufschreibenden Hebels benützt werden kann . . . (Poirot). Jede Membran hat einen Eigenton, bevorzugt also bestimmte Schwingungen oder Schwingungskombinationen; sie bedürfte desselben zur Ausschaltung einer Korrektionsformel. In Praxi begnügt man sich meist damit, solche Membranen zu verwenden, die keinen ausgesprochenen Eigenton haben oder den Apparat so einzurichten, daß die Wirkungen des Eigentones möglichst klein werden. Entweder wählt man die Membran so, daß der Eigenton außer dem Bereich der aufzunehmenden Schwingungen liegt, oder man vermindert den Aufschlag, den er verursachen würde, durch die Dämpfung der Membran (Poirot). Der zur Dämpfung dienende Widerstand ist statisch (Beschwerung durch Auf- oder Anlegung eines dämpfenden Stoffes) oder dynamisch (Kraft eines magnetischen Feldes wie im Telephon, Kraftverbrauch beim Aufzeichnen wie im Phonographen, Grammophon oder in Hensen-Pippings (Sprachzeichner). Die Membran treibt 1. entweder einen materiellen Schreibhebel oder 2. einen

Lichtstrahl oder 3. sie wirkt auf eine Flamme, die optisch oder unmittelbar registriert, oder 4. sie wirkt auf einen elektrischen Apparat, der seinerseits den registrierenden Schreibhebel betätigt.

1. Von der erstgenannten Gruppe ist, wenn wir von älteren Versuchen[1]) absehen, wegen seiner historischen Bedeutung der HENSENsche *Sprachzeichner* zu erwähnen, mit welchem PIPPING seine klassischen Untersuchungen gemacht hat.

HENSEN geht von dem Gedanken aus, die Bewegungen des Trommelfells nachzuahmen. Er benützt eine Membran aus Goldschlägerhaut, die auf eine Trommel von 36 mm Durchmesser aufgebunden, dann durchfeuchtet und mit Hilfe eines Hohlzylinders mit konischem Ende, der genau in die Trommel hineinpaßt, trichterförmig vorgetrieben wird. Auf der Spitze des Holzkeils liegt ein kleines Metallplättchen, gegen welches der Aluminiumschreibhebel angeschraubt wird. Wenn die Haut trocken geworden ist, behält sie die trichterförmige Gestalt bei und der Holzzylinder wird entfernt. Der auf diese Weise auf die Mitte der trichterförmig ausgestülpten Membran befestigte Schreibhebel dreht sich um eine Achse, welche am Rande der Trommel fixiert ist, die Schreibspitze besteht aus einem feinen Glassplitter (später von PIPPING durch einen konisch geschliffenen Diamanten ersetzt), der auf einer auf einer Schlittenvorrichtung vorbeigezogenen berußten Glasplatte die Wellenschrift einritzt. Das relativ große Gewicht des Schreibhebels, der starke Reibungswiderstand bei der Registrierung verursacht eine sehr starke Dämpfung und eine so kleine Schrift, daß die Ablesung nur unter dem Mikroskop möglich ist. Die Eigenschwingung der Membran beträgt 650 VD.; das Dämpfungsverhältnis etwa 2.

2. Die Verwendung des *Lichtstrahls* ist zuerst von BLAKE 1878 eingeführt worden, ferner von RIGOLLOT und CHAVANON verwendet worden (1883). Der Lichtstrahl hat den Vorzug, keine Eigenschwingung zu haben und keine Durchbiegung zu erfahren, bèliebig verlängert werden zu können, ohne das Gewicht und die Trägheit des schwingenden Systems zu ändern und stets

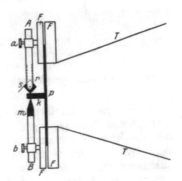

Abb. 32. Phonautograph nach SAMOJLOFF.

mit reibungsloser Stirnschrift zu schreiben. Da aber auch die Dämpfung wegfällt, muß diese in der Membran selbst bewirkt werden.

SAMOJLOFF hat eine aus gepreßtem, feinem Korkpulver angefertigte Membran konstruiert, die eine starke Dämpfung aufweist (s. Abb. 32).

Die 1 mm dicke Korkmembran p wird in eine Fassung geklemmt, die aus zwei Ringen mit Filzunterlage besteht. Ein konischer Trichter sammelt den Laut gegen die Membran, deren freie Ebene 3 cm Durchmesser hat. Nach der vorderen Seite trägt die Platte in ihrer Mitte ein Korkstückchen K, das zwischen zwei von der Fassung ausgehenden Stäben A und B gefaßt wird, deren unterer in einer festen Korkspitze endet, während der obere durch ein um eine Schraubenachse c drehbares, scharfkantiges Korkstück die Schwingungen der Membran aufnimmt und mittels des Spiegelchens s auf einen reflektierten Lichtstrahl überträgt.

Der von MARTENS erfundene, von LEPPIN konstruierte Apparat (s. Abb. 33) besteht aus einem weiten Aufnahmetrichter, dem die Reproduzermembran eines Grammophons aufgesetzt ist. Auf die Platte sind zwei Spiegelstreifen geklebt, die einander parallel und gegen den Mittelpunkt der Membran symmetrisch stehen. Der von der Lichtquelle ausgehende Strahl wird vom distalen Spiegel S_1

---

[1]) Solche sind zuerst von SCOTT und R. KÖNIG 1856, von SCHNÄBELI und HIPP 1878, von BARLOW (Logograph) 1874 konstruiert worden. Diese Apparate kommen nur für Tonhöhenkurven in Betracht und sind, ebenso wie die Kehltonschreiber von MAREY, ZÜND-BURGUET und KRÜGER-WIRTH unter diesem Gesichtspunkt erwähnt (s. S. 875).

auf den proximalen S_2, von letzterem durch eine Linse auf einen rotierenden Spiegel und von diesem auf einen Schirm geworfen. Die Schwingungen der angesprochenen Membran verschieben die Spiegel gegeneinander und verursachen Schwingungskurven.

Struycken benutzt die Erschütterungen zweier gegenüberliegender Seitenwände eines vorn offenen Kästchens. Sie sind aus dünnen, glatten, aus leicht-gespannten Plättchen von chinesischem Seidenpapier gefertigt. In der Mitte

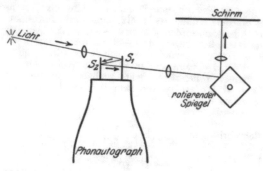

des Kästchens steht ein vertikales Spiegelchen (3 mm lang, 1—2 mm breit), das um eine feine, sich auf Achathütchen bewegende Stahlachse (6—8 mm lang, $1/20$ mm Durchmesser) drehbar ist. Senkrecht zur Spiegelfläche befinden sich an dessen unterem Rande zwei kleine Querarme, zu deren Endspitzen von jeder Papierfläche ein äußerst dünnes Metalldrähtchen führt und mit einem dünnen Kautschukfaden gelenkartig mit ihm verbunden ist.

Abb. 33.   Phonautograph nach Martens-Leppin.

Treten nun Schallwellen in das Kästchen ein, so werden die beiden Seitenmembranen in entgegengesetzte Schwingungen geraten und bei der Vergrößerung der Entfernung voneinander den rechten Winkel zwischen den Drähten und dem Querarm zu einem mehr oder weniger stumpfen, bei gegenseitiger Annäherung zu einem mehr oder weniger spitzen Winkel umformen. Diesen Bewegungen entsprechend dreht sich der kleine Spiegel um eine vertikale, ideelle Achse und bewegt den von der Lichtquelle auffallenden Lichtstrahl

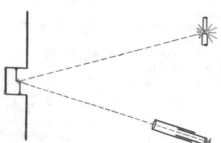

den Schallwellen entsprechend hin und her. Dieser wird durch ein Fernrohr betrachtet, vor dessen Okular ein durch ein kleines Uhrpendel um die Längsachse der spiegelnden Fläche hin- und hergedrehtes Prisma den Strahl umbiegt und in eine Kurve umwandelt.

Frank, welcher sich hauptsächlich mit der Theorie der Schreibapparate beschäftigt hat und sich gegen die Verwendung graphischer Registrierung ausspricht, verwendet kleine Kapseln mit

Abb. 34.   Apparat nach Struycken.

Spiegelchen und photographische Registrierung, Apparate, welche den höchsten Anforderungen der Hämodynamik dienen sollten, von J. Seemann und Broemser auch für akustische Zwecke verwendet wurden.

Die Frankschen Kapseln sind kurze zylindrische Röhrenstücke, deren vordere Öffnung am unteren Rande so umgearbeitet ist, daß der Kreisbogen durch eine Sehne, entsprechend $90—150^0$ abgeschlossen wird. Diese Öffnung wird mit einer Gummimembran überspannt, auf welcher kleine Spiegelchen so aufgeklebt sind, daß sie sich bei Ausbauchungen der Membran um die Sehne als Achse drehen. Ihre Drehung bewirkt eine vertikale Bewegung der Projektionsbilder des Nernststäbchens auf dem photographischen Film (zit. nach Seemann).

Frank hat gezeigt, daß eine Bewegung von einem Registriersystem nur dann richtig, d. h. so, daß die Korrekturen unwesentlich sind, wiedergegeben wird, wenn *die Dauer seiner Eigenschwingung wesentlich kürzer als die Dauer der zu registrierenden Schwingung* ist. Alle Apparate, deren Eigenschwingung tiefer ist als die zu registrierende, fälschen, indem sie darüber liegende Töne dämpfen. Deshalb ist es notwendig, die Eigenschwingung des Registrierapparates zu bestimmen und den Fehler rechnerisch zu korrigieren, wozu BROEMSER ein rechnerisches Verfahren angegeben hat.

Das Bestreben ging dahin, Membranen von hoher Eigenschwingungszahl und leichter Dämpfungsmöglichkeit zu verwenden. Auf die Eignung der Seifenblase zu schallregistrierenden Zwecken wegen ihrer geringen Masse, großen Empfindlichkeit und leichten Dämpfbarkeit durch einen abgeschlossenen Luftraum hat GARTEN (3) schon 1904 hingewiesen. Zur Aufzeichnung des Perkussionsschalles haben MAY und LINDEMANN 1906, für den Herzschall GERHARTZ 1908 die Seifenblase verwendet [S. GARTEN (3)].

Sowohl hämodynamischen als besonders auch phonetischen Zwecken dient das von OTTO WEISS erfundene Phonoskop. Hier wird als Membran eine in den NEWTONschen Farben schillernde Seifenlamelle verwendet, auf welcher mittels abgebogener Öse ein feiner versilberter Glashebel befestigt ist. Der Lichtstrahl einer Bogenlampe wird von einem Mikroskopobjektiv auf den Hebel geworfen und ein zweites Objektiv entwirft vom Hebel ein Bild, das von zwei Prismen in die horizontale Ebene umgestellt und gegen die vertikale Spalte des optischen Registrierapparates von HERMANN und GILDEMEISTER geworfen wird. Gleichzeitig wird durch die Spalte der bewegte Schatten einer Feder registriert, die von einer entfernten Stimmgabel lautlos in Schwingungen versetzt wird.

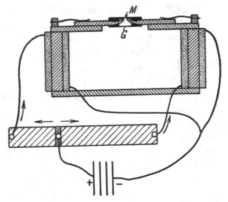

Die dünne Lamelle aus Glycerinseifenlösung hat eine Fläche von 0,88 qcm, ein Gewicht von 0,05 mg und mit dem versilberten Glashebel (Durchmesser 10 μ, Länge 18 mm) hat das schwingende System ein Gesamt-

Abb. 35. Schallschreiber nach GARTEN.

gewicht von 0,0535 mg. Die Empfindlichkeit des Apparates ist sehr groß. Leise gesprochene Vokale bewirken noch auf 10 m Abstand einen Ausschlag; geflüsterte Vokale werden auch gut registriert und ebenso die hohen Obertöne der sch- und s-Laute.

Ebenfalls auf den Schwingungen einer Seifenlamelle beruht der Schallschreiber von GARTEN. Er verwendete ursprünglich eine runde Seifenmembran 2,0 bzw. 2,5 mm Durchmesser, in deren Mitte ein Eisenstäubchen mittels eines Hufeisenmagneten festgehalten wurde. Da ihr Eigenton mit 1141 bzw. 860 Schwingungen für die Registrierung der Perioden hoher Vokale zu niedrig war, konstruierte

GARTEN eine Membran von 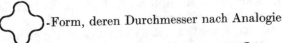-Form, deren Durchmesser nach Analogie

des Trommelfells (FICK) Streifen von verschiedener Länge und Spannung (Längsdurchmesser 2,5, Schrägdurchmesser 1,0 mm) enthielten (s. Abb. 35). Die Membran M, deren Eigenschwingungszahl 2000 beträgt, führt ihre Schwingungen unter dem Objektiv eines Mikroskops aus, wobei die Schwingungsebene des Eisenteilchens einen Winkel von 45° mit der Ebene des Objekttisches bildet. Die Dämpfung wurde durch Anbringung einer sehr kleinen mit Glasplatte G abgeschlossenen Luftkammer bis zur Aperiodizität geführt.

In der Kammer sieht man die in Spitzen auslaufenden Polschuhe des Elektromagneten, die sorgfältig zur richtigen Fixierung des Eisenteilchens in der Membranmitte eingestellt sein müssen. Der Hohlraum ist durch eine sehr enge Öffnung, deren Weite den Grad der

Dämpfung der Membran bedingt, mit einem kurzen weiten Schlauch und einem kleinen Glastrichter verbunden, von dem aus der Schall der Kammer zugeleitet wird.

3. Die Registrierung mittels *schwingender Flamme* ist zuerst von König ausgebildet worden. Ein Leuchtgasstrom wird durch eine kleine, kreisförmige Kapsel geführt, deren Vorderseite von einer elastischen Membran gebildet wird, die von den Tonwellen getroffen wird. Die Druckschwankungen im Gasstrom markieren sich durch Höhen- und Volumänderung der Flamme (manometrische Flamme) und das Flammenbild wird auf einem rotierenden quadratischen oder oktogonalen Spiegel beobachtet oder auf bewegtes photographisches Papier durch Vermittlung eines Linsensystems photographiert. König hat weiterhin durch Zwischenschaltung von 8 Resonatoren zu 8 manometrischen Flammen einen Apparat zur Klanganalyse konstruiert.

Marbe hat das Rußverfahren auf die manometrische Flamme angewendet. Der Brenner (Acetylengas) steht unter einem bewegten Streifen Telegraphenpapier, auf welchem sich bei ruhiger Flamme ein Rußstreifen, bei schwingender Flamme Rußringe, die einander überdecken, abbilden. Gewöhnlich sind drei Brenner vorhanden, von welchen der eine zur Aufnahme der Stimmvibrationen, der zweite zur Zeitregistrierung mittels $1/_{100}''$ Zeitschreiber, die dritte evtl. zur Verzeichnung des dynamischen Akzentes (einfache Übertragung der betonten Silbe durch Handdruck) verwendet werden kann (Gutzmann)[1]. Das Marbesche Verfahren eignet sich nur zur Tonhöhenuntersuchung, nicht zur Klanganalyse; für letztere ist die Beweglichkeit der Flamme zu gering.

4. *Elektrische Phonautographie.* Statt der Vermittlung eines Hebels oder eines Gasstromes, auf welche die schwingende Membran wirkt, kann das Zwischenglied auch eine elektrische Stromleitung sein, und zwar entweder das Telephon oder das Mikrophon. Hinsichtlich des Einflusses der schwingenden Membran zeigte Wiersch, daß die Membranen mit tiefem Eigenton auf die höheren Obertöne nicht gut reagieren (s. S. 895). Durch die Erhöhung des Eigentons andererseits wird nach dem Nachweis von Wien die Amplitude außerordentlich herabgesetzt. Der Einfluß des Stromkreises ist von Du Bois Reymond, Weber, Helmholtz, Hermann (1) näher untersucht worden. „Die Verhältnisse sind kompliziert (Poirot) und lassen sich in geschlossener Form nur unter gewissen Annahmen darstellen. Man hat besonders die Induktion zu berücksichtigen: Einfluß der Membranen auf die Spule, der Induktionskreise aufeinander, Selbstinduktion der Kreise usw. Aus der Arbeit Hermanns geht jedoch hervor, daß es unter Anwendung eines Telephons als Aufnehmer gelingt, die Übertragung theoretisch ohne Änderung der Amplitudenverhältnisse (und unendlich kleiner Phasenverschiebung) zu gestalten, wenn der Widerstand des Telephonkreises (bzw. der zwischengeschalteten Induktionskreise) im Verhältnis zum Potential der Spulen auf sich selbst sehr klein ist. Dient das Mikrophon als Aufnahme, so muß der Telephonkreis mit dem Mikrophonkreis durch eine Induktionsvorrichtung verbunden sein, deren Potential gegen die Widerstände und das Potential des Telephonkreises groß ist.

Die Versuche, diese Apparate zur akustischen Registrierung zu verwerten, haben meines Wissens noch nicht zu befriedigendem Resultat geführt. Rousselot

---

[1] Wethlo (3) verwendet zur Gaserzeugung eine einfache Carbidtischlampe, die Acetylengas im Überschuß entwickelt. Der Gasstrom wird mittels eines 4 Wegestücks in 3 Zweigströme geteilt; 2 von diesen speisen die registrierenden Flammen, die dritte führt zu einer freibrennenden Hilfsflamme mit gewöhnlichem Acetylenbrenner. Durch die eingeschalteten Hähne ist es möglich, die registrierenden Flammen rasch auf die gewünschte, möglichst niedrige Höhe zu bringen. — Neuerdings hat Wethlo die Fehlerquellen des Marbeschen Verfahrens (Verwehen der Flammen durch Luftwirbel usw.) analysiert und die Apparatur verbessert.

läßt das Elektromagnetenpaar auf eine Hebelvorrichtung wirken: gespannte Membran aus Schweinsblase trägt in der Mitte ein Eisenblättchen, das mit dem Schreibhebel verbunden ist. Die oscillierende Attraktion der Elektromagneten und die entgegenwirkende Spannung der Membran versetzen das Eisenplättchen und den Hebel in Schwingungen.

HERMANN hat das Capillarelektrometer verwendet, dessen Ausschläge mit der Einrichtung von HERMANN-GILDEMEISTER photographiert wurden.

Ferner wurde der von BLONDEL erfundene Oscillograph zur akustischen Registrierung der Mikrophonkurven verwendet, welcher nach dem Prinzip des Galvanometers gebaut ist. Man unterscheidet zwei Typen: *Nadeloscillographen,* bei welchen der Magnet den beweglichen Teil bildet, während die Spule fest ist; und *bifilare Oscillographen* mit unbeweglichem Magnet und beweglichem Stromleiter, der von einer bifilaren Schleife gebildet wird. An der Schleife ist ein kleines versilbertes Spiegelchen angebracht, dessen Bewegungen mittels eines optischen Systems sichtbar gemacht bzw. photographiert werden können. Oscillographische Kurven sind von DUDDELL, SHEPHERD, BELA GATI, WERTHEIM, SALOMONSON, DEVAUX, CHARBONNEL aufgenommen worden. Näheres über die Leistungsfähigkeit der Apparate s. bei POIROT, S. 111.

Neuerdings hat F. TRENDELENBURG ein Kondensatormikrophon nach H. RIEGGER verwendet, das in einen Hochfrequenzsendekreis eingeschaltet wird. Es verwandelt die akustischen Schwingungen in Frequenzmodulationen einer Hochfrequenzwelle. Die Modulationen werden mit Hilfe einer Schwebungsmethode vergrößert und mittels einer Hochfrequenzverstärkerschaltung zum Steuern einer hochabgestimmten Oscillographenschleife benutzt ohne kurvenverzerrende Niederfrequenzverstärker oder Niederfrequenztransformatoren zu verwenden. Die Oscillogramme werden auf höchstempfindlichen Film mit einer Geschwindigkeit von 3—4 m/sec.$^{-1}$ gezeichnet.

Die Membranamplitude des Kondensatormikrophons ist bis zu 5000 sec^{-1} der Amplitude der Druckschwankungen des auftretenden Schalls proportional. Ihre Eigenfrequenz liegt noch höher. Die Eigenfrequenz der Oscillographenschleifen liegen bei 7000 sec^{-1}. Einer Amplitude der Metallfolie von ca. $1/_{10}$ μ entspricht eine Wechselstromamplitude von 5 Milliampere im Oscillographen und eine Kurvenamplitude von etwa 11 mm auf dem photographischen Papier.

Die Phonographie.

Die Phonographie ist charakterisiert durch die Möglichkeit, das Eingesprochene wieder abhören zu können und dadurch sich ein Urteil über die akustische Treue der Aufnahme bilden zu können. Von den beiden Haupttypen, je nachdem die Aufnahme elektromagnetisch (Telegraphon) oder mechanisch durch Einritzen in einen weichen Stoff erfolgt, hat nur die letztere eine große Bedeutung für die Phonetik (Phonograph, Grammophon) gewonnen.

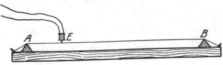

Abb. 36. Telegraphon von POULSEN.

1. Das *Telegraphon* ist von dem dänischen Physiker POULSEN (1900) erfunden. Das Prinzip erklärt der Erfinder folgendermaßen (nach POIROT) (s. Abb. 36):

Es sei A B ein gespannter Stahldraht, z. B. eine Klaviersaite und E ein Elektromagnet, der A B entlang gleiten kann und mit einem Pole P den Draht umfaßt. Man verbinde weiter E mit einem Strom von nicht konstanter Intensität und führe ihn von A nach B; es werden die in P entstandenen Atomvariationen den Draht je nach den Stellen ungleich stark magnetisieren und wegen der koerzitiven Kraft des Stahls bleibt diese ungleiche Magnetisierung in dem Draht zurück. Wenn man E mit einer passenden Maßeinrichtung verbindet und wieder von A nach B führt, so induziert der Draht Ströme in P nach Maßgabe seiner lokalen Magnetisierung und das Meßinstrument wird die Tonschwankungen angeben. Wird E zuerst mit einem angesprochenen Mikrophon und nachher mit einem Hörtelephon verbunden, so wird die zuerst entstandene magnetische Wellenschrift im Hörtelephon das Gesprochene wieder abhören lassen. Endlich kann man E mit einer konstanten Stromquelle verbinden und durch Führung von A nach B oder von B nach A den ursprünglichen Magnetismus abwischen.

Dem Vorzuge des Fehlens jeglicher Nebengeräusche und der Möglichkeit unbegrenzter Wiedergabe steht das Fehlen einer Vorrichtung zur Umwandlung der magnetischen Wellenschicht in eine graphische gegenüber, weshalb wohl erst nach Überwindung dieser Schwierigkeit der Apparat für phonetische Zwecke Bedeutung gewinnen wird.

2. Der *Phonograph*. Der erste Entwurf eines reproduzierenden Apparates stammt von CH. CROS; das Verdienst der ersten Verwirklichung eines solchen Instrumentes gebührt EDISON, dessen Phonograph bereits 1877 erschien.

In seiner ursprünglichen Form bestand die Aufnahmefläche in einem metallischen, zylindrischen Futter, das eine spiralische Vertiefung trug und für den Versuch mit einer dünnen Zinnfolie überzogen wurde. Die Membran bestand aus einem dünnen Glas- oder Mikablättchen, das den Boden einer in den parabolischen Trichter sich öffnenden Kapsel bildete. Ein am Zentrum der Membran befestigtes Stäbchen drückt gegen eine am Trichterrahmen befestigte Stahlzunge, die mit einer nach unten gerichteten Schreibspitze in die Rinne der Walze eingreift. Der ganze Aufnahmeapparat konnte auf- und niedergeklappt werden, eine Mikrometerschraube erlaubte die feine Einstellung. Der Zylinder war mit einer Spindelachse versehen, die mit der Hand gedreht wurde.

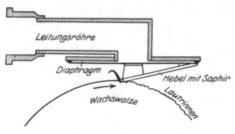

Abb. 37. Phonograph. Aufnahmemembran aus SCRIPTURE.

Die Hauptfehler des Apparates, der große Widerstand der aufnehmenden Metallfläche und die große Reibung der senkrecht gerichteten Schreibspitze, die Ungleichmäßigkeit der Handdrehung, erfuhren später Verbesserung durch BELL und TAINTER und EDISON selbst: Herstellung der Aufnahmefläche durch einen glattgehobelten, wachsähnlichen Stoff, Antrieb durch einen exakt arbeitenden Elektromotor oder Uhrwerk, Umwandlung der Schreibspitze in einen Winkelhebel, wobei die registrierende Saphirspitze die Wachsfläche unter einem spitzen Winkel trifft und der Widerstand bei den tangentialen Bewegungen bedeutend reduziert wurde.

Seither sind zahlreiche Verbesserungen [1] hinsichtlich der Aufnahmefläche, der Hebelvorrichtung, des Stiftes, des Antriebs usw. gemacht worden (s. POIROT). Es werden für Aufnahme und Wiedergabe verschiedene Membrandosen verwendet. Die meist etwas größere Aufnahmedose (Rekorder) hat eine schwingende Platte — aus Marienglas oder Elfenbein von 0,1—0,25 mm Durchmesser. Durch Vermittlung eines verschiedenartig gestellten Hebelsystems werden die Schwingungen der Membran mit einem zur Oberfläche der Wachswalze schräg in einem Winkel von ca. 30° gestellten Saphir in diese eingeritzt.

Der Hebelkopf ist entweder im Zentrum der Membran befestigt und stellt ein dreiteiliges Hebelsystem dar (so beim Wiener Archivphonographen) oder der einteilige Hebelarm ist am Rahmen der Membrandose und an einem schmalen, vom Zentrum der Membran ragenden Aluminiumsteg befestigt (s. Abb. 38).

Die Schreibspitze kann verschieden geschliffen sein: EDISONschleifung = Schnitt senkrecht gegen die Cylinderachse, elliptisches Aussehen. BETTINIschleifung = das freie Ende in Mondsichelform erweitert. Der Reproduzer

---

[1] Genaueres über die Phonographie findet sich bei v. HORNBOSTEL in ABDERHALDENS Handbuch der biologischen Arbeitsmethoden. Abt. V. Teil 7. H. 3. S. 419—438. 1923.

ist dem Rekorder ähnlich gebaut, doch ist der Saphir hier konvex geschliffen, da er die eingegrabene Furche nicht verletzen darf und hängt senkrecht am Hebelende. Die Beschaffenheit der Wachsmasse hat auf die Qualität der Aufnahmen einen Einfluß, doch ist ihre Herstellung aus Wachs, Stearin, Cerasin usw. Fabrikgeheimnis. Jedenfalls darf ein gutes Wachs nicht spröde, weder zu hart, noch zu weich und muß ferner richtig gegossen sein, eine peinlichst ebenmäßig abgeschliffene Fläche besitzen und beim Aufnehmen keine einzelnen kurzen Wachsspäne, sondern einen langen Faden hergeben (CALZIA). Außer der Walzenform (108 bzw. 155 mm lang) gibt es auch Plattenphonographen (Wiener Phonogrammarchiv), wo die scheibenförmig gegossene Masse auf einer Metallplatte ruht (Dicke 25 mm, Durchmesser 290—320 mm, Gewicht 1,65—2,13 kg).

Nimmt die Schreibkapsel gegen die Aufnahmefläche eine liegende Stellung ein und bewegt sich die Schreibspitze senkrecht gegen dieselbe, indem sie Vertiefungen und Erhöhungen in die Wachsmasse eingräbt, so spricht man von

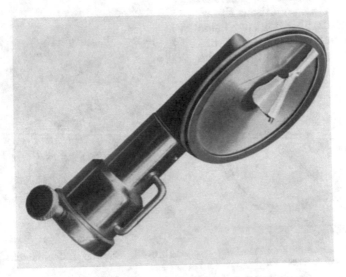

Abb. 38. EDISON-Aufnahmeschalldose.

EDISONschrift. Bei den negativen Ausschlägen darf die Spitze den Wachsmantel nicht verlassen, da der Kurvenzug sonst unterbrochen wird. Daher wird der Hebel so eingestellt, daß die Spitze auch bei ruhender Membran eine Furche eingräbt, deren Tiefe die Hälfte der voraussichtlichen Amplituden betragen muß. Der zu überwindende Widerstand rührt von der tangentialen Reibung und der Konsistenz der Wachsmasse her. Ersterer Faktor bleibt für eine gegebene Geschwindigkeit konstant, die zum Eingraben verbrauchte Kraft wechselt aber mit der Schwingungsgeschwindigkeit, die während der Periode oscilliert, und mit der Tiefe der Furche (POIROT). Der Widerstand ist deshalb für den positiven Ausschlag der Membran größer als für den negativen, was eine gewisse von HERMANN bemerkte Asymmetrie zur Folge hat. Die Edisonschrift verlangt kein allzuweiches Wachs, dessen innere Temperatur ungefähr der des Zimmers entsprechen muß (18—20° C).

Das *Grammophon*. Steht die Schreibkapsel senkrecht zur Aufnahmefläche und bewegt sich der Stift parallel zu ihr, so spricht man von *Berliner* Schrift, deren Autor den Gedanken SCOTTS verwirklicht hat und bezeichnet die so konstruierten Apparate gewöhnlich unter dem gemeinsamen Namen

57*

„*Grammophone*". Die Rekorderdose des Grammophons ist in ihren Hauptzügen dem des Phonographenrekorder ähnlich; jedoch hat der Hebel eine andere Aufstellung Er ist am Zentrum der Membran angeheftet. Die Drehungsachse liegt in der Mitte des Hebels und ist am Rahmen der Dose befestigt (Abb. 39 u. 40).

Die Schreibspitze bewegt sich unter Spindelführung von der Peripherie nach der Mitte der Platte (oder umgekehrt) und ritzt, wenn die Membran angesprochen wird, sich seitlich bewegend, eine Kurve von sinusoider Gestalt in die Platte. Die Reproduzerdose hat einen kräftigen Hebel, dessen unterer Teil eine abnehmbare Stahlnadel bildet, die bei der Wiedergabe in die Spuren der Wachsplatte eingreift und die Membran in Schwingungen versetzt. Das Wachs ist weicher als für die Edisonschrift und muß eine innere gleichmäßige Temperatur von 25—27° C haben. Die Wiedergabe des Grammophons ist lauter, aber auch das von der Schleifung der Rekorder- bzw. Reproduzerspitze herrührende Nebengeräusch stärker als beim Phonographen. Welche von beiden Schriften die bessere ist, läßt sich schwer sagen. Systematische Untersuchungen darüber fehlen. Beide Schriften nehmen, wie schon das Gehör feststellen kann, manche

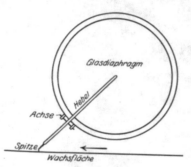

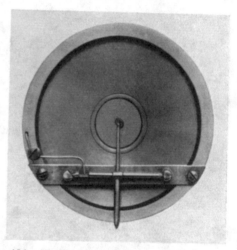

Abb. 39. Grammophonmembran
aus SCRIPTURE.

Abb. 40. Berliner Aufnahmeschalldose.

Laute unvollkommen auf, insbesondere die Zischlaute. Für die Wahl des Apparates dürfte der Zweck entscheidend sein. Für die Vorführung vor einem Auditorium und den Sprachunterricht dürfte das Grammophon wegen seiner größeren Lautheit, für wissenschaftliche Forschung der Phonograph den Vorzug verdienen, da er das direkte Studium der Glyphen und deren Umwandlung in graphische Kurven ermöglicht [1]).

Das Studium der aufgenommenen Walzen und Platten kann entweder durch Abhören oder durch Messen geschehen. Da wiederholtes Abhören die Wachsmasse rasch abnützt, empfiehlt es sich, durch Matrizieren der Originalaufnahmen eine beliebige Vervielfältigung derselben zu ermöglichen. Dazu werden von den Originalplatten auf galvanoplastischem Wege negative Kupferabzüge (= Originalkupfermatrizen) gewonnen, von welchen durch Pressungen die Kopien hergestellt werden. Auch Phonographenwalzen können matriziert werden, doch werden die schon an sich schwachen Walzenaufnahmen durch

---

[1]) Eine hohe Vollkommenheit hat die Grammophontechnik in der von Prof. W. DOEGEN gegründeten und mit technischen Werkstätten verbundenen Lautabteilung der preußischen Staatsbibliothek erfahren.   Unter anderem kann mittels des DOEGEN-*Lauthalters* jede Stelle der Lautplatte beliebig oft hintereinander wiederholt und so einem eingehenden Studium unterworfen werden.

Matrizieren meist noch schlechter, während Plattenaufnahmen mit Berliner-schrift hierdurch meist an Stärke gewinnen ohne an Güte zu verlieren (HEI-NITZ, S. 143).

Die *Messung* der Glyphen geschieht entweder direkt oder nach vorheriger Umwandlung in graphische Kurven.

1. *Direkte Messung* hat der holländische Forscher BOEKE ausgearbeitet, indem er mit dem Mikroskop die Phonographeneindrücke am Zylinder maß. Da sich die Tiefe der Eindrücke einer direkten Messung entzieht, hat BOEKE die Breite der Glyphen gemessen, die zu der Tiefe in einem mathematischen Verhältnis stehen. Kennt man den Durchmesser des Rekorderstiftes (2 r), die Breite der Rinne (b) und den Winkel, den der Rekorder mit der Tangential-ebene des Zylinders bildet, so ist die Rinnentiefe (d) nach einer einfachen mathematischen Überlegung (s. POIROT, S. 123 und GUTZMANN, S. 85)

$$d = r \pm \sqrt{r^2 - {}^1/_4 \, b^2} \cos \alpha,$$

wobei $\cos \alpha$ als konstanter Wert vernachlässigt werden kann, da es nur auf die relativen Werte der Ordinaten ankommt.

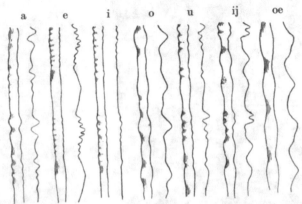

Abb. 41. Glyphen der holländ. Vokale in der Phonographenwalze und daneben die zugehörigen, nach der BOEKESCHEN Berechnung erschlossenen Vokalkurven.

Die Achse des Zylinders ist mit einer Meßtrommel versehen, die in 360 Teile geteilt ist und mittels eines Zeigers abgelesen werden kann. Eine zweite durch Zahnrad mit der ersten verbundene Meßtrommel reduziert die Bewegung der ersteren auf ein Zehntel, so daß ein Teilstrich derselben einem $^1/_{36000}$ des Umkreises des Wachszylinders entspricht. Soll eine Wellenlänge gemessen werden, so kann man zuerst die Periodenlänge bestimmen, entweder durch Drehung der Walze vom Anfang bis zum Ende der Welle und bestimmt ihre Länge durch Ablesung an der Trommel, oder man mißt mit der Okularskala die Ent-fernung der beiden Enden der Welle und bestimmt deren absoluten Wert, wobei jedoch der Perspektivfehler die letztere Methode weniger zuverlässig macht. Die Periode ergibt sich aber auch aus der sukzessiven Messung der Rinnenbreiten bei Drehung der Trommel von Strich zu Strich. Die Ordinatenwerte werden auf Millimeterpapier eingetragen und die Periodenlänge kann aus der Kurve berechnet werden. Zur Bestimmung der Rinnenbreite dient ein verschiebbares Fadenkreuz des Meßokulars. Die Umwandlung der Breitenwerte in die zugehörigen Tiefenwerte (Ordinaten der Kurve) erfolgt mit Hilfe einer Tabelle, die nach der oben genannten Formel angefertigt ist.

Zur Bestimmung der Tonhöhe ist die Kenntnis der Aufnahmegeschwindigkeit erforderlich. Deshalb muß am Anfang und Ende der Aufnahme eine Stimmpfeife von bekannter Schwin-gungszahl mit aufgenommen werden.

2. Die *indirekte Messung* durch Umwandlung der Glyphen in graphische Kurven geschieht durch hebelartige Einrichtungen oder durch Luftübertragung. Bei Übertragung mittels eines Hebels greift ein genau passender Fühlstift in die Furchengrube ein und macht, wenn die Aufnahmefläche sich verschiebt,

die Vertiefungen und Erhöhungen des Bodenprofils der Rinne mit. Diese Bewegungen werden durch eine zweckmäßige Hebeleinrichtung auf eine bewegte Schreibfläche gezeichnet. Dieser Hebel kann, ähnlich wie beim Phonautographen aus fester Materie bestehen oder als langen Arm einen Lichtstrahl benützen. Apparate mit einfacher Hebelübertragung sind für Grammophon- und Phonographenkurven von Scripture, für Phonographenkurven von Lioret, ferner von Jenkin und Ewing, Hausen, Fick (zweifache Hebelübertragung mit je zehnfacher (im ganzen 100facher) Vergrößerung.

Die Phonographenwalze des Lioretschen Apparates (Abb. 42 u. 43) ist auf einer horizontalen Achse angebracht, die durch einen Gewichts- (bzw. Hand-) motorbetrieb in Umdrehung versetzt wird und mittels einer in einen vertikalen feststehenden Kamm eingreifenden Zylinderschraube seitlich vorwärts bewegt wird. Dagegen sind der Rekorder und die bei der Wiedergabe an seine Stelle tretende Transskriptionseinrichtung feststehend. Die letztere besteht aus einem

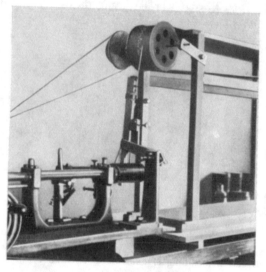
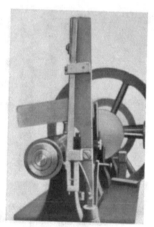

Abb. 42a. Abb. 42b.
Abb. 42a u. b. Der Lioretgraph. (Nach Calzia.)

Hebelsystem von 2—3 übereinandergeordneten Hebeln, von welchen der unterste einen stumpfen Saphir trägt, der in die Glyphen der Walze eingreift und in gleicher Weise geneigt ist wie der Reproduktor des Phonographen. Der exakten Einpassung und Führung des Saphirs in der Furchenbahn ist in der komplizierten Konstruktion des unteren Teiles dieses Hebels große Sorgfalt gewidmet. Der lange Hebelarm des zweiten Hebels ist um ein senkrecht zur Hebelachse stehendes Scharniergelenk drehbar und trägt die Schreibspitze, welche die vertikale Bewegung des Saphirs in eine horizontale umwandelt und als Sinuskurve auf die Schreibtrommel aufschreibt. Die letztere wird durch einen Transmissionsriemen mit der Motoreinrichtung gekoppelt und in synchrone Drehung mit letzterer gebracht.

Apparate mit Lichthebel sind von Verner und von Hermann konstruiert worden. In der Vernerschen Einrichtung geschieht die Vorwärtsbewegung der Walzenfurche ähnlich wie im Boekeschen Apparate durch eine — etwas komplizierte — Spindelvorrichtung.

Die Kurvenordinaten werden von einem Spiegelchen geliefert, dessen vergrößerte Bewegungen durch ein Fernrohr abgelesen werden. An der Rückfläche des um eine horizontale

Achse drehbaren Spiegelchens befindet sich eine kleine Platte, die mit ihrem äußeren Rande dem oberen Ende des Fühlstiftes sanft aufliegt und die der Kurvenordinate entsprechenden vertikalen Bewegungen mitmacht und dem Spiegel mitteilt. Der lange Hebelarm ist ein Lichtstrahl, dessen Ausschläge an einem Maßstabe, der sich im Spiegel selbst abbildet, gemessen werden können. Das von dem senkrecht hängenden Maßstab ausgehende Lichtbündel trifft den Spiegel in der transversalen Ebene unter einem Winkel von 45°. Das Bild wird mittels eines wagrecht liegenden Fernrohrs beobachtet, das 10 mal vergrößert und dessen Okular ein Fadenkreuz trägt. Das ganze System wird derart eingestellt, daß, wenn der Fühlstift auf einer wellenleeren Stelle ruht, die Spiegelfläche vertikal steht, der Nullpunkt des Maßstabes sich im Mittelpunkt des Spiegels abbildet und der Schnittpunkt des Okularkreuzes auf diesen Nullpunkt fällt. Der Nullpunkt bestimmt also die Abszissenachse [1]).

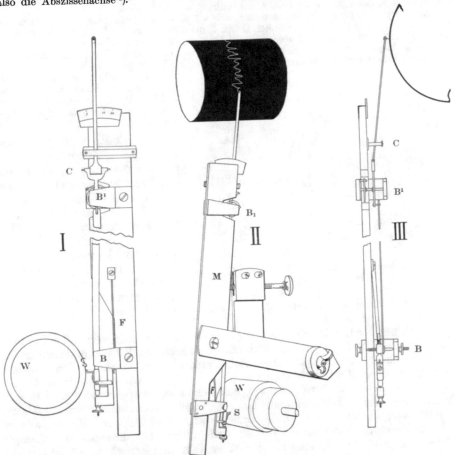

Abb. 43. Der Schreibhebel des Lioretgraphen.

I. Teilansicht des Schreibhebels von der Seite. Der stumpfe Saphirstift S steckt in den Glyphen, verfolgt alle ihre Vertiefungen und Erhöhungen, sobald sich die Walze W dreht. Seine Bewegungen werden von den Schenkeln der Hebel übertragen und vergrößert. B Drehachse des 1. Hebels. B[1] Achse des 2. Hebels. C Scharniergelenk des langen Hebelarms des 2. Hebels. M Rahmen, an dem das Hebelsystem befestigt ist. F Feder, welche den den Saphirstift tragenden kurzen Hebelarm des 1. Hebels leicht gegen den Glyphenfundus andrückt. — II. Der ganze Schreibhebel, wie er die Bewegungen auf die berußte Trommel aufschreibt. — III. Teilansicht des Schreibhebels von vorne. Der obere Schenkel lehnt sich — um C drehbar — mit seinem Gewichte leicht an die berußte Trommel an. Seine Reibung ist auf ein Minimum reduziert.

---

[1]) Näheres s. bei POIROT, S. 138.

Ebenfalls auf einer Lichtstrahlübertragung, aber mit photographischer Registrierung beruht das Hermannsche Verfahren (Abb. 44a u. b).

Das Hermannsche, in seinen äußeren Dimensionen dem Reproduzer entsprechende Instrument, besteht aus einem Metallring A, an dem die Platte B befestigt ist, die zwei das Achsenlager des Hebelsystems bildende Schrauben b b' trägt. Der Hebel besteht aus einem dreieckigen Plättchen C, das am freien Ende die etwas schief gestellte, gläserne Fühlstange c trägt, deren kugeliger Kopf in dem Furchenboden eingreift. Senkrecht zur Achse b b', aber näher am Anknüpfungspunkte von c liegt eine zweite, ebenfalls zwischen Schraubenspitzen gehaltene Achse e e', in welcher sich das Plättchen F bewegt, das auf seiner unteren Seite als Gleitfläche für den Fühlhebel, auf seiner oberen Seite das versilberte Spiegelchen H trägt. Die feste Berührung von F und c wird von einer Feder h besorgt, die durch die Schraube g reguliert wird.

Zur Vergrößerung der Hebelbewegung, wie sie z. B. zur Aufnahme von Konsonanten erforderlich ist, hat Hermann zwischen C und F noch einen zweiten Hebel von der gleichen Beschaffenheit des ersten und senkrecht zu ihm gestellten eingeschaltet.

Als Lichtquelle dient eine elektrische Bogenlampe, deren Licht durch einen Ausschnitt der Dunkellaterne heraus kommt und durch einen Kollektor gesammelt wird.

Als Aufnahmeapparat dient ein mit lichtempfindlichem Papier bekleideter Baltzarscher Zylinder, vor dem ein verschiebbarer Spalt angebracht ist.

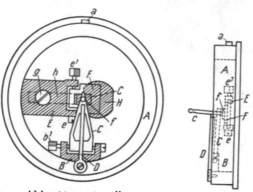

Abb. 44a u. b. Übertragungsapparat.
(Nach Hermann.)

Die *Luftübertragung* zur Umwandlung von Glyphen in graphische Kurven[1]) wurde zuerst von Lahn angewendet. Mit dem Phonographen wurde eine Kapsel so verbunden, daß deren empfindliche Membran der Walze zugekehrt war und der im Zentrum der Membran geklebte Fühlstift in der phonographischen Furche ruhte. Das nach oben gerichtete Ausflußrohr der Kapsel war durch ein Gummirohr mit einer Schreibkapsel mit 10 cm langem Schreibhebel verbunden.

Die Fehler der Luftübertragung auf eine Gummimembran vermeidet Peters, indem er die Schwingungen der Rekordermembran durch Luftübertragung auf ein Mikrophon wirken läßt. Der Schwanenhals des Grammophonrekorders wird durch einen Gummischlauch von gleichem Durchmesser mit einem Mikrophon verbunden, das durch sechs Trockenelemente gespeist wird und dessen Drähte mit einem elektromagnetischen Zeitsignal verbunden werden. Dieses letztere besteht aus einem Elektromagneten, über welchem ein metallener Schreibhebel um eine Achse drehbar und mittels Gummibändern gedämpft derartig angebracht ist, daß er sich über ihm in elastischem Gleichgewicht befindet und den Stromschwankungen leicht folgt. Die Spitze des Schreibhebels zeichnet auf eine horizontal gestellte und durch eine Federschraube vorwärtsbewegte berußte Trommel in Spiraltouren. Der Apparat eignet sich

---

[1]) Auch der umgekehrte Vorgang, die Umwandlung graphischer Aufnahmen in glyphische und dadurch Hörbarmachung graphischer Kurven auf glyphischem Wege ist jetzt gelungen. P. Calzia hat mit einer Schalldose, an der eine Hornfeder statt des Saphirstiftes angebracht war, Aufnahmen auf eine berußte versilberte Metallscheibe gemacht, von der auf photochemischem Wege eine Matrize mit den Schallschwingungen im Relief und davon eine Hartgußplatte hergestellt wurde. Vorteile dieses Verfahrens sind: Ausschaltung der teuren Wachsplatten und des galvanoplastischen Matriziorverfahrens, Verwendung größerer Platten bis zu 1 Meter für längere Aufnahmen, mechanische Regulierung der Wiedergabestärke, Verwendung der gebräuchlichen Wiedergabeapparate.

hauptsächlich für das Studium des musikalischen Akzents. In einer zweiten Anordnung verwendet PETERS einen nach Art des KRÜGER-WIRTSchen Kehltonschreibers konstruierten Tambour (— Metallröhre vom selben Durchmesser des Gummischlauches, oben mit feinster Gummimembran bespannt, in dessen Mitte ein kleiner Aluminiumsteg, der einer Schreibborste als Hypomochlion dient —), welcher mittels Gummischlauchs direkt mit dem Grammophonrekorder verbunden wird. — Um sich von den Fehlern der Umdrehungsgeschwindigkeit von Kymographion und Grammophon unabhängig zu machen, montiert PETERS beide auf einer Achse.

Klanganalyse.

Die mit den beschriebenen Apparaten erhaltenen Klangkurven sind zusammengesetzte Kurven. Die Aufgabe der Analyse ist die Zerlegung dieser komplizierten Kurven in ihre einzelnen Komponenten. Um den Weg einer solchen Zerlegung zu verstehen, ist es zweckmäßig, sich erst synthetisch die Entstehung einer zusammengesetzten Kurve klar zu machen.

Denken wir uns z. B. eine an einem Faden aufgehängte, mit einem Farbpinsel versehene Kugel in kleine Pendelschwingungen versetzt und ihre Bewegung auf einem vertikal dahinter angebrachten Papier aufgeschrieben, so erhalten wir einen kurzen Strich. Bewegen wir das Papier gleichmäßig in vertikaler Richtung, so erhalten wir eine Wellenlinie, das ist eine Sinuslinie (s. Abb. 45). Denn es führt, wie aus den Lehrbüchern der Physik bekannt ist, das Pendel Sinusschwingungen aus. Die Gleichung für die Schwingung des Pendels lautet:

$$\text{(I)} \quad y = A \sin 2\pi nt,$$

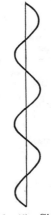

Abb. 45. Sinusschwingung.

wobei A den größten Ausschlag (die Amplitude), n die Schwingungszahl, t die fortschreitende Zeit, y den momentanen Ausschlag (Elongation) des Pendels zur Zeit t bedeutet.

Befestigen wir an der schweren Kugel m des Pendels mittels eines viermal kürzeren Fadens eine zweite, leichte Kugel nebst Pinsel, so führt dieser 1. die Bewegung des langen Pendels und 2. diejenige des kurzen Pendels von der doppelten Schwingungszahl aus. Auf dem vertikal bewegten Papier entsteht eine komplizierte Wellenlinie, das ist die Kurve einer Sinusschwingung mit der ersten harmonischen Oberschwingung (s. Abb. 46). Ihre Gleichung (II) lautet:

$$y = A_1 \sin 2\pi nt + A_2 \sin 2 \cdot 2\pi nt.$$

Überträgt man dies auf hörbare schnelle Schwingungen, so entspricht das erste Glied dem Grundton, das zweite der Oktave.

Wir erhalten noch kompliziertere Wellenlinien, wenn wir an das zweite Pendel mit der doppelten Schwingungszahl noch ein drittes mit der dreifachen Schwingungszahl, an das dritte ein viertes mit der vierfachen Schwingungszahl, jeweils leichteres Pendel angehängt denken. Der Wellenzug, den der Pinsel des letzten Pendels aufschreibt, entsteht durch Superposition sämtlicher Schwingungen. Diese Schwingungen, deren Schwingungszahlen das Vielfache der Grundschwingung sind, bezeichnet man als harmonische Schwingungen.

Eine jede derartige Wellenlinie läßt sich durch eine FOURIERsche Reihe darstellen, d. h. durch eine Summe von zwei trigonometrischen Reihen, nämlich je einer Sinus- und Kosinusreihe, wobei das Argument der trigonometrischen

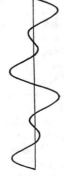

Abb. 46. Sinusschwingung mit I. harmon. Oberton.

Funktionen nach dem ganzzahligen Vielfachen des Argumentes der Grundschwingung fortschreitet. Die Reihe ist eine unendliche. Die Elongation y ist eine Funktion von t, d. i. f (t), und wird dargestellt durch die Gleichung (III)

$$y = A_0 + A_1 \cos 2 \pi nt + A_2 \cos 2 \cdot 2 \pi nt + A_3 \cos 3 \cdot 2 \pi nt + A_4 \cos 4 \cdot 2 \pi nt + \ldots$$
$$Ak \cos k \, 2 \pi nt + \ldots.$$
$$+ B_1 \sin 2 \pi nt + B_2 \sin 2 \cdot 2 \pi nt + B_3 \sin 3 \cdot 2 \pi nt \ldots. + B m \sin m \cdot$$
$$2 \pi nt + \ldots.$$

Das Wesentliche dieser Gleichung ist, daß man jede beliebige Kurve durch diese Reihe ausdrücken kann, wenn sie streng periodisch ist.

Als Beispiel betrachten wir das Intervall einer Sekunde, bestehend aus den Tönen n = 800 und n = 900. Vom musikalischen Standpunkte ist die Sekunde n = 900 nicht harmonisch zum Grundton n = 800. In der Fourierschen Reihe dagegen sind beide Töne harmonische Glieder zur Fourierschen Grundperiode n = 100. Der Ton n = 800 ist das achte, der Ton n = 900 das neunte Glied der Fourierschen Sinusreihe. Die Amplituden der ersten sieben Glieder und der höheren Glieder vom 10. ab sind Null. Die Fouriersche Grundperiode (n = 100) ist somit nicht gleichbedeutend mit dem musikalischen Grundton (n = 800).

Ist die Schwingung nicht streng, sondern nur annähernd periodisch, wie z. B. eine gedämpfte Schwingung, so läßt sie sich innerhalb jedes beliebig herausgegriffenen Zeitintervalls ebenfalls durch eine Fouriersche Reihe darstellen, deren Grundperiode dieses beliebig gewählte Zeitintervall ist. Während aber die Reihe im ersten Falle für alle Zeiten gilt, also auch außerhalb des ursprünglichen Intervalls der unabhängigen Variablen die Schwingung richtig darstellt, so ist dies bei der gedämpften Schwingung nicht mehr der Fall, da diese auf der einen Seite des beliebig ausgewählten Intervalls dauernd ansteigt, auf der anderen dauernd abfällt (Kalähne).

Auch die von der menschlichen Stimme, musikalischen Instrumenten usw. herrührenden Schwingungskurven, wie sie von den Schreibapparaten, Grammophonplatten usw. geliefert werden, lassen sich durch die Fouriersche Reihe (III) darstellen [1]. Wir zerlegen dadurch die Kurve in eine streng genommen unendliche Zahl von harmonischen Obertönen. Praktisch benützt man die Reihe nur bis zu bestimmten Gliedern mit den Amplituden A_k und B_m. Die Werte von k und m müssen so gewählt sein, daß die Summe aller übrigen Glieder von k + 1 bis ∞ und von m + 1 bis ∞ keinen Einfluß mehr auf den Wert von y, also auf die ganze Reihe haben.

Eine systematische Darstellung beliebiger Klangkurven ist nur möglich durch Fouriersche Reihen. Dies kann durch zweierlei Methoden geschehen: 1. graphisch, 2. rechnerisch.

Alle Methoden beruhen darauf, daß man zunächst die Grundperiode festzustellen versucht, d. h. den Abstand derjenigen Stellen, an welchen sich die Kurvenform in gleicher Weise wiederholt.

Da die einzelnen Verfahren und die angewendeten Instrumente sehr kompliziert sind, würde ein genaueres Eingehen auf dieselben den Rahmen dieser Arbeit weit überschreiten. Es sei nur kurz darauf hingewiesen, daß die graphischen Methoden, die im wesentlichen auf einer mechanischen Bestimmung der Konstanten $A_1 B_1$, $A_2 B_2$ usw. durch Planimeter und Analysatoren beruhen, hauptsächlich von Clifford und Finsterwalder, Henrici, Mader, Michelson und Stratton u. a. angegeben worden sind. Das Madersche Verfahren z. B. ist eine weitere Ausführung der von Clifford und Finsterwalder angegebenen zeichnerischen Methode. Die zu analysierende Kurve wird auf einen Zylinder vom Umfange der Periode aufgewickelt und auf zwei zueinander senkrechte axiale Ebenen projiziert. Der Vorgang der Projektion liefert zwei neue Kurven, deren Flächeninhalte der weiteren Berechnung zugrunde gelegt werden.

---

[1] Über die Fälschung der Kurven durch die Eigenschwingungen dieser Apparate siehe Frank, Broemser (1).

Die rechnerischen Methoden sind hauptsächlich von Hermann [1]), ferner von Roudet (2), Verner ausgearbeitet worden. Das wohl am meisten angewendete Schablonenverfahren nach Hermann ist in einer vereinfachten und leicht verständlichen Form von Lohmann ausgebildet worden. Die Handhabung des Lohmannschen Verfahrens ist kurz so: In der Kurve werden 20 Ordinaten ausgemessen und in ein Linienblatt nach Vorschrift eingetragen. Hilfszahlen werden ausgewertet, an die vorgeschriebene Stelle geschrieben. Dann werden Schablonen daraufgelegt und nach Vorschrift gewisse Zahlen addiert und andere subtrahiert. Auf diese Weise erhält man dann die Amplituden für die ersten 10 Glieder der Fourierschen Reihe. (Hermann legt seiner Berechnung 40 Ordinatenmessungen zugrunde.)

Sind die Kurven durch Eigenschwingungen der registrierenden Apparate entstellt, so bedürfen sie einer Kurvenkorrektur (Näheres darüber s. Broemser).

Eine andere vorwiegend physikalische Auswertung des Klanges beruht auf der Anwendung von Resonatoren. Zur Zeit am genauesten ist das Verfahren nach Garten. Danach werden die Obertöne mittels des variablen Resonators (s. S. 891) verstärkt und von diesen auf diese Weise herausgesiebten Partialtönen werden die Klangkurven aufgenommen und die zugehörigen Schwingungszahlen bestimmt.

Für gewisse Fälle führt eine von Hermann angegebene Methode zu einer einfachen Darstellung mit Hilfe gedämpfter Obertöne. Ein Ton ist gedämpft, wenn seine Amplitude von Schwingung zu Schwingung abnimmt, so daß sie schließlich Null wird. Hermann hat gezeigt, daß man den Klang bei Vokalen darstellen kann durch den musikalischen Grundton und einem oder mehreren gedämpften Formanten, die mit jeder Schwingung des Grundtons neu einsetzen und schnell auf Null abnehmen. Die Klangkurve besteht dann im einfachsten Falle aus der großen Sinuswelle, die dem Grundton entspricht, und der überlagerten, kurzwelligen, gedämpften Schwingung.

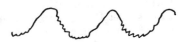

Abb. 47. Sinusschwingung mit gedämpftem Formanten.

Wie man aus nebenstehender Figur der Klangkurve des Vokales *i* (Abb. 47) erkennt, kann man die Schwingungszahl des gedämpften Tons nach Hermann durch Abzählen feststellen. Eine besondere Bedeutung gewinnt die Darstellung der Klangkurve durch Formanten durch den Umstand, daß die Tonhöhe des Formanten für einen bestimmten Vokal unabhängig ist von der Höhe des gesungenen Grundtones.

Statt des einfachen Auszählens hat Hermann auch die sog. *Proportionalmessung* beschrieben, die den charakteristischen Ton (Formanten) durch Ausmessung des Verhältnisses zwischen der Dauer der charakteristischen Schwingung und der ganzen Periode ermittelt. Er mißt zu diesem Zwecke die Länge zweier aufeinander folgender Perioden so, daß die auszumessenden kleinen Schwingungen in der Mitte der gemessenen Länge liegen. Von den kleinen Schwingungen mißt er sodann die Länge einer Doppelperiode in der Höhe der Achse. Ist n die Schwingungszahl der Stimmnote, L die Länge der beiden aufeinanderfolgenden Perioden, l die einer doppelten kleinen Schwingung, so ist die gesuchte Schwingungszahl der letzteren $x = \dfrac{L}{l} \cdot n$.

Die *Schwerpunktsmethode* Hermanns beruht auf der Annahme, daß ein nicht

[1]) Ausführliche Darstellung s. bei Auerbach, Orlich, Poirot (S. 161—276) und E. Budde: Mathematisches zur Phonetik in Abderhaldens Handbuch der biolog. Arbeitsmethoden V. 7. H. 2, S. 197—260. Ph. Broemser, ebenda V. 1. H. 1, S. 81. Michaelis, Katzenstein, Kalähne, Zipperer u. a.

harmonischer Ton, der auf die Obertöne des Stimmklanges einwirkt, die ihm nächstliegenden Obertöne am meisten verstärkt: „Wir denken uns die Reihe der Obertöne als äquidistante Punkte auf einer geraden Linie, verlegen in jedem dieser Punkte eine Masse, deren Größe der Amplitude des betreffenden Partialtones entspricht und suchen den gemeinsamen Schwerpunkt dieser Massen, indem wir jede Amplitude mit ihrer Ordnungszahl multiplizieren und die Summe dieser Produkte durch die Summe der Amplituden selbst dividieren. Auf diese Weise erhält man z. B. für die Note G:

$$\frac{6 \cdot 12 + 7 \cdot 37 + 8 \cdot 42 + 9 \cdot 11 + 10 \cdot 12}{12 + 37 + 42 + 11 + 10} = 7 \cdot 67,$$

d. h. der charakteristische Ton würde am wahrscheinlichsten die $7 \cdot 67$fache Schwingungszahl des Grundtones G (98), d. h. $7 \cdot 67 \cdot 98 = 752$ haben, würde also wenig über fis^2 (746) liegen" (zit. nach Katzenstein).

Tonhöhe.

Die Tonhöhe wird durch die Schwingungszahl (n), d. h. die Anzahl der in einer Sekunde ausgeführten Schwingungen ausgedrückt. Diese ist umgekehrt proportional der Schwingungsdauer $\left(= \frac{1}{n} \right)$. In einer Stimmkurve wird die Länge einer Welle (Periode) ausgemessen, z. B. mit dem Meßtisch nach Lioret (s. Calzia, Praktikum, Abb. 41). Dieser besteht aus einem massiven Untersatz und aus einer Platte, unter welche die auszumessende Kurve gelegt wird. Durch eine Schraube links werden zwei Spitzen verschieblich, die auf den Ausgangspunkt eingestellt werden. Die Ausmessung einer Abszissenlänge (x) geschieht durch eine Schraube rechts, deren Nonius das Ablesen bis $^1/_{100}$ mm ermöglicht. Die Umrechnung der Längenwerte in Zeitwerte erfolgt entweder durch Vergleich mit der konstanten Geschwindigkeit (u) der Schreibfläche oder der gleichzeitig geschriebenen Chronographenschwingung (m). Im ersten Falle gilt die Gleichung $n = \frac{u}{x}$; im zweiten Falle $n = 100 \frac{m}{x}$, für den Fall, daß die Zeitschreibung $^1/_{100}''$ beträgt.

Um eine Stimmkurve (= Kymographionkurve), in welcher die Abszisse die Zeit, die Ordinate die vom Schreibhebel registrierte Amplitude darstellt, in eine *Tonhöhe*kurve (Abszisse = Zeit; Ordinate = Tonhöhe = Schwingungszahl des Grundtones) umzuwandeln, kann man von der Zeitachse aus am Ende jeder Periode eine Ordinate errichten und den reziproken Wert der Wellenlänge auf ihr abtragen. Die Verbindungslinie der Endpunkte der Ordinaten stellt dann die Tonhöhenkurve, das ist die Änderung der absoluten Schwingungszahl in einem gewissen Maßstabe dar. Da uns aber vom phonetischen Standpunkte aus weniger die absoluten Schwingungszahlen als ihre Stellung innerhalb der musikalischen Tonleiter interessiert und in dieser die Frequenzen entsprechender Töne in aufeinanderfolgenden Oktaven eine geometrische Reihe mit dem Quotienten 2 darstellen und deshalb gleichen Intervallen nicht gleiche, sondern zunehmende Ordinatendifferenzen entsprechen, so ist es zweckmäßiger, durch Logarithmieren die geometrische Reihe in eine arithmetische zu verwandeln und statt der absoluten Schwingungszahl ihren Logarithmus auf den Ordinaten abzutragen. Diese Operation wird mit dem Tonhöhenmeßapparat nach Meyer und Schneider mechanisch ausgeführt, indem dieser mit Hilfe einer logarithmischen Schablone eine einfache Subtraktion ausführt nach der Gleichung

$$\log \left(\frac{n}{n^0} \right) = \log \left(\frac{x_0}{x} \right) = \log x_0 - \log x = z$$

und die z Werte als Ordinaten aufzeichnet, wobei n_0 die Schwingungszahl, x_0 die Wellenlänge des Grundtones, n die Schwingungszahl des gesuchten Tones, x dessen Wellenlänge bezeichnet.

Eine ausführliche Darstellung der Theorie und Anordnung dieses Apparates findet sich bei STILKE.

Intensität.

Messungen der Intensität der Stimme und Sprache stoßen auf große Schwierigkeiten, da einerseits die Beziehungen zwischen physikalisch-objektiver und physiologisch-subjektiver Intensität noch zu wenig erforscht sind, andererseits die große Verschiedenheit der den einzelnen Sprachlauten innewohnenden Intensitäten ein einheitliches Maß sehr erschwert.

Immerhin sind zahlreiche Versuche gemacht worden, die physikalische Intensität der Stimm- und Sprachlaute festzustellen. Die Unzulänglichkeit dieser Versuche erhellt am besten durch einen Vergleich mit den physikalischen Voraussetzungen, welche AUERBACH in seinem klassischen Werke (Akustik in WINKELMANNS Handbuch der Physik) gibt.

Danach ist zu unterscheiden der Ort der Messung (im schallenden Körper oder am Ort der Empfindung oder Aufnahme des Schalles), ferner momentaner und andauernder Schall; für ersteren (= Knall) kommt die Bewegungsgröße (Produkt aus Masse und Geschwindigkeit), für letztere die kinetische Energie (halbes Produkt aus Masse und Quadrat der Geschwindigkeit) als Maß in Betracht. Ferner hebt AUERBACH den Unterschied zwischen der ganzen Schallmasse (bzw. der von den schallenden Massen in Umsatz gebrachten Schallenergie) und dem hiervon auf einen bestimmten Raumkomplex (z. B. Trommelfell, Phonographenmembran usw.) entfallenden Betrag hervor.

Die praktischen bisher gemachten Versuche der objektiven Messung der Intensität der Sprachlaute stellt GUTZMANN (4) zusammen. Sie beziehen sich in genetischer Hinsicht auf:

1. Das Ausmaß der Artikulationsbewegungen (ZWAARDEMAKER) = relatives Maß der Kraft der Artikulationsbewegung, registriert mit dem ZWAARDEMAKERschen Universalapparat (s. S. 880).

2. Die Stärke des Exspirationsstroms, gemessen mit MAREYschen Kapseln (ROSAPELLY, ROUSSELOT, VIETOR, E. A. MEYER) oder mit dem Pendelanemometer (LUCAE, REUTER u. a.).

3. Die Strömungsgeschwindigkeit der Luft mittels des Ärodromographen (s. S. 887) nach ZWAARDEMAKER.

4. Die Atemvolumkurve. Da bei gleichbleibender Tonhöhe, gleichbleibendem Register und gleichbleibender Klangfarbe die Amplituden offenbar mit dem Luftverbrauch gleichzeitig und gleichsinnig variieren, so hat GUTZMANN (4) als Ausdruck des Verlaufes der Intensitätskurve der Stimme den Verlauf der Atemvolumkurve bzw. deren Derivierten betrachtet, welche er mit dem GUTZMANN-WETHLOschen Atemvolumschreiber aufgenommen hat.

5. In *gennematischer* Hinsicht auf die Amplitude der phonographischen Glyphen bzw. Rußkurven.

a) ROUDET bestimmt die mittlere Geschwindigkeit der Spitze des Schreibhebels einer dem Phonographen nachgebildeten Einrichtung während jeder Vibration, indem er von der Annahme ausgeht, daß die Intensität in gleicher Zeit und in demselben Sinne wächst wie die Geschwindigkeit der Vibrationsbewegung der Luft und nimmt als Ausdruck der mittleren Geschwindigkeit den Quotienten der Schwingungsbahn durch die Periodendauer.

b) POIROT zieht die Amplitude jedes Partialtones in Rechnung und drückt die Intensität durch die Formel aus $i_n = v_n \times a_n^2$, wobei v_n die Tonhöhe und a_n die Amplitude des nten Partialtones darstellt und summiert die Partialintensitäten.

c) Rousselot bringt die durch Amplitudenmessung der Klangkurven gewonnenen Größen in Relation zu der subjektiv festgestellten Lautheit der gleichen Laute. Er drückt die Maximalamplitude der Kurve, welche unter dem Mikroskop gemessen wurde, in hundertsteln Millimetern aus und reduziert sie auf die einfache Ausbiegung der Membran. Die Hördistanz dividiert durch die Amplitude gibt als Ausdruck der Intensität die mittlere Hördistanz für 1 der Amplitude der Membran und erlaubt, die verschiedenen Resultate miteinander zu vergleichen.

d) Zwaardemaker mißt die phonographischen Glyphen direkt mit dem Okularmikrometer nach vorheriger Eichung mittels des Rayleighschen Spiegelchens.

„Man stellt den Phonograph in der Weise auf, daß er unter den akustischen Meßapparat zu stehen kommt. Ein zweites Zweigrohr führe den Schall des Vokals aus dem Sprechtrichter für die Hälfte in den Phonograph und für die andere Hälfte in den Schallmesser. Wir machen an jedem Zylinder drei von solchen Vokalaufnahmen in verschiedenen Stärken, so daß die erhaltenen Tiefen der Impressionen ungefähr herumliegen um die Tiefe, welche wir nachher für die auf dem gleichen Zylinder aufzunehmenden Silben erwarten. Es ist dann ein Leichtes, später durch Interpolation die richtige, der Silbenglyphik entsprechende Schallintensität festzustellen."

e) Der Flatau-Wethlosche Apparat zur Intensitätsmessung der Stimme dient rein praktischen Zwecken. Der in dünnem Strahle auf eine schräg gestellte Phonographenmembran herabrieselnde Sand bildet dort einen kleinen Sandkegel, der bei der Erschütterung der Membran durch hineingesungene Vokale mehr oder weniger stark herabgeschüttelt wird. Der Grad der Höhenverminderung des Sandkegels entspricht bei gleichem Vokal und gleicher Tonhöhe einigermaßen der Intensität der Stimme.

6. Durch Messung der drehenden Kräfte, welche eine um eine vertikale Achse drehbare Scheibe von bekanntem Durchmesser senkrecht gegen die Richtung alternierender Luftströme bzw. der Schallwellenebene parallel stellen (Prinzip des Rayleighschen Spiegelchens). Der Ausschlag des Rayleighschen Spiegelchens ist der Schallenergie proportional und kann unter Heranziehung des Trägheitsmomentes des Spiegels auch in absolute Größen umgerechnet werden.

Zernow verwendet als Scheibe einen Galvanometerspiegel von 5 mm Durchmesser, der an einem Quarzfaden hängt und an dessen einer Fläche eine feine Magnetnadel befestigt ist. Mittels eines verstellbaren Magneten wird eine bestimmte Schwingungsdauer des Galvanometerspiegels hergestellt. Der Spiegel ist gegen Luftströmungen durch eine Gazehülle geschützt. Er hat ein Gewicht von 0,004 g und eine halbe Schwingungsdauer von 2,28 Sekunden. Die dauernden Ablenkungen des Spiegels von 100 Skt. beim Abstande der Skala von 1230 Skt. lassen auf eine Energiedichte von $3 \cdot 10^{-4}$ Ergs. pro Kubikzentimeter schließen. Lautes Rufen und Singen bei 2 m Entfernung des Spiegels vom Munde des Rufenden ergibt Größen der ersten Ablenkung zwischen 20—140 Skt., die Energiedichten von 0,3 bis $2,1 \cdot 10^{-4}$ Ergs. pro Kubikzentimeter entsprechen. (Zit. nach Katzenstein, S. 325.)

7. Neuerdings hat K. Lewin einen Apparat zur Messung von Tonintensitäten angegeben (s. Abb. 48).

Er besteht aus einer Messingmembran (m) von 0,1 mm Dicke und 9 cm Durchmesser, die durch eine geeignete Druckapparatur (d) gleichmäßig straff gespannt wird. In der Mitte ist sie mit einer kleinen Metallplatte (p) belegt, welche eine starke Dämpfung bewirkt. Das Sichtbarmachen und Vergrößern der bei relativ kräftigen Tönen nur etwa $1\,\mu$ betragenden Membrandurchbiegung geschieht vermittels eines Galvanoskop-Spiegelchens und Lichtkegels: Am freien Ende eines einseitig befestigten Haardrahtes (h) — Stahl 0,0305 mm

Durchmesser — ist ein Spiegelchen (sp) angebracht. Der Haardraht ist parallel zur Membranebene schwach gekrümmt und liegt mit einstellbarem Druck gegen die Schneide eines auf der Membranmitte stehenden Steges (st). Die Membranschwingung veranlaßt bei geeigneter Einstellung eine Drehung des Spiegelchens um eine vertikale Achse, wobei als Hebellänge der Abstand des Berührungspunktes von Steg und Draht von der vertikalen Massensymmetrielinie des Systems: Draht + Spiegelchen wirksam wird.

Die optische Apparatur besteht aus einem Parabolspiegel, der die Strahlen einer Nitralampe zu 4 Volt auf dem Spalt eines vor dem Spiegel stehenden Schirmes vereinigt. Das durch den Spalt fallende Licht tritt durch eine verschiebbare Sammellinse, wird vom Membranspiegelchen reflektiert und liefert an einer 4 m entfernten Wand bei Ruhelage der Membran einen schmalen Lichtstreifen. Bei Membranschwingungen erscheint dieses Spaltbild als je nach der Stärke der Schwingung mehr oder weniger breit ausgezogenes, scheinbar ruhendes Lichtband. *Seine Länge gibt ein Maß für die Amplitude des Tones ab.* Die so erreichte Vergrößerung der Membrandurchbiegung beläuft sich auf 1 : 600000. Zur Charakterisierung der Empfindlichkeit der Apparatur wird angegeben: Eine kräftig vibrierende KÖNIGsche

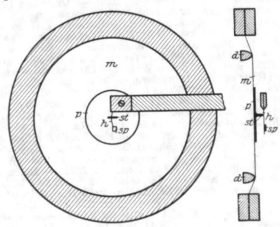
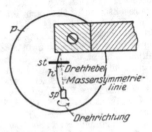

Abb. 48. Meßapparat für Tonintensitäten nach LEWIN.
(Aus: „Psycholog. Forschung II", LEWIN.)

Stimmgabel liefert, in der Nähe der Membran gehalten, ein Band von etwa 4 Metern. Die niedrigste Stufe der STUMPFschen subjektiven Tonskala ($^1/_8$ = eben merklich) entspricht einem Ausschlag von 45 mm.

Der Eigenton der Membran liegt bei g^2 oder e^2. Ihre Resonanzbreite ist sehr gering; während in der Nähe der Eigenfrequenz eine Höhendifferenz von 1 Schwingung eine Ausschlagsdifferenz von 75 mm bei einem Gesamtausschlag von 860 mm nach sich ziehen kann, so ergab die Verschiebung der Tonhöhe um einen Halbton Ruhe oder nahezu Ruhe.

Die Eichung der Apparatur mittels EDELMANNscher Pfeifen, die durch einen elektrischen Ventilator mit zwischengeschaltetem Regulierblasebalg angeblasen wurden und mittels eines für diese Versuche konstruierten Intensitätsvariators nach ihrer Intensität abgestuft werden konnten, zeigte, daß die Amplitude der Membran und ebenso die Länge des Lichtstreifens sich innerhalb des untersuchten Intensitätsbereichs proportional der Tonamplitude verändern.

Literatur.

(Eine vollständige Literaturzusammenstellung bis 1912 findet sich bei POIROT, weshalb im folgenden hauptsächlich die neuere Literatur berücksichtigt ist.)

ABRAHAM: Töne und Vokale der Mundhöhle. Zeitschr. f. Psychol. u. Physiol. d. Sinnesorg. Bd. 74, H. 3 u. 4. 1916. — ALBERS-SCHÖNBERG: Röntgentechnik. Hamburg 1919. — AUERBACH: Akustik in WINKELMANNS Handbuch der Physiologie. Bd. 2. Leipzig 1909. — AUERBACH, F.: Bestimmung der Resonanztöne der Mundhöhle durch Perkussion. Ann. d. Physik. Erg.-Bd. 8, S. 177—225. 1878. — BARTH und GRUMNACH: Röntgenographische Beiträge zur Stimmphysiologie. Arch. f. Laryngol. Bd. 19, S. 397—407. 1907 u. Bd. 22, S. 542—549. — BERT, PAUL: s. bei POIROT. S. 9. — BOEKE: Mikroskopische Phonogrammstudien. PFLÜGERS Arch. f. d. ges. Physiol. Bd. 50, S. 297—318. 1891 u. Bd. 76, S. 497—516. 1899. — BROEMSER, PH. (1): Die Bedeutung der Lehre von der erzwungenen Schwingung. Habilitationsschrift München. 1918. — DERSELBE (2): Anwendung mathematischer Methoden auf dem Gebiet der physiologischen Mechanik in ABDERHALDENS

Handb. d. biolog. Arbeitsmethoden. Bd. 5, 1. T., H. 1, S. 81—166. — Brünings: Stereo-laryngoskopie. Verhandl. d. Ver. dtsch. Laryngol. 1910. S. 100. — Budde, E.: Mathematisches zur Phonetik in Abderhaldens Handbuch der biologischen Arbeitsmethoden. — Cagniard-Latour: Sur la pression à laquelle l'air contenue dans la trachée-artère se trouve soumis pendant l'acte de la phonation. Cpt. rend. des séances de la soc. de biol. Tome 4, p. 201. 1837. — Calzia, Panc. (1): Der Kehltonschreiber Calzia-Schneider. Zeitschr. f. Laryngol., Rhinol. u. ihre Grenzgeb. Bd. 6, S. 437. 1913. — Derselbe (2): Experimentelle Phonetik. Sammlung Göschen. — Derselbe (3): Über Palatogrammetrie. Vox 1918. S. 172. — Derselbe (4): Phonetische Röntgen-polygramme. Vox 1919. S. 170—179. — Derselbe (5): Die Phonoposoto- und Topo-metrie. Ib. S. 18—23. — Derselbe (6): Die Darstellung der Atembewegungen durch eine Formel. Ib. S. 180. — Derselbe (7): Eine Kreisbogenschablone für mehrere übereinanderstehende Kymographionkurven. Vox 1919. S. 202. — Derselbe (8): Ein Versuch, die phonetische Untersuchungstechnik synoptisch darzustellen. Vox 1919. S. 205. — Derselbe (9): Das Hamburger experimentalphonetische Praktikum. 1. Tl. Hamburg: Otto Meißner 1922. — Derselbe (10): Die Kinematographie und Photographie der Bewegungen im Kehlkopf oder im Ansatzrohr auf Grund der Autokatoptrie. Vox 1920. S. 1. — Derselbe (11): Ein Verfahren um graphisch ge-wonnene Schallaufnahmen auf dem üblichen glyphischen Wege (Sprechmaschine) wieder hörbar zu machen (Paka-Verfahren) (Phonetisches Laboratorium, Univ. Hamburg). Ann. d. Physik. Bd. 70, H. 3, S. 250—254. 1923. — Chlumsky: La forme actuelle de l'appareil Lioret. Arch. f. exp. u. klin. Phonetik. Bd. 1, S. 214—224. 1914. — Clifford: Graphic representation of the harmonic components of a periodical motion. Proc. London mathem. soc. Vol. 5, p. 11—14. 1873. — Curtés: Automatic mouvements of the Larynx. Americ. journ. of physiol. Vol. 2, p. 237. 1900. — De la Camp: Beiträge zur Physiologie und Patho-logie der Zwerchfellatmung. Zeitschr. f. klin. Med. Bd. 49. 1903. — Demeney: Arch. de physiol. norm. et pathol. Tome 21, p. 589. 1899. S. auch Schenk, S. 17. — Doegen, W.: Fünfzehn Jahre Königliche und Staatsbibliothek. Die Lautabteilung. 1921. — Dohrn: s. bei Schenk und Eckerlein u. Zeitschr. f. Geburtsh. u. Gynäkol. Bd. 32, S. 25. 1895. — Eckerlein: Zur Kenntnis des Atemmechanismus bei Säuglingen. Zeitschr. f. Geburtsh. u. Gynäkol. Bd. 19, S. 121. 1890. — Du Bois Reymond: Versuche am Telephon. Engel-manns Arch. 1877. S. 573—576 u. 582—584. — Eijkman: A more minute analysis of the muscletensions in the flow of the mouth. Vox 1914. S. 11. — v. Eicken: Körperliches Sehen bei der Otolaryngologie. Arch. f. Laryngol. Bd. 33, S. 690 u. Dtsch. med. Wochenschr. 1918. Nr. 4. — Feldt, J.: Der Tastreifen, ein Hilfsmittel zur Verbesserung des Sprechens der Taubstummen. Blätter f. Taubstummenbildung. 1913. S. 26, 34. — Fick, A.: Ein Pneumograph. Verhandl. d. physik.-med. Ges. Würzburg 1872. — Finsterwalder, S.: Harmonische Analyse mittels des Polarplanimeters. Zeitschr. f. Mathem. u. Physik. Bd. 43, S. 85—92. 1898. — Flatau, Th.: Hintere Rhinoskopie und Laryngoskopie bei geschlossenem Munde. Berl. klin. Wochenschr. 1910. S. 602. — Flatau, Th. und H. Gutzmann (1): Neue Versuche zur Physiologie des Gesanges. Arch. f. Laryngol. u. Rhinol. Bd. 16, S. 11—29. 1904. — Dieselben (2): Verhandl. des 3. internat. Laryngol.-Kongr. Bd. 1, S. 1. 1911. — Frank, O.(1): Kymographionschreibhebel, Registrierspiegel, Prinzipien der Registrierung. Handb. d. Physiol. Methodik. Tigerstedt, Bd. 1, Abt. 4. 1911. — Derselbe(2): Prinzipien der graphischen Registrierung. Zeitschr. f. Biol. Bd. 53, S. 429. 1910. — Derselbe(3): Zur Lehre von der erzwungenen Schwingung. Zeitschr. f. Biol. Bd. 56, S. 398. 1911. — v. Frey und O. B. Meyer: Versuche über die Wahrnehmung geführter Bewegungen. Zeitschr. f. Biol. Bd. 68, H. 7—8. 1918. — Fröndt, Hermann: Ein Versuch, Schallschwingungen dem Getast durch elektrische Ströme spürbar zu machen. Vox 1922. S. 42. — Fröschels, E. (1): Ein Apparat zur Feststellung von wilder Luft. Zeitschr. f. Hals-, Nasen- u. Ohrenheilk. Bd. 1, S. 306. — Derselbe (2): Über Atmungstypen bei Kunstsängern nebst Beschreibung eines neuen Pneumographen. Monatsschr. f. Ohrenheilk. u. Laryngo-Rhinol. Bd. 57, S. 95. 1923. — Derselbe (3): Untersuchungen über den harten und den weichen Stimm-einsatz bei Natur- und Kunststimmen. Sitzungsber. d. Akad. d. Wiss. Wien, math.-natur-wiss. Klasse, Abt. 4, Bd. 129, S. 43. — Gallée und Zwaardemaker: Über Graphik der Sprachlaute, namentlich der Explosivae. Die neueren Sprachen Bd. 8, S. 1—24. 1899. — Garten, S. (1): Beiträge zur Vokallehre: Abhandl. d. mathemat.-physik. Klasse d. sächs. Akad. d. Wiss. Bd. 38, Nr. 7, 8, 9. 1921. — Derselbe (2): Ein Schallschreiber mit sehr kleiner Seifenmembran. Ann. d. Physik, 4. Folge, Bd. 48, S. 274. 1915. — Derselbe (3): Über die Verwendung der Seifenmembran zur Schallregistrierung. Zeitschr. f. Biol. Bd. 56, S. 41—74. 1911. — Ganske, Julius: Das Hamburger experimental-phone-tische Praktikum von Panconc. Calzia S. 15. — Gentilli: Der Glossograph. Leipzig 1882. — Gianfranceschi: zit. nach Calzia, Experim. Phonetik, S. 18. — Giesswein (1): Über die Resonanz der Mundhöhle und der Nasenräume, insbes. der Nebenhöhle der Nase. Berlin 1911. — Derselbe (2): Über Brustresonanz. Verhandl. d. Ges. dtsch. Hals-Nasen-Ohrenärzte zu Nürnberg 1921. S. 87. — Gino Merelli: Ricerche pneumografiche durante la emissione della voce parlata e cantata. Vox 1922. S. 46. — GRIESMANN: Verhandl. d. otol. Ges. z. Berlin 21. 11. 1919. — GRÖDEL, F. M.: Die Röntgenkinematographie und ihre Bedeutung für die innere Medizin. Münch. med. Wochenschr. 1909. S. 539. — GRÜTZNER: Physiologie der Stimme und Sprache in HERMANNS Hand. d. Physiol. Bd. 2 a. Leipzig 1879. — GRÜTZNER und SAUBERSCHWARZ: Interferenzversuche mit Vokalen. PFLÜGERS Arch. f. d. ges. Physiol. Bd. 61. 1895. — GUTZMANN, H. (1): Untersuchungen über die Grenzen der sprachlichen Perzeption. Zeitschr. f. klin. Med. Bd. 60, S. 233. 1906. — DERSELBE (2): Die dysarthrischen Sprachstörungen in NOTHNAGEL: Spez. Pathol. u. Therap. S. 13. 1911. — DERSELBE (3): Physiologie der Stimme und Sprache. Braunschweig: Fr. Vieweg u. Sohn 1909. — DERSELBE (4): Zur Messung der relativen Intensität der menschlichen Stimme. Beitr. z. Anat., Physiol., Pathol. u. Therapie d. Ohres, d. Nase u. d. Halses. Bd. 3, S. 233. 1910. — DERSELBE (5): Über Stellung und Bewegung des Kehlkopfes bei normalen und pathologischen Sprachvorgängen. Beitr. z. Anat., Physiol., Pathol. u. Therapie d. Ohres, d. Nase u. d. Halses. Bd. 1, S. 89—133 u. 432—476. — DERSELBE (6): Ein einfaches Instrument zur Registrierung der Kehlkopfbewegungen und zur therapeutischen Verwendung bei Stimmstörungen. Verhandl. d. Vereins dtsch. Laryngologen 1913, S. 115. — GUTZMANN (7): Sprachheilk. 1924. — GUTZMANN und LÖWY: Über den intrapulmonalen Druck und den Luftverbrauch bei der normalen Atmung usw. PFLÜGERS Arch. f. d. ges. Physiol. Bd. 180, S. 111—137. 1920. — HARTMANN, A.: Über Sigmatismus und Parasigmatismus. Deutsch. Arch. f. klin. Med. Bd. 26. 1880. — HASSE, C.: Die Formen des menschlichen Körpers. Jena 1888. — HEGENER, J. (1): Die binokularstereoskopische Untersuchung des Larynx, Epipharynx und der Trommelfells. Beitr. z. Anat., Physiol., Pathol. u. Therapie d. Ohres, d. Nase u. d. Halses. Bd. 3, S. 222. 1909. — DERSELBE (2): Stereoskopie und Stereophotographie des Larynx und des Ansatzrohres und ihrer Bewegungen. Vox 1920. S. 109. — DERSELBE (3): Die Entwicklung der subjektiven und objektiven endolaryng. Beobachtungsmethoden in ihrer Bedeutung für die experimentelle Phonetik. Vox 1921. S. 1. — DERSELBE (4): Ein neues Laryngostroboskop, zugleich Universalbeleuchtungsapparat für die Beobachtung und Momentphotographie in Körperhöhlen mit engem Zugang. Vox 1914. S. 1. — HEGENER und PANCONCELLI CALZIA (1): Die Kinematographie der Stimmlippenbewegungen beim Lebenden. Vox 1920. S. 114. — DIESELBEN (2): Die einfache Kinematographie und die Strobokinematographie der Stimmlippenbewegungen beim Lebenden. Vox 1913. S. 81. — HEINITZ, W. (1): Zur graphischen Darstellung von palatographischen Berührungswerten. Vox 1920. S. 32—36. — DERSELBE (2): Die Fehlervermeidung bei der Projektion künstlicher Gaumen. Vox 1922. S. 1—2. — DERSELBE (3): Ein Beitrag zur Eichmethode für die Untersuchung von Atembewegungskurven. Vox 1919. S. 157. — HELMHOLTZ (1): Die Lehre von den Tonempfindungen. Leipzig 1896. — DERSELBE (2): Telephon und Klangfarbe. Monatsber d. preuß. Akad. d. Wiss. 1878. S. 488—500. — HERMANN, L. (1): Die Übertragung der Vokale durch das Telephon und das Mikrophon. PFLÜGERS Arch. f. d. ges. Physiol. Bd. 48, S. 543—574. 1891. — DERSELBE (2): Phonophotographische Studien IV: Untersuchungen mittels des neuen EDISONschen Phonographen. PFLÜGERS Arch. f. d. ges. Physiol. Bd. 53, S. 1—51. 1892. Phonophotographische Studien V: Die Kurven von Konsonanten. Ebenda Bd. 58, S. 255—279. 1894. Weitere Untersuchungen über das Wesen der Vokale. Ebenda Bd. 61, S. 169—204. 1895. Fortgesetzte Untersuchungen über die Konsonanten. Ebenda Bd. 83, S. 1—32. 1900. — DERSELBE (3): PFLÜGERS Arch. f. d. ges. Physiol. Bd. 47, S. 44. 1890. — HENSEN: Über die Schrift von Schallbewegungen. Zeitschr. f. Biol. Bd. 23, S. 291—302. 1887. — HULTKRANZ, W.: Über die respiratorischen Bewegungen des menschlichen Zwerchfells. Skand. Arch. f. Physiol. Bd. 2, S. 70. 1891. — KALÄHNE, A.: Grundzüge der mathematisch-physikalischen Akustik. Leipzig: Teubner 1910. — KATZENSTEIN, J.: Methoden zur Erforschung der Tätigkeit des Kehlkopfes sowie der Stimme und Sprache. ABDERHALDENS Handb. d. biolog. Arbeitsmethoden. Bd. 7, H. 3, S. 261—418. — KIRCHBERG: Die rechtliche Beurteilung der Röntgen- und Radiumschädigungen. Hamburg 1914. — KOSCHLAKOFF: Über die Schwingungstypen der Stimmbänder. PFLÜGERS Arch. f. d. ges. Physiol. Bd. 38, S. 428—476. 1886. — KRUEGER und WIRTH: Ein neuer Kehltonschreiber. WUNDTS Psychol. Studien. Bd. 1, H. 1, S. 103—104. 1905. — C. v. KRZYWICKI: Über die graphische Darstellung der Kehlkopfbewegungen beim Sprechen und Singen. Königsberg 1892. — LAHR: Die GRASSMANNsche Vokaltheorie im Lichte der Experimente. Ann. d. Physik. Bd. 263, S. 94—119. 1886. Inaug.-Diss. Jena. — LEPPIN und MASCHE, Berichte von: Objektive Darstellung von Schallkurven 1910. S. 1—4. — LEVY und DORN: s. bei SCHENK. — LEWIN, KURT: Über einen Apparat zur Messung von Tonintensitäten. Psychol. Forsch. Bd. 2, S. 317. 1922. — LIESEGANG, PAUL: Wissenschaftliche Kinematographie unter Mitarbeit von Dr. KARL KIESER und Prof. OSWALD POLIMANTI. Düsseldorf 1920. — LINDNER, R.: Der erste Sprachunterricht Taubstummer auf Grund statistischer, experimenteller und psychologischer Untersuchungen. Veröffentl. d. Instituts f. exp. Pädagog. u. Psychol. d. Leipziger Lehrervereins Bd. 1, S. 75. 1910. — LINKE, P. F.: Grundfragen der Wahrnehmungslehre. München: Reinhardt 1918.

— Lohmann: Leichtverständliche Gebrauchsanweisung für die harmonische Analyse nach dem Hermannschen Verfahren. Vox 1921. S. 91—122. — Lootens, Ch.: Recherches experimentales sur la formation du son dans les instruments à embouchure de flûte. Rev. des questions scientifiques. Bruxelles 1898 (avril-juill.). — Lucae, A.: Zur Prüfung des Sprachgehörs unter Angabe eines neuen Phonometers. Arch. f. Ohren-, Nasen- u. Kehlkopfheilk. Bd. 64, S. 155—166. 1905. — Mader, O.: Ein einfacher harmonischer Analysator mit beliebiger Basis. Zeitschr. f. Elektrotechn. 1909. S. 847—851. — Mangold, E.: Untersuchungen über Muskelhärte. Pflügers Arch. f. d. ges. Physiol. Bd. 196, S. 260. — Marbe: Über die Verwendung rußender Flammen in der Physiologie und den Grenzgebieten. Zeitschrift f. Psychol. u. Physiol. d. Sinnesorg. Bd. 49, S. 206—217. 1908. — Marey: siehe bei Riegel, S. 15 u. 16. Graphische Prüfung der respiratorischen Bewegungen. Journ. l'anat. et de la physiol. 1865. p. 452. — Martini, P.: Studien über Perkussion und Auskultation. Dtsch. Arch. f. klin. Med. Bd. 139, S. 65. 1922. — May: Dtsch. Arch. f. klin. Med. Bd. 71, S. 39. 1901 u. S. Schenk, S. 8, Abb. 4. — Merelli, G.: Ricerche pneumographiche durante la emissione della voce parlata e cantata. Vox 1922. S. 46. — Meyer, E. A. (1): Englische Lautdauer. Upsala Universitetes Årsskrift 1903 u. Leipzig 1903. — Derselbe (2): Röntgenographische Lautbilder. Monatsschr. f. Ohrenheilk. u. Laryngo-Rhinol. 1907. — Derselbe (3): Stimmhaftes H. Die neueren Sprachen. Bd. 8, S. 260—283. 1900. — Michaelis, L.: Einführung in die Mathematik, für Biologen und Chemiker. Berlin: Julius Springer 1922. — Müller, Pouillet: Lehrb. d. Physik. Bd. 1, S. 728. 1906. — Musehold, A.: Allgemeine Akustik und Mechanik des menschlichen Stimmorgans. Berlin: Julius Springer 1913. — Nadoleczny, M. (1): Untersuchungen mit dem Atemvolumschreiber über das pulsatorische Tremolo der Singstimme. Zeitschr. f. Hals-, Nasen- u. Ohrenheilk. Bd. 4, S. 68. 1922. — Derselbe (2): Über Richtigkeit und Fehler der Aufschreibung von Kehlkopfkurven mit dem Zwaardemakerschen Apparat, nebst einer Prüfung seiner Leistungsfähigkeit. Beitr. z. Anat., Physiol., Pathol. u. Therapie d. Ohres, d. Nase u. d. Halses. Bd. 22, S. 226. 1923. — Derselbe (3): Über das innere Singen. Daselbst Bd. 19, S. 116. — Derselbe (4): Untersuchungen über den Kunstgesang. Berlin: Julius Springer 1923. — Nagel: Handb. d. Physiol. d. Menschen. Bd. 3, S. 483. — Oertel: Das Laryngostroboskop und seine Verwendung in der Physik, Physiologie und Medizin. Arch. f. Laryngol. u. Rhinol. Bd. 3, S. 1—16. 1895. — Orlich, E.: Aufnahme und Analyse von Wechselstromkurven, Elektrotechnik und Einzeldarstellungen. Bd. 7. Braunschweig: Vieweg 1906. — Piltan: La Nature. 15. Dez. 1887. — Poirot: Die Phonetik in Tigerstedts Handb. d. physiol. Methodik. — Poulsen: Das Telegraphon. Ann. d. Physik. Bd. 308, S. 754—760. 1900. — Raps: Über Luftschwingungen. Ann. d. Physik. Bd. 286, S. 193—220. 1893. — Rethi: Experimentelle Untersuchungen über den Schwingungstypus und den Mechanismus der Stimmbänder bei der Falsettstimme. Ber. Wien Bd. 105, 3. Abt., S. 197—212. 1896. — Riegel, F.: Die Atembewegungen. Würzburg: Stubers Verlag 1873. — Roudet, L. (1): Recherches sur la rôle de la pressions sous glottique dans la parol. La Parole 1900. p. 599 bis 612. — Derselbe (2): Abaque pour l'analyse périodique des courbes. La Parole 1900. S. 17—22. — Rosapelly: Essai d'inscription des mouvements phonétiques. Trav. du labor. de Marey. Tome 2. 1876. — Rousselot: Principes de phonetique expérimentale. Tome 2. Paris 1897—1909. — Rothe, Karl Kornelius: Über die Verwendung eines Hg-Doppelmanometers bei Aufnahmen der Atembewegungen mit dem Gutzmannschen Gürtelpneumographen. Monatsschr. f. Ohrenheilk. u. Laryngo-Rhinol. Bd. 50, S. 466. 1916. — Ruederer, H.: Über die Wahrnehmung des gesprochenen Wortes. Inaug.-Diss. München 1916. — Samojloff: Zur Vokalfrage. Pflügers Arch. f. d. ges. Physiol. Bd. 78, S. 1—26. 27—37. 1899. — Schär, Alfred: Über den Tastsinn und seine Beziehungen zur Lautsprache. Vox 1922. S. 33. — Scheier, M.: Die Bedeutung des Röntgenverfahrens für die Physiologie der Sprache und Stimme. Arch. f. Laryngol. u. Rhinol. Bd. 22, S. 175—208. 1909. — Schenk, F.: Atembewegungen. Tigerstedts Handb. d. physiol. Methodik. Bd. 2, Abt. 2, S. 1—53. — Schilling, R. (1): Ein Diaphragmograph. Vox 1922, S. 54. — Derselbe (2): Ein Reicheichungsverfahren. Arch. f. Laryngol. u. Rhinol. Bd. 34, S. 237. — Derselbe (3): Untersuchungen über die Atembewegungen in Sprache und Gesang. Monatsschr. f. Ohrenheilk. u. Laryngo-Rhinol. Bd. 59, 1925. — Seydel: Experimentelle Versuche über die labialen Verschlußlaute. Inaug.-Diss. Breslau 1908. — Seemann, J.: Neue Aufnahmen der menschlichen Stimme. Zeitschr. f. biol. Technik und Methodik. Bd. 1, S. 110—120. 1908. — Spiess: Ein neues Laryngostroboskop. Arch. f. Laryngol. u. Rhinol. Bd. 7, S. 148—150. 1898. — Stern, Hugo: Zur Frage der Registrierung der Artikulationsbewegungen. Verhandl. des 3. internat. Laryngol.-Kongr. Bd. 2. — Streim: Über die Bearbeitung von Atembewegungskurven. Vox 1919. S. 1. — Struycken, K.: Die optische Beobachtung und die photographische Aufnahme von akustischen Schwingungen. Vers. des 1. internat. Laryngol.-Kongresses Wien 1909. S. 533—537. — Trendelenburg, F.: Objektive Klangaufzeichnung mittels des Kondensatormikrophons. Mitt. a. d. Forschungslaborat. Siemanstadt. Berlin: Jul. Springer 1924. — Verdin: s. bei Poirot, S. 10. — Verner, K.: Neuphilolog. Mitteilungen Helsingfors 1903. S. 100—109 (Brief an H. Pipping) und Afhandlinger og

Breve, udgivne af Selskab for germansk. Filologi. Kopenhagen. Trimodt 1903. — Vierordt und Ludwig: Beiträge zu der Lehre von den Atembewegungen. Arch. f. physiol. Heilk. Bd. 14, S. 253. 1855. — Weber, H. F.: Die Induktionsvorgänge im Telephon. Vierteljahrsschrift d. naturforsch. Ges. in Zürich. Bd. 23, S. 265—272. 1878. — Weiss, O. (1): Die Seifenlamelle als schallregistrierende Membran im Phonoskop. Zeitschr. f. biol. Technik u. Methodik. Bd. 1, S. 49—57. 1908. — Derselbe (2): Die Kurven der geflüsterten und leise gesungenen Vokale. Pflügers Arch. f. d. ges. Physiol. Bd. 142, S. 567. 1911. — Wethlo, Franz (1): Ein neues Laryngostroboskop mit Federantrieb und Zentrifugalregulierung. Monatsschr. f. Ohrenheilk. u. Laryngo-Rhinol. Bd. 18, S. 65—67. 1908. — Derselbe (2): Zur Technik der Stroboskopie. Vox 1915. S. 27. — Derselbe (3): Die Ausmessung Mareyscher Kurven und ihre mechanische Korrektur. Med.-pädagog. Monatsschrift f. d. ges. Sprachheilk. 1911. S. 1. — Derselbe (4): Zur Messung von Tonhöhen mittels rußender Flammen. Beitr. z. Anat., Physiol., Pathol. u. Therapie d. Ohres, d. Nase u. d. Halses. Bd. 14, S. 279. 1920. u. Bd. 20, S. 260. 1924. — Wiebe: Über die Ausmessung von Röntgenpolygrammen. Vox 1921. S. 141. — Wien, M.: Die akustischen und elektrischen Konstanten des Telephons. Ann. d. Physik. Bd. 309, S. 450—459. 1901. — Wiersch, E.: Über die Deutlichkeit akustischer Reproduktionen unter dem Einfluß der Eigentöne sowie über Membranen zu möglichst deutlicher Wiedergabe der Sprache. Ann. d. Physik. Bd. 322, S. 999—1004. 1905. — Wilczewski, St. v.: Phonoposotische und phonotopische Untersuchungen von Lippenlauten. (Ein neuer Labiograph). Vox 1922. S. 64. — Woillez: s. bei Rieger, S. 11 u. Arch. gen. de méd. Tom. 1, p. 583. 1857. — Zipperer: Tafel zur harmonischen Analyse. Berlin: Jul. Springer 1922. — Zoneff und Meumann: Über Begleiterscheinungen psych. Vorgänge in Atem und Puls. Philosoph. Studien, Wundt. 1901. S. 1. — Zumsteeg, H.: Über larvierte Formen von Mutationsstörungen. Vox 1916. S. 220. — Zündt-Burguet (1): s. bei Poirot, S. 10. — Derselbe (2): Études de phonetiques expérimentales. Paris 1904. — Zwaardemaker (1): Über einen Geschwindigkeitsmesser für strömende Luft (Ärodromometer). Zeitschr. f. Instrumentenkunde 1908. S. 17—20. — Derselbe (2): Über den dynamischen Silbenakzent. Vox 1913. S. 7. — Zwaardemaker, H. und L. P. Eijkman,: De buccopharyngeale Periode van het slikken. Nederlandsch tijdschr. v. geneesk. 1901. 2. Teil, S. 461—477. — Zwardemaaker und H. F. Minkema: Über die beim Sprechen auftretenden Luftströme und über die Intensität der menschlichen Sprechstimme. Engelmanns Arch. 1906. S. 433—450. — Zwaardemaker und C. D. Ouwehand: Die Geschwindigkeit des Atemstromes und das Atemvolumen des Menschen. Onderzoekingen gedaan in het physiolog. Laborat. d. Utrechtsche Hoogeschool Vol. 5, p. 250. 1905.

5. Untersuchungsmethoden der Luftröhre und Bronchien.

Von

A. Seiffert-Berlin.

Mit 38 Abbildungen.

Indirekte Untersuchung.

Unter der indirekten Untersuchung der Luftröhre oder indirekter Tracheoskopie versteht man die Besichtigung der Trachea mit Hilfe des Kehlkopfspiegels. Schon die Begründer der Laryngoskopie, vor allem Türck, haben sie ausgeübt. Spätere Autoren, wie Wild, Schrötter und Killian, haben sie weiter ausgebaut.

Es gelingt mit ihr in geeigneten Fällen, die ganze Trachea einschließlich der Bifurkation und des Anfangsteiles der Hauptbronchien zu übersehen. Die Methode ist der indirekten Laryngoskopie, aus der sie hervorgegangen ist, außerordentlich ähnlich. Schon bei der gewöhnlichen Untersuchung mit dem Kehlkopfspiegel sieht man im allgemeinen in Respirationsstellung auch die oberen Teile der Trachea mit. Die tieferen Partien der Luftröhre zu erkennen, gelingt nur unter gewissen Voraussetzungen, denn hierfür sind besondere Beleuchtung und besondere Stellungen erforderlich.

Beleuchtung. Bei der Laryngoskopie ist die Beleuchtungsanordnung so getroffen, daß die Lichtstrahlen mit Hilfe des Reflektors etwa in Höhe der Stimmbänder zur Vereinigung gebracht werden, daß sich also dort die größte Helligkeit befindet, während die Beleuchtungsintensität nach der Tiefe zu rasch abnimmt, da die Strahlen nach abwärts zu divergieren. In der Gegend der Bifurkation pflegt bei den gewöhnlichen Lichtquellen die Beleuchtung nur noch so gering zu sein, daß dabei kaum noch etwas zu erkennen ist. Besser wird der Effekt, wenn man die Lichtquelle dem Reflektor nähert, da dann die Vereinigung der Strahlen erst in größerer Tiefe zustande kommt. Je kleiner und je heller die Lichtquelle gewählt wird, je weiter die Glottis und je größer der benutzte Kehlkopfspiegel ist, desto mehr Licht gelangt zur Gegend der Bifurkation.

Da die Bifurkation vom Auge des Untersuchers weiter entfernt ist als der Kehlkopf bei der Laryngoskopie, hat man die Verwendung von Reflektoren mit größerer Brennweite empfohlen (25 cm), als zur Kehlkopfuntersuchung gebräuchlich sind (15 cm).

Wird Sonnenlicht benutzt, so braucht man keinen Hohlspiegel als Reflektor, es genügt dann schon ein durchbohrter Planspiegel, um damit genügend Licht bis zur Bifurkation zu bringen. TÜRCK benutzte zur Tracheoskopie mit Sonnenlicht einen Reflektor mit einer sehr großen Brennweite (von etwa 80 Zoll).

Am bequemsten ist der Gebrauch der KIRSTEINschen Stirnlampe, die ein parallelstrahliges Licht gibt, welches mit der Blickrichtung zusammenfällt. Sehr vorteilhaft ist es auch, daß der Untersucher dabei mit dieser Lampe bis dicht an den Mund des Patienten herankommen und so durch Annäherung an die Trachea diese auch genauer sehen kann.

Verdunklung des Zimmers ist bei der Tracheoskopie noch wichtiger als bei der Laryngoskopie, bei deren Abhandlung die Gründe hierfür auseinandergesetzt sind.

Stellung. Um das Licht bis zum Ende der Trachea werfen zu können, müssen der Kehlkopf und die Trachea ein gerades Rohr bilden, was für gewöhnlich durchaus nicht der Fall ist. Bei der normalen Stellung und besonders bei hintenübergeneigtem Kopf bildet der Kehlkopf mit der Trachea einen stumpfen, nach hinten offenen Winkel, so daß wir bei dieser Stellung gegen die Vorderwand des subglottischen Raumes aber nicht in die Tiefe der Trachea sehen. Je mehr wir den Kopf neigen lassen, desto tiefer sehen wir an der Vorderwand der Luftröhre hinab, bis wir bei einer bestimmten Stellung, die der KILLIANschen Stellung zur Besichtigung der Hinterwand ähnelt, unter sonst günstigen Umständen bis zur Bifurkation schauen; wenn wir den Kopf noch weiter neigen lassen, dann wandert unser Blickfeld an der Hinterwand wieder in die Höhe, bis wir schließlich nur noch die Hinterwand des Kehlkopfes und des obersten Teiles der Luftröhre zu sehen bekommen. Bei der Neigung des Kopfes dreht sich der Kehlkopf um eine frontale Achse nach vorn, so daß der Winkel, den er mit der Trachea bildet, sich mehr und mehr streckt, bis er schließlich praktisch verschwunden ist. Meist ist jedoch zur völligen Streckung noch erforderlich, die unteren Teile der Luftröhre nach vorn zu bringen, was durch Geradestreckung der Wirbelsäule geschehen kann. Die Trachea macht nämlich etwa die Biegung und Richtung der Wirbelsäule mit; wird diese gestreckt oder das Kreuz möglichst nach vorn durchgedrückt, dann streckt sich auch die Luftröhre mit und ihre unteren Partien werden mehr nach vorn zu geschoben. Das hat schon TÜRCK erkannt; er ließ daher bei der Untersuchung seine Patienten den Körper möglichst strecken und das Kinn zurücknehmen, so daß sie im Sitzen eine

„militärische Haltung" annahmen. Um dies den Patienten leichter zu ermöglichen, befestigte er zwischen Rücken und dem oberen Teil der Sessellehne Zwischenlagen. Der Kranke mußte, wenn er nicht bedeutend größer war als der Beobachter, höher sitzen. Sein eigenes Auge brachte er dabei in Mundhöhe des Patienten.

Um das Kreuz besser nach vorn durchdrücken zu können, steckte WILD

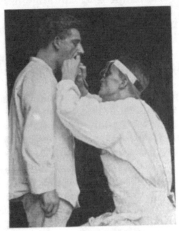

Abb. 1. Stellung nach KILLIAN.

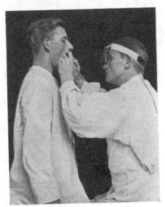

Abb. 2. Stellung nach TÜRCK.

seinen Patienten einen Stock zwischen den Rücken und die zurückgenommenen Arme. So ließ er die Brust möglichst stark hervorbringen und dabei den Kopf aufrecht und gestreckt halten (Abb. 3).

Durch eine dieser Methoden läßt sich oft die Luftröhre zu einem genügend geraden Rohr gestalten, so daß der Einblick bis zur Bifurkation frei wird. Oft aber gelingt es nicht, bis zur Teilungsstelle der Luftröhre zu sehen, obwohl die beschriebenen Stellungen genau beobachtet werden. Man sieht dann nicht selten gegen eine vorspringende Seitenwand der Trachea. In solchen Fällen empfiehlt es sich, den Kopf des Patienten nach *der* Seite drehen zu lassen, auf welcher die Wand stark vorspringt; dann verschwindet nicht selten die Vorwölbung und der Weg für die Lichtstrahlen wird bis zur Bifurkation frei, worauf ebenfalls schon TÜRCK hinwies. Wenn also beispielsweise die linke Trachealwand zu stark hervortritt, so läßt man den Patienten sich so auf den Stuhl setzen, daß er seine linke Seite dem Untersucher zukehrt und läßt ihn dann den Kopf nach der linken Seite drehen, so daß nun

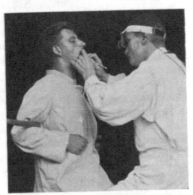

Abb. 3. Stellung nach WILD.

auch das Gesicht dem Untersucher zugewandt ist. Diese Stellung kann man auch mit Vorteil verwenden, wenn man in günstiger liegenden Fällen bei leichtem Vortreten der einen Wand in den Bronchus der einen Seite sieht, während der Kopf gerade gehalten wird, aber es nicht gelingt, die Bifurkation oder den Bronchus der anderen Seite zu sehen.

Will man bei einem Patienten, dessen Luftröhre bis zur Teilungsstelle bei gerader Kopfhaltung gut zu übersehen ist, einen mehr flächenhaften Aufblick auf eine Seitenwand erhalten, so erreicht man dies, indem man den Patienten den Kopf nach der entgegengesetzten Seite drehen läßt. Je mehr der Kopf nach einer Seite gedreht wird, desto mehr weicht im allgemeinen die gleichnamige Wand der Trachea aus dem Gesichtsfeld, während die andere Seite deutlicher wird. Das erklärt sich offenbar so, daß der Kehlkopf und die angrenzenden Partien der Luftröhre bei der Drehung des Kopfes nach *der* Seite zu gezogen werden, nach der das Gesicht gewendet ist, was durch die schematische Abb. 4 erläutert wird.

Seitliche Verbiegungen der Trachea lassen sich auch durch Druck von außen nicht selten bequem ausgleichen. Dabei kann man ähnliche Wirkungen erreichen wie bei den Kopfdrehungen.

Es gibt Patienten, bei denen der Kehlkopf mit der Trachea einen nach der Seite zu offenen stumpfen Winkel bildet. In solchen Fällen ist der Kehlkopf selbst zur Seite geneigt. Bildet er mit der Trachea z. B. einen nach rechts offenen Winkel, dann verläuft das Kehlkopfinnere von oben rechts nach unten links, während die Trachea ihre gerade Richtung beibehält. Will man in einem solchen Fall die Bifurkation sehen, so muß der Spiegel in der Verlängerung der Trachealachse gehalten werden, d. h. seitlich, und zwar in unserem Beispiel etwas links von der Achse des Kehlkopfes. Dabei erscheint das Kehlkopfbild asymmetrisch ähnlich wie bei der Besichtigung der Seitenwand des subglottischen Raumes nach Avellis.

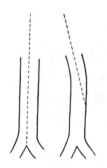

Abb. 4. Verziehung der Luftröhre bei Drehung des Kopfes. Skizze.

Eine solche Abweichung des Kehlkopfes läßt sich auch beheben durch Rotieren oder Neigen des Kopfes nach der entgegengesetzten Seite oder auch durch Drehung des Kehlkopfes um eine sagittale Achse mit der Hand von außen (Türck).

Manchmal bringt auch ein stärkeres Verschieben der einen Körperhälfte einen Vorteil.

Die verschiedenen hier angeführten Positionen müssen oft kombiniert werden, um zum Ziele zu gelangen. Es lassen sich hierfür keine allgemein gültigen Regeln aufstellen, sondern es muß im einzelnen Fall ausprobiert werden, welche Kombination die geeignetste ist, was von Wild als „Modellieren" bezeichnet worden ist.

Die Besichtigung der Luftröhre mit dem Spiegel stellt an die Geschicklichkeit des Untersuchers meist wesentlich höhere Anforderungen als die Laryngoskopie. Alle Momente, die bei der Laryngoskopie störend wirken, erschweren erst recht die Tracheoskopie. Die häufigsten Hindernisse sind wohl störende Reflexe, die man durch Cocainisieren beseitigen muß, und eine den Einblick verhindernde Epiglottis.

Der Kehldeckel stört bei der Besichtigung der Luftröhre noch häufiger als bei der Laryngoskopie. Denn da der Kehlkopfspiegel sich bei der Tracheoskopie in der Richtung der Trachea befindet, muß er weiter vorn gehalten werden. Dabei kommt er aber mehr oberhalb der Epiglottis zu stehen, so daß diese je nach ihrer Stellung den Einblick in die Trachea mehr oder weniger verhindert, während bei der Laryngoskopie mehr von hinten her noch bequem in den Kehlkopf hineingesehen werden kann. Es wird also noch häufiger nötig sein, den Kehldeckel instrumentell nach vorn zu ziehen, wozu der Reichertsche Haken sehr geeignet ist, dessen Anwendung bei der indirekten Laryngoskopie beschrieben ist.

Unter Berücksichtigung aller dieser Mittel und Stellungen gelingt es dem Geübten fast immer, die Trachea in ihrer ganzen Ausdehnung zu übersehen. An der Vorderwand und an den Seitenwänden erkennt man deutlich die Trachealknorpel als helle scharf begrenzte Bögen. Bei leichten Verbiegungen der Trachea

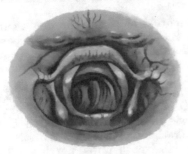 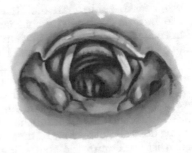

Abb. 5 u. 6. Trachealbilder.

in verschiedener Höhe scheinen sich die Ringe zu überschneiden. Der Ringknorpel erscheint breiter und pflegt sich nicht so scharf abzuheben wie die Trachealringe.

An der Hinterwand sind kleine Unebenheiten zu erkennen; sie enthält aber bekanntlich keine Knorpel. In der Tiefe sieht man die Bifurkation mit ihren pulsatorischen Bewegungen und gewinnt einen mehr oder weniger tiefen Einblick in die Hauptbronchien. Bisweilen gelingt es, den rechten Bronchus in seiner ganzen Ausdehnung zu übersehen.

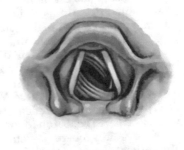

Zur Lokalisation eines krankhaften Prozesses ist es zweckmäßig, die Trachealringe abzuzählen.

Um anzugeben, an welcher Wand sich die Stelle befindet, müssen wir uns vergegenwärtigen, daß wir es mit einem Spiegelbild zu tun haben, dessen Deutung gerade bei der Trachea dem Anfänger erfahrungsgemäß Schwierigkeiten macht. Man bedenke, daß alles das, was unter der Epiglottis liegt, der Vorderwand, was aber unter der Arygegend liegt, der Hinterwand angehört und daß die Seiten unverändert bleiben. Das beifolgende Bild (Abb. 7) mit dem zugehörigen Spiegelbild, das eine Kompression der Trachea von links vorn und von rechts hinten darstellt, veranschaulicht diese Verhältnisse.

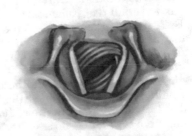

Abb. 7. Komprimierte Trachea. (Spiegelbild und Wirklichkeit.)

Wenn man bei der Untersuchung eine Wandstelle hervorragen sieht, so muß man mit der Beurteilung, ob eine Kompression oder nur eine Deviation vorliegt, sehr vorsichtig sein, um verhängnisvolle Irrtümer zu vermeiden. Denn die Kompression ist immer pathologisch, während die Deviation gewöhnlich einen normalen Zustand bedeutet. Um zu entscheiden, ob man eine einfache Verbiegung oder eine Kompression der Luftröhre vor sich hat, achte man auf die

Form der Knorpelspange, die an der komprimierten Stelle abgeflacht, bei einfachen Deviationen aber unverändert bleibt. Außerdem muß man festzustellen suchen, ob das Lumen an der fraglichen Stelle verringert ist oder nicht. Ist keine Verengerung da, so handelt es sich um einen normalen Zustand. Um nicht infolge der starken perspektivischen Verkürzung Knorpelringe in dieselbe Tiefe zu projizieren, zähle man die Ringe ab.

Die indirekte Tracheoskopie ist eine wichtige Methode, die den Geübten bei normalen Verhältnissen gewöhnlich zum Ziele führt. Es ist zu ihrer Beherrschung allerdings eine besondere Übung erforderlich. Sie ist für den Kranken viel schonender als die direkte Untersuchung und es ist daher bedauerlich, daß sie zu wenig angewandt zu werden pflegt.

In Fällen, in denen eine Tracheotomieöffnung besteht, kann man die Luftröhre natürlich auch mit einem durch die Öffnung eingeführten, angewärmten Spiegel untersuchen, in ähnlicher Weise, wie dies bei der indirekten Untersuchung des subglottischen Raumes von der Tracheotomiewunde aus beschrieben worden ist, nur muß die spiegelnde Fläche dabei nach unten gekehrt werden. Czermak und Neudörfer haben diese Methode, die als *untere indirekte Tracheoskopie* bezeichnet wird, zuerst empfohlen.

Direkte Tracheobronchoskopie.

Geschichte.

Voltolini hat im Jahre 1875 wohl als erster eine direkte Untersuchung der Trachea und des Anfangsteiles der Hauptbronchien von der Tracheotomiewunde aus mit Hilfe von röhrenartigen Instrumenten versucht. Später bemühten sich u. a. L. von Schrötter und vor allem Pieniazek mit Röhren und Sonden diese Gebiete auf demselben Wege zu erforschen. Auch führten sie Dilatationsinstrumente ein und Pieniazek glückte es sogar, auf direktem Wege durch die Tracheotomiewunde aus der Trachea bzw. den Bronchien Fremdkörper zu entfernen. So wertvoll diese Versuche auch gewesen sein mögen, so haben sie doch eine allgemeine Bedeutung zunächst nicht gehabt, schon deshalb nicht, weil sie eine Tracheotomie zur Voraussetzung hatten.

Eine weit größere Bedeutung hat die direkte Tracheobronchoskopie vom Munde aus erlangt. Durch Zufall war es bei der Ösophagoskopie schon wiederholt passiert, daß das Rohr statt in den Oesophagus bei Leuten mit herabgesetzter Reflexerregbarkeit in die Trachea geraten war. Doch wurde dieses Ereignis diagnostisch nicht weiter verwertet. Erst Kirstein zog die naheliegenden Folgerungen und führte absichtlich zu diagnostischen Zwecken durch den Kehlkopf ein gerades Rohr in die Trachea ein. Er gab aber die Rohreinführung in die Trachea wieder auf und beschränkte sich auf die direkte Untersuchung des Kehlkopfes, offenbar weil er die Einführung besonders in die tieferen Abschnitte der Trachea irrtümlicherweise für sehr gefährlich hielt. Er schrieb: „Die rhythmische Vorwölbung ihrer Wandung, besonders der links und etwas nach vorn sichtbare tracheale Aortenpuls ist bei gut autoskopierbaren Menschen ein regelmäßiges imposantes Phänomen, welches zur größten Vorsicht bei der Einführung von starren Instrumenten mahnt."

Die Bestrebungen Kirsteins waren Killian bekannt geworden und nachdem er sich überzeugt hatte, daß man mit einem geraden Rohr in die Trachea gelangen kann und auf diese Weise sogar einen Fremdkörper entfernt hatte, erkannte er die eminente Tragweite und die Ausbaufähigkeit der direkten Untersuchung. Er faßte den Plan, mit Hilfe der Methode auch die tieferen Bronchien einer genauen Untersuchung zugänglich zu machen. Ehe er aber mit einem starren Rohr die Bifurkation überschritt, studierte er durch Leichenpräparation erst genau die Eigenschaften des Bronchialbaumes und überzeugte sich, daß die Hauptbronchien „dicke, derbe, von soliden Knorpeln gestützte Wände haben, daß die Bronchialröhren selbst einen hohen Grad von Elastizität besitzen, etwas dehnbar und vor allem verschieblich sind". Weiter sagte er: „So muß es denn bei vorsichtigem Vorgehen unter Cocainanästhesie möglich sein, von der Bifurkation aus starre Röhren von entsprechendem Kaliber in die Hauptbronchien hineinzuschieben und diese damit so weit aus ihrer Lage zu verdrängen, daß unser Blick bequem bis in ihr Inneres und selbst in das ihrer Äste vordringen kann."

Zunächst versuchte KILLIAN von der Tracheotomiewunde aus ein gerades Rohr in die Bronchien unter Lokalanästhesie mit Cocain einzuführen. Es gelang ihm, in den rechten Bronchus 5 cm und in den linken $4^1/_2$ cm tief einzugehen. Dabei erkannte er alle von den Hauptbronchien ausgehenden Verzweigungen und sah tief in die Äste der Unterlappen hinein. Dann erst führte er das Rohr durch den Kehlkopf in die Bronchien ein und sah dabei alle Einzelheiten ebensogut. Durch seine sorgfältigen und umfangreichen Untersuchungen fand er, daß es bei jedem normal gebauten Menschen möglich ist, mit einem geraden Rohr durch den Kehlkopf in die Bronchien zu gelangen. Daher empfahl er, dieses Verfahren allgemein zur Untersuchung und Behandlung zu verwenden. So wurde KILLIAN 1897 der Begründer der direkten oberen Tracheobronchoskopie.

Die Methode ist von ihm und von anderen weiter ausgebaut worden. Besonders hat sich dabei sein Schüler BRÜNINGS um die zweckmäßige und handliche Gestaltung des Instrumentariums verdient gemacht.

Die Methode hat eine sehr große Bedeutung und Verbreitung gefunden, so daß sie heute jedem Laryngologen unentbehrlich ist.

Das Instrumentarium.

Beobachtungsrohre.

Die ersten Tracheobronchoskopien hat KILLIAN mit einem Rohr ausgeführt, wie es damals für Ösophagoskopien verwandt wurde. Es war dies ein 35 cm langes Rohr mit einem Durchmesser von 9 mm. Die Einführung geschah mit Hilfe eines Mandrins, das hohl war, um die Atmung zu ermöglichen. KILLIAN ersetzte bald die blinde palpatorische Einführung durch ein Verfahren, bei dem das „Auge der Führer der Hand" wurde, indem er bei der Einführung durch das Lumen des Rohres hineinsah. Aber auch dieses Verfahren bot zunächst erhebliche Schwierigkeiten. Erstens war eine Orientierung bei dem kleinen Gesichtsfeld während der Einführung sehr schwierig. Dann ließ sich das lange Rohr schwer handhaben und schließlich erwies sich auch das gerade abgeschnittene Rohrende bei der Durchführung durch die Glottis als sehr hinderlich.

Diese Schwierigkeiten wurden zum ersten Male von v. EICKEN umgangen, indem er durch einen eingeführten, kurzen KIRSTEINschen Röhrenspatel ein längeres Rohr in die tieferen Partien vorschob. Nach diesem Prinzip sind die Einführungsrohre gebaut, die heute fast allgemein im Gebrauch sind. Bei der Verwendung eines kürzeren Rohres ist die Orientierung leichter, weil das Gesichtsfeld größer ist und das zu betrachtende Objekt dem Auge näher liegt. Bei dem kürzeren Spatel kommt die am Rohrgriffe ansetzende Kraft, die zur Verdrängung des Zungengrundes notwendig ist, besser zur Wirkung. Das abgeschrägte Rohrende ermöglicht eine leichtere Durchführung durch die Glottis. Ist nun die schwierige Passage des Kehlkopfes durch das kurze Rohr überwunden, dann gibt es in der Trachea und den Hauptbronchien normalerweise kein Hindernis

mehr, so daß ein gerade abgeschnittenes, langes Rohr mit Leichtigkeit vorgeschoben werden kann. Killian teilte den Einführungsspatel in zwei Hälften,
so daß er nach Einschieben des langen Rohres abgenommen werden kann.

Jetzt werden die ursprünglichen Rohre Killians fast nirgends mehr verwandt, sie sind durch die Brüningsschen verdrängt worden. Brünings baute
die Methode von Eickens, durch ein kürzeres Rohr ein längeres hindurch zu
schieben, aus und konstruierte nach diesem Prinzip seine verlängerbaren Rohre,
die jetzt mit Recht wohl bei weitem die verbreitetsten sein dürften. Nach
Brünings besteht sein Bronchoskoprohr aus zwei Teilen: dem Röhrenspatel a
(Abb. 8) und dem Vorschiebe-
rohr b. Der Spatel ist im Verhältnis von Länge zum Durchmesser so bemessen, daß er jeweils bis in die Nähe der Bifurkation reicht. Er trägt 10 cm
vom Ende beginnend eine Zenti-
meterteilung. In der rechten
Seitenwand ist der Länge nach
ein Spalt ausgefräst, der durch
eine aufgelötete Kappe gedeckt
wird, so daß (im Querschnitt e)
die Nute d entsteht, welche

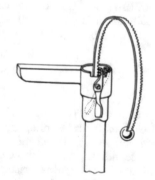

Abb. 8. Bronchoskoprohr nach Brünings.

Abb. 9. Fixierhebel zum Bronchoskoprohr nach Brünings.

kurz vor der Abschrägung des Spatels endigt. Der abgeschrägte Rand ist nach
außen leicht gewulstet.

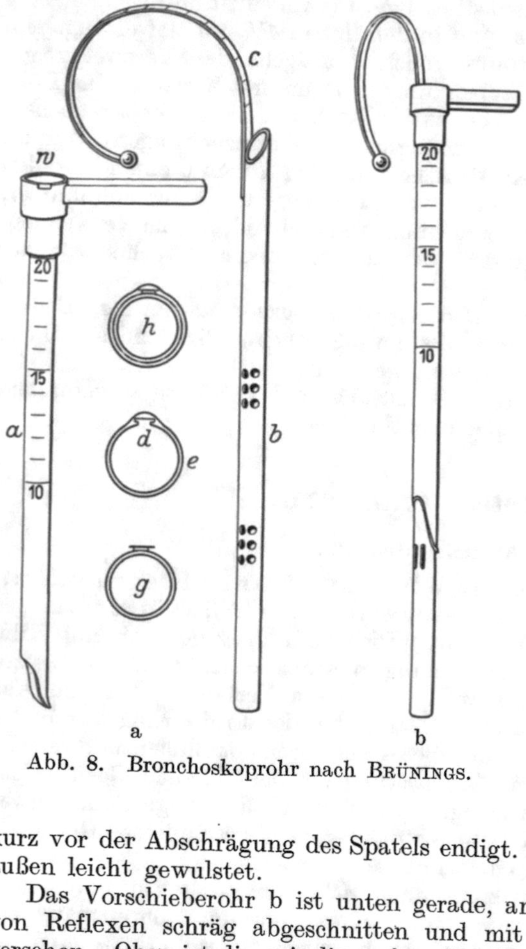

Das Vorschieberohr b ist unten gerade, am oberen Ende zur Vermeidung
von Reflexen schräg abgeschnitten und mit zwei siebartigen Atemfenstern
versehen. Oben ist die spiralig aufgerollte Uhrfeder C angenietet und gelötet,
so daß an dieser Stelle der Querschnitt g entsteht; h zeigt die Lage der Uhrfeder, wenn das Vorschieberohr in dem Röhrenspatel liegt.

Das Eigenartige des neuen Bronchoskops liegt in der Anordnung der Uhrfeder." (Killian hatte bereits vorher das Innenohr an einem dünnen Stäbchen
eingeführt.) „Sie ermöglicht während der Arbeit die Einstellung auf optimale
Länge, da das aus dem Röhrenspatel herausragende Ende sich spiralig aufrollt,
also die vollständige Annäherung von Auge und Instrument gestattet." Um
Vorschieberohr und Einführungsspatel gegeneinander festzustellen, brachte

BRÜNINGS einen Fixierhebel an, dessen Konstruktion aus der Abb. 9 ersichtlich ist. Infolge der leichten Einführbarkeit der kurzen Röhrenspatel kann der Durchmesser erheblich größer gewählt werden, und zwar so groß, wie die anatomischen Verhältnisse des Kehlkopfes überhaupt zulassen.

Für die kleineren Bronchien wurden konische Vorschieberohre angefertigt. Sie ermöglichen besseres Sehen und größere Bewegungsfreiheit für einzuführende Instrumente als zylindrische Rohre von entsprechendem Durchmesser.

Da nicht ein Rohr für alle Fälle geeignet ist, sind für die verschiedenen Größenverhältnisse bei Kindern und bei Erwachsenen auch verschieden große Rohre angefertigt worden. Im allgemeinen sind fünf Doppelrohre ausreichend, über deren Dimensionen und Anwendungsgebiet die beigegebene BRÜNINGSsche Tabelle Aufschluß gibt.

Nr.	Äußerer Durchmesser (mm)		Länge des Spatelrohrs cm	Länge des Doppelrohrs cm	Anwendung
	Spatelrohr	Verlängerungsrohr			
2	12	11	22	40	Männer, Frauen
3	10	9	20	37	Kinder über 12 Jahre
4	8,5	7,75	15	30	5—12 Jahre
5	7,75	7	13	25	3— 5 ,,
6	7	6,25	11,5	22	1— 3 ,,

Außer diesen noch die von anderen Autoren angegebenen Rohre zu beschreiben dürfte sich wohl erübrigen, da ihnen neben den BRÜNINGSschen keine wesentliche Bedeutung mehr zukommt.

Beleuchtungsapparate.

Die zuerst bei der Bronchoskopie benutzte Beleuchtungsvorrichtung war das CASPERsche Panelektroskop (Abb. 10). Es war ursprünglich für die Untersuchung der Harnröhre erfunden und wurde für die Autoskopie der Luft- und Speisewege von der Urologie übernommen. Die lichtspendende elektrische Lampe ist in einem Hohlgriff untergebracht, die Lichtstrahlen werden durch eine Linse gesammelt und durch ein Prisma um 90⁰ reflektiert.

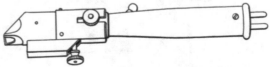

Abb. 10. CASPERsches Panelektroskop.

Die ganze Vorrichtung läßt sich an dem Untersuchungsrohr mit Hilfe einer Hülse im rechten Winkel befestigen, so daß die Lichtstrahlen in das Rohrlumen hineingeworfen werden. Man sieht dabei dicht am Prisma vorbei unmittelbar in das Rohrlumen hinein.

Nach diesem Prinzip des CASPERschen Panelektroskops konstruierte KIRSTEIN seine Stirnlampe, die sich sehr bewährt hat und deshalb noch heute viel im Gebrauch ist. Sie ist bereits bei der Laryngoskopie beschrieben worden, für die sie von KIRSTEIN angegeben worden ist. KILLIAN ließ ein Zwischenstück anfertigen, mit dessen Hilfe er die KIRSTEINsche Stirnlampe auch auf den Griff der Bronchoskoprohre befestigen konnte (Abb. 11).

GOTTSTEIN verbesserte das CASPERsche Panelektroskop indem er die Randstrahlen durch eine Irisblende unschädlich zu machen suchte. Auch wurden zwischen Elektroskop und Rohr ein trichterförmiges Zwischenstück eingeschaltet, was die Einführung von Instrumenten erleichtert.

KAHLER ließ bei der Firma Leiter ein Elektroskop bauen, bei dem, wie aus der Abb. 12 ersichtlich, Lichtquelle, Spiegel und Rohr in der Weise gegeneinander angeordnet sind, daß die durch eine Linse gesammelten Lichtstrahlen schräg gegen einen kleinen verstellbaren Hohlspiegel geworfen werden, welcher die Strahlen in das Rohr reflektiert. Die Stellung des Spiegels zum Rohr ist so, daß die Rohrachse am Spiegel vorbeiführt, wodurch das Arbeiten mit Instrumenten erleichtert wird. Der Griff ist umsteckbar, um das Instrument für den Gebrauch am sitzenden und am liegenden Patienten in gleicher Weise geeignet zu machen.

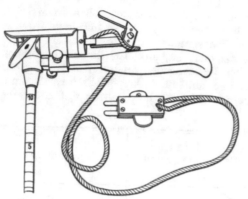

Abb. 11. Bronchoskop mit Beleuchtung nach KILLIAN.

BRÜNINGS hat für Bronchoskopie ein Spezialelektroskop (Abb. 13) konstruiert, bei dem er das Hauptgewicht darauf legte, daß parallelstrahliges Licht in der Richtung der Rohrachse in das Rohr hineingeworfen wird, um in jeder Tiefe möglichst gleichmäßige Helligkeit zu erzielen. Auch legte er bei der Konstruktion großen Wert darauf, daß die Beleuchtungsvorrichtung das Arbeiten mit Instrumenten möglichst wenig behindert.

Um eine geeignete Lichtquelle zu erhalten, ließ er eigens für diese Zwecke einen Dreifadenbrenner herstellen, bei dem die Glühfäden sternförmig übereinander angeordnet sind. Durch diese Anordnung erreichte er eine Steigerung der Lichtstärke bei möglichster Annäherung an eine punktförmige Lichtquelle. Das Licht wird durch eine mit Schneckenbetrieb verstellbare Plankonvexlinse annähernd parallel gemacht und gegen einen Planspiegel geworfen, der es in die Längsrichtung der Rohrachse reflektiert, was durch die Verstellbarkeit des Spiegels in zwei Richtungen ermöglicht wird. Die Entfernung der Beleuchtungsvorrichtung vom Rohrende läßt sich bis auf 12 cm vergrößern, um Platz zu schaffen für die Handhabung von Instrumenten. Dem gleichen Zweck sowie der Beobachtung dient

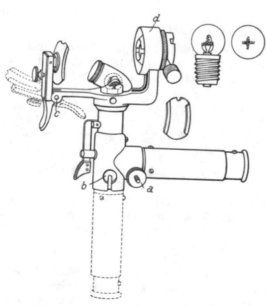

Abb. 12. Elektroskop nach KAHLER.

ein Schlitz im Spiegel. Der ganze Beleuchtungsapparat mit dem Spiegel, der über dem Rohrlumen steht, läßt sich durch eine einfache Drehbewegung des Handgriffs beiseite schwenken, um das Einführen und Auswechseln der Innenrohre zu ermöglichen. Außerdem ist der Spiegelträger hochklappbar. Der ganze Apparat läßt sich mit den Beobachtungsrohren durch eine Hülse in Verbindung bringen. Die genauere Konstruktion ist aus der beigegebenen Abb. 14 ersichtlich. Das BRÜNINGSsche Bronchoelektroskop ist hier etwas eingehender beschrieben worden, weil es zur Zeit wohl am meisten im Gebrauche sein dürfte.

Zur Vergrößerung des Bildes ließ BRÜNINGS ein kleines GALILEIsches Fernrohr anfertigen, das leicht auf das Elektroskop aufgesteckt werden kann. Es läßt sich auf Entfernungen zwischen 20 und 50 cm einstellen und liefert dabei eine 6—10fache Flächenvergrößerung.

Um zwei Personen gleichzeitig die Beobachtung zu ermöglichen, konstruierte BRÜNINGS ein „Prisma mit doppelter Durchsicht", das sich ebenso wie das Fernrohr am Elektroskop befestigen läßt.

Das „Universalelektroskop" von

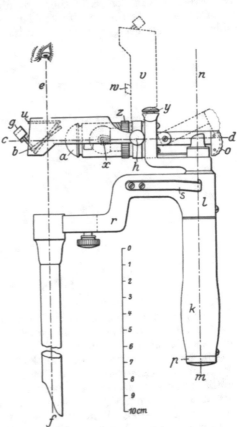

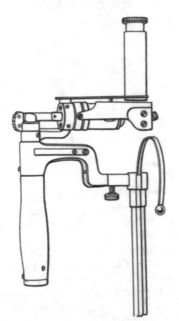

Abb. 13.   Spezialelektroskop nach BRÜNINGS.

Abb. 14.   Bronchoelektroskop nach BRÜNINGS.

BRÜNINGS ist ein vereinfachtes Bronchoelektroskop; die Beleuchtungsvorrichtung ist die gleiche.

Manche Autoren ziehen die Beleuchtung durch ein an einem dünnen Stab in das Rohr eingeführtes Lämpchen vor (sog. Innenbeleuchtung). Dabei wird jedoch ein Teil des Gesichtsfeldes verdeckt, was besonders bei dünnen Rohren sehr störend ist. Die von der Lampe entfernteren Teile werden nur ungenügend erhellt und das Lämpchen wird leicht beschmutzt.

Eine originelle Beleuchtungsart hat L. v. SCHRÖTTER angegeben (Abb. 15). Er verwandte als Lichtleiter eine Glasröhre mit Silberbelag. Außen versah er sie mit einer metallenen Schutzhülle, während die Innenwand geschwärzt wurde. Als Lichtquelle dienen elektrische Lämpchen, deren Licht in dem Glas fortgeleitet wird und erst am Ende des Rohres austritt. Im Gebrauch hat dieses Instrument wesentliche Nachteile. Es ist zerbrechlich und gibt zu wenig Tiefenhelligkeit. Wenn das Rohrende mit Sekret oder Blut beschmutzt wird, wird die an und für sich schon mangelhafte Beleuchtung völlig unzureichend. Eine hinreichende Säuberung ist nur nach Herausnehmen des ganzen Rohres möglich. Den Elektroskopen gegenüber haben die Stirnlampen den Nachteil, daß sie eine größere Übung erfordern, für den geübten aber den Vorteil, daß sie ein vollkommen ungehindertes Arbeiten ermöglichen. Zu diesem Zweck sind außer der bereits erwähnten Kirsteinlampe die Brüningssche Stirnlampe und die v. Eickensche Stereolupe, die bei der Laryngoskopie beschrieben ist, zu empfehlen. Weniger geeignet sind die Lampen von Clar und von Guisez.

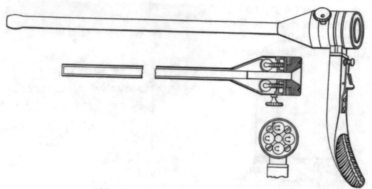

Abb. 15. Beleuchtung nach L. v. Schrötter.

Hilfsinstrumente.

Als Stromquelle kommt wohl hauptsächlich der Straßenstrom in Frage. Da die Lämpchen aber eine so große Stromstärke nicht vertragen, muß diese verringert werden. Das läßt sich erreichen durch Zwischenschaltung eines der sehr verbreiteten Rheostaten. Bei ihrem Gebrauch muß man Erdschluß vermeiden, was sich z. B. durch eine Linoleum- oder Gummiunterlage bewerkstelligen läßt. Bei Wechselstrom ist ein Transformator vorzuziehen. Dieser ist erdschlußfrei und zuverlässig im Gebrauch. Universalanschlußapparate (Pantostat, Multostat) sind sehr bequem, besonders da sie auch zur Kaustik, Faradisation usw. verwendbar sind. Wenn Straßenstrom nicht zur Verfügung steht, so kommt der Gebrauch von Akkumulatoren oder Batterien in Frage.

Für die Untersuchung im Sitzen hat Brünings einen Untersuchungsstuhl angegeben, der durch seine besondere Form dem Patienten die richtige Haltung erleichtert (Abb. 16).

Killian hat für direkte Untersuchungen im Liegen einen besonderen Tisch (Abb. 17) konstruieren lassen, dessen Hauptvorteile darin bestehen, daß die Tischplatte sich hochschrauben und wie zur Beckenhochlagerung neigen läßt. Ein solcher Tisch ist indessen nicht unbedingt notwendig; die Untersuchung läßt sich auch auf jedem anderen Tisch ausführen.

Zum Aussaugen von Sekreten und Blut dienen sogenannte Speichelpumpen. Brünings hat seinem Instrumentarium eine einfache Saugpumpe beigegeben, die aus einem Saugrohr, einem Glasballon für das aufzufangende Sekret und einem mit dem Glasballon durch Schlauch verbundenen Gummisaugball mit Ein- und Auslaßventil besteht (Abb. 18).

Die Saugrohre haben verschiedene Längen und Querschnittsformen (runde und platte). Eine kräftigere Wirkung als mit dem Gummiball läßt sich mit Hilfe einer Metallpumpe erzielen. Sehr bequem sind automatisch wirkende Pumpen, wie die durch Motor angetriebenen und die sog. Wasserstrahlsaugpumpe. Wenn Straßenstrom mit Rheostat zur Beleuchtung verwandt wird, ist es nötig, um Erdschluß zu vermeiden, eine große lufthaltige Glasflasche in die Schlauchleitung der Pumpvorrichtung einzuschalten.

Neben der Speichelpumpe ist zur Reinigung des Gesichtsfeldes eine größere Anzahl von Tupfern erforderlich. Die Tupferträger sind hinreichend lange, drahtartige, dünne Metallstäbe, die am Ende zur Befestigung von Watte mit tiefen Schraubengewinden versehen sind. BRÜNINGS hat die Watteträger zerlegbar eingerichtet, um sie leichter verpacken zu können.

Ein einfaches aber wertvolles Hilfsmittel bei der Untersuchung ist eine lange Knopfsonde, sie sich auf die gewünschte Länge abbiegen läßt

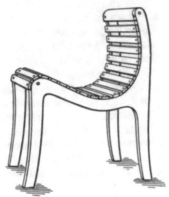

Abb. 16. Untersuchungsstuhl nach BRÜNINGS.

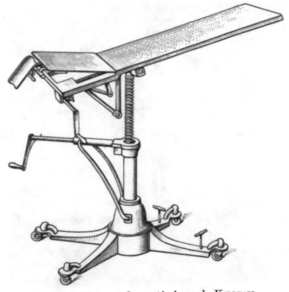

Abb. 17. Untersuchungstisch nach KILLIAN.

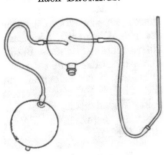

Abb. 18. Speichelpumpe nach BRÜNINGS.

und auf jeden Kehlkopfspiegelgriff aufgesteckt werden kann. Manchmal sind hakenförmige Sonden vorteilhaft.

BRÜNINGS hat seinem Normalinstrumentarium Zangen mit verschiedenen Ansätzen beigegeben (Häkchen-, Bohnen-, Nadel-, Hohlkörper- und Doppellöffelzange), auf deren spezielle Verwendung hier nicht eingegangen werden kann. Es sei hier nur erwähnt, daß diese Zangen sich auch zu Messungen verwenden lassen, da der jeweilige Spreizzustand der Zangenbranchen durch eine am Handgriff befindliche Schraube sich markieren läßt.

Zur genaueren Lokalisation einzelner Punkte des Tracheobronchialbaums hat BRÜNINGS seinen „Tracheographen" und den „bronchoskopischen Tasterzirkel" angegeben. Der „Tracheograph" besteht aus einem leiterartigen Stahlbügel, der durch zwei Spitzen beweglich an den Griff des Elektroskops angeklemmt wird. (In das Griffende müssen hierzu zwei kleine Löcher gebohrt werden.) Ein Hautschreibstift ist auf der Leiter verschieblich und durch einfache Drehung in jeder Lage feststellbar."

Die Konstruktion des „Tasterzirkels" ist aus der Abb. 19 ersichtlich.

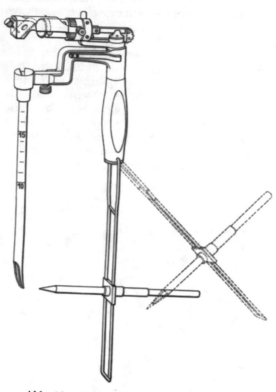

Phantome gehören zwar zur Untersuchung selbst nicht, sind aber als Hilfsmittel zu den Vorübungen der Bronchoskopie sehr wertvoll. Das einfachste Phantom dürfte ein entsprechend weiter Gummischlauch sein, der an dem einen Ende verstopft wird. Als sehr brauchbar erweist sich eine frische Trachea mit Bronchien, die durch Präparation von einer Leiche gewonnen wird. Besondere Phantome sind u. a. von KILLIAN (Abb. 20) und von GOTTSTEIN angegeben worden. Die Phantome eignen sich dafür, das durch ein Rohr beobachtete Bild deuten zu lernen, das einäugige Sehen zu üben und Handfertigkeit im Gebrauch der Instrumente zu erwerben. Leider ist am Phantom die Einführungstechnik des Beobachtungsrohres nur sehr unzureichend zu erlernen, da die vielen Schwierigkeiten und Eigenarten, die der lebende Organismus bietet, dort fehlen.

Abb. 19. Tasterzirkel nach BRÜNINGS.

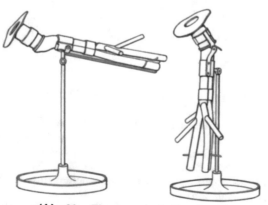

Abb. 20. Phantom nach KILLIAN.

Vorbereitung.

Auf die Vorbereitung zur Bronchoskopie ist große Sorgfalt zu verwenden, um nicht bei der Untersuchung Störungen zu erleben, die den Eingriff erschweren oder gar unmöglich machen können.

Als Untersuchungszimmer wähle man, um nicht beengt zu sein, einen nicht zu kleinen Raum, der verdunkelt werden kann. Zur Verdunkelung genügen dichte, am besten schwarze Vorhänge. Der Raum soll nicht vollständig finster sein, denn man muß noch die Gesichtszüge des Patienten erkennen und die Instrumente mit Leichtigkeit finden können. Es muß aber die Möglichkeit bestehen, das Zimmer schnell vollständig zu erleuchten, wenn etwa der Patient kollabieren oder eine Operation (Tracheotomie) notwendig werden sollte.

Zur Untersuchung im Sitzen halte man einen etwa 35 cm hohen Schemel bereit. Sehr geeignet ist hierfür der von BRÜNINGS angegebene Endoskopierstuhl. Manche ziehen für den Patienten einen Stuhl von gewöhnlicher Höhe vor, während sich der Untersucher auf eine Fußbank stellt.

Immer soll sich in dem Raum auch ein geeigneter Untersuchungstisch befinden, damit man in der Lage ist, jederzeit die im Sitzen begonnene Untersuchung, falls es notwendig werden sollte, im Liegen fortzusetzen. Man wählt am besten einen Tisch, dessen Fußende sich erhöhen läßt.

Wenn kein Schwachstrom (Batterie, Akkumulator, Transformator) zur Verfügung steht, sondern nur Straßenstrom mit gewöhnlichem Rheostaten, so muß die Untersuchung auf einem isolierten Fußboden vorgenommen werden, was bei Steinboden durch Linoleum zu erreichen ist.

Seit der Konstruktion verlängerbarer Rohre durch BRÜNINGS fällt die vorherige Bestimmung der Rohrlänge fort und es ist nur noch die Dicke bzw. der Durchmesser des zu verwendenden Rohres vorher zu erwägen. Wenn ein Spatelrohr durch die Glottis durchgeführt werden kann, dann paßt auch immer das zugehörige Vorschieberohr bei normalen anatomischen Verhältnissen für Haupt- und Stammbronchien, so daß man sowohl für die Tracheoskopie wie für die Bronchoskopie bei demselben Patienten das gleiche Rohr verwenden kann. Folgende Tabelle von BRÜNINGS gibt einen Anhalt für die Wahl der den verschiedenen Lebensaltern entsprechenden Rohrnummern, die am Trichteransatz der Rohre eingeschlagen sind:

I. Obere Tracheo-Bronchoskopie.

Nr. 1 (7 mm)   Nr. 1½ (7¾ mm)   Nr. 3 (10 mm)

0   ¼   1   2   3   4   5   6   7   8   9   11   14   Fr.   Mn.

Nr. 2 (8½ mm)   Nr. 4 (12 mm)

II. Untere Tracheo-Bronchoskopie.

Nr. 1 (7 mm)   Nr. 3 (10 mm)

0   ¼   1   2   3   4   5   6   7   8   9   11   14   Fr.   Mn.

Nr. 2 (8½ mm)   Nr. 4 (12 mm)

Aus der Tabelle ist zu ersehen, daß das Anwendungsgebiet der einzelnen Rohre nicht scharf begrenzt ist, sondern daß bei manchen Lebensaltern verschiedene Rohre verwandt werden können. Bei Kindern wählt man lieber die in Betracht kommende größere Nummer, weil infolge der Kleinheit des Gesichtsfeldes der kleinsten Rohrnummern die Orientierung sehr schwer ist. Das Rohr darf aber nicht größer gewählt werden, als es der bequemen Dehnbarkeit des Kehlkopfes entspricht, so daß es noch leicht hindurch zu bringen ist. Bei Erwachsenen mit erschwerter Autoskopierbarkeit greift man lieber zu der kleineren Nummer, da diese leichter einzuführen ist und doch noch für die Orientierung ein genügend großes Gesichtsfeld bietet. Für die untere Bronchoskopie lassen sich größere Rohre verwenden. Außer dem voraussichtlich zu benutzenden Rohr muß noch die nächst kleinere und größere Nummer bereitgehalten werden. Das für den Fall ausgewählte Rohr wird an dem Elektroskop befestigt und das Kabel eingesteckt. Die Rohre sind mit Paraffinum liquidum oder einem ähnlichen Gleitmittel zu bestreichen und das zugehörige Innenrohr zu prüfen, ob es paßt und sich leicht einschieben läßt. Sind die Rohre vor dem Gebrauch gekocht worden, so sind die darin befindlichen Wassertropfen sorgfältig durch Auswischen zu entfernen, da sie sonst durch Reflexe das Sehen stören können.

Zum Anwärmen der Rohre ist besonders in der kälteren Jahreszeit bzw. im untertemperierten Zimmer eine Flamme (Spirituslämpchen) bereit zu halten.

Als Lampe benutzt man für das Elektroskop am besten einen Kohlenfadenbrenner, da er haltbarer ist und durch die größere Wärmeerzeugung den Spiegel rasch mit erwärmt und so sein Beschlagen verhindert. Diese Lämpchen erfordern eine Spannung von etwa 6—12 Volt, so daß schwache Stromquellen (Taschenbatterien) für sie nicht ausreichen. Für solche Fälle sind Metallfadenlampen zu benutzen. Ist das Lämpchen gut eingeschraubt, so schleiche man sich mit dem Strom langsam ein, bis die Glühfäden zu strahlen beginnen. Dann stellt man mit Hilfe des Kondensors das Licht so ein, daß die Strahlen möglichst parallel werden und an einer nahen Fläche eine sternförmige Figur entsteht. Nun wird der Spiegelträger heruntergeklappt und das Licht sorgfältig so dirigiert, daß es genau in der Richtung der Rohrachse in das Rohr hineingeworfen wird. Zu diesem Zweck löst man die Fixierschraube des Ringes, an dem der Spiegelträger befestigt ist, und dreht diesen etwas zur Seite. Dann fällt der Lichtstern in größerer oder geringerer Entfernung neben das Rohr. Dreht man den Spiegelträger, dann sieht man das Licht auf das Rohr zu oder daran vorbeiwandern. Man gibt nun dem Spiegel mit Hilfe der Stellschraube die Neigung, bei der das Licht unter den drehenden Bewegungen genau das Rohr trifft und fixiert dann diese Stellung. Nachdem diese Einstellung des Lichtes aufs sorgfältigste gemacht ist, wird der Stromkreis unterbrochen. Da es nicht selten vorkommt, daß trotz Vorsicht die Lampe durchbrennt, sind immer mehrere Reservelämpchen bereit zu halten.

Auch ist die Saugpumpe mit den Saugrohren bereit zu legen und zu prüfen. Die automatisch wirkenden Saugpumpen sind wegen ihrer größeren Bequemlichkeit vorzuziehen, wo sie sich anbringen lassen. Außerdem bereite man eine größere Anzahl von Stieltupfern vor. Bei der Herstellung derselben achte man darauf, daß die Watte das Metall pinselartig überragt und dabei fest auf die Schraubriefen aufgedreht wird, damit sie beim Gebrauch nicht abgehen kann und das Metallende keine Verletzung macht. Da der Spiegel des Elektroskops nicht selten durch ausgehustete Sekrete oder Blut verunreinigt wird, müssen zu dessen Reinigung feuchte und trockene Gazeläppchen zur Hand sein. Man sorge auch für Paraffin als Gleitmittel für Rohre und Zangen. Anaesthetica (10—20%iges Cocain, Adrenalin) und Analeptica (Campher, Coffein) müssen immer bereit sein. Für alle Fälle richte man sich auch auf eine eventuelle Narkose ein. Bei Fällen mit drohender Dyspnoe sorge man für die Anwesenheit von Sauerstoff und bereite, am besten auf einem besonderen Tischchen, alles für die Tracheotomie vor, um sie gegebenenfalls ohne jeden Zeitverlust sofort ausführen zu können.

Rohre, Zangen, Watteträger, Sonden usw. werden nach jedesmaligem Gebrauch ausgekocht, sorgfältig getrocknet und eingeölt aufbewahrt. Für Zangen empfiehlt Brünings die Aufbewahrung in Seifenspiritus, wofür er ein besonderes Glasgefäß angegeben hat. Die Instrumente unmittelbar vor dem Gebrauch noch zu sterilisieren, ist dann nicht erforderlich. Das Elektroskop, das Auskochen nicht verträgt, kann nach Gebrauch bei infektiösen Erkrankungen (Tuberkulose, Lues, Diphtherie) mit Seifenspiritus oder Carbollösung abgewaschen oder besser mit Formalinwasserdampf desinfiziert werden. Obwohl Trachea und Bronchien offenbar gegen Infektion sehr widerstandsfähig sind, empfiehlt es sich doch, vor der Untersuchung eine gründliche Mundreinigung des Patienten mit Zahnbürste und Ausspülungen vornehmen zu lassen, für die JACKSON 30%igen Alkohol in mehrmaliger Anwendung in Abständen von zwei Stunden vorgeschlagen hat. Besondere Sorgfalt sollte man auf die Mundreinigung bei infektiösen Erkrankungen der Mundhöhle verwenden.

Um eine Infektion der Bronchien durch Aspiration von Erbrochenem zu vermeiden, führt man die Untersuchung möglichst in nüchternem Zustande aus. Durch Speisereste können Bronchien und Bronchiolen verstopft werden und dadurch entsteht erfahrungsgemäß leicht eine Aspirationspneumonie.

Zur Vorbereitung gehört auch die allgemeine Untersuchung des Patienten, die sich besonders auf Herz und Lungen zu erstrecken hat.

Um dem Patienten nicht eine neue Bakterienflora einzuverleiben, sollte der Untersucher und besonders die Hilfsperson, welche die Tupfer herstellt, die Hände desinfizieren. Für die Tupfer selbst ist sterile Watte zu verwenden.

Eine Assistenz ist für eine voraussichtlich leicht auszuführende diagnostische Bronchoskopie nicht unbedingt erforderlich. Bei schwierigen Untersuchungen aber, besonders im Liegen, ist mindestens eine Hilfsperson zum Halten des Kopfes nötig. In Fällen, bei denen voraussichtlich Sauerstoff oder Narkose gebraucht werden wird, oder bei denen eine Tracheotomie in Frage kommt, müssen mehrere gut geschulte Hilfspersonen zur Verfügung stehen. Narkose und Sauerstoff lasse man von der linken Seite her geben, während man die Instrumente sich von rechts reichen läßt und auch der Person, welche den Kopf des Patienten hält, ihren Platz rechts anweist.

Wahl der Methode (obere oder untere).

Für die Entscheidung, ob die obere oder die untere Tracheo-Bronchoskopie gewählt werden soll, ist nicht nur der in Frage stehende Fall maßgebend, sondern auch der Grad der Geschicklichkeit und Ausbildung des Untersuchers. Es lassen sich daher hierfür keine allgemein gültigen Regeln aufstellen. Bei der Wahl ist zu berücksichtigen, daß die obere Bronchoskopie mehr Übung erfordert als die untere, die wohl im allgemeinen keine Schwierigkeiten bietet, zumal auch die Rohre kürzer und weiter sein können und daher ein größeres Gesichtsfeld geben. Auch ist bei der unteren Tracheobronchoskopie, abgesehen von der Tracheotomie, die Belästigung des Patienten nur minimal, während sie bei der oberen, wenn man nicht in Narkose untersucht, erhebliche Grade erreichen kann. BRÜNINGS empfiehlt unter Zugrundelegung der Leistungen eines weniger geübten Praktikers die untere Bronchoskopie in folgenden Fällen:

„1. Bei allen bereits aus anderen Gründen tracheotomierten Patienten, sofern es sich nicht um eine spezielle Untersuchung des Tracheotomiegebietes handelt;

2. bei allen Kindern unter 3, für ungeübte Anfänger sogar unter 6 Jahren;

3. bei allen stark dyspnoischen oder hochgradig erschöpften Kranken;

4. bei allen erfahrungsgemäß besonders schwierigen Fremdkörperfällen;

5. in allen Fällen, wo bei dringlicher bronchoskopischer Indikation die obere Rohreinführung nach einigen schonend ausgeführten Versuchen aus irgendwelchen Gründen nicht gelungen ist (Ungeschicklichkeit, extreme Reizbarkeit, sehr geringe Autoskopierbarkeit usw.).

6. Alle aufgeführten Anzeigen treffen in erhöhtem Maße zu, wenn die Endoskopie voraussichtlich häufig wiederholt werden muß."

In allen übrigen Fällen ist die obere Bronchoskopie anzuwenden.

Es bedarf wohl kaum der Erwähnung, daß der geübte Bronchoskopiker weit seltener wegen Schwierigkeit der oberen Methode gezwungen sein wird, seine Zuflucht zur unteren zu nehmen. So wird er auch bei kleinen Kindern wohl meistens mit der oberen zum Ziele kommen. Man muß allerdings auch berücksichtigen, daß bei kleinen Kindern nach Untersuchung leicht eine reaktive Schwellung des subglottischen Raumes auftritt, die dann noch zur Tracheotomie zwingen kann. Zur Vermeidung solcher Reaktionen hat Killian einen Satz enger Kinderbronchoskoprohre (Abb. 21) angegeben, die die Gefahr in der Tat wesentlich vermindern, die aber infolge der Kleinheit des Gesichtsfeldes die Orientierung erschweren. Wenn bereits eine Trachealfistel besteht, ist es selbstverständlich, daß man die leichtere untere Bronchoskopie wählt. Wenn es sich aber um die genaue Untersuchung der Lumenverhältnisse, besonders oberhalb der Tracheotomiewunde handelt, so ist trotzdem die obere Tracheoskopie auszuführen, weil nur diese dabei volle Klarheit zu bringen pflegt. Die untere Bronchoskopie bietet selbst für hochgradig erschöpfte Kranke, denen man die obere nicht mehr zumuten mag, eine so geringe Belästigung, daß sie kaum eine Gefahr darstellen dürfte. Die Indikationsstellung bei Fremdkörpern usw. gehört in die entsprechenden Kapitel. Wenn die Rohreinführung nach mehreren Versuchen

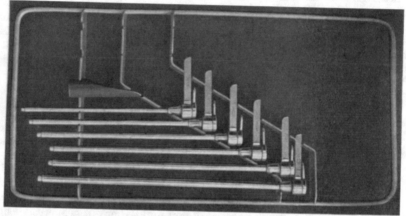

Abb. 21. Kinderbronchoskoprohre nach Killian.

nicht gelingt, geht man zur unteren Bronchoskopie über, um nicht den Patienten mit nutzlosen Versuchen zu erschöpfen. Dies gilt besonders bei Kindern.

Natürlich wird man die Tracheotomie zum Zwecke der Bronchoskopie nur bei absoluter Indikation ausführen.

Anästhesie.

Die Tracheobronchoskopie ist in manchen Fällen ohne Anästhesie möglich. Es gibt Patienten mit starker Herabsetzung der Reflexerregbarkeit, besonders im Greisenalter, bei denen sich die Untersuchung sowohl mit unterer wie mit oberer Rohreinführung ohne jede Anästhesie leicht ausführen läßt, ohne daß dem Patienten Unannehmlichkeiten dabei entstünden. Dies sind indes nur Ausnahmen. Bei Säuglingen dagegen ist es zu empfehlen, keine Anästhesie zu verwenden. Es gibt Autoren (Jackson), die auch bei größeren Kindern grundsätzlich jede Anästhesie verwerfen. Wenn auch mit Hilfe kräftiger Assistenz dem geübten Untersucher dabei die Bronchoskopie gelingt, so entstehen doch oft Schwierigkeiten, die dem weniger Geübten die Untersuchung leicht vereiteln, und dem Patienten entstehen starke Beschwerden, die durch eine gute Anästhesie vermieden werden können.

Sowohl die örtliche wie die allgemeine Anästhesie hat hauptsächlich den Zweck, die Reflexerregbarkeit der Teile der Luftwege, die mit dem Rohr in Berührung kommen sollen, herabzusetzen oder zu beseitigen, so daß Husten und Würgen, die die Untersuchung stören, und andere Abwehrbewegungen nach Möglichkeit ausgeschaltet werden. Die Lokalanästhesie hat nur Oberflächenwirkung, beseitigt also nicht die in der Tiefe der Gewebe durch Druck oder Dehnung bewirkten unangenehmen Empfindungen, die insbesondere bei der Verdrängung des Zungengrundes entstehen. Da diese Beschwerden indes meist nur gering sind, so fallen sie gewöhnlich nicht ins Gewicht und bedürfen dann keiner besonderen Maßnahmen zu ihrer Beseitigung. Die normale Schleimhaut der Trachea und der Bronchien ist gegen Schmerz unempfindlich und ihre Reflexerregbarkeit ist nur gering. Die reizempfindlichsten Stellen sind der subglottische Raum, sowie der Sporn der Teilungsstellen der Trachea und der Bronchien. Bei entzündlichen Zuständen der Schleimhaut ist die Reflexerregbarkeit erheblich gesteigert. Man ist dann genötigt, das Anaestheticum in größerer Konzentration und größerer Menge anzuwenden, um eine Herabsetzung der Reizbarkeit zu erreichen. Infolge der mit Entzündungszuständen einhergehenden Hyperämie wird das Anaestheticum schneller resorbiert und wirkt daher kürzere Zeit als sonst.

Man verwendet zur Anästhesierung der Schleimhaut am besten Cocain mit Adrenalinzusatz. Gewöhnlich kommt man mit 10%igem Cocain aus, welche Konzentration bei Kindern nicht überschritten werden sollte. Bei Erwachsenen jedoch ist man, wenn Reizzustände bestehen, besonders an den Stellen, wo Fremdkörper seit längerer Zeit liegen, genötigt, zu stärkeren Konzentrationen zu greifen. Man benutzt dazu 20%iges Cocain oder, wenn dies nicht genügt, 25%iges, wozu dann als Lösungsmittel Alkohol genommen werden muß, da sich Cocain in so hoher Konzentration in Wasser nicht mehr löst. Dem Cocain wird grundsätzlich Adrenalin zugesetzt, weil dadurch die Resorption verlangsamt und somit die Intoxikationsgefahr verringert und die Dauer der Anästhesie verlängert wird. Für das Cocain sind auch verschiedene Ersatzpräparate angegeben worden, bei denen die Gefahr der Vergiftung geringer ist. Leider erreicht bisher keines das Cocain an Intensität der Wirkung. Wenn auch für viele Fälle die Ersatzpräparate ausreichen mögen, so ist man doch nicht selten gezwungen, in Fällen erhöhter Reflexerregbarkeit zum Cocain zu greifen.

Die Applikation des Cocain geschieht mit einem Wattepinsel, am besten in Verbindung mit der bei der direkten Laryngoskopie beschriebenen BRÜNINGSschen Pinselspritze, weil man damit die Wirkung auf die Stellen beschränkt, die anästhetisch gemacht werden müssen, und nicht auf eine unnötig große Fläche verteilt. Dadurch wird nämlich die Menge, die in der Zeiteinheit zur Resorption kommt, erheblich vermehrt und so die Gefahr der Intoxikation gesteigert. Denn mit der Größe der Resorptionsfläche steigt auch die Intoxikationsgefahr. Man vermeidet daher am besten die Anästhesierung durch Aufträufeln oder durch Spray, bei dem das Anaestheticum unnützerweise auf die sehr große Schleimhautfläche des gesamten Bronchialbaumes verteilt wird. Beim Pinseln hat man außerdem noch den großen Vorteil, den die Schleimhaut bedeckenden Schleim zu entfernen und so das Mittel direkt mit jener in Berührung zu bringen. Außerdem hat man dabei sofort eine Kontrolle über den bereits erreichten Grad der Anästhesie.

Ängstlichen und sehr empfindlichen Patienten gibt man zur Beruhigung mit Vorteil Sedativa bzw. Analgetica, durch die auch gleichzeitig die Reflexerregbarkeit vermindert und so weniger Cocain gebraucht wird. Bewährt haben sich hierfür u. a. Morphium, Scopolamin und Brom. Bei gesteigerter Sekretion ist Atropin empfohlen worden. Bei Kindern soll man von der Verwendung aller dieser Medikamente ganz absehen und auch mit dem Cocain möglichst sparen, weil ihre Toleranz gegen diese Mittel sehr gering zu sein pflegt. Man verwendet dann lieber die relativ ungefährlichere Allgemeinnarkose, die auch in besonders schwierigen Fällen bei Erwachsenen am Platze ist. Die Reflexe der Luftwege erlöschen aber bei der Narkose erst so spät, daß diese schon eine gefährliche Tiefe erreichen müßte. Daher muß die Narkose immer noch durch Lokalanästhesie unterstützt werden.

Die Technik der Lokalanästhesie ist für die untere und für die obere Tracheobronchoskopie naturgemäß verschieden. Am einfachsten ist die Anästhesierung der Trachea, wenn sie für eine Untersuchung im unmittelbaren Anschluß an die Tracheotomie bei normaler Schleimhaut gemacht wird. Wie schon erwähnt, ist die normale Schleimhaut der Trachea selbst nur sehr gering reflexerregbar, am meisten noch die knorpellose Hinterwand, aber auch die nur in geringem Grade. Da die Trachealöffnung sich unterhalb des subglottischen Raumes befindet, kommt für die Tracheobronchoskopie dessen Anästhesierung in der Regel nicht in Frage. Es genügt also, einem gut angedrehten Wattepinsel 5—10 Tropfen einer 10%igen Cocainlösung und einige Tropfen Adrenalin aufzuträufeln, diesen Pinsel durch die Tracheotomieöffnung einzuführen und sofort bis zur reflexerregbaren Bifurkation vorzuschieben. Diese Anästhesie genügt in Fällen, in denen die Schleimhaut noch normal ist, für die Besichtigung der Trachea und der Hauptbronchien.

Wartet man nach der Tracheotomie mit der Bronchoskopie einige Zeit, so ist schon am nächsten Tage die Reflexerregbarkeit infolge der stets eintretenden Tracheitis und Bronchitis wesentlich erhöht. Die Anästhesierung ist dann dem Entzündungszustand entsprechend schwieriger und verlangt mehr Cocain. Es empfiehlt sich daher, wenn irgend möglich, unmittelbar im Anschluß an die Tracheotomie die Besichtigung vorzunehmen, zumal in den nächsten Tagen außerdem noch die Erschwerung durch den Wundschmerz hinzukommt. Obwohl nach einiger Zeit der Wundschmerz verschwindet und auch die Reizbarkeit der Schleimhaut zurückgeht, ist doch der Zustand nie wieder so günstig wie ganz im Anfang. Besteht die Tracheotomie schon einige Zeit, so gestaltet sich die Anästhesierung etwas anders. Die Trachea wird nämlich in der Nähe der Tracheotomiewunde gewöhnlich stellenweise sehr reflexerregbar. Diese Stellen müssen nun zuerst sorgfältig durch Aufpinseln von Cocain-Adrenalin unempfindlich gemacht werden. Erst wenn dies sicher erreicht ist, schreitet man zur Pinselung der Bifurkation. Die dazwischen liegenden Partien pflegen schon durch das rasche Vorbeigleiten des Pinsels genügend anästhesiert zu werden. Ist Reflexlosigkeit des Bifurkationssporns erreicht, so führt man den Pinsel in die Bronchien selbst ein, indem man den Kopf des Patienten nach der Seite des zu anästhesierenden Bronchus drehen läßt. Will man z. B. den rechten Bronchus pinseln, so dreht der Patient den Kopf nach rechts und der Pinsel nimmt dabei eine schräge Richtung von links oben nach rechts unten ein. Die Anästhesierung des linken Bronchus ist schwieriger, weil er stärker von der Richtung der Trachea abweicht. Der Pinsel nimmt infolgedessen eine schrägere Richtung ein als auf der rechten Seite. In besonderen Fällen, z. B. wenn ein Fremdkörper vermutet wird, darf die Anästhesie nicht blind ausgeführt werden, sondern man geht gleich nach Anästhesierung der Umgebung des Wundkanals mit dem Rohr ein und pinselt unter Leitung des Auges schrittweise immer tiefere Abschnitte.

Die Lokalanästhesie genügt für die untere Tracheobronchoskopie so gut wie immer, so daß Narkose hierbei kaum erforderlich wird. Auch ängstliche Kinder untersucht man ohne Narkose, indem man sie von kräftigen Hilfspersonen halten läßt. Stehen diese nicht zur Verfügung, dann kann man aus diesem Grunde Narkose anwenden.

Die Lokalanästhesie für die obere Tracheobronchoskopie beginnt man natürlich mit der Cocainisierung des Kehlkopfes, die bereits bei der direkten Laryngoskopie eingehend geschildert worden ist. Die dort gegebenen Vorschriften sind auch hier genau innezuhalten. Bei der oberen Tracheobronchoskopie ist ein besonderer Wert auf die Anästhesierung der Stimmbänder und des subglottischen Raumes zu legen, zumal diese die empfindlichsten Teile sind. Nachdem der Kehlkopf sorgfältig auf indirekte Weise unter Leitung des Spiegels cocainisiert worden ist, schließt man die Anästhesierung der Trachea und der Bronchien an. Dies geschieht am besten nach KILLIAN in folgender Weise: Man präpariert einen (ca. 50 cm) langen Watteträger in der früher beschriebenen Weise, biegt ihn an seinem Pinselende leicht ab und führt ihn vom Mundwinkel aus bei nach hinten geneigtem Kopf unter Leitung des Spiegels, die Epiglottis wie mit einer Sonde anhebend, in den Kehlkopf hinein und dann während tiefer Atmung durch die geöffnete Glottis hindurch tief in die Trachea bis zur Bifurkation. Der Watteträger ist schon bei der Einführung in den Kehlkopf in die Richtung der Trachealachse zu bringen, d. h. er ist möglichst senkrecht aufzurichten. Da man die Bifurkation nicht ohne weiteres fühlt, ist es zweckmäßig, ihre Entfernung am Watteträger zu markieren. Sie liegt bei Erwachsenen etwa 25 cm unterhalb der oberen Zahnreihe. Benutzt man die BRÜNINGSSchen doppelten Watteträger, so hat man in der Verbindungsschraube, die sich in der Mitte des Watteträgers befindet, einen Anhaltspunkt. Sobald diese beim Erwachsenen die obere Zahnreihe passiert hat, ist das Pinselende in der Gegend der Bifurkation angelangt. Um in den rechten Bronchus zu gelangen, dreht man das abgebogene Ende nach der rechten Seite zu und führt den Pinsel tiefer. In den linken Bronchus hineinzukommen, ist schwerer. Zu diesem Zweck führt man den Pinsel vom rechten Mundwinkel aus ein und läßt den Kopf stark nach rechts neigen, so daß die Wirbelsäule eine nach rechts konkave Krümmung annimmt. Das abgebogene Ende des Pinsels ist natürlich nach links zu drehen und dieser dann vorzuschieben. Ein mit Schleim bedeckter verbrauchter Pinsel ist selbstverständlich jedesmal zu erneuern.

Manchmal, besonders in Fällen von erschwerter Autoskopierbarkeit, kann die Einführung des Pinsels in den Kehlkopf unter Leitung des Spiegels schwierig werden. Dann versucht man es zunächst mit einem etwas stärker abgebogenen Pinsel. Glückt es auch dann noch nicht, dann versuche man, den Pinsel unter sogenannter halber Autoskopie in den Kehlkopf einzuführen. Zu diesem Zweck bringt man sich wie bei dem Akt 1 der direkten Laryngoskopie den Kehldeckel zu Gesicht und schiebt nun unter Leitung des Auges den neben dem Spatel eingeführten Wattetupfer durch den Kehlkopf in die Trachea hinein.

Für die Anästhesierung der Trachea und Bronchien empfiehlt es sich sehr, die von BRÜNINGS angegebene Pinselspritze mit langem Ansatz zu verwenden. Denn mit ihr ist nur eine einmalige Einführung — das Schwierigste bei der Anästhesierung — nötig und sie hat den Vorteil, die gewünschte Cocainmenge erst an den Reizstellen in den Pinsel eintreten zu lassen und zur Wirkung zu bringen, während bei der Einführung der gewöhnlichen Wattepinsel erst eine unkontrollierbare Menge von Cocain schon auf dem Wege dahin, besonders bei schwieriger Kehlkopfpassage, abgestreift wird.

So wie bei der unteren muß natürlich auch bei der oberen Anästhesierung in allen Fällen, in denen durch das blinde Hineinfahren mit dem Pinsel in Trachea und Bronchien Schaden angerichtet werden könnte, wie z. B. bei Fremdkörpern, die Cocainisierung aller Teile unter Leitung des Auges ausgeführt werden, was in den tieferen Abschnitten erst nach Einführung des Rohres geschehen kann. Dieses Verfahren ist auch zur Anwendung zu bringen, wenn die anderen Methoden mißlingen. Die Cocainisierung durch das Rohr ist aber für den Patienten wesentlich unangenehmer, da das Rohr entweder wiederholt eingeführt werden oder so lange liegen bleiben muß, bis die Anästhesie erreicht ist. Auch belästigt den Patienten das liegende Rohr beim Husten, der durch das Pinseln der reflexerregbaren Teile hervorgerufen wird. Dauert eine Untersuchung sehr lange, so kann es nötig werden, die Anästhesie zu wiederholen. Dabei ist zu berücksichtigen, daß die Reflexerregbarkeit an den Stellen der stärksten Reizbarkeit zuerst wiederkehrt. Diese Stellen sind dann besonders nachzucocainisieren.

Entschließt man sich zur Untersuchung in Narkose, so muß mit dieser begonnen werden, denn damit erspart man dem Patienten die mit der Anästhesierung verbundene Unannehmlichkeit. Vor allem aber ist es deshalb nötig, weil sonst bis zum Eintritt der Narkose die Lokalanästhesie wieder nachgelassen haben würde. Es würde dann ein nochmaliges Pinseln notwendig sein und unnötig viel Cocain verbraucht werden, was die Gefahr einer Intoxikation erhöht. Bei der Anästhesierung in Narkose muß man mit Cocain besonders sparsam sein, da ein Überschuß nicht wie sonst ausgespuckt wird. Stellt es sich erst bei der Untersuchung in Lokalanästhesie heraus, daß man so nicht zum Ziele kommt, sondern Narkose notwendig ist, so ist es im allgemeinen besser, die Untersuchung zunächst abzubrechen und am nächsten Tage sofort mit der Narkose zu beginnen. Nur in dringenden Fällen wird man die Untersuchung in Narkose sofort anschließen. Man verwendet gewöhnlich Äther oder Chloroform zur Narkose, die bis zur Einführung des Rohres wie sonst mit der Maske ausgeführt wird. Um eine gefährliche Tiefe zu vermeiden, soll sie nicht bis zum völligen Erlöschen der Kehlkopfreflexe fortgesetzt werden. Diese werden durch das Rohr hindurch, bevor es den Kehlkopf passiert, durch Cocain-Adrenalin beseitigt. Nach Einführen des Rohres wird die Narkose am besten durch zeitweises Einblasen des Narcoticums (mit dem Junkerschen oder einem ähnlichen Apparat) fortgesetzt. Steht ein solcher nicht zur Verfügung, so kann man sich damit behelfen, daß man einen mit Narcoticum getränkten Gazebausch zeitweise vor das Rohr halten läßt. Es soll nur so viel Narcoticum gegeben werden, daß während der Untersuchung kein Erbrechen eintritt, denn die Brechbewegungen stören die Untersuchung, auch wenn keine Speisen erbrochen werden, und können zum Herausziehen des Rohres und damit zu unliebsamer Unterbrechung der Untersuchung zwingen.

Hat man in dringenden Fällen nicht Zeit zu warten, und müßte die Untersuchung ohne Rücksicht auf den Füllungszustand des Magens ausgeführt werden, so ist es am besten, vor der Narkose den Magen auszuspülen, um die Aspirationsgefahr zu vermeiden.

Ausführung der Tracheobronchoskopie.

Zur Ausführung der Tracheobronchoskopie sind anatomische Kenntnisse des Untersuchungsobjektes erforderlich. Soweit sie für die Untersuchung unerläßlich sind, sollen die wichtigsten anatomischen Grundlagen hier kurz zusammengefaßt und hervorgehoben werden. Genaueres ist in der ausführlichen Abhandlung über „Anatomie und Entwicklungsgeschichte des Kehlkopfes und des Tracheobronchialbaumes" enthalten.

Die Luftröhre liegt in der Medianebene des Körpers, wird aber in ihrem unteren Teil gewöhnlich durch den Aortenbogen etwas nach rechts abgedrängt. Ihr Beginn am unteren Rand des Ringknorpels liegt beim Erwachsenen durchschnittlich etwa in der Höhe des 6.—7. Halswirbels; ihr Ende, die Bifurkation liegt vor dem 4.—5. Brustwirbel. Auf die vordere Brustwand projiziert, fällt die Bifurkation in die Höhe des Ansatzes des 2.—3. Rippenknorpels. Bei zunehmendem Alter rückt die Trachea entsprechend der allgemeinen Organ-

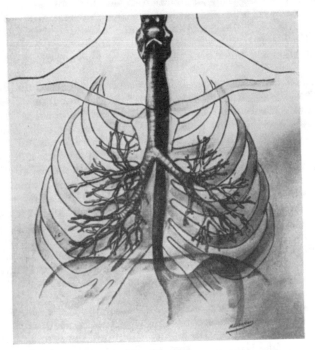

Abb. 22. Tracheobronchialbaum, von vorn gesehen.

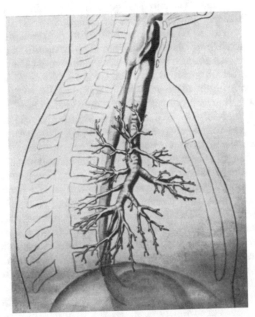

Abb. 23. Tracheobronchialbaum, von der Seite gesehen.

senkung nach abwärts. Die Lagebeziehungen der Luftröhre zum Brustkorb sind aus den Abb. 22 und 23 ersichtlich. Die Trachealwand ist dehnbar und sehr widerstandsfähig; die Trachea ist nach allen Richtungen verschieblich. Das Lumen der Trachea ist weiter als das des Kehlkopfes, der Kehlkopf läßt sich aber durch Einführung eines geeigneten Rohres fast auf die Weite der Trachea ausdehnen.

Die Luftröhre teilt sich an der Bifurkation in den rechten und linken Hauptbronchus. Der Abgang dieser beiden Bronchien ist unsymmetrisch, der rechte Hauptbronchus verläuft mehr in der Richtung der Trachea, während der linke unter einem steileren Winkel abgeht. Der Winkel, den die Hauptbronchien miteinander bilden, ist individuell verschieden. Bei Leuten mit kurzem Brustkorb pflegt er stumpfer, bei Personen mit langem Thorax spitzer zu sein als gewöhnlich. Von den Hauptbronchien zweigen sich zunächst die Bronchien für die Oberlappen ab, die ihren Verlauf ziemlich horizontal nehmen; oft steigen sie etwas nach oben an. Der rechte Oberlappenbronchus geht wesentlich höher ab als der linke, so daß der rechte Hauptbronchus viel kürzer als der linke ist. Diese ungleiche Abgangshöhe erklärt sich aus dem verschiedenen Verhalten der Oberlappenbronchien zu den Lungenarterien; während der rechte oberhalb der Arterie liegt, verläuft der linke unterhalb derselben. Die Abgangsstelle der Oberlappenbronchien ist individuell verschieden; der rechte entspringt häufig dicht an der Bifurkation. Es kommt sogar vor, daß er sich direkt von der Trachea abzweigt.

Die Hauptbronchien nennt man gewöhnlich von der Abgangsstelle der Oberlappenbronchien an Stammbronchien. (Manche Autoren rechnen zum Stammbronchus auch den Hauptbronchus hinzu und nennen dann den oberhalb des Abganges der Oberlappenbronchien gelegenen Teil oberen Abschnitt, den anderen unteren Abschnitt des Stammbronchus.) Vom rechten Stammbronchus geht nach vorn der Mittellappenbronchus ab. Der unter ihm gelegene Abschnitt des Stammbronchus versorgt den Unterlappen und wird daher auch als Unterlappenbronchus bezeichnet. Da die Lunge auf der linken Seite keinen Mittellappen besitzt, fehlt auch der dazugehörige Bronchus. Infolgedessen ist links der ganze Stammbronchus Unterlappenbronchus. Die Unterlappenbronchien verlaufen ziemlich geradlinig bis in die Nähe der Lungenbasis in ihrem hinteren Abschnitt. Sie geben auf ihrem Verlauf zahlreiche ventrale und dorsale Seitenäste ab. Bei jeder Abzweigung wird das Lumen plötzlich enger, während es zwischen den Abzweigungen etwa gleiche Weite behält. Die weiteren Verzweigungen sind individuell mehr oder weniger verschieden und sind für die Endoskopie bisher weniger wichtig. Auch die Bronchien sind, wie die Luftröhre, sehr elastisch und gestatten eine sehr ausgiebige Verdrängung, was für die Ausführung der Bronchoskopie von großem Wert ist.

Brünings hat für die Längen- und Kaliberverhältnisse der Trachea und der Bronchien, soweit sie für die Ausführung der Tracheobronchoskopie von Wichtigkeit sind, annähernde Durchschnittswerte zusammengestellt. Die tabellarische Zusammenstellung findet sich bei Elze, dieses Handbuch S. 262.

Bei der Ausführung der Tracheobronchoskopie müssen wir unterscheiden, ob sie durch die Trachealöffnung (untere) oder den Mund (obere) zu machen ist.

Die *untere Tracheobronchoskopie* ist gewöhnlich wesentlich leichter auszuführen und soll daher zunächst beschrieben werden, zumal es sich für den Anfänger empfiehlt, erst die untere zu üben, bevor er sich an die obere heranwagt. Die Untersuchung läßt sich in sitzender und in liegender Stellung ausführen. Bequemer ist im allgemeinen die Untersuchung im Sitzen, in besonderen Fällen jedoch ist sie im Liegen vorzunehmen, z. B. im unmittelbaren Anschluß an die Tracheotomie, bei bewußtlosen oder sehr schwachen Kranken, ebenso bei ungebärdigen Kindern, die sich im Liegen besser festhalten lassen. Handelt es sich um die Untersuchung des oberhalb der Trachealfistel gelegenen Luftröhrenteiles, um die sog. retrograde Tracheoskopie, so ist die liegende Position die gegebene. Am besten ist es, den Patienten durch Unterschieben eines Kissens unter die Schultern so zu lagern wie zur Tracheotomie. Braucht man eine bessere Beweglichkeit, so läßt man den Kopf über das Tischende hervorragen und von einer Hilfsperson halten. Für die Untersuchung im Sitzen läßt sich jeder gewöhnliche Stuhl verwenden.

Ist alles sorgfältig nach den vorher gegebenen Vorschriften vorbereitet, dann erwärmt man über der Spiritusflamme das Rohr und den Spiegel, um Nebelbildung und Beschlagen des Spiegels zu vermeiden. Bei Verwendung einer Kohlenfadenlampe kann sich das Erwärmen des Spiegels erübrigen, wenn die Lampe wenigstens eine Minute vorher eingeschaltet wird. Dann bringt man das abgeschrägte Rohrende an die Fistelöffnung des sitzenden Patienten, schiebt es aber nicht sofort hindurch, sondern beginnt mit der Besichtigung des Fistelkanales und dessen Umgebung, indem man das Rohr fast horizontal hält und neben dem Rohr und dem schrägen Ende vorbei die beleuchtete Fistelöffnung betrachtet. Mit dem spatelartigen Ende drängt man die Wände der Fistelöffnung in eine geeignete Lage und stellt die Richtung des Fistelkanales fest. Hat man auf diese Weise den Weg in die Trachea gefunden, was auch in frischen Fällen leicht möglich ist, so sieht man durch den Sehspalt des Spiegels und das Rohr hindurch und schiebt dieses langsam vor bis in die Gegend der hinteren Trachealwand. Dann richtet man das Rohr steiler auf, ohne es tiefer zu schieben und besichtigt die innere Umgebung der Fistelöffnung; durch entsprechende Neigung des Rohres und seitliche Verdrängung lassen sich die Seitenwände leicht zu Gesicht bringen. Zur Einstellung der Umgebung der Fistel an der Vorderwand muß das Rohr möglichst steil aufgestellt werden unter gleichzeitigem, nach vorn gerichteten Druck des Rohrendes. Auf die Untersuchung der oberhalb gelegenen Teile verzichtet man zunächst, da sie eine liegende Position erfordert. Sie ist identisch mit der Laryngoscopia directa inferior, die bereits bei der direkten Kehlkopfuntersuchung beschrieben ist. Zur Untersuchung der Lumenverhältnisse der Trachea in der Fistelgegend, z. B. bei erschwertem Decanulement, darf man den Tubus nur soweit wie unbedingt notwendig einführen, um das vorhandene Lumen möglichst wenig zu verändern. Hierbei genügt die untere Tracheoskopie gewöhnlich nicht allein, sondern sie ist nur zur Ergänzung des oberen Befundes zu verwerten.

Wenn das Rohr in die Richtung der Trachealachse gebracht wird, sieht man sofort einen größeren Teil der Trachea und nicht selten die Bifurkation. Man versuche schon bei hochstehendem Tubus die Wände und das Lumen der Trachea sich zu Gesicht zu bringen, wobei verschiedene Neigungen des Rohres und evtl. Änderungen der Körperhaltung notwendig sind. Allmählich schiebt man das Rohr in der Achse der Trachea tiefer, so daß man immer dabei ein Lumenbild vor sich hat. Anfänger machen leicht den Fehler, das abgeschrägte Ende an die Hinterwand anzulegen, wodurch sie dem Patienten die Luft absperren. Bei richtig ausgeführtem Vorschieben gleitet das Rohr sehr leicht tiefer. Man muß in jedem Moment über die Einführungstiefe orientiert sein, wobei die Beobachtung der Länge des herausragenden Tubusendes von Vorteil ist. Man versuche sich durch seitliche Bewegungen unter langsamem Tiefergehen unter allen Umständen die Bifurkation zu Gesicht zu bringen, um nicht, was Anfängern leicht passieren kann, ohne es zu wissen, an ihr vorbei versehentlich in den rechten Hauptbronchus zu geraten und so die Orientierung zu verlieren. Wenn die Bifurkation erreicht ist, ist das Gebiet der eigentlichen Tracheoskopie durchschritten. Wenn man auch auf diesem schon einen Teil der Bronchien sieht, so beginnt doch die eigentliche Bronchoskopie erst mit dem Augenblick, wo die Bifurkation überschritten wird. Beim Eingehen in die Bronchien muß der Winkel, den diese mit der Trachea bilden, ausgeglichen werden, was normalerweise infolge der Verschieblichkeit der Bifurkation, der Beweglichkeit und Elastizität der Trachea und der Bronchien leicht gelingt, indem man das Rohr möglichst in die Richtung der Hauptbronchien bringt, so daß ihr Lumen die Verlängerung des Rohrlumens bildet, und so den Tubus langsam hineinschiebt. Das Rohr nimmt dabei eine schräge Richtung ein, und zwar weicht das obere Ende nach der dem untersuchten Bronchus entgegengesetzten Seite aus, was durch die Verschieblichkeit der Fistel erleichtert wird. Der Patient muß den Kopf leicht nach der untersuchten Seite hin drehen, so daß die Achse des Tubus am entgegengesetzten Unterkieferast vorbeiführt. Der Untersuchte muß dabei den Hals locker lassen und darf den Kopf nicht zu stark nach hinten überneigen, weil dadurch die Beweglichkeit der Trachea leidet. Die Einstellung der einzelnen Bronchien geschieht durch geringere oder stärkere seitliche Bewegungen des Rohrendes.

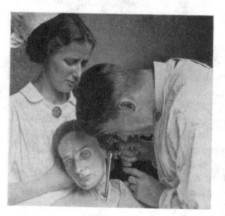

Abb. 24. Untere Tracheoskopie.

Während bei normalen anatomischen Verhältnissen das Eingehen in die Unterlappenbronchien besonders auf der rechten Seite ohne weiteres gelingt, macht es gewöhnlich außerordentliche Schwierigkeiten, das Rohr in den Oberlappenbronchus einzuführen, so daß man sich gewöhnlich auf die Einstellung des Einganges beschränken muß. Einen tieferen Einblick in den Oberlappenbronchus kann man sich dadurch verschaffen, daß man einen kleinen Planspiegel bis vor das Rohrende einführt. Die erforderliche Neigung des Spiegels wird, wenn man nicht einen von außen verstellbaren verwendet, durch Verbiegen des Stieles erreicht. Dabei ist aber das Gesichtsfeld sehr klein und nur sehr schwach beleuchtet. Für die Besichtigung der Oberlappenbronchien hat Brünings ein cystoskopartiges Instrument von geringem Durchmesser und mit langer objektiver Brennweite konstruiert, bei dem Prisma und Beleuchtungslämpchen möglichst eng zusammengebracht sind. Um in die Äste des Unterlappenbronchus hineinsehen zu können, bringt man ihr Lumen durch entsprechende Bewegungen des Rohres in die Verlängerung der Rohrachse, wodurch es gelingt, die Teilungsstellen tertiärer Bronchien zu sehen. Muß man ausnahmsweise in sekundäre Bronchien eingehen, so sind entsprechend dünnere Rohre zu benutzen.

Ein wichtiges diagnostisches Hilfsmittel bei der Bronchoskopie ist die Sonde, mit der man in die Bronchien, falls sie einen Einblick nicht zulassen, bequem eingehen und die eventuelle Anwesenheit von Fremdkörpern feststellen kann.

Im Liegen ist die Ausführung der unteren Tracheobronchoskopie im wesentlichen ebenso wie im Sitzen.

Die *obere Tracheobronchoskopie* ist meist viel schwieriger auszuführen als die untere und bereitet dem Patienten auch wesentlich mehr Beschwerden. Die Bewegungsfreiheit des Rohres ist erheblich geringer, das Gesichtsfeld kleiner und das Arbeiten in dem engeren und längeren Rohr schwieriger. Da die obere Tracheobronchoskopie sich zusammensetzt aus der unteren Tracheobronchoskopie und der direkten Laryngoskopie, empfiehlt es sich für den Anfänger, sich erst diese Methoden anzueignen, bevor er an jene herangeht.

Die Untersuchung soll, wenn möglich, im Sitzen ausgeführt werden, da sie dann wegen der größeren Bewegungsfreiheit und bequemeren Handhabe der Instrumente leichter ist und dabei dem Patienten weniger lästig zu fallen pflegt. Der Patient sitzt dabei auf einem niedrigen Stühlchen, am besten auf dem BRÜNINGSschen Autoskopiestuhl. Die obere Tracheobronchoskopie ist die Fortsetzung der direkten Laryngoskopie, nur wird diese dabei mit einem Rohr ausgeführt, das ein kleineres Gesichtsfeld gibt als der Autoskopiespatel, wodurch eine geringere Übersicht gegeben ist. Wir können bei der oberen Tracheobronchoskopie 5 Tempi unterscheiden:

Tempo 1: Einstellen der Epiglottis.
Tempo 2: Überschreiten der Epiglottis und Einstellen der Arygegend.
Tempo 3: Einstellen der Stimmbänder.
Tempo 4: Glottispassage.
Tempo 5: Vorschieben des Rohres bis in die Bronchien.

Von diesen entfallen die ersten drei auf die Einstellung des Kehlkopfes. Sie sind bei der direkten Laryngoskopie bereits eingehend beschrieben worden. Zu Tempo 3 ist zu bemerken, daß man bei der Bronchoskopie nicht die Stimmbänder bis zur vorderen Commissur einzustellen braucht, was eine große Erleichterung bedeutet, da gerade die Sichtbarmachung der vorderen Partien auf große Schwierigkeiten zu stoßen pflegt. Es genügt, wenn das hintere Drittel der Glottis zu sehen ist.

Um das Tempo 4, die Glottispassage, auszuführen, läßt man den Patienten ruhig und tief einatmen. Dabei gehen die Stimmbänder auseinander und man benutzt die maximale Abduktionsstellung, um das Rohr hindurchzuführen. Oft öffnet der Patient die Glottis nicht genügend, so daß man die Stimmbänder mechanisch auseinanderdrängen muß. Zu diesem Zwecke schiebt man vorsichtig während der Inspiration das schnabelartige Rohrende in der Nähe der Hinterwand zwischen die Stimmbänder. Gelingt dies nicht, so kann man das Rohr 90° um seine Längsachse drehen, mit dem Schnabel in die Glottis eingehen und dann das Rohr langsam zurückdrehen. Dabei kann es vorkommen, daß der Processus vocalis der einen Seite ein Hindernis bildet, wenn der Patient zu pressen versucht. Man darf in solchem Augenblick das Drehen nicht forcieren, sondern muß den Processus vocalis bei tiefster Atmung vorsichtig auf den Spatel aufladen, um Verletzungen zu vermeiden. Bei großen Schwierigkeiten kann man auch nach Einstellung der Glottis ein passendes Mandrin zur Hilfe nehmen, was aber der Geübte wohl nie nötig hat. Während des Vorschiebens durch die Glottis muß das Rohr ganz gleichmäßig gleiten. Zu diesem Zweck hebt man mit dem linken Zeigefinger das Rohr leicht von den Zähnen ab und schiebt es allmählich mit Hilfe des Zeigefingers tiefer. Hat man die Glottis passiert, so ist das Tempo 4 beendet und das Rohr befindet sich in der Trachea.

Damit beginnt das Tempo 5. Gleich nach der Glottispassage läßt man den Kopf des Patienten nach rückwärts neigen und drängt das untere Rohrende nach vorn, um das Rohr in die Achse der Trachea zu bringen, da sonst das abgeschrägte Rohrende durch den Zungengrund an die Hinterwand gepreßt wird und dadurch die Luft abgesperrt werden kann. Ist das Rohrende von der Hinterwand richtig abgezogen, dann hat man einen Einblick in die Trachea. Die Einstellung geschieht nicht nur durch die Bewegungen des Rohres, sondern auch durch sogenannte Modellierung des Patienten, worunter Verbiegungen der Hals- und Brustwirbelsäule nach verschiedenen Richtungen hin zu verstehen sind. Das Vorschieben des gut eingeölten Rohres in die Trachea hinab geht bei normalen anatomischen Verhältnissen sehr leicht. Das Hauptrohr reicht bis in die Nähe der Bifurkation. Mit ihm ist oft der rechte Hauptbronchus und Stammbronchus zu übersehen, wenn man es in die Richtung des Bronchus bringt. Dabei läßt man den Patienten den Kopf nach der entgegengesetzten Seite neigen oder legt das Rohr in den Mundwinkel der anderen Seite. Vom linken Hauptbronchus kann man auf diese Weise gewöhnlich nur einen kleinen Teil überblicken. Zum Eingehen in die Bronchien muß man ein Vorschieberohr verwenden. Man dreht dazu die Lampe nach links und schiebt das zugehörige gut eingeölte und angewärmte Innenrohr mit nach rechts sehender Feder in das Hauptrohr ein, zieht dieses etwas zurück, um Platz für das Einschieberohr zu gewinnen und bringt dann die Lampe wieder an ihren Platz. Während nun das

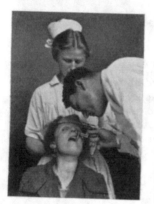

Abb. 25.
Obere Tracheoskopie.

Elektroskop mit den Rohren mit der linken Hand in die Richtung der Bronchien dirigiert wird, hält die rechte Hand die Feder des Innenrohres ganz kurz gefaßt und schiebt dieses unter ständiger Kontrolle des Auges vorsichtig in die Bronchien vor. Soll ein eingestelltes Gesichtsfeld längere Zeit festgehalten werden, so werden die beiden Rohre mit dem Fixierhebel gegeneinander festgestellt. Die bei der oberen Bronchoskopie erforderliche Verdrängung der Bifurkation ist wesentlich stärker als bei der unteren; besonders starke Verdrängung verlangt die Einstellung des Oberlappenbronchus. Die Untersuchung der einzelnen Bronchien gestaltet sich ebenso wie bei der unteren Rohreinführung, nur ist eine stärkere „Modellierung" des Körpers erforderlich. Die Einstellung des Oberlappenbronchus bietet bei der oberen Bronchoskopie gewöhnlich mehr Schwierigkeiten als bei der unteren.

Um den rechten Oberlappenbronchus aufzusuchen, führt man das Rohr erst in die Höhe der Bifurkation, schiebt es etwa 1—1¹/₂ cm in den rechten Hauptbronchus vor und drängt es dann stark gegen die rechte Seitenwand. Dann sieht man den Anfangsteil des Oberlappenbronchus stufenartig in das Lumen vorspringen. Gelingt die Einstellung auf diese Weise nicht, dann kann man sie nicht selten bequemer dadurch erreichen, daß man zuerst tiefer in den Stammbronchus eingeht und beim Zurückziehen das Rohr fest gegen die laterale Wand andrückt. Dann springt meist die Ab-

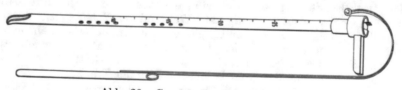

Abb. 26.   Spezialrohr nach Brünings.

gangsstelle des Oberlappenbronchus ins Gesichtsfeld vor, wenn das Rohr die Stelle passiert. Zur Auffindung des Mittellappenbronchus muß man das Rohr stärker an die Vorderwand anpressen. Unter Umständen muß man so vorgehen, wie bei der Einstellung des Oberlappenbronchus, nämlich tiefer gehen und dann das Rohr unter Anpressen an die Vorderwand zurückziehen, wobei die Abgangsstelle des Bronchus plötzlich in das Rohrlumen vorspringt. Um in die kleineren Bronchien eingehen zu können, was allerdings nur in besonderen Fällen nötig sein wird, hat Brünings ein „Spezialrohr" für Bronchien niederer

Ordnung" (Abb. 26) angegeben, dessen Hauptrohr so lang ist, daß es bis in die Unterlappenbronchien reicht. Das Einschieberohr ist kurz und von konischer Form. Man führt erst das Hauptrohr bis an den zu untersuchenden Nebenbronchus und schiebt dann das konische Verlängerungsrohr in diesen hinein, so daß man dann bei Verschiebungen wieder weitere kleinere Abzweigungen sehen kann.

Ist die rechte Seite erledigt und will man nun die linke Seite untersuchen, so zieht man mit Hilfe der kurzgefaßten Uhrfeder das Innenrohr bis zur Bifurkation zurück und schiebt es in den linken Hauptbronchus hinein. Es ist hier wegen des steileren Abganges des Bronchus und infolge der Lage des Aortenbogens der Verdrängungsdruck sehr viel größer als bei der Untersuchung der rechten Seite, im übrigen gestaltet sich die Einstellung der Bronchien ebenso wie rechts, nur ist daran zu denken, daß der Oberlappenbronchus tiefer abgeht und daß links ein Mittellappenbronchus fehlt.

Das Entfernen des Rohres soll immer unter Augenkontrolle geschehen und zwar so, daß zuerst das Innenrohr an der Feder langsam zurückgezogen wird. Die Feder muß dabei ganz kurz nachgefaßt werden, da sie sonst leicht abbricht. Die bei der Einführung erhobenen Befunde sollen beim Herausziehen immer noch einmal kontrolliert werden.

Wenn man auch im allgemeinen die Untersuchung im Sitzen aus den angegebenen Gründen bevorzugen wird, so kommt man doch nicht selten in die Lage, sie im Liegen ausführen zu müssen. Dies ist der Fall bei Untersuchungen in Narkose, bei schwer erschöpften Patienten, bei Kindern, die sich im Liegen besser halten lassen, sowie bei langdauernden Untersuchungen, um Aspiration von Speichel zu verhindern. Im Sitzen fließt bei länger dauernder Untersuchung der Speichel neben dem Rohr, wenn dieses den Kehlkopf nicht ganz ausfüllt, in die Trachea und Bronchien und ruft dann Husten hervor.

Soll in liegender Stellung untersucht werden, so wird man im allgemeinen die Rückenlage mit hängendem Kopf bevorzugen, da sie am leichtesten beibehalten werden kann. Der Kopf muß dabei von einer Hilfsperson gehalten werden. Wenn der Patient durch die Rückenlage stark belästigt wird, läßt man ihn Seiten- oder Bauchlage einnehmen. Bei störender Sekretion der Bronchien empfiehlt es sich, den Patienten auf die nicht untersuchte Seite zu lagern, so daß der zu untersuchende Bronchus oben zu liegen kommt. Die Untersuchung am liegenden Patienten ist nicht unerheblich schwieriger als am sitzenden, hauptsächlich weil der Untersucher den autoskopischen Druck nicht auf sich zu, sondern von sich weg ausüben muß, was recht unbequem ist. Dazu kommt noch die geringere Beweglichkeit des Patienten und die Umkehr der Topographie. Fast die gleichen Verhältnisse hat man bei der Untersuchung im Sitzen (Abb. 27), während man sich selbst hinter den Patienten stellt. Diese Art der Untersuchung von hinten her ist daher eine sehr gute Vorübung für die Bronchoskopie in Rückenlage.

Zur Rohreinführung in Rückenlage muß der Untersucher am Kopfende des Patienten stehen und darauf achten, daß der Patient den Kopf anfangs nicht zu stark hintenüber neigt. Die Lage des Elektroskops zum Patienten ist dieselbe wie bei der Untersuchung im Sitzen, aber da der Untersucher hinter dem Patienten steht, hält er es anders, wie aus der Abb. 28 ersichtlich ist. Das Elektroskop wird mit der rechten Hand gehalten, während die linke für den Schutz der Zähne und die Innehaltung der Medianlinie sorgt. Beim Überschreiten des Kehldeckels zur Einstellung der Arygegend wird der Kopf des Patienten stärker hintenübergeneigt bzw. gesenkt, während der Arzt sich auf einen bereit gestellten Drehschemel setzt. Dann wird die Untersuchung in analoger Weise wie sie am sitzenden Patienten beschrieben ist, fortgesetzt. Nur beim Einschieben des Innenrohres ist die Lampe nach rechts zu drehen, da die Feder nach links zu liegen kommt.

Leichter als die Einführung in Rückenlage ist diejenige in linker Seitenlage des Patienten, da hierbei das Elektroskop so gehalten werden kann, wie beim sitzenden Patienten. Wenn die Einführung in Rückenlage mißlingt, kann man

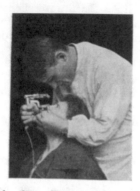

Abb. 27.   Untersucher steht hinter der sitzenden Patientin.

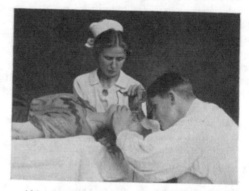

Abb. 28.   Untersuchung in Rückenlage.

die Untersuchung zunächst in Seitenlage (Abb. 29) beginnen und nach Einführung des Rohres in die Trachea den Patienten vorsichtig in Rückenlage drehen.

Eine zur Einführung sehr bequeme Haltung ist die Bauchlage des Patienten (Abb. 30), bei welcher der Patient zu der für die Einführung günstigen Position mit hohem Kreuz gezwungen ist. Sie hat für den Arzt auch den Vorteil, daß die Verhältnisse der Untersuchung beim sitzenden Patienten am ähnlichsten sind.

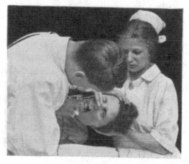

Abb. 29.   Untersuchung in linker Seitenlage.

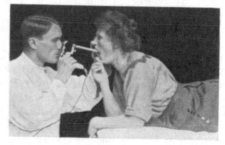

Abb. 30.   Untersuchung in Bauchlage.

Um einzelne Punkte der Trachea durch Aufzeichnung auf die äußere Haut genauer zu lokalisieren, läßt sich der Tracheograph von BRÜNINGS gut verwenden. Vor Einführung des Rohres stellt man den Dermatographen so ein, daß seine Spitze das Rohrende berührt. Um einen Punkt der Trachea, der sich in Höhe des Rohrendes befindet, auf der Haut zu markieren, drückt man die Spitze des Dermatographen auf die Haut auf, wobei darauf zu achten ist, daß der Bügel etwa die Verlängerung des Handgriffes bildet. Es lassen sich auch seitliche Abweichungen der Trachea aufzeichnen, wenn der Lichtträger genau in sagittaler Richtung gehalten wird.

Den Tasterzirkel hat BRÜNINGS als Hilfsmittel für chirurgische Eingriffe zur Lokalisation von Punkten im Bronchialbaum empfohlen.

Die endoskopischen Bilder.

Die Bilder, welche sich bei der oberen Tracheobronchoskopie ergeben, sind bis zur Einstellung des Kehlkopfes dieselben wie bei der direkten Laryngoskopie, nur hat man, da hier ein Rohr benutzt wird, ein kreisförmiges Gesichtsfeld, das kleiner ist als bei der Laryngoskopie mit dem Autoskopiespatel. Geht man mit dem Rohr in der Mitte des Zungengrundes entlang, so sieht man bei der Untersuchung im Sitzen unten einen Teil des Zungenrückens, oben die Uvula und dazwischen einen Teil der hinteren Rachenwand. Geht man etwas weiter ein, dann verschwindet die Uvula und es erscheint die Epiglottis (Abb. 31). Beim Überschreiten der Epiglottis ist zunächst nur eine ziemlich gleichmäßige Flucht der hinteren Rachenwand zu sehen. Dann tritt die Arygegend mit ihren charakteristischen symmetrischen Bewegungen ins Gesichtsfeld (Abb. 32), bei etwas stärkerem Druck die Kehlkopfhinterwand und die hinteren Teile der Stimmbänder, zwischen denen schon bei der Inspiration ein Teil der Hinterwand der Trachea zu erkennen ist (Abb. 33). Wird das Rohr stärker aufgerichtet, dann

Abb. 31. Kehldeckel.   Abb. 32. Arygegend.   Abb. 33. Kehlkopfhinterwand.

sieht man zwischen den Stimmbändern hindurch nicht selten in der Tiefe die Bifurkation und einen mehr oder weniger großen Teil der Knorpelringe der Vorderwand der Luftröhre. Der Druck des Zungengrundes hat das Bestreben, das Rohrende nach hinten zu pressen. Es entsteht dann nicht selten der Eindruck eines Tumors der Hinterwand der Trachea in ihrem oberen Teil, was leicht zu Irrtümern Anlaß geben kann. Wird aber das Rohr gegen die Vorderwand oder die Seitenwände gerichtet, dann werden die bogenförmigen Knorpel sichtbar. Je steiler das Rohr gegen die Wand gestellt ist, desto breiter erscheinen die einzelnen Knorpelringe und desto geringer ist ihre Krümmung. Bei der unteren Tracheoskopie, bei der das Rohr unter Umständen fast senkrecht gegen die Seitenwand gerichtet werden kann, können die Knorpelringe beinahe geradlinig erscheinen. Bei hochstehendem Tubus und geringer Neigung zur Wand hat man bisweilen sämtliche Trachealringe gleichzeitig im Gesichtsfeld. Gewöhnlich aber sieht man nur einen Teil der Ringe, die sich gegenseitig teilweise verdecken, so daß sich die Knorpel bei der perspektivischen Verkürzung im Bild zu überschneiden scheinen. Dies rührt daher, daß die Trachea nicht ein absolut gerades Rohr ist, sondern in verschiedenen Höhen mehr oder weniger starke Verbiegungen aufweist, so daß immer die Knorpelteile derjenigen Wandteile zu sehen sind, die in das Gesichtsfeld vorspringen, während die zurückliegenden verdeckt werden. Es können sich bei diesen Überschneidungen Ringe aus verschiedener Höhe scheinbar zu Ellipsen ergänzen und Verengerungen vortäuschen. Um einen derartigen Irrtum zu vermeiden, achte man sorgfältig auf die Höhenunterschiede der Ringe. Auch kann man aus der Krümmungsform der Knorpel oft ohne weiteres erkennen, ob eine Kompression vorliegt oder nicht; denn, ist die

Krümmung verändert, wobei sie Teile einer mehr oder weniger flachen Ellipse bilden oder gar konvex ins Lumen vorspringen, so liegen pathologische Verhältnisse vor. Man muß sich auch hüten, die durch die Perspektive entstehende konische Verjüngung des Trachealrohres für eine konzentrische Einengung zu halten. Bei einer wirklichen konzentrischen Verengerung scheinen die Knorpelringe im verengten Gebiet breiter zu sein, da sie mehr im Aufblick zu sehen sind.

Die Hinterwand der Trachea, die keine Knorpelringe hat, gibt ein ziemlich glattes Bild. Sie preßt sich beim Husten gewöhnlich stark vor. Bei der unteren Tracheoskopie kann man gelegentlich eine als „deglutatorische Kompression" bezeichnete, nach unten fortschreitende Vorwölbung sehen, wenn man einen Bissen schlucken läßt. Dies ist durch die nahen Beziehungen der Luftröhre zur Speiseröhre bedingt, so daß eine Ausbuchtung des Oesophagus eine Einbuchtung an entsprechender Stelle der Luftröhre hervorrufen muß.

Wenn das Lumenbild der Trachea eingestellt ist, sieht man fast regelmäßig die Bifurkation, deren Sporn selten genau in der Mitte liegt, sondern gewöhnlich mehr nach der linken Seite hin verschoben erscheint. Manchmal liegt der Sporn so weit nach links, daß er von der linken Trachealwand verdeckt wird und der Bronchus scheinbar die Verlängerung der Trachea bildet. Der Sporn ist individuell verschieden geformt (Abb. 34 u. 35). Meist besteht in der Mitte ein schmaler First, der sich nach vorn und hinten zu einem Dreieck verbreitert. Die Breite des Firstes ist sehr verschieden, manchmal ist er schmal wie eine Messerschneide. Je nach der Lage des Sporns sieht man mehr oder weniger von der Unterwand des rechten oder des linken Bronchus.

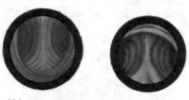

Abb. 34 u. 35. Bifurkationsbilder.

Bei steilem Abgang des rechten Bronchus und starker Verschiebung der Carina nach links kann man gewöhnlich schon bei hoch in der Trachea stehendem Tubus tief bis in den rechten Unterlappenbronchus hineinsehen. Vom linken Bronchus sieht man gewöhnlich nur ein kleineres Stück der Unterwand. Da der Querschnitt der Bronchien dabei nicht senkrecht zur Blickrichtung steht, erscheint ihr Lumen oval und in extremen Fällen nur als schmaler Spalt.

Das endoskopische Bild ist kein ruhendes, sondern es zeigt verschiedene Bewegungen. Am meisten fallen die pulsatorischen Bewegungen auf. Schon in den obersten Abschnitten der Trachea finden wir solche, wenn auch meist nicht starke, welche von den großen Halsgefäßen, besonders der Arteria anonyma, herrühren. Am meisten treten die starken mit der Herzsystole synchronen Pulsationen der linken unteren Trachealwand in Erscheinung, welche von dem sie hier kreuzenden Aortenbogen mitgeteilt werden. Auch die Bifurkation und die Bronchien befinden sich in dauernder pulsatorischer Bewegung. Diese Bewegungen rühren her von den Pulsationen des Herzens und der großen Gefäße und können sehr verschieden stark sein.

Bei tiefer Einatmung kann man eine leichte Senkung der Bifurkation beobachten. Beim Kind sieht man während der Einatmung eine Erweiterung, während der Ausatmung eine Verengerung der Luftröhre und der Bronchien, die um so stärker ist, je plötzlicher die Atembewegungen erfolgen. Beim Erwachsenen sind diese Lumenschwankungen während ruhiger Atmung überhaupt nicht wahrzunehmen. Sie treten erst bei verstärkten Atembewegungen auf. Die genauere Beschreibung der Bewegungsvorgänge und deren Erklärung bleibt der Physiologie überlassen.

Die bisher beschriebenen Bilder sieht man bei hoher Rohreinstellung in der Trachea. Sie betreffen die Trachea und die Bifurkation mit ihrer nächsten

Umgebung. Die eigentlichen bronchoskopischen Bilder erhält man gewöhnlich erst nach Eingehen mit dem Rohr in die Bronchien. Es lassen sich natürlich

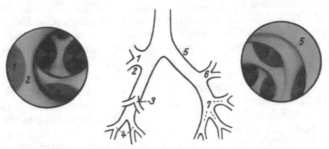

Abb. 36. Schematisches Übersichtsbild des Bronchialbaumes.

nicht alle Einzelheiten gleichzeitig zu Gesicht bringen, sondern es müssen die verschiedenen Teilbilder, die man durch Bewegungen des Tubus nacheinander erhält, im Geist zu einem Ganzen kombiniert werden. Durch Kombination sind auch die halbschematischen Übersichtsbilder gewonnen, die zum Studium der Lage der Einzelbilder dienen sollen. Wie man die Bilder in Wirklichkeit sieht, zeigt die nachfolgende Serie in natürlicher Größe (Abb. 37 a u. b).

Die Farbe der Schleimhaut in Trachea und Bronchien ist normalerweise hellrosa, die Knorpelringe und Teilungssporne schimmern weiß durch die Schleimhaut hindurch. Senkrecht beleuchtete Stellen erscheinen heller. Bei entzündlichen Zuständen wird die Schleimhaut dunkler rot und undurchsichtig, so daß die Knorpelzeichnung schließlich vollständig verloren geht.

Wenn man sich die Bilder der Haupt-, Stamm- und Unterlappenbronchien beider Seiten mit ihren Hauptästen zu Gesicht gebracht hat, kann eine bronchoskopische Untersuchung als vollständig betrachtet werden.

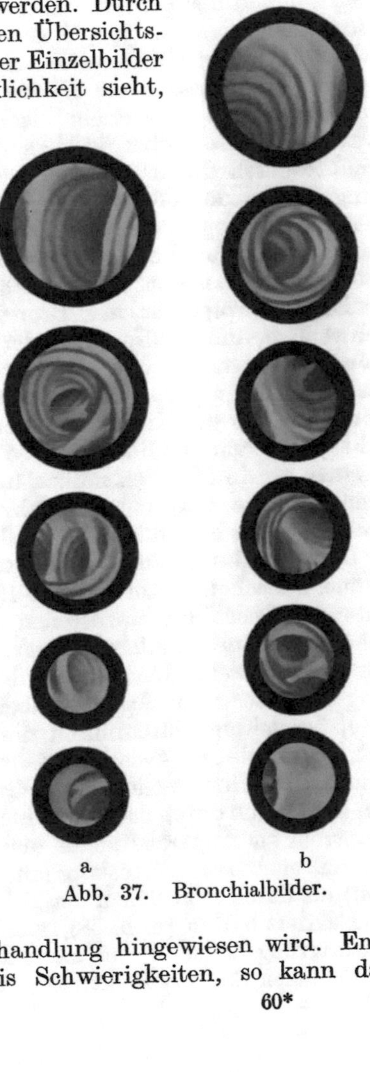

Fehler, Schwierigkeiten und Gefahren.

Es sollen hier nicht alle Fehler, die bei der Bronchoskopie möglich sind, zusammengestellt werden, sondern nur die, welche erfahrungsgemäß am häufigsten vorkommen. Das gleiche gilt von den Schwierigkeiten und Gefahren. Soweit sie bis zur Einstellung des Kehlkopfes in Betracht kommen, decken sie sich mit denen

a   b
Abb. 37. Bronchialbilder.

der direkten Laryngoskopie, auf deren Abhandlung hingewiesen wird. Entstehen beim Durchgehen durch die Glottis Schwierigkeiten, so kann das darauf zurückzuführen sein, daß das Rohr zu groß ist. Es wird dann gegen ein dünneres ausgewechselt. Wenn der Patient bei der Einatmung die Stimmbänder nicht ordentlich auseinander bringt, so ist die Ursache dafür oft eine unzureichende Anästhesie, die dann durch nochmaliges Cocainisieren zu vervollkommnen ist. Der Fehler, das Rohrende so gegen die Wand zu drücken, daß die Luft dadurch abgesperrt wird, gilt nicht nur für die obersten Partien der Trachealwand, wo schon davon die Rede war, sondern er muß selbstverständlich im ganzen Bronchialbaum vermieden werden. Deshalb müssen die Verdrängungen mit dem schnabelartigen Ende des abgeschrägten Rohres gemacht werden, was besonders bei der unteren Tracheobronchoskopie zu berücksichtigen ist. Ein schwerer Fehler ist es, das Rohr ohne Gesichtskontrolle vorzuschieben. Man muß in jedem Augenblick wissen, wo man sich befindet, und darf z. B. nicht die Bifurkation passieren, ohne es zu merken. Beim Eingehen in die Bronchien darf nicht vergessen werden, nur dann das Rohr vorzuschieben, wenn man Lumen vor sich hat. Es passiert bei der Untersuchung nicht selten, daß das Rohr und besonders der Spiegel durch ausgehustetes Sekret oder Blut verunreinigt wird, worunter der Beleuchtungseffekt sehr leidet. Man erinnere sich während der Untersuchung daran und reinige bei Nachlassen der Beleuchtung immer erst Lampe, Spiegel und Rohr, bevor man die Lampe stärker belastet, um ein störendes Durchbrennen derselben zu vermeiden.

Die *Untersuchung der Kinder* ist wegen der Kleinheit des Gesichtsfeldes im allgemeinen schwieriger als die der Erwachsenen. Die Schwierigkeit ist natürlich um so größer, je kleiner das Kind ist. Bei Säuglingen kann auch der Geübte durch das minimale Gesichtsfeld gezwungen werden, für irgendeinen Eingriff von der oberen Bronchoskopie abzusehen und zum Zweck der Einführung eines größeren Rohres die Tracheotomie auszuführen. Bei kleinen Kindern soll das Vorschieben der Rohre in die Bronchien, wenn diese beim Ausatmen kollabieren, immer während des Inspiriums geschehen.

Eine Hauptgefahr der Bronchoskopie bei Kindern ist die subglottische Schwellung, die häufig nach der Untersuchung beobachtet worden ist. Sie beruht offenbar auf der erhöhten Reizbarkeit des kindlichen Kehlkopfes und der Enge des Lumens, durch die eine Schwellung leicht bedrohlich werden kann. Man muß also bei Kindern während der Kehlkopfpassage ganz besonders vorsichtig vorgehen und lieber kein so weites Rohr nehmen, durch das der Kehlkopf zu stark gedehnt werden müßte, um es durchzulassen. Kinder müssen nach der Bronchoskopie wegen der Gefahr der subglottischen Schwellung mindestens zwei Tage, am besten in der Klinik, überwacht werden.

Um das Durchführen eines Rohres durch den kindlichen Kehlkopf ganz schonend machen zu können, empfiehlt es sich, erst die Glottis mit einem selbsthaltenden Speculum einzustellen und dann ein mit Hohlmandrin versehenes Rohr von entsprechendem Kaliber, wie sie von Killian angegeben worden sind, hindurchzuführen. Dadurch wird die Kraftleistung für die Verdrängung des Zungengrundes vom Apparat übernommen und es bleibt der Hand für das zarte, sorgfältige Durchführen des Rohres das feine Gefühl erhalten, zumal auch jede Reibung zwischen Zähnen und Zungengrund vollständig wegfällt. Auch die Brüningsschen Doppelrohre lassen sich dazu sehr gut verwenden. Man kann dann durch das Rohr hindurch die tieferen Luftwege cocainisieren, das Hauptrohr am Apparat fixieren und das Innenrohr in die Bronchien einschieben. Benutzt man das „Autoskop mit Bruststütze", so läßt sich ein eingestellter Bronchus durch Andrücken der Pelotte an eine entsprechende Stelle der Brustwand fixiert halten (Abb. 38), was bei länger dauernden Eingriffen eine große Erleichterung bedeutet, da dann die Schwierigkeiten fortfallen, welche durch das Ermüden der das Elektroskop haltenden Hand entstehen.

Eine an sich sachgemäß ausgeführte Bronchoskopie kann durch zu lange Dauer gefährlich werden. Abgesehen von der Narkose und der durch wiederholtes Anästhesieren erhöhten Gefahr einer Intoxikation, kann eine Schädigung durch die mit der Untersuchung verbundenen Belastung des Herzens und Behinderung der Atmung entstehen, besonders wenn schon eine Erkrankung der Lunge oder des Herzens vorliegt. Bei drohendem Kollaps breche man die Untersuchung ab und wiederhole sie lieber später wieder.

Die obere Untersuchung hinterläßt gewöhnlich nur ein leichtes Druckgefühl im Kehlkopf und öfter eine geringe Heiserkeit, die aber meist schon am nächsten

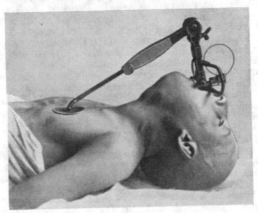

Abb. 38. Fixation eines Bronchus.

Tage ohne jede Behandlung verschwinden. Es empfiehlt sich zur Beruhigung des Patienten, ihn gleich darauf aufmerksam zu machen.

Eine sachgemäß ausgeführte Bronchoskopie ist ungefährlich.

Literatur.

ABRAHAM, JOSEPH H.: Direct laryngoscopy, tracheo-bronchoscopy and esophagoscopy. Alaham med. journ. July 1908. — BORNHILL, JOHN F.: The new method of examination and treatment of the larynx, trachea and bronchi. Central States med. monitor, Vol. 11, Nr. 3. (Zeitschr. f. Laryngol., Rhinol. u. ihre Grenzgeb. Bd. 1, H. 2. 1908.) — BOTELLA: Traqueoscopia, bronchoscopia y esofagoscopia. Bol. de laringol. Mai-August 1905. — BOTEY, RIC.: Ultimos adelantos en esofagoscopia y traqueo-bronchoscopia. El instrumental del Dr. W. BRÜNINGS. (Arch. de rinol., laringol. y otol. 1908. Nr. 152, 153, 154.) — BRÜNINGS (1): Zur Technik der Bronchoskopie. Verhandl. d. Vereins süddeutscher Laryngol. Würzburg: C. Kabitzsch 1907. — DERSELBE (2): Über Technik und Instrumentarium der Tracheobronchoskopie und Ösophagoskopie. Verhandl. d. Vereins Freiburger Ärzte 1907. — DERSELBE (3): Technische und klinische Fortschritte in der Bronchoskopie. Verhandl. d. int. Laryngologenkongresses Wien 1908. S. 339. — DERSELBE (4): Verhandlungen des Vereins süddeutscher Laryngologen. Würzburg 1908. Dtsch. med. Wochenschr. 1909. — DERSELBE (5): Endoskopische und radiologische Untersuchungen zur Topographie der Luftröhre und des Bronchialbaumes, sowie deren klinische Verwertung. Würzburg: C. Kabitzsch 1909. — DERSELBE (6): Bronchoskopie. Dtsch. med. Wochenschr. 1910. Nr. 20, S. 963. — DERSELBE (7): Die direkte Laryngoskopie, Bronchoskopie und Ösophagoskopie. Ein Handbuch für die Technik der direkten okularen Methoden. Wiesbaden: J. F. Bergmann 1910. — BRÜNINGS und ALBRECHT: Direkte Endoskopie der Luft- und Speisewege. Neue dtsch. Chirurgie. Bd. 16. — BURGER, H.: Die Indikation für die Bronchoskopie. (De Aanwijsing voor de bronchoskopie.) Nederlandsch tijdschr. v. geneesk. 10. X. 1910. — CAUZARD: La Laryngoscopie directe, la Trachéo-bronchoscopie. Le Larynx 1909. (Zeitschr. f. Laryngol., Rhinol. u. Grenzgeb. Bd. 2, H. 1, S. 84. 1909.) — CAUZARD, P.: De l'éclairage dans l'oesophagoscopie et la laryngo-bronchoscopie. Nouvelle instrumentation. Rev. gén. de clin.

950   A. SEIFFERT: Untersuchungsmethoden der Luftröhre und Bronchien.

et de thérap. Paris 1907. — VON EICKEN (1): 10. Versamml. d. Ver. süddeutscher Laryngol. 1903. — DERSELBE (2): Die direkte Laryngo-Tracheo-Bronchoskopie. Die deutsche Klinik am Eingang des 20. Jahrhunderts 1909. — DERSELBE(3): Die Leistungen der direkten Untersuchungsmethoden der tieferen Luftwege. (Referat.) XVI. Internat. med. Congress in Budapest 1909. — DERSELBE (4): Die klinische Verwertung der direkten Untersuchungsmethoden der Luftwege und der oberen Speisewege. FRAENKELS Arch. f. Laryngol. Bd. 15, H. 3, S. 371. — VON EICKEN und PATERSON: Technique de l'examen direct de l'oesophage et des voies aériennes inférieures. Arch. internat. de laryngol., otol.-rhinol. et broncho-oesophagoscopie. 1910. — EPHRAIM: Arch. f. Laryngol. u. Rhinol. Bd. 23, S. 124. — FINALY: Über direkte Ösophagoskopie und Bronchoskopie. Budapesti Orvosi Ujsag, Nr. 50, 1905. — FONCE, M.: La Laryngo-trachéo-bronchoscopie. Thèse de Paris v. 18. Juli 1905. — FOUCAULT: Bronchoscopie et l'oesophagoscopie à l'aide de l'instrumentation de BRÜ-NINGS, Anvers 1909. — FREUDENTHAL: Das Broncho-Periskop. Arch. f. Laryngol. u. Rhinol. Bd. 34, H. 1. 1921. — FREUDENTHAL, WOLFF: A plea for systematic use of bronchoscopy in our routine work with description of a modified bronchoscope. New York med. journ. a. med. record. Vol. 87, Nr. 21. — GAREL, J. (1): Oesophagoscopie et trachéo-bronchoscopie. Semaine médicale v. 25. Okt. 1905. — DERSELBE (2): Gomme de la bifurcation des bronches; considérations sur la valeur diagnostique de la toux de compression dans les tumeurs du médiastin. Ann. des maladies de l'oreille, du larynx etc. Tome 32, Nr. 7. 1906. — GIGNA, V. DE: Nouveau Tube-guide pour la trachéobronchoscopie directe. Arch. internat. de laryngol., otol.-rhinol. et broncho-oesophagoscopie. Tome 27, Nr. 1, S. 295. — GLEITS-MANN: Diskussionsbemerkung zur Ösophagoskopie und Bronchoskopie. Report of the American laryngol. assoc. Vol. 27, p. 203. 1905. — GOTTSTEIN, G.: (1) Zur Technik der Bronchoskopie. Berl. klin. Wochenschr. 1907. Nr. 9. — DERSELBE (2): Zur Technik der Ösophagoskopie und Bronchoskopie. Allg. med. Zentralzeitg. 1907. Nr. 7. — GRIER: Die Fluoroskop-Bronchoskopie. Americ. journ. of roentgenol. Vol. 3. 1916. — GUISEZ (1): Trachéobronchoscopie et oesophagoscopie. Paris, Baillière et Fils 1905. — DERSELBE (2): Des résultats généraux obtenus par la broncho-oesophagoscopie et des perfectionnements apportés à cette méthode. Presse médicale, Nr. 16. 1905. — DERSELBE (3): Modification et perfectionnement apportés à la technique et à l'instrumentation de la bronchoscopie et de l'oesophagoscopie. Presse méd. 1907. Nr. 71. — HALSTEAD, T. H.: Esophagoscopy and Bronchoscopy. Proc. of the med. society of the State of New-York 1908. — HELLER, R. und VON SCHRÖTTER: Die Carina tracheae. Ein Beitrag zur Kenntnis der Bifurkation der Luftröhre usw. Denkschriften der Akademie der Wissenschaften. Wien, Bd. 64. 1897. — HOLMGREN, GUNNAR: Om direkt Laryngoskopi-Bronchoskopi och Oesophagoskopi. Allm. svenska läkartidningen. Stockholm 1911. — HOWARTH, W. G.: Direct laryngoskopy, bronchoscopy and oesophagoscopy by Dr. W. BRÜNINGS (Translation). London 1912. — HUBBARD: Direct bronchoscopy and oeosphagoscopy. The Toledo med. and surg. rep. 1909. — JACKSON, CHEVALIER (1): Instrumental aids to bronchoscopy and esophagoscopy. The Laryngoscope. April 1907. p. 492. — DERSELBE (2): Tracheo-bronchoscopy, esophagoscopy and gastroscopy. St. Louis 1907. — DERSELBE (3): A new Bronchoscope. The Laryngoscope 1908. Nr. 3. — DERSELBE (4): Bronchoscopy and esophagoscopy. Journ. of the Americ. med. assoc. Sept. 1909. — DERSELBE (5): Endoskopie des Kehlkopfs, der Bronchien und des Oesophagus. (Laryngeal, bronchial and esophageal endoscopy.) The Laryngoscope, Mai 1912. — DERSELBE(6): Die neueren Fortschritte in den endoskopischen Methoden bei deren Anwendung auf Kehlkopf, Trachea, Bronchien, Oesophagus und Magen. (The recent progress of endoscopic methods as applied to the larynx, trachea, bronchi, esophagus and stomach.) The Laryngoscope, July 1913. — DERSELBE(7): Tracheo-bronchoscopy. Ann. of surg. Vol. 47, Nr. 3. — DERSELBE (8): The Bronchoscope as an aid in general diagnosis. Arch. of diagnosis. Vol. 1, Nr. 2. — INGALS: Fluoroskopische Bronchoskopie. Med. Rec. 1915. 10. 7. — INGALS: Bronchoskopie und Ösophagoskopie. Technik, Nutzen und Gefahren derselben. Ann. of otol., rhinol. a. laryngol. 1909. Int. Zentralbl. f. Laryngol. u. Rhinol. 1909. Nr. 12, S. 588. — KAHLER, OTTO: Klinische Beiträge zur Ösophagoskopie und Tracheo-Bronchoskopie. Wien 1909. — KAHLER: Klinische Beiträge zur Ösophagoskopie und Tracheo-Bronchoskopie. Wien 1910. Berl. klin. Wochenschr. 1910. Nr. 40, 47, S. 1840. — KILLIAN (1): Über direkte Bronchoskopie. Münch. med. Wochenschr. 1898. Nr. 27. — DERSELBE (2): 5. Versammlung süddeutscher Laryngol. 1898. S. 207 ff. — DERSELBE(3): Die direkte Bronchoskopie und ihre Verwertung bei Fremdkörpern der Lungen. Wien. med. Wochenschr. 1900. Nr. 1, S. 14. — DERSELBE (4): Ein Bronchoskopie-Phantom. Arch. f. Laryngol. u. Rhinol. Bd. 13, H. 1, S. 111. 1902. — DERSELBE (5): La trachéo-bronchoscopie et l'oesophagoscopie directe. Presse oto-laryngol. belge 1903. Nr. 6. — DERSELBE (6): Die Tracheo-Bronchoskopie in diagnostischer und therapeutischer Hinsicht. Arch. f. klin. Chirurg. Bd. 77, H. 2. 1905. Ann. des malad. de l'oreille etc. Tome 32, Nr. 3. 1906. — DERSELBE (7): Verhandl. d. Ver. süddeutscher Laryngol. Bd. 2, S. 149. 1905. — DERSELBE (8): Demonstration of new instrument for bronchoscopy and oesophagoscopy. Transact of the 29. Meeting Americ. laryngol. assoc. Washington 1907. S. 105. — DERSELBE (9): Zur Bronchoskopie bei kleinen Kindern. Dtsch. med. Wochenschr. 1911. Nr. 26. — DERSELBE (10): Zur Geschichte der Bronchoskopie und Ösophagoskopie. Dtsch. med. Wochenschr. 1911. — DERSELBE (11): Neuere Fortschritte der endoskopischen Methoden zur Untersuchung der Trachea, der Bronchien, des Oesophagus und des Magens. Int. Zentralbl. f. Laryngol. Bd. 29, Nr. 9. — DERSELBE (12): Öso-phagoskopie und Bronchoskopie. Chir. Operationslehre von BIER, BRAUN, KÜMMEL. Bd. 1. — DERSELBE (13): Arch. f. Laryngol. Bd. 15, S. 382. — KILLIAN, G.: Die direkte Bronchoskopie. Verhandl. d. Vereins süddeutscher Laryngol. Würzburg 1897. — KIR-STEIN: Die Autoskopie des Kehlkopfes und der Luftröhre. Berlin: O. Coblentz 1906. — KOB, M. (1): Beiträge zur KILLIANschen Bronchoskopie. Med. Klinik 1905. Nr. 8, S. 177. — DERSELBE (2): Diskussion über die Erfolge der Bronchoskopie. Sitzungsber. d. Ges. d. Charitéärzte, 23. Nov. 1905. — KÖRNER: Die Gefährlichkeit der Tracheoskopie bei Kompression der Luftröhre von hinten. Zeitschr. f. Ohrenheilk. u. f. Krankh. d. Luftwege. Bd. 16. — KYLE, JOHN J.: Direct Laryngoscopy and Tracheo-Bronchoscopy. Journ. of the Indiana state med. soc. 15. Febr. 1908. — LEDOUX, L.: Die direkte Untersuchung der Atmungswege. (L'examen direct de l'arbre respiratoire.) Ann. de la soc. policlinique centrale. Nr. 9. 1913. — LINDT: Technique de la bronchoscopie. Bull. de la soc. médico-pharmac. de l'arrondissement de Berne, 12. Januar 1904. — MANN, M.: Lehrbuch der Tracheo-Bron-choskopie. Würzburg: C. Kabitzsch 1914. — MANN: Die Tracheoskopie und Bronchoskopie in ihrer gegenwärtigen Gestalt. 3. Int. Laryngol.-Rhinol. Kongr. Berlin 1911. — MANASSE: Demonstration zur Broncho- und Ösophagoskopie. Sitzungsber. d. Ärztevereins in Straß-burg v. 27. Mai 1905. Dtsch. med. Wochenschr. 1905. Nr. 38, S. 151. — MAYER, JAMES und EMIL: Bronchoscopy. New York med. Rec. 30. Mai 1908. — MEYER, E. (1): Über Erfahrungen mit den direkten Untersuchungsmethoden der oberen Luftwege. Berl. klin. Wochenschr. 1905. Nr. 37. S. 1173. — DERSELBE (2): Diskussion über die Erfolge der Bronchoskopie. Sitzungsber. d. Ges. der Charitéärzte v. 23. November 1905. — MOLITOR: Die Bronchoskopie (La Bronchoscopie). Arch. med. Belges. Oct. 1911. — MOSHER: Bron-choskopy and tracheoskopy. Sitzungsber. d. 11. Versammlung der Americ. laryngol. assoc. v. 5. u. 6. Juni 1905. — MOURET (Montpellier): Laryngo-Tracheo-Bronchoskopie und Öso-phagoskopie am sitzenden oder liegenden Patienten mit starker Vorneigung des Körpers. Franz. Kongr. f. Oto-Rhino-Laryngol. Paris, Mai 1913. — MUNCH (1): Broncho-oeso-phagoscope à l'éclairage terminal latéral mobile isolé. Arch. internat. de laryngol., otol.-rhinol. et broncho-oesophagoscopie. Tome 27, Nr. 3. 1908. — DERSELBE (2): Bronchoscopie et oesophagoscopie. Rev. hebd. de laryngol. 1909. Nr. 37. (Zeitschr. f. Laryngol. Rhinol. u. ihre Grenzgeb. Bd. 2, S. 405. 1909.) — MURPHY: Tracheo-bronchoscopy, oesophagos-copy and gastroscopy. Cincinnati Lancet-Clinic 11. Juli 1901. — NAGER: Bronchoskopische Mitteilungen. Verhandl. d. Vereins süddeutscher Laryngol. in Heidelberg 1907. — NEU-MAYER, H. (1): Demonstrationsvortrag über Bronchoskopie. Bericht d. ärztl. Vereins, München. Dtsch. med. Wochenschr. 1900. Nr. 23. — DERSELBE (2): Über Bronchoskopie. Münch. med. Wochenschr. 1904. Nr. 38, 39. — PIENIAZEK (1): Über die Spekulierung der Luftröhre durch die Trachealfistel (Tracheoskopie) nach ausgeführter Tracheotomie. Wien. med. Blätter 1889. — DERSELBE (2): Die Tracheoskopie und die tracheoskopischen Operationen bei Tracheotomierten. Arch. f. Laryngol. u. Rhinol. Bd. 4, S. 210. 1896. — DERSELBE (3): Ein Blick auf die Entwicklung der Methoden der okulären Untersuchungen der Atmungswege. Wien. med. Wochenschr. 1908. Nr. 16. — DERSELBE (4): Coup d'oeil sur le développement des méthodes d'examen de visu des voies respiratoires. Arch. internat. de laryngol., otol.-rhinol. et broncho-oesophagoscopie. Tome 30, Nr. 1. 1910. — POLYAK, L.: Handgriff und Operationsinstrument für bronchoskopische Zwecke. Verhandl. d. Ver. süddeutscher Laryngol. 1906. S. 275. — REINKING: Apparate zur Broncho-Ösophago-skopie. Berl. klin. Wochenschr. 1910. Nr. 14. S. 651. — VON SCHRÖTTER, H. (1): Klinischer Beitrag zur Bronchoskopie. Münch. med. Wochenschr. 1905. Nr. 26, S. 1241. — DER-SELBE (2): Klinik der Bronchoskopie. Jena: G. Fischer 1906. — DERSELBE (3): Beiträge zur Klinik der Bronchoskopie. Sitzungsber. d. 13. Versamml. süddeutscher Laryngol. Heidel-berg, Juni 1906. — DERSELBE (4): Notiz zur Technik der direkten Bronchoskopie. Monats-schrift f. Ohrenheilk. u. Laryngo-Rhinol. 1907. H. 5, S. 247. — SCHWYZER: On bronchoscopy. Ann. of surg. 1904, Febr. and Med. rec. from. 9. April 1906. — SENATOR: Tracheoskopie und Bronchoskopie. Berl. Klinik 1907. Dez. H. 234. — SEYFFARTH (Hannover): Über direkte Laryngoskopie und Tracheo-Bronchoskopie. Dtsch. med. Wochenschr. 1914. Nr. 27, S. 1363. — SPRENGEL: Zur Verwendung der Bronchoskopie. Ber. d. 34. Kongr. d. dtsch. Ges. f. Chirurgie. Berlin 1905. — STILLMANN: Direct inspection of the oesophagus and the bron-chial tubes. Ohio state med. journ. März 1906. — STRUKOFF, GEORG: Zur Frage über die vorteilhafteste Lage der Kranken während der Ösophago- und Bronchoskopie. Zeitschr. f. Hals-, Nasen- u. Ohrenheilk. Bd. 2, S. 344. 1922. — TAPIA: Persönliche Erfahrungen mit der Tracheo-Bronchoskopie. Semons int. Zentralbl. f. Laryngol., Rhinol. 1910. Nr. 10, S. 488. — TAPIA, J.: Deux mots pour donner une dénomination exacte à la bronchoscopie supérieure et inférieure. Ann. de malad. de l'Oreille etc. Tome 32, Nr. 4, p. 389. 1906. —

Texier (1): Bronchoscopie. Gaz. méd. de Nantes 1906. Nr. 5. — Derselbe (2): Trachéo-scopie et bronchoscopie. (Méthode de Killian). Gaz. méd. de Nantes. 1903. Nr. 5. — Tré-trop: Ösophagoskopie und Tracheobronchoskopie. Verhandl. d. belg. oto-rhino-laryngol. Ges. 1908. (Int. Zentralbl. f. Laryngol. usw. 1909. S. 44.) — Voltolini: Berl. klin. Wochen-schrift 1875. — Wagget (1): Direct Laryngoscopy, bronchoscopy and oesophagoscopy. Brit. med. journ. 26. Sept. 1908. — Derselbe (2): Direct laryngoscopy, tracheoscopy, broncho-scopy, oesophagoscopy and gastroscopy. Reprinted from a system of medicin, edited by Sir. Chifford Allbutt and Rolleston. Revided Edition 1908. Vol. 4, Part. 2. — Watson-Williams: Direct laryngoscopy, bronchoscopy and oesophagoscopy. The Bristol med.-chirurg. Journ. 1912. Nr. 115. — Wild: Die Untersuchung der Luftröhre usw. Habilitations-schrift, Zürich 1905. — Van den Wildenberg: Méthodes directes d'Examen des voies respiratoires et digestives supérieures. Ann. soc. méd. d'Anvers. November 1906. — Winter-nitz, A. und Paunz: Über den praktischen Wert der direkten Tracheo-Bronchoskopie. Orvosi-Hetilap 1908. Nr. 41/43. (Zeitschr. f. Laryngol., Rhinol. u. ihre Grenzgeb. 1909.) — Zytowitsch (1): Bronchoskopie bei Kindern. Semons Int. Zentralbl. f. Laryngol. usw. 1910. Nr. 12, S. 583. — Derselbe (2): Über Bronchoskopie im Kindesalter. Monatsschr. f. Ohrenheilk. u. Laryngo-Rhinol. 1910. H. 9, S. 1042.

Anhang.

Röntgenuntersuchung der Nase und der Nasennebenhöhlen.

Von

A. Passow-Berlin und **K. Graupner**-Berlin.

Mit 47 Abbildungen.

Die ersten Versuche, die Röntgenstrahlen für die Diagnostik in der Rhinologie zu verwenden, sind 1896, also schon in dem gleichen Jahre gemacht worden, in dem RÖNTGEN mit seiner Entdeckung hervortrat. Im Laufe der Jahre ist eifrig daran gearbeitet worden, die Methoden der Aufnahmen zu verbessern und die gewonnenen Bilder richtig zu deuten (s. Literaturverzeichnis). In einem großen Referat hat BURGER-Amsterdam auf dem ersten internationalen Rhino-Laryngologenkongreß 1908 über die historische Entwicklung der Röntgenphotographie bei Nasenleiden berichtet. Daß die Röntgenphotographie ein unentbehrliches diagnostisches Hilfsmittel in der Rhinologie sei, wurde schon damals allgemein anerkannt.

Auch in der Berliner Ohren-Nasen-Klinik ist die Röntgenuntersuchung frühzeitig angewandt worden. Im Jahre 1905 wurde ein Röntgenlaboratorium eingerichtet, dessen erster Leiter OERTEL sich um den Ausbau der Untersuchungstechnik verdient gemacht hat. In welchem Maße die Röntgenographie hier angewendet worden ist, geht daraus hervor, daß die Zahl der Aufnahmen der Nasennebenhöhlen 1911—1913 von 370 auf 443 und 637 im Jahre stiegen. In denselben Jahren sind sogar in der Hals-Nasen-Klinik zusammen 2500, darunter 300 stereoskopische aufgenommen. Im Jahre 1921 wurden in unserer Klinik 920 und im Jahre 1922 843 Röntgenaufnahmen und Durchleuchtungen gemacht.

Aus der Heidelberger Klinik teilen BECK und RAMDOHR mit, daß sie im Jahre 1919 die Röntgenplatte 1384mal beim Ambulanzmaterial von etwa 9200 und etwa 2000 stationären Patienten zur Diagnose herangezogen haben.

Drei Voraussetzungen müssen allerdings erfüllt sein für den, welcher Nutzen von dem Röntgenbild für die Diagnose erwartet.

Die erste ist eine technisch einwandfreie Aufnahme. Diese wird nur ein größeres Institut liefern können, das über reiches Material und besonders auf Kopfaufnahmen geschultes Röntgenpersonal verfügt, oder ein Facharzt, der sich im eigenen Laboratorium fast ausschließlich mit dieser Technik befaßt. Besser als eine schlechte Röntgenaufnahme ist gar keine.

Die zweite ist die, daß der Arzt über hinreichende Erfahrung verfügt und aus den Schädelaufnahmen, die oft recht schwer zu beurteilen sind, die richtigen diagnostischen Schlüsse ziehen kann.

Drittens muß sich der Arzt über die Grenzen der Leistungsfähigkeit des Röntgenbildes klar sein, d. h. er soll wissen, welche Vorteile ihm das Verfahren gegenüber anderen Methoden bietet, jedoch von der Röntgenplatte nicht Ersatz für andere wichtige Untersuchungen erwarten.

Leistungsfähigkeit der Röntgenuntersuchung in der Nasenheilkunde.

Die Röntgenplatte gibt uns schnelle und klare Auskunft über Vorhandensein und Lage von Fremdkörpern, Geschossen, abgebrochenen Instrumententeilen, verlagerten Zähnen. Sie klärt uns leichter als eine andere Methode über Frakturen am Gesichtsschädel auf. In anatomischer Hinsicht unterrichtet sie uns über die Größe der Nebenhöhlen, über das Fehlen einzelner Höhlen und gibt uns damit wichtige Hinweise für unsere Operationen. Haike hat mit Hilfe der Röntgenuntersuchung bei Kindern, am Lebenden und an anatomischen Präparaten die Entwicklung der Nasennebenhöhlen studiert. Er hält die Röntgendiagnostik im jugendlichen Alter für besonders wertvoll in Rücksicht auf die schwierige Durchführbarkeit der endonasalen Untersuchung. Die Röntgendurchleuchtung läßt uns ferner die richtige Lage unserer Instrumente bei der Spülung von Stirnhöhlen und Keilbeinhöhlen kontrollieren.

Die photographische Platte gibt schnell darüber Aufschluß, ob die Nasennebenhöhlen und welche bei eitrigen Entzündungen im Naseninneren erkrankt sind. Dies ist besonders wichtig, wenn es aus irgend einem Grunde darauf ankommt, längere und zeitraubende Untersuchungen zu vermeiden. Die Übersichtlichkeit des röntgenologischen Kopfbildes wird auch in der Augenheilkunde gewürdigt. Werden doch die Erfolge von Augenoperationen durch Erkrankungen der Nebenhöhlen zuweilen beeinträchtigt.

Bei cystischen Erkrankungen der Nebenhöhlen, der Zähne, bei Tumoren liefert sie uns diagnostische Einzelheiten, die vielfach mit anderen Methoden nicht zu entdecken sind. Darüber wird weiter unten berichtet.

Selbst bei akuten Entzündungen katarrhalischer Art geben uns Aufnahmen mit weichen Röhren deutliche Verschleierung, die nach Ablauf der Entzündung schwindet. Das ist oft wichtig, wenn es sich darum handelt, zu entscheiden, ob andauernde Schmerzen durch Neuralgien im Trigeminus hervorgerufen werden oder durch entzündliche Schwellung der Nebenhöhlenschleimhäute.

Bei den Reflexneurosen benutzt Peyser das Röntgenbild, um kranke Zellen im Siebbein nachzuweisen.

Grenzen der Verwertbarkeit.

Die Abschattung irgend einer Nasennebenhöhle läßt uns nur erkennen, daß entweder eine akute oder chronische Erkrankung besteht oder früher bestanden hat. Auch nach Ablauf von Entzündungen bleibt oft sehr deutliche Verschleierung der betreffenden Höhle zurück, infolge chronischer Verdickung der Schleimhaut oder aber durch Wucherungen im Periost und im Knochen. Auch über die Art der Erkrankung in der Höhle, sei es Eiterung, Tuberkulose oder Syphilis, sagt die Platte selten aus. Tumoren im Anfangsstadium, ehe sie zu Knochenzerstörungen geführt haben, unterscheiden sich ebenfalls in nichts von den vorerwähnten Erkrankungen. Hier kann das Röntgenbild nur andere klinische Untersuchungen ergänzen.

Fehlerquellen.

Zu bedenklichen diagnostischen Irrtümern können Fehler bei der Aufnahmetechnik führen, besonders bei der am häufigsten angewandten Aufnahmeart in occipito-frontaler Richtung, da hier die bilateral-symmetrischen Bilder gegeneinander abgewertet werden. Fehlerquellen sind: Abweichen des Kopfes aus der Medianebene oder aus der Horizontalebene. Ferner veranlaßt nicht genau richtiger Einfall des Zentralstrahles in der Sagittalebene, oder zu hohe oder zu niedrige Einstellung des Sagittalstrahles, daß einseitig verschiedene Knochengebilde in die Nebenhöhlen projiziert werden und damit zuweilen totale, zuweilen gar partielle Abschattung hervorrufen, die bei guter Aufnahme nicht vorhanden ist. Vergleiche der beiden Warzenfortsätze in ihrer Projektion auf die Platte werden uns einen solchen Fehler erkennen lassen.

Verwacklungen und damit unscharfe Umrisse der Nebenhöhlen sind am leichtesten daran zu erkennen, daß auch die Umrisse der Zähne verwischt sind, die sonst scharf ausgeprägt erscheinen.

Schwieriger ist es, wenn Asymmetrien im Schädelbau Verschleierungen einer Gesichtshälfte vortäuschen. So z. B. kann eine Stirnhöhle erheblich tiefer sein als die andere und auch die Wandstärke über der kleineren bedeutender sein, wodurch leicht ein diagnostischer Fehler entsteht. Auch bei der Kleinheit kindlicher Höhlen können die noch im Oberkiefer sitzenden Milchgebisse sehr störend wirken. Zu beachten ist ferner, daß entzündliche Veränderungen der Weichteile und des Periosts, wenn sie einzelne Höhlen überlagern, Abschattungen machen.

Die bisher erwähnten Fehler führen zu Verschleierungen auf der Platte, und damit zur falschen Diagnose entzündlicher Veränderungen in den Nebenhöhlen.

Andererseits kann es bei Verwendung zu harter Röhren sehr leicht geschehen, daß entzündliche Veränderungen nicht zum Ausdruck kommen, die in Wirklichkeit vorhanden sind. Im Gegensatz zu anderen Autoren haben wir dies an unseren Bildern nicht beobachtet, da wir mit weichen Röhren arbeiten.

Die Mehrzahl der erwähnten Fehler vermeidet der Geübte leicht. Immerhin bleiben aber auch für ihn noch Fälle übrig, bei denen die Entscheidung nach dem Röntgenbilde nicht möglich ist. Die Röntgenaufnahme hat eben auch ihre Schwächen wie die meisten Untersuchungsmethoden, sie ist aber zu einem wichtigen diagnostischen Hilfsmittel in der Rhinologie geworden, das, richtig angewandt, unentbehrlich ist.

Einrichtung des Röntgenzimmers.

Allgemeines. Wir beschränken uns hier darauf, die Apparatur unseres Röntgenlaboratoriums wiederzugeben, mit der wir seit Jahren immer gleichmäßige, allen unseren Anforderungen genügende Aufnahmen schnell herzustellen in der Lage waren.

Wie derjenige vorzugehen hat, welcher sich in unserer Spezialdisziplin eine Röntgeneinrichtung beschaffen will, hängt einmal davon ab, welche Stromart, zweitens, welche Mittel zur Verfügung stehen. Er findet zuverlässige Auskunft in der Röntgendiagnostik des Nasen- und Ohrenarztes von Sonnenkalb.

Im allgemeinen ist zu sagen, daß in großen Instituten, die mit zahlreichen Aufnahmen in schneller Folge rechnen müssen, nur die großen Apparate auf die Dauer gute Aufnahmen liefern. Wenn dagegen nur vereinzelte Aufnahmen in Frage kommen, so geben bei der hochentwickelten Ausbildung der Instru-

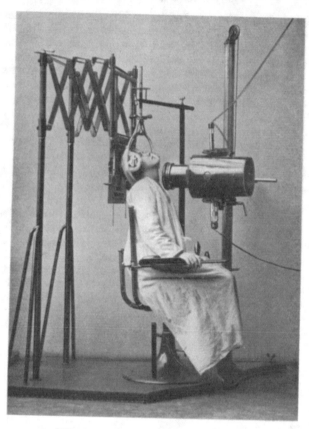

Abb. 1.   Aufnahmestuhl nach Oertel.

mentarien und der technischen Hilfsmittel aller größeren Firmen auch kleine die Möglichkeit, eine gute Kopfaufnahme herzustellen. Das Haupterfordernis einer guten Aufnahme ist nicht ein kostspieliger Apparat, sondern die vollkommene Vertrautheit mit den speziellen Einzelheiten des vorhandenen Instrumentariums und eine sich immer gleichbleibende Aufnahmetechnik.

Der Röntgenapparat. Wir benutzten das große Funkeninduktorium von Koch & Sterzel mit 50 cm Funkenlänge. Es ist ausgerüstet mit Queck-silberunterbrecher, mit Moment-Wehneltunterbrecher und Wehneltzeitunter-brecher, mit drei Stiften verschiedener Länge, welche je nach dem Härtegrad der Röhre vom Schalttisch aus eingestellt werden. Wir benutzen meist Stift 2 und mittlere Induktionsschaltung.

In den Sekundärstrom sind zwei Ventilröhren eingeschaltet, die jeden Schließungsstrom verhindern.

Als Röntgenröhren verwenden wir die Wasserkühlröhren und DLM-Röhren von MÜLLER-Hamburg, die Wolframröhre von GUNDELACH für Zeitaufnahmen, die Bikathodenröhre von KOCH-Dresden für Momentaufnahmen. Sämtliche Röhren sind eingespannt in Röhrenböckchen, die in dem selbstzentrierenden Röhrenhalter ein leichtes Auswechseln der Röhren gestatten. Es ist nötig, von Zeit zu Zeit zu kontrollieren, ob der Brennfleck noch zentral liegt, um immer bis zum Rand scharf gezeichnete Bilder zu erhalten. Die Röhre ist noch geschützt durch eine Bleikiste, welche nur nach rückwärts offen ist, so daß man den ruhigen Gang der Röhre verfolgen kann. Sie trägt vorn einen Zylindertubus von 12 cm Durchmesser, dessen innere Blende einen Durchmesser von 6 cm hat. Das große Röhrenstativ von Koch & Sterzel gestattet eine sehr schnelle und bequeme Verschiebung der Röhren nach jeder Richtung.

Zur Fixierung des Patienten verwenden wir den von OERTEL konstruierten Aufnahmestuhl (Abb. 1). Seine Vorzüge bestehen erstens in dem nach allen Richtungen hin verschieblichen Kopfhalter, der den Kopf fest einstellt, jede gewünschte Drehung und Lagerung des Kopfes leicht gestattet; zweitens in der leichten Verschieblichkeit der Plattenkassette nach vorwärts, seitwärts und auch in schräger Richtung, und zwar durch Scherenzuführung. Während des Druckes dieser Arbeit mußte wegen eines Brandschadens unsere bisherige Apparatur ausgeschaltet werden. Wir benutzen jetzt den Hochspannungs-Gleichrichter (Transverter) von Koch & Sterzel, Dresden mit Coolidge media-Röhre von MÜLLER-Hamburg. Unsere Versuche mit der neuen Einrichtung über die beste Expositionszeit usw. sind noch nicht abgeschlossen. Als Plattengröße bevorzugen wir 24 : 30 und 18 : 24, da sie für Demonstrationszwecke gute Übersichten gewähren. Für kleine Einzelheiten genügen 13 : 18 Platten. Wir verwenden immer Verstärkungsfolien, welche die Expositionszeit um das 6—8fache abkürzen, ohne die Güte der Aufnahme zu beeinträchtigen.

Zur Entwicklung der Platten benutzen wir Glycin.

Neuerdings werden auch Kopfaufnahmen auf Films mit doppelter Schicht gemacht unter Verwendung von zwei Verstärkungsfolien. Sie ergeben hervorragend durchgebildete klare Bilder in der Hälfte der Expositionszeit bei gleicher Weichheit der Röhren.

a) Durchleuchtung, Aufnahmetechnik und Betrachtung auf den Durchleuchtungsschirm.

Die Durchleuchtung ist für die Nase und die Nasennebenhöhlen nur in seltenen Fällen anwendbar. Bei sehr gutem Instrumentarium können wir mit harter Röhre die Lage eines metallischen Fremdkörpers schnell in jeder Richtung kontrollieren oder aber, wie es SPIESS vorgeschlagen hat, die Lage unserer Instrumente bei Nebenhöhlenoperationen feststellen (Abb. 43).

b) Photographische Aufnahme.

Wir machen die photographische Aufnahme grundsätzlich im Sitzen bei aufrechter Haltung des Patienten. Aufnahmen im Liegen wenden wir nur ausnahmsweise bei Schwerkranken oder ganz kleinen Kindern an. Für erstere hat sich der OERTELsche Stuhl (Abb. 1) ganz besonders bewährt. Dabei sitzen die Patienten bequem, gut gestützt, so daß es ihnen nicht schwer wird, in aufrechter Stellung den Kopf ruhig zu halten. Die Atmung ist nicht behindert,

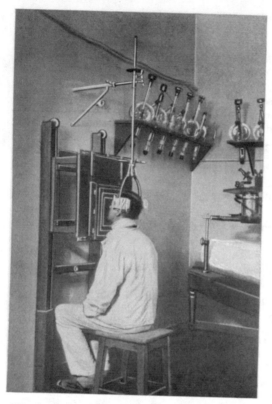

Abb. 2. Oertelscher Kopfhalter und Wandstativ.

was besonders bei korpulenten Personen und bei länger dauernden Zeitaufnahmen wichtig ist, wie wir sie aus später zu erörternden Gründen bevorzugen. Auch ängstliche Kinder sind in dieser Weise besser zu fixieren als im Liegen. Dazu kommt noch, daß für den Leiter der Röntgenaufnahme die Kontrolle der richtigen Kopfstellung des Patienten im Sitzen bedeutend leichter ist als im Liegen. Bei sehr schmerzhaften Affektionen der Nebenhöhlen ist es für den Kranken weit angenehmer, wenn nicht durch horizontale Lage die Blutzufuhr zum Kopf und dadurch der Schmerz gesteigert wird.

Auch mit einfacherer Apparatur kann man Aufnahmen im Sitzen vornehmen (Abb. 2), indem man nur den Oertelschen Kopfhalter benutzt, der an der Wand befestigt ist. Die Platte ist davor im Holzrahmen verschieblich angebracht. Selbst die einfachsten Backenstützen, wie sie am stereoskopischen Apparat von Hegener und von Brünings sind, genügen (Abb. 3). Um Verwechslungen zwischen rechter und linker Seite zu vermeiden, hängen wir dicht neben den Kopf des Patienten Metallbuchstaben (R. L.), die auf der Platte mit zur Darstellung gelangen.

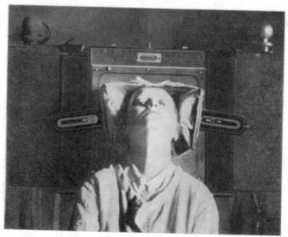

Abb. 3.   Kopfhalter am Hegenerschen Stereoskopstativ.

Moment- oder Zeitaufnahme?

Da wir es bei der Aufnahme der Nase und Nasennebenhöhlen mit unbeweglichen Objekten zu tun haben, so kommt es im großen und ganzen nicht auf Schnelligkeit an. Kurzfristige Zeitaufnahmen oder Momentaufnahmen werden wir also nur bei sehr unruhigen Kindern oder Schwerkranken anwenden. Sie haben den Nachteil, daß bei der hohen Belastung der Röhre der Fokus oft nicht scharf ist oder auf der Antikathode wandert und deshalb keine scharfe Zeichnung des Knochens liefert. Feinheiten der Zeichnungen, die durch Veränderungen der Schleimhaut bedingt sind, gehen leicht verloren. Nach längeren Versuchen sind wir zu der Überzeugung gelangt, daß eine Röhrenhärte von 6—7 Wehnelt gleich 5—6 Walter bei einer Sekundärbelastung von 10 M.-Amp. (16 cm Funkenlänge) bei einem Platten-Antikathodenabstand von 50 cm die bestdurchgezeichnete Platte sowohl bezüglich der Knochenstruktur wie auch feiner Schleimhautveränderungen ergibt. Die Expositionszeiten sind dabei für occipitofrontale Aufnahmen 25—30 Sekunden, für occipitomentale 30—35 Sekunden, für bitemporale 15 Sekunden, für submentovertikale Aufnahmen 50—60 Sekunden. Wir haben es bei diesem Verfahren, wie schon vorher erwähnt, nicht erlebt, daß erkrankte Nebenhöhlen auf der Platte völlig unverändert erscheinen. Wir stimmen darin mit UFFENORDE überein, daß die häufig auftretenden Mißerfolge der Röntgenaufnahmen bei akutem Nebenhöhlenempyem die Folge der Verwendung der gewöhnlich üblichen harten Strahlen sind, die durch die entzündliche Schleimhaut oder das Exsudat nicht genügend resorbiert werden. Wir gehen nicht so weit wie er für die Kieferhöhle bis auf 4 Wehnelt herab, sondern halten die angegebene Weichheit von 6—7 Wehnelt in allen Fällen für ausreichend.

Röntgen-Schädigungen haben wir auch bei mehrmaligen Aufnahmen nicht gesehen, da wir zum Schutze des Patienten einen Wildlederlappen vor den Tubus hängen.

Bei solcher Weichheit der Röhre gelingt es bei akuten Nebenhöhlenentzündungen zuweilen teilweise Verschleierung der Stirn- und Kieferhöhle mit scharfer Ausprägung einer Exsudatlinie zu erhalten, wie es GEORG CLAUS neuerdings nachgewiesen hat. In Abb. 4 erscheint der untere Teil der Stirnhöhle stark, der obere nur leicht verschleiert. Bei Aufnahmen desselben Patienten im Liegen verbreitet sich die Verschleierung über die Gesamtfläche der Höhle (Abb. 5). Nach gelungener Ausspülung ist nur noch allgemeine schwache Verschleierung (Abb. 6) erkennbar. Bei der Ausspülung erwies sich der Inhalt jedesmal als zähes, schleimig-eitriges Exsudat. Es geht daraus hervor, daß die Aufnahmen im Sitzen bessere Resultate liefern. Diese Beobachtung ist erstens ein Beweis, daß schon geringe Flüssigkeitsanhäufungen eine deutliche Verschleierung ergeben, zweitens daß die erwähnte Röhrenhärte von 6—7 Wehnelt fähig ist, sowohl in Kieferhöhle wie in Stirnhöhle feinere Schattendifferenzen wiederzugeben.

In welch hohem Maße die Darstellbarkeit einer Erkrankung, selbst eines Fremdkörpers von der Wahl der richtigen Strahlenhärte abhängig ist, mag hier an einem Beispiel dargetan werden, das freilich nicht auf dem Gebiete der Nasennebenhöhlenerkrankungen liegt.

Ein vierjähriges Kind wurde einer Klinik zugeführt, weil es den großen Hornknopf eines Mantels verschluckt haben sollte und seitdem selbst Flüssigkeiten nicht mehr herunterschlucken konnte. Weder die sagittale noch bilaterale Röntgenaufnahme in dieser Klinik ließ im gesamten Oesophagusgebiet einen Fremdkörper erkennen. Es wurde daher angenommen, daß der Knopf bereits weiter gewandert sei und sich auf dem natürlichen Wege entfernen würde. Da die Beschwerden aber nach einigen Tagen noch in gleichem Maße fortbestanden, wurden auch in unserer Klinik Röntgenaufnahmen gemacht.

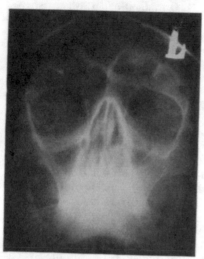

Es zeichnete sich in beiden Aufnahmerichtungen in klarer Weise ein fast markstückgroßer Fremdkörper im Oesophagus dicht unterhalb des Cricoidknorpels ab. Da sich der Fremdkörper im Ösophagoskop infolge Granulationsbildung nicht erkennen und fassen ließ, so wurde von weiteren Extraktionsversuchen abgesehen und das noch sehr gut genährte Kind wieder der ersteren Klinik zur Ösophagotomie zugeführt. Bei der Operation konnten weder die eingeführten Instrumente noch der vorsichtig vordringende Finger des Chirurgen den Fremdkörper hier nachweisen. Es wurde also angenommen, daß er nunmehr in der inzwischen verstrichenen Zeit in Magen oder Darm hinabgerutscht sei. Eine abermalige, sofort nach der Operation in ersterer Klinik vorgenommene Röntgenaufnahme schien diese Annahme zu bestätigen, da keinerlei Andeutung eines Fremdkörpers auf der Platte sichtbar war. Kurze Zeit darauf ging das Kind an Mediastinitis

Abb. 4. Exsudatlinie in der linken Stirnhöhle bei Stirnhöhlenentzündung. Schleimig-eitriges Sekret. Aufnahme im Sitzen. Unterer Teil stark verschleiert.

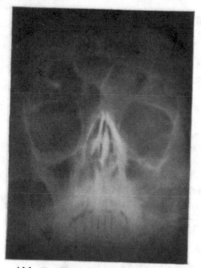

Abb. 5. Dieselbe Patientin wie vorher, im Liegen. Allgemeine Verschleierung.

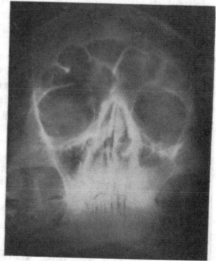

Abb. 6. Dieselbe Patientin wie vorher, im Sitzen nach Spülung. Allgemeine leichte Verschleierung.

zugrunde. Bei der Sektion fand sich der flache Hornknopf von 2 mm Dicke in Granulationsmassen eingebettet in der von uns durch Röntgenaufnahme festgestellten Lage. Das zu harte Röhrenmaterial der anderen Klinik hatte also einen Fremdkörper von bemerkenswerter Dicke und Größe zweimal nicht zur Darstellung kommen lassen.

Die richtige Wahl des Härtegrades der Röhre ist erst recht wichtig, wenn es darauf ankommt, feine Schleimhautveränderungen im Kopfe nachzuweisen, die selbstverständlich weit schwerer auf der Platte in Erscheinung treten als Fremdkörper.

Die sagittalen Schädelaufnahmen.

Wir machen die Schädelaufnahmen, bei denen der Zentralstrahl in sagittaler Richtung den Kopf durchläuft, in zwei verschiedenen Stellungen:

a) Als occipitofrontale Projektion (Stirnhöcker und Nasenspitze liegen der Platte fest auf),

b) als occipitomentale Projektion (Nasenspitze und Kinn liegen der Platte an).

a) Die occipitofrontale Projektion. (Abb. 7—10.)

Der Patient sitzt aufrecht vor der vertikal eingeschraubten Platte. Beide Stirnhöcker und die Nasenspitze berühren die Platte. Es ist sorgfältig darauf zu achten, daß die Sagittalebene des Kopfes auf der Plattenebene genau senkrecht steht, da sonst in dem bilateral symmetrischen Bilde die oben beschriebenen Fehler auftreten, wodurch die Diagnose erschwert oder gar unmöglich gemacht wird. Bei der aufrechten Haltung des Patienten ist es leicht, hinter ihm stehend, an der gleichmäßigen Stellung der Ohrmuscheln oder der Warzenfortsätze zur Platte den Kopf genau zu richten. Alsdann erst wird der Tubus an den Hinterkopf des Patienten gesetzt.

Der Zentralstrahl fällt in der Sagittalebene des Kopfes senkrecht auf die Platte, und zwar in einer Linie, die den oberen Rand des Gehörganges mit der Mitte der Orbita verbindet (Einstellung nach BRUNZLOW, Abb. 7, a). SONNENKALB richtet den Zentralstrahl parallel zur deutschen Horizontalebene, die durch Gehörgänge und unteren Orbitalrand verläuft (Abb. 7, b); er muß deshalb den Zentralstrahl etwa in einem Winkel von 10° zur Vertikalebene der Platte geneigt, einfallen lassen (Abb. 7, c).

Unser Resultat ist ein Übersichtsbild (Abb. 8 u. 9) über alle bilateral symmetrisch gelagerten Nebenhöhlen, das einen Vergleich der rechten und linken Seite gestattet. Das Felsenbein ist in die Orbita projiziert. Der Schädelbasisschatten (Abb. 9, h) verläuft manchmal durch den Recessus orbitalis der Kieferhöhle; bei stärkerer Senkung des Kopfes ebenfalls durch die Orbita.

Die Nasenhöhle mit dem Septum, den unteren und mittleren Muscheln, dem unteren, mittleren und oberen Nasengang sowie seiner lateralen Begrenzung nach den Kieferhöhlen zu, tritt klar hervor. Zu beiden Seiten sieht man die annähernd dreieckig gestalteten Kieferhöhlen. Die Basis bildet die laterale Nasenwand, die Spitze nach oben der Recessus orbitalis (Abb. 9, a, 1), nach außen der stärker gerundete Recessus zygomaticus (Abb. 9, a, 2), nach abwärts, in den Oberkiefer eintauchend und häufig von einem Schatten der Wirbelkörper überlagert, der Recessus alveolaris (Abb. 9, a, 3).

Über dem dunklen Schatten des Margo supraorbitalis (Abb. 9, i), verstärkt durch die Projektion des oberen Orbitaldaches, treten die Stirnhöhlen hervor (Abb. 9, b), getrennt durch das Septum. Ihre Größe in allen drei Dimensionen schwankt in weiten Grenzen. Bald sind sie nur einkammerig jederseits vorhanden (Abb. 12), bald zeigen sie zahlreiche Abteilungen und Buchten (Abb. 17 u. 18), wobei die einzelnen Abschnitte manchmal infolge ihrer verschiedenen Tiefe und der Ungleichheit der Dicke ihrer Wandungen, ungleiche Schatten

zeigen. Dies kann zu der irrtümlichen Diagnose partieller oder gar abge-
kapselter Entzündungen verleiten. Die Schärfe der Begrenzung und der Septen
wird uns in diesem Falle vor diagnostischen Fehlern bewahren. Bei dieser
Projektion treten zuweilen sehr kleine Stirnhöhlen nicht in Erscheinung

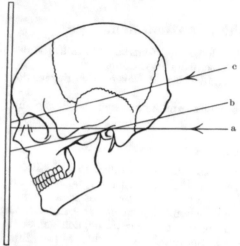

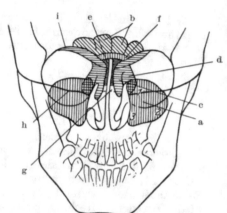

Abb. 7. Occipito-frontale Aufnahmerichtung.
(Erklärung der Buchstaben im Text.)

Abb. 9.   Schema zu Abb. 8.
(Erklärung der Buchstaben im Text.)

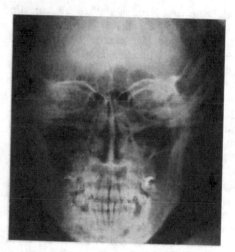

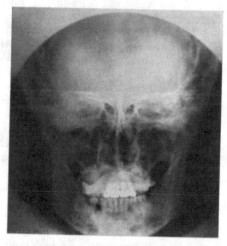

Abb. 8. Normale Höhlenbildung.
Geringe Verbiegung der Nasenscheidewand
nach links. (23jähriger Mann.)

Abb. 10.   Scheinbar fehlende Stirnhöhlen.
Geringe Verbiegung der Nasenscheidewand
nach rechts.(44jähriger Mann.)(Vgl. Abb.14.)

(Abb. 10) und können erst durch die später zu erwähnende Aufnahme (Abb. 14)
nachgewiesen werden. Manchmal ist die Stirnhöhle nur einseitig vorhanden
(Abb. 15), manchmal fehlt sie ganz (Abb. 16). Dann erscheint der Knochen
in diesem Bereiche besonders dick. Nach Cogan Turners Untersuchungen an
240 Schädeln fehlt die Stirnhöhle in 7,5% und ist in 9,5% nur einseitig
vorhanden (s. bei Coakley erwähnt). Kommt es uns für Operationszwecke

darauf an, möglichst genaue Größe der Stirnhöhle zu bestimmen, so gehen wir besser mit unserem Zentralstrahl bis in die Höhe des oberen Orbitalrandes hinauf.

Vordere und hintere Siebbeinzellen (Abb. 9, c) werden bei dieser Aufnahme zum Teil aufeinander projiziert. Infolge der pyramidenförmigen Gestalt der Augenhöhle, deren mediale Wand, die Lamina papyracea, die laterale Wand des Siebbeins bildet, springt das verbreitete hintere Siebbein in die Orbita hinein. Ein Teil der hinteren Siebbeinzellen kommt deshalb isoliert innerhalb des medialen Orbitalrandes zur Darstellung (Abb. 9, d). Innerhalb der Nasenhöhle, in der das Siebbein medialwärts und nach unten von der mittleren Muschel begrenzt wird und nach oben an die Stirnhöhlen anstößt, decken sich vordere und Teile der hinteren Siebbeinzellen. Zuweilen erscheinen, je nach der Neigung des Kopfes, etwas oberhalb oder unterhalb des oberen Orbitalrandes frontale Siebbeinzellen.

Die Keilbeinhöhle (Abb. 9, e) ist teils durch das Siebbein, teils durch die Stirnhöhle gedeckt. Immerhin kann man einzelne ihrer Umrisse bei den normalen Bildern unterscheiden. Ihr oberes Dach (Abb. 9, f) ist an zwei, brückenartig das nasale Siebbein überspannenden Linien erkennbar. Die obere entspricht dem Keilbeindach am Chiasma, die untere der hinteren Grenze des Daches an der Sella turcica. Das untere Keilbeindach verläuft als feine Linie rechts und links vom Septum durch die Mitte der mittleren Muschel (Abb. 9, g). Bei nicht erkranktem Siebbein erscheinen deshalb die Keilbeinhöhlen in der oberen Riechspalte und seitlich davon im obersten Teil des Siebbeins, wo es nicht vom Processus nasalis des Stirnbeins gedeckt ist, als besonders klar gezeichnete, dunkle Flecke auf der Röntgenplatte und ermöglichen damit die Diagnose auf Nichterkrankung der Keilbeinhöhlen.

b) Die occipitomentale Aufnahme. (Abb. 11—20.)

Der Patient sitzt wie bei der vorigen Aufnahme, nur berühren Kinn und Nasenspitze die Platte. Der Zentralstrahl verläuft wiederum in der Sagittal-

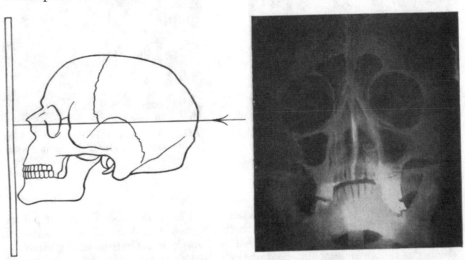

Abb. 11. Occipitomentale Aufnahmerichtung.   Abb. 12. Normale Nebenhöhlen.

ebene des Kopfes und zwar durch die Mitte der Augenhöhle, in der Höhe des äußeren Augenwinkels (Abb. 11). Über die Vorteile dieser Aufnahme ist schon oben berichtet worden. Sie projiziert die Felsenbeine und die Schädelbasis noch unter dem Boden der Highmorshöhle und läßt diese und die Augenhöhlen frei von jedem störenden Schatten erkennen (Abb. 13, a). Die Stirnhöhlen erscheinen gegenüber ihrem natürlichen Umfang wesentlich vergrößert (Abb. 13, b). Das ist von besonderem Vorteil, wenn sie sehr klein sind (Abb. 14) und auf der gewöhnlichen occipitofrontalen Aufnahme entweder gar nicht (Abb. 10) oder

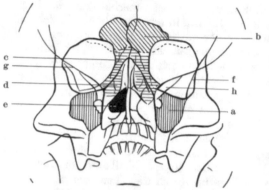

Abb. 13.   Schema zu Abb. 14.
(Erklärung der Buchstaben im Text.)

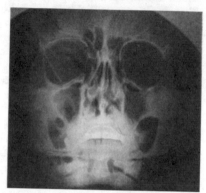

Abb. 14.   Kleine Stirnhöhlen.
(Derselbe Patient wie Abb. 10.)

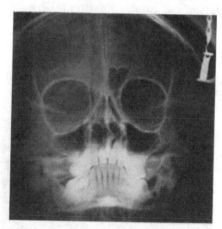

Abb. 15.   Fehlen der rechten Stirnhöhlen.
Kleine linke Stirnhöhle. Gut ausgebildetes
Siebbein.   Ziemlich große Kieferhöhlen.
(Crista der Nasenscheidewand links.)
(12jähriges Mädchen.)

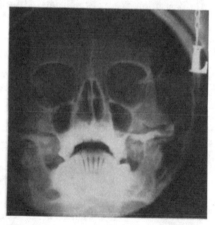

Abb. 16.   Fehlen beider Stirnhöhlen.
Beiderseits schmales Siebbein mit wenig
Zellbildung.   Kleine Kieferhöhlen.
(Rhinitis atrophicans.) (28jähr. Fräulein.)

nur mangelhaft zur Darstellung gelangen. Die künstliche Vergrößerung erleichtert die Diagnose besonders, wenn es sich um feine Differenzierungen zwischen rechts und links handelt. Die Schärfe der Umrisse leidet nirgends. Auch das Siebbein erscheint beiderseits neben dem medialen Orbitalrand deutlich, wenn auch als schmaler Streifen. Die hinteren (Abb. 13, d) Siebbeinzellen liegen unter den vorderen (Abb. 13, c), so daß Verschleierung in beiden Gebieten meist erkannt werden kann. Besonders klar lassen sich bei den vollkommen scharf hervortretenden Umrandungen entzündliche Veränderungen der Augenhöhle erkennen, ebenso Zerstörungen der Wandungen zwischen Nebenhöhle und Orbita (Abb. 32). Durch die vom Felsenbein- und Schädelbasisschatten freien Augenhöhlen verläuft die feine Schattenlinie des großen

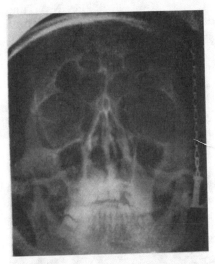

Abb. 17. Sehr große mehrkammerige Stirnhöhlen beiderseits. Breites Siebbein. (25 jähr. Mann.)

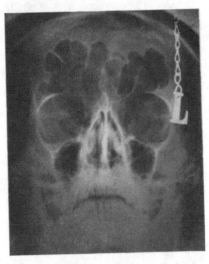

Abb. 18. Abnorm große vielkammerige Stirnhöhlen (linke Stirnhöhle dunkler, aber mit scharfen Rändern). Breites Siebbein. (30 jähr. Mann.)

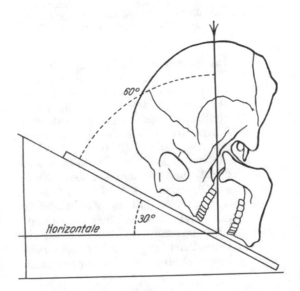

Abb. 19. Aufnahmerichtung nach TSCHEBULL.

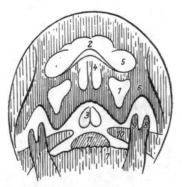

Abb. 20. Schema nach TSCHEBULL.

1 Sin. maxillaris. 2 Sin. frontalis. 3 Sin. sphenoidales. 4 Apertura piriformis. 5 Orbita. 6 Os zygomaticum. 7 Corpus mandibulare. 8 Capitulum mandibulae. 9 Proc. coronoideus. 10 Pyramiden. 11 Zunge.

(Abb. 13, f) und kleinen (Abb. 13, g) Keilbeinflügels. Darunter erscheint klar die Fissura orbitalis superior (Abb. 13, h), in der gesunden Kieferhöhle auch stark verkürzt die Fissura orbitalis inferior.

1921 hat Tschebull ebenfalls eine Aufnahme in occipitomentaler Richtung empfohlen, bei der auch die Keilbeinhöhlen (Abb. 20, 3) gleichzeitig mit Kiefer- (Abb. 20, 1) und Stirnhöhle (Abb. 20, 2) dargestellt werden. Seine Technik ist kurz folgende:

Der Patient befindet sich in Bauchlage, der Kopf liegt der Nase und dem Kinn bei maximal durch einen Holzspatel offen gehaltenem Mund der Platte an, die durch einen Keil um einen Winkel von 30⁰ erhöht ist.

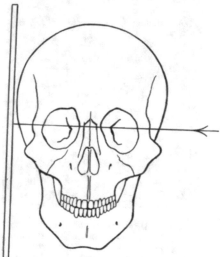

Abb. 21.   Schema der bitemporalen Aufnahmerichtung.

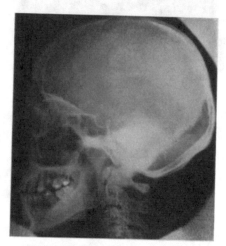

Abb. 22. Normale Höhlenbildung. Große tiefe Kieferhöhlen. (23 jähr. Mann.) Derselbe Patient wie in Abb. 8.

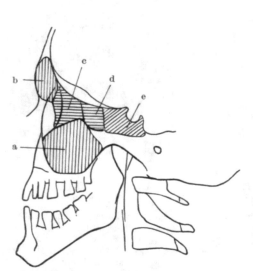

Abb. 23.   Schema für bitemporale Aufnahme zu Abb. 22.
a   Kieferhöhle
b   Stirnhöhle
c   Vordere ⎤
d   Hintere ⎦ Siebbeinzellen
e   Keilbeinhöhle.

Der Zentralstrahl, der senkrecht zur Tischebene einfällt, bildet mit der Platte einen craniumwärts offenen Winkel von 60⁰ (Abb. 19). Die Keilbeinhöhlen kommen zwischen Zunge und Oberkiefer symmetrisch zur Darstellung (Abb. 20, 3). Die Siebbeinzellen sind bei dieser Art der Aufnahme nicht sichtbar. Nach den Angaben des Verfassers kommt es auch vor, daß die Keilbeinhöhle mit den oberen Schneidezähnen zusammenfällt, so daß erst mittels Durchleuchtung die Durchstrahlungsrichtung gesucht werden muß.

c) Die bitemporale Aufnahme.
(Abb. 21—24.)

Der Patient sitzt aufrecht, die aufzunehmende Kopfseite der Platte fest angepreßt, die entsprechende

Schulter stark gesenkt. Die Sagittalebene des Kopfes verläuft parallel der Platte. Es ist darauf zu achten, daß beide Augen in gleicher Höhe stehen. Der Zentralstrahl geht durch die Mitte der Verbindungslinie zwischen äußerem Gehörgang und innerem Augenwinkel (Abb. 21). Das Resultat ist eine Aufnahme, bei der sich die beiderseitigen Höhlensysteme decken (Abb. 22). Sie lassen sich nicht genau voneinander trennen. Immerhin unterscheidet sich das der Platte näherliegende System durch seine schärferen und engeren Umrisse von den weiterliegenden und verwachsener erscheinenden. So leistet uns die Aufnahme in Ergänzung einer anders orientierten, oft noch wesentliche Dienste, besonders bei Feststellung des Sitzes von Fremdkörpern und zur Erkennung der Tiefenausdehnung und Höhe der verschiedenen Höhlensysteme (Abb. 24). Besonders zeigt sie uns die Anwesenheit auch kleinster Stirnhöhlen. Auch ist dabei die Dicke der vorderen Stirnhöhlenwand erkennbar, was immerhin für die Operation wichtig ist. Über entzündliche Verschleierungen in diesen Gebieten kann sie uns wenig aussagen. Über die topographische Lagerung der

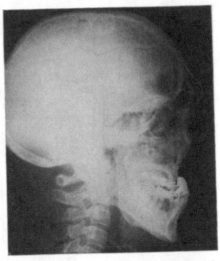

Abb. 24. Sehr große Stirnhöhlen mit dünner, stark vorgebuchteter Vorderwand. Sehr tiefe mehrkammerige Keilbeinhöhlen. Zellreiches Siebbein mit dünnen Wandungen. Grenze zwischen Siebbein und Kieferhöhlen nur sehr schwer erkennbar. (39jähriger Mann.)

einzelnen Gebiete zueinander gibt das Schema (Abb. 23) Auskunft.

Die Submentovertikal-Aufnahme am schwebenden Kopf.
(Abb. 25—27.)

Die Art der Aufnahmen, die wir schon seit 1910 ausüben (Berliner Otol. Ges. 22. 3. 1912), unterscheidet sich von der PFEIFERschen gleichnamigen durch die Lagerung des Patienten. Der Kranke sitzt aufrecht vor der vertikal eingespannten Platte. Sein Kopf hängt maximal nach hinten gebeugt in einer breiten Binde von dem OERTELschen Kopfhalter fixiert (Abb. 1 u. 3). Die Gesichtsebene ist horizontal gestellt. Bei dieser Art der Lagerung gegenüber der nach abwärts hängenden Kopfhaltung der anderen Verfahren ist eine allzustarke Blutzufuhr nach dem Kopf vermieden, die sich bei schmerzhaften entzündlichen Veränderungen besonders störend geltend macht, ebenso bei Schädelbasisfrakturen. Dies ist wichtig, da die Aufnahme in dieser Projektion das Doppelte der gewöhnlichen Expositionszeit erfordert. Der Zentralstrahl der Röhre geht von der Incisura thyreoidea zur Mitte des Scheitelbeins und trifft senkrecht auf die Plattenebene (Abb. 25). Der Tubus ist dem Halse möglichst genähert. Dadurch steht der Antikathodenpol bei korpulenten Personen oft dem Körper sehr nahe. Es können Funken, besonders auf metallische Gegenstände der Bekleidung überspringen. Wir hängen deshalb dem Patienten eine Glasplatte vor die gefährdete Körperstelle.

Auf dem Bilde (Abb. 26, 27) sieht man beide Keilbeinhöhlen (Abb. 27, e)
vollkommen frei nebeneinander ohne störende Überlagerung. Die Umrisse
sind bei gesunden Höhlen scharf. Das
Siebbein erscheint bei genügender
Hintenüberbeugung des Kopfes fast
in ganzer Ausdehnung klar zu beiden
Seiten des Septums, nur vorn durchschnitten vom Kieferhöhlenschatten.
Vordere (Abb. 27, c) und hintere
(Abb. 27, d) Siebbeinzellen sind mit
hinreichender Deutlichkeit voneinander zu unterscheiden. Die Kieferhöhlen erscheinen als dreieckige Bezirke, durchschnitten vom Unterkiefer,
lateralwärts vom Siebbein (Abb. 27, a).
Die Stirnhöhlen sind nicht sichtbar.
Hinter den Keilbeinhöhlen sieht man
die breiten Schatten des Felsenbeines
(Abb. 27, f) schräg nach hinten verlaufend in den Warzenfortsatzzellen
endend. In der Mitte dazwischen ist
der Keilbeinkörper zu erkennen (Abb.
27, g), dahinter die vordere Um-

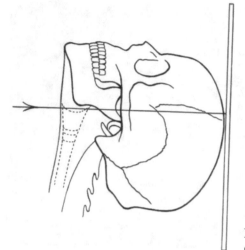

Abb. 25. Submentovertikal-Aufnahme.
Schema.

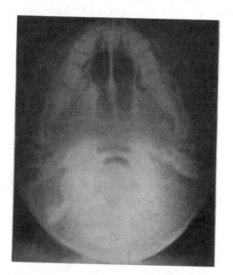

Abb. 26. Große tiefe Keilbeinhöhlen.
Normales Siebbein. (11 jähriger Knabe.)

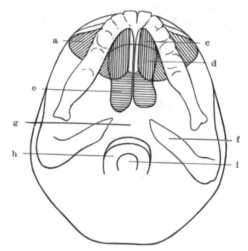

Abb. 27. Schema zu Abb. 26.
(Erklärung der Buchstaben im Text.)

randung des Hinterhauptloches (Abb. 27, h) und darinnen das Köpfchen des
Epistropheus (Abb. 27, i).

Die wahre Größe der Keilbeinhöhlen verhält sich zur vergrößerten Wiedergabe nach Messungen an Schädelaufnahmen wie 4 : 5.

Aufnahmen in axialer Richtung für Keilbein und Siebbein sind zuerst von

SCHEYER (1908) angegeben worden, ohne daß er zu sehr befriedigenden Resultaten gelangte. Erst die Aufnahmen von PFEIFFER 1910 in submentovertikaler Richtung am hängenden Kopf und in vertikosubmentaler Richtung (Patient in sitzender Stellung, die Platte bei möglichst weit vorgestrecktem Hals weit unter das Kinn geschoben, Röhre vertikal über dem Scheitel, Exposition mit Folie 15—20 Sek.) zeigten bedeutende Verbesserungen der Aufnahmen und verschafften dieser Methode größere Verbreitung. Besonders aus der SIEBEN-MANNschen Klinik wurde von SCHLITTLER ihre diagnostische Bedeutung bei Siebbein und Keilbeinerkrankungen in Verbindung mit sagittalen und seitlichen Aufnahmen gerühmt. SIEBENMANN selbst war 1909 bei Einlegen von Films und Platten in die Mundhöhle und Durchstrahlung in axialer Richtung nicht zu brauchbaren Resultaten gelangt. Die Aufnahmen von FREYSTADL, der mittels eines Filmhalters Films in den cocainisierten Nasen-Rachenraum einführt, haben keine wesentliche Verbesserung für die Diagnostik der Keilbeinhöhlenerkrankung, da sie nur einen Teil der Keilbeinhöhlen zur Anschauung bringen. Dagegen zeigt die Filmaufnahmetechnik von KNICK-Leipzig, welche er bei den Verhandlungen der Gesellschaft der Hals-, Nasen- und Ohrenärzte in Kissingen 1923 demonstrierte, einen bedeutenden Fortschritt. Er legt dem Patienten nach Cocainisierung des Mundes, Gaumens und Nasenrachens doppelschichtige Agfafilms in die Mundhöhle ein (Größe $5,5 \times 9$ oder 6×10 cm, Ecken für den Rachenteil abgeschrägt, mit zwei Celluloidradiologie-Verstärkungsfolien, Schicht gegen Schicht, eingepackt in schwarzes Papier und wasserdichte Umhüllung). Diese werden mit dem Finger fest gegen den harten und weichen Gaumen sowie auch etwas gegen die hintere Rachenwand angepreßt. Der Zentralstrahl der Röhre geht bei wenig nach vorn geneigtem Kopf vom Scheitel axial durch den Schädel etwas vor dem Ohr in der Höhe der Kiefergelenke (Exposition bei mittelharter Röhre 7—8 We. und 17 M.-A. sekundärer Belastung 3—4 Sekunden). Die veröffentlichten Bilder geben sowohl bezüglich der Keilbeinhöhlen wie des Siebbeins, gute und scharfe Übersichtsbilder. Das Verfahren verdient Anwendung.

Die Rhesesche Schrägaufnahme.

Die kranke Seite des Kopfes mit Nase, Stirnhöcker, Processus zygomaticus liegt der Platte fest an, und der Zentralstrahl wird vom oberen Tragusende der gesunden Seite senkrecht auf die Platte gerichtet. Die Aufnahme bezweckt die seitliche Übereinanderprojektion der Nebenhöhlen zu vermeiden und besonders Siebbein und Keilbein teilweise deckungsfrei nebeneinander darzustellen. Wir haben sie wegen der verwirrenden Fülle der Linien, die sichere Deutung nur schwer zulassen, und weil häufig eine zweite Aufnahme von der gesunden Seite in derselben Schrägprojektion zum Vergleich nötig ist, nur selten angewandt und unsere axiale Aufnahme am schwebenden Kopf zur Keil- und Siebbeindarstellung vorgezogen. Es ist außerordentlich schwer, die Aufnahme der anderen Seite so genau in der gleichen Projektion zu machen wie die der ersten, daß ein sicherer Vergleich beider Seiten möglich ist.

Stereoskopie.

Bei Anfertigung einer Stereoskopaufnahme kommt es darauf an, von dem ruhigen Objekt nacheinander zwei Aufnahmen mit bestimmter Röhrenverschiebung zu machen. Zu diesem Zweck bedarf es besonderer Aufnahmeapparate, die leichten Plattenwechsel, gleichzeitige Verschiebung der Röhre sowie Konvergenz der Tubusachse auf denselben Plattenmittelpunkt gestatten.

Derartige Apparate sind für unsere Spezialzwecke von Brünnings, Hegener und Weingärtner (modifizierter Grödelsche Apparat) konstruiert worden. Die Verschiebung der Röhre zwischen den beiden Aufnahmen beträgt entsprechend dem mittleren Augenabstand 65 mm bei einer Plattenantikathodenentfernung von 50—60 cm. Bei den beiden ersten Apparaten sind Röhre und Tubus derart miteinander verbunden, daß sich Zentralstrahl und Tubenachse radiär zum Plattenmittelpunkt beim Plattenwechsel bewegen. Bei dem letzteren Apparat dreht sich nur die Tubenachse zum Mittelpunkt der Platte, während die Röhre parallel zu dieser verschoben wird. Wir benutzen den Hegenerschen Apparat, bei dem Plattenwechsel, Röhrenverschiebung und Exposition auf elektromagnetischem Wege automatisch nach Einschalten eines einzigen Hebelschalters vor sich gehen. Beide Aufnahmen können in vier Sekunden hergestellt werden.

Zur Betrachtung der Platten bedürfen wir eines Stereoskops. Wir haben einen, dem gewöhnlichen Stereoskop für Handbilder nachgebauten Apparat nach Bartholdy, in dem sich Platten bis zu 24 : 30 Größe zur Anschauung bringen lassen. Gebräuchlicher ist jetzt wohl das Spiegelstereoskop von Reiniger, Gebbert & Schall.

Eine gut gelungene Stereoskopaufnahme macht es selbst dem Ungeübten leicht, die topographische Lage der zahlreichen Linien im Schädelbilde, die bei der gewöhnlichen Aufnahme aufeinander projiziert sind, zu erkennen. Sie gibt uns über Form und Ausdehnung der verschiedenen Höhlen, besonders vor Operationen plastische Übersicht. Lage von Fremdkörpern, Verlagerung von Fragmenten bei Schädelverletzungen und Knochendurchbrüche bei Tumoren sind leicht festzustellen (Weingärtners Atlas). Aber für die Diagnose der am häufigsten in den Nebenhöhlen vorkommenden pathologischen Veränderungen — Entzündungen — bedürfen wir sie kaum.

Das normale und das pathologische Röntgenbild.

Die normalen, lufthaltigen Nebenhöhlen der Nase stellen sich auf der gut gelungenen Röntgenplatte als dunkle, schwarze Flecke mit scharfen, weißen Umrissen dar, auf der Kopie als helle Höhlen durch scharfe, dunkle Linien umgrenzt. Bei pathologischen Prozessen tritt in den Nebenhöhlen Undurchlässigkeit verschiedenen Grades für das Röntgenlicht auf, die sich auf der negativen Platte als Aufhellung, auf dem Positivabzug als Verschleierung, Verdunklung, Verschattung zu erkennen gibt. Dabei erscheinen die Umrisse manchmal verwaschen, verbreitert oder unterbrochen. Da in der Regel die Röntgenplatte und nicht die Kopie zur Röntgendiagnose verwendet wird, so werden wir in Zukunft dem allgemeinen Sprachgebrauch folgend, von Verschleierung der Nebenhöhlen sprechen, wenn auf der Negativ-Platte eine Aufhellung vorhanden ist. Wir setzen hierbei beim normalen und pathologischen Bild eine technisch einwandfreie Röntgenaufnahme voraus, denn wie wir schon vorher erwähnten, können mangelhafte Technik, d. h. falsche Stellung des Kopfes, der Röhre, der Röhrenhärte, Unruhe des Patienten, Verschleierungen und Konturenveränderungen vortäuschen. Die Verschleierung ist bedingt erstens durch Verminderung des lufthaltigen Inhaltes der Nebenhöhlen, sei es durch Flüssigkeit [Blut, Eiter, Cystenflüssigkeit, Schleim (Abb. 28—34), käsiger Inhalt], sei es durch Veränderungen der Schleimhaut (Hyperämie, ödematöse Schwellungen, polypöse Wucherungen), ferner durch Veränderungen der Wand der Höhle, Wucherungen im Periost und im Knochen; drittens durch Geschwulstbildungen. Als Grund der Abschattung wird hier also nach der Anschauung vieler Autoren angenommen, daß die Röntgenstrahlen durch obige Veränderungen so abgeschwächt werden, daß sie nicht mit solcher Intensität auf die Platte wirken, wie wenn sie eine normale Höhle passiert haben. Die mehr oder minder

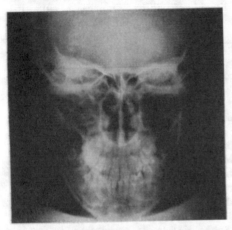

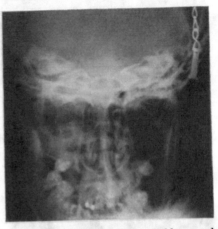

Abb. 28. Akute Kieferhöhlenentzündung rechts. Umrisse scharf.

Abb. 29. Chronisches Kieferhöhlen- und Siebbeinempyem, rechts seit mehreren Monaten bestehend. (28 jähriger Mann.) Wandkonturen verwaschen.

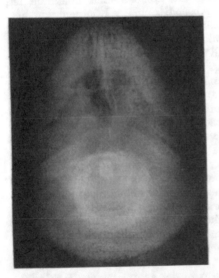

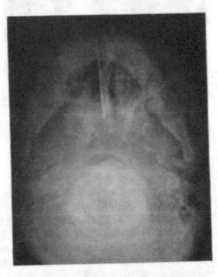

Abb. 30. Keilbeinhöhlen- und Siebbeinempyem rechts. (28 jähriger Mann.)

Abb. 31. Doppelseitiges Keilbeinempyem. Siebbeinempyem rechts. Sonde in der linken Keilbeinhöhle. (33 jähriger Mann.) Linkes Keilbein ausgeräumt.

konzentrierte Beschaffenheit des Sekrets soll dabei auf den Grad der Verschleierung einen deutlichen Einfluß ausüben.

SCHEYER und E. MEYER haben durch Versuche mit milchgefüllten Nebenhöhlen, ALBRECHT durch Füllung der Nebenhöhlen mit Eiter bei Leichen nachweisen können, daß durch diese Flüssigkeitsansammlung Abschattung der Nebenhöhlen eintritt. Albrecht beobachtete bei Injektionen von 2 ccm Eiter unzweifelhafte Verschleierungen in einer mittelgroßen Kieferhöhle, absolute Verdunkelung, wenn er sie mit 3—4 ccm füllte. Carlsten will allerdings erst nach Füllung mit 5 ccm, teils mit Sahne, teils mit Eiter, deutliche Abschattung beobachtet haben. Er gibt die Möglichkeit zu, daß das abweichende Resultat durch das Herausfließen eines Teiles der Flüssigkeitsmenge während der Manipulation des Photographierens gegenüber den Ergebnissen Albrechts bedingt sein könnte. Nach unserer Anschauung ist es auch möglich, daß Verschiedenheit der Röhrenhärte diese Differenzen erklärt.

Chisholm hat auch mitgeteilt, daß die in Nebenhöhlen vorkommenden Flüssigkeiten wie Eiter, Blut und Wasser im Glase Schatten von derselben Intensität geben wie in den Nebenhöhlen.

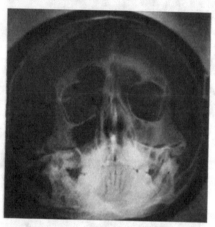

Abb. 32. Chronisches Stirnhöhlen-Siebbein- und Kieferhöhlenempyem links. Stirnhöhlenempyem seit 8 Jahren bestehend (operiert). Breite Verdichtungszone an der linken Stirnhöhlenwand. Auch rechts operierte Stirnhöhle. Fehlen der unteren Stirnhöhlenwand. (20j. Fräulein.)

Nach den Experimenten von Scheyer aber wirft eitrige Flüssigkeit einen dunkleren Schatten als klares Wasser. Scheyer, Mosher, Georg Claus u. a. haben außerdem die Erfahrung gemacht, daß sich verschleierte Nebenhöhlen nach der Ausspülung im Röntgenbilde deutlich aufhellten. Es kann also kein Zweifel bestehen, daß Flüssigkeitsfüllung der Nebenhöhlen imstande ist, eine Abschattung im Röntgenbilde hervorzurufen. Dies wird durch die oben erwähnten Beobachtungen bestätigt.

Kuttner (1908 und 1912) sah allerdings keine Aufhellung nach Spülungen. Ebenso fanden Fischer und Tetens Hald eine chronisch entzündete Keilbeinhöhle nach der Spülung ebenso abgeschattet wie vorher. Auch hat Sonnenkalb bei Spülungen der Kieferhöhle öfters keinerlei Veränderungen in der Verschleierungsdichte beobachtet. Es muß also hier noch eine andere Ursache für die Verschleierung vorliegen. Diese ist in der Schleimhaut zu suchen. Sonnenkalb gelang es zuweilen, eine Verschleierung durch Hyperämie der Schleimhäute hervorzurufen, wenn er starke Hitzegrade bei Kopflichtbädern anwandte. Nach Peyser kann hyperämische Schleimhautschwellung bei kariösen Zahnwurzeln, nicht zum Durchbruch gelangten Zähnen, bei Gesichts- und Ethmoidalneuralgien eintreten. Coakley hat eine stärkere Verdunklung der Stirnhöhle gesehen, während bei der Operation in der enorm breiten Höhle fast gar kein Sekret, aber eine starke ödematöse Schleimhautentzündung gefunden wurde. Ebenso betrachten Goldmann-Killian und Langworthy als Hauptursache der Verschleierung die Erkrankung der Schleimhaut. Chisholm kommt nach seinen Untersuchungen zu der Anschauung, daß trockene, selbst mehrfach gefaltete Schleimhaut im Röntgenbild fast ganz unsichtbar ist, dagegen eine mit Feuchtigkeit durchtränkte, einen guten Schatten wirft. Er, sowohl wie Albrecht, Burger, v. Eicken u. a. nehmen deshalb an, daß die Verschleierung entweder durch freie oder in der Schleimhaut vorhandene Flüssigkeit hervorgerufen wird.

Es ist kein Zweifel, daß auch Abschattungen gefunden werden, bei denen weder ein flüssiger Inhalt, noch eine mit Flüssigkeit durchtränkte Schleimhaut konstatiert werden konnte. So z. B. haben wir unter solchen Umständen bei der Ozäna sehr häufig eine deutliche Verschleierung, wenn auch leichte, gesehen. Sie erklärt sich nach den mikroskopischen Untersuchungen LAUTENSCHLÄGERS aus einer histologischen Veränderung der Schleimhaut des Periostes und des Knochens (Arch. f. Laryngol. u. Rhinol. Bd. 34, H. 2/3).

Eine ganze Reihe von Autoren (KUTTNER, BRUNZLOW, SONNENKALB, THOST u. a.) nehmen ebenfalls an, daß auch Veränderungen im Knochen bei stärkerer Verschattung vorhanden sind. Besonders werden sich diese nach abgeheilten chronischen Empyemen als dauernde Knochenverdickung bemerkbar machen.

BRUNZLOW sah im Bereich von Kieferhöhlen manchmal dunkle und hellere Abschnitte wechseln, so daß eine Art Marmorierung entsteht. Da er diese

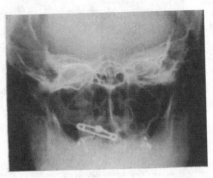

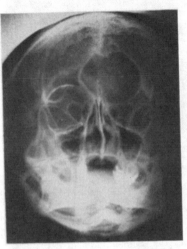

Abb. 33. Cyste der rechten Kieferhöhle. Seit 3 Monaten Beschwerden. Rhinologisch keine Veränderungen. Erst die Röntgenographie veranlaßte die Punktion, bei der sich bernsteingelbe Flüssigkeit entleerte. Concha bullosa links. (32 jähr. Fräulein.)

Abb. 34. Mucocele der l. Stirnhöhle. (Seit 1 Jahr bestehend. Geringer Kopfschmerz.) (56 jähr. Frau.)

Kieferhöhlen bei der Probespülung frei von Sekret fand, aber feststellen konnte, daß andere Nebenhöhlen noch erkrankt oder früher erkrankt waren, so nimmt er an, daß auch die marmorierten Höhlen krank gewesen seien. Er schreibt: „Wenn man sich erinnert, daß langdauernde Entzündungen meist fibröse Schleimhautverdickungen, häufig Osteophytenbildung u. dgl. hinterlassen, so fühlt man sich versucht, Darstellungen solcher Gebilde in der besprochenen Zeichnung zu erblicken." Auch CARLSTEN betont, daß sowohl die Knochenauflagerung wie die Sklerose unregelmäßig geschieht und dadurch die Abschattung ein gewisses fleckiges Aussehen annimmt.

Neuerdings führt auch UFFENORDE nach seinen histologischen Untersuchungen starke Schatten bei chronischen Empyemen auf Verdickung und Verdichtung der Wandknochen zurück. In das Gebiet der knöchernen Abschattung gehört die von PREYSING nach Stirnhöhlenentzündungen beobachtete „Spongiosierung" des Sinus frontalis. Sie besteht in einem allmählichen Ersatz des Höhlenlumens durch Knochengewebe und verläuft mit heftigem Kopfschmerz. Die verbreiterten und verwaschenen Konturen sind ebenfalls auf entzündliche

Veränderungen im Knochengewebe zurückzuführen, wie das besonders von Carlsten betont wird (Abb. 32).

Bei Osteomyelitis der Schädelknochen sah Weingärtner auf dem Röntgenbilde eine körnig-wolkige Trübung, durchbrochen von unregelmäßigen Streifen und Furchen.

Daß Tumoren der Nase und der Nasennebenhöhlen, zu denen auch tuberkulöse Granulationsgeschwülste und die gummösen Neubildungen (Abb. 35) zu rechnen sind, Abschattungen hervorrufen, ist ohne weiteres klar. Die Intensität des Schattens wird einmal von der Art des Gewebes, ferner von ihrer Größe und der Dicke in der Durchstrahlungsrichtung abhängig sein. Am leichtesten geben sich Osteome durch die Intensität ihres Schattens zu erkennen. Selbst sehr kleine Osteome des Siebbeins, die oft erhebliche Beschwerden machen und rhinoskopisch noch nicht sichtbar sind, markieren sich leicht auf der

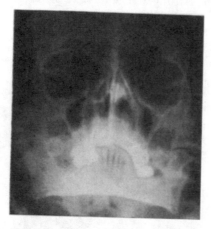

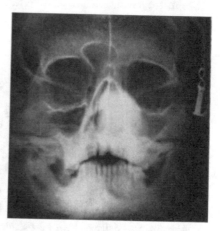

Abb. 35. Gummöse Neubildung am Nasenseptum links. Gummöse Wucherung der Schleimhaut in der linken Kieferhöhle. Dazwischen verengtes freies Lumen. Infektionszeit unbekannt. Abheilung nach 6wöchiger antiluetischer Kur. (30jährige Frau.)

Abb. 36. Sarkom der linken Nasenseite auf Kieferhöhle und Siebbein übergreifend. Verschleierung der linken Kieferhöhle. Linke Stirnhöhle fehlt. (62jähriger Mann.)

Röntgenplatte (Marx). Schwieriger schon ist es, Tumoren von entzündlichen Abschattungen zu unterscheiden, wenn sie ganze Höhlen oder Höhlensysteme ausfüllen. Leichter ist es, wenn sie aus diesen in die Nachbarschaft, z. B. die Orbita, die Nasenhöhle übergegriffen und die trennenden Knochengrenzen durchbrochen haben (Abb. 36). Die cystischen Tumoren, wie sie von den Zähnen ausgehen, sind kaum als solche erkennbar, wenn sie die Kieferhöhle ganz ausfüllen, leichter jedoch, wenn sie nur einen Teil einnehmen und eine derbe fibröse oder gar eine dünne knöcherne Begrenzung besitzen.

Nach Mitteilungen von Thost führt Lues der Keilbeinhöhle infolge ostitischer Prozesse zur totalen Abschattung. Sollte sich dabei ein Durchbruch in die Nachbarschaft darstellen lassen, so soll sie durch Osteophytenbildung derartige charakteristische zackige Formen annehmen, daß daraus die Diagnose Syphilis gestellt werden kann.

Neuerdings hat Benölken sich mit der Ursache der Nebenhöhlenabschattung beschäftigt. Er geht unter anderem von folgender Erwägung aus. Macht man von einem skeletierten Schädel und vom Lebenden in occipito-frontaler Richtung eine Röntgenaufnahme, so erscheinen zum Beispiel die Siebbeinzellen in beiden Aufnahmen (vorausgesehen, daß sie normal sind) gleich schwarz, obgleich die Röntgenstrahlen beim Lebenden durch den dicken Schädelinhalt eine starke Abfilterung ihrer Intensität erfahren haben.

Er kommt auf Grund von verschiedenartig angestellten Versuchen zu der Überzeugung, daß der Luftinhalt einer Höhle gewissermaßen wieder eine Intensitätssteigerung der Röntgenstrahlen bewirkt und ihnen eine größere photochemische Wirkung verleiht und daß die Verschleierung einer kranken N(benhöhle nicht durch Absorption der Röntgenstrahlen, durch verdickte Schleimhaut oder Eiter bedingt ist, sondern durch Luftmangel infolge Verdrängung durch verdickte Schleimhaut oder Eiter oder beides. Er sagt ferner: „Sind bei der Durchstrahlung normale, lufthaltige und erkrankte, luftleere oder luftarme Nebenhöhlen hintereinander gelagert, so erscheint die lufthaltige Höhle als dunkle Stelle auf der Platte, während die erkrankte Höhle im Röntgenbilde nicht zum Ausdruck kommt. Die luftarme bzw. luftleere Nebenhöhle erscheint nur dann als verschleierte Stelle auf der Platte, wenn vor oder hinter ihr keine lufthaltige Höhle liegt.“

Gegen diese Ansichten BENÖLKENS wenden sich auf Grund physikalischer Bedenken UFFENORDE und W. TONNDORF. Letzterer kommt nach genauer Nachprüfung und Erweiterung der Experimente BENÖLKENS und in Anlehnung an die physikalischen Untersuchungen KÜSTNERS über Röntgenstrahlung zu folgenden Ergebnissen:

1. Ein Röntgenbild wird gestaltet durch Absorptions- und Streuungserscheinungen. Dabei ist die Absorption die Freundin, die Streuung die Feindin des Diagnostikers. Um die Absorption zu erhöhen und die Streuung relativ herabzustimmen, arbeite man mit möglichst weicher Strahlung.

2. Kontraste entstehen durch verschieden große Absorption der Strahlung in verschiedenen Medien. Wir unterscheiden im Körper drei stark unterschiedene Arten von Medien: den Knochen, die Weichteile und Flüssigkeiten und die Luft. Ein besonderer integrierender Einfluß der Luft im Sinne BENÖLKENS besteht nicht. Diese physikalisch unhaltbare Ansicht BENÖLKENS muß aus der Literatur wieder verschwinden.

3. Die Nebenhöhlen ergeben schwarze Projektionsbilder, wenn sie ein dünnes Absorptionsmedium (Luft) enthalten. Die Nebenhöhlen erscheinen verschattet, wenn sie ein dichteres Absorptionsmedium, Weichteile und Flüssigkeiten, enthalten, oder wenn ihre Knochenwand verdickt ist. Röntgenologisch ist es unmöglich, die Ursache der Verschattung näher zu bestimmen.

Frakturen und Fremdkörper.

Die Darstellung von Brüchen des Nasengerüstes ist im allgemeinen nicht sehr wichtig. Dafür eignet sich in der Regel die bitemporale Aufnahme (Abb. 37).

Die Lage von Knochenstücken usw., die zur Nasenkorrektur eingepflanzt sind, ist im Röntgenbild gut zu erkennen (Abb. 38).

Fremdkörper lassen sich in Nase und Nasennebenhöhlen, besonders in lufthaltiger Umgebung leicht darstellen. Die größere oder geringere Deutlichkeit ist von ihrer Dichte und von ihrem Atomgewicht abhängig. In der Nase brauchen wir die Röntgenaufnahmen zur Auffindung des Fremdkörpers nur, wenn es sich um kleinere Kinder, abnorme Gestaltung des Nasenbodens (Abb. 39) oder um Verwachsungen im Naseninnern handelt, die Rhinoskopie oder Sondierung unmöglich machen. Es können hier selbst Obstkerne nach längerem

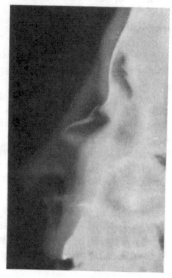

Abb. 37. Fraktur zwischen Processus nasalis des Stirnbeins und Os nasale. (12jähriges Mädchen.)

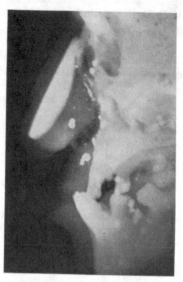

Abb. 38. Schwere Schußverletzung der Nase. Weichteilersatz der Nase aus der Armhaut. Einlegung eines Knochenstückes in die Prothese. Geschoßsplitter über die ganze linke Kopfhälfte verstreut. (26jähr. Mann.)

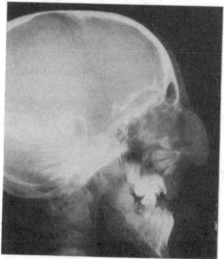

Abb. 39. Wolfsrachen. Verlagerung von Schneidezähnen mit Schneide nach hinten in den Nasenboden. (11jähr. Mädchen.)

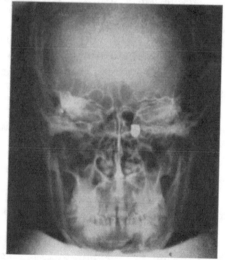

Abb. 40. Kugel im linken Siebbein. Occipito-frontal-Aufnahme. (36jähriger Mann.)

Liegen inkrustierte Papierstückchen, Bohnen usw. zur Anschauung gebracht werden. In den Nebenhöhlen handelt es sich meist um Darstellung von

Geschossen (Abb. 40—42) und abgebrochenen Instrumententeilen, sei es aus Metall oder aus Glas. Einen besonders eigenartigen Befund zeigt Abb. 43.

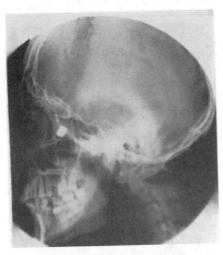

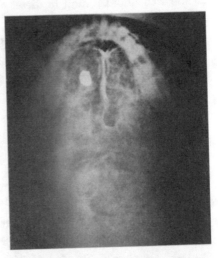

Abb. 41. Kugel im linken Siebbein. Bitemporal-Aufnahme von der linken Seite. Derselbe Patient wie in Abb. 40.

Abb. 42. Kugel im linken Siebbein. Submentovertikal-Aufnahme. Derselbe Patient wie in Abb. 40.

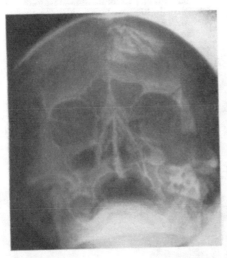

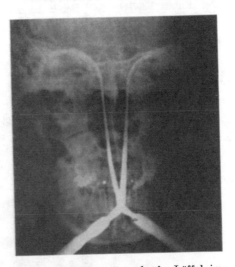

Abb. 43. Glasauge im Recessus alveolaris der linken Kieferhöhle. Resektion des linken Oberkiefers wegen carcinomatöser Erkrankung. Nach Ausheilung ist das in der Orbita eingelegte Glasauge in die Kieferhöhle gesunken. Extraktion durch die Orbitallücke des Oberkiefers.

Abb. 44. Beiderseits scharfer Löffel im Recessus orbitalis der Stirnhöhle. Eröffnung der Stirnhöhle und des Siebbein beiderseits vom Naseninnern aus. Doppelseitiges Keilbeinempyem. Muschelatrophie wegen Polypenbildung. (19 jähriges Mädchen.)

In gewissem Sinne gehören hierher auch die Aufnahmen, die gemacht werden, um die richtige Lage von Instrumenten (Sonden) zu kontrollieren, die wir in die Nasennebenhöhlen eingeführt haben (Abb. 44, 45).

Selbst ein mit Eiter durchtränkter Wattetampon konnte von Sonnenkalb röntgenographisch festgestellt werden. Auch die Verlagerung von Zähnen in die Nebenhöhlen sind in dieses Gebiet zu rechnen (Abb. 45—47).

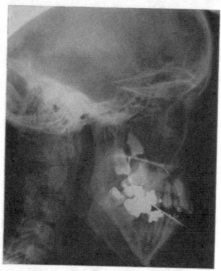

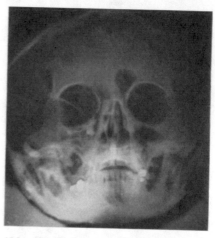

Abb. 45. Retention eines Molarzahnes in der linken Kieferhöhle. Sonde in der Kieferfistel. Leichte Entzündung der Kieferhöhlen. Ausheilung der Fistel nach Entfernung des Zahnes. (37 jährige Frau.)

Abb. 46. Verlagerung des 2. Prämolarzahnes in die obere Kieferhöhlenwand (untere Orbitalwand) der rechten Kieferhöhle durch Trauma in der Jugend (im 5. Lehrjahre). Kieferhöhlenempyem in der Stirnhöhle rechts. Wandkonturen verwaschen. Knochen darüber verdickt. Kleine linke Stirnhöhle. (40 jähr. Mann.)

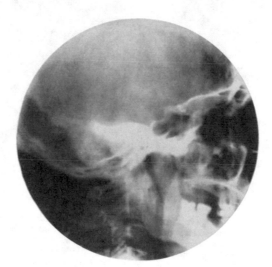

Abb. 47. Dieselben Veränderungen wie vorher in der rechten Seitenaufnahme. (40 jähriger Mann.)

Zur Lokalisation der Fremdkörper genügen gewöhnlich eine frontooccipitale und eine bitemporale Aufnahme. Zuweilen ziehen wir auch die axiale Aufnahme hinzu und arbeiten immer mit möglichst weicher Röhre.

Literatur.

ALBERS-SCHÖNBERG: Die Röntgentechnik. 3. Aufl. 1913. — ALBRECHT, W. (1): Die Bedeutung der Röntgenographie für die Diagnose der Nebenhöhlenerkrankungen. Arch. f. Laryngol. u. Rhinol. Bd. 20, S. 175. 1907. — DERSELBE (2): Die Bedeutung der Röntgenographie für die Diagnose der Nebenhöhlenerkrankungen. Arch. f. Laryngol. u. Rhinol. Bd. 20, S. 175. 1908. — ARD, F. G.: Radiographs in front. disease. Laryngoscope 1905. p. 130. — AUBARET et E. MOURE: Coup de feu d. l. face. Rev. hebdomad. de laryngol. Tome 2, p. 593. 1904. — AVELLIS, G.: Primäres Keilbeinhöhlencarcinom. Verein. süddtsch. Laryngol. 1905. S. 49. — AXENFELD: Monatsschr. f. Augenheilk. Bd. 1, S. 229. 1904. — BECK, J. C. (1): Die Röntgenstrahlen im Dienste der Chirurgie. München 1902. — DERSELBE (2): Radiogr. an transillum. i. diagn. of sin. disease. Laryngoscope. Vol. 17, p. 831. 1907. — BECK und RAMDOHR: Röntgenologische und klinische Erfahrungen. Ges. d. Hals-, Nasen- u. Ohrenheilk. Zeitschr. f. Ohrenheilk. u. f. Krankh. d. Luftwege Bd. 78, H. 3/4. 1919. — BENJAMINS: Mucoule de sin. sphenoid. Arch. f. Laryngol. u. Rhinol. Bd. 24, S. 353. 1910. — BENÖLKEN, W.: Über die Ursachen der Nebenhöhlenabschattung im Röntgenbilde. Arch. f. Laryngol. u. Rhinol. Bd. 33, S. 130. 1920. — v. BERGMANN: Krankenvorstellung. Dtsch. Ges. f. Chirurg. Berlin 1899. — BIRCH-HIRSCHFELD: Beitrag zur Kenntnis des Osteoms der Orbita. Monatsbl. f. Augenheilk. Bd. 1, S. 213. 1904. — BLONDIAU, V.: Coup de revolver. Arch. internat. de laryngol., otol.-rhinol. et broncho-oesophagoscopie. Tome 16, p. 937. 1903. — BRÜHL, G. (1): Methode zur Darstellung der Hohlräume des Ohres und der Nase. Anat. Anz. Bd. 14, S. 418. 1898. — DERSELBE (2): Radiographie von den Hohlräumen des Ohres und der Nase. Arch. f. Ohren-, Nasen- u. Kehlkopfheilk. Bd. 17, S. 117. 1899. — BRÜNINGS, W. (1): Diskuss. Verhandl. d. Verein. süddtsch. Laryngol. 1907. S. 381. — DERSELBE (2): Neue röntgenographische Darstellung der Nebenhöhlen. Münch. med. Wochenschrift 1910. S. 1664. Verhandl. d. Vereins dtsch. Laryngol. 1901. S. 337. — BRUNZLOW: Die Darstellung der Nasennebenhöhlen und ihrer Erkrankung im Röntgenbilde. Fortschr. a. d. Geb. d. Röntgenstr. Bd. 17, S. 1. 1911. — BURGER: Was leisten die Röntgenstrahlen in der Rhinolaryngologie? Wiesbaden: J. F. Bergmann 1908. — CALDWELL: Röntgenographie der Nebenhöhlen der Nase. Ref. Fortschr. a. d. Geb. d. Röntgenstr. Bd. 11, S. 299. 1907. — CAMP, DE LA: Zur Kasuistik der Lokalisation von Geschossen im Schädel mittels Röntgenstrahlen. Fortschr. a. d. Geb. d. Röntgenstr. Bd. 2, S. 12. 1898. — CARLSTEN: Zur Röntgenologie der Nasennebenhöhlen. Nordisk tidschr. f. oto-rhino-laryngol. Vol. 2. 1917. — CHEATLE: A. H.: X-ray phot. of for. body i. th. Antr. of Highmore. Proc. ed. Lar. soc. of London. Vol. 6, p. 19. 1898. — CHIARI, O. et H. MARSCHIK,: Deux cas d. sarcome d. nez. L'un ext., l'autre int. Ann. d. malad. d. l'oreille. 1907. Nr. 4. — CHISHOLM, W. A.: Skiagr. i. the diagn. of front. sinusitis. Ann. of otol. 1906. p. 979. — CIESZYNSKI, A.: Die Röntgendiagnose der Zähne und Kiefer. Lehrb. d. Röntgenkunde von RIEDOR u. ROSENTHAL. Bd. 1, S. 123. 1913. — CLAUS: Röntgenographie der Keilbeinhöhle. Internat. Zentralbl. f. Laryngol. 1903. S. 476. — CLAUS, GEORG: Über besondere Röntgenbefunde bei erkrankten Nasennebenhöhlen. Zeitschr. f. Hals-, Nasen- u. Ohrenheilk. Bd. 10, 2. Teil, S. 384. 1924. — COAKLEY, C. G. (1): Skiagr. as an aid i. th. diagn. and treatm. of disease o. th. access. sin. o. th. nose. Ann. of otol. 1905. p. 16. — DERSELBE (2): Frontal sinusitis. Ann. of otol. 1905. p. 452. — COFFIN, L. A.: Diskuss. Laryngoscope 1905. p. 810. — CRYOR, M. H.: Uses o. th. R. rays i. th. studies o. norm. a. path. anat. Americ. journ. of the med. soc. 1905. Febr. — CURTIS, HOLBROOK: Exhib. o. radiogr. o. th. antrum showing intruding teeth. Laryngoscope. Vol. 7, p. 124. — v. EICKEN, C.: Ein Kragenknopf im linken Hauptbronchus. Verhandl. d. Ver. süddtsch. Laryngol. 1894—1903. S. 513. — ESCHWEILER: Beiträge zur pathologischen Anatomie der Nebenhöhlenempyeme usw. Arch. f. Laryngol. u. Rhinol. Bd. 17, S. 437. 1905. — FLATAU, TH. (1): Zur Anwendung der Röntgenstrahlen in der Rhinologie. Verhandl. d. laryngol. Ges. zu Berlin. Bd. 8, S. 31 u. 57. 1897. — DERSELBE (2): Die Anwendung des RÖNTGENschen Verfahrens in der Rhinol. u. Laryngol. HEYMANNS Handb. d. Laryngol. u. Rhinol. Bd. 3. 1900. — DERSELBE (3): Zur Anwendung der Röntgenstrahlen in der Rhinologie. Verhandl. d. laryngol. Ges. zu Berlin. Bd. 14, S. 10. 1903. — FRESE: Über die Beziehungen der Syphilis zur Ozaena. Arch. f. Laryngol. u. Rhinol. Bd. 20, S. 459. 1910. — FREYSTADT, BELLA: Röntgenbild der Keilbeinhöhlen des Epipharynx aus Berlin. klin. Wochenschr. 1914. Nr. 28. — FRIEDRICH: Diskuss. Verhandl. d. dtsch. laryngol. Ges. Dresden. Bd. 2, S. 147. 1907. — FÜRSTENAU, IMMELMANN und SCHÖTZ: Leitfaden des Röntgenverfahrens. 3. Aufl. Stuttgart: Enke. 1919. — GAUGELEN, VAN G.: Die Röntgenuntersuchung der Tränenwege. Acta oto-laryngol. Vol. 2, Fasc. 41921. 1921. — GELLE, G.: Craniohydrorrhée d'origine traum. Arch. internat. de laryngol., otol.-rhinol. et broncho-oesophagoscopie. Tome 17, p. 817. 1904. — GERST, E.: Zur Kenntnis der Erscheinungsformen der Nasentuberkulose. Arch. f. Laryngol. u. Rhinol. Bd. 21, S. 309. 1909. — GERBER: Die Komplikationen der Stirnhöhlenentzündung. Verhandl. d. dtsch. laryngol. Ges. Dresden. Bd. 2, S. 64. Diskuss. Ibid. S. 147. 1907. — GERRIT, JAMES: The X-rays diagnosis of accessory sinuitis. Americ. journ. of roentgenol. Vol. 9, Nr. 1, p. 1/10. 1923. — GLOVER, J.: Radiogr. d. cav. cran. Arch. internat. de laryngol., otol.-rhinol. et

980   A. Passow u. K. Graupner: Röntgenuntersuchung der Nase u. ihrer Nebenhöhlen.

broncho-oesophagoscopie. Tome 100, p. 715. 1897. — Glover, J. et P. Reynier: Recherches anat. chirurg. au moyen d. l. radiogr. Rev. hebdomad. de laryngol. 1898. p. 65. — Gocht, H.: Handb. d. Röntgenlehre. 4. Aufl. Stuttgart: Ferd. Enke 1914. — Goldmann, E. (1): Demonstration von Röntgenaufnahmen der Stirnhöhlengegend. Verhandl. d. Vereins süd-deutscher Laryngol. 1904. S. 41. — Goldmann, E. und G. Killian: Über die Verwendung der Röntgenstrahlen für die Bestimmung der nasalen Nebenhöhlen und ihrer Erkran-kungen. Bruns Beitr. z. klin. Chirurg. Bd. 7, H. 1. 1907. — Gording: Röntgenogrammes betydning for diagnosen av naesebihulernes empyemer resumé. Nordisk tidskrift f. oto-rhino-laryngol. Vol. 1, H. 1, p. 118. 1916. — Graupner: Über die Röntgenographie des Kopfes. Verhandl. d. Berlin. otol. Ges. 22. 3. 1912. S. 17. — Grünwald: Die klinische Bedeutung der Deviation des Hiatus. Arch. f. Laryngol. u. Rhinol. Bd. 23, S. 183. 1910. — Grunmach, E.: Mittels Röntgenstrahlen untersuchte Oberkiefergeschwulst. Laryngol. Ges. zu Berlin. 25. Januar 1907. — Guilloz et Jaques: Applic. d. l. méth. d. Roentg. aux étud. ant. Rev. méd. de l'est. 1. Jan. 1897. — Haike: Die Röntgenuntersuchung der Nasennebenhöhlen der Kinder und ihre Ergebnisse für die Entwicklungsgeschichte, Diagno-stik und Pathologie. Arch. f. Laryngol. u. Rhinol. Bd. 23, S. 206. 1911. — Hajek: Ein Beitrag zur Diagnose und Therapie der komplizierten Polypen der Kieferhöhlen und des Siebbeins. Med. Klinik 1916. Nr. 33. — Hammering-Law, Frederick: Ein Instrument zur Bestimmung des Winkels der Lage der Nebenhöhlen in Beziehung zur Oberscheitellinie. (An accessory sinus angle finder). Americ. journ. of roentgenol. Nov. 1915. 1918. — Hecht: Ein versprengter Zahn in der Nasenhöhle. Arch. f. Laryngol. u. Rhinol. Bd. 17, S. 167. 1905. — Hegener (1): Neue Hilfsmittel zum Stereoröntgenapparat. Verhandl. d. dtsch. Röntgenges. 1912. S. 64. — Derselbe (2): Apparat zur Herstellung von Stereoröntgeno-grammen des Kopfes. Dtsch. med. Wochenschr. 1912. Nr. 24. — Heine, H.: Über knöcherne Geschwülste der Orbitalhöhle und ihre Röntgendurchleuchtung. Inaug.-Diss. Halle 1905. — Herzfeld (1): Berl. laryngol. Ges. 11. 12. 1908. Berl. klin. Wochenschr. 1909. — Der-selbe (2): Die Diagnostik der Nebenhöhlenerkrankungen der Nase und des Röntgen-verfahrens. Passow-Schaefers Beitr. Bd. 2, S. 197. 1909. — Immelmann, Schötz und Fürstenau: Leitfaden des Röntgenverfahrens. 3. Aufl. Stuttgart: Ferd. Enke 1919. — Jacob: Fall von frischer Fraktur beider Nasenbeine. Berl. laryngol. Ges. Bd. 17, 9. Febr., S. 8. 1906. — Jacques et Guilloz: Applic. d. l. meth. d. Röntg. aux étud. ant. Rev. méd. de l'est 1. Jan. 1897. — Jansen: Was leistet das Röntgenverfahren auf otiatrischem und rhinologischem Gebiete für die Diagnose? Dtsch. Zeitschr. f. Chirurg. Bd. 99, S. 524. 1909. — Jones, H. E. and Holland, T.: Demonstr. o. an exo-stosis o. th. front. sinus. Brit. med. journ. Vol. 2, p. 1367. 1906. — Kahler, O.: Ein über-zähliger Zahn in der Nase. Wien. klin. Wochenschr. 1905. S. 1030. — Knick: Zur Röntgen-diagnostik der Keilbeinhöhlenerkrankungen. Verhandl. d. Ges. dtsch. Hals-, Nasen- u. Ohrenärzte Kissingen 1923. S. 96. — Koellreuter: Ein Nasenzahn. Zeitschr. f. Ohrenheilk. u. f. Krankh. d. Luftwege. Bd. 3, S. 293. 1906. — Köhler, A.: Grenzen des Normalen und Anfänge des Pathologischen im Röntgenbilde. Gräfin Sillem. 2. Aufl. 1915. S. 180. — Koster, W. en P. Th. L. Kan: Fen nieuwe behandelingswyze v. eenige chron. ziekten d. traanw. Nederlandsch tijdschr. v. geneesk. Vol. 2, p. 665. 1907. — Küstner (1): Ver-handl. d. dtsch. Röntgengesellsch. Bd. 13. 1922. — Derselbe (2): Die Naturwissenschaften. H. 7. 1923. — Kuttner (1): Die entzündlichen Nebenhöhlenerkrankungen der Nase im Röntgenbild. Atlas u. 20 photogr. Tafeln. 1908. — Derselbe (2): Die Syphilis der Neben-höhlen der Nase. Arch. f. Laryngol. u. Rhinol. Bd. 24, S. 266. 1911. — Derselbe (3): Die Röntgendiagnostik bei Erkrankungen der Nebenhöhlen der Hypophysis, der Zähne und der Ohren. Handb. d. spez. Chirurg. d. Ohres u. d. oberen Luftwege. Bd. 1 u. 2, S. 385. 1912. — Derselbe (4): Röntgendiagnostik bei Erkrankungen der Nebenhöhlen, der Zähne und der Ohren. Handb. d. spez. Chirurg. d. Ohres u. d. ober. Luftwege. Bd. 1, S. 385. 1913. — Langworthy, H. G. (1): The use o. th. X-ray in access. sinus disease. Iowa med. journ. 1907. p. 180. — Derselbe (2): The Killian front. sinus operation. Ophthalmology. Vol. 4, Oct. p. 6. — Derselbe (3): The X-ray i. rhin. Laryngoscope 1907. p. 774. — Lilienfeld: Anweisung zur Ausführung der gangbaren Aufnahmen für Verletzungen für Ärzte und Schwestern. Aus Holzknecht: Die Radiologie. H. 2. 1918. Wien: Urban & Schwarzenberg. — Macintyre, J. (1): The use of the X-rays i. diseases o. th. nose, throat and thor. The Practic. Jan. nose, throat etc. Congr. int. d. med. Moscou, Sect. 12 b. 1897. p. 6. — Der-selbe (2): D. l'emploi d. rayons X et d. écrans fluorescent d. l. régions nas. et phar. Arch. internat. de laryngol., otol.-rhinol. et broncho-oesophagoscopie. 1897. p. 10. — Derselbe (4): The application of the R. rays in the med. and surg. dep. of royal infirmary. Glasgow hosp. rep. 1898. — Derselbe (4): The R. rays o. th. nose, throat and neighboring Org. Journ. of laryngol. a. otol. 1900. p. 349. — Derselbe (5): X-ray phot. of a tube i. th. left maxill. antr. Journ. of laryngol. a. otol. Vol. 17, p. 230. 1902. — Mader, L.: Beitrag zur Killianschen Radikaloperation. Arch. f. Laryngol. u. Rhinol. Bd. 20, S. 65. 1907. — Marschik, H. et O. Chiari: Deux cas d. sarcome d. nez, l'un ext., l'auté int. Ann. des maladies de l'oreille. 1907. Nr. 4. — Marschik und Schüller: Beitrag zur Röntgendiagnostik der Nebenhöhlenerkrankungen. Fortschr. a. d. Geb. d. Röntgenstr. Bd. 18, S. 237. 1911. — MEYER, E. (1): Spindelzellensarkom. D. Antr.-Verhandl. d. Berl. med. Ges. Bd. 29. S. 169. 1898. — DERSELBE (2): Les Rayons R. en rhino-laryngol. Ann. des maladies de l'oreille. Tom. 1. p. 130. 1899. — MIGNON, M. (1): Etude anat.-clin. d. l'apparat respirat. et d. ses annexes p. l. rayons d. R. Thése Paris 1898. — DERSELBE (2): Un cas d'applic. d. rayons X à l'explorat. d. fosses nas. et d. sinus. Arch. internat. de laryngol., otol.-rhinol. et broncho-oesophagoscopie. Tome 13, p. 360. 1900. — MILLIGAN, W.: X. ray phot. showing plate of teeth impact. i. upper lar. orifice. Journ. of laryngol. a. otol. Vol. 17, p. 127. 1902. — MOSHER, H. P.: The use of the X. ray i. sinus-disease. Laryngoscope. Vol. 16, p. 114. 1906. — MOUNIER: Un cas d. corps étr. i. canal nas. gauche, avec épreuve radiogr. Arch. internat. de laryngol., otol-rhinol. et broncho-oesophagoscopie. Tome 11, p. 276. 1898. — MOURE, E. et AUBARET: Coup de feu d. l. face. Rev. hebdomad. de laryngol. Tome 2, p. 593. 1904. — OERTEL: Kurze Bemerkungen über die Verwendbarkeit der Röntgenpathologie in der Rhino- und Otologie. PASSOW-SCHAEFERS Beitr. Bd. 3, S. 161. 1911. — ONODI, A. (1): Die Nebenhöhlen der Nase. Wien 1905. — DERSELBE (2): Die Stirnhöhle. Wien: Alfred Hölder 1909. — DERSELBE (3): Nebenhöhlen der Nase beim Kinde. Würzburg: Kabitzsch 1911. — DERSELBE (4): Topographische Anatomie der Nasen- und Nebenhöhlen. Handb. d. spez. Chirurg. d. Ohres u. d. oberen Luftwege. Bd. 1, S. 51, Atlas. 1913. — ONODI, A. und A. ROSENBERG: Die Behandlung der Krankheiten der Nase. Berlin 1906. — PEYSER (1): Röntgenuntersuchung der Nasenhöhlen. Berl. klin. Wochenschr. 1908. S. 1700. — DERSELBE (2): Die Röntgenuntersuchung der Nasennebenhöhlen. Arch. f. Laryngol. u. Rhinol. Bd. 21, H. 1, S. 126. 1909. — DERSELBE (3): Weiterer Beitrag zur Röntgenuntersuchung der Nebenhöhlen. Verhandl. d. laryngol. Ges. Berlin 1911. S. 2715 u. Berl. klin. Wochenschr. 1911. Nr. 31. — PFEIFFER (1): Eine neue röntgenographische Darstellungsmethode der Keilbeinhöhlen. Arch. f. Laryngol. u. Rhinol. Bd. 23, S. 420. 1911. — DERSELBE (2): Beitrag zum Wert des axialen Schädelkiagramms. Arch. f. Laryngol. u. Rhinol. Bd. 30, S. 1. 1916. — PREYSING: Spongiosierung der Stirnhöhlen. Zeitschr. f. Laryngol., Rhinol. u. ihre Grenzgebiete. Bd. 3, S. 349. 1911. — QUINLA: Bullet wound o. th. antrum. Laryngoscope. Vol. 2, p. 140. 1900. — RHESE (1): Die chronischen Entzündungen der Siebbeinzellen und der Keilbeinhöhle. Arch. f. Laryngol. u. Rhinol. Bd. 24, S. 383. 1911. — DERSELBE (2): Die chronische Entzündung der Siebbeinzellen und Keilbeinhöhle mit besonderer Berücksichtigung ihrer Beziehungen zur allgemeinen Medizin und ihre Diagnostik des Röntgenverfahrens. Arch. f. Laryngol. u. Rhinol. Bd. 24, S. 383. 1911. — SCHEFF: Über die Beziehungen der Nasen- zu den Augenkrankheiten mit besonderer Berücksichtigung des Tränennasenkanals. Wien. klin. Wochenschr. 1899. S. 22. — SCHEIER, M. (1): Zur Anwendung des Röntgenverfahrens bei Schußverletzungen des Kopfes. Vers. dtsch. Naturforsch. u. Ärzte Frankfurt a. M. 24. 9. 1896. Ref.: Münch. med. Wochenschr. 1896. Nr. 41, S. 996 und Dtsch. med. Wochenschr. 1896. Nr. 40, S. 648. — DERSELBE (2): Über die Photographie der Nase und des Kehlkopfes mittels Röntgenstrahlen. Laryngol. Ges. 4. 12. 1896 und Arch. internat. de laryngol., otol.-rhinol. et broncho-oesophagoscopie 1896. Nr. 6. — DERSELBE (3): Photographie der Nase und des Kehlkopfes mittels Röntgenstrahlen. Berl. klin. Wochenschr. 1897. S. 636. — DERSELBE (4): Über die Verwertung der Röntgenstrahlen in der Rhino-Laryngologie. Arch. f. Laryngol. u. Rhinol. Bd. 6, H. 1. 1897. — DERSELBE (5): Über die Sondierung der Stirnhöhle. Wien. med. Presse 1898. Nr. 10. — DERSELBE (6): Die Bedeutung der Röntgenstrahlen für die Erkrankungen der nasalen Nebenhöhlen. PASSOW-SCHAEFERS Beitr. Bd. 1, S. 402. 1908. — DERSELBE (7): Die Bedeutung der Röntgenstrahlen für die Rhinologie. Laryngol. Ges. 12. 6. 1908. Ref.: Berlin. klin. Wochenschr. 1908. Nr. 37, S. 1700 u. Deutsche med. Wochenschr. Nr. 41. S. 1766. — DERSELBE (8): Diagnostik der Empyeme der nasalen Nebenhöhlen und das Röntgenverfahren. Arch. f. Laryngol. u. Rhinol. Bd. 21, S. 525. 1909. — DERSELBE (9): Über das Vorkommen von Zähnen in den Nasenhöhlen. Arch. f. Laryngol. u. Rhinol. Bd. 23, S. 429. 1910. — DERSELBE (10): Röntgenuntersuchung in der Rhino-Laryngologie. Bibliogr. d. ges. med. Wissensch. — DERSELBE (11): La tête, les voies respirat. supér. Traité d. radiol. de BOUCHARD. Paris 1904. — DERSELBE (12): Zur Untersuchung der Keilbeinhöhlen mittels Röntgenstrahlen. Arch. f. Laryngol. u. Rhinol. Bd. 24, H. 1, S. 185. 1911 und Berl. klin. Wochenschr. 1911. — SCHLITTLER, E.: Über den Wert der axialen Schädelaufnahmen bei Nebenhöhleneiterungen. 1920. — SCHMIDT, MORITZ: Die Krankheiten der oberen Luftwege. 3. Aufl. 1903. S. 354. — SCHMUCHERT: Einfaches Verfahren der Wismutapplikation zu Röntgenographien offener Knochenhöhlen. Zeitschr. f. Laryngol., Rhinol. u. ihre Grenzgebiete. Bd. 5. 1912. — v. SCHROETTER, H.: Eigentümlicher Sondierungsbefund der Nase. Monatsschr. f. Ohrenheilk. u. Laryngo-Rhinol. 1901. S. 417. — SCHÜLLER (1): Über Röntgenuntersuchung bei Krankheiten des Schädels und Gehirns. Wien. med. Wochenschr. 1908. Nr. 10. — DERSELBE (2): Die Röntgendiagnose der Erkrankungen des Schädels und Gehirns. Zentralbl. d. Grenzgeb. d. Med. u. Chirurg. Bd. 12, Nr. 22/23. 1909. — DERSELBE (3): Röntgendiagnostik bei Erkrankungen des Kopfes. Suppl. 2. 1912. — SEGOND (1): Soc. de chirurg. Févr. 1898. — DERSELBE (2): Soc. de chirurg. Juillet 1899. — SONNENKALB:

Röntgendiagnostik des Nasen- und Ohrenarztes. Jena: Fischer. 1914. — Spiess, G. (1): Auffindung eines Fremdkörpers in der Nase mit Hilfe der Röntgenstrahlen. Fortschr. a. d. Geb. d. Röntgenstr. Bd. 1, S. 169. 1898. — Derselbe (2): Die Röntgenstrahlen im Dienste der Rhinochirurgie. Fortschr. a. d. Geb. d. Röntgenstr. Bd. 1, S. 165. — Derselbe (3): Die endonasale Chirurgie des Sinus frontalis. Arch. f. Laryngol. u. Rhinol. Bd. 9, H. 2. 1899. — Spiess und Pfeiffer: Die Röntgenbestrahlung der oberen Luftwege. Lehmanns Med. Atlas (F. M. Grödel) Bd. 7, 2. Aufl. mit Atlas, S. 59. 1914. — Stegmann, R.: Nase vor und nach Hobelung im Röntgenbild. Fortschr. a. d. Geb. d. Röntgenstr. 1904. S. 47. — de Taranto, J. M.: Les ostéomes d. l'orbite. Thése Paris 1901. — Thost: Über seltenere Erkrankungen der Keilbeinhöhlen. 1912. S. 29. — Thorey, Max: Alter Fremdkörper im Oberkiefer als Ursache akut einsetzender blennorrhoeähnlicher Bindehauteiterungen. Münch. med. Wochenschr. 1907. Nr. 49. — Tonndorf, W.: Zur Erklärung des Röntgenbildes bei Nebenhöhlenerkrankungen. Verhandl. d. Ges. dtsch. Hals-, Nasen- u. Ohrenärzte Kissingen. 1923. S. 110. — Tschebull, H.: Eine neue Darstellung der Nebenhöhlen. Aus dem Zentralinstitut des allgemeinen Krankenhauses in Innsbruck. Fortschr. a. d. Geb. d. Röntgenstr. Bd. 28, S. 222. 1921. — Uffenorde, W.: Das Röntgenbild der Nasennebenhöhlenentzündung. Arch. f. Ohren-, Nasen- u. Kehlkopfheilk. Bd. 110, H. 2/3. 1922; Verhandl. d. Ges. dtsch. Hals-, Nasen- u. Ohrenärzte 1922. S. 388; Arch. f. Ohren-, Nasen- u. Kehlkopfheilk. 1922. — Vernieuwe: Contrib. à l'étude d. sinusitis éthm. closes. Presse oto-laryngol. belge. Tom. 6, p. 248. 1907. — Vohsen, K.: Wert der Durchleuchtung bei Erkrankung der Stirnhöhle. Verhandl. d. Verein. süddtsch. Laryngol. 1907. — Wassermann (1): Die Bedeutung des Röntgenverfahrens für die Diagnose der Siebbein-, Stirnhöhlen- und Kieferhöhleneiterung. Verhandl. dtsch. otol. Ges. Bremen 1907, S. 223 und Fortschr. a. d. Geb. d. Röntgenstr. Bd. 12, S. 293. 1907. — Derselbe (2): Anwendung der Röntgenstrahlen auf dem Gebiete der Rhinologie. Zeitschr. f. Ohrenheilk. u. f. Krankh. d. Luftwege. Bd. 5, Nr. 10, S. 383. 1907. — Derselbe (3): Röntgenaufnahme bei Erkrankungen der Nebenhöhlen. Fortschr. a. d. Geb. d. Röntgenstr. Bd. 17, S. 44. 1912. — Weingaertner (1): Berliner laryngol. Ges. 24. 11. 1916. — Derselbe (2): Die Röntgenstereoskopie und ihre Anwendung in der Rhino-Laryngologie. Arch. f. Laryngol. u. Rhinol. Bd. 29, H. 3. 1917. — Weil, B. (1): Aufnahme eines Patienten mit in der rechten Stirn- und Kieferhöhle eingeführten Metallröhrchen. Wien. klin. Wochenschr. 1904. Nr. 2. — Derselbe (2): Röntgenbilder von Nebenhöhlen, die mit Bleisulfat ausgefüllt sind. Wien klin. Wochenschr. 1905. Nr. 2. — Wertheim, E.: Beitrag zur Pathologie und Klinik der Erkrankungen der Nasennebenhöhlen. Arch. f. Laryngol. u. Rhinol. Bd. 11, S. 169. — Wild, Oskar: Fremdkörper der Luft- und Speisewege. Arch. f. Laryngol. u. Rhinol. Bd. 33, S. 626. 1920. — Winckler, E. (1): Fälle von nasalen Nebenhöhlenerkrankungen. Fortschr. a. d. Geb. d. Röntgenstr. Bd. 5, S. 70. 1901. — Derselbe (2): Die Orientierung auf dem Röntgenbilde des Gesichtsschädels und der Studien der oberen nasalen Nebenhöhlen auf demselben. Fortschr. a. d. Geb. d. Röntgenstr. Bd. 5, S. 147. 1901. — Derselbe (3): In welcher Weise kann bei eitrigen Erkrankungen der oberen nasalen Nebenräume des Röntgenbildes des Gesichtsschädels man den Operationsplan modifizieren. Fortschr. a. d. Geb. d. Röntgenstr. Bd. 6, S. 79. 1902.

Die Untersuchung des Kehlkopfes durch Röntgenstrahlen.

Von

A. Thost-Hamburg.

Mit 12 Abbildungen.

Die ersten Röntgenbilder vom Kehlkopf hat Scheier 1896 auf der Naturforscherversammlung in Frankfurt gezeigt. Vorher wurde nur gelegentlich als Nebenbefund bei Aufnahmen der Brustorgane über Befunde am Larynx und der Trachea berichtet. Ebenso hatte man einige Details von Larynx und Trachea bei der Aufnahme von Fremdkörpern in den oberen Luft- und Speisewegen beobachtet. Scheier machte planmäßige Untersuchungen über die Physiologie des Gesanges, über den Schluckakt am Lebenden, über die Ossifikation der Kehlkopfknorpel an Leichenkehlköpfen von Menschen und Tieren, auch an kastrierten Tieren. E. FRÄNKEL (2) veröffentlichte eine Studie über die Verknöcherung der Kehlkopfknorpel, die sich auf Röntgenbilder von Knorpelteilen stützte, die der Leiche entnommen und von den Weichteilen befreit waren.

Die Untersuchungen anderer (GUTZMANN, FLATAU, MÖLLER, FISCHER) über physiologische Vorgänge beim Sprechen, Singen und Schlucken wurden ebenso wie von SCHEIER am Schirm gemacht.

Bei den Leichenuntersuchungen wurden wahllos, nur nach dem Alter und dem Geschlecht bestimmte Kehlköpfe zur Untersuchung verwendet, namentlich um den Unterschied zwischen der männlichen und weiblichen Verknöcherungsform zu zeigen. Den Krankengeschichten zufolge waren aber darunter viele Phthisiker, an Carcinomkachexie Verstorbene und Diabetiker. So kam man zu dem falschen Schluß, daß weder chronische Katarrhe, noch spezifische Entzündungen, namentlich solche bei Phthisikern, noch endlich Konstitutionsanomalien wie Diabetes und Gicht als den Eintritt oder das Fortschreiten der Ossifikation begünstigende Faktoren bezeichnet werden könnten. Doch fügte E. FRÄNKEL (2), der die eben zitierten Schlußfolgerungen ausspricht, gleich hinzu, daß vom frühen Lebensalter an bestehende Störungen der allgemeinen Entwicklung einen gewissen hemmenden Einfluß auf den Beginn und die Ausbreitung der Ossifikation zu üben imstande sind. Er gibt also einen gewissen hemmenden Einfluß zu.

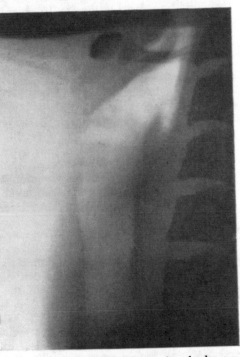

Abb. 1. 17jähriges Mädchen mit sehr langem schlankem Hals. Zungenbeinkörper und Hörner noch getrennt. Halswirbelkörper zeigen am unteren Rand einen Wulst. Sehr weite Trachea. Sinus Morgagni in der charakteristischen normalen Ausdehnung.

Meine eigenen Untersuchungen, die bis 1896 zurückreichen, unterscheiden sich prinzipiell von den bisherigen dadurch, daß sie am Lebenden auf die Platte aufgenommen wurden und daß die gestellte Frage lautete: Wie zeichnen sich lokale Erkrankungen des Kehlkopfs im Röntgenbild ab?

Daher sollten nicht nur die Knorpel und ihre Verknöcherungen, sondern auch die Weichteile mit untersucht werden.

Durch die physiologischen Untersuchungen wußte man ja, daß das Massiv der Zunge, der Bandapparat, die aryepiglottischen Falten als deutliche Schatten erkennbar sind, als lufthaltige Räume der Nasenrachenraum, das Lumen von Larynx und Trachea, meist sehr klar der Sinus Morgagni. Selbstverständlich sieht man auch das Zungenbein, zwischen dessen Hörnern die gebogene Linie der Epiglottis erscheint und dessen Körper schon bei 3jährigen Kindern Kalkflecke zeigt. Nicht zu vergessen ist die Halswirbelsäule mit dem sie stützenden starken Bandapparat, der sich scharf abzeichnet und im späteren Alter vielfach Kalkeinlagerungen aufweist.

Ich legte mir nun eine Sammlung normaler Kehlköpfe an vom jüngsten 3jährigen bis 80jährigen Individuum, immer männliche und weibliche, Leute mit möglichst langen schlanken Hälsen und nicht zu dicker Muskulatur. Denn man sieht auch den Sternocleidomastoideus als dunkles Band quer über Trachea und hintere Larynxabschnitte ziehen.

Nachdem ich so auf Grund der Studien von SCHEIER und FRÄNKEL an den Leichenknorpeln und meiner an lebenden gesunden Halsorganen gemachten Aufnahmen eine Grundlage hatte, wie bei den verschiedenen Altersstufen und Geschlechtern der Larynx im Röntgenbild aussieht, begann ich das Studium der erkrankten Kehlköpfe.

Bei meinen früheren Aufnahmen hatte ich die Lage von Kanülen, von meinen Bolzen im Röntgenbilde kontrolliert oder von Dilatationsinstrumenten, SCHRÖTTERSCHEN Hartgummiröhren, die ich, um sie recht sichtbar zu machen, galvanoplastisch verkupfern und vernickeln ließ.

Von den lokalen Erkrankungen des Larynx kamen zunächst die drei häufigsten in Frage: die Tuberkulose, die Syphilis und das Carcinom.

Bei Schwellungen, Tumoren, Geschwüren im Larynx schwankt ja in zweifelhaften Fällen die Diagnose hauptsächlich zwischen diesen drei Erkrankungen und das Röntgenbild sollte darauf geprüft werden, ob es für die Differentialdiagnose derselben greifbare Anhaltspunkte enthielte. Ich untersuchte aber daneben auch jeden Fall von anderen Krankheiten, wo im Larynx Veränderungen sich fanden, die vermutlich auch das Röntgenbild verändern konnten: Lupus, Gicht, gutartige Tumoren, tiefergehende Ulcerationen, auch Verengerungen.

Als ich 1913 meinen Atlas: *Der normale und kranke Kehlkopf des Lebenden im Röntgenbild* in einem Ergänzungsband (Nr. 31) der Fortschritte bei LUCAS GRAEFE und SILLEM herausgab, konnte ich mich auf den Befund an 600 guten Röntgenbildern stützen, die ich aus den zahlreichen Aufnahmen ausgewählt hatte.

Die Ergebnisse dieser Aufnahmen, die Deutung der Befunde sollen kurz und übersichtlich im folgenden besprochen werden.

Seit dieser Zeit habe ich aber planmäßig meine Untersuchungen fortgesetzt und die Sammlung um Hunderte von Platten vermehrt. Wenn auch der Weltkrieg eine große Unterbrechung dieser Studien brachte, schon weil an Platten und Material gespart werden mußte, sind andererseits bei Kriegsverletzungen des Halses, beim Aufsuchen von Geschoßteilen eine große Anzahl von Halsaufnahmen gemacht worden, die, wenn auch von anderen Gesichtspunkten aus aufgenommen, doch manches Neue ergeben haben.

Alles das soll hier mitberücksichtigt werden.

Ich bin nach dem Erscheinen meines Atlasses gebeten worden, für verschiedene Handbücher den Röntgenbefund von Kehlkopfaufnahmen, meist auch gleichzeitig von Nase und Ohren zu bearbeiten. So erschienen vor kurzem über diesen Gegenstand von mir: 1922 im Leitfaden der Röntgenologie von GERHARTZ, Röntgenologie des Kopfes und Halses: Urban & Schwarzenberg 1924; in der Enzyklopädie der klinischen Medizin, Lehrbuch der Röntgendiagnostik von SCHITTENHELM: Die Röntgenuntersuchung der Ohren, der Nase und des Kehlkopfes: Julius Springer 1924.

Im Jubiläumsband für KILLIAN, FRÄNKELS Archiv, 33. Bd.: Feinere pathologische Veränderungen des Kehlkopfes im Röntgenbild.

Von anderen Autoren erschienen über diesen Gegenstand vor allem aus der WITTMAACKSchen Klinik das vorzügliche Buch von SONNENKALB: Die Röntgendiagnostik des Nasen- und Ohrenarztes. 1914. Dies Buch bringt im Kapitel

Literatur eine Übersicht über alle Publikationen in Form von Referaten, deren Einsicht auf das wärmste empfohlen werden kann.

Im selben Jahre 1914 erschien von WEINGÄRTNER aus der KILLIANSCHEN Klinik: Das Röntgenverfahren in der Laryngologie. Berlin: Hermann Meußer.

BECK und RAMDOHR berichten im 78. Bd. der Zeitschr. f. Ohrenheilk. u. f. Krankh. d. Luftwege: Über röntgenologische und klinische Erfahrungen auf dem Gebiete der Hals-, Nasen- und Ohrenheilkunde aus der KÜMMELschen Klinik.

Ich kann in dieser kurzen Abhandlung über die Röntgenuntersuchung des Kehlkopfes nicht alles wiederholen, was ich ausführlich im Text meines Atlasses gebracht habe, vor allem nur einige der 64 Röntgenbilder, die in anerkannt schöner und scharfer Reproduktion von der Berliner photogr. Gesellschaft dort zu finden sind und verweise deshalb im Text auf diese Bilder.

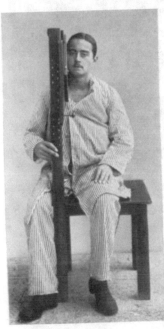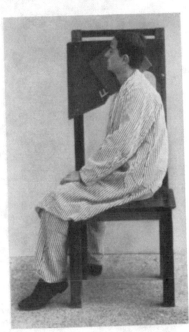

Abb. 2 u. 3. Kehlkopfaufnahme im Sitzen.

Technik.

Die Untersuchungen am Schirm und die Aufnahmen auf Platten wurden meist seitlich gemacht. Man brachte die Platte an die eine Halsseite, die Röhre mit der Blende auf die andere.

So kommen natürlich beide Larynxhälften auf dieselbe Platte und müssen sich möglichst decken. Man darf aber bei allen Aufnahmen darauf rechnen, daß die der Platte am nächsten liegenden Teile sich am schärfsten abzeichnen, so bringe ich die Platte bei einseitigen Erkrankungen immer an die kranke Seite.

Aufnahmen von vorn geben keine Übersicht, weil die Wirbelsäule in das Kehlkopfbild hineinfällt. Versuche, die Halswirbelsäule auszuschalten, hat AURELIUS RÉTHI gemacht, indem er licht- und wasserdicht verpackte Films unmittelbar hinter den Kehlkopf in den Hypopharynx, evtl. tiefer in den Oesophagus einführte. So schön das namentlich bei einseitiger Erkrankung der Aryknorpel (Gicht) wäre, ist das technisch sehr schwierig; bei ausgebreiteter

Tuberkulose, Carcinom oder bei Fremdkörpern vorderhand sogar unmöglich. Vielleicht bringen uns neue technische Hilfsmittel hier weiter. Schrägaufnahmen, wie beim Ohr oder der Nase sind beim Kehlkopf zwar möglich, aber die Verzeichnung wird dann zu stark, um sichere Schlüsse zu ermöglichen.

Die namentlich für feinere Veränderungen am Stimmband, z. B. kleine Tumoren an demselben, so wichtige gute Aufnahme des lufthaltigen Sinus Morgagni gelingt nur, wenn beide Larynxhälften bei der Aufnahme sich genau decken.

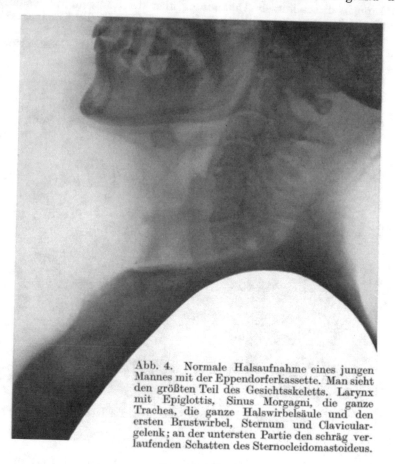

Abb. 4. Normale Halsaufnahme eines jungen Mannes mit der Eppendorferkassette. Man sieht den größten Teil des Gesichtsskeletts. Larynx mit Epiglottis, Sinus Morgagni, die ganze Trachea, die ganze Halswirbelsäule und den ersten Brustwirbel, Sternum und Claviculargelenk; an der untersten Partie den schräg verlaufenden Schatten des Sternocleidomastoideus.

Nach meiner Erfahrung erreicht man das am besten, wenn man Kehlkopfaufnahmen im Sitzen macht. Ich habe meine Aufnahmen, wie das aus der beigegebenen Abb. 2 und 3 ersichtlich ist, auf einem etwas modifizierten einfachen Holzstuhl gemacht. Der Kopf wird dann absolut in der Mittellinie gehalten, der Patient muß den Atem einen Augenblick anhalten, darf nicht schlucken.

Die Kassette kommt, an der Lehne des Stuhles befestigt, dicht an den Kehlkopf heran. Um möglichst den ganzen Hals auf das Bild zu bringen, wurde in Eppendorf die sogenannte Schulterkassette (Oehlecker: Fortschritte, Bd. 19) konstruiert. Kassette und Platten zeigen einen halbkreisförmigen Ausschnitt für die Schulter. Die beigegebene Aufnahme eines normalen Halses zeigt die Vorteile dieser Form. Man sieht darauf den ganzen Hals von der Schädelbasis bis zu den ersten Brustwirbeln, also auch die ganze Halswirbelsäule, selbst das

Sternum mit seinen einzelnen Teilen, oft das Sternoclaviculargelenk, an dem sich beispielsweise Gummata gern bilden.

Mit den verbesserten Röntgenapparaten, mit der nur Bruchteile einer Sekunde dauernden Aufnahmezeit ist aber die ganze Prozedur in neuester Zeit viel einfacher geworden.

Verstärkungsschirme und Folien sind überflüssig geworden, selbst den Aufnahmestuhl brauchen wir nicht mehr.

Mit dem Idealapparat von Reiniger, Gebbert & Schall, mit der Momentröhre, dem MÜLLER-Rapidrohr und einer Kreisblende 13×13 cm machen wir eine Halsaufnahme in 6—7zehntel Sekunde.

Wir setzen den Patienten auf einen einfachen Stuhl, bringen die Blende dicht an den Hals auf die kranke Halsseite die Kassette, die einfach mit der Hand gehalten wird, stellen den Kopf möglichst gerade in die Mittellinie, fordern ihn auf, einen Moment weder zu atmen noch zu schlucken und schließen den Strom. Auf einer Platte 13×18 cm sog. Hauffplatte, die nicht horizontal, sondern der Schulterlinie folgend etwas geneigt gehalten wird, bekommen wir den ganzen Kehlkopf mit der Halswirbelsäule bis herab zum obersten Teil der Trachea. Wir nehmen weiche Röhren und eine Stromstärke von 60 Mill.-Ampere.

Die Tuberkulose des Kehlkopfes im Röntgenbild.

Der Röntgenuntersuchung des tuberkulösen Kehlkopfs habe ich von Anfang an meine besondere Aufmerksamkeit zugewandt. Im Spiegel sieht man zwar Infiltrationen, Ulcerationen, Ödeme, aber man sieht nicht, wie tief solche Prozesse gehen, ob der Knorpel schon ergriffen ist, ob Sequester unter dem Ödem versteckt liegen. Wie man von den Sektionen her weiß, sind die krankhaften Prozesse ja immer viel ausgebreiteter als man dem Spiegelbild nach geschätzt hatte. Oft sind die Ödeme auch so mächtig, daß der Einblick in die Tiefe nicht möglich ist. Da kann das Röntgenbild die Diagnose ergänzen. Vor allem schien mir die Frage wichtig, kann man im Röntgenbild schon vor der im Spiegel sichtbaren Erkrankung am Knorpel Veränderungen feststellen, die auf eine drohende Erkrankung hinweisen. Wie ich weiter unten nachweisen werde, haben wir in manchen Fällen Anhalte dafür. Auch für die Wahl der Behandlung ist es wichtig und entscheidend über die Tiefe des Prozesses, namentlich die Beteiligung der Knorpel etwas Genaueres zu wissen; diese Frage kann das Röntgenbild klären.

Die Behandlung mit Tuberkulin z. B. würde zu raten sein, wenn einzelne Abschnitte erkrankt mit Knorpelsequestern in der Tiefe sich finden. Auch für die Behandlung mit Röntgenstrahlen fehlt uns ja bisher jeder Anhalt, weil wir, wie ZANGE besonders hervorhebt, über die Ausdehnung des Prozesses noch zu wenig wissen. So sind es wichtige und interessante pathologisch-anatomische, aber auch praktische Fragen, die durch das Röntgenbild ihrer Lösung näher gebracht werden können. Der Vergleich des Röntgenbefundes am Lebenden mit dem Befund post mortem wird uns zeigen, welche Merkmale, welche Flecken oder Schatten zur Diagnose zu verwerten sind. Mit dem Studium solcher Kontrollbilder bin ich jetzt beschäftigt.

Wir besitzen über den pathologisch-anatomischen Befund bei der Larynxphthise speziell an den Knorpeln schon aus der Zeit vor der Entdeckung der Röntgenstrahlen ausgezeichnete Untersuchungen. Am eingehendsten schildert SCHOTTELIUS in Wort und Bild diese feinen Veränderungen: Die Kehlkopfknorpel. Wiesbaden: J. F. Bergmann 1879.

Diese Untersuchungen habe ich von Anfang an meinen Arbeiten zugrunde gelegt, denn Veränderungen in der Vascularisation und in der dadurch bestimmten Ablagerung von Kalk mußten sich doch im Röntgenbild zeigen. Ich muß daher auf diese Befunde etwas näher eingehen. Schottelius stellte an den Knorpeln von Phthisikern und Kachektischen eine Infiltration mit Fetttröpfchen fest, so daß die normalerweise blutrotbraunen Markräume einen durchsichtig gelblich schleimigen Inhalt zeigen. Diese Infiltration der Knorpelzellen mit Fetttröpfchen faßt er ebenso wie Virchow, Ecker später, Pajet als Infiltrations- nicht als Degenerationsvorgang auf.

Schottelius sagt dann weiter: „Zunächst fällt eine dem Lebensalter nicht entsprechende Härte und kreideartige Festigkeit der Knorpel auf. Die oben angegebenen Veränderungen der Markräume, die außerordentlich groß und oft unregelmäßig verändert sind, liegen dem Krikoarytaenoidgelenk im Ring- und Gießbeckenknorpel meist sehr nahe. Auch die Ablagerung der Kalksalze in die Knorpelgrundsubstanz in Form kleinster Kalkkügelchen finden sich bei Phthisikern besonders intensiv. Hier findet sich eine besonders breite Infiltrationszone um die Knochenräume, die den Knorpelmark- oder Blutraum von dem noch persistierenden Knorpelgewebe trennen.

Eine Metaplasie in Knochengewebe, wie sie in normalen Knorpeln zu beobachten ist, kommt in solchen Kehlkopfknorpeln nie vor. Ohne Frage nimmt, wie im Verlauf der Seneszenz, auch in Kehlkopfknorpeln kachektischer Personen das bereits gebildete Knochengewebe an Masse ab. Bei Phthisikern kann man die Kalkinfiltration vielleicht als ein Äquivalent für das normalerweise zu produzierende Knochengewebe betrachten.“

In diesen lange vor der Röntgenzeit niedergeschriebenen Sätzen erklärt sich in ungezwungener klarer Weise der Befund, den ich im Röntgenbild beim Phthisikerkehlkopf gefunden habe.

Da nach Schottelius bei der Tuberkulose eine Metaplasie im Knochengewebe nie vorkommt, da das bereits gebildete Knochengewebe an Masse abnimmt und an Stelle des normalerweise zu produzierenden Knochengewebes die mehr diffuse Kalkinfiltration tritt, fand ich bei meinen Kehlköpfen bei Phthisikern nicht die scharfen Verknöcherungsfiguren, die mit dem Alter stetig fortschreitend bei normalen Kehlköpfen sich zeigen, sondern mehr matte unscharfe Bilder. Als ich meine ersten Aufnahmen machte, war ich mit diesen, wie ich glaubte, mißlungenen Bildern sehr unzufrieden. Bald aber erkannte ich, daß gerade die unscharfe Zeichnung der Knorpel, der matte Ton das für Tuberkulose Charakteristische sei. Man kann daraufhin geradezu die Diagnose Tuberkulose stellen.

Nun beziehen sich — und das ist von der allergrößten Wichtigkeit — die Beobachtungen von Schottelius zwar auf Phthisikerkehlköpfe, aber auf Kehlköpfe, die nicht lokal erkrankt waren. Die Veränderungen am Knorpel waren ein Ausdruck der Kachexie und fanden sich auch bei anderen Kachexien, auch bei Fettsucht. Da aber Larynxphthise fast stets bei schwereren Erkrankungen gefunden wird, wo auch eine Kachexie vorhanden ist, eben die Schwindsucht oder Phthise, fehlt dieser matte Ton fast nie bei den Röntgenbildern von tuberkulösen Kehlköpfen.

Am ausgeprägtesten findet sich diese kachektische Veränderung des Kehlkopfknorpels bei den Individuen, die in jungen Jahren an Tuberkulose erkranken, bei jenen blassen zarten, oft aus tuberkulösen Familien stammenden Individuen, die alle Merkmale einer Disposition zur Tuberkulose haben. Das sind die Fälle, in denen selbst E. Fraenkel, der einen Einfluß von Allgemeinerkrankungen auf die Ossifikation bestreitet (s. Text zu meinem Atlas S. 22), einen gewissen hemmenden Einfluß zugeben muß.

Befällt nun aber die Tuberkulose erst später einen bis dahin gesunden Kehlkopf, so kommt es auf das Alter und den Grad des bereits gebildeten Knochengewebes an. Nach Schottelius nimmt auch das bereits gebildete Knochengewebe an Masse ab. So findet sich im Röntgenbild auch bei später lokal erkrankten Kehlköpfen eine Veränderung des Kalkbildes, die Kalkinfiltration in Form kleinster Kalkkügelchen. Auch diese Veränderung manifestiert sich im Röntgenbild als matter Ton. Auf Tafel 4 und 5 im Atlas finden sich reichliche Beispiele dafür. Reste der normalen Verknöcherungsfiguren sind häufig noch deutlich zu sehen.

Im Röntgenbild von Tuberkulösen sieht man aber nicht nur die Veränderungen der Knorpel, sondern auch der Weichteile. So zeichnen sich Schleimhautschwellungen, Tumoren, aber auch Substanzverluste an der Epiglottis deutlich ab. (Atlas, Tafel 5, Abb. 5—7.)

Lupus verwandelt die Epiglottis oft in einen unförmlichen Tumor. Die Umwandlung der Aryknorpel in kugelförmige ödematöse Schwellungen sieht man deutlich im Röntgenbild (Tafel 4, Abb. 1, 4 u. 8). Infiltration der aryepiglottischen Falten tritt als tiefer Schatten deutlich hervor, der Schatten enthält oft, wie mit einem Schleier bedeckt, die Verknöcherungsfigur des entsprechenden Alters.

Veränderungen am Stimmband, Tumoren, Schwellungen, Granulationen verdunkeln die normalerweise deutliche helle Luftpartie des Sinus Morgagni. Bei Infiltrationen des hinteren Larynxabschnittes ist der hintere Abschnitt des Sinus Morgagni verdunkelt. Ist das ganze Stimmband und das Taschenband infiltriert, geschwollen, ödematös, so sieht man die helle Zone des Sinus Morgagni überhaupt nicht mehr. Mit fortschreitender Übung kann man so alle Veränderungen, die der Spiegel zeigte oder vermuten ließ, im Röntgenbild wiederfinden. Man kann aber auch umgekehrt Veränderungen, die man im Röntgenbild sieht, im Spiegelbild wiederfinden und die Diagnose ergänzen. In einem Fall von Perichondritis externa mit Fistel an der Vorderseite des Halses sah ich deutlich die Infiltration am Schild- und Ringknorpel, die im Spiegelbild dem Auge nicht sichtbar ist.

Das wichtigste Charakteristikum für den tuberkulösen Kehlkopf im Röntgenbild ist also der durch die geschilderten Kalkveränderungen bedingte matte Ton.

Auch im Spiegelbild sieht ja der tuberkulöse Kehlkopf meist blaß, anämisch aus, entsprechend der allgemeinen Anämie bei Phthise. Im Gegensatz dazu sieht die carcinomatöse Infiltration dunkelrot aus, der syphilitische Kehlkopf zeigt die charakteristische gefleckte Röte namentlich bei Rezidiven, wo die frischen Prozesse gerötet, die älteren narbigen blaß sind.

Makroskopisch fand SCHOTTELIUS an den Phthisikerknorpeln eine dem Lebensalter nicht entsprechende bedeutende Härte und kreideartige Festigkeit.

Diese kreideartige Beschaffenheit an Konsistenz und Farbe schimmert durch die Schleimhaut.

SCHRÖTTER in Wien machte seine Schüler immer wieder auf die Leichenblässe der Schleimhäute schon am harten und weichen Gaumen aufmerksam, die schon beim ersten Einblick in die Mundhöhle die Diagnose mit größter Wahrscheinlichkeit stellen läßt. Es gibt natürlich bei dieser so vielgestaltigen Krankheit auch Ausnahmen, man sieht gelegentlich Phthisiker mit tiefrot injizierter Schleimhaut. An den beiden folgenden Bildern sieht man die einschlägigen Veränderungen in unverkennbarer Weise.

In Abb. 5, meinem Atlas entnommen, handelt es sich um eine 24jährige Frau mit der bekannten Infiltration der Interarytaenoidpartie, die jahrelang unverändert bestehen kann.

Der vordere Abschnitt ist noch frei, der Sinus Morgagni noch erkennbar. Ebenso ist die Epiglottis scharf, wie beim normalen Larynx. Wir sehen in dem deutlich abgegrenzten Tumor der Interarytaenoidpartie die Verkalkung oder Verknöcherung der Basis der Aryknorpel und der Ringknorpelplatte, auch eine beginnende Verkalkung des unteren Schildknorpelrandes.

Was an dem Schatten des ovalen Tumors tuberkulöse Infiltration, was Kalkinfiltration ist, und ob die darin enthaltenen dunkleren Verknöcherungsfiguren physiologisch oder durch Tuberkulose bedingt sind, ist natürlich schwer zu entscheiden. Doch möchte ich bei der noch jugendlichen (24jähr.) Frau eine vorzeitige besonders starke Verknöcherung annehmen; aber dieselbe ist verändert, wie der matte Ton zeigt. Auch die der tuberkulös erkrankten Partie anliegenden Halswirbelkörper mit dem Bandapparat sind verändert und unscharf.

Abb. 6 von einer 38jährigen Frau zeigt neben der Veränderung der Knorpel, wie deutlich sich oft die Infiltration der Weichteile im Röntgenbild darstellen läßt. Auch hier ist vorwiegend der hintere Kehlkopfabschnitt erkrankt und infiltriert. Aryknorpel, Ringknorpelplatte, unterer Schildknorpelrand sind in charakteristisch weiblicher Form (E. Fraenkel) verknöchert, zeigen aber den matten Ton.

Aber auch die infiltrierten Weichteile der aryepiglottischen Falte erscheinen in diesem Bilde als dunkle Figur, die sich gegen den lufthaltigen Pharynx klar

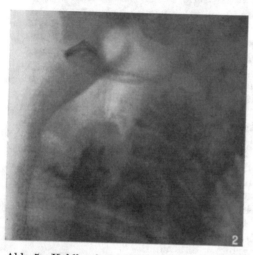
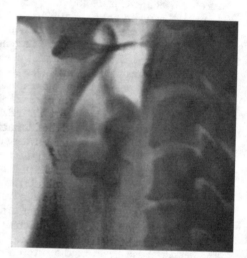

Abb. 5. Kehlkopftuberkulose im unteren Abschnitt, vorderer frei. Sinus Morgagni noch erkennbar. Die Konturen des infiltrierten Aryknorpels zeichnen sich scharf ab, in dieser mehr diffus getrübten Partie die dunkleren verknöcherten Unterhörner und der untere Schildknorpelrand (24jährige Frau).

Abb. 6. Kehlkopftuberkulose. Hinterer Abschnitt, besonders aryepiglottische Falte infiltriert, als diffuser matter Schatten zu sehen. Verknöcherung für das Alter sehr hochgradig. Vorderer Abschnitt frei, Zungenbein, schön geschwungene Epiglottis, Sinus Morgagni scharf gezeichnet (38jähr. Frau).

abhebt. Epiglottis, Sinus Morgagni sind normal (weiße Stimmbänder). Die Wirbelkörper sind scharf und nicht mitergriffen.

Man wird ohne weiteres zugeben müssen, daß solche Veränderungen an den Knorpeln im Spiegelbild oder durch die bisher bekannten Untersuchungsmethoden Autoskopie, Bronchoskopie, Schwebelaryngoskopie niemals zu erkennen sind und daß nur die Untersuchung des Kehlkopfes mit den Röntgenstrahlen hier ganz neue wissenschaftlich und praktisch wichtige Erkenntnisse erschlossen hat.

Wenn man nun nach den Röntgenbefunden eine Einteilung von verschiedenen Formen der Larynxtuberkulose treffen will, kann man entweder lokal unterscheiden:

1. Prozesse an den Stimmbändern und den Taschenbändern.
2. Prozesse an den Aryknorpeln und der Regio interarytaenoidea.
3. Prozesse am Schildknorpel.

4. Prozesse an der Epiglottis (Lupus).

5. Prozesse an Wirbelsäule (meist gleichzeitig mit Larynxprozessen).

Für alle diese Lokalisationen finden sich in meinem Atlas Beispiele.

Oder man kann die Prozesse einteilen in Schleimhautprozesse, oberflächliche Prozesse und in Knorpelprozesse, tiefergehende Prozesse. —

BERGEAT-München (FRÄNKELS Arch., Bd. 6) hat chemische Untersuchungen tuberkulöser und normaler Kehlkopfknorpel angestellt und die Ascherückstände gewogen. Er fand das Gewicht bei Tuberkulösen verringert. Da sich aber Leichen darunter befanden, die durch profuse Diarrhöen stark ausgetrocknet waren, sind diese Vergleiche nicht einwandfrei.

Die Syphilis des Kehlkopfes im Röntgenbild.

Syphilis des Kehlkopfes ist ja bei weitem seltener wie Tuberkulose des Kehlkopfes. Selbst bei ausgebreiteter Syphilis der Nase und des Rachens ist der Kehlkopf oft frei oder nur oberflächlich verändert. Man kann wohl sagen in der Mehrzahl der Fälle von Larynxsyphilis handelt es sich um Schleimhautveränderungen: spezifischer Katarrh, Papel, oberflächliches Geschwür oder kleinere gummöse Infiltrate, die durch Zerfall in Geschwüre sich verwandeln. EPPINGER macht besonders darauf aufmerksam, wie die Häufigkeit des Vorkommens bei den einzelnen Beobachtern schwankt. Klima, Alter, Standpunkt der Beobachter spielt da eine Rolle. Als ich von Wien nach London ging, fiel mir das besonders auf. Der Wiener Kalkstaub, die vielen vernachlässigten Fälle, die aus der Provinz nach Wien kommen, in London das feuchte, dem Hamburger ähnlichen Klima, die größere Sorgfalt, die in den Großstädten, namentlich seit der Möglichkeit der Serodiagnostik, der Erkrankung an Syphilis zugewendet wird, erklären den Unterschied.

Die große Zahl, die weitgehende Ausbreitung in den Fällen von Syphilis, die TÜRK im Beginn der laryngoskopischen Ära sah und so vorzüglich abbildet, ist wohl heute nirgends mehr zu finden.

Im Röntgenbild sieht man Veränderungen meist erst, wenn der Knorpel mitverändert ist und stärkere Schwellungen oder Substanzverluste eintreten. Ulcerationen oder zerfallende Gummata schreiten allmählich in die Tiefe fort und dringen in den Knorpel ein, es kommt zu Perichondritis, Absceß, Knorpelnekrose. SCHOTTELIUS (Kehlkopfknorpel) bildet auf Tafel 6 diese Prozesse und ihren Ausgang in Vernarbung sehr charakteristisch ab. Das Charakteristische der syphilitischen Prozesse ist danach die Tendenz zur Heilung durch bindegewebige glatte Narbe, die, namentlich wenn es sich um Ringgeschwüre handelt, zur Stenose führen. Siehe meine Verengerungen der oberen Luftwege, S. 39.

Primäre Erkrankungen des Knorpels, primäre Perichondritis, isolierte Gummata sind im Larynx selten, meist geht die Rachensyphilis auf den Kehlkopf über, Geschwüre am Zungengrund ergreifen die Epiglottis. Im Röntgenbild sieht man Veränderungen der so scharf und fein gezeichneten Epiglottislinie sofort, Verdickungen, Perichondritis, aber auch Substanzverluste bis zum völligen Fehlen der Epiglottis.

Im Kehlkopf*spiegel* ähnelt das Bild oft so sehr der Tuberkulose, daß die Differentialdiagnose unmöglich ist, wenn es sich um tiefergreifende Geschwüre usw. handelt. Selbst das durch Probeexcision gewonnene Bild kann uns ja im Stiche lassen, es ist bekannt, daß die kleinzellige Infiltration, selbst Riesenzellen auch bei Syphilis sich ganz der Tuberkulose ähnlich finden; GERHARDT und ROTH sprechen daher von syphilitischen Tuberkeln (siehe SCHOTTELIUS, S. 73). Heute findet man bei Entnahme von Abstrichen oder Reizserum im Dunkelfeld gelegentlich Spirochaeta pallida in großen Mengen und lebhaftester Bewegung, so daß auch die bakterielle Untersuchung die Diagnose Syphilis sicher stellt,

Probeweise verabreichtes Jod, ein paar Hg-Einreibungen direkt am Hals verbessern bei Syphilis immer das Aussehen. Ich verwende auch Pinselungen mit Lapsis (10%ig) zur Differentialdiagnose. Luetische Geschwüre sehen danach besser, reiner aus, Tuberkulose verträgt Lapis schlecht. Alles das kann die Diagnose sichern.

Die Aufgabe der Röntgenuntersuchung war es nun, festzustellen, ob das Röntgenbild uns etwas für Syphilis Charakteristisches zeigen würde.

Meine Untersuchungen haben diese Frage in völlig befriedigender Weise gelöst.

Katarrhe, Papeln oder seichte Ulcerationen ohne stärkere Schwellungen kann man im Röntgenbild natürlich nicht darstellen. Sowie aber stärkere

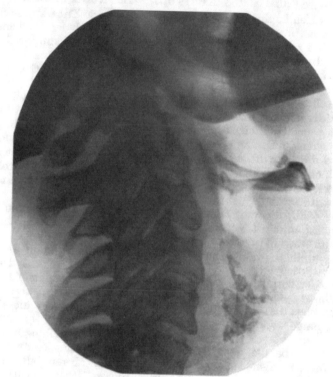

Abb. 7.   Kehlkopfsyphilis.

Schwellungen oder Ödeme auftreten, die das Lumen verändern, kann man das im Röntgenbild ebenso wie bei Tuberkulose sehen. Auch da achte man besonders darauf, ob die Konturen des Sinus Morgagni sich hell abzeichnen oder ob diese Figur teilweise oder ganz fehlt. Bei Prozessen der Pars interarytaenoidea fehlt der hintere Abschnitt des Sinus (vgl. THOST: Atlas, Tafel 6, Bild 7, 8).

Sowie es weiter zu Perichondritis oder Erkrankung der Knorpel selbst kommt, werden aber die Erscheinungen im Röntgenbild klar erkennbar.

Zunächst fehlt der für Tuberkulose charakteristische matte Ton. Die Fetttröpfcheninfiltration, die veränderte Kalkinfiltration in Form kleinster Kügelchen, die bei der Tuberkulose auch ohne lokale Erkrankung vorhanden ist, findet sich bei Syphilis nicht, man erhält von den Kalkteilen der Knorpel ein gutes scharfes Bild. Es finden sich dann am Knorpel Kalkflecken, Verknöcherungen in einer für Syphilis charakteristischen Form. HAHN und DEYKE haben im Ergänzungsband 14 der Fortschritte die syphilitischen Veränderungen an den Knochen und Knorpeln des Skelettes beschrieben und abgebildet. Es sind dies meist Prozesse am Periost, einfache Periostitis und gummöse Periostitis. Bei der ersten Form kommt es zur Bildung von Osteophyten, die verknöchern und zweitens zu ausgedehnten Verknöcherungen, während sich bei der gummösen Form an der Peripherie der Herde Sklerosierungen, Hyperostosen und ebenfalls Osteophyten bilden, die alle Kalkeinlagerungen enthalten und dementsprechend im Röntgenbild erscheinen.

Meine Bilder von Kehlkopfsyphilis (Atlas, Tafel 6, Abb. 6—8) zeigen daher an den Knorpeln dunkle Kalkflecke, oft auch perlschnurartige zackige Schatten-

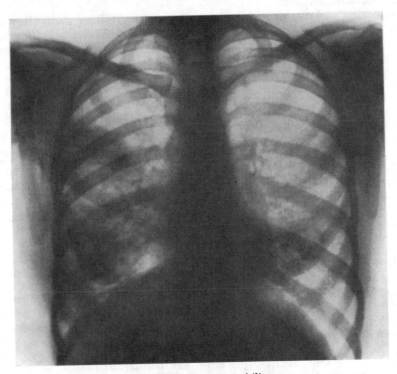

Abb. 8. Lungensyphilis.

flecke, die wohl der Ausdruck von kleinen Osteophyten sind, wie sie an der Peripherie kleiner gummöser Herde sich bilden und verkalken.

HAHN und DEYKE machten ihre Untersuchungen hauptsächlich am Skelett der Extremitäten, fanden aber auch an den Knorpeln der im ganzen seltener befallenen Gelenke Unebenheiten, Hyperplasien und Nekrosen, ähnlich wie bei der Arthritis deformans.

Man darf nun diese Feststellung nicht, wie das fälschlich geschah, so deuten, daß in jedem Falle von Kehlkopfsyphilis solche Osteophyten vorhanden sein müssen, sie finden sich aber recht häufig und soweit ich bisher fand, nur bei Syphilis.

Wie mir einige Fälle zeigten, kann man daher aus dem Röntgenbild mit Sicherheit auf Syphilis schließen. Eine 35jährige Frau kam mit der Diagnose Tuberkulose der Lungen und des Kehlkopfes in ausgedehntem Maße auf meine

Abteilung. Prognosis infaustissima. Im Larynx ausgedehnte Ulcerationen und Infiltrationen.

Da die Epiglottis in einer bei Tuberkulose nicht gewöhnlichen Form zerstört war, kam mir die Diagnose Tuberkulose zweifelhaft vor. Das Röntgenbild (in Abb. 7) zeigte das S. 992 abgebildete Skiagramm: Scharfe Zeichnung der Knorpel, der matte Ton fehlte. Eine große Anzahl spitzer kugelförmiger Knochenflecke, entsprechend den kleinen gummösen Herden, kleine Osteophyten. Schon nach diesem Larynxbefund war die Diagnose Syphilis sicher. Das Röntgenbild der Lunge (Abb. 8) mit völlig freien Spitzen, interlobulärer Pneumonie und Exsudat sprach gleichfalls für Lungensyphilis. Die als Tuberkulöse in extremis eingelieferte Kranke verließ nach mehreren Jod- und Hg-Kuren blühend und geheilt das Krankenhaus.

Bei der Beurteilung der Kalkflecke muß man bei älteren Individuen immer die physiologische, bei den Geschlechtern etwas verschiedene Ossifikation zugrunde legen. Aber bei Lues und auch bei Carcinom kommt es im Gegensatz zur Tuberkulose zu einer Steigerung des Ossifikationsprozesses. Auch Sonnenkalb spricht das (S. 154) mit aller Deutlichkeit aus.

An den Schädelknochen sieht man übrigens ebenfalls kleine Gummata, Osteophytenbildung und spitze Kalkflecke. In einem Falle von Stirnhöhlenerkrankung mit Fistelbildung wurde die Diagnose Syphilis mit aller Sicherheit aus dem Röntgenbild gestellt und Patient, der zur Operation geschickt wurde, in kurzem durch Jod und Hg geheilt.

Bei der Betrachtung des Kehlkopfbildes sehe man sich immer auch die Halswirbelsäule und deren Bandapparat an, man findet auch da oft Kalkflecke, Substanzverluste, Veränderungen an den Wirbelkörpern. Die Halswirbelsäule wird noch viel zu wenig beobachtet und zeigt gerade im Röntgenbild Veränderungen, die durch die anderen Untersuchungsmethoden nicht erkennbar sind. Das findet sich auch bei Syphilis.

Zusammenfassend kann man als charakteristisch für Kehlkopfsyphilis im Röntgenbild folgendes sagen: Bei lokaler Kehlkopfsyphilis erhält man besonders scharfe Bilder, besonders zeichnen sich die Verknöcherungen an den befallenen Teilen scharf ab. Diese Verknöcherungen haben oft eine eigentümlich zackige Form, gelegentlich perlschnurartig, figurenbildend als Ausdruck der perichondritischen und periostitischen kleinen Osteophyten und Kalkherde. Die Halswirbelsäule ist zu beachten. Das Röntgenbild der Lunge ist bei gleichzeitigen Prozessen daselbst oft ausschlaggebend.

Der Kehlkopfkrebs im Röntgenbild.

Wenn man Röntgenbilder richtig lesen und verstehen will, muß man sich immer die feinere makroskopische und mikroskopische pathologische Anatomie vor Augen halten. Wie sich bei der Tuberkulose und bei der Syphilis daraus ungezwungen der Befund am Röntgenbild erklären ließ, so ist das auch bei den Krebsbildern der Fall. Auch hier unterscheiden wir Veränderungen an den Weichteilen, Veränderungen an den Knorpeln oder an den im späteren Alter in Knochen umgewandelten Knorpel. Bei den Aufnahmen des Kehlkopfes am Lebenden kommen ja Weichteile und Knorpel zur Darstellung. So werden Schwellungen und Substanzverluste im Röntgenbild zu erkennen sein. Schwellungen und Substanzverluste an der Epiglottis, an den aryepiglottischen Falten, analog den Bildern, die wie bei Tuberkulose und Syphilis beschrieben, der Sinus Morgagni, der auf normalen Bildern immer zu sehen ist, verschwindet gleichfalls wie bei Tuberkulose und Syphilis beim Carcinom, wenn am Stimmband oder Taschenband Tumormassen oder Schwellungen sich entwickeln, kommen also hauptsächlich für den intralaryngealen Krebs in Frage.

Einen Unterschied zwischen einer durch Carcinom, durch Tuberkulose oder Syphilis bedingten Schwellung oder Infiltration der Schleimhaut gibt das Röntgenbild leider nicht, ist ja, wie oben gesagt, zwischen Tuberkulose und Lues selbst das Mikroskop nicht immer imstande, endgültig zu entscheiden. Aber der Knorpel und seine Veränderungen beim Krebs sind in der Mehrzahl der Fälle so eindeutig im Bilde, daß auch beim Krebs sich die Röntgenaufnahme lohnt.

Über die Beteiligung des Knorpelgewebes an der carcinomatösen Erkrankung des Larynx sagt SCHOTTELIUS: Nicht zerfallende Carcinome umwachsen einfach den Knorpel, den man dann fast unverändert mitten in der Geschwulstmasse findet, vor allem die Trachealringe. Handelt es sich aber um markraumhaltige Knorpelpartien mit Blutgefäßen, so wächst die Krebsmasse direkt in die Markräume hinein, namentlich wenn der Tumor zerfällt und ein Geschwür sich bildet.

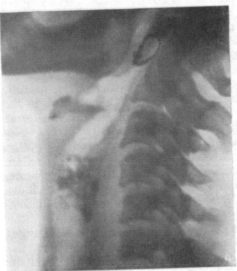

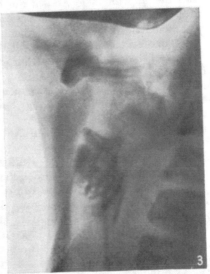

Abb. 9. Carcinom des Sinus piriformis. Im Larynx nur starkes Ödem des Aryknorpels. Sehr charakteristische Verknöcherungsfigur des carcinomatösen Prozesses, der in die Schildknorpelplatte eindringt, den Knochen und den Knorpel zum Teil auflöst. Dicht daneben kommt es zur Neubildung von Knochen und Knorpel. So entsteht der gekörnte Schatten.

Abb. 10. Die für Sinus piriformis-Krebs charakteristische gekörnte Verknöcherungsfigur. Darüber der große Tumor als Schatten, in dem Epiglottis, Zungengrund, Aryknorpel und Teile der Zungenbeinkörner aufgegangen sind. Hinter dem Aryknorpel Schatten des tiefer im Oesophagus liegenden Tumors, bis an die Wirbelsäule heranreichend.

Es erweicht dann selbst das Knochengewebe. Das schon vorhandene Knorpelgewebe selbst verändert sich, erst die Grundsubstanz, dann die Zellen. Es kommt aber auch zu Neubildung von Knorpel und Knochengewebe appositionell vom Perichondrium her und intracartilaginär durch Teilung fertiger Knorpelzellen. In dem kranken Knorpel kommt es also zur Neubildung von Knorpel und Knochen und durch Hineinwuchern und späteren Zerfall von Krebsmassen in den Markräumen zum Zerfall von Knorpel resp. Knochengewebe (Abb. 9).

Es treten also unter pathologischen Verhältnissen ganz ähnliche Vorgänge ein, wie unter physiologischen neben progressiven Metamorphosen regressive Veränderungen. Die eigentümlichen Bilder, die man in vielen Carcinomfällen im Röntgenbild findet, werden dadurch sehr gut erklärt. Da es sich bei Krebs meist um ältere Individuen handelt, oft um das sechste und siebente Dezennium, spielt die physiologische Ossifikation natürlich eine große Rolle, es sind oft mehr Knochen wie Knorpel vorhanden, man kann von einem Schildknochen sprechen. In diesen Knochen wächst dann der Krebs hinein.

Schon der erste Krebsfall, den ich photographierte (Atlas, Tafel 7, Abb. 5), zeigte mir eine so ungewohnte Verknöcherungsfigur, daß ich über diesen glücklichen Befund sehr erfreut war (Abb. 10). Es handelte sich um einen Sinus pyriformis-Krebs bei einer erst 37jährigen Frau. Dem Unterhorn des Schildknorpels entsprechend zeigte sich ein ganz solider Knochenzapfen ebenso dunkel gefärbt wie die Wirbelkörper, von da aus fächerförmig eine eigentümliche körnige Figur, dunkle einzelne Knochenkörner, dazwischen helle rundliche Räume, also dicht nebeneinander Verknöcherung und Knochenzerfall; nach oben, nach dem Larynxeingang zu, wo ein zerfallendes Geschwür im Kehlkopf zu sehen war, ein heller Raum. Ähnliche Figuren fand ich bei Sinus pyriformis-Krebsen sehr häufig. Man sieht die ursprüngliche Kontur des Schildknorpels mit dem stark verknöcherten unteren Horn und von da fächerförmig sich ausbreitend den gekörnten Schatten der Schildknorpelplatte. Darüber oft den zarten, weichen Tumorschatten.

Solche Bilder finden sich bei Tuberkulose und Syphilis niemals. Der geübte Untersucher erkennt so im Röntgenbild unterhalb des Tumors die ursprüngliche Knorpelbasis der Neubildung, die dem Auge beim Einblick in die Mundhöhle entzogen ist und so leistet hier das Röntgenbild für die Diagnose eine Hilfe, die man früher nicht besaß und beweist dadurch, eine wie schätzenswerte Bereicherung für die Diagnose auch beim Larynxkrebs Röntgenaufnahmen vom Kehlkopf darstellen. In einem Fall sah ich unterhalb des Haupttumors einen zweiten isolierten Knoten tiefer im Oesophagus, der auch bei der Operation gefunden wurde. Ohne das Röntgenbild wäre die Diagnose dieses zweiten, durch den oberen Tumor verdeckten Carcinomknotens nicht möglich gewesen. Ebensowenig kann man ohne Röntgenbild eine exakte Vorstellung über die bei Krebs nicht so seltene Beteiligung der Halswirbelsäule erhalten, wie sie in einzelnen Bildern aus meinem Atlas zu sehen sind.

Schwer zu beurteilen sind Platten von sehr weichen Krebsen, die den Knorpel rasch durchwachsen und zerstören und rasch zerfallen. Es kommt dann nur andeutungsweise zur Neubildung von Knorpel und Knochengewebe und die Bilder erinnern dann eher an die matten Bilder von tuberkulösen Kehlköpfen. Es handelt sich dabei meist um vom Stimmband ausgehende innere Larynxkrebse. Aber die mikroskopische Diagnose lautet bei diesen weichen Krebsen ebenso wie bei den Sinus pyriformis-Krebsen: Plattenepithelkrebs. Die Annahme, daß sich diese weichen Krebse von den härteren im mikroskopischen Bild unterscheiden müßten, hat sich bisher nicht bestätigen lassen. Das Carcinom macht also am Knorpel charakteristische Veränderungen, die im Röntgenbild als eigentümlich gekörnte Schatten, als hellere und dunklere Flecke darstellbar sind, die knorpel- und kalkfreien Tumormassen zeichnen sich besonders da im Röntgenbild ab, wo sie in die sonst lufthaltige Rachenhöhle hineinwachsen.

Substanzverluste an der Epiglottis, den Larynxknorpeln und der Halswirbelsäule sind beim Kehlkopfkrebs mit großer Deutlichkeit im Röntgenbild zu sehen. Metastasen in tieferen Teilen erkennt man auf der Röntgenplatte. Weiche Krebse, die Knorpelteile umwachsen oder auch durchwachsen, erscheinen als verschleierte Partien im Röntgenbild.

Anderweitige Erkrankungen im Röntgenbild.

Außer den Veränderungen, die wir bei den drei hauptsächlichsten Larynxerkrankungen, Tuberkulose, Syphilis und Carcinom im Röntgenbild nachweisen können, kann uns das Röntgenbild aber auch noch in vielen Fällen von anderen Erkrankungen wertvolle Aufschlüsse geben und selbst Diagnosen ermöglichen, die ausschließlich durch das Röntgenbild gestellt werden können (Abb. 12).

Zunächst die *Gicht,* die bei den Erkrankungen der oberen Luftwege eine viel größere Rolle spielt als man bisher annahm. Ich habe 1912 in FRÄNKELS Archiv, Bd. 26 darüber meine Erfahrungen publiziert. In meinem Atlas, Tafel 8, Abb. 2 und 4 sind Beispiele von Larynxgicht, einseitige Erkrankungen des Kriko-arytaenoidgelenks abgebildet. In zweifelhaften Fällen wird man gleichzeitige Auf-nahmen der Hände und Füße der Patienten machen und sehen, ob die Linien der kleinen Gelenke scharf gezeichnet sind oder gichtische Auflagerungen zeigen.

Fremdkörper des Larynx sieht man, wenn sie metallisch sind oder Kalk ent-halten, so kann man verschluckte oder aspirierte Knochenstücke, aber auch Holz im Bilde darstellen. Im Atlas Taf. 1, Abb. 5 ist der Larynx eines 18jähr. Mannes abgebildet, der ein Stück einer Streichholzschachtel beim Zahnreinigen verschluckt hatte (Abb. 11). Der Fremdkörper hatte sich hinter dem Larynx eingeklemmt,

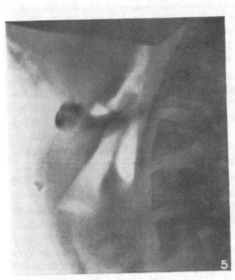 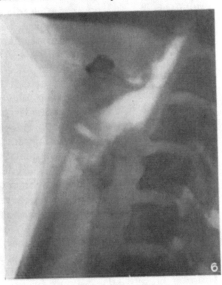

Abb. 11. Perichondritis nach Trauma durch Fremdkörper (Holz). Zungenbein und Epiglottis verschwommen (Ödem). Die Gegend des Aryknorpels nimmt ein rund-licher Tumor ein, der sich weit gegen das Lumen von Larynx und Trachea vor-wölbt, den Oesophagus komprimiert und gegen die aryepiglottische Falte nach oben spitz ausläuft.

Abb. 12. Perichondritis und Stenose nach Ileotyphus mit ausgedehnten Knochen- und Knorpelnekrosen. Zwischen 4. und 5. Hals-wirbel eine Knochenverwachsung und -spange. Epiglottis und Aryknorpel fehlen zum Teil. Über der Trachealöffnung ein ·neugebildeter Knochenkern. Alter Trache-otomiekanal erscheint hell, da Knorpel durch Bindegewebe ersetzt.

war entfernt worden, ein starkes Ödem verwehrt den Einblick, im Röntgenbild sah man die durch Verunreinigung der Wunde entstandene ausgebreitete phleg-monöse Entzündung, einen perichondritischen Absceß an der Ringknorpelplatte und an beiden Aryknorpeln. Diese Diagnose war mit dem Spiegel nicht zu stellen und gegen bronchoskopische oder ösophagoskopische Untersuchungen bestanden bei dem elenden Patienten Bedenken. Die Ausdehnung des Prozesses sah man deutlich im Röntgenbild und konnte die allmähliche Aufsaugung genau verfolgen.

Bei Fremdkörperfällen ist daher die Röntgenuntersuchung des Kehlkopfes ein unentbehrliches diagnostisches Hilfsmittel.

Auch bei *Traumen* des Kehlkopfes gibt das Röntgenbild oft wichtige Auf-schlüsse, die man nur dadurch erhält, denn auch da können gleichzeitige Ödeme den Einblick unmöglich machen. Das Röntgenbild zeigt eventuelle Dislo-kationen oder Frakturen der Knorpel mit aller Deutlichkeit. So schickte mir

Kollege v. EICKEN noch aus Gießen das Röntgenbild eines Patienten, den eine Kuh mit dem Horn gegen den Larynx gestoßen hatte und das die Dislokation des Ringknorpels in seinem Verhältnis zum Schildknorpel mit aller Deutlichkeit zeigte. Es sei nur kurz erwähnt, daß im Kriege bei Schüssen in oder durch den Larynx, bei steckengebliebenen Geschoßteilen und Splittern das Röntgenbild wertvolle Ergänzungen der Diagnose brachte. Die einschlägige Literatur, darunter zwei Publikationen von mir, belegt das.

Die richtige oder falsche Lage von Kanülen, Dilatationsinstrumenten, Tuben, Bolzen kann man im Röntgenbild kontrollieren.

BILLROTH bespricht in seiner allgemeinen Pathologie und Therapie die Arthritis deformans. Er sagt, daß dabei zuerst und besonders der Knorpel befallen wird, später verknorpeln und verknöchern auch das Periost, Sehnen, Gelenke, Bänder und Muskeln. Er fand aber auch mitten im subserösen Zellgewebe in der Nähe der Knochen isolierte Knochenpunkte, welche für lange Zeit runde abgegrenzte Kerne darstellen. Unangenehme Sensationen beim Schlucken können dadurch entstehen.

Im Röntgenbild (Atlas Tafel 8, Abb. 7) fand sich bei einem 30jährigen Fräulein, die über Schluckschmerz an einer bestimmten Stelle im Pharynx klagte und die bei dem absolut negativen Befund für eine Hysterica gehalten wurde, genau gegenüber dem physiologisch verknöcherten Schildknorpelrand am 4. Halswirbelkörper der obere Randwulst zackenförmig wie eine Spina vorspringend. Zwischen dem Vorsprung des Wirbelkörpers und dem verknöcherten Schildknorpelrand sah man im Bandapparat der Halswirbelsäule, dem Lig. longitudinale anterior einen auf der Originalplatte scharf konturierten kleinen Knochenkern.

Beim Berühren dieser Stelle mit der Sonde vom Munde aus wurde dieselbe mit aller Deutlichkeit als Sitz des Schmerzes bezeichnet. Ich nahm erst an, daß an der Stelle in der Kindheit ein Retropharyngealabsceß die Ursache der Knochennarbe gewesen sei. Viel wahrscheinlicher aber handelte es sich um einen solchen Knochenkern, wie sie BILLROTH beschreibt. So wurde in diesem Falle nur durch das Röntgenbild die sichere Ursache für einen sonst nicht zu erklärenden Schmerz beim Schlucken festgestellt. BILLROTH hat uns gelehrt, daß in der Umgebung von Gelenken, Knochen und Bändern eine Neigung zu Verknöcherung auch anderer Gewebe besteht, das scheint in exquisiter Weise auch in der Umgebung des Larynx und der Halswirbelsäule mit ihren vielen Gelenken und Bändern zu sein.

Tritt dann die physiologische Verknöcherung der Kehlkopfknorpel ein, verbiegt sich im Alter die Halswirbelsäule, so kommt es zu Reibungen, zu Schmerzen im Hals und unter den alten Herren, die uns wegen ständiger Schmerzen, abnormen Sensationen konsultieren mit der ausgesprochenen Krebsfurcht, sind sicher viele, bei denen solche Kalkkerne in der Nähe der Halswirbelsäule die Ursache sind. Ich habe wiederholt solche Patienten durch eine Röntgenaufnahme beruhigen können. Aber auch bei jungen Individuen kann sich an den Geweben des Halses Kalk ablagern, wenn ein Reiz längere Zeit auf dieselbe Stelle wirkt. In der Umgebung des Tracheotomiekanals sah ich bei meinen kleinen Stenosepatienten häufig Verkalkungen da, wo die Kanüle monate- und jahrelang gedrückt hatte (Abb. 12). Unter meinen Bildern befindet sich das Bild eines erst 9jährigen Knaben mit einem deutlich verkalkten Sporn an der hinteren Trachealwand. Solche Kalkbildungen nach Stenosebehandlungen, die den ursprünglich verengten und künstlich erweiterten Kanal stützen, sind für die Heilung wahrscheinlich günstig, sie können verlorengegangene Trachealabschnitte mit ersetzen helfen. Ihr Nachweis im Röntgenbild ist bei der Verfolgung des Heilungsprozesses einer Stenose von prognostischem Wert.

Die Stenose selbst stellt sich natürlich auch schon bei ganz jungen Individuen im Röntgenbild deutlich dar, das Röntgenbild wurde von mir bei Stenosen häufig zur Feststellung der engsten Stelle benutzt. Tafel 6, Abb. 2 und 3 zeigen bei einem 12jährigen und einem 9jährigen Knaben in aller Deutlichkeit, wie das helle Trachealband dicht unterhalb des Ringknorpels sich zu einer Stenose verengt. Das eine der Bilder ist schon in meinen Verengerungen abgebildet.

Größere gestielte Tumoren, Fibrome, Chondrome, Papillome im Larynx, die den Luftkanal verengen, zeichnen sich im Röntgenbild ab. Besonders wenn sie in das helle Bild des Sinus Morgagni fallen. Die untere gerade Linie dieser Figur entspricht der Linie des wahren Stimmbandes.

So zeigt in meinem Atlas Abb. 5 auf Tafel 8 ein kleines hartes Fibrom als linsengroßen Schatten scharf abgegrenzt gegen den hellen Sinusraum.

SONNENKALB zeigt den kleinpflaumengroßen Schatten eines über den Stimmbändern sitzenden Fibroms. Man erkannte im Röntgenbild den Stiel des Tumors, der im Spiegel nicht sichtbar war, wußte also im voraus, wo man den Tumor bei der Entfernung in Schwebelaryngoskopie zu fassen hatte.

Literatur.

BERGEAT-München: Gewichtsbestimmungen an den Kehlkopfknorpeln. FRÄNKELS Arch. Bd. 6, S. 198. — BILLROTH: Allgemeine chirurgische Pathologie und Therapie. Berlin 1876. — FRÄNKEL, EUGEN (1): Über die angeborene Syphilis platter Knochen. Fortschr. a. d. Geb. d. Röntgenstr. Bd. 19. — DERSELBE (2): Die Ossifikation des Kehlkopfknorpels. Fortschr. a. d. Geb. d. Röntgenstr. 1908. — OEHLECKER, Dr.: Zur Aufnahmetechnik der Wirbelsäule. Fortschr. a. d. Geb. d. Röntgenstr. Bd. 19. — RÉTHI: Die röntgenologische Untersuchung des Kehlkopfs. Dtsch. med. Wochenschr. Nr. 41. 1912. — SCHEIER, MAX: Über die Ossifikation des Kehlkopfes. Arch. f. mikroskop. Anat. Bd. 59. 1901. — THOST (1): Verengerungen. Wiesbaden: J. F. Bergmann 1911. — DERSELBE (2): Der normale und kranke Kehlkopf im Röntgenbild. Ergänzungsband 31. LUKAS-GRAEFE und SILLEM. Hamburg. — DERSELBE (3): Röntgenologie des Kopfes und Halses in GERHARTZ Leitfaden. Urban & Schwarzenberg 1922. — DERSELBE (4): Röntgenuntersuchung der Ohren, Nase und des Kehlkopfes. In SCHITTENHELMS Röntgendiagnostik. Berlin: Julius Springer 1924. — DERSELBE (5): Feinere pathologische Veränderungen im Röntgenbild. Jubiläumsband für KILLIAN. FRÄNKELS Arch. Bd. 33. — SONNENKALB: Die Röntgendiagnostik des Hals- und Ohrenarztes. Jena: Gust. Fischer 1814. In diesem Buch eine ausführliche Literaturangabe. — WEINGÄRTNER: Das Röntgenverfahren in der Laryngologie. Berlin: Meußer 1914.

Die Röntgenuntersuchung der Luftröhre und der Bronchien.

Von

L. Küpferle-Freiburg.

Mit 24 Abbildungen.

I. Technische Vorbemerkungen.

Die Beobachtung hinter dem Fluorescenzschirme, Übersichts-, Serien- und Blendenaufnahme sind wechselseitig in sich ergänzender Weise anzuwenden. Die Beurteilung von Lagebeziehungen verschiedener Organteile zueinander oder eines Organgebildes in seiner Tiefenlage im Raume erfordert zunächst die Beobachtung hinter dem Fluorescenzschirme. Auch Bewegungsphänomene beweglicher Organe oder Organteile sind am besten hinter dem Schirme zu beobachten. Hier liefert das übliche Plattenverfahren nur Anfangs- oder Endstellungen einer Bewegungsfunktion (etwa Anfangs- oder Endstellung der Trachea und der Bifurkation beim Schluckakte) und der Vergleich vermittelt etwa eine Vorstellung von dem Ausmaß der Bewegung. Die verschiedenen Phasen einer Bewegungsfunktion können durch Serienaufnahmen auf der Platte festgehalten werden indem man während des Bewegungsablaufes mittels eines besonderen Plattenwechselverfahrens eine Anzahl Aufnahmen innerhalb einer oder mehrerer Sekunden herstellt (RIEDER-ROSENTHAL, GRÖDEL, DESSAUER, KÜPFERLE). Bei raschem Bewegungsablauf muß der Plattenwechsel mehrfach (2—8mal) in einer Sekunde erfolgen, wobei eine der Zahl des Plattenwechsels entsprechende, durch automatischen Stromschluß bewirkte Plattenbelichtung erfolgt. Die Trachea und deren krankhafte Veränderungen erfordern meist eine sagittale Blendenaufnahme. Für die Beurteilung von Erkrankungen der Bronchien ist in jedem Falle die sagittale Übersichtsaufnahme, für genaue Studien umgrenzter Teile die Blendenaufnahme erforderlich. Die dorsoventrale Aufnahmerichtung genügt im allgemeinen, wenn für die Beurteilung von Organveränderungen in anderen Ebenen die Durchleuchtung herangezogen ist.

II. Trachea und Bronchien im normalen Röntgenbilde.

a) Die Trachea.

Die normale Luftröhre ist auf dem Durchleuchtungsschirme in dorso-ventraler Richtung als ein mehr oder weniger deutlicher, heller Streifen erkennbar, der unterhalb des Kehlkopfes beginnt und sich in der Gegend des Jugulums verliert. Die Darstellbarkeit der Luftröhre wird besonders deutlich, wenn man Härte und Helligkeitsgrade während der Durchleuchtung variiert, wie es die Ver-

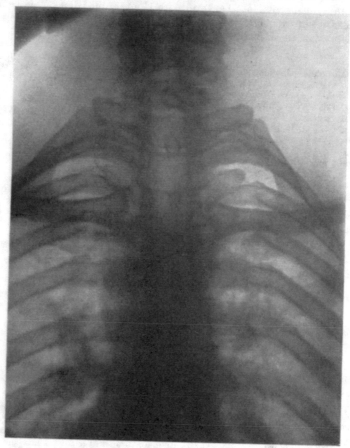

Abb. 1. Lage und Form der normalen Trachea.

wendung der Elektronenröhre gestattet. Die Drehung des Patienten hinter dem Schirme läßt Verlagerungen der Trachea bzw. deren topographische Lage zur Wirbelsäule besonders deutlich erkennen. Im ersten und auch im zweiten schrägen Durchmesser ist die streifenförmige Aufhellung der Trachea weiter herab verfolgbar bis zur Bifurkation hin. Man sieht dabei auch in bestimmter Winkelstellung die vordere Begrenzung der Trachea als einen den Lichtstreifen begrenzenden schmalen Schattenstreifen in die Erscheinung treten. Die in den unteren Teilen der Trachea sich entwickelnden Einengungen des Lumens sind nur in dieser schrägen Durchleuchtungsrichtung zu beurteilen. Auch die Bewegungsfunktion der Luftröhre während des Schluckaktes ist in der schrägen

Durchleuchtungsrichtung gut erkennbar. Das Ausmaß der Bewegung unterliegt gewissen Schwankungen, die abhängig sind von der mehr oder weniger starken Streckung des Halses. Bei mittlerer Kinnstellung schwankt das Ausmaß der Bewegung unmittelbar unter dem Kehlkopf gemessen zwischen 5 und 9 mm. Das in sagittaler Richtung hergestellte Plattenbild gibt besser Aufschluß über die Lage der Luftröhre, über deren Länge und Weite und deren Lumenveränderungen. Entsprechend der topographischen Lage der Luftröhre zur Wirbelsäule beginnt bei richtig gewählter Röhreneinstellung der nach oben hin zugespitzte Aufhellungsstreifen über dem Schatten des 6. Halswirbels. Das untere Ende des nach unten an Helligkeit abnehmenden Aufhellungsstreifens liegt in der Höhe des 4.—5. Brustwirbels. Im oberen stark aufgehellten Anteile

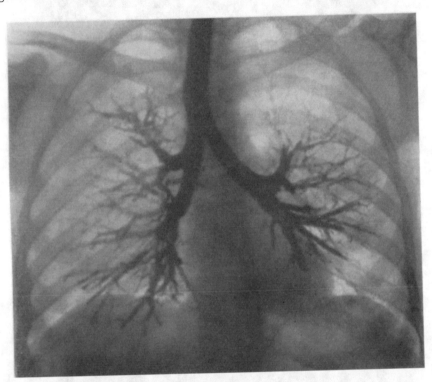

Abb. 2. Kontrastfüllung der Trachea und Bronchien an der Leiche.

des Trachealstreifens sieht man die mittleren Anteile der Wirbelkörper mit deren axial getroffenen Dornfortsätzen deutlich hervortreten. In der Höhe des 3. Brustwirbels nimmt die Helligkeit des Streifens merklich ab (Abb. 1)[1]. Dies erklärt sich einmal aus der anatomischen Lage der Trachea, die nicht senkrecht von oben nach unten verläuft, sondern in ihrer Verlaufsrichtung von der Höhe des ersten Brustwirbels ab allmählich nach hinten bzw. vertebralwärts abweicht. Die unmittelbar oberhalb der Bifurkation liegenden Anteile werden außerdem durch den Brustbeinschatten und zum Teil auch durch den Aortenschatten verdeckt. Auf der Blendenaufnahme kann jedoch auch die Lage der Bifurkation zur Wirbelsäule deutlich erkannt werden. Auch sind auf dieser

---

[1] Die neuerdings für Lungendiagnostik zur Anwendung kommende Fernaufnahme (2 m) läßt Trachea bis zur Bifurkation und auch diese selbst meist auf das deutlichste erkennen.

zuweilen die Stammbronchien als verschieden breite und verschieden lange zum Lungenwurzelgebiet verlaufende aufgehellte Streifen erkennbar. Die Tracheal- aufhellung zeigt auf dem normalen Röntgenbilde keine gleichmäßige Breiten- ausdehnung. Sie läßt vielmehr eine leichte Einengung erkennen, die etwa in der Höhe des 4. Brustwirbels liegt. E. Fränkel (Hamburg) hat an einem großen anatomischen Material diese Verhältnisse der Längen- und Lumenausmaße der Trachea unter Heranziehung des Röntgenverfahrens studiert, indem er eine erstarrende Kontrastmasse in die Luftröhre hineinbrachte. Die früher

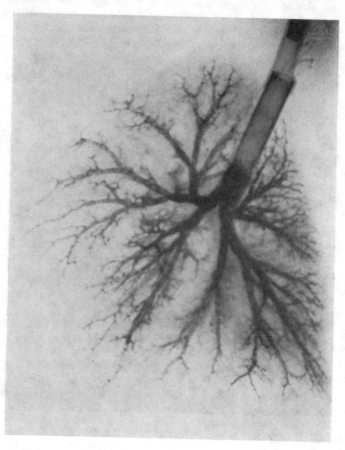

Abb. 3. Kontrastfüllung der Trachea und der Bronchien an der herausgenommenen Lunge.

von Oppikofer an Ausgußmodellen der Luftröhre studierten anatomischen Verhältnisse der Trachea sind durch Fränkels Untersuchungen in wertvollster Weise gefördert und ergänzt worden. Es zeigte sich dabei, daß die Längenmaße der Trachea bei gleicher Körperlänge merkliche Unterschiede aufwiesen. Weiter- hin hat Fränkel die durch die Schilddrüse bedingte, individuell verschieden stark ausgeprägte seitliche Einengung des Tracheallumens eingehend beschrieben und dabei auf eine nicht immer zu beobachtende physiologische Abflachung hingewiesen. Die physiologische Schilddrüsenmenge ist auch auf dem Röntgen- bilde meist gut erkennbar, insofern das Aufhellungsband an der Stelle der Enge eine deutliche Verschmälerung erkennen läßt.

b) Bronchialsystem, normale Lungenzeichnung.

Zum Studium der Topographie des Bronchialbaumes hat man verschieden-artige Kontrastmassen als Flüssigkeit oder in Pulverform in das Luftröhren-system an der Leiche und an herausgenommenen Lungen eingebracht und von solchen Präparaten Röntgenaufnahmen hergestellt (BRÜNINGS, WEIZSÄCKER, HASSELWANDER, BRÜGEL, CHAOUL, STIERLIN). Die Einführung von Kontrast-massen an der Leiche ermöglicht jedoch nur eine Darstellung der gröberen Bronchien (Abb. 2). An der herausgenommenen Lunge gelingt es, staubförmige

Kontrastmittel auch in die feineren Verzwei-gungen des Bronchial-systems einzublasen und so die Kaliberab-nahme und die feineren Verzweigungen zur Dar-stellung zu bringen (Abb. 3).

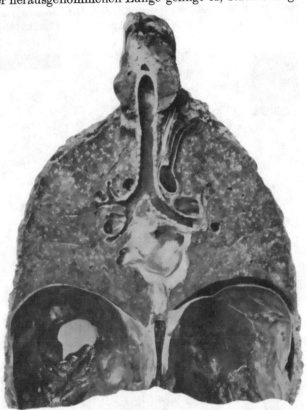

Neuerdings ist auch der Versuch gemacht, die Luftröhre durch Einblasen von Kon-trastmitteln am Leben-den auf dem Röntgen-bilde zur Darstellung zu bringen (WEINGÄRT-NER, FORSTER, COTTE-NOT). Auf diese Weise ist es, wenn man un-angenehme Nebenwir-kungen für die Ver-suchsperson vermeiden will, nur in sehr be-schränktem Umfange möglich, kleine Teile der Luftwege mit Kontrast-mitteln zu beschicken und davon ein Röntgen-bild zu gewinnen. Eine wissenschaftliche Be-deutung kommt diesen

Abb. 4. Frontalserienschnitt einer in situ gehärteten Lunge in der Tiefe der Bifurkation.

Bestrebungen nur dann zu, wenn ihnen eine klare wissenschaftliche Fragestellung zugrunde liegt, wie etwa das Studium der Bewegungsfunktion (WEINGÄRTNER).

Für die Beurteilung krankhafter Veränderungen des Bronchialsystems im Röntgenbilde ist es von größter Wichtigkeit zu wissen, ob und in welchem Aus-maße die normalen Bronchialverzweigungen an der Schattendarstellung der nor-malen Lungenzeichnung teilnehmen. Das normale Röntgenbild zeigt bekannt-lich in beiden Lungenfeldern eine vom Lungenwurzelgebiet ausgehende, in die Lungenfelder sich hinein erstreckende baumastartige Schattenverzweigung, die seit HOLZKNECHT „Lungenzeichnung" genannt wird. Zahlreiche Versucher haben sich bemüht, die Frage zu beantworten, in welcher Weise die intrapulmo-nalen Organgebilde der Gefäß- und Bronchialverzweigung an dieser Lungen-zeichnung teilnehmen (HASSELWANDER und BRÜGEL, FRÄNKEL und LOREY, ASSMANN, CHAOUL, KÜPFERLE). Versuche an der durch Auswaschen der

Gefäße blutleer gemachten menschlichen Leichenlunge und an der relativ blut-
leeren Tierlunge zeigten, daß die Röntgenbilder solcher Lungen eine feinstreifige
Schattenverzweigung aufwiesen, die nicht durch Gefäße bedingt sein konnte.
Man sieht auf solchen Bildern eine feinlinige Schattenzeichnung, die vielfach
auf kurze Wegstrecken parallele Verlaufsrichtung erkennen läßt und die deutliche, mehr oder weniger breite streifige Aufhellungen umschließt. Die feine
Streifenzeichnung entspricht der Bronchialwandung, die streifigen Aufhellungen sind durch die lufthaltigen Lumina der Bronchien bedingt. Brachte
man in die Blutgefäße solcher Lungen Blut hinein, so entstand auf dem Röntgenbilde eine stark ausgeprägte weitverzweigte Schattendarstellung, in der die oben-

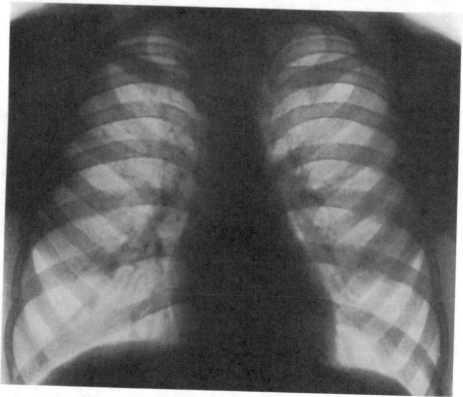

Abb. 5. Der Hilusschatten im normalen Thoraxbilde.

genannten feinststreifigen Schatten verschwanden. Aus dieser Tatsache wurde
mit Recht der Schluß gezogen, daß die an sich zur Schattenbildung befähigte
Bronchialverzweigung durch die viel stärkere Schatten erzeugenden Gefäße
verdeckt wird. Im normalen Röntgenbild der Brustorgane erscheint die Lungenzeichnung um so stärker, je stärker die Blutfüllung der Lungenblutgefäße ist.
Im Lungenwurzelgebiet und in den medialen Teilen der Lungenfelder in der
Umgebung des Herzschattens sieht man streifige Aufhellungen, die von dichten,
nach der Peripherie sich verjüngenden Streifenschatten begleitet werden.
V. Criegern hat diese im wesentlichen durch die großen Äste der Pulmonalis
bedingten Schattenstreifen die Begleitschatten des Herzens genannt. Die hellen
Streifen entsprechen den Lichtungen der großen Stammbronchien. Verein-
zelte größere und kleinere dichte herdförmige Schattengebilde liegen hier

zwischen den Streifenschatten oder decken sich mit ihnen (indurierte Lymph-knoten). Die Gesamtheit dieser Schattengebilde, an deren Zustandekommen die Gefäße und insbesondere die Hauptäste der Arteria pulmonalis beteiligt sind, wird Hilusschatten genannt.

Ein in der Tiefe der Bifurkation gelegter Frontalserienschnitt am formalin-gehärteten Thorax läßt die topographische Lage dieser Hilus- bzw. Lungen-wurzelgebilde (Abb. 4) deutlich erkennen. Ein Vergleich dieses Schnittbildes mit dem normalen Röntgenbilde der Brustorgane unterrichtet über die anato-mische Analyse der Schattengebilde des Lungenhilus. Den beiden Hauptästen der Stammbronchien ist oben außen je ein Hauptast der Lungenarterie, unten und innen ein größerer Ast der Lungenvene angelagert. Für die Schattenwir-kungen im Röntgenbilde ergibt sich hieraus die Tatsache, daß die Aufhellungs-streifen des Stammbronchus von den mehr oder weniger breiten Schatten-bändern der Gefäße umgrenzt sind. Besonders deutlich tritt beiderseits oberhalb der großen Stammbronchien das breite Schattenband der Pulmonalarterie in die Erscheinung, die links höher liegt und eine stärkere Ausladung zeigt als rechts. Medianwärts von dem beiderseits nach unten verlaufenden Hauptast der Pulmonalarterie liegt ein großer Bronchus, der als streifige Aufhellung auf dem Röntgenbilde deutlich zu sehen ist (Abb. 5). In den mehr seitlich gelegenen Lungenteilen senken sich Gefäß- und Bronchialverzweigungen nach allen Richtungen hin in die Lunge hinein und es muß auf dem Röntgenbilde zu einer vielfachen Überlagerung und Überkreuzung der durch jene Gebilde entstehenden Schattenverzweigungen kommen. Mittelgroße und feine Bronchien differenzieren sich dann nicht mehr als streifige Aufhellungen. Im Lungen-wurzelgebiet und in dessen Nähe sieht man zuweilen kleinere oder größere ringförmige Schattengebilde, die durch axial getroffene Bronchien bedingt sind.

Die Bewegungsfunktion des Bronchialbaumes, die seit Einführung der Bronchoskopie der direkten Darstellung zugänglich geworden ist, hat auch durch die Röntgenuntersuchung eine Förderung und Ergänzung erfahren (BRÜNINGS, VON SCHRÖTTER, WEINGÄRTNER). An einem Faden befestigte, bis zur Höhe der Bifurkation herabgelassene Metallkörper sind auf Röntgenschirm und Bild deutlich erkennbar und lassen so die Bewegungsfunktion auf Schirm und Bild sehr gut verfolgen. v. SCHRÖTTER und BRÜNINGS unterscheiden auf Grund ihrer Studien hinter dem Röntgenschirme und mittels des Orthodia-graphen zwischen respiratorischen und pulsatorischen Bewegungen. WEIN-GÄRTNER hat nicht nur die Schirmdurchleuchtung, sondern auch das Serien-plattenverfahren herangezogen, um die respiratorische Lageveränderung der Trachea exakt zu studieren. Er bringt an einem Faden befestigte Metallketten, deren Enden zum Beschweren kleine Bleikugeln tragen, derart auf die Bifur-kation, daß die beiden Enden der an einem Ring befestigten Ketten in die Stamm-bronchien hineinhängen. Auf diese Weise konnte er die Bifurkation in ver-schiedenen Atmungsstellungen auf der Platte fixieren und die Höhenunter-schiede in In- und Exspirationsstellung messen. Auch war es auf diese Weise möglich die feineren Veränderungen des Bifurkationswinkels sowie die Höhen-lage der Glottis zur Bifurkation zu bestimmen. Nach seinen Untersuchungen beträgt die Höhenschwankung zwischen In- und Exspirium 10 mm im Maximum. Die Atmungsbewegung ging in gesetzmäßiger Weise bei fast allen Versuchs-personen vor sich, außer bei denjenigen, bei denen die Bifurkation durch krank-hafte Veränderungen an der Bewegung behindert war. Die Bewegung erfolgt in Ausmaß und Richtung parallel der Stärke der Zwerchfellaktion. Mit den Bewegungen der Bifurkation geht auch eine Höhenverschiebung des Larynx einher. Der Bifurkationswinkel vergrößert sich mit dem Inspirium und vermindert sich mit dem Exspirium (Abb. 6 u. 7).

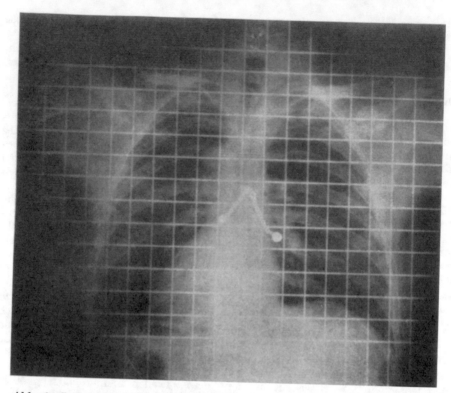

Abb. 6. I. Inspirium. Glottis und Bifurkation deutlich tiefer als im Exspirium.
Der Bifurkationswinkel größer als bei II.

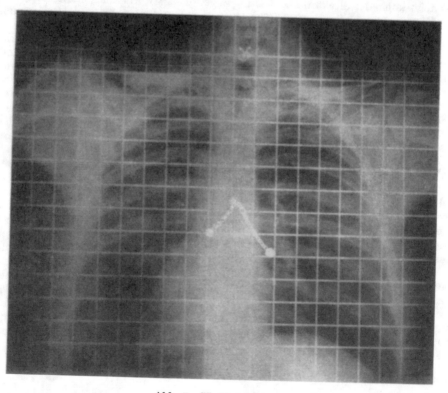

Abb. 7. II. Exspirium.

III. Erkrankungen der Luftröhre und der Bronchien im Röntgenbilde.

a) Luftröhre, Form- und Lageveränderungen.

Von den der Röntgenuntersuchung zugänglichen Krankheitserscheinungen der Luftröhre kommen in erster Linie die Form- und Lageveränderungen in Betracht. Weniger bedeutsam erscheint das Röntgenbild für das Erkennen von Veränderungen der Trachealwandung und für die von hier ihren Ausgang nehmenden Geschwulstbildungen. Form- und Lageveränderungen der Trachea können sich an verschiedenen Teilen, und zwar vorwiegend an den oberen oder

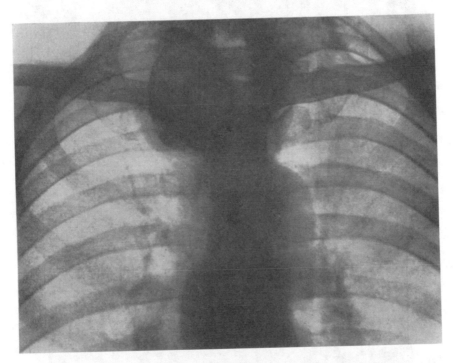

Abb. 8. Umschriebene Druckwirkung auf die Trachea durch Struma.

vorwiegend an den unteren Abschnitten bemerkbar machen. Von untergeordneter Bedeutung sind die auf angeborener Grundlage oder die auf Mißbildung entstehenden Formveränderungen der Luftröhre. Ihr röntgenologischer Nachweis spielt deshalb praktisch kaum eine Rolle. Ungleich viel wichtiger sind die durch Druck- oder Zugwirkung auf die Luftröhre entstandenen Form- und Lageveränderungen. Druck und Zug können an verschiedenen Stellen der Luftröhre einwirken und werden demgemäß zu verschiedenartigen Lageveränderungen führen müssen. Für die *oberen* Abschnitte der Luftröhre kommt fast ausschließlich die durch Vergrößerung der Schilddrüse bedingte Druckwirkung in Betracht. Auf die der Bifurkation näher liegenden Teile der Trachea können vom Mediastinum ausgehende raumbeengende Tumoren mehr oder

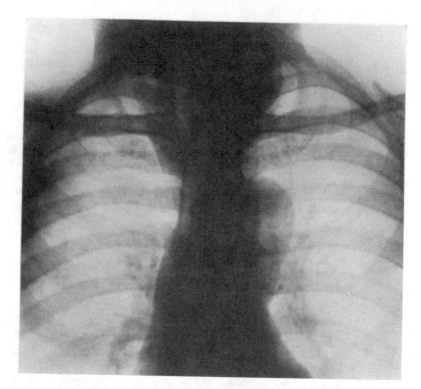

Abb. 9. Verlagerung der Trachea durch Druckwirkung.

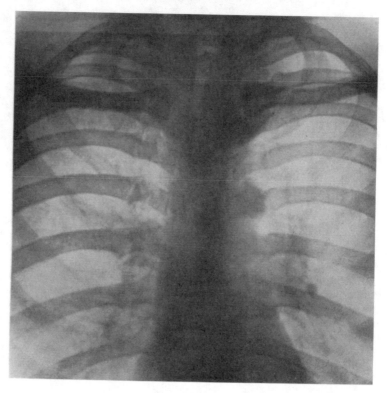

Abb. 10. Beidseitige Kompression der Trachea durch Struma.

weniger starken Einfluß gewinnen und zu Verlagerungen führen. Weiterhin sind hier die durch Druckdifferenzen in beiden Pleuraspalten entstehenden Verlagerungen zu nennen (Pneumothorax, Pleuraerguß und ferner die durch starke Pleuraobliteration und Lungenschrumpfung in den Lungenoberteilen bedingte Zugwirkung an der Trachea als Folgeerscheinung der chronischen Lungenphthise). Auf dem Röntgenbilde lassen sich nicht nur Sitz und Ausdehnung der Lage- und Lumenveränderung der Luftröhre feststellen, sondern es ist meist auch der Wirkungsmechanismus von Druck- und Zugwirkung auf die verschiedenen Stellen der Luftröhre zu erkennen. Ferner zeigt das Röntgenbild

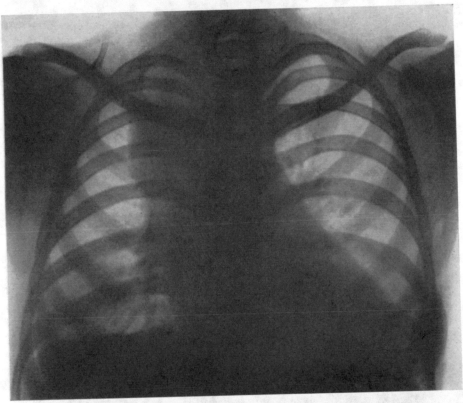

Abb. 11. Druck auf die Trachea durch Mediastinaltumor. (HODGKINschen Granulom.)

Sitz und Ausdehnung des Krankheitsprozesses, der die Druck- oder Zugwirkung erzeugt.

Eine vorwiegend einseitige Strumaentwicklung, wie sie bei der Struma diffusa, häufiger allerdings bei der Struma nodosa vorkommt, führt meist zu einer Impression umschriebener Teile der Luftröhre. Auf dem Röntgenbilde ist die seitliche Druckwirkung besonders deutlich sichtbar insoferne die seitenverlagerte Trachealaufhellung gut differenzierbar ist. Die Verlagerung kann umschriebene Teile der Trachea oder auch die ganze Trachea betreffen. Bei umschriebener Druckwirkung kommt es außer der Verlagerung auch zu einer mehr oder weniger ausgesprochenen Einengung der Luftröhrenlichtung, die im Röntgenbilde in Gestalt einer Verschmälerung des Aufhellungsstreifens erkennbar ist (Abb. 8). Eine in größerer Ausdehnung einwirkende Druckwirkung führt zu einer Verlagerung der Trachea in ihrer ganzen Ausdehnung (Abb. 9).

Umfaßt die Schilddrüsenschwellung die Luftröhre von beiden Seiten, so kann es zu der bekannten säbelscheidenförmigen Einengung der Luftröhrenlichtung kommen (Abb. 10). Auf die Vielgestaltigkeit der durch Strumen bedingten Verlagerungen hat besondere Pfeiffer durch Zusammenstellung eines großen Beobachtungsmaterials hingewiesen.

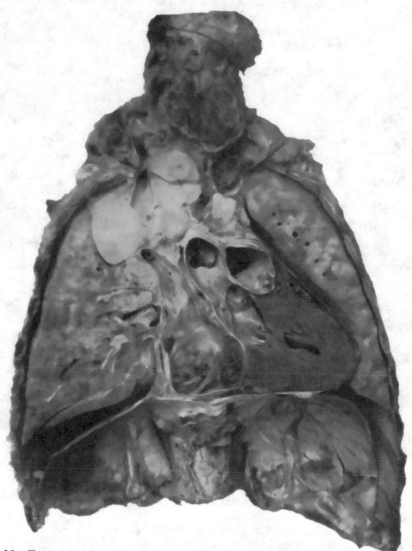

Abb. 12. Frontalschnitt des anatomischen Präparates zu Abb. 11 hinter der vorderen Brustwand.

Die Verlagerungen der unmittelbar über der Bifurkation liegenden *unteren* Teile können durch Tumorbildungen veranlaßt werden, die vom Thymus oder von den tracheobronchialen Lymphknoten ausgehen. Sarkome, maligne Granulome, leukämische und aleukämische Lymphknotenschwellungen sind hier zu nennen. Schließlich kann auch gelegentlich eine aneurysmatische Erweiterung des

Aortenbogens oder ein Aneurysma der Anonyma eine Kompression auf den unteren Abschnitt der Trachea ausüben. Das Röntgenbild läßt in solchen Fällen zunächst in klarer Weise Sitz und Ausdehnung der Tumorbildung erkennen. Die stärkere Druckwirkung auf die Luftröhre geht dann meistens von der Seite aus, auf der die Tumorentwicklung eine stärkere Ausdehnung hat (Abb. 11, 12 u. 13). Es handelt sich hier um einen Fall eines von den Tracheo-

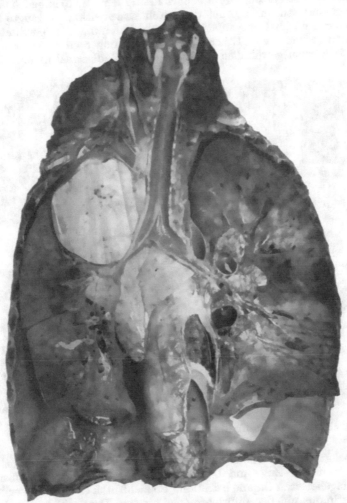

Abb. 13. Frontalschnitt des anatomischen Präparates zu Abb. 11 in Tiefe der Bifurkation.

Bronchiallymphknoten ausgehenden malignen Granuloms. Die vorwiegend rechtsseitige Tumorentwicklung ist auf dem Röntgenbilde und auf den zugehörigen Frontalserienschnittbildern ohne weiteres erkennbar. Ein Vergleich des Röntgenbildes mit den anatomischen Schnittbildern lehrt, daß das Röntgenbild nicht willkürlich zu deuten ist, sondern einer anatomischen Analyse bedarf. Auf dem zweiten Schnittbilde sieht man wie die Tumorentwicklung in der Tiefe des Brustkorbraumes besonders nach innen und unten gerichtet ist, so daß eine Kompression des absteigenden Stammbronchus entsteht. Die Verschattung der seitlichen und basalen Teile des Lungenfeldes auf dem Röntgenbilde ist auf die infolge der Bronchostenose entstandene Atelektase zurückzuführen. Die Druckwirkung von Mediastinaltumoren macht sich aber funktionell vielfach weniger auf die ziemlich starre Trachealwandung geltend als auf andere, leichter der Druckwirkung unterliegenden Gebilde, wie Nerven und Venen (Vagus, Phrenicus, Vena cava und azygos). Gerade die durch Druckwirkung auf den Vagus bedingte Recurrensparese bedarf häufig der ätiologischen Klärung durch die Röntgenuntersuchung. Auch die durch Druckwirkung erzeugte Schädigung des Phrenicus ist im Röntgenbilde an der gehemmten oder gelähmten Zwerchfellfunktion erkennbar. Erhebliche Veränderungen der unteren Trachealabschnitte werden gewöhnlich nur bei großen Mediastinaltumoren beobachtet.

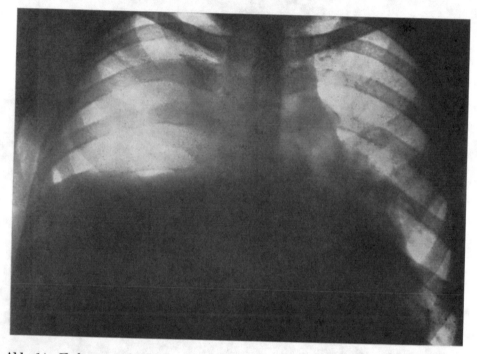

Abb. 14. Verlagerung des Mediastinums und der Bifurkation durch Seropneumothorax.

Die hochgradigste Verlagerung der untersten Luftröhrenabschnitte kommt dann vor, wenn die Zug- und Druckwirkung das Mediastinum selbst und die in dieses eingebetteten Organe betreffen. So sieht man erhebliche Verlagerungen des Mediastinums mit der Bifurkation bei starken Druckdifferenzen im Pleuraspalt auftreten, besonders bei Pneumothorax und bei Sero- und Pyopneumothorax. Ein Blick auf Abb. 14 läßt erkennen, wie das ganze Mediastinum durch einen rechtsseitigen Pneumothorax mit Ergußbildung nach links verschoben wird. Das Mediastinum ist durch die erhebliche Druckbelastung förmlich nach links ausgebogen; mit ihm wandern die Mediastinalorgane, Herz, Trachea in die linke Brustkorbseite hinein. Das Ausmaß der Luftröhrenverlagerungen hängt in diesen Fällen nicht nur von der Ausdehnung des Pneumothoraxes oder Flüssigkeitsergusses ab, sondern insbesondere auch von der Nachgiebigkeit des Mediastinums. Wird dieses durch Pleuraverwachsungen in den Spitzenteilen oder in den basalen Teilen der Lunge gestützt bzw. fixiert, dann kommt es auch bei starker Ausdehnung des Pneumothorax und starker Druckeinwirkung nicht zu hochgradigen Verlagerungen des Mediastinums und der mediastinalen Organe.

Die stärksten Verbiegungen der mittleren und unteren Luftröhrenabschnitte sieht man bei den indurativ-fibrösen Phthisen mit Pleuraobliteration. Zug- und Druckwirkung können sich dabei in verschiedener Weise geltend machen. Ausgedehnte indurative Veränderungen der oberen Lungenabschnitte führen zu einer Ausschaltung dieser Lungenteile von der Atmung. Die Schrumpf- wirkung der Pleuraverwachsung und die Lungenschrumpfung erzeugen zu- sammen eine mächtige Zugwirkung auf die Mediastinalorgane. Es folgt dann

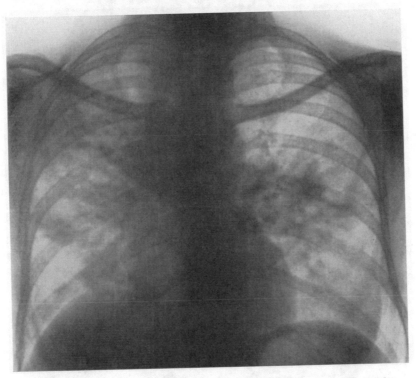

Abb. 15. Verlagerung der Trachea und der Bifurkation durch Zugwirkung bei Schrumpfphthise.

die Trachea als Ganzes zuweilen der Zugwirkung so, daß der mehr oder weniger gradlinig verlaufende oder leicht ausbiegende Trachealstreif rechts oder links paravertebral gelagert erscheint (Abb. 15 u. 16). Zweifellos spielt dabei nicht nur die Zugwirkung der Brustkorbschrumpfung eine Rolle, sondern auch die Unterfunktion der erkrankten und die Überfunktion der emphysematös ver- änderten anderen Lunge. Starke Schrumpfungsprozesse können sogar zu einer S-förmigen Ausbiegung des unteren Luftröhrenabschnittes nach der erkrankten Lungenseite hin führen. Infolge der Zugwirkung zeigt dann der am stärksten ausgebogene Teil der Luftröhre zuweilen eine spindelförmige Erweiterung.

Für die Erkennung von *Geschwulstbildungen* der Trachea ist die Röntgenuntersuchung von untergeordneter Bedeutung. In die Lichtung der Luftröhre hineinragende Geschwülste sind der röntgenologischen Darstellung nur dann zugänglich, wenn die Geschwulstbildung infolge besonderen Aufbaues genügend Strahlen absorbiert. Auch können nur die in den oberen Teilen der Trachea sich entwickelnden Geschwülste als Schattengebilde sichtbar werden, wenn sie in die Lichtung der Trachea hineinragen und so einer ausreichenden Differenzierung unterliegen. Für die Artdiagnose der Tumorbildung kommt die Röntgenuntersuchung in solchen Fällen kaum in Betracht. Es entscheidet hier die tracheoskopische Untersuchung. Eine Ausnahmestellung nehmen nach dieser Richtung hin die von der

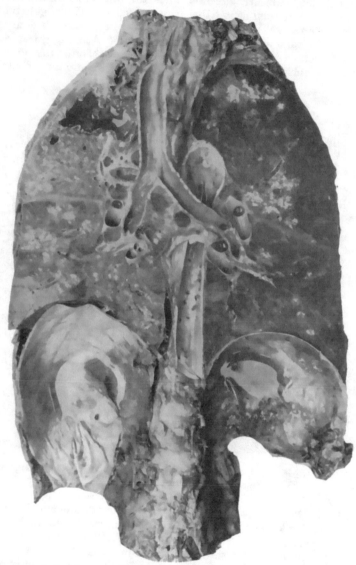

Abb. 16. Frontalschnitt des anatomischen Präparates in Bifurkationstiefe zu Abb. 15.

Trachea ausgehenden Exostosen und Ekchondrosen ein. Diese Gebilde lassen sich, wie insbesondere Moltrecht gezeigt hat, in ausgezeichneter Weise zur Darstellung bringen. Auch die im höheren Lebensalter auftretenden Verkalkungen und Verknöcherungen der Trachealwand machen charakteristische Erscheinungen auf dem Röntgenbilde. Man sieht in solchen Fällen rechts und links der Trachealaufhellung dichte, scharf umgrenzte kleine herdförmige Schattenbildungen, in ungleichmäßigen Abständen untereinander angeordnet, um das Luftröhrenlumen herum liegen. Die Zugehörigkeit zur Trachealwand ist aus der

gleichmäßigen Bewegungsfunktion dieser Schattengebilde mit der Trachea beim Schluck-
vorgange zu erschließen. E. FRÄNKEL (Hamburg) hat besonders eingehend über die Ver-
knöcherungsvorgänge des menschlichen Kehlkopfes und der Luftröhre unter Heranziehung
des Röntgenverfahrens berichtet.

b) Die Bronchien.

Unter normalen Verhältnissen ist die feinstreifige Schattenbildung der
Bronchialwandung im Röntgenbilde nicht erkennbar, da sie von der viel
stärkeren Gefäßzeichnung, wie oben ausgeführt wurde, verdeckt wird. Auch
die der Bronchiallichtung der Bronchien entsprechenden streifigen Aufhellungen
sind nur in unmittelbarer Nähe des Lungenwurzelgebietes zu erkennen. Nur
in diesem Lungengebiete finden sich gröbere Bronchien, deren Luftvolumen
ausreicht, um infolge geringerer Strahlenabsorption als Aufhellung sich abzuheben. Unter pathologischen Bedingungen kann die Bronchialwand dann
sichtbar werden, wenn erhebliche Wandveränderungen in Gestalt von Ver-
kreidungen und Verkalkungen in ihr vorhanden sind. Besonders charakteristische Bilder entstehen bei der Tracheopathia osteoplastica (SCHNITZER).

1. Bronchitis.

Sind feinere oder gröbere Bronchien mit zähem dichtem Schleim gefüllt,
so treten sie als streifige Schattengebilde in die Erscheinung, die denen der
Gefäße durchaus ähnlich sind und sich von diesen deshalb nicht mit Sicherheit
unterscheiden lassen. Ausgeprägte Erscheinungen auf dem Röntgenbilde macht
die bei der Lungenphthise zuweilen vorkommende käsige Bronchitis. Die
Erkrankung befällt meist nur einzelne Bronchien streckenweise und wird,
entsprechend dem häufigsten Sitze phthisischer Lungenveränderungen in den
oberen Teilen der Lunge, auch in diesen am häufigsten beobachtet. Es sind
weniger die Wandveränderungen der Bronchien, die auf dem Röntgenbilde in
die Erscheinung treten, als vielmehr die das Lumen des Bronchus ausfüllenden
käsigen Exsudatmassen. Auf dem Röntgenbilde sieht man zwischen den durch
die phthisischen Veränderungen hervorgerufenen Schattengebilden zuweilen
außerordentlich dichte, mehr oder weniger breite Streifenschatten, die meistens
schräg von oben außen nach innen unten hiluswärts verlaufen. In der Umgebung solcher käsig veränderter Bronchien findet man meist die Erscheinungen
der exsudativen Phthise. Nicht selten führt der dichte Streifenschatten eines
mit Käsemassen gefüllten Bronchus zu einer Zerfallshöhle hin.

2. Bronchiektasien.

Die Erweiterungen der Bronchien kommen bekanntlich in zwei verschiedenen
Formen vor, und zwar entweder als diffuse zylindrische oder als sackförmige
Erweiterungen. Als häufigste Entstehungsursache für die Bronchialerweiterungen sind chronische Entzündungen der Bronchien, der Lunge und der Pleura
bekannt. Aus dieser Tatsache ergibt sich, daß man die Erscheinungen von
Bronchialerweiterungen im Röntgenbilde fast immer vergesellschaftet findet
mit Schattenerscheinungen, die durch die genannten chronisch-entzündlichen
Krankheitszustände hervorgerufen werden. Die Erkennbarkeit einer Bronchialerweiterung auf dem Röntgenbilde hängt deshalb nicht nur von dieser selbst
bzw. von deren Weite und Lichtung ab, sondern auch von den durch die chronisch entzündlichen Veränderungen der Bronchialwand, der Lungen und der
Pleura bedingten Schattenphänomene. Es ist klar, daß auch der Füllungszustand der erweiterten Bronchiallumina Einfluß gewinnen muß auf die Erkennbarkeit im Röntgenbilde. Eine mehr oder weniger starke Erweiterung des

Bronchiallumens wird nur dann zwischen anderen Schattenerscheinungen erkennbar werden können, wenn die erweiterten Teile gut lufthaltig sind. Das gilt besonders für die zylindrischen Formen der Bronchiektasien. Diese erzeugen im Bilde streifige Aufhellungen, die meist von schmalen Streifenschatten begrenzt erscheinen, die durch die chronisch-entzündlichen verdichteten und veränderten Bronchialwandungen bedingt sind (Abb. 17).

Sackförmige Erweiterungen entwickeln sich besonders dann, wenn chronisch-entzündliche Veränderungen der Lunge zu Knickungen und Stenosierungen eines Bronchus geführt haben. Es können sich dabei isolierte und auch mul-

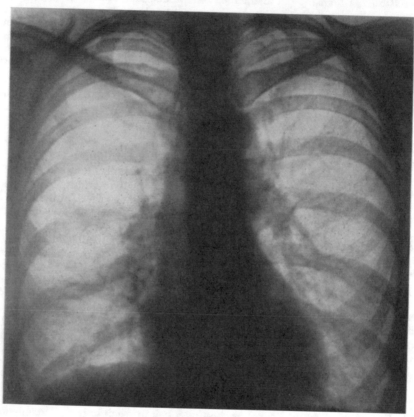

Abb. 17. Zylindrische Bronchiektasien.

tiple Erweiterungen ausbilden. Eine innerhalb verdichteter Lungenteile liegende sackförmige Bronchialerweiterung stellt sich im Röntgenbilde als mehr oder weniger gut aufgehellte Zone dar, die sich von dem durch die entzündlich veränderten Lungenteile bedingten Schattengrunde deutlich abhebt. Zuweilen sieht man das erweiterte Lumen auch von ringförmigen oder unregelmäßig gestalteten streifigen Schattenbildungen umgrenzt (Abb. 18). Um eine annähernde Lokalisierung vorzunehmen, ist nicht nur das dorsoventrale Lungenbild, sondern eine ergänzende Durchleuchtung in verschiedenen Ebenen notwendig. Bei chronischen, über viele Jahre hin sich erstreckenden entzündlichen Krankheitszuständen der Lunge mit starker Pleurabeteiligung kann es zu mehrfacher Bronchialerweiterung kommen. Auf dem Röntgenbilde sieht man dann innerhalb der durch die verdichtete Lunge bedingten Verschattung mehrfache oval und auch unregelmäßig gestaltete fleckige Aufhellungen, die gut oder weniger gut umgrenzt erscheinen (Abb. 19). Auf diesem Bilde ist in den unteren Teilen der diffusen Verschattung eine größere, gut aufgehellte Zone zu sehen. In den oberen und seitlichen Teilen sind eine Anzahl kleinere, weniger deutlich in die Erscheinung tretende fleckige Aufhellungen erkennbar. Besonders deutlich tritt die durch Pleuraobliteration entstandene Brustkorbschrumpfung zutage. Diese bedingt die auf dem Bilde sichtbare starke Neigung der Rippen,

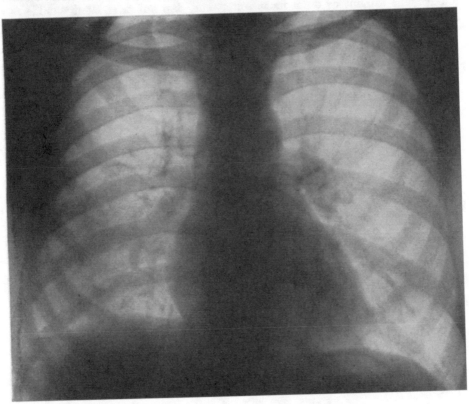

Abb. 18. Sackförmige Bronchiektasien im rechten Unterlappen.

eine Verschmälerung der Intercostalräume und eine deutliche Einziehung des Brustkorbrandes.

Ungleich viel schwieriger gestaltet sich das röntgenologische Erkennen einer Bronchialerweiterung, wenn diese isoliert in den basalen und seitlichen Teilen der Lunge liegt und wenn keinerlei oder nur geringe Verdichtungen im Lungengewebe oder in der Umgebung der Bronchialwandung vorhanden sind. In solchen Fällen findet man zuweilen als Ausdruck einer bestehenden Bronchialerweiterung auf dem Röntgenbilde kleinere oder größere unregelmäßig gestaltete von streifigen Schattenbildungen umgrenzte, aufgehellte Stellen. Kleinere Bronchialerweiterungen können der Röntgenuntersuchung auch dann entgehen, wenn ihre Schattenphänomene infolge der topographischen Lage mit dem Herzschatten zur Deckung gelangen. Schließlich mag erwähnt werden, daß es

Fälle von Bronchialerweiterungen gibt, die sich dem röntgenologischen Nachweise entziehen.

3. Lungenabsceß.

Die große bronchiektatische Kaverne erzeugt röntgenologisch dieselben Erscheinungen wie der Lungenabsceß. Da dieser meist als Folgeerscheinung einer pneumonischen Erkrankung der Lunge oder einer Lungengangrän auftritt, wird man im Röntgenbilde auch die dadurch bedingten Schattenveränderungen antreffen müssen. Bei starken Verdichtungen ausgedehnter Lungenteile kommt es dann nicht selten vor, daß auf dem Röntgenbilde nur die durch die Lungenverdichtung bedingte Verschattung erkennbar wird,

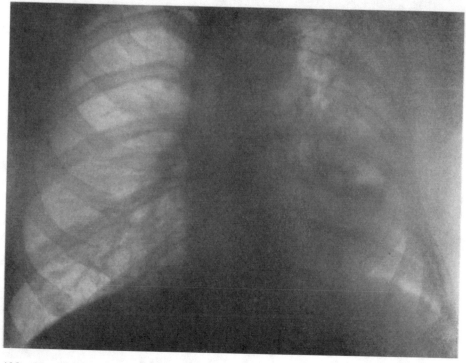

Abb. 19. Multiple Bronchiektasien mit Brustkorbschrumpfung infolge Pleuraschwarte.

während eine im Zentrum liegende Höhle der röntgenologischen Darstellung entgeht. Dabei liegen die Verhältnisse ganz ähnlich wie bei der Kavernenbildung im Zentrum eines phthisischen käsig-pneumonischen Herdes. Die Kavernen- bzw. Abceßaufhellung kann nur dann in die Erscheinung treten, wenn die Lichtung der Höhlenbildung genügend groß ist, um sich durch starke Strahlendurchlässigkeit von der umgebenden strahlenabsorbierenden verdichteten Lunge als Schattenaufhellung abzuheben.

Die Erscheinungen eines Lungenabscesses werden auf dem Röntgenbilde besonders dann deutlich erkennbar sein, wenn der Absceß sich abgegrenzt hat und wenn die ihn umgebenden Lungenteile infolge Resorption der entzündlichen Verdichtungen wieder relativ lufthaltig geworden sind. Die charakteristischen Schattenerscheinungen eines Abscesses ergeben sich aus dem Wechsel von Licht- und Schattenwirkungen, der durch den Luft- und Flüssigkeitsgehalt der Absceßhöhle entsteht. Der mit Flüssigkeit gefüllte untere Abschnitt der

Höhle stellt sich als dichte mehr oder weniger gut gegen die Umgebung abgegrenzte Schattenbildung dar. Nach oben hin zeigt diese eine dem Flüssigkeitsspiegel entsprechende horizontale Begrenzung. Oberhalb des Flüssigkeitsspiegels besteht eine mehr oder weniger ausgedehnte gut aufgehellte Zone, die
dem lufthaltigen Anteil der Absceßhöhle entspricht (Abb. 20). Auf dem Durch-
leuchtungsschirm lassen sich Bewegungsphänomene der Höhlenflüssigkeit bei
Lagewechsel des Patienten besonders schön beobachten. Schüttelbewegungen
des Körpers erzeugen deutlich erkennbare Wellenerscheinungen der Flüssigkeit,

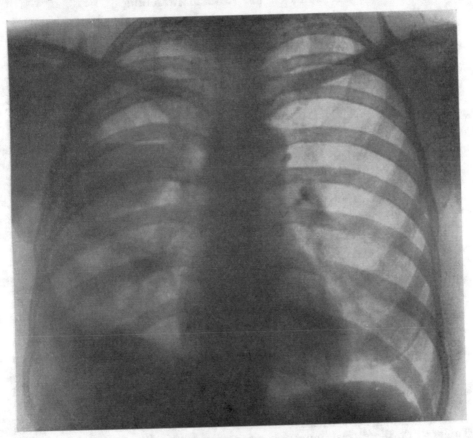

Abb. 20. Lungenabsceß.

die träge verlaufen bei dickflüssigem Inhalt, schnell und kleinwellig bei dünn-
flüssigem. Der Flüssigkeitsspiegel stellt sich bei jeder Lageveränderung des
Körpers stets horizontal ein. Durch das wechselnde Verhalten der Breite des
Flüssigkeitsspiegels in den verschiedenen Körperstellungen gewinnt man eine
Vorstellung von der Höhen- und Breitenausdehnung der Höhle. Zu diesem
Zwecke läßt man den Patienten hinter dem Schirm den Körper seitlich neigen
oder durchleuchtet ihn nacheinander im Stehen und im Liegen.

Das Ergebnis der Röntgenuntersuchung ist deshalb für das Erkennen einer
Absceßbildung von ausschlaggebender Bedeutung, weil es durch die physikalischen Untersuchungsmethoden der Perkussion und Auscultation meist nicht
gelingt, die Anwesenheit eines Abscesses zu beweisen und dessen Sitz und

Ausdehnung zu bestimmen. Nach dieser Richtung ergeben sich aus der Röntgen-untersuchung wertvolle Anhaltspunkte, die für das therapeutische Handeln von Bedeutung sein können. Auch die Ausheilungsvorgänge sind der röntgeno-logischen Beobachtung zugänglich, insofern die zunehmende Verkleinerung der Absceßhöhle verfolgbar ist bis schließlich nach Ausheilung nur noch eine mehr oder weniger deutliche, durch narbige Schrumpfung bedingte Verdichtung erkennbar ist.

4. Tumoren der Bronchialwandung.

Weitaus die häufigste von der Bronchialwand ausgehende Tumorbildung ist das Bronchialcarcinom. Dieses nimmt in der Mehrzahl der Fälle seinen Ausgang von einem größeren Stammbronchus, der zum Ober-, Mittel- oder Unterlappen führt. Die klinischen Symptome sind in den ersten Stadien der Erkrankung meist wenig deutlich ausgeprägt und decken sich oft mit denen, die auch bei der beginnenden Lungenphthise beobachtet werden. Leichte hämop-toische Erscheinungen, subfebrile Temperaturen, unklare physikalische Sym-ptome (leichte Schallverkürzung, abgeschwächtes oder verschärftes Atmen mit geringgradigen katarrhalischen Erscheinungen) werden Veranlassung, den Patienten in eine Heilstätte einzuweisen. Hier wird dann meist durch sorgfältige klinische Beobachtung und insbesondere durch die Röntgenuntersuchung der wahre Charakter des Leidens aufgeklärt. Da die Sputumuntersuchung in den ersten Stadien der Phthise und auch der Tumorbildung meist keine ausreichende sichere Grundlage liefert für die differentialdiagnostische Ent-scheidung ob eine Phthise oder ein beginnendes Carcinom vorliegt, bleibt der Röntgenuntersuchung die Entscheidung vorbehalten, wenn man von der bronchoskopischen Untersuchung absieht. Diese Tatsache erklärt sich auch ohne weiteres daraus, daß keine andere Untersuchungsmethode so deutlich anatomische Veränderungen zu erschließen vermag, wie gerade die Methode der Dichtigkeits-differenzierung. Ihr muß es am besten gelingen, die stets in den feinsten Bronchial-verzweigungen (Bronchiolus respiratorius und zugehörendem Acinus) beginnende (multipel herdförmige) phthisische Erkrankung von der in den größeren Stamm-bronchien sich entwickelnden Tumorbildung zu unterscheiden. Auf die charak-teristischen Schattenerscheinungen, die durch die beiden Grundformen der produktiven und exsudativen Phthise entstehen, soll hier nicht eingegangen werden.

Die Bronchialcarcinome hat Otten in 2 Hauptgruppen eingeteilt. In die erste Gruppe gehören die über einen oder mehrere Lappen ausgebreiteten Tumoren. Die andere Gruppe umfaßt die vom Hilus ausgehenden Carcinome. Diese Einteilung berücksichtigt in erster Linie das Entwicklungsstadium des Tumors. Da dieser fast immer in einem der großen Stammbronchien seinen Ausgang nimmt, ist er in diesem Stadium immer in das Lungenwurzelgebiet lokalisiert. Die weitere Entwicklung kann dann vorwiegend in einen Lappen oder nach mehreren Richtungen hin erfolgen. Wenn man nach dem Lokali-sationsprinzip einteilen will, wird man besser von Tumoren der oberen, mitt-leren und unteren Stammbronchien sprechen. Das vom Stammbronchus in den Oberlappen sich hineinentwickelnde Carcinom macht eine am oberen Hilusteile beginnende unregelmäßig gestaltete Schattenbildung, deren Ausdehnung von der Größe der Tumorbildung abhängt. Große in den Oberlappen hineingewucherte Tumoren lassen diffuse, dichte, die Oberteile eines Lungenfeldes einnehmende Schattengebilde entstehen, die an das Bild einer pneumonischen Verdichtung erinnern. In solchen Fällen ist während der Tumorentwicklung fast immer eine Verwachsung der Pleurablätter eingetreten, die im Röntgenbilde stets aus den Zeichen der Brustkorbsschrumpfung erkennbar ist. Der wachsende Tumor führt so viel häufiger zu einer Verkleinerung als zu einer Erweiterung der befallenen Brustkorbseite (Abb. 21).

Bei den vom mittleren bzw. unteren Stammbronchus beginnenden Tumoren reicht der Tumorschatten als unregelmäßig gestaltetes, ungleich dichtes Schattengebilde in das Lungenfeld hinein (Abb. 22 und 23). Wenn die Tumorbildung nach verschiedenen Richtungen hin sich entwickelt, können auf dem Röntgenbilde mehrfache, den Hilus umgebende Schattengebilde entstehen (Abb. 24). Differentialdiagnostisch wird man in solchen Fällen etwa an eine am Hilus beginnende Phthise denken können. Da jedoch beim erwachsenen Menschen eine im Lungenwurzelgebiet beginnende, peripherwärts sich ausbreitende Phthise nur sehr selten vorkommt, fällt eine Verwechslung mit phthisischen Herderscheinungen meist außer Betracht. Auch sind die durch phthisische Erkrankungen bedingten Schattengebilde entsprechend dem anders gearteten

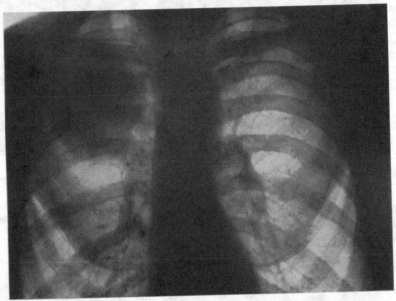

Abb. 21. Bronchialcarcinom des oberen Stammbronchus.

anatomischen Substrat von ganz anderer Anordnung und Ausbreitung. Gelegentlich kann das Bronchialcarcinom in den ersten und auch den fortgeschrittenen Stadien ähnliche Bilder erzeugen, wie sie durch Mediastinaltumoren entstehen. Die Einseitigkeit der Geschwulst bzw. Schattenentwicklung, die ungleichmäßige oft zackige Umrandung spricht für Bronchialcarcinom. Mediastinaltumoren, die vom Thymus oder von den Bifurkationslymphknoten ausgehen, zeigen zuweilen zweiseitige Entwicklung, so daß dichte Schattengebilde beiderseits am Lungenwurzelgebiet entstehen. Auch sind die Schattengebilde der Mediastinaltumoren meist mehr oder weniger scharf gegen das Lungenfeld hin abgesetzt. OTTEN, dem wir eine ausführliche Arbeit über die Diagnostik der Lungen- und Mediastinaltumoren verdanken, hat auf diese differentialdiagnostischen Momente besonders hingewiesen.

Das von einem Stammbronchus ausgehende Carcinom führt zuweilen zum Verschluß eines größeren Bronchialastes und sperrt so die Luftzufuhr zu den von ihm versorgten Lungenteilen mehr oder weniger ab. Die unvollkommene Lungenlüftung dieser Teile führt dann auf dem Röntgenbilde zu einer

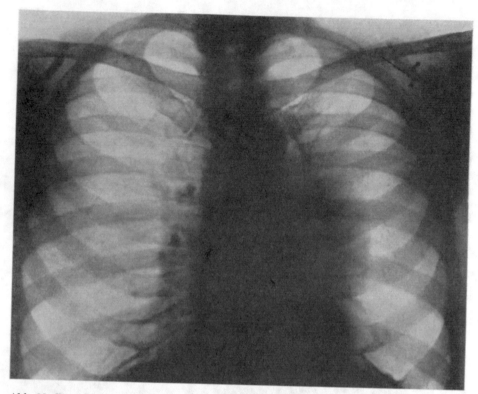

Abb. 22. Bronchialcarcinom des unteren linken Stammbronchus mit Kompressionsatelektase.

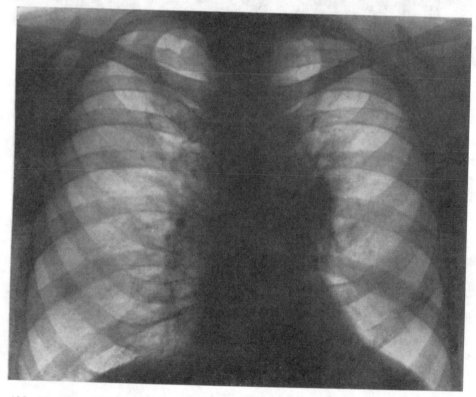

Abb. 23. Bronchialcarcinom des unteren linken Stammbronchus nach Röntgenstrahlenbehandlung.

Verschattung, die in der Umgebung des Tumorschattens liegt. Je nach der Ausdehnung der atelektatischen Lungenteile wird diese Atelektaseverschattung eine größere oder geringere Ausdehnung haben. Der Tumorschatten geht dann meist ohne merkliche Differenzierung in die Atelektaseverschattung über (Abb. 22). Die Ausdehnung des Tumorgebildes kann in solchen Fällen auf dem Röntgenbilde nicht mehr mit Sicherheit festgestellt werden. Wenn durch Zerfall von intrabronchialen Tumormassen der abgesperrte Bronchus wieder frei wird, kann die durch Atelektase bedingte Verschattung wieder verschwinden. So sieht man z. B. auf der Abb. 22 in unmittelbarer Umgebung des Lungen-

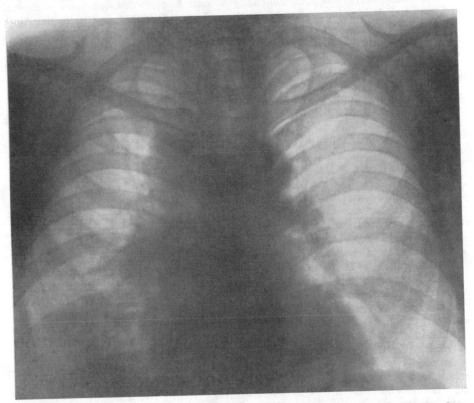

Abb. 24. Bronchialcarcinom des rechten großen Stammbronchus nach Ober- und Unterlappen entwickelt.

wurzelgebietes eine dichte Schattenbildung, in deren Umkreis eine weniger dichte, nach der Peripherie sich aufhellende Schattenbildung liegt. Eine mehrfach durchgeführte Strahlenbehandlung hatte zur Verkleinerung der Tumorbildung geführt, wodurch der Bronchus frei wurde und die Atelektasebildung verschwand. Eine vergleichende Betrachtung der Abb. 22 und 23 läßt diese Erscheinung deutlicher erkennen.

In anderer Weise stellen sich die auf metastatischem Wege in den Lungen sich entwickelnden Tumorgebilde dar. Die mehr oder weniger isoliert, meist aber auch multipel auftretenden Tumorschatten und die disseminierte Entwicklung kleinster Tumorknötchen sind hier zu unterscheiden. Beide Formen lassen sich an den ihnen charakteristischen Schattenerscheinungen des Röntgenbildes ohne weiteres erkennen. Die isolierten Tumoren machen mehr oder weniger dichte, meist rundliche und gegen die Umgebung gut abgesetzte Verdichtungsschatten. Das Bild der disseminierten Lungencarcinose ähnelt dem der mehr chronisch verlaufenden hämatogen, disseminierten, nodös produktiven Lungenphthise. Die Lungenfelder sind dabei übersät von meist kleinen, unregelmäßig gestalteten Verdichtungsschatten, deren Anordnung der hämatogenen Entstehungsweise der Carcinomknötchen entspricht.

5. Bronchostenose.

Die röntgenologischen Erscheinungen der Bronchostenose sind seit den eingehenden Mitteilungen Holzknechts bekannt. Dieser hat in seiner 1901 erschienenen Monographie über die Röntgenuntersuchung der Brusteingeweide die röntgendiagnostischen Merkmale der Bronchostenose so klar und eingehend beschrieben, daß in der Zwischenzeit über diesen Gegenstand so gut wie nichts Neues mehr hinzugekommen ist. Ich folge deshalb hier auch im wesentlichen Holzknechts Ausführungen. Die Verschattungssymptome der Bronchostenose sind im vorausgehenden Abschnitt beschrieben. Die nur auf dem Fluorescenzschirm zu beobachtenden Bewegungsphänome der Bronchostenose seien hier kurz dargestellt.

Das führende Symptom ist die „respiratorische Dislokation des Mediastinums in die stenosierte Seite". Die Erscheinung kann bei der Beobachtung hinter dem Fluorescenzschirme in ihrem Kommen und Gehen verfolgt werden. Das Ausmaß der Dislokation ist in tiefster Inspirationsstellung auch auf der Platte zu fixieren. Holzknecht erklärt die Verschiebung des Mediastinums in folgender Weise: „Bei einseitiger Bronchostenose tritt unter der Wirkung der beiderseits gleich ausgiebigen Erweiterung des Thoraxraumes und der einseitigen Unzulänglichkeit der Luftzufuhr durch den stenosierten Bronchus eine Druckdifferenz in beiden Thoraxhälften auf, infolge deren das membranartig zwischen beiden Thoraxhälften ausgespannte Mediastinum in die stenosierte Thoraxhälfte disloziert wird". Nach Holzknecht findet also eine beiderseits gleichmäßige Weitung der Brustkorbhälften statt. Auf der stenosierten Seite kann aber weniger Luft in die Lunge einströmen und es entsteht durch die Dehnung des Brustkorbes ein Raumzuwachs, der durch das Mediastinum und dessen Organgebilde mehr oder weniger ausgefüllt wird. Unter normalen Verhältnissen kommt es infolge des beiderseits etwa gleichmäßig wirkenden negativen Druckes in beiden Pleuraspalten zu einer während der Inspiration gleichmäßigen Dehnung beider Lungen und zu einer etwa gleichmäßigen Zugwirkung auf das Mediastinum. Wenn der Luftzutritt in mehr oder weniger umgrenzte Lungenteile gesperrt ist, tritt bei beiderseits gleichmäßiger Brustkorbdehnung eine Vermehrung des negativen Druckes auf der stenosierten Seite und infolgedessen eine stärkere Zugwirkung auf das Mediastinum dieser Seite ein. Das Hinüberwandern des Mediastinums nach der stenosierten Seite ist also die Folge der auf dieser Seite vermehrten Aspirationswirkung auf das Mediastinum. Das Ausmaß der Dislokation ist nach Holzknecht einmal von der Beweglichkeit der mediastinalen Organe, weiterhin von dem Grade der Stenose und schließlich auch von der Intensität und Geschwindigkeit der Inspiration abhängig. Von den mediastinalen Organen ist das Herz am wenigsten fixiert; es vermag deshalb einer Zugwirkung auf das Mediastinum am leichtesten zu folgen. Weniger starke Exkursionen machen wegen ihrer Fixation Trachea und Lungenhilus. Die Beweglichkeit des Mediastinums kann natürlich auch durch pathologische Zustände der mediastinalen Organe behindert werden. So sieht man z. B. bei Bronchostenose, die durch Tumorbildungen des Mediastinums, vergrößerte Lymphknoten oder durch eine aneurysmatische Erweiterung der Aorta bedingt ist, keine oder nur geringe Verlagerungen des Mediastinums bei der Inspiration auftreten. Die Extensionsgröße der mediastinalen Verschiebung hängt also auch von der Fixation der mediastinalen Organe bzw. deren pathologischen Bildungen ab. Bei beweglichem Mediastinum wird die mediastinale Verschiebung um so größer sein, je stärker die Stenosierung des Bronchus ist bzw. je mehr Lungenteile von der Luftzufuhr abgesperrt sind. Auch wird bei beweglichem Mediastinum eine tiefe Inspiration eine stärkere Verlagerung hervorrufen als eine weniger tiefe Atmung es zu tun vermag. Zuweilen ist die röntgenologisch sichtbare Verlagerung der mediastinalen Organe bei Bronchostenose auch anderen klinischen Untersuchungsmethoden, nämlich der Perkussion und der Palpation zugänglich. Auf diese Tatsache hat früher JACOBSON schon hingewiesen.

Die bei der Bronchostenose vielfach beobachtete Veränderung der Zwerchfellbewegung erklärt sich in derselben Weise wie die Verlagerung des Mediastinums. Es findet auch auf das Zwerchfell je nach dem Grade der Luftabsperrung eine mehr oder weniger starke Aspirationswirkung statt, so daß die normale Inspirationsbewegung gehemmt oder aufgehoben wird. Der Wirkungsmechanismus gestaltet sich hier insofern komplizierter, als die normale Zwerchfellbewegung der Aspirationswirkung des vermehrten negativen Druckes entgegenwirkt. Es kommen also hier zwei in entgegengesetzter Richtung wirkende Kräfte in Betracht, während das Mediastinum der durch die Bronchostenose bedingten Zugwirkung des vermehrten negativen Druckes leichter folgen kann. Das inspiratorische Tiefertreten wird besonders dann deutlich gehemmt sein, wenn der zum Unterlappen führende Stammbronchus verschlossen ist. Die ansaugende Wirkung kommt in den mehr bindegewebigen medialen Anteilen des Zwerchfells stärker zum Ausdruck. Die seitlichen muskulösen Anteile machen zuweilen geringe inspiratorische Abwärtsbewegungen, insofern hier der aktiv innervierte Bewegungsimpuls noch überwiegt. Bei beginnender Exspiration schnellt dieser Zwerchfellanteil dann ruckartig in die Höhe (JACOBSON). Das Verhalten des Zwerchfells bei Bronchostenose hängt also nicht nur von Sitz und Stärke der Stenose und der dadurch bedingten Aspirationskraft ab, sondern auch von dem Kräfteverhältnis zwischen aktiv innerviertem Bewegungsimpuls der Abwärtsbewegung und der durch die Saugwirkung entstehenden Aufwärtsbewegung.

Literatur.

ASSMANN (1): Das anatomische Substrat der normalen Schatten im Röntgenbild. Fortschritte a. d. Geb. d. Röntgenstr. Bd. 17. — DERSELBE (2): Erfahrungen über die Röntgenuntersuchung der Lungen. Arb. a. d. med. Klinik zu Leipzig. Jena: G. Fischer 1914. — DERSELBE (3): Verhandlungebericht d. dtsch. Röntgengesellschaft 1911. — DERSELBE (4): Die Bronchiektasien im Röntgenbilde. Fortschr. a. d. Geb. d. Röntgenstr. Bd. 26. — BERGER: Fortschr. a. d. Geb. d. Röntgenstr. Bd. 28. — BLAUEL: Über die Untersuchung der Trachea besonders bei Struma. 34. Kongr. d. Ges. f. Chirurg. — BRÜNINGS (1): Die direkte Laryngoskopie und Bronchoskopie. Stuttgart: Ferd. Enke 1910. — DERSELBE (2): Endoskopische und radiologische Untersuchungen der Luftröhre und des Bronchialbaumes. Wien. klin. Wochenschrift 1889. S. 437. — DE LA CAMP: Das anatomische Substrat der sogenannten Hiluszeichnung im Röntgenbilde. Physikal.-med. Monatsh. 1904. H. 7. — CHAOUL: Untersuchungen zur Frage der Lungenzeichnung. Münch. med. Wochenschr. 1919. Nr. 50. — CHAOUL und STIERLIN: Klinische Röntgenuntersuchung der Brustorgane. In F. SAUERBRUCH: Chirurgie der Brustorgane. — CURSCHMANN: Verlagerungen des Kehlkopfes und der Brustorgane als Folge gew. Verdrängungen der Brustorgane. Münch. med, Wochenschr. 1905. Nr. 48. — v. DEHN: Zur Frage der tuberkulösen Lungenaffektionen im Röntgenbilde und ihre anatomische Grundlage. Fortschr. a. d. Geb. d. Röntgenstr. Bd. 16. 1910/1911. — DÖDERLEIN: Papillom und metastatisches Carcinom der Trachea. — ECKSTEIN: Der menschliche Bronchialbaum im Röntgenbilde. Prag. med. Wochenschr. 1908. — EISENSTEIN: Beiträge zur Radiologie der Speiseröhre. Fortschr. a. d. Geb. d. Röntgenstr. Bd. 21,

1026 L. KÜPFERLE: Die Röntgenuntersuchung der Luftröhre und der Bronchien.

H. 4. — FRÄNKEL, E.: Anatomische röntgenologische Untersuchungen über die Luftröhre. Fortschr. a. d. Geb. d. Röntgenstr. Bd. 22. H. 3. — FRÄNKEL und LOREY: Das anatomische Substrat der Hiluszeichnung im Röntgenbilde. Fortschr. a. d. Geb. d. Röntgenstr. Bd. 11. 1909. — GRÄFF und L. KÜPFERLE: Die Bedeutung des Röntgenverfahrens für die Diagnose der Lungenphthise auf Grund vergleichender röntgenologischer anatomischer Untersuchungsergebnisse. Beitr. z. Klinik d. Tuberkulose. Bd. 44, H. 3/4. — GRÖBER: Über Verlagerung der Trachea bei intrathorakischen Erkrankungen. Münch. med. Wochenschr. 1906. Nr. 31. — GLUCK: Primäres Trachealcarcinom. Dtsch. med. Wochenschr. 1913. S. 2432. — GÜTIG: Zur Füllung des Bronchialbaumes mit Kontrastmitteln. Wien. med. Wochenschr. 1923. H. 33. — GUTTMANN und HELD: Carcinome of the esophagus perforating into the right Bronchus med. record 1916. — HASSELWANDER und BRUEGEL: Anatomische Beiträge zur Frage nach der Lungenstruktur im Röntgenbilde. Fortschr. a. d. Geb. d. Röntgenstr. Bd. 17, H. 1. — HOLZKNECHT (1): Die röntgenologische Diagnostik der Brusteingeweide. Hamburg: Lucas Gräfe & Sillem 1901. — DERSELBE (2): Das Röntgenverfahren in der inneren Medizin. Wien. klin. Rundschau 1899. Nr. 45. — DERSELBE (3): Ein neues radiologisches Symptom bei Bronchostenose und Methodisches. Wien. klin. Rundschau 1899. Nr. 45. — HUBER, R. und H. v. SCHRÖTTER: Die Carcina trachae, ein Beitrag zur Kenntnis der Bifurkation der Luftröhre usw. Denkschr. a. d. Wien. Akad. d. Wiss. Bd. 50, S. 16. 1897. — JACOBSON (1): Respiratorische Verschiebung, ein Symptom einseitiger Bronchostenose. Berl. klin. med. Ges. 23. 8. 1903. — DERSELBE (2): Zur Röntgenologie der Bronchostenose. Fortschr. a. d. Geb. d. Röntgenstr. Bd. 20, H. 3. — DERSELBE (3): Zur Diagnostik der Bronchostenose. Dtsch. med. Wochenschr. 1913. Nr. 6. — KAMNITZ: Primäres Trachealcarcinom. Wien. klin. Wochenschr. H. 38. 1912. — KRAUSE (1): Die Röntgenuntersuchung der Trachea und des oberen Mediastinums in GRÖDELS Röntgendiagnostik i. d. inn. Med. u. deren Grenzgeb. LEHMANNS med. Atlanten. Bd. 7. — DERSELBE (2): Über einige Fortschritte in der Röntgendiagnostik und Röntgentherapie. Fortschr. d. dtsch. Klinik. Bd. 2. Berlin: Urban & Schwarzenberg. — DERSELBE (3): Die Röntgendiagnose der Thoraxtumoren, Bronchialerkrankungen und der Lungentuberkulose in Grundriß und Atlas der Röntgendiagnostik von F. M. GROEDEL. München: Lehman 1914. — KÜPFERLE (1): Zur Physiologie des Schluckmechanismus nach röntgen-kinematographischen Aufnahmen. Vortrag gehalten i. d. Freiburg. med. Ges. Ref. Dtsch. med. Wochenschr. Bd. 1. 1913. — DERSELBE (2): Die Radiographie von Bewegungsvorgängen innerer Organe nach einem neuen Verfahren. Verhandl. d. dtsch. Kongr. f. inn. Med. Bd. 21. — DERSELBE (3): Das anatomische Substrat der sog. Hiluszeichnung im Röntgenbilde. Fortschr. a. d. Geb. d. Röntgenstr. Bd. 17, H. 2. — DERSELBE (4): Demonstration betr. das anatomische Substrat der sog. Hiluszeichnung im Röntgenbilde. Verhandl. d. dtsch. Röntgenges. Bd. 7. 1911. — LEVY-DORN: Das Röntgenbild des normalen Thorax usw. Berl. klin. Wochenschr. 1908. Nr. 21. — MOLTRECHT: Die multiplen Enchondrosen der Trachea. Fortschr. a. d. Geb. d. Röntgenstr. Bd. 6. — MOORE, A. B.: Röntgendiagnostik bei Bronchoektasie. Americ. journ. of roentgol. Ref.: Fortschr. a. d. Geb. d. Röntgenstr. Bd. 24, H. 6. — OPPIKOFER: Über den Wert der Röntgenuntersuchung bei Luftröhrenerkrankungen. Zeitschr. f. Ohrenheilk. u. f. Krankh. d. Luftwege. Bd. 16. 1919. — OTTEN (1): Zur Röntgendiagnostik der primären Lungencarcinome. Fortschr. a. d. Geb. d. Röntgenstr. Bd. 16. — DERSELBE (2): Die Röntgendiagnose der Lungengeschwülste. Fortschr. a. d. Geb. d. Röntgenstr. Bd. 15. — PFEIFFER (1): Zur Röntgendiagnose der Bronchoektasie im Röntgenogramme. Beitr. z. klin. Chirurg. Bd. 50. H. 1. — DERSELBE (2): Die Darstellung der Trachea im Röntgenbilde bei Struma. BRUNS Beitr. z. klin. Chirurg. Bd. 45. — DERSELBE (3): Über die Röntgenuntersuchung der Trachea bei Tumoren und Exsudat im Thorax. Münch. med. Wochenschr. 1906. Nr. 8. — DERSELBE (4): Über die Verlagerung des Larynx und der Trachea bei Pneumothorax. Ärzte in Stuttgart 3. 10. 1907. — RHETI: Meine neue Methode bei der Röntgendarstellung des Kehlkopfes und der Luftröhre. Zeitschr. f. Laryngol., Rhinol. u. ihre Grenzgeb. Bd. 7. 1915. — RIEDER: Die Röntgenuntersuchung der Lungen und der Bronchien. Im Lehrb. d. Röntgenkunde v. RIEDER-ROSENTHAL Bd. 1. Leipzig: A. Barth 1917. — ROSENTHAL: RIEDER und KÄSTLE: Über kinematographisch aufgenommene Röntgenogramme (Bioröntgenographie). Münch. med. Wochenschr. 1906. Nr. 6. — RÜDIGER: Organverlagerung bei Phthise. Ber. d. Röntgenkongr. Bd. 6. — SCHELLENBERG: Die normale und pathol. Lungenzeichnung im Röntgenbilde bei sagittaler Durchleuchtungsrichtung. Zeitschr. f. Tuberkul. Bd. 2. — v. SCHRÖTTER (1): Beobachtung über eine Bewegung der Trachea und der großen Bronchien mittels des Kehlkopfspiegels. Sitzungsber. d. k. Akad. d. Wiss. Bd. 65. Abteil. 3. — DERSELBE (2): Über Bewegungserscheinungen an den normalen menschlichen Bronchien. Wien. klin. Rundschau 1906. S. 281. — SCHNITZER: Über Tracheopathia osteoplastica. Arch. f. Laryngol. u. Rhinol. Bd. 32. — SCHUBERT: Über Trachealverdrängung bei Thymushyperplasie. BRUNS Beitr. z. klin. Chirurg. Bd. 82, H. 1. — SIMMEL: Primäres Carcinom der Trachea. Arch. f. Laryngol. u. Rhinol. Bd. 24, H. 3. — SPRINGER: Sichtbarmachung von Trachea und Bronchialbaum. Prag. med. Wochenschr. 1906. S. 12. — WEINBERGER: Bronchostenose infolge eines Aortenaneurysmas. Ges. f. inn. Med. u.

Kinderheilk. Wien. 19. 10. 1906. — WEINGÄRTNER: Physiologische und topographische Studien am Trachealbaum des lebenden Menschen. Habilitationsschr. Berlin 1919 und Arch. f. Laryngol. u. Rhinol. Bd. 32. — WICHERN und LÖNING: Über Verlagerung des Kehlkopfes und der Trachea bei verschiedenen Erkrankungen der Brustorgane. Münch. med. Wochenschr. 1906. — ZIEGLER: Beitrag zur Diagnose der Bronchostenose. Fortschr. a. d. Geb. d. Röntgenstr. Bd. 21, H. 5.

Immunodiagnostik [1]).

Von

H. Koenigsfeld - Freiburg i. Br.

Jedesmal, wenn bakterielle Erreger in einen Organismus eindringen, gehen in den Säften des Organismus Veränderungen vor sich, die sich durch besondere serologische Reaktionen nachweisen lassen. Es werdem dabei in dem Organismus bestimmte Substanzen gebildet, die unter dem Namen „Antikörper" zusammengefaßt werden. Wahrscheinlich handelt es sich aber nicht um die Bildung von neuen, chemisch genau definierten Stoffen, sondern nur um gewisse physikalisch-chemische Umlagerungen in den Eiweißmolekülen des Serums und der Zellen des Organismus. Vielleicht sind es auch Produkte aus Abbauvorgängen der Eiweißkörper, die in einer bestimmten von der Norm abweichenden Richtung vor sich gehen, oder es sind sonst nicht beständige Zwischenprodukte des normalen Stoffwechselumsatzes.

Da die serologischen Reaktionen im allgemeinen spezifisch auf die eingedrungenen Erreger gerichtet sind, läßt sich aus ihnen auf die Art der Erreger schließen. Das ist das Prinzip einer spezifischen Immunodiagnostik, die in der einen oder anderen Weise für alle Disziplinen der Medizin eine klinische Bedeutung hat und auch bei Erkrankungen der oberen Luftwege öfter in Anspruch genommen werden muß. Bei der Bewertung der Immunreaktionen ist zu berücksichtigen, daß alle Antikörper in geringen Mengen schon normalerweise im Serum vorkommen, so daß nur der Nachweis größerer Antikörpermengen einen diagnostischen Wert besitzt. Es ist also bei allen serologischen Reaktionen eine quantitative Auswertung der Antikörper in hohen Serumverdünnungen notwendig.

Von den Antikörpern, deren Auftreten klinisch-diagnostisch verwertet wird, sind zu nennen: 1. die Agglutinine, 2. die Opsonine, 3. die Bakteriolysine, 4. die komplementbindenden Antikörper, 5. die Präcipitine, 6. die Abwehrfermente (ABDERHALDEN).

Für die Diagnostik bei Erkrankungen der oberen Luftwege kommen besonders die Agglutinine und komplementbindenden Antikörper in Betracht.

1. Agglutinine.

Bringt man eine Bakterienaufschwemmung, z. B. Typhusbazillen, in das Serum eines Tieres, das die gleichen Bakterien in seinen Körper aufgenommen hat, so tritt in dem Serum eine Zusammenballung der Bakterien ein. Vorher bewegliche Bakterien werden dabei unbeweglich, ohne etwa ihre Lebensfähigkeit und Infektionstüchtigkeit zu verlieren. Man nennt diesen Vorgang der

---

[1]) Da im speziellen Teil dieses Handbuches vielfach immundiagnostische Fragen berührt werden, schien es uns zweckmäßig, hier einen kurzen allgemeinen Überblick über den derzeitigen Stand der Immunodiagnostik aus der Feder eines Fachmannes zu bringen.

Häufchenbildung „Agglutination" und führt ihn zurück auf das Vorhandensein von „Agglutininen" in dem Serum, die spezifisch auf die betreffenden Bakterien gerichtet sind.

Die Agglutininreaktion wird in der Weise vorgenommen, daß man gleichbleibende Mengen Bakterien zu quantitativ abgestuften Verdünnungen des Serums bringt. Da schon im Normalserum „Normalagglutinine" in geringen Mengen auftreten, kann nur die Agglutination in Serumverdünnungen, die jenseits einer gewissen Grenze liegen, meist höher als 1 : 40, als spezifisch betrachtet werden.

In die Klinik eingeführt wurde die Agglutinationsprobe, als Widal gefunden hatte, daß das Blutserum von Typhuskranken in höheren Verdünnungen spezifisch agglutinierend auf Typhusbazillen wirkt. Besteht also bei einem Kranken der Verdacht auf das Bestehen eines Typhus, so stellt man Verdünnungen des Serums her und bringt Typhusbazillen in diese Verdünnungen. Kommt es zu einer Agglutination der Bazillen, so kann man daraus mit Sicherheit schließen, daß der Körper des Kranken Typhusbazillen aufgenommen hat. In den meisten Fällen wird das gleichbedeutend mit einer Infektion und Erkrankung durch Typhusbazillen sein, wenn nicht eine künstliche Immunisierung mit den Bazillen stattgefunden hat.

Es ist ferner daran zu denken, daß auch bei gesunden Bazillenträgern (Typhus, Paratyphus) nach Ablauf der eigentlichen Erkrankung noch ständig ein verhältnismäßig hoher Agglutiningehalt gefunden werden kann.

Dieses Prinzip der Diagnose einer infektiösen Erkrankung aus der Agglutination des Krankenserums mit Bakterien kann man außer bei Typhus mit Erfolg auch anwenden bei Paratyphus, Ruhr, Cholera, Fleckfieber, weniger sicher bei Diphtherie, Milzbrand, Pest. Keine verläßlichen Resultate ergibt die Agglutination bei Kokkeninfektionen (Gonokokkus, Meningokokkus, Staphylokokkus, Streptokokkus). Und auch die Versuche, eine spezifische Agglutination mit Tuberkelbazillen bei Tuberkulose zu finden, die gerade in letzter Zeit wieder von verschiedenen Seiten neu aufgenommen wurden, haben keinerlei einwandfreies und sicheres Resultat ergeben.

Es sei hier besonders auf die Versuche hingewiesen, für verschiedene Bazillen (z. B. Kapselbacillus Abel, Bacillus Perez) durch Agglutination mit Patientenserum die pathogenetische Bedeutung für Entstehung der Ozaena darzutun. Diesen Gedankengängen wurde von anderer Seite (Amersbach, Koenigsfeld) entgegengetreten. Eine positive Agglutination beweist ja zunächst auch nur, daß die betreffenden Erreger in dem Körper des Erkrankten aufgenommen wurden, aber nicht ihre ursächliche Bedeutung für eine bestimmte Erkrankung.

2. Opsonine.

Wenn in den Organismus eingedrungene Infektionserreger in das Innere von Leukocyten aufgenommen und dort allmählich zum Zerfall gebracht werden, redet man von einer „Phagocytose". Von verschiedenen Forschern, an ihrer Spitze Metschnikoff, wurde die Phagocytose in den Mittelpunkt der Immunitätsreaktionen gestellt. Die Phagocytose sollte das wichtigste Verteidigungsmittel des Körpers gegen Infektionen und damit die wichtigste Ursache der natürlichen Immunität sein.' Aber auch die künstliche Immunität sollte nach Metschnikoff und anderen dadurch zustande kommen, daß durch die Immunisierung eine Steigerung der Phagocytose veranlaßt wurde. Gegen diese Auffassung sind aber besonders von deutscher Seite gewichtige Einwendungen gemacht worden.

Wie Reagensglasversuche gezeigt haben, kann der Vorgang der Phagocytose durch Zusatz verschiedener Substanzen gefördert oder gehemmt werden. Diese Förderung oder Hemmung kann entweder an den Leukocyten angreifen und diese mehr oder weniger fähig zur Aufnahme der Bakterien machen oder sie kann an den Bakterien angreifen und diese mehr oder weniger aufnahmemöglich machen. Im Serum des lebenden Organismus sind nur Stoffe nachgewiesen, die eine *Beförderung* der Phagocytose hervorrufen, und zwar „Stimuline", die auf die Leukozyten wirken, und „Opsonine" und „Bakteriotropine", die auf die Bakterien wirken.

Die letzteren beiden unterscheiden sich dadurch, daß bei den Opsoninen eine Mitwirkung von Komplement notwendig ist, während die Tropine auch im komplementlosen Serum wirken.

Schon normalerweise kommen im Serum von Mensch und Tier Opsonine für verschiedene Bakterienarten vor (Staphylokokken, Streptokokken, Pneumokokken, Typhus-, Ruhr-, Cholera-, Milzbrand-, Pestbazillen). Diese Normalopsonine zeigen gewisse, freilich vielleicht nur quantitative Verschiedenheiten von den Immunopsoninen, die bei natürlicher Infektion oder künstlicher Immunisierung auftreten.

Um die Opsonine im Serum nachzuweisen benutzt man ein von WRIGHT ausgearbeitetes Verfahren; man mischt Leukocyten, die durch eine besondere Technik aus dem Blute gewonnen werden, Bakterien und Normal-, bzw. Krankenserum und bestimmt in beiden Mischungen die Zahl der von den Leukocyten aufgenommenen Bakterien. Das Verhältnis der für das Kranken- oder Immunserum gefundenen Zahl zu der für das Normalserum gefundenen Zahl wird als „opsonischer Index" bezeichnet.

Nach WRIGHT gibt der opsonische Index einen Gradmesser für den Stand und Verlauf einer Infektion. Nach der WRIGHTSCHEN Theorie soll, wenn der opsonische Index einer bestimmten Bakterienart gegenüber dauernd normal ist, eine Infektion mit diesen Bakterien als ausgeschlossen gelten. Ist der Index dauernd herabgesetzt, so soll eine lokale Infektion vorliegen, ist er dauernd erhöht, so ist die Infektion überwunden. WRIGHT will auch eine künstliche Vaccinationsbehandlung fortlaufend durch Bestimmung des opsonischen Index kontrollieren.

Gegen die WRIGHTSCHE Anschauung sprechen manche theoretische Bedenken und experimentelle Beobachtungen. Es besteht sicher kein Parallelismus zwischen der Höhe des opsonischen Index und dem Grade der Immunität. Dazu kommt, daß die Methode der Opsoninbestimmung so subtil ist und eine so große Reihe von Fehlerquellen besitzt, daß sie für die allgemeine klinische Diagnostik kaum verwertet werden kann und sich deshalb auch nicht, wenigstens in Deutschland, in größerem Umfange eingebürgert hat. Bei Erkrankungen der oberen Luftwege wird, wenigstens in Deutschland, nur selten eine Vaccinationsbehandlung vorgenommen. In England scheint sich diese Behandlung größerer Beliebtheit zu erfreuen. Am meisten in Betracht für diese Behandlung kommen Ozaena, Rhinosklerom und Diphtherie. Bei der seltenen Anwendung der Vaccination wird aber auch die diagnostische Untersuchung auf Opsonine in der Laryngologie keine sehr große Rolle spielen.

3. Bakteriolysine.

Im normalen Blut sind Stoffe vorhanden, die imstande sind, eingedrungene Bakterien aufzulösen und so zur Abtötung zu bringen. Man nennt diese Stoffe „Bakteriolysine". Im Normalserum ist ihre Menge aber so gering, daß sie nur wirksam sind, wenn unverdünntes Serum auf die Bakterien einwirkt. Findet aber eine Infektion des Organismus mit Bakterien statt, so vermehren sich die Bakteriolysine erheblich und sind auch noch in höheren Serumverdünnungen wirksam. Man kann daher aus dem Nachweis der Bakteriolysine in größeren Mengen den Schluß auf eine Infektion mit den zur Auflösung gebrachten Bakterien ziehen und kommt so zu einer Diagnose.

Die Bakteriolysine sind aber für sich allein nicht imstande, eine Auflösung der Bakterienzellen herbeizuführen; sie brauchen dazu noch die Mitwirkung eines weiteren Körpers, des sog. Komplements. Während die Bakteriolysine wie alle anderen Antikörper spezifisch auf eine bestimmte Bakterienart eingestellt sind, ist das Komplement nicht spezifisch. Es findet sich in wechselnder Menge in jedem frischen Serum.

Ein frisches komplementhaltiges Serum nennt man ein „aktives" Serum. 'Das Komplement ist ein sehr labiler Körper und geht beim Stehen des Serums ziemlich rasch zugrunde. Auch gegen Wärme ist Komplement sehr empfindlich. Erwärmt man ein komplementhaltiges Serum $1/_2$ Stunde auf 56°, so wird das Komplement zerstört. Ein so behandeltes, nunmehr komplementloses Serum wird als „inaktives" Serum bezeichnet.

Der Nachweis der Bakteriolyse wird am besten innerhalb eines Tierkörpers gebracht, in dem ausreichende Mengen Komplement zur Verfügung stehen. Das geschieht im sog. PFEIFFERschen Versuch. Man bringt verschiedene Verdünnungen des Serums, in dem man Bakteriolysine nachweisen will, z. B. ein Krankenserum, in die Bauchhöhle von gesunden Meerschweinchen und fügt Aufschwemmungen derjenigen Bakterienart hinzu, mit der man eine Infektion des betreffenden Kranken vermutet. Das Versuchstier liefert das erforderliche Komplement, und so findet in der Peritonealhöhle des Meerschweinchens eine mikroskopisch nachweisbare Auflösung der Bakterien statt, wenn in dem benutzten Serum Bakteriolysine gegen die betreffenden Bakterien vorhanden waren. Aus der Auflösung der Bakterien kann man dann schließen, daß der Kranke, von dem das wirksame Serum stammt, mit den aufgelösten Bakterien infiziert worden ist.

Der PFEIFFERsche Versuch wurde ursprünglich für die Diagnose der Cholera angegeben. Man kann aber damit auch gut Infektionen mit Bakterien aus der Typhusgruppe nachweisen, während die Resultate bei anderen bakteriellen Infektionen meist nicht sicher sind, so daß der bakteriolytische Versuch für die Laryngologie kaum eine Bedeutung hat.

Die Bakteriolysine lassen sich auch im Reagensglas nachweisen, wenn man zu den Mischungen von bakteriolytischem Serum und Bakterien frisches Serum — am besten vom Meerschweinchen — als Komplement hinzusetzt. Die Reagensglasversuche erfordern aber eine peinliche Technik und geben sehr oft ungleichmäßige und unsichere Resultate.

4. Komplementbindende Antikörper.

Ebenso wie nach Eindringen von Bakterien in einen Organismus sich Produkte bilden, die imstande sind, die Bakterienzellen aufzulösen, ebenso kann man durch Injektion von tierischen Zellen Stoffe erzeugen, die spezifisch gegen die injizierten Zellen gerichtet sind und diese auflösen, die sog. „Cytolysine". Eine besondere serodiagnostische Bedeutung haben diejenigen Cytolysine erlangt, die gegen rote Blutkörperchen gerichtet sind und diese zur Auflösung bringen, die sog. „Hämolysine". Auch die Hämolysine brauchen zur Auflösung, ebenso wie die Bakteriolysine, die Mitwirkung des unspezifischen Komplements.

Injiziert man also z. B. einem Kaninchen Hammelblutkörperchen, so bilden sich im Serum des Kaninchens Hämolysine gegen die Hammelblutkörperchen, auch „Hammelblutambozeptor" genannt. Bringt man nun im Reagensglas Hammelblutkörperchen und Hammelblutambozeptor zusammen und fügt als Komplement frisches Meerschweinchenserum hinzu, so tritt eine Auflösung der roten Blutkörperchen auf, was sich in einem Lackfarbenwerden der Mischung äußert. Die drei genannten Stoffe zusammen, Hammelblutambozeptor, Hammelblutkörperchen und Komplement, werden als „hämolytisches System" bezeichnet.

Dieses hämolytische System bildet die Grundlage für die wichtigen serodiagnostischen Reaktionen der Komplementablenkung, die besonders für die Diagnose der Syphilis in Gestalt der WASSERMANNschen Reaktion eine große Bedeutung gewonnen hat.

Es hat sich nämlich gezeigt, daß die Mischung irgendeines Antigens mit seinem spezifischen Immunkörper die Fähigkeit hat, in einer Lösung, die frisches

Komplement enthält, dieses an sich zu reißen und zu binden. Bringt man also zu einem System, das Antigen + Antikörper + Komplement enthält, ein unvollständiges hämolytisches System, also z. B. Hammelblutamptozeptor + Hammelblutkörperchen ohne Komplement, so kann der Ambozeptor auf die Blutkörperchen nicht einwirken, da das vorhandene Komplement von der Mischung Antigen + Antikörper gebunden wurde. Man sagt, das Komplement ist von dem hämolytischen System „abgelenkt" worden. Es tritt in diesem Falle also keine Auflösung der Hammelblutkörperchen ein. Wir sehen daraus, daß das hämolytische System bei der Komplementbindung nur zum Sichtbarmachen einer spezifischen, sonst nicht kenntlichen Bindung zwischen Antigen und Antikörper benutzt wird.

Man kann das Verfahren der Komplementbindung demnach anwenden:

1. Zum Nachweis eines unbekannten Antigens bei Immunserum mit bekannten Antikörpern;

2. zum Nachweis von unbekannten Antikörpern in einem Serum bei bekannten Antigenen.

Das erste Prinzip wird z. B. benutzt, um in Blutflecken Menscheneiweiß nachzuweisen, indem man das fragliche Blut mit einem bekannten gegen Menscheneiweiß gerichteten Immunserum zusammenbringt. Stammt das fragliche Blut vom Menschen, so tritt eine Bindung mit dem Menscheneiweiß-Immunserum ein, diese Bindung reißt das Komplement an sich und in dem zugesetzten hämolytischen System kann keine Auflösung der Hammelblutkörperchen eintreten. Stammt dagegen der Blutfleck von einem Tier, so tritt keine Bindung mit dem Menscheneiweiß-Immunserum ein, das Komplement bleibt frei und kann von dem hämolytischen System verwertet werden: so kommt es zur Auflösung der Hammelblutkörperchen.

Den Nachweis unbekannter Antikörper durch die Komplementbindungsreaktion kann man im Prinzip zur Erkennung aller Infektionskrankheiten benutzen. Als Antigen nimmt man dann die betreffenden Erreger, resp. Extrakte daraus, z. B. den Auszug aus einer luetischen Fötalleber, wenn man das Bestehen einer syphilitischen Infektion nachweisen will. Dieses Antigen bringt man mit dem unbekannten Krankenserum und mit frischem Meerschweinchenserum als Komplement zusammen. Hat der Kranke, von dem das Serum stammt, eine luetische Infektion durchgemacht, so finden sich in seinem Serum Antikörper gegen die Syphilisspirochäten, die mit dem Leberextrakt eine Reaktion eingehen und das vorhandene Komplement binden. Fügt man jetzt Hammelblutamptozeptor + Hammelblutkörperchen (auch „sensibilisiertes Blut" genannt) hinzu, so findet dieses System kein Komplement mehr vor, der Ambozeptor kann nicht wirken, und es kommt nicht zur Auflösung der Hammelblutkörperchen. Ist umgekehrt eine Auflösung der Hammelblutkörperchen eingetreten, so kann man daraus schließen, daß das vorhandene Komplement nicht abgelenkt wurde, daß keine Reaktion zwischen dem luetischen Leberextrakt und dem Krankenserum stattgefunden hat, daß in dem Krankenserum keine Antikörper gegen Syphilisspirochäten enthalten sind und also der Kranke keine luetische Infektion hat.

Praktisch spielt die Komplementbindung noch eine Rolle für die Diagnose der Echinokokken-Erkrankung und vielleicht auch bei der Meningitis cerebrospinalis zum Nachweis von Meningokokken-Antikörpern im Liquor cerebrospinalis, in neuester Zeit auch bei der Tuberkulose.

Am wichtigsten wird immer die WASSERMANNsche Reaktion zum Nachweis einer luetischen Infektion sein und unter Umständen ausschlaggebend in der einen oder anderen Richtung für die Diagnose, etwa bei unklaren Erkrankungen am Kehlkopf, wo gelegentlich Tumor und Syphilis, vielleicht auch Tuberkulose ein ähnliches Krankheitsbild hervorrufen kann.

Die oben gegebene Schilderung der WASSERMANNschen Reaktion stellt die von WASSERMANN und seinen Mitarbeitern angegebene Originalmethode dar.

Spätere Forschungen, besonders auch der letzten Zeit, haben aber gezeigt, daß die Auffassung von der Bindung zwischen Antigen und Antikörper und der Ablenkung des Komplements nur ein heuristisch zu verwertendes Bild darstellt, daß tatsächlich die Verhältnisse anders liegen und die Grundlagen der Komplementbindungsreaktion in bestimmten physikalisch-chemischen Zustandsänderungen zu suchen sind.

So sind auch die verschiedenen Modifikationen der Wassermannschen Originalmethode erklärlich, in denen als Antigen nicht eine luetische Fötalleber benutzt wird, sondern unspezifische Extrakte verschiedener Art verwandt werden (Alkohol-, Aceton-Extrakte, mit Cholesterinzusatz usw. aus normalen Organen, wie Rinderherz, Meerschweinchenherz usw.).

Von weiteren Modifikationen der Wassermannschen Reaktion ist besonders das bewährte Verfahren von M. Stern zu nennen, das aktives Krankenserum mit dem darin normalerweise enthaltenen Komplement benutzt, also auf den Zusatz von komplementhaltigem Meerschweinchenserum verzichtet.

5. Präcipitine.

Wenn man ein Tier mit Injektionen von Bakterien oder gelösten Eiweißsubstanzen vorbehandelt, bilden sich in dem Serum des Tieres Stoffe, die im Reagensglas mit den homologen Bakterien oder dem homologen Eiweiß einen Niederschlag bilden. Diese spezifisch auf das zur Vorbehandlung benützte Eiweiß eingestellten Stoffe werden „Präcipitine" genannt.

Außer zur Diagnose von Infektionskrankheiten spielt die spezifische Präcipitinreaktion eine große Rolle zur Eiweißdifferenzierung, besonders zur Unterscheidung des von Menschen stammenden Eiweißes von tierischem Eiweiß.

6. Kolloidchemische Reaktionen.

Grade bei der zuletzt besprochenen Präcipitinreaktion spielen physikalisch-chemische Vorgänge eine Rolle, die wohl auf kolloid-chemischer Änderung der Globuline beruhen. Es sind nun eine Anzahl serologischer Reaktionen ausgearbeitet worden, die bewußt diese physikalisch-chemischen Änderungen zur Grundlage benutzen. Fast alle diese Reaktionen wurden zur Diagnose der Syphilis angegeben und wollen die etwas umständliche Wassermannsche Komplementbindung durch einfache Methoden ersetzen.

Viele der vorgeschlagenen Reaktionen sind aber nicht scharf genug oder geben nicht genügend zuverlässige Resultate, um sich in der klinischen Diagnostik als brauchbar erwiesen zu haben. Nur einige wenige Proben sind bei genauem Einhalten der vorgeschriebenen Technik verwertbar und können zur Diagnose der Syphilis, am zweckmäßigsten neben der Wassermannschen Reaktion, mit herangezogen werden.

Zu nennen ist hier zunächst die von Porges u. a. angegebene Ausflockungsreaktion, die von Herman und Perutz verfeinert wurde. Es werden dabei bestimmte Lösungen von Natrium glycocholicum und Cholesterin mit dem Serum gemischt. Auftreten von Flocken gilt als positiv für Lues.

Nach Sachs-Georgi wird inaktiviertes Serum und cholesterinierter Rinderherzmuskelextrakt gemischt. Das Ergebnis wird mit dem Agglutinoskop abgelesen. Treten deutlich helle Körnchen auf, so gilt die Probe als positiv für Lues.

Ähnlich ist nach den letzten Modifikationen die Meinickesche Reaktion, bei der auch das Serum mit einem nach bestimmten Vorschriften hergestellten Extrakt zusammengebracht und auf Ausflockung im Serum nachgesehen wird.

Kurz hingewiesen sei auch auf die kolloiden Liquorreaktionen, deren positiver Ausfall für das Bestehen einer luetischen oder metaluetischen Erkrankung des Zentralnervensystems spricht und die bei Bestehen von meningitischen Symptomen differentialdiagnostisch mit herangezogen werden können. Es sei genannt die Reaktion von PANDY (Trübung oder Opalescenz beim Einbringen eines Tropfens Liquor in konzentrierte Karbolsäurelösung), NONNE-APELT (der Liquor wird mit Ammoniumsulfatlösung versetzt, Trübung), Goldhydrosol- reaktion von LANGE (Farbänderung einer bestimmten Goldsollösung von rot über violett zu blau) und schließlich die Mastixreaktion von EMANUEL und KAFKA (Ausflockung durch positiven Liquor).

7. Abwehrfermente (ABDERHALDEN).

Wenn im Organismus blutfremde Stoffe kreisen, die nicht in den Darm oder durch die Nieren ausgeschieden werden können, wird der Organismus ge- zwungen, diese Stoffe zu unschädlichen Endprodukten abzubauen. Nach ABDER- HALDEN geschieht das durch Fermente, die er „Abwehrfermente" nennt. Aus dem Nachweis von Abwehrfermenten kann demnach geschlossen werden, daß bestimmte blutfremde Stoffe im Körper kreisen. Diese Stoffe können nun parenteral zugeführt sein oder daher stammen, daß der Körper bei einer Erkran- kung Substanz eines eigenen Körperorgans abbaut, z. B. Schilddrüsengewebe bei Morbus Basedow.

Das Prinzip des Nachweises der Abwehrfermente beruht darauf, daß in einer Dialysierhülse, die nicht für Eiweiß, sondern nur für Eiweißabbauprodukte durchlässig ist, ein bekanntes Eiweiß mit dem zu untersuchenden Krankenserum zusammengebracht wird. Sind in dem Serum auf das Eiweiß gerichtete Abwehr- fermente vorhanden, so lassen sich in dem die Hülse umgebenden Wasser durch bestimmte chemische Methoden Abbauprodukte nachweisen.

Die Technik der Reaktion ist recht schwierig. Und wenn wir durch die ABDERHALDENsche Reaktion auch manche wertvolle Einblicke in Organzusam- menhänge von Krankheiten erhalten haben, so ist sie doch nicht eindeutig genug, um für die allgemeine klinische Diagnostik eine besondere Bedeutung gewonnen zu haben.

Als praktisch einfacher und deshalb brauchbarer dürfte sich wohl die von HIRSCH angegebene Modifikation, die interferometrische quantitative Bestim- mung der Abbaufermente, erweisen. Mit Hilfe eines besonderen Apparates, des Interferometers, kann die Konzentration zweier Flüssigkeiten in denkbar feinsten Unterschieden verglichen werden, indem die Weglänge eines durch die beiden Flüssigkeiten hindurchgeführten Strahlenbüschels gemessen wird. Im dichteren Medium kommt es zu einer Verzögerung der Lichtstrahlenschwin- gungen. Man vergleicht nun ein unbehandeltes Patientenserum mit dem gleichen Serum, nachdem es auf Organpulver eingewirkt hat. Ist das Organpulver durch Abbaufermente aufgelöst worden, so zeigt das zweite Serum eine größere Dichtig- keit, die im Vergleich zum unbehandelten Serum durch das Interferometer quantitativ gemessen wird.

Kurz hingewiesen sei auch auf die Methode von LÜTTGE und v. MERTZ, die das ABDERHALDENsche Serum-Organsubstratgemisch mit 96%igem Alkohol versetzen, der hochmolekulares Eiweiß ausfällt, die gesuchten Eiweiß-Spalt- produkte aber in Lösung gehen läßt. Diese werden dann in dem abfiltrierten Alkohol mit chemischen oder physikalischen Methoden (Interferometer, elek- trische Leitfähigkeit) nachgewiesen.

Namenverzeichnis.

Die kursiv gesetzten Zahlen beziehen sich auf die Literaturverzeichnisse.

Sachverzeichnis.

Handbuch der Hals- Nasen- Ohrenheilkunde
mit Einschluß der Grenzgebiete.

---

[1]) Jeder Band enthält ein Namensverzeichnis und ein Sachverzeichnis. Generalnamen- und sachverzeichnis im Schlußband.

Verlag von Julius Springer in Berlin W 9 und J. F. Bergmann in München.

Handbuch der Hals- Nasen- Ohrenheilkunde
mit Einschluß der Grenzgebiete.

Verlag von Julius Springer in Berlin W 9 und J. F. Bergmann in München.

Handbuch der Hals- Nasen- Ohrenheilkunde
mit Einschluß der Grenzgebiete.

Nervenkrankheiten.
Sensorische und sensible Störungen der Nerven der Nase exkl. Reflexneurosen.
Von Dr. F. Specht-Kiel.
Nasale Reflexneurosen inkl. Heufieber.
Von Professor Dr. A. Kuttner-Berlin.
Die nervösen Störungen des Rachens und Mundes.
Von Professor Dr. H. Neumayer-München.
Die Nervenkrankheiten des Kehlkopfs und der Luftröhre.
Von Professor Dr. K. Amersbach-Freiburg.
Anhang:
Die phonetische Therapie der Rekurrenslähmung.
Von Privatdozent Dr. H. Stern-Wien.
Nase und Tränenapparat.
Von Professor Dr. W. Clausen-Halle und Privatdozent Dr. Th. Nühsmann-Halle.

Kosmetische Operationen der Nase.
Von Geh. Medizinalrat Professor Dr. E. Lexer-Freiburg.
Die Krankheiten der Sing- und Sprechstimme.
Von Professor Dr. Th. S. Flatau-Berlin.
Sprachstörungen.
Von Professor Dr. M. Nadoleczny-München.
Die Krankheiten der Luftwege und Lebensversicherung.
Von Generaloberarzt a. D. Dr. R. Dölger-Mühldorf a. Inn
Die Beziehungen der Krankheiten der Luftwege zur forensischen Medizin.
Von Privatdozent Dr. J. Wätjen-Barmen und Dr. W. Friedberg-Freiburg.
Photographie des Kehlkopfs.
Von Professor Dr. J. Hegener-Hamburg.
Unterricht in der Laryngologie, Rhinologie und Otologie: Methoden, Hilfsmittel, Prüfung.
Von Professor Dr. O. Wagener-Marburg.

Sechster Band.
Die Krankheiten des Gehörorgans. Erster Teil.

Phylogenese, vergleichende Anatomie.
Von Professor Dr. W. Brock-Erlangen.
Embryologie, Varietäten, Anthropologie.
Von Professor Dr. G. Alexander-Wien.
Mißbildungen mit Ausschluß der Taubstummheit und Vererbung.
Von Professor Dr. H. Marx-Münster i. W.
Angewandte Anatomie des Ohres.
Von Geh. Medizinalrat Professor Dr. O. Körner-Rostock.
Mikroskopische Untersuchungstechnik und Histologie des Gehörorgans.
Von Professor Dr. K. Wittmaack-Jena und Privatdozent Dr. A. Eckert-Jena.
Zentren und Bahnen des Nervus cochlearis und des Nervus vestibularis.
Von Geh. Medizinalrat Professor Dr. G. Anton-Halle.
Sektionstechnik des Gehörorgans.
Von Geh. Medizinalrat Professor Dr. R. Beneke-Halle.
Physiologie des äußeren, mittleren und inneres Ohres und der Schnecke.
Von Professor Dr. K. L. Schaefer-Berlin und Privatdozent Dr. M. Giesswein-Berlin.
Physiologischer Bogengangapparat. Zentren und Bahnen des N. vestibularis.
Von Professor Dr. H. Neumann-Wien und Dr. F. Fremel-Wien.
Erkrankungen des Gehörorgans in seinen Beziehungen zum Gesamtorganismus:
Gehirn und peripheres Nervensystem inkl. Idiotie und Encephalitis epidemica (exkl. Tumoren und Cerebrospinalmeningitis).
Von Professor Dr. O. Beck-Wien.
Allgemeine Nervosität, Hysterie, Reflexerscheinungen (Otalgie).
Von Privatdozent Dr. E. Urbantschitsch-Wien.
Kretinismus und seine Beziehung zum Gehörorgan; als Anhang: Erkrankung des Gehörorgans bei Wachstums- und Ernährungsstörungen des Skeletts (Rachitis, Osteomalacie, Ostitis deformans, Paget etc.).
Von Professor Dr. F. Nager-Zürich.

Erkrankungen des Stoffwechsels (Gicht, Diabetes), der Verdauungs-, Respirations-, Zirkulations- und Sexualorgane, Nephritis, Erkrankungen der hämatopoetischen Organe(Leukämie perniziöse Anämie), Altersveränderungen.
Von Dr. L. Lederer-Dresden.
Akute Infektionskrankheiten.
Von Geh. Medizinalrat Professor Dr. P. Stenger-Königsberg.
Lues.
Von Professor Dr. O. Beck-Wien.
Osteomyelitis anderer Skeletteile, Sepsis, Erysipel.
Von Dr. Georg Karl Müller-Frankfurt.
Parotitis epidemica.
Von Professor Dr. A. Linck-Königsberg.
Meningitis cerebrospinalis epidemica.
Von Dr. H. Birkholz-Annaberg (Erzgebirge).
Intoxikationen.
Von Professor Dr. K. Beck-Heidelberg.
Allgemeine Pathologie.
Von Privatdozent Dr. O. Fleischmann-Frankfurt.
Allgemeine Symptomatologie.
Von Professor Dr. K. Grünberg-Bonn.
Bakteriologie.
Von Prof. Dr. H. Streit-Königsberg.
Anamnese und klinische Untersuchungsmethoden: Inspektion, Palpation, Auskultation.
Von Professor Dr. G. Brühl-Berlin.
Photographie des Trommelfells.
Von Professor Dr. J. Hegener-Hamburg.
Funktionelle Prüfung:
bei Erkrankungen des äußeren Ohres, des Mittelohres und der Schnecke.
Von Dr. E. Schlittler-Basel.
des Vorhofbogengangapparates.
Von Privatdozent Dr. E. Ruttin-Wien.
Röntgendiagnostik.
Von Dr. V. Sonnenkalb-Chemnitz.
Serologische Untersuchungsmethoden.
Von Professor Dr. A. Knick-Leipzig.
Lumbalpunktion.
Von Professor Dr. J. Zange-Graz.
Allgemeine Therapie (inkl. Prothesen und Hörrohre).
Von Professor Dr. A. Knick-Leipzig.

Siebenter Band.
Die Krankheiten des Gehörorgans. Zweiter Teil.

Äußeres Ohr inkl. Fremdkörper.
Von Professor Dr. B. Oertel-Düsseldorf.

Anhang:
Kosmetische Operationen an der Ohrmuschel.
Von Dr. E. Schlander-Wien.

Verlag von Julius Springer in Berlin W 9 und J. F. Bergmann in München.

Handbuch der Hals- Nasen- Ohrenheilkunde
mit Einschluß der Grenzgebiete.

Verlag von Julius Springer in Berlin W 9 und J. F. Bergmann in München.

Printed in the United States
By Bookmasters